妇女心脏病学

HEART DISEASE IN WOMEN

主　编　王士雯

副主编　孟庆义

　　　　吴海云

人民军醫出版社

PEOPLE'S MILITARY MEDICAL PRESS

北　京

图书在版编目(CIP)数据

妇女心脏病学/王士雯主编．—北京:人民军医出版社,2008.2
ISBN 978-7-5091-1454-4

Ⅰ．妇…　Ⅱ．王…　Ⅲ．女性—心脏病学　Ⅳ．R541

中国版本图书馆 CIP 数据核字(2008)第 014534 号

策划编辑:秦速励　　**文字编辑**:周晓洲等　　**责任审读**:余满松
出　版　人:齐学进
出版发行:人民军医出版社　　　　　　　**经销**:新华书店
通信地址:北京市 100036 信箱 188 分箱　　**邮编**:100036
质量反馈电话:(010)51927270;(010)51927283
邮购电话:(010)51927252
策划编辑电话:(010)51927300—8032
网址:www.pmmp.com.cn

印刷:三河市春园印刷有限公司　　**装订**:春园装订厂
开本:850mm×1168mm　1/16
印张:67·彩页 5 面　　**字数**:1951 千字
版、印次:2008 年 2 月第 1 版第 1 次印刷
印数:0001～3500
定价:290.00 元

主 编 简 介

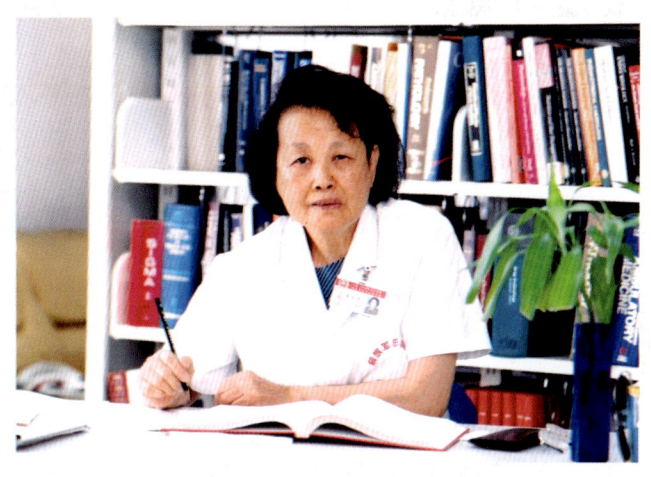

  王士雯，女，72岁，中国工程院院士，教授，主任医师，博士生导师。任解放军总医院老年心血管病研究所所长，长期致力于老年心脏病特别是冠心病、心肌梗死及老年急救医学尤其是老年多脏器功能衰竭的临床救治、教学和科研工作。在国际上率先提出了"老年多器官功能不全肺启动假说"。在国内最早实施了对老年心脏病人非心脏手术围手术期的内科保障。近年又提出了老年人多病因心力衰竭和老年冠心病联合介入治疗等新概念。撰写《老年心脏病学》等专著，获国家973重大基础研究课题。是我国第一个老年医学博士生培养点和目前唯一的博士后流动站的学科带头人。为我国培养了老年医学硕士生、博士生、博士后80余人，多数已成为军内外老年医学的学科带头人和技术骨干。撰写老年医学等论文500余篇。获得国家科技进步二等奖等奖项多项，并获"光华科技基金奖一等奖"、"何梁何利基金科学与技术进步奖"、"突出贡献奖"、"全军优秀教授"、总后"一代名师"和"伯乐奖"等称号。现任全军第七届医学科学委员会副主委及全军第八届老年医学专业委员会主委、中国老年保健医学会副会长等20余项社会兼职；并被聘为南方医科大学终身教授及清华大学等多所大学兼职教授。任《中华老年多器官疾病杂志》和《Journal of geriatric cardiology》总编辑，任美国《心血管病理杂志》、美国《心血管病理生物学杂志》、香港《老年医学会杂志》编委。

编著者名单

主　　编　王士雯

副 主 编　孟庆义　吴海云

编　　者　（以姓氏笔画为序）

卜培莉	山东大学齐鲁医院心血管内科	教授
马　勇	中国人民解放军总医院急诊科	硕士
马锦玲	中国人民解放军总医院急诊科	硕士
王　刚	中国人民解放军总医院心血管外科	教授
王　辰	北京朝阳医院呼吸病研究所	教授
王士雯	中国人民解放军总医院老年心血管病研究所	教授
王方正	中国医学科学院阜外心血管病医院心律失常诊治中心	教授
王从容	中国人民解放军总医院老年心血管内科	主任医师
王宇玫	中国人民解放军总医院第一附属医院	副主任医师
王志忠	北京军区总医院肾内科	副主任医师
王良义	中国人民解放军总医院妇产科	副教授
王茂斌	首都医科大学宣武医院神经康复中心	教授
王治平	山西长治医学院附属和平医院心血管内科	主任医师
王晓红	宁夏医学院第一附属医院 ICU	副主任医师
韦立新	中国人民解放军总医院病理科	教授
尹　彤	中国人民解放军总医院老年心血管病研究所	主治医师
卢才义	中国人民解放军总医院老年心血管病研究所	教授
卢彦平	中国人民解放军总医院妇产科	副主任医师
叶　平	中国人民解放军总医院老年心血管内科	主任医师
田　慧	中国人民解放军总医院老年内分泌科	教授

田进文	中国人民解放军总医院老年心血管病研究所	副主任医师
田国祥	中国人民解放军总医院急诊科	硕士
付振虹	中国人民解放军总医院心血管内科	主治医师
司全金	中国人民解放军总医院老年心血管内科	主任医师
仝战旗	中国人民解放军总医院中医科	副主任医师
朱海燕	解放军总医院老年心血管病研究所	博士
庄海舟	首都医科大学附属北京友谊医院 ICU	主治医师
刘丽	中国医学科学院阜外心血管病医院高血压研究室	博士
刘慧	中国人民解放军总医院妇产科	主治医师
刘国仗	中国医学科学院阜外心血管病医院高血压研究室	教授
刘国树	中国人民解放军总医院老年心血管内科	教授
刘建立	中国人民解放军总医院妇产科	教授
刘昱圻	中国人民解放军总医院老年心血管病研究所	博士
刘雁翎	中国人民解放军总医院核医学科	教授
齐永芬	北京大学第一医院心血管病研究所	副教授
江朝光	中国人民解放军总医院胸心血管外科	教授
许强	中国人民解放军总医院老年心血管病研究所	主治医师
李越	中国人民解放军总医院超声科	教授
李田昌	首都医科大学附属同仁医院心血管诊疗中心	教授
杨立	中国人民解放军总医院放射科	教授
杨明会	中国人民解放军总医院中医科	教授
杨俊娟	北京大学第一医院心血管内科	主任医师
杨庭树	中国人民解放军总医院心血管内科	教授
杨曙光	中国人民解放军第88医院心血管内科	主任医师
吴海云	中国人民解放军总医院老年心血管病研究所	主任医师
吴雪萍	中国人民解放军总医院老年心血管内科	主治医师
吴锡桂	中国医学科学院阜外心血管病医院流行病研究所	教授
何蕾	中国人民解放军总医院胸心血管外科	主任医师
汪忠镐	首都医科大学附属宣武医院	院士

沈　洪	中国人民解放军总医院急诊科	教授
沈潞华	首都医科大学附属北京友谊医院心血管内科	教授
张　运	山东大学齐鲁医院心血管内科	院士、教授
张　澍	中国医学科学院阜外心血管病医院心律失常诊治中心	教授
张　薇	北京军区总医院心血管内科	主任医师
张玉霄	中国人民解放军总医院老年心血管病研究所	副主任医师
张志强	中国人民解放军总医院急诊科	主治医师
张秀锦	中国人民解放军总医院老年心血管内科	主治医师
张钧华	北京大学第一医院心血管内科	教授
陈改玲	中国医学科学院阜外心血管病医院高血压研究室	副主治医师
范　利	中国人民解放军总医院老年心血管内科	教授
呼　健	中国人民解放军总医院中医科	主治医师
孟庆义	中国人民解放军总医院老年心血管病研究所	教授
赵玉生	中国人民解放军总医院老年心血管病研究所	教授
赵玉英	中国人民解放军总医院心血管内科	博士
赵建功	中国医学科学院阜外心血管病医院流行病研究所	博士
赵恩峰	中国人民解放军总医院妇产科	主任医师
胡大一	北京大学人民医院心血管内科	教授
胡桃红	中国人民解放军第二炮兵总医院心血管内科	主任医师
南　方	首都医科大学附属北京友谊医院心内科	副主任医师
秦志强	北京朝阳医院呼吸病研究所	博士
钱远宇	中国人民解放军总医院急诊科	副主任医师
徐发良	军事医学科学院附属307医院核医学科	副主任医师
翁霞云	中国人民解放军总医院妇产科	教授
高志英	中国人民解放军总医院妇产科	主任医师
高春记	中国人民解放军总医院血液科	主任医师
郭爱桃	中国人民解放军总医院病理科	主治医师
唐朝枢	北京大学第一医院心血管病研究所	教授
凌　锋	首都医科大学附属宣武医院神经外科	教授

黄　烽	中国人民解放军总医院风湿科	教授
黄广勇	中国人民解放军总医院老年心血管病研究所	博士
黄先勇	中国人民解放军总医院急诊科	主任医师
黄河玲	中国人民解放军第二五二医院妇产科	副主任医师
曹　剑	中国人民解放军总医院老年心血管内科	主治医师
彭　晖	首都医科大学附属北京友谊医院心血管内科	博士
彭超英	中国人民解放军总医院神经内科	副主任医师
程蕴琳	南京医科大学第一附属医院老年心血管内科	教授
智　光	中国人民解放军总医院心血管内科	教授
蒙　革	中国人民解放军总医院心血管外科	副主任医师
窦永起	中国人民解放军总医院中医科	主任医师
貌盼勇	中国人民解放军302医院传染病研究所病毒研究室	研究员
薛　浩	中国人民解放军总医院老年心血管内科	主治医师
魏万林	北京军区总医院心血管内科	教授

学术秘书

黄　芸	中国人民解放军总医院老年心血管病研究所	博士后
王志忠	中国人民解放军总医院老年心血管病研究所	硕士
陈艳明	中国人民解放军总医院老年心血管病研究所	博士

序
FOREWORD

  古希腊医圣希波克拉底曾有一句名言："了解什么样的人会得病，比了解一个人得了什么病更重要"。在影响人类健康的多种因素中，体质因素是一个十分基础的问题，而男女体质的差异性是这一问题最显著、最重要的方面之一。但是长久以来，对于有妇女特色的医学研究和关怀多数只集中在妇产科学专业中。因此，在现代内科学建立和发展的近一二百年时间里，性别所带来的诊断、治疗上的差异性在非生殖系统领域中未引起人们应有的重视，或者说虽然意识到了男女有别是一个问题，却认为这一问题的显著性不足以单科立论。近十几年的医疗实践，特别是在心脏病学方面的实践表明：性别对于健康的重要性远远超出了人们的主观想象，这迫使人们对女性除妇产科学以外的医学问题，开始进行特色化的系统研究和总结。

  王士雯院士一生致力于心脏病学研究，特别在老年心脏病学方面造诣颇深。在研究老年问题的同时，她多年来也一直关注着国际、国内在女性心脏病研究方面的进展。曾多次与笔者讨论女性心脏病学的问题，特别强调要适时编写一部全面反映女性心脏病特点的专著，为今后妇女心脏病学的发展做一些前期工作。今天，这部近200万字的鸿篇巨制终于与大家见面了。这部著作集中了国内多家著名医疗机构的学者和心脏病专家，对女性心脏病的各个方面进行了全面和深入的系统总结。本书的出版标志着我国对妇女心脏病学的研究和关注进入了一个崭新的阶段，将是我国妇女心脏病学这一新兴学科发展建设中重要的标志性事件。

  本书从解剖、生理、病理、诊断及治疗各个方面对女性所特有的、有别于男性的规律性问题做了详尽的总结和阐述，内容生动详实，代表了当前国内对这一问题最先进的认识水平。其中许多章节，如《钙化性瓣膜病》等，凝结了主编王士雯教授和她的同事们第一手的研究成果和宝贵的临床经验；而有些章节，如《具有母系遗传特点的原发性高血压》等，则反映了心血管病研究领域最前沿的进展。即使在国际上，像这样对妇女心脏病诊疗规律进行系统总结和研究的专著也不多见。本书的出版具有重要意义，它开启了人们认识心脏病的一个全新的视野，必将在促进我国妇女心血管健康的医学事业中发挥重要的作用。

  医学是检验医者心灵、勇气、智慧甚至是生命的学科。王士雯院士年逾古稀仍壮心不已，本书的编著过程是她在与癌魔的斗争中非凡毅力的体现，是在克服了多次手术、化疗等等常人难以想象的困难后完成的。大医精诚，孰至于此！幸为此序，一并传达敬意与祝福。

方圻

二〇〇七年八月

前　言
PREFACE

本书自酝酿至今,已历数载,现得以完稿付梓,略感欣慰。

医学自其产生之始,即已注意到妇女在生理病理上的特殊性。《黄帝内经》精辟论述了妇女由于经、孕、产、乳数伤于血,因而其生理特点是"有余于气,不足于血"。我国宋代已专设产科。然而,既往医学对妇女的关注,一直只限于与妊娠及产育相关的方面。《医宗金鉴》所言:男女两科同一治,所异调经崩带瘕,即反映了这种医学观。现代妇产科学也被定义为"研究妇女特有的生理和病理"的一门学科。直到上世纪 60 年代初,西方兴起第二次女权浪潮,催生了妇女健康运动,认为女性在医疗保健方面受到歧视,呼吁政府和专业人员关注女性中除妇产科疾病以外的其他健康和医学问题。其中许多观点,固然有其鲜明的时代背景烙印,与我国的国情也有距离,却确实推动了科学界对性别间生物学差异研究的深入发展。1990 年,美国国立卫生研究所(NIH)设立妇女健康研究处(The Office of Research in Women's Health),制订与妇女健康相关的研究计划并协调、督促其实施。2001 年,基于大量的研究资料,美国医学研究院(Institute of Medicine)发表专题报告:探索影响人类健康的生物学因素,性别重要吗? (Exploring the biological contributions to human health: does sex matter?),强调性别对人类生物学和疾病过程有着广泛的影响。由此标志着妇女健康学(Women's Health)作为一门学科已趋于成熟。

大量研究显示,男女两性间在基因,包括性染色体和常染色体上的基因表达上均存在差异,在中枢神经系统功能、老年性痴呆、糖尿病、自身免疫性疾病、骨质疏松、心理疾病、药物代谢等方面亦存在着基于生物学因素的差异。但其中最为广泛者,仍属心血管领域,尤其是在冠心病方面的研究。其中的主要结果,本书中均有反映,在此不再赘述。需要强调的是,深入理解医学上性别差异的生物学机制,不仅对女性,也会对男性的健康和疾病防治产生深刻的影响。例如,现已认识到,雌激素不仅对女性,也对男性的骨密度有重要的调节作用。又如仍在进行中的大型临床研究"妇女健康启动计划"(Women's Health Initiative, WHI),其得出的许多结果已对原有的诸多医学观点提出了挑战,并将引发广泛的反思,从而推动整个医学的发展。

有鉴于此,虽然我数十年来致力于老年医学和老年心血管病学的临床和研究,但作为一名女性医务工作者,深感自己应为这一新兴领域的研究在国内的开展,做一些推广和促进的工作。因此,我不吝绵力,携多病之躯,邀请数十名专家学者,编撰此本《妇女心脏病学》,期望能对国内从事心血管病临床和科研工作的同仁有所裨益,更希望作为国内第一本就非妇产科疾病的医学问题阐述其性别差异的专著,它的出版如能促进国内医学界对妇女健康的关注,引发对医学中性别差异研究的兴趣,则编者将不胜欣慰。

既然冠名《妇女心脏病学》，本书的重点在于阐述女性心血管疾病在其病理生理及诊断治疗等方面的特点及其与男性病人的差异。但为保持全书的系统性，在编写体例上，仍沿袭了一般心脏病学著作的编排。本书共 13 篇，第一篇为概述，对妇女心脏病学研究的概况、流行病学及相关的内分泌学、分子生物学及我国传统中医学知识作简要的介绍；第二篇叙述女性心血管系统的解剖和生理；第三至第十篇为各论，重点讨论妇女中常见的心脏病的基础和临床问题；第十一篇则就与妊娠相关的心脏问题做了较详细的讨论；第十二篇为治疗学，叙述妇女心脏病的各种治疗方法，包括药物治疗、介入性治疗及心脏起搏器置入术等，并专门阐述了其临床应用中的性别差异问题；第十三篇则对一些妇女最常见的心脏病，包括冠心病和高血压性心脏病的中医药治疗做了介绍。

　　如前所述，这种编排方法固然可保持本书的系统性，但也带来了一些问题。不同疾病间，其性别差异程度各异。如目前对心律失常的诊断和治疗，两性间差异较小，但若发生在妊娠期间，则其诊断治疗则具特殊性。对此类章节，为使读者减少雷同之感，在编写上尽可能精减，或归入其他相关篇章中，供读者参阅。

　　本书编写计划中，力求做到起点高，取材精，并能反映国内外最新的研究成果，许多作者为此付出了大量的心血，对编写的章节做了反复修改，在此向他们表示衷心的谢意。尽管如此，本书毕竟是同类书籍中的第一次尝试，不足和漏误之处在所难免，殷切期望得到同行专家和广大读者的批评指正。另外，在编写过程中，我反复身患疾病，多次手术，体弱力虚，拖延了较长时间；且有些篇章质量尚不如意，而付梓在即，未能进一步修改，只能再版时予以改进。

北京中国人民解放军总医院

老年心血管病研究所

王士雯

二〇〇七年十一月

目 录
CONTENTS

第四篇 高 血 压

第五篇 瓣膜性心脏病

第六篇　心　律　失　常

第七篇　心　力　衰　竭

第八篇　心肌病、心包疾病和感染性心内膜炎

第九篇　血管疾病

第十篇　其他心脏疾病

第十一篇　妊　娠

第十二篇　治　疗　学

第十三篇　中 医 中 药

第一篇

妇女心脏病概述

第 **1** 章 概 述

随着人类预期寿命的延长,心血管疾病对健康的威胁日益严重,已成为近年来男女两性死亡的最重要病因。20 世纪初即有心血管疾病存在明显性别差异的报道,之后大量研究揭示,女性心血管疾病在流行病学及防治等方面具有许多不同于男性的特点。近年来女性心血管疾病基础理论与临床防治的研究受到广泛的重视并取得了很大的进展。对女性心血管疾病研究的重视既体现了对改善女性健康状况的热情,也反映了对老年人群的关注,具有重要的公共卫生意义。本章概述女性心血管病的发病概况和流行趋势,女性心血管病的危险因素及防治,并简要介绍女性冠心病的特点。

一、女性心血管病发病概况及流行趋势

(一)女性冠心病发病概况及流行趋势

流行病学调查表明,冠心病在女性较男性平均迟发 10～15 年。女性冠心病的发病率在绝经前仅及男性的 1/10～3/10,绝经后则迅速增高,55～70 岁逐渐达到高峰,与男性无明显差异。美国弗莱明翰(Framingham)心脏研究(Framinghen Heart Study)结果显示,绝经者冠心病的患病率是未绝经者的 2 倍,女性在 65 岁以前冠心病类型主要是心绞痛,而 65 岁以后心肌梗死的发病率明显升高。目前认为产生这种差异的原因可能主要与内源性雌激素对心血管系统的保护作用有关,女性绝经后该保护作用减弱,冠心病的发病随之明显上升并与男性近似。

1990 年世界卫生组织(WHO)关于全球人口死因的调查结果发现,缺血性心脏病居首位,占总死亡原因的 12.4％。根据目前流行病学资料推测,预计到 2020 年全球冠心病及循环系统疾病死亡人数将自 1990 年的 630 万和 1 430 万分别增至 1 100 万和 2 300 万,30 年内将分别增加 74.6％和 60.8％。我国卫生部 1995 年卫生统计资料亦表明,无论城市还是农村,心血管病均为首位死因。心血管疾病已经成为危害人类健康的主要疾病并为世界许多国家广为关注。

世界卫生组织于 1984—1993 年年底开展的为期 10 年的多国心血管病趋势和决定因素监测(Multinational Monitoring of Trends and Determinants in Cardiovascular Disease),即 WHO MONICA 监测方案,是 20 世纪世界最大规模心血管患病人群监测研究。监测结果显示,冠心病发病率和死亡率存在非常大的国别间差异,不同国家甚至一个国家不同地区人群间亦具有明显差别。男性发病率和死亡率最高的均为芬兰北卡累利阿(North Karelia),分别为 835/10 万和 398/10 万,最低的均是我国北京,分别为 81/10 万和 48/10 万;女性发病率和病死率最高的是英国格拉斯哥(Glasgow),分别为 265/10 万和 123/10 万,发病率最低的是我国北京和西班牙卡塔罗尼亚(Catalonia),均为 35/10 万,死亡率最低的是法国图卢药(Toulouse)和意大利布里安扎(Brianza),均为 22/10 万。10 年监测期间,女性冠心病的流行趋势在世界各国呈现不同类型。多数国家如西欧国家、美国、澳大利亚等冠心病发病率和死亡率呈下降趋势,但东欧女性冠心病的发病率仍呈上升趋势,美洲多数国家冠心病死亡率为女性高于男性。我国北京女性冠心病的发病率和死亡

率也呈上升趋势。在美国,尽管冠心病的发病率和死亡率呈下降趋势,冠心病仍然是50岁以上女性的第一位死因。

与国际相比,我国冠心病发病率和死亡率仍属较低水平。但目前已有数据表明,我国冠心病的发病率和死亡率近30年来逐渐升高,特别是近10年冠心病的死亡率呈明显上升趋势。我国冠心病发病率地区间差异性大,某些地区冠心病发病率和死亡率并不是很低,值得重视。我国MONICA监测结果表明,男性冠心病发病率和死亡率最高的均为山东青岛人群(108.7/10万和58.0/10万),安徽滁州最低(均为3.3/10万);女性冠心病发病率最高的是黑龙江大庆、福建福州人群(均为39.7/10万),死亡率最高的是黑龙江大庆人群,安徽滁州、江西南昌发病率和死亡率最低。部分地区冠心病发病率和死亡率呈上升趋势。据卫生部全国卫生统计年报资料,1988—1996年我国部分城市冠心病的死亡率升高53.4%,平均每年以5.9%的速度递增;农村以每年5%的速度递增,9年内增加40.4%。大城市1990年两性冠心病死亡率分别为男性54.1/10万、女性49.4/10万;1995年分别增至67.7/10万和64.6/10万,女性较男性冠心病死亡率增幅较大。长春市一组1960—1999年10 558例女性心脏病住院病例分析结果显示,40年来女性心脏病总的发病率逐年增多并主要受冠心病迅速增加的影响;20世纪60年代冠心病占10种心脏病的6.8%,20世纪70、80、90年代则分别增至23.8%、23.5%、49.2%。女性冠心病发病率和死亡率增加与经济的发展、生活方式的变化、冠心病危险因素增加等有密切关系。

(二)女性高血压发病概况及流行趋势

高血压的致残率和病死率极高,并且是许多心血管疾病的重要危险因素,无论收缩压(SBP)还是舒张压(DBP)对男性和女性冠脉事件的发生均具有预测价值,降低血压可降低心肌梗死和猝死的发生率。Framingham研究表明,女性高血压患者发生心肌梗死、心力衰竭、脑卒中、周围动脉疾病的危险性分别是血压正常者的3.5倍、3倍、2.6倍和3.7倍。罹患冠心病的女性40%~80%合并高血压。

女性由于其一生中内分泌变化的特征,血压变化不同于男性。研究发现,女性在40岁以前收缩压低于男性,血压可随月经周期波动;围绝经期可出现波动性的收缩压升高;而60岁以后收缩压明显高于男性。绝经期后由于体内性激素明显下降,同时伴有肥胖,胰岛素水平升高,糖、脂代谢异常等均可使血压升高。无论收缩压还是舒张压均高于同年龄男性,以收缩压和脉压升高尤为明显。妊娠期发生高血压而孕前无高血压者,多见于妊娠后期,与血容量增加、基础代谢率增加、胚胎组织及其代谢产物和某些血管活性物质对血压调节的影响等有关。

高血压的患病率在世界各国各有不同。上世纪80年代国际统一协调进行的大规模高血压流行病学研究结果显示,高血压患病率最高的是美国杰克逊(Jackson)地区的黑人(33.5%),巴西稚诺马莫(Yanomamo)地区人群最低(0),我国北京、南宁和天津人群高血压患病率分别为8.5%、13.5%和15.0%。

对4次全国高血压抽样调查的对比表明,我国高血压患病率在过去40年里呈快速增长趋势(表1-1)。2002年进行的第4次全国高血压抽样调查,显示2002年我国15岁以上人群高血压标化患病率[SBP≥140mmHg和(或)DBP≥90mmHg和(或)2周内服降压药]比1991年增长了31%。15岁及以上人群平均收缩压水平与1991年相比上升2mmHg,男性上升1mmHg,女性上升3mmHg。平均舒张压水平上升3mmHg,男性上升3mmHg,女性上升3mmHg。

表1-1　历次中国调查高血压患病率及性别间的比较(%)

性别	年			
	1964	1980	1991	2002
男性	12.03	12.15	14.38	20.2
女性	10.14	10.32	12.85	18.0
全体	11.11	11.26	13.58	18.8

诊断高血压标准:SBP≥140mmHg和(或)DBP≥90mmHg

1991年全国高血压抽样调查高血压年龄标化患病率分别为女性10.32%、男性12.15%。女性高血压患病率随年龄增长逐步增高,44岁以前低于男性,45~59岁男女相似,60岁以后高于男性(女性 42.1%、男性 38.5%)。2002 年全国高血压抽样调查高血压患病率[SBP≥140mmHg 和(或)DBP≥90mmHg 和(或)正在服降压药]女性为 18.0%、男性 20.2%;女性 18~44、45~59、≥60 岁各年龄组高血压患病率分别为 6.7%、30.0%、50.2%,表明过去 10 年中我国女性高血压患病率快速上升,而中年女性高血压患病率的增长尤为显著,45~59 岁女性高血压患病率尤其明显,令人担忧。

美国在 1976—1980 年、1988—1991 年、1991—1994 年和 1999—2000 年进行的 4 次国家健康与营养调查发现,高血压患病率男性分别为 31.0%、24.9%、23.9%、27.1%,无显著性变化;而女性升高趋势明显,分别为 22.3%、24.5%、26.0% 和 30.1%。

(三)女性血脂异常发病概况及流行趋势

血脂异常包括血总胆固醇(total cholesterol,TC)和(或)低密度脂蛋白-胆固醇(low density lipoprotein-cholesterol,LDL-C)、和(或)三酰甘油(triglyceride,TG)增高、和(或)高密度脂蛋白-胆固醇(high density lipoprotein-cholesterol,HDL-C)低下,这些改变在动脉粥样硬化及其引起的心血管事件中起非常重要的作用,冠心病一级和二级预防的大型临床试验证实,调脂治疗不仅延缓冠状动脉病变进程,而且能减少急性冠状动脉事件的发生,降低冠心病病死率。虽然尚无针对女性血脂异常患者的大规模临床试验,但在包括部分女性的胆固醇和冠心病复发事件试验、缺血性心脏病普伐他汀长期干预研究等试验中,调脂治疗使女性与男性一样得益,甚至获益更多。

血清 TC、TG 均随年龄增长而升高,但不同时期的增长幅度存在性别差异。研究发现,男性血清 TC、TG 分别在 20~50 岁、20~40 岁随年龄增长较明显,均值高于女性;女性绝经期后 TC、TG 继续随年龄增高,特别是 TC 增幅较大,50 岁以后均值高于男性;成年女性血清 LDL-C 低于男性,绝经期后逐渐上升,60 岁以后可超过男性;男性血清 HDL-C 与年龄无明显线性关系,女性 20 岁以后 HDL-C 随年龄逐渐增高,各年龄组均值普遍高于男性。女性月经周期中血脂改变很少。性别对血脂水平的影响也因人群而异。有研究比较 6 个国家人群血清 HDL-C 的性别差异,我国人群差异最小,仅 0.06mmol/L,加拿大人群差异最大,达到 4.0mmol/L。

WHO 的 MONICA 研究结果显示,不同人群间血清胆固醇水平有较大变异。男、女血清 TC 水平最高的分别是比利时卢森堡省(Luxembourg)人群 6.4mmol/L(247.7mg/dl)和英国格拉斯哥人群 6.3mmol/L(243.8mg/dl)。最低的均为我国北京人群,男性 4.1mmol/L(158.7mg/dl)、女性 4.2mmol/L(162.5mg/dl)。20 世纪 70~90 年代一些冠心病高发国家采用以降低人群胆固醇为目标的预防措施包括改变生活方式、积极治疗血脂异常等,人群血清胆固醇水平逐渐下降。美国国家健康与营养调查结果显示,美国 20~74 岁成人血清 TC 水平已由 5.72mmol/L(220mg/dl)(1960—1962 年)降至 5.33mmol/L(1988—1991 年),高胆固醇(TC≥6.24mmol/L)检出率由 26% 降至 20%。芬兰人群血清胆固醇水平1987—1995 年间男性下降 9.4%,女性下降 8.3%。而在一些发展较快、经济条件较好的发展中国家和地区,人群血清胆固醇水平却在升高。

2002 年卫生部在全国范围内进行了"中国居民营养与健康状况调查",其中调查了我国 18 岁以上人群血脂平均水平及其流行特点。按经济发展水平及类型将全国各县/区划分为大城市、中小城市、一类农村、二类农村、三类农村、四类农村共 6 类地区。结果显示,我国人群血脂水平存在明显的地区差异和男女差别。我国≥18 岁居民血脂异常率为 18.6%,男性 22.2%,女性 15.9%。高胆固醇血症(TC)患病率为 2.9%,男性 2.7%,女性 3.2%;胆固醇边缘升高率为 3.9%,男女相同;高三酰甘油血症(TG)患病率为 11.9%,男性 14.5%,女性 9.9%;低密度脂蛋白血症患病率为 7.4%,男性为 9.3%,女性为 5.4%。我国人群血脂代谢异常类型以高 TG、低 HDL 为主,这与西方人群以高 TC 为主要特点有所不同。高 TG、低 HDL 是糖尿病、心血管病的危险因素。虽然我国人群高 TC 患病率不高(2.9%),但还有 3.9% 的人为胆固醇边缘性升高。我国≥18 岁人群血脂异常患病率随年龄的增加而升高,中、老年人患病率明显高于青年。但是中年人(45~59 岁)与老年人(≥60 岁)患病率相近,提示血脂异常发病年龄趋向年轻化。在 18~44 岁的青年组,

6类地区男性血浆 TC 水平高于女性,而在中、老年组,男性血浆 TC 水平低于女性,提示 TC 水平在性别间存在差异。城市居民 TG 水平高于农村,但6类地区各年龄组 TG 水平并没有明显的规律性。三类农村地区青、中年组女性的 TG 水平高于其他各类地区的相应年龄组。

二、女性心血管病的危险因素

明确和处理心血管病危险因素是预防和治疗心血管病的基础,并应成为心血管病整体治疗方案的一部分。女性心血管病的危险因素基本与男性相同,包括高血压、血脂异常、糖尿病、家族史、年龄、吸烟、肥胖等,且具有相加作用。某些危险因素对女性具有更强的致病作用,影响着女性心血管病的发病与预后。

(一)糖尿病

糖尿病对女性心血管病的不利影响远远超过男性。女性如罹患糖尿病,其预防动脉粥样硬化的性别优势几乎全部丧失。糖尿病女性发生冠心病的危险性增加3倍,而在男性仅增加70%,女性发生急性心肌梗死的危险性与同年龄男性相等。心肌梗死发生后,女性糖尿病患者较男性糖尿病患者具有更高的死亡和发生严重充血性心力衰竭、心源性休克的危险性。糖尿病在不同性别急性冠状动脉综合征(acute coronary syndrome, ACS)中的作用不同。女性糖尿病患者发生 ACS 时,预示其发生 ST 段抬高和 Q 波形成的 ACS 危险性及住院死亡率增加,男性患者没有类似的相关性。女性是糖尿病冠心病患者病死率增高的一个独立预后因子。据报道,70岁以上女性糖尿病患者心血管病的病死率较无糖尿病者增加5.3倍,而对于罹患糖尿病的70岁以上男性,心血管病死亡危险仅为无糖尿病者的1.9倍。患糖尿病的女性血脂异常较男性更为明显而严重。血脂异常包括:TG 升高、其他富含 TG 的脂蛋白水平增高、HDL-C 降低、极低密度脂蛋白(VLDL)增加、各种脂蛋白的糖化作用和氧化作用增强等。糖尿病状态大大扩大了 TC 对冠心病的影响,在血清 TC 水平相近的情况下,糖尿病患者较非糖尿病患者发生冠心病的危险性平均增高4倍左右。糖尿病患者高血压的发生率明显高于非糖尿病人群。此外,糖尿病患者吸烟明显增加心肌梗死和

周围血管病变的危险性,在女性尤为突出。

(二)血脂异常

女性绝经后,心血管病特别是冠心病的发病率明显上升。在众多危险因素中,影响女性绝经后冠心病显著增加者主要是绝经后的血脂异常改变,其中 HDL-C 是女性冠心病最重要的预测因素。绝经使女性的血脂代谢发生明显改变,卵巢功能的减退与内源性雌激素产生的减少,引起血 TC、LDL-C、TG 升高而 HDL-C 降低。年龄相同的绝经后女性较未绝经女性 TC、LDL-C、TG 等可明显升高、HDL-C 明显降低,冠心病相对危险性增加约25%。女性青春期后血 HDL-C 水平较同年龄男性平均高约 0.26mmol/L。鉴于 HDL-C 为抗动脉粥样硬化因子,所以这可能是女性冠心病发病率低于男性的重要原因之一。绝经后女性如 HDL-C 下降至 1.3mmol/L 以下,则发生冠心病的危险性较 HDL-C 高于这一水平者增加 2.7倍。Framingham 研究显示,在女性 HDL-C 低于 1.04mmol/L 时,血 TG 升高的不利影响更为明显。女性血 TC 的增高作为冠心病的危险因素,其影响远不及对男性明显,即在相同的血 TC 水平时,排除其他危险因素的影响后,女性发生冠心病的危险性远小于男性。Framingham 研究提示,校正年龄因素后,女性血 TC > 7.7mmol/L(295mg/dl)时,急性心肌梗死发生率为 TC < 5.3mmol/L(204mg/dl)的男性的60%,说明女性对血 TC 升高所致不利影响的耐受比男性好。

(三)心理社会因素

心理社会因素在心血管病的发生和发展中起重要作用,并影响疾病的预后和患者的生活质量。已有研究发现心理社会因素不仅导致冠心病发病危险增加,而且增加冠心病死亡的危险性。随着医学模式由生物-医学模式向生物-心理-社会医学模式的转变,心理社会因素的致病作用越来越受到重视。研究发现,抑郁在女性中的发生率是男性的2倍,与男性相比,心肌梗死后女性患者的抑郁预示致残率和病死率均明显增加。新近妇女健康倡议(WHI)研究表明15.8%的绝经后妇女存在抑郁,祛除高血压、高脂血症等其他危险因素,抑郁本身就可明显增加心血管死亡率。不同社会经济状况的心脏事件发生率的差别,女性大于男性。社会经济地位低下的女性冠心病的致残率和

病死率明显升高。社会经济地位低下与心肌梗死后住院患者病死率相关，也与吸烟有关。而在50岁以下女性，吸烟与粥样斑块破裂密切相关，吸烟已被证明与女性早发心肌梗死有关，增加女性心肌梗死的危险性。吸烟还可对抗雌激素的良性作用，使女性提前进入绝经期，引起血脂异常等一系列变化。口服避孕药者吸烟更易促发心肌梗死。社会的关心与支持影响心血管病的预后及对治疗的依从性，缺乏社会支持的男女心血管病患者预后较差，但对女性的影响可能更大。应激和对应激的适应影响男女心血管病的发病和预后。斯德哥尔摩女性冠状动脉危险研究发现，与男性不同，对于年龄30～65岁的女性冠心病患者，是婚姻压力而不是工作压力预示预后不良。提示对女性患者应根据其需要制定特殊的预防措施。

三、女性冠心病的特点

女性和男性冠心病在很多方面有相似之处，但二者在临床表现、诊断、治疗、预后等方面也存在明显差异。充分认识女性冠心病的特点是有效提高其防治效果的前提。

（一）临床表现

女性冠心病患者的胸痛表现并不典型，而更多的表现为呼吸困难、疲劳、乏力感，一些患者还可描述为烧灼感或上腹痛等类似消化系统的症状。目前已意识到女性心肌缺血可以由血管内皮功能失调、血管平滑肌功能失调、微动脉病变等更加多样化的机制引起，而冠状动脉阻塞性病变在女性发病率较低。同时，女性较之男性，有更加频繁的痛阈变化。不同的缺血原因可以引起不同的症状表现。

急性心肌梗死存在明显的性别差异。与男性相比，患急性心肌梗死女性年龄较大，常有高血压、糖尿病、充血性心力衰竭、血脂异常等病史，临床症状较重，除胸痛外常有颈、肩部疼痛、腹痛、恶心、呕吐、疲乏、呼吸困难，更易发生急性肺水肿、心源性休克、心律失常如尖端扭转型室速和传导阻滞、左室游离壁破裂以及梗死后心绞痛。但女性寂静型心肌梗死和无Q波心肌梗死亦多于男性。Framingham研究结果显示，寂静型心肌梗死在女性和男性中所占比例分别为35％和28％。女性心肌梗死后康复较晚，常有睡眠和心理障碍。

（二）诊断

冠状动脉造影目前仍是诊断男女冠心病的方法之一。血管内超声对女性冠心病患者更具优势：可以对冠状动脉管腔的狭窄程度及粥样硬化做出判断，避免由于血管重构而在冠状动脉造影中显示出假性正常化；可以对内皮和微动脉功能做出判断。无创性诊断试验选择原则男女无差别。女性活动平板负荷心电图试验的假阳性率（38％～76％），明显高于男性（7％～44％），其假阴性率（12％～22％）低于男性（12％～40％）。负荷试验结合影像技术可明显提高女性冠心病诊断的准确性。药物负荷（多巴酚丁胺、腺苷、双嘧达莫）结合超声心动图或核素心肌显像试验的准确性明显高于单独心电图试验。运动超声心动图试验能提高女性冠心病诊断的敏感性。铊$^{-201}$运动心肌断层显像运动试验只中等度增加女性冠心病诊断的敏感性和特异性，因女性乳房组织可使心肌成像减弱。单光子发射型计算机断层显像不能提高女性冠心病诊断的准确性，但可提高男性冠心病诊断的准确性。

（三）治疗

男女冠心病治疗原则相似，对男性适用的治疗方法同样适用于女性。但女性接受抗血小板、β受体阻滞药、调脂治疗和心脏康复治疗等较少，即使采用亦常达不到治疗目标。血管成形术的晚期结果男女相似，但早期女性并发症如腹股沟并发症、冠脉急性闭塞等发生率以及病死率常较高。在中国冠状动脉搭桥术（CABG）研究中发现，与男性患者相比，接受CABG的女性术前血管病变少，左室功能好，但术后早期病死率高于男性，尤其在年龄＜63.5岁的低龄组女性。病死率的性别差异亦随年龄增加而减少。

（四）预后

女性绝经后冠心病的病死率显著升高。美国国立心肺和血液研究所脂质临床研究部（Lipid Research Clinic，LRC）对一组2 270例女性的追踪观察研究发现，绝经后女性年龄每增加10岁，冠心病的病死率上升7倍。女性急性心肌梗死的早期病死率高于男性，主要与其年龄较大、有充血性心力衰竭、糖尿病及高血压病史者较多等有关。但女性患者的长期预后与男性相似甚至更好，特别是经过1年治疗后，其病死率与男性相近或低于男性,且存活时间可能超过男性。

四、女性心血管病的防治

(一)美国心脏病协会女性心血管病防治指南

1. 高危女性(Framingham 计分,10 年内冠心病患病绝对危险>20%)

Ⅰ类建议[有证据和(或)一致公认实用和有效]

(1)戒烟和避免暴露于烟草环境;

(2)体力活动和心脏康复治疗;

(3)饮食治疗;

(4)保持理想体重或减肥;

(5)控制血压<120/80mmHg;

(6)脂质处理。如 LDL-C≥100mg/dl,在改变生活方式的同时开始药物治疗(首选他汀类),如 HDL-C 低下,使用烟酸或贝特类药物治疗;

(7)阿司匹林治疗(75~162 mg/d);

(8)β受体阻滞药治疗;

(9)血管紧张素转换酶抑制药治疗(不能耐受者使用血管紧张素受体拮抗药);

(10)糖尿病患者应严格控制血糖水平。

Ⅱa类建议(证据/观点倾向于支持实用/有效)

评估和治疗抑郁。

Ⅱb类建议(证据/观点尚不足以支持实用/有效):

(1)补充 Oω3 脂肪酸;

(2)血半胱氨酸水平升高者补充叶酸。

2. 中危女性(Framingham 计分,10 年内冠心病患病绝对危险 10%~20%)

Ⅰ类建议[有证据和(或)一致公认实用和有效]

(1)戒烟和避免暴露于烟草环境;

(2)体力活动;

(3)合理饮食;

(4)保持理想体重或减肥;

(5)控制血压;

(6)脂质处理。改变生活方式后如 LDL-C≥130mg/dl,开始药物治疗(首选他汀类)。治疗达标后如 HDL-C 低下,使用烟酸或贝特类药物治疗。

Ⅱa类建议(证据/观点倾向于支持实用/有效)

在血压控制后及获益大于胃肠道不良反应风险性情况下考虑阿司匹林治疗(75~162 mg/d)。

3. 低危女性(Framingham 计分,10 年内冠心病患病绝对危险<10%)

Ⅰ类建议[有证据和(或)一致公认实用和有效]

(1)戒烟和避免暴露于烟草环境;

(2)体力活动;

(3)合理饮食;

(4)保持理想体重或减肥;

(5)治疗个体存在的心血管病危险因素,其中脂质处理如下:

①无或仅有 1 个危险因素时如 LDL-C≥190mg/dl,考虑药物治疗;

②存在多个危险因素时如 LDL-C≥160mg/dl,考虑药物治疗;

③LDL-C 治疗达标后,如 HDL-C 低下,使用烟酸或贝特类药物治疗。

4. 房颤女性脑卒中的预防

Ⅱ类建议

(1)脑卒中高危和中危患者:华法林治疗,使凝血酶原时间国际标准化比值(INR)维持在 2.0~3.0。

(2)脑卒中低危患者或有华法林禁忌证:阿司匹林治疗(325 mg/d)。

5.Ⅲ类建议[有证据和(或)一致公认无用/无效并可能有害]

(1)不应开始雌孕激素联合应用以及其他形式的激素替代治疗和继续用于绝经后女性防治心血管病。

(2)不应使用补充抗氧化维生素防治心血管病。

(3)不推荐低危女性常规使用阿司匹林。

(二)对激素替代治疗的最新观点

女性绝经后,心血管病尤其是冠心病的的发生率显著升高。鉴于雌激素参与体内多种生理活动,改善血脂代谢,降低 TC、LDL-C、脂蛋白(a)并升高 HDL-C,此外还具有改善血管内皮、对抗氧化 LDL、增强内源性纤溶能力、降低血管紧张素转换酶活性、改善血流动力学等重要作用,而女性绝经后内源性雌激素产生减少,所以激素替代治疗引起广泛的兴趣。近30余年来许多国家比较广泛地开展了激素替代治疗防治女性心血管病的研究,迄今已有数十项前瞻性研究报道。但既往这些研究多缺乏明确的双盲对照和前瞻性的科学设计,参与观察的对象也较少,所以难以得到一致公认的权威性结论。近年按照循证医学的原则开展了激素替代治疗的大规模临床试验。其中,心脏与雌/孕激素替代治疗研究(Heart and Estrogen/Progestin Replacement Study,HERS)是一项前瞻、随机、盲法、安慰剂对照的多中心研究,平均随访4.1年,目的是确定雌激素加孕激素用于绝经后已知有冠心病的患者能否改变冠心病事件的危险性。结果表明,合用雌激素和孕激素并未显著降低心血管死亡和心肌梗死发生的危险性。在随后2.7年的随访研究(Heart and Estrogen/Progestin Replacement Study Follow-up,HERS Ⅱ)亦表明,激素替代治疗不能降低冠心病女性心血管事件的风险。因此得出结论:绝经后激素替代治疗不应用于降低冠心病女性发生冠心病事件的危险。妇女健康倡议(Women's Health Initiative,WHI)是直接确定合用雌、孕激素对健康的绝经后女性冠心病发病率的影响,以及总体利与弊的首次大规模随机对照试验,计划随访8.5年,但在经过平均5.2年的随访后,因为对健康的危害大于获益而停止试验。WHI研究结果表明,雌、孕激素方案不应在冠心病一级预防中推广和继续应用。为预防骨质疏松症而作为选择用药时,必须权衡雌、孕激素联合应用对心血管病和乳癌的危险。根据HERS、HERS Ⅱ、WHI及其他临床试验结果,美国心脏病协会建议:不应使用绝经后激素替代治疗进行女性心血管病一级和二级预防。

(王士雯)

参 考 文 献

1　崔志红,龚辉,何伟玺.女性高血压.见:闫西艳,陈灏珠,主编.高血压与相关疾病.郑州:郑州大学出版社,2003.54—55

2　宫路佳,Kuhl EeL,胡盛寿,等.性别和年龄对中国人冠状动脉旁路移植术后住院病死率的影响.中华心血管病杂志,2006,34(5):415—421

3　张坚,满青青,王春荣,等.中国18岁及以上人群血脂水平及分布特征.中华预防医学杂志,2005,39(5):302—305

4　赵文华,张坚,由悦,等.中国18岁及以上人群血脂异常流行特点研究.中华预防医学杂志,2005,39(5):306—310

5　Albert CM, Chae CU, Rexrode KM, et al. Phobic anxiety and risk of coronary heart disease and sudden cardiac death among women. Circulation, 2005, 111(4):480—487

6　Albert NM. We are what we eat: women and diet for cardiovascular health. J Cardiovasc Nurs, 2005, 20(6):451—460

7　Angerstein RL, Thompson B, Rasmussen MJ. Preventing sudden cardiac death in post myocardial infarction patients with left ventricular dysfunction. J Cardiovasc Nurs, 2005, 20(6):397—404

8　Bairey MCN, Johnson BD, Sharaf BL, et al. Hypoestrogenemia of hypothalamic origin and coronary artery disease in premenopausal women: a report from the NHLBI-sponsored WISE study. J Am Coll Cardiol, 2003, 41(3):413—419

9　Blomkalns AL, Chen AY, Hochman JS, et al. Gender disparities in the diagnosis and treatment of non-ST-segment elevation acute coronary syndromes: large-scale observations from the CRUSADE (Can Rapid Risk Stratification of Unstable Angina Patients Suppress Adverse Outcomes With Early Implementation of the American College of Cardiology/American Heart Association Guidelines) National Quality Improvement Initiative. J Am Coll Cardiol, 2005, 45(6):832—837

10　Dalen JE. Aspirin to prevent heart attack and stroke: what's the right dose? Am J Med, 2006, 119(3):198—202

11　Petitti D. Hormone replacement therapy and coronary heart disease: results of randomized trials. Prog Cardiovasc Dis, 2003, 46(3):231—238

12　Fugh-Berman A, Scialli AR. Gynecologists and estrogen: an affair of the heart. Perspect Biol Med, 2006, 49(1):115—130

13　Mosca L, Appel LJ, Benjamin EJ, et al. Evidence-based guidelines for cardiovascular disease prevention in women. Circulation, 2004, 109: 672—693

14　Marroquin OC, Kip KE, Kelley DE, et al. Metabolic syndrome modifies the cardiovascular risk associated with angiographic coronary artery disease in women: a report from the Women's Ischemia Syndrome Evaluation. Circulation, 2004, 109 (6):714—721

15　Paul S, Smith L. The metabolic syndrome in women: a growing problem for cardiac risk. J Cardiovasc Nurs, 2005, 20 (6):427—432

16　Rosengren A, Wallentin L, Gitt K A, et al. Sex, age, and clinical presentation of acute coronary syndromes. Eur Heart J, 2004, 25 (8):663—670

17　Shai I, Rim EB, Hankinson SE, et al. Multivariate assessment of lipid parameters as predictors of coronary heart disease among postmenopausal women: potential implications for clinical guidelines. Circulation, 2004, 110 (18):2824—2830

18　Spencer AP, Wingate S. Cardiovascular drug therapy in women. J Cardiovasc Nurs, 2005, 20 (6):408—417

19　Wassertheil-Smoller S, Shumaker S, Ockene J, et al. Depression and cardiovascular sequelae in postmenopausal women. The Women's Health Initiative (WHI). Arch Intern Med, 2004, 164 (3):289—290

第 2 章 流行病学

第一节　女性高血压的流行病学

一、女性高血压发病率、患病率及变化趋势

高血压是一种世界范围的常见疾病,是危害人类健康的主要疾病之一。高血压对女性同样具有极大的危害性,可导致脑血管、心脏、肾脏和大小动脉的病变,临床和流行病学的研究显示,血压越高,脑卒中、冠心病、血管病、心力衰竭以及肾功能不全的危险越大。

高血压患病率是指在某一时点上,高血压患者在观察人群中所占的百分比。人群中血压的分布是连续的。1995 年 WHO 已规定高血压的标准是收缩压(SBP)≥140mmHg 和(或)舒张压(DBP)≥90mmHg。目前国内外都应用这一标准。

1. 我国女性高血压发病率、患病率及变化趋势

1958—1959 年在全国 15 岁及以上人群中抽样调查494 331人,高血压患病率为 5.11%,男性高血压患病率为 5.02%,女性高血压患病率为5.24%,女性稍高于男性。1979—1980 年共调查4 012 128人,确诊和临界高血压总患病率为7.73%,其中男女分别普查了 1 902 339 人和2 109 789 人,男女性高血压患病率分别为 6.96%和8.40%,女性高于男性,青年时期男性高血压患病率高于女性,中年以后,女性高血压患病率又高于男性。

1991 年全国第三次高血压抽样调查共调查15 岁以上的自然人群 950 356 人(女 501 006

人,男449 350人),女性人群收缩压频数分布多集中在 90~130mmHg,舒张压的频数分布多集中在 60~90mmHg。按 1990 年全国普查人口年龄标化后,女性和男性高血压患病率[SBP≥140 和(或)DBP≥90mmHg 和(或)2 周内服降压药]分别为 10.38%和 12.15%,男性高血压患病率稍高于女性。随年龄增长,女性高血压患病率逐步增高。

近年有一定代表性的全国高血压抽样调查是2000—2001 年亚洲国际心血管病合作研究(InterASIA),InterASIA 在中国全国范围内应用多阶段抽样方法选择有代表性的样本,共调查了35~74 岁的成年人 15 838 人,其中女性 8 154人,高血压患病率[SBP≥140mmHg 和(或)DBP≥90mmHg 和(或)正在服降压药]为 25.8%;男性 7 684 人,高血压患病率 28.6%。男性高血压患病率稍高于女性。35~44、45~54、55~64 和65~74 岁年龄组女性的高血压患病率分别为10.7%,26.8%,38.9%和50.2%。

1991 年全国高血压调查与 InterASIA 调查具有可比性,相同年龄段(35~74 岁)的女性高血压患病率已经从 19.1%增加到25.8%,表明在过去 10 年中,中国女性高血压患病率正在快速增长。更令人担忧的是,女性高血压患病率的增加趋势在中年人群比老年人更明显。例如,35~44岁女性人群高血压患病率的增长率为 62%;而65~74 岁女性人群高血压患病率增长率为15%,

见图2-1。

2002年进行的第4次全国高血压抽样调查，结果显示2002年我国18岁以上人群高血压标化患病率［SBP≥140mmHg和（或）DBP≥90mmHg和（或）2周内服降压药］为18.8%，比1991年增长了31%，男性患病率为20.2%，女性为18.0%。青年（18～44岁）女性高血压患病率总体低于男性（6.7%比12.7%）；但45～59岁，≥60岁组女性高血压患病率高于男性（30.0%比28.6%；50.2%比48.1%），见表2-1。

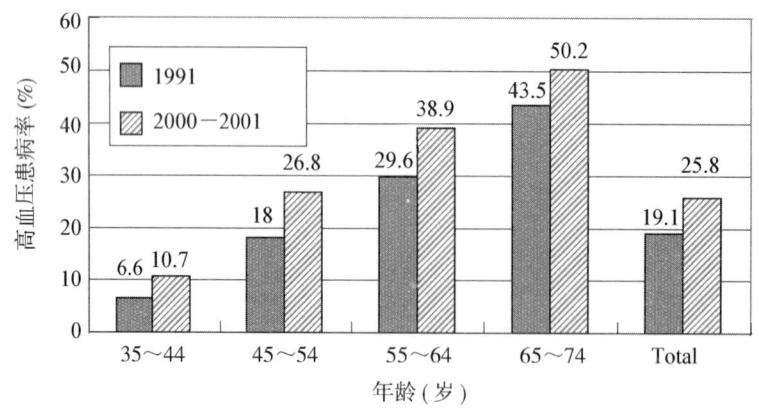

图2-1 中国女性人群1991－2000年高血压患病率变化

（引自：Gu DF. Hypertension,2002,40:920－927）

表2-1 中国不同地区居民的高血压患病率（%）

	合计	城市小计	农村小计	大城市	中小城市	一类农村	二类农村	三类农村	四类农村
青年（18～44岁）									
男性	12.7	14.5	12.0	16.2	13.7	13.2	13.1	12.7	6.4
女性	6.7	6.1	6.9	6.2	6.0	7.4	7.3	9.0	3.6
小计	9.1	9.4	9.0	10.2	9.0	9.7	9.7	10.5	4.8
中年（45～59岁）									
男性	28.6	33.1	26.9	34.4	32.6	29.9	27.0	29.0	20.3
女性	30.0	32.6	29.1	32.5	32.6	32.8	28.4	34.8	21.6
小计	29.3	32.8	28.0	33.3	32.6	31.4	27.7	32.1	21.0
老年（≥60岁）									
男性	48.1	54.0	46.0	56.6	52.8	49.9	47.0	44.6	37.2
女性	50.2	54.9	48.4	57.6	53.6	55.0	47.0	55.4	38.1
小计	49.1	54.4	47.2	57.1	53.2	52.4	47.0	49.8	37.7
合计									
男性	20.2	21.8	19.6	23.4	21.1	21.9	20.5	19.9	13.1
女性	18.0	17.9	18.0	18.9	17.5	20.7	18.0	20.8	12.4
合计	18.8	19.3	18.6	20.4	18.8	21.0	19.0	20.2	12.6

2. 女性高血压患者知晓率、药物治疗率和控制率

2002年女性高血压患者知晓率、药物治疗率、控制率分别为33.1%、27.7%和6.5%（表2-2），女性高血压患者知晓率、药物治疗率、控制率稍好于男性；2002年与1991年相比，女性高血压的治疗和控制状况虽有提高，但到2002年，只有27.7%的女性高血压患者在服药治疗，6.5%的女性高血压患者血压得到控制，控制率在18～44岁年龄组更低，只有3.8%。女性高血压患者知晓率、药物治疗率、控制率均明显低于欧美发达国家。

表 2-2 2002 年我国成年人高血压知晓率、药物治疗率和控制率(%)

年龄组(岁)	知晓率		药物治疗率		控制率	
	男	女	男	女	男	女
18～44	11.1	16.8	6.9	12.0	1.9	3.8
45～59	26.8	34.4	20.6	28.5	5.3	6.8
≥60	36.8	38.4	31.0	33.3	7.8	7.3
合计	27.2	33.1	21.6	27.7	5.6	6.5

3. 美国和其他工业化国家女性高血压患病率及变化趋势

1976—1980 年,美国国家健康和营养调查18～74 岁人群高血压患病率,女性高血压患病率为 22.3%,低于男性(31.0%)。1988—1991 年、1991—1994 年和 1999—2000 年又陆续进行了 3 次国家健康和营养调查,发现男性高血压患病率升高不明显,而女性高血压患病率从 1988—1991 年的 24.5%,增长到 1991—1994 年的 26.0% 和 1999—2000 年的 30.1%,升高趋势明显($P=0.03$)。十几年间,美国女性高血压知晓率、药物治疗率和控制率比较稳定,知晓率约 70%,药物治疗率约 60%,控制率约 30%,均高于中国女性人群,但也有一多半的高血压没有被控制;见表 2-3、表 2-4 和图 2-2。

表 2-3 1988—2000 年美国成年人(18 岁及以上)高血压患病率(年龄调整后)

项目	患病率,%(SE)			变化趋势	
	1988—1991	1991—1994	1999—2000	%(95%CI)	P 值
总体	25.0(1.5)	25.0(1.7)	28.7(1.8)	3.7(0～8.3)	0.02
性别					
男	24.9(2.1)	23.9(2.6)	27.1(2.7)	2.2(−4.5～8.9)	0.26
女	24.5(1.7)	26.0(1.8)	30.1(2.4)	5.6(0～11.4)	0.03
女性不同种族					
非西班牙裔白人	25.1(2.1)	26.8(2.3)	30.2(3.1)	5.1(−2.2～12.4)	0.09
非西班牙裔黑人	28.6(2.7)	35.0(2.7)	35.8(4.2)	7.2(−2.6～17.0)	NA
墨西哥裔美国人	16.5(2.2)	17.9(2.1)	20.7(3.4)	4.2(−3.8～12.2)	NA

(引自:Hajjar I, *et al*. JAMA, 2003, 290:199—206)

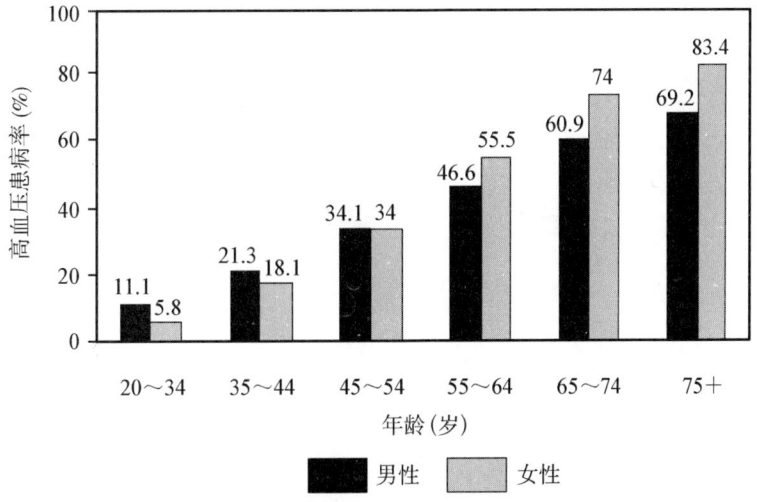

图 2-2 2002 年美国男女不同年龄组人群高血压患病率

表 2-4　美国女性高血压知晓率、药物治疗率和控制率[%(SE)]

项目	1988—1991	1991—1994	1999—2000
知晓率	75.1(1.4)	73.6(1.5)	71.2(2.2)
药物治疗率	60.1(1.5)	60.0(1.5)	62.0(2.3)
控制率	29.1(2.3)	27.4(2.1)	29.6(2.2)

(引自:Hajjar I, *et al*. JAMA, 2003, 290:199—206)

20 世纪 90 年代欧美其他工业化国家加拿大、英国、芬兰、德国、意大利、西班牙、瑞典有代表性的高血压调查资料,表 2-5 显示了 35～64 岁高血压患病率,女性高血压患病率在 23%～50%,低于男性高血压患病率。

表 2-5　部分工业化国家 35～64 岁人群高血压患病率

国家	调查年	高血压患病率		
		男	女	合计
加拿大	1986—1992	31.0	23.8	27.4
英　国	1998	46.9	36.5	41.7
芬　兰	1997	55.7	41.6	48.7
德　国	1997—1999	60.2	50.3	55.3
意大利	1998	44.8	30.6	37.7
西班牙	1990	49.0	44.6	46.8
瑞　典	1999	44.8	32.0	38.4

二、影响女性高血压发病率和患病率的因素

1. 与女性激素分泌有关　女性高血压发病率和患病率虽随年龄增长而升高,35 岁以后增加较明显,但在绝经期以前,与同样年龄的男性相比,女性的血压水平相对较低,高血压发病率和患病率增加速度亦慢于男性,但绝经期后,增加速度反而快于男性。

2. 与年龄有关　2002 年全国高血压调查显示,高血压患病率的性别差异较规律地表现出,18～44 岁男性高血压患病率高于女性(20.2%比18.0%),45 岁以后各年龄组的女性高血压患病率高于男性,44～59 岁,≥60 岁的高血压患病率分别为 30.0%、50.2%(男性为 28.6%、48.1%)。随年龄增长,女性高血压患病率逐步增高,44～59 岁增加的幅度最明显图 2-3。

3. 民族之间差异　1991 年全国高血压调查显示,我国女性高血压患病率较高的民族有朝鲜族(19.66%)、维族(19.68%)、蒙古族(17.10%)、畲族(21.07%)和哈萨克族(15.21%);汉族(12.99%)、回族(10.10%)和藏族(9.83%)居中;彝族(2.95%)、哈尼族(4.01%)和黎族(5.52%)较低。美国的各民族女性高血压患病率,黑人女性高血压患病率最高,白人次之,墨西哥裔美国人最低(表 2-3)。女性高血压患病率的民族差异,主要是由于各民族生活习惯和所处环境的差异,其次是遗传因素。

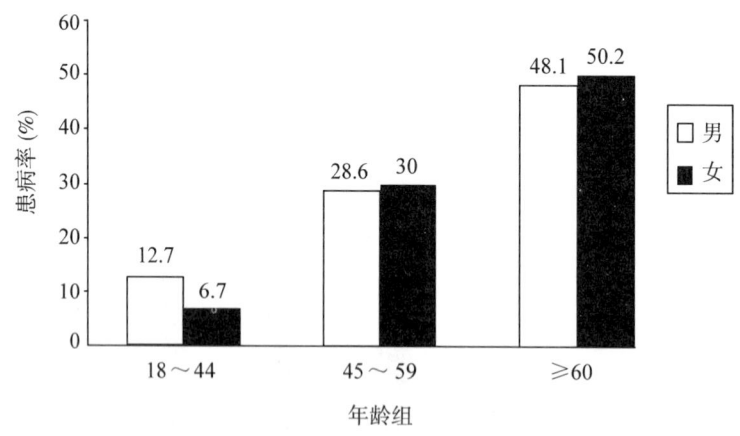

图 2-3　2002 年中国男女不同年龄组人群高血压患病率

4. 地区之间差异　在我国,多项高血压流行病学研究显示,女性高血压发病率和患病率的地区差异表现为北高南低,且自东北向西南递减,城乡间对比是城市高于农村。导致这种差异的原因可能主要与不同的生活习惯和环境有关。如 2002 年中国 14 省市高血压现状的流行病学研究

结果显示,无论女性还是男性,高血压患病率均是北方高于南方,分析南北方差异的主要原因是北方居民食盐摄入量、体重指数、超重和肥胖率均高于南方(表2-6)。

表2-6 14省市人群高血压患病率情况

地区	男性				女性			
	检查人数	患病例数	患病率(%)	标化患病率(%)	检查人数	患病例数	患病率(%)	标化患病率(%)
天津	672	334	49.70	33.29	1 316	475	36.09	25.79
内蒙古	710	267	37.61	35.31	1 319	420	31.84	33.84
河北	909	479	52.70	47.89	1 097	499	45.49	38.30
山西	891	238	26.71	23.96	1 140	343	30.09	31.69
河南	1 642	692	42.14	39.03	1 054	425	40.32	30.44
山东	1 283	182	14.19	32.44	709	154	21.72	16.20
浙江	909	363	39.93	32.44	1 198	404	33.72	21.47
湖北	1 081	281	25.99	20.11	1 082	241	22.27	16.21
湖南	797	303	38.02	28.06	944	290	30.72	22.48
四川	1 055	310	29.38	21.35	1 028	260	25.29	16.56
广东	833	240	28.81	18.59	1 172	330	28.16	19.91
江西	1 039	362	34.84	22.82	1 086	363	33.43	20.85
云南	933	378	40.51	33.09	1 345	541	40.22	29.49
陕西	801	325	40.57	33.77	1 031	373	36.18	30.19

5. 与不良的生活习惯有关 不良的生活方式是高血压重要的危险因素,这些不良的生活方式主要有超重肥胖、饮酒和缺少体力活动。

2002 年与 1992 年比较,我国超重率上升了38.6%、肥胖率上升了80.6%。肥胖和高血压相互影响,即肥胖个体有发生高血压的倾向,高血压患者也容易体重增加,这种联系在腹型肥胖中更为明显。体重每增加 10kg,收缩压和舒张压相应分别上升 3.0mmHg 和 2.3mmHg。有研究表明,中国及东亚人群舒张压每增加 5mmHg,脑卒中增加 50%,冠心病增加 33%。美国第 3 次国家健康和营养调查结果显示,在体重指数≥30 的人群中,女性高血压患病率为 32.2%,但在体重指数≤25 的人群中,女性高血压患病率仅为16.5%。美国护士的前瞻性研究中,46 224名护士在 1993 年时没有高血压,到 1995 年发生了1 107例新的高血压患者,这期间体重每增加4.5kg,高血压的发病危险增加 20%。

6. 与膳食高盐、低钾、低钙、低动物蛋白质有关 著名的国际电解质排出和血压研究(International Study of Electrolyte Excretion and Blood Pressure,INTERSALT),是在世界各地的 32 个国家 52 个人群的10 079名 20～59 岁的男女样本人群中进行的国际合作研究,为钠、钾与血压的关系提供了有力的证据。其结果显示,在调整了其他影响因素后,无论男女,24h 尿钠排泄量与血压水平(特别是 SBP)呈明显正相关;24h 尿钠排泄量每增加 100mmol,SBP/DBP 增加 3～6/0～3mmHg,而钾和钙的摄入量与血压呈负相关。INTERSALT 研究还显示,蛋白质摄入量与血压水平呈负相关,调整了年龄、性别、乙醇摄入量、体重、24h 尿钠量、钾、钙和镁摄入量后,蛋白质摄入量上限 30% 的人群和下限 30% 的人群相比,平均SBP/DBP 降低 3.0/2.5mmHg。中国的 10 组人群研究显示,调整了性别及体重指数后,膳食中食盐的平均摄入量每增加 2g,SBP/DBP 增加 2.2/2.0mmHg,膳食钠钾比值每增高 1(mmol/mmol),SBP/DBP 增加 2.9/1.6mmHg。总之,国内外多项研究显示,膳食高盐、低钾、低钙、低动物蛋白质是引起高血压的重要因素。

在中国进行的一项中美合作的补钾随机双盲对照的干预试验,研究对象为 150 名年龄在 35～64 岁的轻型高血压患者。结果显示,对轻型高血压每日补充 60mmol 氯化钾,补充 3 个月,与对照相比,显著降低了收缩压[−5.00 mmHg,95%CI:(−2.13)～(−7.88)mmHg,$P<0.001$];对舒张压也有降低作用,但由于样本量不够大,尚未达到统计学差异。

7. 遗传因素是高血压的重要易患因素　高血压的发病有明显的家族聚集性。对1991年全国高血压抽样调查的研究表明,女性人群有高血压家族史者,比无家族史者的血压水平和高血压患病率,明显升高($P<0.01$),而父母双亲均有高血压者的血压水平和高血压患病率又比父母一方有高血压者明显升高($P<0.01$),父母双亲均有高血压史者的高血压患病率为无家族史者的2倍。利用多因素 Logistic 回归调整年龄、体重指数(BMI)、吸烟饮酒状况及文化程度后,有高血压家族史者患高血压病的危险是无高血压家族史者的1.79倍,排在超重和年龄之后,列第3位,并有统计学差异,提示遗传因素是高血压发病的一个独立危险因素。

8. 前瞻性研究的结果　我国10组人群高血压发病率的前瞻性研究表明,女性高血压发病率低于男性,北方高于南方,农民稍高于工人,渔民发病率最低,高血压发病率增加的主要因素是基线时 SBP 和 DBP 高、超重和肥胖、北方地区、年龄大、心率快、饮酒,年龄每增加10岁,高血压发病的相对危险增加42.5%;SBP 每增加10mmHg,高血压发病的相对危险增加61.5%;DBP 每增加10mmHg,高血压发病的相对危险增加63.4%;BMI 每增加1个单位,高血压发病的相对危险增加8.6%;心率每增加10次,高血压发病的相对危险增加7.0%;饮白酒每日增加100g,高血压发病的相对危险增高19%～26%。中美合作前瞻性研究表明,高血压发病率女性低于男性,北方高于南方。多元回归分析显示,高血压发病率增加的主要因素是基线时 SBP 增高、超重、肥胖和地区差异。对10 525名40岁以上的没有高血压的中国成年人为期8年的随访研究发现,有26.9%的女性发展为高血压,28.9%的男性发展为高血压,女性高血压发病的独立预测因素是年龄大、吸烟、生活在农村、基础血压高、心率快、超重、体力活动少;男性高血压发病的预测因素与女性类似,只是饮酒替代了吸烟,生活在城市替代了生活在农村。

三、女性高血压的合并症及预后

高血压会引起血流动力学、循环系统神经内分泌调节、血浆容量、血液黏滞度的异常变化和血管重塑,从而导致动脉病变和脏器的损害,产生高血压并发症。常见被损伤的脏器和血管有心、脑、肾、眼底和大小动脉。

1. 对左室肥厚的影响　高血压的心脏并发症包括左室肥厚、心绞痛或心肌梗死、心力衰竭。非高血压者合并左室肥厚的发病率为1%～9%,而高血压患者合并左室肥厚的发病率为25%～30%,左室肥厚不仅是左室心肌对高血压的血流动力学反应,神经、内分泌也起着重要的作用。Framingham 心脏研究中的长期随访结果提示,无论是男性还是女性,长期高血压患者发生左室肥厚的危险大为增加,而高血压患者并发左室肥厚者发生猝死和心肌梗死的危险较非左室肥厚者都明显增加。

2. 对冠心病发病的影响　高血压作为冠心病的发病危险因素已由 Framingham 研究及以后的多项前瞻性研究所证实。这些研究表明高血压,不论是不稳定或稳定的,收缩期或舒张期的,轻度的或重度的,在任何年龄,任何性别,都是冠心病的独立发病危险因素。而且,多重危险因素国际试验(Multiple Risk Factor Intertentional Trial,MRFIT)等著名的研究证明,高血压不仅是冠心病的独立的发病危险因素,而且血压水平与冠心病的发病呈现连续的、逐级升高的、独立于其他危险因素的明显关联,并无所谓阈值;收缩压每增高10mmHg,冠心病的危险性增加20%～30%,收缩压最高10分位组和最低10分位组相比,冠心病发病的相对危险为3.7倍;舒张压最高10分位组和最低10分位组相比,冠心病发病的相对危险为2.8倍,收缩压对冠心病发病的作用强度大于舒张压。

3. 对心力衰竭的作用　高血压和冠心病是心力衰竭最主要的病因,Framingham 研究对5 143人随访72 422人年,平均随访14.1年。随访期间,共发生392例心衰患者,在这些心衰患者中,91%在发生心衰之前有高血压,应用 COX 回归调整了年龄和其他心衰危险因素后,高血压患者发生心衰的危险是正常血压的3倍(女性)和2

倍(男性),高血压在心衰中的归因危险度为 59%(女性)和 39%(男性),高血压心衰患者 5 年生存率为 31%(女性)和 24%(男性),可见,高血压在女性心力衰竭中的作用大于男性。根据美国和其他国家研究,积极控制高血压可使高血压心力衰竭的发生率降低 55%,同时病死率亦降低,这充分说明高血压防治的重要性。

4. 与脑卒中的关系　高血压与脑卒中的发生密切相关已被许多流行病学研究证实。无论是何种原因所致血压升高,无论发生在任何年龄和性别,无论是收缩压或舒张压升高,也无论是出血性还是缺血性卒中,高血压都是一个最重要的、公认的、独立的危险因素。MacMahon 等对 9 个大规模前瞻性人群随访研究进行荟萃分析发现血压越高,脑卒中发生率越高,在所观察的血压范围内,血压越低,脑卒中的相对危险性越小,不存在脑卒中危险性升高的低血压阈值,即使在正常血压范围内,血压水平与脑卒中相对危险性也呈线性正相关关系,血压水平与脑卒中相对危险性的关系在男性与女性之间无差别。我国 10 组人群前瞻性研究表明,血压水平与脑卒中发病的相对危险呈对数线性关系,在控制了其他危险因素之后,基线收缩压每升高 10mmHg,脑卒中发病的相对危险增高 49%(缺血性卒中增高 47%,出血性卒中增高 54%);舒张压每增加 5mmHg,脑卒中发病危险增高 46%。东亚人群汇总分析结果显示,在中国和日本等东亚人群中,血压升高对脑卒中发病的作用强度约为西方人群的 1.5 倍。

5. 对肾功能的损害　肾脏是高血压损害的主要靶器官之一,同时又是血压调节的重要器官,长期高血压可引起肾脏小动脉病变,后期发生肾小动脉硬化症,一般而言,高血压持续存在 10 年,才会出现肾损害的表现,高血压良性肾小动脉硬化症性别差异是男性较女性易发病。近年来,高血压导致终末期肾病的发生率呈逐年上升趋势,据欧洲统计记录,在过去 20 年中,高血压导致终末期肾病的发生率由 7%升至 13%,已成为终末期肾病的主要病因之一。

6. 与大动脉病变的关系　高血压导致的大血管病变最常见的是主动脉夹层,70%~80%的主动脉夹层系高血压所致。高血压可使主动脉壁长期处于应激状态,弹力纤维常发生囊性变性或坏死,导致夹层形成。国外报道,高血压主动脉夹层男性多于女性,男女之比为 3:1,发病年龄为 13~87 岁,平均 59 岁。据阜外心血管病医院对 120 例主动脉夹层的分析,男与女之比为 2.4:1,发病年龄为 23~83 岁,平均 46.2 岁,好发于 50~70 岁,高血压病程平均达 12 年之久。

Framingham 研究的 36 年的随访资料表明,女性高血压患者和血压正常者比较,心脑血管病发病的相对危险度依次为:周围动脉疾病(3.7)、心力衰竭(3.0)、脑卒中(2.6)、冠心病(2.2);而男性高血压患者和血压正常者比较,心脑血管病发病的相对危险度依次为:心力衰竭(4.0)、脑卒中(3.8)、冠心病(2.0)、周围动脉疾病(2.0)。一个显著的特点是高血压造成女性周围动脉疾病的危险明显高于男性。虽然冠心病的相对危险度不如其他几种疾病高,但因为冠心病在美国最为普遍,因此,高血压造成冠心病的额外发病在男女性都最多。

我国上海市立第一人民医院对 1951—1955 年住院的 713 例原发性高血压患者的死因进行随访分析,其中女性高血压患者 236 人内因脑卒中死亡者 169 例,占 71.61%;因心力衰竭死亡者 31 例,占 13.14%;因急性心肌梗死死亡者 1 例,占 0.42%;因尿毒症死亡者 14 例,占 5.93%;其他原因死亡者 8 例占 3.39%;原因不明者 13 例占 5.51%。女性高血压患者与男性比较,因急性心肌梗死病死率低于男性,因心力衰竭、尿毒症和其他原因病死率稍高于男性,因脑卒中和原因不明的死亡率两者相似。因当时尚缺乏有效的降压药物,基本上可代表当时高血压病的自然转归。

高血压自发性发展的危害是十分严重的。现在有效降压药物很多,只要积极治疗高血压,可以根本改变高血压的转归,不仅能使恶性高血压和高血压危象得到有效的治疗,还可降低心脑血管病的发病率。

(黄广勇　吴锡桂)

参 考 文 献

1 Gu D, Wildman RP, Wu X, *et al*. Incidence and predictors of hypertension over 8 years among Chinese men and women. J Hypertens, 2007, 25 (3): 517—523

2 Mitchell A, Philipp T. Women and hypertension. Herz, 2005, 30 (5): 401—404

3 刘 静, 赵 冬, 王 薇, 等. 中国多省市心血管病危险因素队列研究与美国弗莱明翰心脏研究结果的比较. 中华心血管病杂志, 2004, 32 (2): 167—172

4 Arnett DK, Davis BR, Ford CE, *et al*. Pharmacogenetic association of the angiotensin-converting enzyme insertion/deletion polymorphism on blood pressure and cardiovascular risk in relation to antihypertensive treatment: the Genetics of Hypertension-Associated Treatment (GenHAT) study. Circulation, 2005, 111 (25): 3374—3383

5 Barri YM. Hypertension and kidney disease: a deadly connection. Curr Cardiol Rep, 2006, 8 (6): 411—417

6 de Simone G, Wachtell K, Palmieri V, *et al*. Body build and risk of cardiovascular events in hypertension and left ventricular hypertrophy: the LIFE (Losartan Intervention For Endpoint Reduction in Hypertension) study. Circulation, 2005, 111 (15): 1924—1931

7 Ferdinand KC, Kleinpeter MA. Management of hypertension and dyslipidemia. Curr Hypertens Rep, 2006, 8 (6): 489—496

8 Gu DF, Kristi R, Wu XG, *et al*. Prevalence, awareness, treatment, and control of hypertension in China. Hypertension, 2002, 40: 920—927

9 Gustafsson F, Torp-Pedersen C, Seibaek M, *et al*. A history of arterial hypertension does not affect mortality in patients hospitalised with congestive heart failure. Heart, 2006, 92 (10): 1430—1433

10 Hajjar I, Kotchen TA. Trends in prevalence, awareness, treatment, and control of hypertension in the United States, 1988—2000. JAMA, 2003, 290: 199—206

11 Hayes SN. Preventing cardiovascular disease in women. Am Fam Physician, 2006, 74 (8): 1331—1340

12 Hsu CY, McCulloch CE, Darbinian J, *et al*. Elevated blood pressure and risk of end-stage renal disease in subjects without baseline kidney disease. Arch Intern Med, 2005, 165 (8): 923—928

13 Jedryka-Goral A, Bugajska J, Lastowiecka E, *et al*. Work ability in ageing workers suffering from chronic diseases. Int J Occup Saf Ergon, 2006, 12 (1): 17—30

14 Madden KM, Levy WC, Stratton JK. Exercise training and heart rate variability in older adult female subjects. Clin Invest Med, 2006, 29 (1): 20—28

15 Marroquin OC, Kip KE, Kelley DE, *et al*. Metabolic syndrome modifies the cardiovascular risk associated with angiographic coronary artery disease in women: a report from the Women's Ischemia Syndrome Evaluation. Circulation, 2004, 109 (6): 714—721

16 Martin U, Coleman JJ. Monitoring renal function in hypertension. BMJ, 2006, 33 (7574): 896—899

17 Wang ZW, Wu YF, Zhao LC, *et al*. Trends in prevalence, awareness, treatment and control of hypertension in middle-aged Chinese population. Zhonghua Liu Xing Bing Xue Za Zhi (Chin J Epidemiol), 2004, 25 (5): 407—411

18 Wassertheil-Smoller S, Psaty B, Greenland P, *et al*. Association between cardiovascular outcomes and antihypertensive drug treatment in older women. JAMA, 2004, 292 (23): 2849—2859

19 Wolf-Maier K, Cooper RS, Banegas JR, *et al*. Hypertension prevalence and blood pressure levels in 6 European countries, Canada, and the United States. JAMA, 2003, 289: 2363—2369

第二节　女性冠心病的流行病学

一、重视冠心病对女性危害的研究

1997 年世界卫生组织公布 1990 年世界范围内前 10 位死因表明, 在发达地区冠心病为死因之首, 占总死亡人数 24％; 在发展中地区前 10 位死因中冠心病是第二位, 占总死亡人数 9％。根据目前流行病学资料推测到 2020 年,估算全球冠心病死亡数将自 1990 年的 630 万增至 1 100 万;脑卒中自 440 万增至 770 万,30 年中循环系统死因将增高 59.6%,冠心病和脑卒中分别增高 74.6% 和 75%。这些资料充分说明,冠心病不仅是今天危害人类健康的主要疾病,更是未来头号杀手,它不仅威胁着男性人群,同样也威胁着女性人群,所以当前许多学者与有关部门提出应重视冠心病对女性危害的研究,要纠正那种冠心病对女性危害不大的错误认识。必须明确既往许多研究、报告和临床试验有关冠心病的研究结果大多只指男性人群,而有关女性的报道比较少。尽管目前在有些人群中冠心病已成为女性的一个普遍问题,但社会对冠心病对女性的危害还没有引起足够的重视,仍有许多医师对女性的冠心病没有进行认真的诊断、观察和治疗。

在美国经年龄调整妇女心肌梗死死亡数在增加,但是在男性却已下降。从 1979－1994 年年龄调整心肌梗死率在男性下降 8%(包括<40 岁男性下降 31%),而同期女性却增加 36%。更令人担忧的是 80 岁的女性心肌梗死发病率升高 50%。1997 年美国心脏病学会对 1 004 名女性进行了调查,仅 1/3 的人知晓心脏病是她们的头号杀手,3/4 年满 25～34 岁的女性认为癌症是他们健康的主要问题。调查女性在过去一年里有关心脏健康信息的来源,回答 43% 来自杂志、21% 自电视、只有 20% 是来自医生。尽管 1997 年以

来一些妇女对心脏病的知晓率已由 34% 增加到 40%,对脑卒中的知晓率由 28% 增加到 35%,但 62% 知晓癌症是她们健康的头等威胁的妇女,尚未意识到女性心血管病的危险已是现实的问题而不是将来的问题。所以我们不仅应改变冠心病对女性威胁不大的错误观念,而且要采取有效行动预防女性心血管病的危险因素,加强防治,减少女性冠心病的发病和死亡。

二、女性冠心病流行情况

1. WHO 的 MONICA 方案协作中心

(1)发病率:冠心病发病率和病死率在不同国家间、地区间存在较大差异。据 1980－1985 和 1991－1995 年 WHO 公布 34 个人群平均随访 10 年的资料表明,与国际相比我国冠心病发病率和病死率仍属较低水平。20 世纪 80 年代男性发病率最高的是芬兰北卡累利阿,冠脉事件平均年发病率为 1 029/10 万,北京最低是 76/10 万;女性最高是英国格拉斯哥(256/10 万),北京女性居最低行列,发病率为 34/10 万。从表 2-7 所列 34 组监测人群 10 年变化趋势看来,冠心病发病率仍是有升有降,西方 24 个男性人群有 16 个冠心病发病率下降幅度大于 20%,女性有 13 个人群下降幅度大于或接近 20%;而东欧各国无论男女发病率仍呈上升趋势,但俄罗斯 4 组人群中莫斯科两组人群 10 年来女性冠心病发病率下降 15%～30%,男性也有不同程度的下降。

表 2-7　WHO MONICA 方案 20 世纪 80 年代与 90 年代早期冠心病发病率变化(1/10 万)

国家	地区	女 性			男 性		
		80 年代	90 年代	变化±%	80 年代	90 年代	变化±%
英国	格拉斯哥	256	262	+2.7	824	757	-8.1
英国	贝尔法斯特	199	161	-19.1	802	558	-30.4
澳大利亚	纽卡斯	188	124	-34.0	561	413	-26.4
芬兰	北卡罗利阿	164	115	-29.9	1029	657	-36.2
美国	斯坦福	155	125	-19.3	500	340	-32.0
丹麦	哥洛斯	155	132	-14.8	593	441	-25.6
波兰	华沙	145	156	+7.6	539	572	+6.1
芬兰	科比	142	108	-23.9	866	561	-35.2
加拿大	哈利法克斯	134	144	+7.5	625	456	-27.0
瑞典	北部地区	128	103	-19.5	617	398	-35.5
新西兰	奥克兰	124	97	-21.8	495	369	-25.5
俄罗斯	新西伯利亚	121	84	-30.6	411	532	+29.4
冰岛	全岛	114	82	-28.1	603	374	-38.0

（续　表）

国家	地区	女　性			男　性		
		80 年代	90 年代	变化±%	80 年代	90 年代	变化±%
波兰	他诺伏依	113	107	−5.3	430	468	+8.8
芬兰	土库/洛以玛	111	84	−24.3	633	479	−24.3
俄罗斯	新西伯利亚	111	125	+12.6	445	451	+1.3
俄罗斯	莫斯科	108	73	−32.4	502	464	−7.6
比利时	恰莱洛	107	118	+10.3	460	496	+7.8
俄罗斯	莫斯科	99	84	−15.2	465	450	−3.2
南斯拉夫	诺维萨德	97	117	+20.6	427	436	+2.1
澳大利亚	帕斯	97	82	−15.5	436	347	−20.4
瑞典	哥德堡	94	75	−20.2	411	306	−25.5
捷克	布拉格	94	113	+20.2	524	506	−3.4
比利时	根特	88	73	−17.0	382	301	−21.2
德国	布莱曼	79	84	+6.3	404	339	−16.1
法国	利力	77	55	−28.6	337	265	−21.4
立陶宛	考纳斯	74	87	+17.6	479	516	+7.7
德国	东部地区	72	88	+22.2	362	371	+2.5
法国	斯特拉斯堡	67	58	−13.4	314	292	−7.0
德国	奥斯堡	57	61	+7.0	322	254	−21.1
意大利	弗利乌	49	49	0	269	255	−5.2
意大利	布利昂	48	35	−27.1	—	258	—
法国	图卢兹	37	32	−13.5	244	219	−10.2
中国	北京	34	33	−2.9	76	89	+7.1

资料来源：MONICA Monograph and multimedia sourcebook. World Health Organization，Geneva，2003

（2）死亡率：从表 2-8 可以看出这 34 个 MONICA 监测点死亡率在不同国家人群间同样存在着差异。即使在一个国家内不同人群，如芬兰和法国不同人群间的死亡率也有差别。34 个人群中都显示男性冠心病死亡率 3～5 倍于女性。20 世纪 80 年代男性死亡率最高的仍为芬兰北卡累利阿（505/10 万）和英国格拉斯哥（393/10 万），最低的为中国北京（44/10 万）；女性最高为英国格拉斯哥（125/10 万），其他多数在 40～70/10 万，中国女性 24/10 万。20 世纪 90 年代中国男性已由 44/10 万升高至 55/10 万，女性则由 24/10 万减少到 15/10 万。

表 2-8　WHO MONICA 方案 20 世纪 80 年代与 90 年代早期冠心病死亡率变化（1/10 万）

国家	地区	女　性			男　性		
		80 年代	90 年代	变化±%	80 年代	90 年代	变化±%
英国	格拉斯哥	125	110	−12.0	393	323	−17.8
波兰	他诺伏依	102	93	−7.2	341	404	+18.5
波兰	华沙	96	83	−13.5	330	338	+2.4
美国	斯坦福	90	70	−22.2	245	144	−41.2
英国	贝尔法斯特	86	63	−26.7	351	214	−39.0
澳大利亚	纽卡斯	85	—	—	234	151	−35.5
丹麦	哥洛斯	82	86	+4.9	297	248	−16.5
俄罗斯	新西伯利亚	71	107	+50.7	220	319	+45.0
俄罗斯	新西伯利亚	71	77	+8.5	259	230	−11.2
新西兰	奥克兰	64	49	−23.4	246	173	−29.7

国家	地区	女 性			男 性		
		80 年代	90 年代	变化±%	80 年代	90 年代	变化±%
比利时	恰莱洛	64	62	−3.1	222	221	−0.4
俄罗斯	莫斯科	63	61	−3.2	265	310	+17.0
芬兰	北卡罗利阿	62	46	−25.8	505	310	−38.7
俄罗斯	莫斯科	62	50	−19.4	276	315	+14.1
芬兰	土库/洛以玛	59	34	−42.4	303	225	−25.7
比利时	根特	58	40	−31.0	190	135	−28.9
芬兰	科比	56	42	−25.0	391	267	−31.7
捷克	布拉格	55	61	+10.9	259	267	+3.1
德国	东部地区	51	53	+3.9	176	193	+9.7
加拿大	哈利法克斯	50	41	−18	243	155	−36.2
南斯拉夫	诺维萨德	49	66	+34.7	243	231	−4.9
法国	利力	48	31	−35.4	169	121	−28.4
法国	斯特拉斯堡	45	41	−8.9	177	161	−9.0
澳大利亚	帕斯	44	34	−22.7	168	121	−28.0
冰岛	全岛	43	27	−37.2	253	130	−48.6
德国	布莱曼	43	43	0	199	166	−16.6
立陶宛	考纳斯	43	—	—	256	—	—
瑞典	哥德堡	41	35	−14.6	179	133	−25.7
瑞典	北部地区	40	33	−17.5	246	129	−47.6
德国	奥斯堡	37	41	+10.8	171	146	−14.6
意大利	布利昂	28	15	−46.4	127	101	−20.5
意大利	弗利乌	27	23	−14.8	132	110	−16.7
法国	图卢兹	24	17	−29.2	107	76	−29.0
中国	北京	24	15	−37.5	44	55	+ 25.0

资料来源：MONICA Monograph and multimedia sourcebook. World Health

Organization，Geneva，2003

2. 美洲的资料　由于经济的发展和工业化使美洲人群的生活方式发生很大变化，富含热量的膳食包括动物脂肪、糖，少体力活动，抽烟使美洲 35 个国家中的 31 个国家心血管病成为他们死因的首位，在列出的 22 个美洲国家人群死亡率中，男性最高的是阿根廷、巴拉圭和巴西；最低的是危地马拉，但心血管病死亡率也在 130/10 万（男）、150/10 万（女）。心血管病死亡率在性别间的差异与 MONICA 资料显然不同，在列出的 22 个美洲国家中除美国、加拿大、委内瑞拉等少数几个国家是男性死亡率高于女性外，其他多数国家都是女性死亡率高于男性。

3. 美国女性冠心病流行情况

（1）冠心病是美国女性首位死因：1/5 女性患有各种心血管病，38% 的女性有心脏病发作并在一年内死亡，而男性只有 25%。女性在有心脏病发作后 6 年内又有 35% 的人有第二次发作，但男性只有 18% 的人再发。在美国 2000 年女性死于心血管病 505 661 例，在相同年龄组男性为 440 175 人，但同年共有 267 009 例女性死于各种癌症，其中 41 872 名女性死于乳癌，65 052 名死于肺癌。2001 年 515 204 人死于心脏病发作和其他冠心病事件，其中 254 630 名（49.4%）是女性。冠心病和脑卒中的发病和死亡在女性同样存在种族的差异，2003 年黑人冠心病死亡率女性为 160.3/10 万，而白人女性为 125.1/10 万（图 2-4）。

（2）女性冠心病的流行情况：除种族、地区差异外性别差异也值得强调，即在冠心病高发国家男性比女性的发病率高很多。生活方式的因素对性别有重要的影响，以致在冠心病患病率高的国家女性冠心病患病率高于患病率低国家的男性；环境因素的影响还表现在 1981—1983 和 1991—

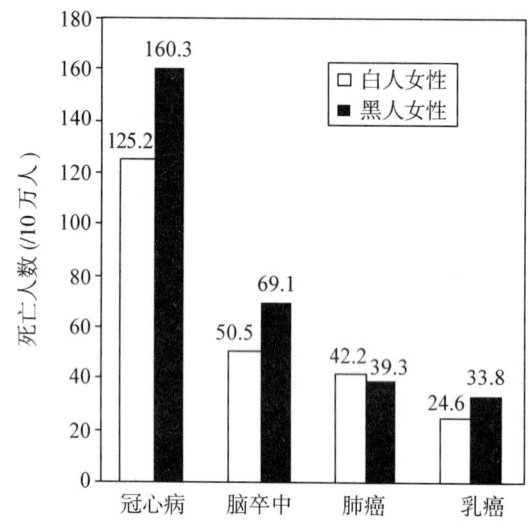

图 2-4　2003 年白人和黑人女性主要死亡原因的对比

1993 年西欧、英国和美国两性冠心病的死亡率都有明显的下降，相反在东欧国家两性冠心病的死亡率都有明显的升高，而近期有的已开始下降，如莫斯科的人群。这些变化与他们经济的发展、社会变革带来生活方式与观念的变化有关。

（3）年龄增长对冠心病（CHB）性别间差异的影响：尽管女性冠心病发病比男性晚 10 年，但随年龄增长性别间差异在减少，这可能是由于女性停经和其他致冠心病危险因素的增加（图 2-5）。

弗莱明翰研究组的结果表明，对最早研究人群和他们年满 20 岁以上的子女进行的 44 年的随访，男性共发生心血管病事件 1 346 件，女性共发生 1 205 件，在 65 岁上下的人所发生的心血管病事件主要都是冠心病，在 65 岁以下首次发生冠脉事件的占 72%，女性则为 61.4%，65 岁以后男性冠心病事件减少到 55.4%，女性减少到 48.55%，但心血管病事件仍是两性的主要问题。

（4）冠心病类型性别间的差异：弗莱明翰研究组还观察到心肌梗死是男性各年龄组主要类型，而 65 岁以下的女性心绞痛占女性事件的 50%，但 65 岁以后女性心肌梗死则由 65 岁前 34.6% 升高到 52%。首次以猝死类型出现的两性都随年龄增长而增加，但女性低于男性。费莱明翰研究还表明冠心病猝死事件女性占 33%，而男性占 46%，冠心病猝死性别间比例随年龄增加稍有降低，但仍很高。猝死多发生在那些事先没有冠心病表现的人，其中女性占 64%，男性占 57%。总之在费莱明翰研究看到尽管女性在 65 岁以下冠心病类型主要是心绞痛，但与同年龄组男性相比心绞痛发病率也只有男性 1/2；女性心肌梗死发病率只有同年龄组男性的 1/3，心力衰竭的发病率两性都随年龄的增加而升高。

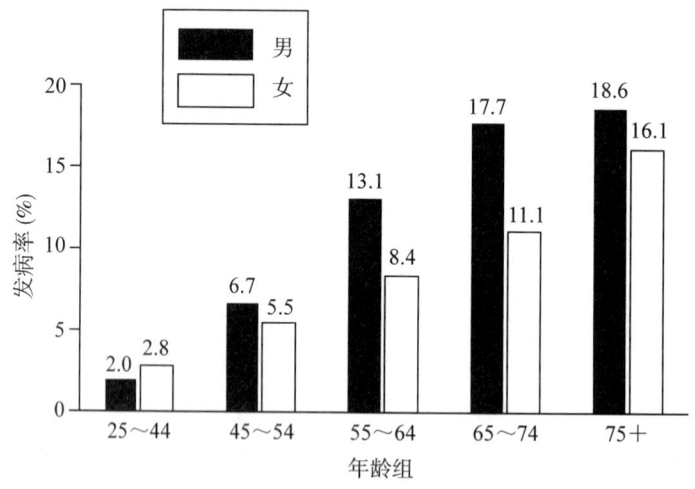

图 2-5　美国不同年龄性别间 CHD 发病率的对比

4. 中国女性冠心病流行情况

（1）中国卫生部统计资料：据中国卫生部全国卫生统计年报资料表明，在中国大城市急性心肌

梗死死亡率 1990 年男性为 24.28/10 万，其他冠心病为 29.83/10 万，合计为 54.11/10 万；女性则分别为 18.86/10 万、30.58/10 万，合计为 49.44/

10万;1995年男性分别为30.81/10万和36.86/10万,合计为67.67/10万;女性为24.71/10万、39.92/10万,合计为64.63/10万。此资料表明中国女性冠心病死亡率1990年时稍低于男性,1995年两性冠心病死亡率均有明显升高,女性死亡率比男性增加幅度较大。

(2)中国MONICA研究:据中国MONICA部分监测人群1984—1997年资料表明,中国人群冠心病标化发病率男性高于女性,男女发病率比例波动在1.3~2.7,14年内男性年平均增长率为2.1%($P<0.05$),女性为1.1%($P>0.05$)。此资料表明尽管可以看出急性冠心病事件发病率在不同性别及不同年龄组间有所差别,但上升仍为主导趋势,男性总的年平均增长率大于女性,急性冠心病事件低于男性,增长率也低于男性,结果见表2-9。

表2-9 部分监测人群1984—1997年急性冠心病事件年龄标化发病率的变化趋势(35~74岁,1/10万)

年度	男性	女性	合计
1984	146	62	104
1985	156	116	136
1986	184	108	146
1987	220	81	150
1988	202	97	150
1989	217	83	150
1990	234	136	185
1991	241	90	166
1992	234	95	165
1993	213	128	171
1994	194	121	158
1995	171	78	125
1996	220	83	152
1997	244	112	178
年平均增长率(b%)	2.1*	1.1	1.7
95%CI	0.1,4	-2,4	-0.2,4

注:* $P<0.05$ 引自:赵 冬,等.中华心血管病杂志,2000,28:14

(3)北京地区冠心病发病和死亡情况:1984—1993年,北京心血管病监测区共登记35~74岁年龄组急性冠心病事件3 185人次,其中男性2 136人次(致死性事件1 279人次,非致死性事件

857人次),女性1 049人次,(致死性事件736人次,非致死性事件313人次)。各年度急性冠心病事件发病人次、粗率及年龄标化率如表2-10。

表2-10结果表明北京地区心血管病监测区急性冠心病事件发病率在1984—1993年10年期间呈上升趋势,总人群年龄标化率年平均增长率为2.3%($P<0.05$),男性年平均增长率,粗率为3.5($P<0.01$),标化率为2.3%($P<0.05$),上升趋势男性较女性为明显,但女性亦呈上升趋势,只是尚无统计学显著意义。

(4)北京地区1984—1998年不同人群主要疾病标化死亡构成比:据北京安贞医院报道,1984—1998年北京地区人群死因构成表明,心脑血管病死亡已成为人群第一位的死亡原因(平均占46.0%),癌症为第二位(平均26.5%)。男女性及城乡人群死因顺位与总体人群相同。如按主要疾病详细分类,总体人群和城市人群第一位死亡原因均为癌症(分别为25.9%~29.0%和26.1%~31.6%),脑血管病(19.7%~22.4%和17.8%~21.3%)为第二位,心脏病为第三位死亡原因。农村人群和农村男性人群第一位死因为脑出血,心脏病和癌症分别为第二位和第三位,但心脏病是女性死因的第一位。另一值得注意的是北京地区15年来人群冠心病标化病死率的比例呈显著增加的趋势,尤其是男性增加52%,但女性只增加10%。另据北京地区急性冠心病事件病死率流行病学调查结果表明,病死率在性别与年龄间存在差异,10年间男性病死率为60.4%,女性病死率为70.4%,男女病死率之比为1∶1.2,($P<0.001$)。男性病死率在年轻组与老年组高于中年组,女性病死率则随年龄增长而增加($P<0.05$),到65岁以后男女两性病死率接近。

(5)北京首都钢铁公司社区人群急性冠脉事件标化发病率及变化趋势(1/10万):北京首都钢铁公司居民区人群为我国第一个组织采用国际规定方案进行登记的监测区人群,历时较长(图2-6)。该图分析自1974年始用每隔4年的间距直至2001年,分析急性心肌梗死与冠心病猝死标化发病率的变化趋势在性别间的差异。由图可以明显看出,男性急性心肌梗死标化发病率不断升高,由1974年28.47/10万升至2001年44.79/10万,

表 2-10　1984－1993 年北京地区急性冠心病事件发病率(35～74 岁年龄组，1/10 万)

年度	男性			女性			总计		
	发病人次	粗率	标化发病率	发病人次	粗率	标化发病率	发病人次	粗率	标化发病率
1984	166	116	126	73	50	57	239	82	91
1985	171	117	129	94	61	70	265	88	97
1986	210	140	147	102	65	72	312	101	109
1987	197	126	139	110	68	77	307	96	105
1988	210	131	141	114	68	75	324	99	106
1989	212	128	138	104	61	67	316	94	101
1990	252	150	161	124	72	79	376	111	118
1991	247	155	166	88	54	58	335	104	109
1992	233	148	151	117	74	76	350	111	113
1993	238	147	151	123	76	82	361	111	118
年平均增长(b%)		3.5 **	2.3 *		2.5	1.6		3 **	2.3 *
95% 可信区间(CI)		1.7,5.3	1.2,3.8		−1,4.9	−1.6,4.8		1.6,4.3	1,3.5

注：回归系数；* P＜0.01，** P＜0.05

引自：赵　冬，等.中华心血管病杂志,2000,28:14

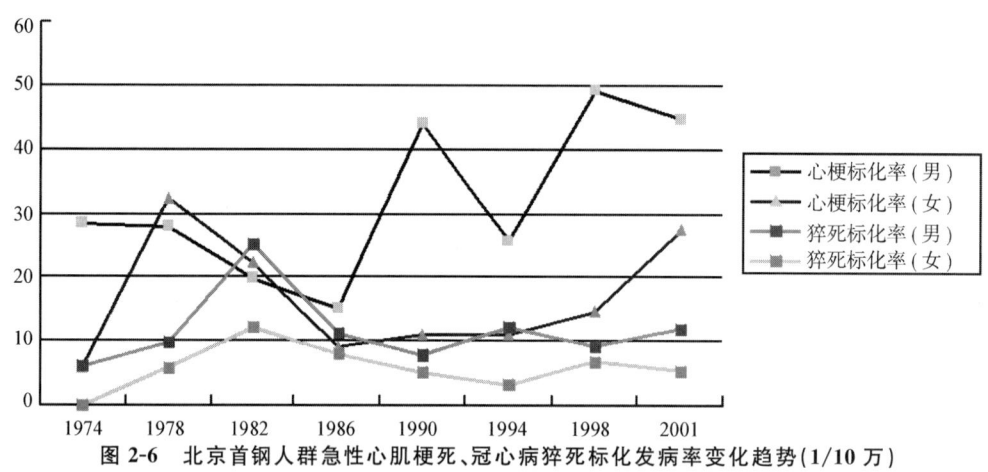

图 2-6　北京首钢人群急性心肌梗死、冠心病猝死标化发病率变化趋势(1/10 万)

增加 57.3%；女性则由 5.97/10 万升至 27.4/10 万,17 年来女性心肌梗死标化发病率增加 3.58 倍。冠心病猝死标化发病率男性由 6.01/10 万增至 12.11/10 万,女性则增加 5.5 倍。本资料表明该人群冠心病急性事件在过去 17 年内女性发病率虽仍低于男性,但增加速度却明显快于男性。

(6)我国女性冠心病患病率

①20 世纪 70 年代冠心病患病率抽样调查:早在 20 世纪 50～60 年代在我国曾组织不同省市的城市居民、农民、牧民以及渔民等进行 40 岁以上冠心病患病率抽样调查,但当时由于诊断标准不统一未能得出中国人群冠心病患病率资料。至 70～80 年代又在全国范围内组织 40 岁及以上人群冠心病抽样调查,根据 1973 年全国冠心病座谈会修订标准进行分析诊断。尽管当时参加单位很多,由于当时对流行病学相关知识了解尚不够,如调查设计、样本量计算、诊断标准的统一以及调查的质量控制等,影响了调查资料的分析及其结果的可比性。在区分性别的资料中,如北京市协作组报告在 3 231 名 35 岁以上人群中冠心病患病率为 4.12%,按 1964 年全国人口进行调整后患病率为 3.58%,其中男性为 4.68%,女性为 3.19%,男女之比为 1.46:1。另外如上海、广东、贵州分别抽样调查 30 岁以上工人、农民和牧民,工人标化患病率女性为 5.8%、男性为 3.5%;农民标化患病率女性为 8.0%、男性为 3.69%;苗族女性为 2.44%、男性为 0.92%。此结果表明,女性冠心病患病率多数明显高于男性,其原因可能与当时诊断标准有关,因当时冠心病诊断主要根据心电图有 ST－T 改变和 Master 双倍运动试验阳性为依据有关。

②20 世纪 90 年代心肌梗死患病率抽样调查:1991 年全国第 3 次高血压抽样调查时通过问问方

法,得出我国 35 岁以上心肌梗死标化患病率男性为 346.98/10 万,女性为 254.18/10 万,合计 299.94/10 万。2002 年在夏威夷召开的第 42 届心血管病与预防国际会议上,我国学者报告了心血管病患病率,国际流行病合作课题 InterASIA 于 2000—2001 年在中国 35～74 岁人群中进行横断面调查的结果表明,男性心肌梗死患病率男性约 0.7%,女性约 0.5%,估算在当时心肌梗死后仍存活的例数男性为 174.1 万,女性为 122.6 万。这说明在此 10 年内我国人群中心肌梗死患病率有明显增加,也可认为其他类型冠心病患病率在人群中也会有相应的升高。

（赵建功　吴锡桂）

参 考 文 献

1 吴桂贤,吴兆苏,王薇,等. 1992～2002 年北京一组队列人群心血管病危险因素变化趋势研究. 中华心血管病杂志,2005:748—753

2 吴锡桂,顾东风,武阳丰,等. 首都钢铁公司人群心血管病 24 年干预效果评价. 中华预防医学杂志,2003,37:93—97

3 Christian AH, Mochari HY, Mosca LJ. Coronary heart disease in ethnically diverse women: risk perception and communication. Mayo Clin Proc, 2005, 80 (12):1593—1599

4 Cooke CE, Hammerash WJ Jr. Retrospective review of sex differences in the management of dyslipidemia in coronary heart disease: an analysis of patient data from a Maryland-based health maintenance organization. Clin Ther, 2006, 28(4):591—599

5 Gerber Y, Jacobsen SJ, Frye RL, et al. Secular trends in deaths from cardiovascular diseases: a 25-year community study. Circulation, 2006, 113 (19):2285—2292

6 Hopkins PN, Ellison RC, Province MA, et al. Association of coronary artery calcified plaque with clinical coronary heart disease in the National Heart, Lung, and Blood Institute's Family Heart Study. Am J Cardiol, 2006, 97(11):1564—1569

7 Howard BV, Van Horn L, Hsia J, et al. Low-fat dietary pattern and risk of cardiovascular disease: the Women's Health Initiative Randomized Controlled Dietary Modification Trial. JAMA, 2006, 295 (6):655—666

8 Kim SH, Chunawala L, Linde R, et al. Comparison of the 1997 and 2003 American Diabetes Association classification of impaired fasting glucose: impact on prevalence of impaired fasting glucose, coronary heart disease risk factors, and coronary heart disease in a community-based medical practice. J Am Coll Cardiol, 2006, 48(2):293—297

9 Krantz MJ, Leeman-Castillo BA, Watson KE, et al. Coronary heart disease care in older women: optimizing diagnostic and therapeutic decisions. J Am Med Womens Assoc, 2004, 59 (4):286—294

10 Lopez-Garcia E, van DamRM, Willett WC, et al. Coffee consumption and coronary heart disease in men and women: a prospective cohort study. Circulation, 2006, 113 (17):2045—2053

11 May M, Lawlor DA, Brindle P, et al. Cardiovascular disease risk assessment in older women: can we improve on Framingham? British women's heart and health prospective cohort study. Heart, 2006, 92 (10):1396—1401

12 MONICA Monograph and multimedia sourcebook. World Health Organization, Geneva, 2003

13 Pearte CA, Furberg CD, OMeara ES, et al. Characteristics and baseline clinical predictors of future fatal versus nonfatal coronary heart disease events in older adults: the Cardiovascular Health Study. Circulation, 2006, 113 (18):2177—2185

14 Orakzai SH, Orakzai RH, Nasir K, et al. Subclinical coronary atherosclerosis: racial profiling is necessary. Am Heart J, 2006, 152(5):819—827

15 Rodriguez T, Malvezzi M, Chatenoud L, et al. Trends in mortality from coronary heart and cerebrovascular diseases in the Americas: 1970-2000. Heart, 2006, 92 (4):453—460

16 Shai I, Rimm EB, Hankinson SE, et al. Related Articles. Multivariate assessment of lipid parameters as predictors of coronary heart disease among postmenopausal women: potential implications for clinical guidelines. Circulation, 2004, 110 (18):2824—2830

第三节　女性心力衰竭流行病学

随着心血管病预防、诊断及治疗技术的不断提高,心血管病存活人数逐渐增多,加上人口老龄化,心力衰竭的发病率增加并有继续升高的趋势,5 年病死率接近 50%,严重危害人类健康。因此,心力衰竭是一个严重的公共健康问题,正在成为 21 世纪最重要的心血管病症。女性心力衰竭患者的症状和体征无特异性,许多心力衰竭临床试验包含的女性人数较少,无很好的代表性。所以对女性心力衰竭患者的流行病学特征及大规模临床试验研究是目前急需和迫切的任务。

一、流 行 趋 势

1. 美国女性人群心力衰竭流行情况　美国每年有超过 50 万个新发心力衰竭病例,当前美国的患病人数接近 500 万,其中有 250 万是女性,32 000 多女性心力衰竭患者死亡。每年新的和再发心力衰竭事件的发病率在非黑人女性 65～74 岁年龄组为 11.2‰,75～84 岁年龄组为 26.3‰,85 岁以上年龄组为 64.9‰;而黑人女性的发病率各年龄组与非黑人组相比分别为:18.9‰、33.5‰和 48.4‰。欧洲 80 岁以前各年龄组心力衰竭的发病率与美国

相似,但在 80～89 岁年龄组,男性和女性心力衰竭的发病率分别为:27‰和 22‰。可见,心力衰竭的发病率随年龄的增加而急剧增加,有 2/3 心力衰竭患者年龄超过 65 岁。在各年龄组中男性发病率高于女性,但这一差异随年龄的增加而逐渐缩小。心力衰竭的患病率在不同的研究报道变化很大,主要是由于研究方法、遗传背景、人口学特征及研究队列的危险因素水平各不相同。但总的来说心力衰竭的患病率也随年龄的增加而增加,65 岁以上的人群男女患病率接近(图 2-7),并且在过去几十年中心力衰竭的患病率逐渐增加。相对于冠心病和脑卒中,发病率和病死率在过去 50 年逐步降低,心力衰竭的死亡率却持续升高。从 1979 年到 2000 年,美国心力衰竭死亡率增加了 148%,直到最近死亡率才有中等程度的降低,但主要见于男性。总的来说,心力衰竭总死亡率男性高于女性。2000 年美国心力衰竭总死亡率为 18.7/10 万,占整个心血管病死亡的 5%。白人女性心力衰竭死亡率为 18.1/10 万,黑人女性死亡率为 19.3/10 万。70% 的 65 岁以下女性心力衰竭患者在 8 年内均可能死亡。

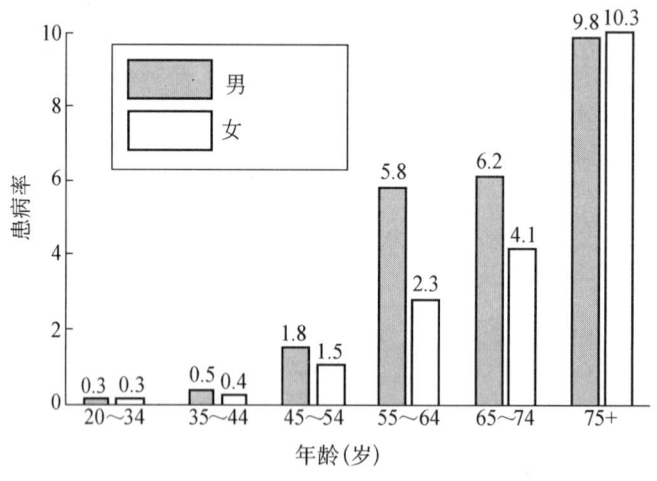

图 2-7　美国心力衰竭的患病率(1999－2002 年)

(摘自：Heart and stroke statistical update. American Heart Association,2005)

然而,美国或英国是通过死亡证明收集心力衰竭死亡的资料,从而估计心力衰竭的死亡率常常是很困难的,取而代之的是通过基于人群的观察性研究或心力衰竭临床试验。美国两个大的流行病学研究,Framingham 和国家健康和营养调查-1（The National Health and Nutrition Examination Survey,

NHANES-1)研究都报道了女性心力衰竭患者的生存率高于男性。Framingham 研究报道的中位存活率(median survival)女性为 3.2 年,男性为 1.7 年。女性的 5 年生存率为 38%,男性为 25%。调整了年龄和心力衰竭的原发病后,预后方面仍存在着性别差异。NHANES-1 研究也报道了经过 10～15 年的随访,各年龄组心力衰竭的 10 年死亡率,男女分别为 50% 和 36%。其他一些人群调查及住院患者的研究,也提示女性心力衰竭患者的预后更为乐观。据美国 NHLBI 估计,40 岁时未患充血性心力衰竭的人其发展为心力衰竭的余生危险(remaining lifetime risk)男性为 21.0%,女性为 20.3%。80 岁时心力衰竭的余生危险,男性为 20.2%,女性为 19.3%。左室功能障碍研究(The Studies of Left Ventricular Dysfunction,SOLVD)研究的结论却正好相反,他们发现女性一年的死亡率为 22%,而男性为 17%($P=0.05$)。造成研究结果不一致及性别差异的原因可能在于以前的一些研究,心力衰竭的诊断标准仅仅是根据临床典型心力衰竭的症状和体征。最近除了症状和体征外,超声心动图诊断的左室收缩功能障碍,即无症状性心力衰竭往往也作为入选标准。女性患者几乎很少有左室收缩功能障碍的症状和体征,提示男性左室功能障碍的发生率较高可能部分解释了在死亡率上的性别差异。

其次,女性患者常受经济状况、情绪及是否接受了激素替代治疗等因素影响其预后。

2. 中国女性人群心力衰竭的流行情况 中国大样本人群心力衰竭的流行病学资料较少,女性更不多见。其中一个代表性的研究是在 2000 年进行的亚洲国际心血管病合作研究(InterASIA)的中国部分,即中国心血管健康多中心合作研究。该研究经过 4 个阶段严格抽样过程,共随机抽取 35～74 岁城乡居民 15 518 人,心力衰竭患病率为 0.9%;其中女性为 1.0%,男性为 0.7%,女性患病率高于男性($P<0.05$)。35～44 岁、45～54 岁、55～64 岁和 65～74 岁年龄组女性心力衰竭患病率分别为 0.5%、1.3%、1.4% 和 1.5%;随着年龄增高,心力衰竭的患病率显著上升($P<0.01$)(表 2-11)。城市人群女性心力衰竭患病率为 1.2%,农村为 1.0%,城市高于农村。我国北方地区女性心力衰竭的患病率为 1.5%,南方地区为 0.7%,这种城乡比例和地区分布,正是与冠心病和高血压的地区分布相一致。我国心力衰竭的患病率虽然低于西方国家,但据计算,我国 35～74 岁成年人中仍约有 400 万心力衰竭患者。因此,遏制心力衰竭的流行,降低心血管病的发病率和致残率也是我国心血管病领域面临的重要课题。

表 2-11 中国不同年龄和性别的成年人(35～74 岁)心力衰竭的患病率(%)

年龄组(岁)	调查人数	女性患病率△	男性患病率△	合计△
35～44	6 065	0.5	0.3	0.4
45～54	4 255	1.3 *	0.6	1.0
55～64	3 375	1.4	1.3	1.3
65～74	1 823	1.5	1.1	1.3
合计	15 518	1.0 *	0.7	0.9

注:* 男、女性心力衰竭患病率相比,$U=2.03$,$P<0.05$;△不同年龄组间患病率相比,$\chi^2=28.37$,$P<0.01$
(摘自:顾东风,等.中华心血管病杂志,2003,1:3-6)

二、影响流行趋势的一些因素

应用住院病历及死亡情况来估计心力衰竭的流行趋势,往往造成不准确的判断。原因在于女性心力衰竭患者的临床症状和体征无特异性,故医疗记录中对心力衰竭的症状和体征描述很少,

多数情况下心力衰竭很少作为第一诊断;心力衰竭往往合并其他疾病,而临床上常常将死亡原因归在病因学的下面(如死于冠心病而不是心力衰竭),所以心力衰竭引起的总死亡率实际上比研究报道的高;心力衰竭诊断标准不统一,疾病编码的改变,以及心力衰竭较高的再住院率,都限制了利

用医院资料对心力衰竭流行趋势的估计。

另外,还有一些因素对心力衰竭发病率的估计可能会产生影响。

1. 引起发病率增加的因素

(1) 人口老龄化:中国国家统计局最新数据显示,2003年全国60岁以上人口为1.3亿,占总人口的比重已达到10%,标志着我国已正式进入老龄社会。到2050年,老年人口将超过4亿,约占总人口的25%。据世界卫生组织调查报告指出目前全球60岁以上的老年人达5.4亿,其中发展中国家占3.3亿。估计到2050年,全世界老龄人口将超过20亿,占总人口21%,发展中国家将比发达国家增长更快。而女性的平均寿命比男性长,老年女性尤其是80岁以上年龄组人口的快速增长将使心力衰竭发病率显著增加。

(2) 急性冠脉事件的存活率提高:由于及时广泛开展溶栓治疗及急诊心脏介入治疗,使得急性冠脉事件的死亡率显著下降。目前,心脏病史尤其是心肌梗死病史已成为心力衰竭主要的病因,对男女性心力衰竭发病率的影响最大。

(3) 糖尿病和肥胖的发病率增加:按WHO制定的体重指数(BMI)$\geq 30kg/m^2$为肥胖标准,在2000—2001年美国成人肥胖率从19.8%上升到20.9%。按此比率计算,截至2002年底,美国至少有4 400万人患肥胖症,较1991年增长74%。2002年中国居民营养和健康状况调查,表明18岁及以上成年人中超重率为22.8%、肥胖率为7.1%,即我国18岁及以上的成年人大约有2.6亿超重和肥胖者。与1992年比较,我国超重率上升了38.6%、肥胖率上升了80.6%。我国18岁及以上人群糖尿病患病率为2.6%,糖尿病患病人数约为2 300万。其中老年人群患病率达6.77%。而肥胖和糖尿病是女性心力衰竭的重要危险因素。而肥胖和糖尿病是女性心力衰竭的重要危险因素。

2. 影响心力衰竭发病率降低的因素

(1) 对高血压患者的血压控制良好。西方一些发达国家由于积极采取了全社会防治高血压及心血管病危险因素,并且随着医疗技术和药品的不断进步,近年来心血管病的病死率较前降低50%。我国2002年全国高血压抽样调查显示,高血压的知晓率城市41.1%,农村22.5%;治疗率城市35.1%,农村17.4%;控制率(经治疗收缩压<140mmHg,舒张压<90mmHg)仅6.1%(城市9.7%,农村3.5%)。2000—2001年在我国10省市进行的"中国心血管健康多中心合作研究"显示,在现有患者中,正在服用降压药者接近30%,仅10%的人血压得到稳定控制。有45%的患者在应用减重、限盐、限酒、锻炼等非药物疗法。但是,预计今后一段时期我国的高血压、脑卒中、冠心病的发病率、病死率仍将继续增高,我们还要充分认识到防治高血压是防治心血管病的关键,积极开展一级预防,自觉改变行为危险因素,努力提高高血压的知晓率、治疗率及控制率、降低全人群的血压水平,最终达到降低心血管病的威胁,遏制心力衰竭的上升趋势,这一任重而道远的任务,我们必须努力完成。

(2) 由于广泛应用降胆固醇药物、预防血栓药物及控制体重、加强体育锻炼和戒烟等预防措施,近年发达国家的心脏病发病率显著降低,如果这一趋势持续下去,那么,在未来几年有可能遏制心力衰竭发病率的继续升高。为此我国在心血管病的预防、降低心血管病发病率方面还要付出艰苦的努力。

三、危 险 因 素

心力衰竭主要的危险因素包括心肌梗死、高血压、糖尿病、瓣膜性心脏病和左室肥厚等。而这些因素在引起心力衰竭的危险性上存在着性别差异(图2-8)。种族也是产生性别差异的一个原因。白人女性心力衰竭患者伴发冠心病的人数少于男性,而美国黑人却正好相反。但无论男女,冠心病和高血压是心力衰竭的首要危险因素已得到一致公认。我国20年来心力衰竭病因构成比与心脏病病种的变化趋势保持一致。20世纪80年代,风湿性心脏瓣膜病为心力衰竭第一病因,现已下降近半数,由80年代的34.4%降低到21世纪初的18.6%。而冠心病和高血压发病所引起的心力衰竭却明显升高,由80年代的44.8%增至21世纪初的58.5%,冠心病患者占半数左右。在香港地区高血压、冠心病、风湿性瓣膜病分别占37%、31%和15%。

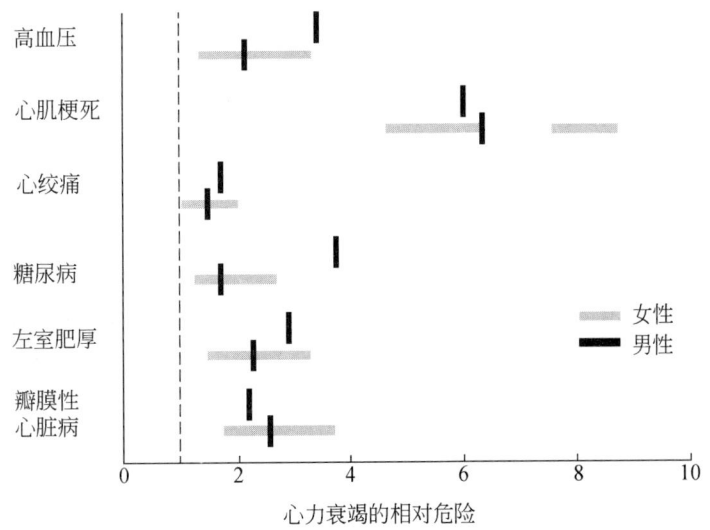

图 2-8　心力衰竭的危险因素在男女性别间的差异

（摘自：Wilson PW, *et al*. Am J Cardiol, 1997, 80：3J—8J）

1. **高血压和左室肥厚**　高血压对心力衰竭的危害，女性高于男性。在 Framingham 研究中，用比例风险回归模型（调整了年龄和其他危险因素）估计发生心力衰竭的危险，有高血压的女性个体患心力衰竭的危险是无高血压个体的 3 倍，男性为 2 倍；从人群归因危险度来说，高血压对女性的影响（59%）高于男性（39%）。另据报道美国心力衰竭患者中 1/3 个体同时合并高血压；这与美国高血压的发病率是一致的，据估计 60 岁以上的人群中有 50% 以上是高血压患者。左室肥厚是心血管事件强的危险因子，并独立于血压和其他心血管病危险因子。左室肥厚多发生于 50 岁以上的女性，其患病率随年龄增加而升高，从 30 岁时的 4.6% 升高到 70 岁时的 49%，与女性左室质量随年龄增加而升高的趋势相一致。女性左室肥厚患者心血管事件发生的危险高于男性。一些研究提示，女性对压力负荷反应导致的左室增生较男性有本质的不同，当左室后负荷增加时，女性常常引起向心性左室肥厚，这样就较好地保持了左室收缩功能；而男性在承受相同的左室后负荷时，左心室出现代偿性离心性肥厚，左室收缩功能较差。因此，女性舒张功能障碍性心力衰竭更为常见。这一病理生理改变也反映了由高血压引起的心力衰竭，女性患者的临床症状不明显，同时女性患者的预后要好于男性。

2. **冠心病**　从心力衰竭的病因构成比来看，冠心病已成为国内外心力衰竭的首要危险因素，但对女性心力衰竭的危险小于男性。大约 700 万美国人有心肌梗死病史，急性心肌梗死后因心力衰竭失能的 6 年危险性女性为 22%，男性为 46%。Framingham 研究通过对既往心电图回顾性分析，发现 25% 的女性在患心力衰竭前就有冠心病的证据，而男性为 42%。SOLVD 试验结果表明，冠心病尤其是既往有心肌梗死病史并不是女性心力衰竭患者常见的病因学因素。有趣的是女性在冠状动脉搭桥术后，较男性更容易发展为心力衰竭（据 CASS 研究报道的相对危险为 2.71，95% CI：1.86～3.93）。实际上，心力衰竭患者中患冠心病的比例各研究报道变化较大，并常被低估。原因在于各研究采用的方法、确诊冠心病的证据（是无创性还是有创性）及新发心肌梗死、心绞痛和有明显缺血证据的患者常被排除在心力衰竭试验以外。

3. **糖尿病**　相对于男性而言，糖尿病对年轻女性来说似乎是导致心力衰竭更强的危险因素。SOLVD 报道女性心力衰竭患者同时合并糖尿病的人数多于男性（女性：49.3%，男性：37.2%，$P<0.02$）。在 Framingham 研究，尽管年轻男性和年轻女性糖尿病患者，其心力衰竭的发病率均高于无糖尿病患者，但糖尿病对女性的影响较大，有糖尿病的女性室壁厚度和左室质量均增加，而男性却未见上述改变。因此，临床上已提出糖尿

病性心肌病的概念。一项西方人群 10 个前瞻性研究的汇总分析结果显示,在调整其他危险因素之后,糖尿病对冠心病死亡的相对危险女性是 2.85,男性是 1.85。我国的一项在中年人群中的调查显示,糖尿病对冠心病和缺血性脑卒中发病的相对危险在女性达到 3.78 和 5.58,说明糖尿病对于女性心血管病发病的危害可能更大。糖尿病"削弱了"女性对冠心病的保护作用,提示在女性中防治糖尿病的重要性。

4. 肥胖　肥胖在男性和女性都与心力衰竭独立相关。Framingham 研究对 5 881 人(54% 为女性)进行了 14 年随访研究,应用 Cox 比例风险模型探讨体重指数与心力衰竭危险之间的关系,在调整了其他已知的危险因素后,体重指数每增加 1,女性患心力衰竭的危险增加 7%,男性增加 5%;与正常体重指数(BMI:18.5~24.9)者相比较,肥胖(BMI≥30.0)的女性个体危险比(hazard ratio)为 2.12(95%CI:1.51~2.97);男性为 1.90(95%CI:1.30~2.79),并且心力衰竭危险随体重指数严重程度的增加而加大。另一篇 Framingham 研究提示肥胖对女性心力衰竭患者有显著的预测价值。可见肥胖是女性心力衰竭重要的危险因素。其机制可能是因为肥胖患者易发生高血压、糖尿病和血脂异常,而这些又是心肌梗死的高危因素,从而导致心力衰竭。另外,体重指数增加使得血流动力学负荷增加、神经内分泌系统激活及氧化应激,引起左室肥厚和扩张。肥胖对心力衰竭的危害还没有被充分重视,而肥胖发病率的不断增加也给我们敲响了警钟:为了您心脏的健康,请控制体重!

5. 瓣膜性心脏病　Framingham 研究及一些基于住院患者的研究显示,瓣膜性心脏病对女性心力衰竭危险的影响更显著。Framingham 人群资料表明有 13% 女性瓣膜性心脏病患者最后导致心力衰竭,男性仅有 10%;而 3% 的女性心力衰竭患者是由风湿性心脏病引起。在 20 世纪 70~80 年代,瓣膜性心脏病曾是心力衰竭第 1 位的病因,现已下降至第 3 位。Framingham 研究 30 年随访资料也提示,继发于瓣膜疾病的心力衰竭的发病率在两性均降低,在随访期间,女性心力衰竭的发病率从 22% 下降到 15%,男性从 15% 下降到 3%,但其病因学作用仍不可忽视。房颤对心

力衰竭危险的影响还不清楚,但女性心力衰竭患者发生房颤的危险增加,而且可以肯定合并房颤的患者预后差。

6. 心肌病　在各种类型的心肌病中,扩张型心肌病是心力衰竭较为常见的原因。1/4 扩张型心肌病患者都有家族史。研究报道,妇女先天性扩张型心肌病的患病率极低(男:女:1.9~4.3:1),然而,女性先天型扩张性心肌病患者的心室扩大,舒缩间期缩短,易引起房性和室性心律失常及二尖瓣和三尖瓣"功能性"反流,心衰危险性增加。关于性别对乙醇诱导的心力衰竭易患性的影响,证据还不充分;有报道发现乙醇型心肌病与男性间有阳性关联;家系研究表明 X 连锁心肌病具有遗传倾向。男性患者症状发生较早并进展较快,而女性患者症状发生较晚,进展较慢,进一步阐明有关遗传基础是必要的。

7. 吸烟　冠脉外科研究(Coronary Artery Surgery Study,CASS)表明,在所有人群中,吸烟是心力衰竭的独立危险因素。研究显示吸烟女性的患心肌梗死的危险较不吸烟者高 2.2 倍,大约 60% 吸烟女性易形成血栓。

8. 新的危险因素　最近流行病学研究又发现了一些新的危险因素,包括肾功能不全、微蛋白尿、代谢综合征、血脂异常、抑郁及体力活动低下等;但在女性人群中的研究报道目前很少。

四、预　　防

心力衰竭患者再住院率高,据报道 1/3 心力衰竭患者在出院 90d 内又再住院治疗。同时这些人群又常常合并许多其他慢性疾病,因此,心力衰竭患者更需要强化和费用昂贵的治疗,从而加重了社会医疗经济负担。西方国家统计,每年心力衰竭患者用于反复住院和治疗的费用达百亿余美元。另外,心力衰竭患者生活质量差,病死率高,近年来随着人口老龄化的进展及肥胖、糖尿病发病率的升高,都促进了心力衰竭发病率持续增高。所以,紧急制定一些策略来遏止心力衰竭的流行,是非常必要的。

1. 检出高危人群　2002 年美国心脏病学会/美国心脏协会(ACC/AHA)关于心力衰竭的评价及治疗指南,对心力衰竭提出了新的分类方法,即将心力衰竭分为 4 个阶段。A 阶段:具有进展为

心力衰竭的高危因素;B阶段:无症状性心力衰竭;C阶段:有症状性心力衰竭;D阶段:难控制的终末期心力衰竭。控制心力衰竭流行的关键在于及时发现并检出A和B两个阶段的人群,并及时采取积极的预防措施,防止心力衰竭的进一步发展。心力衰竭多发生于65岁以上的老年人,潜伏期长,而且A阶段没有心脏结构的改变,症状不典型,因此常常需要仔细地与其他疾病进行鉴别。应大力发展社区医疗服务网络,完善医疗监测系统,对社区医师及全科医师进行专业培训,使他们了解心力衰竭的危害并引起足够的重视。对社区内的老年人,尤其是根据病史及体格检查提示有心力衰竭的病因线索,如冠心病、高血压、心脏瓣膜病、糖尿病、肥胖、心肌病等人群进行重点监测,使这些高危人群及轻型心力衰竭患者,在社区就可以得到疾病危险的评价、医疗护理、专业医师的治疗、饮食及运动的指导,以及当病情出现恶化时可及时送往专科医院住院治疗。所有这些措施对于预防和治疗心力衰竭都是非常关键的。

左室收缩功能障碍时早期心脏结构已发生改变,但临床上无任何充血症状(B阶段),然而,尽管存在代偿机制,甚至不再发生新的心肌损害,心室收缩功能障碍仍会进一步恶化,其4年病死率高达25%。随机对照试验结果提示,对无症状性左室收缩功能障碍的患者给予血管紧张素转换酶抑制药(ACEI)治疗,可延缓或阻止心力衰竭进一步发展。因此一些学者提议筛查和检出无症状性左室收缩功能障碍的人群,以便及早进行干预,从而减少心力衰竭发生的危险,这也是预防的关键。通过实验室可检测左室收缩功能障碍的血清标志物(尿钠肽),这种检测具有较高的特异性和敏感性,并且快速、准确和经济,使在社区进行广泛筛选成为可能。国外在这方面已做了大量研究,2001年欧洲心衰指南建议以脑利钠肽(BNP)作为筛选诊断心衰的指标。我国亦有初步报道,但在社区大范围、广泛推广,结合我国国情,还有待时日。

2. 对高危人群的预防措施 心力衰竭是可预防的疾病,高血压和糖尿病是女性心力衰竭主要的危险因素。控制老年妇女收缩期高血压,尤其是既往有心肌梗死病史者,对预防心力衰竭更显重要。老年人收缩期高血压规划(Systolic Hypertension in the Elderly Program,SHEP)试验证实,降低血压使脑卒中危险性降低30%,心力衰竭危险性降低49%($P<0.001$),以往有心肌梗死史者,心力衰竭的危险性降低达81%($P=0.002$)。美国前瞻性糖尿病研究组(UK Prospective Diabetes Study Group,UKPDS)研究结论对于糖尿病患者制定预防策略是非常有价值的。UKPDS强调应用ACEI和(或)β-受体阻滞药控制血压,从而起到部分心血管保护作用,对糖尿病患者进行预防性治疗,结果显示高血压患者的收缩压每降低10mmHg,心力衰竭发病的危险性降低56%。由于β受体阻滞药对血脂、胰岛素敏感性及血糖有不良反应,故常常选用非选择性β受体阻滞药和α受体阻滞药(如卡维地洛)。

在全人群中冠心病已成为心力衰竭的首要病因,除了预防和治疗冠心病的危险因素外,对冠心病进行积极的治疗也是遏制心力衰竭发生的重要措施。心脏后果预防评价(Heart Outcomes Prevention Evaluation,HOPE)研究对9 297名心血管病高危人群并不伴有心力衰竭或左室功能低下者进行了随机、双盲、安慰剂对照试验研究,采用雷米普利治疗,使新发心力衰竭的危险性降低23%,心肌梗死的发病率和全病因死亡率也显著降低。HOPE试验的结果提示,ACEI适用于所有确诊的冠心病患者及存在其他动脉粥样硬化性血管疾病或糖尿病的疑似冠心病患者。氯吡格雷预防不稳定型心绞痛复发事件(Clopidogrel in Unstable Angina to Prevent Recurrent Events,CURE)试验显示氯吡格雷与阿司匹林联合治疗急性冠脉综合征患者,可使心力衰竭的发病危险降低18%。说明抗血小板治疗对预防心力衰竭也有一定作用。

女性应用ACEI引起的不良反应多于男性,这时可考虑应用血管紧张素Ⅱ受体拮抗药。(ELITE)研究比较了血管紧张素Ⅱ受体拮抗药(如氯沙坦)和ACE抑制药(如卡托普利)的临床疗效,发现前者的治疗更为有效,男女死亡率降低的程度相似,但女性人数较少(氯沙坦试验,男女比例为234:118;卡托普利试验,男女比例为248:122)。这一试验结果尚需在大样本中证实。

3. 心力衰竭的二级预防—临床试验启示

雷米普利治疗急性心肌梗死评价（Acute Infarction Ramipril Evaluation，AIRE）研究应用雷米普利治疗陈旧性心肌梗死伴有心力衰竭的患者，可显著降低男女患者的死亡率。其他 3 个相似的研究没有发现女性死亡率显著降低。包括群多普利心脏评价（Trandolapril Cardiac Evaluation，TRACE）研究，应用群多普利治疗后，男性患者发生心力衰竭的相对危险为 0.75（95%CI：0.62～0.89），女性为 0.90（95%CI：0.69～1.18）。群多普利心脏评价（SMILE）试验显示应用佐芬普利治疗，男性发生心力衰竭的相对危险为 0.59（95%CI：0.36～0.95），女性为 0.70（95%CI：0.40～1.21）。在（Survival And Ventricular Enlargement Study，SAVE）存活和心率增大研究试验中，女性的结果仍然让人失望。女性病死率仅降低 2%，而男性降低 22%。另外两个大型的流行病学研究，即（CONSENSUS)-1 研究中进行的亚组分析显示应用依那普利治疗的男性，6 个月病死率降低 51%（$P < 0.001$)，而女性却无统计学意义。SOLVD 研究发现应用依那普利治疗的男、女患者病死率和住院治疗的天数均降低，但这一作用对女性影响较小。这些大的多中心临床试验所包含的女性人数较少，其结果是否是真实的反映，还是试验设计的问题，尚有待进一步探讨。

心肌梗死后伴有心力衰竭或左室收缩功能障碍的临床试验研究表明，神经内分泌拮抗药的联合应用（ACEI 加 β 受体阻滞药）可显著降低再梗死或死亡的危险，特别是心肌梗死伴有心力衰竭的患者。这也有力地支持了当前心力衰竭治疗概念的本质性转变，已从改善血流动力学观点进展到生物学调整的观点。ACEI 和 β 受体阻滞药的药理作用正是在于改善神经内分泌异常、防止、延缓和逆转心肌重塑、阻断恶性循环等，从而使这两种药成为心力衰竭药物治疗的基石。令人关注的是最近的许多试验证据提示，（HMGCoA）还原酶抑制药也具有心脏保护作用，并独立于其降脂作用之外。其机制可能是由于抑制心肌肥厚和纤维化及减轻心室重塑。目前正在进行前瞻性临床试验，如果这一作用被证实，则他汀类药物又将成为预防和治疗心力衰竭，减少发病率和病死率的有力武器。

目前在美国、欧洲及我国应用的心力衰竭治疗指南或建议主要是依据临床试验的结果，男女接受相同的药物治疗。然而，大多数临床试验对象主要是心脏收缩功能障碍的年轻男性患者，女性患者的数量很少，据国外对近 10 年来心力衰竭临床试验的统计，女性患者不足 30%，对于在老年女性中发病率和患病率如此之高的一种疾病，这个数字令人感到困惑。而且，多数临床试验并没有比较男女病死率的差异。因此，这些研究资料及临床指南不能很好地代表女性心力衰竭的特点及流行趋势。缺乏针对女性而设计的临床试验是目前不能对女性心力衰竭患者采取有效治疗和预防的瓶颈。希望在未来 10 年，这一重要领域会引起更多研究者的关注，最终为女性心力衰竭患者提供更好的医疗服务。

4. 与健康相关的行为及心力衰竭预防　生活方式的改变也是预防和治疗心力衰竭的重要补充，包括减少盐的摄入、限制液体入量、戒烟、限制过量饮酒及适当运动。最近的研究表明患者适量的饮酒在一般人群和左室收缩功能障碍的患者，会阻止心力衰竭的进展，甚至在调整了心肌梗死或心绞痛的影响后，这种变化仍然存在。吸烟可显著增加心力衰竭的危险。对具有发生心力衰竭危险的人，必须强烈地劝告他们戒烟。

理论上心力衰竭患者进行适当的体育锻炼，有利于减少神经内分泌系统的活性，改善内皮细胞功能及骨骼肌的生理状态，从而提高生活质量。许多研究表明在 60 岁以下心力衰竭的人群中进行适当的锻炼是有益的。Tyni-Lenné 等对男性和女性分别进行研究结果显示，经过 8 周骨骼肌耐力训练后，运动耐受性及与健康生活质量相关的体力和心理方面，在男女均得到改善。同时还发现，在达到最大运动量时，骨骼肌力量和氧化能力增加及血液中乳酸含量和血浆去甲肾上腺素水平降低的程度在男性和女性是相似的。因此，有理由推荐一些适合老年女性的低强度训练，并建议更多的女性投入到心脏康复项目中来。

对患者进行健康教育，尤其是教育他们改变饮食习惯，并使他们认识适度运动的意义，了解疾病发展的过程，提高自我护理的意识和能力，也是稳定病情，防止心力衰竭恶化的有效途径。另外，各种医学因素（合并症、机体功能状态）、社会因素（物质条件、社会孤独）和心理因素（尤其是抑郁及

焦虑)对预后有非常显著的影响。这些因素在女性患者中最为多见,应给予足够的重视,这一领域

的研究还须进一步深入。

（赵建功　吴锡桂）

参　考　文　献

1　顾东风,黄广勇,何　江,等.中国心力衰竭流行病学调查及其患病率.中华心血管病杂志,2003,31 (1):3—6

2　中华医学会心血管病学分会.中国部分地区 1980、1990、2000 年慢性心力衰竭住院病例回顾性分析.中华心血管病杂志,2002,30 (8):450—454

3　周北凡,刘小清,武阳丰,等.我国老年人群糖尿病和空腹血糖异常对心血管发病的预测价值.中华心血管病杂志,2003,3:226—230

4　American Heart Assiociation. 2006 Heart and Stroke Statistical Update. Available at: http://www. americanheart. org/statistics/index. html

5　Adams KF Jr, Sueta CA, Gheorghiade M, et al. Gender differences in survival in advanced heart failure: insight from the FIERST study. Circulation, 1999, 99:1816—1821

6　Ancheta IB. A retrospective pilot study: management of patients with heart failure. Dimens Crit Care Nurs, 2006,25(5):228—233

7　Black G, Davis BA, Heathcotte K, et al. The relationship between spirituality and compliance in patients with heart failure. Prog Cardiovasc Nurs, 2006, 21(3):128—133

8　Bursi F, Weston SA, Redfield MM, et al. Systolic and diastolic heart failure in the community. JAMA, 2006, 296 (18):2209—2216

9　Galbreath AD, Krasuski RA, Smith B, et al. Long-term healthcare and cost outcomes of disease management in a large, randomized, community—based population with heart failure. Circulation, 2006, 113(3): e48

10　Howard PA, Cheng JW, Crouch MA, et al. Drug therapy recommendations from the 2005 ACC/AHA Guidelines for treatment of chronic heart failure. Ann Pharmacother, 2006, 40(9):1607—1617

11　Hudspeth T. Heart failure: lost in transition. Adv Nurse Pract, 2006, 14(7):55—58

12　Mokdad AH, Ford ES, Bowman BA, et al. Prevalence of obesity, diabetes, and obesity-related health risk factors. JAMA, 2003, 289:76—79

13　O'Hara ML, Sample S, Williams MA. Heart failure: from the ICU to stepdownand home. Nurs Manag, 2006, 37(8):36—41

14　Redfield MM, Jacobsen SJ, Borlaug BA, et al. Age-and gender-related ventricular-vascular stiffening: a community-based study. Circulation, 2005, 112 (15):2254—2262

15　Taylor AL. The African American Heart Failure Trial: a clinical trial update. Am J Cardiol, 2005, 96 (7B):44—48

16　Towbin JA, Lowe AM, Colan SD, et al. Incidence, causes, and outcomes of dilated cardiomyopathy in children. JAMA, 2006, 296(15):1867—1876

17　Tsutamoto T, Wada A, Sakai H, et al. Relationship between renal function and plasma brain natriuretic peptide in patients with heart failure. J Am Coll Cardiol, 2006, 47 (3):582—586

18　Zannad F, Adamopoulos C, Mebazaa A, et al. The challenge of acute decompensated heart failure. Heart Fail Rev, 2006, 11(2):135

第四节　女性心脏瓣膜病流行情况

一、女性风湿性心脏病流行概况

目前,风湿性心脏病仍然是发展中国家,特别是处于热带和亚热带地区的国家一个主要的心血管疾病。女性患者预后差,风心病及其并发症在女性心血管病死因中仍占相当的比例。而且用于治疗及瓣膜置换的费用相当昂贵,也给家庭和社会造成了沉重的经济负担,是发展中国家一个严重的公共健康和社会问题。

1. **美国女性风心病流行概况**　在 20 世纪初,风湿性心脏病是美国 5～20 岁人群中最主要的死亡原因,患病率是 5‰～10‰。在 20 世纪 50

年代以后,美国和其他工业化国家风湿热和风湿性心脏病的患病率开始降低,仅在20世纪60年代和80年代,在局部地区出现过暴发。现在美国风湿性心脏病的患病率不到0.05‰。发病率的降低主要是由于青霉素的应用及链球菌毒性的改变,以及居住条件和生活水平的提高,特别是完善的医疗保健系统,为风心病的一级预防提供了保障。但风心病仍然是发达国家引起二尖瓣狭窄及瓣膜置换的主要病因。每年因风湿性心脏病进行心脏瓣膜手术的多达96 000人。相对于美国全国的患病情况,在非洲裔美国人、波多黎各人、墨西哥裔美国人及美国黑人中风湿热的发病率仍然很高。据2003年美国心脏和中风协会最新的统计数字,2000年因风湿热或风湿性心脏病死亡的人中,29.9%是男性,70.1%为女性。1950年美国有15 000人死于风湿热或风湿性心脏病,1999年总死亡人数大约为7 500人,而2000年死亡人数为3 500人。从1999—2000年风湿热/风湿性心脏病的死亡率下降了39.1%,急性死亡的人数下降了27.5%。2000年美国风湿热/风湿性心脏病年龄调整的总的死亡率是1.3/10万,白人男性和黑人男性的死亡率分别是1.0/10万和0.7/10万。白人女性和黑人女性的死亡率分别是1.6/10万和1.2/10万。女性的死亡率要高于男性。

2. 印度女性风湿性心脏病流行情况　不同于美国等发达国家,发展中国家风湿热和风湿性心脏病的发病率并没有下降,回顾性研究显示由于风湿热引起的心脏损害及再发率仍然居高不下。估计全世界仍有500万~3 000万儿童及青年人患风湿性心脏病。每年死于风湿性心脏病的患者大约是90 000,病死率仍然保持在1%~10%。印度正处于"流行病学的转型期",一方面,由于风湿性心脏病、感染和营养不良造成沉重的负担,另一方面,由于经济的发展和人民生活水平的提高,现代社会常见的冠心病、肥胖及糖尿病的患病人数急剧增加。据2001年印度人口调查的资料统计,印度西部地区风湿性心脏病的患病率已经下降,但风湿性心脏病仍然是印度心血管病发病和病死的主要原因。5~40岁年龄组风湿性心脏病的患病率是0.21%,按这一比例计算,印度大约有140万风湿性心脏病患者。风湿热的年发病率在5~15岁年龄组是0.2‰~0.75‰,如按中位年发病率为0.54‰计算,每年大约有13万儿童患风湿热,平均1/3首次风湿热发作的人会导致慢性瓣膜损害。因此,每年大约有50 000例新发的风湿性心脏病患者(表2-12)。另外,风湿性心脏病是妊娠妇女最常见的心脏病,有1%妊娠妇女患风湿性心脏病。最主要的瓣膜损害是二尖瓣狭窄,占72%,可对母亲造成致命性的打击。印度做的最多的瓣膜手术就是风湿性心脏病,在1999年总共做了6 607例瓣膜置换术,而这仅仅占了须做手术患者的很小比例。而每例瓣膜置换术的花费大约是一个人年均收入的10倍。可见,风湿性心脏病不仅给个人,也会给社会造成沉重的医疗经济负担。

表2-12　印度风湿性心脏病和先天性心脏病的患病人数

疾病	患病率(%)	危险年龄(年龄组)	高危人群(百万)	患者数目(百万)	每年新增患者人数
先心病	0.40	<15岁	354	1.41	121 000
风心病	0.21	5~40岁	670	1.4	50 000
先心病+风心病	—	—	1 027	2.81	171 000

(摘自:Grover A, *et al*. Indian Heart J,2002,54:104—107)

3. 我国女性风心病流行概况　我国1981年全国风心病患病率调查结果表明,平均患病率为1.91‰,其中15岁以上人群患病率为2.57‰。1984—1987年海南省共调查了6岁以上人群110 212人,平均患病率为2.04‰,其中,男性患病率为1.27‰,女性患病率为2.96‰,女性高于男性,性别间有显著差异。但据我国"七五"和"八五"期间的调查显示,"七五"期间风湿性心脏病的患病率男性高于女性(分别为0.62‰和0.58‰),而"八五"期间女性患病率高于男性(分别为0.24‰和0.20‰),但无统计学意义。与国外变化相同,我国风心病病死率也呈下降趋势。1993

年城市风心病病死率约为 12/10 万,比 1985 年下降 19.8%。1994 年世界卫生统计年鉴报告我国人群 1987－1992 年风心病病死率,城市男性为 6.4/10 万～7.1/10 万,女性为 11.4/10 万～14.4/10 万,农村则分别为 8.1/10 万～11.9/10 万和 12.4/10 万～17.4/10 万。女性病死率明显高于男性,女性预后差。

风湿热和风湿性心脏病多发生在儿童,平均患病年龄为 10 岁,成人患者仅占 20%。与瓣膜疾病严重程度相关的一些因素,主要包括以前风湿热发作的次数、从出现症状到开始治疗之间时间的长短及性别。风湿热在男女的患病人数基本上是一致的,只是女性患者的预后更差。有 60%～80% 是由于急性风湿性瓣膜疾病而引起的关闭不全,患者须坚持应用抗生素进行预防。但现在西方发达国家这种疾病的发病率、病死率已显著下降,并且自 20 世纪 60 年代后病死率已下降到接近于 0。我国的几次大规模调查多是在学龄儿童中进行,成年女性的资料很少,因此对女性风心病的流行趋势很难做出准确的判断,但据估计我国目前风心病患病的总人数为 237 万例,与 20 世纪 80 年代初估计的基本相同,说明我国风心病的流行趋势还不容乐观。

二、女性非风湿性瓣膜病

美国心脏和中风协会 2003 年最新统计的数字表明,1999 年瓣膜性心脏病的死亡人数为 42 300 例,而 2000 年死亡人数为 19 737 例,出院人数为 93 000 例。其中,主动脉瓣疾病的死亡和出院人数最多,其次是二尖瓣疾病(表 2-13)。美国国立心、肺和血液研究所(National Heart, Lung, and Blood Institute, NHLBI)进行的 Framingham 心脏研究(FHS)报告显示,在 26～

84 岁年龄组,二尖瓣疾病的患病率是 1%～2%,且女性和男性的患病率基本相等。

瓣膜性心脏病是人类疾病病因学发生改变的一个典型范例。正像我们在大多数工业化国家中所看到的,风湿性心脏病的发病率显著降低,微生物不再是瓣膜性心脏病的主要致病因素。然而,在一些发达国家瓣膜性心脏病的患病人数仍然较高,其主要原因是由于瓣膜性疾病新的类型越来越常见,其中,最重要的一种类型是退行性瓣膜性心脏病。随着在发达国家人口平均寿命的延长,退行性瓣膜性心脏病所占的比例逐渐增高。据欧洲心脏调查(EHS)在 25 个国家的 92 个中心对 5 001 例瓣膜性心脏病患者的研究显示,退行性病变是主动脉瓣性心脏病(主动脉瓣狭窄和主动脉瓣反流)和二尖瓣反流最常见的病因学改变,分别占 81.9%、50.3% 和 61.3%(表 2-14),二尖瓣狭窄最常见的病因仍然是风湿病(85.4%)。在一个心血管健康研究中,对主动脉硬化或主动脉瓣狭窄与动脉粥样硬化的危险因素之间的关系进行了探讨,在整个队列人群中,主动脉瓣硬化占 26%,主动脉瓣狭窄占 2%。与这两种退行性瓣膜性疾病独立相关的一些临床危险因素包括年龄(年龄每增加 10 岁,患病危险增加 2 倍)、男性(超额危险度增加 2 倍)及高血压史(患病危险增加 20%),其他一些危险因素还包括低密度脂蛋白和脂蛋白 LP(a)的浓度。可见,女性患退行性瓣膜性心脏病的危险低于男性,另外,也说明高龄并不是退行性瓣膜性心脏病的惟一危险因素,一些动脉粥样硬化的危险因素也参与了其发病过程。所以,退行性瓣膜性心脏病并不是随年龄的增长而不可避免的结果,预防冠心病危险因素的一些措施同样适用于退行性瓣膜性疾病。

表 2-13 美国非风湿性瓣膜性心脏病的死亡及出院情况

瓣膜性心脏病类型	1999 年死亡(例)	2000 年死亡(例)	2000 年出院(例)
主动脉瓣疾病	26 400	12 380	51 000
二尖瓣疾病	7 500	2 865	39 000
肺动脉瓣疾病	28	12	—
三尖瓣疾病	42	3	—

(摘自:Heart and stroke statistical update. American Heart Association,2003)

表 2-14　左侧瓣膜性心脏病的致病因素

指　标	主动脉瓣狭窄 ($n=1\,197$)	主动脉瓣反流 ($n=369$)	二尖瓣狭窄 ($n=336$)	二尖瓣反流 ($n=877$)
退行性改变(%)	81.9	50.3	12.5	61.3
风湿(%)	11.2	15.2	85.4	14.2
心内膜炎(%)	0.8	7.5	0.6	3.5
炎症(%)	0.1	4.1	0	0.8
先天性(%)	5.4	15.2	0.6	4.8
缺血性(%)	0	0	0	7.3
其他(%)	0.6	7.7	0.9	8.1

（摘自：Lung B, *et al*. Eur Heart J,2003,24:1231—1243）

其他几种累及心脏瓣膜,造成近20年来瓣膜性心脏病出现新类型的因素包括:感染性疾病,如艾滋病（AIDS）;由于过度使用药物引起的药物相关性疾病,多数情况下仅见于发达国家,如抑制食欲的药物;特发性疾病的新类型,如抗磷脂综合征,关于这些疾病的流行病学资料还不多见。

瓣膜性心脏病对孕妇及胎儿危害极大,因此,虽然其患病率很低（小于1%）,但仍然引起了各国研究者的重视。最近在加拿大进行的一项研究（546名妇女和599名孕妇）,探讨对母亲和胎儿造成不利后果的一些预测因子。大约40%的妇女有原发性瓣膜疾病,13%足月妊娠的妇女存在负性心脏事件（如肺水肿,持续缓慢心律失常或需治疗的快速心律失常、脑卒中、心脏停搏或死亡）,负性心脏事件在左室收缩功能降低、左室梗阻（瓣膜面积小于1.5 cm^{2}的主动脉瓣狭窄或瓣膜面积小于2.0cm^{2}的二尖瓣狭窄）、以前发生过心血管事件的妇女中也很常见。而在没有这些危险因素的妇女中,负性心脏事件只占4%,有一个危险因素的妇女中,负性心脏事件占27%,有两个或以上危险因素的占62%。另外,由于瓣膜性疾病引起的继发性肺动脉高压也与母亲的负性心脏事件危险升高密切相关。因此,欧洲和美国的指南都建议孕妇口服一些抗凝药,以预防负性心脏事件的发生。

尽管瓣膜性心脏病不如冠心病、心力衰竭和高血压常见,但由于病因构成比发生改变,患病人数仍然较多,而且瓣膜性心脏病往往需要进行干预,故医疗花费仍然较高。所以对瓣膜性心脏病,尤其是对女性患者流行趋势和临床试验的研究,还须引起我们更多的关注。

（赵建功　吴锡桂）

参 考 文 献

1　卢才义,王士雯. 介入治疗在老年冠心病中的应用. 中华老年多器官疾病杂志, 2003, 2 (2):96—98

2　杨功焕,王俊芳,万 霞,等. 影响中国人群疾病死亡因素的定量分析. 中华流行病学杂志, 2005, 26 (12):934—938

3　Acker MA, Bolling S, Shemin R, *et al*. Mitral valve surgery in heart failure:insights from the Acorn Clinical Trial. J Thorac Cardiovasc Surg, 2006, 132 (3):568—577, 577. e1—e4

4　Aronow WS. Heart disease and aging. Med Clin North Am, 2006, 90 (5):849—862

5　Currie BJ. Critical issues in prevention and control of rheumatic fever and rheumatic heart disease. Int Congress Series, 2006,1289：281—284

6　Hillman ND, Tani LY, Veasy LG, *et al*. Current status of surgery for rheumatic carditis in children. Ann Thorac Surg, 2004, 7 8(4):1403—1408

7　Horne BD, Camp NJ, Muhlestein JB, *et al*. Evidence for a heritable component in death resulting from aortic and mitral valve diseases. Circulation, 2004, 110 (19):3143—3148

8　Lung B, Baron G, Butchart EG, *et al*. A prospective survey of patients with valvular heart disease in Europe:the Euro Heart Survey on valvular heart disease. Eur Heart J, 2003, 24:1231—1243

9　Movahed MR, Ahmadi-Kashani M, Kasravi B. Increased prevalence of mitral stenosis in women. J Am Soc Echocardiogr，2006，19(7)：911—913

10　Phillips D. Aortic stenosis：a review. AANA J，2006，74(4)：309—315

11　Reimold SC，Rutherford JD. Valvular heart disease in pregnancy. N Engl J Med，2003，349：52—59

12　Roldan CA，Gelgand EA，Qualls CR，*et al*. Valvular heart disease as a cause of cerebrovascular disease in patients with systemic lupus erythematosus. Am J Cardiol，2005，95 (12)：1441—1447

13　Schaffer WL，Galloway JM，Roman MJ，*et al*. Prevalence and correlates of rheumatic heart disease in American Indians（the Strong Heart Study）. Am J Cardiol，2003，91(11)：1379—1382

第3章 心血管系统内分泌学

Chapter 3

第一节 概　　述

自1902年Starling等发现促胰液素并提出激素的概念以来，经典内分泌学经历了几个不同的发展阶段。20世纪50年代以前，人们的研究集中于甲状腺、肾上腺、性腺等大的内分泌腺体，认为人体内分泌系统由内分泌腺组成，内分泌腺分泌激素，释放入血后随血液循环到达远隔的靶组织发挥其生理效应。内分泌系统与机体的另一大调控系统——神经系统的关系当时尚不清楚。后来人们发现，下丘脑中存在着一些特殊的神经元，具有腺体样分泌功能，称为神经分泌细胞。它们分泌肽类激素，或经神经垂体释放入血发挥作用（缩宫素、加压素），或由门脉血管运输作用于腺垂体引起腺垂体分泌功能的改变（如促甲状腺素释放激素、生长激素释放抑制激素），从而改变了人们认为神经和内分泌系统相互独立的传统认识。20世纪60年代以后，发现机体内尤其是胃肠道内存在许多散在的细胞，这些细胞具有摄取胺前体进行脱羧进而产生肽类或活性胺的能力，称为人体摄取脱羧作用（amine precursor uptake and decarboxylation，APUD）细胞系统。这说明内分泌系统不仅包括由许多细胞所构成的特殊内分泌腺体，大量散在的内分泌细胞也是内分泌系统的重要组成部分（弥散性内分泌）。

经典性内分泌、神经内分泌和弥散性内分泌所涉及的都是特殊分化的分泌细胞，它们的主要功能就是分泌激素。近年来，随着现代生物科学的发展和研究技术的进步，人们发现许多原来不认为有内分泌功能的组织细胞也都产生激素或激素样物质，除上述经典内分泌（血行分泌）方式外，又发现了细胞的旁分泌、自分泌及胞内分泌等内分泌方式。它们互相影响，彼此调节，维持心血管系统局部和全身的稳态。①旁分泌（paracrine）：指激素或激素样活性物质释放后，通过细胞间液弥散至邻近的靶细胞产生效应。如由内皮细胞合成和释放的内皮衍生舒张因子/一氧化氮（EDRF/NO），经组织间隙扩散至邻近的血管平滑肌细胞发挥效应。②自分泌（autocrine）：由细胞合成的激素或激素样活性物质释放到细胞外，弥散到细胞间隙，作用于同一细胞或同类细胞膜上的相应受体而发挥效应。如由内皮细胞合成和分泌的内皮素-1（ET-1）可作用于内皮细胞膜上ET_B受体产生效应。由血管平滑肌细胞合成和分泌的EDRF/NO，可作用于血管平滑肌细胞引起平滑肌细胞舒张。③胞内分泌（intracrine）：激素或激素样活性物质在细胞内合成后，与存在于胞浆中相应受体结合，产生效应。如近年发现，血管紧张素Ⅱ在胞内合成后，作用于核受体，调节细胞增殖。随着学科的交叉和快速发展，内分泌的概念也在不断更新和丰富，近年发现机体许多组织器官都具有内分泌功能，如20世纪90年代发现脂肪组织不仅是被动的燃料储存库或组织器官间的充填料，还能分泌许多脂肪因子（adipokine）如瘦素、性激素、前炎症细胞因子、凝血因子及补体、血管紧张素、脂联素、抵抗素和obestatin等多种生物活性因子,以旁/自分泌方式调节脂肪本身的能量储存及代谢平衡,同时这些脂肪因子还能进入血液循环以经典内分泌方式调控其他组织器官的活动,身体的脂肪也被认为是内分泌器官。随后人们又发现骨骼肌也能合成和分泌多种生物活性因子,如白介素,myostatin 和 musclin 等,作用于脂肪、肝脏以及骨骼肌自身,表明骨骼肌也是内分泌器官之一。事实上,人体所有的细胞都有产生激素的基因,都具有合成与分泌激素的潜能。可以认为,内分泌功能是一切生命细胞最基本的特性之一。

自 1628 年英国生理学家威廉·哈维提出血液循环学说的三百多年来,人们一直把循环系统看作是一个单纯的血流动力学系统:心脏是血液循环的动力器官,血管是血液循环的管道,血管内皮细胞则是血液和组织液之间的屏障。近年的研究证明,心脏、血管、内皮细胞和血细胞都具有重要的内分泌功能,它们可产生和分泌几十种激素样的体液因子和生物活性物质。心血管组织的细胞具有生成这些激素样物质的基因,及其合成代谢相关酶类的基因,具有分泌这些物质的能力,通过血行分泌、旁分泌和(或)自分泌方式,调节循环、呼吸、泌尿、水盐代谢和血液凝固等多种生理功能,构成相对独立的心血管内分泌系统。其在心血管疾病的发病中具有非常重要的意义。

1. 心脏的内分泌功能　从 1984 年发现心钠素(atrial natriuretic polypeptide,ANP)并提出心脏的内分泌功能的概念以来,现在已证明心脏还可以产生和分泌血管紧张素、前列环素、抗心律失常肽、内源性洋地黄素、心肌生长因子等多种激素和生物活性物质,其中以 ANP 家族最为重要。

心脏局部肾素-血管紧张素系统的发现是心脏内分泌研究的又一重大进展。现在已证实心肌细胞具有自身合成肾素和血管紧张素的能力,同时也发现心脏内有血管紧张素转换酶,它们在心脏局部形成一个独立的肾素、血管紧张素系统,以旁分泌、自分泌和胞内分泌的方式发挥作用。它可刺激心肌细胞生长,增强心肌收缩力,促进儿茶酚胺的释放和心肌代谢,与心肌缺血、心肌肥厚和心脏再灌注损伤有着密切的关系。

心肌内含有内源性洋地黄,它可以抑制 Na^+-K^+-ATP 酶的活性,可以与洋地黄受体结合,增加心肌收缩力。它与心功能不全和高血压的发病有着密切的关系。除了心肌细胞产生的心源性激素外,心脏的神经纤维还可产生和分泌降钙素基因相关肽(CGRP)、速激肽、神经降压素、缓激肽、神经肽酪氨酸、血管活性肠肽等多种调节肽。它们虽不是心肌细胞产生的激素,但在心血管活动的调节中都起着十分重要的作用。其中降钙素基因相关肽是体内最强的血管舒张剂,其舒张作用比外源性最强大的血管舒张剂硝普钠还要强 240 倍。同时还具有强心和保护心、脑、肾细胞的作用。

2. 血管的内分泌功能　血管主要由内皮细胞和平滑肌细胞构成。自 1865 年 His 首次提出内皮(endothelium)这一概念以来的一百多年中,人们对于血管内皮功能的认识仅仅在于作为半透膜调节血管内外的物质交换和维持血液的流动状态。近年来的研究证明,内皮是一个"活跃的代谢及内分泌器官",一个"特化的调节组织"。除上述的半通透性屏障作用外,内皮细胞还可以产生和分泌内皮舒张因子、内皮收缩因子、硫酸乙酰肝素、组织纤溶酶原激活物、血管紧张素转换酶、脂蛋白脂肪酶、白介素等多种生物活性物质,对机体的血液凝固和纤溶系统、物质代谢转化、免疫以及血管紧张性都具有重要的影响。

内皮细胞通过调节内皮舒张因子和内皮收缩因子产生和释放的平衡来调控血管的紧张性。使内皮舒张因子有两种:一是前列环素,它具有强大的舒张血管和抑制血小板聚集的功能;二是一氧化氮,它是内皮细胞内精氨酸分子的产物。乙酰胆碱、缓激肽等均通过内皮细胞产生和分泌一氧化氮发挥舒张血管作用。内皮细胞还能产生一些使血管平滑肌收缩的因子即内皮收缩因子,其中最重要、了解最多的是内皮素。血浆内皮素水平异常升高可以作为危重疾病时循环和呼吸衰竭的一个重要指征。控制内皮素的产生和分泌,对抗内皮素的作用将可为危重疾病的抢救寻找出一条新的有效途径。

近年来发现全身血管,包括动脉、静脉和毛细血管床的平滑肌细胞均能合成、分泌肾素和血管紧张素原,都有其特异的 mRNA 存在,而且在血管内皮细胞和平滑肌细胞内还有血管紧张素转换酶的分布。这样,在血管壁局部构成了一个完整的肾素、血管紧张素系统,它以旁分泌和自分泌的形式调节局部血管的紧张性和血流量,促进平滑肌细胞的增殖,影响血管的生长发育。

大血管的平滑肌细胞亦分泌心钠素,尤其在高血压平滑肌细胞增殖肥大时分泌增加。血管平滑肌细胞还产生内皮素样血管收缩物质和内皮舒张因子/一氧化氮样血管扩张物质,并以自分泌方式调节血管张力。此外,血管壁支持组织如脂肪和结缔组织等也可产生一些生物活性物质,如肾素、血管紧张素、生长因子等,对血管功能产生影响。

3. 血细胞中的血管活性物质　红细胞是一种高度特化、专司携氧的细胞,内无细胞器,不能增殖,仅含有大量血红蛋白。近年来发现,它们可以产生高血压因子、利钠因子、利尿因子、血啡肽和抑钠素等血管活性物质。高血压因子是一种相对分子质量约为6 000的蛋白质,可促进血管平滑肌细胞对 Ca^{2+} 摄取,增加细胞内 Ca^{2+} 浓度,使血管紧张性增加和升高血压。在高血压大鼠,这种物质的含量远高于正常大鼠。利钠因子是红细胞溶血后的产物,相对分子质量在1 000以上,它具有强大而持久的利钠利尿作用。血啡肽是血红蛋白 β 链中的一个片段,由酪、脯、色、苏4个氨基酸残基组成,与阿片肽一样,它亦具有降低血压的作用。抑钠素是红细胞中一种 Na^+ 交换的特异性抑制物,它可以抑制 Na^+ 外流,增加细胞内 Na^+ 浓度。抑钠素在高血压病中可能有一定作用。除红细胞外,血液中的其他有形成分,如单核细胞、淋巴细胞、粒细胞等都能产生多种细胞因子,如白介素、慢反应物质、趋化因子、吞噬素、5-羟色胺、组胺、血小板活化因子和干扰素等。细胞因子除调节机体的免疫和防御功能外,还具有激素样作用,参与循环系统功能、代谢和结构的调节。

4. 心血管系统的神经肽　心血管系统的功能受众多神经体液因素的调控,其中仅调节肽目前已知就有30多种。这当中有的来自心血管本身,如心钠素、内皮素;有的来自其他内分泌腺如加压素,还有一些则是由支配心脏和血管的肽能神经纤维释放,如降钙素基因相关肽、神经肽酪氨酸、神经降压素、血管活性肠肽等。它们虽不是由心血管组织所产生和分泌,但它们广泛存在于心血管系统,并对心血管的功能活动有重大影响。

如主要由感觉神经末梢释放的降钙素基因相关肽,是目前所知的最强的扩血管物质,同时还具有正性肌力和正性心率作用;血管活性肠肽,可扩张血管和增加血管通透性。因此,心血管系统的肽类神经递质在心血管系统正常生理功能的维持和病理状态下功能的改变中有着不可忽视的地位。

由此可见,整个循环系统都具有内分泌功能,它们既有循环激素的作用(如心钠素),又有局部激素的作用(如内皮舒张因子和内皮收缩因子),兼循环分泌、旁分泌、胞内分泌和自分泌于一体,遍及全身所有组织和器官,在内环境的稳定和自身防御机制中起着十分重要的作用。

一种细胞可产生多种激素,一种激素亦可来源于不同的细胞。如血管平滑肌细胞,可以产生肾素、血管紧张素、前列腺素、血小板源性生长因子等;心钠素,不仅可以来自心房肌细胞,亦可来自血管平滑肌细胞、神经细胞和脂肪细胞。因此,对每一种细胞来讲,都有一套自身的内分泌系统,调节自身的,又影响邻近的甚至远隔的细胞和组织的功能;对一种激素来讲,亦是一个系统,它们有着共同的化学本质,但其来源、分布和功能则不完全相同。不同的激素和内分泌细胞之间,又有着密切的联系,它们相互制约又彼此促进。机体自稳态的维持主要通过神经内分泌和免疫系统的调控实现。机体的神经递质、循环激素、细胞因子、生长因子及其他具有生物学活性的旁分泌、自分泌因子共同构成复杂而精细的分子网络调控系统,在系统、器官、组织、细胞和基因的不同水平对生命活动进行调控。网络调节系统中不同活性分子的作用及其相互影响和调控以适应周围环境的变化、维持机体的正常生理功能,发挥防病和抗病的作用。心血管系统功能的调控也是通过多种神经、体液因素的网络调控而实现的。心脏和血管不仅是机体多种调节因子的效应器官,而且可以合成和分泌数十种心血管活性多肽。不同活性肽分子间在生物学效应上,在细胞信号转导和基因表达调控上,相互影响。此外,近年还发现同一心血管活性多肽的前体分子或活性分子内部亦存在有相互调节的现象,称为分子内调控(intramolecular regulation)。这种分子内调控不仅表现在前体分子不同多肽片段之间,亦表现在酶解片段对活性片段的"反馈"作用,表现在同一分子作用于不同类型受体所产生的相互拮抗效应。如人和猪的肾上腺髓质素（adrenomedullin，ADM）由 52 个氨基酸组成。若去除 ADM 氨基端的 12 个或 16 个氨基酸的 ADM13～52 和 ADM16～52 仍可保持 ADM1～52 的基本生物活性；若去除氨基端的 21 个氨基酸后，ADM1～52 的基本活性丧失，而且这些残留的 C 端肽链 ADM22～52，ADM26～52 和 ADM34～52 还可以拮抗 ADM1～52 的舒张血管作用，可作为 ADM1～52 降压作用的内源性阻断药。ADM1～52 作用于不同部位的受体，产生的生物学效应不同。ADM1～52 作用于外周血管，引起 NO 的释放，产生强大的舒张血管和降低血压的作用；ADM1～52 作用于中枢受体，则可兴奋交感神经，促进儿茶酚胺的释放，导致血管收缩和血压升高。肾上腺髓质素前体分子 N 和 C 端活性片段 pro-ADM22～41 和 pro-ADM153～185 是肾上腺髓质素前体酶解后的两个活性片段。ADM153～185 可以对抗 ADM1～52 和 pro-ADM22～41 的降压作用和抑制增殖的

作用，且自身还具有显著的升压作用。此外，在心血管系统的其他多肽中亦存在分子内调控现象。CGRP8～37 可阻断 CGRP1-37 的降压作用；血管紧张素 I 和 II 通过内肽酶形成的血管紧张素 1～7 可以舒张血管、降低血压、拮抗血管紧张素 II 的作用。α-心钠素是由其前体 γ-心钠素降解而成，若去除其 N 端和 C 端的单链多肽，只留下环状多肽 α-ANP7～23，则其环状多肽增加细胞内游离 Ca^{2+} 的浓度，从而拮抗 α-心钠素的作用。所有这些均说明心血管活性多肽的前体分子或活性分子内部不同片段之间，存在相互调节的现象。同一分子作用于不同类型受体还可产生相互拮抗的生物学效应。如在某些血管床，内皮素 A 受体激活产生缩血管效应而内皮素 β 受体激活则产生扩血管效应；血管紧张素 AT_1 和 AT_2 受体激活亦可产生相反生物学效应。这种分子内调控在众多活性多肽中具有普遍的和重要的生理和病理生理意义，是机体自稳态调节的一个更微观的重要部分，是机体内调节体系的深化和发展。

第二节　心脏的内分泌功能

长期以来，心脏一直被认为是体内最重要但却是具有最单纯功能的器官——血液循环的动力器官。直到 20 世纪 80 年代人们才认识到心脏不单纯是一个动力泵，而且还是一个调节机体循环、泌尿和水盐代谢等功能的重要内分泌器官，它能产生多种激素和生物活性物质，主要包括以下 3 类。

1. 心肌源性激素　是指由心肌细胞产生的循环和局部激素，有心钠素、脑钠素、内源性洋地黄素、肾素、血管紧张素、心肌生长因子等。

2. 心内膜及心包膜产生的激素　主要包括内皮舒张因子、内皮收缩因子、血管紧张素转换酶、血小板活化因子、血小板源性生长因子等。

3. 心脏的神经递质　是指支配心脏的神经末梢所释放的物质，包括儿茶酚胺、乙酰胆碱、降钙素基因相关肽、神经肽酪氨酸、速激肽、血管活性肠肽、阿片肽等。

心脏内的生物活性物质，不仅可作为循环激素发挥调节作用，亦可作为局部激素，在心脏局部以旁分泌、自分泌和胞内分泌的方式发挥作用。

心脏内的神经递质，不仅可直接支配心肌和冠状血管的舒缩功能，亦可调节心源性激素的分泌，它们相互促进、相互制约，更加精细地调节着全身和局部的心血管功能。

本节主要讨论心肌源性激素，其他内容将在有关章节中叙述。

一、心　钠　素

心钠素是主要由心房肌细胞产生的一种利钠利尿因子。Kisch 1955 年最先应用电子显微镜发现心房肌细胞内含有一种特殊的分泌颗粒，称为致密体，与内分泌细胞内的激素储存囊泡非常相似。给大鼠静脉注射心房组织提取物有明显的利钠利尿效应。1984 年，加拿大、美国和日本的科学家，分别从大鼠和人的心房组织中分离、纯化了这种物质，称为心钠素。

（一）理化特性与分子生物学

人心钠素（hANP）有 α、β 和 γ 3 种分子形式，α-hANP 由 28 个氨基酸残基组成，第 7、23 位的两个 Cys 形成一个二硫键使其分子呈环状结构。

α-hANP 的一级结构是：H₂N-Ser-Leu-Arg-Arg-Ser-Ser-Cys-Phe-Gly-Gly-Arg-Met-Asp-Arg-Ile-Gly-Ala-Gln-Ser-Gly-Leu-Gly-Cys-Asp-Ser-Phe-Arg-Tyr-COOH（图 3-1）。α-hANP 的活性取决于以下因素：①由二硫键构成的环状结构；②第 12 位为蛋氨酸残基；③C 端的 5 个氨基酸残基。其中任何一结构成分的改变均可使其活性减弱或丧失。

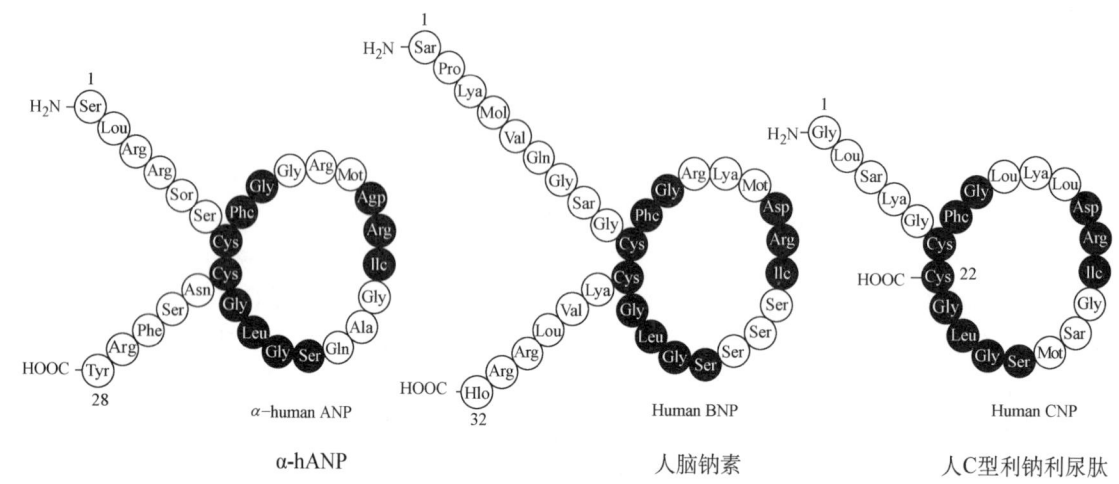

图 3-1　α-hANP、BNP 和 CNP 的结构

β-hANP 是由两条相互平行、C 端和 N 端相互倒置的 α-hANP 藉两个二硫键构成。在心房和血浆中 β-hANP 的含量和生物活性均约为 α-hANP 的 1/4，但作用较 α-hANP 长而持久，可能通过分解 α-hANP 起作用。

γ-hANP 由 126 个氨基酸残基组成，其 C 末端的 28 个残基为 α-hANP，它是 α-hANP 的直接前体。γ-hANP 亦具有微弱的生物学活性，其活性为 α-hANP 的 1/10～1/5。

心钠素基因由 25 000 个碱基对组成，含 3 个外显子和 2 个内含子。成熟的心钠素 mRNA 约含 850 个碱基，其中间的 456 个碱基可以翻译成由 152 个氨基酸残基组成的心钠素前体原。心钠素前体原可以分为 3 部分，包括 N 端的信号肽（24 个残基）、C 端的心钠素（28 个残基）和中间的肽段（98 个残基），除 C 端的 α-ANP 具有生物活性外，中间的 98 肽也含有活性片段。中间的 98 肽又称为心钠素前体肽（pro-ANF），该前体肽可被酶解成不同片段：1～30 氨基酸片段（pro-ANF1～30）为长效利钠刺激因子，其利钠作用时间长；31～67 氨基酸片段（pro-ANF31～67）为血管舒张因子，具有舒张血管的作用，并可加强 ANP 的利钠效应；79～98 氨基酸片段（pro-ANF79～98）为利钾尿肽，它可抑制

Na^+-K^+-ATP 酶，特异性地促进尿 K^+ 的排出。

（二）分布与代谢

心钠素主要存在于心肌细胞内，以心房含量最多，约为心室含量的 100 倍，右心房含量又高于左心房，约为左心房的 2 倍。近心外膜肌细胞内含量高于近心内膜肌细胞的含量。在心肌细胞内，分泌颗粒主要集中于核周围，核两端分布尤为密集。个体越大的动物分泌颗粒的直径越小，人每个心房肌细胞内约有 400 个分泌颗粒，直径为 0.18～0.33μm。

心钠素亦广泛分布于脑内，其中以下丘脑和隔区含量最高。在 AV_3 区域和室旁结构内心钠素神经尤为密集，这可能与调节饮水与心血管活动有关。肺的大静脉壁肌细胞和一些上皮细胞也能合成心钠素，但含量很少，仅为心房含量的 1‰。

血浆中心钠素主要来自心房，沿血液流动方向由动脉到静脉含量逐渐降低。一般成人血浆 ANP 含量为 50～150 pg/ml，年龄越小，浓度越高。一天之内以清晨 8：00 水平最高，下午 16：00～20：00 最低。人血浆中 α-hANP 占 80%，β-hANP 占 20%，大鼠血中主要为 α-γANP。此外，体位、摄盐量和运动等亦可影响血浆 ANP 的

水平。

体内 α-ANP 由一种称为 atroactivase 的特异性丝氨酸水解酶水解心钠素前体（γ-ANP）的 Arg[98] 肽键产生。该酶相对分子质量为 580 kDa，有 4 个亚单位，主要存在于心肌细胞微粒体内。心钠素在体内降解极快，生物半衰期只有 2 min，主要在肾、肺和肝脏内降解。EDTA、羧基肽酶和丝氨酸水解酶的抑制剂可延缓其降解。1999 年，Yan 等从人的心脏发现了一种特异的丝氨酸蛋白酶——Corin。Corin 可酶解心钠素原（pro-ANP）和脑钠素原（brain natriuretic peptide prohormone，pro-BNP）使其转化为心钠素和脑钠素（brain natriuretic peptide，BNP）。Corin 是属于 Ⅱ 型跨膜嵌合蛋白酶超家族的丝氨酸蛋白酶，被认为是 pro-ANP 和 pro-BNP 的特异性降解酶。

心钠素受体广泛分布于心血管、肺、肾、肾上腺、神经系统、胎盘和免疫等多种组织器官，其中以肾上腺皮质最为密集。受体分 B 型和 C 型，B 受体由一个相对分子质量为 120 kDa 的亚单位构成，与颗粒性鸟苷酸环化酶耦联，通过 cGMP 发挥生理效应；C 受体由两个相对分子质量为 65 kDa 的亚单位组成，不与鸟苷酸环化酶耦联，可与 ANP 及其代谢片段结合，延缓 ANP 的降解以调节 ANP 的水平，因此 C 受体被认为是 ANP 的调节受体。此外，它们在体内分布亦不同，B 型和 C 型受体与 ANP 的亲和力不同，B 受体亲和力高，而 C 受体亲和力低。肾 90%、肺 70% 以上是 C 受体。

B 受体的 cDNA 由 2 895 bp 构成。C 受体的 cDNA 由 1 500 bp 构成，C 型受体可表达产生 496 个氨基酸残基组成的受体蛋白，其中膜外有 436 个、跨膜有 23 个、膜内有 37 个氨基酸残基。

心钠素受体与心钠素结合后易迅速发生下调作用（down-regulation），主要是因为与心钠素结合后受体发生胞吞（endocytosis）而被溶酶体降解。

（三）生物学效应

1. 利钠利尿作用 心钠素是目前已知的最强大的利钠利尿药。按同克分子比较，其作用为呋塞米的 500～1 000 倍。人静注 50μg 心钠素，尿量增加 3～4 倍，尿钠增加 2～3 倍，尿钙、镁、磷排泄量也增加，但尿钾变化很小。心钠素的利尿作用发生迅速，静注后 1～2 min 即起反应，5～10 min 反应达高峰，持续 1～2 h。心钠素前体肽的利尿作用时间更长，pro-ANF79～98 则无利钠作用而具有更强大的利钾作用。心钠素利钠利尿的机制主要为增加肾小球的滤过率，增加肾髓质尤其是肾乳头的血流量，改变球管平衡和抑制近曲小管和集合管对钠的重吸收。此外，心钠素还可抑制肾素和抗利尿激素的合成、释放并对抗其作用间接发挥利钠利尿效应。

2. 心血管作用 心钠素和其前体肽均具有舒张血管，降低血压的作用，且心钠素还具有改善心律失常和调节心功能的作用。它可对抗去甲肾上腺素、血管紧张素、5-羟色胺和组胺引起的缩血管效应。其舒张血管作用不依赖于内皮，亦不受 α、β 胆碱能受体阻滞药和前列腺素合成抑制剂的影响。心钠素对大动脉如主动脉、颈动脉等的舒张作用强而对小动脉的舒张作用弱，因此对总外周阻力影响较小。心钠素是一种选择性的肾血管舒张剂，并且对入球小动脉的舒张作用比对出球小动脉强，因此可提高肾小球滤过压。心钠素还可舒张冠脉，增加心脏的血液供应。

心钠素能降低正常机体心排血量，这是因为它可引起静脉回流量降低而并非是抑制心肌收缩力，反之，心功能不全患者应用心钠素可使心排血量增加。由于心钠素具有利钠利尿、减少循环血量和扩张血管、降低外周阻力的作用，因此它可降低血压。

心钠素与受体结合后激活鸟苷酸环化酶，促进细胞内 cGMP 含量增高，进而激活蛋白激酶 G。蛋白激酶 G 通过增强钙泵活性促进 Ca^{2+} 外流，阻断 Ca^{2+} 通道，抑制 Ca^{2+} 内流，以及直接和间接（通过抑制磷酸肌醇系统）抑制肌浆网释放 Ca^{2+}，而使细胞内游离 Ca^{2+} 浓度降低从而发挥其生物学效应。有的学者认为心钠素是天然的内源性钙通道阻断药。

（四）病理生理意义

心钠素具有调节水、电解质代谢、维持循环稳态的重要生理作用，其代谢异常参与许多疾病的发生发展过程。

1. 心功能不全 心功能不全导致的右房压升高使心钠素的合成与释放均增加，这是机体的一种代偿反应。血浆心钠素水平的增高是心功能不全的指标。心功能不全患者应用心钠素可增加尿量、减少血容量,可抑制肾素-血管紧张素系统的活性,舒张血管和降低血压,因此可改善心功能。严重心衰患者具有高血浆心钠素水平而尿量却很少,可能与下列因素有关:①心钠素水平长期升高使得肾脏心钠素受体发生下调现象;②血浆β、γ-ANP水平升高而α-ANP并不相应增加;③血浆中对抗心钠素作用的物质如加压素、血管紧张素水平升高;④血中出现心钠素自身抗体。

2. 心肌病和心肌炎 扩张性心肌病时,心脏合成、释放心钠素明显增加,血浆心钠素水平异常升高可达正常水平的100倍,心钠素受体发生下调,机体对心钠素的反应性降低。遗传性心肌病时心脏合成心钠素的能力下降,心脏和血浆心钠素水平下降,这是遗传性心肌病发生心功能不全的一个重要原因。心肌炎时心钠素合成增加,血浆心钠素水平亦升高。此外,心房纤颤、心动过速、心肌梗死时血浆心钠素水平均有升高。

3. 高血压 曾有人报道自发性高血压大鼠心脏内心钠素含量减少,认为心钠素相对缺乏可能是高血压的一个发病原因,但多数研究发现高血压时血浆、心脏心钠素含量均明显升高,且心钠素mRNA含量亦增多,说明心钠素合成加强。影响高血压时血浆心钠素水平的因素很多:高血压伴有心肌肥厚和心房压升高时血浆心钠素水平显著升高;高盐负荷的高血压患者血浆心钠素水平升高,而低盐负荷的患者可不增高;肾性高血压、原发性醛固酮增多症、高肾素性高血压等血浆心钠素升高明显,而低肾素性和正常肾素性高血压则变化不明显。

4. 肾功能不全 急性或慢性肾功能不全时血浆心钠素水平均明显升高。慢性肾功能不全无尿的患者,血浆心钠素水平异常升高。经透析后,可下降并恢复正常。应用心钠素对实验性肾功能不全具有良好的治疗效果。切除5/6的肾脏引起肾功能不全,应用心钠素[0.5μg/(kg·min)],可使钠清除率增加34倍,肾小球滤过率增加5倍,并可使血压降低,尿量增加。应用心钠素对肾缺血损伤,亦有强大的保护作用。

5. 肺疾患 各种肺动脉高压的患者,均伴有血浆心钠素水平的升高。肺动脉压越高,血浆心钠素的水平亦越高。此外,缺氧、胸腔容积的变化亦可引起心钠素的释放,所以在支气管哮喘发作期、呼吸窘迫综合征、肺水肿等肺疾患时亦常伴有血浆心钠素水平的升高。应用心钠素对上述疾病均有一定疗效。

6. 肝硬化 肝硬化患者血浆心钠素的水平显著升高。肝硬化时所引起的钠水潴留,可能与肾脏对心钠素的反应性降低有关。给肝硬化患者应用心钠素,发现可以降低心房压,增加尿钠和尿量的排泄,并可降低血浆醛固酮的水平。

7. 妊娠中毒症 妊娠中毒症的患者血浆心钠素水平升高,对心钠素的反应性降低。这可能是妊娠水肿和高血压的一个因素。终止妊娠,心钠素水平恢复正常,水肿消退,血压亦降低。

8. 内分泌疾病 甲状腺功能亢进,糖尿病,库欣综合征,原发性醛固酮增多症,Bartter症候群等许多内分泌疾病多伴有血浆心钠素的变化。但是,心钠素在这些疾病发病中的意义还不十分了解。

二、其他心源性利钠多肽

除心钠素外,体内还存在一些结构和作用与心钠素相似的活性多肽,同属于心钠素家族。它们包括脑钠素、C-型利钠利尿肽、N-心钠素、醛固酮分泌抑制因子和尿钠素等。

(一)脑钠素(brain natriuretic peptide,BNP)

1. 结构、分布与代谢 脑钠素为日本学者Matsuo等从猪脑中分离纯化出的一种利钠多肽,结构为:DSGCFGRR LDRIGSLSGLGCNVLR-RY。它由26个氨基酸残基组成,结构与心钠素相似,但有9个氨基酸残基与心钠素不同,很可能是心钠素基因的另一种表达产物。脑钠素主要存在于脑内,其中以延脑内含量最高。脑内脑钠素含量高于心钠素。心脏中也有脑钠素,含量为心钠素的2.34%,其中以左心房含量最高。血浆中脑钠素的含量远低于心钠素,约为心钠素的2%。

与心钠素一样,脑钠素也主要分布于细胞浆,核周围尤其是核的两端分布最密集。组织中的脑钠素以重(20 kDa)和轻(2.8 kDa)两种分子形式存在。脑钠素半衰期较心钠素稍长,分配相$t_{1/2}$约为2.8 min,清除相$t_{1/2}$约为232 min,主要在肺和肾内降解。血管平滑肌和脑组织内广泛分布有脑钠素受体,脑钠素和心钠素均可与之结合,结合后引起胞内 cGMP 含量的增加从而发挥生物学效应。

2. 生物学效应及病理生理意义　脑钠素亦具有利钠利尿、舒张血管和降低血压的效应,作用强度与心钠素相近。大鼠静注 0.4 nmol/kg 的脑钠素可使尿量增加 4 倍,尿 Na^+、K^+、Cl^- 分别增加 5、2.5 和 5 倍。体外实验证明脑钠素明显抑制去甲肾上腺素的缩血管效应。自发性高血压大鼠和原发性高血压及脑卒中患者血浆脑钠素水平显著升高,说明脑钠素在高血压的发病中也有一定意义。

(二) C-型利钠利尿肽 (C-type natriuretic peptide,CNP)

1. 结构、分布　CNP 是首先从猪脑中分离出来的利钠利尿多肽家族的另一新成员,它在结构上与 ANP 和 BNP 具有较高的同源性,含有一个由 17 个氨基酸残基组成的环状结构,但羧基端不再延伸,而是终止于环状结构。CNP 前体形式高度保守,CNP 基因含有 2 个外显子和 1 个内含子。外显子 1 编码信号肽和 CNP 前体的 7 个氨基酸残基,外显子 2 编码剩余氨基酸。外显子 1 上游含有顺式调节元件,包括 TATAAA 序列、2 个 GC 盒和一个反向 CCAAT 盒,亦存在有 cAMP 反应元件。CNP 广泛分布于人、大鼠和猪的中枢神经系统、肾上腺髓质、肠道等,气管黏膜也含有较多的 CNP。血管内皮细胞是其产生的主要部位。

2. 生物学效应　CNP 具有明显降低体循环血压、右心房压和心排血量的作用。CNP 的利钠利尿作用仅为 ANP 的 1‰～2‰。CNP 对内皮完整或去内皮的静脉血管可产生浓度依赖性舒张效应,在内皮完整或去内皮的血管条,CNP 可使大隐静脉发生中度舒张,而对肾动脉无效。目前认为阻断 CNP 作用则主动脉和平滑肌细胞中的 cGMP 含量下降,舒血管作用消失。另有报道,CNP 对猪冠状动脉离体血管条的舒张反应可被 ATP 敏感性 K^+ 通道阻断剂明显抑制,CNP 本身可产生浓度依赖性血管平滑肌细胞 K^+ 通道开放和细胞膜超极化及冠脉血管的舒张反应,认为 CNP 的舒血管作用是通过 K^+ 通道介导,由细胞膜超极化所引起。CNP 亦可抑制平滑肌细胞增殖迁移和内膜增厚作用。CNP 呈剂量依赖性抑

制胎牛血清（FCS）和血小板源性生长因子（PDGF）诱导的平滑肌细胞增殖,其抑制作用通过鸟苷酸耦联受体 CNPR-B 介导,经过降低丝裂原活化蛋白激酶（MAPK）活性引起。CNP 明显抑制 FCS 和 PDGF-BB 诱导的平滑肌细胞迁移,其抑制平滑肌细胞迁移的作用与细胞内的 cGMP 增加相平行,加入 cGMP 的类似物 8-溴 cGMP(8-bromo-cGMP)和胞浆鸟苷酸环化酶激动药硝普钠可显著刺激 FCS 和 PDGF-BB 诱导的平滑肌细胞迁移,表明 CNP 抑制 FCS 和 PDGF-BB 刺激的平滑肌迁移至少部分是通过 cGMP 依赖的过程。Kohno 等报道 CNP 可抑制氧化型低密度脂蛋白（LDL)-诱导的人类冠状动脉平滑肌细胞迁移,其机制亦是通过 cGMP 依赖途径。

(三)N-心钠素(N-ANP)

N-ANP 是指 γ-ANP 除掉 α-ANP 后的 N 端片段,它与 α-ANP 同时释放入血,有舒张血管的活性而无利钠利尿作用。N-ANP 主要包括 γ-ANP 的 1～30 和 56～92 片段,它们在血液中降解较慢,半衰期可达 1h 以上,因此它们在血中浓度很高,比 α-ANP 高出 20～30 倍。它们可能亦通过 cGMP 发挥作用。心功能不全、肾功能不全和肝硬化患者血中 N-ANP 异常升高,其意义尚待研究。

(四)醛固酮分泌抑制因子

醛固酮分泌抑制因子是 1989 年 Ngugen 从牛肾上腺内分离出的一种活性多肽,由 35 个氨基酸残基组成,其 C 端的 26 个氨基酸残基与猪 ANP 完全相同,但其 N 端较 BNP 多 9 个氨基酸残基,因此,它可能与 BNP 同属一个前体分子。它具有极强的抑制醛固酮分泌的作用,IC_{50} 约为 210 pmol/L。关于它在体内分布、作用及其意义尚待进一步研究。

(五)尿钠素(urodilatin)

尿钠素是 1989 年 Feller 等从尿液中分离出来的一种活性多肽,它由 32 个氨基酸残基构成,基本结构与 α-ANP 相同,只是其 N 端较 α-ANP 长。尿钠素主要由肾小管和集合管分泌,存在于尿液中。尿钠素也有强大的利钠利尿和舒张血管的作用,但不易为蛋白酶所水解失活。对肾脏的作用比心钠素强。尿钠素的临床意义有待进一步研究。

三、抗心律失常肽

(一)结构分布与代谢

抗心律失常肽(antiarrhythmic peptide, AAP)为六肽,最初是由日本学者从牛心房中发现分离纯化出的一种活性多肽。由 6 个氨基酸残基组成,其结构为 Gly-Pro-Hyp-Gly-Ala-Gly,现已能人工合成。AAP 在心房中含量最高,牛心房 AAP 含量为 200 μg,血浆中亦有 AAP,因此它也可能起循环激素作用。AAP 有两种分子形式,小分子是其活性形式,大分子可能是小分子形式的前体。年龄越小,血浆 AAP 水平越低。

AAP 在体内较稳定,半衰期 10 min,静脉、腹腔、口服给药均有效,主要从尿中排泄。

(二)生物学效应

1. 抗心律失常作用　AAP 有极强的抗心律失常作用。体外培养的心肌细胞在低 K^+、高 Ca^{2+} 或花苷 G(哇巴因)存在的条件下发生明显的收缩节律的紊乱,加入微量的 AAP 即可迅速有效地恢复其节律。体内试验亦证实 AAP 可明显对抗心动过速、房颤、室颤和心脏停搏等心律失常。AAP 的抗心律失常作用较奎尼丁强 20 倍,亦优于拉帕米(异搏定)。作用机制可能是抑制 Ca^{2+} 内流和 K^+ 外流。

2. 抗血栓形成作用　AAP 还具有强大的抗血栓形成作用,对 ADP、胶原和高乳酸血症等引起的血栓形成均有强烈的抑制作用。作用机制主要是抑制血小板的聚集。

四、内源性洋地黄素

(一)化学本质

目前对内源性洋地黄素(endogenous digitalis-like factor, EDLF)的化学本质仍有争议,有的学者认为是肽、脂或糖蛋白,但多数研究认为它们是具有固醇类结构的甾体激素。在体内,EDLF 有 3 种形式,相对分子质量分别为 5 000、500 和 250。目前检测 EDLF 多依据下列标准:①能抑制 Na^+-K^+-ATP 酶;②特异性地与毒毛花苷 G 受体结合;③与抗地高辛抗体有交叉反应。

(二)分布与释放

EDLF 广泛分布于脑、心、肝、肺、肾、肾上腺、肌肉、脑脊液、血液和尿液中。大鼠下丘脑含量最高,为(101±13)pg/mg 蛋白,心脏含量为(52±7)fmol/mg 蛋白。豚鼠心脏 EDLF 含量最丰富。

高盐饮食和扩张血容量可有效地刺激 EDLF 的释放。中枢神经系统,特别是下丘脑在 EDLF 的释放中具有重要作用。中枢调节 EDLF 释放的部位在第三脑室前腹侧部。

(三)生物学效应

EDLF 具有强心、利尿和缩血管作用,其强心作用呈剂量依赖关系且不受 α、β 肾上腺素受体阻滞药的影响。EDLF 利尿作用强,其效应与醛固酮无关。它可提高血管平滑肌对缩血管物质的敏感性。EDLF 可抑制 Na^+-K^+-ATP 酶,这可能是其作用机制。Na^+-K^+-ATP 酶活性的降低使细胞内 Na^+ 浓度升高,在肾脏则抑制 Na^+ 的重吸收而发挥利钠利尿作用,在心肌和血管平滑肌由于细胞内 Na^+ 浓度的升高导致细胞内 Ca^{2+} 浓度的升高,从而产生强心和缩血管作用。

(四)病理生理意义

EDLF 与高血压病有密切关系。在自发性高血压大鼠,血压越高 EDLF 水平越高,红细胞内 Na^+ 浓度亦越高,而 Na^+-K^+-ATP 酶活性则越低。高血压患者血中 EDLF 水平远较正常人高,低肾素性高血压患者的 EDLF 的浓度又比正常肾素性高血压患者的高。慢性心、肝、肾功能不全、心脏负荷过重时,血、尿中的 EDLF 水平亦明显升高,这可能是机体的一种代偿性反应。

第三节　血管的内分泌功能

血管由内皮、平滑肌和其他附属组织构成,它构成血液循环的通道和血液与组织间液之间物质交换的屏障,同时血管的各种组织细胞尚具有非常复杂和重要的内分泌功能。

1. 内皮细胞的内分泌功能　成人约有 10^{12} 个内皮细胞,重 1.5kg,总面积 400m^2,可以认为它是人体最大的内分泌器官。内皮细胞可产生和分泌十多种生物活性物质,其中最重要的当属内皮源性舒张因子(endothelium-derived relaxing factor, EDRF)和内皮源性收缩因子。许多扩血管物质如乙酰胆碱、缓激肽、硝普钠等的扩血管作用依赖于内皮细胞的存在。作为经典的旁分泌，内皮细胞在受到这些因素的作用时释放 EDRF，EDRF 其弥散到邻近的平滑肌细胞使之松弛因而产生扩血管作用。内皮素是一种内皮源性收缩因子，是目前已知的最强大的缩血管物质。许多疾病的发生发展中均有内皮素的参与，说明内皮素具有十分重要的生理作用和病理生理意义。

2. 平滑肌细胞的内分泌功能 血管平滑肌细胞除接受神经递质、循环激素和内皮细胞旁分泌激素的调控外，本身亦具有内分泌功能。它可产生前列腺素、肾素、血管紧张素和一些生长因子，这些物质主要以自分泌或胞内分泌的方式影响和调节血管平滑肌自身的功能。

3. 血管神经末梢的分泌功能 分布于血管组织的神经末梢也释放许多血管活性物质，如儿茶酚胺、乙酰胆碱、降钙素基因相关肽、速激肽、神经肽酪氨酸、血管活性肠肽等。

一、一氧化氮

一氧化氮（nitric oxide，NO）存在于包括人在内的许多种属的众多组织细胞中。NO 在不同的组织细胞起不同的作用。如血管内皮细胞的 NO 可抑制血管内皮细胞表面血栓的形成，降低血管阻力和血压，对抗许多药物和活性物质的缩血管作用；巨噬细胞的 NO 具有杀伤肿瘤细胞和微生物、参与免疫调控的作用；脑内的 NO 可以作为第二信使和神经递质，它不同于传统的神经递质，不储存于突触囊泡中，也不作用于突触后膜上的受体蛋白，主要以弥散方式激活靶细胞内的可溶性鸟苷酸环化酶（cGMP）而发挥其生物学作用。NO 可与 O_2^- 反应生成 $ONOO^-$，ONOO 具有强烈的细胞毒作用，可引起组织的损伤。总之，NO 作为一种新型的细胞信息交换的重要载体，广泛参与机体的生理和病理调节。

（一）NO 的化学本质

乙酰胆碱（acetylcholine，Ach）在体内具有强大的扩血管作用，但体外试验结果很不一致。1980 年，Furchgott 和 Zaniadki 都发现 Ach 的扩血管作用依赖于血管内皮的存在。内皮完整的血管 Ach 呈舒张作用，内皮不完整则 Ach 的扩血管作用减弱或消失，浓度高时还会使无内皮的血管

发生收缩。Furchgott 进一步发现内皮细胞受 Ach 刺激后产生一种可扩散的具有扩血管作用的物质，称之为内 EDRF。目前已知，除 Ach 外，还有许多扩血管物质的作用是内皮依赖性的。现已证明，EDRF 是一氧化氮（NO），它是在 L-精氨酸胍基上亚氨基脱胺氧化的产物。EDRF 与 NO 的作用特点非常相似：①二者作用的动力学相似，半衰期均为 4s；②二者的扩血管作用都与其释放剂缓激肽呈量效关系；③血红蛋白对二者的扩血管作用有相同的抑制效应；④超氧化物歧化酶对二者的作用有相同的增强效应。EDRF 的发现为许多扩血管物质的作用找到了共同通路。

（二）合成、释放与代谢

L-精氨酸（L-arginine，L-arg）是体内合成 NO 的前体物质，分子氧是其辅助底物，NADPH 为其电子供体，L-arg 分子上的胍基氮原子在一氧化氮合酶（nitric oxide synthase，NOS）的作用下生成 NO 和 L-瓜氨酸（图 3-2）。四氢蝶啶、钙调素等辅助因子亦参与 NO 的合成。血管内皮细胞、平滑肌细胞胞浆和成纤维细胞均可合成 NO。NO 有很强的亲脂性，极易透过生物膜。NO 化学性质活泼且不稳定，其半衰期只有 3～5s，在 O_2 和超氧阴离子存在的条件下极易失活，生成硝酸盐和亚硝酸盐。NO 灭活的可能途径有二：①NO 被 Hb、氧自由基和铁离子迅速灭活；②极易被氧化生成 NO_2^-，其在中性体液中迅速转化为 H_2O_2 与 NO_2^- 而失去扩血管作用。在超氧化物歧化酶和酸性条件下则较稳定。在人类，L-精氨酸转变为硝酸盐经尿排出，过强运动时，硝酸盐排泄增加好几倍，而感染时，增加几百倍。

（三）一氧化氮合酶（NOS）

NOS 是 NO 生成的关键酶，其酶活性、功能等的变化直接调控 NO 的产生及其生物学效应。

NOS 含有黄素腺嘌呤核苷酸、黄素单核苷酸和血红素等结合位点，NADPH、四氢叶酸和 Ca^{2+}/CaM 是维持 NOS 酶活性的必需因子。NOS 存在 3 种同工酶——NOS Ⅰ、NOS Ⅱ 和 NOS Ⅲ。它们之间有 50% 的同源性。NOS Ⅰ 主要存在于神经细胞和上皮细胞；NOS Ⅱ 存在于巨噬细胞和血管平滑肌细胞；NOS Ⅲ 主要存在于血管内皮细胞。根据 NOS 酶活性对 Ca^{2+}/CaM 的依赖性不同，将 NOS 分为两类：一类是构建型

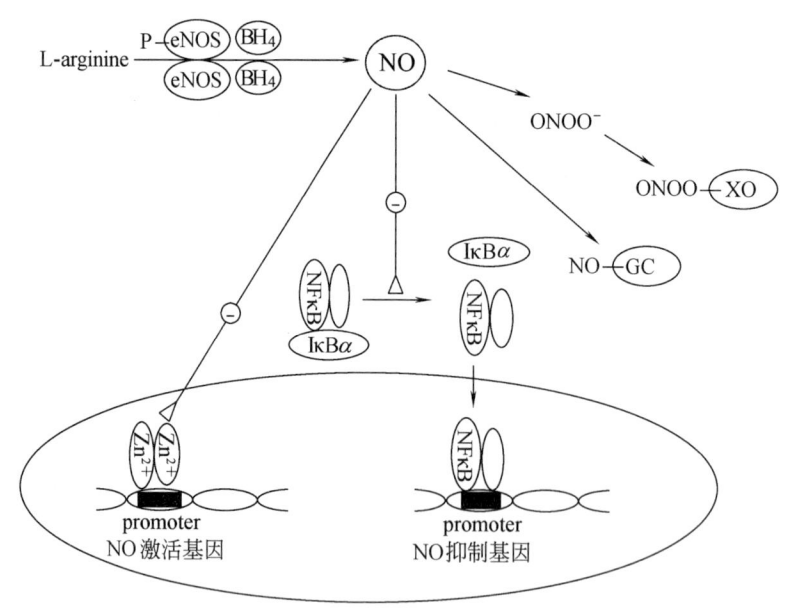

图 3-2　NO 生成和 NO 作用的途径

L-arginine：L-精氨酸；eNOS：内皮型一氧化氮合酶；BH$_4$：四氢叶酸；Promoter，启动子

NOS(costitutive NOS，cNOS)，NOS Ⅰ 和 NOS Ⅲ 都属于 cNOS，其活性需要 Ca^{2+}/CaM，另一类是诱导型 NOS(inducible NOS，iNOS)，NOS Ⅱ 属于 iNOS，其活性不依赖于 Ca^{2+}/CaM，但却需要有诱导因子的存在。cNOS 主要参与 NO 的生理调节，体内的舒血管物质如乙酰胆碱与血管内皮细胞上的受体结合后，使细胞内 Ca^{2+} 短暂升高而促进 Ca^{2+} 与 CaM 结合，而 Ca^{2+}/CaM 可以激活 cNOS 引起 NO 短暂、少量的释放，以快反应型方式调节血流量、血管张力和整体血压，使机体适应内外环境的变化。iNOS 主要参与 NO 的病理生理过程，体内外诱导因子（如细胞因子）与其受体结合后，诱导细胞内 NOS 酶活性大量升高，从而引起 NO 的持续、大量的释放，导致持久、强烈的舒张血管和降低血压效应。

（四）生物学效应

1. 心血管系统　基础状态下，血管内皮细胞可持续地释放 NO，NO 是作用广泛的生物活性物质，是强烈的内源性血管舒张药，它可松弛血管平滑肌、扩张血管和调节局部血流量，参与血管自稳态的维持。健康人局部应用一氧化氮合酶竞争性抑制剂左旋精氨酸甲酯，可减少前臂血管床 NO 的生成，前臂血管阻力增大，血流量减少。静脉注射左旋精氨酸甲酯可使平均动脉压增加，总外周阻力增加。NO 在内皮细胞产生后弥散到平滑肌细胞，与胞浆内可溶性鸟苷酸环化酶结合从而升高 cGMP 水平，使胞浆内 Ca^{2+} 浓度降低，造成平滑肌松弛和血管扩张。

血管内皮细胞、心内膜和血小板本身释放的 NO 对血小板聚集和血栓形成有强烈抑制作用，并可使已聚集的血小板解体。其机制与 NO 激活血小板中的可溶性鸟苷酸环化酶和升高血小板 cGMP 水平有关。另外 NO 与其他的血小板抑制因子，如前列环素之间有协同作用，它们共同参与血管的抗血栓作用。

NO 可稳定溶酶体膜，对抗氧自由基的损伤作用。NO 还具有抑制细胞增殖的作用。硝基类舒血管药，如巯-硝基-N-乙酰青霉胺和硝普钠等，都能明显地抑制血管平滑肌细胞和成纤维细胞的增殖。此外，NO 还可抑制血管平滑肌细胞的迁移。

心内膜也可释放 NO 调节心肌细胞功能。心内膜的一氧化氮合酶催化生成的 NO 可抑制心肌的收缩功能。心肌细胞也含有一氧化氮合酶，它催化生成的 NO 对心肌细胞有负性变时变力作用。另外冠状动脉内皮细胞释放的 NO 可参与冠状动脉血流量的调节。因此冠状动脉内皮细胞、心内膜和心肌细胞产生的 NO 均可参与调节心脏生理功能的调节。

2. 呼吸系统和泌尿系统　气管、支气管黏膜上皮亦可合成 NO，它可扩张气管，参与气道阻力的调节。在肾脏，EDRF（NO）可提高肾小球上皮细胞内 cGMP 的水平，抑制钠、水的重吸收，亦可舒张系膜细胞和肾血管，调节肾血流量和肾小球滤过率。它与心钠素、血管紧张素和内皮素等共同协调，更加精细地调节肾脏的滤过和重吸收功能。

3. 中枢神经系统　NO 还是一种特殊的生物信息分子，参与中枢和周围神经细胞间的信息传递和细胞内过程的调节。在一些周围神经和中枢神经末梢中，NO 可作为突触前膜释放的一种神经递质通过激活可溶性鸟苷酸环化酶使靶细胞中的 cGMP 升高而发挥生物学效应。目前认为 NO 是一种兴奋性神经递质。应用免疫组化方法发现，大部分脑区都有 NOS 存在，其中以小脑最丰富，延脑中最低。周围神经末梢中亦有 NOS 的存在，说明 NO 在神经系统有重要生物学效应。

4. 消化系统　NO 作为一种神经介质和气体信号分子，广泛分布于胃肠道，可通过影响壁细胞、主细胞、黏液细胞及其他胃肠上皮细胞的功能，而对胃酸、胃蛋白酶（原）、黏液（黏蛋白）、碳酸氢根、前列腺素等胃肠黏膜损害因子和（或）保护因子的分泌具有调控作用。

NO 的作用有以下特点：①半衰期短，只有 3～5s，但在有超氧化物歧化酶存在和酸性环境中较稳定；②超氧阴离子、甲基兰、血红蛋白等可使其迅速失活；③亲脂性强，极易通过生物膜；④与胞浆内可溶性鸟苷酸环化酶结合升高胞浆 cGMP 水平。

（五）病理生理意义

NO 在人体正常功能调节和许多疾病的发生中起着十分重要的作用。高血压患者和动物的血管内皮细胞产生的 NO 明显减少，这是造成血管紧张性增高的一个重要因素。内皮受机械力或氧化修饰的低密度脂蛋白等损伤显著降低 NO 生成，使局部血管紧张性增高，血小板的聚集性也升高，从而促进动脉粥样硬化和血栓的形成。NO 对心肌缺血再灌注损伤有保护作用。在失血性休克和止血带休克的代偿期，NO 的释放增加，它可改善微循环，保护溶酶体膜，拮抗脂质过氧化。妊娠高血压患者胎盘、脐带血管 NO 的释放量减少，血管平滑肌对 NO 的反应性也降低。大鼠颈动脉进行球囊血管成形术后，其内皮损伤部位的 NOS 活性降低，NO 的生成减少，这可能是再狭窄形成的主要原因，因为 NO 生成减少使 NO 抑制血管平滑肌细胞增殖和迁移作用明显减弱，这样就促进了新生内膜的形成和再狭窄的发生。此外，支气管哮喘患者和肾功能不全者体内 NO 释放亦明显减少。NO 的生物学效应不仅取决于 NO 生成，还依赖于 NO 的失活、效应细胞鸟苷酸环化酶的敏感性以及其他氧自由基相互作用等。NO 作为内源性信号分子之一，与其他信号分子如激素、细胞因子、生长因子、活性多肽、神经递质调质等共同调节体内多种生理功能。

NO 影响到人体几乎所有的重要生理功能。参与肿瘤、心血管病、神经内分泌代谢、炎症、免疫等多种疾病的发病过程。因此 NO 在不同细胞和组织的专一性和特异性是必须重视的课题。此外，还应当阐明 NO 与体内其他信号分子之间的相互作用，以明确 NO 在生物信息调节网络系统中的作用和地位，全面了解 NO 在生理功能调节中的意义。NO 作为体内重要的生物介质之一，在许多疾病的防治中具有广阔的应用前景。目前，NO 的临床应用还处于探索阶段，NO 既有治疗作用又有毒性作用。我们应当持以积极而慎重的态度。

二、一 氧 化 碳

人类和哺乳动物几乎所有器官组织细胞都能合成和释放内源性一氧化碳（carbon monoxidle，CO）。既往认为 CO 是有毒的废物，随着 CO 功能的揭示，发现 CO 与 NO 一样，在细胞内能激活鸟苷酸环化酶，增加环鸟苷酸的合成，发挥信使分子的作用。CO 是一种气体小分子，能快速自由地通过各种生物膜，以旁/自分泌的方式作用于邻近细胞产生其生物学效应。CO 是体内重要的细胞间信使，参与体内许多生理和病理生理过程。

（一）理化特性与分子生物学

体内的 CO 是由血红素经血红素加氧酶（heme oxygenase，HO）分解代谢而生成。目前已知人类和哺乳类动物体内 HO 有 3 种同工酶，分别为 HO-1、HO-2 和 HO-3，它们是不同的基因产物。HO-1 又称诱导型，广泛分布于全身组织。人类 HO-1 基因约为 14 kb，含 5 个外显子和 4 个内含子，编码含 288 个氨基酸的 HO-1 蛋白；大鼠 HO-1 基因由 6 830 个核苷酸组成，编码含 289 个氨基酸的大鼠 HO-1 蛋白。人类和大鼠的 HO-1 序列的同源性高达 80% 以上。

HO 广泛存在于人和哺乳动物组织细胞中。HO-1 主要分布于脾脏、肝脏、网状内皮系统和骨髓，尤以脾脏最多；HO-2 也称结构型，是生理状态下的主要存在形式，主要分布于脑组织与内皮细胞内，与 CO 发挥其神经递质功能有关。血管平滑肌细胞和内皮细胞是内源性 CO 生成和释放的重要场所之一，以 SMC 为主。HO-3 是新近发现的另一类结构型同工酶，存在于脑、肝、脾、心、肾、睾丸等，到目前为止，尚未发现脉管系统中存在 HO-3。细菌内毒素、IL-1/TNF-α、金属离子（锌、锡、钙等）、肾上腺素、去甲肾上腺素、血红蛋白及其衍生物、缺氧或切应力增高、内毒素、细胞因子及氧化剂等，引起 HO-1 蛋白含量及其活性增加，可能是由于这些因素诱导 HO-1 基因表达增高的结果。

（二）生物学效应

1. 心血管系统　CO 具有舒张血管的作用。其机制可能是 CO 激活可溶性鸟苷酸环化酶（sGC）从而使 GPT 转变为 cGMP 使平滑肌松弛，扩张血管；此外 CO 的舒张血管作用与钾离子通道开放，细胞内钾离子外流有关。内源性 CO 以自分泌的方式抑制平滑肌细胞自身的增殖，同时也可以旁分泌的方式抑制内皮细胞合成和释放 ET-1 和 PDGF-B，从而间接抑制平滑肌细胞增殖。CO 还可抑制血小板的聚集，在缺血再灌注心肌中保护心肌细胞、抑制心肌磷酸脂的分解。

2. 神经系统　CO 是一种结构简单的神经信使。HO-1 在神经系统有广泛的表达。如前脑、海马、中脑、基底核、丘脑、小脑和脑干 HO-2 均有较高的活性。神经系统中 HO-2 的分布与可溶性鸟苷酸环化酶的分布一致。研究发现 CO 能明显影响海马的长时程增强，而长时程增强被认为与神经系统的学习记忆过程有关，而且脊索神经痛

觉传递、嗅觉受体神经的发育和功能有关。CO 可调节颈动脉体化学感受活性和抑制自主神经加压调节机制、在整体引起减压效应。此外，CO 还与激素的释放有关，如 CO 可抑制促肾上腺皮质激素释放激素、性腺激素释放激素的释放。

3. 其他作用　研究发现 HO-2 在犬的空肠、小鼠的大肠和大鼠的胃中均有表达。提示 CO 可能对消化系统平滑肌具有调节作用。且怀孕期间，人体子宫肌中 HO-1 和 HO-2 的表达均比未受孕时明显上调，表明 CO 具有限制子宫收缩的作用。在内分泌系统，CO 能通过 cGMP 来影响胰腺的胰岛素和胰高血糖素的分泌。

（三）病理生理意义

内毒素诱导小鼠感染性休克时，内源性 CO 的生成和释放大量增加；应用 HO 抑制剂锌卟啉-9 抑制 CO 的生成，则能有效的防止内毒素诱导的低血压发生。自发性高血压大鼠腹腔注射外源性 CO 或 HO 的底物血红素-左旋-赖氨酸盐，动物血压显著降低；预先用 HO 抑制剂，再用 HO 底物则无降低血压的作用，但注射外源性 CO 仍有效，表明内源性 CO 参与了自发性高血压大鼠的血压调节，其血压在高水平上的维持可能与内源性 CO 产生不足有关。缺血再灌注心肌中 CO 产量增加，刺激 cGMP 产生，发挥心脏保护作用。CO 亦与机体的应急反应有关。此外，临床还观察了 CO 在危重症中的作用，证实内源性 CO 水平与病情严重程度呈正相关，说明内源性 CO 在危重症的病理过程中发挥一定的作用。

三、硫　化　氢

（一）硫化氢的生成与代谢

1. 内源性 H_2S 的生成　众所周知 H_2S 可以被某些细菌生物合成和利用。哺乳动物细胞亦能产生 H_2S。内源性的 H_2S 是由磷酸吡多醛-5′-磷酸-依赖性酶包括胱硫醚-β-合成酶（cystathionine-β-synthase，CBS）、胱硫醚-γ-裂解酶（cystathionine-γ-lyase，CSE）半胱氨酸转移酶催化 L-半胱氨酸产生的（图 3-3）。体内很多组织细胞均可以产生 H_2S，包括肝、肾、皮肤成纤维细胞和血淋巴细胞等。H_2S 作为 CBS 和 CSE 催化半胱氨酸代谢的终末产物对 CBS 和 CSE 活性起负反馈调节作用。

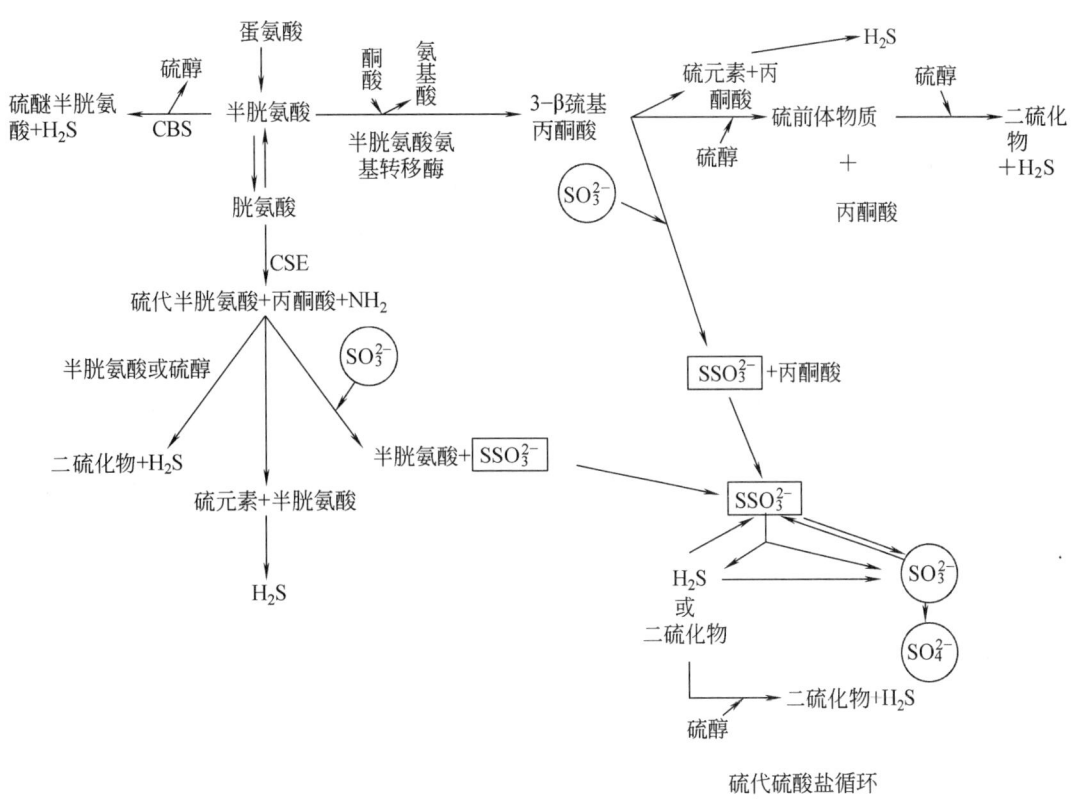

图 3-3 内源性 H_2S 气体产生示意图

神经系统内主要存在有 CBS 而没有 CSE 表达;而回肠、肝脏以及肾脏则同时存在有 CBS 和 CSE;在主动脉、肺动脉、肠系膜动脉、尾动脉和门静脉上有 CSE 而无 CBS。心血管组织内源性 H_2S 主要通过 CSE 的催化产生。内源性的 H_2S 主要是半胱氨酸代谢产生,而半胱氨酸由蛋氨酸代谢生成,同时还生成同型半胱氨酸(homocysteine),后者在许多心血管疾病的发病中有非常重要的作用。同型半胱氨酸在 CSE 催化作用下转化为胱硫醚,胱硫醚再生成半胱氨酸,提示内源性 H_2S 与同型半胱氨酸可能在调节心血管系统的作用中有一定的联系。哺乳动物含硫氨基酸是通过半胱氨酸代谢为半胱氨酸亚硫酸盐,再生成硫酸盐,最终通过肠道或尿液排出体外,也可以通过半胱氨酸-半胱氨酸亚硫酸盐-牛磺酸途径来代谢。后者是心血管稳态调节的重要内源性细胞保护物质。H_2S 与牛磺酸心血管调节也可能相互影响。含硫氨基酸在人体内的不同代谢间的相互

关系目前尚未明了。

2. 内源性 H_2S 在体内的活性形式以及 H_2S 的代谢 H_2S 在体内有两种存在形式,即 H_2S 气体和硫氢化钠。1/3 的 H_2S 在体内以气体分子存在,2/3 以硫氢化钠形式存在,这样,既保证了 H_2S 在体内的稳定,且不改变内环境的 pH 值水平。体内 H_2S 的代谢主要是通过线粒体的氧化和在胞质中进行甲基化实现的。H_2S 能被高铁血红蛋白或含金属或二硫键的分子如氧化型谷胱甘肽清除。在肾脏 H_2S 主要以游离或结合形式排出体外。

(二)硫化氢的生物学效应

1. 硫化氢的毒性作用 人体吸入或接触大量 H_2S 后通常表现为呼吸急促、意识不清或昏迷、呼吸困难或呼吸暂停甚至死亡。长期接触这种有害气体,可以导致许多组织器官的损害。① 对黏膜的刺激和呼吸系统的损伤:易患角膜炎、结膜炎,鼻出血,呼吸道黏膜刺激症状(咳嗽、咳痰

等），甚至肺水肿、肺纤维化等严重疾病；②对神经系统损伤：H_2S 可以引起抑郁、神经退行性病变以及记忆和行为能力的异常。③对细胞的损伤：H_2S 可以抑制多形核细胞的趋化作用和脱颗粒；可以抑制肺巨噬细胞的聚集和活化；可选择性地抑制呼吸链中细胞色素氧化酶 C 的活性从而使组织缺氧，造成组织的缺氧性损伤。

2. 硫化氢的生理作用 由半胱氨酸产生的内源性 H_2S 具有重要的生理调节功能，且其调节功能也存在着组织特异性。

（1）心血管系统的调节：大鼠血清的 H_2S 浓度为 $(45.6 \pm 14.2) \mu mol/L$。静脉注射 H_2S（以 2.8 和 $14 \mu mol/kg$ 剂量注射）不影响心率，但可引起暂时性 $(29.5 \pm 3.6 \, s)$ 平均动脉压下降。H_2S 可以剂量依赖性的舒张动脉平滑肌，应用 N 硝基 L 甲基酯预先阻断内源性 NO 的产生，舒张效应明显减弱，去除血管内皮后以及用 charybdotoxin (chTX) 和 apamin（内皮源性的超极化因子抑制剂）预处理后也出现同样的效果。说明 H_2S 确实存在舒张血管平滑肌的作用。单独应用 H_2S 引起的血管舒张效应很微弱，而在 NO 存在的情况下，舒张效应可以增加 13 倍。NO 调节内源性 H_2S 水平可能通过两种机制：一方面 NO 可以增加血管平滑肌上 CSE 的活性；另一方面，NO 还可以直接增加平滑肌 CSE 的转录水平，从而上调 CSE 的表达。

（2）对神经系统的调节：H_2S 合成酶 CBS 在脑的海马区高表达。脑内源性 H_2S 产量每克脑组织约为 20 nmol/min，蛋白浓度水平为 $50 \sim 160 \mu mol/L$，可以选择性的提高 N-甲基-D-天冬氨酸（NMDA）受体调节的神经系统反应，促进诱导海马区长时程强化（long-term potentiation, LTP）。

（3）对代谢的调节：健康人吸入生理剂量的 H_2S 可以增加骨骼肌乳酸脱氢酶的活性及降低柠檬酸合成酶以及细胞色素氧化酶的活性，可以通过抑制肌肉运动时的有氧代谢，降低人体运动过程中的氧摄取量，增加了人体在运动过程中依赖于无氧代谢的能力。而给予孕鼠吸入生理剂量 H_2S，可以增加乳鼠血糖水平。

（4）对红细胞功能的调节：净化的红细胞在糖和硫的孵育和氮气净化作用下，可以产生 H_2S 气

体。应用细胞裂解的方法，在有谷胱甘肽、NADH 和 NADPH 存在的条件下，可以产生 H_2S。表明 H_2S 的生理功能可能是一种细胞内的电子载体。H_2S 可以作用于血红蛋白氧化衍生物，生成硫血红蛋白和胆绿蛋白，吸附脂肪酸，并促进细胞膜磷脂向细胞浆内转移，形成磷脂囊泡。从而起到了保护循环系统中的氧化损伤和清除衰老细胞的作用。

总之，内源性的 H_2S 可以独立或与 NO 协同舒张血管平滑肌，可以不依赖于内皮细胞，直接通过调节平滑肌的张力而实现对血压的生理性调节，但这种效应较弱；而在内皮存在情况下，可以显著地舒张血管，提示内皮细胞释放的某些物质（如 NO）对其有重要的调节作用。内源性的 H_2S 既可以作用于内皮细胞，也可作用于平滑肌细胞来发挥生理调节功能，但作用的机制不同。

3. 硫化氢气体分子血管调节的可能机制 应用吲哚乙酸、staurosporine（蛋白激酶 C 抑制剂）、SQ22536（cAMP 抑制剂）等工具药均不能阻断 H_2S 对血管的舒张效应，表明 H_2S 并非通过前列腺素、蛋白激酶 C 或 cAMP 途径发挥生理效应。研究表明，H_2S 的舒张血管效应被格列苯脲（glibenclamide，一种 K_{ATP} 通道抑制剂）呈剂量依赖性的抑制，而 H_2S 作用效果类似于吡那地尔（一种 K_{ATP} 通道兴奋剂），表明 H_2S 可能是通过兴奋 K_{ATP} 通道，增加 K_{ATP} 通道的电流，使细胞膜出现超极化而使平滑肌舒张。

4. H_2S 与 NO 和 CO 的相互作用 H_2S、NO 和 CO 均可促进海马 LTP 的产生。H_2S 的这一效应依赖于 NMDA 受体的激活，而 NO 和 CO 却不依赖于 NMDA 受体的激活。NO 可以通过破坏还原性谷胱甘肽和氧化性谷胱甘肽的平衡或通过抑制酶活性及亚硝基化过程破坏离子通道，作为活性氧分子发挥其生物学效应。H_2S 亦与巯基的还原有关而 CO 则与氧化还原反应无直接的关系。资料显示 NO 供体预处理可增强大鼠主动脉组织内源性 H_2S 的产生。NO 供体亦增强培养的这个平滑肌细胞 CSE 的表达。H_2S 和 NO 整合的血管效应可能不是其独立的生物学效应的简单的代数和相加。Hosoki 等观察到硫氢化钠（$30 \mu mol/L$）与硝普钠（NO 供体）共同孵育后可加强硝普钠的舒张血管效应。相反，$60 \mu mol/L$

硫氢化钠与硝普钠共同孵育后则抑制硝普钠的舒张血管效应。

H₂S、NO和CO均为小分子气体信号物质，其在体内代谢快，发挥作用迅速，三者在体内各自发挥独立的生物学效应，且相互作用，相互影响，形成气体信号分子网络调控系统，共同调节循环系统的功能稳态，其生理及病理生理意义应受到高度重视。

四、内 皮 素

内皮细胞对血管紧张性的调节，主要是通过控制EDRF与内皮源性收缩因子（endothelium—derived contracting factor，EDCF）的平衡实现的。EDCF中研究最多的是内皮素。

（一）理化特性与分子生物学

内皮素是由21个氨基酸残基组成的多肽，最初是由日本学者Yanagisawa从培养的猪主动脉内皮细胞中分离纯化而得，内皮素的一级结构为：H₂N-Cys-Ser-Cys-Ser-Ser-Leu-Met-Asp-Lys-Glu-Cys-Val-Tyr-Phe-Cys-His-Leu-Asp-Ile-Ile-Trp-COOH。第1位与第15位半胱氨酸之间、第3位与第11位半胱氨酸之间分别形成两个二硫键。内皮素的

生物活性主要取决于其环状结构和C末端的氨基酸残基。去除第21位的L-色氨酸或用D-色氨酸代替之，其活性明显降低。若用肽酶在第9位水解赖氨酸或将其碳胺基甲基化，内皮素的活性将降低200倍。

内皮素从内皮素前体原转化而来。内皮素前体原由203个氨基酸残基构成，经肽酶水解后形成内皮素前体（big endothelin）。组织中内皮素主要以前体形式存在，前体经转化酶水解形成有活性的内皮素（图3-4）。目前已发现有组织蛋白酶D样蛋白酶、中性蛋白酶和金属蛋白酶三种内皮素转化酶。

内皮素有内皮素1、2、3和血管小肠收缩肽（VIC）四种异构肽，内皮素1、2和3的基因分别定位于第6、1和20号染色体上，血管小肠收缩肽的基因与内皮素2的基因结构相似，也定位于第1号染色体上。人内皮素1的基因全长5 000bp，其中包含5个外显子和4个内含子，内皮素1由第1外显子编码。人体内尚未发现内皮素的同源物质，但它与蛇毒、蝎毒蛋白有60%～80%的氨基酸同源，它们同属一个古老的基因家族，其生物学效应也非常相似。

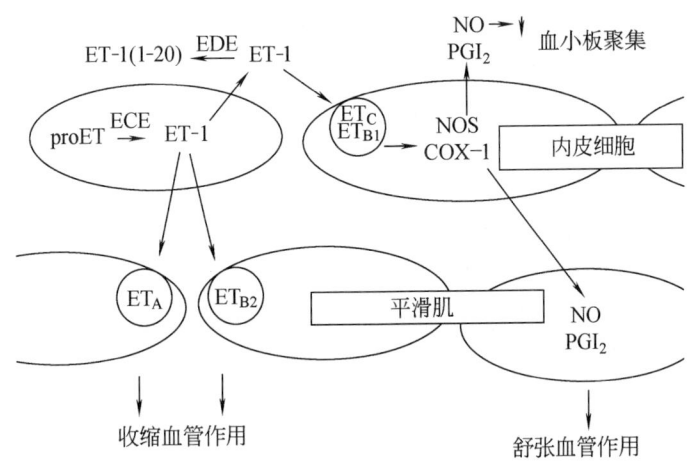

图3-4 内皮素的产生及对心血管的作用
proET：内皮素前体原；ECE：内皮素转化酶；EDE：内皮素降解酶

除内皮细胞外，内皮素的mRNA还广泛分布于血管平滑肌、肺和支气管上皮、肾脏、胎盘、子宫、卵巢、甲状腺、肝脏、胃肠道、脑神经和胶质细胞等组织细胞。

内皮素主要有三种清除途径：①和血管平滑肌上的受体结合在局部被降解；②被肺组织摄取破坏；③经肾脏随尿液排出。

（二）生物学效应

内皮素和其受体广泛分布于机体各种组织细胞，对机体的各种功能几乎都有影响。

1. 心血管系统　内皮素具有强的血管收缩作用，其效应是去甲肾上腺素的 100 倍，前列腺素 $F_2\alpha$ 的 1 000 倍。内皮素对体内各脏器血管几乎都有收缩作用，且对静脉的作用比对动脉强。α-受体、H_1 受体和 5-羟色胺受体阻滞药不能阻断内皮素的缩血管效应，但异丙肾上腺素、降钙素基因相关肽和心钠素等可部分拮抗其缩血管效应。内皮素的缩血管效应持久，可能参与血压的长期调节。内皮素具有强大的正性肌力作用，但其强心作用常被强烈的冠脉收缩作用所掩盖。内皮素具有类似生长因子样作用，它可通过激活 c-fos 和 c-myc 等原癌基因促进平滑肌和心肌细胞的增殖。

2. 泌尿系统　内皮素受体在肾脏与血管紧张素受体和心钠素受体有相似的分布，提示三者共同调节肾脏的泌尿功能。内皮素使肾血流和肾小球滤过率减少，使滤过膜通透性增大，促进近曲小管对钠和水的重吸收。

3. 消化系统　内皮素作为脑肠肽，调节胃肠自律性蠕动和消化功能，促进回肠黏膜对水和钠的吸收。内皮素可使门脉血管发生强烈收缩，促进肝糖原分解，增加肝的耗氧量。

4. 生殖系统　内皮素对下丘脑-垂体-卵巢轴有调节作用，亦参与肾素-血管紧张素-心钠素系统对卵巢的调控。内皮素能诱发子宫的节律性和持续性收缩，可能参与发动分娩的始动环节，对胎儿胎盘循环稳态和胎盘内分泌有重要影响。

5. 中枢神经和内分泌系统　外周血中的内皮素虽不能通过血脑屏障，但中枢神经系统可自己合成内皮素。内皮素作为一种神经肽，除参与行为调节外，还与循环、呼吸、消化、生殖和内分泌功能的中枢调控有关。内皮素有致痛作用，其作用可为吗啡所拮抗。内皮素对下丘脑-垂体轴有影响，促进垂体前叶脱颗粒，增加黄体生成素（LH）、促卵泡素（FSH）、促甲状腺激素（TSH）和促肾上腺皮质激素（ACTH）的释放，抑制催乳素（PRL）的释放。内皮素还可刺激卵巢释放雌激素和孕激素，参与月经周期的调节。

6. 其他　内皮素可使呼吸道平滑肌强烈收缩，增加呼吸道阻力。还有促进房水形成，调节晶状体的屈光度等作用。

内皮素的作用机制与增加细胞内 Ca^{2+} 浓度有关。内皮素与受体结合后，通过 G 蛋白-磷酸肌醇系统，增加细胞内 Ca^{2+} 浓度，产生内皮素快速效应。胞内 Ca^{2+} 浓度升高，又可激活 Cl^- 通道，使 Cl^- 外流，膜电位降低，进而激活电压依赖内 Ca^{2+} 通道，使 Ca^{2+} 进一步内流，产生内皮素持续性效应。另有研究认为内皮素通过刺激 Na^+/H^+ 交换碱化胞浆，导致肌丝对游离 Ca^{2+} 敏感性增加而加强肌丝收缩。用 Na^+/H^+ 交换抑制剂可抑制胞浆的碱化同时也可抑制内皮素的正性肌力作用。内皮素促细胞增殖效应与激活 Ca^{2+}-钙调素蛋白激酶途径，活动 PKC 途径和激活丝裂素活化蛋白激酶途径等多条细胞内信号转导通路有关。

（三）病理生理意义

生理状态下血浆内皮素在微摩尔/L 级的低水平，不起循环激素的作用，而在某些病理条件下，内皮素的过度合成与释放与疾病的发生发展有密切关系。目前已报道了上百种疾病的发生发展涉及到内皮素的参与，并认为内皮素是某些病理过程机体的一种内源性致病因子。血管内皮是最易受损伤的靶细胞，内皮素是涉及血管内皮损伤性疾病的共同发病因素之一。

感染性休克患者血浆内皮素水平显著升高。小剂量的内皮素即可使早期失血性休克向不可逆方向发展，给大鼠持续滴注内皮素可复制出典型的休克模型。因此，内皮素可能是一种内源性休克因子。

内皮素可激活原癌基因，刺激血管释放白细胞介素-1、血小板衍化生长因子和血管紧张素 Ⅱ，促进血管平滑肌细胞的增生与肥大，再加其强烈而持久的缩血管效应，它在高血压的发病中有重要作用。高血压患者和动物的血浆内皮素水平显著升高，血管对内皮素的反应性亦明显增强。内皮素还是心肌梗死和心肌缺血再灌注损伤的发病因素之一，心肌梗死时血浆内皮素显著升高。

内皮素可引起肾血流量和肾小球滤过率的急剧减少，造成肾脏的缺血缺氧和泌尿功能障碍。急性肾功能不全患者血浆内皮素水平明显升高。此外，在多性呼吸窘迫综合征、门脉高压、消化性溃疡、急性肝坏死、坏死性肠炎、胰腺炎、支气管哮喘、胎盘早剥、青光眼等疾病中都有内皮素的参与。

内皮素与肿瘤亦有密切关系。在人的肾腺癌和肺癌细胞中发现含有大量内皮素的 mRNA,肝癌患者血浆内皮素前体显著升高,与 α-胎甲球蛋白正相关。

由于内皮素代谢的异常参与许多疾病的发病,调节内皮素的代谢将可为有关疾病提供一个新的防治措施。内皮素的作用不易为一般物质所直接对抗,目前可从以下几个方面考虑:①保护内皮细胞,防止内皮素的过度合成与释放;②应用内皮素转化酶抑制剂防止内皮素前体转化成有活性的内皮素;③特异性内皮素受体拮抗剂的应用。最近已发现和人工合成了一些内皮素受体拮抗剂,其中部分已进入临床试用阶段。

五、心血管系统的肾素血管紧张素系统

肾素血管紧张素系统(renin angiotensin system, RAS)由两个酶(肾素和血管紧张素转化酶)和一个基质(血管紧张素原)组成。传统认为,肾素由肾小球入球小动脉近球细胞分泌,使肝脏产生的血管紧张素原水解释放出血管紧张素 Ⅰ,后者再经血管紧张素转换酶(angiotensin converting enzyme,ACE)主要存在于肺中)作用产生血管紧张素 Ⅱ,血管紧张素 Ⅱ 还可进一步经氨基肽酶作用产生血管紧张素 Ⅲ。血管紧张素 Ⅱ、Ⅲ 具有收缩血管和刺激醛固酮分泌的作用。近年来在大鼠及人的不同组织中都发现存在内源性的血管紧张素氨基端七肽-血管紧张素 Ⅰ～Ⅶ,可拮抗血管紧张素 Ⅱ 的生物学效应。随着分子生物学技术的发展,近年来发现许多组织特别是心血管组织内存在着自身的 RAS,有特异性的肾素和血管紧张素原 mRNA。组织 RAS 主要以旁分泌和自分泌的形式在局部起着调节血流量和血管紧张性的作用。

(一)理化特征和分子生物学

肾素由前肾素原转化而来。前肾素原基因由 10 个外显子和 9 个内含子组成,它可转录成由 1 500 个核苷酸组成的 mRNA,由此翻译出前肾素原,再经加工修饰成前肾素储存于分泌囊泡中。前肾素既可在囊泡中转变为肾素,也可释放入血后再转变为肾素。

肾素为一种糖蛋白,分子量为为 42kDa。肾素在中性 pH 值时有活性,对底物有高度选择性,只能作用于血管紧张素原的特定肽键。

血管紧张素原是一种 α_2 球蛋白,分子量为 60～65 kDa,其基因由 5 个外显子和 4 个内含子共 11 800bp 组成,它先转录成有 1 700 个碱基组成的 mRNA,再由此翻译为由 477 个氨基酸残基组成的血管紧张素原前体,前体脱去 24 个残基变为血管紧张素原,再经肾素作用释放出血管紧张素 Ⅰ。

ACE 是一种含 Zn 的二羧基肽酶,也是一种糖蛋白,分子量为 90～140kDa,主要由内皮细胞产生。一般情况下,ACE 是血管紧张素 Ⅱ 生成的限速酶,其作用依赖于 Cl^- 和二价阳离子。一些体内、体外的 ACE 底物类似物可竞争性抑制其活性。ACE 可裂解组氨酸和苯丙氨酸之间的肽键,使血管紧张素 Ⅰ 脱去羧基端的组氨酸和亮氨酸而生成血管紧张素 Ⅱ。在许多组织,如血管还可在另一些酶而不是肾素和 ACE 的作用下,使血管紧张素原转变为血管紧张素 Ⅰ,这些酶为 Chymase 和 Cathepsin G。这可能是 ACEI 不能完全阻断组织血管紧张素 Ⅱ 生成的一个重要原因。血管紧张素 Ⅱ 及其他血管紧张素片段的结构如下:

血管紧张素 Ⅰ:Asp-Arg-Val-Tyr-Ile-His-Pro-Phe-His-Leu

血管紧张素 Ⅱ:Asp-Arg-Val-Tyr-Ile-His-Pro-Phe

血管紧张素 Ⅲ:Arg-Val-Tyr-Ile-His-Pro-Phe

血管紧张素 Ⅳ:Val-Tyr-Ile-His-Pro-Phe

血管紧张素 Ⅰ～Ⅶ:Asp-Arg-Val-Tyr-Ile-His-Pro

在正常情况下,ACE 活性的高低决定血管紧张素的产率。血管紧张素 Ⅱ 的主要功能是收缩血管和促进醛固酮的分泌,发挥作用后可经血管紧张素酶水解而失活。血管紧张素酶是一种蛋白水解酶,在血浆和许多组织中均存在。氨基肽酶亦可水解血管紧张素 Ⅱ,生成血管紧张素 Ⅲ。血管紧张素 Ⅲ 是一种脱天冬氨酸的血管紧张素 Ⅱ,亦具有升高血压、促进醛固酮分泌的作用,但其作用比血管紧张素 Ⅱ 弱,血管紧张素 Ⅲ 亦可在血管紧

张素酶作用下失活。血管紧张素Ⅰ和血管紧张素Ⅱ可在内肽酶的作用下生成血管紧张素1～7(图 3-5)。

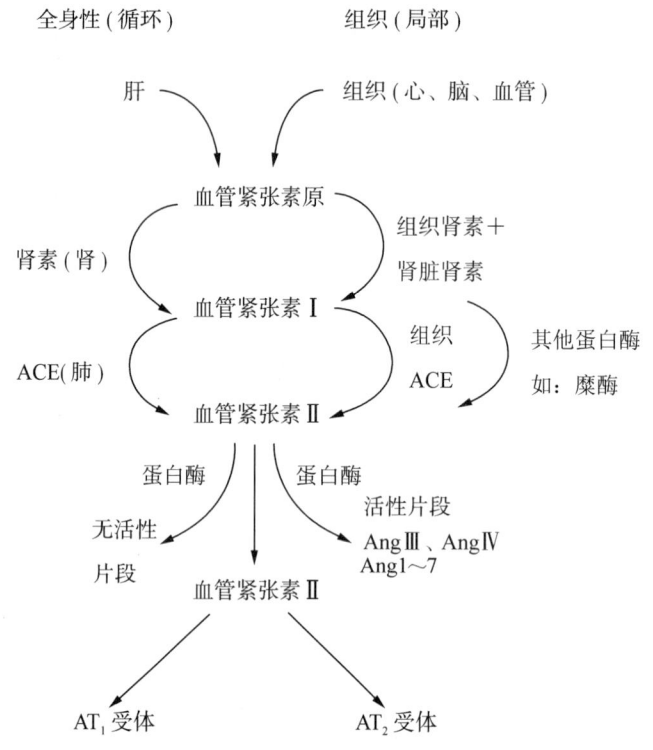

全身性(循环)　　　　　组织(局部)

图 3-5　循环 RAS 及组织 RAS

注:体内组织如心肌、血管、肾、脑等均可独立地生成 RAS 中的各种成分,最终生成 Ang Ⅱ,与循环 RAS 无关。组织 RAS 生成的 Ang Ⅱ在心力衰竭的病理生理中起重要作用,图左侧为循环 RAS,图右侧为组织 RAS

(二)生物学效应与病理生理意义

心脏肾素-血管紧张素系统的作用主要为调节冠脉循环、促进心脏交感神经释放儿茶酚胺、增强心肌收缩力。血管紧张素通过受体的介导发挥生物学效应,其受体主要分为 AT_1 和 AT_2 两型。血管紧张素Ⅱ的大部分作用都是通过 AT_1-R 介导的。血管紧张素Ⅱ可通过丝裂原蛋白激酶途径调节基因表示,也可通过核上的受体刺激心肌细胞蛋白质合成,促进心肌细胞的生长。血管紧张素Ⅱ通过血管紧张素受体激活磷脂酰肌醇系统,使三磷酸肌醇水平升高从而增加细胞内 Ca^{2+} 浓度而发挥作用。心脏肾素-血管紧张素系统在心脏缺血再灌注损伤和高血压引起的心肌肥厚的发生中起重要作用。应用血管紧张素转化酶抑制剂可明显减轻心肌缺血/再灌注损伤和有效抑制高血压导致的心肌肥厚。

血管内的血管紧张素Ⅱ既可直接,也可通过促进儿茶酚胺的释放使血管平滑肌收缩以维持血管的紧张性,还可作用于内皮细胞,促进 EDRF/NO 的释放对血管紧张性进行反馈性调节。血管紧张素Ⅱ也能促进血管平滑肌的增生。血管的肾素血管紧张素系统在高血压的发病中有重要作用。自发性和肾性高血压大鼠,血浆肾素和血管紧张素转化酶活性可不高,但血管壁中的肾素-血管紧张素系统的活性均明显增高。应用血管紧张素转换酶抑制剂可明显降低血压但降压效应与血浆肾素水平的变化无关,而与血管肾素-血管紧张素系统活性的降低有关。血管紧张素转换酶抑制剂在降压的同时可抑制血管平滑肌的增强,而其他降压剂则无此效应。

血管紧张素1～7作为新发现的肾素-血管紧张素家族的新成员具有广泛的生物学效应。它具有独立的转换酶系统,不需要 ACE 就可从血管紧张素 I 或 II 转变而来。目前已知体内可能有三种内肽酶可使血管紧张素 I 转变为血管紧张素 1～7,它们是 EC3.4.24.27,EC2.4.24.15 和 EC3.4.24.26 三种内肽酶。血管紧张素 1～7 与血管紧张素 II 作用不同,它对 AT$_1$ 具有较强的拮抗作用,无明显升压效应;可刺激分泌前列腺素、抗利尿激素和去甲肾上腺素等多种内源性物质。

静脉注射血管紧张素 1～7 可引起血压先升高后降低的双相效应。原发性高血压大鼠中其含量远高于正常动物。目前对血管紧张素 1～7 的生物学活性及其作用机制尚不清楚,但对其进行深入研究将有助于揭示肾素血管紧张素系统在高血压发病中的确切机制,并有可能为某些高血压的治疗开辟一条新的途径。

第四节　血管系统的神经肽

体内各组织中存在着多种活性多肽,它们对机体各组织器官的多种生理功能如运动、分泌、营养、感觉、代谢和防御等都有调节作用,统称为调节肽。调节肽由 4～40 个氨基酸残基组成,主要包括由神经组织产生的起神经递质或神经调质作用和由内分泌细胞产生的起循环激素和局部激素作用的两大类。目前已发现的调节肽有 50 多种,体内存在的调节肽远多于此。

心血管系统中已发现有 30 多种调节肽,可分为:①心血管组织本身产生的调节肽,如心钠素、内皮素等;②其他内分泌组织产生的循环肽类激素,如促甲状腺激素释放激素、加压素等;③心血管系统肽能神经纤维释放的肽类神经递质,如降钙素基因相关肽、血管活性肠肽、阿片肽等;④来源不明的调节肽,这类物质存在于心血管组织内,具有重要生理作用,但其部位尚不清楚,如心脏加速肽,心脏兴奋肽等。本节只介绍部分心血管系统的肽类神经递质。

一、降钙素基因相关肽超家族

在哺乳动物 11 号染色体短臂上排列着降钙素基因相关肽/降钙素(calcitonin gene-related peptide/calcitonin,CGRP/CT)、胰岛素及肾上腺髓质素(adrenomedullin,ADM)的基因。因其在进化上的同源性、基因排列的紧密性和蛋白序列的相似性而称为胰岛素基因超家族。除胰岛素外,CGRP、CT、ADM 与基因位于 12 号染色体的胰淀粉样多肽(islet amyloid polypeptide,IAPP,或名淀粉素,amylin),在多肽链组成、结构、受体结合特点及生物学效应方面有诸多相似之处,这四种肽统称为 CGRP 超家族。

(一)降钙素基因相关肽

降钙素基因相关肽(calcitonin gene-related peptide,CGRP),是人类应用分子生物学技术发现的第一种生物活性多肽。1983 年,Rosenfeld 在研究甲状腺髓样病时发现,有的细胞可产生大量降钙素,却只有 1 条 mRNA,而有的细胞具有 2 条 mRNA,产生的降钙素却只有前者的 1/10。将多出的 mRNA 加入无细胞翻译系统可得到一种蛋白质,酶解后产生 CGRP。这一发现开辟了用分子生物学技术发现活性肽的新途径。

1. 理化特征与分子生物学　CGRP 由 37 个氨基酸残基构成,有 α、β 两种分子形式,其氨基酸组成只在第 3、22 和 25 位不同,α-CGRP 为天冬氨酸、缬氨酸和天冬酰胺,β-CGRP 为天门冬酰胺、蛋氨酸和丝氨酸,其余氨基酸均相同。α-CGRP 的一级结构是:Ala-Cys-Asp-Thr-Ala-Thr-Cys-Val-Thr-His-Arg-Leu-Ala-Gly-Leu-Leu-Ser-Arg-Ser-Gly-Gly-Val-Val-Lys-Asn-Asn-Phe-Val-Pro-Thr-Asn-Val-Gly-Ser-Lys-Ala-Phe-NH$_2$

体内 CGRP 与降钙素来自同一基因,这个基因由 2 800 bp 构成,其中有 5 个内含子和 6 个外显子。不同组织中此基因的表达产物不同,在甲状腺转录成降钙素,而在神经组织可表达出 CGRP。CGRP 的 mRNA 最先翻译成由 128 个残基构成、分子量为 16 kDa 的 CGRP 前体,前体储存于分泌颗粒中,释放时酶解成具有活性的 CGRP。CGRP 基因也有 α、β 两种,为单拷贝基因,定位于第 11 号染色体短臂上。

体内 CGRP 主要分布于人和哺乳类动物的神经系统,近年来发现亦广泛分布于心血管系统和肺组织内。中枢神经系统内以主管感觉与心血管整合有关的中枢含量较高,皮质含量低,在外周主要存在于感觉神经末梢,亦见于运动神经和肠壁神经丛的末梢。在心脏,CGRP 主要分布于心房、心室、室间壁、窦房结、房室结、乳头肌和冠状动脉的神经纤维内。心脏内 CGRP 的分布不均匀:心房高于心室,右心房高于左心房,近心外膜高于近心内膜。所有心血管床均有 CGRP 神经分布,尤以大、中动静脉含量为高,可达 50 pmol/g 组织。其次为腹主动脉、颈总动脉、大脑中动脉、基底动脉、下腔静脉和股静脉。CGRP 常与速激肽存在于感觉传入神经纤维末梢的同一囊泡内。炎症、酸中毒、辣椒素等可刺激 CGRP 的释放。

2. 生物学效应

(1)心血管系统效应:CGRP 是目前已知的最强的扩血管物质,比硝酸甘油、硝普钠强 240 倍。给大鼠静注微量 CGRP 即可引起外周阻力降低,血压下降。CGRP 的扩血管作用缓慢而持久,不易发生快速耐受,不增加血管通透性。CGRP 的扩血管效应不依赖于内皮的存在,对粥样变的冠脉仍有扩张作用。肾上腺素、胆碱能和组胺等的受体阻滞剂不影响 CGRP 的扩张血管作用。对心脏,CGRP 具有正性变力和变时作用,且对心房的作用更为明显。CGRP 能抑制血管平滑肌增殖而促进内皮的增殖。中枢应用 CGRP 可通过兴奋交感神经引起心率增快、收缩力加强、血压升高。利舍平或交感神经阻断剂可抑制此效应。

(2)脑血管效应:CGRP 作为内源性舒血管神经肽,在三叉神经-脑血管系统内浓度较高,对全身血管有不同程度的扩展作用,且对脑血管的作用更为显著。CGRP 舒张脑血管的作用并不完全依赖于血管内皮的完整性,去除内皮细胞其舒张作用仍然存在。

(3)肠道免疫功能的调节作用:近年的研究发现食管、胃、小肠、阑尾和大肠均有表达 CGRP 的神经纤维存在。CGRP 可明显抑制 ConA 刺激的小鼠肠道集合淋巴结 T 细胞和腹腔巨噬细胞 DNA 和蛋白质合成,抑制巨噬细胞的活性,提示 CGRP 是一种抑制型神经内分泌免疫调节肽,在肠道神经免疫调节中可能起重要作用。

3. CGRP 的受体及细胞内信号机制　CGRP 的受体有 α、β 两型,分子量分别为 13.7 kDa 和 50 kDa,广泛分布于心血管组织,其中以心房分布密度最高。CGRP 与受体结合后通过升高胞浆 cAMP 水平发挥生物学效应,它也能激活细胞膜上的 ATP 敏感的 K^+ 离子通道,使细胞膜超极化,进而使电压依赖的 Ca^{2+} 通道关闭,降低细胞内的钙浓度而发挥生物学效应;CGRP 还可通过促进内皮细胞 NO 的释放和促进前列环素的释放和细胞内外的 Na^+/Ca^{2+} 交换,以发挥其生物学效应。

4. 病理生理意义　原发性高血压患者和自发性高血压大鼠血浆 CGRP 水平下降,而主动脉和下丘脑内的含量却增加,提示 CGRP 代谢异常参与高血压的发病。应用 CGRP 可有效降低高血压患者和动物的血压。失血性休克的不同时期血浆 CGRP 水平均显著升高,晚期升高更明显。由于 CGRP 的强心和扩血管作用,早期的升高具有代偿作用,晚期的过度释放,由于其强烈的扩血管作用,可能加重血压的降低,参与晚期休克失代偿过程的发生。在内毒素性休克,血管组织和肠道大量释放 CGRP,CGRP 的升高与休克动物的低血压、心率增快、高乳酸血症和肠道淤血、出血等休克表现有密切关系,内毒素耐受的大鼠对内毒素引起的 CGRP 释放也产生了耐受,这说明 CGRP 是内毒素性休克的一个重要因素。CGRP 的过度释放可能是某些炎症介质如前列腺素、组胺等刺激所致,前列腺素合酶抑制剂如消炎痛和组胺受体阻断剂如苯海拉明等可抑制内毒素休克时血浆 CGRP 的升高,同时也改善了休克状态。血浆 CGRP 浓度高低可以作为判断休克严重程度及预后的指标之一。

CGRP 对多种组织器官如心、脑、脊髓、肝、肾以及皮肤肌肉等的缺血再灌注损伤有良好的防治效果,它可促进缺血心肌功能的恢复,抑制脂质过氧化的发生,减轻蛋白和酶的漏出。其保护机制不能单纯用扩血管效应解释,还可能与抑制脂质过氧化和促进 DNA 合成有关。临床报道严重心力衰竭用洋地黄治疗无效者试用 CGRP 后可增加心排血量,明显改善心衰症状。

(二)肾上腺髓质素

1993 年 4 月,日本学者 kitamura 等通过测定大鼠血小板环磷酸腺苷(cAMP)含量从人的嗜铬细胞瘤组织中分离出一种新的活性多肽,它可使血小板 cAMP 增加,具有强大的降血压作用,同时也存在于人的正常肾上腺髓质,称为肾上腺髓质素(adrenomedullin,ADM)。

1. 分子生物学 人的肾上腺髓质素由 52 个氨基酸残基组成,其中第 16 位和第 21 位为半胱氨酸,形成一个二硫键组成的环状结构,C 末端含有一个酰胺基团,其氨基酸序列如下:YRQSMN-NFQGLRSFGCRFGTCTQKLAHQIYQFTDKD-NVAPRSKISPQGY—NH$_2$。

最近,日本学者 Kitamura 等已克隆出人和大鼠肾上腺髓质素的 cDNA 片段,共 1 293 个 bp,可编码 185 个氨基酸残基组成的肾上腺髓质素前体原(preproadrenomedullin prepro-ADM)。其氨基端为 21 个氨基酸组成的信号肽,去除信号肽后,形成 164 个氨基酸残基组成的肾上腺髓质素前体(proadrenomedullin,pro-ADM)。pro-ADM 经水解可产生 pro-ADM22～41,pro-ADM45～92,pro-ADM95～146,pro-ADM153～185 四个水解片段。其中 pro-ADM22～41 为 pro-ADM 氨基端的 20 个氨基酸残基肽链,又称为肾上腺髓质素 N 端 20 肽(proadrenomedullin-N—terminal 20 peptide,PAMP)。pro-ADM95～146 即为 ADM。1994 年 Ishimitsu 等从人类肝细胞基因组 DNA 文库中分离出了编码 ADM 的基因片段,此基因含 4 个外显子和 3 个内含子。其中第四个外显子编码成熟的 ADM,编码区 5 端上游的侧翼序列有转录调控元件,包括 TATA 盒、CATT 盒以及 GC 盒,同时也有激活蛋白 A$_2$(activator protein-2,AP-2)及 cAMP 调控元件(cAMP regulated enhancer element,CRE),提示蛋白激酶 C 和 cAMP 可调控 ADM 的转录。

2. 分布、合成与释放 除内分泌腺体外,心血管系统的心肌细胞、内皮细胞、血管平滑肌细胞等也是 ADM 的重要来源,尤其是内皮细胞的 ADM mRNA 含量较肾上腺高 20～40 倍。血管平滑肌细胞 ADM mRNA 水平是内皮细胞的 1/10～1/5,但仍是肾上腺髓质的数倍。白细胞介素-1(interleukin-1,IL-1)、肿瘤坏死因子(tumor necrosis factor,TNF)、脂多糖(lipopolysaccharide,LPS)、肾上腺皮质激素(adrenocorticosteroids)和视黄酸(retinoic acid)能显著促进 ADM 的合成,其中 IL-1β 和 TNF-α 的作用最强。成纤维细胞生长因子、内皮细胞生长因子、血小板衍生生长因子 BB(PDGF-BB)、血管紧张素、内皮素、缓激肽及 P 物质的作用稍弱。而 γ-干扰素、血栓素、8-溴 cAMP(8-bromo-cAMP)、血管活性肠肽和腺苷酸环化酶抑制剂 Forskolin 等则可抑制 VSMC 产生 ADM,以 Forscolin 和血栓素作用最强,可减少 70% 的 ADM 含量。

3. 生物学效应

(1)心血管系统的作用:ADM 对全身血管均有扩张作用。其可能的作用机制为:①ADM 直接作用于血管平滑肌细胞,与其特异受体结合后经 G 蛋白的信号转导,增加细胞内 cAMP 浓度,扩张血管;②ADM 激活内皮细胞释放 NO;③抑制血管平滑肌细胞生成 ET-1;④降低 VSMC 内 Ca^{2+} 浓度和 VSMC 对 Ca^{2+} 的敏感性。

(2)血流动力学作用:给清醒绵羊和兔静脉注射 ADM,平均动脉压显著降低,心率、心排血量均显著增加,每搏容量、最大主动脉血流量和左室 dp/dt 轻度增加。

(3)利钠利尿作用:给正常犬静脉注射 ADM 能显著增加尿钠排泄和尿钠排泄分数,降低远端肾小管对钠的重吸收,增加肾小球滤过率、肾血流量和近端肾小管对钠的重吸收,同时伴有 NO 合成增加。而 ADM 的排钠利尿作用可全部或部分被 NO 合酶抑制剂阻断,故 ADM 对肾脏的上述效应可能是通过 NO 系统介导的。

(4)呼吸系统的作用:ADM 除了引起肺动脉舒张外,还抑制组胺或乙酰胆碱诱导的支气管收缩。提示循环 ADM 水平的增加与急性哮喘有关。ADM 的舒张血管反应似与对肺动脉高压的病人保护作用有关。另外,在肺脏 ADM 具有抗炎作用。巨噬细胞分泌中性粒细胞趋化因子是炎症反应的一个部分。ADM 以剂量依赖的方式抑制细菌脂多糖诱导的巨噬细胞分泌炎症趋化因子。

(5)生殖系统的作用:ADM 在生殖系统功能的调节中具有重要的作用。ADM 存在于胎盘,调节血管张力和调节子宫-胎盘-胎儿-循环,参与妊娠时血管系统的适应性过程。正常妊娠时血浆 ADM 的水平升高。而且 ADM 显著减弱 galanin 刺激的大鼠子宫肌肉收缩。L-NAME 处理的孕鼠表现出子痫样症状、高血压、子宫内生长受限、蛋白尿和肾小球损伤,胎儿死亡率增加。给孕鼠注射 ADM 后逆转 L-NAME 诱导的高血压、胎儿死亡率降低,但 ADM 对孕早期和未孕大鼠没有影响。进一步的研究发现 ADM 不影响正常孕鼠基础血压和死亡率,且对产后 L-NAME 诱导的高血压亦没有影响。表明 ADM 在子宫和胎盘的血管系统中具有重要的调节作用。

(6)消化系统:ADM 对胃和小肠的动力学和分泌功能具有极其重要的影响。给清醒大鼠静脉注射 ADM 可呈剂量依赖性降低胃排空。ADM 的这种作用能被 CGRP$_{8-37}$所逆转。胃排空的减弱似与心血管功能无关,因为减弱胃排空所需的 ADM 量明显低于引起心血管功能改变所需的 ADM 量。用胃导管给清醒大鼠 ADM 抑制基础和五肽促胃酸激素和 2-脱氧-D-葡萄糖刺激的胃酸分泌。相反,幽门结扎的清醒大鼠,静脉给予 ADM,增加胃酸分泌量和升高胃蛋白酶水平。另外 ADM 对胃黏膜的损伤具有明显的保护作用。

(7)ADM 对内分泌功能的影响:在大鼠垂体前叶细胞 ADM 不影响基础 ACTH 产生,但以剂量依赖的方式抑制原代培养大鼠垂体前叶细胞 ACTH 的释放,降低血浆 ACTH 水平。此外,ADM 影响大鼠和人肾上腺皮质的分泌功能。在肾上腺皮质球状细胞,ADM 抑制血管紧张素 II、K$^+$和钙离子所致的醛固酮分泌增加。

(8)ADM 的其他生物学效应:ADM 作为一种旁分泌因子在骨骼的生长发育中起重要作用。ADM 促进胚胎和成年期啮齿类动物成骨细胞的生长。ADM 增加体外钙化区和体内非钙化区蛋白质的合成。

ADM 具有舒张肺动脉和抑制组胺或乙酰胆碱诱导的支气管收缩的作用。提示循环 ADM 水平的增加与急性哮喘有关。ADM 以剂量依赖的方式抑制细菌脂多糖诱导的肺巨噬细胞分泌炎症趋化因子,具有抗炎作用。

在自发性高血压大鼠,预先给予 ADM 或中脑动脉接扎后给予 ADM 均减轻局部脑缺血,并降低缺血脑损伤的程度。

4. ADM 的受体及其信号转导机制　研究表明 ADM 存在高亲和的特异的受体。大鼠组织特异^{125}I-ADM 结合位点显示:^{125}I-ADM 的特异结合存在于心、肺、脾、肝、骨骼肌和脊髓。NG108-15 神经纤维瘤细胞,神经胶质瘤细胞,Swiss 3T3 鼠成纤维细胞,大鼠下丘脑、脊髓、血管 L$_6$-myoblast,大鼠子宫,人大脑、血管内皮细胞,小鼠星形细胞等亦存在 ADM 受体。L$_1$孤立受体在大鼠肺、肾上腺、心脏和脾脏表达。当 L$_1$孤立受体的 cDNA 转染 COS-7 细胞后,细胞与^{125}I-ADM 结合,细胞内 cAMP 升高。此外,与 L$_1$最相关的受体 RDC-1(从狗的机体中克隆出来,并具有 7 个跨膜功能域)在 COS-7 细胞中的表达表现为典型的降钙素基因相关肽(CGRP$_1$)受体的药理学特征,导致细胞内 cAMP 产生,而且这一作用被 CGRP$_{8-37}$所拮抗。ADM 亦刺激细胞内 cAMP 水平升高,其 EC$_{50}$为 100 nmol/L,亦应为 CGRP$_1$受体所介导。

ADM 和 CGRP 具有交叉的生物学效应。ADM 受体与 CGRP 受体亦密切相关。最初的药理学研究表明:ADM 的血管效应是直接通过 CGRP$_1$受体介导的。Nuki 等研究表明 ADM 和 CGRP 对大鼠肠系膜血管床的血管效应均能被 CGRP$_{8-37}$所阻断。

另一方面,与 CGRP/ADM 受体相关的是另一孤立受体即降钙素受体样受体(calcitonin receptor-like receptor, CRLR)。人 CRLR 主要在肺、心、肾表达,是一具有 146 个氨基酸残基和 7 个跨膜功能域的膜蛋白,与降钙素(ccalcitonin, CT)的氨基酸具有 51% 的同源性。在 COS-7 细胞表达的这一受体与 CT 肽家族的任何成员均不能结合,因此认为 CRLR 是一种孤立的受体。1998 年 MaLtchie 等从蟾卵细胞克隆出具有 148 个氨基酸残基的受体活性修饰蛋白(receptor activity-modifying protein, RAMP$_1$)。RAMP$_1$是具有单一跨膜功能单位的 G 蛋白耦联受体,可调节 CRLR 从胞浆转移到细胞膜并识别配体的特异。RAMP 家族的其他两个成员(RAMP$_2$和 RAMP$_3$)亦被鉴定出来。三种 RAMP 的氨基酸序列具有 31% 的同源性。在人体组织中,三种 RAMP mRNA 广泛分布。不同的 RAMP 与 CRLR 结合表现为对不同配体具有亲和的、不同的受体表型而决定配体诱发的生物学效应。例如,RAMP$_2$与 CRLR 共同作用表现为 ADM 受体表型,识别 ADM;CRLR 与 RAMP$_1$共同作用则表现为 CGRP 受体表型,识别 CGRP;RAMP$_1$ 或 RAMP$_3$ 直接与 CT 受体作用后产生 Amylin 受体表型,识别 Amylin。ADM 与受体结合后主要通过 cAMP/PKA 途径、NO/NOS 途径、Ca^{2+} 途径、蛋白激酶 C 途径和 MAPK 通路发挥其生物学效应。

5. 病理生理意义

(1)高血压:原发性高血压患者血浆 ADM 含量升高且与疾病的严重程度有关。高血压合并心肌肥厚和肾衰严重程度与 ADM 水平显著相关,心血管组织 ADM 受体及 RAMP$_2$ 基因表达明显上调。高血压患者血浆中 ADM 升高可能是机体在病理条件下的一种防御和代偿反应。ADM 在原发性高血压发病中的作用机制尚不清楚。由于静脉注射 ADM 引起的舒血管反应不伴有心排血量和心率的改变,而且舒血管降压作用持续时间长,降压迅速而明显,ADM 作为内源性舒张血管物质,对高血压的治疗均有潜在的应用价值。

(2)心力衰竭:重度充血性心力衰竭患者血浆中 ADM 水平明显高于正常对照组,衰竭的心室肌中 ADM 免疫阳性颗粒也明显增加,重度和轻度心衰患者血中 ADM 水平也有不同程度的升高,心衰越重,血中的 ADM 水平越高。心血管组织 ADM 受体及 RAMP$_2$ 基因表达明显上调。因此心衰时心脏的内分泌系统被激活,衰竭心脏过度表达 ADM,增加血中的 ADM 水平,可以对抗外周阻力的升高,具有保护作用。最近还报道心衰时血中 ADM 水平的升高与血中 ANP 和 BNP 有明显的相关关系。

(3)肺动脉高压:肺动脉高压患者,右心室和血浆中 ADM 浓度明显高于对照组,右心室 ADM 基因表达亦明显上调,肺动脉高压时右心室和血浆中 ADM 水平的升高可以对抗肺循环的血压升高。慢性阻塞性肺病患者血浆的 ADM 含量亦明显增加。

(4)内毒素休克:在大鼠休克模型上发现休克的早期和晚期血浆中 ADM 水平明显升高,而且心肌和血管中 ADM 浓度升高,基因表达明显上调,心血管组织 ADM 受体及 RAMP$_2$ 基因表达亦明显上调。

(5)其他:原发性醛固酮增多症患者血中 ADM 水平升高。由于 ADM 具有舒张血管、降低血压和利钠利尿作用,因此它可以对抗醛固酮引起的血压升高,具有防御和保护作用。此外甲状腺功能亢进患者血中 ADM 水平亦明显升高,这可能是引起甲亢患者外周血管阻力降低的原因之一。

[附]:肾上腺髓质素 2(ADM$_2$)或称中介素(intermedin,IMD)是 Roh J 等用系统进化分析法以 CGRP 超家族成员特异的一二级结构检索基因库得到的一个新成员。同年,日本学者 TakeiY 等[2] 亦发现了一个新的活性多肽并命名为肾上腺髓质素 2(adrenomedullin2,ADM$_2$)。比较二者的氨基酸序列和核苷酸序列发现 ADM$_2$ 与 IMD 的核苷酸序列和氨基酸序列完全相同,因此认为二者为同一物质。IMD 氨基酸序列在不同种属间相对保守,人与啮齿类动物的同源性大于 87%,而大鼠与小鼠间只有一个氨基酸的差异,人 IMD 基因编码由 148 个氨基酸残基组成的 IMD 前体蛋白,后者进一步在体内剪切为含 47、40 及 3 个氨基酸残基的 IMD$_{1-47}$,IMD$_{8-47}$ 和 IMD$_{1-53}$ 等活性片段。IMD 主要表达在颌下腺,肾脏,胃,肠系膜上动脉,卵巢,淋巴结,胰腺等组织中,亦是通过 CGRP 家族共同的受体系统—降钙素受体样受体/受体活性修饰蛋白系统发挥其生物学效应:在心血管系统具有与 CGRP 和 ADM 相似甚至更强的舒张血管、降低血压等效应;在中枢则升高血压、增加心率。IMD 具有类似或更强于 ADM 和 CGRP 的心血管保护性作用,如增加冠状动脉灌流量从而减轻心肌缺血再灌性损伤及异丙基肾上腺素诱导的心肌缺血损伤等;此外,在胃肠功能紊乱以及内能量稳态失衡所致的肥胖中也具有重要病理生理学意义。

二、神经肽酪氨酸

(一)理化特性与分子生物学

神经肽酪氨酸(neuropeptide Y, NPY)是 1982 年由美国科学家 Tatemot 等分离纯化出的一种生物活性多肽,它由 36 个氨基酸残基构成,因结构与胰源性多肽 YY 肽相似,分子中又富含酪氨酸而得名。

NPY 的基因有 7 200 bp,其基因定位于第 7 号染色体,为一单拷贝基因,包括 4 个外显子和 3 个内含子,它转录表达出由 97 个氨基酸残基组成的 NPY 前体,储存于神经纤维的分泌囊泡中,释放时再酶解成活性 NPY。NPY 是其前体分子中的 29～64 片段。心、肝、脑都已发现有特异性的 NPY mRNA。

NPY 主要分布于中枢及外周神经系统,在心血管系统亦有丰富的 NPY 神经纤维。在脑内,NPY 神经元分布于皮质、尾核、下丘脑、蓝斑和孤束核等处。脑内 NPY 神经末梢分布于下丘脑、隔区、杏仁核、中央灰质及脊髓等处,其中下丘脑 NPY 神经末梢丰富,可能与调节下丘脑脊髓释放有关。在外周,它与去甲肾上腺素共存于交感神经纤维末梢并同时释放,因此有人认为它是交感神经的辅递质。心血管系统中,心脏含 NPY 最多,房室结和右心房的密度最高。切除星状神经节后心内 NPY 几近消失。在血管,NPY 主要分布于动脉,其神经纤维常形成网络包绕着整个血管。NPY 可释放入血,血浆浓度 $1\sim5$ pmol/L,生物半衰期 4 min。

(二)生物学效应

NPY 具有强烈的血管收缩作用,作用发生快、持续时间长。静注 NPY 可使血压持续和强烈地升高。NPY 既对血管有直接作用,又可加强其他缩血管物质(如去甲肾上腺素)的作用和抑制扩血管物质(如乙酰胆碱)的作用,对冠脉亦有强烈的收缩作用。NPY 的缩血管效应不依赖于内皮的存在,亦不受 α、β-肾上腺素和 5-羟色胺受体阻滞剂及前列腺素合成抑制剂的影响,但 Ca^{2+} 通道阻断剂或降低胞外 Ca^{2+} 浓度可显著抑制其缩血管效应,因此其效应是通过促进 Ca^{2+} 内流、提高细胞内 Ca^{2+} 浓度水平而实现的。

(三)病理生理意义

NPY 的过度释放可能是心肌梗死、脑血管痉挛的重要原因。实验性心肌梗死时,梗死区心肌 NPY 含量显著减少,可能是 NPY 大量释放所致。NPY 的大量释放尚可阻碍侧支循环的建立。动脉分叉处的 NPY 含量特别高,颈内动脉注射微量 NPY 即可造成血管痉挛,脑血流量急剧减少。家兔蛛网膜下腔出血时,脑脊液中 NPY 的含量显著升高。自发性高血压大鼠下丘脑和脑干 NPY 含量明显高于正常大鼠,肾上腺髓质嗜铬细胞瘤高血压患者血中 NPY 水平亦明显高于正常人。因此,NPY 也是高血压病的发病因素之一。

三、速 激 肽

速激肽是一类单链多肽,其 C 端都有一共同氨基酸序列-Phe-X-Gly-Leu-Met-NH$_2$,其中 X 为疏水氨基酸或芳香族氨基酸。已知速激肽家族含有 20 多个成员,主要有 P 物质(SP)、K 物质(SK)、神经激肽 B(NKB)和神经肽 K(NPK)等。

速激肽有两个基因 PPT-A 和 PPT-B。PPT-A 基因有 7 个外显子和 6 个内含子可转录成 α、β 两种 mRNA。α-mRNA 由外显子 2、3、4、5 和 7 转录而成,可翻译出 SP(外显子 3);β-mRNA 由外显子 2、3、4、5、6 和 7 转录拼接而成,可翻译出 SP 和 SK(外显子 6)。NPK 是 βmRNA 中第 4、5、6 外显子的产物。

PPT-B 基因比 PPT-A 基因多 2 个外显子,外显子 5 可编码翻译成 NKB。不同组织中 SP、SK、NKB 和 NPK 的分布和含量亦不同。NPK 可以转化成 SK,可能是 SK 的前体。

SP 和 SK 主要分布于中枢神经系统和消化系统,心血管系统中亦有广泛分布。心脏的速激肽神经纤维来源于星状神经节,切除星状神经节后心脏速激肽含量明显降低。心房中速激肽含量高于心室,冠状动脉、主动脉、肺动脉、肾和脑血管中均有速激肽神经分布,其中以冠状动脉分布最为密集。

速激肽受体有三型:NK$_1$、NK$_2$ 和 NK$_3$,其相应的内源性配基分别为 SP、SK 和 NKB。NK$_2$ 受体已被分离纯化,并克隆出了其 cDNA。NK$_2$ 受体的 cDNA 由 2 832 bp 组成,可转录翻译成分子量为 43 kDa,由 384 个残基构成的受体蛋白。它是一条单链多肽,N 端在胞外,有 2 个糖基化位点,C 端在胞内,有多个磷酸化位点,跨膜部为 7 个疏水区组成的 α 螺旋,其间有 3 个胞内环和 3 个胞外环。NK$_2$ 受体可能与 GTP 结合蛋白偶联,以磷酸肌醇为第二信使而发挥生物学作用。

速激肽具有扩张血管的作用。扩张冠脉的作用 SP>SK,扩张脑血管的作用 SK>SP,其血管扩张作用依赖于内皮细胞。整体实验速激肽使血压、左室收缩末期压和最大收缩速率均降低,而用 SK 灌流离体心脏则具有正性变时和变力作用,速激肽可使血管通透性增大,促进血管平滑肌细胞的增殖和心房肌细胞释放心钠素。

休克时 SK 释放增加,应用 SK 可延迟和减轻实验性休克的发生。速激肽的其他病理意义尚不清楚。

四、血管活性肠肽

血管活性肠肽(vasoactive intestinal peptide, VIP)是 1970 年 Said 和 Mutt 发现的一种活性多肽。由 28 个氨基酸残基组成。其前体基因含 7 个外显子和 6 个内含子共 9 000 bp,由此表达出 170 个残基的 VIP 前体。这个前体中第 81~108 残基是富组氨酸多肽,第 125~152 残基为 VIP。

VIP 主要存在于中枢神经系统和胃肠道内,作为一种神经递质它亦广泛存在于心血管系统。心脏中以心房含量最高,血管则以毛细血管床和肺小血管含量丰富。在某些神经纤维中 VIP 常与乙酰胆碱共存,刺激胆碱能神经的节前纤维,可引起 VIP 和乙酰胆碱含量都明显降低。

血浆 VIP 浓度很低,半衰期短,仅 1min,主要由肝、肾灭活。C 末端(18~28 残基)是维持活性所必需,近来发现 N 末端(1~10 残基)亦有活性,因此推测 VIP 分子中可能有两个活性信息片段。

VIP 有高、低两种亲和力的受体,广泛分布于心血管系统,低亲和力受体可能是高亲和力受体的一个单位。一个主动脉平滑肌细胞约含有 6 000 个高亲和力和 14 000 个低亲和 VIP 受体。VIP 受体也广泛分布于内皮细胞,肺内 67% 的 VIP 受体在毛细血管的内皮细胞上,VIP 与其受体结合后主要通过激活腺苷酸环化酶以 cAMP 为第二信使发挥作用,但也有人认为是通过激活可溶性鸟苷酸环化酶以 cGMP 为第二信使而产生效应。

VIP 是内源性血管扩张剂,其扩血管作用与血管紧张度有关,紧张性越高其扩张作用亦越强。VIP 含量越高的血管其扩血管作用也越明显。生理剂量的 VIP 即可使心、脑、肾、肺和骨骼肌的血管扩张,外周阻力减少,血压特别是舒张压也随之降低。其血管扩张作用不受肾上腺素和胆碱能受体阻断剂的影响。VIP 的扩血管作用,在某些血管如主动脉和肺动、静脉是内皮依赖性的,而在另一些血管如冠脉和脑血管则不依赖于内皮。此外,VIP 还有增加心肌收缩力和血管通透性的作用。

失血、内毒素和内脏缺血性休克时,血浆 VIP 水平成倍增加,肠系膜静脉血中水平升高尤为明显,可能与胃肠道大量释放有关,通过其正性肌力和扩张心、脑血管作用,VIP 在休克早期具有代偿意义,而在休克晚期,VIP 增加血管通透性和强烈扩张内脏血管作用可使血容量减少,血压进行性降低,休克小肠的再灌注损伤加重,促使休克不可逆发展,具有损害作用。

VIP 还是水泻综合征的重要发病因素,在过敏、哮喘、肺水肿等的发病中具有重要作用。

五、神经降压素

神经降压素(neurotensin, NT)是 Carraway 和 Leman 于 1973 年分离纯化的一种生物活性多肽。它由 13 个氨基酸残基组成,与爪哇素和神经调素 N 结构类似,可能属同一家族。NT 的 cDNA 由 1 500 bp 组成,由它转录翻译产生出 170 个残基的 NT 前体,再酶解成 NT。

NT 主要分布于中枢神经系统和消化系统。心脏内含量心房高于心室,右房高于左房。血管亦广泛分布有 NT 神经纤维,其动脉壁含量高于静脉壁,小动脉含量高于大动脉。

血浆 NT 浓度约 20pmol/L,半衰期 40s,主要在肝、肾代谢灭活。NT 受体有高、低两种亲和力形式,与受体结合后通过 cAMP 为第二信使发挥生物学效应。

NT 具有强烈的扩血管作用,其作用不为肾上腺素和胆碱能受体阻断剂所阻断,但可被组胺受体和 5-羟色胺受体阻断剂所抑制,因此,其作用部分是通过促进组胺和 5-羟色胺的释放而引起的。NT 的扩血管作用不依赖于内皮细胞。对某些血管如冠状动脉、门脉和皮下脂肪的血管,NT 具有收缩作用,对心脏尤其是心房 NT 有正性肌力作用。此外,NT 可增加血管通透性,H_1 受体阻断剂可拮抗此效应。NT 的病理生理意义尚待进一步研究。

六、阿片肽

阿片肽亦称为内源性阿片样物质,在体内有脑啡肽(EK)、β 内啡肽(β-End)和强啡肽(Dyn)三大家族约 20 多个成员。心血管系统中主要是脑啡肽和强啡肽,分别由脑啡肽前体原 A 和 B 转化而来。在心脏,脑啡肽和强啡肽主要分布于心房、心室、传导系统和周围血管壁的神经纤维内,可能与肾上腺素能神经纤维共存。应用 6-羟多巴胺后心肌儿茶酚胺和阿片肽含量均降低,刺激交感神经,在儿茶酚胺释放的同时强啡肽亦相应分泌。

阿片肽的心血管作用取决于其种类、作用部位以及动物种属。静注甲啡肽引起人心率增快和血压升高,而静注脑啡肽可使兔心率减慢和血压降低,此两种作用均可为阿片受体阻滞剂纳洛酮所阻断。脑啡肽可选择性的扩张人骨骼肌血管而使血压降低。中枢注射阿片肽的心血管效应与注射部位和种类有关。

阿片肽对心肌收缩力也有影响。脑啡肽对心室肌有正性肌力作用,对心房则无作用,而强啡肽则可抑制心房肌收缩力。另外,某些阿片肽可通过促进心钠素释放和抑制抗利尿激素释放产生利尿作用。

阿片肽在休克发病中有一定作用。休克时血浆 β-内啡肽水平显著升高,纳洛酮可减轻或逆转休克时的低血压。强啡肽在治疗脑卒中上亦有一定意义。

七、尾加压素 Ⅱ

尾加压素 Ⅱ(urotensin Ⅱ, U Ⅱ)最早是从鱼尾部下垂体中分离出来的神经肽,近年已从人体克隆出来。鱼类的 U Ⅱ 由 12 个氨基酸组成;蛙的 U Ⅱ 含 13 个氨基酸残基;人的 U Ⅱ 仅有 11 个氨基酸残基。U Ⅱ 的 C 末端第 6~11 位氨基酸残基构成的类似生长抑素的环状结构十分保守,决定了 U Ⅱ 的生物学活性。

U Ⅱ 在鱼类主要分布于尾部下垂体和神经系统;在两栖类和哺乳类动物 U Ⅱ 前体基因主要在神经系统(脑和脊髓)内表达,在肾、脾、小肠、胸腺、前列腺和肾上腺亦有少量分布;此外,冠状动脉粥样硬化斑块以及脂质沉淀的平滑肌细胞和吞噬细胞内都富含 U Ⅱ。

U Ⅱ 受体是一种孤立的 G 蛋白耦联受体 GPR14。主要分布于脊髓神经元、膀胱平滑肌细胞以及心肌细胞;其次为动物的内皮细胞、血管平滑肌细胞、胰腺、丘脑枕叶皮质、黑质中亦有低水平表达。U Ⅱ 作为神经肽对神经系统功能的影响,在哺乳动物尚未见报道。U Ⅱ 可以促进鱼类皮质醇和醛固酮的分泌,其作用弱于 ACTH,但强过血管紧张素 Ⅱ。

U Ⅱ 的心血管作用主要表现为强烈的血管收缩,其缩血管效应比内皮素强十几倍。U Ⅱ 的缩血管效应主要通过 Ca^{2+} 介导。此外,U Ⅱ 能导致心输出量减少,心率减慢,心肌收缩功能抑制。由于 U Ⅱ 在冠状动脉粥样硬化斑块和脂质沉淀的组织有高表达,提示 U Ⅱ 在冠心病、动脉粥样硬化的发病中可能具有重要的病理意义。

(齐永芬　唐朝枢)

第五节　新发现的心血管活性多肽

分子生物学的发展促进了心血管活性多肽的研究,"老肽"的功能不断被更新,"新肽"则不断被发现,呈"每日一肽"之势,不仅给研究者们带来极大的机遇,也带来更大的挑战。这些活性多肽大多都是小分子物质,代谢迅速,种类繁多,呈多功能性,生物效应多样,彼此相互作用形成复杂的网络关系。

尽管目前高通量功能研究技术的缺乏对小分子活性物质的研究较为困难,在生物学研究转入以功能基因组学为标志的后基因组时代,应用生物信息学方法,高通量地分析基因组编码产物的生物学功能的策略对小分子活性物质的研究,也起了一定的促进作用。其中孤儿 G 蛋白耦联受体策略就是一个成功应用现代分子生物学手段研究心血管内分泌功能的成功范例。

孤儿 G 蛋白耦联受体(orphan GPCRs,oGPCRs)系指尚未找到天然配体的 G 蛋白耦联受体(G-protein-coupled receptor,GPCR),其结构特征为具有 7 个跨膜功能域。在仅知道 GPCR 基因序列的情况下(利用三大库的信息),通过对现有受体的同源亚型搜索,使之克隆并在细胞膜表面表达,然后用各种纯化的可疑配体或高质量组织提取液进行筛选,以胞内第二信使的变化为筛选指标,寻找和研究该受体的天然配体及其功能,这种高通量的研究方法称孤儿受体策略(Orphan receptor strategy)。该方法已经在较短的时间内发现了40多种新的天然配体(几乎均为生物活性小分子物质)和它们的新的重要生理功能,是一种成功的功能基因组学研究方法,并逐渐成为后基因组时代功能基因组学研究的普遍方法之一。孤儿受体的研究促进了"反向生理学"、"反向药理学"和"反向药物学"等的发展,非常有利于生理功能的研究和新药研制。下面简述几种利用孤儿受体策略新发现的心血管内分泌物质。

一、松弛素

松弛素(relaxin,RLN)最初是从怀孕的猪黄体细胞中提取的妊娠相关激素,分子量为6kDa,由2条分别含有22和35个氨基酸残基的肽链组成,链内和链间为二硫键,其结构与胰岛素和胰岛素样生长因子有很大的同源性,被认为是胰岛素样生长因子超家族成员。人类RLN的编码基因为RLN-1/2,与编码胰岛素-4、6的基因相邻位于9号染色体,而鼠的编码基因为RLN-1,与编码胰岛素-6的基因相邻位于19号染色体。最近RLN-3也被克隆,尽管与其他RLN同源性较差,但也可与RLN受体结合,通过类似的信号通路发挥效应。

RLN广泛分布于黄体、卵泡内膜、子宫内膜、乳房组织、前列腺和中枢神经系统,其受体为LGR$_7$(leucine rich repeat containing,G protein coupled receptors,LGR),是富含亮氨酸的孤儿受体的成员之一,由两部分组成,主要部分为220kDa,次要部分为36kDa,其不由二硫键相连,不与胰岛素、胰岛素样生长因子Ⅰ和Ⅱ结合。RLN受体分布于生殖系统、心房和大脑组织,大鼠出生后7d在脑中出现RLN受体,而心房组织中的RLN受体在生后1d就呈现高表达,并一直保持较高水平。

既往对RLN的生物学效应主要局限于生殖系统,RLN具有软化生殖道组织,抑制子宫收缩,促进骨盆韧带软化等作用,从而利于妊娠和分娩。近年的研究观察到RLN可降低体外培养的人皮肤成纤维细胞胶原的表达,并轻度增加促胶原降解的金属蛋白酶(matrix metalloproteinase,MMPs)和胶原酶的分泌,动物实验也证明RLN可减少表皮以及肺成纤维细胞中胶原和金属蛋白酶组织抑制剂(tissue inhibitor of metalloprotein-ase,TIMP-1)的表达,抑制溴乙胺造成的鼠肾皮质与髓质交界处的间质纤维化,具有强大的抗肝、肺、肾、心间质、和皮肤纤维化的发生。RLN抗纤维化的机制为抑制巨噬细胞的浸润、抑制TGF-β介导的胶原合成,促进MMP-1表达,从而诱导胶原酶合成等多途径。RLN还具有广泛的心血管效应,包括:直接作用于心脏的起搏点细胞产生正性变时效应,激活Gsα蛋白升高cAMP水平,直接通过PKA途径产生变力效应,调节心脏内分泌功能,参与中枢性血压调控,舒张冠状动脉,扩张血管降低血压等。其心血管效应的信号通路可能与促进NO的生成,增加细胞内cGMP和(或)cAMP水平有关。

充血性心力衰竭患者血浆RLN的浓度及心脏RLN表达均升高,与疾病的严重程度呈正相关,RLN通过舒张血管,减弱肾血管对AngⅡ的反应发挥利尿作用,促进ANP合成,降解胶原基质,上调组织纤溶酶原激活物活性,抑制冠脉血栓形成,拮抗内皮素-1等多种保护效应,从而有望成为临床心衰、缺血再灌注损伤及心脏纤维化治疗的新靶点。另外RLN还有通过NO信号系统发挥舒张血管、抑制血小板和肥大细胞活化的作用,缩小心肌梗死面积和恶性心律失常的发生频率,降低死亡率,减少心肌中性粒细胞浸润,降低髓过氧化物酶含量和脂质过氧化物水平,减少Ca^{2+}超载,增强心肌收缩功能。RLN可能是一种新的心血管保护因子,其生理及病理生理意义值得关注。

二、生长素

从20世纪70年代起人们就陆续发现,许多人工合成的小分子肽和非肽类物质在体内和体外均可促进生长激素(growth factor,GH)分泌,并将这一类人工合成物统称为生长激素促分泌物(growth hormone secretagogues,GHSs)。根据GHSs在体内促进生长激素分泌的信号转导机制与已知的生长激素释放激素(growth hormone releasing hormone,GHRH)比较,推测体内存在着GHS的相应受体(GHS receptor,GHSR)。1996年Howards等成功分离到了单一编码GH-SR的cDNA,并证实GHSR属于(螺旋7次跨膜的G蛋白耦联受体,1999年Kojima等建立了稳定表达 GHSR 的 CHO 细胞株,并用此细胞株作为分析系统来寻找内源性配体即内源性 GHS。发现大鼠胃组织提取物中 GHS 的活性最高。经过系列层析提纯,从中纯化出了 28 个氨基酸组成的活性肽,命名为生长素(ghrelin)。生长素可与 GHSR 结合促进生长激素分泌,是目前除了生长激素释放激素和生长抑素外,第三个调节腺垂体生长激素分泌的内源性物质。

生长素分子序列为 GSSFLSPE-HQRVQQRKESKKPPAKLQPR,第 3 位丝氨酸上的辛酰基化对其生物活性起到重要作用,其中前 4 个氨基酸片段(G-S-S-F)是生长素最小的活性中心。生长素在不同种属结构和分布不同,除两个氨基酸(11、12 位)不同外,人和小鼠生长素有高达 89% 的同源性。生长素和胃动素(motilin)的分子结构在多肽和受体上都很相似,因此生长素曾被称为胃动素相关多肽(motilin-related peptide)。另一个被纯化的生长素称为 Des-[Gln^{14}]-生长素,其化学结构和生长素基本相似,仅缺少一个 14 位的谷氨酰胺。去辛酰基生长素不能和 GHS-R1 结合,因而无刺激生长激素分泌的作用。

生长素分布于人体多种组织器官,包括胃、肠道、胰腺、肾脏、胎盘、睾丸、下丘脑、脑垂体等,其中胃组织中浓度最高,占全身的 20% 左右。GHS-R 是含 7 个跨膜域的 GPCR,信号系统主要由 Gq 蛋白和磷脂酶 C(PLC)、三磷酸肌醇(IP$_3$)和蛋白激酶 C(PKC)组成。GHS-R 存在 1a 和 1b 两种亚型,GHS-R 1a 含 366 个氨基酸,有 7 个跨膜域,而 GHS-R 1b 仅含 289 个氨基酸,5 个跨膜域。编码 GSH-R 的基因组 cDNA 在人、猪、大鼠高度保守。GHS-R 1a 的 mRNA 主要分布于下丘脑弓状核、腹内侧核、漏斗核、海马区以及腺垂体,在甲状腺、胰腺、脾、心肌和肾上腺仅有低水平的表达,GHS-R 1b 的 mRNA 在所有研究的组织,包括心脏和血管中均有广泛表达。

生长素与其受体结合后,能刺激垂体前叶释放生长激素,其作用并不依赖于 GHRH 的存在,而是由垂体 GHS-Rs 介导,并且不受神经递质、葡萄糖、游离脂肪酸、糖皮质激素、生长激素等的影响。生长素能增加食欲,调节能量平衡,促进胃酸分泌,对食物摄入和体重的长期控制有重要作用。正常空腹时血浆生长素生理浓度即可刺激食欲,禁食引起胃生长素 mRNA 表达升高,生长素浓度增加可引起觅食行为,而摄食和口服葡萄糖会减少生长素浓度,过量饮食后血浆生长素浓度下降。生长素增加食欲和调节能量平衡的生物学效应是通过增加 NPY 基因表达,并阻断瘦素引起的降低食欲作用,以及增加刺鼠肽基因相关蛋白的表达(agouti-related protein,AGRP)实现的。另外外源性生长素可以在不改变心率的前提下,降低心脏后负荷、增加心排血量而产生有益的血流动力学效应。

生长素的能量调节作用主要是消化道产生的生长素通过血行分泌作用于中枢,故称为肠-脑轴(gut-brain axis)。生长素可能是生长激素/胰岛素样生长因子轴和调节能量平衡的神经内分泌调节之间的一个新的联结纽带,与肥胖等密切相关。研究表明,过量生长素可引起肥胖,由于口服生长素并不引起食欲亢进,且生长素半衰期很短,降解迅速,表明生长素主要通过外周途径减少脂肪利用引起正向能量失衡。有实验证明脑室内注射生长素会产生剂量依赖性的摄食增加,同时脂肪氧化受损,能量消耗降低,从而导致体重增加。生长素还参与胰岛素抵抗的病理生理过程,注射生长素可引起血糖的迅速升高,同时胰岛素分泌明显减少,使血糖进一步升高。生长素通过增加肝脏的糖原分解引起高血糖的同时又抑制胰岛素的分泌,通过内/旁分泌方式调节胰岛功能。

研究表明心血管局部组织,如主动脉弓、左心房、左心室都有生长素的表达,提示生长素能以旁/自分泌途径调节心血管的活动。外源性生长素可以在不改变心率的前提下,降低心脏后负荷、增加心排血量,产生有益的血流动力学效应。生长素体外能抑制人内皮细胞中前炎症细胞因子的产生、单核细胞黏附和核转录因子 NF-κB 的活化,体内能抑制内毒素诱导的细胞因子的产生,提示生长素可能通过发挥抗炎症效应参与动脉粥样硬化的调控。健康志愿者皮下注射不同剂量的生长素后,左心室射血分数呈剂量依赖性升高,给感染性休克大鼠注射生长素可降低内毒素休克的死亡率,改善动脉血压;另外生长素还能改善缺血再灌注损伤心肌的收缩效率,改善慢性充血性心力衰竭恶液质。感染性休克大鼠、病毒性心肌炎小鼠以及慢性心力衰竭患者血浆中生长素水平显著增加，说明心脏受损期间生长素水平增加可能起着保护性的作用。

最近从大鼠胃组织中发现一种与生长素来源于同一基因而生物学效应完全相反的摄食相关肽，被命名为肥胖抑素(obestatin)，肥胖抑素由 23 个氨基酸组成，序列为 FNAPFDVGIKLSGAQYQQH-GRALNH$_2$，C 末端甘氨酸残基带有酰胺化的修饰基团，分子量 2516.3，是 G 蛋白耦联孤儿受体(GPR39)的内源性配体。小鼠腹腔或脑室内注射肥胖抑素后，呈时间和剂量依赖性的抑制摄食、抑制体重增加、持续性抑制胃排空、减少空肠肌条的收缩活动，并能拮抗生长素引起的刺激收缩效应。obestatin 抑制饮水，影响睡眠功能。肥胖抑素和生长素在能量平衡及体重调控复杂机制中的作用，可能成为治疗肥胖的新靶点。肥胖抑素在心血管组织中的分布和效应目前尚不清楚。

三、Apelin

1993 年，O'Dowd 在人类基因中首次识别出孤儿 G 蛋白耦联受体——血管紧张素受体 AT$_1$相关的受体蛋白(putative receptor protein related to the angiotensin receptor AT$_1$, APJ)。人 APJ 为 377 个氨基酸残基组成的含有 7 个 α 螺旋跨膜区段的蛋白，与 AngⅡ受体(AT$_1$)具有 31% 的同源性，但在成纤维细胞，AngⅡ并不能与 APJ 结合，说明 AngⅡ不是 APJ 的内源性配体。1998 年 Tatemoto K 等人利用反向药理学的方法从牛胃的分泌物中提取并纯化出 APJ 的天然配体，即 Apelin。

人、牛、大鼠和小鼠的 Apelin 前体肽原(pre-proapelin)均由 77 个氨基酸残基组成，各种属之间同源性达 76%～95%。Apelin 前体肽原的 N-末端含有一个信号肽序列，C 末端，尤其从 Trp^{55}到 Phe^{77} 的 23 个氨基酸在各种属间完全保守，提示 C 末端具有重要功能。Apelin-36(preproapelin42-77)序列在 C-末端，由 36 个氨基酸残基组成，在各种属中非常保守，同源性达 86%～100%。

Tatemoto K 等共比较了 Apelin-36(preproapelin42-77)、Apelin-13(preproapelin65-77)和 Apelin-17(preproapelin61-77)三个肽段的结构与效应关系，发现 N-末端对抑制病毒侵入具有重要意义，抑制 HIV 侵入的能力表现为 Apelin-36＞Apelin-17＞Apelin-13；C-末端代表 Apelin 的受体结合能力及生物活性，产生并且长、短链结构形式的 Apelin 受体结合能力不同。此外这三种肽段的生物学效应略有差异：

(1)增加细胞外酸化率和抑制 forskolin 刺激 cAMP 生成的作用不同：Apelin-13 和 Apelin-17 作用比 Apelin-36 高 8～60 倍，Apelin-13 可短暂的升高细胞外的酸化作用，Apelin-36 则有持续作用。

(2)与 APJ 的结合能力不同：Apelin-36、Apelin-17 比 Apelin-13 能更有效地抑制^{125}I 标记的 Apelin 类似物与 APJ 的结合，^{125}I 标记的 Apelin-13 与 APJ 的结合能力远强于 Apelin-36，未标记的 Apelin-36 比 Apelin-13 能更有效地将^{125}I-Apelin 类似物与 APJ 分开。

(3)诱导表达 APJ 的细胞的迁移能力不同：Apelin-13 的作用要远高于 Apelin-36。

(4)诱导 APJ 受体内化作用不同：Apelin-36 和 Apelin-13 可以剂量依赖性的诱导 APJ 受体通过网格蛋白包被小窝(clathrin-coated pits)与转铁蛋白受体结合快速内化，去除 Apelin-13 后 60 min，APJ 分子可再循环到细胞表面，但是去除 Apelin-36 后 2h 内化的 APJ 大部分仍滞留于细胞胞浆。

Apelin 及其受体广泛分布于免疫系统，如大鼠的肝脏和脾脏，人的 B 和 T 淋巴细胞，以及其他组织器官如内分泌系统中的松果体、腺垂体、肾上腺、胃、乳腺、肺脏、骨骼肌、肾脏、卵巢、脑、脂肪细胞，心血管组织的心肌、冠状动脉、大动脉和隐静脉、各种器官的小动脉内皮及人心脏、肾脏、肺脏和肾上腺的血管内皮细胞，及大血管的内皮细胞。Apelin 的分子结构因分布的组织不同而存在差异，例如肺、睾丸和子宫中以长链分子(Apelin-36)为主；在乳腺中长和短链结构形式(Apelin-36、Apelin-13)均可见到。

Apelin 及其受体 APJ 在体内如此广泛分布提示 Apelin 可作为内分泌和(或)旁/自分泌活性物质发挥广泛的生物学效应。Apelin 肽链中有一段 13 个氨基酸残基和富含精氨酸残基的肽段，它有强大和特异的抗病毒活性的作用。APJ 广泛存在于中枢神经系统，包括海马、纹状体、丘脑、皮质、小脑和脊髓等部位,是一些人类免疫缺陷病毒(HIV)和猿免疫缺陷细胞株(SIV)的有效的可替换的复合受体,Apelin 作为 APJ 受体的内源性配体,可有效阻断 APJ 复合受体的活性,抑制 HIV 侵入细胞。免疫反应时 Apelin 通过 APJ 抑制淋巴细胞胆碱能活性。另外 Apelin 也具有重要的心血管效应,可通过 NO 途径舒张血管,降低血压,对正常大鼠和心肌梗死导致的心力衰竭大鼠的心脏发挥正性肌力作用。此外 Apelin 还有利尿(减少抗利尿激素释放)、调节摄食摄水、调节垂体激素释放和生物节律等作用。

心血管疾病中 Apelin 及其受体 APJ 均发生不同程度的变化。冠心病和特发性扩张性心肌病导致的慢性心力衰竭患者左心室 Apelin mRNA 水平分别较正常人增高 4.7 倍和 3.3 倍,但心房中 Apelin mRNA 水平没有改变。Apelin 在心血管系统中作为心血管活性物质具有扩张血管和正性肌力作用,在心力衰竭及心肌重塑中具有重要防护意义,同时 Apelin 具有免疫调节活性,可以抵抗病毒入侵和调节免疫炎症因子生成。目前认为炎症因子、病毒感染均参与了冠心病、动脉粥样硬化及病毒性心肌炎等的发病,Apelin/APJ 在上述疾病的中的意义值得重视。

Apelin 在肺组织呈高表达提示其在肺部疾病中可能具有重要意义。临床研究表明,Apelin 与 proBNP 浓度的联合检测可能对区分心脏疾病和肺部疾病导致的呼吸困难是一种新的诊断手段。慢性肺实质病变患者血浆 Apelin-36 浓度下降了 69.7%,proBNP 不变;先天性肺动脉高压伴右心室压力增高或有严重左心室收缩功能障碍的患者血浆 Apelin-36 浓度分别下降了 52.4% 和 75%,而血浆 proBNP 却显著升高。

四、抵　抗　素

抵抗素(Resistin)是 Stappen 等在进行 3T3-L_1 脂肪细胞诱导分化、基因筛选时意外发现了一个新基因,该基因在成熟的脂肪细胞暴露到胰岛素增敏剂噻唑烷二酮(thiazolidinedione,TZD)类药罗格列酮后表达下调,因具有抵抗胰岛素的作用遂命名为抵抗素(resistance to insulin,resistin)。

人类抵抗素由 108 个氨基酸残基组成,属于富含半胱氨酸的分泌型蛋白质抵抗素样分子(resistin like molecules,RELM)家族,分子量为 12.5 kDa。基因编码区位于 19 号染色体的一个克隆片段。Resistin 通过 N 末端的半胱氨酸形成的二硫键构成二聚体,并以此二聚体作为亚单位,形成了多聚体。

抵抗素主要在白色脂肪组织中表达,在小鼠大脑(下丘脑和皮质)和垂体以及在弓状核、胃、肠、肾上腺、骨骼肌以及胰腺等组织器官也有表达。而在人类则主要由白色脂肪组织分泌,但含量低,mRNA 水平仅为大鼠的 1/250。

降糖药物、细胞因子、激素、活性多肽、儿茶酚胺等都可通过不同的信号通路调控抵抗素的表达,提示抵抗素具有重要的生物学效应。抵抗素可作为动物营养状态的脂肪传感器,且对脂肪分化产生抑制效应,可能是脂肪形成的反馈调节因子。近年发现抵抗素与代谢症候群的关系很密切。代谢症候群(metabolic syndrome)是指生理代谢层面的心血管危险因子的聚集现象,这些危险因子主要包括高血压、血脂异常、糖尿病、肥胖、微蛋白尿以及高尿酸与凝血因子的不正常等。抵抗素基因是联系肥胖与以胰岛素抵抗为特征的心血管疾病及 2 型糖尿病的关键因子之一。有报道抵抗素也与急性心肌梗死、不稳定性心绞痛和原发性高血压的发生有一定关系。

(齐永芬)

综上所述,整个循环系统各组织细胞都具有内分泌功能,它们可以产生多种生物活性物质,对整体和自身功能具有重要调节作用。因此,血液循环系统不仅是一个血流动力学的系统,它也是体内一个重要的内分泌系统。由于循环系统各组织细胞(如血管内皮、平滑肌、心肌和血细胞)在体内各器官系统中分布的普遍性,它们的内分泌功能对机体的影响也是广泛的,可以认为机体任何组织器官无一不受到它们的调节和控制。循环系统内分泌功能在机体内环境的稳态和自身防病机制中起着极为重要的作用。

循环系统内分泌功能观念的提出,不仅丰富了内分泌学的内容和范围,而且为心血管基础和临床的研究揭开了新的一页。循环系统内分泌学作为一个年轻和新兴的领域具有十分广阔的前景。

参 考 文 献

1 陈名道. 心血管内分泌学:内分泌医师面临的挑战. 中华内分泌代谢杂志,2005,21 (1):1—4

2 武 煜,顾振纶. 一氧化氮的心血管作用研究进展. 中国血液流变学杂志,2004,14 (1):143—145

3 Barrett-Connor E. Hormones and heart disease in women:where are we in 2005? Curr Atheroscler Rep,2006,8 (2):85—87

4 Casas JP,Bautista LE,Humphries SE,et al. Endothelial nitric oxide synthase genotype and ischemic heart disease:meta-analysis of 26 studies involving 23028 subjects. Circulation,2004,109 (11):1359—1365

5 Costello-Boerrigter LC,Burnett JC Jr. The prognostic value of N-terminal proB-type natriuretic peptide. Nat Clin Pract Cardiovasc Med,2005,2 (4):194—201

6 Del Ry S,Passino C,Emdin M,et al. C-type natriuretic peptide and heart failure. Pharmacol Res,2006,54(5):326—333

7 Emdin M,Poletti R,Giannoni A,et al. Natriuretic peptides in heart failure. G Ital Nefrol,2006,23 Suppl 34:S32—37

8 Ferrario CM,Strawn WBRole of the renin-angiotensin-aldosterone system and proinflammatory mediators in cardiovascular disease. Am J Cardiol,2006,98 (1):121—128

9 Kanno K,Hirata Y. Endothelin. Nippon Rinsho,2005,63 Suppl 8:581—4

10 Kitamura K,Eto T. [Adrenomedullin]. Nippon Rinsho,2005,63 Suppl 8:592—594

11 Koramaz I,Ozkan M,Altun G,et al. Effects of papaverine and carbon dioxide alone or in combination on the blood flow of internal thoracic artery. J Thorac Cardiovasc Surg,2006,132(5):1126—1130

12 Leslie SJ,Spratt JC,McKee SP,et al. Direct comparison of selective endothelin A and non-selective endothelin A/B receptor blockade in chronic heart failure. Heart,2005,91 (7):914—919

13 Levin A. Kidneys,hearts,hormones and immunomodulators:integrated understandings. Blood Purif,2006,24(1):46—50

14 McBride SM,Flynn FW,Ren J. Cardiovascular alteration and treatment of hypertension:do men and women differ? Endocrine,2005,28 (2):199—207

15 McGrath MF,de Bold ML,de Bold AJ. The endocrine function of the heart. Trends Endocrinol Metab,2005,16 (10):469—477

16 Paul M,Poyan Mehr A,Kreutz R. Physiology of local renin-angiotensin systems. Physiol Rev,2006,86 (3):747—803

17 Piantadosi CA. Biological chemistry of carbon monoxide. Antioxid Redox Signal,2002,4(2):259—270

18 Sethi JM. Carbon monoxide. Crit Care Med,2005,33 (12 Suppl):S496—497

19 Staessen JA,Li Y,Richart T. Oral renin inhibitors. Lancet,2006,368 (9545):1449—1456

20 Tsujino M,Hirata Y. [Atrial natriuretic peptide (ANP),brain natriuretic peptide (BNP),C-type natriuretic peptide (CNP)]. Nippon Rinsho,2005,63 (Suppl 8):577—580

第4章 传统医学的认识

Chapter 4

传统中医学中也有"心"的概念，但不能简单地等同于现代医学的心脏。"心"不仅是解剖上的实质器官，更主要的是包含生理、病理学的概念。根据现代医学所说的心脏病的临床表现，如心力衰竭与"水肿"，冠心病与"胸痹"，肺心病与"喘证"，心脏神经症与"惊悸"，高血压病、低血压病与"眩晕"有密切的联系。因此，本节先就传统中医学中"心"的概念，心的生理病理与妇女的生理病理加以阐述，然后对现代医学的妇女心脏病进行中医诊断与治疗进行概要介绍。

一、传统中医学对心的认识

说到传统中医学对"心"的认识，不能不提藏象学说。藏象学说，是通过对人体生理、病理现象的观察，研究人体各个脏腑的生理功能、病理变化及其相互关系的学说，是传统中医学的核心。所谓藏，是指藏于体内的内脏；象，是指表现于外的生理病理现象。藏象学说是以脏腑为基础。脏腑是内脏的总称。按照脏腑的生理功能特点，可分为脏、腑、奇恒之腑三类。脏，即心、肺、脾、肝、肾，合称为"五脏"；腑，即胆、胃、小肠、大肠、膀胱、三焦，合称为"六腑"；奇恒之腑，即脑、髓、骨、脉、胆、女子胞。心就是五脏之一。

《素问·五脏别论》说："所谓五藏者，藏精气而不泻也，故满而不能实。六腑者，传化物而不藏，故实而不能满也。"因此，五脏的共同生理特点就是化生和储藏精气。《类经图翼·经络》曰："心居肺管之下，膈膜之上，附着脊之第五椎……心象尖圆，形如莲心……心外有赤黄裹脂，是为心包络。"对心脏的解剖进行了描述，与现代医学基本吻合。《素问·灵兰秘典论》称心为"君主之官"。指出心不仅是解剖上的实质器官，更主要的是包含生理、病理学的概念。

二、传统中医学对心的生理功能的认识

《灵枢·口问》称心为"五脏六腑之大主"，《素问·灵兰秘典论》称心为"君主之官"，并说："主明则下安，……主不明则十二官危。"《素问·五脏生成篇》曰："心之合脉也"，"诸血者，皆归于心"。《素问·六节藏象论》曰："心者，生之本，神之变也，其华在面，其充在血脉，为阳中之太阳，通于夏气。"

明代万历年间，欧洲医学传入中国，中西医理论开始汇通。张锡纯指出："心者，血液循环之枢机也。"并有"神明之体藏于脑，神明之用发于心"的说法。陈梦雷提出"心"包括血肉之心和神明之心，更进一步指出心不仅是解剖上的心血管系统，而且包括神经系统在内。具体来说，心的生理功能可概括为以下几点。

1. 心主血脉 指心气推动血液在脉管中运行，以濡润滋养全身的功能。心脏的正常搏动，主要依赖心气。心气，即心之精气，为血液运行的动力。古人认为，血属阴而主静，气属阳而主动，血不能自行，必须依靠气的推动。心气推动血液，使血液充盈于脉管，并在脉管中运行不止，环周不休，从而把水谷精微运往全身，起营养组织器官的作用；同时不断将组织活动过程产生的代谢产物运走，从而维持人体的正常新陈代谢过程，以保证生命活动的正常进行。心气的盛衰，与心搏的强弱、节律以及气血的运行等密切相关。心主血脉

的功能正常,则心搏均匀有序,不疾不徐,面色红润光泽,脉象和缓有力。

2. **心主神志**　即心主神明,又称心藏神,是指心具有主宰脏腑组织和主管精神意识思维活动的功能。历代医家将人的有机体喻为一个天地,心为这个小天地的君主,统辖着人体各个系统、器官和组织的功能活动;人体的五脏六腑、四肢百骸、五官九窍,各有不同的功能,但他们都必须在心的主宰和调节下,分工合作,各司其职,彼此协调,才能共同完成整体生命活动。故《灵枢·邪客篇》曰:"心者,五脏六腑之大主,精神之所舍也。"《素问·灵兰秘典论》也说:"心者,君主之官,神明出焉。"在生理情况下,心藏神,通过人体的感觉器官,接受和反映客观外界的信息,进行意识、思维、情志等精神活动。故古人习惯称心为进行思维活动的器官。

心主神志的生理功能与心主血脉的生理功能密切相关。血液是神志活动的物质基础,正因为心具有主血脉的生理功能,所以才具有主神志的功能。如《灵枢·本神篇》说:"心藏脉,脉舍神。"《灵枢·营卫生会篇》说:"血者,神气也。"

3. **在体合脉,其华在面**　《素问·五脏生成论》曰:"心之合脉也,荣色也"。《素问·六节藏象论》曰:"心者……其华在面,其充在血脉。"就是说,心的生理功能正常与否,可以反映于面部的色泽变化。人体的面部是血脉比较丰富的体表部位,是人之荣华色泽表现突出的部位。因此,心气旺盛,脉络充盈,则表现面色红润,显示健康的神采光泽。

4. **在液为汗**　《素问·阴阳别论》曰:"阳加于阴谓之汗"。即汗液是人体津液经过阳气的蒸化,从汗孔排出的液体。由于汗为津液所化生,血与津液又同出一源,均为水谷精气所化,故有"血汗同源"之说。而血液又为心所主,因此又有"汗为心液"的说法。故《素问·宣明五气篇》曰:"五脏化液,心为汗。"反映汗与血和心存在某种内在联系,在临床上也具有一定的指导意义。汗出过多的病人不宜用耗血药物;血虚津亏的病人不能用汗法。正所谓《灵枢·营卫生会篇》之"夺血者无汗,夺汗者无血。"

5. **开窍于舌**　心的气血通过经脉流注上荣于舌,使舌得其养,以保持舌体的正常色泽、形态及其生理功能。故《灵枢·经脉篇》曰:"手少阴之别,……循经入舌中,系舌本。"《灵枢·脉度篇》说:"心气通于舌,心和则舌能知五味矣。"另外,心要通过语言才能表达其意识思维活动,而舌的活动是构成声音、语言的重要条件。所以唐代王冰说:"心别是非,舌以言事。"

6. **心与小肠为表里**　心为脏,属阴,主里;小肠为腑,属阳,主表。心与小肠之间有经脉沟通。手少阴心经属心、络小肠,手太阳小肠经属小肠、络心。心与小肠通过经脉相互络属,从而构成了脏腑、阴阳、表里关系。故《灵枢·本输篇》曰:"心合小肠。"揭示了心与小肠在生理上的联系。

三、传统中医学对妇女生理、病理的认识

我国在 2000 年前就进行过尸体解剖,知道女性与男性主要的不同在生殖器官,女子下腹腔有一"女子胞",即现代之子宫。附属于女子胞的有"胞脉"和"胞络"。

子宫最早见于《神农本草经》,称紫河车"主女子风寒在子宫,绝孕十年无子"。张景岳在《类经附翼·三焦包络命门》中指出子宫"居直肠之前,膀胱之后"。《景岳全书·妇人规》引用朱丹溪之言:"阴阳交媾,胎孕乃成,所藏之处,名曰子宫,一系在下,上有两歧,中分为二,形如合钵,一达于左,一达于右。"与现代解剖基本吻合。古人认为子宫形体似腑,而功能似脏,称为"奇恒之腑"。其主要功能是以藏为主,届时如没有藏纳(即受孕),乃泄其蓄积之血性液体(即月经),以维持其不断新陈代谢的功能。

胞脉指分布于子宫的胞脉,是构成子宫整体的一种组织。《素问·评热病论》云:"月事不来者,胞脉闭也。胞脉者属心而络于胞中,今气上迫肺,心气不得下通,故月事不来也。"心主全身之血脉,络于胞宫的胞脉,当然与血液循环系统相联系,血液倘有异常变化,如出现血瘀、血热、血寒、血虚等,都可影响胞脉的功能,从而导致月经异常。

胞络指络属于胞宫的组织。《素问·奇病论》曰:"胞络者,系于肾。"肾藏精,主生殖及生长、发育,为"先天之本",肾中精气充盈到一定程度产生"天癸"。在天癸的促发下,女子生殖器官才能发育成熟,月经来潮,为孕育胎儿创造条件。进入老

年,由于肾中的精气衰少,而天癸亦随之逐渐衰竭,进入绝经期,就不能再生育了。故《素问·上古天真论》曰:"女子,二七而天癸至,任脉通,太冲脉盛,月事以时下,故有子……七七任脉虚,太冲脉衰少,天癸竭,地道不通,故形坏而无子也。"因此,肾与月经有密切的联系,《傅青主女科》谓"经本于肾"。月经异常可作为肾阴虚、肾阳虚辨证的重要依据。

李时珍在《本草纲目·妇人月水》中曰:"女子,阴类也,以血为主,其血上应太阴,下应海潮,月有盈亏,潮有朝夕,月事一月一行,与之相符,故谓之月水、月信、月经。经者,常也,有常轨也……女人之经,一月一行,其常也;或先或后,或通或塞,其病也。又有变常而古人并未言及者,不可不知。有行期只有吐血、衄血,或眼耳出血者,是为逆行;有三月一行者,是谓居经,俗名季经;有一年一行者,是谓避年;有一生不行而受孕者,是为暗经;有受胎之后,月月行经而产子者,是谓盛胎,俗名垢胎;有受胎数月,血忽大下而胎不殒者,是谓漏胎。此虽以气血有余不足言,而亦异于常也。"对妇女月经的生理进行了详尽而具体的描述。

中医认为,肝藏血,司血海,性喜条达而恶抑郁。其作用既有藏血又有泄血,但肝的主要功能是疏泄,与肾的封藏相互协调,一藏一泄,构成有规律的月经周期。因此,月经异常往往与肝气的疏泄不及或疏泄太过有关。如肝气郁结,可见月经先后不定期、痛经、经前紧张综合征;肝火太盛,可出现月经先期、月经过多。又因妇女有经、产的关系,"数脱于血",阴血每感不足,而肝郁又容易化火伤阴,故肝阴易于亏损,阴虚则火亢,故而常见月经过少,经间期出血,经行头痛,经行情志异常,经行眩晕等。因此,叶天士在《临证指南》中有"女子以肝为先天"之说,说明肝与月经的密切关系。

妇女的月经、妊娠、分娩、哺乳的特殊生理活动中,均易消耗阴血,致使机体处于阴血不足,气偏有余,气血相对不平衡的状态。故《灵枢·五音五味》曰:"妇人之生,有余于气,不足于血,以其数脱血也。"中医认为,血和气是相互依存相互资生的,气为血帅,血为气母,血病可以及气,气病可以及血,如气行则血行,气滞则血瘀,气逆则血逆,气陷则血陷。反过来,血虚可致气虚,血瘀可致气滞,血寒也可致气滞等。故《素问·调经论》曰:"血气不和,百病乃变化而生。"

总之,无论妇女独有的月经、带下、妊娠、产后疾病,还是妇女所患心脏病,都与肝肾、气血有密切的关系,临床诊治过程中应引起重视。

四、传统中医学对心的病名诊断

提到诊断,不能不说中医传统的望、闻、叩、切四种诊断方法,与现代医学的望、触、叩、听是有区别的。望诊,是对病人神、色、形态、舌象以及分泌物、排泄物的色质异常变化,包括妇女经血、带下、恶露的量色质的检查,进行有目的的观察,以测知内脏变化,了解疾病情况。正如《灵枢·本藏》篇所云:"视其外应,以知其内脏,测知所病矣。"闻诊包括听语言、呼吸及闻气味3方面。问诊是了解病情的重要方法,《景岳全书·十问》对此进行了高度概括,即"一问寒热二问汗,三问头身四问便,五问饮食六胸腹,七聋八渴俱当辨,九问旧病十问因,再加服药参机变,妇女尤必问经期,迟速闭崩皆可见,再添片语告儿科,麻疹天花全占验。"并将问诊视为"诊法之要领,临证之首务"。切诊包括切脉和按诊两部分。

笔者认为,因为传统中医大多采用症状诊断代替疾病诊断,所以中医诊断的重点不是疾病的病名,而是中医特有的证候诊断-辨证。因此,有必要对有关心的病证进行简要分析,再对常见辨证要点加以重点介绍。

1. 心悸、怔忡　为自觉明显地心跳及恐慌感。多因心阴、心血亏损,血不养心,心无所主,心动不安;或因心气、心阳虚损,血液运行无力;或因痰瘀阻滞心脉,气血运行不畅,心动失常所致。

2. 心烦　为患者自觉心中烦躁之感。多由心火炽盛,心神被扰;或因心阴不足,虚火扰动,心神不安,躁扰不宁所致。

3. 失眠、多梦　为不能入睡,或睡后梦幻纷纭。多因心阳偏亢,阳不入阴,心神不能内舍所致。有虚实之不同,实则为邪热、痰火,扰动心神,神不安藏;虚则为心阴、心血亏损,阴不敛阳,血不养心,心神浮越而不收。

4. 健忘　为记忆力衰退。多由心的气血虚亏,或脾气不足,肾精不充,心神失养所致。喜笑不休、谵语、发狂:此皆由心火亢盛或痰火上扰,或邪热内陷心包,神识昏乱所致。

5. **痴呆** 即表情淡漠,对周围事物反应迟钝。多由痰浊蒙蔽心包,心神内伏不得外扬所致。

6. **昏迷** 即神识不清,不省人事。由于邪盛正衰,阳气暴脱,心神涣散;或因邪热入心,痰浊蒙蔽心包所致。气机逆乱至极,气火上逆所致的气厥,因心神被暂时阻遏也可出现昏迷。

7. **心前区憋闷疼痛** 胸阳不振,气机郁滞,或为血瘀痹阻心之脉络,气血运行不利,甚则不通所致。

8. **面唇爪甲紫暗** 心阳虚损,寒滞血脉,血行瘀阻不畅所致。

9. **面色苍白无华** 因心的气血不足,不能上荣于面所致。

10. **脉象结代、或细数、或散大数疾、或虚大无力、或迟涩** 多属于心主血脉功能障碍在脉象形态上的反映。心的阳气虚损,脉气来去不匀,血液运行节律失调,故脉见结、代;心阴、心血不足,阴不敛阳,心阳偏亢,血行加速,则两脉虚细而数;阴寒内聚,心的阳气虚衰,阳盛大拒阳于外,虚阳外浮,心气扰动不安,故脉象散大数疾;心血虚亏,血脉充盈不足而空虚,则可见脉虚大无力;瘀血痹阻,脉道不通,血行滞涩不畅、或心阳虚损,寒滞心脉,则血行受碍,脉见迟或涩。

五、传统中医学对心的证候诊断

所谓辨证,就是在望、闻、问、切四诊所得临床资料(症状、体征)的基础上,进行诊断及鉴别诊断的辨证思维过程。证不同于"症",不是一般的临床表现,而是对疾病处于一定阶段的病因、病位、病变性质以及邪正斗争力量对比等各方面情况的总体病理概括,是中医学独有的诊断方法和内容。

清代徐灵胎云:"妇女之疾,与男子无异,惟经带胎产之病不同。"一般来说,妇女心脏病与男子心脏病没有本质的差别。但由于妇女具有特殊的生理,就决定了必然有特殊的病理。从中医学来说,人体是一个有机的整体,妇女心脏病患者除了有心脏病表现外,必然有妇女患病的特点,而且或多或少会伴有月经、带下的异常。而这些特有的表现,可以为中医辨证提供重要依据。

脏腑辨证,是根据脏腑的生理功能、病理表现,对疾病证候进行分析归纳,借以推究病机,判断病变的部位、性质、正邪盛衰等情况的一种辨证方法,在中医学理论中占有重要地位。下面对心的脏腑辨证进行系统回顾。

1. **心气虚、心阳虚** 心之推动、温煦等功能低下,阳气虚弱,鼓动无力,血脉不得充盈,故见心悸、怔忡、胸闷、气短、脉细弱,活动时加重。心气虚以心脏及全身功能活动衰弱为主,心气虚,血液不能上荣于头面,故面色㿠白,舌质淡苔白;气虚不能固护肌表,则自汗出;心气不足,胸中宗气运转无力,故见胸闷、气短;劳累耗伤,动则心气益虚,故活动后诸症加重。心阳虚,是在心气虚的基础上又不能温煦而出现虚寒症状。心阳虚不能温煦肢体,则畏寒、肢冷;阳虚寒盛,寒凝经脉,心脉痹阻不通,可见心痛暴作等症。气虚不能摄血,可见月经先期,月经过多,经期延长,恶露不绝,血色淡而质薄。气虚下陷,则子宫脱垂。

2. **心血虚、心阴虚** 因阴血不足,心失所养,神不守舍,故心悸怔忡,失眠多梦。心血虚,则不能濡养脑髓,故眩晕健忘;不能上荣头面,则面色无华或萎黄,唇舌色淡;不能充盈脉道则脉细弱。心阴虚则虚热内生出现五心烦热,盗汗,午后潮热;虚热上炎则两颧红赤,舌红少津。血虚,则月经后期,量少,甚至闭经。

3. **心阳暴脱** 心阳暴脱,宗气大泄,阳气虚衰不能卫外则冷汗淋漓,不能温煦肢体则四肢厥冷;阳衰气泄,则呼吸微弱不续;阳衰无力推动血行则络脉瘀滞,脉微细欲绝;血液不能外荣肌肤而出现面色苍白,口唇青紫;阳衰神无所藏,则神志模糊或昏迷。

4. **心火亢盛** 心火内炽则心烦,火扰心神则失眠,甚则狂躁谵语;火热循经上炎则舌尖红赤,或口舌生疮;火热伤津则口渴喜饮,尿黄便干;心移热于小肠则尿赤灼痛;热迫血行则吐血、衄血。妇女可见经行口糜,绝经前后诸证。血热妄行,可见月经先期,经期延长,崩漏,月经深红,质稠,产后恶露不绝。

5. **心脉痹阻** 阳气不足,不能推动血行,导致血瘀不通,反映在心经循行路线,症见胸部憋闷疼痛、痛引肩背内痛;瘀血内阻,疼痛以刺痛、固定不移为特征,伴有舌色紫暗、瘀点、瘀斑、脉细涩或结代等症。血瘀不行,可致月经过少,淋漓不止,经色紫暗多血块,经行身痛,产后身痛,不孕症等。

6. **痰迷心窍** 痰浊中阻,蒙蔽心窍,清阳不升,浊气上逆,故见面色晦滞,意识模糊,语言不清,甚则昏不知人,脘闷作恶;痰随气升,可见喉中痰鸣。舌苔白腻。

7. 心肾不交　心为火脏,心火下温肾水,使之不寒;肾为水脏,肾水上济心火,使之不亢。肾水不足,心火无制,心阳偏亢而心神不宁,则心烦不安、心悸不宁,失眠多梦;水亏阴虚,脑髓及腰失所养,故头晕耳鸣、记忆力减退、腰酸腿软;伴见五心烦热,口燥咽干,舌质红,脉细数。

8. 心肾阳虚　阳气衰微,心失所养,则心悸怔忡,精神萎靡;阳虚不能温养肢体,则形寒肢冷;阳气虚衰,膀胱气化失司,水液停聚,可见小便不利,面目浮肿,下肢水肿;阳虚不能推动血行,血脉瘀滞,可见唇甲青紫或暗淡,舌青紫或淡暗,脉沉微细。

9. 心脾两虚　心血不足,心失所养,神不守舍,故心悸怔忡,失眠多梦。心血不能濡养脑髓,故眩晕健忘;不能上荣头面,则面色无华或萎黄,唇舌色淡;不能充盈脉道则脉细弱。脾虚运化无能,故食欲缺乏,腹胀便溏,神疲乏力;脾虚不能摄血,可见皮下出血,妇女月经量少,质稀色淡,或淋漓不尽。

10. 心肝血虚　心血不足,心失所养,心神不宁,故心悸怔忡,失眠多梦。血虚不能上荣头目,故眩晕健忘,面色无华或萎黄,两目干涩,视物模糊,唇舌色淡;血虚不能外荣,故爪甲不荣,肢体麻木,震颤拘挛;肝血不足,月经来源亏虚,故月经量少而色淡质稀,甚则闭经。不能充盈脉道则脉细弱。

六、传统中医学对妇女心脏病的治疗

孙思邈《千金方·妇人方》云:"妇人之别有方者,以其胎妊,生产,崩伤之异故也。"《医宗金鉴·妇人心法要诀》:"男妇两科同一治,所异调经崩带症,嗣育胎前并产后,前阴乳疾不相同。"总之,前人认为,妇女也有呼吸,消化,心脏等病,对这些内科疾病的辨治是没有男女之别的。

辨证论治是中医治疗疾病的基本原则。因此,我们不必拘泥于古人的论述,应该依据理法方药,结合妇女心脏病的特点,进行更有针对性的治疗。以下列举妇女心脏病的常见证型,并提出相应的治法和方药,供临证参考。

1. 心气虚　多因思虑劳倦,耗伤正气,或禀赋不足,心气本虚,或年高体弱,脏气日虚,或久病气血虚弱,上及于心。治宜补益心气。方用五味子汤,养心汤,炙甘草汤化裁。

2. 心血虚　多为久病体弱,血液生化不足;或长期慢性失血;或因劳倦过度,心血耗损所致。治宜养血安神。方用四物汤,归脾汤化裁。归脾汤适宜心脾两虚患者。

3. 心阴虚　临床极为常见,多为劳伤太过,心阴暗耗,心神失养,或热病伤阴,心阴亏损。治宜滋养心阴。方用天王补心丹,柏子养心丸,黄连阿胶汤化裁。

4. 心阳暴脱　心阳虚是在心气虚基础上发展而来,心阳暴脱为临床常见的危急重症。治宜温补心阳。方用四逆汤,参附汤,桂枝甘草龙骨牡蛎汤加减。

5. 心气阴两虚　多因禀赋不足,素体虚弱,邪热犯心,心阴耗伤;或思虑过度,积劳虚损,耗伤心气阴使然。治宜益气养阴,宁心安神。方用天王补心丹,人参养荣汤化裁。

6. 心肝血虚　主因内伤劳倦,心之营血耗伤。盖心主血而肝藏血,心属火,而肝属木,心血不足,子盗母气,肝失所藏;或素体血虚,或慢性失血,或产后血虚,使肝无所藏形成本证。治宜补血养肝,宁心安神。方用酸枣仁汤,归脾汤,补肝汤化裁。

7. 心肺气虚　多见于年老之人,尤其久病咳喘患者。多因长期慢性咳喘,耗伤心肺之气,或禀赋不足,年老体弱,导致心肺气虚,卫外不固,易感外邪,病情加重。治宜补益心肺,方用补肺汤合保元汤,或玉屏风散合桂枝甘草汤化裁。

8. 心脾两虚　多因久病虚弱,或慢性失血,或思虑过度,或劳倦过度,或饮食不节,损伤脾胃,以致心血耗伤,脾气受损之证。治宜补益心脾,益气养血。方用归脾汤,天王补心丹合四物汤化裁。

9. 心肾不交(阴虚火旺)　禀赋不足,或久病伤阴,或房事不节,纵欲过度;或思虑过度,情志郁久化火;或外感热病,致心火独亢,终使心阴暗耗,心阳亢盛,心火不能下交于肾;肾水亏虚于下,不能上济于心,造成心肾水火不能相济而形成本证。治宜滋阴降火,交通心肾。方用天王补心丹合朱砂安神丸,知柏地黄丸,黄连阿胶汤化裁。

10. 水气凌心（心肾阳虚）　多因素体阳虚，或年老体虚，或久病不愈而致心阳虚衰，肾阳不足，不能蒸发水液，停聚为饮，上凌于心。治宜温阳化饮。方用真武汤，茯苓桂枝白术甘草汤化裁。

11. 心脉痹阻　由心脉受痰滞或血瘀阻塞，或气虚不能推动血运，而产生气血运行不畅等症。治宜活血化瘀，宽胸定痛。方用桃红四物汤，血府逐瘀汤，丹参饮加减。

12. 心胆不宁　又称心胆气虚。多发生于素体心胆虚怯之人，或大病久病之后。心气不足，子病及母，胆气亦怯；或肝胆气虚，木不生火，心气亦虚，皆可引起心胆两虚。治宜补益心胆，镇惊安神。方用安神定志丸合磁朱丸，酸枣仁汤化裁。

13. 痰瘀互结　多因脏腑功能失调，气血津液运行受阻，或湿聚生痰，痰滞而血瘀；或血阻而瘀，瘀血内阻，津运不畅而生痰，形成痰瘀互结之证。治宜化痰祛瘀，方用瓜蒌薤白半夏汤合血府逐瘀汤，活络丹，或补阳还五汤化裁。

14. 肝气郁结　是肝失疏泄，气机郁滞所表现的证候。多因情志抑郁，或突然的精神刺激以及其他病邪的侵扰而发病。治宜疏肝解郁。方用柴胡疏肝散化裁。

15. 肝阳上亢　是指水不涵木，肝阳偏亢所表现的证候。多因肝肾阴虚，肝阳失潜，或恼怒焦虑，气火内郁，暗耗阴津，阴不制阳所致。治宜滋补肾阴，平肝潜阳。方用天麻钩藤饮加减。

16. 肾阳虚衰　多见于年老体衰患者，或禀赋不足，或房事无度，导致肾精不足，肾阳虚衰，阴阳两虚。治宜温阳补肾，方用金匮肾气丸或济生肾气丸加减。

17. 心火亢盛　多因劳累过度，心火妄动，或过食辛辣之品，或六淫内郁化火，或五志郁积化火所致。治宜清心降火。方用导赤散，泻心汤，凉膈散化裁。

18. 痰火扰心　多因精神刺激，思虑郁怒，灼津成痰，痰火内盛，扰乱神明；或因素体阳旺，热邪内蕴，灼津为痰，痰热内扰，神明不安；或痰湿素盛，湿久蕴热，引起痰火扰心。治宜清火涤痰，镇心安神。方用黄连温胆汤化裁。

（仝战旗）

参 考 文 献

1 高希言. 中医心脑病学. 北京:中国医药科技出版社，2000

2 司福春. 中医理论基础. 北京:人民军医出版社，2005

3 夏桂成，中医妇科理论与实践. 北京:人民卫生出版社，2003

4 张华山. 中医学新说. 北京:科学出版社，2005

5 张　臣，邢之华，刘卫平，等. 高血压病中医证型与血浆内皮素及血压的相关性研究. 辽宁中医杂志，2005，32（1）:6—7

6 张丽娜，郑雅芳，杨　旭. 中西医理论结合探讨心痹心痛的证治方药. 中医药学报，2006，34（1）:2—3

7 朱明军，王永霞. 冠心病中医辨证研究进展. 上海中医药大学学报，2006，20（1）:72—75

8 朱明军，王永霞. 冠心病中医辨证研究进展. 上海中医药大学学报，2006，20(1):73—75

女性心血管系统

第5章 解剖

Chapter 5

一、总　论

心血管系统包括心脏、动脉、毛细血管和静脉,如图5-1所示。

1. **心脏(heart)**　心脏主要由心肌组成,是连接动脉、静脉的枢纽和心血管系统的"动力泵",并且具有重要的内分泌功能。心脏内部分为四个腔:左心房、左心室、右心房和右心室,左、右心房间以房间隔相隔,左、右心室间以室间隔相隔,正常情况下心脏左右两半的血液互不相通,同侧心房和心室间借房室口相通。心房接受静脉,动脉由心室发出,在房室口和动脉口处均有瓣膜,它们颇似泵的阀门,正常情况下遇顺流开启,遇逆流而关闭,以保证血液的定向流动。

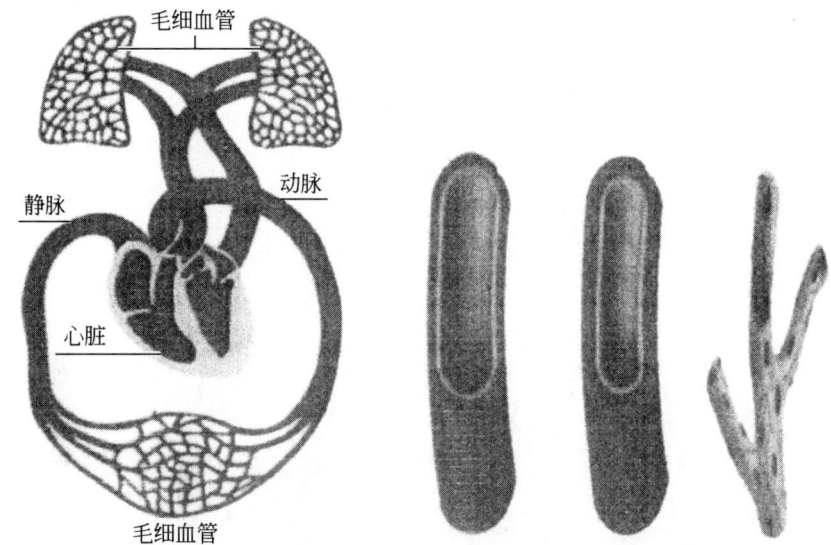

图 5-1　心血管系统的基本构成

2. **动脉(artery)**　动脉是运血离心的管道,动脉管壁较厚,分为3层:内膜、中膜和外膜,正常动脉的内膜一般非常薄,由一层内皮细胞和其下由少量疏松结缔组织组成的内皮下层构成;中膜较厚,主要由弹性纤维和平滑肌组成,大动脉中膜以弹性纤维为主,中、小动脉中膜则以平滑肌为主;外膜主要由纤维结缔组织组成,可防止血管过度扩张。动脉壁的结构组成与其功能密切相关,大动脉中膜弹性纤维丰富,心室射血时管壁被动扩张,心室舒张时,管壁主动弹性回缩,以推动血液继续向前流动;中、小动脉,特别是小动脉中膜富含平滑肌,可在神经体液的调节下收缩或舒张以改变血管腔的大小,从而影响局部血流量的血管阻力。动脉在走向远端的行程中不断分支,越分越细,最后移行为毛细血管。

3. 毛细血管(capillary)　是连接动脉和静脉末梢间的管道,管径为 8～10μm,管壁主要由一层内皮细胞构成。毛细血管彼此吻合成网,遍布除软骨、角膜、晶状体、毛发、牙釉质和被覆上皮外的全身各处,代谢越旺盛的组织和器官毛细血管分布越密集。毛细血管数量多,管壁薄,通透性大,管内血流速度缓慢,是血液和血管外组织液进行物质交换的场所。

4. 静脉(vein)　是引导血液回心的血管,静脉由毛细血管汇合而成,在向心脏回流的过程中不断接受属支,逐级汇合,越合越粗,最后注入心房。与相应动脉比,静脉管壁薄、管腔大、弹性小,容血量较大。

在神经体液的调节下,血液沿心血管系统循环不息。血液由左心室搏出,经主动脉及其分支到达全身毛细血管,血液在此与周围的组织、细胞进行物质和气体交换,最后再通过各级静脉,经上、下腔静脉及心冠状窦返回右心房,这一循环途径称体循环(大循环);然后血液由右心室搏出,经

肺动脉干及其各级分支到达肺泡各级毛细血管进行气体交换,再经肺静脉注入左心房,这一循环途径称为肺循环(小循环)。体循环的主要特点是路程长、流经范围广,以动脉血滋养全身各部,并将其代谢产物和二氧化碳运回心脏;肺循环路程短,只通过肺,主要是将静脉血转变成氧饱和的动脉血,因此肺动脉里流的是静脉血,而肺静脉里流的则是动脉血。

人体的血管除经动脉－毛细血管－静脉相通连外,动脉和动脉间,静脉和静脉间,甚至动脉和静脉间均可彼此连接,形成血管吻合。

二、心　　脏

(一)心脏的位置、外形和毗邻

心脏是一个肌性器官,周围裹一心包,斜位于胸腔中纵隔内。约 1/3 在身体的中线右侧,2/3 在正中面左侧。前方对向胸骨体和第 2～6 肋软骨;后方平对第 5～8 胸椎;两侧与胸膜腔和肺相邻;上连出入心脏的大血管;下方与膈相邻(图 5-2～图 5-6)。

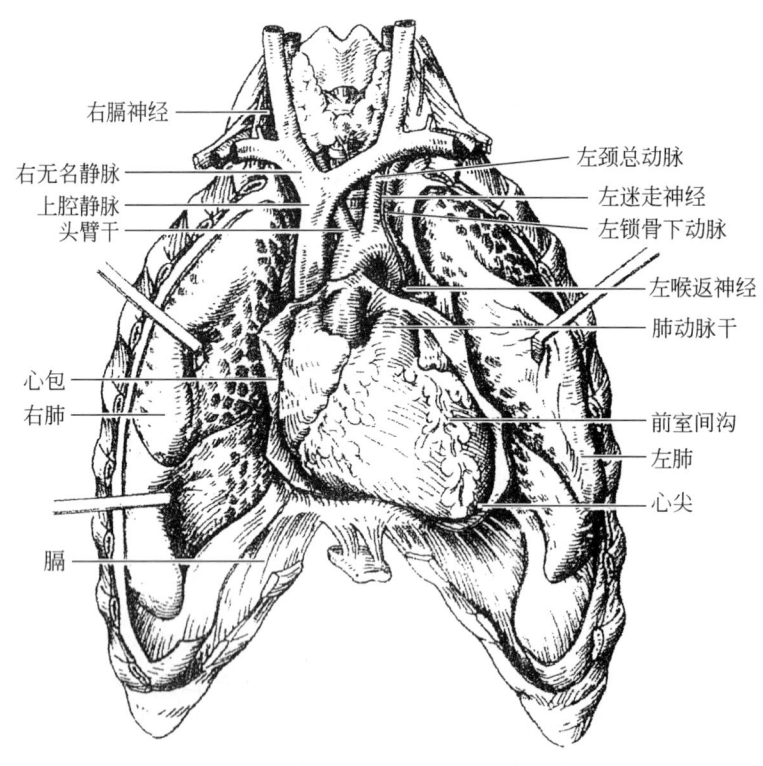

图 5-2　心脏的位置

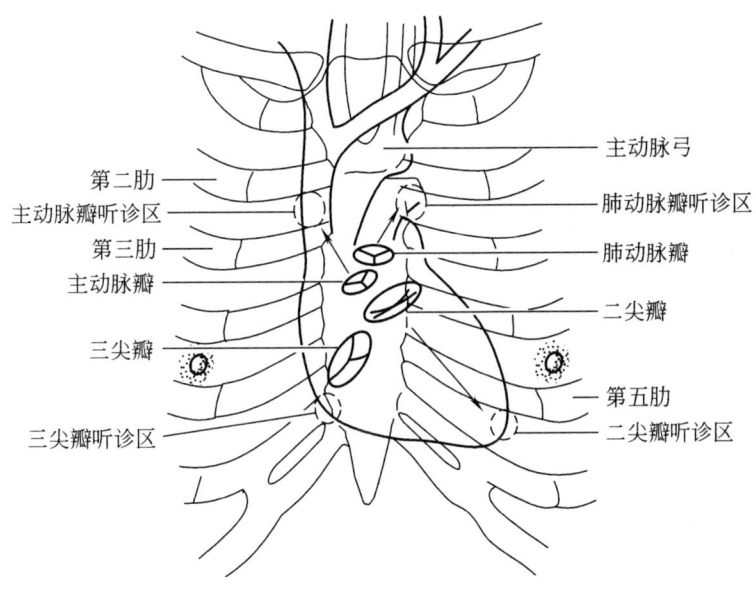

图 5-3　心瓣膜体表投影及听诊区

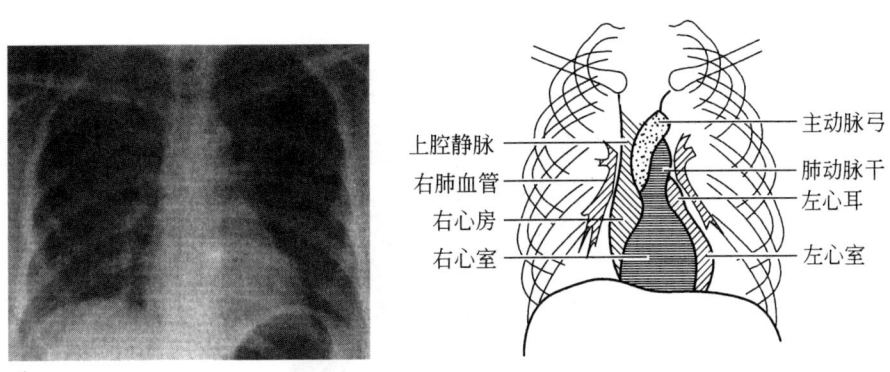

图 5-4　胸部后前位片及正常心脏后前位 X 线片及示意图

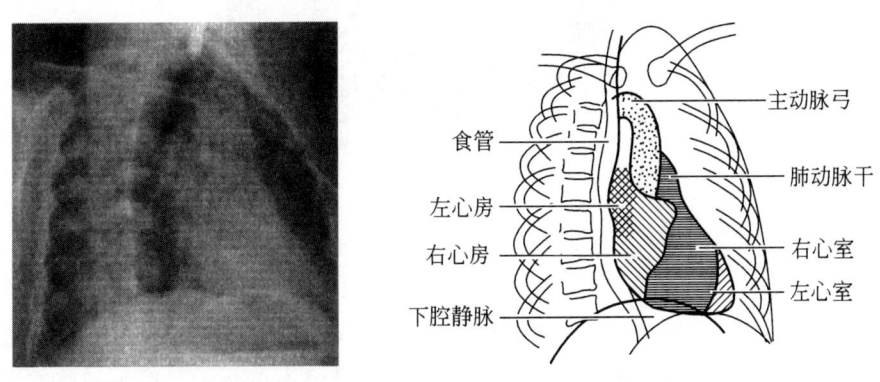

图 5-5　胸部右前斜位片及正常心脏右前斜位 X 线片及示意图

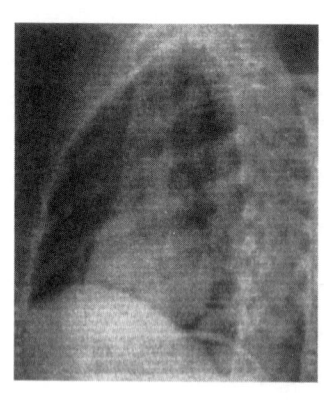
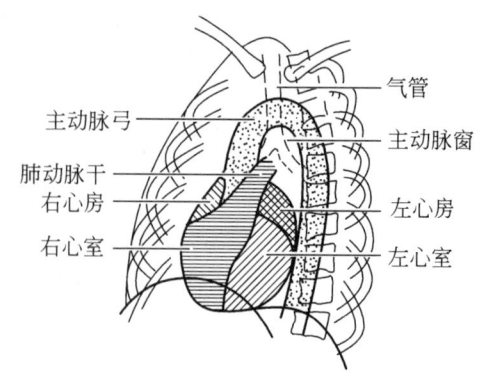

主动脉弓

气管

主动脉窗

肺动脉干

右心房

左心房

右心室

左心室

图 5-6　胸部左前斜位片及正常心脏左前斜位 X 线片及示意图

心脏的外形近似倒置的、前后稍扁的圆锥体，其大小约与本人握起的拳头相似（图 5-7～图 5-8）。我国成年男性心脏重（284±50）g，女性（258±49）g，但其重量可因年龄、身高、体重、体力活动等因素不同而有差异，一般认为超过 350g 者多属异常。

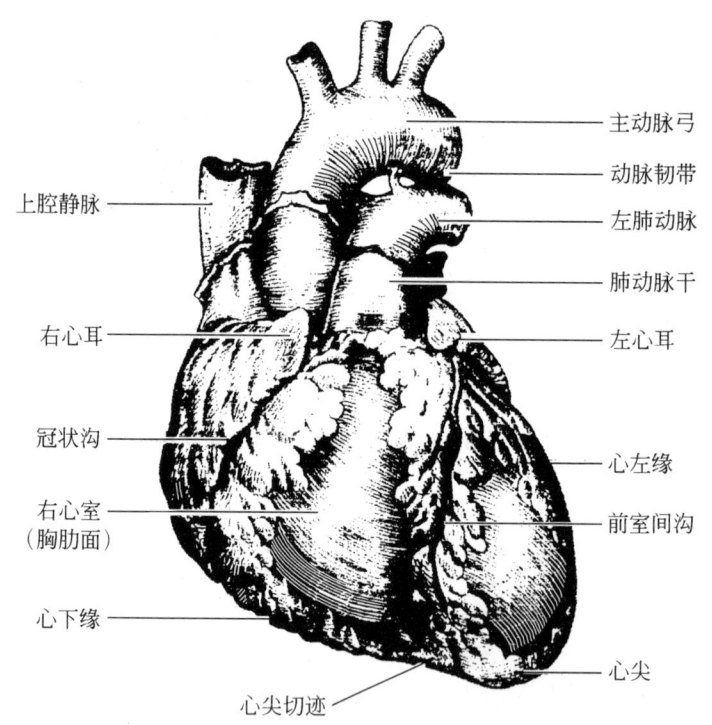

上腔静脉

主动脉弓

动脉韧带

左肺动脉

肺动脉干

右心耳

左心耳

冠状沟

心左缘

前室间沟

右心室
（胸肋面）

心下缘

心尖

心尖切迹

图 5-7　心脏外形（正面观）

心脏可分为一底、一尖、二面、三缘，表面尚有四条沟。心尖朝向左前下方，心底朝向右后上方，故心脏纵轴呈斜行，约与身体正中面和水平面均成 45°角。

1. **心底**（cardiac base）　心底大部分由左心房，小部分由右心房组成。上、下腔静脉分别从上、下注入右心房，左、右肺静脉分别从左、右两侧注入左心房，心底后面隔心包后壁与食管、迷走神经和胸主动脉等毗邻。

2. **心尖**（cardiac apex）　心尖圆钝、游离，由

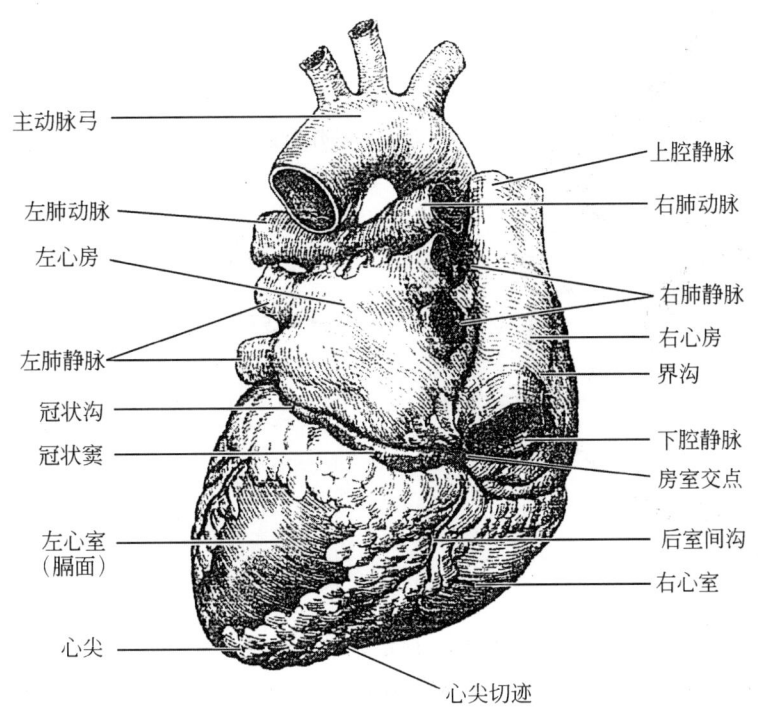

主动脉弓

左肺动脉

左心房

左肺静脉

冠状沟

冠状窦

左心室
（膈面）

心尖

上腔静脉

右肺动脉

右肺静脉

右心房

界沟

下腔静脉

房室交点

后室间沟

右心室

心尖切迹

图 5-8　心脏外形（后面观）

左心室构成，朝向左前下方，与左胸前壁接近，故在左侧第 5 肋间隙锁骨中线内侧 1～2cm 处可扪及心尖搏动。

3. **胸肋面**（sternocostal surface 前面）　胸肋面朝向前上方，约 3/4 由右心室和右心房、1/4 由左心室组成。该面大部分隔心包被胸膜和肺遮盖，小部分隔心包与胸骨体下部和左侧第 4～6 肋软骨邻近，故在左侧低肋间隙傍胸骨左侧缘处进行心内注射，一般不会伤及胸膜和肺。胸肋面上部可见起始于右心室的肺动脉干行向左上方，起始于左心室的升主动脉在肺动脉干后方向右上方走行。

4. **膈面**（diaphragmatic surface 下面）　膈面几乎呈水平位，朝向下方并略斜向后，隔心包与横膈毗邻，该面约 2/3 由左心室，1/3 由右心室构成。

心脏的下缘锐利，接近水平位，由右心室和心尖构成；右缘由右心房构成；左缘绝大部分由左心室构成，仅上方一小部分由左心耳参与。心左、右缘形态圆钝，实际无明确的边缘而相当于面，它们隔心包分别与左、右膈神经和心包膈血管以及左、

右纵隔胸膜和肺相毗邻。

心脏表面有四条沟可作为四个心腔的分界。冠状沟，亦称房室沟，几呈额状位，近似环行，前方被肺动脉干所中断，该沟将右上方的心房与左下方的心室分开。在心室的胸肋面和膈面分别有前室间沟和后室间沟，从冠状沟走向心尖的右侧，它们分别与室间隔前、下缘一致，是左、右心室在心表面的分界。前、后室间沟在心尖右侧的会合处稍凹陷，称心尖切迹。上述各沟被冠状血管、脂肪等填充，故沟底浅平，轮廓不清。在心底，右上、下肺静脉与右心房交界处的浅沟称为房间沟，与房间隔后缘一致，是左右心房在心表面的分界。房间沟、后室间沟和冠状沟的交叉处称房室交点，是解剖和临床常用的一个标志（图 5-9）。

（二）心腔（cardiac chamber）

心脏在发育的过程中出现沿心纵轴的轻度向左旋转，故左半心位于右半心的左后方。若平第四肋间隙上部通过心做一水平切面并标以钟面数字，有助于对心脏四腔位置关系的了解，右心室在 5～8 点，右心房在 8～11 点，左心房在 11～1 点，左心室与 2～5 点位置相当，房间隔和室间隔大

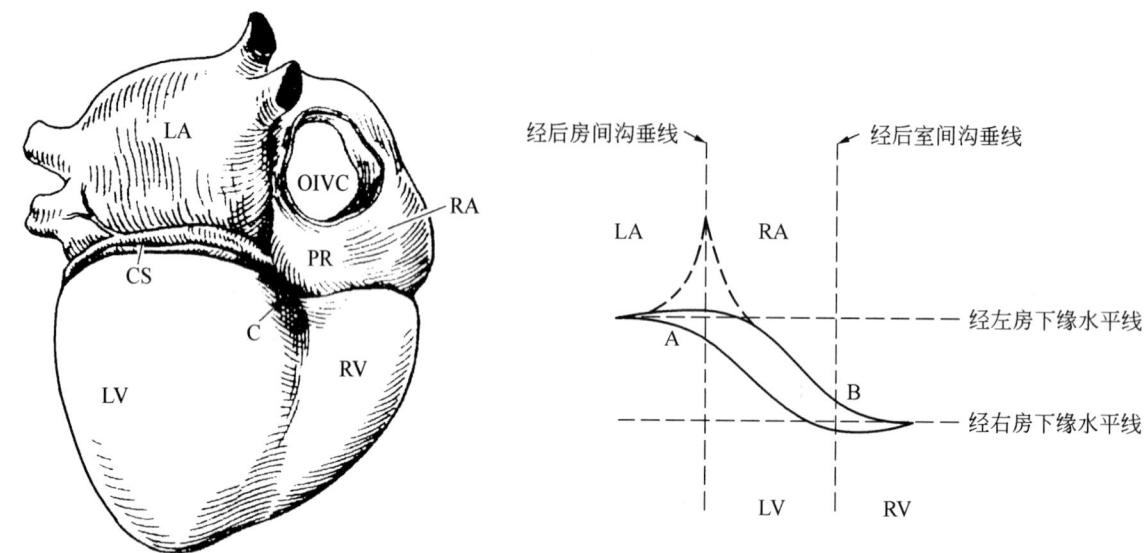

图 5-9　房室交点区示意图

注：LA. 左心房；RA. 右心房；LV. 左心室；RV. 右心室；OIVC. 下腔静脉口；CS. 冠状窦（从冠状沟中被提出）；C. 房室交点；A. 上交点；B. 下交点。右图：表示房室交点区定位

致在 10 点半和 4 点半的位置上约与身体正中面成 45°。由上可知，右心房、室位于房、室间隔平面的右前方，右心室是最前方的心腔，右心房是最靠右侧的心腔，构成心脏右缘；左心房、室位于房、室间隔平面的左后方，左心房是最后方的心腔，左心室是最靠左侧的心腔，构成心脏左缘。

1. **右心房**（right atrium）　右心房可分前、后两部分。前部由原始心房衍变而来，称固有心房，其前上部的锥体形盲囊突出部称右心耳；后部由原始静脉窦发育而成，称腔静脉窦。两部之间在心表面以靠近心右缘表面的前沟即界沟为界，在腔面以与界沟相对应的纵形肌隆起即界嵴为界（图 5-10）。

固有心房壁腔面因有许多平行的梳状肌而凸凹不平。梳状肌由界嵴发出，向前与右心耳腔内交织成网的肌小梁相延续。固有心房的左前下方有右房室口，通向右心室。

腔静脉窦腔面光滑，上下方分别有上腔静脉口和下腔静脉口（Eustachian 瓣）。下腔静脉口前缘有下腔静脉瓣，胎儿时期该瓣膜具有引导血液经卵圆孔流向左心房的作用。下腔静脉口与右房室口之间有冠状窦口，口下缘有冠状窦瓣（Thebesian 瓣）。

右心房的后内侧壁主要由房间隔形成。房间隔下部有一浅凹，称卵圆窝（fossa ovalis），为胎儿时期卵圆孔闭合后的遗迹，房间隔缺损多在此发生。卵圆窝边缘隆起，称卵圆窝缘，其前上方的隆起称主动脉隆凸，由主动脉窦推顶右心房后内侧壁所形成，故主动脉窦动脉瘤可向右心房穿破。冠状窦口前内缘、三尖瓣膈侧尖附着缘和 Todaro 腱（心内膜下的纤维索，见心纤维骨骼）之间的三角区，称 Koch 三角。

2. **右心室**（right ventricle）　右心室略呈尖端向下的锥形体，锥底被位于后上方的右房室口和左上方的肺动脉口（pulmonary oriface）所占据。右心室腔被一弓形的肌性隆起即室上嵴（supraven-tricularcrest）分为窦部（右心室流入道）和漏斗部（流出道）（图 5-11）。

（1）窦部：由右房室口至右心室尖。窦部室壁有许多交错排列的肌隆起，称肉柱，故腔面凹凸不平。窦部可见由室壁凸入室腔的锥体状肌束，称乳头肌，根据乳头肌所在位置分为：前乳头肌，1～2 个，较大，位于前壁下部，其根部有一条肌束横过室腔至室间隔下部，称节制索（隔缘肉柱），内有心传导系纤维通过；后乳头肌，位于膈壁，多为数

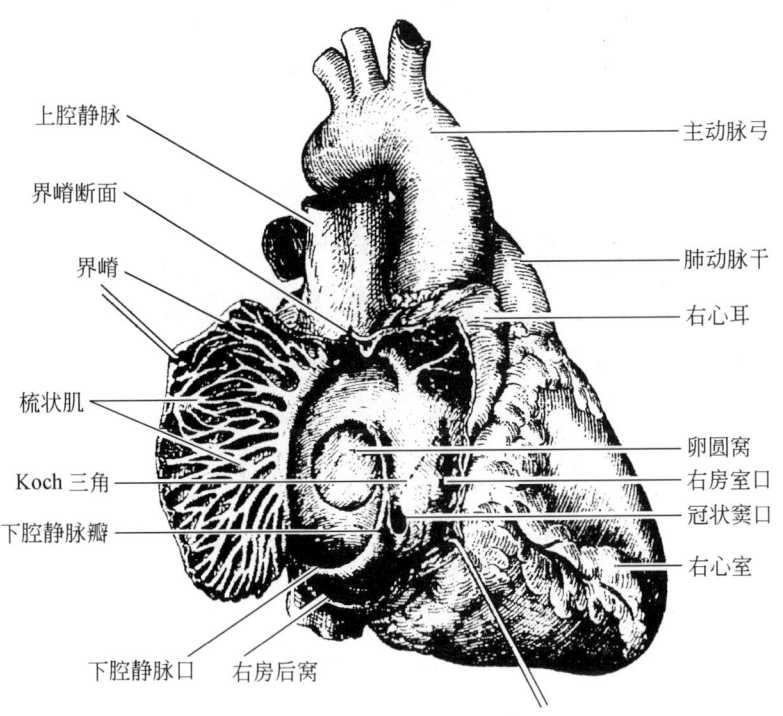

图 5-10　右心房内脏的结构

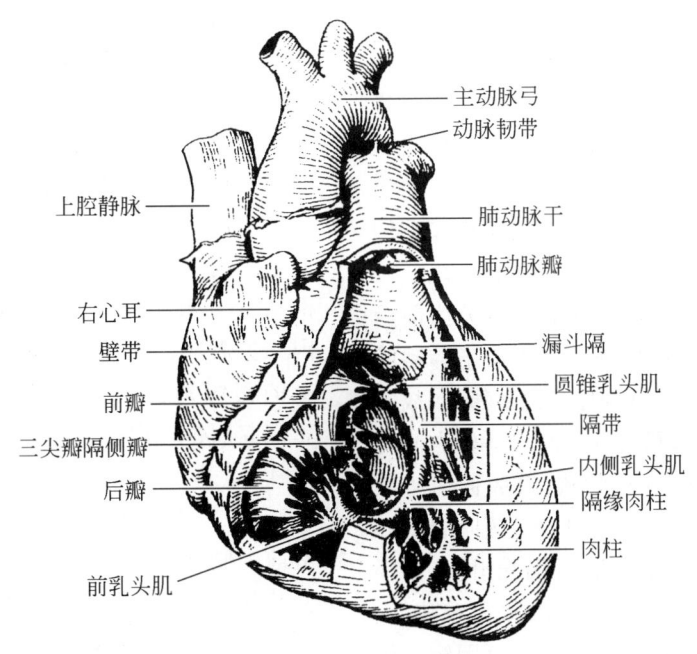

图 5-11　右心室内脏的结构

个小乳头肌组成;隔侧乳头肌,细小,位于室间隔。

　　右房室口呈卵圆形,其周缘有致密结缔组织构成的三尖瓣环围绕,三尖瓣基底附于该环,瓣游离缘垂入室腔。瓣膜被三个深陷的切迹分为三个

近似三角形的瓣叶,根据其位置分为前尖、后尖和隔侧尖。每个乳头肌尖端发出的腱索与两个尖瓣相连(图 5-12)。

　　当心室收缩时,由于三尖瓣环缩小以及血液

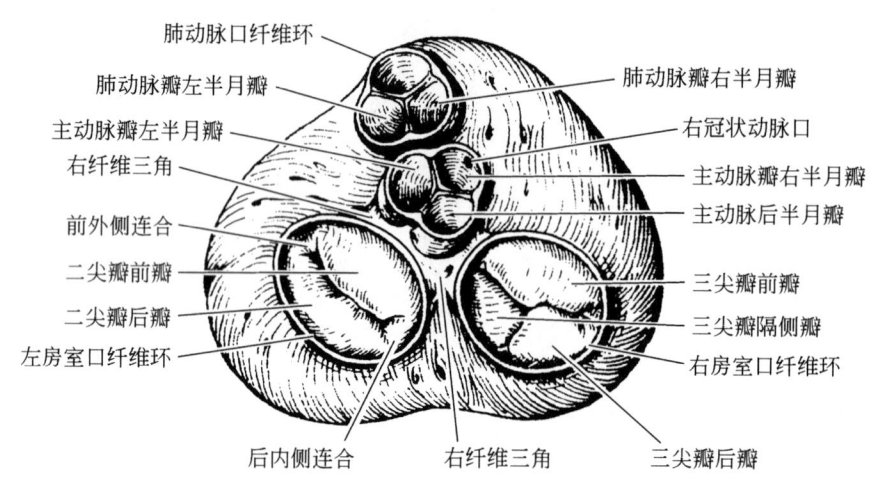

肺动脉口纤维环
肺动脉瓣左半月瓣
主动脉瓣左半月瓣
右纤维三角
前外侧连合
二尖瓣前瓣
二尖瓣后瓣
左房室口纤维环

肺动脉瓣右半月瓣
右冠状动脉口
主动脉瓣右半月瓣
主动脉后半月瓣
三尖瓣前瓣
三尖瓣隔侧瓣
右房室口纤维环

后内侧连合　　　右纤维三角　　　三尖瓣后瓣

图 5-12　心脏的纤维环和瓣膜的上面观

的推动,使三尖瓣紧闭,因乳头肌收缩和腱索牵拉,瓣膜不至于翻向心房。鉴于三尖瓣环、三尖瓣、腱索和乳头肌在结构和功能上的密切关连,常将四者合称为三尖瓣复合体。

(2)漏斗部:又称动脉圆锥(arterial cone),位于窦部左上方,腔面光滑无肉柱,其上端借肺动脉口通向肺动脉干。肺动脉口周缘有三个彼此相连的半环形纤维环称肺动脉瓣环,环上附有三个袋口向上、呈半月形的肺动脉瓣,每瓣游离缘中央有一半月瓣小结。当心室收缩时,血液冲开肺动脉瓣进入肺动脉;当心室舒张时,三个袋状瓣膜被倒流的血液充盈而关闭,阻止血液反流入心室。

3. **左心房**(left atrium)　左心房可分为前后两部,前部即左心耳,凸向左前方,覆盖于肺动脉根部左侧及冠状沟前部,因其与二尖瓣邻近,故常为心外科最常用手术入路之一。左心耳较右心耳狭长,壁厚,边缘有数个深陷切迹,其腔面肌小梁交织成网,当心功能障碍,心内血流缓慢时容易导致血栓形成。左心房后部较大,腔面光滑,有 5 个开口,后方两侧分别有左肺上、下静脉和右肺上、下静脉开口,开口处无瓣膜,但心房肌可围绕肺静脉延伸 1~2cm,具有括约肌样作用;前下方有左房室口,通向左心室。

4. **左心室**(left ventricle)　左心室形似细长的圆锥体,其尖即解剖学心尖,底部由彼此靠近的左房室口和主动脉口所占据。左心室壁厚 9~12mm,约为右心室壁厚的 3 倍。左心室腔以二尖瓣前瓣为界分为窦部(左心室流入道)和主动脉前庭(左心室流出道)。

(1)窦部入口为左房室口,其周缘有二尖瓣环,该环较三尖瓣环略小。二尖瓣基底附于二尖瓣环,游离缘垂入室腔。瓣膜被两个深陷的切迹分为前尖和后尖。前尖呈半卵圆形,位于前内侧,介于左房室口与主动脉之间;后尖略似长条形,位于后外侧。与二切迹相对处,前、后尖叶融合,称前外侧连合和后外侧连合。左心室前乳头肌多为一发育良好的锥形体肌,起于左心室前壁中部,指向二尖瓣前外侧连合;后乳头肌不甚规则,起自后壁近室间隔处,对向后内侧连合。每一乳头肌尖部通常有数个肌头,发出腱索至两个相邻瓣膜。因二尖瓣环、二尖瓣、腱索和乳头肌在结构和功能上的密切关连,常将四者合称为二尖瓣复合体。窦部腔面也有肉柱,但较右心室细小(图 5-13,图 5-14)。

(2)**主动脉前庭**(Vestibule of aorta)是左心室前内侧部分。此部腔壁光滑无肉柱,缺乏伸展性和收缩性,其出口称主动脉口,该口位于左房室口的前内侧,口周缘有三个彼此相连的、半环形纤维束构成的主动脉瓣环,瓣环附有三个袋口向上、呈半月形的瓣膜,称主动脉瓣。根据瓣的方位分别称为左、右和后半月瓣,每瓣游离缘上有一个半月小结。与每瓣相对的主动脉壁向外膨出,称主动脉窦(Valsalva 窦),可区分左、右和后三个窦,其中左、右窦分别有左、右冠状动脉开口。

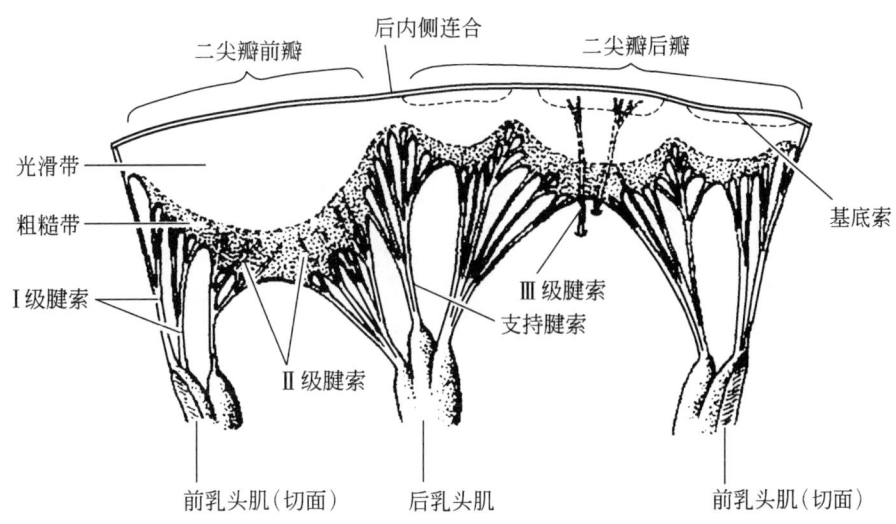

图 5-13 二尖瓣及其腱索

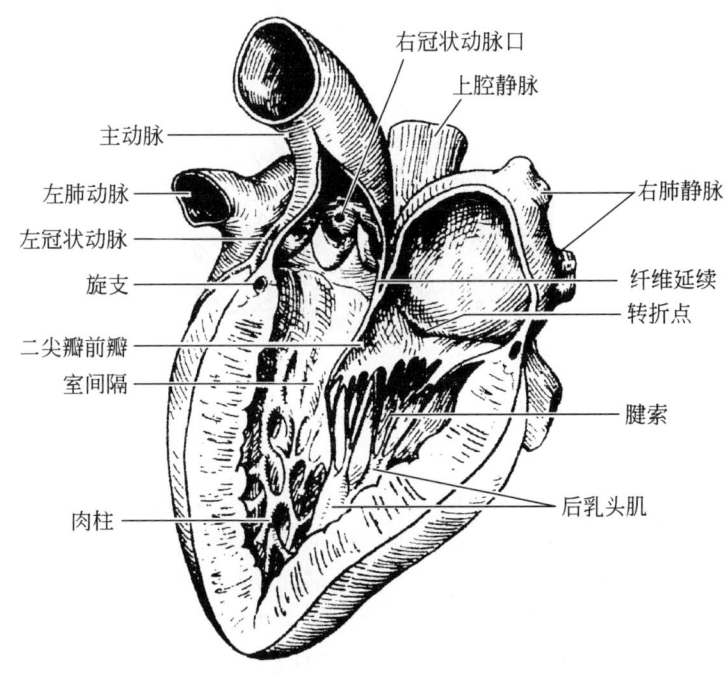

图 5-14 左心房与左心室的腔内结构

(三)心脏的构造

1. 心脏纤维支架(fibrous sketeton of heart)
心肌和瓣膜附着处的纤维支架称为心脏纤维支架或骨骼,包括左、右纤维三角,四个瓣膜纤维环、圆锥韧带、室间隔膜部和瓣膜间隔等(图 5-15)。人心纤维骨骼由致密结缔组织组成,随着年龄的增长可发生不同程度的钙化。

右纤维三角位于二尖瓣环、三尖瓣环和主动脉后瓣环之间,又称中央纤维体。其前方与室间隔膜部延续,向后发出一圆形纤维束称 Todaro 腱,位于右心房心内膜深面。

左纤维三角位于主动脉左瓣环外侧与二尖瓣环连接处。

二尖瓣环、三尖瓣环和主动脉瓣环彼此靠近,肺动脉瓣环位于较高平面,借圆锥韧带与主动脉瓣环相连。主动脉瓣环和肺动脉瓣环均由三个半

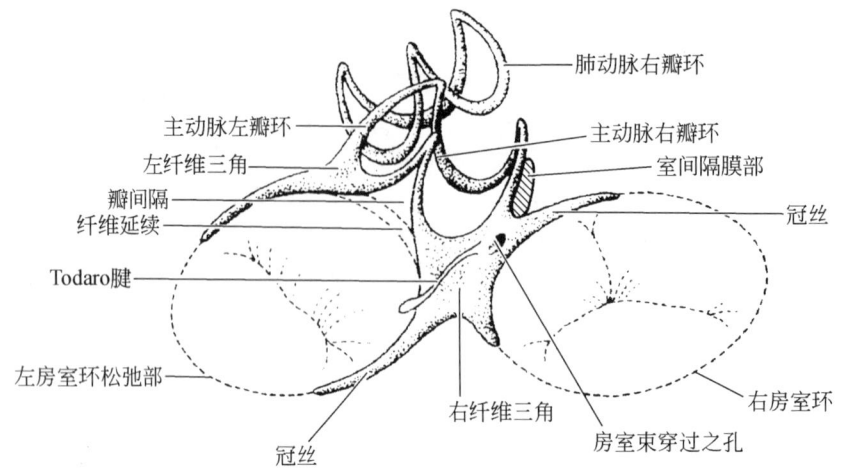

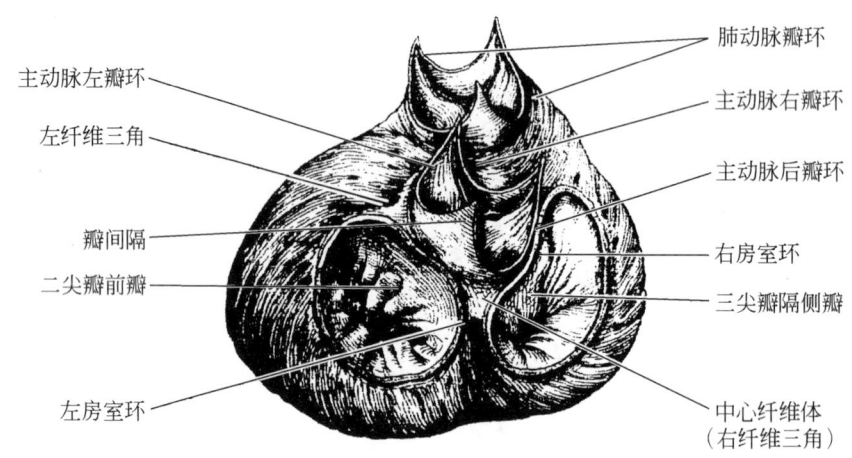

图 5-15　心脏纤维骨骼(支架)示意图

环形纤维束构成,位于三个半月瓣的基底部。在主动脉左瓣环和后瓣环相对缘之间为膜性的瓣膜间隔或主动脉下隔,它与二尖瓣前尖相移行。

2. 心壁　心壁由心内膜、心肌层和心外膜组成。心内膜衬于心腔内面,与血管内膜相延续。心肌层由心肌纤维和心肌间质组成,心肌间质充填于心肌纤维之间。心房肌和心室肌被心纤维骨骼分开而互不延续,故心房和心室可不同时收缩。心外膜为浆膜性心包,被覆在心肌层表面。

3. 房间隔(interatrial septum)和室间隔(interventricular septum)　房间隔由双层心内膜夹以结缔组织和少量心肌所组成。其前缘对向升主动脉中央,后缘与房间沟一致。房间隔较薄,卵圆窝处最薄(图 5-16,图 5-17)。

室间隔大部分由心肌构成,较厚,称肌部,其上方中部有一不规则形的膜性结构,称膜部。膜部面积约 0.8cm^2,位于心房和心室交界部位,上方为主动脉右瓣和后瓣下缘;前缘和下缘为室间隔肌部;后缘为右心房壁。膜部右侧面被三尖瓣附着缘横过,故其后上部介于右心房和左心室之间,称房室部;前下部介于左、右心室之间,称室间部,是室间隔缺损的常见部位。室间隔前、后缘与前、后室间沟相当。

(四)心脏传导系统(conduction system of heart)

心脏传导系统位于心壁内,主要由特殊分化的心肌细胞组成,包括窦房结、房室结、房室束及其分支(图 5-18)。

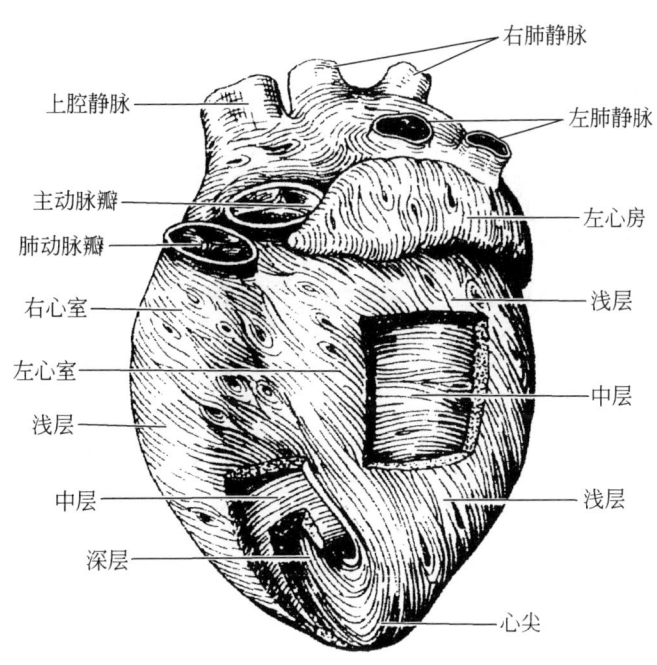

右肺静脉
上腔静脉
主动脉瓣
肺动脉瓣
右心室
左心室
浅层
中层
深层
左肺静脉
左心房
浅层
中层
浅层
心尖

图 5-16　心壁的肌层结构（左前面观）

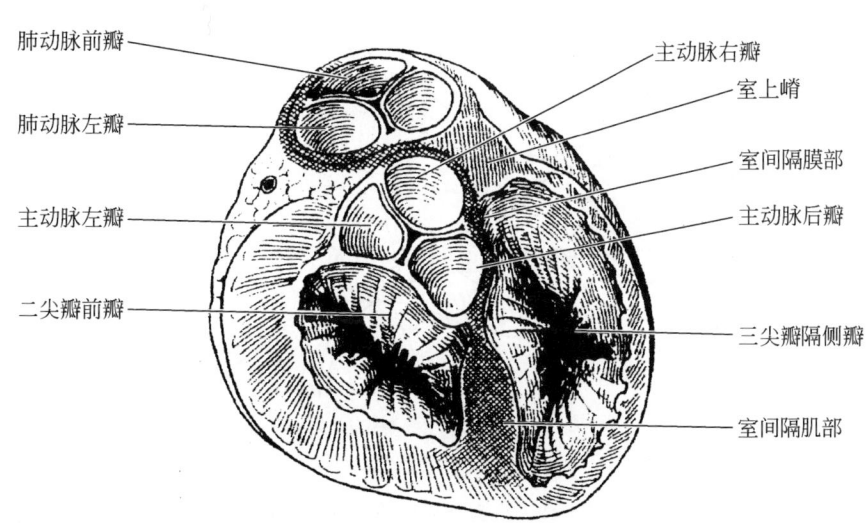

肺动脉前瓣
肺动脉左瓣
主动脉左瓣
二尖瓣前瓣
主动脉右瓣
室上嵴
室间隔膜部
主动脉后瓣
三尖瓣隔侧瓣
室间隔肌部

图 5-17　室间隔上缘示意图（阴影部分），前部呈 S 形

1. **窦房结**（sino-atrial node）　窦房结是心脏正常的起搏点。略呈长椭圆形，大小约为 15mm×5mm×1.5mm，位于上腔静脉与右心房交界处，界沟上部的心外膜深面。窦房结动脉沿结的长轴贯穿其中央。

2. **房室结**（atrioventricular node）　房室结呈扁椭圆形，大小约为 6mm×3mm×1 mm，位于右心房 Koch 三角的心内膜深面，其前端发出房

室束（图 5-19）。房室结主要功能是将窦房结传来的兴奋发生短暂延搁再传向心室，保证心房收缩后再开始心室收缩。

3. **房室束**（atrioventricular bundle）　房室束又称 His 束，从房室结前端向前行，穿过右纤维三角，沿室间隔膜部后下缘前行，在室间隔肌部上缘分为左、右束支。

4. **束支**（bundle branches）

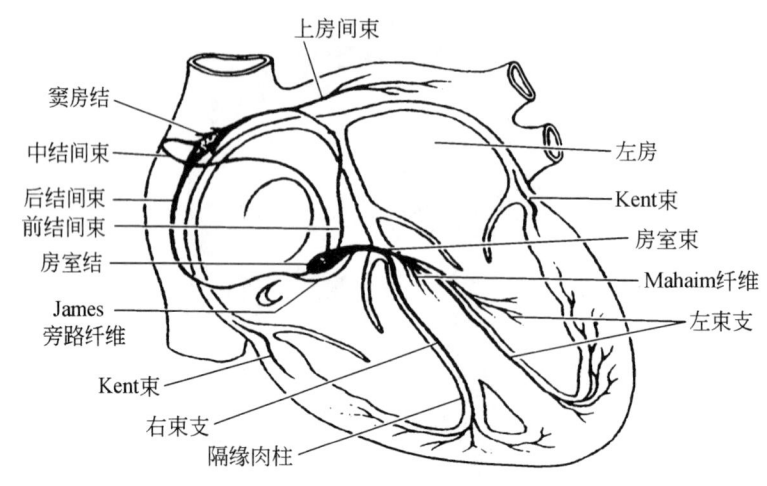

图 5-18　心脏传导系统结构模式图

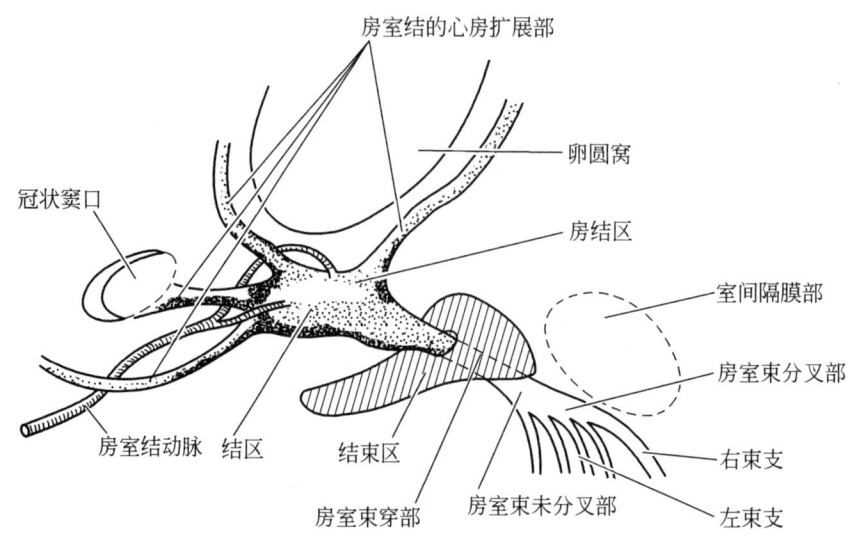

图 5-19　房室交界区的位置与分布

（1）右束支（right bundle branch）：右束支为单一的索状纤维束，沿室间隔右侧面下行，其起始部位于心内膜深面，中部位置较深，有薄层心肌覆盖，远侧又于心内膜深面走行，经节制带至右心室前乳头肌根部，分支分布于右心室壁。右束支为单一的细支，行程较长，小的局灶性损伤亦易伤及该支。

（2）左束支（left bundle branch）：左束支呈扁带状，沿室间隔左侧心内膜深面走行，约在室间隔上、中 1/3 交界处分为两组分支：①左前上支，行

向前上方，分支呈放射状分布于左心室前上部，即前乳头肌、室间隔前部、左心室前壁和侧壁；②左后下支，行向后下，分布于左心室膈壁、室间隔中部和后部、后乳头肌。左前上支和左后下支的分支相互交织。有时在上述两支之间有一间隔支，分布于室间隔中下部心肌。

5. Purkinje 纤维网　左、右束支的分支在心内膜深面交织呈心内膜下 Purkinje 纤维网，由该网发出的纤维进入心肌，在心肌内形成肌内 Purkinje 纤维网。

房室束、束支和 Purkinje 纤维网的功能是将心房传来的兴奋迅速传播到整个心室。

(五)心的血管

心脏的动脉供应主要来自于冠状动脉(图 5-20～图 5-21);心脏的静脉血绝大部分经冠状窦回流到右心房,少量直接进入心腔(主要是右心房)。

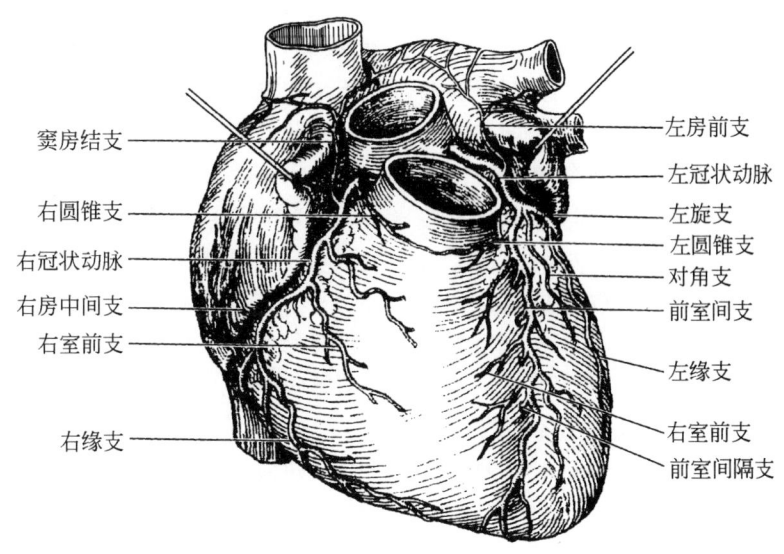

图 5-20 冠状动脉及其分支模式图(正面观)

窦房结支
右圆锥支
右冠状动脉
右房中间支
右室前支
右缘支

左房前支
左冠状动脉
左旋支
左圆锥支
对角支
前室间支
左缘支
右室前支
前室间隔支

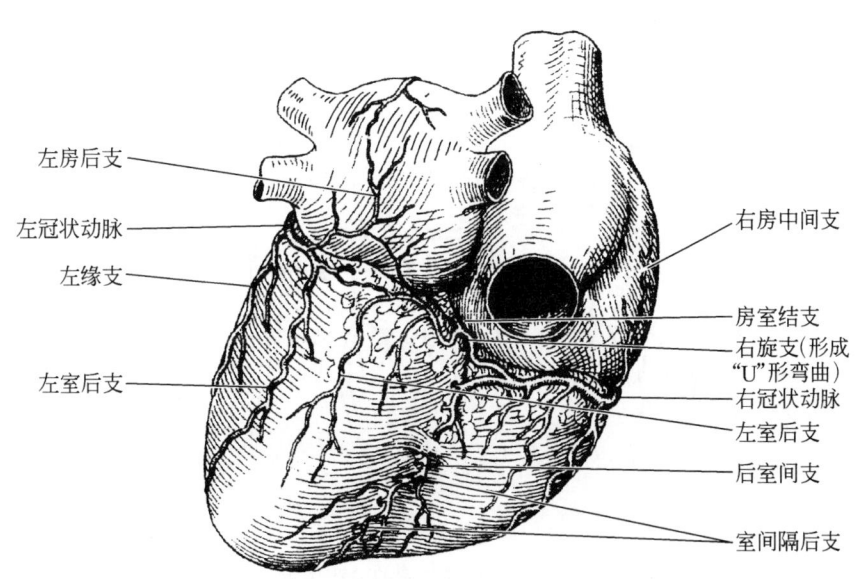

图 5-21 冠状动脉及其分支模式图(后面观)

左房后支
左冠状动脉
左缘支
左室后支

右房中间支
房室结支
右旋支(形成"U"形弯曲)
右冠状动脉
左室后支
后室间支
室间隔后支

1. 动脉

(1)右冠状动脉(right coronary artery):起于主动脉右窦,在右心耳和肺动脉干根部之间进入冠状沟,绕行至房室交点处形成一倒"U"形弯曲并分为两支:后室间支(posterior interventricular branch)较粗,是主干的延续,沿后室间沟走行,分支分布于后室间沟两侧的心室壁和室间隔后 1/3 部;左室后支,向左行,分支至左心室膈壁。

右冠状动脉分布于右心房、右心室、室间隔后 1/3 部(其中有房室束左后下支通行)及部分左心室膈壁,右冠状动脉闭塞时,常引起右心室、室间隔后部和左心室部分膈壁心肌梗死。

(2)左冠状动脉(left coronary artery):起于主动脉左窦,在肺动脉干和左心耳之间向左走行,随即分为前室间支(anterior interventricular branch)和左旋支(left marginal branch)。前室间支沿前室间沟走行,绕心尖切迹至后室间沟,与右冠状动脉的后室间支相吻合。前室间支向左侧、右侧和深面发出三组分支,分布于左心室前壁、部分右心室前壁和室间隔前2/3部(其中有右束支和左束支的左前上支通过)。因50%以上的心肌梗死系前室间支闭塞所致,故常将该支称为"猝死动脉"。当前室间支闭塞时,可发生左室前壁和室间隔前部心肌梗死,并可发生束支传导阻滞。

左旋支沿冠状沟走行,绕过心左缘至左心室膈面,多在心左缘和后室间沟的中点附近分支而终。左旋支分布于左心房、左心室左侧面和膈面,闭塞时常引起左心室侧壁和膈壁心肌梗死。

左、右冠状动脉较重要的分支有以下几支。

①窦房结支(branch of sinoatrial node):近60%起于右冠状动脉,40%起于左冠状动脉旋支。沿心耳内侧面上行,分布于窦房结和心房壁。

②动脉圆锥支(branch of arterial conus):左、右各一。分别由左冠状动脉前室间支和右冠状动脉发出,在动脉圆锥前上部相互吻合形成

Vieussen环。该环是左、右冠状动脉之间重要的侧支循环通路之一。

③左缘支(left marginal branch)和右缘支(right marginal branch):左缘支(即钝缘支)起于左冠状动脉旋支,沿心左缘走行;右缘支(即锐缘支)起自右冠状动脉,沿心下缘向心尖走行,与前、后室间支吻合。左、右缘支比较恒定,比较粗大,是冠状动脉造影时辨识血管分支的标志之一。

④房室结支(branch of atrioventricular node):90%起于右冠状动脉"U"形弯曲的顶端,7%起于右冠状动脉的旋支,分布于房室结区。由于93%的房室结支起自右冠状动脉,故当急性心肌梗死伴有房室传导阻滞时,首先应考虑右冠状动脉闭塞。

(3)冠状动脉的分布类型:左、右冠状动脉在心胸肋面的分布比较恒定,但在膈面的分布范围变异较大。根据左、右冠状动脉在心膈面分布区的大小分为三型(图5-22):

①右优势型:右冠状动脉分布于右心室膈面和左心室膈面一部分,此型占71.35%。

②均衡型:左冠状动脉旋支和右冠状动脉分别分布于左、右心室膈面,互不逾越后室间沟,此型占22.92%。

③左优势型:左冠状动脉旋支分布于左心室膈面和右心室膈面的一部分,此型占5.73%。

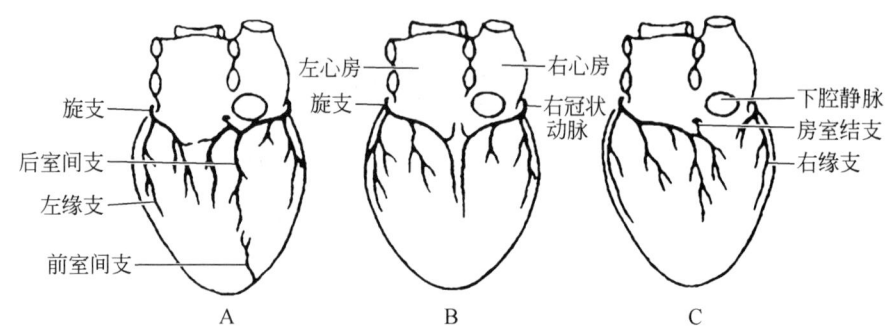

图5-22　冠状动脉的分布类型
注:A. 右优势型;B. 均衡型;C. 左优势型

上述分型中所谓优势动脉仅指它在心室膈面的分布范围,而非供血量的多少。右冠状动脉在所有正常人中,供血量占绝对优势。当然,优势动脉(尤其是左优势型)的狭窄或闭塞后果比非优势动脉更为严重(图5-24)。

2. 静脉　心脏的静脉(图5-23)经过三条途径回心。

(1)心最小静脉(smallest cardiac veins):又称Thebesian静脉,是位于心壁内的小静脉,直接开口于各心腔(主要是右心房)。

(2)心前静脉(anterior cardiac veins):有2～3支,起于右心室前壁,跨过右冠状沟,开口于右

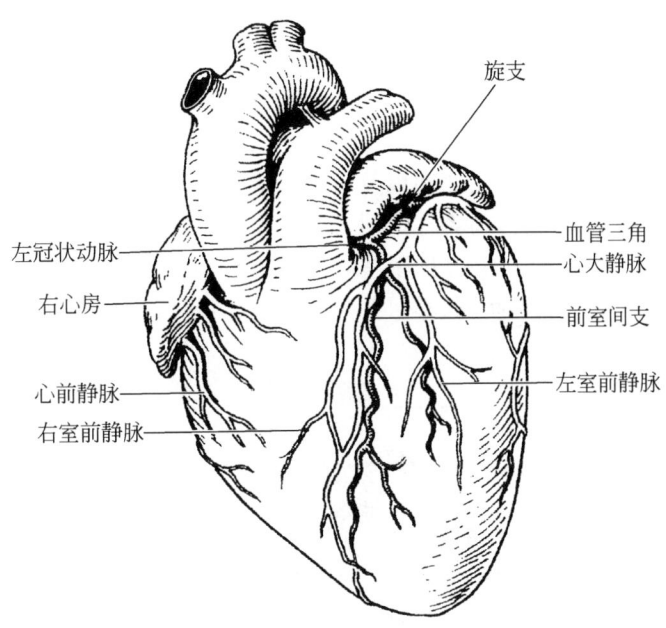

图 5-23　心脏静脉血管分布(正面观)

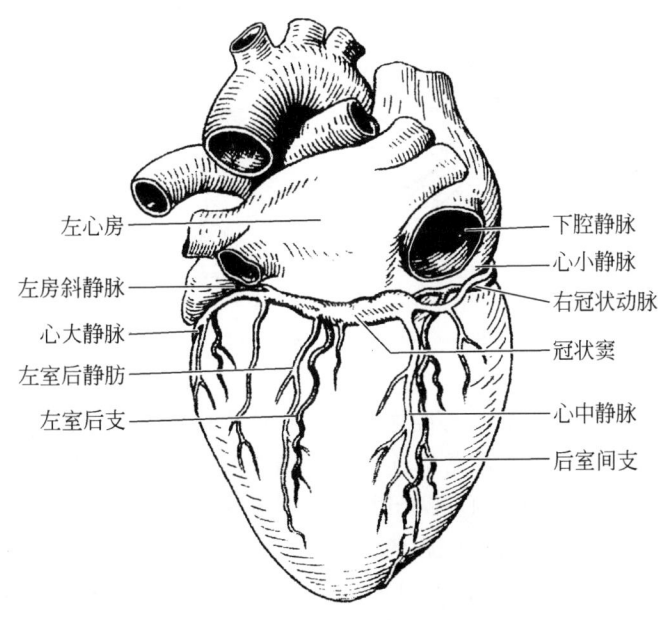

图 5-24　冠状窦及其属支血管(后面观)

心房。

　　(3)冠状窦(coronary sinus):位于心膈面的冠状沟内,左心房和左心室之间,其右端开口于右心房。心绝大部分静脉血回流到冠状窦(图 5-24)。其主要属支有 3 条。

　　① 心大静脉(great cardiac vein):在前室间沟内与前室间支伴行,向后上至冠状沟,再向左绕

行至左室膈面注入冠状窦左端。

　　②心中静脉(middle cardiac vein):与后室间支伴行,注入冠状窦右侧。

　　③心小静脉(small cardiac vein):在冠状沟内与右冠状动脉伴行,向左注入冠状窦右端。

　　心静脉之间的吻合远较冠状动脉丰富,冠状窦属支之间以及属支与心前壁静脉之间均有丰富

的吻合。

3. 冠状血管的吻合　正常心脏血管在出生时就存在着丰富的吻合(图 5-25),包括冠状吻合、壁腔吻合和与心外血管吻合三种。

(1)冠状吻合:同一冠状动脉的分支之间以及左、右冠状动脉的分支之间均有吻合,前者称为同一冠状吻合,后者称为冠状间吻合。吻合见于整个心壁,但在右心室前面、心尖部、室间隔、心房壁

和房间隔等处更为丰富。一般认为冠状吻合的吻合管直径为 $50\sim350\mu m$,虽然在冠状动脉急性闭塞时冠状吻合的侧支血流灌注不能阻止心肌梗死的发生,但在慢性闭塞时却具有重要功能意义。冠状吻合的吻合管在出生时已经存在,其口径和长度随年龄的增长而增长,至 20 岁左右达定型状态,青年人冠状动脉闭塞时极易发生心肌梗死,可能与其吻合管尚未发育完善有关。

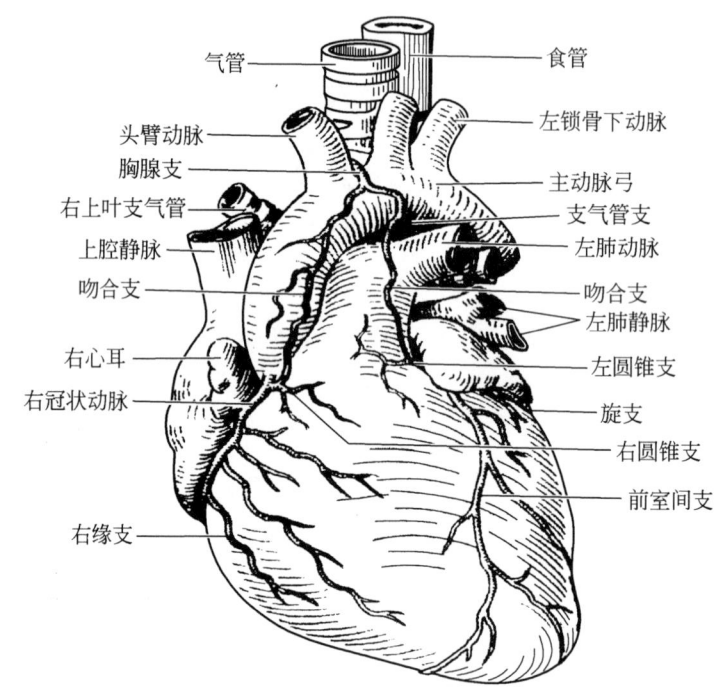

图 5-25　冠状动脉与心外动脉的吻合

(2)壁腔吻合:是心壁内特殊血管与心腔之间的交通,包括心最小静脉和心肌窦状隙等。连续组织切片证明,冠状动脉的分支可与心腔交通。在心壁的小动脉亦可与心肌窦状隙相通,后者又与心腔相通。还有一些小冠状动脉(直径 200～1 000μm),直接与心腔相通,叫做动脉心腔血管。

(3)与心外血管的吻合冠状动脉的分支与来自心周围的动脉支,如胸廓内动脉、支气管动脉等,在主动脉根部、肺动脉干、心包和心房等处形成小动脉网。

(六)心脏的神经

心脏的神经包括交感神经、副交感神经和感觉神经(图 5-26)。

1. 交感神经纤维分布于窦房结、房室结、冠

状动脉和心房、室肌。交感神经兴奋可加速窦房结兴奋发放,加快房室传导,增强心肌收缩力和扩张冠状动脉。

2. 副交感神经来自延髓迷走神经背核及疑核,在心内神经节换神经元,节后纤维分布到窦房结、房室结、心房和心室肌以及冠状动脉。副交感神经的作用和交感神经相反,但对心室肌和冠状动脉的作用比较小。

3. 传导痛觉的纤维与交感神经同行,至脊髓胸 1～5 节段的后角;传导压力或牵张等感觉的传入纤维随迷走神经至延髓孤束核。

近年来用免疫组织化学证实心内有降钙素基因相关肽、神经降压素和 P 物质等多种肽能神经纤维,它们可能参与对心各种复杂功能的调节。

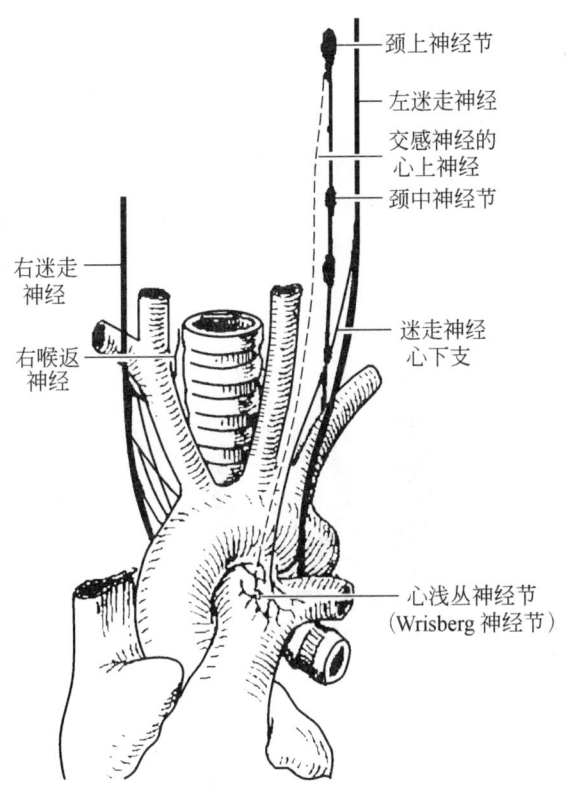

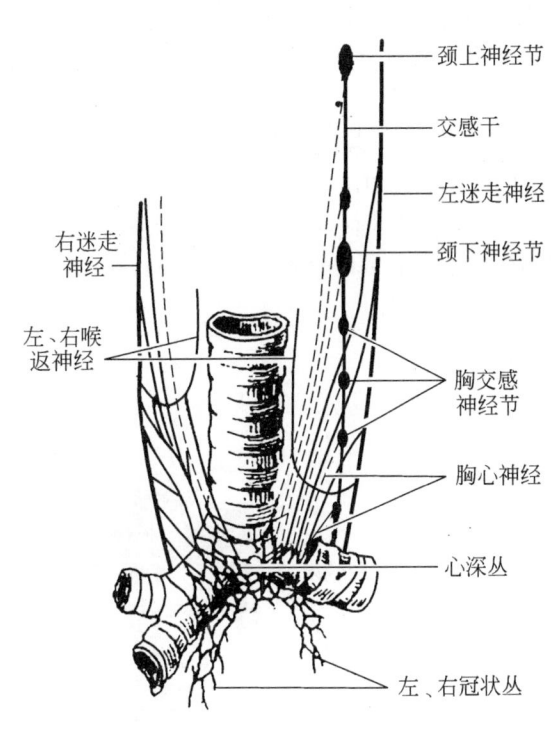

图 5-26　心脏的神经丛

(七)心包(pericardium)

心包为锥体形纤维浆膜囊,包裹心脏和出入心的大血管根部,分内、外两层,外层称纤维心包,内层称浆膜心包(图 5-27)。

纤维心包是坚韧的结缔组织囊,上方与大血管的外膜相延续,下方与膈中心腱相结合。

浆膜心包分脏、壁两层。紧贴心和大血管根部表面的浆膜为脏层,在大血管根部移行为壁层,贴衬于纤维心包内面。脏、壁两层之间的腔隙称心包腔,内含少量浆液,起润滑作用。在心包腔内,浆膜心包脏、壁层转折处的间隙称心包窦。位于升主动脉、肺动脉干后方与上腔静脉(superior vena cava)、左心房前方之间的间隙称心包横窦(transverse sinus of pericardium);在左心房后方与心包后壁之间的间隙称心包斜窦(oblique sinus of pericardium),其两侧界是左、右肺静脉和下腔静脉。横窦和斜窦在心外科中有实用意义。此外,心包腔前下部即心包胸肋部与膈部转折处的间隙称心包前下窦,在直立位时位置较低,经左剑肋角行心包穿刺可较安全地进入此窦。

心包的主要功能有膜功能及机械功能。前者为心脏搏动提供一个光滑的活动面;后者可防止心脏过度扩张并使心脏固定于正常位置,同时作为一个屏障使胸腔内器官的膈下的感染不致＋蔓延至心脏。

(八)心脏的发生

从胚胎发生上对心脏形态结构有一个系统的了解,不但可以加深对心脏形态和功能的认识,而且对理解先天性心脏病的形成和治疗也有重要的实用意义。目前的研究表明,心脏的发生至少有三个来源:①前肠门外侧的成血管间充质;②中线上的体腔脏壁上皮;③在耳泡与第 3 体节尾界之间的神经嵴细胞。以上三个来源组织依次产生:①心瓣膜组织的心内膜和心脏间充质细胞;②心肌,包括传导组织和与发育中的心脏有联系的特殊基质蛋白,即心胶质;③主肺动脉隔和大血管根部的中膜,并可能参与心的传导组织。

1. 原始心管(primitive cardiac tube)的形成

大约在受精后的第 20 天,内、外胚层之间出现中胚层,心血管系乃由中胚层发育而来。神经板和口咽膜头端的中胚层叫生心区,从这里形成两条纵行的细胞索叫生心索(cardiogenic cord),索内逐渐出现腔隙变成内皮性管,叫心内膜心管(endocardial heart tube)。心的背侧有一腔隙叫围心腔(pricardial coelom),围心腔逐渐从心管的背侧变成位于心管的腹侧。在此期间,左、右两条

心内膜心管逐渐靠拢,从头端向尾端开始融合,至第 22 天融合成一条心内膜心管。同时,其周围的脏壁中胚层增殖,形成肌外膜套(myoepicardial mantle)。在以后的发育过程中,心内膜心管形成心脏的心内膜,肌外膜套分化肌原细胞和心外膜。心胶质中有间充质细胞侵入,分化为心内膜下组织,最终形成心内膜垫、心球嵴、膜性室间隔和心瓣膜等重要结构。

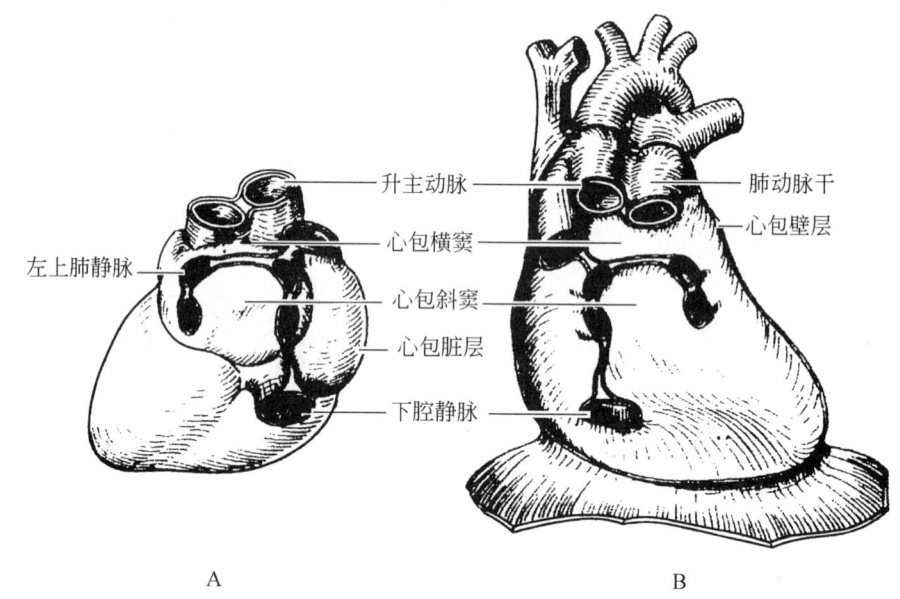

图 5-27　心包
A. 移出的心脏后面观;B. 心包后壁前面观

随着心管的形成,围心腔也发育成心包腔,心脏即在心包腔内做各部不均等的不对称的分化发育。

2. **心脏外形的演变**　原始心管在心包内发生节段性的膨大,最初分为三段:头端膨大称为心球,中段膨大为心室,尾端较细的为房室管。随着心管的发展,心球变为前后两段,前端称为动脉干,后段称为圆锥部,两者合称为圆锥动脉干。这时原始心管变为六部:动脉干、圆锥部、心室、房室管、心房和静脉窦。

心于原始心管发育的速度超过心包腔的速度,使心管在心包腔内不断伸长和弯曲,这一弯曲可以分解为向右、向后和向上三段来描述(图 5-28)。

(1)心球心室段的向右弯曲,心球心室段向右呈襻状弯曲。心球心室连接处正是弯曲最大的地方,此处的内腔叫心球孔,孔以上的圆锥部分发展成心室的流出道,孔以下的心室部分发育成心室。

其余的心室部分位于左侧发展成左心室。在心球孔的左上缘由于弯曲而成的皱襞叫球室褶,将圆锥和心室两部割开。

(2)房室管向后弯曲,最初房室管位于心室的尾侧,下连心房。随后心房和静脉窦向上移位,使房室管的方向内下改为向后。

(3)心房和静脉窦进一步向上移位而位于圆锥动脉干的背侧,同时不断扩大使左右心房位于圆锥动脉干的两侧。至此,心管外形的演变基本完成,心房心室的位置基本与成人相似,心内血液并不分流。随着外形的演变,心腔逐渐分隔,左、右心房,左、右心室及肺动脉和主动脉逐步分开,使动脉血和静脉血得以分流。心外形的演变约在第 5 周完成。第 5～8 周心脏内腔开始分割,逐渐演化成类似成人的四腔心。

3. **心房的分割与演变**　在胚龄约为 25d 时,

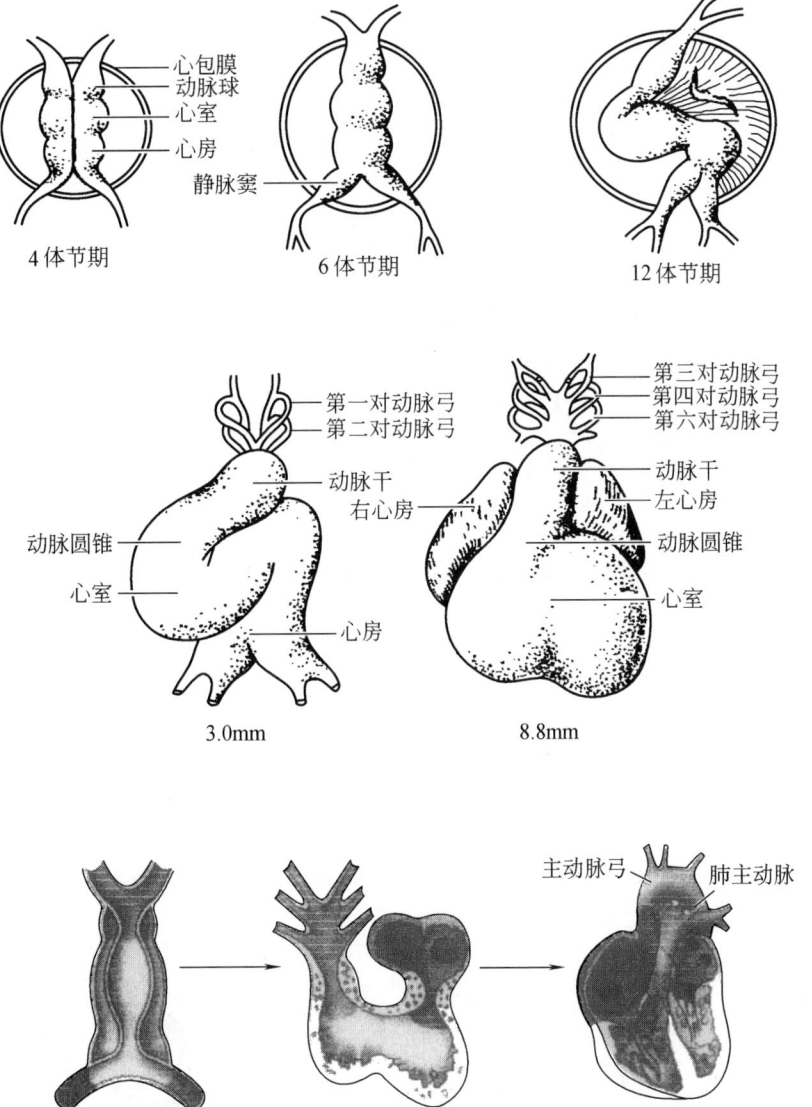

图 5-28　心脏外形的演变

动脉干对心房的压沟逐渐加深，与此相应从心房的后上壁出现月牙形的嵴，叫第一房间隔（原发隔），并向房室管的方向生长。其下缘与房室心内膜垫之间所形成的孔即为第一房间孔，使右房与左房相通。胚龄 35d 时第一房间隔与心内膜垫融合，闭合了原发孔。在第一房间孔闭合之前，第一房间隔的上部即出现筛状孔，筛状孔逐渐合为一大孔，是为第二房间孔，使左右房继续相通。

第二房间孔形成的同时，在第一房间隔的右侧又出现第二房间隔（继发隔），它呈弧形从前上向后下方生长，凹缘对着下腔静脉口。在第二房

间隔下缘与第二房间孔下缘之间仍留有一左右房间的通道，此即为卵圆孔。与第二房间隔重叠的第一房间隔即为卵圆孔瓣，胎儿时期卵圆孔瓣开向左房，使卵圆孔开放。来自下腔静脉的氧合血液入右房后被第二房间隔分为 2 份，大部分经卵圆孔入左房，小部分入右房再流入右室，故第二房间隔下缘有分流嵴之称。胎儿出生后，左房压高于右房，卵圆孔瓣即靠向右房，与第二房间孔边缘紧贴，防止左房血液流入右房，是为卵圆孔的生理性关闭，以后两隔长合成为解剖性关闭（图 5-29，图 5-30）。

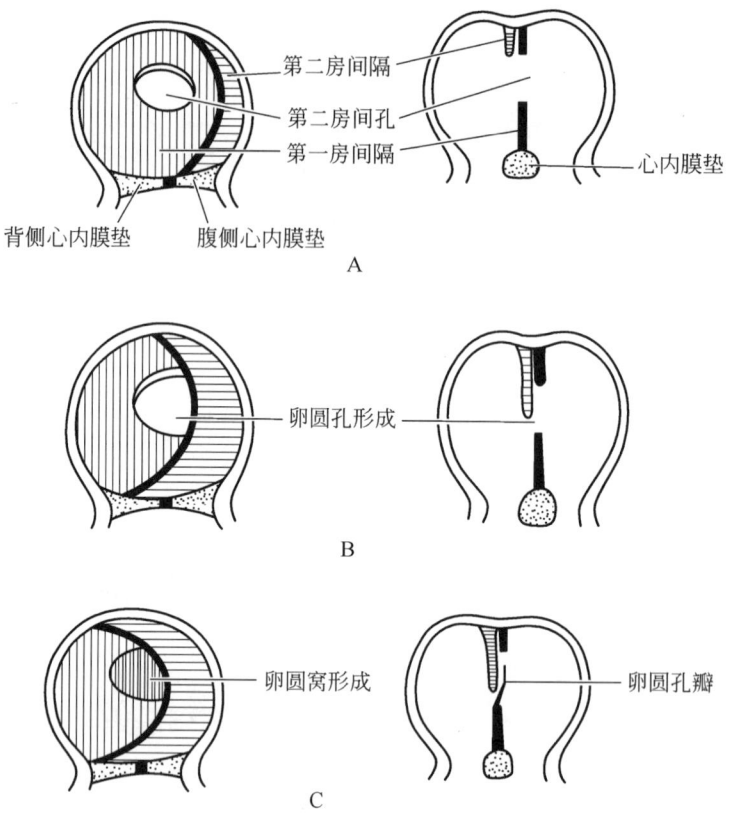

图 5-29 第二房间隔的发育示意图

右侧列为额状切面,左侧列为右侧面观

A. 第一房间隔发育;B. 第二房间孔被部分掩盖;C. 卵圆窝形成

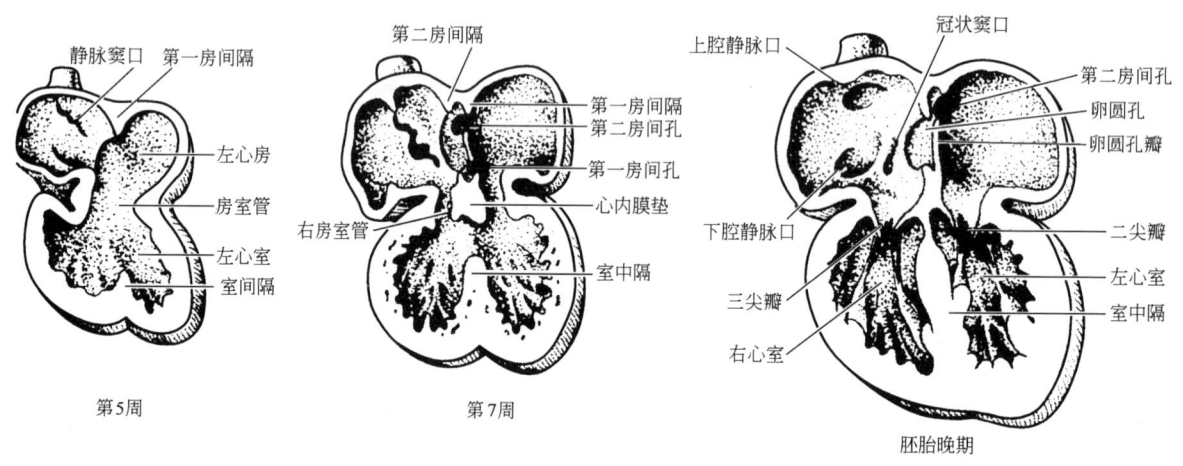

图 5-30 心内部的演变

4. 心室的分割与演变 左右室均分为流入道(窦部)与流出道(漏斗部)两部。漏斗部的来源是来自心球的分割。窦部则左心室来自原始的左心室,右心室来自原始心管的右心室,二者以从底壁生长出来的肌性室间隔分开(图5-31)。

(1)肌性室间隔的形成和小梁化部的出现:胚胎第4周末,从原始心室中部的底部长出一半月形的肌性室间隔,将左、右室分开。以后室间隔继续生长而区分出上、下两部分,邻近室间孔即肌性分隔上缘为窦部,表面光滑。邻近心室壁的部分

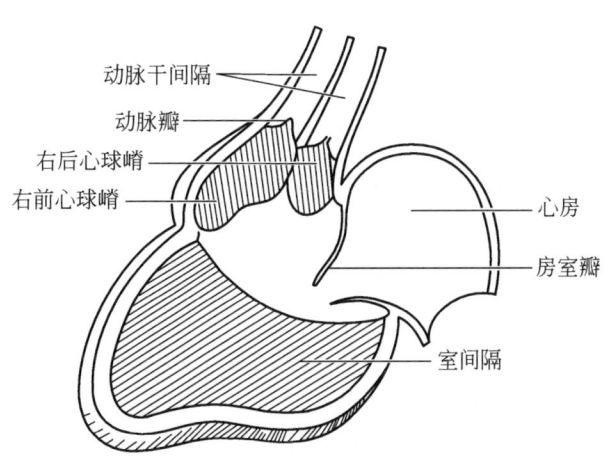

图 5-31　心室的分隔

为室间隔肉梁化部,其表面不光滑,有互相交错的肉柱形成。肉梁化部向下生长,窦部向上生长。心内膜下肌肉不断挖空而肉梁化,心腔不断扩大,这一过程同时在室间隔和游离壁上是同时进行的。窦部、室间隔孔和房室口的部分均未肉梁化,表面光滑,构成心室中心区。肌性室间隔上缘前部与圆锥嵴融合,后部与后心膜垫融合,中部参与室间隔膜的闭合过程。

(2)室间孔(interventricular foramen)的演变和闭合:在胚胎发生的早期,房室孔、室间孔和心球孔都不在一处;房室孔原只与左室相通,位于室间隔左侧;心球也只与右室相通,位于室间隔右侧。在发育过程中房室孔自左向右侧移位,心球孔自右向左移位,最后房室孔、心球孔和室间孔均到达中线,会聚一处,以便最后彻底分割左右心达到动静脉分流的目的。

①第一室间孔:当原始心室完成向右弯曲之后,心室呈横卧状,右端膨大成右心室,左端膨大成左心室。左右心室之间的心壁组织从下壁长出一矢状嵴即肌性室间隔。隔上方沟通左右心室的孔就是第一室间孔。它是一个完整的环,孔的前缘、上缘和后缘都是原始心管的壁(图 5-32)。

②第二室间孔:在心脏发育过程中,由于圆锥心室隆起的不断吸收缩小,心球孔不断向左侧移位。直至到达第一室间孔的上方,这时室间孔上方正对的是圆锥的下端,左前圆锥嵴和右后圆锥嵴尚未融合,因而孔的上方是开放的。与此同时房室孔也向右移位至第一室间孔的后方,此时房室孔虽已变扁呈左右横位,但前、后心内膜垫尚未融合。所以室间孔也失去了完整的后壁。这时的室间孔为第二室间孔,不是完整的环,而是上方和后方均开放的左右心室间的通道。孔的下缘仍是肌性室间隔上缘,上缘对着一对圆锥嵴,后缘对着一对心内膜垫,后上方是右后圆锥嵴与上心内膜垫的连接处。此时室间孔由于左右室的扩大而相对缩小(图 5-33)。

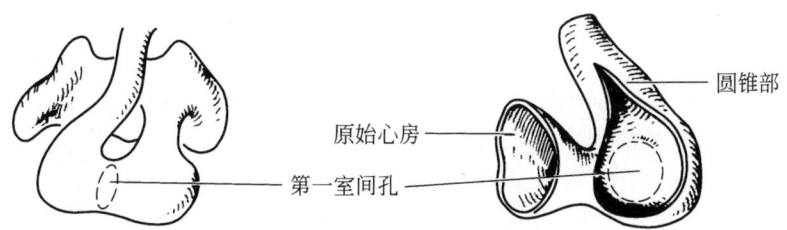

图 5-32　第一室间孔(即第一阶段)前面观及内面观

③第三室间孔:在进一步发育过程中,左前和右后圆锥嵴互相融合恢复了室间孔上壁的完整性。上、下心内膜垫也融合成中心心内膜垫,使室间孔的后壁也得以恢复完整。随着这些间隔的生长,室间孔的口径也缩小了。这时的室间孔叫第三室间孔,大致是完整的环,前缘和下缘是肌性室间隔,上缘是圆锥间隔,后缘是中心心内膜垫。伴随着心内膜垫的发育,约于胚龄第 2 个月末,第三室间孔由膜样组织封闭而成为室间隔膜部的室间部,至此,左右心室的分割即告完成(图 5-34)。

5. 心脏传导组织的发生　通过对传导系统标记物如 HNK-1、GIN$_2$、神经微丝、连接蛋白 43 等的研究已使对心传导系统的认识有了很大的进展,已形成的心脏中可分辨出传导系统的心肌。

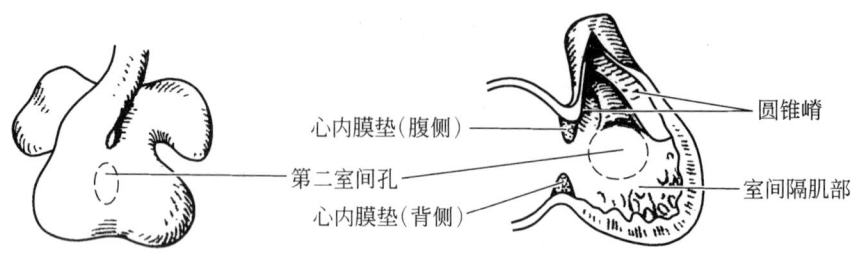

图 5-33　第二室间孔(即第二阶段)前面观及内面观

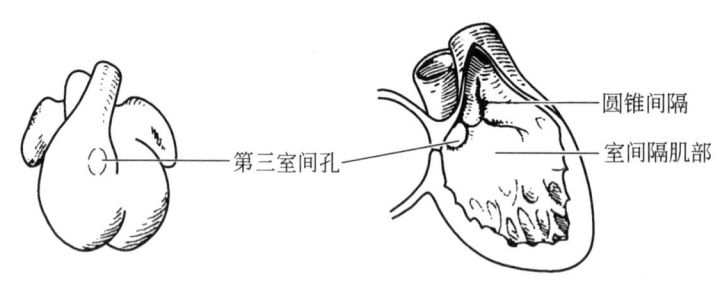

图 5-34　第三室间孔(即第三阶段)前面观及内面观

由于传导组织内可表达 HNK-1 并有神经微丝，故有人提出神经嵴发生传导系统，至少是传导系统具有神经和心肌双重性质。

心房和心室的肌层发育早期是连续的，原始心房是心脏的起搏点，以后迅速由静脉窦取代。随着心腔的分割，房室被心的支架组织分开，传导系统也相继分化出来而成为连接房室电活动的惟一通路，传导系统的组织学分化一直要持续到出生后。

(1)窦房结(sinuatrial node)：来源于窦房环组织，在心襻阶段窦房结原基出现在上腔静脉与右心房之间。至 28～30mm 阶段窦房结可用组织化学方法鉴别出来。约在人胚第 6 周时，在腔房交界处即出现一致密区，称窦房区，将发育成窦房结，起搏细胞已可辨认，可表达心房尿钠颗粒，移行细胞可认出，与出生后相似。

(2)房室结(atrioventricular node)和房室束(atrioventricular bundle)：房室结主要来源于后部房室环组织。窦房环的下端也可能参与房室结的组成。随着室间隔的发育，房室结由后向前迁移至室间隔上缘，后部发育成房室结主体，向上与部分房肌相连而成为过渡细胞区，其前端发育成房室束近侧部。在肌性室间隔中部形成一室内传导组织原基，骑跨在室间隔上缘。并于心内膜下向间隔两侧伸展发育，形成房室束的分叉部、左右束支及其分支。在发育中房室束未分叉部与分叉部相互连接成为完整的房室传导系统。形成的房室束经过室间隔膜部的后下缘。右束支及左束支前半也可能来自球室环组织。心脏发育过程中，心外的沟组织经房室环下方向心壁内侵入，形成心脏的纤维骨骼支架，将心房肌与心室肌分开。因此，房室传导系统就成为联系心房与心室肌肉电活动的惟一结构(图 5-35)。

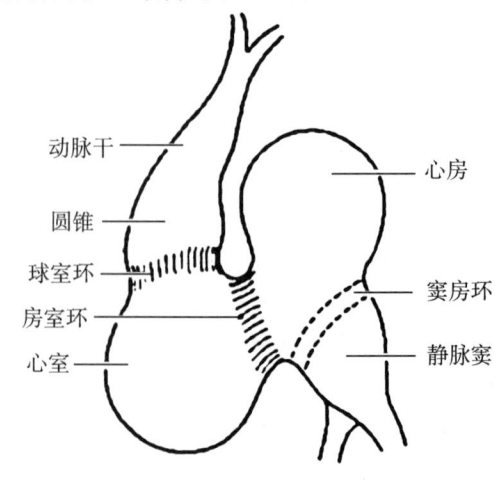

图 5-35　心脏环组织的位置

三、动　脉

（一）肺循环（pulmonary circulation）的动脉

肺动脉干（pulmonary trunk）位于心包内，为一较粗且短的动脉干。起自右心室，在升主动脉前方向左后上方斜行，至主动脉弓下方分为左、右肺动脉（图 5-36）。

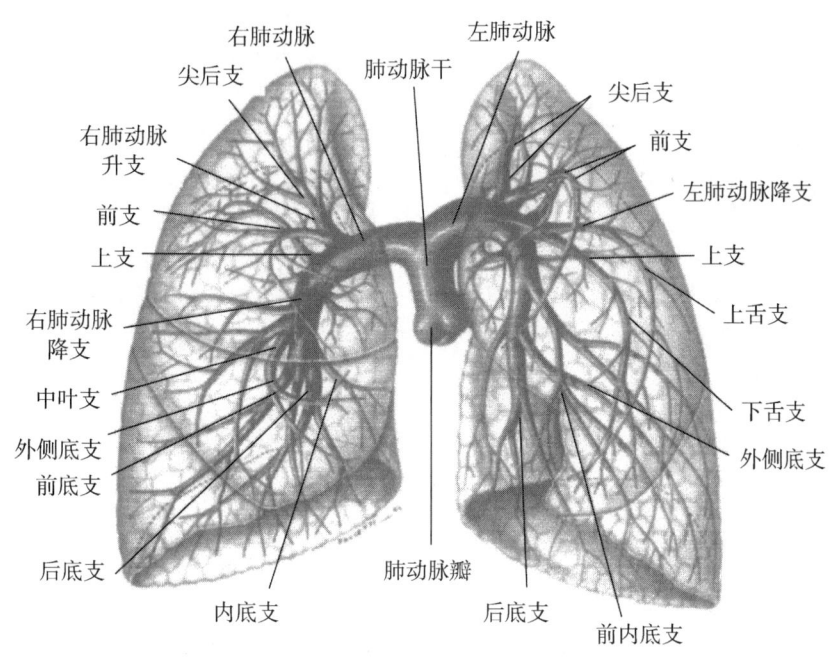

图 5-36　肺动脉及其分支

1. 左肺动脉（left pulmonary artery）较短，在左主支气管前方横行，分两支进入左肺上、下叶。

2. 右肺动脉（right pulmonary artery）较长而粗，经升主动脉和上腔静脉后方向右横行，至右肺门处分为三支进入右肺上、中、下叶，按右肺动脉走向和口径似为肺动脉干的延续。

在肺动脉分叉处稍左侧有一纤维性的动脉韧带，连于主动脉弓下缘，是胚胎时期动脉导管闭锁后的遗迹，动脉导管如果在胎儿出生后 6 个月尚未闭锁，则称动脉导管未闭，是最常见的先天性心脏病之一。

此外，肺组织的动脉血供除肺动脉外，还有体循环来的支气管动脉，肺动脉与支气管动脉之间存在丰富的吻合支，在肺循环正常的条件下，肺动脉分支栓塞不会引起肺梗死，因为支气管动脉可借吻合支供血于该区肺组织。

（二）体循环（systemic circulation）的动脉

主动脉是体循环的动脉主干，由左心室发出，先斜向右上，再弯向左后，沿脊柱左前方下行，穿过主动脉裂孔入腹腔，至第 4 腰椎下缘处分为左、右髂总动脉。依其行程分为升主动脉、主动脉弓和降主动脉，降主动脉又以膈的主动脉裂孔为界，分为胸主动脉和腹主动脉。体循环的动脉分布于全身各处，分支甚多，本节将主要对容易发生动脉疾患的动脉分支的解剖做一详细介绍（图 5-37）。

1. **升主动脉**（ascending aorta）　升主动脉起自左心室，在上腔静脉左侧向右前上方斜行，至右第 2 肋关节高度移行为主动脉弓。左、右冠状动脉均由升主动脉发出。

2. **主动脉弓**（aortic arch）及其分支　续接升主动脉弓形弯向左后方，跨左肺根部，于第 4 胸椎体下缘左侧移行为胸主动脉。移行处管径略小，称主动脉峡（aortic isthmus）。主动脉弓壁外膜下有丰富的游离神经末梢称压力感受器。主动脉弓下方，靠近动脉韧带处有 2～3 个粟粒样小体，称主动脉小球，为化学感受器。

主动脉弓凹侧发出数条细小的支气管支和气管支。主动脉弓凸侧发出三大分支，从右向左为

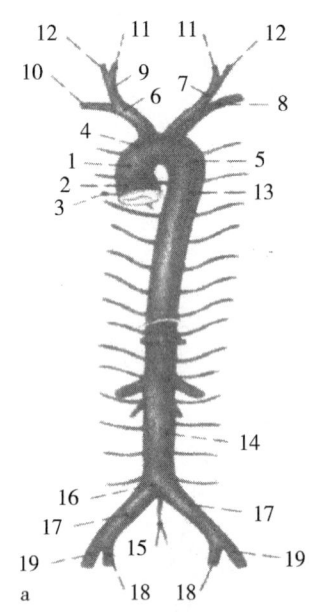

图 5-37　动脉系统的主要分支血管

1. 升主动脉；2. 主动脉球；3. 冠状动脉；4. 主动脉弓；5. 主动脉峡；6. 头臂干；7. 左颈总动脉；8. 左锁骨下动脉；9. 右颈总动脉；10. 右锁骨下动脉；11. 颈内动脉；12. 颈外动脉；13. 胸主动脉；14. 腹主动脉；15. 骶正中动脉；16. 主动脉叉；17. 髂总动脉；18. 髂内动脉；19. 髂外动脉

头臂干（brachiocephalic trunk）、左颈总动脉（left common carotid artery）和左锁骨下动脉（left subclavian artery）。头臂干为一粗且短的动脉干，向右上方斜行至右胸锁关节后方分为右颈总动脉和右锁骨下动脉。

（1）颈总动脉（common carotid artery）：是头颈部的主要动脉干。左侧发自主动脉弓，右侧起自头臂干。两侧颈总动脉均经胸锁关节后方，沿食管、气管和喉的外侧上行，至甲状软骨上缘高度分为颈内动脉和颈外动脉。颈总动脉与颈内静脉、迷走神经一起被包裹在颈动脉鞘内。颈总动脉下段被胸锁乳突肌覆盖，上段位置表浅，在活体上可以摸到其搏动。

在颈动脉分叉处有两个重要结构，即颈动脉窦和颈动脉小球。

颈动脉窦（carotid sinus）是颈总动脉末端和颈内动脉起始部的膨大部分。窦壁外膜较厚，其中有丰富的游离神经末梢称压力感受器。当血压增高时，窦壁扩张，刺激压力感受器，可反射性地

引起心搏减慢、末梢血管扩张，血压下降。

颈动脉小球（carotid body）是一个扁椭圆形小体，借结缔组织连于颈动脉分叉的后方，为化学感受器，可感受血液中二氧化碳分压、氧分压和氢离子浓度变化。当血中氧分压降低或二氧化碳分压增高时，反射性地促使呼吸加深加快。

如果从下颌角至乳突尖连线的中点向胸锁关节面做一连线，该线以甲状软骨上缘为界，上段为颈外动脉，下段为颈总动脉的体表投影。当面部大出血时，可循颈总动脉体表投影，于胸锁乳突肌前缘，平喉的环状软骨高度，向后内将其压向第 6 颈椎的颈动脉结节，进行急救止血。

颈总动脉主要分支为颈外动脉和颈内动脉（图 5-38）。

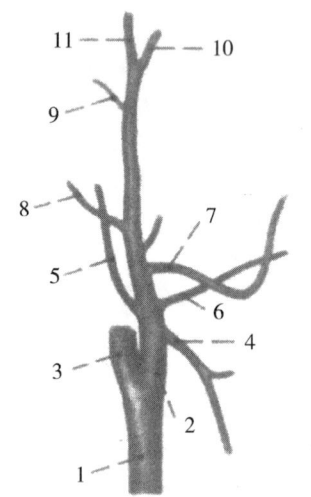

1. 颈总动脉
2. 颈外动脉
3. 颈内动脉
4. 甲状腺上动脉
5. 咽升动脉
6. 舌动脉
7. 面动脉
8. 枕动脉
9. 耳后动脉
10. 颞浅动脉
11. 上颌动脉

图 5-38　颈动脉及其主要分支

①颈外动脉（external carotid artery）：起始后先在颈内动脉前内侧，后经其前方转至外侧，上行穿腮腺至下颌颈处分为颞浅动脉和上颌动脉两个终支。主要分支有：甲状腺上动脉、舌动脉、面动脉、颞浅动脉和上颌动脉。在活体上，均可触摸到面动脉和颞浅动脉的搏动，当面部和头前外侧部出血时，可分别在咬肌前缘绕下颌骨下缘处及外耳门前上方颧弓根部处进行压迫止血。

上颌动脉（internal maxillary artery）沿途分支至外耳道、鼓室、牙及牙龈、鼻腔、腭、咀嚼肌、硬脑膜等处。其中分布于硬脑膜者称为脑膜中动脉，向上穿棘孔入颅腔，分为前、后两支，前支经过颅骨翼点内面，颞部骨折时易受损伤，引起硬膜外

血肿。

②颈内动脉(internal carotid artery):由颈总动脉发出后,垂直上升至颅底,经颈动脉管入颅腔,分支分布于脑和视器(详见脑的动脉)。

(2)锁骨下动脉(subclavian artery):左侧起于主动脉弓,右侧起自头臂干。锁骨下动脉从胸锁关节后方斜向外至颈根部,呈弓状经胸膜顶前方,穿斜角肌间隙,至第1肋外缘延续为腋动脉(图5-39)。

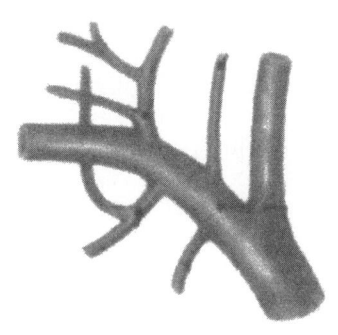

图 5-39 锁骨下动脉及其主要分支

从胸锁关节至锁骨下缘中点画一条弓形连线(最高点距锁骨上缘约15cm),该线为锁骨下动脉的体表投影。上肢出血时,可于锁骨中点上方的锁骨上窝处向后下方将该动脉压向第1肋进行止血。

锁骨下动脉的主要分支有:椎动脉、胸廓内动脉、甲状颈干、肋颈干和肩胛背动脉。其中椎动脉在前斜角肌内侧起自锁骨下动脉,向上穿第6~1颈椎横突孔,经枕骨大孔入颅腔,左右会合成一条基底动脉(详见脑的动脉)。

(3)腋动脉(axillary artery):行于腋窝深部,至大圆肌下缘移行为肱动脉。其主要分支有胸肩峰动脉、胸外侧动脉、肩胛下动脉、旋肱后动脉、胸上动脉和旋肱前动脉。

(4)肱动脉(brachial artery):沿肱二头肌内侧下行至肘窝,平桡骨颈高度分为桡动脉和尺动脉。桡动脉位置比较表浅,能触知其搏动,当前臂和手部出血时,可在臂中部将该动脉压向肱骨以暂时止血。

肱动脉最主要的分支是肱深动脉,斜向后外方,伴桡神经绕桡神经沟下行,分支营养肱三头肌和肱骨,其终支参与肘关节网。

肱动脉还发出尺侧上副动脉、尺侧下副动脉、肱骨滋养动脉和肌支,营养臂肌和肱骨。

(5)桡动脉(radia artery):先经肱桡肌与旋前圆肌之间,继而在肱桡肌腱与桡侧腕屈肌腱之间下行,绕桡骨颈突至手背,穿第一掌骨间隙到手掌,与尺动脉掌深支吻合构成掌深弓。桡动脉下段仅被皮肤和筋膜遮盖,是临床触摸脉搏的部位。

桡动脉在行程中除发出分支参与肘关节网和营养前臂外,主要分支还有掌浅支和拇主要动脉。

(6)尺动脉(ulnar artery):在尺侧腕屈肌与指浅屈肌之间下行,经腕豆骨桡侧至手掌,与桡动脉掌浅支吻合成掌浅弓。

尺动脉在行程中除发出分支至前臂尺侧诸肌和肘关节网外,主要分支还有骨间总动脉和掌深支。

(7)掌浅弓(superficial palmar arch)和掌深弓(deep palmar arch)(图5-40)。

①掌浅弓:由尺动脉末端与桡动脉掌浅支吻合而成,位于掌腱膜深面,弓的凸缘月平掌骨中部。从掌浅弓发出三条指掌侧总动脉和一条小指尺掌侧动脉。三条指掌侧总动脉行至掌指关节附近,每条再分为二支指掌侧固有动脉,分别分布于第2~5指相对缘;小指尺掌侧动脉分布于小指掌面尺侧缘。

②掌深弓:由桡动脉末端和尺动脉掌深支吻合而成,位于屈指肌腱深面,弓的凸缘在掌浅弓近侧,约平腕掌关节高度。由弓发出三条掌心动脉,行至掌指关节附近,分别注入相应的指掌侧总动脉。

3. **胸主动脉(thoracic aorta)** 胸主动脉为主动脉弓的延续,开始在脊柱左侧,向下逐渐转至脊柱前方。胸主动脉的分支为壁支和脏支。

壁支有肋间后动脉、肋下动脉和膈上动脉;脏支包括支气管支、食管支和心包支,为一些分布于气管、支气管、食管和心包的细小分支。

4. **腹主动脉(abdomial aorta)** 腹主动脉位于腹腔内,在腹膜外面,沿脊柱左前方下降,至第4腰椎体下缘处分为左、右髂总动脉。腹主动脉右侧有下腔静脉伴行,前方有肝左叶、胰腺、十二指肠水平部和小肠系膜根(根部)横过。

腹主动脉分支亦有壁支和脏支之分,但与胸主动脉相反,其脏支比壁支粗大。

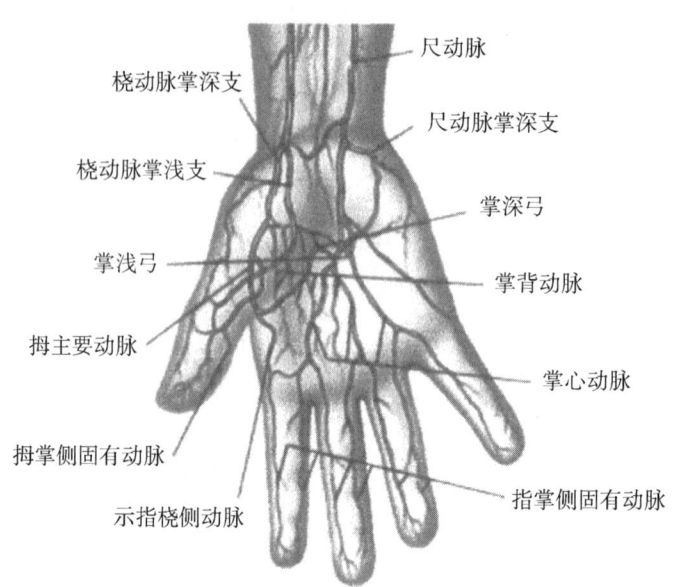

图5-40　掌部的动脉血管分布

①壁支：包括腰动脉、膈下动脉和骶正中动脉。

②脏支：分成对和不成对两种。成对的有肾上腺中动脉、肾动脉、卵巢动脉，不成对脏支有腹腔干、肠系膜上动脉和肠系膜下动脉。下面重点讲述肾动脉、腹腔干、肠系膜上动脉和肠系膜下动脉。

A. 肾动脉（renal artery）：约平第1~2腰椎椎间盘高度，起于腹主动脉，横行向外，到肾门附近分为前、后两干，经肾门入肾，在肾内再分为肾段动脉，营养各肾段组织。肾动脉在入肾门之前发出肾上腺下动脉至肾上腺，在肾上腺内与肾上腺上、中动脉吻合。

B. 腹腔干（celial trunk）：为一粗短动脉干，在动脉裂孔稍下方起自腹主动脉前壁，迅即分为胃左动脉、肝总动脉和脾动脉。肝总动脉又发出肝固有动脉和胃十二指肠动脉，肝固有动脉入肝前尚发出胆囊动脉和胃右动脉；胃十二指肠动脉经胃幽门后方至幽门下缘分为胃网膜右动脉和胰十二指肠上动脉（图5-41）。

C. 肠系膜上动脉（superior mesenteric artery）：在腹腔干稍下方约平第1腰椎高度起自腹主动脉前壁，经胰头和胰体交界处后方下行，越过十二指肠水平部前面进入小肠系膜根（根部），向右

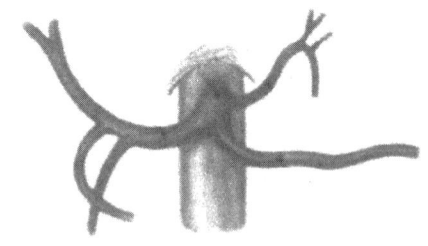

图5-41　腹腔干及其主要分支

髂窝方向走行，其分支主要分布于胰腺、十二指肠、空肠、回肠、盲肠、阑尾、升结肠和横结肠。其分支有胰十二指肠下动脉、空肠动脉和回肠动脉13~18支、回结肠动脉、右结肠动脉和中结肠动脉（图5-42）。

D. 肠系膜下动脉（inferior mesenteric artery）：约平第3腰椎高度起自腹主动脉前壁，在壁腹膜后面沿腹后壁向坐（左）下方走行，分支分布于降结肠、乙状结肠和直肠上部。其主要分支有左结肠动脉、乙状结肠动脉和直肠上动脉。

5. 髂总动脉（common iliac artery）　髂总动脉左、右各一，平第4腰椎体下缘由腹主动脉发出，沿腰大肌内侧下行，至骶髂关节处分为髂内动脉和髂外动脉（图5-43）。

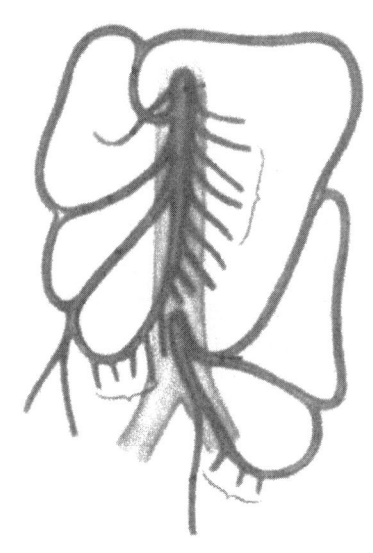

图 5-42 肠系膜上动脉及其主要分支

（1）髂内动脉（internal iliac artery）：髂内动脉为一短干，沿盆腔侧壁下行，发出壁支和脏支。

①壁支的主要分支有闭孔动脉、臀上动脉、臀下动脉、髂腰动脉和骶外侧动脉。

②脏支的主要分支有脐动脉、膀胱下动脉、直肠下动脉、子宫动脉和阴部内动脉。脐动脉是胎儿时期的动脉干，出生后其远侧段闭锁形成脐内侧韧带，近侧段管腔未闭，与髂内动脉起始段相连，发出 2～3 支膀胱上动脉，分布于膀胱中、上部。

（2）髂外动脉（external iliac artery）：髂外动脉沿腰大肌内侧缘下降，经腹股沟韧带中点深面至股前部，移行为股动脉。髂外动脉在腹股沟韧带稍上方发出腹壁下动脉，经腹股沟腹环内侧上行，进入腹直肌鞘，分布到腹直肌并与腹壁上动脉吻合。

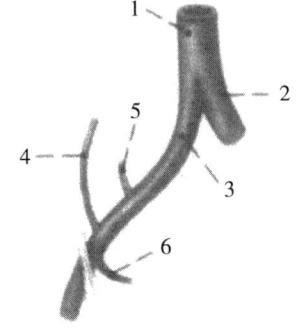

1. 髂总动脉
2. 髂内动脉
3. 髂外动脉
4. 腹壁下动脉
5. 旋髂深动脉
6. 耻骨支

1. 髂总动脉	7. 髂腰动脉
2. 髂外动脉	8. 骶外侧动脉
3. 髂内动脉	9. 臀上动脉
4. 闭孔动脉	10. 脐动脉开放部
5. 阴部内动脉	11. 膀胱下动脉
6. 臀下动脉	12. 直肠下动脉

图 5-43 髂总动脉及其主要分支

此外，发出一支旋髂深动脉，沿腹股沟韧带外侧半的后方斜向外上，分支营养髂嵴及邻近肌肉，是临床上用作游离髂骨移植的重要血管。

（3）股动脉（femoral artery）：在股三角肌下行，经收肌管，出收肌腱裂孔至腘窝，移行为腘动脉。在腹股沟韧带稍下方，股动脉位置表浅，活体上可触摸到其搏动，当下肢出血时，可在该处将股动脉压向耻骨下支进行压迫止血。股动脉的主要分支为股深动脉，在腹股沟韧带下方 2～5cm 处起于股动脉，经股动脉后方行向后内下方，发出旋股内侧动脉、旋股外侧动脉和穿动脉。此外，股动脉还发出腹壁浅动脉和旋髂浅动脉。

（4）腘动脉（popliteal artery）：分布于膝关节及邻近肌，并参与膝关节网。

（5）胫后动脉（posterior tibial artery）：沿小腿后面浅、深屈肌之间下行，经内踝后方转至足底，分为足底内侧动脉和足底外侧动脉两支终支。胫后动脉主要分支为腓动脉。

① 腓动脉（fibular artery）：起于胫后动脉上部，沿腓骨内侧下行，分支营养邻近诸肌和胫骨、腓骨。临床上常取腓骨中段带腓动脉和腓骨滋养动脉（起自腓骨中上段）作为带血管游离骨移植的供骨。

②足底内侧动脉（medial plantar artery）：沿足底内侧前行，分布于足底内侧。

③足底外侧动脉（lateral plantar artery）：在足底向外侧斜行至第5跖骨底处，转向内侧至第1跖骨间隙，与足底动脉的足底深支吻合，形成足底弓。由弓发出4条跖足底总动脉，向前又分为跖足底固有动脉，分布于足趾。

（6）胫前动脉（anterior tibial artery）：由腘动脉发出后，穿小腿骨间隙至小腿前面，在小腿前群肌之间下行，至踝关节前方移行为足背动脉。胫前动脉沿途分支至小腿前肌群，并分布参与膝关节网。

（7）足背动脉（dorsalis pedis artery）：是胫前动脉的直接延续，经踇长伸肌肌腱和踇长伸肌腱之间前行，至第1趾骨间隙近侧，分为第1趾背动脉和足底深支两终支。足背动脉位置表浅，在踝关节前方，内、外踝连线中点、踇长伸肌肌腱的外侧可触知其搏动，足部出血时可在该处向深部压迫足背动脉进行止血。足背动脉的主要分支有：足底动脉、第1跖背动脉、弓状动脉、跗内侧动脉和跗外侧动脉。

6. 脑的动脉 脑的动脉来自颈内动脉和椎动脉，以顶枕裂为界，大脑半球的前2/3和部分间脑由颈内动脉供应，大脑半球后1/3及部分间脑、脑干和小脑由椎动脉供应。故可将脑的动脉归纳为颈内动脉系和椎动脉系。此两系动脉的分支可分为两类：皮质支和中央支，前者营养大脑皮质及其深面的髓质，后者供应基底核、内囊及间脑等。

（1）颈内动脉（internal carotid artery）：起自颈总动脉，经颈部向上至颅底，穿颞骨岩部的颈动脉管入海绵窦，紧贴海绵窦的内侧壁向上，至后床突处转向前，至前床突处又向上后弯转并穿过硬脑膜而分支。故将颈内动脉的行程分为4段：颈段、岩段、海绵窦部和前床突上部。其中，岩段、海绵窦部和前床突上部合称为虹吸部，常呈U形或V形弯曲，是动脉硬化的好发部位。颈内动脉的主要分支有以下几支。

①后交通动脉（posterior communicating artery）：在视束下面向后行，与大脑后动脉吻合，是颈内动脉与椎基底动脉系的吻合支。

②脉络丛前动脉（anterior choroidal artery）：沿视束下面向后行，经大脑脚与海马回沟之间向后进入侧脑室下角，终止于脉络丛。沿途发出供应外侧膝状体、内囊后肢的后下部、大脑脚底的中1/3及苍白球等结构。因该动脉细小，行程较短，故容易被血栓栓塞。

③大脑前动脉（anterior cerebral artery）：在视神经上方，向前内行，进入大脑纵裂，与对侧的同名动脉借前交通动脉相连，然后沿胼胝体上面向后行。皮质支分布于顶枕沟以前的半球内侧面和额叶底面的一部分以及额、顶两叶上外侧面的上部；中央支自大脑前动脉的近侧段发出，经前穿支进入脑实质，供尾状核、豆状核前部和内囊前肢。

④大脑中动脉（middle cerebral artery）：是颈内动脉的直接延续，向外行，进入外侧沟内，分成数条皮质支，营养大脑半球上外侧面的大部分和岛叶（顶枕裂以前），其中包括躯体运动、躯体感觉和语言中枢。故该动脉若发生阻塞，将产生严重的功能障碍。大脑中动脉途经脑实质时，发出一些细小的中央支，垂直向上穿入脑实质，供应尾状核、豆状核、内囊膝和后肢的前上部。其中，沿豆状核外侧上行至内囊的豆状核纹状体动脉较粗大，在动脉硬化和高血压时容易破裂（故又名出血动脉）而导致脑出血（"中风"）的严重功能障碍。

（2）椎动脉（vertebral artery）：起自锁骨下动脉，穿第6至第1颈横突孔，经枕骨大孔入颅腔。在脑桥与延髓交界处，左右椎动脉汇合成一条基底动脉，后者沿脑桥腹侧面的基底沟上行，至脑桥上缘分为两大终支——左、右大脑后动脉。

①椎动脉的主要分支有：

A. 脊髓前、后动脉。

B. 小脑下后动脉（posterior inferior cerebellar artery）：为椎动脉颅内段最大的分支，在两侧椎动脉汇合成基底动脉之前发出。供应小脑下面后部和延髓后外侧部。该动脉行程弯曲,较易发生栓塞而出现同侧面部浅感觉障碍、对侧躯体浅感觉障碍(交叉性麻痹)和小脑共济失调等。

②基底动脉(basilar artery)的主要分支有:

A. 小脑下前动脉(anterior inferior cerebellar artery):自基底动脉起始段发出,供应小脑下面的前部。

B. 迷路动脉(labyrinthine artery):又名内听动脉,很细,伴随面神经和前庭蜗神经进入内耳门,供应内耳迷路。

C. 脑桥动脉(pontine artery)。

D. 小脑上动脉(superior cerebellar artery)。

E. 大脑后动脉(posterior cerebral artery):在脑桥上缘附近发出,在小脑上动脉的上方与之平行向外,绕大脑脚向后,沿海马回沟转至颞叶和枕叶内侧面。皮质支分布于颞叶的内侧面和底面

及枕叶。中央支由根部发出,由脚间窝穿入脑实质,供应背侧丘脑,内、外膝状体,下丘脑底、丘脑等。大脑后动脉借后交通动脉与颈内动脉末端交通。大脑后动脉与小脑上动脉根部之间夹有动眼神经,当颅内压增高时,颞叶海马钩回移至小脑幕切迹下方,使大脑后动脉移位,压迫、牵拉动眼神经,可致动眼神经麻痹。

(3)大脑动脉环(cerebral arterial circle):又称 Willils 环(图 5-44),由前交通动脉、两侧大脑前动脉起始段、两侧颈内动脉末端、两侧后交通动脉和两侧大脑后动脉起始段共同组成,位于脑底下方、蝶鞍上方、视交叉、灰结节及乳头体周围,此环使两侧颈内动脉系与椎-基底动脉系互相交通。当构成此环的某一动脉血流量减少或被阻断时,可在一定程度上通过大脑动脉环使血液重新分配和代偿,以维持脑底营养供应和功能活动。

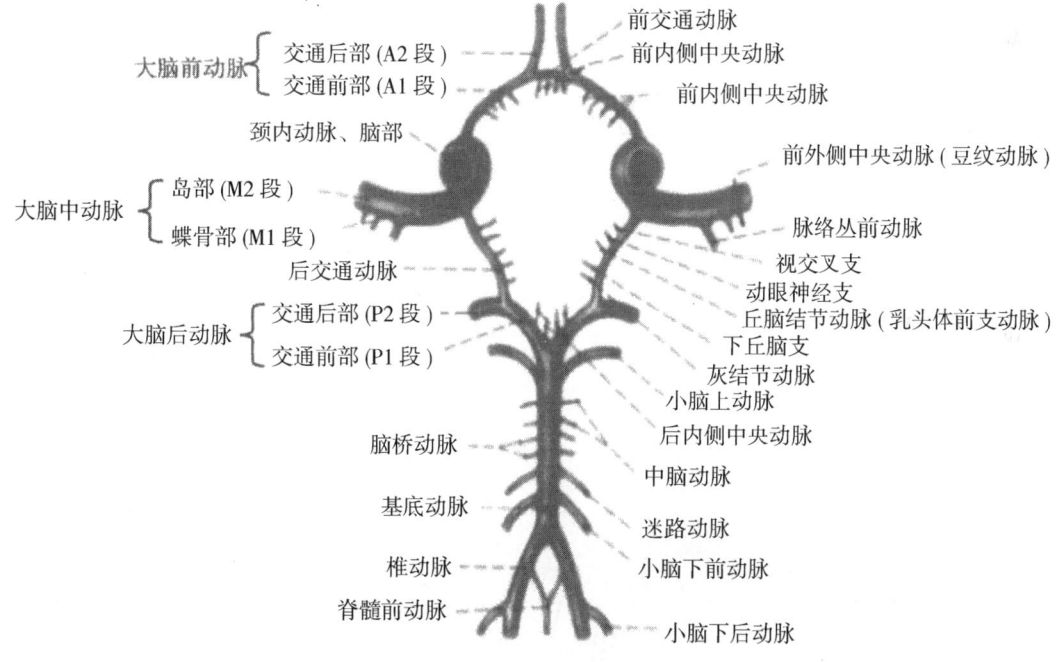

图 5-44 大脑动脉环

四、静 脉

静脉是心血管系统中运送血液回心的血管,起始端连于毛细血管,末端止于心房。由于血液自动脉、毛细血管流至静脉时压力已降低,而且大多数静脉位于心平面以下,因此,静脉在维持回心血量与心排血量平衡过程中,不断进化演变,在结构和分布方面形成许多特点。

(1)由小支汇合成大支,最后汇合成大的静脉干,其管径越来越大。

(2)静脉壁薄,管径比同级动脉大,内皮突出形成静脉瓣,瓣膜成对,形似半月状小袋,袋口朝向心脏,可防止血液逆流,有利于静脉向心回流,在重力影响较大的下肢静脉中,静脉瓣较多。

（3）体循环静脉分深、浅两类，深静脉位于深筋膜深面与动脉伴行，又称伴行静脉，其名称、行程和引流范围与其伴行的动脉相同。一般中等动脉均有两条静脉伴行。浅静脉位于皮下浅筋膜内，又称皮下静脉，浅静脉数目多，不与动脉伴行，有各自独立的名称、行程和引流范围，但最终均注入深静脉，从而进入体循环。因此，临床可通过浅静脉取血检查或输入液体、药物。

（4）静脉之间有丰富的吻合交通支，浅静脉之间、深静脉之间、浅深静脉之间均存在广泛的交通，一条静脉被阻断后，可借这些交通支建立侧支循环。

（5）某些部位静脉结构特殊，如硬脑膜窦，硬脑膜参与窦壁的构成，壁内无平滑肌，腔内无瓣膜，对颅脑血的汇流起重要作用。又如板障静脉是颅骨松质内的静脉，与颅内、外静脉相交通。

（6）肝门静脉（hepatic portal vein）不同于一般静脉，其回流的起始端和分支末端都与毛细血管相连，而且属支内缺少功能性的静脉瓣，因此，肝门静脉压力过高时，血液易发生倒流，通过与上、下腔静脉的吻合途径建立侧支循环，分别经上、下腔静脉回流入心，此时可造成吻合部位的细小静脉曲张、甚至破裂。

全身的静脉可区分为肺循环的静脉和体循环的静脉两大部分，肺静脉左、右各一对，将含氧量高的动脉血输送回心；体循环的静脉数量多、分布广，主要包括上腔静脉系、下腔静脉（inferior vena cava）系（含门静脉）和心静脉系，收集全身各部位的血液回流。

（郭爱桃）

五、心脏传导系统

心脏的传导系统包括窦房结、房室结、房室束和左、右束支、窦房结与房室结之间的联系径路以及左、右心室内膜下的浦肯野纤维丛等。心脏的传导系统在生理功能上是否存在性别差异鲜有报道。

（一）窦房结的生理功能

窦房结是心脏正常的起搏位置（图 5-45）。窦房结细胞的自律性最高，为 60～100/min，而传导性相对较慢。它的这种生理特点可能具有某种自我保护意义，即能使窦房结细胞产生的冲动易于从窦房结细胞群向外传递，但阻止其他刺激信号进入窦房结细胞群，从而使窦房结的功能不易受外来电信号的干扰，以保持其自律性的稳定性。

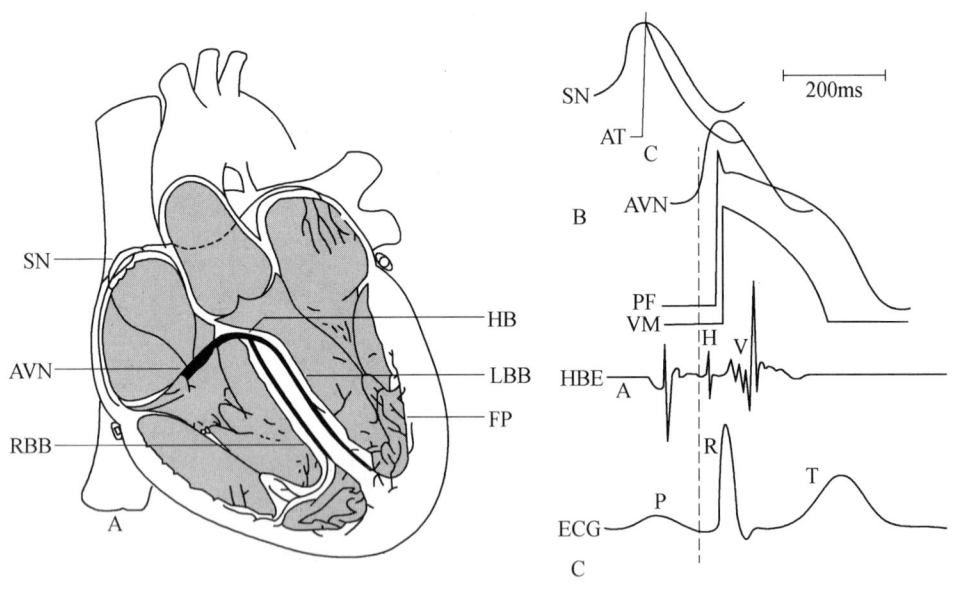

图 5-45　心脏冲动生成和传导系统的解剖和动作电位特征
A. 示心脏传导系统，SN 窦房结；AVN 房室结；HE 希氏束；RBB 右束支；LBB 左束支；FP 浦肯野纤维；B. 示典型动作电位；SN 窦房结图；AT 心房肌电图；AVN 房室结电图；FP 浦肯野纤维电图；VM 心室肌电图；C. 示希氏束电图（HBE）与不同部位心肌电图（B）和心电图（ECG）的关系。A 右房间隔下部电位；H 希氏束电位；V 心室电位，H 波把 PR 间期分成二部分，AH 代表房室结传导，HV 代表希氏-浦肯野系统传导

关于窦房结内哪种细胞是电冲动的原始起搏细胞,最近有人用家兔进行实验研究证实,起搏活动的发起部位并不是一个单个细胞,而是至少由5 000个协同放电的细胞群组成的。尽管这个数目很大,但这个细胞群只占窦房结组织的0.5%。在电镜下观察显示,这个细胞群的特点是:缺乏横小管、细胞器贫乏,尤其是肌微丝稀少,属于典型的结细胞或称P细胞。有人提出,窦房结发放冲动的频率,受窦房结支搏动刺激的调节。由于窦房结支起自冠状动脉根部很接近主动脉处,因此,每次心搏,血液进入冠状动脉的同时,窦房结支的口径和管腔内的血流速度,亦有时相性改变。这些改变牵拉附着于窦房结支周围的结内胶原纤维网,从而刺激网眼内的结细胞群,影响和调节结细胞的放电频率。但也有人持怀疑态度,因为窦房结支并非总是穿经窦房结的中央。

(二)房室结区的生理功能

房室结区的生理功能可归纳为三种:即起搏、房室传导延搁和窦性信息的分类和滤除。房室结内的P细胞也可能有潜在的起搏功能,但其频率要低于窦房结内P细胞的起搏频率。正常情况下,房室结内P细胞的起搏活动,在窦性冲动自身的动作电位未达到阈值以前,可以规律的产生。窦房结和房室结传导都很慢,其速度大约为0.5m/s;两个结都有P细胞存在,并且在P细胞之间只是通过散在黏合斑或简单的胞浆膜并列形式接触;房室结内的移行细胞较多,并且比较细小,形体细小的细胞对电活动的传导也较慢。上述的结构特点,似乎可作为房室传导延搁的依据。房室结对于窦性信息分类和滤除的功能,有人认为也可以用房室传导延搁的有关机制来解释。

(三)房室束和束支的生理功能

房室束和束支的浦肯野纤维传导速度很快,为1.5～5.0m/s,冲动从房室束到达心室肌只需0.03s。心室肌的传导速度很慢,为0.3～0.4m/s,从心内膜面传到心外膜面,也需0.03s。

由于左束支主干较短,很快分为前上支、后下支和间隔支,故左室内膜面的前、后隔旁区和室间隔中部先兴奋,然后很快融合而向外扩散。右束支较长,至节制索起始部开始分支,故室间隔右侧面下部的兴奋稍晚于左侧面,由于右束支主要分支在右室前乳头肌根部附近,故右室兴奋主要从此区开始。且由于乳头肌根部的浦肯野纤维直接来自束支主干,故乳头肌也率先兴奋。

整个心室的兴奋过程基本是:从内膜向外膜扩展;从心室的中下部开始兴奋,向心尖和心底扩散。心室各壁的先后顺序是:从室间隔向前壁、侧壁散布,再扩散至心尖、下壁,最后至基底壁和右室流出道。

(四)结间束的生理功能

前、中、后三条结间束以前结间束最短,正常状态下,在传导中起重要作用。窦房结的起搏区若在头端,切断前结间束易引起传导延迟,而切断中结间束延迟即很少发生。若窦房结起搏区移至尾部,切断中结间束则引起传导延搁或阻滞。表明窦房结内起搏区移位,各结间束的重要性亦随之改变。因此,多结间束的存在,可能有"备用"功能。有人认为,正常情况下,多条结间束可同时传导,在传导中或达到同步化,或将延迟到达房室结的冲动消除。此外,当某条结间束受损时,冲动可由另外的结间束传导;阻断一条结间束所产生的延迟,可由其他结间束代偿。总之,这些作者认为窦房结内来源的冲动,优先沿结间束向房室结及左、右心房传导,并呈辐射状沿心肌扩散传导。另一些作者认为,冲动沿结嵴传导迅速,并不是有特殊传导束,而是此处肌束较厚造成的。心房的冲动是经过右心房的心房肌扩散的。具有特殊动作电位的、能抗高血钾的细胞不规则的散布于整个心房肌中,这些细胞对冲动的传导并不比周围的一般心房肌细胞快。故这些作者认为在心房组织内,不存在与心室传导组织相比拟的特殊传导束。

值得指出的是,即使不存在结间束和房室束,临床医师也应了解结间冲动的传导,主要沿卵圆窝前、后方的肌束和界嵴进行。进行心脏手术时应尽力避开这些传导径路,以免术后引起房室传导阻滞和房性心律失常。

（司全金　张秀锦）

参 考 文 献

1 Arafeh JM, Baird SM. Cardiac disease in pregnancy. Crit Care Nurs Q, 2006, 29 (1):32－52

2 Cecconi M, Johnston E, Rhodes A. What role does the right side of the heart play in circulation? Crit Care, 2006, 10 Suppl 3:S5

3 Colao A, Di Somma C, Cuocolo A, et al. Does a gender-related effect of growth hormone (GH) replacement exist on cardiovascular risk factors, cardiac morphology, and performance and atherosclerosis? Results of a two-year open, prospective study in young adult men and women with severe GH deficiency. J Clin Endocrinol Metab, 2005, 90 (9):5146－5155

4 Corno AF. Borderline left ventricle. Eur J Cardiothorac Surg, 2005, 27(1):67－73

5 de Leval MR. The Fontan circulation: a challenge to William Harvey? Nat Clin Pract Cardiovasc Med, 2005, 2(4):202－208

6 Ding BS, Dziubla T, Shuvaev VV, et al. Advanced drug delivery systems that target the vascular endothelium. Mol Interv, 2006, 6(2):98－112

7 Jongbloed MR, Lamb HJ, Bax JJ, et al. Noninvasive visualization of the cardiac venous system using multi-slice computed tomography. J Am Coll Cardiol, 2005, 45 (5):749－753

8 Muresian H. The Ross procedure: new insights into the surgical anatomy. Ann Thorac Surg, 2006, 81 (2):495－501

9 Nordstrom CH. Physiological and biochemical principles underlying volume-targeted therapy-the "Lund concept". Neurocrit Care, 2005, 2(1):83－95

10 Ono K. T-type calcium channel. Nippon Yakurigaku Zasshi, 2006, 128(3):185－187

11 Rademakers FE, Bogaert J. Cardiac dysfunction in heart failure with normal ejection fraction: MRI measurements. Prog Cardiovasc Dis, 2006, 49(3):215－227

12 Rahimtoola SH. The year in valvular heart disease. J Am Coll Cardiol, 2006, 47 (2):427－439

13 Sadek H, Gilkeson RC, Hoit BD, et al. Images in cardiovascular medicine. Case of anomalous right superior vena cava. Circulation, 2006, 114 (15):e532－533

14 Sengupta PP, Korinek J, Belohlavek M, et al. Left ventricular structure and function: basic science for cardiac imaging. J Am Coll Cardiol, 2006, 48(10):1988－2001

15 Zong P, Tune JD, Downey HF. Mechanisms of oxygen demand/supply balance in the right ventricle. Exp Biol Med (Maywood), 2005, 230(8):507－519

第6章 血液系统

Chapter 6

血液借助于循环系统分布于全身各个组织、器官；它由有形成分和无形成分所组成；有形成分包括红细胞、白细胞和血小板等，无形成分即为血浆，包括胶体和晶体成分。由于血液特有的理化性质和复杂的组分，加之不停地在体内运行，所以它对机体内环境的稳定起着重要的作用。

正常生理状态下，机体所需要的营养成分经消化道和呼吸道摄取后进入血液，然后通过心脏的泵功能和血管的舒缩功能，被输送到各组织、器官；各组织、器官的代谢产物同样经血液运送到皮肤、肾脏、消化道和呼吸系统，然后排出体外；除了运输上述物质外，还可运输细胞因子、激素到相应的靶细胞；血液的此项作用被称为运输功能。血液的防御功能，包括防止感染和防止血液丢失，主要是通过血浆内的免疫物质（抗体、补体、溶菌素等），粒、单核细胞的吞噬作用，淋巴细胞的免疫效应以及血小板、凝血因子的止血、凝血和抗凝血作用等来完成的。另外，血液还具有体温调节功能，维持酸碱平衡和稳定渗透压的功能。

（一）血液的组成成分和理化性质

1. 血液的有形成分　主要包括红细胞、白细胞和血小板，近几年报道其含有极微量的间充质细胞等。红细胞、血小板不是真正意义上的细胞，因它们缺乏细胞核和细胞器。由于红细胞的密度最大，白细胞及血小板次之，血浆最小，所以血液中加入少量抗凝剂以相对离心力 $2\,260 \times g$ 离心 30min 后分为三层：上层谈黄色透明液体为血浆，占总体积 $50\% \sim 60\%$，下层红色的是红细胞层，占 $40\% \sim 50\%$，中间一层菲薄、浅黄色的为白细胞和血小板层，占不到 1%。

2. 血浆　为淡黄色黏稠的液体，由多种成分组成，包括水、一些胶体物质（血浆蛋白）、晶体物质（多种电解质、小分子的有机化合物）及一些气体。

（1）水：约占血浆的 90%，作为溶剂参与多种化学反应；参与维持酸碱平衡和渗透压，维持体温的稳定。

（2）血浆蛋白质：血浆蛋白质是血浆内除水以外含有最多的一类化合物，占 $60 \sim 80 g/L$。在生物化学研究中，用电泳法可检测到白蛋白、前白蛋白、以及 α_1、α_2、α_3、β、γ 球蛋白等。由于近几年 2-D 胶的采用，几百种血浆蛋白质被发现。但有些蛋白含量极微，其结构与功能尚不清楚。

目前已知血浆蛋白的主要功能有，①维持酸碱平衡和胶体渗透压的恒定：蛋白质离子与未解离的蛋白质形成缓冲体系，在维持血浆 pH 值中发挥作用；各种蛋白质的浓度和分子大小是影响血浆胶体渗透压最主要的因素；②营养作用：一些蛋白质被组织吸收、分解、利用；③运输作用：某些物质常需与血浆蛋白（如白蛋白、运铁蛋白等）结合后被运输；④催化作用：血浆中含有多种酶类物质；⑤防御作用：免疫球蛋白和补体系统等可以清除、灭活入侵的病原菌；凝血因子与抗凝血因子防止血液丢失和血液凝固。

（3）电解质：主要有钠、钾、钙、镁、氯、碳酸氢根、磷酸根等，参与维持酸碱平衡和血浆渗透压，维持组织细胞的功能，参与酶类等一系列的催化反应等。

（4）其他无机物、有机物和气体：包括氧、二氧化碳、糖、脂肪、氨基酸、尿素、尿酸、肌苷、激素、维生素以及各种生物活性物质等。参与维持酸碱平衡和渗透压。有些是机体所需的营养成分,有些是机体的代谢产物,有些是参与调节各种化学反应的活性剂。

3. 血液的理化性质

(1)颜色:血液呈红色,因为红细胞内含有红色的血红蛋白。正常情况下动脉血由于氧分压高,氧分子结合血红蛋白上的铁,形成氧化血红蛋白而呈鲜红色,而静脉血氧分压低,产生过多的去氧血红蛋白,又称还原血红蛋白,呈暗红色。当红细胞和血红蛋白的含量减少时,血液的颜色变淡。当还原血红蛋白超过 5g/dl 时,皮肤和黏膜可出现发绀。血浆正常情况下呈淡黄色,由于其中含有少量胆色素(主要是胆红素);当大量脂肪小滴(乳糜微粒)悬浮于血浆中,血浆可呈不透明淡黄乳白色。

(2)比重:正常人血液的比重为 1.050～1.060。血液的比重主要决定于红细胞的数量,其次为血浆蛋白的含量。正常人血浆的比重为 1.025～1.030,主要由血浆蛋白含量决定。由于各类血细胞的比重不同(红细胞为 1.090～1.111、粒细胞为 1.080～1.095、淋巴细胞与单核细胞为 1.050～1.078、血小板为 1.030～1.060),因此我们常利用密度梯度离心法来分离各类血细胞。

(3)血量:血量是血浆量和血细胞量的总和,按分布的部位不同可分为循环血量和储备血量。静息状态下,在心血管中循环、流速较快的这部分血量称为循环血量,占绝大部分。另一部分分布在肝、脾、肺、腹腔静脉、皮下静脉中,这部分血液流动缓慢称为储备血量。人的血液总量约为(70±10)ml/kg 体重。通常男子每千克体重的全血量比女子稍多(约 1/5),但妇女妊娠期血量增多,每月约增加 100ml,到妊娠后期由于血细胞比容也增加,血量增加尤为显著。

(4)黏滞性:血液的黏滞性主要取决于红细胞数量和在血浆中的分布状态,是水的 4～5 倍。血浆的黏滞性为水的 1.6～2.6 倍,主要由血浆蛋白的含量所决定。通常血液在流速很快时(如在动脉内),黏滞性不随流速的变化而变化。但当血液流速过于缓慢低于一定限度时,由于红细胞叠加或聚集成团,使血液的黏滞性增大,此时流速与黏滞性成反比关系。

(5)血浆渗透压:在标准状态下体温为 37℃时,正常人血浆总渗透压约为 313mmol/L,是由晶体渗透压和胶体渗透压两部分组成。血浆晶体渗透压主要来源于溶解其中的晶体物质,如电解质、葡萄糖、尿素等小分子物质。由于组织液与血浆内的晶体物质浓度非常接近,所以产生的晶体渗透压二者基本相等。多数晶体物质不易通过细胞膜,所以细胞外液晶体渗透压的稳定,对于细胞内外的水平衡极为重要。血浆胶体渗透压来源于血浆蛋白,由于蛋白质的分子很大,所以产生的渗透压甚小,不超过 1.5mmol/L。白蛋白在维持血浆胶体渗透压方面起主导作用,这是与它的分子显著小于球蛋白有关。虽然血浆胶体渗透压比晶体渗透压小得多,但由于血浆蛋白不能透过毛细血管壁,所以对维持血管内外的水平衡至关重要。

(6)酸碱度:生理状态下,人血浆的 pH 值稳定在 7.35～7.45。而红细胞中的 pH 值略低,为 7.20,且随血浆的 pH 值变化而变化,可以根据公式推算:红细胞 pH 值＝0.796×(血浆 pH 值＋1.644)。安静时,动脉血 pH 值稍高于静脉血,分别为 7.40 和 7.35,这是由于静脉血中含有酸性代谢产物和较高的二氧化碳浓度所致。运动后,静脉血中酸性产物进一步增加,pH 值可暂时下降至 7.30。血液之所以有相对稳定的酸碱度,是由于其中含有强大的缓冲体系。血浆中主要缓冲体系为:HCO_3^-/H_2CO_3,蛋白质钠盐/蛋白质和 Na_2HPO_4/NaH_2PO_4,其中以 HCO_3^-/H_2CO_3 含量最多,所以最为重要。呼吸系统调节 H_2CO_3 浓度,肾脏调节 HCO_3^- 浓度,通过调节使二者的浓度保持平衡,从而维持血浆 pH 值的稳定。红细胞内的缓冲体系主要为:KHb/HHb,$KHbO_2/HHbO_2$,$KHCO_3/H_2CO_3$ 和 K_2HPO_4/KH_2PO_4,其中以 KHb/HHb 和 $KHbO_2/HHbO_2$ 最为重要。

(7)红细胞沉降率(血沉):将抗凝血灌入一垂直放置的玻璃管中,最初血液呈混悬状态,不久红细胞以相对恒定的速率逐渐下降,在红细胞沉底后,下沉停止,这一现象称为红细胞沉降现象,红细胞沉降的速率即为红细胞沉降率。引起红细胞沉降现象的主要原因是红细胞膜表面的唾液酸所具有的负电荷等因素而相互排斥,彼此分散悬浮而下沉缓慢。一般生理状态下成年女性的血沉为

0～15mm/h。妇女月经期血沉可增快,可能与出血等因素有关。妊娠 3 个月以上血沉逐渐加快,可达 30mm/h,直到分娩 3 个月后才逐渐恢复正常,与生理性贫血等因素有关。

(二)红细胞

红细胞是在血液的有形成分中所占比例最高的一类细胞,它对血液内的气体运输起着极其重要的作用,正常成年女性红细胞数为$(3.5～5.0)\times10^{12}$/L。

1. **结构特点**　红细胞呈双凹盘形,直径约为 $7.5\mu m$,周边色深,中心淡染;从真正意义上讲,成熟红细胞并非细胞,因为除了具有细胞膜外并无细胞核和细胞器。红细胞内含有大量的血红蛋白,其功能是用于运输氧气;另外还含有一组纤维蛋白,如血影蛋白等,主要功能是调节红细胞的形态以适应一定的状况,如当红细胞进入毛细血管时直径变小以利于通过,然后再恢复到双凹盘形。

2. **功能**　红细胞除了具有把通过肺组织内获得的氧分子运送到其他组织内外,还能把约 20% 的二氧化碳从其他组织带回到肺脏内,然后排出体外。虽然红细胞既可运输氧分子,又可运输二氧化碳分子,但在运输过程中,对二者的携带方式完全不同。氧分子是结合到血红蛋白血色素部分上的铁原子被运输的,而二氧化碳是结合到血红蛋白球蛋白部分上的氨基酸残基被运输的。与氧结合的血红蛋白称为氧化血红蛋白,与二氧化碳结合的血红蛋白称为碳氧血红蛋白。

3. **生成、破坏和调节**　造血发生在骨髓内红髓,和其他血细胞生成一样,它是由多能造血干细胞分化而来,分化过程为多能干细胞—髓系定向干细胞—红系定向干细胞(原始红细胞)—早幼红细胞—中幼红细胞—晚幼红细胞—网织红细胞—红细胞。发育时间 5～7d。红细胞发育过程中具有三个明显的变化:早幼红细胞阶段,大量的核糖体生成为合成血红蛋白做准备;中、晚幼红细胞阶段,血红蛋白合成、聚集;晚幼、网织红细胞阶段,排出细胞核和大部分的细胞器。

生理状态下,由于红细胞衰老等因素,导致红细胞发生一些变化,易于被单核、吞噬细胞所识别,在脾、肝和骨髓内破坏。正常人红细胞的寿命为 120d。

红细胞的生成和破坏在生理状态下处于动态平衡,这种平衡对于机体是至关重要的。红细胞太少,可导致组织、细胞缺氧;红细胞太多,可使血液处于高黏滞状态,易于形成血栓。这种平衡的维持主要是受红细胞生成素和铁、叶酸、维生素 B_{12} 所控制。红细胞生成素主要在肾脏合成,部分在肝脏合成;生理状态下,血液内含量很少;当出现缺氧条件时,合成增加。红细胞生成素主要刺激红系定向干细胞向成熟分化。另外,雄性激素对红细胞的生成也有一定的刺激作用,这可以被认为女性血色素低于男性的原因之一。铁是合成血红蛋白的必需原料,叶酸、维生素 B_{12} 是细胞 DNA 合成过程中所需的物质,所以补充足够的铁、叶酸、Vitamin B_{12} 是红细胞生成的前提。

(三)白细胞

白细胞是血液内真正的细胞,不同于红细胞和血小板,它具有细胞核和完整的细胞器。正常成人的白细胞数$(4.0～10.0)\times10^{9}$/L。离心后白细胞层从上到下依此为中性粒细胞(0.4～0.7)、嗜酸性粒细胞(0.01～0.08)、嗜碱性粒细胞(0～0.01)、淋巴细胞(0.2～0.45)和单核细胞(0.04～0.08)。

1. **中性粒细胞**　在白细胞中比例最高的一类细胞,呈球形,体积约 2 倍于红细胞,直径为 $10～14\mu m$,胞浆中有丰富的中性颗粒,核呈分叶状。中性粒细胞具有化学趋化性,当出现炎性反应时它可逸出血管壁进入炎症部位,吞噬病原菌(如细菌、真菌等),激发细胞内一系列的化学反应,杀死病原菌。

2. **嗜酸性粒细胞**　大小、形态与中性粒细胞类似,但胞浆内包含的颗粒多为嗜酸性颗粒。它的主要功能是攻击寄生虫,另外通过吞噬抗原-抗体复合物或灭活一些化学物质减轻变态反应所造成的机体损害。

3. **嗜碱性粒细胞**　胞浆中含有丰富的嗜碱性颗粒为特点,与中性粒细胞大小一样或稍微小些,直径为 $10～12\mu m$,核常表现为 U 形或 S 形。细胞与特定抗体(免疫球蛋白 E)结合后,胞浆内颗粒释放出组胺,引起血管扩张,导致其他类白细胞易于逸出至炎症部位。

4. **淋巴细胞**　在白细胞中所占比例为第二位。细胞大小不一,直径 6～17μm,90% 为小细胞,直径 6～9μm。在瑞氏染色条件下,核呈圆形或卵圆形,胞浆淡蓝色。根据免疫表型,淋巴细胞又可分成 T 淋巴细胞和 B 淋巴细胞等,T 淋巴细胞主要参与细胞免疫,B 淋巴细胞主要参与体液免疫等。

5. 单核细胞 最大的一类白细胞,直径 $12\sim20\mu m$,核呈 U 形或肾形,胞浆丰富、淡灰含有细小的嗜苯胺蓝颗粒。它的主要功能是吞噬、杀灭一些病原菌(如结核菌、隐球菌等),吞噬坏死组织、细胞使炎症区得以净化,协助淋巴细胞发挥免疫作用等。

6. 白细胞的生成与调节 同红细胞生成一样,来源于多能造血干细胞,若多能造血干细胞向淋巴系分化则生成淋巴细胞,分化时间需数天至数周,若向髓系分化产生不同的髓系定向干细胞,然后再分化生成各类白细胞。分化为中性粒细胞、嗜酸性粒细胞、嗜碱性粒细胞、单核细胞的时间分别为 $6\sim9d$、$6\sim9d$、$3\sim7d$ 和 $2\sim3d$。白细胞的生成受多种造血因子的调节,这些因子多为糖蛋白,主要分两大类,白细胞介素(interleukins)和集落刺激因子(colony-stimulating factors)。刺激白细胞生成及向成熟分化的白细胞介素有多种,如 IL-3、IL-5 等。集落刺激因子,根据其作用不同,又分为粒、巨噬细胞集落刺激因子,粒细胞集落刺激因子等。白细胞同红细胞一样,也要经过衰老、破坏的过程。中性粒细胞、嗜酸性粒细胞、嗜碱性粒细胞成熟后一般数天内死亡,单核细胞可达数月、淋巴细胞可达数年。

(四)血小板

血小板是血液内已知的、体积最小的细胞成分,主要参与止血、凝血功能。正常成人的血小板数为 $(100\sim300)\times10^9/L$。

1. 结构特点与受体 在静息状态下血小板呈盘状,大小不一,平均直径 $2\sim4\mu m$。血小板是巨核细胞在骨髓内产生的,受血小板刺激因子、白细胞介素 3 和 11 等的调节。血小板的生成过程需 $4\sim5d$,进入循环后平均寿命 $7\sim10d$,衰老的血小板主要被脾脏破坏,脾功能亢进可引起血小板计数减少。血小板结构复杂,随着电镜、免疫生化、示踪技术的发展,对血小板超微结构有了进一步的认识,一般把血小板分为四部分,即周边区、溶胶-凝胶区、细胞器区和膜系统。

血小板表面存在多种特异受体,如凝血酶受体、胶原受体、纤维蛋白原受体、二磷酸腺苷受体、血栓烷素(TX)A_2 受体、肾上腺素受体等。当这些受体与相应的配体结合后形成受体-配体复合物,不同的复合物分别与血小板膜上的 G 蛋白结合,即可引发血小板各种反应,如收缩、变形、聚集、分泌等,从而激活或抑制血小板的功能。

2. 血小板因子和化学成分 血小板因子主要有血小板因子 PF_1、PF_2、PF_3、PF_4、PF_5、PF_6 和 PF_7 等。这些因子主要是通过不同的方式如增加凝血物质、抗肝素作用等参与凝血反应。

化学成分包括前列腺素(PG)和钙离子。血小板合成的前列腺素有 PGG_2 和 PGH_2,此两种物质均可引起血小板不可逆的聚集,并导致释放反应。另外 PGH_2 在血栓烷合成酶的作用下转变为血栓烷素 A_2,TXA_2 迅速转变为 TXB_2。TXA_2 可引起血小板形态改变、伪足形成和颗粒聚中,促使血小板发生聚集和释放反应,同时还有血管收缩作用。TXB_2 无生物活性。在血管内皮合成的前列腺素为 PGI_2,PGI_2 则抑制血小板的聚集。TXA_2 和 PGI_2 两者相互作用,可以防止血小板在血管壁上形成血小板血栓。

钙离子在血小板功能中占有相当重要的地位。在静息状态下,血小板内的钙离子浓度很低。然而激活后,胞浆内钙离子浓度升高,引起血小板的形态发生变化如伸出伪足、颗粒聚中,并能引起血小板的聚集等。

3. 功能

(1)止血血栓的形成:正常情况下血小板不与血管内皮表面接触,当血管壁受到损伤时血小板会很快黏附在暴露的血管内皮下的胶原纤维,并发生形态改变,由原来的盘状变为球形,表面伸出许多细小的突起,随后血小板开始聚集,释放其颗粒内容物,使更多的血小板能参与此反应,这时形成的血栓较松软,不牢靠。凝血系统的激活,使纤维蛋白原生成纤维蛋白,最后血小板收缩,生成牢固的血栓填充血管破损处止血。

(2)血小板与凝血:血小板激活后通过以下途径参与凝血:释放凝血物质如凝血因子Ⅱ、Ⅴ、Ⅵ、Ⅶ等;为凝血过程提供活性表面。血小板膜表面的磷脂是Ⅹ因子酶复合物和凝血酶原复合物形成的必要条件。这些复合物在磷脂表面一方面使其活性大大增强,又避免被其他酶破坏,另一方面也有助于凝血局限化,使凝血仅发生于血管损伤处。

(3)血小板维持血管壁的完整性:血小板分泌一种生长因子,即血小板源性生长因子,是人体内一种重要的有丝分裂原,可使血管内皮细胞和平滑肌细胞分裂,能促进低密度脂蛋白与其受体的结合,并对炎性细胞、血管平滑肌细胞及成纤维细胞有趋化作用,它不仅参与血管壁的修复,还与动脉粥样硬化等病理改变有关。

(五)凝血、抗凝血系统

凝血是指流动的液态血液变成不流动的凝块,其实质就是呈液态(水溶)的纤维蛋白原转变为固态(不溶于水)的纤维蛋白的生化过程。生理状态下,凝血、抗凝血处于稳态,不形成血栓。当血管受损后,首先血小板在局部形成不稳定的栓子,随后激活一系列的凝血因子,形成稳定的纤维蛋白血栓。理论上凝血过程可分为三个阶段。第一阶段为凝血活酶生成阶段,此阶段一般分为内源性凝血和外源性凝血两个途径,两条凝血过程主要在于其启动方式和参与的凝血因子不相同。近年来研究表明,两条凝血途径并不是各自完全独立,而是相互密切联系彼此相互作用(图 6-1)。第二阶段为凝血酶生成阶段,此阶段为内源性凝血和外源性凝血两条途径的共同凝血途径,是由 Ⅹa 因子、Ⅴ 因子和 Ca^{2+} 形成凝血酶原酶(亦称凝血酶原激活物),使凝血酶原转化为凝血酶。第三阶段为纤维蛋白生成阶段,此阶段是纤维蛋白原在凝血酶的作用下生成纤维蛋白。除凝血物质外,体内还存在多种抗凝体系,在不同水平、不同部位调节着凝血"瀑布"反应,其中主要的抗凝物质有抗凝血酶Ⅲ(ATⅢ)、肝素、蛋白 C 和蛋白 S。

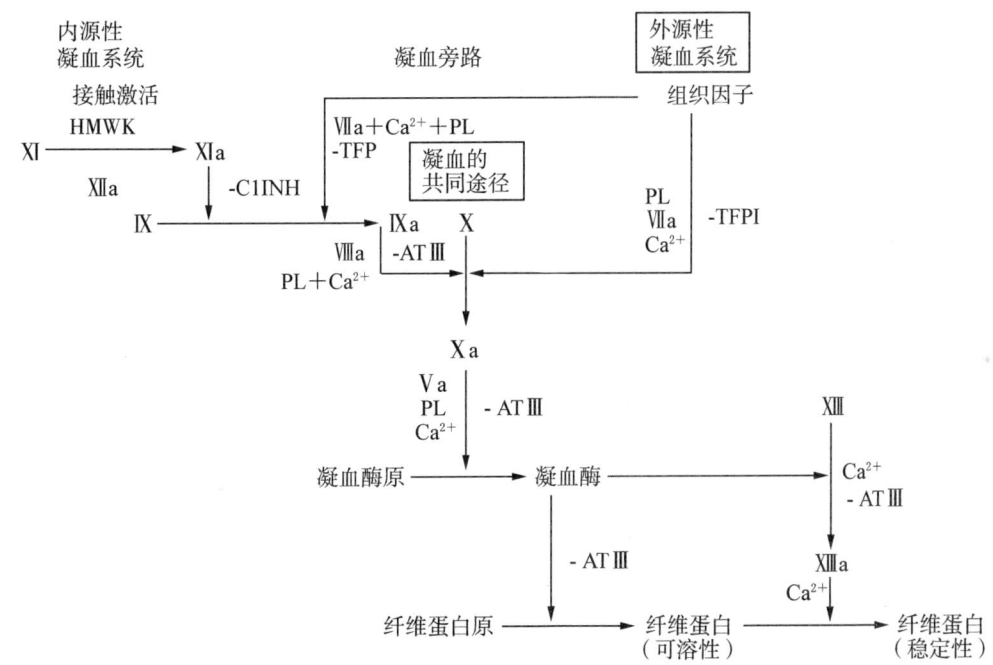

图 6-1 凝血过程示意图

HMWK. 高分子量激肽原;C1INH.C1 抑制剂;ATⅢ. 抗凝血酶Ⅲ;TFPI. 组织因子途径抑制剂;PL. 磷脂;"-"表示抑制。

(六)纤维蛋白溶解系统

纤维蛋白溶解是指纤维蛋白沉积物及纤维蛋白凝块分解。清除炎症反应、组织损伤过程中的纤维蛋白沉积有利于损伤组织的修复,清除血管损伤所致的纤维蛋白凝块有利于恢复正常的血流。纤维蛋白溶解系统也是一个复杂的因子反应过程,此体系主要包括纤溶酶原、纤溶酶、纤溶酶原激活因子和纤溶抑制因子以及因子之间的相互催化作用,最后导致纤维蛋白原和纤维蛋白的降解,生成纤维蛋白降解产物(图 6-2)。

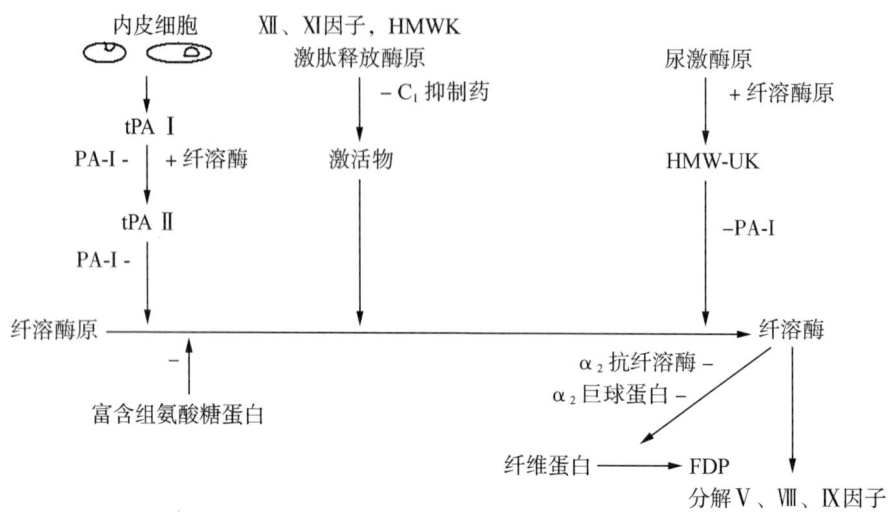

图 6-2　纤溶过程中酶或因子之间的相互作用

tPAI(组织纤溶酶原激活物 I 型),tPA II (组织纤溶酶原激活物 II 型),PA-I(纤溶酶原激活物抑制药),HMWK(高分子量激肽原),HMW-UK(高分子量尿激酶),FDP(纤维蛋白降解产物)。"＋"表示激活,"－"表示抑制。

(七)补体的激活、激肽与凝血、纤溶

生理状态下的补体激活在凝血过程中的意义不大,但是在一些病态情况下补体的激活参与了凝血,如 DIC 和一些血栓性出血性疾病,激活的补体可引起血管的通透性增加,导致低血压和休克,另外 C_8、C_9 补体激活后可造成红细胞和血小板的破坏,从而使红细胞膜释放磷脂蛋白和ADP,血小板释放 ADP 等。在补体激活途径中所产生的补体衍生物,如 C_{3a} 和 C_{5a} 在凝血过程中也起到重要的作用,这些衍生物不仅能调节血管的紧张性,而且也能调节血小板的活性,同时促使粒细胞/单核细胞促凝物质的释放,另外也能诱导粒细胞/单核细胞释放磷脂和胶原酶,此两种酶对纤维蛋白原/纤维蛋白以及 FDPs 的降解起一定的作用。

激肽可使血管扩张,通透性增加,导致低血压、休克。凝血的启动可激活激肽释放酶原转化为激肽释放酶,从而使激肽原转化为激肽。纤溶酶可作用于XIIa因子生成XIIa因子片段,XIIa因子片段反过来又可激活激肽释放酶原,所以纤溶酶也可造成激肽的释放(图 6-3)。

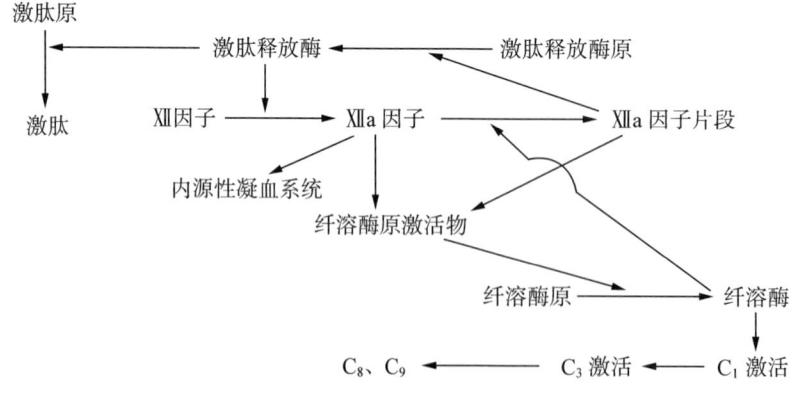

图 6-3　凝血、纤溶、补体和激肽之间的相互作用

(高春记)

参 考 文 献

1 丁　虹，朱付凡．妊娠期血液高凝状态与产科并发症．中华妇产科学杂志，2003，38(10)：643—646

2 Andreotti F，Becker RC. Atherothrombotic disorders: new insights from hematology. Circulation, 2005,111(14):1855—1863

3 Amar D，Goenka A，Zhang H，et al. Leukocytosis and Increased Risk of Atrial Fibrillation After General Thoracic Surgery. The Annals of Thoracic Surgery, 2006,82(3):1057—1061

4 Lev EI，Patel RT，Guthikondas，et al. Genetic polymorphisms of the platelet receptors $P2Y_{12}$，$P2Y_1$ and GP Ⅲ a and response to aspirin and clopidogrel. Thrombosis Research, 2007,119(3):355—360

5 Campbell JE，Garrison RN，Zakaria ER. Clinical peritoneal dialysis solutions modulate white blood cell-intestinal vascular endothelium interaction. The American Journal of Surgery, 2006,192(5):610—616

6 Semple JW，Freedman J. Mechanisms underlying autoimmunity in hematology. Drug Discovery Today: Disease Mechanisms, 2006, 3(2):231—235

7 Sanchis J，Bodí V，Núñez J，et al. Prognostic usefulness of white blood cell count on admission and one-year outcome in patients with non-ST-segment elevation acute chest pain. The American Journal of Cardiology, 2006, 98(7):885—889

8 Valles J，Santos MT，Fuset MP，et al. partial inhibition of platelet thromboxane A_2 synthesis by aspirin is associated with myonecrosis in patients with ST-Segment elevation myocardial Infarction. The American Journal of Cardiology, 2007, 99(1):19—25

9 Haijema R，der Wal J，van Dijk NM. Blood platelet production: Optimization by dynamic programming and simulation. Computers & Operations Research, 2007,34(3):760—779

10 Schreiber MA，Differding J，Thorborg P，et al. Hypercoagulability is most prevalent early after injury and in female patients. J Trauma, 2005, 58(3): 475—480

11 Schrier SL. Hematology，ASH，and the anemia of the aged. Blood, 2005,106(10):3341—3342

12 Shattil SJ，Newman PJ. Integrins: dynamic scaffolds for adhesion and signaling in platelets. Blood, 2004, 104(6):1606—1615

13 Shim WS，Kim HJ，Eun Seok Kang ES，et al. The association of total and differential white blood cell count with metabolic syndrome in type 2 diabetic patients. Diabetes Research and Clinical Practice, 2006, 73(3):284—291

第**7**章 性激素对心血管系统的影响

自 20 世纪 60 年代起,人们对动物两性间存在的生物学差异以及这种差异对疾病发生和发展的影响,日渐产生了兴趣。近年研究显示,许多心血管疾病在其流行病学、临床转归及对治疗的反应方面,均存在着性别差异。产生这些差异的原因非常复杂。有些差异,如男女急性心肌梗死病人的预后差别,可能与医务人员在对疾病的诊断及治疗上存在着偏差有关;但另外一些差异,如女

性病人舒张性心功能不全的比例,显著高于男性病人,则可能反映了两性在心血管系统本身结构和功能上存在的不同。但迄今为止,这方面的研究不多,国内的资料很少。本章主要依据国外的相关研究,对心血管系统,主要是心脏解剖和功能上的性别差异以及产生这种差异的分子生物学基础,做一简单叙述。

第一节 心脏解剖的性别差异

过去 20 余年中,心脏的影像学检查技术如超声和磁共振技术有了长足的发展,从而可以对正常人群的左室形态进行较大规模的研究,也逐渐明确了男女在左室形态上存在的差异。总的来说,这些研究显示,女性左室容积较男性为小,而左室质量更是明显低于男性。这种差异在儿童时期即已存在,但在青春期后更趋明显。

Framingham 研究对此提供了较丰富的资料。该研究自约 6 000 人中选择 864 例健康成年人,研究左室质量和左室质量指数的正常范围。结果显示,男性左室质量平均为 177g,而女性则为 118g。即使在以体表面积标化后,男女两性的左室质量指数仍然存在显著的差异:男性平均值为 $92g/m^2$,而女性则为 $72g/m^2$,男性较女性高20%。Shub 等采用二维 M 型超声心动图检测了111 例健康成年人,亦发现采用体表面积或身高标化后,男性左室质量仍大于女性。Devereux 等研究了正常血压人群的左室大小,也发现了类似的差异。但他们还发现,若以去脂体重(lean

body mass)进行标化,则两性间左室大小的差异趋于消失。

虽然我们可以对数据进行不同的分析,但有一点是肯定的,那就是男性心脏显著大于女性。而现有的一些研究资料显示,男女心肌细胞数目是相同的,甚至有些研究显示男性心肌细胞数目小于女性。也就是说,男性心肌细胞的平均质量较女性心肌细胞为大。由此可以设想,与女性比较,即使健康的男性,也存在着心肌细胞的肥大。

对多种不同种别的动物的研究,提示雄性心脏大于雌性是一种较普遍的生物学现象,例如雄性大鼠的心脏较雌鼠大。Kieing 等即观察到啮齿类动物,其心脏与体重的比值,雄性较雌性为大。

Framingham 研究还显示了两性心脏质量随年龄增加而出现的不同变化趋势。虽然在总的人群中,随着年龄的增加,两性的心脏质量均增加。但在无心血管疾病(无高血压和其他心脏病)的人群中,男性自 20 岁至 70 岁间,其心脏质量有轻度

下降(约下降 6%),而女性则有轻度增加(约增加 15%)。另外一项设计更为严格的研究显示,左室质量的增加只发生在女性,可能主要是由于室壁增厚所致。

Olivetti 等研究了人类自 10 岁至 95 岁心脏形态发生的改变。他们的研究亦发现,与男性相比,女性左右心室质量均较小,心室游离壁较薄。他们还发现,随年龄增加,按体表面积标化的心室总质量、左右室质量在男性逐渐降低,但在女性则无明显变化。男性的心室肌细胞数量及单个核细胞与双核细胞比例逐渐下降,而细胞平均容积增加,但女性则没有发现这方面的变化。

男性随年龄增加,心肌细胞数量明显减少,而心脏总质量相对变化不大,因此推测男性心脏所承受的应力较大,从而刺激心肌细胞出现肥大性反应。与女性相比,男性更可能处于心室肥厚代偿的边缘。而且,随年龄增加,心脏毛细血管密度降低,血液弥散距离增加,可以设想,男性更易出现心肌营养和能量的供需失衡,从而更容易出现心肌缺血性损伤。

Leri 等研究了 Fischer-344 大鼠心肌细胞端粒酶活性的变化。端粒酶在 3′ 端延长染色体 DNA 分子,从而保持其完整性,并与细胞的再生和复制有关。Leri 等发现,雄性大鼠老化后其端粒酶活性降低 31%,而雌性大鼠则升高了 72%。作者认为,端粒酶活性随年龄变化的这种差异,可能与两性心肌细胞数量变化的不同趋势有关。

心脏重量变化的细胞学机制尚不清楚,但可能部分地与激素有关。雄性大鼠无论于发育前或发育后切除性腺,其心脏重量均较假手术组为小,而切除性腺的雌性大鼠其心脏重量增加。给雌性动物注射睾酮可使其心脏及身体增长速率加快。这些研究显示心脏质量确实受性激素的影响。但也有些采用合成类固醇类激素的动物实验得出了不一致的结果。例如,在一项研究中,采用同化类固醇类激素癸酸南诺龙(nandrolone decanoate)每 2 周给大鼠注射一次,结果大鼠体重和心脏体重均降低。但该项研究中,注射癸酸南诺龙后血浆睾酮水平降低。另一项研究中,给大鼠口服或置入 17α-甲基睾酮硅胶囊,结果大鼠体重降低,但心脏重量无变化。

另有研究观察了运动合并使用同化类固醇类

激素对大鼠心脏结构的影响。运动合并使用丙酸睾酮(testosterone propionate)可引起轻度的心肌肥厚。然而,雄激素可抑制运动诱导的心脏毛细血管增加。因此,在运动训练时,补充雄激素对心脏总的作用是有害的,可以导致心肌氧供需的失衡。虽然仅从这些研究,我们尚难以推断补充雄激素对人类心肌的确切作用,但可以表明,心肌确实存在着对激素的可塑性。

亦有研究显示性激素对心脏成纤维细胞增生、胶原合成等有影响。成纤维细胞虽然在重量上,只占心脏总重量的很小部分,但在数量上,却占心脏细胞总数量的 60%。胶原合成及细胞外基质蛋白的沉积,可显著影响心脏的顺应性。早期有研究显示,性激素可影响血管壁中纤维蛋白、胶原和弹性蛋白的含量。睾酮可使其含量增加,而雄性大鼠使用雌二醇可降低血管壁胶原和弹性蛋白积聚的速率。类似的作用也在心脏上观察到。犬注射同化类固醇类激素可使其心脏胶原含量增加。大鼠注射 17α-甲基睾酮,则未观察到心脏胶原含量的增加,但可能会促进胶原分子间的交联。

除性激素外,其他一些激素在对心脏的作用上也可能存在着性别差异。例如,甲状腺切除可增加大鼠左室胶原 I 和胶原 III mRNA 和蛋白的表达,这种作用主要表现在雄性,对雌性大鼠其影响则要小得多。Dubey 等观察了 17β 雌二醇及孕酮对培养的大鼠心脏左室成纤维细胞增生的影响,发现此 2 种激素均可抑制胎牛血清诱导的成纤维细胞增生、DNA 合成及胶原合成,但这种作用无性别差异。

上述研究资料提示,与雄性动物相比,在病理性负荷增加的情况下,雌性动物的心脏不太容易出现间质的胶原沉积及由此所致的心室顺应性降低。当然,胶原的积聚是一种复杂的生物学反应,受多种神经内分泌因素及解剖生理学因素的影响。但这些资料为以下两种现象至少提供了部分解释:其一是无论是人体或实验性动物中,均发现雌性心脏的顺应性较雄性为高;其二是在心肌缺血性损伤后,女性病人的心室功能往往得到较好的保留,但其出现心脏破裂的风险则较男性病人为大。

第二节 性别对左室功能的影响

一、动物实验研究

比较人类男女性的左室功能,其难度较大,主要是因为在人体上难以控制影响左室功能的其他许多因素,如身材和心脏的大小、年龄、心率、心脏负荷情况等。相对而言,在实验动物身上,则比较容易对这些因素加以控制,从而能比较确切地评价心脏本身的功能。因此,迄今为止,对心室功能的性别差异,来自人类的研究资料很少,而主要来自动物研究。

Schaible 等对不同的负荷条件下雌雄大鼠的心肌收缩功能进行了系列研究。首先,他们发现,同龄的大鼠无论在何种负荷下,雄性大鼠的射血做功均大于雌鼠,但只有在后负荷较高的情况下,雌雄大鼠在心排血量及左室缩短分数方面才有差异。其后,他们比较了在心脏大小相同(雌鼠年龄大些)的情况下雌雄大鼠的心脏功能,发现心脏收缩的各种指标,包括射血功率、心排血量、射血分数及心室缩短率,在各种负荷条件下,雄性均较雌性要大 25% 左右。

研究者们还通过比较行性腺切除和假手术组动物的心脏功能,探讨了性激素对心功能作用的性别差异。性激素对心脏质量的影响结果在上节中已述及。雌雄动物在性腺切除后,其心脏功能均下降,而补充相应的性激素(雌性予以雌激素,而雄性予以睾酮)可防止这种功能下降。值得提出的是,对雌性动物补充睾酮,亦可使其体重和心脏重量增加,并提高左室收缩功能。但对雄性动物补充过量的睾酮类似物,其对心功能的影响则与上述生理性替代的情况下有所不同。对离体的雄性 SD 大鼠心脏,采用硅胶囊置入物予以 17α—甲基睾酮处理 8 周,与对照组比较,其射血量和心脏做功能力均降低。

上述研究中所采用的均为成年大鼠,心功能的性别差异亦可能与年龄有关。有人对老龄 Fischer-344 大鼠,采用经胸多普勒超声心动图检查,雄性大鼠的左室缩短率反而低于雌鼠,同时发现在老化过程中,雌鼠射血分数的下降速率更慢,二尖瓣早晚期充盈速度比(E/A 比值)更低,而等容松弛时间更短。这些结果提示,在老龄大鼠中,雌性较雄性心脏的收缩和舒张功能保持得好。

也有研究观察了大鼠心室收缩功能与钙稳态(calcium homeostasis)的性别差异,但结果不完全一致。有研究发现,分离的乳头肌产生半最大收缩力(half-maximal force)所需的细胞外钙浓度,雌鼠低于雄鼠,而左室肌细胞达到相同收缩程度的情况亦类似。但 Curl 等则发现,在细胞外钙离子浓度为 1.5mmol/L 时,雄鼠心肌细胞缩短的程度大于雌鼠心肌细胞。他们还发现,与雌鼠比较,由去极化诱发的细胞内钙离子浓度增高(峰值钙瞬态,peak calcium transient)在雄鼠更为明显。但上述研究者都发现,β 受体激动药异丙肾上腺素在雄性大鼠心肌细胞引发的正性肌力作用、细胞内钙离子浓度的增高以及钙离子流,较在雌性大鼠心肌细胞引发者均更为显著。

心肌收缩力除受钙离子向收缩蛋白(肌原纤维)传送的影响外,尚受到肌原纤维对钙离子敏感性的影响。上述研究虽表明雌性动物的心肌细胞对细胞外钙离子更为敏感,但并不能确定雌性动物的心肌细胞钙敏感性更高,因为即使在细胞外钙离子浓度相同的情况下,最终到达收缩蛋白的钙离子数量亦可能不同。

为确定肌原纤维的钙敏感性是否存在性别差异,Schwertz 等研究了源自大鼠心房肌细胞的裸纤维(skinned fiber,采用去污剂去除细胞膜的原肌纤维)的钙依赖性,结果发现诱导雌鼠肌纤维收缩的钙 EC50 值(中位有效浓度),显著低于雄性。他们还发现,在钙离子浓度与细胞内浓度相似的条件下,雌性大鼠心肌裸纤维的收缩力及钙/肌纤维 ATP 酶均高于雄性。这些发现也提示,与雄性相比,雌性大鼠的心房肌纤维钙敏感性更高,而收缩力更强。

这种心肌纤维钙敏感性的性别差异可能仅限于心房肌,因为在左室或右室心肌均未能观察到类似的结果。但也有研究显示,心肌纤维包括心室肌纤维的钙敏感性尚受到雌激素的影响。Wattnapermpool 等观察到,雌性 SD 大鼠切除卵巢 10 周后,其肌纤维钙敏感性增高,而 ATP 酶活性峰值降低。对切除卵巢的大鼠,无论补充雌激素或孕激素均可防止 ATP 酶活性峰值降低,但只有补充雌激素可逆转钙敏感性增高。

性激素或性别也可能通过调节钙离子向收缩蛋白的运输而影响心肌的功能。采用卵巢切除及雌激素替代的模型,可研究雌激素对钙稳态的长期作用。钙运输的一个重要步骤是借 L 型钙离子通道通过心肌细胞的肌浆膜。有研究显示,雌激素可调节 L 型钙通道。通过采用双氢吡啶类钙离子阻断药 Isradinpine(PN200－110)的研究发现,大鼠卵巢切除后,心室 L 型钙通道密度降低。切除卵巢后,给大鼠口服补充合成的雌激素类药炔雌醇(ethinylestradiol)35 天后,其 L 型钙通道密度恢复到对照组水平。改变雌激素水平可影响钙离子阻断药与其受体的亲和力,但不影响心肌细胞对钙离子拮抗药或去甲肾上腺素的正性肌力反应。也有研究发现,雌性大鼠心肌细胞膜钙通道密度较雄性大鼠高,但二者钙离子阻断药受体的亲和力无差异。但也有研究得出了不同的结果。Patterson 等采用家兔模型,切除卵巢后予 17β 雌二醇(estradiol acetate)肌内注射 1 周,观察其对心肌细胞钙通道的影响,结果发现,雌激素替代可降低心室钙通道密度,但不影响钙通道对尼群地平的亲和力。他们也未发现切除卵巢的家兔,其心肌钙通道数量或钙流量与对照组有区别。切除卵巢组与对照组心肌细胞收缩力无差异,但补充雌二醇组心肌细胞收缩力降低。

也有研究采用雌激素受体 α 基因敲除小鼠模型,观察雌激素对心肌钙通道的调节作用。结果发现,敲除雌激素受体 α 基因的雄性小鼠,其心肌细胞钙离子通道密度增加,自基因敲除的雄性小鼠分离的心肌细胞,其钙流量亦增高。在体内,睾酮可通过 p450 芳香化酶转化为雌激素,并有观察显示,睾酮可通过雌激素作用于心脏细胞。因此,这项研究也提示,雌激素受体可介导心肌细胞钙通道的调节和表达。

上述雄性小鼠敲除雌激素受体及雌性大鼠切除卵巢的实验,对心肌钙通道的结果似乎有矛盾。但这也反映了两性动物体内激素环境有很大差异,还有其他多种激素可对心肌钙通道和钙传输产生作用。

另外一个影响钙离子向心肌纤维输送从而也

影响心肌收缩力的因素是肌质网钙释放通道,即所谓 Ryanodine 受体(RyR)。Bowling 等通过测定 RyR 结合状况,观察了大鼠卵巢切除及雌二醇替代对钙释放通道的影响。结果发现,大鼠卵巢切除后,其心脏 RyRs 有增加趋势,但 RyRs 与 Ryanodine 的亲和力降低,而补充雌二醇可使这种亲和力恢复。

近年研究发现,雌激素对多种组织有快速作用。这种快速作用难以用转录或翻译水平上的改变来解释。例如,有研究显示,雌激素可快速地引起心脏细胞内钙离子稳态改变。Raddino 等观察到,17β 雌二醇对离体灌注的兔心有即刻性的负性肌力作用。研究者推测,雌二醇可能有类似钙通道拮抗药的作用。但值得指出的是,该实验中使用的雌二醇为毫摩尔浓度,而在体内,雌激素的浓度仅为微摩尔至纳摩尔级。

另外有其他几项研究探讨了雌激素这种即刻降低心肌收缩力作用的机制。超出生理浓度的 17β 雌二醇可降低人心房肉柱及心室乳头肌的收缩力,而睾酮及孕酮则无此作用。毫摩尔级浓度的 17β 雌二醇可抑制分离的豚鼠心肌细胞的收缩,并且可通过 L 型钙离子通道,减少豚鼠、大鼠及人心房肌钙内流。而且,高浓度的 17β 雌二醇还可降低收缩期心肌细胞内游离钙离子水平。总之,上述研究显示,超生理剂量的 17β 雌二醇对心肌组织起着钙阻滞药的作用,而且这种作用具有一定的特异性,可减少钙离子向收缩蛋白的运输,降低心肌细胞收缩力。

但生理剂量的 17β 雌二醇可能对心肌细胞有着不同的作用。新近有研究显示,暴露于微摩尔至纳摩尔级浓度的 17β 雌二醇时,雌性动物心室肌细胞表现为双向性钙摄取增高:先是在 1min 内升高 50% 至 60%,其后在 2～5min 达峰值。钙通道阻滞药可抑制此效应。钙摄取的增加,在时相上与 cAMP 及蛋白激酶 A 的活性增高同步。

二、人 类 研 究

1. 男女两性心脏功能的差异 如前所述,尽管心脏功能的性别差异是一个重要课题,但迄今的研究资料很少,而且这些资料还受到其他许多混杂因素的影响,难以得出确切的结论。早期曾有研究者采用心冲击描记图(ballistocardio-

graphy)及记录颈动脉搏动的方法,检测男女颈动脉血流的加速度,认为男性心脏本身的收缩功能高于女性。Pavik 等研究了运动员及非运动员男女在超声心动图特征方面的差异,亦发现在非运动员中,男性左室收缩功能较女性强,表现为左室射血时间与 QT 间期比值较高;但女性心脏顺应性高于男性,表现为 E/A 比值较高。对于长期锻炼的运动员,则无论是心脏的收缩功能或舒张功能,两性间均无差异。

De Simone 等采用 M 型超声心动图,比较了男性和女性的心室功能。他们发现若采用身高标化,则男性心排血量高于女性,但若以体表面积标化,则这种差异消失。Sandstede 等应用磁共振电影测定男性和女性的心室功能,发现若以体表面积标化,则心室功能的各种指标,男女性均无差异。

综合这些研究,似乎提示,总的来说男性心脏收缩功能强些,而女性舒张功能更佳。但由于难以控制像血流动力学这些影响心功能的因素,其结果的可靠性很有限。

2. 雌性激素对心室功能的影响 有关人类雌性激素对心室功能影响的资料,主要是间接地来自激素替代治疗(HRT)和雌激素替代治疗(ERT)的临床试验。Pines 等采用核素扫描方法,发现女性随着绝经后时间延长,其心脏收缩能力逐渐下降,而采用激素替代治疗可延缓这种下降趋势。他们还发现,HRT 的扩张血管、降低周围血管阻力的作用是暂时性的,而其正性肌力作用则较持久。Eckstein 等采用超声心动图检查,发现采用促性腺激素释放激素的拮抗药降低雌激素水平,可使心肌收缩能力下降。这些研究提示雌激素具有正性肌力作用。

但也有些研究显示了不同的结果。Gallinelli 等进行的一项研究中,40 位妇女(平均年龄 52.7 岁)随机分为 HRT 治疗组和安慰剂对照组,分别于治疗前和治疗 6 个月后测定其胸腔电生物阻抗。结果发现,HRT 治疗组舒张末期指标、血流速度指标及心脏排血量指标均显著高于对照组,但周围血管阻力指标则显著低于对照组。他们认为,HRT 治疗后心室收缩指标的增加,也有可能是周围血管阻力降低或负荷状况改变的结果。早期曾有一项横断面研究,比较采用或不采用 HRT

或 ERT 治疗人群的心脏功能,结果发现雌激素治疗改善舒张期充盈指标,但不改善收缩功能的指标。在另外一项随机、双盲、安慰剂对照的交叉研究中,31 位绝经后妇女采用雌二醇或安慰剂治疗,结果发现雌激素治疗可使左室舒张末期容积增加,但排血量无变化,提示雌激素替代治疗虽可改善心脏舒张功能,但并不改变心肌本身的收缩能力。

Kamali 等对采用序贯性 HRT 治疗的 8 名妇女,采用超声心动图和体积描记仪观察了其心功能指标于第 1 至第 21 周期间的序列变化。结果发现,HRT 治疗不改变心率、血压、静脉容积,但可使心脏舒张末期容积及排血量随时间增加。作者认为序贯性 HRT 治疗可增加绝经期后妇女的心肌收缩力。Sites 等也观察了序贯性 HRT 治疗对 18 名健康绝经后女性的影响。在 HRT 开始前,先口服醋酸甲羟孕酮(medroxyprogesterone acetate)2 个月,再口服 2 个月 17β 雌二醇,其后于每个月的后 12 天加服醋酸甲羟孕酮。结果发现,HRT 治疗可显著增加心排血量、射血分数及左心室质量。有 3 项研究观察了单剂雌激素对妇女心功能的影响。Fisman 等对 15 名正常血压和 13 名高血压的绝经后妇女,予以雌二醇(estrace)4mg 舌下含服,发现只有高血压组用药后收缩压和舒张压下降,但两组早期心室充盈速度及 E/A 比值均增加,提示雌激素可改善心室舒张功能。Fak 等对高血压和正常血压的妇女各 30 名的研究则发现,单剂使用 Premarin 0.625 mg 后,只有高血压组的心室舒张功能改善。而 Mercuro 等对绝经后女性,采用皮肤贴敷 17β 雌二醇 12h,则未发现其对左室收缩或舒张功能有影响。

3. 心脏对生理性负荷的反应 有几项研究比较了男性与女性运动后的心血管反应。总的来说,女性对运动的心血管反应与男性类似,即动态运动引起周围血管阻力降低,静脉回流量、每搏量及周围氧摄取量增加;而静态运动使周围血管阻力增加,对每搏量及动静脉氧分压差的影响则相对较小。但这些研究也发现了男女性在这方面存在的差异。例如,女性在静息时或次极量运动时心率均较快,这可能反映了肾上腺素能神经张力、血红蛋白浓度的差异,也可能是 Frank-Starling 机制本身存在的性别差异所致。另外,女性运动峰氧耗量（Vo$_2$max）较同年龄段的男性低10%～15%，这种差异即使以去脂体重校正后仍然存在，因此可能反映了在氧运输方面存在的性别特异性的不同，因为女性血红蛋白浓度和血容量均低于男性。临床上可观察到，偏头痛和雷诺现象主要见于女性，提示两性在循环系统的自主神经调节上存在差异。这也可能是Vo$_2$max存在两性差别的原因之一。

Higgenbotham等采用放射性核素心室显像方法，发现心脏对动态运动的反应存在性别差异。在运动中，男性EF值由0.62增至0.77，而女性则仅由0.63增至0.64。但女性左室舒张末期容积增加30%，男性则无变化。两性心脏每搏量的增加则类似。Merz等对健康人和冠心病病人的研究也得出了类似结果。这些研究反映了两性对运动的血流动力学反应的不同。在生理性负荷增加的情况下，男性主要通过提高心肌收缩力，而女性主要通过Frank-Starling机制来增加心排血量。

4. 心脏对病理性负荷的反应　直接比较两性心脏对病理性负荷如高血压的反应的研究资料很少。但一些大型的流行病学研究及临床研究可对此提供一些间接依据。

欧美国家的流行病学研究显示，两性心力衰竭总的患病率相似，但70岁以下女性心力衰竭患病率显著低于男性，而70岁以上女性其患病率高于男性。有两项大型临床研究，即Framingham研究和NHANES-I研究结果显示女性心衰病人预后较男性为佳。在Framingham研究中，虽然女性病人平均年龄大于男性，但其中位生存时间为3.2年，而男性为1.7年。但另外一项大型研究，SOLVD研究报道的女性心衰病人预后较男性为差，其1年病死率在女性为22%，而男性为17%。这种预后差异的原因可能是纳入研究的对象不同。

Framingham研究和NHANES-I研究的病人是基于临床诊断，而没有左室功能的客观检查依据。而SOLVD研究则仅纳入客观检查有左室收缩障碍的病人。因为有研究显示，具有收缩功能障碍的心衰病人预后较仅有舒张功能障碍者差，因此推测在Framingham研究和NHANES-I研究中，仅有舒张功能不全者，在女性病人中的比例要高于在男性病人的比例。有几项较小的临床研究显示，在临床上诊断的症状性心力衰竭病人中，具有超声心动图证实的左室功能障碍者比例，女性显著低于男性。Carroll等研究了主动脉狭窄病人的心导管检查资料，他们将具有一定程度的瓣膜狭窄病人，根据其心肌反应性改变分为2类：一类左室舒张末期压力和容量显著增高，而收缩功能下降；另一类表现为左室舒张末期容积和压力轻度增高，左室功能得到代偿。前者多数为男性，而后者多数为女性。

上述几项研究和其他许多临床研究资料均支持这样一种假说，即在遭受相似的血流动力学损害后，女性病人更倾向于出现心肌肥厚及松弛障碍，而男性病人更倾向于出现心腔扩大和收缩障碍。如前所述，Framingham的人群研究资料也显示，女性的左室质量随年龄增加略增加，而男性反而略降低，亦提示与女性相比，男性维持和提高心肌细胞大小的能力有限。

Lauer等追踪观察了300例女性和150例男性长期血压和左室质量的关系，结果发现，两性平均血压和左室质量均呈正相关，但无论在何种血压水平，女性心室肥厚的患病率均高于男性。Devereux等的研究也证实，在原发性高血压病人中，即使在以去脂体重标化后，女性左室肥厚的患病率仍高于男性。虽然如此，由于这些研究在设计时，并不是为回答高血压与左室肥厚关系的性别差异，因此其结果可靠性受到限制。但一些动物实验研究得出了类似的结果。Malhotra等在肾血管性高血压的大鼠模型中，观察到在同样程度的高血压时，雌鼠心脏肥厚较雄鼠显著（心脏质量分别增加46%和14%），而且，在高血压大鼠通过游泳增加运动负荷后，雌鼠心脏质量增加70%，而雄鼠只增加28%。Weinberg等采用主动脉结扎模型亦得出了类似的结果。

第三节　心血管解剖生理学性别差异的分子生物学基础

1. 心脏类固醇类激素受体　基于性腺切除和激素替代治疗的研究显示，心血管系统结构、功能和代谢方面存在的性别差异,可能是由性激素介导的。性激素可以是间接地影响心脏,如通过对血压和血容量的作用。性激素亦可直接影响心血管系统。性激素与细胞内受体结合,可影响心脏的表型。激素-受体复合物起着转录因子的作用,在核内存在共激活物和共抑制物时,改变反应性基因的转录速率。另外,如前所述,性激素也可能在非基因水平上,短期影响心脏的功能。这种短期作用的分子学基础尚未完全阐明,但可能涉及到激素与细胞表面受体的结合、细胞内第二信使的产生以及膜离子通道的改变等方面。

动物实验研究发现,血管壁包括主动脉和冠状动脉壁上,除有雌激素受体外,尚存在雄激素受体。雌激素受体主要存在于外膜成纤维细胞上,而雄激素受体则主要存在于血管壁中层的平滑肌细胞上。人和牛主动脉内皮细胞中,均发现有雌激素受体 mRNA 表达。在灵长类动物的冠状动脉及培养的主动脉平滑肌细胞中,发现有不同亚型的雌激素受体(ERα 和 ERβ)的表达。血管上存在的性激素受体,可能与两性血管对刺激因素的不同反应性有关,也可能与高血压及冠心病发病的性别差异有关。

在心脏组织中亦发现存在性激素受体。例如,大鼠和人心肌组织中均发现孕激素受体。早年曾有研究报道,大鼠心房组织中广泛存在雌激素受体,而在心室组织中则未发现。但其后另外 2 项对狒狒的研究,则发现无论雌雄狒狒心室肌细胞中,都存在少量雌激素受体,而在其间质细胞中更是大量存在该受体。近年来,随着人们对女性雌激素心血管保护作用兴趣的增加、雌激素受体新的亚型(ERβ)的发现,更由于分子生物学技术进展,使得极微量的 mRNA 和蛋白质的检测亦成为可能,心脏中雌激素受体的研究越来越引起人们的重视。

心脏主要由心肌细胞和心脏成纤维细胞构成。Grohe 等首先报道,在培养的新生大鼠(1~2d 龄)心肌细胞及心脏成纤维细胞中,发现功能性的雌激素受体,而且,在雌性和雄性大鼠中,均存在雌激素受体的 2 种不同亚型。其后研究者们又在成年大鼠心脏中证实了 2 种雌激素受体亚型的存在,并在人类心脏组织中发现了 ERβ。

研究显示,雌激素可诱导与含有雌激素反应单元的启动子耦合的荧光素报告基因的转录,从而证明心肌细胞和心脏成纤维细胞上存在的雌激素受体,均是具有功能的。而且,采用 17β 雌二醇处理分离的心肌细胞,可上调 ERα、ERβ 及孕激素 A 受体的转录。研究还发现,在新生动物心肌细胞中存在 Cyp 芳香化酶。该酶催化雄激素前体,如雄烯二酮(androstenedione)及睾酮转化为雌激素。对一些雌激素受体反应性基因(如 ERβ 基因),雄激素前体刺激其表达的程度,在雌性和雄性中类似;但对另外一些雌激素反应性基因(如 ERα 基因及诱导性氧化亚氮合成酶),则雄激素刺激其表达的程度存在着性别差异。因此,雌激素受体介导的心肌细胞效应,有一些在雌雄动物中类似,但亦有一些效应存在着性别差异。

在心肌组织中也发现了特异性的雄激素受体。雌性和雄性灵长类动物的心房肌及心室肌细胞中都分布有雄激素受体。但这些受体在细胞内的分布则可能存在性别差异。雄狒狒心肌细胞中,这些受体有 26% 位于细胞核内,然而在人类女性心肌细胞核内,目前尚未发现雄激素受体。人类使用雄性激素(治疗性使用或滥用)可合并心室肥厚和重塑、心肌缺血,甚至心脏性猝死,这种作用在雄性更为严重,可能与雄激素受体在心肌细胞内分布的性别差异有关。

总之,心脏中广泛存在性激素受体,提示性激素对心脏结构和功能可能有直接的调节作用,也可能是心脏结构和功能及疾病易感性性别差异的重要细胞生物学原因之一。

2. 性激素对心肌代谢和收缩功能的影响 有研究提示,性激素在心肌代谢调节中起作用。Koenig 等发现,雄性大鼠心室组织细胞色素 C 氧化酶(线粒体内的一种酶)活性高于雌性。他们还发现,与雌性大鼠相比,雄性大鼠的许多溶酶体酶,包括 β-葡萄糖醛酸苷酶(β-glucuronidase)、氨基己糖苷酶(hexosaminidase)、β-半乳糖苷酶(β-galactosidase)以及芳香硫酸酯酶(arylsulfatase)活性更高,酶潜伏期(enzyme latency)更短,降解作用更快。这些发现提示雄性大鼠溶酶体蛋白分解作用更强。雄性小鼠行去势手术后,其心室重量、蛋白质含量、细胞色素 C 氧化酶活性、溶酶体酶活性均降至雌性水平,但在使用睾酮后又恢复至正常水平。而给予雌性小鼠睾酮后,其心室重量、蛋白质含量、细胞色素 C 氧化酶活性及心室总 RNA 量升高,但总 DNA 量无变化。

雌性激素亦影响心脏糖及脂类代谢。17β 雌二醇和孕酮均增加小鼠心脏中糖原的沉积。在其他组织,雌激素可调节与糖原合成有关的酶的活性。雌激素可增加动物在运动状态下心肌中糖原的储存。切除卵巢的大鼠,补充雌激素可显著降低其由运动引起的糖原储存减少。雌激素亦可通过升高血浆三酰甘油浓度及提高心肌脂蛋白酯酶活性,增加心脏中脂类物质的含量及其合成速度。

性激素也可影响心肌肌球蛋白重链基因和蛋白的表达。心脏组织只表达 α 和 β 肌球蛋白重链基因,它们形成三种肌球蛋白异构体:V_1($\alpha\alpha$)、V_2($\alpha\beta$)和 V_3($\beta\beta$)。这三种异构体的 ATP 酶活性不同,V_1 最高而 V_3 最低。大鼠心肌肥厚模型中,雌雄间三种异构体的组成有差异。总的来说,雌性肌球蛋白 ATP 酶活性和 V_1 型肌球蛋白比例高于雄性。

Rosenkranz-Weiss 等发现,成年大鼠心肌收缩蛋白 mRNA 存在显著的性别差异,雌性大鼠 α 和 β 肌球蛋白重链 mRNA 水平,分别是雄性的 7 倍和 4 倍。而发育前的大鼠则无此差异,提示性激素可能对这些基因的转录起调节作用。另外,在蛋白水平上,差异则没有这样显著,提示雌雄间在 α 和 β 肌球蛋白重链转录后水平上亦有性别差异。虽然两性间肌球蛋白异构体方面的不同并不能完全解释心脏功能的性别差异,但可能是其重要机制之一。

无论雌性或雄性大鼠,在切除性腺后,其心脏肌球蛋白 ATP 酶活性均降低,V_3 型球蛋白比例增加,同时伴有心肌收缩功能指标的降低。这种效应在雄性更为显著,补充睾酮可使其恢复;而对切除卵巢的雌性大鼠,则无论补充睾酮或雌激素均可使其恢复。上述效应主要出现在年轻大鼠中,在老龄大鼠中并不明显,提示性激素对心肌肌球蛋白重链表达的作用随老化过程降低。

性激素对心肌细胞的细胞间通讯(cell-to-cell communication)亦可能有影响。这方面的证据包括:首先,培养的心肌细胞暴露于睾酮可干扰其细胞间间隙连接通讯;其次,雌性大鼠心脏间隙连接蛋白 43 (connexin 43)mRNA 表达水平高于雄性;第三,连接蛋白 43 基因调控区存在雌激素反应元件半位(estrogen-response element half-site)。这些发现对心脏功能性别差异的影响尚不清楚。

总之,无论在实验动物或在人类,均有确切的依据表明性激素可影响心肌,并由此导致心脏在形态学及生化学方面存在显著的性别差异。这种差异又影响到雌雄动物的心脏功能,也会引起两性在心血管疾病发病及疾病表现方面出现显著的差异。认识到这种差异,对临床工作具有重要的指导意义。

(吴海云)

参 考 文 献

1 Regitz-Zagrosek V, Brokat S, Tschope C. Role of gender in heart failure with normal left ventricular ejection fraction. Prog Cardiovasc Dis, 2007,49:241—251

2 Bella J N, Palmieri V, Kitzman D W, et al. Gender difference in diastolic function in hypertension (the HyperGEN study). Am J Cardiol, 2002, 89: 1052—1056

3 Shub C, Klein A L, Zachariah P K, et al. Determination of left ventricular mass by echocardiography in a normal population: effect of age and sex in addition to body size. Mayo Clin Proc, 1994, 69: 205—211

4 Chen C H, Fetics B, Nevo E, et al. Noninvasive sin-gle-beat determination of left ventricular end-systolic elastance in humans. J Am Coll Cardiol, 2001, 38: 2028—2034

5 Levy D, Savage D D, Garrison R J, et al. Echocardiographic criteria for left ventricular hypertrophy: The Framingham Heart Study. Am J Cardiol, 1987, 59: 956—960

6 Swedberg K, Eneroth P, Kjekshus J, et al. Hormones regulating cardiovascular function in patients with severe congestive heart failure and their relation to mortality: CONSENSUS Trial Study Group. Circulation, 1990, 82: 1730—1736

7 Regitz-Zagrosek V, Lehmkuhl E. Heart failure and

its treatment in women: Role of hypertension, diabetes, and estrogen. Herz, 2005,30:356—367

8 Grohe C, Kahlert S, Lobbert K,et al. Cardiac myocytes and fibroblasts contain functional estrogen receptors. FEBS Letters, 1997, 416: 107—112

9 Krumholz H M, Larson M, Levy D. Sex differences in cardiac adaptation to isolated systolic hypertension. Am J Cardiol, 1993, 72: 310—313

10 Weinberg E O, Thienelt C D, Katz S E,et al. Gender differences in molecular remodeling in pressure overload hypertrophy. J Am Coll Cardiol, 1999, 34: 264—273

11 Douglas P S, Katz S E, Weinberg E O,et al. Hypertrophic remodeling: gender differences in the early response to left ventricular pressure overload. J Am Coll Cardiol, 1998, 32: 1118—1125

12 Williams G H, Fisher N D, Hunt S C,et al. Effects of gender and genotype on the phenotypic expression of nonmodulating essential hypertension. Kidney Int, 2000, 57: 1404—1407

13 Kuch B, Scheidt W V, Peter W, et al. Sex-Specific Determinants of Left Ventricular Mass in Pre-Diabetic and Type 2 Diabetic Subjects: The Augsburg Diabetes Family Study. Diabetes Care, 2007, 30: 946—952

14 Smulyan H, Asmar R G, Rudnicki A,et al. Comparative effects of aging in men and women on the properties of the arterial tree. J Am Coll Cardiol, 2001, 37: 1374—1380

15 Patten R D, Karas R H. Estrogen replacement and cardiomyocyte protection. Trends Cardiovasc Med, 2006,16:69—75

16 Levy D, Garrison R J, Savage D D,et al. Prognostic implications of echocardiographically determined left ventricular mass in the Framingham Heart Study. N Engl J Med, 1990, 322: 1561—1566

17 Kim JK, Pedram A, Razandi M, et al. Estrogen prevents cardiomyocyte apoptosis through inhibition of reactive oxygen species and differential regulation of p38 kinase isoforms. J Biol Chem, 2006,281:6760—6767

18 Pedram A, Razandi M, Aitkenhead M,et al. Estrogen inhibits cardiomyocyte hypertrophy in vitro: Antagonism of calcineurin-related hypertrophy through induction of MCIP1. J Biol Chem, 2005,280:26339—26348

19 Chung T H, Wang S M, Wu J C. 17 beta-estradiol reduces the effect of metabolic inhibition on gap junction intercellular communication in rat cardiomyocytes via the estrogen receptor. J Mol Cell Cardiol, 2004,37(5):1013—1022

20 Babiker F A, De Windt L J, van Eickels M,et al. 17 beta-estradiol antagonizes cardiomyocyte hypertrophy by autocrine/paracrine stimulation of a guanylyl cyclase: A receptor-cyclic guanosine monophosphate-dependent protein kinase pathway. Circulation, 2004, 109:269—276

21 Jazbutyte V, Hu K, Kruchten P, et al. Aging Reduces the Efficacy of Estrogen Substitution to Attenuate Cardiac Hypertrophy in Female Spontaneously Hypertensive Rats. Hypertension, 2006, 48: 579—586

22 Sangaralingham S J, Tse M Y, Pang S C. Estrogen protects against the development of salt-induced cardiac hypertrophy in heterozygous proANP gene-disrupted mice. J Endocrinol, 2007, 194: 143—152

23 Nuedling S, Karas R H, Mendelsohn M E,et al. Activation of estrogen receptor beta is a prerequisite for estrogen-dependent upregulation of nitric oxide synthases in neonatal rat cardiac myocytes. FEBS Lett, 2001, 502: 103—108

第 **8** 章 围生期生理

Chapter 8

胎儿在子宫内生长发育,子宫迅速增大,血容量增多,增加了心血管系统的负担,因此妊娠对心血管系统来讲是一个重要的适应时期。妊娠和分娩前后心血管系统产生了一系列的生理变化。

(一)妊娠期

正常妊娠期由于胎儿的发育,子宫-胎盘逐渐增大,代谢增高,内分泌改变,母体对氧的需求和血液供应量大大增加,在血容量、血流动力学和心脏等方面均有变化。

1. **血容量变化** 孕妇的总循环血量比正常人多,一般于妊娠 6 周血容量开始逐渐增加,32~34 周达高峰,平均增加 40%~50%。此后不再增加或略增加,产后 2~6 周逐渐恢复正常。增加的血容量主要是血浆成分的增多,可达 50%~60%;而血细胞增加为 15%~20%。相比之下,红细胞计数、红细胞容积及血红蛋白含量均有下降,故血液黏稠度降低,血液稀释,红细胞沉降率加速,形成妊娠期生理性贫血。此外,从妊娠开始直至临产,由于雌激素、孕酮、肾素和醛固酮等分泌增加,可导致钠水潴留,产后逐渐好转。这对保障组织的供血量有十分重要的意义,但同时也增加了心血管的负担。

2. **血流动力学变化** 妊娠期间血流动力学变化仍遵循基本的 OHM 定律和 Frank-Starling 定律。

(1)OHM 定律:为心排血量(CO)、平均动脉压(MAP)和总外周血管阻力间(TPR)的关系,即 MAP=80(CO)×(TPR)。平均动脉压与心排血量、外周血管阻力成正比,心排血量与血管阻力成反比。血管阻力不能直接测得,但可根据平均动脉压和心排血量的变化,运用 OHM 定律计算得到。妊娠期间孕妇机体的血流动力学变化,具有非常重要的临床意义。

①心排血量增加:从妊娠 10 周左右开始心排血量逐渐增加,20~34 周达高峰,其增加量相当于非妊娠时的 30%~40%,此后一直维持在高水平。过去认为妊娠后期心排血量略有减少,但近年研究表明未必如此。仰卧位时由于子宫压迫下腔静脉,静脉回心血量减少,故心排血量减少;侧卧位时无子宫压迫的影响,因此心排血量并未减少。心排血量增加的确切机制仍不清楚,可能与妊娠时心率加快、心搏量增加和外周血管阻力降低有关,亦与卵巢和胎盘所分泌激素的作用有关。尽管妊娠晚期心搏量有所减少,但心率仍偏快,因而心排血量仍维持高水平。

②血管阻力和血压的变化:妊娠期心搏量和血容量虽增多,但由于子宫和胎盘区域动脉和静脉之间的交通几乎是直接的,且妊娠期内分泌功能改变等因素造成外围血管阻力降低,周围血液重新分布,使肾、皮肤、子宫血流量增加,而动脉压并不增高,其平均压尤其是舒张压却有所下降,与非妊娠期比较约下降 10mmHg。周围血管阻力下降使孕妇对血流动力学急剧改变的适应能力减低,为孕妇易发生昏厥和肺水肿的原因之一。妊娠晚期,当孕妇仰卧时,由于增大的子宫压迫下腔静脉,回心血量减少,可使心排血量减少;若症状明显时,可出现头晕、昏厥,称之为"妊娠期仰卧低血压综合征",取侧卧位后症状即可解除。约有 1/4 孕妇在妊娠 25~30 周左右心室舒张末压略有增高,肺循环血流量增多,但由于肺血管阻力降

低,肺动脉压并不增高,妊娠期血循环时间缩短。

(2)Frank-Starling 定律:反映心搏量与心室充盈之间的关系,即随着心室充盈压的增高与舒张末期心肌纤维长度的增加,心搏量可相应增加。但这种心搏量的增加是有一定限度的。当左心室舒张末压达 15～18mmHg 时,Frank-Starling 机制达最大效应,此后心搏量不再增加,甚至反而降低。左心室舒张末压增高将继而导致左房压、肺静脉压和肺毛细血管楔压的升高。当后者超过 18mmHg 时,即出现肺循环淤血的症状和体征。当舒张末压和右房压升高致中心静脉压＞12mmHg 时,即出现体循环淤血征。

根据 Frank-Starling 定律,妊娠期间血容量增加,心室充盈压增加,心脏前负荷增加,使得心排血量增加。此外,血管阻力降低使心脏后负荷下降,平均血压降低。但与非妊娠期比较,孕妇心脏射血分数增加约 90%,故其心搏量仍增加。

妊娠期间,由于心脏前负荷增加使室壁应力增加,导致心室反应性肥大,产生心室重构。心室舒张末期容积增加,而舒张末压无改变;心室收缩速度下降,收缩时间延长,松弛延缓,但肌纤维缩短能力和心室排空能力并不减弱。超声心动图显示,心肌收缩力增强,心脏射血分数、心搏量均增加。

3. 水肿　妊娠期回流下腔静脉的血流量增多,加之子宫对下腔静脉的压迫,下腔静脉压增高,可引起踝部水肿及下肢静脉曲张,约有 40% 孕妇在妊娠后期出现全身水肿。有学者将妊娠性水肿分为生理性和病理性两类。生理性一般指在妊娠后期出现下肢水肿,休息后缓解;若休息后不能消退者,则被认为是病理性的。

钠、水潴留导致细胞外液量增多,是妊娠水肿产生的重要原因之一。正常妊娠尤其妊娠后期,母体细胞外液量增多,但细胞内液量并不增加。钠水潴留可看作是正常妊娠的一种生理需要,属生理反应。因为在妊娠期间,胎儿及其附属物的生长发育,母体血容量的扩充,母体子宫和乳房的增大,都需要钠和水的补充。妊娠期钠水潴留是多种激素的作用所致,包括雌激素、皮质醇、催乳素和醛固酮。开始由妊娠黄体,继而由胎盘绒毛分泌大量雌激素和孕酮。雌激素的主要作用有:①促进肾小管对钠的重吸收;②引起肾素-血管紧张素-醛固酮系统活性增强;③促进催乳素的分泌;④钠水潴留等。此外,孕酮可能对雌激素的潴钠活性有促进作用。

妊娠期孕妇皮质醇的分泌量约为非孕妇的 3 倍,醛固酮约为非孕妇的 4 倍,两者均有潴钠作用。孕妇的肾素有两个来源,即肾脏和子宫胎盘,故肾素活性高于非妊娠妇女。此外,在妊娠子宫的压迫造成下肢静脉淤血而导致有效循环血量减少,对容量感受器的牵张作用减弱,也可反射性地引起抗利尿激素分泌增多,导致水钠潴留。

在妊娠水肿发生机制中,除钠水潴留导致细胞外液容量增多外,还有毛细血管静水压增高、血浆胶体渗透压下降、毛细血管完整性破坏使其通透性增高及淋巴回流障碍等因素的参与。

4. 心脏改变　从妊娠 8～14 周开始,心率逐渐加快,32～34 周达高峰(平均较妊娠前增加 10～15/min),妊娠末期又逐渐下降。当伴有心脏疾病如二尖瓣狭窄时,心率加快具有重要的临床意义。但心率过快,心室舒张期缩短,心室充盈量减少,可使心排血量减少。此外,心率增快和心排血量的增加均加重心脏的负担,故心脏可有轻度肥大。妊娠后期,膈升高,心脏呈横位,心尖搏动和心浊音界稍左移。第一心音和肺动脉瓣区第二音增强,90% 孕妇的心尖区可闻及第三心音,10%～15% 可有第四心音。由于心搏量增加,血流加速,肺动脉瓣区和心尖区可闻及 1～2 级收缩期吹风样杂音,多数在收缩早、中期并较短。由于肺动脉的生理性扩张,还有引起酷似肺动脉瓣关闭不全的舒张期吹风样杂音,产后逐渐消失。

(二)分娩期

临产及分娩时是产妇血流动力学变化最显著的阶段。疼痛和紧张使儿茶酚胺分泌增加,此外由于体位和用力、使用镇静药和麻醉药、子宫收缩、心动过速等许多因素,可造成血流动力学明显变化,增加心血管系统负担。第一产程中每次子宫收缩,自子宫排出 300～500ml 血液进入体循环,回心血量增多,使心排血量增加约 20%,同时使右心房压力增高,收缩压升高,左心室负荷约增加 10%。第二产程中除子宫收缩外,分娩时产妇屏气动作使胸腔内压力显著增加,右心室压力增高,原有左至右分流性先天性心脏病的产妇可能转为右至左分流而出现发绀。在伴有心脏疾病及心力衰竭的产妇,可引起肺静脉压和肺毛细血管楔压的升高,出现肺水肿的症状和体征。同时由于腹内压力增加,腹腔血液向心脏的回流量亦增加,加重心脏负担。由于心率增快和心搏量的增加,硬膜外和一般麻醉时,可使心排血量分别增加约35%和25%。第三产程胎儿娩出后,子宫缩小,腹内压力骤减,血液回流至内脏血管床。产后子宫收缩,血液从子宫窦进入血管床,使血容量又有增加。在整个分娩过程中,子宫收缩,心率增快,心排血量增加,能量和氧消耗亦随之增多。分娩期虽短,但此期血流动力学改变显著,心脏负荷较重,对有心脏病的孕妇极为重要,约2/3的危险发生在此期。

(三)产褥期

妊娠期所出现的一系列心血管变化,在产缛初期尚不能立即恢复到孕前正常状态。产后子宫收缩、胎盘排出,虽有分娩时失血,但组织内原潴留的水分进入体循环,使血容量及心排血量仍较正常增加20%～60%。因此心脏的负担仍然很重。妊娠期的一系列心血管变化在产后2～4周可逐渐恢复至孕前状态。

总之,妊娠期间心脏负担逐渐加重,在妊娠32周左右达高峰,妊娠36周后逐渐减轻,分娩期及产后3天内心脏负担亦很大,产后4～6周恢复正常。临床上心血管疾患者妊娠时发生心力衰竭,以33周左右为多。因此,在对妊娠合并心脏病患者的处理中,了解心血管系统的病理生理变化和正确掌握时机是非常重要的。

(赵恩峰)

参 考 文 献

1 Ayoub CM, Jalbout MI, Baraka AS, *et al*. he pregnant cardiac woman. Curr Opin Anaesthesiol, 2002, 15(3):285－291

2 Campbell JQ, Best TH, Eswaran H, *et al*. Fetal and maternal magnetocardiography during flecainide therapy for supraventricular tachycardia. Obstet Gynecol, 2006, 108(3 Pt 2):767－771

3 Fett JD. Peripartum cardiomyopathy (PPCM) in both surrogate and biological mother. Hum Reprod, 2005, 20(9):2666－2668

4 Haydon ML, Gorenberg DM, Nageotte MP, *et al*. The effect of maternal oxygen administration on fetal pulse oximetry during labor in fetuses with nonreassuring fetal heart rate patterns. Am J Obstet Gynecol, 2006, 195(3):735－738

5 James PR, Nelson-Piercy C. Management of hypertension before, during, and after pregnancy. Heart, 2004, 90 (12):1499－1504

6 Jeffreys RM, Stepanchak W, Lopez B, *et al*. Uterine blood flow during supine rest and exercise after 28 weeks of gestation. BJOG, 2006, 113(11):1239－1247

7 Kim BJ, An SJ, Shim SS, *et al*. Pregnancy outcomes in women with mechanical heart valves. J Reprod Med, 2006, 51(8):649－654

8 Lapinsky SE. Cardiopulmonary complications of pregnancy. Crit Care Med, 2005, 33 (7):1616－1622

9 Lamvu GM, Thorp JM Jr, Stuart N, *et al*. Impact of abnormal results of outpatient fetal heart rate monitoring on maternal intervention in labor. J Reprod Med, 2006, 51(9):689－693

10 Malhotra M, Sharma JB, Tripathii R, *et al*. Maternal and fetal outcome in valvular heart disease. Int J Gynaecol Obstet, 2004, 84(1):11－16

11 Nizard J, Gussi I, Ville Y. Maternal hemodynamic changes following treatment by laser coagulation of placental vascular anastomoses and amnioreduction in twin-to-twin transfusion syndrome. Ultrasound Obstet Gynecol, 2006, 28(5):670－673

12 O'neill ME, Cooper KA, Boyce ES, *et al*. Postural effects when cycling in late pregnancy. Women Birth, 2006, 19(4):107－111

13 Pijuan-Domenech A, Gatzoulis MA. Pregnancy and heart disease. Rev Esp Cardiol, 2006, 59(9):971－984

14 Riquinho DL, Correia SG. Maternal mortality: sociodemographic and causal profile. Rev Bras Enferm, 2006, 59(3):303－307

15 Thorne S, MacGregor A, Nelson-Piercy C. Risks of contraception and pregnancy in heart disease. Heart, 2006, 92 (10):1520－1525

16 Thorne SA. Pregnancy in heart disease. Heart, 2004, 90 (4):450－456

冠状动脉粥样
硬化性心脏病

第 9 章 概 述

冠状动脉粥样硬化性心脏病（coronary atherosclerotic heart disease）是指冠状动脉及其主要分支发生动脉粥样硬化，导致其血管腔狭窄或阻塞，引起心肌氧供需不平衡而产生心肌缺血、缺氧或坏死，简称冠心病（coronary heart disease）。虽然自 20 世纪初起，冠心病即成为西方国家的首要死因。但直到近 10 余年，妇女冠心病才引起医学界的足够重视。2001 年，美国医学研究院（Institute of Medicine）发表专题报告《探索影响人类健康的生物学因素：性别重要吗?》，强调男性和女性存在着生物学差异，其疾病表现模式、发展过程以及对治疗的反应均有着不同之处。因此，应研究两性在疾病构成、病理过程、诊断方法、预防途径及治疗措施上的差别，并将其结合到临床实践中去。

作为本篇的概述，本章主要讨论不同性别冠心病患者在流行病学、危险因素、临床表现及诊断和治疗方面的差异。需要强调的是，这种差异只是相对的，其间的共性仍是主要的。本篇其他各章中将会述及的冠心病的具体内容。

一、流 行 病 学

同在男性中一样，妇女冠心病的发病率亦随年龄增加而升高。但总体上，女性发病较男性约推迟 10 年。在西方，自 20 世纪初起，冠心病即成为妇女死亡和病残的首位原因。在美国，自 1984 年起，女性中 52% 的死亡是由心血管病，其中主要是冠心病所致，而男性中其相应比例为 46%。其原因很多，例如：①虽然妇女冠心病发病年龄较晚，但因女性寿命更长，因此总的妇女冠心病病人数量并不少于男性。②虽然各年龄段中，女性急性心肌梗死的发病率均低于男性，但女性在患非致死性心肌梗死后，其病死率及再梗死率均高于男性。Framingham 心脏研究资料显示，与男性相比，妇女冠心病与年龄的相关性更为明显。如 45～64 岁，每 8～9 个女性即有 1 人罹患冠心病，而 65 岁以上的妇女，其比例则高达 1/3。然而，冠心病并不仅仅发生在老年妇女，在美国，每年有 20 000 名年龄小于 65 岁的女性死于急性心肌梗死，其中 1/3 年龄在 55 岁以下。因此，妇女中冠心病的病死率并非在绝经后突然升高。

国内现有的流行病学资料显示，我国妇女冠心病总的死亡率不但明显低于西方国家，而且也较男性为低。例如 1994 年世界卫生年鉴公布的资料，我国男性冠心病死亡率，1987 年和 1992 年分别为 42.4/10 万和 49.2/10 万，而女性则分别为 30.5/10 万和 32.2/10 万。2004 年对北京西部地区急性心肌梗死 1 778 例 7 年流行病学研究发现，7 年中急性心肌梗死住院人数增加了 1 倍以上；并且男、女患者病死率从 50 岁以后随年龄增高。80 岁以上病死率最高，并且女性患者病死率较男性升高更明显。提示高龄老年女性死于 AMI 的危险性高于高龄男性患者。

二、危 险 因 素

在男性中已被确认的危险因素，如年龄、家族史、吸烟、高血压、血脂异常和糖尿病等，同样也是女性冠心病的危险因素，但其相对重要性在两性中则有所不同。在老年妇女冠心病病人中，这些危险因素似乎更为集中，且常常伴随着绝经而出现。男性常在青、中年时期即出现高血压,而女性则通常出现得较晚。单纯收缩性高血压在老年女性中较男性中常见。糖尿病在女性中亦趋于发生在老年。年轻女性低密度脂蛋白(LDL)胆固醇水平低于男性,但中年以后逐渐升高,到老年时则超过男性。男性三酰甘油水平至中年后逐渐降低,而其间女性却逐渐升高。

1. 糖尿病　作为冠心病的危险因素,糖尿病对女性的作用似乎比对男性的作用更强,其相对危险度是男性的2倍。糖尿病可使女性发生心血管事件的风险增加3~7倍,而在男性为2~3倍。糖尿病还可明显增加女性心肌梗死病人的再梗死率和心力衰竭发生率(分别为1倍和4倍)。

2. 高血压　在40~50岁的年龄段,高血压对男性的影响比对女性更为明显,其后,女性的患病率则明显增加。年龄在65岁以上的女性,高血压患病率达65%。高血压使女性冠心病事件发生率增加2~3倍。INDANA(Individual Data Analysis of Antihypertensive Trials)工作组和ALLHAT(Antihypertensive and Lipid-Lowering Treatment to Prerent Heart Ateluk Trial)研究证实,不同性别间降压治疗效果没有差别,同样可以改善预后。

3. 吸烟　吸烟与致死性和非致死性冠脉事件呈独立的相关性。这种相关性在女性中比在男性中更为明显。例如,有一项研究显示,吸烟对冠脉事件的相对危险度,女性和男性分别为2.24和1.43。国内1997年报告的西安队列人群的前瞻性研究显示,在调整其他危险因素后,吸烟女性冠心病死亡的相对危险为4.67(95%CI:0.78~27.8),而男性为3.61(95%CI:1.35~9.67)。吸烟与口服避孕药有显著的协同作用,尤其对越过35岁的妇女更是如此。吸烟尚可导致绝经期提前,后者亦是妇女冠心病的危险因素。戒烟可使这种风险逐渐消失。但女性常藉吸烟控制体重,而使其戒烟更为困难。

4. 高脂血症　总胆固醇和LDL胆固醇水平与男性、女性冠心病都密切相关,而且三酰甘油与女性的冠心病相关性强于男性。

进入21世纪后,多次临床试验结果显示,使用他汀类不仅降低胆固醇水平,而且干预了危险水平。不管患者年龄、性别和基线胆固醇水平如何,高危患者应用他汀治疗都可获益。

5. 肥胖和超重　在女性,肥胖常常与冠心病的其他危险因素如总胆固醇、三酰甘油及LDL胆固醇水平增高,HDL胆固醇水平降低,胰岛素抵抗及高血压等呈聚集性。然而,研究显示,中心性肥胖(腰/臀围比≥0.8)与冠心病呈独立的显著相关。体重指数(BMI)增加可使致死性和非致死冠脉事件增加1.5~3倍。减轻体重有利于改善肥胖及其相关心血管疾病的危险因素,即使体征未降至正常水平也可受益。

6. 体力活动缺乏　体力活动缺乏是妇女冠心病的独立危险因素。护士健康研究(Nurse Health Study)资料显示,快步行走和其他激烈体育活动可明显减少妇女冠脉事件的发生。在绝经后女性中进行的妇女健康启动(Women Health Initiative,WHI)研究亦显示了同样的结果。

7. 同型半胱氨酸　Verhoef的研究发现,女性血浆半胱氨酸含量增加与冠心病相关,男性则无相关性。

8. 炎症　炎症作为妇女冠心病的危险因素已日渐引起重视。妇女健康研究(Women's Health Study)显示,C-反应蛋白是女性冠心病的独立预测因子。因为没有证据表明这些炎症因子导致了冠心病的发生,这些炎症因子可能是冠心病病理生理过程中的一种反应产物。炎症因子与冠心病的关系还需要进一步的研究。

9. 社会经济心理及其他因素　西方的研究资料显示社会经济地位低,抑郁,易怒等与冠心病的发病或死亡相关联。亦有资料显示,绝经期提前,出生时低体重及左室肥厚等亦与女性冠心病发病有关。

10. 女性绝经期　女性在绝经前冠心病的发病率低于男性,而在绝经后期则显著增加。以往认为与绝经后失去雌激素的保护相关,但是针对这一机制的临床研究未发现预期效果。因此,绝经对冠心病的影响可能并非仅仅限于雌激素的变化,有更复杂的病理生理学意义。

三、无创性诊断方法

由于各年龄段的女性冠心病的发病率,尤其是三支病变及左主干病变的发生率均低于男性,使各种无创性检查诊断的准确性均低于男性;而且,女性病人往往年龄偏大,合并疾病多,使其运动能力受限。因此,对可疑为冠心病的妇女,近年来已愈来愈趋于更多地采用冠脉造影检查。尽管如此,如本篇中非侵入性检查各节所述,多种无创

性检查方法,包括运动心电图试验、负荷超声心动图检查及放射性核素负荷试验、电子束 CT 及磁共振显像等,在女性冠心病的诊断中仍具有价值。目前推荐的检查流程图见图 9-1。

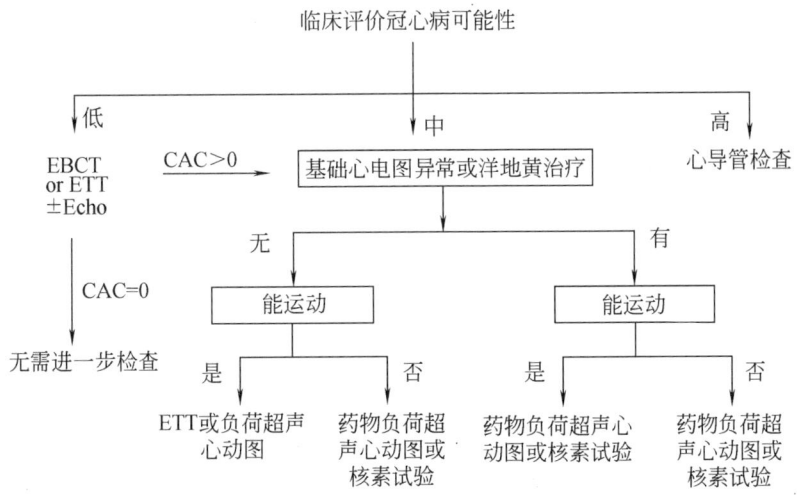

图 9-1　妇女冠心病检查流程图

注:EBCT. 电子束 CT;ETT. 心电图平板运动试验;Echo. 超声心动图;CAC. 冠状动脉钙化评分

四、心　绞　痛

在男性,冠心病多数以心肌梗死或心脏性猝死为首发表现,但女性病人,无论初发或后继的表现,均以心绞痛最为常见。对女性中出现的心绞痛样症状,临床评价往往更为困难。CASS 研究中,有肯定性心绞痛病史者,男性中有 17%,而女性中有 50%,其冠脉造影未见明显的冠状动脉狭窄。在 WISE 研究中,有胸痛症状的男性中 17% 的患者经冠状动脉造影检查正常或仅发现无意义的轻微病变,而在女性中,这一比例上升至 50%,而这些女性中的大部分患者在负荷试验中却表现出缺血的证据。因此,对出现心绞痛样症状的女性病人,应根据病史、危险因素及无创性检查的结果等进行危险分层,积极处理。

五、急性冠脉综合征

男女两性急性冠脉综合征病人在临床表现、基础状况及合并疾病等方面均存在差异。

六、心　肌　梗　死

大多数报道中,急性心肌梗死的临床症状,两性间存在显著的差异。男性通常表现为典型的压榨样胸痛,而女性常以呼吸困难和极度疲劳为突出表现,可伴有或不伴胸痛。另外,女性病人中更常出现的不典型症状包括腹痛、颈肩痛及恶心等。因无明显症状而未被发现的心肌梗死(silent MI)在女性中也更为常见。多数研究显示,女性心肌梗死病人往往较男性病人更为危重,近期死亡率更高。

七、冠心病性猝死

因冠心病死亡的女性病人,65%以猝死为其首发表现。冠心病风险因素是心脏性猝死的预测因子。其中,较年轻者最主要的风险因素为吸烟,而年龄较大者最主要的风险因素为高胆固醇血症。美国 CDC 发布的对 1989—1998 年的资料分析显示,女性猝死的发生率较男性下降缓慢,其中 35~44 岁的女性,其猝死的发生率反而升高了 21%。对心源性猝死女性病人的病理解剖学基础的研究显示,较年轻者以斑块表面破溃(erosion)常见,而年龄较大者以斑块破裂(rupture)常见。

八、治　疗

1. 药物治疗　对冠心病的药物治疗包括三个方面:①控制危险因素,延缓或逆转动脉粥样硬化的药物,即一级预防用药,如降脂药、抗高血压药、抗血小板药、降糖药等;②对稳定型心绞痛或慢性冠心病使用的减少心肌氧耗量,减轻或防止心绞痛发作,或减轻心脏损害的药物,如 β 受体阻滞药、血管紧张素转化酶抑制药、硝酸酯类、钙拮抗药等;③对冠心病的急性形式,即急性冠脉综合征的治疗药物,如静脉溶栓药及抗凝药等。这种划分并非绝对的,一类药物可在多个环节上起作用,如阿司匹林既可用于一级预防,亦可用于二级预防,在急性冠脉综合征的治疗中也占有重要地位。

对妇女慢性冠心病的药物治疗的专门研究相对较少,因此,女性病人是否对其常规治疗药物的反应与男性不同,尚不完全明确。资料显示,抗血小板药、β 受体阻滞药、血管紧张素转化酶抑制药、硝酸酯类、及溶栓药物等,在男女两性病人中的治疗效果相似。20 世纪 90 年代初国外有一项研究显示,女性病人较男性更多接受硝酸酯类、钙拮抗药、镇静药、利尿药及其他降压药,但较少使用阿司匹林和 β 受体阻滞药。这种用药差异的临床意义尚不清楚。

2. 经皮冠状动脉介入性治疗(percutaneous coronary interventions,PCI)　PCI 为一类以 PTCA 为基础,可解除冠状动脉狭窄的介入治疗技术的总称,主要包括经皮冠状动脉腔内成形术(PTCA)、冠状动脉内支架置入术、冠状动脉内旋切术、旋磨术和激光成形术等。早期的资料曾显示,女性病人行 PTCA 治疗后,其并发症发生率和住院期间死亡率高于男性,其原因可能包括接受 PCI 治疗的女性病人年龄更大,身材更小,病情更严重,血管更脆弱,而且合并的疾病更多。近年的研究则显示这一差异正在减小或消失,其可能的原因包括操作者经验的积累和器械的改进如导管口径的变小等。事实上,旁路血管成形再血管化研究(bypass angioplasty revascularization Investigation,BARI)结果显示,在调整基础危险因素后,PTCA 术后 5 年生存率,女性高于男性。我国和国外的资料表明,虽然近年来行 PCI 治疗的女性病人高风险因素增加,但手术操作成功率及病人的预后却不断改善。

冠状动脉旁路移植术(coronary artery bypass grafting,CABG):迄今几乎所有的研究资料均显示,接受 CABG 治疗的女性病人在基础状况、病情程度及短期预后上,均与男性病人存在着显著差异。女性病人存在更多合并疾病,有着更多影响手术效果的不良因素,更高的急诊手术比例。女性病人与男性症状严重程度相似,但女性病人患多支血管病变的比例较低,左室功能也保存得更好些。女性病人 CABG 术后死亡率高于男性,其风险比在 1.4~4.4。造成这种差异的原因是多方面的,包括技术性因素,如女性病人身材更小、冠脉口径更细、年龄更大、合并疾病更多等;临床因素如急诊手术的比例高等。另外,女性 CABG 术后病人在心绞痛缓解程度、功能状态、恢复工作能力等方面较男性病人差。女性(≤63.5 岁)的住院死亡率高于男性,但差距随年龄增加而缩小。另外两性间在术后长期生存率,心肌梗死发生率及再手术率上无差异。

(王士雯)

参 考 文 献

1　陈在嘉,高润霖. 冠心病. 北京:人民卫生出版社. 2002;80-86

2　高　伟,王士雯,赵玉生,等. 北京西部地区急性心肌梗死 1 778 例 7 年流行病学分析. 中国临床康复,

2004，30（7）：4082－4083

3 宫路佳，Elke Lehmkuhl，胡盛寿，等. 性别和年龄对中国人冠状动脉旁路移植术后住院病死率的影响. 2006，34（5）：415－420

4 韩雅玲，杨桂棠，刘海伟，等. 冠状动脉介入治疗对老年女性多支病变的长期临床疗效观察. 解放军医学杂志，2006，31（6）：515－533

5 吕宝经，郭晋村，陆尚彪，等. 绝经后妇女冠心病患者雌激素、凝血及纤溶系统的变化. 中华心血管病杂志，32（1）：33－35

6 杨桂棠，韩雅玲，王效增，等. 女性冠心病临床及冠状动脉病变特点分析. 2003，5（4）：209－211

7 Bairey-Merz CN, Shaw LJ, Reis SE, et al. WISE Investigators. Insights from the NHLBI-Sponsored Women's Ischemia Syndrome Evaluation (WISE) Study: Part Ⅱ: gender differences in presentation, diagnosis, and outcome with regard to gender-based pathophysiology of atherosclerosis and macrovascular and microvascular coronary disease. J Am Coll Cardiol, 2006, 47 (3 Suppl):S21－29

8 Chauhan MS, Ho KK, Baim DS, et al. Effect of gender on in-hospital and one-year outcomes after contemporary coronary artery stenting. Am J Cardiol, 2005, 95 (1):101－104

9 Chen W, Woods SL, Puntillo KA. Gender differences in symptoms associated with acute myocardial infarction: a review of the research. Heart Lung, 2005, 34 (4):240－247

10 Fang MC, Singer DE, Chang Y, et al. Gender differences in the risk of ischemic stroke and peripheral embolism in atrial fibrillation: the Anticoagulation and Risk factors In Atrial fibrillation (ATRIA) study. Circulation, 2005, 112 (12):1687－1691

11 Greer IA. Venous thromboembolism and anticoagulant therapy in pregnancy. Gend Med, 2005, 2:S10－17

12 Herrington DM, Vittinghoff E, Lin F, et al. Statin therapy, cardiovascular events, and total mortality in the Heart and Estrogen/progestin Replacement Study (HERS). Circulation, 2002, 105:2962－2967

13 Huynh N, Lavigne GJ, Lanfranchi PA, et al. The effect of 2 sympatholytic medications-propranolol and clonidine-on sleep bruxism: experimental randomized controlled studies. Sleep, 2006, 29(3):307－317

14 Jacobs AK, Johnston JM, Haviland A, et al. Improved outcomes for women undergoing contemporary percutaneous coronary intervention: a report from the National Heart, Lung, and Blood Institute Dynamic Registry. J Am Coll Cardiol, 2002, 39:1608－1614

15 Lerman A, Sopko G. Women and cardiovascular heart disease: clinical implications from the Women's Ischemia Syndrome Evaluation (WISE) Study. Are we smarter? J Am Coll Cardiol, 2006, 47 (3 Suppl): S59－62

16 Mallik S, Vaccarino V. Outcomes of thrombolytic therapy for acute myocardial infarction in women. Prog Cardiovasc Dis, 2004, 47 (1):58－71

17 Manson JE, Greenland P, LaCroix AZ, et al. Walking compared with vigorous exercise for the prevention of cardiovascular events in women. N Engl J Med, 2002, 347:716－725

18 Mehta PA, Cowie MR. Gender and heart failure: a population perspective. Heart, 2006, 92 (Suppl 3): iii14－8

19 Mieres JH. Gender－ and race－based differences in CVD. J Fam Pract, 2005, Suppl:3

20 Mikhail GW. Coronary revascularisation in women. Heart, 2006, 92 (Suppl 3):iii19－23

21 Nasir K, Redberg RF, Budoff MJ, et al. Utility of stress testing and coronary calcification measurement for detection of coronary artery disease in women. Arch Inter Med, 2004, 164:1610－1621

22 Quyyumi AA. Women and ischemic heart disease: pathophysiologic implications from the Women's Ischemia Syndrome Evaluation (WISE) Study and future research steps. J Am Coll Cardiol, 2006, 47 (3 Suppl):S66－71

23 Redberg RF. Gender, race, and cardiac care: why the differences? J Am Coll Cardiol, 2005, 46(10): 1852－1854

24 Ridker PM, Rifai N, Rose L, et al. Comparison of C-reactive protein and low－density lipoprotein cholesterol levels in the prediction of first cardiovascular events. N Engl J Med, 2002, 347:1557－1565

25 Shaw LJ, Bairey Merz CN, Pepine CJ, Reis SE, Bittner V, Kelsey SF, Olson M, Johnson BD, Mankad S, Sharaf BL, Rogers WJ, Wessel TR, Arant CB, Pohost GM, Lerman A, Quyyumi AA, Sopko G; WISE Investigators. Insights from the NHLBI-Sponsored Women's Ischemia Syndrome Evaluation (WISE) Study: Part I: gender differences in traditional and novel risk factors, symptom evaluation,

and gender-optimized diagnostic strategies. J Am Coll Cardiol, 2006, 47 (3 Suppl): S4－20

26　Vittinghoff E, Shlipak MG, Varosy PD, et al. Risk factors and secondary prevention in women with heart disease: the Heart and Estrogen/progestin Replacement Study. Ann Intern Med, 2003, 138 (2): 81－89

27　Watson KE. Women and Heart Disease. JAMA, 2006, 295 (12): 1454

第10章 冠状动脉粥样硬化的发病机制

Chapter 10

一、冠状动脉壁的构造与动脉粥样硬化

冠状动脉属中型肌性动脉,由内膜、中膜和外膜三层构成(书末彩图 10-1)。

(一)内膜(intima)

内膜通常由内皮、基底膜、胶原纤维和(或)弹力纤维所组成,其中可见一些平滑肌成分,有时可见一些巨噬细胞和 T 淋巴细胞。在与中膜交界处,有一明显的弹力膜,称为内弹力板,是内膜、中膜的界线,在冠状动脉特别明显。从内弹力板到内皮细胞,可以分为三个层次,基底部以平滑肌成分为主,夹杂弹力纤维,称为肌弹力层;中间以弹力纤维为主,只有少量平滑肌细胞,称为弹力增生层;最表层细胞成分较少,称为富于基质层。

内皮细胞是冠状动脉壁的第一道屏障。在动脉粥样硬化病变的发生上有重要意义。正常内皮细胞浆内有许多质膜小泡,具有主动输送多种分子的作用,并含有数量不等的微丝,可收缩改变细胞的形态及细胞间隙的大小。细胞由紧密连接和缝隙连接相连。在内皮细胞腔面有一菲薄的绒毛状的多糖层即糖萼,据认为与内皮细胞的通透性有关。内皮细胞的基面有一层基底膜,为内皮细胞的支撑结构,同时也可以阻拦一部分颗粒状物进入,对管壁通透性的控制有一定的作用。

内皮细胞的功能十分复杂,与其功能相关的结构和物质见表 10-1。

表 10-1　内皮细胞的功能及有关结构和物质

功能	有关结构和物质
物质运输、通透屏障	表面电荷,糖萼、细胞间隙和连接结构、质膜小泡系统、基底膜
调节血管张力	前列环素、内皮细胞源性弛缓因子、内皮素、组织胺血管紧张素转化酶、灭活缓激肽、凝血酶、5-羟色胺 ADP、去甲肾上腺素
抗血栓形成	前列环素、内皮细胞源性弛缓因子、血栓调节素、ADP 酶肝素、硫酸乙酰肝素纤溶酶原激活药及其抑制药
促凝血作用	组织因子、血管性假血友病因子、凝血因子Ⅴ、血小板活化因子、血栓素
产生细胞外基质	Ⅰ、Ⅲ、Ⅳ、Ⅴ型胶原纤维、弹力纤维、氨基葡聚糖、纤维连接蛋白、层粘连蛋白、凝血敏感蛋白(Thrompospondin)
产生细胞因子和生长因子	转化生长因子、肿瘤坏死因子、激落刺激因子、干扰素、肝素、内皮细胞源性生长因子、纤维母细胞生长因子、白介素-1、白细胞黏附蛋白、趋化因子
参与脂蛋白代谢	脂蛋白脂酶、低密度脂蛋白、极低密度脂蛋白、高密度脂蛋白受体、清道夫受体、氧化修饰脂蛋白
参与免疫反应	ABO 血型、人类白细胞抗原 A,B,Ia 及组织相容性复合抗原、抗原提呈、白介素-1,6,8 等

动脉粥样硬化病变发生在动脉内膜,内皮损伤是发病的重要条件。这一论点既和古老但仍然盛行的脂质浸润学说相一致,而且也符合传统的血栓形成学说。在此基础上产生了新的"损伤-应答"学说(response to injury theory)。近年来的研究表明,内皮损伤加上同时存在的高脂蛋白血症(甚至血脂正常)几乎毫无例外地诱发出了各种实验动物的动脉粥样硬化病变。

引起内皮损伤的原因很多,主要有以下几种:

1. 高血压。一方面由于血管的紧张、牵扯,涡流造成内皮细胞分离、脱落;另一方面由于血管紧张素Ⅱ的作用使内皮细胞间出现裂隙。

2. 吸烟。可引起血中一氧化碳增多,氧饱和度降低进而损伤内皮细胞。此外烟碱有收缩血管的作用,也可造成内皮损伤。

3. 长期精神紧张。可使血中肾上腺素、去甲肾上腺素、5-HT、缓激肽增多、内皮细胞过度收缩、肿胀以至脱失。

4. 代谢产物的蓄积。如高胱氨酸血症、尿毒症等。

5. 细菌病毒感染、菌血症、毒血症、病毒血症均可造成内皮损伤。

6. 自身免疫性疾病时的抗体反应。

7. 导管检查时的机械创伤,如冠状动脉成形术等操作。

8. 高脂蛋白血症。常见高脂饮食、家族性高脂蛋白血症、肾病综合征、甲状腺功能低下等。

内皮损伤可导致内皮细胞的屏障功能受损,促使血中的脂质进入血管内膜并刺激平滑肌细胞增生;另一方面,内皮细胞损伤后,其合成前列环素(PGI_2)的能力降低,而其拮抗物一由血小板产生的血栓素(TXA_2)相对增多,后者是一种高效的促血小板凝聚药,加之同时有组织因子的释放,结果大量血小板在损伤处黏附、聚集、释放反应增强。内皮损伤的直接影响是血管通透性增加,脂蛋白和单核细胞进入动脉内膜,平滑肌细胞增生,吞噬脂质形成早期动脉粥样硬化病变。如果损伤是单次、短暂的,内膜病变可在刺激因子消退后恢复正常。反之,由于平滑肌细胞的持续增殖,脂层不断沉积,结缔组织成分不断增多,病变将逐渐向晚期发展,形成粥样斑块。

内皮损伤学说可以解释病变为什么特别容易在某些部位发生。除了上述所提到的情况外,病理工作者常发现,血管分叉、弯曲处,狭窄动脉的近端,病变往往较重;静脉中一般无粥样硬化病变,但冠状动脉搭桥术时所用的静脉移植物则很易发生同动脉相同的病变。这些均与血流动力学因素造成的血管内皮损伤有一定关系。内皮损伤学说还可以解释个别没有高脂血症或其他公认危险因子存在者或年轻人中所发生的冠状动脉粥样硬化。

另有一种内膜改变称为弥漫性内膜增厚,或内膜纤维肌性增厚。许多人认为这是一种年龄变化,属于动脉壁的正常发育过程。从胎儿、新生儿、儿童、青年到老年冠状动脉内膜的连续观察可以证实这一点。胎儿、新生儿的冠状动脉只有一层内皮细胞贴在内弹力板上,随着年龄的增加,内膜逐渐增厚,表现为内弹力板的分裂、断开,中膜平滑肌内迁。到青年时期,内膜的发育基本成熟,表现出典型的三层结构,即肌弹力层、弹力增生层、富于基质层。以后随着年龄的增加,胶原纤维渐增多,动脉粥样硬化病变也在内膜增厚基础上开始形成。

(二)中膜(media)

中膜始于内弹力板到外膜之间,主要由平滑肌细胞、弹力胶原纤维和细胞外基质组成,平滑肌细胞是主要成分。位于中膜的平滑肌细胞主要是收缩型(contractile phenotype),它们可以通过断裂的内弹力板逐步到内膜,然后发生表型转变,由收缩型变为合成型(synthetic phenotype)。后者可分泌合成胶原纤维、弹力纤维和氨基葡聚糖等细胞外基质成分。电镜下观察,收缩型平滑肌细胞浆内主要是肌丝等收缩成分;合成型的平滑肌细胞则含有丰富的粗面质网和其他细胞器成分。合成型平滑肌细胞在动脉粥样硬化过程中扮演重要角色。其产生的胶原纤维可作为动脉粥样硬化的成分,弹力纤维则与脂蛋白有亲和力,易致脂质沉积。氨基葡聚糖也可和低密度脂蛋白相互作用,促进其在动脉壁内沉积。

中膜的平滑肌细胞呈环形排列,当其迁徙至内膜后则在内膜基底部形成一纵行肌层。平滑肌细胞的增生、迁徙、表型转变与某些因子的作用有关,许多细胞如血小板、内皮细胞、巨噬细胞均可产生各种生长因子和趋化因子,或平滑肌细胞本身也可通过自分泌方式产生生长因子。在这些因子的作用下,平滑肌细胞迁徙至内膜并大量增生,参与动脉粥样硬化病变的形成。

(三)外膜(adventitia)

冠状动脉外膜是一层纤维膜,对动脉的功能亦很重要。其主要成分是纤维母细胞,巨噬细胞和胶原纤维。当中膜由于严重的动脉粥样硬化受到削弱时,外膜可提供较大的机械性支持作用。一些医源性损伤,如斑块旋切、旋磨术,有时可使内、中膜损伤,但只要外膜完整,一般发生破裂的可能性就不大。较大的冠状动脉分支外膜中可有一些滋养脉管,借助这些脉管保证中膜外层的营养,排出淋巴液。此外,外膜中的神经纤维保证冠状动脉的神经支配。冠状动脉粥样硬化病变主要发生在内膜,可波及中膜,一般外膜很少受累。但是外膜的病变(如动脉周围炎)由于纤维化可使一些滋养脉管引流不畅,使得一些致动脉粥样硬化因子不易穿壁外出,从而沉积在内膜中,导致斑块的形成。

二、动脉粥样硬化的发病机制

动脉粥样硬化是指动脉内膜的脂质、复合碳水化合物、血液成分的沉积,平滑肌细胞及胶原纤维增生,伴有坏死及钙化等不同程度的病变。动脉粥样硬化一词包含两个涵义,即粥瘤(atheroma)和硬化(sclerosis),前者指脂质沉积和坏死所形成的粥样病灶,后者指胶原纤维增生。动脉粥样硬化是严重危害人类健康的常见病。近年来,本病在我国有明显增加的趋势。据尸检结果,在40～49岁的人群中冠状动脉和主动脉粥样硬化病变的检出率分别为58.36%和88.31%,并随年龄的增长而逐渐增加。动脉粥样硬化的发病机制至今尚未完全明了,主要学说有以下几种。

1. 脂源性学说　此说基于高脂血症与本病的因果关系。实验也证明,给动物喂饲富含胆固醇和脂肪的饮食可引起与人类动脉粥样硬化相似的血管病变。高脂血症可引起内皮细胞损伤和灶状脱落,导致血管壁通透性增加,血浆脂蛋白得以进入内膜,其后引起巨噬细胞的清除反应和血管壁平滑肌细胞增生,并形成斑块。Anitschkow(1925)的浸润学说,Rossle(1943)的渗入学说,以及 Doerr(1963)的灌注学说都是在这样的事实基础上建议并互相补充的。关于脂质与动脉硬化的关系,近几年来研究较多的为修饰脂蛋白及脂质过氧化。脂蛋白的修饰包括化学、酶性修饰及氧化性修饰,后者即为脂质过氧化。低密度脂蛋白可被乙酰化,载脂蛋白 B(apo-B)赖氨酸残基的氨基由于乙酰化而被封闭,使负电荷明显增加。其他处理如乙酰化、甲基化、琥珀酰化、氨甲酰化以及与丙二醛(MDA)共同孵育,均可使 LDL 发生修饰。脂蛋白(a)亦可被 MDA 修饰。4-hydroxynonenal(HNE)是花生四烯酸或亚油酸的过氧化物,能与 LDL 高度反应生成修饰 LDL。以上这些修饰 LDL 都能通过单核巨噬细胞的乙酰 LDL 受体(清道夫受体)被大量摄取。将 LDL 与内皮细胞共同培养可使 LDL 修饰,并为单核巨噬细胞上的清道夫受体所识别,以后发现这是因为发生了脂质过氧化。内皮细胞的脂氧化酶在其中可能起重要作用,因为抑制此酶后 LDL 的氧化明显减少。LDL 修饰必须与细胞直接接触,Steiberg 在研究清道夫受体的生理性配体时,发现氧化 LDL(ox-LDL)能与乙酰 LDL 竞争结合清道夫受体,并使细胞蓄积脂质转变泡沫细胞。此一发现非常重要,因为 ox-LDL 可在体内生成,并具有多方面可能引起动脉粥样硬化(AS)的病理生理作用。ox-LDL 的生物学作用主要有以下几方面。

(1)ox-LDL 有吸引及滞留单核细胞的作用,AS 最早现象之一就是血液中的单核细胞黏附在血管内皮上。ox-LDL 对血液中单核细胞有强大的趋化作用,而不是对中性白细胞。ox-LDL 的趋化作用在其脂质部分,而且主要在溶血卵磷脂部分。

(2)ox-LDL 有细胞毒作用,可选择性地作用于细胞循环的 S 期,使内皮细胞发生功能变化,有利于血液中单核细胞的穿透及 LDL 的进入,还可以使内皮细胞坏死、脱落,发展为 AS 复杂病变。

(3)单核巨噬细胞可通过清道夫受体大量摄取 LDL,这种摄取无反馈性调节,导致大量胆固醇酯蓄积,泡沫细胞形成。一旦单核巨噬细胞充满脂质,成为无功能细胞或者死亡,释放其内容物于动脉壁,则会引起更多的损害,导致脂质斑纹形成甚至转化为纤维斑块病变。有报告指出,鼠腹腔巨噬细胞上的清道夫受体至少有 3 种:一种识别乙酰 LDL，一种识别 ox-LDL，另一种识别二者。最近已从巨噬细胞克隆了两种清道夫受体的 DNA。

(4)对生长因子、前列腺素类及血小板的作用：ox-LDL 的脂质部分能特异性抑制培养的血管内皮细胞产生血小板因子(PDGF)样蛋白，乙酰 LDL 能影响内皮细胞释放红细胞生长因子。ox-LDL 的脂质抽提物还可抑制小鼠腹腔巨噬细胞炎症因子的基因表达(包括肿瘤坏死因子)。轻度氧化的 LDL 可以明显诱导内皮细胞表达各种克隆刺激因子(CSF)的 mRNA，而天然 LDL 及 MDA-LDL 则无此作用。

2. 致突变学说　此学说为 Benditt 等(1973)所提出，认为动脉粥样硬化斑块内增生的平滑肌细胞为单克隆性，即由一个突变的平滑肌细胞产生子代细胞，迁移入内膜，分裂增生而形成斑块，犹如平滑肌瘤一般。与 X 染色体连接的 6-磷酸葡萄糖脱氢酶有 2 个同工酶，为其遗传标记物。致突变物可能是病毒、芳基碳氢化合物(纸烟)和胆固醇衍生物。

3. 损伤应答学说　Ross-1976 年提出此学说，1986 年又加以修改，他认为动脉粥样硬化斑块形成至少有两个途径。

(1)各种原因(机械性、LDL、高半胱氨酸、免疫性、毒素、病毒等)引起内皮损伤，使之分泌生长因子(growth factor)，并吸附单核细胞黏附内皮。单核细胞迁移入内皮下间隙，形成脂纹，并释放血小板源性生长因子(PDGF)样因子。脂纹可直接演变为纤维斑块，或由内皮细胞脱落而引起血小板黏附。这样，血小板、巨噬细胞及内皮细胞均可产生长因子，刺激中膜平滑肌细胞增生。增生病灶内的平滑肌细胞也可分泌 PDGF 样生长因子。

(2)内皮细胞受损，但尚完整，内皮细胞更新增加，并产生生长因子，从而刺激中膜平滑肌细胞迁移进入内膜，平滑肌细胞及受损内皮均可产生 PDGF 样生长因子，这种相互作用导致纤维斑块形成，并继续发展。

4. 受体缺失学说　Goldstein 和 Brown (1977)的研究证明，机体的细胞含有特殊的 LDL 受体，并证明 LDL 结合与胆固醇生物合成的限速酶(3-羟基-3 甲基-戊二酰辅酶 A 还原酶)调控的关系，这是维持胆固醇水平的自稳机制。细胞的

LDL 受体数目依细胞对胆固醇的需要而增减，从而保证了细胞不摄入过多的胆固醇，但若 LDL 受体数目过少，则可导致细胞从循环血中清除 LDL 减少，从而使血浆 LDL 升高。家族性高胆固醇血症是常染色体显性遗传病，患者由细胞表面的 LDL 受体功能缺陷而引起高 LDL 血症。通过非受体途径和化学修饰 LDL 受体，使巨噬细胞摄入大量胆固醇酯而形成泡沫细胞。

5. 血栓形成学说　这是 Rokitansky 1841 年首先提出的，他当时认为 AS 的形成是由局部附壁血栓嵌入内膜的结果。这一学说很长时期未受到重视，直到 1946 年 Duguid 用连续切片法进一步观察了斑块形成过程，才逐渐引起学者们的注意。主张这一学说者认为，AS 灶是由血栓软化后分解形成的。用核素证明 AS 斑块中有血液成分，如纤维蛋白、血小板释放产物存在。同时也进一步证明 AS 斑块中有大量纤维蛋白原、纤维蛋白、及其降解产物存在。许多研究还集中在血小板的黏附聚集及其释放产物对血管壁的损伤在 AS 发生中所起的作用。近年来对这一学说的研究在肯定 AS 病灶内确有与血栓有关的成分存在外，着重研究了血栓形成有关因素在 AS 发生中的作用，发现在血管内皮受损后所带来的局部抗凝和纤溶机制的减弱，对 AS 的发生具有十分重要的作用。

上述各种学说从不同角度探讨了动脉粥样硬化发生的可能机制，但无论哪种学说都不可能完全解释动脉粥样硬化发生发展过程中所有的细节和现象。因为我们知道，动脉粥样硬化的发生机制相当复杂，可能是多种因素共同作用的结果。在上述几种学说中，近年来研究较多的是"损伤应答学说"。众所周知，动脉内膜内平滑肌细胞的增生是动脉粥样硬化形态学主要特征之一，在动脉粥样硬化发生中起关键作用。探讨引起平滑肌细胞增生的原因已成为动脉粥样硬化发病机制研究的焦点。

三、最新研究

目前研究多集中在各种细胞源性生长因子与平滑肌细胞增生及与动脉粥样硬化发病的关系方面。

1. 血小板源性生长因子与"损伤-应答学说"

生长因子与动脉粥样硬化发生关系的研究始于1974 年。Ross 等发现平滑肌细胞在体外培养时，其增生依赖血小板源性血清因子，该因子即为血小板源性生长因子（PDGF）。基于内皮细胞受损可致动脉粥样硬化斑块形成及 PDGF 的发现，Ross 等提出了动脉粥样硬化发生的"损伤-应答学说"。即 AS 的发生是由内皮细胞受损、脱落，血小板附着受损处并释放 PDGF，刺激动脉内膜的平滑肌细胞增生，增生的平滑肌细胞与沉积的脂质共同构成动脉粥样硬化斑块。现已证明，PDGF 为全血清中主要的致有丝分裂因子，存在血小板的 a-颗粒内，分子量约为30 000道尔顿，由A、B 条多肽链经二硫键结合而成，为耐热、耐酸及对胰蛋白酶敏感，等电点为 10.2 的碱性蛋白质。人的 PDGF 为 A、B 二链聚合体，但 A、A 或 B、B 两条相同链的聚合体也具有致有丝分裂活性，二硫键被还原，二链分开时，其致有丝分裂活性消失。PDGF 通过靶细胞表面相应受体发挥作用，Glenn 和 Williams 等分别证明，纤维母细胞及其细胞株，猴及人血管平滑肌细胞表面均有PDGF 受体，这些细胞均对 PDGF 发生增殖反应。慢性持续性高胆固醇血症，机械性损伤及免疫因素等均能致内皮细胞损伤、脱落，胶原暴露，结果导致血小板附着内皮受损处，使血小板得以对平滑肌细胞的增生发挥作用。但是，并非所有斑块部位都能证明有内皮细胞脱落，单用上述"损伤-应答学说"还不能解释此现象。最近的研究证明，除血小板外，与动脉粥样硬化发生的有关细胞，如单核巨噬细胞、动脉平滑肌细胞及血管内皮细胞均分泌生长因子，刺激平滑肌细胞增生。

2. 各种细胞源性生长因子

（1）巨噬细胞源性生长因子（MDGF）：MDGF的研究始于 1976 年，研究发现用氢化可的松及抗巨噬细胞抗血清诱发鼠单核巨噬细胞减少，可使皮肤伤口愈合障碍，认为巨噬细胞除对伤口清除起主要作用外，还可产生生长因子，刺激纤维母细胞增生。而且，激活的单核细胞及巨噬细胞均可产生生长因子刺激血管平滑肌细胞增生。用内毒素或刀豆球蛋白 A 激活的单核细胞产生生长因子，刺激人血管平滑肌细胞、纤维母细胞等增生，未经刺激的单核细胞体外培养 14d，仍无 MDGF释放。但同等条件下，腹腔巨噬细胞则释放大量

MDGF，说明经体外培养使单核细胞分化为巨噬细胞的过程不足以刺激细胞释放 MDGF。涂布在皿底或加入培养基内的纤维连接蛋白（FN）均可刺激血单核细胞合成及分泌 MDGF，这在动脉粥样硬化发生过程中有重要意义。血管内皮受损时，纤维连接蛋白沉积在受损部位的胶原纤维上，其片段对单核细胞有趋化作用。因此，FN 可增加损伤部位单核细胞数目，并促使其分泌MDGF，刺激平滑肌细胞增生。现认为，MDGF的致有丝分裂活性由数种生长因子产生。其中至少部分为 PDGF 样因子，除其理化特性相似于PDGF 外，MDGF 还可与 125 I-PDGF 竞争性地和细胞表面受体结合，并与抗 PDGF 抗体形成免疫沉淀。MDGF 在动脉粥样硬化发生中起重要作用，血源性单核细胞是动脉粥样硬化病灶中最早出现的细胞成分之一。

（2）内皮细胞源性生长因子（EDGF）：含贫血小板血清（PPPS）的培养基不能支持平滑肌细胞及纤维母细胞生长，但用该培养基制备的内皮细胞条件培养基可支持上述细胞生长。即使在无血清的培养基中，内皮细胞仍释放 EDGF，提示EDGF 内皮细胞自身产生。对 EDGF 的生化特性研究发现其大部分致有丝分裂活性不同PDGF。EDGF 与 PDGF 的等电点不同（6：10.2），由鼠产生的抗人 PDGF 抗体对 EDGF 的活性几乎没有影响。但仍有人认为其部分活性与PDGF 样因子有关。Barrett 等用 DNA 分子杂交技术证明，虽然体内呈融合状态的主动脉及人脐静脉内皮细胞只有很少编码 PDGF 的 mRNA，但在体外培养时，PDGF mRNA 则显著增加。并且EDGF 可与 PDGF 竞争性地与细胞表面 PDGF受体结合。可能体外培养的内皮细胞处受损状态，并持续受刺激，合成分泌生长因子，包括PDGF 样因子。在有少量全血清存在时，原代培养的内皮细胞融合后 5～7d，可释放肝素样物质，抑制平滑肌细胞增生。正常动脉壁内皮细胞也产生肝素物质，起拮抗致有丝分裂因子的作用。但当内皮受损时，可影响肝素样物质的产生，并且附着的血小板及受刺激的内皮细胞释放生长因子，使局部致有丝分裂因子浓度升高，足以克服肝素样物质的抑制作用，平滑肌细胞也由此而从中膜移入内膜并增生。当损伤部位重新内皮化后，平

滑肌细胞增生即终止。内皮细胞是促进还是抑制增生活性取决于内皮细胞的生长状态,活跃增生的内皮细胞具有生长促进活性,培养达融合后则产生生长抑制活性。

(3)平滑肌细胞源性生长因子:有研究表明,13～18d 的幼年大鼠主动脉平滑肌细胞体外培养时分泌 PDGF 样因子。也有研究表明成鼠原代培养的平滑肌细胞也可产生生长因子,但只是在原代培养的早期,平滑肌细胞开始由收缩型转变为合成型时最显著,传代培养的成鼠平滑肌细胞较少产生生长因子。而幼鼠平滑肌细胞传至第20 代,历时 6 个月,均产生生长因子,说明两年龄组不同的关键不是时间和细胞分裂次数的多少,而是受发育调节,以适应其血管生长发育的需要。Walker 等用气囊导管损伤大鼠一侧颈动脉内皮细胞,诱发内膜平滑肌细胞增生并分离增生的细胞进行培养,发现这些细胞产生生长因子,其分泌量与幼鼠平滑肌细胞相当。但从对侧正常颈动脉中膜分离的平滑肌细胞无此作用。说明受损血管壁平滑肌细胞功能发生了显著改变,可在体内被激活并诱导产生生长因子,这与正常成鼠平滑肌细胞在体外培养时被激活不同,后者只伴随表型转化后短暂的分泌生长因子。现已证明,平滑肌细胞源性生长因子至少部分为 PDGF 样因子。有研究表明,成鼠主动脉平滑肌细胞 PDGFA 链mRNA 的表达及生长因子的分泌与其表型及生长状态有关。正常动脉中的平滑肌细胞为收缩型,只能检出很少的 A 链 mRNA,体外培养的合成型平滑肌细胞的 A 链因大量表达。当用无血清培养时,平滑肌细胞虽有大量 A 链 mRNA 及高活性 PDGF 受体,却无 PDGF 样因子分泌,但当加入 PDGF 或全血清时,PDGF 因子才被释放。在动脉粥样硬化斑块及血管损伤处,平滑肌细胞发生表型转化,同时有大量 A 链基因表达,平滑肌细胞处于其他细胞源性生长因子的刺激下,因此在基因表达的同时释放生长因子。

Ross 根据各种细胞源性生长因子对平滑肌细胞增长的影响及并非所有的动脉粥样硬化病变都伴有内皮细胞形态学变化等因素,对"损伤-应答学说"进行了修正:慢性持续性高胆固醇血症等因素,可导致血管内皮损伤及血单核细胞功能发生变化,损伤后最早的变化之一即为激活的内皮细胞释放生长因子以及单核细胞在内皮细胞上的黏附增加。后者游走入内皮下间隙并转化为巨噬细胞,分泌生长因子,包括 PDGF 等。PDGF 对平滑肌细胞有趋化性,这两种细胞反应足以吸引动脉中膜平滑肌细胞进入内膜,并刺激其增生,合成和分泌细胞外基质,脂纹性病即可转化为纤维斑块性病灶。若损伤是连续的,血小板即可发挥作用,血小板、激活的内皮细胞及巨噬细胞提供大量不同的生长因子,进一步促进病变的形成和发展。因此,动脉粥样硬化的进展型病变在内皮形态保持完整及完整性受破坏时均可发生。在前一种情形下,内皮细胞和巨噬细胞为生长因子的来源;而后一种情形下,血小板、内皮细胞及巨噬细胞共同释放生长因子。

3. 癌基因与动脉粥样硬化　癌基因原来的定义为一类引起癌瘤的基因。癌基因首先发现以Rous 肉瘤病毒为代表的致癌 RNA 逆转录病毒。以后的研究证明,各种动物细胞中亦普遍存在着与病毒癌基因相似的序列;但在正常情况下,它们不表达或只是有限制表达,因此对细胞无害。这部分基因受到某些化学、物理等因素作用而激活,并引起异常表达时,可导致细胞的癌变。通常将病毒中的癌基因称为病毒癌基因(V-onc),将细胞中存在的癌基因称为细胞癌基因(C-onc)。C-onc在正常细胞中一般以非激活形成存在,故而又称原癌基因。基因是信息分子,它必须通过其表达的蛋白质来发挥其生理功能。癌基因的表达蛋白质可以定位细胞膜、细胞液和细胞核内。某一种表达蛋白质可以来自不同的癌基因,同时,一种癌基因也有可能产生两种不同的表达蛋白质。由某些癌基因的表达蛋白质不定且都具有转化活性,所以某些癌基因不一定具有致癌性。因此,有人提出有必要对癌基因的定义进行修正。他们认为,凡能编码生长因子、某些受体细胞内信息分子转录调节因子的基因均可属原癌基因,因此所谓原癌基因实际上是编码关键性调控蛋白的正常细胞基因。癌基因表达产物的生理功能主要有三方面,即参与调节细胞生长、调节细胞分化及内信息传递。高胆固醇血症、内皮细胞损伤、血小板黏附聚集都可诱发动脉粥样硬化,病理学检查显示有内皮细胞损伤、平滑肌细胞和单核细胞大量增生,并向内膜下迁移。因此,动脉粥样硬化也是以细胞增生为主的疾病,这种变化与癌基因有密切关系。

(1)癌基因与血管内皮细胞:血管内皮细胞是体内 PDGF 的主要来源,它是 sis 基因的表达产物,可促进平滑肌细胞的有丝分裂和生长。人的动、静脉和毛细血管均有 sis 基因的转录和表达;但受损的血管比完整的血管、培养的细胞比在体内的细胞转录水平高。从培养的人胚髂动脉内皮细胞上观察到,sis 基因不仅可转录、编码 PDGF-B,也可产生 PDGF,从而促进内皮细胞增生。血小板内含有 PDGF,PDGF 也可来源平滑肌细胞、成纤维细胞和单核细胞。当这些细胞被活化时,可引起 sis 基因表达,产生 PDGF。凝血酶、低蜜度脂蛋白、转化生长因子(TGF-B)、白细胞介素-Ⅰ(IL-Ⅰ)。肿瘤坏死因子、细菌产物脂多糖(LPS)、超氧离子等都可促进 sis 基因表达,产生 PDGF。最近的研究表明:将胆固醇加入小牛内皮细胞的培养液中,也可促进 sis 基因表达;而 γ-干扰素(INF-r)、肝素样物质等可抑制 sis 基因表达。

(2)PDGF:与血管平滑肌增生平滑肌细胞增生有赖血小板源性血清因子,特别是 PDGF;应用 PDGF 抗体可抑制平滑肌细胞增生。在 PDGF 刺激下,增生的平滑肌细胞可从血管中层向内膜下迁移;可促进低密度脂蛋白和胆固醇透入细胞内,引起细胞内脂滴堆积;可促进胶原、弹力纤维和蛋白多糖合成。除了内皮细胞外,单核细胞、成纤维细胞和平滑肌细胞也有 sis 基因,都可产生 PDGF 样生长因子。用原位杂交技术证明,激活的单核细胞中 sis 基因表达加速,从而产生 PDGF。激活的单核细胞或巨噬细胞还可产生和分泌巨细胞生长因子(MDGF)后者可与 PDGF 受体结合,可被 PDGF 的抗体中和,并具有 PDGF 的活性,它也可刺激平滑肌细胞增生。成纤维细胞内也有 sis 基因,它也可表达 PDGF。成纤维细胞还可产生成纤维细胞生长因子,也可刺激平滑肌细胞增生。

(3)动脉粥样硬化癌基因表达:Libby 等应用人动脉粥样硬化的血管体外培养,取其培养液加入正常平滑肌细胞的培养中,平滑肌细胞增殖速度可增加 7 倍,培养液中的 PDGF 水平也显著增高;若应用 PDGF 的抗体中和培养液中的 PDGF,则明显抑制平滑肌细胞增生。有人直接取动脉粥样硬化患者的血清,测定 sis mRNA,发现 sis mRNA 含量较正常人相应血管内的 sis mRNA 高 5～12 倍。还发现动脉粥样硬化病灶中的巨噬细胞越多,病灶中的基因表达也较多。这些实验证明,动脉粥样硬化时 sis 基因表达明显增加。一些诱发动脉粥样硬化的因子,常常可以促进内皮细胞中 sis 基因表达,这些因子包括内皮细胞损伤、凝血酶、高胆固醇、脂多糖和一些免疫因子,如白细胞介素-Ⅰ、转化生长因子 B,集落刺激因子、肿瘤坏死因子等。有报道将凝血酶加入血管内皮细胞培养液中,4h 后,sis mRNA 水平可增加 3～5 倍。加入转化生长因子 B,30min 可使 sis mRNA 增加 10 倍。凝血酶和转化生长因子均可促进 sis 基因表达,但作用机制不同,前者是通过凝血酶受体,激活蛋白激酶 C;后者则不依赖蛋白激酶 C,而与 cAMP 水平有关。因为激活腺苷酸环化酶,增加 cAMP 水平,可抑制转化生长因子的促 sis 基因表达的效应。有资料表明,低密度脂蛋白、集落刺激因子等可促进 c-myc 和 fos 基因表达,引起内皮细胞或平滑肌细胞增生。

(4)癌基因表达的抑制:在正常情况下,内皮细胞轻度损伤并不能导致 sis 基因表达而产生动脉粥样硬化。提示正常情况下,可能具有抑制 sis 基因表达因子,来对抗 PDGF 的生成。最近有报道,γ-干扰素可抑制白细胞介素-Ⅰ、肿瘤坏死因子、脂多糖所促发的内皮细胞 sis 基因表达,从而抑制 PDGF 的生成。应用 γ-干扰素可防止实验动脉粥样硬化发生。总之,内皮细胞损伤、高胆固醇、凝血酶等多种因素可促进内皮细胞 sis 基因表达,产生 PDGF。后者通过 PDGF 受体,使平滑肌细胞、单核细胞和成纤维细胞增生,并向内膜下迁移,同时产生和分泌多种生长因子,再通过自分泌和旁分泌作用,进一步促使这些细胞增生。增生的平滑肌细胞表现出脂代谢异常,引起脂肪积聚,并可分泌胶原。激活的单核细胞可吞噬脂肪,最终导致细胞坏死,脂肪漏出,与胶原、弹力纤维等一起构成动脉粥样硬化纤维斑块性病变。

(韦立新)

参 考 文 献

1 陈玉国，徐　峰，张　运. 动脉粥样硬化蚀损斑块合并血栓形成研究进展. 中华心血管病杂志，2006，34（3）：285—286

2 崔　斌，黄　岚，宋耀明，等. 冠心病患者循环内皮祖细胞与相关危险因素及冠状动脉病变的关系. 中华心血管病杂志，2005，33（9）：785—788

3 冯宗忱. 动脉粥样硬化－血管壁的慢性炎症. 中华心血管病杂志，2005，33（5）：393—394

4 马长生，聂绍平，张　铭. 动脉粥样硬化的新发现与新假说. 心脏病学实践 2006－规范化治疗，2006：36—45

5 颜光涛. 转移生长因子和动脉粥样硬化. 中华老年多器官疾病杂志，2002，1（2）：149—152

6 Assmann G，Gotto AM Jr. HDL cholesterol and protective factors in atherosclerosis. Circulation，2004，109（23 Suppl 1）：Ⅲ8—14

7 Carmena R，Duriez P，Fruchart JC. Atherogenic lipoprotein particles in atherosclerosis. Circulation，2004，109（23 Suppl 1）：Ⅲ2—7

8 Fruchart JC，Nierman MC，et al. New risk factors for atherosclerosis and patient risk assessment. Circulation，2004，109（23 Suppl 1）：Ⅲ15—19

9 Goldschmidt-Clermont PJ，Creager MA，Losordo DW，et al. Atherosclerosis 2005：recent discoveries and novel hypotheses. Circulation，2005，112（21）：3348—3353

10 Libby P，Ridker PM，Maseri A. Inflammation and atherosclerosis. Circulation，2002，105（9）：1135—1143

11 Paoletti R，Gotto AM Jr，Hajjar DP. Inflammation in atherosclerosis and implications for therapy. Circulation，2004，109（23 Suppl 1）：Ⅲ20—26

12 Smith AM，Jones RD，Channer KS. The influence of sex hormones on pulmonary vascular reactivity：possible vasodilator therapies for the treatment of pulmonary hypertension. Curr Vasc Pharmacol，2006，4（1）：9—15

13 Yang Z，Ming XF. Recent advances in understanding endothelial dysfunction in atherosclerosis. Clin Med Res，2006，4（1）：53—65

第 **11** 章 冠心病病理形态学

Chapter 11

一、冠状动脉粥样硬化的病理变化

（一）冠状动脉粥样硬化发病机制和危险因素

1. **女性冠状动脉粥样硬化的发病机制** 以往的研究数据表明，女性绝经期前冠心病的发病率低于男性，而在绝经期后发病率逐渐和男性接近，年龄对女性冠心病的影响被归结为雌激素的变化。然而近期美国心脏病学会（ACC）的一项研究表明，从<50 岁到>80 岁的各年龄段，女性阻塞性冠状动脉病变的比例均低于男性，<50 岁年龄组阻塞性冠状动脉病变的比例在男女患者分别为 45％和 27％，>80 岁的人群中，这一比例分别为 87％和 64％。这说明，无论是在女性绝经期前，还是在女性绝经期后，男女冠心病的发病机制均有所差异。女性冠心病的发病机制主要涉及冠状动脉的结构改变（正性重构、微血管病变）及功能性改变（内皮功能失调、平滑肌功能失调），此外，对一部分没有缺血症状却始终存在胸痛表现的患者还可能涉及到痛觉传导方面的原因。

（1）冠状动脉正性重构：女性大血管的结构不同于男性。女性冠状动脉要小于男性，且独立于身体尺寸之外。因此女性行 PCI 治疗的难度大于男性。另外，女性冠状动脉内径小，术后再狭窄对女性冠状动脉血流影响更大。对实施变性手术人群的研究发现，雄激素增多或雌激素减少可以引起管腔结构性的扩张，即正性重构。由于血管正性重构的作用，管腔面积正常的血管可能已发生了严重的动脉粥样硬化。这些患者通过冠状动脉造影检查可能被漏诊。

女性冠心病的发病机制可能和微血管结构损害关系密切。女性微血管的结构也有自己的特征。在女性，微血管结构的损害与冠心病关系密切。视网膜动脉的情况可以预测女性冠心病的预后，而在男性则否。

（2）冠状动脉内皮功能和平滑肌功能失调：血管内皮功能失调是冠状动脉事件的独立预测因子。在 WISE 研究中的女性患者，50％可以经乙酰胆碱检测发现血管内皮功能失调，并且这种失调是心血管预后不良的独立因子。内皮血管功能失调本身可引起心肌的灌注异常，同时也是早期冠状动脉粥样硬化的标志。女性血管平滑肌功能失调要高于男性，如冠状动脉痉挛、雷诺现象、偏头痛的发病率都要高于男性。而冠状动脉痉挛和偏头痛都与冠心病相关联。引起缺血的相关动脉可能是以微小动脉为主。

（3）痛觉传导或精神方面的因素：这也可能是对冠状动脉造影正常却持续有胸痛症状的女性患者的原因。

2. **女性冠状动脉粥样硬化的危险因素**

（1）绝经：女性激素是防止发生冠状动脉粥样硬化的保护性因子，雌激素调整脂质、糖代谢及胰岛素、血压等，通过多种途径稳定血管内皮功能，抑制血小板聚集，抑制应激及机械损伤引起的血管内膜增殖，减少胶原和弹性蛋白生成，对冠状动脉粥样硬化的发生与发展起抑制作用。雌激素的缺乏，可使 TC、TG、LDL 增高，HDL 降低，TC/HDL 比值增高，胰岛素抵抗，凝血和纤溶系统异常，这些改变可促进冠状动脉粥样硬化的发生，但以上机制仍不能充分解释雌激素的正性效应。

（2）血脂与男性比较，女性的胆固醇水平与冠心病发病率、病死率相关性较弱。女性 LDL 密度低、颗粒大，致动脉粥样硬化作用相对弱。与 HDL 的关系，女性比男性密切，绝经前女性血 HDL 水平，常高于 1.3mmol/L，这可能是女性免于冠心病的重要保护性机制。绝经后 HDL 倾于降低，若低于 0.9mmol/L，则是较明确的 CAD 危险因素。最近有新证据表明，三酰甘油水平升高是心血管事件的独立危险因素。三酰甘油增加 90mg/dl，男性冠心病的危险增加 14%，而女性增加 37%。脂蛋白 a 是冠心病的危险因子，含量 >0.3g/L，性激素便丧失保护作用，并可能使女性 65 岁以前发生冠心病。

（3）糖尿病：糖尿病对女性的危害比对男性大，是独立引发冠状动脉粥样硬化的危险因子。有糖尿病的中年女性发生冠心病的危险性 3 倍于无糖尿病者，总的冠心病病死率为正常女性的 10 倍。

（4）高血压：高血压也是女性冠状动脉粥样硬化的主要危险因子，50 岁以后其发生率迅速升高，有资料显示平均降低舒张压 6mmHg（1mmHg＝0.133kPa），可减少高血压女性 14%～16% 发生 CAD 的机会。

（5）吸烟：所有冠状动脉粥样硬化可逆的危险因子中，对女性最具有危险性的是吸烟。吸烟有对抗雌激素作用，可提早绝经，若同时口服避孕药危害更大。

（6）肥胖：肥胖女性常伴有 HDL 降低、极低密度脂蛋白（VLDL）升高及葡萄糖耐量下降，这都可削弱女性的自身保护作用，使冠状动脉粥样硬化的发病率升高。肥胖对 50 岁以下女性的影响尤为明显，可使其心肌梗死危险较非肥胖女性增高 2～4 倍。

（7）其他：运动可减少女性冠心病的病死率，但不如对男性显著。大量饮酒，使女性非心血管病病死率明显增加；而少量饮酒，在没有其他危险因子参与时，可明显降低女性冠心病病死率。

（二）冠状动脉粥样硬化的病理变化及分期分级

冠状动脉粥样硬化按其病变性质及演变进程分为下述几期。

1. **脂点脂纹期**　脂点脂纹是指早期的粥样硬化病变。一般来说，冠状动脉脂点脂纹比主动脉出现的时间要晚许多年。肉眼观为黄色圆形斑点或长形条纹，略高于内膜表面（书末彩图 11-1）。镜下主要成分是泡沫细胞。免疫组化染色及电镜检查证明这些细胞是来自血中的单核细胞（巨噬细胞），部分是动脉壁的平滑肌细胞吞噬脂质而形成。此外，脂点脂纹中也可见到少量的 T 淋巴细胞。

2. **纤维斑块期**　当脂纹中脂质含量过多或其他因素使泡沫细胞崩解时，可引起纤维组织大量增生，常在病变表面形成一帽状结构，进而发生玻璃样变。此时病变由黄色变为珠白色。镜下见斑块中有层状排列的纤维结缔组织，其中夹杂有平行排列的平滑肌细胞，亦可见到一些吞噬脂质的细胞和小的坏死灶。但是主要成分是纤维组织和平滑肌细胞，病程较久者纤维组织常发生玻璃样变性，病变的质地较硬。

3. **粥样斑块期**　病变进一步进展，斑块的中央基底部常因营养不良发生变性坏死而崩解。崩解物与脂质混合成粥糜样物质，形成粥糜瘤（atheroma）。镜下，粥样斑块表面可见厚薄不一的纤维帽，其中心部有多量脂质成分，位于细胞内或细胞外，并见无定形坏死物和析出的胆固醇结晶，病变的质地变软（书末彩图 11-2）。

4. **复合病变期（继发病变）**　粥样斑块属于不稳定斑块，其表面上的纤维帽常发生破溃，形成粥样溃疡；溃疡基础上可继发血栓形成，陈旧的粥样灶常因钙盐沉积而发生钙化；斑块内的小血管常因坏死组织的腐蚀而发生斑块内出血；斑块的坏死物流出后，管壁在血压影响下可以向外膨出形成小动脉瘤。但是，冠状动脉粥样硬化性小动脉瘤比脑动脉要少见的多，可能与冠状动脉的管壁较厚，平滑肌细胞较多有关。

冠状动脉粥样硬化的分级：

冠状动脉粥样硬化的分级主要依据管腔的狭窄程度而定。由于冠状动脉的口径较小，常引起管腔的阻塞，用狭窄程度进行分级更有临床意义。造成狭窄的主要病变不是脂纹，常常是纤维斑块，粥样斑块，斑块内出血以及斑块继发血栓形成。狭窄程度在 25% 以下为 Ⅰ 级；25%～50% 为 Ⅱ 级；50%～75% 为 Ⅲ 级；75% 以上为 Ⅳ 级。检查时要把冠状动脉以 0.2cm 的间隔连续横切才不至于遗漏狭窄性病变,尤其是大的分支,检查更应仔细。

(三)冠状动脉粥样硬化造成心肌缺血的方式

1. 斑块增大　90%以上的冠心病病人均有严重的冠状动脉硬化性狭窄,这是由于斑块的不断进展及逐渐增大之故。至少有一支主要的冠状动脉有一处或多处超过75%的管腔狭窄区域(书末彩图11-3)。这种情况下,冠状动脉代偿性扩张能力下降,心肌需求一有增加,血供便难以保证,出现各种临床症状。

严重的狭窄斑块可位于冠状动脉三条主干的任何部位,但以前降支,左旋支起始部的前2cm以及右冠状动脉近端1/3和远端1/3最多见。有时主要的二级分支亦有受累,如前降支发出的对角支,左旋支发出的钝缘支,右冠状动脉发出的后降支等。

如果狭窄性斑块很稳定,没有继发改变,在静息状态下或者心肌需求量与供血量尚能维持相对平衡的情况下,一般不会造成致命的影响。而且由于侧支循环得以建立,使得心肌缺血得到改善,病人能相对无恙地生活。一些突发的心脏事件,均是斑块基础上有继发改变的结果。

2. 斑块的出血,破裂及溃疡　有些斑块尽管狭窄不重(只有50%～70%),但由于斑块偏心,纤维帽薄,含有大量的脂质及坏死组织核心,特别容易发生继发改变,如内膜下出血,斑块裂开或脱落形成溃疡(书末彩图11-4)。溃疡基础上,还可以发生血栓形成。这些病人平时可无症状或症状轻微,一旦发病,后果严重,常可造成不稳定型心绞痛、心肌梗死,甚至猝死等心脏事件。

3. 冠状动脉血栓形成　在粗糙的粥样斑块及溃疡基础上,极易发生血栓形成。血栓可以是附壁的,它可以导致不同程度的管腔狭窄,引起像不稳定型心绞痛那样的临床症状,或进一步导致心肌梗死。血栓形成可以阻塞管腔,阻碍血流;可以部分或全部脱落造成栓塞;可以诱发进一步的血栓形成及血管痉挛;可以促进斑块的进一步发展。因此在冠心病的发展演变过程中,血栓形成起着重要的作用,因此也可以说明临床上抗凝治疗的重要性。

4. 冠状动脉痉挛　在斑块破裂及血栓形成的基础上,常有短暂的血管痉挛发生。血管痉挛一般发生在无斑块一侧的动脉壁上,常常是由于血管收缩物质过多以及内皮受损后血管舒张因子减少所致。严重的血管痉挛也可造成心肌的明显缺血,甚至心肌梗死。

二、心绞痛的病理变化

急剧而短暂的心肌缺血常表现为心绞痛,其病理基础包括稳定斑块造成的狭窄,斑块破裂,血管痉挛,血小板集聚,附壁血栓形成,栓塞等。从临床表现及病理形态学改变的不同,可以将心绞痛分为三类,即稳定型心绞痛,变异型心绞痛,以及不稳定型心绞痛。女性围绝经期心绞痛症状不典型,固定性狭窄病变较少且轻,但随年龄增加固定性狭窄病例逐渐增多。据CASS登记,临床诊断为心绞痛的妇女,冠脉造影几乎50%正常,而男性仅17%正常。

(一)稳定型心绞痛

比较常见,临床上很典型,由于左心室内膜下区域灌注不足,心电图上常表现为ST段下移。其病理学基础一般是稳定性斑块造成管腔狭窄,常达75%以上,心肌供需不平衡时发病,血管痉挛有时也参与发生。

(二)变异型心绞痛

此时心绞痛往往在休息时发生,常被解释为血管痉挛,心电图上S-T段抬高,而不像稳定型心绞痛那样降低,表明其心肌缺血是全层弥漫性的。病人常有严重的冠状动脉粥样硬化,而且是多支病变并累及小血管,其心绞痛的发生与体力活动,心率,血压有关。血管扩张药可以很快缓解症状。

(三)不稳定型心绞痛

此类心绞痛症状越来越频繁,越来越重,可以在轻微活动或静息状态下发生,持续时间也较长,其缺血已接近达到梗死的程度,所以有人称之为梗死前心绞痛或急性冠状动脉功能不全。不稳定型心绞痛的病变基础很广泛,包括斑块裂开,破碎,溃疡形成,其上有附壁血栓附着,也可以有小的栓塞或者有血管痉挛的因素。尽管缺血通常是短暂的和不完全的,而且累及的范围也不大,但是心肌内可以见到一些微小的梗死灶。不稳定型心绞痛是位于心绞痛和心肌梗死之间的病变,它的出现提示可能发生心肌梗死。

三、心肌梗死及并发症的病理变化

(一)妇女心肌梗死的临床特点

有研究对北京地区 1 614 例急性心肌梗死(AMI)患者进行男女分年龄段比较分析显示,429 例女性 AMI 中,发生于绝经前者占 0.9%,围绝经期 7.5%,绝经后期为 36.1%,老年期 55.5%。梗死部位绝经期及以前多发生于前、侧壁范围,多为无 Q 波心肌梗死,绝经期后 Q 波心肌梗死高于男性。围绝经期及老年期女性发生心源性休克及病死率明显高于男性。

另有研究对 100 例死于 AMI 的老年病人在年龄、基础疾病、危险因素、临床特征及病理改变等方面进行了性别差异的比较。结果显示,50% 以上的老年 AMI 病人无典型症状,男性病人合并糖尿病、脑血管疾病比例明显高于女性;而女性病人容易发生心脏破裂及心源性休克,且单支血管病变明显高于男性。因此,老年女性 AMI 病人治疗处理应更积极,以预防严重并发症发生。通过对 AMI 尸检病理特点的性别比较发现(见表 11-1),女性病人的单支病变显著高于男性(P<0.01),且以右冠居多,病变程度多为Ⅳ级,且病变的程度较重;男性则以 3 支病变居多(P<0.01),病变程度多为Ⅱ~Ⅲ级。这可能是因为女性病人的冠状动脉病变程度较重、累及血管较局限、及缺乏良好的侧支循环而使女性病人更容易发生心脏破裂及心源性休克,导致预后不良。老年男性可能因为病变范围较大、程度相对较轻,且多有冠心病病史,在发病时对 AMI 具有更高的警惕性,治疗更积极,使其预后较女性略好。心

脏破裂在女性病人中的发生显著高于男性(P<0.05);而冠脉内血栓形成、陈旧性心肌梗死及室壁瘤的发生无明显性别差异。

(二)心肌梗死形态学变化

1. 超微结构演变　急性心肌梗死 20~40min 以后,电镜下可见心肌细胞内线粒体有广泛的肿胀、水肿、嵴分裂并形成大小不等的空泡、糖原减少或消失。溶酶体溶解,内浆网、高尔基体等细胞器发生断裂或溶解,肌丝亦见有广泛断裂和溶解。实验性心肌梗死的电镜所见:家兔冠状动脉结扎后几分钟内即可见细胞核周围的糖原颗粒减少或消失。15~20min 后即可见线粒体肿胀,细胞内出现水肿。20~30min 后可达不可逆转的程度。以后随着时间延长而逐渐加重。达 60min 后线粒体高度水肿、嵴发生断裂、分离并出现大小不等的空泡,糖原消失,细胞核的染色质有靠边和凝聚现象。内质网、高尔基体、溶酶体等均发生断裂、溶解加重。肌丝也断裂或模糊不清。这些超微结构的形态改变与人体尸检所见也很相似。

2. 组织结构演变　早期心肌梗死在 6h 以内的梗死,用常规组织学手段检测不到典型的凝固性坏死,可有毛细血管充血以及血管内中性粒细胞附壁现象出现,但是其改变不明显,难以判断梗死的范围。心肌梗死发生 6h 以后,镜下则可见坏死的心肌细胞肿胀,肌浆呈嗜伊红染色,继而肌浆凝聚加重、横纹模糊不清或消失,坏死的心肌中出现较广泛的心肌收缩带。心肌细胞核也出现核固缩、碎裂或溶解,心肌细胞出现凝固性或液化性坏死。细胞内外出现明显水肿,直至细胞碎裂、溶解,形成心肌液化肌溶解。在接近心内膜下的心肌,发生严重缺血或坏死,常在液化肌溶的心肌细胞内出现大小不等的空泡,甚至相互融合形成大的空泡,以致心肌细胞仅留有网状支架。

在心梗后 18~24h 的尸检中,则可查见在变性、坏死的心肌细胞周围出现中性白细胞浸润,而且逐渐增多,并由坏死灶的边缘向中心浸润。48h 后,中性白细胞浸润可达高峰。心肌细胞内外水肿加剧,毛细血管扩张、充血。破碎的细胞核碎片增多,心肌细胞变为松软呈淡黄色。坏死心肌周围出现少量淋巴细胞和单核细胞浸润。3~5d 后,坏死心肌中单核细胞及淋巴细胞增多,并

表 11-1　不同性别的病理特征比较(尸检)

		男性(%)	女性(%)
病变血管	单支	9(12.2)	11(42.3)
	右冠脉	1(11.1)	4(36.4)
	前降支	8(88.9)	7(63.6)
	双支	11(14.9)	5(19.2)
	3 支以上	54(73.03)	10(38.5)
血栓形成		40(54.0)	9(34.6)
陈旧性心肌梗死		32(43.2)	14(53.8)
室壁瘤		5(6.8)	2(7.8)
心脏破裂		13(17.6)	11(42.3)

有纤维母细胞及胶原纤维出现,新生的毛细血管增多。同时逐渐出现有吞噬细胞及少数嗜酸性及嗜碱性白细胞浸润,形成炎症肉芽组织。1 周后,坏死心肌细胞周围纤维母细胞和胶原纤维增多,逐渐进入修复期炎症肉芽组织。坏死的心肌组织也逐渐为炎症肉芽组织所代替,其中也可见有多核巨细胞。此时可在炎芽组织周围出现一些细胞体积较大、胞浆丰富、胞核大而形状不规则或多核巨细胞,有时也可见双核巨细胞。有人认为这就是再生的心肌细胞,当前认为,心肌细胞虽也可以再生,但再生能力很弱,不是心肌修复的主要形式。2 周后坏死的心肌已逐渐为肉芽组织所代替,并有较多纤维母细胞出现。3 周后已见修复期的肉芽组织,其中可见较多的纤维母细胞和胶原纤维。6 周后坏死的心肌组织已基本上为纤维瘢痕组织所代替。但随着侧支循环的代偿功能、个体的反应性差异以及治疗等方面的因素影响,形态上也会出现一些差异。已经愈合的心肌梗死也可以在不同的部位或同一部位发生再梗死。

3. 大体结构演变 肉眼观察所能见到的最早期变化约在梗死发生后的 15h 左右,主要表现为受损区肌肉苍白水肿,随着时间的延长,到 36h 左右,梗死中央颜色黯淡或淡黄色,外周有充血出血带。3～4d 后,梗死中心触之呈橡胶样,出血带更加明显。1 周左右,梗死区轻度皱缩。3 周左右,受损区域心肌明显变薄,此时可以见到一些纤维组织增生形成灰白色的条索。6～8 周以后,瘢痕组织形成,首先呈棕褐色,继之完全变为白色。3 个月左右,瘢痕组织更加坚硬,颜色苍白。

4. 传导系统的病理改变 大面积心肌梗死也可累及心传导系统所分布的区域,或在窦房结或房室结动脉发生 AS 狭窄或血栓堵塞,均可引起心传导功能障碍。由于受累部位、范围不同,可导致不同程度的心律失常。但由于窦房结、房室结及其束支的供血结构及代偿功能特殊,所以一般情况下传导系统较少出现器质性病理改变。但当有冠状动脉至窦房结、房室结及其束支的小分支发生阻塞或坏死心肌累及传导系统的某些部位等也可在传导系统发生坏死、出血以及局部纤维化、炎性细胞浸润等也可成为传导系统功能障碍或心律失常的病理基础之一。常见的是在窦房结、房室结或其束支走行的部位发生出血、坏死、炎性细胞浸润,甚至发生小灶性纤维化等。由于窦房结、房室结等部位血运储备比较丰富,少量的炎性细胞浸润局灶性的纤维小瘢痕,并不一定构成严重的心律失常。目前临床上比较常见的严重心律失常可能与局部的异位兴奋灶有关,确切的因果关系还有待进一步探讨。

5. 右心室心肌梗死 右心室心室壁较薄,右心室耗氧量较左心室为低。加上右心室心肌可通过静脉窦血管或直接从心腔内血氧的扩散,取得血氧供应。因此单一的右心室心肌梗死极为少见,其检出率只占 1%～2%。右心室心肌梗死绝大部分是左心室心肌梗死所累及或扩展而来。右心室血液循环主要由右冠状动脉供给。我国人冠脉分布以右优势型占多数,右心室心肌梗死除由左心室扩展而来外,主要由于右冠状动脉 AS 狭窄或在此基础上并发新鲜血栓堵塞所引起,因此右心室心肌梗死多位于右心室前壁、侧壁或下壁。右心室心肌梗死检出率为 9%～43%,右室心肌梗死也可累及右房。右心室心肌梗死的病理形态基本上与左心室相同,但并发心脏破裂和室壁瘤形成则极为少见。右心室壁较薄,单一发生心内膜下心肌梗死也很少见。当左心室有大面积透壁性心肌梗死常累及右心室前壁或侧壁。右心室乳头肌也可以发生心肌梗死,当有心源性休克、急性左心衰竭,右心室亦可因低灌注发生缺血性改变。

(三)心肌梗死形态学类型

1. 区域性心肌梗死 亦称为透壁性心肌梗死,为典型的心肌梗死类型。梗死区大小不一,多为数厘米大小,或更大些,大多位于左心室,且多累及心壁三层组织。此型心肌梗死的部位与闭塞的冠状动脉供血区域一致。由于左冠状动脉比右冠状动脉病变更为常见,所以心肌梗死多发生在左心室。其中左心室的前壁,心尖部及室间隔前 2/3,约占全部肌梗死的 50%,该区正是左冠状动脉前降支供血区;约 25% 的心肌梗死发生在左心室后壁,室间隔后 1/3 及右心室,此乃右冠状动脉供血区;此外见于左心室侧壁,相当于左冠状动脉回旋支供血区域。

2. 心内膜下心肌梗死 心内膜下心肌梗死的特点是坏死主要累及心室壁内层 1/3 的心肌,并波及肉柱和乳头肌,常表现为多发性小灶状坏死,坏死灶大小为 0.5～1.5cm。病灶分布常不限于某一支冠状动脉的供血范围,而是不规则地分布于左心室四周。最严重地病例,坏死灶扩大融合而成为累及整个心内膜下心肌的坏死,称为环状梗死。患者通常存在3大支冠状动脉严重的狭窄性动脉粥样硬化,但绝大多数既无血栓性,亦无粥瘤性阻塞,说明严重、弥漫的冠状动脉病变是此型心肌梗死发生的前提。当患者由于某种原因(如休克、心动过速、不适当的体力活动)引起冠状动脉供血不足时,可造成各支冠状动脉最远端区域(心内膜下心肌)缺氧,而三大支冠状动脉已陷于严重狭窄,侧支循环几乎不能改善心肌的供血,因而导致心肌坏死,而且是多发性小灶状坏死。

3. **异位性心肌梗死** 又称"远位梗死"。其发生有以下条件:一条主要冠状动脉严重狭窄后(通常在90%以上),与另一主干间建立了有效的侧支循环,从而防止了狭窄血管支配区域心肌梗死的发生。如果供应侧支循环的主要冠状动脉也发生了堵塞,原先受侧支循环保护而未发生梗死的区域此时可因血流的中断而发生心肌梗死。在实际工作中,常常可以看到在冠状动脉左前降支严重狭窄的情况下,其支配的左心室前壁外层心肌以右冠状动脉的侧支循环获得供血。此时即使前降支完全阻塞,左心室前壁的心肌仍能保持正常代谢不致发生梗死。现在起决定作用的主要是右冠状动脉,如果右冠状动脉也发生了严重狭窄病变,除了其正常支配的区域梗死外,通过侧支循环获得血供的左心室前壁外层心肌也可发生梗死。此时,梗死区域与正常的血管分布不完全一致的现象即称为异位心肌梗死或成为远位心肌梗死。

4. **梗死延展** 指AMI后24h至4周内又有新的心肌发生坏死,梗死范围扩大,坏死心肌数量增多,实际上是一种早期再梗死。一般认为患者在住院期间发生新的梗死为梗死延展,其新的梗死位于原梗死区的同一冠脉供血区域。而在出院后发生新的梗死则为再梗死,可以发生在原梗死区,也可发生在远离梗死区的另一支冠脉供血区。

梗死延展可在同一冠状动脉供血区具有不同时期的心肌坏死的表现。如正在愈合的梗死区周围有新的坏死灶包绕,在透壁性梗死者新的坏死灶位于原梗死区旁,在心内膜下梗死者新坏死灶位于原梗死部位对应的心外膜下方和侧方。坏死

的心肌组织常可见到收缩性坏死。

5. **梗死扩展** 指AMI早期梗死区心肌持续性的,不成比例的变薄和拉长,心室呈弧形膨胀扩张,不伴有坏死心肌数量的增加,整个心肌梗死的范围大小未增加。它是AMI的一项独立并发症。尽管它没有新的心肌坏死,但可因心室局部形态异常导致功能性梗死面积扩大,对心室重构和心功能产生不良影响。

可见扩展区心肌细胞坏死,室壁变薄,局部心室明显扩张,室壁弧线长度和半径增加。虽然没有新的心肌坏死,但梗死段与整个心室周长比升高,功能性梗死区增大。伸展局部心室腔增大使整个心室腔容量扩大,心室壁应力增加,最终使非梗死区心室扩张,即发生梗死后心室重构。AMI后期扩展的室壁可为纤维瘢痕组织替代形成室壁瘤。室壁运动异常和变薄可促使附壁血栓和心脏破裂的发生。一般来说,前降支供血区如心尖和前壁易发生梗死扩展。

(四)心肌梗死的并发症

老年女性 AMI 心力衰竭、心源性休克的发生率明显高于男性。其原因可能与老年女性多并发有高血压和(或)糖尿病有关。并发高血压的AMI患者左室舒张功能不全是影响心功能的重要因素,左室肥厚、急性心肌缺血及左室重构等多种因素使舒张功能和收缩功能障碍,导致发生AMI 后心力衰竭、心源性休克的发生率增高。有糖尿病的 AMI 患者除冠状动脉粥样硬化病变程度重、三支病变多外,糖尿病特有的微血管病变导致心肌缺血、缺氧、纤维化构成糖尿病性心肌病亦是影响左心功能的重要因素,发生 AMI 后极易发生心力衰竭、心源性休克。心力衰竭、心源性休克导致 AMI 急性期病死率高。

1. **心律失常** 心肌广泛地坏死或瘢痕愈合之后,直接影响心电的传导并容易在此基础上形成折返激动,干扰心电的传波,导致心律失常。心肌梗死引起心律失常常见的原因有:①已坏死的心肌组织释放出钾离子或其他分解代谢产物、弥散到邻近的心肌组织,引起心肌细胞电生理传导的紊乱。②当窦房结或房室结动脉 AS 发生狭窄、引起该处供血不足也可发生心电传导障碍。③反射性迷走神经或交感神经兴奋、功能亢进,或伴有血浆儿茶酚胺和游离脂肪酸的增多,也可引

起自主神经系统的功能紊乱。④心肌梗死伴发急性左心衰竭或心源性休克也可引起全身性缺氧和代谢性酸中毒，导致室上性、室性心动过速、心室纤颤以及心跳骤停等一系列严重心律失常。

束支传导阻滞常以右束支、左前束支或两者一并阻滞较为常见。房室传导阻滞常以房室结区的阻滞出现较多。由于房室结和希氏束近端多由右冠状动脉后降支供血、当该动脉管腔发生 AS 性狭窄或阻塞时，常发生房室结不可复性缺血损伤，引起一度或二度房室传导阻滞。当左室急性下壁心肌梗死的同时，在束支内常可查见小灶性坏死，也可导致房室传导阻滞。双束支传导阻滞常伴有左心室前壁和广泛室间隔的心肌梗死，并伴有心力衰竭，因此死亡率较高。左心室前、间壁广泛心肌梗死常累及右束支和左前束支，也可导致双束支传导阻滞。如右束支、左前束支、左后束支均发生传导阻滞，常表现为完全性房室传导阻滞。

心肌梗死面积超过左心室 40% 即可发生心源性休克。心源性休克的发生与心传导系统的功能障碍也有一定的关系。Scheidt 等通过 22 例心源性休克和 10 例不伴有心源性休克的急死患者的尸检分析，前者心肌梗死平均为 51.2%，后者平均为 22.9%，心肌梗死面积愈大对传导系统的破坏也相应加重。

2. 心力衰竭　大面积透壁心肌梗死可导致急性左心衰竭或全心衰竭，常并发严重急性肺水肿和呼吸衰竭等，也可导致患者的死亡。心肌梗死后并发右心衰竭可引起消化道广泛淤血、渗血、甚至大量出血，导致出血性休克而死亡。患者胃及小肠黏膜常可查见小的应激性溃疡而引起大出血。严重心功能衰竭可以并发脑水肿、脑出血和脑栓塞等，严重时也发生脑疝、中枢性呼吸衰竭等而死亡。长期心力衰竭也可以并发淤血性肝硬化、肾功能性衰竭或其他并发症。心力衰竭也容易并发肺炎或肺内其他感染，反过来可加重呼吸循环衰竭，若不及时诊治也可威胁生命。有研究表明，急性心肌梗死并发心力衰竭在高龄 AMI 女性更为多见，所以对老年人尤其高龄女性的呼吸困难、喘憋等表现应及时做心电图、血清酶学检查，及早诊断 AMI。密切注意及处理并发症，以挽救病人的生命。

3. 心源性休克　心肌梗死并发心源性休克是因为大面积心肌梗死所致的心排血量急剧降低，组织器官灌注不足，临床上出现血压下降，意识障碍。出冷汗，少尿，四肢湿冷，发绀和脉速等一组综合征，是最严重的泵衰竭。多发生在心肌梗死的初期，半数在梗死后 24h 发病。心源性休克的最基本病理生理异常是由于心肌梗死面积大，大量心肌失去收缩功能，心排血量急剧下降；缺血心肌顺应性降低，在任何充盈压下心排血量均明显降低，从而导致重要器官和周围组织灌注不足，心排血量下降越多，其休克的程度越重。一般成人梗死面积达 40% 以上时方出现心源性休克。

4. 心脏破裂　心脏破裂是急性心肌梗死最严重的并发症，是引起死亡的常见原因之一。绝大多数心脏破裂发生于梗死后第 1～2 周，半数以上于 1～4d。发生于急性心肌梗死后数小时内或 2 周以后则较少见。心脏破裂多见于前间壁，广泛前壁与下壁梗死，多数为初次急性透壁性梗死。最常发生的部位是左室游离壁，占心脏破裂的 80%～90%；其次为室间隔穿孔，约占 10%，乳头肌断裂发生率为 1%。

(1)心脏游离壁破裂：最常发生于左心室前壁或侧壁近心尖处。这是由于该区域是左前降支终末分布区，供血差，且心尖部肌肉较薄弱，一般左室壁破裂高于右心室，心房很少发生破裂。可是由于心脏收缩时左心室所承受的压力远远大于心房之故。破裂部位多在梗死区与正常心肌交界的附近，与力的不平衡有关。破口多为纵形，边缘不整齐，外层破口大，内层破口小。有的可出现两个以上的破口，破口处常有机化的血栓形成。

游离壁的破裂发病方式有突破型，渗漏型和假性室壁瘤三种类型。突破型常常迅速穿破心室壁全层，引起急性心脏压塞。渗漏型指并非心肌全层破裂，而是在心内膜出现破口，血液从破口流至心肌内，形成心肌夹层血肿，逐渐穿透心外膜而发生心脏压塞。假性室壁瘤型是由于有些左室游离壁破裂，因其破口被血栓和壁层心包所堵住，防止了心脏压塞。随着时间的推移，可演变为与心室相通的假性室壁瘤。其瘤壁由机化的血栓和心包膜所组成，极不牢固，随时可发生破裂，甚至在梗死的晚期也可发生。一经确诊为假性室壁瘤，无论瘤体大小和有无诊断,应尽早手术防止再破裂。

(2)室间隔穿孔:最常发生于间隔肌部的前中部心尖处或后底部,多由于左室壁梗死延伸到室间隔,基底部破裂者较少见。发生于前间壁梗死多于下壁和正后壁梗死,前者约为后者的两倍。室间隔穿孔若发生在单支冠状动脉病变急性闭塞所致的急性前间壁梗死,心尖部破裂因梗死范围小,存活率高于后室间隔穿孔。而后者因为大面积梗死,预后差。破口形式可以是直接穿透的缺损,也可是远离原发膈撕裂处的不规则匐行撕裂通道。穿孔后将出现心室水平的左向右分流,分流量的大小与穿孔面积和体循环血管阻力成正比。

(3)乳头肌断裂:为心脏破裂最少见的一种类型,常发生于下壁和正后壁心肌梗死,多累及后乳头肌,这是由于后内乳头肌靠近室间隔,只接受后降支和左回旋支供血,距离左右冠状动脉开口都较远,所以血运比外乳头肌差,心肌梗死后更易受缺血的影响。急性前壁心肌梗死时可累及左前侧乳头肌,右心室乳头肌断裂极为罕见。乳头肌可出现部分断裂或完全断裂,完全断裂时断裂的一端由于腱索的扭转而卷缩成团状,可发生急性大量二尖瓣反流,造成严重的急性肺水肿,预后较差,约半数患者在24h内死亡,占急性心肌梗死死亡原因的5%。

5.室壁瘤　由于心肌坏死后,心肌纤维消失或残留少量心肌,大部分为纤维瘢痕组织所取代,心室壁变薄,收缩力消失或减弱,当外周正常心肌收缩时因受到心腔内压力的作用使该区向外膨出,形成室壁瘤。

室壁瘤绝大部分并发于急性透壁性心肌梗死,梗死贯穿心室壁全层时更易发生,是较常见的急性心肌梗死并发症。

一般认为在前壁心肌梗死,尤其是广泛的前壁心尖部为常见。瘤体位于左室前侧壁和心尖部占80%,位于膈面的占15%,仅3%位于正后壁,右室较为罕见。其原因是左室前壁和心尖部由左前降支单支血管供血,而左室后壁常由右冠状动脉和左回旋支双重血供,发生完全断绝血源的机会少;其次是左室心尖部心肌较底部薄,在心室内压作用下易向外膨出。而且广泛后壁梗死常累及

乳头肌和腱索,多因严重的二尖瓣反流加重心力衰竭,病死率高,常在未发展为室壁瘤前即已死亡。由此可见,梗死区相关血管完全闭塞而又没有侧支循环供血是发生该并发症的基础。病理上室壁瘤于周围组织有明显的界限,瘤体大小各异,直径1～8cm不等,瘤内多见附壁血栓。部分学者认为室壁瘤的形成取决于心室壁坏死厚度比例,而少取决于坏死的总面积,但也有人认为梗死面积的大小为决定因素。

按照病理和病程可将室壁瘤分为三型:

(1)急性室壁瘤:是由于急性心肌梗死急性坏死的心肌收缩力减低或丧失,心室壁正常心肌收缩代偿性增强,因而不协调,致使收缩期坏死的心室壁反而向外膨出。此时瘤壁尚无大量的纤维瘢痕形成。急性心肌梗死厚24h内即可形成心室壁的膨出。瘤壁可有少部分残留心肌,但由于有广泛的心肌出血坏死,心内膜粗糙,容易发生心脏破裂或血栓形成。

(2)慢性室壁瘤:是最常见的一种,多见于心肌梗死的愈合期,瘤壁心肌细胞丧失而为致密的纤维瘢痕组织所替代,壁变薄而坚韧,呈致密灰白色,囊状或靴状,其外膜常有粘连,内膜面向内凹陷,边界清楚,一般不致心脏破裂(书末彩图12-5)。

(3)假性室壁瘤:与以上两型(即真性室壁瘤)不同,其瘤壁由心包膜构成,其室壁已经破裂。由于破口周围心包腔血栓堵塞或粘连,以至未发生心脏压塞,其心肌破口即瘤体口,瘤颈部狭窄,与心室腔相通。瘤体壁仅为壁层心包,没有残留的心肌。瘤壁表面没有冠状动脉匐行。假性室壁瘤有随时发生破裂的危险。

6.左室附壁血栓形成与栓塞　大部分附壁血栓在急性心肌梗死后数天内形成,48h内形成者约占50%,1周内形成者约80%,2周内形成约90%。也有个别病例在1个月后甚至几个月后形成。在有附壁血栓的急性心肌梗死存活患者中,体循环栓塞的发生率约10%,发生时间约2/3在AMI发病1周以内,90%在2周内(图11-6)。发生体循环栓塞的高危因素有:高龄,大面积前壁梗死,较活动和向心腔内突出的附壁血栓,相邻心肌的高动力状态,血栓中央透X线的附壁血栓以及伴有严重心衰,左室扩大,有房颤或有栓塞史。

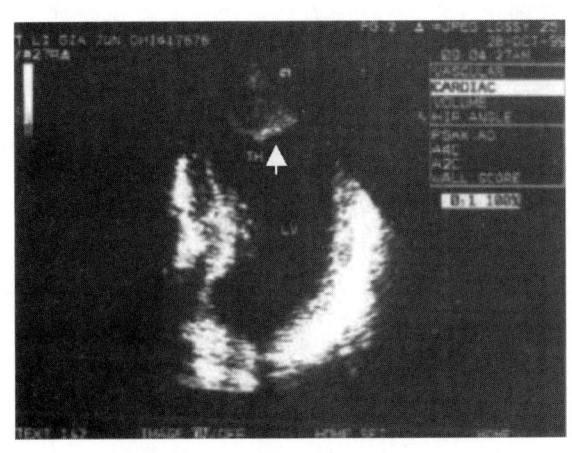

图 11-6　心尖四腔面所见的左心室血栓

TH:血栓(箭头所指);LV 左心室

7. 心外膜炎　心肌梗死波及心外膜时,可出现无菌性纤维素性心外膜炎。

（五）心肌梗死后左室重构

1. 左室重构的概念　心肌梗死后左室重构 (ventricular remodeling) 是指梗死后梗死区和（或）非梗死区心室几何构型的改变。主要表现为梗死区心肌梗死的扩展和非梗死区的心肌节段延长,从而使心脏扩大。梗死后心室重构可使心肌梗死的患者存活率明显下降。从广义上来讲,心肌梗死后左室重构指梗死后由于血流动力学和非血流动力学的影响所致心脏大小,形状,超微结构的改变及心脏功能的损害。

2. 左室重构的病理改变

（1）梗死区室壁的扩展:急性心肌梗死早期梗死区无收缩功能的心肌束急性不均匀扩张和不成比例的变薄,以致造成局部心肌的扭曲和扩张,一般始于心肌梗死后72h。组织学检查可见到坏死细胞破裂,细胞拉长和间隙缩小,肌束重排,细胞数减少以至于室壁变薄,非梗死区心肌可见心肌细胞滑动。

（2）整体心室的扩张:在急性心肌梗死愈合过程中,室壁张力增加,引起非梗死区心肌失代偿性肥大,进行性左室扩张扭曲。在早期重构期,梗死区室壁扩展和非梗死区心肌组织扩张共同导致心室扩张;但是在晚期重构期,左室扩张几乎均系非梗死区的可收缩心肌扩张变形所致。

（3）神经体液因子的调控:梗死后循环及组织局部的肾素血管紧张素系统及儿茶酚胺等神经体液因子可以被激活,如果出现心衰,这些因子的激活可长期存在,并参与刺激心脏纤维化,血管增殖和心肌代偿性肥厚与扩张。特别是心肌损伤刺激可诱导梗死区及其边缘心肌组织局部高浓度血管紧张素及其受体结合活性的增强,并致进行性心肌细胞坏死,梗死区替代性纤维化,非梗死区反应性间质纤维化及心肌细胞增生肥大,加剧心室结构及超微结构的病理性改变。血管紧张素的调控作用一般始于梗死后18h,第7天达高峰,可持续8个月以上。

四、冠心病猝死的病理变化

心性猝死通常指由于心脏疾患引起突然死亡,一般在其症状发生后的1h或无症状而突然出现未预料到的死亡。多数成人病例,心性猝死是冠心病的一种并发症或首发的临床表现。冠心病所致的猝死病理形态学改变并不复杂,绝大多数病人均有一支的主要冠状动脉的粥样硬化病变,狭窄程度常十分严重（75%～90%或以上）。只有极少数病人无粥样硬化病变,但可有冠状动脉发育异常或者其他异常。近年来国内的研究表明,一些猝死病人,冠状动脉的狭窄程度并不严重,只有Ⅰ～Ⅱ级。心肌也无梗死灶,但病人却发生了猝死。据认为,这部分病人的猝死与冠状动脉痉挛有关。由于冠脉痉挛的发作突然且不可预测,很难及时用心电图、冠脉造影及尸检等证明,所以长期以来未能引起足够的重视。相当多的病人冠状动脉粥样硬化斑块常有血栓形成、斑块破裂或斑块内出血。约有40%的死者心脏内有陈旧性梗死灶,在猝死发作后获得及时抢救而免于死亡的病例,近25%的病人后来有新鲜梗死灶发现。

导致猝死的真正原因常常是致死性的心律失常（如室颤）,长期的冠状动脉粥样硬化伴有弥漫性心肌萎缩,间质性纤维化,或可能存在的梗死瘢痕引起的传导系统功能障碍是致死的另一原因。

五、慢性心肌缺血（心肌硬化）的病理变化

慢性心肌缺血是指在广泛的冠状动脉粥样硬化的基础上,虽未发生临床上典型的心肌梗死,但病人由于心肌缺血性损伤逐渐发展为慢性左心功能不全甚至致死的情况。多数病人在心功能不全的前5～10年有过心绞痛发作或者心肌梗死样症

状出现。少数病人完全没有症状，而心肌缺血性损伤在不断发展直至心功能不全。病人常常有心肌代偿肥大，临床上常称之为缺血性心肌病，相当多的慢性心肌缺血的病人最终因慢性心功能不全而死亡。

慢性心肌缺血的病理形态学改变无特异性，心包表面可因过去曾经发生过灶状梗死，心包炎而发生粘连，冠状动脉毫无例外的有中－重度粥样硬化狭窄，有时因血栓形成发生机化而基本上完全堵塞。心肌内可见灰白色的梗死后瘢痕，心内膜面也可见到灶状斑块状增厚。镜下主要的病理改变是弥漫性心肌细胞萎缩，心内膜下区域可见明显的心肌细胞空泡变性，间质纤维组织增生，并见不规则的替代性瘢痕组织。

（尹　形　王士雯）

参 考 文 献

1 洪昭光. 冠心病人谨防猝死. 中华老年多器官疾病杂志，2005，4 (2)：159－160

2 Arant CB, Wessel TR, Olson MB, et al. Hemoglobin level is an independent predictor for adverse cardiovascular outcomes in women undergoing evaluation for chest pain: results from the National Heart, Lung, and Blood Institute Women's Ischemia Syndrome Evaluation Study. J Am Coll Cardiol, 2004, 43 (11)：2009－2014

3 Barrett-Connor E, Giardina EG, Gitt AK, et al. Women and heart disease: the role of diabetes and hyperglycemia. Arch Intern Med, 2004, 164 (9)：934－942

4 Daly C, Clemens F, Lopez Sendon JL, et al. Gender differences in the management and clinical outcome of stable angina. Circulation, 2006, 113(4)：490－498

5 Daviglus ML, Stamler J, Pirzada A, et al. Favorable cardiovascular risk profile in young women and long-term risk of cardiovascular and all-cause mortality. JAMA, 2004, 292 (13)：1588－1592

6 Hart PL. Women's perceptions of coronary heart disease: an integrative review. J Cardiovasc Nurs, 2005, 20 (3)：170－176

7 Heer T, Gitt AK, Juenger C, et al. Gender differences in acute non-ST-segment elevation myocardial infarction. Am J Cardiol, 2006, 98 (2)：160－166

8 Juutilainen A, Kortelainen S, Lehto S, et al. Gender difference in the impact of type 2 diabetes on coronary heart disease risk. Diabetes Care, 2004, 27 (12)：2898－2904

9 Mehilli J, Ndrepepa G, Kastrati A, et al. Gender and myocardial salvage after reperfusion treatment in acute myocardial infarction. J Am Coll Cardiol, 2005, 45 (6)：828－831

10 Quyyumi AA. Women and ischemic heart disease: pathophysiologic implications from the Women's Ischemia Syndrome Evaluation (WISE) Study and future research steps. J Am Coll Cardiol, 2006, 47 (3 Suppl)：S66－71

第12章 危险因素

Chapter 12

第一节 概　　述

一、定义及相关概念

危险因素是指个体固有的与某种疾病发病相关的生理、心理因素或生活环境中的其他因素。1961 年美国 Framingham 研究报告中首次使用了"危险因素"一词。危险因素的概念是建立在这样一个前提上,即暴露在某些主体或环境的因素中会显著增加疾病发生率,而调整这些因素可降低患病的危险。但是,某些具体的因素可能与疾病并不成为因果关系,而只是疾病过程中的一项标志。要确定观察到的具有统计意义相关性的某一因素是否是属具有病因意义的危险因素,需要判断下列指标。①一致性:一种因素与疾病的关联在不同人群、不同地点、不同环境和时间被重复地观察到;②强度:某种因素与疾病发病关联的强度,通常以相对危险或绝对危险表示;③独立性:在控制其他已知的危险因素后该危险因素是否与发病仍具有独立的相关性;④特异性:某种因素与某种疾病发病相关联,而与其他类似疾病无显著关联;⑤暴露因子与发病的时间顺序:暴露因子在前,发病在后,这是作为病因推断的必须条件;⑥剂量-效应关系:暴露因子与疾病的相对危险呈生物学梯度关系;⑦生物作用的合理性:病因推断在生物学机制上是合理的;⑧临床研究的支持:指干预试验的证实。

近些年来,随着对冠心病危险因素的研究,对于危险因素有了新的认识,主要有以下几方面。

1. 多种边缘性的异常　研究发现,任何一种危险因素对冠心病发病的作用都与其他危险因素相关联或相聚集。一种危险因素虽然尚未升高到很高的水平,但多种因素累积起来可使发病危险显著增加。因此,在决定治疗对策时必须对病人的危险因素水平进行多因素的分析判断。

2. 危险因素的定量划分　对于"正常"水平的认识,已从"平均"概念转为"最适"概念,如我国人群血压在 115/75mmHg 以下为最佳水平。

3. 相对危险和绝对危险　相对危险是一个人有某种危险因素或危险因素达到某种水平与无此种危险因素或危险因素水平较低者相比发病概率的比值。绝对危险是指在一定时期内发病的概率。相对危险长期增高会导致绝对危险增高;从此意义上讲,相对危险是反映个体绝对危险增长速度的指标。

4. 一级预防和二级预防　一级预防是改变危险因素或预防危险因素的升高以延缓或防止疾病发生;二级预防是指对已患病的人,通过治疗降低疾病的复发率和死亡率。

目前认为冠心病是各种危险因素共同作用的结果,多种因素之间还存在交互作用。危险因素的作用是通过影响个体体内的病理生理机制而实现的,各因素与疾病间不一定存在因果关联,而是在病因链上的某一环节起作用。迄今,世界上已报道的冠心病危险因素有 200 多种。肯定的冠心病危险因素主要有血脂异常、高血压、吸烟和糖尿病或糖耐量异常。北京 1984－1999 年对比研究表明，这些危险因素水平发生了改变，它们对冠心病的影响强度也发生了改变（表 12-1，图 12-1）。

其他冠心病危险因素包括体力活动减少、肥胖、冠心病家族史、年龄、性别、凝血因子、高半胱氨酸血症、饮酒和精神因素等。

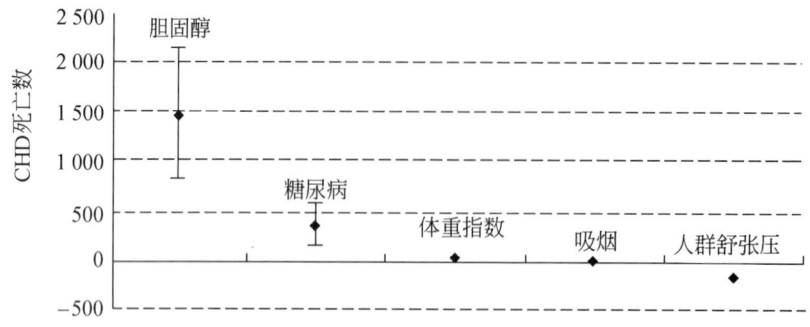

图 12-1　北京 1984－1999 年不同危险因素变化对 CHD 死亡人数的影响

（引自 Cirulation,2004;110;1236－1244）

表 12-1　北京 1984 年和 1999 年冠心病主要危险因素水平的对比

危险因素	危险因素水平		1984－1999 年
	1984 年	1999 年	危险度的变化(%)
胆固醇(mmol/L)			
总体	4.30	5.33	24
男性	4.24	5.27	24
女性	4.36	5.38	23
吸烟(%)			
总体			
男性	49		−17
女性	16	57	17
体重指数(kg/m²)	9		−44
总体	23.9	24.9	4.4
男性	23.4	25.0	7.0
女性	24.4	24.9	2.0
糖尿病(%)			
总体	2.8	8.6	201
男性	2.9	10.0	245
女性	2.8	7.1	154
舒张压(mmHg)			
总体	83.5	83.1	−0.44
男性	85.5	85.7	−0.20
女性	81.4	80.4	−1.20

二、主要危险因素

(一)血脂异常

血清总胆固醇(TC)升高和低密度脂蛋白胆固醇(LDL-C)升高是冠心病强的、独立的危险因素,世界各国的冠心病流行病学研究和动物实验都证实了胆固醇水平与冠心病的患病率和死亡率有肯定的关系。多危险因素干预试验把血清胆固醇水平分为5组,结果表明,血清总胆固醇浓度和冠心病死亡率之间有连续性的和分级的正性相关性。最低一组血浆总胆固醇为4.3mmol/L,依次增高的第二、三、四和第五组冠心病死亡率分别较最低组增加29%、73%、121%和242%。中国人群血清总胆固醇水平显著低于西方人群,人群的均值在3.64～5.2mmol/L(140～200mg/dl),这是中国人群冠心病发病率显著低于西方人群的主要原因。上海进行的一组前瞻性资料研究,8～13年的随访结果表明,虽然基线血清总胆固醇均值在4.16mmol/L(160mg/dl)左右,在正常水平范围内,但仍与冠心病死亡率呈线性关系。这些资料提示血清总胆固醇对冠心病的作用在相当大的范围内[>3.51mmol/L(135mg/dl)]是连续的,不存在所谓阈值。

血清胆固醇的不同成分作用不同:LDL-C与冠心病发病呈正相关,高密度脂蛋白胆固醇(HDL-C)有抗动脉粥样硬化的作用,它与冠心病的发病率呈负相关。血清HDL-C从1.56mmol/L(60mg/dl)下降到0.78mmol/L(30mg/dl),冠心病的发病率将增加1倍。HDL-C抗动脉粥样硬化的机制可能与对胆固醇的逆向转运机制有关。流行病学研究显示,TC/HDL-C是对冠心病很好的预测指标,此比值<3.5被认为是理想的脂质水平,TC/HDL-C>5时冠心病发病率急剧上升。

流行病学调查结果显示,脂蛋白(a)〔LP(a)〕是冠心病的危险因素,它与冠心病的发病密切相关。LP(a)是20世纪80年代后期发现的脂蛋白,它能够与纤维蛋白溶酶原竞争纤维蛋白原,而增高动脉粥样硬化和血栓形成的危险。所以,LP(a)和纤维蛋白原作为冠心病新的危险因素已越来越引起人们的注意。美国人群中20%的人LP(a)>300mg/L(30mg/dl),其冠心病的相对危险性增高约2倍。如果同时伴有LDL增加,则危险

性可增高达5倍。

(二)高血压

国内外大量研究证实,高血压是冠心病的主要危险因素。无论是单因素分析还是多因素分析,都显示高血压不论是稳定的还是不稳定的,收缩期的还是舒张期的,均与冠心病发病率明显相关。1981年上海市冠心病协作组曾进行200例心肌梗死危险因素的配对调查,结果发现高血压患者发生心肌梗死的危险是正常血压者的5.5倍。随着血压值的升高,冠心病发病率和死亡率呈上升趋势。美国多危险因素干预试验结果显示,与最适血压(SBP<120mmHg/DBP<80mmHg)相比,一级高血压(SBP140～159mmHg/DBP 90～99mmHg)、二级高血压(SBP160～179mmHg/DBP100～109mmHg)、三级高血压(SBP180～209mmHg,或DBP110～119mmHg)和四级高血压(SBP≥210mmHg/DBP≥120mmHg)的相对危险分别为1.33、2.20、3.64和5.88。国内外流行病学证据证明,从SBP≥120mmHg和(或)DBP≥80mmHg起,冠心病死亡的相对危险逐步提高,呈现连续的、强的、独立于其他危险因素的关联。最近,美国、欧洲和世界卫生组织的高血压防治指南将理想血压标准定为SBP<120mmHg,DBP<80mmHg。

近年来研究提示收缩压升高不仅是冠心病发病的独立危险因素,而且对冠心病发病的作用强度大于舒张压。多种危险因子干预试验(MRFIT)的361 000人,随访11.6年的前瞻性研究,将基线收缩压和舒张压分别按10分位分层,结果收缩压最高10分位和最低10分位相比冠心病的相对危险是3.7,而舒张压最高10分位和最低10分位相比冠心病的相对危险是2.8,说明收缩压对冠心病发病的作用强度大于舒张压。随机对照的临床试验显示,随着收缩压的降低,冠心病的发病率也随之降低。这些都提示临床医师应重视单纯收缩压升高。

高血压与其他危险因素协同作用时冠心病发病的危险性更大。MRFIT表明,在相同的舒张压水平时,冠心病的发病率随血清胆固醇的水平上升而升高;在相同的血清胆固醇水平时,冠心病发病率随舒张压水平的上升而升高。1993年Herbert对既往资料进行汇总分析,与安慰剂对

比,对轻、中度高血压药物治疗使脑卒中降低38%,与预期的结果一致;使冠心病事件(致死性冠心病与非致死性心肌梗死)降低16%,虽然达到统计学显著性水平,但仅为预期程度之一半;说明对高血压的药物干预,可能导致其他危险因素的不良变化,削弱了降压对预防冠心病的效果。2003年英国斯堪的纳维亚心脏预后试验首次提示降血压联合降血脂可进一步显著降低冠心病事件的前瞻性随机临床试验,表明综合控制多重危险因素对心血管疾病预防的重要意义。

高血压致冠心病的作用机制可能为高血压诱发动脉粥样硬化过程的加速,也可能是左心室肥厚导致心肌代谢增加以及冠状动脉储备相对减少,亦可能是高血压的血流动力学应力增加引起血管壁调节或机械疲劳。有研究表明,高血压病人即使无冠状动脉狭窄,冠状动脉最大血流量也常减少30%～50%。

(三)吸烟

吸烟是冠心病的另一个主要危险因素。不论是轻度吸烟或是重度吸烟,单独的或是与其他危险因素合并,均能增加病人死亡的危险性。1991年,Fonthonne等报道的"巴黎前瞻性研究",对6 903名43～54岁男子平均随访15年,查明该组人群的死亡原因,用Cox回归分析,发现每日吸烟支数是冠心病死亡的独立预测因素。上海地区协作组10所医院1970—1989年收治的全部心肌梗死病人与正常对照的回顾性调查研究表明,男性每日吸烟10支以上者患急性心肌梗死的危险是不吸烟者的2.16倍,在女性则为2.27倍。其次值得注意的是被动吸烟的致动脉粥样硬化作用。有研究发现被动吸烟者的颈动脉壁比从不吸烟者厚,动脉壁厚度随每周被动吸烟的时间增长而增厚。

吸烟可通过烟中尼古丁及升高血中一氧化碳含量,促使动脉壁平滑肌细胞增生增加血小板凝集和血栓形成,减低室颤阈值和诱发冠状动脉痉挛。

(四)糖尿病

糖尿病病人冠心病的患病率、心肌梗死发病率及死亡率远较无糖尿病者高,而且发病早。在20岁以后发病的糖尿病病人中,有半数死于冠心病。即使是仅有糖耐量减低,男性冠心病的发病率也会增加1倍,女性则增加2倍或3倍。2型

糖尿病病人在糖尿病发生时30%已患冠心病,此前他们已有胰岛素抵抗和高胰岛素血症。1991年,Ferrannini等在一项以2 930名人群为基础的调查中,有1 881名(占64%)出现下述6种异常情况之一,即2型糖尿病、葡萄糖耐量差、肥胖、高血压、高三酰甘油血症和高胆固醇血症。这些人BMI较高,腰、臀比较高,空腹及葡萄糖负荷后血糖较高,收缩压和舒张压较高,血浆三酰甘油和总胆固醇水平较高,HDL浓度较低,并常有明显的空腹及葡萄糖负荷后的高胰岛素血症。高胰岛素血症是胰岛素抵抗的结果。说明胰岛素的敏感性、葡萄糖耐量、血压、躯体的脂肪分布和各种血脂,构成一个在功能上互相关联的网络;上述6种异常的基础是一种胰岛素抵抗综合征,6项因素均增加患冠心病的危险。

胰岛素通过神经系统升高血浆去甲肾上腺素的浓度;通过直接增加肾小管近端钠的重吸收而明显减少排钠;胰岛素直接作用于血管,增加其对儿茶酚胺和血管紧张素Ⅱ的反应性。胰岛素有促细胞有丝分裂的性能,促进平滑肌细胞生长,从而促进动脉的粥样硬化。血管壁的结构和血管直径的改变还使血管反应性增强而促进高血压的发生。

三、其他危险因素

(一)超重和肥胖

衡量超重和肥胖的最好指标是脂肪占体重百分比,但目前应用较多的是体重指数[体重(kg)/身高(m²),BMI]。此外,还有腰围和腰臀围比。中国成人BMI在18.5～23.9为正常,在24～27.9超重,28以上为肥胖。体重增加使冠心病危险性增高,但超重肥胖是否是冠心病独立危险因素尚存争议,因为随着BMI递增,血压、血清总胆固醇、血糖和纤维蛋白原都逐步升高,HDL-C逐步下降,危险因素个体聚集率也逐步升高。MONICA研究的中国部分明确了中国人群平均体重指数与冠心病的发病率及死亡率呈正相关,且独立于其他危险因素。美国医务工作者随访研究发现,在较年轻者(<65岁)肥胖独立于脂肪分布,是冠心病强的危险因素;在老年人BMI与冠心病无显著关联,脂肪分布更能预测冠心病的发病危险。应该指出的是,肥胖介导的心血管病危险的增加始于幼龄。在较幼年龄开始减肥,降低

幼童时期发生的高脂血症和高脂蛋白血症,对冠心病的预防具有重要的意义。

(二)体力活动减少

多项人群前瞻性研究显示,在控制其他危险因素之后,长期中到强度的体力活动与冠心病发病率呈显著负相关。体力活动减少者,冠心病发病率较高。强体力劳动者的冠心病患病率较低。体力活动能增加 HDL 及脂蛋白脂肪酶的活性,减轻体重,降低血压,促进纤维蛋白溶解,减少血小板聚集和提高心电的稳定。足够的运动还有利于促进自主神经功能的平衡与正常调节作用。

(三)不可调整的危险因素

年龄、性别、遗传是不可调整的危险因素。随年龄增高,冠心病的发生率和死亡率显著增高。致死性心肌梗死病人中约 4/5 是 65 岁以上的老年人。

雌激素与冠心病,尤其是与妇女冠心病的关系争论了半个世纪。女性冠心病发病年龄比男性约迟 10 年。绝经前的女性冠心病发病率与男性之比为 1∶3～10,绝经后女性与男性趋于一致。女性的这种优势可能与雌激素的保护作用有关。绝经前妇女做双侧卵巢切除者,临床冠心病发病率显著增高,而做单侧卵巢切除者则无此现象。这些患者冠状动脉粥样硬化的程度接近男性,与同年龄保留卵巢的女性相比要严重得多。

对男性冠心病起保护作用的不是雌激素,而是雄激素及雌激素的平衡;高雌激素血症是男性冠心病危险因素。不稳定型心绞痛、急性和陈旧性心肌梗死病人均有较高的雌激素浓度,且雌激素越高,预后越差。

在控制其他危险因素后,家族史是较强的冠心病独立危险因素。对 223 例经冠状动脉造影证实的冠心病病人亲属和 57 例对照组亲属的研究表明,经年龄、性别、血压、总胆固醇、吸烟、糖尿病、左心室肥大等分层次控制后,冠心病病人的亲属比对照组的亲属患冠心病的危险增大,以不同的冠心病终点分析,比值为 2.0～3.9。对 45 317 名 40～75 岁的无冠心病男性的 2 年随访研究发现,与无提前发生心肌梗死家族史的人相比,双亲中有 70 岁前患心肌梗死的观察对象,本人患心肌梗死的相对危险度是 2.2。对 136 例 1 岁以下的婴儿中的尸检资料研究观察到,有冠心病家族史的婴儿比无冠心病家族史的婴儿,平均左冠状动脉狭窄程度要严重 1.4 倍,但两组的右冠状动脉无显著差异。阳性家族史伴随的冠心病危险增加可能是基因对其他危险因素介导而起作用的,所以通过确定其他危险因素的家族史可提供每个病人的冠心病危险的进一步信息,以帮助做出治疗决策。

(四)心理社会因素

有关个人性格和情绪应激在冠心病危险分级中所起的作用还有争议。A 型行为模式(TABP)是指有竞争性的、潜在的敌意、缺乏耐性、急躁、紧张、大声说话、常有时间紧迫感。A 型性格与冠心病危险间的相关性结果不一致,可能是因为用于判断性格分型的方法不同,TABP 的某些亚成分可能在冠心病发病中起作用。抑郁、焦虑、失望可能在冠心病发病中起作用,也是冠心病患者最常见的情绪反应。

社会经济因素与冠心病危险因素有密切关系,但尚无定论。

(五)乙醇

流行病学研究发现,轻、中度饮酒者发生冠心病危险较低,不饮酒和酗酒者冠心病发病危险较高,呈“U”形曲线。乙醇摄入能增加 HDL-C 的浓度;还可增加前列环素的合成,促进血管舒张,抑制血小板聚集;并且能使血管内皮细胞分泌组织型纤溶酶原激活药(t-PA)的量增加,增强纤溶活性。饮酒量与血浆 t-PA 抗原浓度呈直接正相关,在校正其他心血管疾病危险因素后,饮酒和 t-PA 的关系仍持续存在。但乙醇过量摄入,血脂、血压、血糖等危险因素增加。在法国人群中,尽管血浆 HDL-C 浓度与其他国家人群相似而饱和脂肪摄入量相当高,冠心病的发病率却相对较低;有人解释是与饮酒抑制血小板聚集和红葡萄酒有抗氧化作用有关。

(六)凝血因素

动脉粥样硬化和血栓是冠心病主要的病理基础,纤维蛋白原等凝血因子与这两个过程密切相关。PROCAM (Prospective Cardiovascular Munster)研究表明在纤维蛋白原浓度最高的 1/3 人中,冠心病事件的发生率是纤维蛋白原浓度最低的 1/3 人的 2.4 倍。纤维蛋白原浓度是冠心病的重要预测指标,但是否为病因因素还有待进一步研究。一些流行病学研究显示Ⅷ因子能增加患冠心病危险，饮食中脂肪摄入量高的人Ⅷ因子浓度高，Ⅷ因子还与总胆固醇浓度直接相关，Ⅷ因子活性增高可增加凝血酶生成，进一步导致高凝状态。血液中纤溶酶原激活剂抑制药（PAI-1）浓度增高可导致纤维蛋白溶解活性降低，冠心病病人的血浆PAI-1浓度则比健康人高。对45岁前患急性心肌梗死男性的前瞻性观察，PAI-1浓度增高是发生再次心肌梗死的危险因素。

（七）同型半胱氨酸

有研究认为中度升高的的血浆同型半胱氨酸是冠心病独立、可以改变的危险因素。补充维生素 B_6、维生素 B_{12} 和叶酸可使血浆同型半胱氨酸浓度下降，但临床研究未能显示可降低心血管事件发生。血浆同型半胱氨酸浓度增高引起患冠心病危险增加的确切机制尚未确定，可能是血管内皮损伤和抗凝活性减退的结果。

（八）血液中抗氧化物浓度低

血液中抗氧化物浓度低可使 LDL 和 LP（a）易于氧化。脂蛋白氧化被认为是巨噬细胞上的清除受体识别脂蛋白的先决条件，抗氧化物浓度降低可增加粥样硬化的危险。流行病学研究也表明，维生素 E 摄入量和冠心病事件发生呈逆相关，为减少冠心病事件发生，可能需要另行补充维生素 E。

（九）代谢综合征

在女性群体中，代谢综合征可能是缺血性心血管疾病的首要危险因素，这与男性不同。在WISE（women's ischemia syndrome evaluation）研究中，代谢综合征与病死率和心血管事件的发生密切相关，其相关性大于体重指数（BMI），即预防代谢综合征比单纯预防肥胖更有意义。代谢综合征患者有较高的氧化型 LDL、载脂蛋白 B、白细胞、尿酸及红细胞沉降率水平和较低的载脂蛋白 A 水平，因此具有较高的形成血栓趋势，而纤溶活性较低，这可能是代谢综合征导致冠心病的病理生理学原因之一。而代谢综合征在男、女性别间的差异，目前尚无明确解释。

（十）低血红蛋白水平

新近的 WISE 研究是目前对女性冠心病较为全面的试验研究之一。该研究中发现低血红蛋白水平与冠状动脉病变密切相关；血红蛋白低于 $120g/L$（$12g/dl$）的女性患者有更高的冠心病病死率。在多变量回归分析模型中，低血红蛋白水平与心肌缺血的发病率密切相关，但目前对这种相关性尚无明确的解释。有学者认为贫血可能仅是造血干细胞功能缺陷的一种表现，而这种缺陷影响到内皮祖细胞，进而影响内皮细胞的修复，最终导致粥样斑块的形成。

（王士雯　孟庆义　马　勇）

参 考 文 献

1　赵　冬.中国人群的血脂流行病学研究.中华心血管病杂志，2003，31（1）：74－78

2　赵晓涛，霍　勇.肾上腺素 β_3 受体基因多态性与肥胖、胰岛素抵抗及高血压.中华老年多器官疾病杂志，2003，2（4）：302－304

3　Arant CB, Wessel TR, Olson MB, et al. Hemoglobin level is an independent predictor for adverse cardiovascular outcomes in women undergoing evaluation for chest pain: results from the National Heart, Lung, and Blood Institute Women's Ischemia Syndrome Evaluation Study. J Am Coll Cardiol, 2004, 43 （11）：2009－2014

4　Bello N, Mosca L. Epidemiology of coronary heart disease in women. Prog Cardiovasc Dis, 2004, 46 （4）：287－295

5　Hennekens CH, Hennekens AR, Hollar D, et al. Schizophrenia and increased risks of cardiovascular disease. Am Heart J, 2005, 150 （6）：1115－1121

6　Juutilainen A, Kortelainen S, Lehto S, et al. Gender difference in the impact of type 2 diabetes on coronary heart disease risk. Diabetes Care, 2004, 27 （12）：2898－2904

7　Lori Mosca, Lawrence JA, Emelia JB, et al. Evidence-based guidelines for cardiovascular disease prevention in women. Circulation, 2004, 109：672－693

8　Nicklas BJ, Cesari M, Penninx BW, et al. Abdominal obesity is an independent risk factor for chronic heart failure in older people. J Am Geriatr Soc, 2006, 54 （3）：413－420

9　Paul S, Smith L. The metabolic syndrome in women：

a growing problem for cardiac risk. J Cardiovasc Nurs，2005，20（6）：427—432

10 Wassertheil-Smoller S，Shumaker S，Ockene J，et al.

Depression and cardiovascular sequelae in postmenopausal women. The Women′s Health Initiative (WHI). Arch Intern Med. 2004，164（3）：289—298

第二节 糖 尿 病

糖尿病与冠心病的关系十分密切，早在19世纪末就有人提出心脏病与糖尿病可能有关。现代医学则充分认识到，糖代谢异常是人类发生冠心病重要的、独立的危险因素。

根据最近重新修订过的糖尿病的诊断标准，糖代谢紊乱中的高血糖分为糖调节受损（IGR）和糖尿病（DM）。IGR包括糖耐量受损（IGT）和空腹血糖受损（IFG），IFG还包括非糖尿病性空腹高血糖症。糖尿病的诊断标准是空腹血糖≥7.0mmol/L(126mg/dl)，或75g口服葡萄糖耐量试验中2h的血糖≥11.1mmol/L(200mg/dl)；空腹血糖受损（IFG）的诊断标准是空腹血糖≥6.11mmol/L（110mg/dl）但＜6.99mmol/L(126mg/dl)，75g口服葡萄糖耐量试验中2h的血糖＜11.1mmol/L(200mg/dl)；糖耐量受损（IGT）的诊断标准是75g口服葡萄糖耐量试验中2h的血糖≥7.80mmol/L（140mg/dl），但＜11.1mmol/L(200mg/dl)。其中，IFG和IGT之间有着密切的关系，在荷兰的一项大样本的研究显示，IFG对IGT存在预测的特异性为92％。

一、流 行 病 学

大量的流行病学研究显示，糖代谢异常状态与心血管病的危险性增加相关，当然也包括冠心病。大系列的荟萃分析已证实，约70％的2型糖尿病（T2DM）患者死于心血管并发症。糖尿病患者与非糖尿病者相比，冠心病发病和病死率分别增高2～4倍，糖尿病患者心肌梗死的病死率比非糖尿病患者高2～3倍。Framingham研究表明男性糖尿病患者比无糖尿病患者，冠心病死亡的相对危险为1.7，而女性则为3.3，说明女性糖尿病患者非致死性和致死性冠心病的危险更高，可能原因是糖尿病女性在绝经期后对冠心病的保护作用消失。1992年对首钢公司3万人群调查发现，糖尿病患者的冠心病患病率为9.32％，非糖尿病人群仅为2.46％。对大庆10万人调查显

示，糖尿病患者较正常对照人群心肌梗死的患病率高10倍。冠心病的发病年龄提前，45岁以下糖尿病患者死于心脏病变的比率较非糖尿病患者高10～20倍。在一项最近发表的对2 432位（在基线时已被诊断为糖尿病患者为1 059人，非糖尿病者为1 373人）个体组成的队列长达7年的随访研究中发现，在非糖尿病人群中基线时曾患心肌梗死（MI）者组和未患MI组随访期间MI的发生率分别为18.8％和3.5％，而糖尿病人群相应的MI发病率则分别为45.0％和20.2％，显著高于非糖尿病人群MI的发病率。无心肌梗死史的糖尿病患者冠心病事件发病危险与无糖尿病史而有心肌梗死史者无显著差别。因此认为对无心肌梗死史的糖尿病患者进行心血管病危险因素的治疗应与对有心肌梗死史者一样积极（图12-2）。

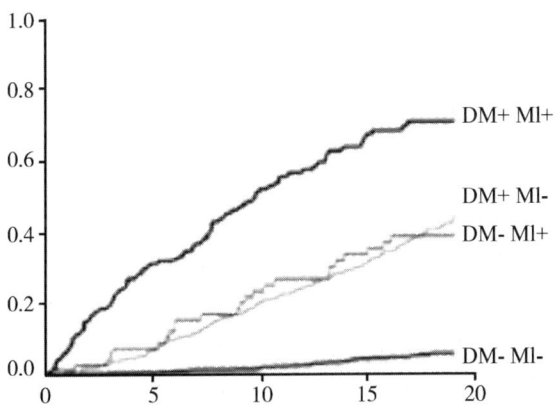

图12-2 糖尿病对冠心病预后的影响（**Diabetes Care**，**2005，28：2901—2907**）

几项大规模前瞻性研究多因素分析提示，糖尿病患者过高的冠心病患病率，不能单用影响普通人群中冠心病的那些传统的危险因素来解释。ARIC（社区人群动脉粥样硬化危险因素）研究显示，对美国中年人随访4～7年，在调整了社会经济因素、吸烟、饮酒、参加运动和激素替代治疗等因素之后，男性糖尿病患者冠心病的相对危险是

无糖尿病者的 2.52 倍,女性糖尿病患者的相对危险则为 3.45 倍。MRFIT 研究中对 35 万男子随访 6 年,其中 5 245 人患有糖尿病。对每一主要危险(血清总胆固醇、血压、吸烟)的分级水平分析时发现,糖尿病男子发生冠心病的危险性均增加 3~6 倍。另一研究对 7 000 名男子随访 7 年,232 位有糖尿病者(不考虑吸烟史)与同样水平血清总胆固醇但无糖尿病者相比,冠心病的发生率增加 2~3 倍。女性人群的研究结果也相近,一组 11.5 万女子中 1 500 人患有糖尿病,在相同的血清胆固醇水平状况下,糖尿病妇女冠心病的发生率高 5 倍。对照美国 NHANES Ⅱ 和 NHANES Ⅲ 两次调查中,在糖尿病人群和非糖尿病人群中因冠心病死亡的危险性的变化趋势可以看出,在接受同样的针对冠心病的医疗保健照顾和健康促进措施的情况下,非糖尿病人群中冠心病的病死率显示出明显的下降趋势(在男性和女性中分别下降 43.8% 和 20.4%),而在糖尿病人群中,男性中冠心病病死率的下降趋势(16.7%)远没有非糖尿病男性中冠心病病死率的下降明显,而在糖尿病女性患者中,冠心病病死率反而有明显上升的趋势(增加了 10.7%)。因此,糖尿病独立地影响了冠心病的发病率。鉴于对 2 型糖尿病患者中增高的心血管病变危险性的认识,在美国心脏病学会 1999 年的宣言中明确提出"糖尿病是心血管病"的口号,反映了心血管医师对 2 型糖尿病的认识。2001 年,在美国胆固醇教育计划(NCEP)成人治疗第三次报告(ATPⅢ)中,糖尿病就被列为冠心病的等危病变。

糖耐量减低(IGT)是发生 2 型糖尿病过程中的一个中间阶段,其血糖水平处于正常与糖尿病之间。已有研究显示,在 IGT 阶段,冠心病的患病率就已经明显高于血糖正常者,提示 IGT 阶段的血糖异常及其伴随的其他因素已成为冠心病的促发因素。对首钢 3 万人的调查显示,糖尿病组、IGT 组和正常组冠心病的患病率分别为 9.32%、6.25% 和 2.46%,IGT 组的冠心病已明显增多。英国 Whitehall 研究、法国 Paris Prospective 研究、芬兰 Helsinki Policemen 研究,共计 17 281 名没有糖尿病的中年男性随访 20 年,结果表明,在餐后 2h 血糖和空腹血糖居最高的 2.5% 人群,年龄调整的冠心病相对危险分别为 1.8 和 2.7。加拿大的一项病例对照研究显示,在没有糖耐量异常的人中,餐后血糖每增加 1.2mmol/L(21mg/d1),心肌梗死的相对危险度为 1.58,且其作用独立于腹部肥胖、血脂、血压和吸烟。芝加哥 Heart Association Detection Project in Industry 研究对 26 753 名 18~74 岁男女性随访 22 年的结果表明,在基线时没有临床糖尿病的对象中,餐后 1h 血糖水平升高是致死性冠心病的独立的危险因素。但 ARIC 研究则显示,在没有糖尿病的对象中空腹血糖与冠心病发病无独立的关联。

有 3 项在无糖尿病者的前瞻性研究,即 Helsinki Policemen Study,Paris Prospective Study,Busselton Study 显示,血浆胰岛素升高与冠心病的危险增高有独立于其他危险因素的关联。加拿大 Quebec 前瞻性研究也得出相似的结果,但其他研究则未显示高胰岛素与冠心病的关联。1998 年来自希腊的一项血管造影的病例对照研究显示,经血管造影证实的冠心病患者不论肥胖与否,其空腹或负荷后血浆胰岛素水平均是冠心病组高于非冠心病组。该作者认为冠心病患者具有独立于肥胖的胰岛素抵抗现象。ARIC 研究对 1 万余名美国社区人群随访 4.7 年,在无糖尿病的女性中,空腹胰岛素与冠心病呈显著正关联,多因素调整后的冠心病相对危险,在胰岛素的 5 分位组分别为 1.00、0.76、2.08、2.08 和 2.82(趋势 $P=0.02$),但在男性未见胰岛素与冠心病之间的关联。因此认为空腹胰岛素仅在女性是冠心病的危险因素。前瞻性的流行病学研究显示,即使在基线时,非糖尿病人群,其胰岛素抵抗水平亦和随访后 22 年内主要冠心病事件的累积发生率增高相关。在 UKPDS 的一个肥胖或超重的 2 型糖尿病的亚组研究中,能够改善胰岛素抵抗的二甲双胍治疗组与磺脲类药物或胰岛素治疗组的血糖控制水平相似,但仅二甲双胍治疗组的 MI 发生率和冠心病发生率和普通治疗组相比有显著性的下降。上述药物试验提示胰岛素抵抗是心血管病变的重要原因。

除糖代谢异常外,普通人群发生冠心病的全部危险因素无一例外地也是糖尿病患者的危险因素,且有了糖代谢异常后,这些危险因素的严重程度和促发冠心病的作用也进一步加大。MRFIT 研究显示,在任何血清胆固醇水平,糖尿病患者年龄调整的冠心病发病率4倍于非糖尿病者。而其他人群研究,包括 Framingham 研究、Whiitehall 研究均显示在糖尿病患者以及非糖尿病者中,血清总胆固醇对冠心病的预测值相似。在2型糖尿病患者中,低血清 HDL-C 是对冠心病最强有力的危险因素,低 HDL-C 使冠心病危险增加4倍,心血管病危险增高2倍。WHO 多国研究结果表明,在4 714名35~55岁糖尿病患者中,有高血压和蛋白尿者,男性病死率为无高血压和蛋白尿者的5倍,女性为8倍。在糖尿病者及非糖尿病者中,高血压尤其收缩期高血压均是冠心病的重要的危险因素。糖尿病患者中心性肥胖对冠心病的预测价值独立于整体肥胖。在2型糖尿病患者心血管病病死率与尿中白蛋白排泄增高相关联,且此关联独立于传统的危险因素。同时有高胰岛素和白蛋白尿显示冠心病危险极度升高。

二、糖尿病的病理生理以及致冠心病的相关机制

2型糖尿病的最基本病理生理变化为高血糖、胰岛素抵抗和B细胞的功能障碍,其中后两种病理生理变化不但存在于糖尿病状态下,还是导致糖尿病发生和发展的基本病因。血液循环中的葡萄糖进入到细胞内被机体利用主要是通过胰岛素的作用而实现的。因此,人体血液循环中的血糖水平是由胰岛素的靶器官对其的敏感性和胰腺B细胞分泌出的胰岛素水平所决定的。但二者之间的关系并不是一种直线的关系。即当机体对胰岛素的不敏感程度(胰岛素抵抗程度)增加到一定的水平时,体内需要更多的胰岛素才能使血糖的水平保持稳定。

在糖尿病自然病程的早期可以观察到逐渐升高的胰岛素抵抗和胰岛素分泌的水平,因胰岛素抵抗和胰岛素分泌的水平之间在很长的时间内可以达到平衡,所以体内的血糖可维持在正常范围内;而当B细胞功能明显下降,二者之间不能保持平衡时,血糖就开始增高了。IGT 和 IFG 状态为血液循环中的葡萄糖水平超出了人群的平均血糖水平但尚未导致微血管病变(如糖尿病视网膜病变)危险性增加的血糖代谢状态。在糖尿病的自然病程中,胰岛素抵抗在 IGT 阶段或糖尿病刚发生时达到高峰,并可在糖尿病发生以后长期维持在同一水平。同样,B 细胞的胰岛素分泌在 IGT 阶段达到高峰,但在糖尿病发生后 B 细胞的功能却呈进行性的下降,其下降的速度决定了糖尿病患者血糖增高的速度。值得注意的是,在糖尿病自然病程中包括糖尿病发生后的相当一段时期,因胰岛素抵抗的存在,体内循环中的胰岛素水平是处于明显升高的状态,即高胰岛素血症。

高血糖状态是2型糖尿病人群有别于非糖尿病人群的显著特点,因在流行病学的研究中发现 IGT、IFG 和糖尿病状态均与冠心病发生的高危险性相关,人们非常容易假设高血糖是导致糖尿病人群冠心病发生高危险性的主要原因。虽然糖尿病人群动脉粥样硬化加速的机制尚不完全清楚,但长期的高血糖产生的体内蛋白质非酶促糖化作用增强和糖化终产物的形成、脂质的过氧化作用增加等,可能加速了动脉粥样硬化的发生发展。

已知体内各种蛋白质与高血糖接触后会发生不可逆性的、广泛的非酶促糖化作用,对一些半衰期长的蛋白质尤为明显。血液中的血红蛋白、血浆蛋白、脂蛋白、以及各种组织蛋白等均有过度糖化。糖化胶原促进细胞外基质捕获脂蛋白,使基质易于产生氧化性改变,从而促进动脉粥样硬化形成;糖化胶原也能刺激血小板聚集,加速动脉粥样硬化的进程。糖化的 LDL 能更多地被巨噬细胞摄取,形成泡沫细胞。糖化的 HDL 从血浆中清除的速度加快,并减少动脉壁细胞中 TC 的渗出,使 TC 更多地积蓄在血管壁内膜。糖化终产物(AGE)蛋白能诱导单核细胞向血管内皮移动,然后在巨噬细胞出现血小板衍化生长因子(PDGF)的表达,这与动脉硬化的早期病变过程有关;AGE 蛋白也能与巨噬细胞上的特异性受体结合,刺激几种细胞因子(如肿瘤坏死因子、白介素-1等)的表达,并参与动脉硬化的过程。

除了脂蛋白糖化作用外,患糖尿病时脂蛋白还可发生其他变化,并能通过与动脉壁细胞的相互作用的异常改变,从而起到促进动脉粥样硬化的发展。糖尿病患者脂蛋白氧化作用是增强的,脂蛋白氧化改变在致动脉粥样硬化方面有重要的作用。氧化型 LDL 在动脉粥样硬化发生的早期,即对单核细胞黏附、单核细胞化学吸引和内皮细胞损伤,具有一定的作用。氧化型 LDL 能促进单

核细胞分化为巨噬细胞,诱导巨噬细胞活化。氧化型 LDL 还能通过清除受体途径来运送脂质,导致泡沫细胞的形成。动物实验证明,应用抗氧化制剂丙丁酚(probucol)可减轻动脉粥样硬化病变。

血液中有糖化型和氧化型 LDL 抗体,提示改变了形式的脂蛋白具有免疫原性。研究认为循环脂蛋白免疫复合物与动脉硬化加速有关,其机制可能是在摄取免疫复合物过程中巨噬细胞—泡沫细胞形成,刺激了动脉壁细胞致动脉硬化的免疫机制。免疫复合物与 Fc 受体结合后被巨噬细胞吞噬,如果这些复合物含有糖化型或氧化型脂蛋白,则有可能运送大量的脂质,导致泡沫细胞的形成。

由 LDL 受体调节的脂蛋白吞噬性摄取聚集能导致严重的脂质积蓄和泡沫细胞形成。已证实细胞外基质成分中有脂蛋白聚集。糖尿病时增多的糖化基质蛋白极易与 LDL 结合,捕获和聚集过多的脂蛋白,然后导致这些聚集脂蛋白的吞噬性摄取,促进动脉硬化。

糖尿病时脂蛋白表面和核心成分常常发生量的改变,且与脂蛋白水平无关。血浆中游离胆固醇/卵磷脂比率是冠心病危险性的重要指标,在 1 型和 2 型糖尿病均是增加的。脂质成分的改变可促进游离 TC 进入动脉壁细胞或改变 TC 的逆向转运。糖尿病时 HDL 中鞘磷脂与卵磷脂比率的增加也会影响 TC 的逆向转运。在 1 型糖尿病,若能良好地控制血糖,所有这些血脂组成的异常改变均能恢复。

动脉粥样硬化病变最终临床表现常常因动脉粥样硬化斑块部位出现血栓形成而诱发。大量文献已充分证明,糖尿病时有明显的血栓形成倾向,血小板聚集和黏附性增加,多种凝血因子增加,组织纤溶酶原活化物(t-PA)抑制物增加,血浆纤维蛋白原水平也增加。糖尿病患者的促凝血因素有与高 TG 有关的,如Ⅶ因子、Ⅹ因子凝血活性增加,t-PA 抑制物增加。其他有血小板聚集力增加,Lp(a)增加。

前瞻性研究表明,高胰岛素血症能预测冠心病的发生,多因素分析表明它是冠心病的独立危险因素。2 型糖尿病在从血糖正常发展到 IGT、糖尿病的过程中,大多具有胰岛素抵抗、高胰岛

血症的病理生理改变。胰岛素本身具有生长刺激作用,并刺激其他生长因子如 IGF-1,能直接导致动脉平滑肌细胞增殖、胆固醇合成增加和引起动脉壁内膜和中层增殖。胰岛素抵抗是多种疾病状态的一个中心环节,称胰岛素抵抗综合征,表现为糖耐量降低、高血压、中心性肥胖、低高密度脂蛋白水平、高三酰甘油水平、高尿酸血症、高纤溶酶原血症等。其中多项表现尤其是血脂异常和高血压都是冠心病发病的重要危险因素。引起胰岛素抵抗的真正原因还不清楚,现已知有一定遗传性,有人发现基因编码蛋白酪氨酸磷酸酯酶 1B(PTP-1B),它通过胰岛素受体起作用而调节胰岛素。近年来,横断面的临床研究显示,胰岛素抵抗还和非经典的心血管病变的危险因子如 C-反应蛋白、PAI-1 等相关。1999 年 Haffner 等报告,在一个大的人群内,在糖耐量水平不同的亚组中血清胰岛素和胰岛素原均与 PAI-1 抗体呈强的独立的相关,在血糖正常、糖耐量异常和 2 型糖尿病患者相关系数分别为 0.38(0.34)、0.42(0.43)和 0.38(0.26),$P < 0.001$。胰岛素和胰岛素原在整个人群中也与纤维蛋白原呈显著相关,调整其他危险因素后胰岛素原与纤维蛋白原仍呈显著关联,胰岛素敏感性降低与 PAI-1 及纤维蛋白原升高相关联。因此胰岛素抵抗可能与凝血因素有关,这可能是胰岛素升高与冠心病相关联的机制之一。

血脂异常是冠心病的重要危险因素。糖尿病时存在多种血脂异常:VLDL 水平增高(TG↑),其他富含 TG 的脂蛋白水平增高,HDL 降低,LDL 水平无明显变化,Lp(a)增高,apoB 和 apoE 增高,富含 TC,小而致密的 VLDL 成分增加,小而致密的富含 TG 的 LDL 的成分增加,HDL 富含 TG,各种脂蛋白的 TC/卵磷脂比率增加,及脂蛋白糖化作用,脂蛋白氧化作用。血脂异常在糖代谢紊乱严重时明显。在血清 TC 水平相近情况下,糖尿病患者发生冠心病的危险性增高 4 倍左右。因此,在糖尿病状态下大大扩大了 TC 对冠心病的影响。在 1 型糖尿病和 2 型糖尿病患者中普遍存在低 HDL-C 血症。低 HDL-C 血症对动脉粥样硬化的影响是不能有效地转运 TC,导致 TC 沉积在血管内皮细胞。WHO 对 1 900 多位糖尿病患者的研究显示,血浆 TG 与冠心病呈显著相关,是一个独立的危险因素。在巴黎的前瞻

性研究中,TG 水平能预测糖尿病和 IGT 的冠心病,并独立于血浆胆固醇水平。糖尿病时富含 TG 的小而致密的 LDL-C 成分增加和富含 TG 的 HDL-C 的成分增加,使组织中清除胆固醇的能力下降,这对冠心病的发生有重要作用。糖尿病时血脂紊乱如 TC 增高、HDL 降低和 TG 增高,进一步增加了心血管事件且不同性别间有差异(图 12-3)。

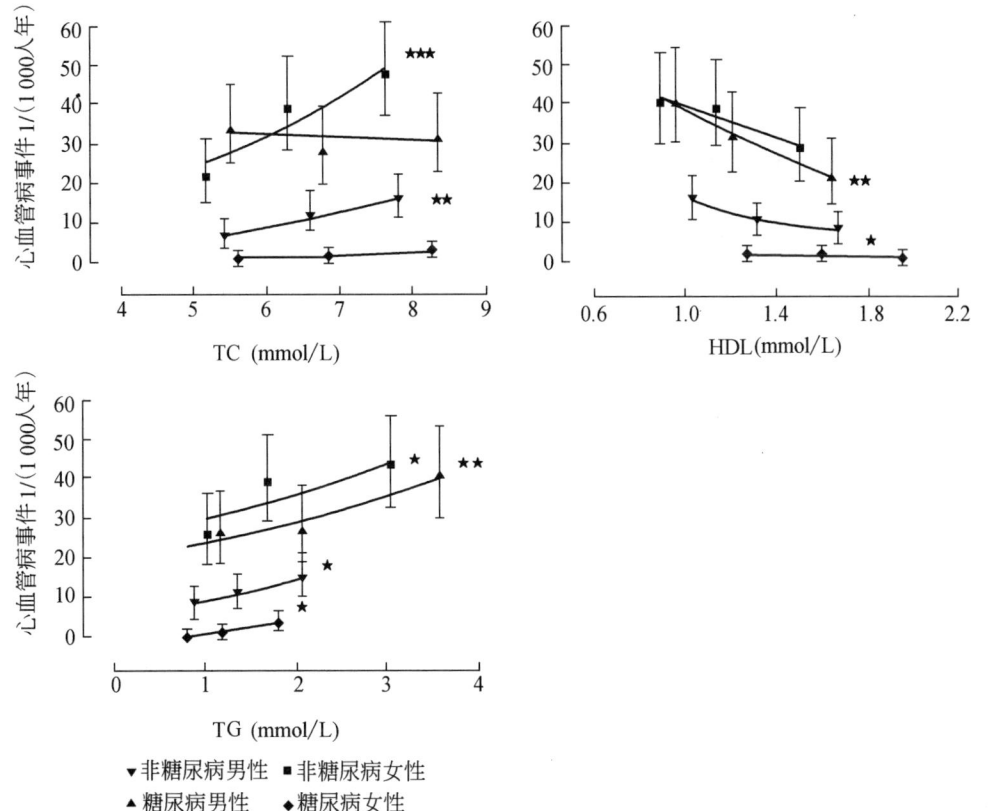

图 12-3 不同性别的糖尿病患者合并血脂紊乱对冠心病事件的影响

(Diabetes Care,2004,27:2898—2904)

三、防 治 原 则

近 10 年来,多项治疗糖尿病的多中心、大样本、长期、随机对照临床试验(RCT)的结果相继发表,证实了糖尿病(主要是 2 型糖尿病)具备了许多动脉粥样硬化的危险因素,如血脂异常、高血压、肥胖、高凝状态及血栓倾向。对这些因素的积极干预不仅改善了相应的临床指标,更令人信服的是可以减少糖尿病患者心血管疾病的终点事件,从而使对糖尿病的治疗超越了以"葡萄糖为中心"的传统观念,提出了在糖尿病治疗中全面控制心血管危险因子的原则。对每一个患者,则需权衡各因素间的轻重缓急,提出一个合理的治疗方案。

高血糖状态是 2 型糖尿病人群有别于非糖尿病人群的显著特点,因在流行病学的研究中发现 IGT、IFG 和糖尿病状态均与心血管疾病发生的高危险性相关,人们非常容易假设高血糖是导致糖尿病人群心血管疾病发生高危险性的主要原因。但是对控制血糖是否能有效地预防糖尿病微血管并发症及心血管病变的问题曾出现两派截然相左的意见。1958 年开始历时 14 年的美国大学组糖尿病计划(UGDP)曾希望对此做出一个明确的答复。该计划收集了 1 027 例 2 型糖尿病病例,分为用甲磺丁脲、苯乙双胍、固定胰岛素、按需胰岛素及安慰剂治疗 5 组。其后,甲磺丁脲组因猝死率高、推测为心血管原因而中止。苯乙双胍组也因不良反应而退出。最后仅将固定胰岛素、按需胰岛素及安慰剂组相比,结果未能证实较好的血糖控制可预防或延缓并发症的发生。这一结果曾一度使临床医师对口服降糖药及控制血糖的治疗价值产生了困惑。尽管许多学者随后列举了该临床试验设计的多项欠缺之处,如各组影响预后的因素有差别,病人的依从性不详等,但UGDP研究结果在其后相当长时期内影响依然存在,血糖控制与并发症发生的关系仍不明朗。1977—1997年历时20年的前瞻性、控制性和随机分组的英国前瞻性糖尿病研究(UKPDS)中,将3867例新诊断2型糖尿病患者经饮食控制后随机分为传统疗法(饮食控制为主)、磺脲类(氯磺丙脲、格列本脲)和胰岛素严格血糖控制组,经平均10.4年的随访,严格血糖控制组糖化血红蛋白(HbAlc,7.0%)较传统疗法组(7.9%)低0.9%,使微血管并发症减少了25%(P<0.01),心肌梗死减少16%(P=0.052)。UKPDS设计和结果分析的科学性,得到了大多数学者的认同,口服磺脲类及胰岛素降糖的价值也因此得到了新的评价,严格控制血糖预防微血管并发症的作用显然可见,对大血管并发症也是有益的,尽管对后者的预防效果比较有限。这显然与两种血管病变的发生机制不同有关:微血管病变是糖尿病所特有的,控制血糖必然会取得显著效果;而大血管病变在非糖尿病人群中也普遍存在,有许多高血糖以外的其他因素的参与。因胰岛素增敏剂出现的较晚,采用该类药物对IGT人群的干预试验(如DREAM研究)对心血管疾病亚临床和临床终点影响的数据将在几年后得到。

在对UKPDS研究的资料所进行的流行病学分析中发现,在冠心病的危险因子排序中,高血糖被排列在高LDL水平和低HDL之后。据美国国家胆固醇教育计划(NCEP)成人治疗组第3次指南(ATPⅢ),糖尿病已被视为冠心病的等危险疾病。糖尿病患者血脂异常的特征是高密度脂蛋白胆固醇(HDL-C)减低,三酰甘油(TG)升高,低密度脂蛋白胆固醇(LDL-C)可正常或略高于正常。糖尿病中低密度脂蛋白(LDL)发生了致动脉粥样硬化的改变,首先小而密LDL颗粒的比例增高,此种颗粒易进入单核细胞,而且易于氧化;另一方面LDL中的apoB出现非酶糖化,在血糖一般控制者达2%~5%,糖化LDL加强单核细胞中胆固醇酯的合成,并使内皮细胞功能受损,糖化LDL又易被氧化,氧化LDL可迅速被巨噬细胞摄取,进而形成泡沫细胞。可见对糖尿病患者降低LDL-C对防止动脉粥样硬化有重要意义。在多项用他汀类降LDL-C的大型试验中,服用他汀类药物使心血管事件下降23%~56%,其中糖尿病亚组疗效相似或下降更多。这些干预试验并不是专为糖尿病患者设计的,入选标准中对血清LDL-C或TG水平往往有限制,未能反映糖尿病的整体状况。用贝特类药物治疗血脂异常症的大型RCT研究有美国退伍军人管理局的HDL-C干预研究(VA-HIT),共入选2 531例冠心病患者,含DM患者627例,HDL-C≤1.0mmol/L,LDL-C≤3.6mmol/L,用吉非罗齐1 200mg/d,随访5年,心血管终点事件危险下降在伴有及不伴糖尿病者皆为24%。已启动的非诺贝特干预糖尿病降低冠心病事件(FIELD)RCT含近万名已有冠心病或有高危因素的男、女糖尿病患者,年龄50~70岁。随访时间平均至少5年。结束后将得出微粒化非诺贝特降低糖尿病患者心血管事件及病死率的确切效果。可能对糖尿病调脂治疗原则产生影响。为糖尿病患者设计的动脉粥样硬化干预研究(DAIS),为研究口服非诺贝特200mg/d 3年以上效果的RCT试验,入选418例,结果显示,冠状动脉造影计算机定量分析冠脉狭窄程度较对照组减少42%,冠脉节段直径较基线减少程度也低25%。

根据ATPⅢ的建议,基于糖尿病已成为冠心病的等危险疾病,治疗的第一靶为LDL-C,治疗目标为<2.66mmol/L(100mg/dl)。对LDL-C处于2.60~3.36mmol/L(100~130mg/dl)者,加强生活方式改良。对LDL-C为3.36mmol/L(130mg/dl)者,同时加强生活方式改良及采用降LDL-C药物(首选他汀类,次选结合胆酸树脂或非诺贝特)。LDL-C已达标,而TG介于5.26~13.0mmol/L(200~500mg/dl),可考虑加大他汀剂量,或加用烟酸或贝特类;如TG≥13mmol/L(500mg/dl),为了防止出现胰腺炎应先用贝特类或烟酸以降低TG,待TG<13mmol/L(500mg/dl)后,再转向降低LDL-C治疗。

糖尿病患者高血压的发生率明显高于非糖尿病人群,2型糖尿病合并高血压者约为60%。高血压也是胰岛素抵抗综合征的一个重要表现,对冠心病的发生起着非常重要的作用。20 世纪 80 年代后期启动了对高血压病患者降血压与心血管、肾脏并发症关系的大系列、长疗程的 RCT 研究。在多项高血压 RCT 中含有糖尿病亚组,如高血压最适治疗随机试验(HOT),老年收缩性高血压研究(SHEP),欧洲收缩期高血压试验(Sys-EUR),所得出的结果大致类同,即严格控制血压对糖尿病患者确实有益,可显著减少、延缓心血管并发症的发生。值得注意的是,与非糖尿病高血压患者相比,糖尿病患者降压得益更多,如 HOT 研究在降压幅度相似情况下,舒张压≤80mmHg 组与≤90mmHg 组相比,全组心肌梗死下降 28%,而糖尿病亚组下降约 50%,心血管原因死亡在全组无统计学差别,而糖尿病亚组下降约 65%($P=0.016$)。在 SHEP 试验中,糖尿病对照组卒中事件 5 年累计率(31.5%)多于非糖尿病组(7.5%),而糖尿病治疗组下降幅度(69%)则大于非糖尿病治疗组(41%)。在 Sys-EUR 试验中用钙拮抗药者全部心血管事件下降幅度在糖尿病组是 62%($P=0.002$),而在非糖尿病组则为 25%($P=0.02$)。

在 UKPDS 高血压控制随机对照试验中,入选了 1 148 例 2 型糖尿病伴高血压,严格控制组血压降低 10/5mmHg 所获得的益处是所有糖尿病相关终点下降 24%,糖尿病相关死亡降低 32%,所有大血管病变降低 34%,所有微血管病变下降 37%。令人感兴趣的是,血压降低 10/5mmHg 的效果明显优于 UKPDS 血糖控制试验中严格血糖控制组(HbAlc 较对照组低 0.9%)所获得的益处,证实糖尿病患者严格控制高血压的重要性。UKPDS 在专文分析中指出,降血压治疗与降血糖相比,成本低而效益高。美国一项 2 型搪尿病比较强化血糖控制、强化高血压控制及

降低血清胆固醇费用-效益分析也显示,按年生活质量改善指标计算,降脂费用最高,降压费用最低。

炎症因子在血管病变及冠心病发生发展的作用和在糖耐量正常(NGT)向糖耐量低减(IGT)及糖尿病转化中的预测作用已被重视,炎性因子中也包括促进凝血的因子,如细胞间黏附分子(ICAM)-1、血管细胞间黏附分子(VCAM)-1、Ⅷ因子、纤溶酶原激活物抑制剂(PAI)-1 等,阿司匹林(乙酰水杨酸)这一古老药物抗炎及抗血小板凝集的作用已得到公认。阿司匹林对心肌梗死和其他缺血性心血管疾病二级预防的效果已反复证实,但一级预防在两项大系列的研究结果却不一致。主要的分歧在于有的研究认为应用乙酰水杨酸会使出血性脑卒中发病增加,抵消了其抗血栓形成的作用。在 HOT 试验中对高血压患者降压治疗的不同达标组随机用乙酰水杨酸 75mg/d 或安慰剂治疗平均 3.8 年。结果表明用乙酰水杨酸组致死性或非致死性急性心肌梗死下降 36%。其中糖尿病患者获益更多,每 1 000 患者每年可预防 2.5 次心肌梗死的发生,高于非糖尿恙患者(每年 1.5 次心肌梗死/1 000 患者)。说明在血压良好控制条件下,乙酰水杨酸的应用是有效、安全的。对主要终点危险的影响作用,其中也包括糖尿病亚组。

对肥胖糖尿病患者,首先要限制热量的摄入,增加体力活动,消耗能量,降低体重。降血糖效果不满意者,首选双胍类口服降糖药(盐酸二甲双胍)或 a 葡萄糖苷酶抑制药。这些治疗除了能降血糖外,还能提高体内胰岛素的敏感性,降低血清胰岛素水平,减弱高胰岛素血症对冠心病的不利影响。胰岛素增敏药如罗格列酮具有类似的作用,已用于糖尿病的治疗。

(王士雯　马　勇)

参 考 文 献

1　高　妍. 糖尿病与心血管疾病. 中华内分泌代谢杂志, 2005, 21 (5):5S18—5S20

2　黄　晨, 张荣怀, 张阳阳, 等. 2 型糖尿病患者冠状动脉病变的观察. 中华老年多器官疾病杂志, 2004, 3 (4):268—270

3　刘　浩, 余金明, 潘长玉, 等. 冠心病病人代谢综合

征的现状调查. 中华医学杂志, 2006, 86 (30):2095—2098

4　陆宗良, 杜保民, 陈　祚, 等. 中国冠心病二级预防研究-对合并糖尿病患者的干预结果分析. 中国心血管病杂志, 2005, 33 (12):1067—1069

5　潘长玉. 2 型糖尿病患者应更加积极地调脂治疗. 中

华老年多器官疾病杂志，2005，4（2）：95—97

6 Bowman BA. Primary prevention of type 2 diabetes mellitus by lifestyle intervention：implications for health policy. Ann Intern Med, 2004, 140 (11): 951—957

7 Dabelea D, Kinney G, Snell-Bergeon JK, et al. Effect of type 1 diabetes on the gender difference in coronary artery calcification：a role for insulin resis tance? The Coronary Artery Calcification in Type 1 Diabetes (CACTI) Study. Diabetes, 2004, 53 (8)：2177

8 Ding EL, Song Y, Malik VS, et al. Sex differences of endogenous sex hormones and risk of type 2 diabetes：a systematic review and meta-analysis. JAMA, 2006, 295 (11)：1288—1299

9 Haffner SM. Risk constellations in patients with the metabolic syndrome：epidemiology, diagnosis and treatment patterns. Am J Med, 2006, 119 (5 Suppl 1)：S3—9

10 Huxley R, Barzi F, Woodward M. Excess risk of fatal coronary heart disease associated with diabetes in men and women：meta-analysis of 37 prospective cohort studies. BMJ, 2006, 332(7533)：73—76

11 Maki KC. Dietary factors in the prevention of diabetes mellitus and coronary artery disease associated with the metabolic syndrome. Am J Cardiol, 2004, 93 (11A)：12C—17C

12 McNeill AM, Katz R, Girman CJ, et al. Metabolic syndrome and cardiovascular disease in older people：The cardiovascular health study. J Am Geriatr Soc, 2006, 54(9)：1317—1324

13 Nishtar S, Voute J, Grizeau-Clemens D. Improving heart health in Europe. Circulation, 2006, 113 (4)：f16

14 Pepine CJ, Kerensky RA, Lambert CR, et al. Some thoughts on the vasculopathy of women with ischemic heart disease. J Am Coll Cardiol, 2006, 47 (3 Suppl)：S30—35

15 Pischke CR, Weidner G, Elliott-Eller M. Comparison of coronary risk factors and quality of life in coronary artery disease patients with versus without diabetes mellitus. Am J Cardiol, 2006, 97 (9)：1267—1273

16 Tjokroprawiro A. New approach in the treatment of T2DM and metabolic syndrome (focus on a novel insulin sensitizer). Acta Med Indones, 2006, 38(3)：160—166

17 Zgibor JC, Piatt GA, Ruppert K, et al. Deficiencies of cardiovascular risk prediction models for type 1 diabetes. Diabetes Care, 2006, 29(8)：1860—1865

第三节 吸 烟

烟草制品仍是危害公众健康的重要因素，据估计全球每年有上千万人死于与吸烟有关的疾病。在发达国家的 35～69 岁的人群中，吸烟是引起提前死亡的最重要原因，20 世纪 90 年代在这个年龄组中吸烟引起的死亡占全部死亡的 30%。在全部心血管疾病死亡中，吸烟的效应接近占 20%。流行病学研究早已证明吸烟是冠心病的三大独立危险因素之一，吸烟不论是轻度或是重度，单独的或是与其他危险因素合并，均能增加患者死亡的危险性，吸烟还可以加重其他冠心病易患因素的作用。早在 1983 年美国卫生署的一份关于吸烟问题的报告中已经把吸烟作为最重要的已知可以改变的冠心病危险因素。

一、流行病学资料

1991 年 Fonthonne 等报道的"巴黎前瞻性研究"是一项有关冠心病预告因素的长期的、大规模的研究。6 903 名 43～54 岁男子，平均随访 15 年，查明该组人群的死亡原因。用 Cox 回归分析，每日吸烟支数是明显的冠心病死亡的独立预告因素。现吸烟者致死性冠心病的危险增加 70%，非致死性冠心病和猝死的发病危险增高2～4 倍。西方多国人群研究表明，每天吸一包香烟与不吸者相比，在 45～49 岁、50～54 岁、55～59 岁和 60～64 岁年龄段发生首次冠心病事件的危险比分别为 4.1、4.8、3.1 及 1.7。吸烟支数和冠心病死亡的相对危险性呈剂量反应关系。在吸烟的种类中，吸香烟者相对危险最高，吸雪茄者次之，吸烟斗者又次之。低焦油纸烟和无烟烟草同样有害，在一项多中心对照研究中，吸烟的含焦油量分为低于 10mg、10～15mg、15～20mg 和＞20mg 四组，与不吸烟的人相比，各组的心肌梗死相对危险分别是 3.8、4.3、3.2 和 3.7。与吸含焦油量最低的组相比，其他三组的心肌梗死的相对危险是 1.2、0.8 和 1.0。吸用无烟烟草也伴有心血管疾病危险增高,在一项观察性流行病学研究中,有 135 036 名男子参加,共观察 12 年。与不用任何烟草制品的人相比,经年龄调整的心血管疾病相对死亡危险,在用无烟烟草的人中是 1.4,每日吸烟不到 15 支的组中是 1.8,每日吸烟 15 支以上组的相对死亡危险是 1.9。吸烟支数对 AMI 发生的相对危险见图 12-4。

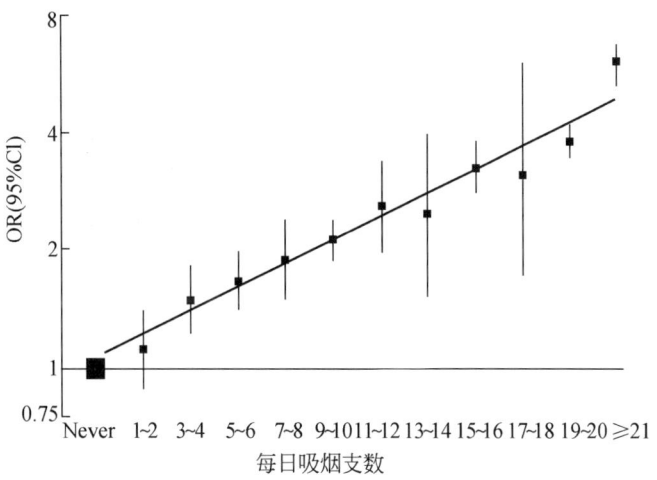

图 12-4 吸烟支数对 AMI 发生的相对危险度

(引自:Lancet. 2006;368:647-658)

在我国人群,较早期的研究显示,吸烟只在血清总胆固醇升高者中增加冠心病的发病危险,而在血清总胆固醇水平正常的人群中则未见此种关联。例如,1991 年报道的北京首钢男性冠心病危险因素前瞻性研究结果显示,在血清胆固醇水平>5.20mmol/L(200mg/dl)的亚组中吸烟和冠心病发病呈剂量反应关系,每天吸 1~9 支、10~19 支及 20 支以上组,冠心病发病危险分别为 0.9、2.4、2.7,致死性心肌梗死和冠心病猝死相对危险分别为 2.6、5.5、9.3。1996 年我国 10 组人群前瞻性研究报道表明,在控制了血压、血脂等冠心病危险因素之后,吸烟与不吸烟者相比急性心肌梗死和冠心病猝死的危险增加 2.2 倍,缺血性脑卒中发病相对危险增加 96%,同时癌症死亡危险增加 45%,总死亡危险增加 24%。1996 年报道的我国 11 项病例对照研究的汇总分析结果显示,吸烟者与不吸者相比,冠心病发病的综合 OR 值为 2.20(95%CI 1.91~2.55)。1997 年报道的一组西安工厂人群的前瞻性研究随访 20 年的结果提示,在调整了年龄、职业、教育水平、舒张压、血清胆固醇和三酰甘油等因素后,男性吸烟比不吸者冠心病死亡的相对危险为 3.61(95%CI 1.35~9.67),总死亡和癌症死亡的相对危险分别为 2.42 及 2.50;女性总死亡、癌症和冠心病死亡的相对危险分别为 2.32,1.98,4.67,但后二者未达到统计学显著性水平。同年报告的上海队列人群的前瞻性研究随访 16 年的结果显示,男性吸烟者比不吸烟者,总死亡的相对危险为 1.4(95%CI 1.2~1.7,P<0.001),其中,冠心病死亡的相对危险为 1.8(95%CI 1.0~3.2,P<0.04),其余吸烟致死亡危险显著增加的有肺癌、食管癌、肝癌和慢性阻塞性肺疾病等;该队列中女性吸烟者较少,但吸烟者总死亡的相对危险为 1.7(95%CI 1.2~2.5,P<0.01)。此结果表明,吸烟已是我国人群的主要死亡原因,到 20 世纪 80 年代,在上海中年男性人群中约有 20% 的总死亡是由于吸烟引起的。总的来看,在中国人中,吸烟比不吸者冠心病的相对危险增高约 2.3 倍。我国目前男性吸烟率在 60% 以上,青年人吸烟率很高,是冠心病重要的危险因素。

1997 年发表的一项综述,汇总了被动吸烟与冠心病的关系,共检索到 10 项前瞻性研究,9 项病例对照研究和一项横断面研究,一致显示被动吸烟和冠心病呈正关联,并呈剂量反应关系,其中少数达到统计学显著性水平;综合的相对危险值在 1.23~1.51。相比于与不吸烟者一起生活的人,本人不吸烟而与现行吸烟或以前吸烟者生活在一起的人中,心脏疾病死亡的危险增高。在这项研究中,从不吸烟的男子,与现行吸烟或曾吸烟者生活在一起,到74岁时死于冠心病的机会是9.6%;而与不吸烟者生活在一起的死于冠心病的机会是7.4%;而女性的相应组的危险是6.1%和4.9%。

吸烟对冠心病发病影响的作用机制为内皮损伤,它是吸烟导致血管病变的中心环节,吸烟妇女所生产的胎儿脐带动脉可见广泛的内皮变化。长期暴露于香烟环境,抑制人类的内皮功能,如前列环素的生物合成能力。吸烟和被动吸烟都使内皮功能降低,并呈现剂量反应关系。1998年曾有报道,以注射乙酰胆碱诱发的冠状动脉扩张来显示血管内皮功能受损,研究对象为女性,其中38名除吸烟外无其他冠心病危险因素,11名从未吸过烟或暴露于吸烟的环境,19名被动吸烟者,8名吸烟者;向左冠状动脉内注射乙酰胆碱后,以血管造影观察冠状动脉左前降支和左回旋支近端和远端的管腔变化反应,发现在不吸烟者乙酰胆碱使冠状动脉远端显著扩张,而近端不扩张,被动吸烟者及主动吸烟者乙酰胆碱使动脉各节段都收缩。乙酰胆碱诱发的冠状动脉扩张功能受损,表明吸烟可使内皮功能受损,被动吸烟和主动吸烟相同。这也是吸烟引起冠状动脉痉挛的重要机制。而冠状动脉痉挛不但是心绞痛的原因,且与不稳定型心绞痛、心肌梗死和冠心病猝死发病都有密切关系。

吸烟者与不吸烟者相比,血清高密度脂蛋白胆固醇降低,三酰甘油增高,总胆固醇及低密度脂蛋白胆固醇增高。我国北京、广州工农人群横断面研究,多因素分析结果表明,每天吸烟支数在男性,与血清总胆固醇、三酰甘油、低密度脂蛋白胆固醇和 TC/HDL-C 比值呈显著正相关,与血清 HDL-C 呈显著负相关;在女性,与血清三酰甘油、TC/HDL-C 比值呈显著正相关,与 HDL-C 呈显著负相关。说明在我国人群吸烟对血脂和脂蛋白的影响与西方人群相似。在观察性流行病学研究资料中,男性吸烟者的 HDL 胆固醇比不吸烟者低12%,女性吸烟者比不吸烟者低7%。吸烟改变 LCAT 的活性,对 HDL 的代谢和结构产生不良影响。在试管研究中,人血浆暴露在烟卷烟的气相中15min,血浆的 LCAT 活性降低7%;暴露

6h 后血浆 LCAT 活性,与接触滤过空气的血浆相比,只剩22%。此外,血浆暴露于烟卷烟后,引起 apo A-I 和 apo A-Ⅱ 相互交联,使 HDL 的功能改变。HDL 有保护心脏的作用,这可能是吸烟增加冠心病危险的机制。

吸烟可增加血管氧化应激,而抗氧化维生素C可改善吸烟者的内皮功能。在抗氧化维生素与冠心病发病关系的流行病学研究显示,在吸烟者中,维生素C或β-胡萝卜素水平与冠心病发病的负相关比不吸烟者显著。有报道让10名健康的不吸烟者,连续2d在自由吸烟区或吸烟室停留30min,在这之前与之后各取血标本,发现被动吸烟可引起血清维生素C急骤降低,LDL的抗氧化能力降低,脂质过氧化产物增高,最终从被动吸烟者血中提取的 LDL 在组织培养中被巨噬细胞吞噬的速度加快。这为被动吸烟可促进冠心病发病的流行病学研究结果提供了病理生理证据。

血浆纤维蛋白原升高已被多项流行病学研究证明是冠心病发病的独立危险因素,它对冠心病事件发生的预测能力与血清胆固醇相似。它的升高可导致血液流变学改变,增加血液黏稠度和血小板聚集,并促进血栓形成。它不但是健康人心血管病发病的危险因素,而且也是有过冠心病事件的患者死亡或复发的危险因素,还预示动脉粥样硬化进展的加速。吸烟者,尤其是男性吸烟者血浆纤维蛋白原显著增高。Munster 心脏研究显示,吸烟者血浆纤维蛋白原比不吸者在男性和女性分别增高12.1%和3.4%。戒烟后,冠心病发病危险的迅速降低与血浆纤维蛋白原水平的降低有密切关系,因为动脉粥样硬化病变不可能在短期内消退。

病理研究也表明,在男性,斑块破裂与血清总胆固醇有很强的相关,而吸烟是急性血栓形成的预测因子。在50岁以下的女性中,斑块糜烂与吸烟密切相关,而大于50岁的女性中,血栓形成常继发于斑块破裂且与血清总胆固醇相关。总之,斑块糜烂及破裂和血栓形成是急性冠心病事件发生的病理基础,吸烟与二者均有关。1998年报道的一项女性急性血栓形成和冠心病猝死危险因素及其机制的病理研究显示,冠心病猝死的机制可分为四种情况,在51例中,斑块破裂加急性血栓形成8例,糜烂的斑块加急性血栓形成18例,稳

定的斑块与愈合的梗死18例,稳定的斑块没有梗死者7例。在多因素分析中,吸烟与斑块糜烂密切相关($P=0.03$)。

二、戒烟与冠心病预防

许多前瞻性研究已表明,戒烟者比继续吸烟者冠心病病死率有相当程度的降低。戒烟后,冠心病死亡的相对危险很快降低,随着与最后吸烟日期间隔的加长,冠心病病死率逐步降低,缺血性脑卒中病死率也有相似的迅速下降。在多年的重度吸烟者戒烟后也可见到益处。在已诊断的冠心病患者中戒烟可使再梗死、冠心病猝死和总病死率降低50%。原吸烟者戒烟后,男子可延长预期寿命2.3年,女子可延长2.8年。对1990年为35岁的人来说,如果排除了冠心病病死率,在男子和女子平均可分别延长寿命3.1年和3.3年。因此,戒烟对于冠心病的一级和二级预防都有重要作用。

戒烟也能改善其他心血管病易患因素。近期的一项研究表明,停止吸烟和停止嚼烟草口香糖至少12周后,LDL胆固醇降低5.6%,HDL胆固醇增高3.4%。戒烟可减少血小板的体积,增加血小板对前列腺素 E_1 刺激腺苷环化酶而生成的cAMP的反应,说明戒烟后保护血管的前列腺素的抗血小板聚集能力增强。戒烟后尿液中肾上腺素和去甲基肾上腺素的排出量减少,反映血管的反应性改善。戒烟不影响收缩压,但舒张压可比原先明显增高。

MRFIT研究组观察的3 470人中,经72个月随访高血压的发生率确实显著增多,戒烟者中有35%血压增高,未戒烟者有27%血压增高。不论是否戒烟,用降压药行阶梯治疗同样有效。戒烟者的血压增高至少有部分原因是戒烟后体重增加引起的。在随访到72个月时,停止吸烟的人中有47%体重增加幅度达27kg,而未戒烟者仅25%体重增加达这一幅度。由于吸烟者体重往往较轻,而戒烟后短期内常见体重增加,由此引起"戒烟是否会导致与肥胖有关的危险因素增高"的担心。但研究证据表明,戒烟可改善脂质和血栓倾向,减低内皮功能受损,并提高胰岛素敏感性;戒烟导致的体重增加并不抵消其改善危险因素的良好作用。1997年报道的芝加哥西方电器公司

研究对此问题的分析显示,在从不吸烟者中将从20岁到调查当时的体重指数变化分为稳定、稍增、中度增加和高度增加几档,在调整了其他冠心病的危险因素之后,冠心病死亡的相对危险在以上几档分别为1.00、1.75、1.75 和3.07(趋势 $P<0.01$);吸烟者则体重变化和冠心病死亡的相对危险未显示此种相关。认为吸烟可能使体重增加与冠心病死亡的关系发生改变。这些研究结果提示,戒烟虽然可使体重增加,但不会导致冠心病其他危险因素的不利变化。戒烟对 AMI 发生相对危险的影响见图12-5。

戒烟能在短期产生临床效益。在一项大规模人群的对照研究中,现行吸烟者1 282人的心肌梗死和冠心病死亡危险与2 068位不吸烟的对照相比,男子的危险是2.7倍,女子是4.7倍。戒烟后冠心病危险迅速下降,到戒烟3年时,戒烟者的冠心病危险已和从未吸烟者相似。

戒烟是不需要费用的,不良反应很轻,应鼓励全部吸烟的病人戒烟。据报道,现行吸烟者中70%有完全停止吸烟的愿望。然而,据美国疾病控制中心的调查报告,在1年内去过门诊一次以上的人中,只有略多于半数的人得到过医师或其他卫生专业人员做出的戒烟劝告。据估计,如果全部提供一级治疗的人员都向吸烟的病人进行简短的戒烟咨询建议,每年会有100万人在此帮助下停止吸烟。

美国心脏病学会戒烟指南的要求:第一,医师在门诊对每个吸烟者均应进行咨询,对每个戒烟者均应经常关心。第二,对每个病人均应询问吸烟情况,并定期记录在病历中。第三,关于戒烟的干预时间只需花3min即有效,当然干预越深入,效果越好。第四,医师应通过戒烟咨询方法的培训,以提高戒烟效果。第五,应建立一个促进戒烟的网络。第六,与其他可提供戒烟干预的个人或机构建立联系。病人到保健机构来是对吸烟者进行干预的最好时机。病人到门诊时,是对自己的健康最关心的时刻,此时他最容易接受对危险因素干预的指导。事实证明,医师对病人进行戒烟的教育往往是最有效的,但医师必须经过指导戒烟方法的培训。医师对吸烟者进行干预的要求:第一,询问吸烟情况。第二,建议戒烟。第三,为有戒烟愿望的病人发放宣传材料,指定他到专门

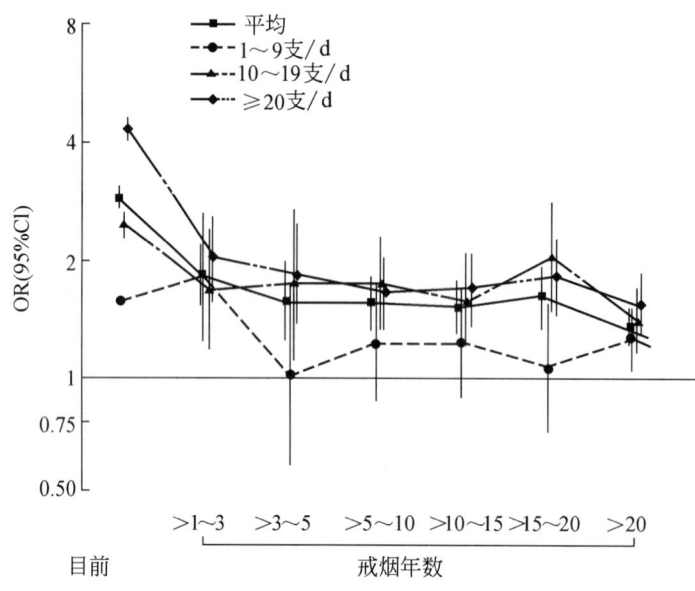

图 12-5 戒烟对 AMI 危险度的影响

（引自：Lancet. 2006；368：647－658）

的戒烟门诊。第四，如有可能，限定戒烟日期。第五，安排随访。

美国心脏协会对戒烟咨询的建议：医师进行戒烟咨询的步骤是：①劝说。说明对象个人的危险因素状况以及改变行为的必要性。②了解咨询对象对戒烟的看法。例如问对吸烟有什么感觉？日常生活中有哪些紧张因素？对戒烟有什么看法？为什么要戒烟？考虑在6个月内戒烟吗？③了解咨询对象过去戒烟的经历。例如问以前戒过烟吗？什么时候？为什么要戒烟？你遇到了什么问题？假如对象回答没有戒过烟，可以询问是否有过其他生活方式的改变？如膳食、运动等。其中有什么问题，如何解决的？④了解戒烟遇到的问题。在什么情况下你最想吸烟？你担心如戒烟会发生什么问题？⑤了解需要及可能得到的帮助。戒烟遇到问题时你打算怎么办？你是否能请

家庭成员、朋友，或同事来帮助你戒烟？你可能用什么来代替平时的吸烟？⑥帮助病人制定戒烟的计划。如对象决心戒烟，可给予指导性的参考材料，与之讨论如何改变行为，确定戒烟日期等；如对象尚无决心或不肯定，可先与之讨论其他方面行为的改变，如参加体育锻炼、采用松弛方法等，并发放有关宣传材料，预定下次来访时间。⑦计划随访内容。了解戒烟计划实施情况，哪些咨询建议对你最有帮助？哪些建议实施起来有问题？据此帮助对象更新计划。

在不同种类的戒烟药物中，尼古丁替代疗法比较有效，例如尼古丁贴剂，但要注意对孕妇尽量避免应用。对于心血管疾病病人，如患心肌梗死4周之内，有严重心律失常、严重不稳定型心绞痛的患者要慎用。

（王士雯 马 勇）

参 考 文 献

1 向定成，Franz X K. 吸烟和高脂血症是冠状动脉痉挛的重要危险因子. 中华心血管病杂志，2002，30（4）：242－245

2 Ambrose JA, Barua RS. The pathophysiology of cigarette smoking and cardiovascular disease：an update.

J Am Coll Cardiol, 2004, 43 (10)：1731－1737

3 Barnoya J, Glantz SA. Cardiovascular effects of secondhand smoke：nearly as large as smoking. Circulation, 2005, 111 (20)：2684－2698

4 Barth J, Critchley J, Bengel J. Efficacy of psychoso-

cial interventions for smoking cessation in patients with coronary heart disease: a systematic review and meta-analysis. Ann Behav Med, 2006, 32(1):10—20

5　Cifkova R. Arterial hypertension as a public health issue in the Czech Republic. Blood Press Suppl, 2005, 2:25—28

6　Enstrom JE, Kabat GC. Environmental tobacco smoke and coronary heart disease mortality in the United States-a meta-analysis and critique. Inhal Toxicol, 2006, 18(3):199—210

7　Heitzer T, Meinertz T. Prevention of coronary heart disease: smoking. Z Kardiol, 2005, 94 Suppl 3:Ⅲ/30—42

8　Kamholz SL. Pulmonary and cardiovascular consequences of smoking. Med Clin North Am, 2004, 88(6):1415—1430, ix—x

9　Kato T, Inoue T, Morooka T, et al. Short-term passive smoking causes endothelial dysfunction via oxidative stress in nonsmokers. Can J Physiol Pharmacol, 2006, 84(5):523—529

10　Leone A. Relationship between cigarette smoking and other coronary risk factors in atherosclerosis: risk of cardiovascular disease and preventive measures. Curr Pharm Des, 2003, 9(29):2417—2423

11　Leone A, Giannini D, Bellotto C, et al. Passive smoking and coronary heart disease. Curr Vasc Pharmacol, 2004, 2(2):175—182

12　Raupach T, Schafer K, Konstantinides S, et al. Secondhand smoke as an acute threat for the cardiovascular system: a change in paradigm. Eur Heart J, 2006, 7(4):386—392

13　Reissigova J, Tomeckova M. State of the art coronary heart disease risk estimations based on the Framingham heart study. Cent Eur J Public Health, 2005, 13(4):180—186

14　Stranges S, Bonner MR, Fucci F, et al. Lifetime cumulative exposure to secondhand smoke and risk of myocardial infarction in never smokers: results from the Western New York health study, 1995—2001. Arch Intern Med, 2006, 166(18):1961—1967

15　Wang CH, Zhou X, Zhou GD, et al. Interaction of ApoE and LDL-R gene polymorphisms and alcohol drinking and smoking on coronary heart disease. Zhonghua Yi Xue Za Zhi, 2004, 84(7):554—558

第四节　肥　　胖

一、肥胖的定义与测量标准

肥胖症(obesity)是常见的、古老的代谢性疾病。当人体进食热量多于消耗热量时,多余热量以脂肪形式储存于体内,其量超过正常生理需要量,且达一定值时遂演变为肥胖症。正常男性成人脂肪组织重量占体重的 15%～18%,女性占 20%～25%。随年龄增长,体脂所占比例相应增加。

对于超重和肥胖的衡量指标有过不少研究,最好的衡量肥胖的指标是脂肪占整体体重的百分比。测量人体脂肪或内脏脂肪组织可以用磁共振方法或放射断层方法,但这些方法昂贵且应用不便,故现在多用体重指数[体重(kg)/身高(m²),BMI]来衡量超重和肥胖的程度。WHO 确定成年人的诊断标准是:BMI 在 18.5～24.9 为正常,BMI 在 25～29.9 为超重,BMI≥30 为肥胖。考虑到国人的种属及形体,其诊断标准应较低,大致为:BMI 19～23.9 为正常,≥24 为过重,≥28 为肥胖。BMI 指标应用于生长期的儿童不是很完善,儿童时期体重的增长率与身高增长率不成比例,瘦的儿童 BMI 值比胖的儿童增加得快。肥胖按体脂分布大致分为两种。一种是脂肪主要分布在上身部分,以腰和腹部的脂肪最多,称中心型肥胖,一般男性肥胖者较为多见;另一种是脂肪主要分布在臀部和大腿,称为外围型肥胖,多见于女性肥胖者。目前判定肥胖类型的标准主要用腰围与臀围的比值(WHR),或者以腰围粗细作为判定标准。中国人代谢综合征腰围切点的研究表明,我国中年人随着腰围增大,代谢综合征成分聚集的 OR 值显著增高;腹部脂肪聚集和危险因素的增加有密切关系。因此,根据国情我国肥胖工作组建议,以男性腰围≥90cm、女性≥80cm 作为腹型肥胖的标准。

体重超重率的增加是全世界的趋势,近 40 年美国男性和女性的肥胖率逐年增加图 12-6,超重情况更为严重。美国第三次全国健康和营养调查报告,20 岁以上的成年人中,将 BMI 男子＞

27.8、女子＞27.3定为超重,则有1/3人超重。约5 800万人。超重人口百分数比1988年完成的第二次调查增加8%,而且在各年龄组的男女都有超重人增多。黑人男子中超重的人较少,占31%;黑人女子中超重的较多,占48.6%。但白人中超重的人增加较多,白人男女分别增多8%和9%。近年来随着我国经济发展和人群膳食结构的改变,动物食品摄入和烹调用油量的增加,人群超重和肥胖的患病率明显增加,发病年龄有下降趋势。

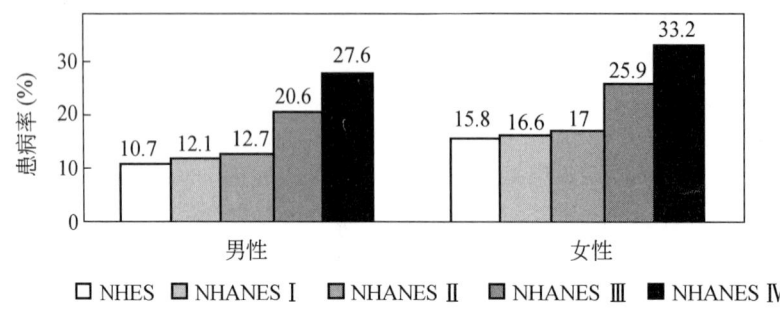

图12-6 美国肥胖症的患病趋势

根据2002年我国居民营养和健康状况调查资料表明(24≤BMI＜28为超重,BMI≥28为肥胖),我国居民超重率为17.6%、肥胖率为5.6%,两者之和为23.3%,已接近总人口的1/4(表12-2、12-3)。与1992年全国营养调查相比,过去10年间我国城乡居民超重和肥胖率均呈明显上升趋势。全人群超重率比1992年上升了38.6%,人群肥胖率上升了80.6%,其中18岁以上人群分别上升了39.0%和97.2%。由于超重基数大,预计今后肥胖患病率会有较大幅度增长,成为日益严重的公共卫生问题。

表12-2 中国不同地区居民的超重率(%)

	合计	城市小计	农村小计	大城市	中小城市	一类农村	二类农村	三类农村	四类农村
合计	17.6	22.6	15.6	25.0	21.6	17.4	15.1	19.2	12.8
男性	17.7	25.0	15.0	27.8	23.9	17.7	14.5	17.8	11.0
女性	17.5	20.6	16.3	22.7	19.8	17.1	15.6	20.5	14.4

注:按2000年全国人口普查数据标化

表12-3 中国不同地区居民的肥胖率(%)

	合计	城市小计	农村小计	大城市	中小城市	一类农村	二类农村	三类农村	四类农村
合计	5.5	8.2	4.6	10.6	7.2	6.4	4.3	6.0	2.7
男性	5.3	8.6	4.0	11.3	7.5	5.4	3.8	4.9	2.1
女性	6.0	7.9	5.3	10.0	7.0	7.2	4.7	7.0	3.2

注:按2000年全国人口普查数据标化

二、肥胖与心血管病的关系

有研究显示,25～34岁的肥胖男性的病死率比普通人群高12倍。病死率增加的幅度随年龄增长而降低,这说明年轻人肥胖的危险性更大。但直到65～74岁肥胖者的病死率仍为正常体重者的2倍。据挪威的一项研究,BMI＞30者,病死率几乎呈线性增加,当＞35时,病死率就增加30%～40%。Woaler研究年龄在30～79岁者的所有死亡者中,43%与肥胖相关。肥胖者死亡高的原因,主要是心血管疾病增多之故。我国人群BMI水平虽低于西方,但近年来增长较快。我国人群BMI水平与心血管病发病密切相关。基线BMI每增加 1kg/m²，冠心病发病危险性增高12%，缺血性脑卒中危险增高6%。提示超重和肥胖是我国人群冠心病和缺血性卒中发病的独立危险因素。

肥胖与心血管疾病的关系是多方面的，主要是冠心病、高血压和糖尿病增多之故：①BMI与总胆固醇和三酰甘油（TG）增高呈正相关，而与高密度脂蛋白（HDL）水平呈负相关。现认为腹部肥胖者均有胰岛素抵抗（IR），血脂异常与此密切相关。②腰臀围比例预测冠心病的危险性比单纯BMI更重要，因为这更能反映代谢紊乱。对1 500名妇女观察20年，致死性的心肌梗死的发生与WHR而并非单纯的BMI的关系密切，因为前者可反映腹部肥胖，而后者不能。据美国的护士健康研究，女性BMI在25～29者，经年龄校正，与瘦的护士发生冠心病的相对危险比例为1.8。女性肥胖若BMI达到31.1者，上述比例就可达3.3。③肥胖的成人30%～50%患有高血压，为非肥胖者的3倍以上。其机制与神经内分泌紊乱有关。④肥胖者左心室重量（LVM）增加，而左心室肥厚（LVH）是病死和致死的独立危险因素。LVH与IR也有一定关系。⑤肥胖与IR和糖尿病密切相关，不仅使TG增高，HDL下降，且使PAI-1增高，血栓自溶能力下降；还使致动脉粥样硬化更大作用的低而密的LDL增高，使之更容易形成粥样硬化。国外一项研究中，男性336 000人，女性419 000人，观察12年，肥胖者糖尿病的发病率较正常体重者，男为5.2倍，女为7.9倍。美国85%的糖尿病者肥胖，超重人群糖尿病的患病率为正常体重者的4倍。40岁以上的糖尿病者70%～80%有肥胖史。现认识到脂肪组织有内分泌作用，可拮抗胰岛素形成IR。

体重增加使冠心病危险性增高。根据Framingham心脏研究资料，年龄<50岁的最胖的1/3人群，比最瘦的1/3人群的心血管疾病发生率增高，在男子中相当于2倍，女子中相当于2.5倍。甚至体重指数在正常范围高限的人患冠心病的危险也增加。在115 818名中年妇女中进行的前瞻性队列研究中，与体重指数<21.0的人相比，非致死性心肌梗死和冠心病死亡的相对危险在体重指数为23.0～24.9的妇女中是1.46；在体重指

数为25.0～28.9的妇女中是2.06，增高幅度有统计学意义。在体重指数为21～22.9的妇女中，相对危险是1.19，无显著性差异；而按本研究定义为已超重的妇女，即体重指数为29或更高，非致死性心肌梗死和冠心病死亡的相对危险达到3.56。但超重肥胖是否是冠心病独立危险因素曾存争议，因为随着BMI递增，血压升高，糖耐量异常，胰岛素抵抗，血清总胆固醇和纤维蛋白原都逐步升高，HDL-C逐步下降，危险因素个体聚集率也逐步升高。我国多中心合作的心血管病流行病学研究显示，在14组人群，15 000余名35～59岁人群横断面分析中，随BMI从<19依次递增到>28，血压、血清总胆固醇、血糖、血尿酸都逐步上升，而HDL-C则逐步下降。不仅如此，随体重指数增高，危险因素的个体聚集率（有两个及以上危险因素的个体在人群中的比例）也逐步升高。研究结果还发现，以人群的血压、血清总胆固醇、HDL-C、体重指数均值和吸烟率、饮酒率为自变量，人群的年平均年龄标化冠心病发病率为因变量，进行多元逐步回归分析结果显示：体重指数均值、血压均值、总胆固醇均值和HDL-C均值都被选入回归方程，前三者与人群的年龄调整冠心病发病率呈显著正关联，后者呈显著负关联。表明在中国这样体重指数较低的人群内，体重指数均值与人群的冠心病发病率仍然呈现显著的、独立于其他传统危险因素的正相关。从回归系数推算，人群的体重指数均值每增加1，人群的冠心病发病率增高9.1/100 000。我国10组队列人群的前瞻性研究也显示，随体重指数的5分位（男性界限值为19.1、21.5、23.2；女性为18.9、21.8、23.9）增高，冠心病的年龄调整发病率逐步上升。多元回归分析表明：基线时体重指数每增加1，冠心病发病的相对危险增高12%（5%～19%），且此作用独立于年龄、性别、血压、血清胆固醇、吸烟和饮酒。以上结果说明在中国人群内，无论是群体水平的生态学分析，还是个体水平的前瞻性研究都显示体重指数和冠心病发病有独立的正关联。同一前瞻性研究还表明，虽然随体重指数增高，冠心病及脑卒中病死率有逐步增高趋势，但体重指数与总死亡，癌症死亡和其他疾病死亡的关系均呈J形曲线，即体重指数低于19者，总死亡、癌症死亡和其他死亡显著增高，说明人群体重指

数应控制在适宜水平,并非越低越好。

西方人群的前瞻性研究也表明,体重指数是冠心病发病的独立危险因素。例如,美国医务工作者随访研究(Health Professionals Follow-up Study),对 29 122 名 40～75 岁男性医务工作者随访 3 年共计发生 420 例冠心病。分析结果显示,基线时体重指数、腰臀围比值、身高低矮和自21 岁起体重增加均可增加冠心病的发病危险。在年龄低于 65 岁组,调整其他危险因素之后,与体重指数<23.0 者相比,体重指数在 25～28.5、29.0～32.9 及≥33 组冠心病的相对危险分别为 1.72(95%CI 1.10～2.69)、2.61(95%CI 1.54～4.42)和 3.44(95%CI 1.67～7.00)。在≥65 岁组,体重指数和冠心病危险间的关联较弱,但腰臀围比值是对冠心病的强预测因子,在腰臀围比值最高和最低 5 分位组比较,相对危险为 2.76(95%CI 1.22～6.23),表明在较年轻者肥胖独立于脂肪分布,是冠心病的强的危险因素;而老年组,则脂肪分布更能预测冠心病的发病危险。英国 Whitehall Study,美国 Framingham Study 也表明在老年人 BMI 与冠心病或心血管病死亡危险无显著关联,说明对老年人,脂肪分布的指标比体重指数能更好地预测冠心病的危险。一般来说,男性 BMI 在 60～65 岁增加到最高峰,然后随年龄而下降,而腰围和腰臀围比值则始终随年龄而增长。美国护士健康研究对 115 195 名 30～55 岁女性随访 16 年,共计发生 4 726 例死亡,其中心血管病 881 例,2 586 例癌症,1 259 例其他原因死亡。分析结果显示,在仅调整年龄时,体重指数和总死亡呈 J 形关系,如将从不吸烟者单独分出来分析,则未见瘦的妇女有死亡增加的危险,而可见体重和死亡之间有正的关联。如将随访前 4 年内的死亡除外,随体重指数从<19、19～21.9、22～24.9、25～26.9、27～28.9、29～31.0、≥32递增,总死亡的相对危险分别为 1.0、1.2、1.2、1.3、1.6、2.1 和 2.2(趋势 P<0.001)。在从不吸烟者中,与体重指数低于 19 者相比,体重指数≥32 组心血管病死亡的相对危险是 4.1(95%CI 2.1～7.7),癌症死亡的相对危险是 2.1(95%CI 1.4～3.2)。这组资料还显示,体重指数≥27 总死亡危险才显著增高,而在体重指数≥22 时,冠心病死亡的危险已增高。Framingham offspring研究表明,在体重指数>20 后,心血管病危险因素增高率很快上升。护士健康研究认为,美国女性体重指数低者死亡率高,与吸烟和亚临床疾病的存在有关,除去这些因素后,体重指数与死亡并无 J 形关系。这可能由于冠心病死亡是美国人群主要死亡原因。目前在中国人群中冠心病死亡比例还不高,体重指数与总死亡之间呈 J 形关系,其原因还有待进一步的研究。

三、肥胖的病因和发病机制

按发病机制及病因,肥胖症可分为单纯性和继发性两大类。

无明显内分泌、代谢病病因可寻者称单纯性肥胖症。根据发病年龄及脂肪组织病理又可分二型。

1. 体质性肥胖症(幼年起病型肥胖症) 此类肥胖有下列特点:①有肥胖家族史;②自幼肥胖,一般从出生后半岁左右起由于营养过度而肥胖直至成年;③呈全身性分布,脂肪细胞呈增生肥大;④限制饮食及加强运动疗效差,对胰岛素较不敏感。

2. 获得性肥胖症(成年起病型肥胖症) 其特点为:①起病于 20～25 岁,由于营养过度及遗传因素而肥胖;②以四肢肥胖为主,脂肪细胞单纯肥大而无明显增生;③饮食控制和运动的疗效较好,胰岛素的敏感性经治疗可恢复正常。

继发于神经-内分泌-代谢紊乱基础上的肥胖症为继发性肥胖症,主要有下列 7 组。

①下丘脑病:多种原因引起的下丘脑综合征包括炎症后遗症、创伤、肿瘤、肉芽肿等均可引起肥胖症。②垂体病:见于轻型腺垂体功能减退症、垂体瘤(尤其是嫌色细胞瘤)、空蝶鞍综合征。③胰岛病:由于胰岛素分泌过多,脂肪合成过度。2型糖尿病(非胰岛素依赖型)早期;胰岛 B 细胞瘤(胰岛素瘤);功能性自发性低血糖症。④甲状腺功能减退症:原发性及下丘脑-垂体性者均较胖,可能由于代谢率低下,脂肪动员相对较少,且伴有黏液性水肿。⑤肾上腺皮质功能亢进症:主要为皮质醇增多症,表现为向心性肥胖。⑥性腺功能减退症:女性绝经期及少数多囊卵巢综合征;男性无睾或类无睾症。⑦其他:水、钠潴留性肥胖症及痛性肥胖(Dercum 病)等。

热量摄入多于热量消耗使脂肪合成增加是肥胖的物质基础。当日进食热卡超过消耗所需的能量时，除以肝、肌糖原的形式储藏外，几乎完全转化为脂肪，储藏于全身脂库中，其中主要为三酰甘油，由于糖原储量有限，故脂肪为人体热能的主要贮藏形式。如经常性摄入过多的中性脂肪及糖类，则使脂肪合成加快，成为肥胖症的外因，往往在活动过少的情况下，如停止体育锻炼、减轻体力劳动或疾病恢复期卧床休息、产后休养等出现肥胖。而在一般情况下，人体每日所进热量有差异，取决于年龄、性别、身高、劳动性质等因素，由于正常神经内分泌的精密调节，使人体体重相对较稳定而不发生肥胖。因此，肥胖症的发病机制可归纳为受到内部基因和外部环境的双重影响。

肥胖很大程度上取决于基因遗传特性。Mayer 等报道，双亲中一方为肥胖，其子女肥胖率约为 50%；双亲中双方均为肥胖，其子女肥胖率上升至 80%。而肥胖者收养的子女则无如此高的患病率，不能单纯用生活习惯等后天性因素加以解释。Stunkard 等对 1 974 对同卵双生子和 2 097 对异卵双生子的体重过重的一致性进行统计，前者一致性为后者的 2 倍。人类肥胖一般认为属多基因遗传，遗传在其发病中起着一个易发的作用，肥胖的形成尚与生活行为方式、摄食行为、嗜好、胰岛素敏感性以及社会心理因素相互作用有关。

近年来，随着对肥胖发病机制研究的进一步深入，发现了肥胖(ob)基因和瘦素(leptin)等一系列肥胖相关因子，使肥胖症的研究在分子水平上有了飞跃，从分子遗传学的水平上部分阐明了肥胖症的发病机制，为以后进一步的研究奠定了基础。相信在不久的将来，随着研究的进一步深入，肥胖症这一日益威胁人类健康的流行病将会得到更好的控制。

人们很早就注意到肥胖症的家族遗传倾向，但一直未能确定其遗传方式。后来发现野生型 C57BL/6J 小鼠因基因自发突变引起极度肥胖表现型并可遗传给下一代。显示突变点与某种调节体重作用的物质有关。Zhang 等于 1994 年首次成功克隆出小鼠的 ob(肥胖)基因，并发现其表达产物 leptin。ob/ob 鼠中肥胖(ob)基因呈突变形式，且为纯合子。小鼠的肥胖基因编码的脂肪组织 mRNA，此肥胖基因决定 leptin 的合成，由于基因的突变，ob/ob 鼠缺如 leptin，遂致肥胖。ob 基因具有高度的保守性，大鼠、小鼠、人的同源性达 83%。ob 基因的表达具有脂肪组织特异性，且只有成熟的脂肪组织才有表达。在摄食等因素的刺激下，脂肪组织分泌 leptin，有两条作用途径：其一是作用于下丘脑的摄食中枢，产生饱胀感，从而抑制摄食行为；其二是作用于广泛分布于其他组织如肝脏、脑组织、肺、肾脏、睾丸和脂肪组织上的 leptin 受体，使其活性增加，能耗骤增。

在对人类肥胖者及 2 型糖尿病患者筛查 ob 基因突变的研究中，大部分未检测到突变，提示大多数肥胖者的肥胖并不是由 ob 基因突变所引起。leptin 是 ob 基因的编码产物，在体内的水平受多种因素的调节，其中脂肪组织的含量是主要因素。研究表明，脂肪细胞的大小可能是决定 leptin 水平的一个主要因素，肥胖者 leptin 水平明显高于体重正常者。另外，血浆 leptin 水平与胰岛素有密切的关系，呈正相关，提示胰岛素有调节 leptin 浓度的作用。研究提示种族及年龄对血 leptin 的浓度影响不大，性别对血 leptin 水平有显著的差异，女性为男性的 3 倍。正常人血 leptin 浓度个体差异很大，有昼夜节律变化，峰值和谷值相差达 50%~80%。此种现象在肥胖者表现更为突出。leptin 的分泌还存在脉冲现象。leptin 由脂肪组织分泌入血后通过与血清蛋白结合运输到多种组织，与这些组织中的受体基因结合，影响着机体的许多生理系统和代谢通路。目前研究认为，leptin 受体基因在大脑脉络丛、下丘脑、肝脏、胰腺等多部位表达，最重要的部位是下丘脑。受体的 mRNA 主要在下丘脑弓状核浓集分布，下丘脑弓状核分泌神经肽 Y(NPY)，而 NPY 具有刺激食物摄入、增加能量消耗和提高胰岛素水平的作用。leptin 与下丘脑的 leptin 受体结合后可能通过抑制 NPY 的合成与释放，引起食欲降低、能量消耗增加、抑制脂肪合成、从而减轻体重。生理状态下，当血中 leptin 处于低水平时，反馈刺激下丘脑分泌 NPY，引起食欲增加、摄食量增大。当能量储存引起脂肪量增加时，血中 leptin 水平相应升高，反馈抑制 NPY 的表达，引起食欲减退，能量消耗减少。同时 NPY 还抑制交感神经活动，使棕色脂肪产热减少，增加能量的储存，保证了体内能量的平衡。leptin 还参与了胰岛素分泌的调控。研究证实，leptin 有抑制胰岛素分泌的作用，而胰岛素可刺激 leptin 的释放，血浆中 leptin 水平与胰岛素水平呈正相关。胰岛素对脂肪代谢的主要作用是促进脂肪的合成和抑制脂肪分解。在正常情况下，脂肪量增加引起 leptin 分泌增多，通过引起胰岛 B 细胞超极化而抑制胰岛素分泌，减少脂肪合成。可见在脂肪组织和胰岛 B 细胞之间通过 leptin 和胰岛素形成一个双向的反馈调节机制。

虽然在人类和动物的研究中表明缺乏 leptin 可引起肥胖。但有研究表明，人类肥胖者绝大多数并非缺乏 leptin，反而表现为高 leptin 血症，肥胖者 leptin 水平明显高于非肥胖者，目前也未发现 leptin 基因突变与人类肥胖有明显的相关性。因此认为，人类肥胖者存在 leptin 抵抗现象，这在人类肥胖的发生中起重要作用。目前关于 leptin 抵抗虽有多种解释，但其确切机制还有待进一步的研究。有关 ob 基因及 leptin 在肥胖发生中的作用虽有些细节尚未清楚，但其在肥胖发生中的重要作用已被多数学者所认同。随着研究的进一步深入，相信这一问题的解决为期不远。

1998 年美国德克萨斯大学西南医学中心与史克药厂合作，在进行其他实验中于大鼠外侧下丘脑发现了两种新的与能量代谢有关，而与 leptin 作用相反的激素：增食欲素（orexin）（增食欲素）A 与 B。这是继 1994 年发现 leptin 以后的又一次重大突破。用 orexin 于中枢神经核可刺激进食行为：给大鼠侧脑室快速灌注 orexin，1 次注射 orexin A 在 1h 内产生与剂量依赖的刺激进食的效应。3nmol orexin A 使之进食增加 6 倍，而 30 nmol orexin A 使进食增加 10 倍，这种效应持续达 4h 之久。人 orexin B 也增加食物消耗，注射 3 nmol orexin B 使进食增加 5 倍，注射 30 nmol 则增加 12 倍，orexin B 作用持续的时间短于 orexin A，其原因可能是因为 orexin B 是一线性的多肽，一个自由的氨基端，而 orexin A 有翻译修正，形成双硫键。二者对进食的刺激作用相似，但无论 orexin A 或 orexin B 促进食欲的作用都低于 NPY，后者用相同的剂量可使进食增加幅度大于前二者的 1 倍左右。饥饿状态上调前 orexin 原 mRNA。经 48h 饥饿状态后，大鼠下丘脑的前 orexin 原的 mRNA 增加 2 倍，NPYmRNA 也被上调，但增加幅度低于前者。

简言之，leptin 和 orexin 是新近发现的、主要作用于下丘脑的两种作用截然相反的多肽，前者使食欲下降，活动增加而减肥；后者则促进食欲，可能造成肥胖。虽然大多数肥胖者并不是由于 leptin 的缺乏或 orexin 增加所引起，但这并不等于说两者与肥胖的发生与治疗方法的研究关系不大。相反，如能提高对 lephn 的敏感性，克服其中枢性抵抗，对治疗肥胖肯定是有益的。同样，orexin 的临床应用前景也不仅仅只是增加恶病质、神经性厌食等消瘦病人的食欲而已，orexin 受体拮抗药将可能成为治疗肥胖的有效手段。更重要的是尚有许多奥秘存在于它们与其他激素和神经肽的相互错综关系之中，值得进一步探索。

近年来高胰岛素血症在肥胖发病中的作用引人注目。肥胖常与高胰岛素血症并存，二者的因果关系有待进一步探讨，但一般认为是高胰岛素血症引起肥胖。高胰岛素血症性肥胖的胰岛素释放量约为正常人的 3 倍。动物研究表明，应用链脲佐酶素注射形成的糖尿病鼠，其自身胰岛素分泌功能丧失，若予以胰腺移植，由于不存在高胰岛素血症，故不发生肥胖。由此推测胰岛素在肥胖发病中起着重要的代谢作用。胰岛素有显著的促进脂肪蓄积作用，有人认为胰岛素可作为总体脂量的一个指标，并在一定意义上可作为肥胖的监测因子。更有人认为，血浆胰岛素浓度与总体脂量呈显著的正相关。胰岛素的促进体脂增加的作用是通过以下环节起作用的：①促进葡萄糖进入细胞内，进而合成中性脂肪；②抑制脂肪细胞中的脂肪利用。应该指出，部分肥胖者并不存在着高胰岛素血症，推测肥胖的病因是多方面的。过度摄食和高胰岛素血症并存常常是肥胖发生和维持的重要因素。

据精神病学家认为，有些人饮食过量及肥胖是由于长期情绪紊乱造成的。在精神压力、紧张、孤独、挫折感、不愉快时，往往会通过摄入食物来缓解，从而导致肥胖。还有很多人在社交宴请、看电影和电视时，总是条件反射性地进食，而导致肥胖。另外，由于疲劳使饱食中枢变得迟钝可引起进食过量，疲劳加上饱食可诱导人产生睡意，使饭后生理活动大大降低,加重肥胖的发生。

现在越来越多的人肥胖,说明环境因素在肥胖发展中的重要地位。基因决定人是否易于发胖,环境是肥胖的促进或抑制因子。具有肥胖基因的人如果坚持运动、控制饮食,那么也不会发胖;瘦体型个体吃过多的食物而不运动也会变得肥胖。典型的例子是亚洲次大陆的人群。在那些地区人们原本居住在农村,从事重体力劳动,且食物资源有限,因此这些人群身体脂肪比例很低,近年来,许多地区生活方式发生了很大变化,社会更城市化和工业化,食物供给增加,而体力活动减少,造成人群的体重增加。虽然在这些人群中,体重的增加还低于某些西方人群,但即便中等度的超重也使代谢异常和有关疾病显著增高。尤其是血清低密度脂蛋白胆固醇、胰岛素和糖耐量异常增高,由此使冠心病和糖尿病发病率显著升高。更为突出的是,从亚洲次大陆到工业化国家的移民,它们进食增加而体力活动减少,加上这些人对上述获得性危险因素很敏感,使它们的冠心病发病率明显增高。其他人群也有对某些危险因素特别敏感的,例如,美国黑人有高血压倾向,美国白人有血脂异常倾向,而西班牙裔及土著美洲人易发2型糖尿病,当超重导致这些危险因素升高时,冠心病发病即上升。

过去认为仅是高脂肪膳食可导致超重和肥胖,近来的研究表明并非如此。最好的例子是美国数次膳食调查显示,由于提倡低脂肪膳食,近年来,人群平均脂肪摄入量和脂肪热量百分比已降低,但体重并未下降。此外欧洲国家肥胖率不如美国人群高,但它们膳食中脂肪的热量百分比却高于美国人群。由此科学家们认识到,仅降低膳食脂肪不能解决超重和肥胖问题。过量的糖类也会转变为脂肪而导致肥胖。特别是容易被消化吸收的简单糖类(如葡萄糖、蔗糖),是促进胰岛素分泌的最强刺激剂,而胰岛素能促进脂肪的合成和贮藏;而且,糖代谢利用增加时,脂肪分解受到抑制。要达到减轻体重或防止超重必须在减少脂肪摄入的同时,保持糖类摄入在原来水平或也适当降低,即降低总热量。

肥胖与体力活动不足、热能消耗过少有密切关系。运动时热能消耗明显增加,脂肪分解加强,将体内多余的脂肪"燃烧"掉。一般来说,因运动多消耗16.72kJ热量可使脂肪组织减少0.5kg。机制包括以下几个环节:运动时肾上腺素、去甲肾上腺素分泌增加,可提高脂蛋白酯酶活性,促进脂肪的分解和利用,同时对脂肪酸再合成脂肪产生抑制。在运动中,肌肉加强对血液内游离脂肪酸的摄取。同时经常运动,肌肉细胞内线粒体数量增多,体积增大,有氧代谢酶活性增加,使游离脂肪酸的氧化利用增加,从而加速脂肪的消耗,使体内脂肪减少,体重下降。肌肉运动还能增加血液内葡萄糖的利用率,防止多余的糖转化成脂肪,减少脂肪的合成。运动时血胰岛素水平降低,肌肉组织利用血糖增加,肌肉组织对胰岛素的敏感性增加,使外周组织对胰岛素的抵抗减低。运动可降低三酰甘油和低密度脂蛋白,提高高密度脂蛋白,对防止血管粥样硬化及心、脑血管病变有重要意义。

四、减轻体重对冠心病危险因素的影响

减轻体重有利于改善肥胖及其相关心血管疾病的危险因素,即使体重未降至正常也可受益。有35项生活方式干预试验一致表明,在超重的高血压患者和非高血压的人减轻体重都能使血压水平降低;1项生活方式干预试验结果表明超重者减轻体重可使血清三酰甘油降低而高密度脂蛋白胆固醇升高,总胆固醇和低密度脂蛋白胆固醇也有所下降;9项干预试验表明超重者减重在2型糖尿病患者和非糖尿病者均可见血糖下降。我国阜外心血管病医院流行病研究室在工厂职工和医院职工超重者中进行的以膳食干预为主的减重试验显示,对44名对象干预8周,平均体重降低6.1kg(3.0～11.0kg),干预前后对比,血压、血清总胆固醇、三酰甘油降低,总胆固醇/高密度脂蛋白胆固醇比值降低,血清尿酸下降,胰岛素水平也显著下降。表明在中度超重者中减轻体重,同样可以减低冠心病的危险因素。

五、减肥需要注意的问题

肥胖的主要原因是能量摄入和消耗之间不平衡。要想成功地控制体重,首先要制定目标,找出自己的标准体重,了解自己的肥胖程度、原因,以便于合理选择减肥方法。如果仅为超重或轻度肥胖,有过量进食的历史,则选择饮食治疗,并辅以

适当的运动,在达到正常体重范围后,也要坚持不多食,常运动,从而保持体重。对许多人来说,强调维持体重是他们的目标。在维持体重期间,增加运动具有决定性的意义。

避免摄入过多的高热量食物,如高脂肪、高胆固醇食物;避免过多糖、饮料和甜点的摄入;多吃高纤维素食物,如水果、蔬菜及粗粮等。食物种类要多样化,不要偏食。膳食纤维从化学结构上看,属于糖类的一种,属于不能消化吸收的多糖。膳食纤维可延缓胃的排空速率和淀粉在小肠内的消化,减慢营养素的消化和吸收;促进肠道的蠕动,加快食物的排泄,阻碍脂类进入回肠末端,减少其吸收;在胃肠内可吸水膨胀,增加饱腹感,有利于神经中枢对饮食的控制;增加组织对胰岛素的敏感性,减少胰岛素的分泌量;还可降低血糖、血胆固醇和三酰甘油水平。因此高膳食纤维的摄入有

利于肥胖者减重,并且对心血管系统产生有益影响。要想减肥不仅要改变饮食习惯,而且每餐饭都要细嚼慢咽。从进食到胃再反射到大脑需要20min 的时间,慢慢细嚼不仅有助于消化,还可避免吃得过饱。

加强体力活动,使机体消耗的热量增加,是减肥的一种有效方法。短时间高强度的运动是一种无氧运动,主要由糖酵解提供能量,中等强度长时间的运动主要由脂肪提供能量,为有氧运动。因此,要使脂肪消耗增加,体内脂肪贮存量减少,需要进行中等强度、较长时间的运动,即耐力性运动。

无论是合理膳食,还是加强体力活动都需要持之以恒,不可能一蹴而就,更不能半途而废。

（马　勇　孟庆义　王士雯）

参 考 文 献

1 李莹. 血脂及脂蛋白代谢异常的流行特征. 见:吴兆苏,姚崇华主编. 心血管系统疾病流行病学及防治. 北京:人民卫生出版社,2002:92－94

2 汪芳,李健斋,褚德发,等. 绝经后女性冠心病患者血脂变化特点. 中华心血管病杂志, 1999, 27（2）:102－104

3 武阳丰,马冠生,胡永华,等. 中国居民的超重和肥胖流行现状. 中华预防医学杂志, 2005, 39（5）:316－320

4 赵冬. 中国人群的血脂流行病学研究. 中华心血管病杂志, 2003, 31（1）:74－78

5 赵晓涛,霍勇. 肾上腺素 β_3 受体基因多态性与肥胖、胰岛素抵抗及高血压. 中华老年多器官疾病杂志, 2003, 2（4）:302－304

6 Alboqai OK, Suleiman AA, Al-Natour MQ, et al. Estimated risk of coronary heart disease in obese adult males in Northern Jordan. Saudi Med J, 2006, 27(5):681－686

7 Antelmi I, de Paula RS, Shinzato AR, et al. Influence of age, gender, body mass index, and functional capacity on heart rate variability in a cohort of subjects without heart disease. Am J Cardiol, 2004, 93 (3):381－385

8 Iribarren C, Darbinian JA, Lo JC, et al. Value of the sagittal abdominal diameter in coronary heart disease risk assessment: cohort study in a large, multiethnic popula-

tion. Am J Epidemiol, 2006,164(12):1150－1159

9 Lafortuna CL, Agosti F, Proietti M, et al. The combined effect of adiposity, fat distribution and age on cardiovascular risk factors and motor disability in a cohort of obese women (aged 18－83). J Endocrinol Invest, 2006, 29(10):905－912

10 Li TY, Rana JS, Manson JE, et al. Obesity as compared with physical activity in predicting risk of coronary heart disease in women. Circulation, 2006, 113(4):499－506

11 Lin S, Cheng TO, Liu X, et al. Impact of dysglycemia, body mass index, and waist-to-hip ratio on the prevalence of systemic hypertension in a lean Chinese population. Am J Cardiol, 2006, 97 (6):839－842

12 Mosca L, Appel LJ, Benjamin EJ, et al. Evidence-based guidelines for cardiovascular disease prevention in women. Circulation, 2004, 109: 672－693

13 May M, Lawlor DA, Brindle P, et al. Cardiovascular disease risk assessment in older women-can we improve on Framingham?: British Women′s Heart and Health prospective cohort study. Heart, 2006, 92 (10):1396－1401

14 Mobley LR, Root ED, Finkelstein EA, et al. Environment, obesity, and cardiovascular disease risk in low-income women. Am J Prev Med, 2006, 30(4):327－332

15 Muennig P, Lubetkin E, Jia H, et al. Gender and the

burden of disease attributable to obesity. Am J Public Health, 2006, 96 (9):1662—1668

16 Nicklas BJ, Cesari M, Penninx BW, *et al*. Abdominal obesity is an independent risk factor for chronic heart failure in older people. J Am Geriatr Soc. 2006, 54(3): 413—420

17 Paul S, Smith L. The metabolic syndrome in women: a growing problem for cardiac risk. J Cardiovasc Nurs, 2005, 20 (6):427—432

18 Yan LL, Daviglus ML, Liu K, *et al*. Midlife body mass index and hospitalization and mortality in older age. JAMA, 2006, 295(2):190—198

第13章 血脂异常

Chapter 13

血浆中一种或几种脂质高于正常,称为高脂血症(hyperlipidemia)。由于脂质是疏水分子,不溶或微溶于水,必须与血液中的蛋白质结合,以脂蛋白形式存在,因此血脂升高也导致血中某些脂蛋白水平升高。所以,高脂血症严格说来应称为高脂蛋白血症(hyperlipoproteinemia)。近年来,人们逐渐认识到血浆中高密度脂蛋白降低也是一种血脂代谢紊乱,因而采用血脂异常(dyslipidemia)这一名称更能全面、准确地反映血脂代谢紊乱状态。由于高脂血症的名称沿用已久,目前仍然广泛使用。血脂代谢紊乱与动脉硬化疾病如冠心病的发生密切相关。特别是绝经后妇女冠心病患病率增高与血脂代谢的改变密切相关。经降脂治疗,可降低冠心病的患病率与病死率。

第一节 基础知识

一、血脂的定义

血清中所含中性脂肪和类脂统称血脂,包含三酰甘油(旧称甘油三酯,TG)、胆固醇、胆固醇酯、磷脂(phospholipid,PL)以及非酯化脂肪酸(free fatty acids,FFA)等。血脂的来源有内源性和外源性两种。外源性脂质指从食物中摄取的经消化吸收进入血液的脂类;内源性脂质指机体肝脏、脂肪细胞及其他组织与细胞合成后释放入血的脂类。脂质是生命细胞基础代谢的必需物质,其高低受遗传、饮食及机体的代谢状况等多种因素影响。

二、脂蛋白的组成

由于血液中脂质不溶于水,它们在血液中与特殊的蛋白质及极性类脂(如磷脂)相结合,组成亲水的球形大分子复合体,称作脂蛋白(lipoprotein,LP)。多数脂蛋白在肝和小肠组织中合成,并主要经肝脏进行分解代谢。各种脂蛋白因其脂质和蛋白质组成不同,而致其大小、密度、分子量等不同。脂蛋白分类采用超速离心法和电泳法。前者是将

血浆在不同密度的盐溶液中超速离心,根据脂蛋白密度大小的不同,其漂浮于盐溶液中的漂浮率(Sf值表示)不同来分类。据此血浆脂蛋白可分为5大类,即乳糜微粒(chylomicron,CM)、极低密度脂蛋白(very low density lipoprotein,VLDL)、中间密度脂蛋白(intermediate density lipoprotein,IDL)、低密度脂蛋白(low density lipoprotein,LDL)和高密度脂蛋白(high density lipoprotein,HDL)。这5种脂蛋白的密度依次序增加,而颗粒则依次变小。其中CM、VLDL以及它们的残粒因富含TG而统称为富含TG脂蛋白(triglyceride-rich lipoprotein,TRL)。LDL和HDL称为富含胆固醇的脂蛋白(cholesterol-rich lipoprotein,CRL),IDL是VLDL的中间产物。LDL又可分为两型:A型和B型。A型以大颗粒为主;B型以小颗粒为主,又称为小而密LDL(small dense LDL,sLDL)。HDL也可分为3个亚类:HDL_1、HDL_2和HDL_3。电泳法是根据不同密度的脂蛋白所含蛋白质的表面电荷不同,利用电泳将其分离,并与血浆蛋白质的迁移率比较以判断其部位。可分为:位于原点不移动的CM、前-β、β

和 α 脂蛋白等 4 条区带,分别相当于超速离心法中的 CM、VLDL、IDL 和 LDL 以及 HDL。

此外,还有一类脂蛋白,称为脂蛋白(a)[Lp(a)],由 LDL 和载脂蛋白 a 即 apo(a)两部分组成,Lp(a)颗粒直径大于 LDL,分子量($3.8×10^6$)也大于后者($2.4×10^6$);因蛋白成分多,故其密度分布范围较宽($1.05～1.12g/ml$);Lp(a)的血脂组成除含较多的三酰甘油外,与 LDL 的组分基本相似。人类血中 Lp(a)水平差异很大,是 apo(a)的基因多态性决定的。各类脂蛋白的理化特点如表 13-1 所示。

表 13-1 各类脂蛋白的组成和特性

类别	来源	直径 mm	主要载脂蛋白	脂类构成(%)			漂浮率	电泳	生理功能	动脉硬化相关性
				TG	TC (总胆固醇)	PL				
CM	小肠	100～1 000	AI,AII,AIV,B48,CI,CII,E	84～88	4	8	>400	原点	转运外源性三酰甘油	—
VLDL	肝、肠	30～80	B100,CI,CII,CIII,E	50～54	20～22	16～20	20～400	前β	转运内源性三酰甘油	+
IDL	VLDL,CM	25～30	B100,E	29	43	26		前β		++
LDL	VLDL,CM	20～25	B100,E	8～10	43～47	20～24	0～20	β	转运胆固醇到全身组织	+++
HDL	肝、肠	7.5～20	AI,AII	6～8	18～20	21～23	沉降	α	逆向转运胆固醇	—
Lp(a)	肝	26	(a),B				沉降	前β	参与脂质运输及组织修复	+

脂蛋白中的蛋白质部分称为载脂蛋白(apolipoprotein)。按载脂蛋白的组成分为 apoA、apoB、apoC、apoD、apoE、apoF、apoG、apoH、apoJ。由于氨基酸组成的差异,每一型又可分若干亚型,例如 apoA 可分 apoAI、AII、AIV 等亚型;apoB 可分为 B48、B100 等亚型;apoC 可分为 CI、CII、CIII 等亚型。apoAI 和 apoCI 可激活磷脂酰胆碱胆固醇酰基转移酶(LCAT)。apoCII 可激活脂蛋白脂酶(LPL)。apoB 可促进脂蛋白与细胞膜表面受体结合。apoD 可将 HDL 生成的胆固醇酯运转到 LDL,使之成为在血浆中主要容纳胆固醇酯的脂蛋白。所有载脂蛋白均可在肝内合成。小肠黏膜细胞可合成 apoAI、apoAII、apoB 和 apoE。

载脂蛋白的主要功能包括:参与脂蛋白的合成和分泌;稳定脂蛋白颗粒结构;协同调节脂蛋白代谢酶活性;介导脂蛋白颗粒与细胞膜上脂蛋白受体结合,促进脂质代谢。主要的载脂蛋白性质及功能见表 13-2。

表 13-2 各主要载脂蛋白的性质与功能

载脂蛋白	合成部位	染色体定位	组成蛋白	分子量	氨基酸数	功能
AI	肝、小肠	11	HDL,CM	28 300	243	激活 LCAT
AII	肝、小肠	1	HDL,CM	17 380	77	抑制 LCAT
AIV	肝、小肠	11	HDL,CM,VLDL	46 000	377	激活 LCAT
B48	小肠	2	CM	264 000	2 152	维持 CM 结构
B100	肝	2	LDL,VLDL	512 000	4 536	识别 LDL 受体
CI	肝	19	HDL,CM,VLDL	6 500	57	激活 LCAT
CII	肝、小肠	19	HDL,CM,VLDL	8 800	79	激活 LPL
CIII	肝、小肠	11	HDL,CM,VLDL	9 000	79	抑制 LPL
D	肝、小肠	3	HDL,CM	32 500	169	促进 CE 转移
E	肝、小肠	19	HDL,VLDL,CM	34 200	299	结合 LDL 受体

三、脂蛋白受体简介

脂蛋白受体是一类位于细胞膜上的糖蛋白，它与相应脂蛋白配体结合，介导细胞对脂蛋白的摄取和代谢，进而调节血浆脂蛋白水平。不同受体识别并结合不同脂蛋白。有的脂蛋白受体具有高度特异性，只能识别少数几种配体，则称其特异性狭窄（narrow specificity），如 LDL 受体；有的脂蛋白受体能与多种配体发生结合，称其特异性广泛（broad specificity），如 IDL 受体相关蛋白、清道夫受体。目前主要的脂蛋白受体有以下几种。

1. 低密度脂蛋白受体（LDL-receptor）　其配体为 apoB100 或 apoE，故又被称为 apoB/ E 受体。在所有的脂蛋白受体中，LDL 受体最先发现。LDL 受体 mRNA 共编码 860 个氨基酸，但在受体蛋白移位至内质网时，其氨基末端的疏水性信号序列（21 个氨基酸）与母体断裂，因此成熟的 LDL 受体由 839 个氨基酸组成，在结构上可分为 5 个区域，分别是配体结合域、表皮生长因子前体同源域、O-连接糖域、跨膜域及胞浆域。LDL 受体在粗面内质网中合成，参与介导细胞摄取含 apoB100 或 apoE 的脂蛋白，主要调节 LDL 的分解代谢。

2. LDL 受体相关蛋白（low density lipoprotein-receptor-related protein，LRP）　LRP 由 4 525 个氨基酸组成，分布于各种组织，能与含 apoE 残粒脂蛋白（CM 代谢物）结合，从而使其在血中被清除。此外，LRP 还可与蛋白酶/蛋白酶抑制剂复合物以及铜绿假单胞菌外毒素结合，参与它们的转运。

3. 极低密度脂蛋白受体（VLDL-receptor）基因定位于 9 号染色体，结构与 LDL 受体非常相似。成熟的 VLDL 受体由 864 个氨基酸组成，主要分布于心肌、骨骼肌、脂肪、脑等组织，肝脏表达少。与富含 apoE 的脂蛋白如 VLDL、IDL 结合，参与其代谢，并诱导泡沫细胞形成。

4. 高密度脂蛋白受体　即 B I 类清道夫受体（scavenger receptor B I，SR-B I），是惟一的真正能够介导细胞与 HDL 作用的膜受体，因此称为 HDL 受体（HDL-receptor）。SR-B I 的分子量为 57kD，由 509 个氨基酸组成。作用特点

是 SR-B I 结合 HDL 后，只引起 HDL 核心部分的胆固醇酯进入细胞，而不能介导细胞对 HDL 全颗粒的摄取和降解。这一途径是向肝脏和类固醇源性组织输送 HDL 胆固醇酯的主要途径。SR-B I 也可与天然 LDL 和 VLDL 结合，影响含 apoB 脂蛋白的代谢。SR-B I 还可刺激游离胆固醇在细胞和 HDL 之间的双向流动。由于有以上功能，SR-B I 被认为可防止游离胆固醇和胆固醇酯在动脉壁中的堆积，有抗动脉粥样硬化的作用。

5. A I /A II 类清道夫受体　人的清道夫受体基因位于第 8 号染色体，因 mRNA 的不同拼接又形成两种亚型受体（I 型和 II 型），称为 A I 类清道夫受体（scavenge receptor A I，SR-A I）和 A II 类清道夫受体（scavenger receptor A II，SR-A II）。SR-A I /A II 是一种三聚体的跨膜糖蛋白，主要在巨噬细胞表达，能与氧化 LDL、多聚核苷酸、多糖类结合，参与脂质聚集、信号转导、宿主防御，还可作为附加分子发挥作用。

此外，还有 CD36、C I 类清道夫受体、MARCO 清道夫受体等脂蛋白受体。

四、脂蛋白代谢酶

脂蛋白代谢酶是一系列调节血浆脂蛋白代谢的酶，包括脂蛋白脂酶（Lipoprotein lipase，LPL）、肝三酰甘油脂酶（hepatic triglyceride lipase，HTGL）简称为肝脂酶（hepatic lipase，HL）和磷脂酰胆碱胆固醇酰基转移酶（1icithin cholesterol acyltransferase，LCAT）。

1. 脂蛋白脂酶　LPL 由血管内皮细胞合成和分泌，可催化 CM 和 VLDL 中的三酰甘油水解，产生脂肪酸供组织摄取。apoC II 是 LPL 的激活剂，apoC III 是抑制剂。如缺乏 LPL 可发生家族性 I 型高 CM 血症。此外，在饥饿和糖尿病状态下，该酶活性降低。

2. 磷脂酰胆碱胆固醇酰基转移酶　LCAT 由肝合成后分泌入血，与 HDL 分子结合，使新生的盘状 HDL 表面的卵磷脂 α 位上的脂肪酸转移到胆固醇的第 3 位羟基上，形成胆固醇酯和溶血卵磷脂，溶血卵磷脂与白蛋白结合，离开脂蛋白；胆固醇酯则向颗粒中心转移，从而使 HDL 颗粒增大，转变成成熟球状 HDL。apoA I 和

apoC I 是 LCAT 激活剂,apoA II 则是其抑制剂。

3. 肝脂酶 HL 存在于肝脏和肾上腺血管内皮细胞中,主要功能是作用于 LPL 作用后的脂蛋白残粒,进一步催化水解 VLDL 中的三酰甘油以及参与 IDL 向 LDL 转化,并使 HDL$_2$ 转变为 HDL$_3$。

此外,胆固醇酯转运蛋白(cholesteryl ester transfer protein,CETP)也属此类,它是一种含 476 个氨基酸的疏水性糖蛋白,可以转移 CE、TG、PL。循环中 CETP 主要来自肝脏,在血中大部分与 HDL 相结合,与 LCAT 一起参与胆固醇的逆转运。

五、脂质的转运和代谢

1. 外源性三酰甘油的转运和代谢 进食后,小肠黏膜细胞自膳食中吸收三酰甘油、磷脂和胆固醇,细胞合成的载脂蛋白 apoA 和 apoB 等组装成新生的 CM,经淋巴系统进入血液循环,从而将饮食中的脂质成分转移至外周循环。CM 是机体转运膳食 TG 的主要形式。CM 进入血循环后其中的 TG 在位于内皮细胞表面的 LPL 作用下,逐渐转变为甘油和脂肪酸。所释放的非酯化脂肪酸一部分与清蛋白结合成脂肪酸-清蛋白复合体,大部分被组织摄取和利用。当大约 90% 的 TG 被水解时,CM 明显变小,胆固醇和胆固醇酯的含量相对丰富和增加,颗粒密度有所增加,形成 CM 残粒,被肝脏摄取并利用。血中的 CM 代谢迅速,其半衰期 5～15min,因此正常人空腹过夜后血液中应不含有 CM,若在空腹血液中存有明显的 CM 表示有血浆脂蛋白代谢异常。由于 CM 颗粒大,不能进入动脉壁内,一般不致动脉粥样硬化,但易诱发胰腺炎。

2. 内源性三酰甘油的转运和代谢 内源性三酰甘油主要在肝(利用乙酸和脂肪酸)、脂肪组织和小肠(利用吸收的脂肪酸)合成。由小肠来的 CM 残体将胆固醇运送到肝脏,流经肝脏的非酯化脂肪酸在肝脏合成内源性三酰甘油,加上肝细胞自身合成的 apoB100 及 apoE 及血浆 HDL 提供 apoC 和 apoE 组装成 VLDL,并直接分泌入血液循环。VLDL 的主要功能是转运内源性三酰甘油至肝外组织。在循环中 VLDL 反复受毛细血管壁 LPL 的作用,其中的三酰甘油被水解为甘油和非酯化脂肪酸,为组织摄取和利用。随着三酰甘油的水解,VLDL 颗粒变小,载脂蛋白、磷脂和胆固醇的含量相对增加,颗粒密度加大,由 VLDL 转变为 IDL。一部分 IDL 通过 apoE 介导的受体代谢途径为肝细胞摄取和利用,而未被肝细胞摄取的 IDL 进一步受 LPL 的作用,转变为密度更大的 LDL。因此 IDL 是 VLDL 的代谢产物,同时它又是 LDL 的前体。LDL 是在血液中由 VLDL 转变产生的。

3. 胆固醇的转运和代谢 食物中的胆固醇(外源性)约 40% 被小肠吸收。在小肠腔内与磷脂、胆酸结合成微粒被肠黏膜细胞吸收后与长链脂肪酸结合形成胆固醇酯。大部分胆固醇酯形成 CM,少量组成 VLDL,经淋巴系统进入体循环。未被吸收的胆固醇在小肠转化为类固醇随粪便排出。排入肠腔的胆固醇和胆酸盐可再吸收,经肠肝循环回收肝内再利用。血浆胆固醇浓度受多种因素影响。食物中的纤维素可减少胆固醇吸收,阻止胆酸盐肝肠循环的药物均可降低血浆胆固醇。饮食中含丰富不饱和脂肪酸,可促进磷脂酰胆碱合成,提高 LCAT 活性,生成较多胆固醇酯,使血浆胆固醇降低。

内源性胆固醇主要由肝和小肠合成,合成过程受羟甲基戊二酸单酰辅酶 A(HMG-CoA)还原酶催化,乙酰辅酶 A 是合成胆固醇的基质。高热量、高脂、高饱和脂肪酸饮食促进胆固醇合成,使其血浓度升高。饥饿、低热量饮食或肝吸收胆固醇较多时,可抑制 HMG-CoA 还原酶活性从而减少胆固醇合成。LDL 是将内源性胆固醇从肝转运到全身组织的主要形式,在血液中由 VLDL 经 IDL 转化而来,胆固醇含量极高,apoB 占蛋白质部分的 95%。它的主要作用是使 2/3 的 LDL 被分布于肝脏、肾上腺及其他组织的 LDL 受体摄取,经受体介导途径代谢,其余的 1/3 则主要是通过巨噬细胞等非受体介导途径清除。LDL 的半衰期为 3～4d,LDL 受体的数量及活性决定了血中 LDL 的水平。LDL 与其受体结合后进入细胞降解,其中 TG 成分被水解为甘油和非酯化脂肪酸,apoB 被降解为氨基酸,胆固醇成分在酶作用下水解为游离胆固醇,参与生物膜的构成和更新,也可被转化为维生素 D、胆汁酸、类固醇激素。

LDL 受体可再循环至细胞表面。

高密度脂蛋白主要是在肝脏合成的,小肠也能少量合成。HDL 半衰期为 4～6d,HDL 是机体胆固醇从肝外周组织逆向转运回肝脏的主要形式。HDL 通过 apoA I 参与这一过程。HDL 含的 apo A I 是 LCAT 的激活因子,在 LCAT 的催化下,HDL 表面磷脂酰胆碱第 α 位上的酰基被转移到游离胆固醇的第 3 位羟基上,从而使游离胆固醇转化为胆固醇酯,因失去极性移入 HDL 的非极性脂质核心,由此形成 HDL 和外周组织间游离胆固醇的浓度梯度并促进外周组织游离胆固醇向 HDL 的流动。随着 LCAT 的反复作用,进入 HDL 内部的胆固醇酯逐步增加,使 HDL 逐渐转变为成熟的球状 HDL_2。成熟的 HDL 可循两条途径将其中的胆固醇酯运回肝脏。其一是通过 apo A I 的介导,HDL 直接被肝细胞的 apoA I 受体结合和摄取,完成了胆固醇的逆向转运;其二是通过 CETP 的介导,胆固醇酯由 HDL_2 被转移到 CM 和 VLDL,随着胆固醇酯由 HDL 向 TRL 的转移,作为交换,三酰甘油则由后者转移到前者,HDL_2 转变为 HDL_3。当这些接受了胆固醇酯的脂蛋白被肝脏摄取时,其中的胆固醇酯也就同时被运回肝脏。

与 LDL 转运胆固醇的方向相反,HDL 是将胆固醇由肝外组织运回肝脏,因此称为胆固醇的逆向转运。胆固醇的这种双向转运既保证了全身组织对胆固醇的需要,又避免了过量胆固醇在外周组织的蓄积。HDL 水平越高,反映机体逆向转运胆固醇的能力越强,动脉血管壁等外周组织胆固醇蓄积的可能性越小,因此 HDL 被认为是抗动脉粥样硬化因子。

4. 磷脂的代谢　血浆中磷脂包括磷脂酰胆碱(卵磷脂)和神经鞘磷脂,主要由肝及小肠黏膜合成,部分来自其他组织。食物磷脂在小肠液磷脂酶作用下水解,形成溶磷脂、含磷胺、脂肪酸和甘油后才吸收。磷脂是生物膜的重要组成成分,对脂肪的吸收、运转、储存也起重要作用,对维持 CM 结构稳定非常重要。磷脂随所构成的脂蛋白解体而分解,然后又在脂蛋白与细胞膜之间进行交换。血浆磷脂的半衰期约7.5h。

5. 非酯化脂肪酸的代谢　FFA 由长链脂肪酸与白蛋白结合而成,是机体主要的能量供给来源之一。脂肪组织细胞中的三酰甘油经脂肪分解可产生大量FFA。血浆 FFA 上升表示脂肪动员加强。FFA 的半衰期为 4～8min。其代谢途径,一是供肌肉细胞利用,二是被肝摄取,再合成三酰甘油,组成 VLDL 或氧化为乙酰辅酶 A。

六、女性血脂和脂蛋白的特点及其影响因素

女性作为一个特殊群体,由于绝经期的生理变化,加之计划生育避孕药的使用,使其血脂变化有不同于男性之特点。

1. 血脂蛋白水平随年龄变化　女性血清脂蛋白水平随年龄变化。青春期后女性 HDL-C 水平逐渐升高,但程度较轻,约较同龄男性增高10mg/dl。TC 水平也随年龄而逐渐升高,其上升幅度大于 HDL-C,为 14.7%～17.1%。同样,女性三酰甘油水平也有随年龄升高的趋势,但男性三酰甘油水平随年龄的变化不大。脂蛋白(a)[Lp(a)]也呈同样的随年龄变化曲线,但一般来说,女性 Lp(a)水于平要高于同龄男性。

2. 外源性激素　主要是口服避孕药,主要成分是合成的雌激素和孕激素,其影响血脂的效应取决于雌激素与孕激素的剂量、生物学特性及相对比例。孕激素比例若高于雌激素,显示孕激素对血脂影响的优势:血 HDL-C 水平降低,血 LDL-C 水平升高。当小剂量双醋炔诺醇与小剂量炔诺酮合用时主要显示雌激素优势:血 HDL-C 水平上升,apoA I 升高,血三酰甘油水平升高更明显。当小剂量炔雌醇与左旋 18-炔诺孕酮合用或炔雌醇与炔诺酮合用时,血脂水平变化 TC 上升≤ 11%,LDL-C 上升≤16%,三酰甘油上升≤52%,血 HDL-C 水平下降≤47%。孕激素如甲地妊娠素、肟炔诺酮及去氧孕烯对血脂影响较小。

3. 绝经　绝经期卵巢功能减退和内源性雌激素产生减少,血清脂蛋白水平亦随之发生变化。绝经期后妇女的血清 TC、LDL-C 水平进行性升高,其上升幅度甚至大于同龄男性。LDL-C 颗粒变小,致 AS 作用增强;HDL-C 水平在绝经后降低。HDL_2 是 HDL 中重要的心血管保护成分。绝经前妇女的 HDL_2 亚组保持在较高水平。绝经后这一亚组成分显著减少。Lp(a)水平高于绝经

前是绝经妇女血清脂蛋白水平的另一重要变化。停经后妇女 Lp(a) 水平上升。子宫或卵巢手术后停经者的血脂变化与自然停经相似，证实了雌激素对血脂代谢的调节。

各类脂蛋白中，雌激素对 HDL 的影响最明显。HDL 中含有 2 种蛋白质成分，即 apoAⅠ和 apoAⅡ。HDL$_2$ 颗粒体积较大，仅含有较多的 apoAⅠ。apoAⅠ作为胆固醇的"接受体"，含有 apoAⅠ的 HDL$_2$ 具有促进周围组织中的胆固醇从细胞内外流的功能。HDL$_3$ 颗粒体积较小，含有 apoAⅠ和 apoAⅡ。雌激素能使 HDL$_2$ 中胆固醇和 apoAⅠ含量增加，apoAⅡ无变化，HDL$_3$ 中胆固醇含量增加。雌激素能抑制 HL 的活性，减少 HDL 的降解，从而提高 HDL 的浓度。HL 是一种特异性 HDL$_2$ 磷脂酶，能将 HDL$_2$ 水解生成 HDL$_3$。雌激素抑制 HL 活性的机制还不清楚，可能是抑制 HLmRNA 表达，或是直接与 HL 结合，使 HL 变构，导致 HL 活性降低。雌激素还能使 LCAT 活性降低，使内源性胆固醇酯分解下降，致血浆 HDL 上升。雌激素还能增加 HDL 的合成。

雌激素可降低血清 TC 和 LDL-C 水平，幅度为 4%～19%。研究表明，雌激素降低 LDL-C 的作用是通过上调 LDL 受体实现的。雌激素对肝细胞膜上 LDL 受体 mRNA 表达有较强的诱导作用，超过了高脂膳食负荷对 LDL 受体基因转录的负反馈作用。因此即使在给予高脂膳食的情况下，雌激素仍能使 LDL 受体的基因转录增加。雌激素还可增强肝胆固醇 7α 羟化酶活性。此酶为胆酸合成的关键酶，促进胆酸合成，减少肝内胆固醇储存，提高肝内 LDL 受体活性。LDL 受体蛋白数量及活性增加，与 LDL 亲和力增高，肝脏摄取 LDL-C 增多，胆固醇代谢加速，最终使 TC 和 LDL-C 水平降低。

内源性雌激素能通过肝细胞雌激素受体与 LDL 受体的交互作用，促进 apoE 合成，后者能激活肝细胞 TG 受体，从而加快 TG 的分解代谢，降低血浆 TG 的浓度。

雌激素能降低血浆 Lp(a) 水平，但其机制尚不明了，可能与 LDL 受体活性有关。Lp(a) 中的 apoB 成分是 LDL 受体的主要配体，与 LDL 受体结合。由于雌激素提高 LDL 受体-apoB 的分解代谢速率，同时增加 LDL 受体的表达，由此推测雌激素可能通过对 LDL 受体的影响来降低血循环中的 Lp(a) 水平。

七、脂蛋白与动脉硬化的关系

动脉粥样硬化及其引起的心脑血管缺血是引起人口死亡的主要原因。无论动脉粥样硬化的早期还是晚期病变，均和脂质代谢关系密切。随病变发展，吞噬脂质的泡沫细胞增多，脂质沉积增多，纤维增生，最终形成斑块。其中不稳定斑块是引起斑块破裂而致冠心病临床事件的罪魁祸首，其结构为偏心性，含大量坏死脂质。经过降脂治疗，可使不稳定斑块中脂质被重吸收，最终使斑块稳定，从而降低急性缺血事件，进而降低冠心病患病率和病死率，因此，血脂代谢失调是动脉粥样硬化的重要危险因素之一。

近年来，有人在研究基础上提出致动脉粥样硬化脂蛋白谱即脂质三联征来阐述二者之间关系。脂质三联征包括：①高 TG 血症；②sLDL 增多；③HDL-C 水平低下。以往的研究认为 TG 与动脉粥样硬化关系不明，然而近年来流行病学及临床、基础研究纷纷表明高 TG 血症与动脉粥样硬化的发生、发展关系密切。高 TG 血症在 3 个水平与动脉粥样硬化相关联：①高 TG 水平可能是致动脉粥样硬化的 TRL 升高的标志；②高 TG 血症可能是与之并存的其他脂蛋白异常的标志——sLDL 和低 HDL-C 水平；③高 TG 血症患者常有高血压、胰岛素抵抗和高凝状态。有些 TRL 能穿过内皮屏障并进入动脉壁，通过 VLDL 受体被巨噬细胞直接摄取促进泡沫细胞形成，引起动脉粥样硬化发生；或通过局部内皮损伤，刺激内皮表达黏附分子和凝血因子、PAI-1 等，损伤内皮功能，诱发炎症反应，加剧动脉粥样硬化病变。

血浆中 CM 和 VLDL 增高，导致 TRL 中的 TG 向 LDL 和 HDL 转移，颗粒变小、密度增大，形成 HDL$_3$ 及 sLDL。血浆 TG 水平越高，脂质交换就越活跃，生成的 sLDL 数量越多。与此同时，LDL 和 HDL 中的胆固醇酯反向转移给 CM、VLDL。这种脂质穿梭作用是联系 TRL 和富含胆固醇的脂蛋白之间的重要纽带。sLDL 致动脉粥样硬化作用较强，但机制尚不清楚，可能与下列因素有关：①颗粒小，易穿透动脉壁；②颗粒表面极性分子减少，与动脉内膜上蛋白聚糖亲和力强，滞留时间长；③apoB等结构改变，不易被受体识别，清除缓慢，在血浆中停留时间长，进入动脉壁的机会多；④颗粒表面保护层单薄，抗氧化成分少，易被氧化修饰，形成氧化型LDL(oxLDL)，而氧化修饰在动脉粥样硬化发生、发展中起重要作用。

在高脂蛋白及其他损伤性因素作用下，血管内皮细胞、平滑肌细胞和巨噬细胞均可产生氧自由基，后者对脂质的氧化产生一系列氧化修饰的脂蛋白，如oxLp(a)、oxLDL等。oxLDL不易被LDL受体识别，由巨噬细胞的oxLDL受体识别而被吞噬。吞噬大量的oxLDL引起巨噬细胞胆固醇堆积，形成泡沫细胞。oxLDL还可以趋化单核细胞，损伤血管内皮细胞，刺激内皮细胞释放巨噬细胞集落刺激因子，抑制氧化亚氮诱导的血管舒张，促进平滑肌细胞增殖，对动脉硬化形成、发展起促进作用。沉积于受损伤的血管内皮细胞下的Lp(a)可以促进血管平滑肌细胞增生。经脂质氧化修饰后的Lp(a)，抑制清道夫受体活性，也会促使泡沫细胞在动脉壁中的沉积增加。此外，Lp(a)还有抗纤溶作用。

HDL的抗动脉粥样硬化作用机制并不十分清楚，大多数学者认为HDL加强了胆固醇逆转运，通过LCAT促使胆固醇酯化，减少血浆HDL中游离胆固醇的浓度，构成胆固醇从组织细胞膜向血浆HDL转运的浓度梯度，促进组织细胞(包括泡沫细胞)内多余胆固醇的清除，从而限制动脉粥样硬化的发生发展，发挥抗动脉粥样硬化的作用。HDL中的apoAⅠ被认为是胆固醇的重要接受体，apoAⅠ能促进血管内皮、平滑肌细胞、巨噬细胞、肝脏成纤维细胞中胆固醇的外流。近年来apoAⅠ转基因小鼠模型获得成功，其血浆apoAⅠ水平增高导致HDL水平升高，抑制动脉粥样硬化形成，甚至使病变消退，这一结果有力地证明HDL对动脉粥样硬化有独立保护作用。此外，据报道，HDL能对抗oxLDL的毒性作用，增强内皮细胞氧化亚氮合酶的表达，防止oxLDL对内皮细胞的损伤，还能延长依前列醇2的半衰期，防止血栓形成。再者，HDL颗粒中含有LDL所缺乏的抗动脉粥样硬化成分，如apoE、apoAⅣ、过氧化物酶、LCAT、CETP等，能调节胆固醇流出，并影响脂蛋白代谢。高脂血症患者血TG升高，脂质交换活跃导致HDL-C水平下降，同时HDL颗粒有变小的趋势，成为小而无保护作用的脂蛋白颗粒，血浆HDL组成异常，apoAⅠ含量下降，使LCAT活性降低，HDL中游离胆固醇酯化作用下降；apoCⅡ/apoCⅢ有效比值下降，引起LPL活性降低，VLDL脂解减少；apoCⅢ含量减少，使HDL与其受体结合活性增高，加快了HDL的清除，引起正常颗粒HDL减少，从而保护作用降低。

如上所述，导致动脉粥样硬化的主要脂质成分是LDL-C和TG，而HDL-C有助于阻止动脉粥样硬化斑块的形成。在女性，雌激素除有调节血脂蛋白水平作用，还具有抑制LDL氧化修饰的作用，阻止动脉粥样硬化形成。绝经期后女性雌激素分泌减少，血浆TC及LDL-C升高，LDL-C颗粒变小，致动脉粥样硬化作用增强；HDL-C降低(主要HDL₂降低)，TC/HDL-C升高；氧自由基增多，脂质过氧化明显，oxLDL显著增多。这些变化均有利于动脉粥样硬化的发生。雌激素分泌减少，对血脂的有益作用减弱，是引起绝经后妇女心脏病患病率升高的原因之一。

第二节　血脂异常的诊断

一、检测对象及注意事项

中国人群血清脂质水平和异常率明显异于西方人群。为此，根据我国国情，2006年制定了《成人血脂异常防治指南》。根据危险因素，制定不同的降脂目标。确定血脂检查的重点人群：①已有冠心病、脑血管病或周围动脉粥样硬化者；②高血压、患糖尿病、肥胖、吸烟者；③有冠心病或动脉粥样硬化病家族史者，尤其是直系亲属中有早发病或早死者；④有黄瘤或黄疣者；⑤有家族性高脂血症者。另外可考虑接受血脂检查的对象：①40岁以上男性；②绝经期后女性。

二、诊断和分类

1. 诊断标准 目前对于高脂血症的诊断主要依靠实验室检查,其中最主要的是测定血浆(血清)总胆固醇(TC)、三酰甘油(TG)及血清 HDL-C、血清 LDL-C 的浓度,然后根据所检测的结果来判断是否存在高脂血症。血中 TG 的水平包括了 CM、VLDL 及其残粒、IDL 含三酰甘油总的水平。血中 TC 水平则包括所有脂蛋白的胆固醇含量,其中 60%～70% 在 LDL,20%～30% 在 HDL,10%～15% 在 VLDL。

取血前 24h 内不饮酒,不剧烈运动,最好应有 2 周时间保持日常的饮食习惯,至少应于取血前的最后 1 餐忌高脂饮食,空腹 12h(可少量饮水)后取前臂静脉血。如果测定的 TG≤4.5 mmol/L(400mg/dl)时可用 Friedewald 公式计算 LDL,计算公式为:

单位用 mmol/L 时,LDL-C = TC－(HDL-C＋TG/2.2)

单位用 mg/dl 时,LDL-C = TC－(HDL-C＋TG/5)

若 TG 水平＞4.5mmol/L 时须用直接检测法测定。如首次检测发现血脂指标异常时,应复查禁食 12～14h 后的血脂水平,1～2 周内血清 TC 水平可有 ±10% 的差异,实验室的变异系数容许在 3% 以内。在确定血脂异常诊断或决定防治措施之前,至少应有 2 次血标本的检测结果。如果化验时未禁食,则只有 TC 和 HDL 数值是有用的。

我国的血脂异常诊断标准为 2006 年发布的,如表 13-3 所示。

2. 常用的分类法

(1)临床分类法:根据血清胆固醇和三酰甘油的检测结果,通常将高脂血症分为下列四种类型。①单纯性高胆固醇血症。血清 TC 含量增高,TG 含量正常。②单纯性高三酰甘油血症。血清 TG 含量增高,TC 含量正常。③混合型高脂血症。血清 TC 和 TG 含量均增高。④低高密度脂蛋白血症。血清 HDL-C 低于 0.91mmol/L(35mg/d1),称之为低高密度脂蛋白血症。

(2)高脂蛋白血症的表型分类法:1967 年 Fredrickson 等根据各种血浆脂蛋白升高的程度不同而进行分型,即将高脂蛋白血症分为五型(Ⅰ、Ⅱ、Ⅲ、Ⅳ、Ⅴ 型)。1970 年世界卫生组织对 Fredrickson 等提出的高脂蛋白血症分型法进行了修订,主要是基于各种血浆脂蛋白升高的程度不同而进行分型,将其中的 Ⅱ 型又分为两型,即 Ⅱa 型和 Ⅱb 型。各型高脂蛋白血症的特点见表 13-4。

表 13-3 我国的血脂异常诊断标准(mg/dl)

	TC	LDL-C	HDL-C	TG
合适范围	＜200	＜120	≥60	＜150
正常			≥40	
边缘升高	200～239	120～159		150～199
升高	≥240	≥160		≥200
减低			＜40	

(3)病因分类法:根据高脂血症的发病原因,通常分为原发性和继发性高脂血症。原发性高脂血症系基因缺陷与环境因素相互作用所致,占大多数。目前已发现有相当一部分高脂血症患者存在单一或多个遗传基因的缺陷,具有家族聚集性,有明显的遗传倾向。常见的家族性高脂血症的临床特征及其与高脂蛋白血症表型间的关系见表 13-5。继发性高脂血症是指由于全身系统性疾病所引起的血脂异常,可引起血脂升高的系统性疾病有:糖尿病、肾病综合征、肾功能衰竭、甲状腺功能减退症、肝脏疾病、糖原累积症、胰腺炎、肥胖症、痛风、酒精中毒、口服避孕药等。

表 13-4　各型高脂蛋白血症的特点

分型	发生率	临床表现	原发病因	继发原因	电泳特点	血脂含量	血清外观（4℃冰箱过夜）
Ⅰ型高CM血症	罕见,多在10岁以内发现	①在后背和臀部可见皮疹样的黄色瘤;②肝、脾大,其大小随三酰甘油含量高低而改变;③反复腹痛,常伴急性胰腺炎发作;④眼底检查可发现脂血症性视网膜	家族性LPL缺乏,apoCⅡ缺乏	脂肪进食过量;严重而未控制的糖尿病	CM带浓染	TG显著增多,TC常正常或轻度增高	上层出现"奶油"样盖,而下层澄清
Ⅱa型高β脂蛋白血症	常见	①黄色瘤:可发生于眼睑部,表现为眼周围的一种黄色斑,称为眼睑黄色瘤;也可发生于肌腱,例如在肘、足跟肌腱处呈丘状隆起,称为肌腱黄色瘤;此外,还可见皮下结节状黄色瘤,好发于皮肤易受压迫处,如膝、肘关节的伸侧和臀部,有时也见于手指和手掌的皱褶处。②早发动脉粥样硬化,约60%以上的病例在40岁以前即有心绞痛等动脉粥样硬化的表现。③常于40岁以前,眼角膜上即可出现典型的老年环,形如鸽子的眼睛	纯合子LDL受体完全缺陷;杂合子LDL受体为正常1/2	饮食不当	β-脂蛋白带浓染	TC、LDL-C升高,HDL-C降低,TG正常	清亮透明
Ⅱb型高β脂蛋白血症	常见		VLDL合成增多,LDL分解减弱,LDL受体正常		β-脂蛋白带和前β-脂蛋白带浓染	TC、TG均升高, VLDL-C、LDL-C均升高	清亮或浑浊
Ⅲ型"阔β"带脂蛋白血症	少见	①扁平状黄色瘤(为橙黄色的脂质沉着),常于30~40岁时出现,发生于手掌部;②结节性疹状黄色瘤和肌腱黄色瘤;③早发动脉粥样硬化和周围血管病变;④常伴肥胖和血尿酸增高	纯合子型apoE$_2$亚型。	糖尿病、肥胖、饮食不当	出现"阔β"带	TG、TC、VLDL-C升高	浑浊

（续　表）

分型	发生率	临床表现	原发病因	继发原因	电泳特点	血脂含量	血清外观（4℃冰箱过夜）
Ⅳ型高前β-脂蛋白血症	常见	①肌腱黄色瘤、皮下结节状黄色瘤、皮疹状黄色瘤及眼睑黄斑瘤；②脂血症视网膜；③进展迅速的动脉粥样硬化；④可伴胰腺炎、血尿酸增高和糖耐量异常；但非家族性者则临床表现并不典型	VLDL合成增加，分解减慢	肥胖、糖耐量异常	前β-脂蛋白带浓染	TG、VLDL-C升高，TC正常	多数呈均匀混浊，有时也可澄清
Ⅴ型高高CM血症合并高前β-脂蛋白血症	少见	临床表现常变化多端，患者常于20岁以前发病，可见肝脾大、腹痛伴胰腺炎发作，脂肪和糖类耐受不良，常具有异常糖耐量和高尿酸血征	VLDL合成增加，分解减慢	急性代谢紊乱，如糖尿病酸中毒，胰腺炎、肾病综合征	CM、前β-脂蛋白带浓染	TG、VLDL-C升高，TC升高或正常	上层奶油盖；下层白色浑浊

表 13-5　家族性高脂血症的临床特征

常用名	基因缺陷	临床特征	表型分类
家族性高胆固醇血症	LDL 受体缺陷	以 TC 升高为主，可伴轻度 TG 升高，LDL-C 明显增加，可有肌腱黄色瘤，多有冠心病和高脂血症家族史	Ⅱa 型
家族性载脂蛋白 B100 缺陷症	apoB100 缺陷	同上	Ⅱb 型
家族性混合型高脂血症	不清楚	TC 和 TG 均升高，VLDL-C 和 LDL-C 都增加，无黄色瘤，家族成员中有不同类型高脂蛋白血症，有冠心病家族史	Ⅱb 型
家族性异常β脂蛋白血症	apoE 异常	TG 和 TC 均升高，CM 和 VLDL 残粒以及 LDL-C 明显增加，可有掌缘黄色瘤	Ⅲ 型
家族性高三酰甘油血症	不清楚	以 TG 升高为主，可有轻度胆固醇升高 VLDL-C 明显增加	Ⅳ 型

三、血脂升高的因素

上一节已经提到女性作为特殊群体，其血脂受体内激素的影响，此外，还受以下因素影响。

1. 饮食　食物成分对 CM、VLDL-C 和 LDL-C 的影响较大，对 HDL-C 的影响较小。高热量、高动物性脂肪摄入过多，TG、VLDL-C、LDL-C 增加。双糖（蔗糖和乳糖）及单糖（葡萄糖和果糖）增高内源性 TG 的作用要比多糖强，果糖的作用又强于葡萄糖；蔗糖因能水解生成果糖，所以也有明显地促进内源性 TG 合成的作用。多糖类中的果胶和纤维素有降低血脂作用。限制饮食或增加体力活动，上述改变往往可以恢复正常。

2. 吸烟　尼古丁还能刺激增加血液里的非

酯化脂肪酸含量,使血液黏稠度增加,并对血小板有刺激作用,加速血液凝固,阻碍血流通畅,为胆固醇在血管壁上的沉积创造了条件,从而加速了动脉粥样硬化的形成。吸烟较多(20支以上/d)时血浆TC和TG水平均可升高,HDL-C水平降低。如果同时饮酒者作用更明显。

3. 饮酒 大量饮酒可使VLDL-C、TG、HDLC增多。

4. 职业与运动 脑力劳动者TC和TG较从事体力劳动者高,而HDL-C的含量则低;城市居民的TC和TG的含量又高于农民。造成这种差异的原因不是职业本身,而主要是由于不同职业的人体力劳动的强度及饮食习惯不同。运动和体力劳动对血清脂质和脂蛋白含量有积极的影响作用。运动和体力劳动可使血清TC、TG以及LDL-C和VLDL-C含量显著降低,而使HDL-C含量增高,甚至可以使高脂血症患者的血脂含量恢复到正常水平。

5. 体重 胆固醇、TG的含量随体重的增加而增高,适当抑制体重对预防血脂增高有一定的益处。

6. 季节与天气 国内对健康职工进行每季血脂测定的结果显示,TC水平以秋季最高,夏季最低,秋夏两季间差别非常显著;而血清TG水平春季最高,秋季最低,春秋两季间差别非常显著。

7. 其他因素 精神情绪和应激状态对血脂也有影响,如学生在考试时血浆TC水平明显升高。

第三节 血脂与动脉硬化

动脉粥样硬化是指发生在大型或中型的弹力型动脉,如主动脉、髂动脉以及肌肉型动脉(如冠状动脉和下肢动脉壁内膜及内膜下),以脂质沉着(主要是胆固醇及胆固醇酯),并伴有中层平滑肌细胞向内膜移行、增殖,内膜增厚发展而形成的粥样病灶或纤维脂质斑块,它向管腔隆起,并可有钙盐沉着。动脉壁增厚及纤维增生和钙化,使罹患的血管变硬、弹性减退,严重时可发生局部内膜坏死脱落形成溃疡。从而易于在局部形成附壁血栓使管腔变狭窄甚至阻塞,导致临床上发生冠状血管或脑血管阻塞。

血脂异常是目前认为致动脉硬化的最重要的危险因素,因为基于以下事实:①动脉硬化病灶内大量沉积的胆固醇及胆固醇酯主要来自血液中的脂蛋白。②实验性喂饲高胆固醇饮食可致动脉硬化。③遗传性高胆固醇血症患者以及伴有高胆固醇血症的疾病,缺血性心脏病发生率增高。而遗传性高胆固醇血症患者动脉硬化发生严重,在儿童时即可引起死亡。④血清总胆固醇浓度增高和冠心病的病死率之间有连续性的和分级的正性相关性。⑤对一些高胆固醇血症的病人给予降脂药物,使心血管病病死率明显降低。

血脂异常指循环血液中脂质或脂蛋白的组成成分浓度异常,可由遗传基因和(或)环境条件引起,使循环血浆中脂蛋白的生成、分解和清除发生改变。脂质在血浆中以脂蛋白形式传送。水溶性的脂蛋白复合物的核心是胆固醇酯和三酰甘油,表面覆盖有单层磷脂、游离胆固醇和载脂蛋白。血浆中主要的脂质有乳糜微粒、极低密度脂蛋白(VLDL)、中间密度脂蛋白(IDL)、低密度脂蛋白(LDL)和高密度脂蛋白(HDL)。根据脂质的含量、超速离心的密度、复合物颗粒的大小、电泳时的可移动性和复合物表面的载脂蛋白不同而脂蛋白有所区别。各种脂蛋白产生粥样硬化的危险程度不同。富含三酰甘油的脂蛋白、乳糜微粒和极低密度脂蛋白,被认为不具有致粥样硬化的性能;但脂质分解后产生的乳糜微粒残基和IDL被认为具有致粥样硬化能力;LDL是VLDL的代谢终末产物。目前大量研究结果已充分表明,血清总胆固醇(TC)或LDL-C水平升高在动脉粥样硬化的发生和发展过程中起重要作用,与人群中冠心病的发生率和病死率呈显著正相关。血浆HDL水平降低已公认为冠心病的独立危险因素;血浆三酰甘油浓度升高也逐渐被认为是冠心病的独立危险因素;临床流行病学资料提示,血浆脂蛋白(a)(Lp(a))升高是冠心病的独立危险因素。

高血脂导致动脉粥样硬化性疾病的主要机制是使机体各器官的动脉血管壁受损伤,内皮细胞功能和结构异常,血胆固醇沉积于血管内膜下,并激活巨噬细胞等炎性细胞吞噬胆固醇,形成泡沫细胞并激活血小板释放各种促凝血和促生长因子,促使纤维组织增生及平滑肌细胞增生和迁移,形成附着于血管壁局部的粥样硬化斑块。随着病情进展,斑块逐渐增大,造成血管壁逐渐狭窄或闭塞,引起相应组织缺血或梗死。若粥样斑块突然破裂,可迅速激活凝血系统和血小板,形成血栓或同时伴有血管痉挛,使血管腔完全堵塞,供血中断,造成所支配的器官组织的急性梗死性病变。

常见的血脂异常表现为下列一项或多项指标异常:①血清总胆固醇(TC)水平升高;②血清三酰甘油(TG)水平升高;③血清高密度脂蛋白胆固醇(HDL-C)水平异常减低。实际上,以血清低密度脂蛋白胆固醇(LDL-C)取代 TC 更为准确,因为 TC 水平反应是包括 LDL-C、HDL-C 及极低密度脂蛋白胆固醇(VLDL-C)在内的总体水平。

一、高胆固醇血症

在各种血脂异常中,高胆固醇血症与冠心病危险增高的相关性最明确,特别是血浆中 LDL 所致的胆固醇浓度增高。LDL 含有血液中胆固醇总量的约 70%。血胆固醇浓度增高和冠心病的相关性在观察性和治疗性流行病学研究中都已确立。多数资料支持这样的假设:血浆胆固醇浓度增高时冠心病危险增加;降低血浆胆固醇浓度能减少冠心病危险。

(一)临床流行病学研究结果

1. 七国研究　这是一项大规模的跨国流行病学研究,以 7 个国家 16 个队列的 12 763 名 40～59 岁男性为研究对象,历经 10 年,采用前瞻性方法,旨在探讨血浆总胆固醇浓度及其他危险因素与冠心病的关系。主要结果:①心血管病的病死率与较大范围内的血浆总胆固醇(中位数从 4.06～6.86mmol/L)的改变有正性相关性,即血浆总胆固醇增高病死率也上升。血浆总胆固醇与冠心病的相关性不受国家和人种的限制。在日本和地中海周围的国家,居民从饮食中摄入的饱和脂肪和胆固醇的量比芬兰和美国等国家少,血浆平均胆固醇浓度相对较低,冠心病病死率也低。而芬兰和美国是平均血浆胆固醇浓度和冠心病病死率较高的国家。②血浆总胆固醇的水平在影响冠心病的发生率中起关键作用。虽然吸烟与高血压也属冠心病的主要危险因素,但两者对于血浆

总胆固醇较低者,其影响力大为削弱。日本人群的血浆总胆固醇中位数为 4.06mmol/L(156mg/dl),虽然吸烟与高血压较多,但 1 005 例原先无冠心病对象中,只有 7 例(0.07%)死于冠心病;芬兰人群的血浆总胆固醇最高(6.50mmol/L),在 1 534 例其他条件与日本人相似的人群中,死于冠心病者达 67 例(4.3%),说明血浆总胆固醇对冠心病病死率影响显著。

2. 多危险因素干预试验(MRFIT)　入选对象为 35～57 岁的 356 222 例男性,按 35～39 岁、40～44 岁、45～49 岁、50～54 岁和 55～57 岁 5 个年龄段分组,血浆胆固醇水平也按五分法,结果表明,血浆总胆固醇浓度和冠心病病死率之间有连续性的和分级的正性相关性。最低一组血浆总胆固醇为 4.3mmol/L,依次增高的第二、第三、第四和第五组冠心病病死率分别较最低组增加 29%、73%、121% 和 242%(图 13-1)。MRFIT 的另一重要发现是揭示了血 TC 和高血压与吸烟 3 种危险因素与冠心病发生危险的相互影响。TC 处于五分位法的第二至第五组,死于冠心病的患者较预期死亡人数增加 1 115 人,其中 46% 死亡原因与 TC 有关。因此,MRFIT 结论为血 TC 升高是导致冠心病病死率增高的最重要的单一危险因素。

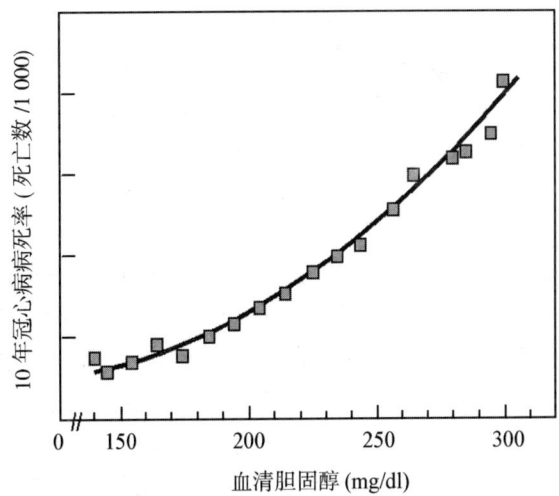

图 13-1　胆固醇与冠心病的相关性
注:血清胆固醇 1mg/dl=0.026mmol/L
(引自 Circulation. 1990;81:1721～1733)

(二)一级预防的干预措施研究

观察性研究资料虽然能给血脂异常致冠心病的假设提供证据,但不能显示降低血胆固醇浓度

会产生冠心病病死率和致残率降低的效果。因此,在随机对照的临床研究中,采用一些干预措施降低血胆固醇浓度来确定在无冠心病的人群中进行一级预防,观察是否能减少随后的冠心病事件。这些研究的观察终点通常是心肌梗死和因冠心病死亡等临床事件。

1. 冠心病一级预防脂质临床研究(LRC-CPPT) 观察了 3 806 名患高胆固醇血症的男子(TC>6.89mmol/L,LDL-C>4.94mmol/L,TG<7.8mmol/L),年龄 35~59 岁,随机分为每日服用 24g 消胆胺或安慰剂。全部受检者服用中等减少胆固醇的饮食(含胆固醇 400mg/d,多价不饱和脂肪与饱和脂肪比值为 0.8)。安慰剂组单用饮食就使血浆总胆固醇浓度降低 5%;消胆胺加饮食组的总胆固醇降低 13%;两组的 LDL-C 胆固醇浓度分别降低 8% 和 20%。消胆胺组的主要观察终点非致死性心肌梗死和冠心病病死率降低 19%。在消胆胺组中有 32% 病例的 LDL-C 胆固醇浓度的降低幅度超过 25%,在这一亚组中非致死性心肌梗死和冠心病死亡人数减少 64%。LRC-CPPT 研究给血脂增高引起冠心病的假设提供了第一个重要的临床支持资料。研究结果初次带来了血浆总胆固醇浓度降低 1% 可减少冠心病事件 2%~3% 的初步估计。

2. 西苏格兰冠心病预防研究(WOSCOPS) 是用 HMG-CoA 还原酶抑制药普伐他汀降低血脂的一级预防性研究。观察了 6 595 名 45~64 岁无心肌梗死病史的男子,平均血 TC 为 7.07mmol/L(272mg/dl),LDL-C 为 4.99mmol/L(192mg/dl)。采用随机、双盲、安慰剂对照试验方法,分别服用普伐他汀 40mg/d 或安慰剂。纳入研究的条件是在饮食控制下血浆 LDL-C 浓度有 2 次在 4.03mmol/L(155mg/dl)以上,或至少一次在 4.52mmol/L(174mg/dl)以上,而又不超过 6.03mmol/L(232mg/dl)。主要的研究观察终点是肯定的非致死性心肌梗死或冠心病死亡作为首发事件,平均随访 4.9 年。结果普伐他汀治疗后,血浆 TC 降低 20%,LDL-C 降低 26%,TG 降低 12%,HDL-C 增高 5%,与安慰剂组相比,普伐他汀组的冠心病事件的危险度减少 31%,差异有显著性。该研究表明,在中度高胆固醇血症而无心肌梗死病史的男子中,普伐他汀治疗能显著降低心肌梗死和冠心病死亡的危险性。

(三)二级预防的干预措施研究

冠心病或粥样硬化引起的其他动脉疾病患者,在近期内发生冠心病事件的危险性很高。然而,积极的干预措施能减少冠心病事件的危险。应用饮食控制、药物和(或)手术干预能减慢粥样硬化病变的进展。调整血脂的治疗能减少冠心病病人的病残率和病死率。近来发表的资料已确定,积极干预对降低总的病死率有益。

1. 斯堪的纳维亚辛伐他汀存活率研究(4S) 提供了有关加强降脂治疗能改善冠心病病人存活率的有力证据。这项多中心研究观察了 4 444 名 35~60 岁的有心绞痛或心肌梗死病史的男女病人,采用随机、双盲、安慰剂对照试验方法,分为安慰剂组和辛伐他汀组。辛伐他汀的剂量以降低 TC 到 2.99~5.20mmol/L(115~200mg/dl)为目标。参加研究的另一项条件是病人在接受饮食指导后 TC 浓度在 5.46~8.06mmol/L(210~310mg/dl)而 TG 浓度低于 5.72mmol/L(220mg/dl)。辛伐他汀的开始剂量是 20mg/d,37% 病人随后增加到 40mg/d,有 2 人减少到 10mg。研究观察的中位数时间是 5.4 年。辛伐他汀治疗使 TC 浓度降低 25%、LDL-C 降低 35%、TG 降低 10%、HDL-C 增高 8%。安慰剂组的上述血脂指标分别增高 1%、1%、7% 和 1%。辛伐他汀组总病死率相对危险性降低 10%,冠心病病死率相对危险性降低 42%。从研究开始时的 TC、LDL-C 和 HDL-C 浓度分布来看,在每个四分位组中,重要冠心病事件发生率的减少幅度相似。年龄在 60 岁和 60 岁以上的亚组用辛伐他汀治疗后,总病死率和重要冠心病事件发生率也显著降低,但降低的幅度不及全组的降低幅度。在女性病人中两组的总病死率相似,但辛伐他汀组中女性的重要冠心病事件发生率明显降低,减少 35%。

2. 美国心肺血液研究所(NHLBI)冠心病干预研究 是观察胆固醇降低对血管造影指标影响的第一个大型研究。143 名 21~55 岁的男子和女子随机分为每日服消胆胺 24g 或安慰剂,随访 5 年。加入研究的指标是经血管造影有冠心病表现,而且经饮食治疗后血浆胆固醇浓度仍在一般人群浓度的 90% 分位以上。饮食治疗采用每日胆固醇少于 300mg,多价不饱和脂肪与饱和脂肪比值为2:1。全部参加研究的人在观察期间继续服用这种饮食。服用消胆胺组的血浆 TC 下降17%,LDL-C 降低 26%;安慰剂组的上述指标分别比研究开始时降低 1% 和 5%。在研究开始前和随访 5 年时做冠状动脉造影,用肉眼观察冠状动脉病情变化作为观察的终点。结果两组各有 7% 病人的冠状动脉病变消退而不伴加重。服消胆胺组有 32% 病人和安慰剂组有 49% 病人的造影示病变进展加重而无消退,两组的差异有统计学显著意义。在基线时冠状动脉造影示狭窄达 50% 或更重的病人,服用消胆胺的益处最为明显。在消胆胺组中,冠状动脉狭窄＞50% 的病人,有 12% 病变进展,而在服安慰剂组中,这类病变有 33% 进展加重,差异有显著性。

总之,临床流行病学、冠心病一级预防和二级预防干预试验的大量研究获得一致的结果:血浆胆固醇水平升高是冠心病的独立致病性危险因素,降低血浆胆固醇水平对防治冠心病有显著的临床效果。

近年来基础研究也取得了一定进展,主要是阐明了 LDL 致动脉粥样硬化的机制,并且对 LDL 的亚组与冠心病关系有了新的认识。

高胆固醇膳食可诱发人或动物的动脉粥样硬化,但体外高浓度 LDL 与巨噬细胞温育时,并不能使其堆积胆固醇而转变为作为动脉粥样硬化特征的泡沫细胞。这是因为当巨噬细胞内胆固醇增加到一定程度,可导致 LDL 受体下调,从而阻止继续摄取 LDL。因此推测在体内,LDL 可能先经过某种"修饰",才能绕过 LDL 受体,不加调节的被巨噬细胞摄取,转变为泡沫细胞。Steinberg 经过近 10 年的研究,证实 LDL 在动脉壁内先被氧化为氧化 LDL(OX-LDL),ox-LDL 除可使巨噬细胞转变为泡沫细胞,还有多种促动脉粥样硬化形成作用。脂蛋白氧化修饰学说,基本上已被公认。由于血浆内有许多抗氧化剂,LDL 在血浆内不易被氧化,而在动脉壁内微环境中才能被氧化。动脉壁的 3 种主要细胞(内皮细胞、巨噬细胞、平滑肌细胞)都能氧化 LDL,血管壁中的血浆 LDL 在过量的氧自由基的作用下,与体内大量多价不饱和脂肪酸发生过氧化反应,大量卵磷脂转化为溶血卵磷脂,过氧化的脂肪酸与载脂蛋白 B 中的赖氨酸结合,发生氧化修饰形成 ox-LDL。ox-

LDL 是 LDL-C 致动脉粥样硬化的关键步骤。一方面 ox-LDL 对循环的单核细胞具有化学趋化作用;另一方面 ox-LDL 具有较强的细胞毒性,能导致血管内皮细胞损伤,而且有很强的免疫原性,可刺激机体产生自身抗体,并与其形成免疫复合物,促进泡沫细胞的形成。此外,ox-LDL 还能直接引起血小板聚集,促进血栓形成,促使动脉硬化的发生、发展。体内存在 ox-LDL 已有几方面的证据,研究证实从人和兔粥样硬化病变中提取的 LDL 与体外 ox-LDL 在理化性质和生物学特性方面有许多相似之处。另外,从病灶中分离出来的完整的载脂蛋白 B 或其片断,均可以与抗MDA-Lysine 和 4-HNE-Lysine(MDA-Lysine 和 4-HNE-Lysine 只特异存在于 ox-LDL 中)特异的抗体结合(图 13-2)。

脂蛋白氧化修饰学说为冠心病防治提出了新思路,进行了大量的动物实验以验证抗氧化药是否可减轻动脉粥样硬化,从而降低冠心病的病死率。Steinberg 分析了 23 个研究,所用抗氧化药有丙丁酚、丁基羟甲苯、二苯基苯二胺、维生素 E。16 个研究有非常明显的抗动脉粥样硬化的作用,2 个研究模棱两可,5 个研究阴性。目前,已经有不少流行病学和临床试验,但结果不一致。卫生专业人员随访研究对 39 910 名年龄在 40~75 岁的男性卫生工作者随访 4 年。结果发现,经年龄校正后,摄入维生素 E 量最多的 1/5 人群(中位数摄入量 419.0U/d)与维生素 E 摄入量最少的 1/5 人群相比(中位数摄入量 6.4U/d),冠心病事件减少 41%。同样,在护士健康研究中观察的 87 247 名 34~59 岁的注册护士中,维生素 E 摄入量最高的 1/5 人群(中位数摄入量 208.0U/d)与维生素 E 摄入量最少的 1/5 人群相比(中位数摄入量 2.8U/d),非致死性心肌梗死和冠心病死亡等重要事件减少 41%。这两项研究都提示维生素 E 摄入量和冠心病事件呈负相关。HOPE 试验结果未发现维生素 E 对冠心病有何作用。胡萝卜素、维生素 C 和丙丁酚的效果更不明确。

近年来,人们逐渐认识到 LDL 亚组分与冠心病的关系。LDL 由大小、密度不同的一系列颗粒组成,临床上一般分为 3 种:大而轻的 LDL,小而密 LDL,介于两者间的中间 LDL。电泳分析人的血浆 LDL 亚组分,可分为 A、B 两种类型。A 型

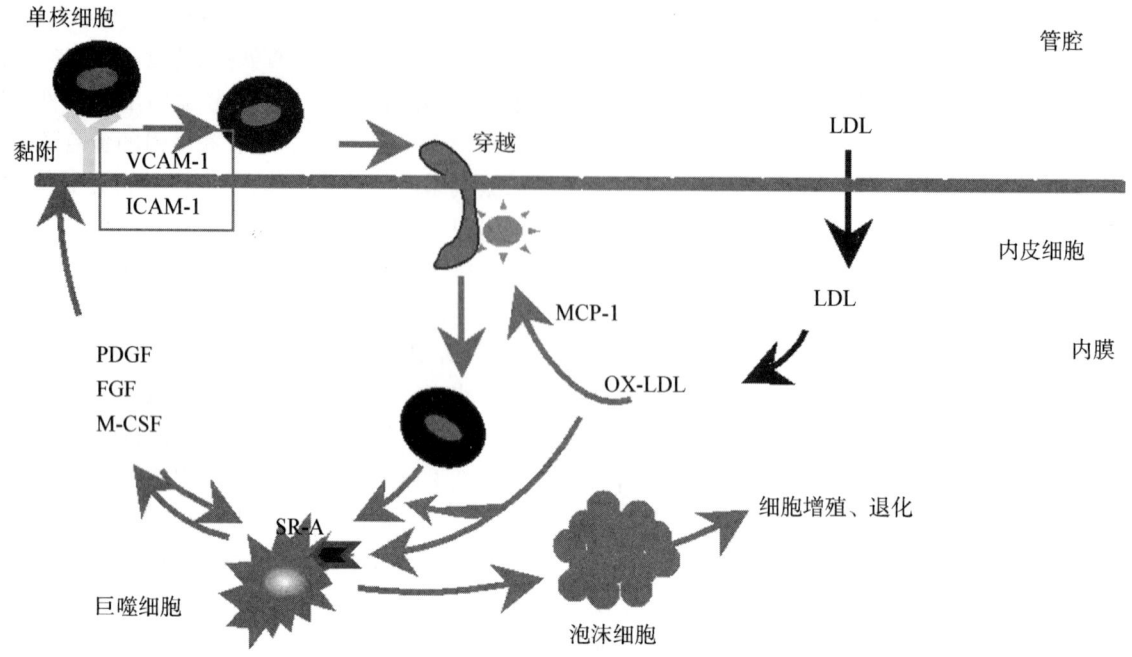

图 13-2 OX-LDL 在动脉粥样硬化形成中的作用

LDL 以大而轻、中间 LDL 为主；B 型 LDL 以小而密 LDL 为主。B 型 LDL 者心肌梗死的危险性为 A 型 LDL 者的 3 倍。有冠心病表现者的 LDL 颗粒较小较为致密。小而密 LDL 常见于有 TG 浓度增高、HDL-C 浓度降低、肥胖、胰岛素抵抗和患高血压的病人。LDL 的类型可以改变，成为致粥样硬化能力较低的类型。例如用吉非罗齐或苯扎贝特作药物治疗，可将 LDL 颗粒转化为大而轻的 LDL 类型。小而密的 LDL 增加粥样硬化危险的机制尚未确定，可能是数种机制综合作用的。与大而轻的 LDL 相比，小而密的 LDL 含唾液酸的量较少，从而增加了 LDL 与血管壁上的蛋白糖苷结合的能力。存在小而密的 LDL 时，凝血因子也可能转为更易致粥样硬化的类型。随着 LDL 颗粒密度增高，血栓素合成增多，有剂量相关性。小而密的 LDL 易渗入动脉壁并沉积在粥样斑块中，还有促进粥样斑块破裂的作用。更易被氧化修饰形成 OX-LDL，OX-LDL 较容易被巨噬细胞上的"清道夫"受体摄取，形成泡沫细胞。

二、高密度脂蛋白浓度降低

许多流行病学研究已确定，HDL-C 水平与冠心病的发病率呈负相关，临床观察也发现冠心病患者的 HDL-C 水平常降低。因而早就认为 HDL 有抗动脉粥样硬化作用。HDL 有抗动脉粥样硬化作用的直接证据来自转基因动物的研究。将人 apoA I 基因转入小鼠后，血 HDL-C 升高，而且对饲胆固醇所诱发的动脉粥样硬化有保护作用。高胆固醇食物诱发家兔动脉粥样硬化时，长期静脉滴注 HDL 可使斑块消退。

（一）可能致病机制

刚从肝和小肠分泌的 HDL 或乳糜微粒水解时形成的 HDL 均呈盘状，为新生 HDL。新生 HDL 进入血液后，在卵磷脂胆固醇酰基转移酶（LCAT）的作用下，从卵磷脂和胆固醇生成胆固醇酯核心，盘形的前体颗粒就转化为成熟的球形 HDL₃ 颗粒。HDL₃ 能从细胞膜的表面和从经水解富含三酰甘油的脂蛋白颗粒表面的多余成分进一步获取磷脂和胆固醇。经 LCAT 酶活性继续作用，HDL₃ 转化为 HDL₂。HDL₂ 的颗粒较大，含胆固醇的量比 HDL₃ 更多。妇女血浆中 HDL₂ 的浓度比男子显著增高；大而轻的 HDL₂ 颗粒浓度增高，可能是绝经前妇女具有相对的心脏保护作用的部分原因。

HDL 能减少冠心病危险的机制是复杂的。可能与 HDL 逆向传送胆固醇有关。HDL 在 LCAT、apoAI、胆固醇酯转移蛋白（CETP）等的作用下，将胆固醇从周围细胞运回到肝脏。肝脏再将胆固醇分泌入胆汁酸池或将胆固醇用于细胞膜的组成,或进入 VLDL。胆固醇离开周围细胞和由 HDL 清除的过程并未研究清楚,现已提出一些可能的机制,包括胆固醇溢出。通过 CETP 的作用,三酰甘油从富含三酰甘油的脂蛋白与 HDL 中的胆固醇酯交换。转换下来的三酰甘油成为肝细胞脂酶的作用基质,而转换后的胆固醇酯继续和富含三酰甘油的脂蛋白参与脂肪分解的级联反应,并与乳糜微粒残基、IDL 和 LDL 一起被清除。根据 HDL 和富含三酰甘油的脂蛋白的相互关系,HDL 胆固醇浓度增高,仅是富含三酰甘油的脂蛋白颗粒快速清除的反应,可使血管壁减少与有致粥样硬化潜力颗粒的接触。这样,

HDL 浓度只起了代谢效率好的标志作用,而不是 HDL 具有预防冠心病的直接保护作用。

HDL 保护心脏的其他可能机制有:① HDL 能抑制 LDL 氧化。②动脉粥样硬化早期单核细胞、T 淋巴细胞等在血管内黏附、聚集,然后进入内皮下间隙,血管内皮的黏附分子在此起重要作用。HDL 能抑制内皮细胞表达黏附分子。③ HDL 能刺激内皮细胞合成前列环素,而且 HDL 与前列环素结合可以稳定前列环素。前列环素对保护内皮完整性,防止内皮表面血栓形成有重要作用。④ HDL 能加快血管内皮细胞的修复(图 13-3)。

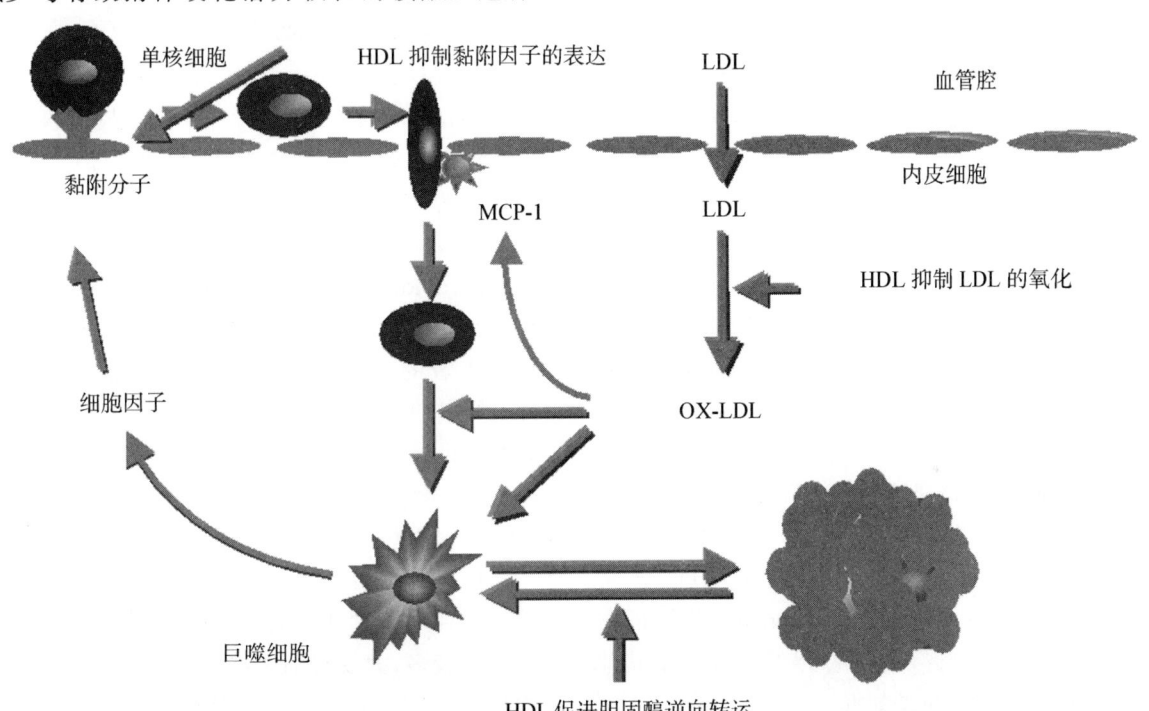

图 13-3　HDL 抑制动脉粥样硬化斑块进展的机制

(二)临床流行病学资料

对 1 799 例 60 岁以下的芬兰男性急性心肌梗死患者进行研究,分析其与血浆 HDL-C 及其亚型的关系。校正其他影响血浆 HDL-C 水平的因素后,经多元统计分析,结果发现,血浆 HDL-C<1.07mmol/L(41mg/dl)者患急性心肌梗死的危险性较血浆 HDL-C>1.48mmol/L(57mg/dl)者高 3.3 倍,血浆 HDL$_2$-C<0.65mmol/L(25mg/dl)者患冠心病的危险性是血浆 HDL$_2$-C>1.01mmol/L(39mg/dl)者的 4

倍。

德国的一项前瞻性的心血管危险因子的调查研究,为期 6 年。4 221 例无心血管疾病者,血浆 HDL-C 平均值为(1.18±0.31)mmol/L[(45.2±11.8)mg/dl],有心血管疾病者或非致命性心肌梗死者,血浆 HDL-C 平均值为(1.02±0.28)mmol/L[(39.5±10.6)mg/dl]。Kempen 等对 43 名经冠状动脉造影证实有明显冠状动脉狭窄者进行分析发现,在经多种危险因素校正后血浆 HDL$_3$-C 水平仍与冠状动脉的狭窄程度呈明显负

相关。Stampfer 等的研究发现，血浆 HDL_3-C 水平是心肌梗死患者最大的危险因素。

（三）临床试验结果

吉非罗齐冠心病冠状动脉造影试验（LO-CAT），目的是评价吉非罗齐对冠心病伴低 HDL-C 血症患者的移植冠状动脉血管病变的影响。372 例接受冠状动脉旁路移植术后的冠心病患者，血浆 HDL-C<1.09mmol/L（42mg/dl），LDL-C <4.52mmol/L（174 mg/dl），TG<4.33mmol/L（155 mg/dl），采用随机、双盲、安慰剂对照方法，治疗组服用吉非罗齐 1 200mg/d，随访 32 个月。结果吉非罗齐治疗组血浆 LDL-C 降低 6%、TG 降低 40%、HDL_2-C 升高 5%、HDL_3-C 升高 9%。治疗组无论是移植血管或是天然血管的粥样硬化狭窄病变进展明显减慢，新的病变发生率明显减少。该研究结果表明，升高 HDL_3-C 浓度可延缓病变的进展。

现有资料表明，血浆 HDL-C 水平与过早发生冠心病的危险性呈负相关。对 19 个前瞻性研究的资料进行总结，其中 15 个研究的结果均表明，血浆 HDL 水平与冠心病的发生率呈显著的负相关，另外 3 个研究也观察到了这种负相关关系，但不具有统计学意义，仅 1 个研究结果认为两者不相关。Framingham 心脏研究（FHS）、脂质与临床病死率追踪研究、MRFIT 和冠状动脉一级预防试验 4 个大规模的研究结果一致表明，不论是在男性或是女性人群中，血浆 HDL 水平 HDL-C 每增高 0.03mmol/L（1mg/dl），男性的冠心病危险性减少 2%，女性减少 3%，校正了其他冠心病危险因素后也是如此。

三、高三酰甘油血症

血浆三酰甘油和冠心病的关系，还没有像血浆胆固醇与冠心病的关系那么确定，这是因为高三酰甘油血症常伴有低 HDL，单因素分析时，三酰甘油是独立危险因子，以 HDL 校正或多因素分析时这种关系明显减弱，甚至不再是独立危险因子。新近的流行病学研究，有力地证明高三酰甘油血症是冠心病独立的危险因子。虽然降低血三酰甘油水平能否降低急性冠脉综合征发生率的大规模临床试验尚在进行之中，但是已经有少数临床试验及临床观察表明调整血三酰甘油水平能减少冠脉事件发生率。最近有资料表明，虽然空腹血三酰甘油浓度正常，但血中富含三酰甘油的脂蛋白残余的增高幅度与冠心病发生率相关，餐后三酰甘油浓度是冠心病的独立预测因素。

（一）流行病学研究

PROCAM 试验对 4 849 名无心肌梗死病史的男性随访 8 年，按 HDL-C（mg/dl）水平分为 3 组：HDL-C>55、HDL-C 在 35～55 及 HDL-C<35，每组又按三酰甘油水平<150mg/dl、150～199mg/dl、≥200mg/dl 分成 3 个亚组，不论 HDL-C 水平如何，主要冠脉事件发生率均随三酰甘油水平升高而升高，按 LDL-C 水平分亚组，也得到类似结果，表明三酰甘油是独立于 HDL 及 LDL 的冠心病危险因子。用三酰甘油 ≥5.26mmol/L（200mg/dl）结合 LDL-C/HDL-C>5 两项指标，可检出冠心病事件危险最高的亚组。这个亚组人数只占观察对象的 4%，却占了冠心病事件的 25%。在 Helsinki 心脏研究中，具有高 LDL-C/HDL-C 比率（>5.0）与高三酰甘油水平（≥5.2mmol/L）的对照组患者在 5 年内所经历的心脏病发作事件是同组单纯高 LDL-C/HDL-C 比率患者的 3.8 倍。Hokanson 等分析 17 项研究，共 46 000 名男性，11 000名女性，三酰甘油每升高 1mmol/L，心血管病相对危险性分别增加 1.3 及 1.8，校正 HDL-C 等其他危险因子后，仍有统计显著性，女性尤为密切。

（二）临床研究

即往对三酰甘油是否为冠心病独立的危险因子争论较多，大规模临床试验极少，并且极少有药物仅仅调节三酰甘油而不影响胆固醇水平，这对于判断三酰甘油的作用造成困难。尽管如此，近来的一些临床研究，仍能提供一定的依据。Helsinki 心脏研究中用吉非贝齐治疗无冠心病病史者 2 046 人，5 年后三酰甘油降低 35%，而心肌梗死及冠心病病死率降低 34%。其中，高 IDL-C/HDL-C 比率和高 TG 水平的治疗组患者受益最大，其冠脉事件的发生率降低了 71%。BECAIT 试验（bezafibrate coronary atherosclerosis intervention trial）给心肌梗死存活者以苯扎贝特，冠脉事件明显降低，虽然其例数较少，但由于三酰甘油降低了 35%，而胆固醇仅降低 2%，有力地说明了是降低三酰甘油而获益。BIPS 研究（Bezafibrate infarction prevention study）对 3 102 名缺血性心脏病患者以苯扎贝特随访 6 年，心肌梗死及猝死比安慰剂组降低 9%，未达统计学差异，但其入选时的平均三酰甘油水平较低。将三酰甘油超过 5.26mmol/L（200mg/dl）而且三酰甘油可降至 4.13mmol/L（159mg/dl）者（约占 10%）进行分析时，其相对危险性降低 40%（$P=0.03$），由此可见危险较大的患者，即三酰甘油＞5.26mmol/L，而且小而密 LDL 可能增多者，降低三酰甘油可减少心肌梗死及猝死的发生。

三酰甘油致动脉硬化的机制主要为富含三酰甘油脂蛋白的直接致动脉粥样硬化，以及高三酰甘油所伴随的代谢紊乱增加冠心病的危险性。高三酰甘油血症患者血浆中的 VLDL 与正常人的 VLDL 相比，含有较多的游离胆固醇和胆固醇酯，ApoE 含量是正常人的 5~6 倍。含较多 ApoE 的大颗粒 VLDL 被巨噬细胞摄取增快，致细胞内胆固醇酯增加，形成泡沫细胞。此外，高三酰甘油血症患者血浆中的 VLDL 能够结合成纤维细胞上 LDL 受体将脂质转移到细胞内，而血脂正常血浆中只有小颗粒 VLDL 才具有这种能力。

近年来发现高三酰甘油血症常伴有 HDL 降低及小而密 LDL 升高，后二者均促进冠心病的发生，因而 Austin 提出将高三酰甘油血症、低 HDL 及小而密 LDL 升高，称为致粥样硬化脂蛋白表型（atherogenic lipoprotein phenotype，ALP）。Grundy 称之为脂类三联症（1ipid triad）。ALP 中每一项都是冠心病独立危险因子，高三酰甘油血症实际上也可能是 ALP 的标志之一。随着对脂蛋白代谢的深入研究，逐渐阐明了三者的代谢联系，其中脂蛋白之间的脂类交换起着重要作用。VLDL 及 LDL 与 HDL 之间通过胆固醇酯转移蛋白（CEIP）进行 TG 与 CE 的相互交换。随着血浆 TG 水平升高，CETP 活性增加，促进 HDL 与过量的富含三酰甘油脂蛋白（TRLs）之间的脂质交换，HDL 含有较多 TG，TRLs 含有较多 CE。含有较多 TG 的 HDL 易成为肝酯酶的作用对象，更快地从血浆中清除掉。同时，高 TG 加强了 apoA-I 从 HDL 的清除，apoA-I 的减少和 HDL 的快速清除，不仅使 HDL-C 水平进一步下降，而

且减弱了 HDL 的逆向胆固醇转运能力。LDL 的情况相似，高 TG 时，脂类交换增强，LDL 颗粒中 CE 减少而 TG 增加。LDL 的三酰甘油增加至一定程度，被肝脂酶水解，LDL 颗粒变小，但 apoB100 仍保留在 LDL 内，结果这种小 LDL 的密度反而增加，所以称为小而密 LDL。

高三酰甘油血症伴随的其他代谢紊乱，如餐后脂蛋白代谢紊乱、改变正常凝血机制、抑制纤维蛋白溶解等，均可增加冠心病危险性。

四、脂蛋白（a）浓度增高

过去 30 年中有许多临床研究观察脂蛋白（a）[lipoprotein（a），LP（a）]与心血管疾病的关系，结果很一致。Lp（a）水平升高被认为是冠心病、脑血管病、心肌梗死、外周血管疾病的危险因子。但是这种联系并不能说明因果关系。Lp（a）的基本结构与 LDL 相同，只增加一个 Apo（a）分子，通过二硫键结合于 Apo B-100。Lp（a）具有多基因遗传特性，呈显性遗传，有冠心病家族史者，Lp（a）阳性率明显高于无家族史者。杂合子家族性高胆固醇血症病人的 Lp（a）比对照组高 3 倍。Lp（a）在黑人中呈正态分布，而在白人中是偏态分布的，通常都低于 20mg/dl。同其他的脂蛋白或载脂蛋白相比，其与男性冠心病的关系尤为密切。Lp（a）的危险性临界水平一般在 20~30 mg/dl，如超过 30 mg/dl 则动脉粥样硬化的危险性上升 2 倍；如同时伴有 LDL-C 上升，冠心病的相对危险性上升 5 倍。且 Lp（a）水平愈高，发生冠心病的时间愈早。

Lp（a）增高引起冠心病危险增加的机制是复杂的，因为 Lp（a）与纤溶酶原的结构高度同源，LP（a）非常可能抑制与纤溶酶原的结合，从而干扰纤溶反应，促进血栓形成。此外，Lp（a）还能结合纤维蛋白，抑制纤维蛋白的溶解。LP（a）多与巨噬细胞共存于冠状动脉粥样斑块处，而活跃的巨噬细胞被认为是斑块不稳定的主要原因。经丙二醛处理过的 Lp（a）被巨噬细胞上的受体清除的速率，要比原先自身的 Lp（a）快 20 倍。看来 Lp（a）比 LDL 更易发生氧化改变，而先被受体摄取。

（王士雯 马 勇）

参 考 文 献

1　崔志红，龚　辉，何伟玺.女性高血压.见：闫西艳，陈灏珠主编.高血压与相关疾病.郑州：郑州大学出版社，2003:54—55

2　李　莹.血脂及脂蛋白代谢异常的流行特征.见：吴兆苏，姚崇华主编.心血管系统疾病流行病学及防治.北京：人民卫生出版社，2002,92—94

3　赵　冬.中国人群的血脂流行病学研究.中华心血管病杂志，2003，31（1）：74—78

4　Alsheikh-Ali AA, Lin JL, Abourjaily P, et al. Extent to which accepted serum lipid goals are achieved in a contemporary general medical population with coronary heart disease risk equivalents. Am J Cardiol, 2006,98(9):1231—1233

5　Ansell BJ, Fonarow GC, Maki KC, et al. Reduced treatment success in lipid management among women with coronary heart disease or risk equivalents: results of a national survey. Am Heart J, 2006, 152 (5):976—981

6　Chapman MJ. Therapeutic elevation of HDL-cholesterol to prevent atherosclerosis and coronary heart disease. Pharmacol Ther, 2006, 111(3):893—908

7　Cooke CE, Hammerash WJ Jr. Retrospective review of sex differences in the management of dyslipidemia in coronary heart disease: an analysis of patient data from a Maryland-based health maintenance organization. Clin Ther, 2006, 28(4):591—599

8　Ferdinand KC. Ethnic, gender and age-related differences in the treatment of dyslipidemia. Am J Manag Care, 2006, 12(15 Suppl):S400—404

9　Goff DC Jr, Bertoni AG, Kramer H, et al. Dyslipidemia prevalence, treatment, and control in the Multi-Ethnic Study of Atherosclerosis (MESA): gender, ethnicity, and coronary artery calcium. Circulation, 2006, 113 (5):647—656

10　Humphries SE, Whittall RA, Hubbart CS, et al. Genetic causes of familial hypercholesterolaemia in patients in the UK: relation to plasma lipid levels and coronary heart disease risk. J Med Genet, 2006, 43 (12):943—949

11　Mosca L, Appel LJ, Benjamin EJ, et al. Evidence-based guidelines for cardiovascular disease prevention in women. Circulation, 2004, 109: 672—693

12　Nicklas BJ, Cesari M, Penninx BW, et al. Abdominal obesity is an independent risk factor for chronic heart failure in older people. J Am Geriatr Soc, 2006, 54 (3):413—420

13　Ose L, Shah A, Davies MJ, et al. Consistency of lipid-altering effects of ezetimibe/simvastatin across gender, race, age, baseline low density lipoprotein cholesterol levels, and coronary heart disease status: results of a pooled retrospective analysis. Curr Med Res Opin, 2006, 22(5):823—835

14　Paul S, Smith L. The metabolic syndrome in women: a growing problem for cardiac risk. J Cardiovasc Nurs, 2005, 20 (6):427—432

15　Switzer JA, Hess DC. Statin therapy for coronary heart disease and its effect on stroke. Curr Atheroscler Rep, 2006, 8(4):337—342

16　Tjokroprawiro A. New approach in the treatment of T2DM and metabolic syndrome (focus on a novel insulin sensitizer). Acta Med Indones, 2006, 38(3): 160—166

17　Gerc V, Buksa M. Statins and cardiovascular diseases. Med Arh, 2006, 60(5):324—327

第四节　血脂异常的治疗

一、治 疗 原 则

中华心血管病学会、中华心血管病杂志于2006年在参考美国及欧洲的高脂血症治疗指南基础上，根据我国国情制定了诊断及治疗建议。高脂血症治疗根据临床上有无发现冠心病或其他部位动脉粥样硬化性疾病、有无其他危险因素及血脂水平分层治疗（表13-6、13-7）。治疗以饮食治疗为基础，根据病情、危险因素、血脂水平决定是否或何时开始药物治疗。开始饮食及药物治疗的标准见表13-8。目前国际上治疗高脂血症以降低LDL-C为主要目标，对高三酰甘油血症亦是如此，少数极度三酰甘油升高的患者，以降低三酰甘油为首要目标。

表 13-6 冠心病的其他危险因素

高血压(血压≥140/90mmHg 或服用降压药物者)

吸烟

HDL-C 水平<40mg/dl(1.0mmol/L)

肥胖(BMI≥28kg/m²)或中心性肥胖(腰围:男性≥95cm,女性≥90cm)

年龄(男性≥45 岁,女性≥55 岁)

早发缺血性心血管病家族史(一级男性亲属发生心肌梗死时<55 岁,一级女性亲属<65 岁)

男性

表 13-7 血脂异常危险分层

危险分层	TC200~239mg/dl 或 LDL-C 120~159mg/dl	TC ≥240mg/dl 或 LDL-C ≥160mg/dl
无高血压且其他危险因素* 数<3	低危(<2.5%)	低危(<5%)
高血压或其他危险因素数≥3	低危(<5%)	中危(5%~10%)
高血压且其他危险因素* 数≥1	中危(5%~10%)	高危(10%~15%)
冠心病及其等危症	高危(>10%)	极高危(>15%)

* 危险因素包括:年龄、吸烟、低 HDL-C、肥胖、家族史。危险:括号内百分数指 1 个 50 岁的人今后 10 年发生缺血性心血管病的绝对危险。极高危仅包括心血管疾病+急性冠脉综合征/糖尿病。冠心病等危症是指非冠心病者 10 年内发生主要冠脉事件的危险与已患冠心病者同等,新发和复发缺血性心血管病事件的危险>15%,包括有临床表现的冠脉以外动脉的动脉粥样硬化(缺血性脑卒中)、周围动脉疾病、腹主动脉瘤和症状性颈动脉病(如 TIA)等,糖尿病,BP≥140/90mmHg 或正在接受降血压药物治疗合并≥3 项缺血性心血管病危险因素者

表 13-8 开始治疗标准值及治疗目标值(mg/dl)

危险等级	未治疗	药物治疗开始	治疗目标值
低危(10 年危险性<5%)	TC≥240 LDL-C≥160	TC≥270 LDL-C≥190	TC<240 LDL-C<160
中危(10 年危险性 5%~10%)	TC≥200 LDL-C≥130	TC≥240 LDL-C≥160	TC<200 LDL-C<130
高危:CHD 或 CHD 等危症(10 年危险性 10%~15%)	TC≥160 LDL-C≥100	TC≥160 LDL-C≥100	TC<160 LDL-C<100
极高危:CHD 加下列任一种情况*	TC≥160 LDL-C≥100	TC≥160 LDL-C≥100	TC<120 LDL-C<80

注:* 极高危病人=心血管病+急性冠脉综合征病人 糖尿病

二、女性患者的特殊考虑

女性绝经期前冠心病患病率与病死率明显低于同龄男性,因而,一般考虑非药物疗法防治,有严重危险因素者,可考虑药物治疗。绝经期后妇女高脂血症发生机会多,冠心病患病率升高,接近男性,故应考虑积极治疗。除调脂药物外,激素替代疗法也可降低血脂,但是,近年来应用小剂量雌激素及孕激素替代治疗的临床试验却发现应用降胆固醇药物比激素替代治疗更能降低冠心病风险。

三、基 础 疗 法

包括饮食治疗及生活方式调整。

1. 饮食治疗内容 饮食治疗是首要的基本治疗措施,应长期坚持。饮食治疗应以维持身体健康和保持正常体重为原则,在满足人体生理需求条件下,保持均衡营养,达到调节血脂的目的。重点是调整膳食结构,控制总热量、减少饱和脂肪酸和胆固醇摄入,同时注意单不饱和脂肪酸和多

不饱和脂肪酸的比例以及补充人体所需蛋白质。粗细粮搭配,增加豆类及植物纤维的摄入,多食水果,少饮酒或不饮。

2. 生活方式调整 保持正常体重;适当健身锻炼,每周进行 3～4 次中等强度体力活动,如慢跑、骑车、游泳等,每次 30～60min;戒烟;建立健康的行为模式,放松情绪,保持良好心态和心情。

3. 饮食治疗的目标水平 经过饮食治疗,如果达到目标水平(表 13-8),就可坚持饮食治疗而无需用药,定期复查血脂变化即可。

四、药物治疗

1. 用药指征 当经过饮食治疗及生活方式调整 3～6 个月后,如果血 TC、TG、LDL-C 仍未达到目标水平或者有家族性或遗传性因素存在时,应开始药物治疗。对同时伴有冠心病危险因素的患者或已发生冠心病或其他部位动脉粥样硬化者,尤应积极加强药物治疗,可与饮食治疗和生活方式调整同时开始。

2. 用药原则 ①最主要目的是为防治冠心病;②应根据是否有冠心病或冠心病等危症以及有无心血管危险因素,结合血脂水平,进行全面评估,以决定治疗措施及血脂的目标水平;③无论是否进行药物降脂治疗都必须坚持控制饮食和改善生活方式;④根据血脂异常的类型及其治疗需要达到目的选择合适的调脂药物;⑤需要定期的进行调脂疗效和药物不良反应的监测;⑥将降低 LDL-C 作为首要目标。药物治疗的目标水平见表 13-8。

3. 降血脂药的分类和选择

(1)主要降三酰甘油的药物

①苯氧芳酸类:又称贝特类或纤维酸类。能增强 LPL 活性,加速 VLDL 和 TG 的分解,降低血三酰甘油;升高 HDL-C,并使 HDL-C 亚型由小而密转变为大而轻;抑制肝脏摄取非酯化脂肪酸,减少 VLDL 合成及分泌;增加与肝内 LDL 受体亲和力高的 LDL 摄取,降低血中 LDL-C 和 TC。常用药物为吉非贝齐、非诺贝特、苯扎贝特、环丙贝特等(表 13-9)。此类药物不良反应主要是恶心、腹胀、腹泻等胃肠道症状,有时有一过性血清转氨酶升高。肝肾功能不全者、孕妇、哺乳期妇女忌用。这类药物可加强抗凝药的作用,两药

合用时,抗凝药宜减量使用。

②烟酸及其衍生物:烟酸属 B 族维生素,通过降低三酰甘油酶活性,脂肪组织脂解作用减慢以及肝脏 VLDL 合成减少,进而减少 IDL 和 LDL;另外,在辅酶 A 作用下与甘氨酸合成烟尿酸,从而抑制肝细胞利用辅酶 A 合成胆固醇,故可降低 TG、TC、LDL-C。烟酸升高 HDL-C 水平机制不明。宜从小剂量开始,50～100mg/次,口服,3/d;以后酌情渐增至 1～2g/次,3/d。不良反应有面部潮红、瘙痒、胃肠道症状。严重者使消化性溃疡恶化,糖耐量减退,血尿酸增加,偶见肝功能损伤。阿昔莫司为烟酸衍生物,可降低 TG、TC、LDL-C,升高 HDL-C。常规剂量每次 0.25g,饭后服,3/d。不良反应为颜面潮红、转氨酶升高、胃肠道反应。不良反应较烟酸少,且对尿酸及血糖代谢无影响,适于伴痛风及糖尿病患者。

③多烯脂肪酸制剂:主要是深海鱼油制剂,富含 ω-3 多价不饱和脂肪酸,如二十碳五烯酸(EPA)和二十二碳六烯酸(DHA),能抑制肝脏 VLDL 的合成和分泌;增加 VLDL 向 LDL 转变,从而降低 TG。常用药物为多烯康胶囊,含 EPA 和 DHA 为 70% 以上,并加入少量维生素 E,防止氧化,常用剂量为 1.8g,3/d。最常见的不良反应是鱼腥味所致的恶心。有出血倾向的患者忌用。

(2)主要降胆固醇的药物

①3 羟-3 甲基-戊二酸单酰辅酶 A(HMG-CoA)还原酶抑制药:又称他汀类药。HMG-CoA 还原酶抑制药通过对 HMG-CoA 还原酶的抑制作用,使 HMG-CoA 不能转变成甲羟戊酸,从而阻断胆固醇的合成,降低血胆固醇水平;增加肝细胞膜 LDL 受体的活性及对 LDL 的亲和力,加速 LDL 清除;减少 VLDL 的产生;对 TC、LDL-C、VLDL-C 和 TG 都有降低作用。常见药物为洛伐他汀、普伐他汀、辛伐他汀、氟伐他汀及阿托伐他汀等,均为每晚 1 次口服。各种他汀类制剂及剂量详见表 13-9。主要不良反应为胃肠道反应如腹胀、腹泻、便秘等。罕见不良反应有横纹肌溶解、过敏反应综合征、肝炎。用药期间应定期监测肝功能。不宜用于儿童、孕妇、哺乳期妇女。

②胆酸螯合剂:这类药物可阻止胆酸或胆固醇从肠道吸收,促使其随粪便排出,由于随粪便排出的胆酸增加,经肝肠循环回吸收的胆酸减少,促

进肝脏胆固醇降解,增加胆酸合成;反馈性增加肝细胞 LDL 受体数量及活性,加速对 LDL 的摄取,从而降低 LDL-C 和 TC。主要制剂考来烯胺(cholestyramine,消胆胺),是季胺阴离子交换树脂,常用剂量 4～5g/次,口服,3～4/d,每日总量小于 24g。服药时从小剂量开始,1～3 个月达最大耐受量。同类药物还有考来替泊(colestipol,消胆宁)。不良反应有胀气、恶心、呕吐、便秘严重时可引起肠梗阻。适用于纯合子家族性高胆固醇血症以外的任何类型的高胆固醇血症。对任何类型的高三酰甘油血症无效。混合型高脂血症,需合用其他类型降血脂药。

③普罗布考(probucol,丙丁酚):是一种抗氧化剂,抑制 LDL 合成和氧化;增加 LDL 清除;抑制胆固醇吸收,促进胆固醇合成及排泄,降低血浆胆固醇中度有效,对三酰甘油影响小。因有降低 HDL-C 的作用,故不作为首选降脂药,常用剂量

0.2～0.5g,2/d。常见不良反应有腹痛、腹泻等胃肠道症状,偶见肝功异常,长期服用可见 Q-T 间期延长。

(3)其他药物:泛硫乙胺是辅酶 A 的衍生物,有降低血清 TG、TC 和升高 HDL-C 的作用。还有一些中药如何首乌、山楂、桑寄生、毛冬青、决明子、灵芝、海藻、昆布等有一定的降血脂作用。

(4)降血脂药的选择 如以 TC 增高为主者,首选 HMG-CoA 还原酶抑制药,亦可按其增高程度,轻者选用胆酸螯合剂,重者选用 HMG-CoA 还原酶抑制药。如以 TG 增高为主者,则可选用苯氧芳酸类。混合型高脂血症如以 TC 和 LDL-C 增高为主,可用 HMG-CoA 还原酶抑制药;如以 TG 增高为主则用苯氧芳酸类;如 TC、LDL-C 与 TG 均显著升高,可考虑联合用药,胆酸螯合剂与贝特类合用或胆酸螯合剂与烟酸合用安全有效。各类药物降脂治疗的用法及选用方法见表 13-9。

表 13-9 各类药物降脂治疗的用法

分类	用法	适应证
他汀类	洛伐他汀 10～80mg,1 次/晚	高胆固醇血症以及混合型高脂血症
	辛伐他汀 5～40mg,1 次/晚	
	氟伐他汀 10～40mg,1 次/晚	
	普伐他汀 10～40 mg,1 次/晚	
	阿托伐他汀 10～80mg,1 次/晚	
贝特类	吉非贝齐 0.6g,2/d	高三酰甘油血症和混合型高脂血症
	微粒化非诺贝特 0.2g,1/d	
	苯扎贝特 0.2g,2～3/d	
	环丙贝特 0.1g,3/d	
	氯贝丁酯 0.25～0.5g,3/d	
烟酸类	烟酸 1～2g,3/d	除纯合子高胆固醇血症和 I 型外
	阿昔莫司 0.25g,3/d	任何高脂血症
多烯脂肪酸类	多烯康 1.8g,3/d	高三酰甘油血症
胆酸螯合剂	考来烯胺 4～5g,3～4/d	除纯合子高胆固醇血症外任何高
	考来替泊 4～5g,2～3/d	胆固醇血症
其他	普罗布考 0.2～0.5g,2/d	II 型高脂血症

五、其他疗法

一般情况下,经过上述治疗均可得到满意疗效,但是少数病人如纯合子型家族性高胆固醇血症或是对药物不能耐受的病人,可采用外科治疗或血液净化疗法。临床上已经开展且有一定疗效

的手术有部分回肠旁路手术、门-腔静脉分流吻合术和肝移植术。

血液净化疗法是先将患者血液抽出,从血浆中分离某些成分并将其弃去(去除高浓度的脂蛋白),再补充新的血浆或代用品,故又称为血浆置换,是治疗难治性高胆固醇血症的最有效手段,可

使血浆胆固醇水平降到用药物无法达到的水平。由于其花费高，目前已少用。现在所用血液净化法主要集中降低 LDL，称为 LDL 分离法（LDL apheresis），包括膜滤过法、硫酸右旋糖酐吸附法和肝素沉淀法等。

对家族性高脂血症的基因治疗也正在深入研究中。

随着基础研究的深入、大规模临床流行病学研究以及新的治疗药物、方法的研究进一步开展，高脂血症的发病机制及其与动脉粥样硬化发生发展的关系将逐步阐明。血脂异常诊断标准和治疗目标将不断修订，为控制高脂血症提出更合理有效的方向。

（吴雪萍　叶　平）

参 考 文 献

1　刘志敏，郭红亮. 极低密度脂蛋白受体与动脉粥样硬化. 国外医学临床生物化学与检验学分册，2002，23 (6)：318－319

2　叶 平. 血脂的基础与临床. 北京：人民军医出版社，2002

3　中华心血管病学会，《中华心血管病杂志》编委会，血脂异常防治对策专题组. 2006 中国成人血脂异常防治指南

4　王　薇，赵　冬，刘　静，等. 中国 35～64 岁人群胆固醇水平与 10 年心血管病发病危险的前瞻性研究. 中华心血管病杂志，2006，34 (2)：169－173

5　Akosah KO，Schaper A，Cogbill C，et al. Preventing myocardial infarction in the young adult in the first place：how do the National Cholesterol Education Panel Ⅲ guidelines perform？J Am Coll Cardiol，2003，41 (9)：1475－1479

6　Blomkalns AL，O'Connell EM，Eady CE，et al. Evaluation of dyslipidemia in the emergency department：Impact of cholesterol testing on subsequent therapy. American Heart Journal，2006，152(6)：1182－1186

7　Aronow WS. Should the NCEP Ⅲ guidelines be changed in elderly and younger persons at high risk for cardiovascular events？J Gerontol A Biol Sci Med Sci，2005，60 (5)：591－592

8　Crouse JR，Elam MB，Robinson JG，et al. Cholesterol management：targeting a lower low-density lipoprotein cholesterol concentration increases adult treatment panel-Ⅲ goal attainment. Am J Cardiol，2006，97 (11)：1667－1669

9　Grundy SM，Cleeman JI，Merz CN，et al. Implications of recent clinical trials for the National Cholesterol Education Program Adult Treatment Panel Ⅲ Guidelines. J Am Coll Cardiol，2004，44 (3)：720－732

10　Hellstrom HR. The altered homeostatic theory：A hypothesis proposed to be useful in understanding and preventing ischemic heart disease，hypertension，and diabetes - including reducing the risk of age and atherosclerosis. Medical Hypotheses，2007，68(2)：415－433

11　Chapman MJ. From pathophysiology to targeted therapy for atherothrombosis：A role for the combination of statin and aspirin in secondary prevention. Pharmacology & Therapeutics，2007，113(1)：184－196

12　Muntner P，Gu D，Reynolds RF，et al. Therapeutic lifestyle changes and drug treatment for high blood cholesterol in China and application of the Adult Treatment Panel Ⅲ guidelines. Am J Cardiol，2005，96 (9)：1260－1265

13　Raggi P，Davidson M，Callister TQ，et al. Aggressive versus moderate lipid-lowering therapy in hypercholesterolemic postmenopausal women：Beyond Endorsed Lipid Lowering with EBT Scanning (BELLES). Circulation，2005，112 (4)：563－571

14　Smith CS，Cannon CP，McCabe CH，et al. Early initiation of lipid-lowering therapy for acute coronary syndromes improves compliance with guideline recommendations：observations from the Orbofiban in Patients with Unstable Coronary Syndromes (OPUS-TIMI 16) trial. Am Heart J，2005，149 (3)：444－450

15　Tanko LB，Bagger YZ，Qin G，et al. Enlarged waist combined with elevated triglycerides is a strong predictor of accelerated atherogenesis and related cardiovascular mortality in postmenopausal women. Circulation，2005，111 (15)：1883－1890

16　Friedewald VE，Jones PH，Kaplan NM，et al. The Editor's roundtable：concurrent hypertension and dyslipidemia. The American Journal of Cardiology，2007，99(1)：134－144

第14章 女性冠心病的筛检

Chapter 14

心脑血管疾病正在成为人类健康的最大敌人。目前,全世界每年有 1 200 万人死于这一类疾病,占总死亡人口的 1/4,居第 1 位。其中冠心病是西方国家女性高居首位的死亡原因。美国妇女心血管病死亡人数达 25 万/年,占女性死亡总数 1/3 强,其中 52% 为冠心病。在我国,冠心病在女性死亡原因中排第 4 位,50 岁以上妇女死于该病的危险约为 31%,已患冠心病的女性约 36% 死于心肌梗死或猝死。由于为数众多的人认为,冠心病往往男性多发,女性则较少受到威胁,因此女性冠心病的危险常被忽视。美国心脏协会的一次调查显示,1 000 名女性中只有 8 人知道心脏病是威胁她们健康的主要原因。虽然女性和男性冠心病在很多方面有相似之处,但是二者在流行病学、诊断、治疗、预后、预防上还存在明显差异。本文着重从临床角度,就男女冠心病的差别和女性冠心病的筛选作一阐述。

一、流行病学资料

女性冠心病的主要特点是平均发病年龄晚于男性,发病率和死亡率低于男性,病死率则高于男性。

世界各国的流行病学统计资料表明,不论什么种族,也不论什么生活环境,冠心病的发病率一般男性高于女性。55 岁以下的女性很少发生急性心肌梗死与心绞痛;绝经前女性冠心病的发生率仅及男性的 1/10~3/10;绝经后由于雌激素水平下降,冠心病的发病率则逐步升高,55~70 岁逐渐达到高峰,而与男性无明显差异。

Framingham 心脏研究表明,妇女出现冠心病症状平均晚于男性 10 年,心肌梗死(MI)或猝死平均晚 20 年。对 5 127 名原无冠心病的居民进行 26 年的随访,在 35~84 岁以每 10 岁作为一个年龄段,每 1 000 人中冠心病发病人数,女性依次为 1.2、6.9、19.8、27.2 及 46.8 人;男性则依次为 8.2、21.6、40.3、45.1 及 50.3 人。2002 年美国对不同性别及年龄冠心病发病情况进行了对比,发现 45~54 岁女性冠心病患病率增加幅度最大,而后随年龄增加患病率逐渐上升(图 14-1)。

Framingham 心脏研究表明,35~94 岁人口中 23% 女性死于冠心病,男性则为 34%,65 岁以前男女分别为 39% 及 17%,65 岁以后则分别为 31% 及 26%。美国 1979 年的统计资料显示,35~44 岁男性白人冠心病的病死率 5.2 倍于女性。65~74 岁者 2.4 倍于女性。非白人男女之比为 2.8 和 1.6 倍,白人中女性冠心病病死率随年龄增高的趋势比男性晚 10 年。在非白人中晚 7 年。

Gurwitz 等对 35 万例急性心肌梗死病例分析如下:男女发病人数相对比为 2.34,<55 岁年龄段为 4.02;55~64 岁段为 2.48;65~74 岁段为 1.62;75~84 岁段为 1.006;>85 岁时为 0.588。随着年龄的增长,男女逐渐接近。各年龄段病死率男性依次为 2.2%、5.1%、9.7%、17.9%、26.2%;女性依次为 4.4%、7.8%、12.3%、19.1%、26.6%。男女住院病死率随年龄增长而增高,但在各年龄段女性病死率均高于男性。Behar 等分析以色列 25 所 CCU 在 1992 年 2 个月中连续收治的 1 014 名 AMI 病例,其中男女比率为 3.14,男性病例中 65 岁以下者占 62%,女性占 33%。住院病死率也是女高于男。Tsuguki 等报

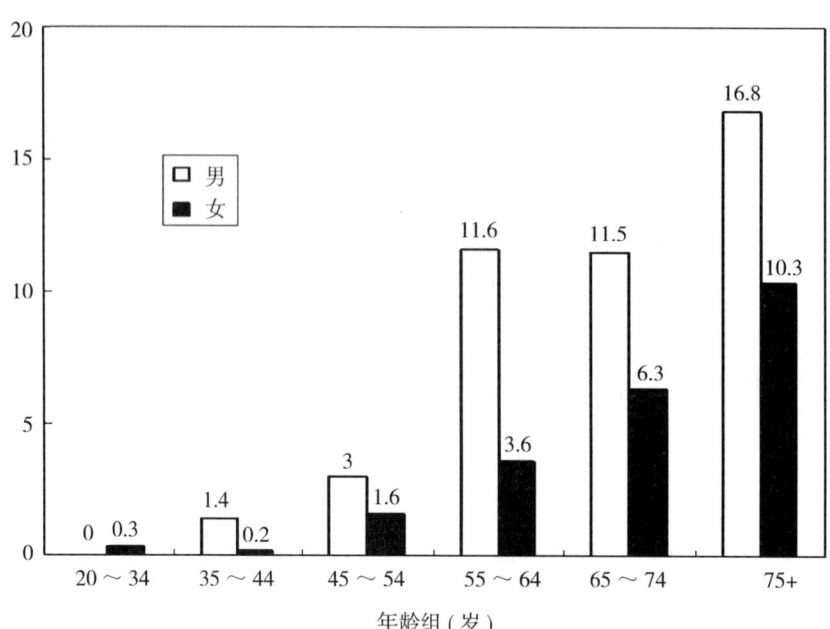

图 14-1　2002 年美国不同性别各年龄组冠心病发病情况

道日本 5 所医院 1987～1992 年所收治的 2 070 例 AMI，男女发病人数比率 2.24，住院病死率男性为 12%，女性为 18%（P<0.000 1）。

我国 16 省市心血管病人群监测协作组在 1987～1992 年对 330 万 25～74 岁的自然人群所做的横断面调查资料显示，男女发病率之比为 2.20：1，除个别地区以外，女性病死率均高于男性。我国冠心病发病率较高的北京地区 29 所医院在 1977～1981 年的 5 年间所收治的 6 314 例 AMI 中，男女比率为 2.24，>60 岁者在女性中占 68.2%，在男性中占 47.8%，男性住院病死率为 11.1%，女性为 15.1%（P<0.001）。对北京地区 1984 年和 1999 年 CHD 病死率研究发现，35～74 岁间男性冠心病病死率增加了 50%，女性增加了 27%。15 年间，女性 45～54 岁、55～64 岁和 65～74 年龄组冠心病病死率分别增加了 40%、20% 和 20%（表 14-1）。我国冠心病发病较低的上海地区 10 年间共收治 AMI 1 554 例，男女比率为 2.57，男性平均年龄 62.21 岁，女性为 68.61 岁，急性期病死率男性 25.52%，女性 43.85%，在各年龄段女性病死率均高于男性。湖南省 20 所协作医院报道的 886 例 AMI 以及天津市 3 所协作医院所报道的 556 例 AMI 的情况也与北京、上海一致。

表 14-1　1984～1999 年北京男性、女性 CHD 死亡人数的对比

	男性，年龄（岁）				女性，年龄（岁）			
	35～44	45～54	55～64	65～74	35～44	45～54	55～64	65～74
人口（10³）								
1984	522	581	322	179	551	537	305	191
1999	1 402	900	507	410	1 250	884	558	413
死亡人数								
1984	32	182	368	673	7	88	203	431
1999	215	496	852	1 952	0	203	406	1 433
病死率（/10 万）								
1984	6	31	114	376	1	16	66	226
1999	15	55	168	476	0	23	73	347
增加（%）								
粗计	254	176	147	127	0	140	110	154
人口校正后	111	49	23	16	0	40	20	20

（引自：Circulation. 2004，110：1236—1244）

女性冠心病的预后较男性恶劣,主要与女性患者年龄较大,并有高血压、糖尿病与心力衰竭者较多,血总胆固醇(TC)水平较高,以及与经济条件较差、就医偏晚等因素有关。美国学者就1966～1994年发表的有关AMI的预后27篇文献报道,比较男女两性AMI早期病死率的差别及其影响因素,认为女性AMI早期病死率高于男性主要与其年龄较大有关。女性患者的长期预后,是经过1年治疗后,其病死率并不比男性高,且存活时间可能超过男性。

二、冠心病危险因素与激素的关系

女性冠心病的危险因素基本与男性相同,但其高血压、糖尿病较多。女性患糖尿病后发生冠心病的危险性增加3倍,而男性仅增加70%。无症状的高血糖症是女性冠心病的独立危险因素,而对男性则否。性激素与血脂、肥胖、年龄及吸烟等多种冠心病易患因素有关。人体内性激素(包括雌激素和雄激素)浓度的高低和血脂浓度的高低有密切关系,雌激素可降低女性血脂浓度,而雄激素可降低男性血脂浓度。肥胖男性血清雌激素增高,而雄性激素高的男性不肥胖的多。一般认为,正常妇女绝经期以后,血清雌激素浓度急剧下降。正常男性50～60岁以后,随着年龄增大,血清雄激素也下降,这种性激素的变化被认为是衰老的标志。性激素随年龄增长而变化,与冠心病发病率随年龄增长而变化相一致的现象,说明它们之间有内在的联系。

绝经后妇女冠心病患病率较绝经前增加2～3倍。主要原因是绝经后妇女血脂相有不利的改变;胰岛素敏感性下降;血管反应性异常。

在众多的危险因素中,影响女性绝经后冠心病发生率明显上升者主要是女性的血脂异常改变。女性血清总胆固醇(TC)水平随年龄增高而变化,青年期与性成熟期均低于同年龄组的男性,绝经后则明显高于男性。女性血TC的变化主要见于绝经期及尔后的数年之内。一组167例中年女性经10年追踪观察,发现停经前2年至以后6年,血TC平均每年增加0.21mmol/L,8年内平均增加1.7mmol/L(23.9%)。值得注意的是,女性TC的升高作为冠心病的危险因素,其影响则远不及对男性明显。Framingham研究提示,校正年龄因素后,女性血TC>7.7mmol/L(295mg/dl)时,AMI发生率为TC<5.3mmol/L(204mg/dl)的男性的60%,说明女性对血TC升高所致的不利影响的耐受比男性好。女性50岁以后低密度脂蛋白(LDL-C)逐渐上升,60岁后可能超过男性。女性青春期后高密度脂蛋白(HDL-C)水平较同年龄男性平均升高0.26 mmol/L(0.16～0.39 mmol/L)。所以这可能是女性冠心病发生率低于男性的原因之一。绝经后女性的HDL-C水平降低,如果下降至1.3 mmol/L(50mg/dl),则发生冠心病的危险比HDL-C高于这一水平者增加2.7倍。女性TC/HDL-C比值随年龄增大,但一般均较男性为低,如该比值超过4.5,并有TC上升,冠心病的发生率明显升高。绝经对血脂异常的改变与年龄、体重等无关,而与雌激素密切相关。给雌激素缺乏妇女补充雌激素,都会降低血脂。雌激素主要通过促进胆固醇的降解和排泄,降低血清总胆固醇和低密度脂蛋白胆固醇的作用,另外还可升高血清高密度脂蛋白胆固醇。

对于女性糖尿病,与之有关的性激素改变主要有3个方面:①雌激素降低;②雄激素增高;③性激素结合球蛋白减少。绝经后妇女由于卵巢功能衰退,而合成和分泌雌激素能力降低,雄激素活性增高。妇女雌激素降低与胰岛素抵抗、高胰岛素血症及糖耐量减低有密切关系。绝经后妇女糖尿病发病率比绝经前明显增高,且递增速率比男性快。雄激素活性增强可影响葡萄糖和胰岛素的内环境稳定,有下面几方面的依据可说明:①在年龄和体重相同的情况下,男性较女性糖尿病发病率高。②测定每千克肌肉组织葡萄糖利用率,显示健康男性较同年龄、同体重的女性减少45%。③女性摄入雄激素可引起葡萄糖耐量降低和高胰岛素血症。④给实验动物行胰腺次全切除术后,雄性动物糖尿病发生率明显高于雌性动物,而给雌性动物雄激素则增加糖尿病的发病率。⑤腹部肥胖的非胰岛素依赖型糖尿病妇女雄激素升高。

鉴于女性绝经后冠心病的发生率明显上升,所以近30余年来,对绝经后的女性,为预防和治疗冠心病,纠正和减轻有关危险因素,许多国家都比较广泛地开展了激素补充治疗(HRT)的研究。动物实验显示,雌激素可调整血管活性物质的生成与分泌,抑制血管平滑肌细胞收缩,使血管扩张、抗氧化,从而保护血管内皮,抑制低密度脂蛋白胆固醇氧化,抑制动脉粥样硬化斑块的形成。绝经后妇女的研究以结合补充雌激素(CE)的资料最多,显示能使血脂相改善、胰岛素敏感性增高、脏器血供与功能改善、血同型半胱氨酸水平降低、纤溶物质的增高及凝血因子、纤溶抑制物的降低等。50 余个流行病学观察性研究结果,包括最大的前瞻性队列研究——"美国护士健康研究"1996 年的报道显示:曾用 HRT 者与未用 HRT 者比较,患冠心病风险呈高度一致的降低,总相对危险度(RR)为 0.64。用 HRT 者获益更大。另报道绝经后 3 年内启用 HRT 平均 17 年者,与年龄相当、用 HRT 短于 1 年者比较,前组总死亡风险下降,因冠心病死亡风险下降最多。用 HRT 者预期寿命可延长 2～3 年。

1998 年后 6 个关于有冠心病的绝经后妇女用 HRT 预防冠心病再发的临床试验陆续面世,结果出人意料。第 1 个为 HERS 研究,对有冠心病的绝经后妇女随机用 CE 0.625mg/d 及安宫黄体酮(MPA)2.5mg/d 或安慰剂,平均 4.1 年,结果与安慰剂组比较,尽管 HRT 组血脂有改善,冠心病发生风险在 HRT 第 1 年却增高,第 3～4 年才降低。随后,美国护士健康研究中有冠心病妇女的 PHASE 试验 3 年资料分析及 Alexander 等的报道都支持 HERS 的结论。2000 年第 1 个以解剖学指标-定量冠状动脉造影为观察终点的 ERA 试验结果显示,HRT 对冠状动脉粥样硬化(AS)斑块有缩小作用。随后 PHOREA 试验采用 B 超检查颈动脉内膜中层最大厚度的变化指标,HRT 组与安慰剂组间也无显著差异。说明已有大片 AS 及冠心病临床症状者用 HRT 初期可能有害,约 2 年后可能有益。2001 年 7 月美国心脏病协会专家制定的指导原则中,认为不必也无足够证据支持单纯为冠心病的一级预防启用 HRT。

三、女性冠心病临床表现的特点

一般认为女性较男性冠心病晚发 10 年,提示我们对 40～50 岁以前的妇女诊断冠心病应持慎重态度。心绞痛常是女性冠心病的首先表现,症状不典型者多见。临床上约 50% 女性冠心病患者无典型心绞痛症状,主要有上腹疼痛、呼吸困难、恶心、疲劳等。冠状动脉造影(CAG)显示病变较轻,多支病变者较少,冠脉病变积分明显低于男性。在女性患者,引起急性冠脉综合征发作的常常是非阻塞性(<50%)的小斑块。如果因为冠状动脉造影显示为非阻塞性病变而排除冠心病的诊断,会增加冠心病的漏诊率。这种情况在女性尤为多见,以至长期以来造成女性冠心病发病率低的假象。CASS 研究报道,有胸痛的女性较男性更少经冠状动脉造影发现阻塞性病变。在 WISE 研究中,有胸痛症状的男性有 17% 的患者经冠状动脉造影检查正常或仅发现无意义的轻微病变,而在女性中,这一比例为 50%。而且这些女性中大部分患者在负荷试验中却表现出缺血的证据,如 ST-T 段的下移、灌注缺损及心室壁运动异常,说明经冠状动脉造影排除冠心病的女性患者实际存在着心肌缺血。心肌缺血由冠状动脉痉挛、微血管内皮功能失调、心肌代谢方面的异常引起。劳力型心绞痛的女性在休息、睡眠精神紧张时更易发作胸痛,此类病人使新症状的评价复杂化。女性非冠脉性胸痛综合征较常见,这进一步使临床对胸痛的评价复杂化。更年期妇女心脏神经官能症临床常见,胸痛常由情绪原因引起,呈针刺或刀割样疼痛,局限于左胸,持续时间很短,仅数秒钟,但也可持续数小时甚至数天。焦虑病人静息和运动时心电图亦可有 ST-T 改变,尤其应注意与冠心病鉴别。女性心绞痛患者后来发生心肌梗死或冠脉性死亡比男性少,年龄>65 岁者,年龄校正的心绞痛总病死率或心肌梗死发生率女性比男性低,男女劳力型心绞痛患者死亡的相对危险度基本相同(2.7:2.4)。

男性冠心病人心绞痛、心肌梗死(AMI)和猝死的构成比较接近,而女性冠心病以 AMI 和猝死作为首发症状者较少。和男性相比,急性心肌梗死妇女年龄较大,常有高血压、糖尿病、不稳定型心绞痛、高血脂、充血性心力衰竭史,吸烟人数较少。女性病人除胸痛外,常有颈、肩部疼痛、腹痛、恶心、呕吐、疲乏、呼吸困难,无症状心肌梗死较常见。部分因症状不典型,就诊较慢,甚至到达医院后,接受治疗也迟。非透壁性心肌梗死女性多于男性。心肌梗死妇女临床症状较重,心动过速、啰音、传导阻滞发生率高,开始时 Killip 分级就较高。妇女接受溶栓治疗较少,开始治疗时间常迟于男性。女性进入重症监护病房或心导管室者比男性少。Becker 等报道 3 339 例发病后均应用重组组织型纤溶酶原激活剂（rtPA）溶栓治疗的 AMI 患者。年龄＞70 岁者在男性病例中占 9.0%，女性中占 23.6%，女性有心衰史、高血压史及糖尿病史者均多于男性（$P<0.001$）。6 周病死率女性 7.5%，男性 3.8%。该文的结论是：即使在适于应用溶栓治疗的 AMI 患者中，女性的病死率和致残率仍高于男性，女性年龄较大、患糖尿病者较多与女性病死率高有密切关系，但仍不能完全解释男女转归的差异。妇女住院期间心肌梗死并发症发生率高于男性，并发症包括出血、卒中、休克、心脏破裂、再发胸痛，经年龄和伴发疾病校正，男女大部分差异消失。AMI 病死率女性早期或住院期病死率高于男性，用多变量分析方法则多数研究表明这种差异缩小，但不能完全消除。出院后 1～3 年病死率男女相近，但结论不统一。Vaccarino 等对 27 篇有关报道做了荟萃分析后认为 MI 发病 4～6 周后男女生存率的差异已不很明显，1 年后女性生存率甚至高于男性。Greenland 等报道 AMI 组存活出院者 1 年后年龄标化病死率女性为 11.8%。男性为 9.3%。累积病死率分别为 31.8% 及 23.1%。Schwartz 等采用体质健康状态记分法对 677 名 45 岁以上的 AMI 患者于出院后 16 个月及 25 个月时进行问卷调查，发现女性健康情况恶化较快。

四、无创性和有创性诊断试验

冠心病的无创性诊断试验不能完全解决女性胸痛诊断的本质性问题，对诊断试验的仔细选择和解释能提供有关女性冠心病的存在和严重程度的有价值的信息。无创性诊断试验选择原则男女没有区别，静息心电图是最简单的诊断试验。所有怀疑心绞痛的病人均应记录静息 12 导联心电图。但慢性稳定型心绞痛病人 50% 以上静息心电图正常，而静息心电图正常不能排除严重冠心病。临床上怀疑冠心病的女性 ST-T 异常的发生率高于男性（32% 比 23%），但诊断意义不大。临床上有时难以判断胸痛的原因，动态心电图（DCG）有助于胸痛原因的鉴别，冠心病心绞痛可能检出一过性心肌缺血 ST-T 改变，而其他原因胸痛无此变化。临床上对具有典型症状的冠心病患者，诊断并不困难，但有些冠心病患者可有模糊

的症状，如短暂的胸痛，肩部、颈部、甚至牙齿疼痛不适，而常规心电图又呈正常，这些症状可能为心绞痛。在 DCG 检查过程中，发现短暂的 ST 段明显降低并伴随有胸痛症状，提示有心肌缺血发作，有助于冠心病诊断。DCG 可证实心绞痛发作时伴有缺血性改变，还可观察到 ST 变化形态、程度、起止和持续时间、频率分布及其与日常活动的关系，分析其发作特点，有助于心绞痛的分型和无症状性心肌缺血（SMI）的诊断。

心得安（普萘洛尔）试验作为冠心病与心脏神经官能症（β 受体高敏感症）的鉴别诊断具有重要意义，尤其对于女性。β 受体高敏感症指一组因交感神经的 β 受体功能亢进或敏感所出现的相应反应的病症，患者常表现为心悸、胸闷、胸痛、乏力，ST-T 改变、T 波异常（低平或倒置），易与冠心病等器质性心脏病混淆。仅有胸痛不适而无危险因素（高脂血症、肥胖、吸烟等）的女性发生冠心病可能性较小，诊断冠心病应十分慎重。对于可疑病例应做此试验，但需注意绝对肯定或否定均有一定的片面性。有部分心得安试验阳性患者有器质性病变，同时部分阴性患者无器质性疾病，应结合临床症状、体征及其他检查。胡涛等对 58 例拟诊为冠心病的女性患者，将其冠状动脉造影结果与心得安试验结果进行对比分析，结果心得安试验对冠心病诊断的敏感性 92.3%，特异性 90.6%，阳性预测价值 88.9%，阴性预测价值 93.5%，表明心得安试验作为检验方法和 CAG 相比是有效的。心得安试验另一重要价值在于其指导治疗，对于心得安试验阳性患者采用 β 受体阻滞药治疗，预计可以取得好的疗效。

运动负荷心电图是诊断冠心病相对简便、安全的方法。根据综合分析 5 046 例经造影确诊的冠心病患者的运动测验结果，它对诊断的敏感性平均为 70%，特异性为 79%。但在低危患者，运动负荷心电图的敏感性低，仅为 45%。女性患者运动负荷心电图的敏感性和特异性均明显低于男性，但对不同类型的冠心病患者，其诊断价值尚有区别。经冠状动脉造影证实，男性有典型心绞痛病史，兼有心绞痛发作时心电图缺血型 ST 段改变，对冠心病的预测准确性可高达 95% 以上，而对相似条件的女性，预测的准确性仅 70% 左右。男性运动测验假阳性率低（约 8%），假阴性率高

(37%),因而对已有典型心绞痛病史的男性,运动测验的价值有限,不作为必需的诊断手段。女性运动测验假阴性率低(约 12%),假阳性率高(约 67%),所以对有典型心绞痛病史的女性,运动测验阳性,不一定增加诊断的可靠性。有非典型心绞痛病史的男性,虽然存在冠心病的可能性减少,但仍是有相似病史的女性的 2.5 倍。这时运动测验阳性,对男性有助于冠心病的诊断,阴性对否定诊断帮助不大。对有非典型心绞痛病史的女性,运动测验对冠心病预测的准确性仅 40%,阳性诊断价值不限,阴性结果有助于否定诊断。诊断试验的准确性取决于静息时 ST-T 的异常、峰运动心率、病变血管数、典型心绞痛、年龄、性别、所用药物(洋地黄、奎尼丁、甲基多巴)、电解质紊乱、过度通气、胸廓畸形、传导异常、左心室肥大、二尖瓣脱垂、贫血、血管痉挛和激素的影响。女性假阳性率高的原因有血红蛋白代谢异常,血细胞比容及血液循环中红细胞总量低,肺与体循环阻力较高,血浆 β-内啡肽水平低,易出现过度换气及相对的低血钾。鉴于女性心电图运动试验(EET)假阳性率高,故为确定妇女有无冠心病而求助于 EET 必须谨慎行事。美国心脏病学会 1986 年拟定的推荐作 EET 的 6 项适应证中之一为疑有冠心病的不典型胸痛男性,不典型胸痛妇女则被排除在外。

心电图负荷试验结合影像技术明显提高女性冠心病诊断的准确性。核素心肌灌注显影(MPI)可以直接显示心肌灌注,故核素运动负荷 MPI 对冠心病诊断的敏感性和特异性较运动负荷心电图显著提高。许多正常女性运动时左室射血分数不增加,直接影响运动核素 MPI 结果的判断,因为核素 MPI 诊断冠心病的指标是根据运动时左室射血分数的增加量判定。核素 MPI 对诊断男女冠心病的可靠性,大致相近。不过由于乳房对核素的衰减作用,故核素 MPI 在女性前壁假阳性较男性略高,但其特异性仍在 70% 以上。核素 MPI 较其他非创伤性诊断检查方法有诸多优点,如对诊断无痛性心肌缺血和鉴别不典型心绞痛和确定犯罪血管都有很高价值,其对妇女和老年冠心病诊断的准确性和男性冠心病相当。Mahmarian 等总结 5 组总数为 1 489 例已经冠状动脉造影证实的冠心病患者的资料检验运动性[201]铊 MPI 的准确性,结果其对单支、2 支及 3 支血管病变的敏

感性分别为 64%~91%,87%~99% 及 91%~100%。有 20%~30% 患者因关节炎、神经系统疾病等原因不能进行运动试验,因此药物性负荷核素心肌灌注显影试验随之兴起,应用的药物有双嘧达莫(潘生丁)、腺苷及多巴酚丁胺。其敏感性男女相同。单光子断层显影(SPECT)不能提高女性冠心病诊断的准确性,但能提高男性冠心病诊断的准确性。Chae 等对 243 例胸痛妇女(其中典型心绞痛、不典型心绞痛及非特异性胸痛者各 1/3)的 EET、冠状动脉造影及 SPECT 铊显像资料进行回顾性对照分析,认为 SPECT 铊显像诊断技术对妇女冠心病特别是单支病变者的敏感性相当低,其主要原因可能是由于几乎 50% 妇女运动后心率增快幅度不足。

一种既能减少核素扫描次数又不影响诊断准确性的方法是,所有拟做无创性诊断试验的女性患者均首选做平板运动试验,然后根据病史、危险因素和运动心电图试验结果将不能排除或肯定冠心病的女性做核素扫描检查,需做核素扫描检查的大约只有 30% 的病人。

女性患者负荷心电图检出冠心病敏感性和特异性均较低,而负荷超声心动图敏感性为 70%~90%,特异性为 71%~94%,明显优于负荷心电图,尤其是静息心电图异常者。药物负荷[腺苷、双嘧达莫(潘生丁)、多巴酚丁胺]结合超声心动图或核素显像试验的准确性也明显高于单独做心电图试验。

电子束 CT(EBCT)是高分辨、无创性检测冠状动脉钙化(CAC)并对 CAC 定量的技术设备。虽然钙并不引起心绞痛或心肌梗死,但钙质沉积物表明粥样硬化斑块的存在及其范围。CAC 阴性可以说明冠脉严重狭窄的可能性较小,但这并不意味着 CAC 阴性人群一定不存在轻度的血管病变或可能存在不稳定斑块。国外随访研究证实 CAC 阴性者在今后的 2~5 年中出现心血管症状的危险性很低,CAC 阳性提示有可能存在冠脉粥样硬化斑块。研究结果显示 CAC 阳性与冠心病症状显著相关,提示 CAC 阳性对阻塞性病变具敏感性。EBCT 扫描有助于发现冠心病高危人群,对临床识别冠心病与可疑冠心病人群尚具一定难度,尤其对女性而言。中危人群是做 EBCT 检查的适应证。所谓中危人群是至少有 1 个冠心

病危险因素的中老年人(男性>45岁,女性>50岁)。而高危和低危人群做 EBCT 检查的价值并不大。

近几年,多层螺旋 CT 在冠状动脉成像的临床应用中取得了很大的进展。目前 64 排 CT 可获得冠状动脉三维图像,显示有临床意义的冠状动脉狭窄(>50%)的准确性很高,具有很高的阴性预测值,可避免冠状动脉正常或不需要介入治疗的病人做有创检查,基本能满足冠心病介入治疗的筛选要求。

冠状动脉造影目前仍是在临床上判断冠状动脉病变并确定其部位和程度的方法之一,同时也有助于明确引起慢性稳定型心绞痛较少见的非粥样硬化原因,如冠脉痉挛、冠脉畸形、川崎病、原发性冠脉夹层等。只有约 30% 的女性通过无创性检查难以确诊,需要行冠脉造影检查。尽管目前冠状动脉造影仍然是临床上诊断冠心病的"金标准",但正如其他各种诊断方法一样,也不是万能的。冠状动脉造影所显示的是管腔的变化,不能直接反映动脉壁的结构。近年来应用的血管内超声则除显示管腔以外,还可显示动脉壁内膜、中膜和外膜结构及其变化。病理及血管内超声研究表明,在动脉粥样硬化斑块发展过程中,血管发生了重构过程,即随着斑块体积增大,动脉外膜扩张,管腔相应扩大。这时,血管内超声可正确评价斑块大小,而冠状动脉造影则未必检出管腔明显狭窄,冠状动脉造影常常会遗漏这些病变的诊断。此外小血管病变或功能障碍以及心肌血流储备功能常不能被冠状动脉造影所显示,所以冠状动脉造影仍需要功能性检查的辅助。

冠状动脉造影与病理检查所见有时也不完全一致,前者常常低估病变的严重程度。有研究发现,当病理检查狭窄<50%或>75%时,造影所见与病理检查有良好相关性;但造影常低估病理上 51%~75% 的狭窄病变,这主要与造影时找不到和狭窄相比较的"正常"动脉段有关,特别是当动脉弥漫性狭窄时,造影估计局部的狭窄程度更为困难。

不稳定型心绞痛患者中 10% 冠状动脉造影正常,其中 2/3 为女性。心肌梗死是冠心病的严重表现,但部分心肌梗死患者冠状动脉造影可完全"正常",或仅有轻度狭窄(<50%)。国外一组前瞻性研究表明,在心肌梗死生存者中,冠状动脉正常的发生率<3%,但一组 36 岁以下的心肌梗死患者冠状动脉正常者达 17%。冠状动脉造影正常者发生心肌梗死的原因,一般认为可能由于造影不能显示的轻度斑块破裂或内皮损伤,引起血小板聚集、黏附,释放血栓烷 A2(TxA2)、5-羟色胺、凝血酶等血管活性因子,引起血管痉挛和(或)血栓形成,从而导致急性心肌梗死,以后血栓自发溶解,血管再通。

五、女性冠心病的治疗

女性慢性冠心病药物治疗的研究报道少见,女性和男性对常规药物治疗疗效是否相似目前没有证据。横断面研究表明女性冠心病患者比男性更易接受硝酸盐类、钙离子通道阻滞药、镇静药、利尿药和其他抗高血压药物的治疗。但是女性给予阿司匹林或 β 受体阻滞药治疗可能少于男性。这种差别对冠心病预后的影响不清楚。虽然冠状动脉外科研究(CASS)表明冠脉造影证实有零支、一支、二支冠脉病变的药物治疗的妇女比有相似解剖病变的男性患者生存期延长 12 年。女性服用阿司匹林的效果还未证实,由于性别可影响阿司匹林的抗血栓作用及对内皮细胞的作用,故不能将已有该问题的男性结果简单地推测到女性患者。护士健康研究表明>50 岁的妇女每周服 1~6 片阿司匹林似有心肌梗死的危险性下降($P=0.05$)。在较年轻的妇女(年龄<50 岁)或服用大剂量阿司匹林的妇女未见心肌梗死危险性下降。有些大规模的研究表明服用阿司匹林的妇女患冠心病的危险性增加,尚无研究证明阿司匹林对妇女二级预防有效。

在接受溶栓治疗方面,女性一般少于男性。一种解释是女性病例入院较迟,年龄较大,因此符合溶栓适应证的女性病例较少。接受溶栓治疗的女性并发症发生率和病死率也较男性高。近年来溶栓治疗成为老年女性病例应用增长最快的治疗手段,这一趋势可能表明医师们已逐渐认识到溶栓治疗也适用于老龄 AMI,并逐渐消除了在老龄问题上的疑虑。

系列研究表明球囊血管成形术成功率女性和男性相似,但女性常有较高的并发症和病死率。结果的差别是由于女性伴发疾病较男性多,包括年龄较大、高血压、充血性心力衰竭、糖尿病、严重的非心源性疾病和高胆固醇血症。女性心绞痛程度较重，常为不稳定型心绞痛，或加拿大分级属Ⅲ到Ⅳ。血管成形术晚期结果男女相似，女性可能更易发生心绞痛，男性可能更易发生心脏事件（心肌梗死、血管重建、死亡），血管造影证实的再狭窄发生率性别差异还未仔细研究。

冠状动脉旁路移植术后性别差异的研究结果提示女性伴发疾病比男性多，更易并发心力衰竭、围手术期的梗死和出血。女性病死率比男性高，

原因是多方面的，包括生理因素如身材小、冠脉内径小、高龄，伴发疾病如高血压、糖尿病，和临床因素如需紧急手术。疾病相关因素如冠状动脉狭窄程度重、范围大，左室功能减退也是重要的决定因素，这两个因素对女性更有利。女性（≤63.5岁）的住院病死率也高于男性，但病死率的性别差异随年龄增加而缩小。

总之，女性冠心病诊断和治疗原则和男性相似，但诊断试验和干预治疗需个体化。

（马　勇　孟庆义　王士雯）

参 考 文 献

1　佟　铭，杨桂棠，徐　凯，等. 血糖、性别、年龄与冠状动脉狭窄的关系. 中国临床康复，2003，7 (5)：811

2　杨桂棠，韩雅玲，王效增，等. 女性冠心病临床及冠状动脉病变特点分析. 中华老年多器官疾病杂志，2003，5 (4)：209—211

3　Blankstein R，Ward RP，Arnsdorf M，et al. Female gender is an independent predictor of operative mortality after coronary artery bypass graft surgery: contemporary analysis of 31 Midwestern hospitals. Circulation, 2005, 112 (9 Suppl):1323—1327

4　Duvernoy C，Martin J，Briesmiester K，et al. Myocardial blood flow and flow reserve in response to hormone therapy in postmenopausal women with risk factors for coronary disease. J Clin Endocrinol Metab, 2004, 89 (6):2783—2788

5　Manson JE，Hsia J，Johnson KC，et al. Estrogen plus progestin and the risk of coronary heart disease. N Engl J Med, 2003, 349 (6):523—534

6　Rautaharju PM，Kooperberg C，Larson JC，et al. Electrocardiographic abnormalities that predict coronary heart disease events and mortality in postmenopausal women: the Women's Health Initiative. Circulation. 2006, 113 (4):473—480

7　Shlipak MG，Chaput LA，Vittinghoff E，et al. Heart and Estrogen/progestin Replacement Study Investigators. Lipid changes on hormone therapy and coronary heart disease events in the Heart and Estrogen/progestin Replacement Study (HERS). Am Heart J, 2003, 146 (5):870—875

8　Tecce MA，Dasgupta I，Doherty JU. Heart disease in older women. Gender differences affect diagnosis and treatment. Geriatrics, 2003, 58(12):33—39

9　Zhang Z，Weintraub WS，Mahoney EM，et al. Relative benefit of coronary artery bypass grafting versus stent-assisted percutaneous coronary intervention for angina pectoris and multivessel coronary disease in women versus men (one-year results from the Stent or Surgery trial). Am J Cardiol, 2004, 93 (4):404—409

10　Ferdinand KC. Ethnic, gender, and age — related differences in the treatment of dyslipidemia. Am J Manag Care, 2006, 12(15 Suppl):S400—404

11　Failde I，Ramos I，Fernandez-Palacin F，et al. Women, mental health and health-related quality of life in coronary patients. Women Health, 2006, 43 (2):35—49

12　Chiaramonte GR，Friend R. Medical students' and residents' gender bias in the diagnosis, treatment, and interpretation of coronary heart disease symptoms. Health Psychol, 2006, 25(3):255—266

13　Beckie TM. A behavior change intervention for women in cardiac rehabilitation. J Cardiovasc Nurs, 2006, 21(2):146—153

14　Crilly MA，Bundred PE. Gender inequalities in the management of angina pectoris: cross — sectional survey in primary care. Scott Med J, 2005, 50(4):154—158

15　Kattainen A，Salomaa V，Jula A，et al. Gender differences in the treatment and secondary prevention of CHD at population level. Scand Cardiovasc J, 2005, 39(6):327—333

16　Tong W，Lai H，Yang C，et al. Age, gender and metabolic syndrome-related coronary heart disease in U. S. adults. Int J Cardiol, 2005, 104(3):288—291

第15章 非侵入性检查

Chapter 15

非侵入性心脏检查有着 100 多年的发展历史，目前在临床上有着无可替代的重要作用。虽然侵入性的冠状动脉造影已经成为冠心病诊断的"金标准"，且随着设备、导管器材及造影剂、技术等的提高，造影并发症及死亡率明显降低，但临床上很多患者实际上并不需要进行冠状动脉造影来明确诊断。美国每年有 100 多万例冠状动脉造影，但只有 50％ 需要做血运重建术，1995～2000 年德国接受冠状动脉造影检查者的总数增加了 45％，但其中 40％ 受检者没有发现有明确病变或不需要冠脉介入治疗。我国阜外医院每年进行约 6 000 例动脉造影，需要介入治疗及行搭桥手术约 3 000 例。因此，有大约一半的患者客观上并不需要用侵入性手段来明确诊断及治疗。因此，如何用非侵入性检查尽可能地筛选出不需要行冠状动脉造影者，是当前学术界十分关注的课题。

与男性相比，非侵入性诊断对于女性患者更具有重要的临床意义。一般来说，妇女的生理特点决定了在相同年龄段特别是绝经前其冠心病的发病率、病变程度都较男性为轻，因而运用非侵入性手段进行心脏检查的可能性也较男性为多。由于女性患者特有的心理特点，其对于非侵入性诊断的依从性也较高。因此，深入地进行非侵入性心脏检查的临床研究有重要意义，这可以减少对选择性冠状动脉造影的应用和依赖，对降低检查并发症及死亡率，对合理应用医疗资源、减少患者负担，是非常重要的。

非侵入性心脏检查的方法很多，主要包括心电图、动态心电图、运动心电图试验、心电向量图、心电频谱图、高频心电图、体表电位标测、体表窦房结电图、体表希氏束电图、心室晚电位检测、心磁图、颈动脉搏动图、颈静脉搏动图、心音图、心脏 X 线检查、电子束 CT、超声心动图、心脏磁共振检查、放射性核素心肌显像等。其中，在冠心病的临床检查上最为常用的是心电图、动态心电图、运动心电图试验、超声心动图、正电子发射断层扫描、心脏磁共振、心肌核素显像等。

第一节　心电图运动试验

运动试验是最常用和廉价的非侵入性检查方法之一，可用来对已知患有或被怀疑患有缺血性心脏病者进行评估。冠心病患者在休息时心电图可以不出现心肌缺血的表现。隐性冠心病患者，在安静状态下有 60％～70％ 的人心电图不出现缺血性改变；有些不典型的胸痛患者，心电图改变常模棱两可。有心血管病高危因素的人也常希望通过心电检查得出一个较明确的结论，运动试验基本可以实现这种目的。

心电图运动试验的基本原理是，运动时由于心肌耗氧量增加，正常冠状动脉可以很好地代偿这种变化，而有狭窄或病变的冠状动脉不能满足这种心肌的耗氧需要，因而出现心肌缺血情况，根据心电图的表现就可以明确诊断。运动性心电图一般用于诊断冠心病,但随着分级运动试验的广泛开展及经验的积累,其应用范围已扩大。对临床已明确诊断为冠心病劳力型心绞痛的患者,运动心电图试验已成为筛选高危患者最常用的方法,从而选择患者做冠状动脉造影,根据造影结果,决定是否做经皮腔内冠状动脉介入治疗(PCI)或冠状动脉搭桥。运动试验还可以评价药物及非药物的治疗效果,其可靠性超过其他临床指标(症状、体征、静息心电图)。对于心脏病患者康复治疗的运动处方也要依运动实验的结果给出。另外,评价飞行员和运动员的健康及体能时运动试验是不可或缺的项目。

一、运动对心血管系统的影响

骨骼肌是体内最多的组织,占体重的40%,肌肉运动构成正常循环所面临的最突出的生理学应激。因此运动可作为负荷而施加于心血管系统,借以观察在应激状态下的心血管功能,揭示静息状态下不能表现出的心脏储备功能方面的缺陷。肌肉接受刺激发生收缩时,可有长度和张力的改变,具体表现取决于肌肉可否自由缩短。

(一)等长运动

等长运动(isometric contraction)实际上是一种静止型的运动,肌肉有持续收缩,但无移动,也就是说肌肉的长度无改变,但有张力的变化。举重和拉力是等长运动的典型例证。等长运动实际上施加于左心室的压力负荷较大,可以增加动脉压和心率,由于肌肉活动限制血流,肌肉收缩能引起肌肉内组织压的增高,组织压增高又能使血流阻力增高,左心室射血必须克服这种阻力,因此心排血量的增加并不多。另外,心血管对等长运动的反应很难设立级别。

(二)等张活动

等张运动(isotonic contraction)指活动型的运动,又叫动态运动,肌肉收缩既产生张力又出现缩短,而且每次收缩一旦出现,张力便不再增加。做体操、跑步、行走、骑自行车等均属等张运动。等张运动主要为左心室提供容量负荷而不是压力负荷,且可分成不同的级别,心血管反应的强度与运动强度成比例。因此,运动负荷试验常选择等张运动,然而绝大多数运动试验是两种运动类型的结合,并设立许多不同的等级。

(三)肌肉运动的生理反应

肌肉收缩的能量来源于肌细胞中的ATP,当ATP转化为ADP时,即释放出能量。这个过程不需氧的参与,但肌细胞内的ATP含量很少,仅仅能维持几秒钟的运动。ATP耗竭后,需要通过糖、糖原的氧化或无氧酵解来提供能量。运动负荷的强度及持续的时间决定人类利用燃料的种类。静息时多由脂肪和糖类燃烧供能。极量运动时几乎完全依靠糖类供能,所以呼吸商(即CO_2/O_2)静息时为0.3,而极量运动时为1.0。运动初始的$1\sim2min$,肌肉血循环尚来不及供给足够的氧。此时能量来源于糖的无氧酵解。次极量运动时,糖酵解也起一定作用,但乳酸蓄积不明显。极量运动时才有乳酸的蓄积。

(四)运动时心排血量的变化

成年人在极量运动时,心排血量可由5L/min上升到25L/min。运动一开始,心排血量就急剧增加,通常在1min内达到高峰并维持在该水平。运动时心输出量的增加与运动量或耗氧量成正比。

运动时心输出量增加的重要原因之一是回心血量的增加。通过自主神经反射性地调节使静脉张力增加,加之肌肉收缩与舒张活动所形成的唧筒作用促进外周静脉血回到心脏。运动开始后呼吸运动即有明显变化,由于深吸气可增加胸腔负压,为静脉回流提供了优越条件。这被称为"胸腹腔泵"机制。静息时回心血量为120ml,每次心搏量大约为70ml,射血分数为58%,运动时回心血量可达160ml,每搏量为130ml,射血分数为84%。另外,在回心血量增加的基础上,运动时由于心交感神经中枢兴奋以及迷走神经抑制,结果使心脏正性肌力和频率作用得以更好地发挥,使心率加快,心肌收缩力加强,因此,心输出量增加。交感神经中枢的兴奋尚可促使肾上腺髓质分泌增多,循环血液中儿茶酚胺浓度增高,从而进一步加强运动对心脏的兴奋作用。

在研究运动对心输出量的限制作用时发现,在运动时氧需求量达到1 500ml/min之前心排血量、心率与心肌耗氧量之间呈线性关系,但运动负荷量接近极量的80%时,心率与心排血量之间就发生分离现象。

(五)运动时的血流分配

当心脏功能正常时,休息或轻、中度运动时所有组织器官均可获得足够的血供。然而在剧烈运动时,血流重新分配,以保证心脏本身以及参与运动的肌肉供给足够的血液,而内脏与不参与运动的肌肉的血流量减少,运动初始阶段皮肤的血流量也减少。体循环系统动静脉氧压差明显增高。这种结果有时被解释为"组织摄氧增加",但实际上代表血流的重新分配。随着肌肉的运动开始,支配骨骼肌的交感舒血管神经兴奋,从而引起骨骼肌血管扩张,血流量增多。运动进一步持续,代谢产物在肌肉聚积也参与血管扩张的作用。对心脏本身而言,代谢产物聚积所致的舒血管作用更为重要。

心功能不全时,心排血量的增加受限,血液的重新分配则更具有生理意义。血液的重新分配有助于维持运动时一定水平的动脉血压。假设内脏、皮肤以及不参与运动的肌肉血供不减少,运动的肌肉又要发挥舒血管效应,外周阻力必然下降,结果动脉压下降。换句话说,如无血液重新分配,要维持一定水平的血压,必须进一步增加心输出量。

(六)运动负荷试验期间血浆量的变化

运动负荷可提高心排血量,使动脉压上升,参与运动的肌肉中的毛细血管压升高,致使有效滤过压上升。刚开始由于肌肉内代谢产物的堆积,使组织渗透压上升,从而使组织液的生成增多,血浆总量减少。接着由于肌肉内血流量增加,代谢产物被带走,肌肉组织中的高渗透压状态被纠正,施加运动负荷约15min之后,滤过与重吸收达到新的平衡,血浆量即不存在进一步的减少。

在不参与运动的器官中,由于阻力血管收缩,毛细血管前后阻力比值变大,使毛细血管压降低,有利于组织液的重吸收。比如踏车运动,约1 100ml血浆进入双下肢肌肉的组织间隙,而在其他器官中,组织液的重吸收约增加500ml,结果血浆量减少约600ml。

(七)运动负荷试验各阶段心血管的应答

1. 准备期 心率开始加快,心排血量增多,动脉压上升。这些反应具有前馈性质,意义是缩短运动时心血管反应达到最高限度所需的时间。

2. 起始期 运动开始,各种心血管活动反应即迅速增强,并在几秒到十几秒内达到高峰,神经机制起主导作用,肌肉的节律性收缩、呼吸作用引起的胸腹压力的改变使静脉回流量增多,局部代谢产物对舒张肌肉、血管也有重要意义。

3. 平衡期 如肌肉运动不剧烈,经过一定时间之后,心血管活动可达到一种新的稳定状态。通过呼吸、循环的调节机制,肌肉活动的氧耗与供氧之间可建立一种新的平衡。此时心血管活动的强度取决于耗氧量,同时此期血浆总量减少。长时间运动时由于体温升高,通过体温调节机制促使皮肤血管扩张,血流增加,这时心脏负荷进一步加大,稳定状态遭受破坏。心血管活动随着运动时间的延长而发生一种缓慢的变化,表现为心率的进一步加快,每搏量逐渐减少,每分钟输出量的变化不大,由于外周阻力变小,动脉压逐渐降低。

(八)心肌的氧摄取量

心肌的氧摄取量是由室壁张力,左室收缩末期容量、收缩力和心率决定的。其他因素实际上并不重要。临床上常常用心率和收缩压的乘积来评估心肌的氧摄取量。心肌氧摄取量与冠状动脉血流之间呈线性关系,运动时冠状动脉血流量为静息时的5倍,剧烈运动时冠状动脉病变者的血供不能成比例增加,因此不能适应心肌代谢的需求,心肌缺氧的矛盾随即恶化,以上论述正是心脏运动负荷试验的根本机制。

运动的初始阶段,机体的需氧量已超过氧摄取量,这种负平衡状态被称为"氧债"。"氧债"的量与运动的时间、冠状循环及人体代谢的能力有密切的内在联系。如果运动强度不高,"氧债"能迅速得到偿还,氧的摄取与消耗之间可达到平衡,这种状况为稳定状态。心率可以反映稳定状态。身体素质好的人,每增加一次负荷,2～3min后就能实现这种稳定状态,当负荷量接近最大量时,稳定状态便很难实现。受试者的代谢产物如乳酸等开始堆积,表明氧的利用比摄取的量要多,运动终止后氧的摄取量仍比静息时要多,实际上偿还这种氧债也需要一定时间。

二、冠心病病人对运动负荷的反应

近年来,随着心导管介入及超声诊断等方面的进展,人们对冠心病病人的心脏解剖、运动后的血流动力改变等有了新的认识。严重冠状动脉狭窄者虽有心肌灌注不良，但静息时，心功能常常接近正常，而中度冠状动脉狭窄者可能其心室功能并不差。现有的侧支循环、毛细血管分布、自体免疫机制以及代谢调节过程理论仅可解释部分现象。冠心病病人对运动负荷的反应主要有以下几个方面。

（一）心肌灌注

静息时心肌灌注良好的病人，施加运动负荷代谢增加到最高程度时，侧支循环通路不能进一步扩张，冠状动脉血流量不能适应代谢需要，心肌缺血便表现出来。冠状动脉狭窄重、缺血持续时间长者可能发生心肌梗死。Sigwart 等在人体采用球囊技术闭塞冠状动脉，引起心肌缺血。他们发现人体心肌灌注不足的首发表现是心肌舒张功能障碍，其次是收缩功能障碍（这些表现在二维切面超声观察时可发现室壁局部阶段性收缩舒张功能异常），随后是左心室舒张末期压力上升，再次是心电图变化，最后在缺血累积一段时间后才出现胸痛症状。

（二）血压

除原有心肌梗死之外，不论左心室功能正常与否，冠心病病人均有外周阻力增加的倾向，这似乎表现出收缩压的上升与心肌灌注不良有关联。冠心病病人在静息时血压可正常或轻微下降，但增加负荷时，心脏不能有效地增加心排血量，所以反射性地增加外周阻力。随着负荷量的增加，血压过早下降常常作为一项识别冠状动脉病变或左冠状动脉严重病变的指标。

（三）心脏功能与室壁活动

研究表明，在心肌供血突然停止的几秒钟之内，舒张功能降低，心室舒张末压增高，顺应性降低，随后收缩功能恶化，最终局部心肌收缩停止。室壁活动异常早于心电图出现 ST 段下降，通过超声心动图或心脏核医学检查可观察到上述变化。因此近年来，心脏负荷试验的监测手段不仅仅限于体表心电图，超声心动图、心脏核医学技术已成为重要的负荷试验监测手段。

（四）心率

运动负荷条件下冠心病病人的心率加快受许多因素的影响。在同等负荷条件下，冠心病病人心率加快的程度比正常人高，心率与全身状况有密切联系。冠状动脉病变严重者最大心率比预计值低。小部分冠心病病人运动时心率达不到预计值，这些病人心肌梗死发生率较心率变化正常者为高。

（五）左心室充盈压

虽然原有心肌梗死者在静息时左心室舒张末压力上升，但在心绞痛发作或心电图示 ST 段缺血性下降之前，左心室舒张末期压力上升几乎是所有冠心病病人的血流动力学特点。许多研究方法已经反复证实，运动可使左心室舒张末期压力上升，上升幅度与冠状动脉病变的严重性之间存在正相关。

（六）左心每搏量

正常人运动时左心室射血量增加，如冠状动脉狭窄不甚严重，冠心病病人运动时左心每搏量变化不大。冠状动脉病变严重或多支病变，每搏量与射血分数均下降，接着心排血量下降，收缩压下降，便导致运动的终止。显然左心室壁被瘢痕组织取代后射血功能会明显下降，尤其运动时更明显。偶尔可见到室壁瘤病人静息时心室功能尚可代偿，使每搏量与心排血量正常。

（七）心绞痛

通过对 1 000 例运动负荷试验的资料分析，发现运动诱发心绞痛者占 37%。另有 2 703 例运动试验阳性者中心绞痛在运动时发作者仅占 26%。以心绞痛症状作为心肌缺血的诊断，敏感性较差。

三、运动引起的心电图改变

运动可引起 P 波、PR 间期、QRS 波群、ST 段、T 波、U 波及 QT 间期改变。最主要的是影响心肌细胞的复极化过程，致使 ST 段、T 波及 U 波产生明显的变化。心电图改变最明显的导联是左外侧导联，即 R 波最高的导联，如以 V$_5$ 改变最明显的横面导联 V$_4$～V$_6$ 和以 II 导联最明显的额面导联 I、II、aVR 导联。冠状动脉功能不全受累的主要心肌是左室心尖部、前间壁和前侧壁部位的心肌，这些心肌的心内膜下区域的供血受冠状动脉功能不全的影响最显著。

（一）P 波

正常 P 波向量在额面位于 0°～60°，运动时偏向＋60°区域，因此，P 波向量有轻度的电轴右偏，属正常的生理变化。

(二)PR 间期

随着运动量和时间的增加,PR 间期缩短至有下斜的趋向,特别在 P 波较高的 II 导联明显,系 Ta 波的下降所致。

(三)QRS 波群

1. 束支传导阻滞　运动可引起心动过速,导致一过性束支传导阻滞,但随着心率的减慢而恢复。这种时相性的室内差异性传导多呈现右束支传导阻滞图形。一过性单独出现的束支传导阻滞无诊断意义,如与冠状动脉功能不全的其他异常心电图表现同时出现,则有诊断意义。

2. 分支传导阻滞　常见为左前分支传导阻滞,偶有左后分支传导阻滞。运动诱发分支传导阻滞常提示冠状动脉功能不全或有心肌病变的可能。

(四)ST 段

1. 正常人运动时 ST-T 波改变　运动时的变化:ST 段下降;T 波振幅减小。运动后的即刻变化:ST 段抬高;T 波幅度增加,并且明显超过平静时的水平。

2. ST 段下移　运动引起的冠状动脉功能不全最明显的心电图征象是 ST 段偏移及形态改变。特别是患有严重缺血性心脏病的患者,在运动时和运动后即刻,均可出现显著的 ST 段下移及 T 波的低平、倒置。运动引起的冠状动脉功能不全可引起心内膜下损伤,使 ST 段向量偏向心内膜面,而背向左外侧导联(V_5、II 导联),在这些导联中表现为 ST 段下降。其下降的类型及下降的程度是判断冠状动脉功能不全的主要阳性指标之一。

(1)ST 段下降的类型:运动后 ST 段呈水平状或 ST 段下降,其下降类型为水平型、下垂型或连接点型。

①ST 段呈水平状:正常 ST 段是逐渐而光滑地与 T 波升支融合,ST-T 连接处的角度变锐是 ST 段下降的最早征象。因此,运动中出现水平状 ST 段时,即使没有 ST 段下降,也应视为异常表现。

②水平型 ST 段下降:运动试验异常时 ST 段呈水平型下降多见。

③下垂型 ST 段下降:有时 ST 段呈下垂型下降(凹面向上)。

④连接点型 ST 段下降:连接点下移多为生理反射,罕见为异常表现。

(2)ST 段下降的程度:ST 段下降多少有意义,是运动试验有争论的问题之一。运动后 ST 段可以仅有 ST 段连接处变尖锐伴有或不伴有 ST 段的轻微下降,到显著下降>0.2mV,有时可达 0.5mV。一般认为 V_4、V_5 导联 ST 段下降超过 0.25mV 属于肯定异常标准。为了准确测量 ST 段下移的程度,可用下列方法进行矫正:

①沿 PR 段倾斜度继续延长,与从 QRS 波群和 ST 段连接点 J 点处引伸的垂线相交于 O 点,以该交点的水平作为真正基线进行测量。

②将 PR 段、ST 段及 T 波升支做一假想抛物线,若抛物线不中断,可能为正常的生理反应。基于上述情况,如出现下列情况即使很轻微也是冠状动脉功能不全的指征:a. P 波、PR 段及 ST 段之间的抛物线中断;b. 出现角度分明的 ST-T 连接。除上述改变外,再有其他任何附加的 ST 段下降,对冠状动脉功能不全的诊断则更有意义。

3. ST 段抬高　运动引起急性冠状动脉功能不全,偶有暂时性心外膜损伤,使左外侧导联中的 ST 段抬高,此改变者常伴有变异性心绞痛。这种 ST 段抬高常提示一支主要冠状动脉有严重的近乎完全的阻塞(图 15-1)。

(五)T 波

运动引起的冠状动脉功能不全,使心肌心内膜下及心外膜下发生急性缺血,从而导致了 T 波形态和方向改变。

1. 心内膜下心肌缺血-T 波高耸而对称　运动引起急性冠状动脉功能不全后,可使心内膜下缺血,T 波向量向着 V_4、V_5 导联(背向心内膜面),因此,这些导联及邻近导联中 T 波增高、对称及呈箭头样改变。此类改变常伴有心内膜下损伤的 ST 段下降,Q-Tc 缩短。此时 T 波振幅增加,10% 的冠心病患者可超过 0.5mV 或是平静时幅度的 3 倍。

2. 心外膜缺血-T 波倒置　心外膜下缺血时 T 波向量背离心外膜面,背向 V_4、V_5 导联,这些导联及其邻近导联出现 T 波倒置,呈双支对称及箭头样改变。T 波倒置可以单独出现或者与 ST 段及 U 波异常同时出现。即当同一导联(V_4、V_5)中,如果 ST 段下降和 T 波的对称性倒置同

静息　　　　　　运动

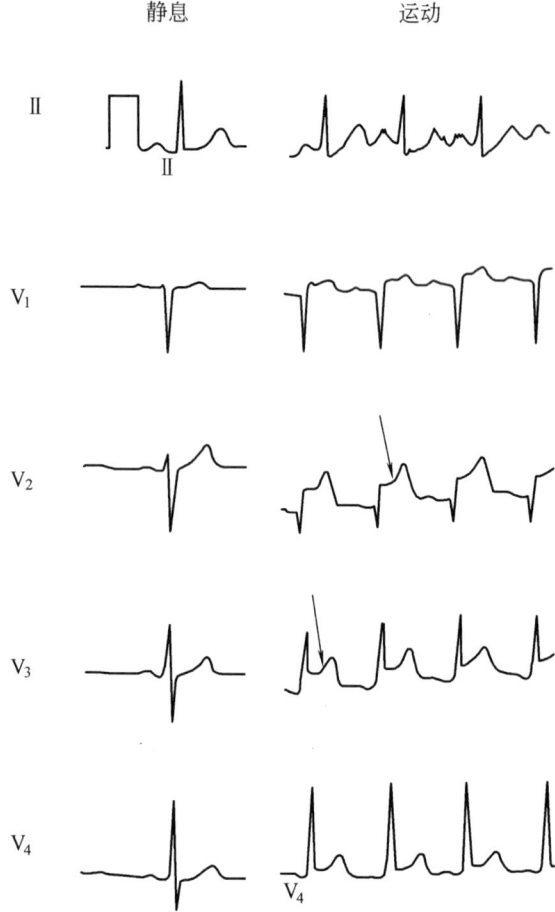

图 15-1　同一患者静息和运动时心电图

注:静息时心电图基本正常,运动负荷 4METs 时患者出现心绞痛,同时 $V_1 \sim V_4$ ST 段明显抬高

时存在,说明既有心内膜下损伤又有心外膜下缺血。V_5 导联的 T 波倒置常常出现较晚,一般在运动试验完毕后几分钟出现,并且持续时间较长,有时长达 40min 且伴有 Q-Tc 延长。

单独的 T 波倒置出现在下列情况时常提示冠状动脉功能不全:

(1)倒置 T 波呈明显箭头状、对称,并且 ST 段停留在等电位线上较长时间(>0.12s)。

(2)Q-T 间期延长。

(3)运动后 T 波倒置的程度大于立位及安静时过度通气 30s 的心电图记录。

(4)运动后 T 波倒置伴有相对缓慢的心率。

(5)在 I 导联发生 T 波倒置(说明 QRS-T 夹角增大),当倒置的 T 波伴有 ST 段下降时,这种倒置 T 波常常出现较晚,即 T 波倒置发生于 ST 段下降之后,即运动后 ST 段下降已经消失或正在消失之时,T 波倒置才出现。

3. **生理性 T 波倒置**　T 波倒置有时是运动引起的正常生理反应,其特点是:

(1)T 波为不对称的箭头样改变。

(2)无 Q-T 间期延长。

(3)ST 段停留在基线上的时间不长。

(4)T 波倒置的深度<0.2mV。

生理性 T 波倒置见于以下因素:

(1)通气过度。

(2)交感神经张力增加。

(3)心动过速对心肌的影响。

(4)正常宽大的 QRS-T 夹角更加增宽,此时心电图有以下特征:平静心电图为较高的 R 波伴有较低的 T 波;运动时 T 波更低或倒置,尤其心动过速时;口服钾盐可以预防其发生;多见于瘦长无力型体型。

(六)U 波

正常 U 波为圆形小波,位于 T 波之后,方向与 T 波相同,在 $V_2 \sim V_4$ 导联中最清楚。运动致心动过速时,U 波与 P 波重叠,不易辨认。运动后 U 波可以有下列改变:

(1)U 波方向与 T 波方向相反。

(2)U 波倒置伴 ST 段下降或抬高。

(3)仅有倒置 U 波为惟一的异常改变。

以上均提示冠状动脉功能不全。

(七)心律失常

运动试验中常诱发下列心律失常:

1. **窦性心动过速**　运动使心率加快,窦性心动过速是对运动的正常反应,但偶尔可诱发频率依赖性的束支传导阻滞。

2. **室性心律失常**　运动可以诱发冠状动脉功能不全患者的心脏异位兴奋点增高,常见为室性心律失常,有以下表现:

(1)偶发性单源性室性期前收缩,可见于正常人。

(2)频发性单源性室性期前收缩(6s 内有 1 个以上),成联律出现或伴有窦性心动过速。

(3)安静时室性期前收缩少,运动后增多。

(4)室性期前收缩伴有其他冠状动脉功能不全的心电图表现。

(5)多源性室性期前收缩、室性期前收缩联律出现、室性心动过速。

(6)平静心电图有室性期前收缩,运动后消失。

在以上 6 种情况中,(2)、(3)、(4)、(5)对诊断冠状动脉功能不全有明确意义。

(八)运动心电图其他方面的改变

1. ST 段下降的持续时间。ST 段下降在正常变异或假阳性变化持续时间少于 2min,而在病理性阳性变化则＞2min 甚至持续 5min 以上。另外,ST 段下降 0.05mV 不是冠状动脉功能不全的肯定指标,但如 ST 段下降 0.05mV 持续 5min 或更长,则有诊断意义。

2. 右束支传导阻滞时,在左外侧导联(V$_4$～V$_6$、Ⅰ、Ⅱ)QRS 波群常有大的终末 S 波,并伴有继发性 ST 段及 T 波变化(ST 段轻度抬高及不对称的直立 T 波)。因此,右束支传导阻滞时运动后任何程度的 ST 段下降都有诊断意义。

3. 左束支阻滞时左外侧导联(V$_5$、V$_6$、Ⅰ、aVL)的 QRS 终末波是直立的,复极化的继发性 ST-T 改变向下,即 ST 段下降并有微微凹面向上的特点及 T 波倒置。因此,左束支阻滞时,用左外侧导联 ST 下降来判断有无阳性改变是困难的,但以下几点可作为有冠状动脉功能不全的心内膜下损伤的指征:①ST 段下降凹面向上;②ST 段下降非常显著;③ST 段的近侧角和远侧角都变得更加明显;④正常时伴随的倒置 T 波变为直立。

(九)运动试验对预后的判断

1. 缺血性(水平型、下垂型)ST 段下降　缺血性 ST 段下降的程度和死亡率大致相平行或成比例。因此:

(1)轻度 ST 段下降,下降 0.01～0.09mV 其死亡率为标准死亡率的 2 倍。

(2)中度 ST 段下降,下降 0.1～0.19mV 其死亡率为标准死亡率的 5 倍。

(3)显著 ST 段下降,下降 0.2mV 或以上其死亡率为标准死亡率的 15.8～20 倍。

2. 连接点 ST 段下降　连接点型 ST 段下降是运动试验的正常反应,预后良好,发病率非常低。

3. ST 段抬高的预后　运动引起的 ST 段抬高,为变异性心绞痛的表现,预后差,常在 1 年内发生心肌梗死或死亡。

四、女性运动试验的特点和对策

与男性相比,运动试验在女性的局限性包括敏感性和特异性较低,以及较高的假阳性率。但这些差异是可以通过患病率的不同和对运动引起的局部缺血反应的特点得到至少是一定程度上的解释。

Profant 等第一次观察到运动诱发的 ST 段压低在正常女性中比男性更为多见。研究显示 45 岁以前女性的假阳性率较高,而这一比例随着年龄的增长而下降。Sketch 和他的同事第一次描述了运动心电图的低特异性,报道称假阳率在女性为 67％,在男性为 8％。Koppes 与其合作者对四项早期的研究结果进行了汇萃分析,认为女性的假阳性率在 24％～35％。Amsterdam 等回顾了冠状动脉造影正常的 96 例男性和 65 例女性的活动平板运动心电图,所报道的假阳性率女性为 15％,男性为 11％。

近年来的资料也显示在运动心电图的精确性方面女性不如男性,但相反的是,这些数据又表明与男性相比女性的假阴性率是低的。这些数据提示,常规的运动试验虽然有着较低的特异性和较高的假阳性率,但阴性的结果却可以可靠地除外冠状动脉疾病(CAD),这一点男女是一样的。

(一)性别造成运动心电图差异的机制

造成妇女运动试验低敏感性和低异特性的一般原因是:

1. 女性较低的多支冠状动脉病变发病率冠状动脉造影研究证明单支血管病变在女性更为常见,而多支病变和左主干病变在男性更常见,这一事实降低了女性运动试验的特异性。患者所患的疾病越重查出不正常结果的机会就越大。

2. 雌激素的类洋地黄作用　Jaffe 曾报道口服雌激素会使运动后的 ST 段压低增加,给予雄激素则会减轻这种影响。在 Marmor 与其同事所进行的一项完美的研究中,随访了一批运动试验假阳性妇女的 ST 段压低反应,这些妇女后来都进行了卵巢切除术。在手术后,这些妇女的 ST 段压低反应不仅正常化了,而且正规应用雌激素替代疗法后又导致了运动诱导的 ST 段压低。雌激素和洋地黄有着相似的化学结构。因此推测雌激素可能发挥了选择性的冠状动脉收缩作用。这与洋地黄类引起的 ST 段改变的机制可能是一样的。然而准确的作用机制有待进一步阐明。

3. 运动反应不充分的可能性较大　与同龄的男性相比,女性反应能力较慢,对运动做出恰当的心率反应的能力更弱。对运动的正常生理反应男女也不相同,在相同条件的人群中女性的心脏输出量、负荷顶峰及氧利用量被证明是更低的。这两个因素显著影响了运动量和运动极限,并阻碍了获得充分的运动数据。在紧张状态下女性发生血管痉挛的记录也较高。这些因素可能会影响运动试验的准确性。

4. 潜在的异常心电反应的发生率更高　基线复极化的异常在传统上被解释为应激性心电图。除了一般的心电图特征外,女性更易于有基线 ST 段的压低和伴有波形呈冠状下垂的不正常复极。不同的胸壁形态、心室肥厚、同期的药物治疗、运动和过度通气,这些情况明显限制了运动试验在准确性和预见性上的价值。

5. 血流动力学的改变　Kusumi 和其合作者调查了运动试验假阳性的中年女性的血流动力学的变化,发现了在 ST 段压低与氧需求增加、动脉血管压力和外周血管阻力之间有着联系。他们的假设是大量的心内膜下的氧需求可能解释假阳性测试结果的出现。原因是此区域大量的血管反应没有出现。

为了进一步澄清哪些变化可能影响运动试验的敏感性和特异性,Hlatky 等运用多变量 Logistic 回归法分析了 3 094 例进行了运动试验和冠状动脉造影的患者。总的运动试验的敏感性对女性是较低的。影响敏感性的独立因素包括能达到的最大心率、患病血管的数量、有无典型心绞痛的存在、年龄以及性别。

(二)提高运动试验诊断价值的策略

运动试验所激发的心肌缺血反应并非仅局限于心电活动上的 ST 段压低,Gianrossi 和其同事对这一点已经做出了令人信服的总结。为了提高运动试验诊断效果,所设计的策略包括设定在非心电变量(如心率、心绞痛以及运动时间)的统一负荷试验标准,或与其他的检查方式相结合,如核素心肌扫描成像或超声心动图。另外,还有一些引人注意的报道是通过简便地增加胸前导联以提高运动心电图的敏感性。在这些可选择的标准中,ST 段压低/心率(ST/HR)比值或指数、Duke 负荷试验积分、多变量分析等显示出较大前景。

1. ST/HR 指数或比值　1980 年,Elamin 等提出 ST 段压低引起的心率调整可以作为 CAD 危险性的一个预警指标。由运动试验诱发的心率相关的 ST 段压低,即 ST/HR 比值,可以校正由于心率引起的单纯 ST 段压低的范围,同时也可以作为运动诱发的心肌耗量增加程度的一个指标。ST/HR 比值的基础是不同运动等级过程中的 ST 段压低与心率相关性的线性回归分析。其计算方法已设计成计算机软件并运用在多种运动试验系统中。

Kligfield 和其同事曾报道将 ST/HR 比值的正常上限设定为 $1.1\mu V/(次 \cdot min)$,可把试验的敏感性从 57% 提高到 91%,同时特异性也保持在 90% 以上。ST/HR 比值在 6.0 或以上则可以诊断患者患有三支病变,敏感性为 78%,特异性为 97%,阳性预测价值为 93%,且总的精确性达到 90%。这些数据提示 ST/HR 比值能显著提高对可疑 CAD 患者的价值。

后来,Kligfield 又提出了一个更简单的调整心率的方法,ST/HR 指数。ST/HR 指数是指运动试验诱发的最大 ST 段压低值与心率最大增加值之间的比率。ST/HR 指数在 $1.6\mu V/(次 \cdot min)$ 时,运动试验的敏感性从 68% 增加到 91%。Lachterman 等通过对 328 例男性进行运动试验和证实性血管造影来验证所得出的结果。他们报道这一组患者在诊断 CAD 和三支血管病变方面,ST/HR 指数和标准影像描述之间没有显著性差异。

虽然这些数据是令人振奋的,但在关注 ST/HR 指数的文献中仍然存在着争议。有一点是很清楚的,ST 段的压低如果不经过相应的心肌负荷的修正是不能被单独用来评估疾病的存在和范围的。

2. Duke 运动试验评分　Duke Treadmill Score (DTS)是综合的 ST 段压低、运动试验时间和有无运动诱发的心绞痛的加权指数。DTS 的计算公式是:

DTS ＝运动分钟数－5×ST 段压低毫米数－4×运动心绞痛指数

（运动心绞指数：0 分表明无心绞痛；1 分为出现非限制性心绞痛；2 分为出现运动受限性心绞痛）

低危险性定义为 DTS 大于 5，中度危险性 DTS 在 5～10，高危险性 DTS 为小于或等于 -11。

DTS 的诊断和预后价值首先是在男性患者中被发现和证实有效的。Alexander 和同事于 1998 年在 976 名女性和 2 249 名男性中检验了 DTS 的诊断和预后价值，这些患者都进行了运动试验和冠状动脉造影。在每一个危险分层上，女性患者都少于相应的男性对照者。在低危险分值组，81% 的女性冠状动脉造影无明显 CAD，男性为 53%。在中度危险分值组，女性 65% 无明显的 CAD，35% 有明显的 CAD，12% 有严重的 CAD。与之相对照的是，中等 DTS 组，男性很少有不患 CAD 的（18%）；显著病变者（82%）和严重病变（39%）更为常见。高危险分值的患者常常患有严重的 CAD（男性，72%，女性，46%）。低、中、高分值组女性的两年死亡率分别为 1.0%、2.2% 和 3.5%；男性的两年死亡率分别为 1.6%、5.8% 和 16.6%。由于患病率的差异，在这一研究中女性在各个 DTS 分值组的生存率都较高。由于有着较低的发病率，在 DTS 低分值组在排除 CAD 上女性优于男性。此研究的结论是，DTS 分值可以准确而满意地诊断和预见女性的危险性，常规性地首选运动平板试验对女性患者是可以接受的。

3. 多变量研究 多变量研究是建立在多变量较单纯 ST 段更有诊断和预后价值的前提上。它利用计算机辅助分析运动心电图，可以把上述 ST/HR 研究中的各种因素如心率峰值、ST 段的变化、心绞痛和运动负荷量整合到一个多变量模型当中，然后计算出一个多变量分值。这一分值反映全世界 CAD 的发病率情况，不论在男性还是女性当中均提高了运动平板试验的诊断价值。例如集中了这一研究或部分研究的 Barolsley 评分、Deckers 评分和 Robert 评分。

Barolsky 评分来源于 ST/HR。研究人员引用了对男性和女性 ST 段权重各不相同的运动分值。在相同的心率峰值上，同样的 ST 段改变提示女性 CAD 的可能性较小。Decker 研究了 189 例女性并得出了女性的诊断分值。Decker 和其同事得出的结论是通过应用更复杂的心电图和运动指标可提高女性运动试验的诊断效果。Robert 评估了是否可以通过应用运动数据的多变量分析包括运动量、心率和 ST 段改变以提高运动试验的诊断价值，并进一步建立起诊断模型。研究者把他们的多变量模型与传统的心率适应或非心率适应的 ST 段分析法，以及 Deckers 分值做了比较。这些研究者得出的结论是在女性当中，运动多变量逻辑分析可以提高运动试验的诊断价值。

4. 运动试验结合超声心动图 运动超声心动图也有直接成像的优点，且不依赖于常规 ST 段分析来诊断心肌缺血。而且心肌结构的可视化可以确定所患疾病，如解释一些胸痛的症状（二尖瓣脱垂）。然而，这一技术受到特定专业知识以及选择成像视窗的能力的限制。慢性阻塞性肺部疾患、肥胖或其他体型异常的情况会妨碍获得好的图像。已有的运动超声心动图的研究主要集中在男性，很少的几个与女性相关的研究是令人鼓舞的。Sawada 和其同事们研究了 57 例妇女，她们既做了平板或踏车运动超声心动图，也做了冠状动脉造影。运动超声心动图的特异性和敏感性均达到 86%。

5. 右侧胸前导联 Miehaelides 和其同事们通过对 218 位男性和 27 位女性患者，比较了标准 12 导联心电图、右胸导联运动心电图以及铊[201]闪烁成像的敏感性和特异性，这些患者都进行了证实性的冠状动脉造影。三种方法对所有类型 CAD 的敏感性分别是 66%、92%、93%，特异性分别是 88%、88% 和 82%。对女性进行的亚群分析显示右胸导联可以把运动心电图的敏感性从 71% 提高到 88%，而不影响特异性，仍保持在 80% 左右。然而有学者对这一研究的可重复性表示怀疑。

总之，常规 ST 段分析与运动试验结合对诊断女性 CAD 准确性不如男性。但一个阴性的试验结果却是强有力排除 CAD 的可靠指标。选择性地将不同的运动心电图与非心电图变量结合起来可以提高常规运动试验的敏感性和特异性。

五、运动试验的指征和安全性

根据 2002 年美国心脏病学会和美国心脏协会（ACC/AHA）推荐的运动试验标准，将负荷试验主要适应证列于下。

（一）诊断

1. 确定冠心病的诊断。

2. 胸痛的鉴别诊断。

3. 早期检出隐匿性冠心病。

4. 确定与运动有关的心律失常。

5. 确定运动引起症状的原因。

6. 早期检出不稳定性高血压。

7. 确定窦房结功能。

（二）评价

1. 评价心功能等级。

2. 评价冠心病内科治疗效果（抗心绞痛治疗、减轻体重、抗心律失常药物治疗、洋地黄等）。

3. 评价外科或介入治疗的效果（如冠状动脉搭桥术）。

4. 评价心肌梗死病人的预后。

5. 进一步进行心血管检查的筛选。

（三）指导康复锻炼

1. 心脏病病人的康复。

2. 非心脏病病人的康复。

（四）研究

1. 评价抗心绞痛药物。

2. 评价抗心律失常药物。

3. 评价各类心血管疾病的运动反应。

（五）筛选

某些运动或职业要求（如挑选宇航员、运动员体力鉴定、人寿保险健康鉴定）。

在心导管室进行心脏负荷运动试验的适应证为：

1. 评价跨瓣血流梯度。

2. 测定运动对下列因素的影响。

（1）心脏分流量。

（2）血管内压力与心腔内压力。

（3）局部与整个心室功能。

（4）冠状动脉血流量。

（5）心肌代谢。

（六）受试者的准备

1. 运动前 3h 不进食，不吸烟，不饮茶、咖啡或酒，运动前 12h 不进行其他运动，如计划进行铊[201]扫描，则试验前 8h 不能进食。

2. 简要询问病史，进行体格检查，认真审查适应证，排除运动试验禁忌证。很多国家包括美国、中国等都要求病人家属签字，以避免医疗纠纷。

3. 停止应用影响试验结果判断的心血管药物，但有时停用 β 受体阻滞药会使病情发生反跳现象。纠正电解质紊乱。如需要连续服用洋地黄、硝酸酯、利尿药或 β 受体阻滞药则应注明，以供分析结果时参考。

4. 描记常规 12 导联静息心电图。如描记站立位及过度换气后心电图，可能对假阳性判断有益，并测血压。

5. 详细介绍运动试验过程、危险性及可能出现的并发症，告诉病人出现胸痛、呼吸困难、极度疲惫、头晕等不适时可随时要求终止运动。

6. 受试者穿运动鞋或平底鞋，衣服宜适应运动。女性病人应戴胸罩，以尽量减少电极的移动。

7. 病人对运动试验的理由不明白或有疑问，可以拒绝进行运动试验。

（七）运动试验禁忌证

1. 绝对禁忌证

（1）急性心肌梗死或近期静息心电图有变化。

（2）不稳定型心绞痛。

（3）严重心律失常（室性心动过速、完全房室传导阻滞）。

（4）急性或严重心力衰竭、心源性休克。

（5）严重高血压。

（6）急性心包炎。

（7）心内膜炎。

（8）严重主动脉狭窄。

（9）肺动脉栓塞。

（10）急性或严重非心脏性疾病。

（11）严重运动障碍。

2. 相对禁忌证

（1）症状明显的非心脏疾病。

（2）明显的运动障碍。

（3）衰弱或高龄。

（4）精神失常、不合作者。

（5）严重贫血、高热。

（6）中度高血压。

（7）肺动脉高压。

（8）中度主动脉狭窄或特发性主动脉瓣狭窄。

（9）其他严重心脏病（中度瓣膜病、心肌病等）。

（10）快速心律失常（频发、多源或成串的室性期前收缩,室性心动过速）。

（11）明显的缓慢性心律失常。

（12）左冠状动脉主干病变或同等程度冠状动脉病变。

（13）各种作用于心脏的药物发生作用或中毒。

（14）电解质紊乱（如低钾）。

（15）使用非心脏性药物过量（如止痛、镇静、麻醉、乙醇等）。

（16）固定频率的心脏起搏器置入后。

（八）安全防范

心脏运动负荷试验引起病人心脏病发作或死亡的危险性并不高。Rochmis 和 Blackburm 搜集了 73 个中心多达 17 万受试者的资料证实这项检查颇为安全。17 万例受试者中 23% 接受 Master 试验,73% 接受多极负荷试验即踏车或活动平板,死亡 16 例,死亡率约为 0.01%。其中 8 例于运动中当即死亡,另 8 例于试验后 1 周内死亡。40 例引起非致命性并发症,发病率为 0.02%。资料显示死亡者与运动强度和运动类型无关。Stuart 总结 1 375 个运动负荷试验中心 444 396 例（次）Master 二阶梯试验的资料,急性心肌梗死的发病率为 3.5/万,严重心律失常的发病率为 48/万死亡率为 0.5/万。Chung 总结运动试验近 8 年共 9 500 例的资料亦未见死亡者,尤其未见运动中或运动后心肌梗死者,有 1 例发生室颤,20 例发生短阵室性心动过速,但均存活。多数短阵室性心动过速发作,经休息可自行缓解,仅少数室性心动过速和室颤者需要紧急处理。

综合国内外大量资料不难看出,运动试验的并发症不外乎 3 方面:

1. **心脏并发症**　包括室上性心动过速和室性心动过速、缓慢性心律失常、心脏停搏、猝死、心绞痛、心肌梗死、心衰、高血压、低血压以及休克。

2. **非心脏并发症**　即肌肉和骨骼的损伤、跛行、脑血管意外、视网膜剥脱。

3. **其他不适**　包括严重疲惫、眩晕、虚弱、一般性身体不适或肢体疼痛。

虽然现有资料表明运动试验是一项安全的检查措施,但每个受试者,包括可疑冠心病者均存在运动时和运动后发生严重心律失常、急性心肌梗死和死亡的潜在危险。从法医学角度出发,许多运动试验单位在实施运动负荷试验之前均征得病人同意并签字,但也有些医疗单位不要求病人签字。

为了预防可能的并发症或严重后果,负责医师应认真审查病人的适应证,详细阅读病人的病历资料,进行系统体检,认真排除可能存在的试验禁忌证。在试验过程中仔细监测血压,监护心脏,适时把握终止运动试验的时机,运动实验室全体工作人员均须熟练掌握心肺复苏技术,并要求必备心肺复苏设备与药品。设备包括直流电除颤器、喉镜、气管插管、供氧设备、无菌盘、注射针具、输液装置。必备药品包括利多卡因、普鲁卡因酰胺、普萘洛尔（心得安）、奎尼丁、苯妥英钠、维拉帕米（异搏定）、地高辛、毛花苷 C（西地兰）、阿托品、异丙肾上腺素、肾上腺素、去甲肾上腺素、间羟胺（阿拉明）、硝酸酯、吗啡、哌替啶（度冷丁）、碳酸氢钠、氨茶碱、呋塞米（速尿）、葡萄糖液及生理盐水溶液。

（九）试验终点

运动试验常常在患者达到最大预测心率时终止,但是,在运动试验过程中,有可能发生 ST 段异常、胸痛等临床症状,以及心率、血压的改变。因此,必须考虑其他的运动试验终点。

1. **终止绝对指征**

（1）病人要求终止运动。

（2）提高运动负荷量时血压下降或心率下降。

（3）心绞痛发作、急性心肌梗死。

（4）中枢神经系统症状,如共济失调、头晕。

（5）周围循环不良症状,如发紫、苍白。

（6）严重心律失常（多形、复杂性室性期前收缩,室性心运过速,室颤）。

（7）心电监护与血压监测困难。

（8）运动设备故障。

2. **终止相对指征**

（1）ST 段与 QRS 波变化（ST 段显著下降,J 点显著下移,心电轴偏移）。

（2）胸痛加重。

（3）疲劳、气短、喘息、下肢痉挛。

（4）增加负荷而血压不上升。

（5）显著高血压[收缩压 250mmHg 和（或）舒张压 115mmHg]。

（6）不严重的心律失常（室上性心动过速、室性期前收缩频发）。

（7）出现束支阻滞与室性心动过速不能区分的心电图图形。

六、运动试验分类及可靠性指标

（一）试验分类

通常运动试验的方案有多种，大多数方案依据 Bruce 方案修改，运动时间一般为 6～12min。运动能力应该以代谢当量（METs）表示，同时应报告患者运动的持续时间。由于运动量大小和耗氧量呈平行关系，故耗氧量可作为运动量的计量单位。仰卧休息时，每分钟每千克体重耗氧量的毫升数[ml/(min·kg)]在不同个体是相同的，为 35ml/(min·kg)，称为一个代谢当量（1MET）。MET 在医学中普遍作为运动量的计算单位，尤其是活动平板运动试验。在不同的运动试验方案中其运动量要折合成 MET 才能比较。日常的代谢消耗可以用 MET 粗略估计：伏案工作、站立、慢散步为 1.5～2METs，步行每小时 5km、骑车每小时 10km 为 3～4METs，步行每小时 6.5km、骑车每小时 19km 为 7～8METs，跑步每小时 9.6km 约为 10METs。

1. 极量运动试验　逐级增加运动量，氧耗量平行增加，达到某一高水平运动量时，氧耗量达到最大，继续增加运动量氧耗量不再增加，这时的运动量为极量运动。

极量运动能量代谢当量的意义见表 15-1。

表 15-1　极量运动能量代谢当量的意义

能量代谢当量（METs）	临床意义
1	休息
2	步行（3 000m/h）
3～4	步行（5 000m/h）
<5	（1）预后差
	（2）急性心肌梗死发作时
	（3）日常活动能量代谢的峰值
10	冠状动脉搭桥术后，治疗效果良好
13	不论对其他运动反应如何，预后良好
18	优秀运动员的耐力水平
20	世界级运动员的耐力水平

2. 次极量运动试验　运动量相当于极量运动试验的 85%～90%。临床上多以心率为标准，当运动心率达到最大心率的 85%～90% 时为次极量运动的目标心率。各年龄组的目标心率见表 15-2。

表 15-2　各年龄组的目标心率

年龄（岁）	目标心率（/min）
20～29	170
30～39	160
40～49	150
50～59	140
60～69	130

目标心率的推算公式为：目标心率＝190－年龄（岁）

3. 症状限制性运动试验　对于冠心病病人运动试验常常达不到极量或次极量运动，因出现重度心肌缺血而终止。症状限制性运动试验是以患者出现严重重度症状、体征为终止运动指标，包括心绞痛、缺血性 ST 段下移、血压下降、严重心律失常、呼吸困难、头晕眼花、步态不稳定。

（二）可靠性指标

运动试验的目的是通过运动负荷诱发冠心病病人心肌缺血（真阳性），但并不能使每一位冠心病病人都表现出阳性结果，有一部分病人的结果是阴性的（假阴性）。正常人运动试验应该是阴性的（真阴性），但有些人可以出现阳性结果（假阳性）。所以，评价运动试验诊断冠心病的可靠性，不仅要选择诊断肯定的冠心病病人，也要选择肯定的正常人做运动试验，从而计算出运动试验的敏感性、特异性、阳性预测价值，才能做出全面的评价。计算方法如下：

敏感性：指冠心病病人运动试验的阳性率。

真阳性/（真阳性＋假阴性）

特异性：指正常人的阴性率。

真阴性/（真阴性＋假阳性）

阳性预测价值：指阳性结果（包括真阳性和假阳性）中真阳性所占比例。

真阳性/（真阳性＋假阳性）

阴性预测价值：指阴性结果中真阴性所占的比例。

真阴性/（真阴性＋假阴性）

对冠状动脉缺血性心脏病的预测是以病史（年龄、性别和胸痛的特征）、体格检查和常规的辅助检查以及临床医师的经验为依据。根据 Diamond 和 Forrster 文献所列的冠状动脉缺血性心脏病预测概率（表 15-3），中度可能概率的病人进行运动试验对于明确诊断有极大的参考价值。

表 15-3　冠状动脉缺血性心脏病预测概率

年龄（岁）	性别	典型心绞痛	非典型心绞痛	一般性胸痛	无症状
30～39	男	中度	中度	低度	很低
	女	中度	很低	很低	很低
40～49	男	高度	中度	中度	低度
	女	中度	低度	很低	很低
50～59	男	高度	中度	中度	低度
	女	中度	中度	低度	很低
60～69	男	高度	中度	中度	低度
	女	高度	中度	中度	低度

注：高度，≥90%；中度，10%～90%；低度，5%～10%；很低，≤5%

七、常用的运动心电图试验

（一）马氏二级梯试验

在 20 世纪 40 年代开始应用于临床，其后 30 余年为临床应用最广泛的心脏负荷试验。它的优点是设备简单、费用低廉，缺点为：①运动量对于大多数病人偏小，据统计，最大运动心率平均为 93/min 左右，而对重症病人运动量又偏大。②在运动过程中无心电图及血压的连续监测。而这些资料对诊断及防止并发症十分重要。③运动量随体重渐增而递减，瘦人按千克体重每分钟氧耗量大于肥胖者。

20 世纪 70 年代以来由于活动平板及踏车功量计的问世，极量及次极量分级运动试验得到广泛应用，其敏感性和特异性高于二级梯运动试验，以及严密的连续心电图、血压等临床指标监测，其安全性也大大提高。因此，在较大医疗中心，二级梯运动试验已少用。在基层无活动平板及踏车功量计的单位，二级梯运动试验仍有一定的作用。

1. 试验器材　包括心电图机、节拍器、跑表、木制二级梯各 1 个。木制二级梯每级高 22.9cm，第 2 级脚踏面以适合脚的大小为 20.3～25.4cm，宽为 45～70cm 为宜（图 15-2）。

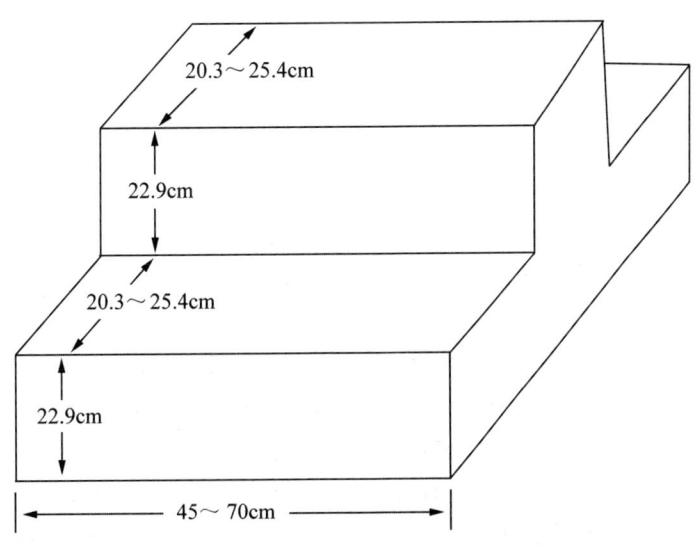

图 15-2　Master 心电运动试验中的二级梯

2. 测试方法

(1)先描记安静状态 12 导联心电图,若为阳性改变则不必进行此试验。

(2)测量体重,并按性别、年龄计算或查表确定登梯次数。

(3)调整节拍器频率,使其符合登梯的节拍频率。使患者在 3min 内依节拍器频率均匀完成登梯次数(表 15-4)。

(4)在登梯过程中要注意观察患者有无气急、胸痛、面色苍白,必要时立即停止运动试验,躺在床上描记心电图。

(5)运动结束后立即躺下描记心电图,以后在 2、4、6、8min 各时间点再描记心电图。

3. 注意事项

(1)向受试者充分解释试验方法,做示范动作,并让其练习几次登梯,熟悉登梯动作。

(2)试验要在餐后至少 2h 进行,避免进食对 ST 段的影响。

(3)试验前 2 周不宜服用洋地黄类药物。

(4)试验当天禁用心血管活性药物,如硝酸甘油、钾盐、β 受体阻滞药等。

(5)备有急救药物,心内科医师现场监护,及时处理。

表 15-4　5～69 岁女性二级梯试验登梯次数表

体重(kg)	年龄(岁)												
	05～09	10～14	15～19	20～24	25～29	30～34	35～39	40～44	45～49	50～54	55～59	60～64	65～69
18.2～22.4	35	35	33										
22.7～26.8	33	33	32										
27.3～31.3	31	32	30										
31.8～35.9	28	30	29										
36.4～40.5	26	28	28	28	28	27	26	24	23	22	21	21	20
40.9～45.0	24	27	26	27	26	25	24	23	22	22	21	20	19
45.5～49.5	22	25	25	26	26	25	24	23	22	21	20	19	18
50.0～54.1	20	24	23	25	25	24	23	22	21	20	19	18	18
54.5～58.6	18	22	22	24	24	23	22	21	20	19	19	18	17
59.1～63.2	16	20	20	23	23	22	21	20	19	19	18	17	16
63.6～67.7		18	19	22	22	21	20	19	19	18	17	16	16
68.2～72.3		17	17	21	20	20	19	10	18	17	16	16	15
72.7～76.8		15	16	20	19	19	18	18	17	16	16	15	14
77.3～81.4		18	14	19	18	18	17	17	16	16	15	17	13
81.8～85.9			18	18	17	17	17	16	16	15	14	14	13
86.4～90.5		12	17	16	16	16	15	15	14	13	13	12	
90.9～95.0			16	15	15	15	14	14	13	13	12	11	
95.5～99.5				15	14	14	14	13	13	12	11	11	
100.0～104.1				14	13	13	13	13	12	12	11	11	10

4. 阳性标准　Master 二级梯运动试验的阳性标准并不统一,仅 ST 段下降就有 0.5mm、0.75mm、1.0mm、1.5mm 甚至 2.0mm 的标准,T 波变化、运动后出现的心律失常可否列为阳性,迄今意见不一。国内沿用 1979 年全国修订的二阶梯双倍量运动试验判定标准,即运动后出现典型心绞痛或运动后心电图符合下列之一者为阳性。

(1)在 R 波占优势的导联上,运动后出现缺血性 ST 段下降(ST 段与 R 波下降支的夹角＞90°),超过 0.05mV,持续 2min 者。如原有 ST 段下降者,运动后应在原有基础上再下降超过 0.05mV,持续 2.5min。

(2)在 R 波占优势的导联上,运动后出现 ST 段抬高(弓背向上型)超过 0.2mV 者。

(3)u 波倒置。

(4)运动后出现下列任何一种心律失常:多源

性室性期前收缩、阵发性室上性心动过速、房颤或房扑、窦房传导阻滞、房室传导阻滞、左束支阻滞或左束支分支阻滞、完全左束支阻滞或室内阻滞。

运动后心电图有下列情况者视为可疑阳性：

(1)在 R 波占优势的导联上，运动后出现缺血型 ST 段下降 0.05mV，或接近 0.05mV 及 QX/QRS 比例＞50%，持续 2min 者。

(2)在 R 波占优势的导联上，T 波由直立变为倒置，持续 2min 者。

(二)踏车运动试验

踏车运动试验在欧洲国家广泛应用。运动功率以(千克·米)/分[(kg·m)/min]为单位。计量方法客观，可作为分级运动试验，方法学与活动平板运动试验相同。每级运动时间为 2～3min，每级递增运动量 150～300(kg·m)/min。

1. 主要设备

(1)心电图机。

(2)心电监护仪。

(3)血压计。

(4)特制自行车功率计。

(5)抢救药品与器械，包括氧气、气管插管设备、面罩、心脏除颤器、人工呼吸装置、输液器、注射器等，并要求备硝酸甘油、利多卡因及抗心律失

常药品、快速洋地黄制剂、利尿药、阿托品、肾上腺素及升压药等。踏车试验须有一定临床经验的医师参加，由心电图技师观察监护仪，描记心电图。如患者发生较严重反应，除立即处理外，病情好转后仍需要继续观察一段时间。

2. 试验步骤

(1)描记坐位、卧位、过度换气后 12 导联体表心电图。

(2)测量血压。

(3)安放电极。

(4)确定目标心率(也称靶心率)。目前国内外普遍采用次极量负荷方法，目标心率为根据年龄所确定的最大心率(极量负荷)的 85%～90%。

(5)踏车运动。国内绝大多数学者采用的踏车试验初始功率男性为 300(kg·m)/min，女性则为 200(kg·m)/min，每级 3min，每级功率间期可休息 1～3min，然后递增 1 倍负荷量达目标心率。

(6)在运动中与运动后 15min 持续心电监护，运动期间每 3min 测量血压、心率、呼吸各 1 次，运动停止后描记即刻、2min、4min、6min 心电图。

踏车运动方案见表 15-5。

表 15-5　踏车运动方案

级别	男性		女性	
	(kg·m)/min	运动时间(min)	(kg·m)/min	运动时间(min)
1	300	3	200	3
2	600	3	400	3
3	900	3	600	3
4	1 200	3	800	3
5	1 500	3	1 000	3

3. 阳性标准

(1)运动中出现典型心绞痛或血压下降。

(2)在 R 波占优势的导联中，运动后出现缺血性 ST 段下降＞0.1mV(下降间期宽度＞0.08s)持续 2min 以上，或持续时间不足 2min，但有 2 个或 2 个以上导联同时或先后出现 ST 段下降。运动前有 ST 段下降者，运动后在原有基础上再下降 0.1mV。

(3)在 R 波占优势的导联中，运动后出现 T

波由直立变为倒置(＞0.15mV)，持续 2min 未恢复。

(4)u 波倒置。

(5)出现严重心律失常。

4. 踏车运动试验的优点

(1)现已公认，踏车试验是较可靠的负荷方法，有报道显示与冠状动脉造影对比阳性符合率为 80%～90%，假阳性率为 5%～10%。踏车试验对冠心病早期诊断相当有价值。

（2）运动负荷量由小到大，可直接测定运动负荷量。

（3）躯干运动少、心电图记录伪差小，便于观察、听诊、测血压和收集呼出气体，受试者无踩平板时的那种紧张心理。由于躯干相对固定，运动条件下超声心动图检查采图、核素检查、磁共振显像及导管检查均较方便，在上述检查中可常规使用踏车运动进行心脏负荷试验。

（4）占地较小，设备价格较活动平板低廉，维修方便。

5. 踏车运动试验的缺点

（1）心率上除与负荷直接相关外，也与是否习惯于骑自行车有关，不会骑自行车者心率上升速度快。有的需要操练后才能进行试验。

（2）因踏车依赖患者主动的运动，当负荷增加到一定量，受试者会感费力时会自然减慢转速，甚至终止踏车，故较难保持恒定速度。

（三）活动平板试验

目前国外最盛行的负荷试验方法是活动平板试验，在美国的应用更为广泛。在用冠状动脉造影的方法评价运动试验价值的对比研究中，多数学者均采用活动平板试验（treadmill test）。因此，这项负荷试验是很重要的多级负荷试验。所需器材主要是运动平板机，其余的与踏车试验基本相同。运动量可由改变平板机转速及坡度而逐渐增加，每级时间为2～3min，运动中连续心电监护并通过电脑储存心电资料以备试验后分析。

1. 试验步骤

（1）描记立位、坐位、卧位与过度换气后常规12导联及监护导联心电图，并测血压。

（2）安放电极与确定目标心率。

（3）确定试验方案。虽然不同的学者已设计了不同的多级运动方案，但对具体病人而言，负荷量恰如在病人预期的体力之内，负荷强度逐步增加，且一级负荷量应维持较长时间，从而足以达到近乎生理学的稳态地步。

目前临床上常用的运动试验方案是Bruce方案（表15-6）。Bruce方案每级运动时间为3min，运动速度和坡度逐级增加，此方案的优点是在较短时间内可以完成运动试验，缺点是开始坡度10%对于高龄、病情较重病人运动量偏大，三级的速度实际上是跑步，对大多数心脏病病人也是负荷过重。但由于Bruce方案已被广泛采用，积累了许多宝贵资料，目前仍为多数医疗中心所采用。

表15-6　Bruce方案（活动平板）

分级	速度（英里/h）	坡度（%）	运动时间（min）	耗氧量[ml/(min·kg)]	MET
1	1.7	10	3	18	3.1
2	2.5	12	3	25	5.1
3	3.4	14	3	34	7.1
4	4.2	16	3	46	9.7
5	5.0	18	3	55	13.1
6	5.5	20	3	—	15.7
7	6.0	22	3		

注：1英里=1.61km

Ellestad方案（表15-7）和Bruce方案相似，平板速度从1.7MPH（英里/h）渐增至6MPH，1～4级坡度皆为10%，5、6级坡度为15%，每级运动时间2～3min不等。

表15-7　Ellestad方案（活动平板）

分级	速度（英里/h）	坡度（%）	运动时间（min）	MET
1	1.7	10	3	5.1
2	3.0	10	2	6～7
3	4.0	10	2	8～9
4	5.0	10	3	10～12
5	5.0	10	3	13～15
6	6.0	15	3	16～20

此外还有 Naugbton 方案,特点是每级运动时间均为 2min,各级运动量的差别皆为 1MET,速度固定,改变坡度而增加运动量。

(4)持续心电监护,运动期间每分钟测血压、描记心电图 1 次,运动停止后即刻、2min、4min、6min 各描记心电图、测血压 1 次。随着计算机技术的发展,目前的运动平板系统都配备有心电分析和记录的专门程序,可以将整个试验的心电数据保存起来,从而便于分析总结,并可以方便地打印结果。不必再手工描记心电图。

(5)踏板运动应采取正确的姿势。

(6)告知患者如出现胸痛、眩晕、呼吸困难等情况时要求停止运动,因活动平板属被动运动,需要主动停止运动。

2. 阳性标准　同踏车运动试验。

3. 试验特点　活动平板的运动方法不需要训练即可受试,负荷方式为周身性运动,心率的上升与运动量呈平行关系;另外,活动平板转速不受受试者控制,可保证运动速度恒定。活动平板运动的主要缺点是由于全身活动,易产生心电图伪差,观察也较困难。且设备庞大,有噪声与震动,价格昂贵。

八、运动试验对心肌梗死后患者的意义

急性心肌梗死后恢复期的患者,仍可能发生不稳定型心绞痛,再次发生心肌梗死或发生心源性猝死。这类患者多发生在心肌梗死后 6 个月内,1 年的死亡率可达 20%。以后逐渐下降至每年的 3%~4%。为此,临床工作者长期努力希望找出心肌梗死后的高危患者并给予积极的治疗。目前认为心肌梗死后早期进行运动试验是较为理想的方法。对于心肌梗死恢复期(发病后 4~6 周)的患者,为适应病情,其运动量较小,每级增加量也少。其运动方案如表 15-8。

表 15-8　心肌梗死后运动试验方案(活动平板)

分级	速度 (英里/h)	坡度 (%)	运动时间 (min)	MET
1	1.2	0	3	2.1
2	1.2	3	3	2.3
3	1.2	6	3	3.0
4	1.7	6	3	3.3

运动试验可以有效地进行预后评估(图 15-3)。Abboud 等研究表明,对急性心肌梗死后 3 周行平板运动试验评估症状性心肌缺血的预后,结果发现 444 例患者,随访(72±20)个月。将其分为 3 组,第一组(334 例)在运动中无心电图改变,第二组(90 例)在运动中出现无症状性心肌缺血,第三组(20 例)出现有症状性心肌缺血。心源

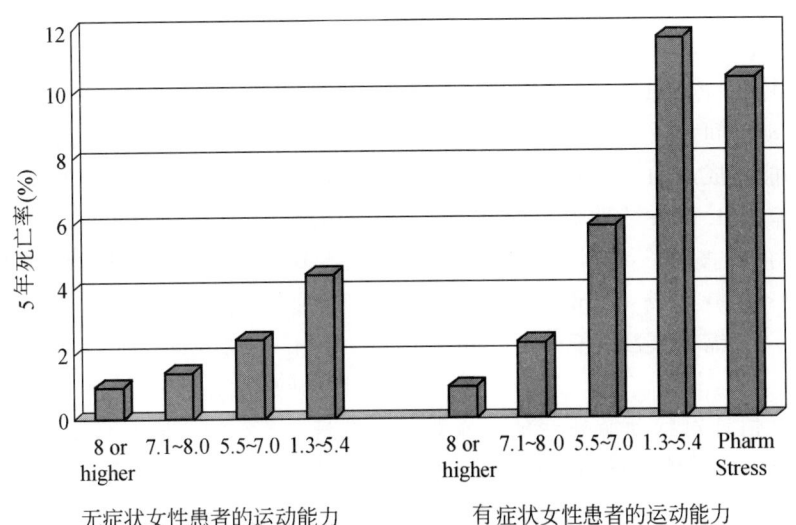

图 15-3　运动试验对女性冠心病患者的预后评估

(引自:J Am Coll Cardiol. 2006;47:4S—20S)

性死亡在有症状性心肌缺血组明显高于无症状性心肌缺血组（31.8% vs7.8%，$P<0.01$），与无心肌缺血者比较差异有统计学意义（31.8% vs 10.2%，$P<0.01$）。随访显示有症状缺血组预后差，是判断预后的一个良好指标。Karlson 等对 770 例怀疑或证实急性缺血事件患者行症状限制性运动试验并进行随访，发现能够进行该试验者预后好于不能进行该试验者。GUSTO 及其他大型溶栓试验的资料表明，不能进行运动试验的患者不良心脏事件发生率最高，而那些无合并症、稳定的患者心脏事件发生率低。对于未接受溶栓治疗的患者，那些不能完成运动试验者的心脏不良事件发生率较高。Jensen 等对急性心肌梗死后用几种非侵入性的方法预测预后和新的冠状动脉事件的作用进行比较，认为心电图运动试验对左心室功能可提供预测信息。

Tapanainen 等对几种非介入性检查方法进行比较认为，持续的 T 波改变不能提示心肌梗死后的危险性，而不能完成运动试验的 T 波改变则可预测预后。Shaw 对 15 613 例心电图运动试验荟萃分析，其中 10 067 例行溶栓治疗，试验类型为平板或踏车试验，运动时间为距心肌梗死后 1～6 周，随访期限 1 年，下列患者的心脏性死亡明显增加：①运动后 ST 段压低；②收缩压下降；③运动量受限；运动诱发 ST 段压低患者中，若接受了溶栓治疗，则心源性死亡或心肌梗死再发生率低于未接受溶栓治疗的患者（8% vs18%）。Villella 等对 6 292 例接受溶栓治疗的患者行症状限制性运动心电图试验，运动时间为距心肌梗死 4 周，随访期限半年，结果不能完成运动者病死率为 7.1%；试验阳性者病死率为 1.7%；结果阴性者病死率为 0.9%。病死率的预报因子：心绞痛＋ST 段下降≥1mm；负荷量<100 瓦或<6min 运动时 ST 段下降≥1mm；收缩压较静息时上升<28mmHg。

运动试验可以估计冠状动脉病变的严重程度。对于没有条件进行冠状动脉造影的病人，运动试验可以提供判断冠状动脉情况的有利信息。有研究显示，心肌梗死患者运动试验 ST 段压低≥0.1mV 或伴有心绞痛者，大多数有多支冠状动脉病变，其敏感性为 55%～57%，特异性达 90%，预测精确度为 90%。运动试验阴性者，73% 为单

支冠状动脉病变。如果把运动试验和心肌核素扫描结合起来，检查结果的敏感性和准确性更高。

心肌梗死后的运动试验可以消除患者对运动的恐惧心理。以往的观点认为心肌梗死后早期进行运动的危险性大，这种看法给患者造成一种对心肌梗死后运动的恐惧心理。对女性患者的心理影响可能更大，使其经常处于紧张和焦虑状态，生活质量严重下降，甚至因病残而失去生活信心。在医师的指导和帮助下早期进行运动试验，会使患者及家属明确认识到心肌梗死后仍具有体力活动的能力，因而可以达到消除紧张、树立信心的作用，经过适当的康复训练，可以基本正常地进行社会生活。

九、影响结果分析的因素

运动试验的可靠性受多种因素的影响，明确这些因素有助于更准确地进行结果分析。

第一，自主神经功能紊乱。女性在运动试验中假阳性率较高，部分原因是由于中青年女性冠心病患病率低，但女性激素水平与男性的差异也是导致其假阳性率高的主要原因之一。女性在运动时，释放更多的儿茶酚胺，导致冠状动脉收缩加强，异常运动心电图发生率升高；女性在更年期、月经期和排卵期，假阳性结果更加普遍。

第二，高血压。外周阻力增加，心肌耗氧增加，静息时心肌尚能代偿供血，一旦开始运动，血管扩张能力受限，特别是伴有心肌肥厚时，冠状动脉储备能力明显下降，左心室舒张功能障碍致室壁张力升高，舒张末压升高，心内膜下心肌灌注减少，心内膜下心肌缺血，ST 段下移，导致运动试验假阳性。

第三，糖尿病。糖代谢障碍致心肌损害，ST 段压低出现假阳性。

第四，休息时 ST 段压低。无论是否是冠状动脉缺血性心脏病患者，已证实休息时 ST 段压低是一个预测心脏事件的重要指标。研究显示，休息时 ST 段压低者急性冠状动脉综合征的发生率是无休息时 ST 段压低者的 2 倍。对于这些患者，运动诱导的 ST 段压低 2mm，或恢复阶段下垂型压低≥1mm 是诊断冠状动脉缺血性心脏病非常特异的指标。

第五，地高辛。运动试验时可产生异常 ST

段反应。检查前须停药 2 周,以减轻药物对复极的作用。

第六,左心室肥大伴复极异常。使运动试验特异性降低,但敏感性不受影响。因此,运动试验仍有价值。

第七,左束支传导阻滞。有左束支传导阻滞者,运动试验常诱导的 ST 段压低,不提示心肌缺血。有左束支传导阻滞时,不存在 ST 段压低多少即有诊断意义的标准。

第八,右束支传导阻滞。有右束支传导阻滞者,运动试验常诱导右胸导联($V_1 \sim V_3$)ST 段压低,与心肌缺血无关。但是,在左胸导联(V_5 和 V_6)或下壁导联(Ⅲ 和 aVF),右束支传导阻滞的存在并不降低运动试验对心肌缺血的敏感性、特异性或预测价值。

第九,β 受体阻滞药。尽管 β 受体阻滞药对运动最大心率有明显的作用,但对可能的冠状动脉缺血性心脏病评价并无显著影响。对于常规的运动试验,临床医师没有必要在患者可能发生心肌缺血或高血压时冒试验前停药的风险。

第十,心房复极。心房复极波方向与 P 波方向相反,并可以延伸到 ST 段和 T 波。运动期间,过大的心房复极波会产生非缺血性 ST 段下斜形压低。这种假阳性运动试验出现在较高的峰值运动心率时,无运动诱导的胸痛,下壁导联 P-R 段明显压低。

(王士雯 田进文)

参 考 文 献

1 于宗良,杨向军,高美雯,等. 运动试验后收缩压异常升高对冠心病诊断价值的初步探讨. 中华心血管病杂志,2004,32(3):233—236

2 章慧洁,谢静琦,郭跃萍,等. 平板运动试验对室性早搏危险性的预测. 中华心血管病杂志,2004,32(11):996—998

3 张黎军,谢 青,何 勇,等. 平板运动试验和潘生丁负荷试验对冠心病的诊断价值研究. 中华物理医学与康复杂志,2003,25(10):595—598

4 Eisenberg MJ, Wou K, Nguyen H, et al. Use of stress testing early after coronary artery bypass graft surgery. Am J Cardiol, 2006, 97(6):810—816

5 Gulati M, McBride PE. Functional capacity and cardiovascular assessment: submaximal exercise testing and hidden candidates for pharmacologic stress. Am J Cardiol, 2005, 96(8A):11J—19J

6 Moreno JAC, Martín JLR, Laborda EM, et al. Usefulness of Clinical profiling and exercise testing in the prognostic assessment of patients admitted with chest pain but without high-risk criteria. Revista Espanola de Cardiologia, 2006, 59(1):12—19

7 Hesse B, Morise A, Pothier CE, et al. Can we reliably predict long — term mortality after exercise testing? An external validation. Am Heart J, 2005, 150(2):307—314

8 Hoilund-Carlsen PF, Johansen A, Christensen HW, et al. Usefulness of the exercise electrocardiogram in diagnosing ischemic or coronary heart disease in patients with chest pain. Am J Cardiol, 2005, 95(1):96—99

9 Peteiro-Vázquez J, Monserrrat-Iglesias L, Marias-Davila, et al. Prognostic value of treadmill exercise echocardiography. Revista Espanola de Cardiologia, 58(8):924—933

10 Johnson BD, Shaw LJ, Buchthal SD, et al. Prognosis in women with myocardial ischemia in the absence of obstructive coronary disease: results from the National Institutes of Health-National Heart, Lung, and Blood Institute-Sponsored Women′s Ischemia Syndrome Evaluation(WISE). Circulation, 2004, 109(24):2993—2999

11 Castillo-Moreno JA, Ramos-Martín JL, Molina-Laborda E, et al. Dobutamine stress echocardiography in patients with stable chronic angina and a low-or medium-risk on exercise testing: usefulness for assessing long-term prognosis. Revista Espanola de Cardiologia, 2006, 58(8):916—923

12 Lewis JF, McGorray S, Lin L, et al. Exercise treadmill testing using a modified exercise protocol in women with suspected myocardial ischemia: findings from the National Heart, Lung and Blood Institute—sponsored Women′s Ischemia Syndrome Evaluation(WISE). Am Heart J, 2005, 149(3):527—533

13 Eisenberg EJ, Wou K, Nguyen H, et al. Use of

stress testing early after coronary artery bypass graft surgery. The American Journal of Cardiology, 2006, 97, (6): 810—816

14 Hayashi T, Nomura H, Esaki T, et al. The treadmill exercise—tolerance test is useful for the prediction and prevention of ischemic coronary events in elderly diabetics. Journal of Diabetes and its Complications, 19,(5): 264—268

15 Celik T, Iyisoy A, Kursaklioglu H, et al. ST elevation during treadmill exercise test in a young patient

with slow coronary flow: A case report and review of literature. International Journal of Cardiology, 2006, 112, (2): E1—E4

16 Weber MA. The role of the new beta-blockers in treating cardiovascular disease. Am J Hypertens, 2005, 18 (12, Pt, 2):169S—176S

17 Yoshinaga K, Beanlands RS, Dekemp RA, et al. Effect of exercise training on myocardial blood flow in patients with stable coronary artery disease. Am Heart J, 2006, 151 (6):1324. e11—18

第二节　核素显像在女性心脏病中的应用

核素显像在心血管病中的应用相当广泛,由于检查时需要引入放射性核素,在妊娠期和哺乳期为了避免辐射对胎儿和婴儿造成的损伤,妊娠期和哺乳期应禁止使用核素显像,哺乳期确实需要进行核素显像时应停止哺乳。同时由于女性在不同生理时期身体构造及内分泌系统变化较大,女性心脏病有其自身的特点,因此,使用核素显像方法诊断女性心血管疾病时要重视性别的差异可能对诊断造成的影响。例如由于雌激素等的保护作用,绝经前女性冠心病的发病率明显低于男性,60岁左右冠心病发病率在男女之间大致相当。在对不同时期女性进行冠心病诊断时必须考虑年龄因素的影响。由于乳腺等软组织的影响,在对女性心脏进行断层检查时要充分考虑组织衰减对图像重建后结果的影响,对患者做出正确的判断,同时在技术上可以通过衰减校正弥补组织衰减造成的假象。心脏核医学检查主要分为:ECT显像和PET显像。

一、核素显像技术

(一)核素心血管造影

核素心室造影术是无创伤性心血管造影的方法,可以得到一系列有价值的参数。常用的有首次通过法和平衡法两种。

1. 首次通过法核素心室造影

(1)原理:首次通过法是将注入静脉的放射性"弹丸"快速通过中央循环,探测心前区放射性核素依次通过上腔静脉—右心房—右心室—肺动脉—肺—左心房—左心室—主动脉的全过程,应用感兴趣区(regions of interest,ROI)产生时间-放射性曲线,此曲线将左右心室分开,可分别测定左、右心室功能,计算各项血流动力学的定量指标,这种方法只采取少数心动周期的信息,适合对心功能改变迅速(如运动或介入治疗等)的患者,因为它的采集时间可在30s内结束,不需要病人长时间不动,随着仪器的改进及短寿命放射性核素的应用,此法将日益推广应用。

目前所使用的显像剂最常用的为^{99m}Tc-RBC。近来开发的^{191m}Ir等极短半衰期核素药物可允许短时期内多次重复使用,有较好的发展前景。

(2)数据采集及正常图像分析:首次通过法核素心室造影正常图像的分析重点是观察"弹丸"流经顺序:显影开始于上腔静脉—右心房—右心室—肺动脉—肺—左心房—左心室—主动脉、降主动脉及腹主动脉上段。整个过程须8~15s,分为4个时相:

①腔静脉和右心房显像:正常为1~3s;

②右心室和肺动脉显像:正常为5~6s;

③肺显像:正常为4~7s,不超过8s,肺清晰显示后,上腔静脉、右心及肺动脉的影像逐渐消失;

④左心房、左心室及主动脉显像:正常为8~12s,此时右心及肺的影像应显示不清或消失。

(3)临床应用:首次通过法核素心血管造影在出现从左向右分流时,核素通过缺损部位,从左心体循环分流至右心体循环,肺部及缺损部位反复出现核素循环,腹主动脉显影时肺部再次显影,形成"脏污"现象。出现从右向左分流时,核素从右心直接分流至左心和主动脉,肺显影时,左心和降

主动脉提前显影,肺显影淡。定量分析可以计算分流率。根据其异常分流特点首次通过法核素心血管造影主要应用于下列疾病:

①房间隔缺损;

②室间隔缺损;

③动脉导管未闭;

④法洛四联症;

⑤瓣膜病。

2. 平衡法心电门控核素心血管造影

(1)原理:静脉注射示踪剂后 10~20min,示踪剂在血液循环内达到平衡,此时用患者心动周期电生理讯号,如 R 波作为门控讯号,采集几百个心动周期数据输入计算机,分别将各段得的放射性加以重叠,在 R-R 波之间分成 16、24 或 32 帧图像,包括从舒张末期(ED)到收缩末期(ES)再回到下一个舒张末期的全过程的图像。然后圈定左心室的 ROI,即可得到左心室的时间-放射性曲线或称左心室容积曲线。这些时间-放射曲线是周期性的,可以进行 Fourier 分析,得到各像素基波的振幅及初相角。利用这两个参数可以画出两帧功能图,一个是振幅图,反映心脏各处的每搏量大小及分布情况;另一帧相位图(在振幅图右边),反映心脏各部分运动的先后次序。如果按照初相角从小到大的次序电影显示心血池图像,可以形象地再现收缩运动的传导路径。我们还可以对相位图进行统计,绘出初相角分布直方图,从中可查出初相角为某值的像素有多少个。其中在 180°附近的峰是由心室上的像素构成的,叫做心室峰,在 360°附近的则是心房峰,二者初相角相差 180°,说明它们的运动是反相的,即心室收缩时心房舒张,心室舒张时心房收缩。也可以对某一局部做相位统计,即相位直方图。峰的宽度可以用标准差、相角(phase shift)或半高宽度(FWHM)来量度,传导性疾病和室壁瘤都会导致心室运动的不一致,使心室峰变宽,综合观察相位图和振幅图有助于医师判别病变的性质和发生位置。

(2)显像剂:平衡法核素心室造影必须采用在血液循环中能停留较长时间的放射性显像剂,为采集多个心动周期和各种介入试验提供条件。有两种血液成分可供 ^{99m}Tc 标记用,即血浆中的血清白蛋白和红细胞。

①^{99m}Tc 标记人血清白蛋白(has)。

②^{99m}Tc 标记红细胞。^{99m}Tc 标记红细胞有多种方法,如体内标记法、体外标记法等。

(3)采集的方式:以 Simens ECAM 双探头 SPECT 为例

①检查体位:仰卧位,探头 2 置于 LAO 45°。

②设备条件:

Collimator	LEHR
Matrix	64×64
Zoom	2.00
Detector	2
Head out/supine	
Framing	24
Framing Method	Forward backward by third
Autocenter	Average of 30 beats
Reject PVC beats	2
Stop	Heartbeat
Heartbeats	400
Detector2 name	LAO45

(4)影像分析

①左、右心室功能指标及计算:左心室功能指标分为收缩功能及舒张功能两种,收缩功能有整体 LVEF、局部 EF、前 1/3EF、PER、TPER、局部室壁活动;舒张功能有 PFR、TPFR、FFR。此外,尚有反流分数(Regurgitation fraction,RF)。

②室壁运动观察:正常室壁运动各节段呈协调、均匀、向心性收缩和扩张。异常室壁运动分为弥漫性室壁运动低下和节段性室壁运动低下。

③时相分析和振幅图像:左、右心室时相基本相同,正常心室相角程不大于 65°,房室峰为 180°。

④时相电影:以电影连续方式显示心肌传导和心脏收缩次序,直观显示心脏的异常传导与收缩。

(5)临床应用:

①左、右心室功能的测定;

②室壁瘤诊断;

③冠心病诊断;

④心肌病鉴别诊断;

⑤瓣膜病诊断;

⑥异位兴奋灶或旁路的定位诊断。

(二)心肌灌注显像

1. 原理 心肌灌注显像是估价心肌血流分布的方法,有功能的心肌细胞对某些阳离子或化合物的选择性摄取,从而使正常心肌显影而病损区不显影。因心肌摄取此类物质的量与局部心肌血流灌注量成正比,故称此类心肌显像为心肌灌注显像。

2. 心肌灌注显像剂

(1)稀有气体^{133}Xe(光子能量 81KeV,$t_{1/2}$ = 5.25d)和^{81m}Kr(光子能量 190KeV,$t_{1/2}$ = 13Sec):需要在冠状动脉内直接给药,只有特殊情况下使用。

(2)钾的同族元素:应用广泛的主要是^{201}T1。^{201}T1 为加速器生产,是诊断心肌缺血、心肌梗死等较灵敏、准确的放射性药物。它较之钾类核素具有一些更为优异的核物理性质和生物行为。正常心肌细胞对^{201}T1 具有选择性摄取作用,使正常心肌显像,心肌血流灌注和功能状态发生障碍时,可形成相应部位的放射性稀疏或缺损区。静脉注射^{201}T1 后,它在血液中的清除速度快,在几分钟内,血液浓度即少于 3%,而心肌内的浓度清除较慢,其半衰期超过 7h,^{201}T1 注射后 10min,心肌摄取量即达高峰,摄取量与心肌灌注一致。并有毒性小的特点,中毒量要大于用量的万倍。^{201}T1 在临床上的应用已有十几年的历史,它在心肌中又有再分布,在心脏疾患的诊断方面积累了丰富的经验,同时也为新的心肌显像放射性药物的发展提供了有益的参照标准。

^{201}T1 的缺点是不能鉴别缺血区是陈旧的或是新鲜的,^{201}T1 的物理半衰期长,在人体内的生物半衰期为 10d 左右,γ 射线能量偏低,加速器生产,价格昂贵等,使其应用受到了一定限制。

(3)^{99m}Tc 标记的心肌灌注显像剂:由于^{201}T1 能量偏低,物理半衰期偏长,所以自 20 世纪 80 年代开始,人们注重于研究^{99m}Tc 标记的心肌灌注显像剂,至今较为满意的有^{99m}Tc-Sestamibi 和^{99m}Tc-Teboroxime。^{99m}Tc 标记的异腈类心肌灌注显像剂的研制成功,是近年来^{99m}Tc 放射性药物的重要成就之一,其中包括^{99m}Tc-特丁基异腈(^{99m}Tc-tmi)、^{99m}Tc-甲酯异丙异腈(^{99m}Tc-cpi)和^{99m}Tc-甲氧异丁异腈(^{99m}Tc-mibi),三种标志物经鉴定具有相似的结构。被还原为正 1 价的^{99m}Tc 作为中心离子,与作为配体的 6 个中性分子组成正八面体结构形成正 1 价的络合阳离子,这些络合阳离子不仅能溶于生理盐水具有水溶性,也能溶解于乙醇等某些有机溶剂,兼具一定的脂溶性,不同种类的动物研究表明,它们具有下列共同的生物特性:均被正常心肌细胞所摄取;正常心肌摄取量与心肌血流成正比;心肌摄取量高,且保留时间长,可达数小时;具有较快的血液清除率和高的心/血比。由于配体的不同,三种标志物具有不同的心/肺比和心/肝比,以^{99m}Tc-MIBI 性能最优,其次是^{99m}Tc-CPI。

3. 显像方案、采集及图像重建

(1)静态显像:检查前患者禁食 3~4h,静脉注射 56~74MBq(1.5~2mCi)^{201}T1,10min 开始显像,3~4h 再分布显像。或静脉注射 740~925 MBq(20~25mCi)^{99m}Tc-MIBI 后 40min 显像。

(2)运动及药物负荷显像:运动试验及药物试验是使受检者在进行核心脏病学检查的过程中发生机体的生理和器官功能的变化,从而达到估测冠状动脉血流和心肌储备功能的目的。运动及负荷前应停用影响心肌灌注的药物,如普萘洛尔(心得安),硝酸甘油等。

①运动试验:常用运动方式有活动平板和踏车试验。

适应证:

胸痛症候群的病因诊断;

缺血性心脏病的病变范围及程度的估测;

心肌梗死后预后的估测(减量运动);

心脏疾患内科和手术治疗的疗效观察;

心脏疾患的心脏储备功能的估计。

相对禁忌证:

不稳定型心绞痛;

急性心肌梗死;

充血性心力衰竭失代偿期;

急性心肌炎、心包炎、心内膜炎;

严重主动脉瓣狭窄;

严重心律失常:Ⅰ~Ⅱ级房室传导阻滞、快速房性或室性心律不齐;

急性感染;

重度肺部疾患;

年老体弱,神经、肌肉、骨、关节病变行动不便者。

②双嘧达莫(潘生丁)试验:双嘧达莫是一种强有力的血管扩张药,它的作用主要是能抑制腺苷通过细胞膜而被重吸收和被腺苷脱氨酶所代谢,使腺苷在组织间质及血中含量增高,当其与平滑肌细胞上的腺苷 A_2 受体结合,可使血管壁的平滑肌松弛和血管扩张。因此,双嘧达莫是间接地通过内源性腺苷发生作用的。因此,当静脉注射或口服大剂量双嘧达莫时,就能引起除了肾脏血管以外体内极大多数血管的扩张,它作用于冠状小动脉前毛细血管,使正常的冠状动脉血流量增加 4~5 倍(包括心外膜下及心内膜下冠状动脉血流量),其最大血管扩张作用是在静脉注射后 2~5min,并可维持 10~30min。当冠状动脉存在狭窄病变时,由于冠状动脉的自身调节作用,狭窄远端病变处前后冠状动脉内的压力阶差增大,狭窄远端冠状血管的动脉压降低,由于这样,心外膜下冠状动脉血流虽可稍有增加而心内膜下冠状动脉血流反而减少了。结果使正常心室壁与冠状动脉有病变的室壁的血流灌注量的差异增大。

静脉注射或口服大剂量双嘧达莫可引起血流动学方面的轻微改变。患者的心率均有不同程度的增加,平均增加 $(12\pm7)/min$。未服普萘洛尔者较服用者增加更为明显。收缩压与舒张压均有一定程度的降低。患者的心排血量虽略有增加,但其心肌氧耗量却无明显改变。

适应证:心肌灌注显像运动试验的适应证均适用于双嘧达莫试验,主要用于缺血性心脏病的诊断。了解缺血性心脏病病变的部位与范围,估测其预后,以期有助于确定治疗的方案、评估内科或手术治疗的疗效。

双嘧达莫试验特别适用于不能运动或无法获得足量运动的患者,如年老体弱者、下肢骨关节疾病患者、间歇性跛行患者、截肢者、神经与肌肉疾病患者、严重肺部疾病患者、冠状动脉旁路手术者及冠状动脉成形手术或溶栓疗法等介入性治疗后估计预后及疗效等等。

③腺苷试验:心肌灌注显像腺苷试验的基本原理与双嘧达莫试验相似,都是利用腺苷强有力的扩张血管作用。

④多巴酚丁胺试验:多巴酚丁胺是一种增强心肌收缩力的药物,已广泛用于治疗心力衰竭的病人。它主要作用于心肌的 A_1 受体,使心率加快,收缩压升高,心肌收缩力增强,心肌氧耗增加,其血流动力学的改变与运动试验相仿,导致冠状动脉血流量的增加,正常冠状动脉血流量可较静息时增加 2 倍。但是在冠状动脉有病变的心肌,由于狭窄的冠状动脉限制了冠状血流的增加,使局部心肌的氧供应不能满足心肌的需求,引起了心肌相对性缺血与局部心肌氧供需的不平衡。其结果与运动试验一样,在心肌显像时表现为局部心肌灌注异常;在心功能检查时显示局部室壁运动异常,因此,可用于心脏缺血性病变的诊断与预后估测。

适应证与双嘧达莫药物介入性试验基本相仿。此外,还适用于有支气管哮喘的病人、正在服用含黄嘌呤类药物和收缩压低于 90mmHg 者,又由于其有增强心肌收缩力的作用,对于有严重心功能不全的患者亦可应用本试验进行检查。

(3)检查方法:达到最大运动负荷量时静脉注射 74~110MBq(2~3mCi)^{201}T1,10min 开始显像,3~4h 再分布显像,或静脉注射 740~925 MBq(20~25mCi)^{99m}Tc-MIBI 后 40min 显像。药物负荷:按每分钟 0.142mg/kg 静脉滴注双嘧达莫 4min,第 3 分钟末静脉注射显像剂,或按每分钟 0.140mg/kg 静脉滴注腺苷 6min,第 3 分钟末静脉注射显像剂,显像方案同运动试验。

多巴酚丁胺试验,按 $5\mu g/(kg\cdot min)$ 进行滴注,以后逐级增加用量至 $20\mu g/(kg\cdot min)$,每级持续静脉滴注 5min。最大可达 $40\mu g/(kg\cdot min)$。终止试验的指标:一般以心率作为终止试验的主要指标,如已达到各年龄组的预期最高心率的 85%,或者心率 $\geq 130/min$ 时,与此同时还要注意患者征象,如出现较明显的心绞痛、严重心律不齐、收缩压 >28kPa、舒张压 >16kPa,血压降低 >3kPa 或者心电图 ST 段压低 >2mV 等亦是终止试验的指标。待达到终止指标时静脉注射 ^{201}T174MBq(2mCi)或 ^{99m}Tc-MIBI 740MBq,并继续滴注多巴酚丁胺 1min。显像方案同运动试验。

(4)采集的方式:以 Simens ECAM 双探头 SPECT 为例。

①检查体位:仰卧位,双手举过头顶并固定,探头尽量靠近胸壁。

②设备条件:

Collimator LEHR

Matrix	128		Framing	8
Zoom	1.00		Framing Method	Forward backward by Third
Head out/supine				
Rotation Direction	CW		Autocenter	Average of 30 Beats
Starting angle	−45°		Reject PVC Beats	2
Degrees of views	90		Rotation Direction	CW
Number of views	32		Starting Angle	−45
Time per view	15s		Degrees of Views	90
Detector Configuration	90		Number of Views	32
Orbit	NCO		Time per view	20s
Mode	Step and shoot		Detector Configuration	90
Acquisition method	Simultaneous		Orbit	NCO
			Mode	Step and Shoot
			Acquisition Method	Simultaneous

③对于心律不齐推荐行 Stress/rest gated myocardium（运动/静息门控心肌）。

Collimator	LEHR
Matrix	128
Zoom	1.00
Head out/supine	

（5）图像重建及分析

①定性分析：心肌 SPECT 显像，经滤波反投影重建成短轴、水平长轴、垂直长轴三个断面图像，观察心肌各节段的放射性分布（图 15-4）。

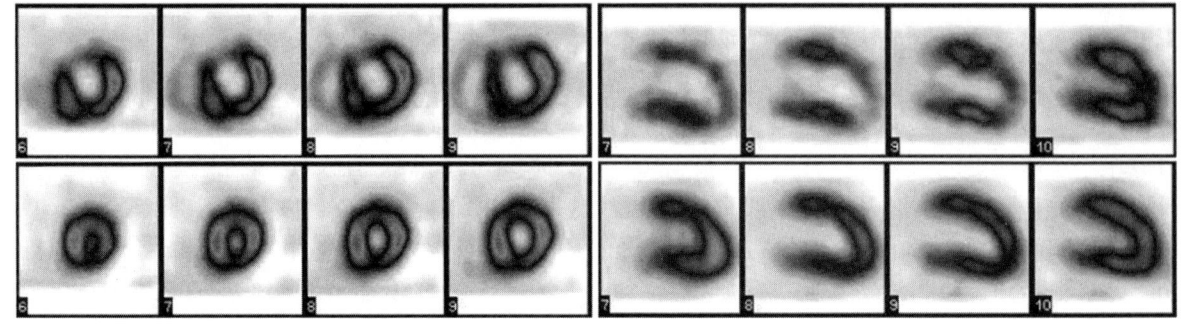

图 15-4　负荷态（上排）示左室前壁灌注缺损，静息态（下排）缺损消失，诊断为可逆性心肌缺血

②定量分析：在重建断层图像后，采用定量软件生成各个短轴心肌断面的周边剖面曲线，以极坐标靶心图方式显示心肌灌注。藉此可以观察心肌可逆性、不可逆性灌注缺损范围，定量测定其缺损心肌占左心室心肌的百分比。

（6）临床应用：心肌显像常用于冠心病的诊断，用于评价胸痛、左束支传导阻滞是否合并冠心病。以及其他非冠心病性心脏病，如肥厚性心肌病、扩张性心肌病、糖尿病性心肌病、高血压伴左心室肥厚、Duchenne's 心肌萎缩等。

（三）亲心肌梗死显像

1. 原理　新鲜梗死的心肌组织可以选择地浓聚某些放射性药物，而正常心肌不显影，表现为异常增高的放射性浓集区，此类亲急性心肌梗死的显像剂又称"热区"显像剂，其阳性显像剂弥散在左心室时（如急性心内膜下梗死）称"弥散型"；局限在左心室某区域时（如穿壁性、局灶梗死）称为"局限型"。

2. 亲心肌梗死显像剂　一般将其分为 3 类，一类是骨显像剂，如 ^{99m}Tc-焦磷酸盐、^{99m}Tc-二磷酸盐等，除骨骼显影外，也被新鲜坏死的心肌细胞所浓集。第二类为非骨显像剂，如 ^{99m}Tc-四环素、^{99m7}Tc-葡糖酸盐和 ^{99m}Tc-葡庚糖酸盐等。第三类是放射性标记的抗心肌肌凝蛋白的单克隆抗体等。

（1）^{99m}Tc-焦磷酸盐（^{99m}Tc-pyp）：^{99m}Tc-pyp 是目前临床上最常用的亲心肌梗死显像剂。

^{99m}Tc-pyp 浓集在损害的心肌组织的机制还不完全清楚,可能与坏死心肌细胞内钙的沉积有关,也可能是一个综合的因素。当心肌细胞发生不可逆损害时,钙就积聚在病理细胞的线粒体中,^{99m}Tc 则特异地与钙结合,这可能是被羟基磷灰石晶体化学吸附。

(2)非骨类亲梗死显像剂:^{99m}Tc 标记的非骨类亲心肌梗死显像剂有^{99m}Tc-四环素、^{99m}Tc-葡糖酸盐和^{99m}Tc-葡庚糖酸盐等,它们与^{99m}Tc-pyp 显像结果相似,均适用于急性心肌梗死的检查诊断。但由于从注射药物到照相时间隔较长,诊断不如^{99m}Tc-pyp 迅速。

(3)抗肌凝蛋白单克隆抗体显像剂:放射性药物在核医学中的应用取得了很大进展,而放射性标记的单克隆抗体用于心肌显像被认为是最感兴趣的发展之一。Khaw 等将人的肌凝蛋白作为特定的靶组织,用放射性标记的抗肌凝蛋白抗体片段进行急性心肌梗死"热区"显像获得成功,为急性心肌梗死的诊断开辟了新的途径,该方法又称为放射免疫显像。其原理是基于血心肌细胞内含有丰富的肌凝蛋白,当心肌细胞坏死,细胞膜受损,肌凝蛋白的轻链可释放到血循环内,而肌凝蛋白的重链仍残留在细胞内,因而抗肌凝蛋白的特异抗体与其结合形成抗原抗体复合物,应用放射性核素标记此种特异抗体,即可从体外探测标记抗体的浓集部位及范围,从而诊断急性心肌梗死。

3. 显像方法　静脉注射新鲜配制的 555～740MBq (15～20mCi) ^{99m}Tc -pyp,90～120min 后行心肌 SPECT 显像,或^{99m}Tc-DTPA-AM 740～925MBq (20～25mCi)静脉注射后 12～24h 行 SPECT 显像。

4. 临床应用

(1)心电图不能确定的急性心肌梗死(主要为^{99m}Tc-DTPA-AM 显像)。

(2)心肌梗死伴有完全性左束支传导阻滞。

(3)心肌酶学检查正常或恢复正常后的心肌梗死。

(4)老年性无痛性心肌梗死或小的穿壁性心肌梗死,心电图和酶学检查无法确诊。

(5)在陈旧性心肌梗死基础上发生梗死。

(6)右心室梗死。

(四)核素血管造影

1. 示踪剂

(1)放射性核素静脉造影,主要有^{99m}Tc-RBC、^{99m}Tc-DTPA、^{99m}Tc-mAA、^{99m}Tc-标记右旋糖酐等。^{99m}Tc-MAA 不仅可观察下肢静脉有否梗阻,而且可观察局部血栓对它的吸附,还可观察双肺的灌注情况。

(2)纤维蛋白原显像。静脉注射放射性核素标记的纤维蛋白原,与体内的纤维蛋白原的活性一样,能在血栓形成的部位被转化为纤维蛋白。因而与周围组织相比,血栓形成部位有较高的放射性浓集。

(3)用于纤维蛋白原显像的主要放射性药物有^{123}I-纤维蛋白原。另外,还有^{131}I 或^{123}I 标记尿激酶、链激酶、纤维蛋白溶酶原等。

(4)低密度脂蛋白(LDL)。近年来,用^{99m}Tc 标记的低密度脂蛋白斑块显像获得成功。

2. 显像方法及图像分析　静脉"弹丸"式注射显像剂后使用相机对所观察部位立即进行连续动态采集。

核素血管造影主要异常征象:动脉影局部增宽;动、静脉狭窄、闭塞和中断;静脉局部放射性浓聚;血流方式或形态变异。

3. 临床应用

(1)动脉瘤、假性动脉瘤。

(2)海绵状或真菌性血管瘤。

(3)动脉炎、血栓性闭塞性脉管炎。

(4)动脉粥样硬化。

(5)静脉血栓形成。

(6)腔静脉综合征。

(7)静脉发育异常。

二、心血管 PET 检查技术

(一)原理及概述

正电子发射型计算机断层扫描机(positron emission tomography,PET)是根据某些放射性核素在衰变过程中产生的正电子湮没辐射和探测原理构成的计算机断层装置。它是核医学领域最先进的医疗设备,代表了当前核医学影像技术的最高水平,和常规的单光子发射计算机断层(SPECT)虽有密切的联系,同属于发射计算机断层显像(ECT),但是所用的放射性核素不同,成像的基本原理不同,其仪器结构组成也有不同。PET用电子准直器代替了平面准直器,提高了灵敏度和分辨率,并利用透射扫描技术排除了组织密度对图像的影响,亦不同于X-CT、MRI所反应的组织密度信息为主的断层图像。而PET就是从人体分子学水平来检测和识别在疾病状态下先于组织器官结构变化而发生的代谢改变的一种现代影像技术。

PET检查主要通过心肌血流、心肌能量代谢和受体功能三个角度进行心血管的检测。

1. 示踪剂

(1)心肌血流灌注类:^{15}O-H_2O、^{13}N-NH_3、^{82}Rb-RbCl

(2)心肌能量代谢底物:18F-FDG、11C-Palmitate、11C-Acetate、15O-O_2、11C-、13N-A、A。

(3)神经支配类:11C-Hydroxyephedrine、11C-Mqnb。

(4)缺氧组织标记类:18F-Mizonidazole。

心脏灌注剂主要是^{15}O-H_2O、^{13}N-NH_3和^{82}Rb。三种示踪剂共同的优点包括半衰期短、图像清晰、便于定量等,但更主要的优势在于能为临床提供更接近生理的心肌灌注方面的信息。另外,由于半衰期短,PET检查对病人的辐射吸收量较低,特别是病人需要在反复接受检测(如负荷实验)时,辐射吸收量显著降低。

心肌能量代谢示踪剂:心肌在长期进化过程中获得了可以选择多种底物进行能量代谢的生物特征。心肌的代谢显像可以通过葡萄糖(^{18}F-FDG)、脂肪酸(^{11}C-软脂酸)或有氧代谢共同途径(^{11}C-乙酸盐)等不同角度选择相应示踪剂完成。^{18}F-FDG(^{18}F-氟化脱氧葡萄糖)的应用普遍。^{18}F-FDG与葡萄糖的摄取、磷酸化的过程一致,但一般不再参加葡萄糖的进一步代谢,故滞留在细胞内。^{18}F-FDG的局部放射性浓度在一定意义上代表葡萄糖代谢的状态。心肌对^{18}F-FDG的利用取决于血糖浓度和胰岛素水平上调,心肌摄取^{18}F-FDG就高;但血糖过高,又可能竞争性抑制心肌的摄取,心肌做功增加,特别是当冠状动脉血流不能完全满足心肌氧需求时,心肌葡萄糖代谢增强,^{18}F-FDG摄取增加。但过度运动,血内乳酸浓度升高,心肌转而利用乳酸,^{18}F-FDG摄取降低。心肌受损达一定程度时,^{18}F-FDG摄取下降,由此

可以反映"不正常心肌"。

神经支配与乏氧组织显像剂:心肌的神经支配与许多疾病对心脏的影响有关。例如,糖尿病病人心脏损伤的表现之一是心率变异性。这种变异可以表现为严重心律失常,也可以表现为猝死。有报道发现糖尿病病人的这种心律失常,可以被^{11}C-hydroxyephedrine,一种心肌交感神经受体示踪剂的PET显像时心肌摄取不均匀所揭示。还有报道在心肌病和心衰前期,PET受体显像就可以显示心肌的放射性摄取不正常。^{11}C-mqnb主要用于心肌毒蕈碱(M)受体的分布与功能状态。缺氧组织示踪剂^{18}F-mizonidazole可以选择性地积聚于低氧或缺血组织,有报道在心肌梗死后早期,局部高浓聚提示缺血但可以挽救的心肌组织。其缺点是心肌/血液计数比较低。

2. 采集与图像重建　正确对位,确保心脏在视野内。负荷试验一般采用药物负荷。

(1)静态采集:静态采集用于单个视野成像,相当于某一位置解剖层面的适时拍照。主要用于不需要多床位的较大器官检查,如心脏、大脑等。它是观察放射性药物在体内的分布情况。静态采集方式有两种,二维(2D)和三维(3D)均可,所得图像结果无明显差别,不同之处是2D采集单位时间内信息量较小,累计采集时间相对较长,但采集完毕后图像数据处理快。3D反之,它采集信息量大,采集时间短,但处理时间较长。在图像采集之前,首先输入病人资料、研究资料和检查号,再确定采集矩阵、时间、床位数和图像放大因子等。这种采集方式主要是选择适当的采集时间达到一定的计数来分辨图像。一般是采用大矩阵和高计数密度,采集时间相对于多床位采集要长,但图像质量最好。

静态采集的优点是图像较大、较清晰,时间可控性强并可重复采集,关键是选好矩阵和发射及透射的时间。一般矩阵多采用256×256、128×128两种。局部发射扫描时间一般是1 800s,脑透射为300s,心脏透射为600s,透射扫描时间主要是依据被检测部位周围组织的厚度,即衰减系数来确定。静态采集的缺点是单个床位对位较难,可先用快速采集简单重建方法来显示其对位情况。

(2)门电路控制采集:门电路控制采集是可以控制运动产生模糊效应的一种采集方式。它利用

了脏器在体内活动多为规律性重复的特点,如将心脏每个心动周期等分成 n 个时间段,用心电 R 波触发门电路,在每个时间段中采集一帧图像,在 n 帧图像中得到反复累加的不同时像。再用计算机程序处理后,得到功能数据图像。采集的全部图像代表一个心动周期。门控采集需要一个配套心电图仪,在 R-R 间隔的一个心动周期中,一般采集 16～32 帧图像,矩阵用 $64×64$,采集 300～500 个有用心跳。一个心跳代表一个心动周期,实际上就是把采集所有的心跳图像叠加在一个心动周期图像中。这里需要说明的是有用心跳,所谓的有用心跳就是排除异常心跳后的心跳,因为异常心跳对 R-R 间隔的复合图像影响较大。当然机器有自动排除异常心率的功能。如果病人的心率变化太大,机器无法纠正,采集结果也就不可靠。

门电路控制采集具有很高的帧频,采集心跳可人为地控制,图像的空间分辨率很高。此项技术在临床核医学中应用比较广泛,价值很高。

(3)图像重建:图像重建与 SPECT 类似。

(二)冠心病的 PET 检测

PET 在冠心病(CAD)的诊断方面,主要应用于:①准确、无创地诊断有症状或无症状 CAD,包括三支血管病;②血管置换术前测定多支血管病 CAD 各冠状动脉分支的生理性狭窄程度,用于确认“罪犯”血管;③估测溶栓治疗、PTCA 和其他冠状动脉血流重建术的治疗效果;④跟踪观察有高危因素的 CAD 的进展或转归,协助临床防治措施的制订与实施;⑤评价如心律失常、心肌肥厚等其他改变。

CAD 检测与治疗指导:

^{13}N-NH$_3$ 和 ^{82}Rb 进行心肌血流灌注 PET 检查的视觉分析和定量化评价是准确的。由于示踪剂的半衰期很短,可以很快重复检查,特别适合于在短时间内完成静息-药理负荷显像研究。^{13}N-NH$_3$ 和 ^{82}Rb 静注入血后在心脏的组织分布量和局部血流量相关。PET 显示在心肌血流量减少处或无活性心肌(如心肌梗死)处的分布量较低,甚至缺如。

最常用的心脏负荷药物是双嘧达莫和多巴酚丁胺。双嘧达莫通过抑制血管内皮细胞对腺苷的摄取,使血流及组织液中腺苷浓度升高,后者是强效冠状动脉舒张剂,使血流相对减少,即所谓冠状

动脉窃流现象。高剂量多巴酚丁胺[$40\mu g/(kg·min)$]通过加快心率、升高舒张压和加强心肌收缩力来增强心肌的氧需求,从而间接反映血流储备力。尽管与双嘧达莫、腺苷等血管舒张剂相比,多巴酚丁胺的舒血管效应相对较低,但多巴酚丁胺增加心肌氧耗的作用比双嘧达莫等更接近心脏的实际生理反应。通过药理负荷,正常与病变冠状动脉分支血流灌注方面的差别被放大,可以在心肌灌注图像上被分辨出来。临床上多项比较性研究证实药理及运动负荷心肌灌注显像的准确率相同。药理负荷的另一优点是在其束支传导阻滞情况下,运动负荷有假阳性结果,而药理负荷没有。

对于多支血管病变,造成临床表现的并非狭窄最严重的血管,确定“罪犯”血管对介入治疗有重要的意义。PET 的药物负荷试验已初步显示出良好的应用前景。

(三)PET 心肌存活性测定

对于明显的冠状动脉病变,控制饮食、药物治疗的效果往往不理想,冠状动脉血运重建,如冠状动脉搭桥术(CABG)、经皮冠状动脉腔内成形术(PTCA)经常被作为一种有效的介入治疗方法。但是,CABG 本身有一定的危险性,特别是在左心室功能明显受损的患者。近年来,心肌冬眠的现象已被临床医师所认识,在冠心病患者,心肌缺血但心肌仍然存活,在进行冠状动脉血运重建术前须权衡利弊及 CABG 的危险性,因此,临床上很需要一种简便的、无创的和可靠的方法帮助筛选心肌存活或心肌冬眠的患者,以及无创地评估冠状动脉血运重建的疗效。

临床研究表明,ECG、放射性核素心室造影不能准确地估价心肌活力。尽管常规运动试验,3～4h 再分布 ^{201}Tl 心肌显像是诊断冠心病的可靠的无创性方法,但它明显低估冠心病患者的心肌活力。

PET 检测存活心肌的基础是存活心肌为保证细胞内稳定和跨膜离子浓度差所必需的基本能量代谢活动。这种能量代谢主要利用葡萄糖完成,因此,可以在 PET 检查时表现出局部的 ^{18}F-FDG 摄取。大量数据说明,无论心肌收缩功能障碍的表现程度如何,只要心肌局部有 ^{18}F-FDG 摄取,恢复局部的血运就可以改善,甚至完全恢复该

部位心肌的功能。为了证明和评估心肌局部的 ^{18}F-FDG 摄取状态，临床常同时进行 $^{13}NH_3$、^{82}Rb 或 ^{99m}Tc-MIBI 血流灌注显像以利对照。

单纯通过肉眼对比血流和代谢图像，两种图像间的关系可以大体分为 3 类：

(1) 血流和代谢图像均正常，没有节段性减少或增高。

(2) 血流-代谢图像表现为相互对应节段的减少或降低，简称为血流-代谢"匹配 (match)"。

(3) 血流节段性减少表现出代谢显像上的增高，或至少高于血流像的放射性摄取，简称为"不匹配 (mismatch)"。

血流-代谢均正常，可能是正常心肌，但也可能代表顿抑心肌，必须根据局部心肌收缩状态加以区别。不匹配型的显像表现，是 PET 诊断冬眠心肌的标准。这两种表现，均提示局部心肌存活，即提示血供重建后心肌功能恢复的可能。最新的研究认为。不匹配程度越大，治疗后心功能的改善越明显。匹配型表现则提示该部位为瘢痕组织，或至少可以排除局部心肌恢复功能的可能性。为数众多的临床报道证明，通过上述标准，PET 诊断存活心肌的阳性预测和阴性预测的准确率可达到 $80\% \sim 85\%$。必须指出，局部 MBF 减少程度变化很大，一定意义上受当时心肌缺血的程度与范围的左右。

如果通过定量化分析，心肌的代谢和血流化更具诊断价值。通过与门控 MRI 对比研究发现，局部心肌 ^{18}F-FDG 摄取低于正常心肌摄取率 50%，心肌损伤基本上为不可逆性。而局部 MBF $\leqslant 0.25ml/(min \cdot g)$，或 $<30\%$ 正常心肌灌注水平，提示局部不大可能有存活的心肌组织。

（刘雁翎　徐发良）

参 考 文 献

1　张晓丽，王翠英，刘秀杰，等. ^{99m}TC-MIBI 运动－静息心肌灌注显像对经皮冠状动脉成形术后患者的预后估价. 中华老年多器官疾病杂志，2002，1 (2)：85－88

2　Desideri A, Cortigiani L, Christen A, et al. The extent of perfusion-F18-fluorodeoxyglucose positron emission tomography mismatch determines mortality in medically treated patients with Chronic ischemic left ventricular dysfunction. Journal of the American College of Cardiology, 2005, 46(7): 1264－1269

3　Bateman TM. Cardiac positron emission tomography and the role of adenosine pharmacologic stress. Am J Cardiol, 2004, 94 (2A):19D－24D

4　Behny LR. Off-pump coronary artery bypass grafting: a case report. AANA J, 2006, 74 (1):39－44

5　Chow BJW, Ananthasubramaniam K, deKemp RA, et al. Comparison of treadmill exercise versus dipyridamole stress with myocardial perfusion imaging using rubidium － 82 positron emission tomography. Journal of the American College of Cardiology, 2005, 45(8): 1227－1234

6　Korosoglou G, Hansen A, Hoffend J, et al. Comparison of real-time myocardial contrast echocardiography for the assessment of myocardial viability with fluorodeoxyglucose － 18 positron emission tomography and dobutamine stress echocardiography. The American Journal of Cardiology, 2004, 94(5): 570－576

7　Gutberlet M. Viewpoint: the way forward in cardiac imaging. Circulation, 2006, 114 (5):f117－118

8　Johnson TR, Becker CR, Wintersperger BJ, et al. Images in cardiovascular medicine. Detection of cardiac metastasis by positron-emission tomography-computed tomography. Circulation. 2005, 112(4):e61－62

9　Machac J. Cardiac positron emission tomography imaging. Seminars in Nuclear Medicine, 2005, 35 (1): 17－36

10　Yoshinaga K, Chow BJW, Williams K, et al. What is the prognostic value of myocardial perfusion imaging using rubidium － 82 positron emission tomography? Journal of the American College of Cardiology, 2006, 48(5): 1029－1039

11　Khandheria BK. Noninvasive imaging. J Am Coll Cardiol, 2005, 45 (11 Suppl B):17B－19B

12　Kjaer A, Meyer C, Wachtell K, et al. Positron emission tomographic evaluation of regulation of myocardial perfusion in physiological (elite athletes) and pathological (systemic hypertension) left ventricular hypertrophy. Am J Cardiol, 2005, 96 (12):1692－1698

13　Knuesel PR, Nanz D, Wyss C, et al. Characterization of dysfunctional myocardium by positron emission tomography and magnetic resonance: relation to functional outcome after revascularization. Circulation, 2003, 108 (9):1095—1100

14　Pai M. Diagnosis of myocardial contusion after blunt chest trauma using ^{18}F-FDG positron emission tomography. Br J Radiol, 2006, 79 (939):264—265

15　Kim RJ. Diagnostic Testing. Journal of the American College of Cardiology, 2006, 47(11): D23—D27

16　Seemann MD, Gaa J. Images in cardiovascular medicine. Cardiac metastasis: visualization with positron emission tomography, computed tomography, magnetic resonance imaging, positron emission tomography/computed tomography, and positron emission tomography/magnetic resonance imaging. Circula-

tion, 2005, 112 (21):e329—330

17　Takalkar A, Mavi A, Alavi A, et al. PET in cardiology. Radiol Clin North Am, 2005, 43(1):107—119

18　Vaccarino V, Goldberg J, Cheema FA, et al. We-W39:5 Flow-mediated vasodilation predicts occult coronary artery disease detected by positron emission tomography. Atherosclerosis Supplements, 2006, 7 (3): 324

19　Yang H, Pu M, Rodriguez D, et al. Ischemic and viable myocardium in patients with non-Q-wave or Q-wave myocardial infarction and left ventricular dysfunction: a clinical study using positron emission tomography, echocardiography, and electrocardiography. J Am Coll Cardiol, 2004, 43(4):592—598

第三节　超声心动图

随着超声诊断技术的不断发展和完善,超声心动图(echocardiography)在对冠心病的诊断和评价中的作用日益受到重视。在许多方面超声心动图可以取代传统的心导管技术。和心电图一样,成为冠心病临床诊断、指导治疗、评价疗效和判定预后的常规检查方法和有力工具,并且有十分广阔的应用前景。超声诊断技术主要包括 M 型超声、二维超声、三维超声、多普勒超声、经食管超声,经食管超声心动图(transesophageal echocardiography, TEE),尤其是多平面经食管超声心动图(multi-plane transesophageal echocardiography, MTEE)技术可以获取比经胸超声心动图(transthoracic echocardiography, TTE)更清晰的二维图像和更多、更全面的非标准切面,冠状动脉显像亦更加清晰。可以进一步提高冠心病诊断与鉴别诊断的准确性和可靠性。负荷超声心动图、血管内超声等是近年发展起来的超声新技术,对准确判断冠心病患者受累心肌的部位、范围、严重程度以及有无存活心肌,对于选择临床治疗方案、评价治疗效果和判断长期预后等具有重要意义。

一、目前超声诊断技术在冠心病中的应用

(一)负荷超声心动图

1. 负荷超声心动图的意义和分类　负荷超声心动图(stress echocardiography)是一种通过给心脏一定负荷,并与超声心动图技术相结合,对心肌灌注及左心室收缩功能进行评价的重要方法,并可以检测冠心病(CAD)患者在运动、药物等负荷状态下冠状动脉血流储备(coronary flow reserve, CFR),实时记录室壁运动及血流动力学变化,对心脏病变程度及代偿功能做出定量评价。其敏感性、特异性和准确性均较高。药物负荷超声心动图诊断明显的冠状动脉狭窄的准确性为80%~90%,高于心电图运动试验。

根据所采用的负荷方式不同,将负荷超声心动图分为:①运动负荷,包括踏板、仰卧踏车、直立踏车等。②药物负荷,包括多巴酚丁胺(dobutamine)、双嘧达莫(dipyridamole)、腺苷(adenosine)、arbutamine、麦角新碱等。③其他负荷:包括食管、心房、心室起搏、握力等。该类负荷目前临床已较少应用。

2. 负荷超声心动图的适应证和禁忌证　负荷超声心动图的主要适应证是诊断冠心病和评价冠心病的严重程度,具体包括以下几个方面:①诊断冠心病并评价心肌缺血的范围、严重程度和危险度的分层;②心肌梗死后或心脏手术前评价心肌存活性以指导进一步治疗;③评价药物、PCI 和冠状动脉分流移植术(CABG)等治疗措施的疗效及判断预后。但有下列情况之一者不宜进行负荷超声心动图试验:①不稳定型心绞痛;②严重高血

压(SBP>180mmHg,DBP>110mmHg);③充血性心力衰竭;④严重室性心律失常;⑤明显的低血压;⑥左心室附壁血栓;⑦合并严重的心脏瓣膜病或梗阻性肥厚型心肌病。

3. **药物负荷超声心动图试验**

(1)多巴酚丁胺负荷超声心动图(dobutamine stress echocardiography, DSE)试验:多巴酚丁胺是一种肾上腺能受体激动药,通过激活α、β受体增加心肌收缩力、升高动脉收缩压、提高心率而增加心肌耗氧量。小剂量[5~15μg/(kg·min)]时以正性肌力为主,大剂量[超过20μg/(kg·min)]时则心率明显增加。正常人负荷后由于冠状动脉扩张使冠状动脉血流量增加,故能保持心肌氧的供需平衡。冠状动脉狭窄后因冠状动脉代偿性扩张仍可能保持静息心肌血流正常,但负荷时由于冠状动脉储备能力下降,导致心肌缺血。表现为节段性室壁运动异常、心电图ST-T改变,并可出现心绞痛。多巴酚丁胺是目前临床上最为常用的负荷试验药物。具体实施方法是:采用分级递增的方法静脉滴注多巴酚丁胺,剂量依次为5、10、20、30、40μg/(kg·min),每一剂量持续3min。分别于基础状态、每一剂量开始后2.5min记录超声心动图(包括胸骨旁左心室长轴切面、左心室乳头肌水平短轴切面、心尖四腔心及两腔心切面等)、血压和常规12导联心电图。如最大药物剂量时仍未达到预期的心率(最大心率的85%或195—年龄),随着多巴酚丁胺负荷剂量的逐渐增加,正常心肌收缩力明显增强。当冠状动脉病变程度比较轻微,范围比较局限时,负荷诱发的缺血范围较小,加上缺血周围正常心肌的过强收缩,可影响和掩盖局部室壁运动异常的检出。采取多个切面探查,寻找正常节段与缺血节段之间由于收缩功能的差别而产生的铰链点,观察收缩期室壁的增厚率、心内膜的运动幅度,以及收缩

早期局部心肌收缩时相的差异等方法,有利于轻度的、小范围的、局限性缺血节段的检出,从而提高多巴酚丁胺超声心动图负荷试验的诊断敏感性。研究表明以冠状动脉造影为诊断冠心病金标准,DSE诊断冠状动脉狭窄敏感性、特异性分别为89%和85%,诊断单支血管和多支血管狭窄的敏感性和特异性分别为81%和100%。研究亦表明DSE与冠状动脉造影间有良好相关性。Takeuchi等于1996年研究,用多巴酚丁胺负荷超声与[201]铊心肌灌注显像比较在女性冠状动脉疾病中的诊断价值,结果显示两者诊断冠状动脉的敏感性、特异性和准确性分别是72% vs78%、91% vs70%和85% vs72%,从而证实,多巴酚丁胺负荷试验在诊断冠心病时更为准确而特异。

(2)双嘧达莫负荷超声心动图试验:双嘧达莫(潘生丁)和腺苷均为较强的血管扩张药。对正常冠状动脉的扩张作用强于狭窄的冠状动脉,从而使血流向正常心肌再分布,产生所谓的冠状动脉"窃血"现象(coronary steal phenomenon),造成病变血管供血区域心肌缺血,出现超声心动图可以检测的室壁运动异常。

目前推荐的双嘧达莫负荷超声心动图试验方案是:第一阶段静脉滴注双嘧达莫0.56mg/kg,持续4min,继续监护4min。如果达到负荷终点而未出现副作用,则再追加0.28mg/kg,持续2min。亦可用阿托品增加心率以提高诊断的敏感性。试验过程中如出现心悸、胸闷、心动过速等双嘧达莫相关性副作用时,可静脉注射氨茶碱(240mg)进行拮抗(表15-9)。文献报道,双嘧达莫负荷超声心动图试验诊断冠心病的敏感性和特异性分别为61%~81%和90%~94%。腺苷的应用方法与双嘧达莫类似,静脉最大剂量为0.14mg/(kg·min),其敏感性和特异性亦与之接近。

表15-9　双嘧达莫负荷超声试验发生心肌缺血机制

机制	时间	对抗药	发生率	临床意义
窃血				
腺苷介导的血流异常分布	试验中	氨茶碱	所有病人	明显冠状动脉狭窄
增加氧耗及供氧-耗氧失衡	试验结束时(抗氨茶碱)	硝酸盐	<10%双嘧达莫试验阴性者	严重冠状动脉疾病
血管痉挛	试验结束时(氨茶碱所致)	硝酸盐	<3%双嘧达莫试验阳性者	
心外膜血管痉挛		硝酸盐	<3%变异型心绞痛者	变异型心绞痛

4. 负荷超声心动图试验的结果判定 负荷超声心动图试验结果主要通过评价室壁运动情况或冠状动脉血流速度进行判断。

(1)室壁运动情况是由室壁运动积分判定的。把运动前后同一切面的图像同时显示在四幅图像的荧光屏上,同时回放运动前和运动后的超声图像,目测比较节段性心室壁运动和心室壁增厚情况,凡运动后出现新的心室壁运动异常或原有的心室壁运动异常恶化则判定为阳性结果。根据美国超声心动图学会提出的划分法,于心脏的不同切面将左心室划分为16个节段(图15-5)。对每

一个节段于负荷试验前后进行评分,评分标准为:运动正常(normal)或运动增强(hyperkinetic)为1分,运动低下(hypokinetic)为2分,无运动(akinetic)为3分,反常运动(dyskinetic)为4分。室壁运动积分指数(wall motion score index,WMSI)以各节段评分总和与参加评分的总节段数比值表示,是评价左心室整体收缩功能的重要指标,WMSI值越大,收缩功能越差,WMSI值越小,收缩功能越好。表15-10为负荷试验的室壁运动判定标准。

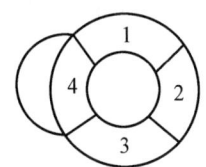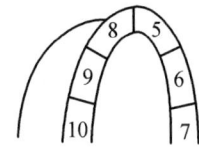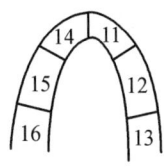

图15-5 左心室16节段分段示意图

注:1. 前壁;2. 侧壁;3. 下壁;4. 室间隔;5. 侧壁心尖段;9. 室间隔中段;13. 前壁基底段;6. 侧壁中段;10. 室间隔基底段;14. 下壁心尖段;7. 侧壁基底段;11. 前壁心尖段;15. 下壁中段;8. 室间隔心尖段;12. 前壁中段;16. 下壁基底段

表15-10 负荷试验时室壁运动的判定

静息	负荷时	判定结果
室壁运动正常	运动增强	正常
室壁运动正常	新出现	缺血
室壁运动异常	恶化	缺血
室壁运动异常	无变化	梗死
室壁运动异常	改善	存活心肌(顿抑或冬眠)

RWMA:可逆性室壁运动异常

在进行室壁运动分析时,需要了解影响室壁运动的因素,如心内膜下心肌缺血程度、顿抑心肌和冬眠心肌的存在、心肌炎和心肌病、梗死区瘢痕的大小等,分析时应考虑到各种影响室壁运动的因素。

(2)冠状动脉循环储备能力的测定。正常冠状动脉循环有很大的储备能力,在各种应激情况下,冠状动脉血流量从安静时的300ml/min增加到2 000ml/min。冠心病心肌缺血主要表现为冠状动脉储备能力下降,即安静状态下心肌血供可满足需要,而在增加氧耗的负荷情况下,冠状动脉血供不能相应增加,出现心肌缺血。

5. DSE应用

(1)诊断冠心病心肌缺血和识别心肌梗死后存活心肌:冠心病存活心肌(viable myocardium)包括顿抑心肌、冬眠心肌和伤残心肌,指心肌梗死区域的可逆性功能异常心肌,它与心肌坏死不同,虽然暂时丧失了功能而表现为收缩功能降低或消失,但依然存活,只要及时给予冠状动脉血运重建治疗,使狭窄或闭塞的冠状动脉再通,其功能异常可以得到改善或恢复。因而,识别存活心肌对于冠心病心肌梗死尤其是伴有左心功能低下或衰竭患者选择适宜的治疗措施与评价预后都具有十分重要的临床价值。冬眠心肌指冠状动脉严重病变时,局部心肌长期慢性缺血所导致左心室功能低下,当增加该区相应供血冠状动脉血流时,心功能可以得到恢复。顿抑心肌指急性心肌梗死后持续功能障碍的心肌节段,恢复正常或接近正常血流灌注后其收缩功能并不能立即恢复。

(2)对心肌梗死进行危险分层,预测心脏事件发生率:DSE可在心肌梗死5d后安全评价其危险分层。Pellikka PA等研究表明,正在进行溶栓治疗的急性心肌梗死患者行DSE检查,若出现新

的室壁运动异常或原有室壁运动异常恶化,其1年内各种心脏事件发生率显著提高,而若除心肌梗死外,DSE中又出现新的室壁运动异常则多提示存在多支冠状动脉病变。

(3)评价冠心病治疗疗效及预后:DSE可作为准确评价冠心病心肌缺血或心肌梗死各种治疗手段的方法之一。De Lorenzo等分别运用DSE评价了冠心病患者行经皮冠状动脉球囊扩张术(PTCA)和支架置放术(stent)、冠状动脉搭桥术、心肌激光血运重建术治疗效果,均认为DSE是一项安全、有效的评价冠心病治疗疗效手段;心肌缺血的存在及程度是预测急性心肌梗死患者以后发生心脏事件的重要指征。Marnick TH等研究了DSE作为预测冠心病患者心脏死亡率独立指标的价值,结果表明阴性DSE预示患者死于心脏原因的可能性较小。

(4)DSE结合超声新技术应用及研究进展:DSE结合多普勒组织成像:组织多普勒成像(tissue Doppler imaging,TDI)是近年来开发的一项超声心动图新技术,将多普勒组织成像技术与多巴酚丁胺负荷试验结合起来,将TDI的定量特性与多巴酚丁胺负荷试验的敏感性与特异性进行优势互补,用于诊断心肌缺血以及评价缺血后心肌存活性。其敏感性高于传统二维DSE(分别为87%和75%),而特异性则两者间无差别(分别为52%和51%)。

6. 负荷超声心动图的并发症和注意事项　负荷超声心动图试验比较安全,较少出现并发症。相对较为常见的并发症有心悸、胸闷、头痛、心绞痛、心律失常、呼吸困难,而低血压、急性左心衰竭、急性心肌梗死等严重并发症的发生率更低。试验过程中应有有经验的心血管病临床医师进行血压及心电图监护,配备硝酸甘油、氨茶碱、利多卡因、β受体阻滞药、多巴胺等抢救药品和除颤器等抢救设备。

7. 运动负荷超声心动图试验　心肌梗死后常常伴有左心室整体功能下降和(或)持续性心肌缺血,活动平板运动负荷超声心动图试验已在许多医院作为心肌梗死后预后分析的常规方法。一般认为,非梗死区出现新的室壁运动异常对检测多支病变的敏感性为77%,特异性为95%。在心肌梗死后早期出现非梗死区的室壁运动异常,运动峰值时或运动后左心室射血分数(left ventricular ejection fraction,LVEF)下降为心肌缺血的异常指标,对预后估计具有重要意义。虽然踏车运动可实行分级递增运动量直至峰运动量,但影响超声图像的清晰度,不利于室壁运动的观察。

运动负荷超声心动图试验要求在运动结束后60~90s完成超声心动图检查,因为心肌缺血诱发的室壁运动异常可能会在运动结束后很快恢复正常,因而要求操作者具有熟练的超声诊断技能。研究证明,运动负荷超声心动图诊断冠心病的敏感性和特异性与放射性核素心血管造影相近。对单支冠状动脉血管病变的诊断价值与心电图运动试验相同,而对多支病变的诊断敏感性则高于心电图运动试验。

运动超声心动图试验也能提高女性冠心病诊断的敏感性,尤其是静息心电图异常者,药物负荷(双嘧达莫、多巴酚丁胺)结合超声心动图试验准确性明显高于单独心电图试验。但在女性中使用特异性的评估较少。运动应激运动影像诊断男、女两性的冠心病均较准确。在比较DSE与SPECT对运动不能的女性患者冠状动脉狭窄的诊断价值的研究中,Elhendy A等发现DSE是一种行之有效、无创诊断冠心病的方法,较SPECT有更高的准确率(表15-11)。

表 15-11　三种无创检查在女性冠心病中的诊断作用

作者,参考文献(年)	运动心电图		负荷超声心动图		负荷 SPECT	
	敏感性	特异性	敏感性	特异性	敏感性	特异性
Fleischmann, *et al.* 1998	—	—	85%	77%	87%	64%
Kwok, *et al.* 1999	61%	70%	86%	79%	78%	64%
Beattie, *et al.* 2003	—	—	81%	73%	77%	69%
Average	61%	70%	84%	76%	81%	66%

(J Am Coll Cardiol,2006;47:4S—20S)

(二)三维超声心动图

自1974年三维技术被引入超声心动图领域以来,随着超声和计算机技术的飞速发展,三维超声心动图(3DE)技术有了长足的发展,已经由静态发展为动态(即四维超声心动图),具备了经胸、经食管和血管内等多种采集途径,图像处理方法有了很大的改进,临床应用前景广阔。三维超声心动图已成为近年研究的热点,形成超声技术发展的一大里程碑。

1. 三维超声心动图的图像采集和三维重建 ①三维超声心动图的图像采集有经胸和经食管两种途径。②目前的三维重建主要有表面提取法和体元模型法两种技术,后者是目前最为理想的重建方法,可提供心脏所有的组织信息。

2. 三维超声心动图的应用 ①心脏容量和功能的评价:准确评价心脏功能对冠心病患者的诊断、治疗及预后判断都有重要的临床意义。三维超声心动图不需要形状假设,完全根据心室的实际形状计算其容量和心功能,从而克服了以上缺陷,测值更接近于实测值。②心肌重量的测量:在冠心病患者中,心肌的重量都有变化,而且这种变化往往在疾病早期即可出现,并随病程的转归而变化,故准确测量心肌重量对疾病的早期诊断和病情评估都有重要的意义。三维超声心动图可分别测量心室总体积和心室腔体积,通过以下公式计算出心肌重量:心室心肌重量=(心室总体积－心室腔体积)×心肌比重,心肌比重一般为1.05g/cm³。应用这种方法测量心肌重量,避免了上述M型和二维超声心动图的缺陷,精确程度较高。从而证明三维超声心动图在测量心肌重量方面相对于二维超声心动图和M型超声的优越性。③缺血区心肌重量的估计:对于评估冠心病的严重程度、治疗方法的选择及判断预后均有重要的意义。通过心肌节段收缩率定量直方图,可直观地定量局部心肌的收缩情况;通过对左心室心内膜表面积的三维重建有利于对心肌梗死面积和重量的定量评价。④室壁运动异常的评价:室壁运动异常在缺血性心脏病患者中较为常见,三维超声心动图对异常心肌的定量更加准确;尤其是近年出现的经食管和动态三维超声心动图技术,较以往的经胸和静态三维超声心动图在评估室壁运动方面更简便和精确。⑤血管内超声三维重建:血管内超声三维重建以立体的方式清晰地显示冠状动脉的狭窄程度、病变的长度、斑块的形态、冠状动脉内支架是否有再狭窄等情况,而且能够显示斑块及血管内膜的组织特征,在冠心病的诊断、病例选择、发现残余狭窄和指导治疗方面有极为重要的意义。近期发展的实时三维可实时显示心脏解剖结构的立体影像,更为敏感和准确地评价局部心肌的收缩与舒张功能、测量心肌重量、评价冠心病心室重构后整体功能,为早期诊断冠心病和评价预后开辟一种有效的无创性检查手段。

(三)心肌造影超声心动图(myocardial contrast echocardiography,MCE)

心肌造影超声心动图是一种将常规二维超声心动图与声学造影剂相结合而产生的一种检测心肌微循环的新技术,是近年来心脏超声研究领域中发展异常迅速的分支课题之一,同时,MCE用于冠心病(CAD)的诊断既是声学造影史上,又是CAD诊断方法学上的重大进步。

1. MCE的目的及意义 MCE是利用声波对气体产生强反射的原理,将含微气泡的溶液注入血管,微气泡充当红细胞的示踪剂,随血流分布到该血管支配区,通过造影剂的背向散射信号增加,视频灰度增强而确定心肌灌注范围。因此,MCE可以用于观察穿壁血管的区域性心肌灌注情况,了解"危险区(risk area,RA)"心肌范围的大小,并判断阻塞血管(心肌不显影)及侧支循环建立情况(心肌延迟显影);通过心肌显像的范围和声学造影剂心肌排空(washout)的速率、灰阶强度来评价危险心肌、存活心肌和冠状动脉血流储备;在心肌梗死的溶栓治疗、PTCA和冠状动脉搭桥术后估测有无心肌"再灌注",预测治疗的成功程度;MCE还能在了解血流信息的同时,评价心脏功能。因此,MCE在诊断冠心病方面较冠状动脉造影、普通超声和核素检查有独特的优越性。

2. MCE的观测指标 时间强度曲线可以用于计算:①心肌出现显影的时间;②至峰值强度时间(t-PI)及峰值强度(PI);③峰值强度减半时间($T_{1/2}$)和显影至峰值强度减半时间($D_{1/2}$);④曲线下面积;⑤曲线上升及下降速率等。从而反应心肌血流量情况,无灌注及低灌注程度,进行量化分析。微气泡造影剂还能产生2次谐波(second-

harmoniczemis-sion），即可以产生 2 倍于基波频率的谐波，谐波显像的运用会进一步扩大心肌造影的运用范围。

3. MCE 在冠心病中的应用　①急性心肌梗死的诊断及再灌注效果的评价：对于急性胸痛患者，要明确是否有血管阻塞，以及 RA 范围，心肌灌注声学造影剂能直观地估测阻塞血管的部位、危险心肌的范围，并通过溶栓或 PC 前后心肌显像的灰阶强度、范围等评价治疗效果。有研究表明，X 线造影血管再通者，并不代表有心肌血流灌注。由于持续的血流减少，毛细血管严重损伤，内皮坏死，血管内坏死组织碎片堆积造成的机械损伤而引起"无再灌（no-reflow）"或"低再灌（low-reflow）"现象。说明即使在成功的冠状动脉再血管化后仍存在"无灌注"现象。②冠心病的诊断：MCE 既可通过放射性元素标记的微气泡测量血流，又可经微气泡峰强度估测血容积，与负荷试验相结合，可评估状动冠脉的储备能力、早期发现冠状动脉病变和估测狭窄程度。在 MCE 与冠状动脉内多普勒的对比研究中，两者评价冠状动脉储备能力有着良好的相关性。③在近期和远期的心肌梗死中评价心肌存活：微血管的密度和心肌收缩功能反映心肌的存活，MCE 的峰强度即反映微血管的密度。研究表明，AMI 后微血管的开放是心肌存活的指征。再灌注后心肌血流灌注缺乏或减少，意味着无心肌存活或心肌活性降低，与缺乏微血管的完整性有关。④估测侧支循环情况：在冠状动脉造影有病变的或完全阻塞的血管，MCE 可以通过相应血管支配区域灰阶强度及显影时间迟早判断血管阻塞程度和侧支循环的多少及范围，为慢性冠状动脉病变及陈旧性心肌梗死是否需要介入性治疗提供可靠依据。动物研究表明，MCE 能证明与损伤程度有关的侧支循环的存在，侧支循环血流量可以用微气泡进行定量。

（四）多普勒组织成像

1. 多普勒组织成像（Doppler tissue imaging，DTI）显示方式　DTI 又称组织多普勒超声心动图。系一种新近开发的无创性室壁运动分析技术。它是在传统的探查心腔内血流的彩色多普勒仪器的基础上，通过改变多普勒滤波系统，除去心腔内血流产生的高速、低振幅的频移信号，保留心肌运动产生的低速、高振幅的频移信号，并经相关系统处理以彩色编码显示出来，能定量测量室壁运动速度。DTI 有 3 种显示方式：①速度方式；②加速度方式；③能量方式。DTI 可直接从心肌组织中提取频移信号，定量测量室壁运动速度，同时可以清晰地区分心动周期中的不同阶段。

2. DTI 常用指标及临床应用　目前心室功能的评价常用的指标是：①主动脉壁运动速度。②二尖瓣环运动速度。应用 DTI 检测了二尖瓣环 6 个部位的运动速度，它与左心室射血分数呈线性相关（$r=0.86$），并且当平均峰值瓣环下运动速度 $>5.4cm/s$，其诊断 EF $>50\%$ 的敏感性 $>88\%$，特异性 $>97\%$。因而二尖瓣环下行运动速度具有快速估测左心室收缩功能的潜在性。其次还可评价左心室舒张功能，用 DTI 技术测量二尖瓣环运动速度（Ea）评价左心室松弛功能，同时将 E/Ea 比值与有创测量肺毛细血管楔压（PCWP）进行对比。结果证实不但 Ea 可以作为评价左心室松弛的独立指标，而且由于 E/Ea 与有创测量的 PCWP 相关性很好（$r=0.87$），故完全可用于测量左心室充盈压。③DTI 的时间分析对左心室功能评价，从 DTI-M 型彩色图谱上，我们根据心肌运动速度大小和方向可以很清晰地划分心动周期的 7 个阶段，从而为我们评价心功能的时间指标提供了重要依据，并具有不依赖负荷等优点。心内膜下运动速度和心肌运动速度的比值称为心肌速度梯度，它可作为一个新的指标评价左心室功能，正常值为 3.1 ± 1.0 和 3.4 ± 1.1。

（五）应变率显像

1. 应变率显像（strain rate imaging，SRI）原理　应变是一个物理名词，它的范围已被扩大到相关的可变物体，其定义是固态物体由基础态向某一方向变化的量，应变率（SR）是单位时间应变，公式：

$$SR=\varepsilon/\Delta t=\Delta L/Lo/\Delta t=(\Delta V)//Lo$$

式中：ΔV 是平均速度，它不同于单位时间长度；ΔL 是长度变化绝对值；L 是基线长度；ε 是纵向应变，负值表示缩短，正值表示延长，时限通常是一致的。应变率被同样应用于评价速度梯度。彩色多普勒得出的应变率数值，用彩色图形表示的方法即应变率显像。

2. 应变率显像检测方法　常规二维超声心动图选取清晰心尖四腔心切面，停帧后以电影回放方式,根据心电图 R-R 间期取完整心动周期图像,采用实时超声描记系统 SRI 模式,选用 75 度扇区,包绕整个左心室,应变率计算速度点的距离标准为 7~10mm,调整应变率为>50 帧/s(相当于<20ms 的分辨率),使清晰度和准确度最好。超声描记系统用黄-红彩色编码表示负向应变率(压缩模式,compression),蓝绿-蓝色彩表示正向应变率(伸展模式,expansion),低应变率被描记成绿色。Nyquist 应变率限制被定在 4.4s^{-1} 以内。

3. 应用

(1)冠状动脉病变:心肌内任何点产生的收缩期速度来自于那个点到心尖的收缩比率。SRI 应用计算公式减去心尖到点的速度,可推测局部收缩。因此,一些实验室通过对心肌各节段应变率的研究,评估冠状动脉病变范围。在与标准二维超声节段室壁积分方法和冠状动脉造影对照表明,SRI 检出冠状动脉病变节段的敏感性为70%,特异性为90%,阳性预测值80%,阴性预测值84%。

(2)急性心肌缺血不同步收缩:收缩后收缩(postsystolic compression,PSC)是局部心肌缺血舒张功能减低的敏感征象。利用 SRI 可定量评价收缩状态,并确定急性心肌缺血 PSC 范围。方法是在标准心尖切面计算心电图 R 波到心肌收缩延展至转换点的时间(time to compression/expansion crossover,T-CEC),对 T-CEC 延长分析,与灌注缺损相一致。

(3)舒张功能的研究:最近临床实验报道已展示了 SRI 检测左心室舒张功能的潜力。应变率峰值改变和应变率传播速度改变联合分析与 DTI改变相符。应变率峰值改变和应变率传播速度可描记出舒张早期和晚期充盈的两个主要征象。结合二尖瓣环速度检测结果,增加了心室舒张生理和病理生理学信息。

(4)左心室局部功能的对照研究:心肌损害特性可由组织多普勒心肌速度数据计算局部应变率判定。在梗死节段,峰值收缩期应变率和舒张早期应变率显示显著降低或反转。这个试验提出了新的心肌损害指数,可定量正常心肌和慢性梗死心肌区域。

(六)定量组织速度成像

定量组织速度成像(quantitative tissue velocity image,QTVI)技术是 GE VIVID V/7 超声诊断系统,以定量扫描、原始数据存储和超高帧频技术为基础,融合了速度信息与组织灰阶信息形成的独特的组织彩色成像技术。将速度取样容积置于组织彩色图像内任意位置,即可获得速度曲线并可按时间对其波形进行划分,系统可自动检测最大值与最小值。可于同一时相对不同节段心肌进行多点取样,同时显示 2~8 个心肌运动曲线,根据某一心肌在心动周期的不同时相的速度值了解心肌的活动状况。也可对同一患者不同时期心肌组织彩色成像中心肌任意取样,对得出的运动曲线比较分析。以下指标都可定量计算:局域瞬时平均速度、加速度、内向运动振幅、局部延迟、相位与局部多普勒反射能量。在高帧率下还可计算扫查切面内局域应力率。这些指标都可提高我们对局域心肌功能的理解并有助于定量分析。因此,QTVI 技术是全定量分析心肌存活性新的手段,是近年兴起的多普勒心肌成像技术的突破。

(七)心肌内冠状动脉血流显像

冠状动脉血流分为心外膜冠状动脉血流和心肌内冠状动脉血流。心肌内冠状动脉血流状况直接影响心肌的营养供应,对心肌代谢活动起着决定性作用,但目前影像学技术缺乏直接显示心肌内冠状动脉血流的方法。美国 Acuson 公司已推出可直接显示心外膜冠状动脉血流和心肌内冠状动脉血流的彩色多普勒超声诊断系统。这套系统为临床提供了直接观察和分析心肌内冠状动脉血流时相和血流动力学的手段。有关这方面的研究主要见于以下几方面:

1. 经胸多普勒超声对冠状动脉血流储备的研究　由于常规行经胸超声心动图检查显示冠状动脉较为困难,检测冠状动脉血流储备长期以来通过行经食管超声心动图检查和血管内多普勒超声检查。目前,新型心肌内冠状动脉血流显像诊断超声仪的问世,无疑给无创、快捷检测 CFR 提供了新途径。选择心尖两腔心切面寻找确认 PD,记录基础状态血流信号,然后静脉注射腺苷 90s左右最大充血反应时记录冠状动脉血流频谱,计算药物后与基础状态舒张期峰值血流速度比值,可用于判断：①溶栓后冠状动脉的再通状况；②冠状动脉狭窄对病理生理的影响。

2. 对不同心肌病变冠状动脉血流检测 经胸多普勒超声心肌内冠状动脉血流显像技术的问世，将成为病变心肌血流灌注评价的新途径。

3. 对冠心病介入治疗和手术治疗的直接评估作用 彩色多普勒超声冠状动脉血流显像可直接显示心外膜和心肌内冠状动脉血流信号，即可直接评估各种介入治疗和手术治疗后冠状动脉血流灌注，从而可无创性地观察治疗效果。

4. 心肌声学造影增强心肌内冠状动脉血流信号 冠状动脉的解剖特点是心外膜冠状动脉纡曲盘旋，走行复杂，呈空间立体分布，超声冠状动脉血流显像难于显示冠状动脉全貌，在超声冠状动脉血流显像同时，经静脉或在介入情况下经冠状动脉注入心肌声学造影剂，可增强冠状动脉血流信号。有关这方面研究目前已应用于试验。

(八)血管内超声

在行冠状动脉检查或治疗时下述情况时采用血管内超声(IVUS)：评估冠状动脉阻塞的范围和严重程度，引导介入治疗，介入治疗中的决策、科学研究。心脏移植患者发生冠状动脉血管病时，因其病变弥漫，X线血管影像很难评估，IVUS影像则能清晰勾勒出来。此外，IVUS有助于血管开口处的病变、分叉处病变或弥漫性病变等模棱病变的清晰显示。

有几项研究反映，IVUS测量横剖面的血管腔面积<4mm²时，冠脉狭窄很可能有重要性。基于IVUS能够精确显示病变形态的影像，人们曾提出假设，IVUS可以指导介入器材的选择，可用作介入治疗成、败的观察。例如，若单用X线血管影像置入支架，约有50%放置不妥。但OPTICUS、AVID或RESIST等几项大的临床试验结果均认为，常规用IVUS并无明显益处，只宜需要时用。据欧洲一个单位的经验，目前的介入治疗中，10%～15%采用IVUS，特别是支架内再狭窄和复杂病变和长病变。

今后在技术方面的进步，将是拓展冠状动脉内超声的应用。在导管的构造方面，将IVUS的形态影像与多普勒的速度测量相合并，将提高血管内超声的诊断潜力。最近在一条导线上设一微型化的超声探头，这样，即使在很小的血管或高度狭窄的血管下游，也能得到横剖面的超声影像。有自动拉回的3D影像方法和纵向影像方法提高了病变形态的评估水平，尤其是冠状动脉病变长度，可以透过病变，评估狭窄后节段的前向导管正在研制中，但人们长期以来热切期望于IVUS影像的是能够鉴别出易破斑块与稳定斑块。这一点对多病变的患者，在决定需要处理哪一病变以预防急性冠脉综合征(ACS)方面，十分重要，易破斑块中有大量脂质，通常的IVUS不易识别出来，因此，学者们提示需要研制能够鉴定出组织特征、高频率影像或IVUS弹性较新的IVUS方法。其中，弹性图似最有希望达到此要求。IVUS弹性图利用有关粗超声信号和冠状动脉内压力方面的信息，然后用先进的影像分析工具，描出有颜色编码的横剖面，后者编码张力水平，学者们假设，表现张力相对增加的(>1%)区域可能是可挤压区，亦即可能是脂质核心或为巨噬细胞浸润的脆弱组织，而无张力的组织(近乎0%)则认为是稳定的，可能是纤维帽等相对不易破的组织。一项体外验证研究表明，以张力水平1.26%作为阈值参数，IVUS弹性图识别易破斑块的敏感性为88%，特异性为89%，但还须做进一步的体内验证，方可引用于临床。

冠状动脉内超声用于治疗亦在兴起。声学治疗曾用于动物模型以期防止冠状动脉介入治疗后的新内膜增殖，超声还可能应于冠状动脉内基因治疗时增进基因转入血管细胞的效果。

为了测验血管内高频率超声(IVUS)探头确认动脉粥样硬化中的脂质/坏死组织池的效果，在体外用40MHz血管内超声探头检查12个动脉节段(10条冠状动脉，2条颈动脉，取自5个不同的尸体)。IVUS所见脂质/坏死区是指斑块内大的超声透光区为较大超声密度所围绕，将血管分为连续的3mm长的节段，以最远端IVUS、影像作参照。结果：检查122个节段，组织学检查见到其中30个节段有脂肪池(25%)，IVUS检查见到其中19个节段有脂肪池(16%)，敏感性为65%，特异性为95%。结论：体外用高频率探头评估脂质/坏死池，结果准确。为今后检查粥样斑块的特点探索出新路。

二、超声心动图的临床应用

(一)冠状动脉显像

左冠状窦位于主动脉根部左侧略偏后,左冠状动脉开口于该窦外侧壁的中 1/3 区域内。右冠状窦位于主动脉根部几乎正前方,右冠状动脉开口于该窦侧壁的中、右 1/3 交界或右 1/3 区内。左冠状动脉主干甚短,为 5～30mm,一般 10m 左右。其管径多为 4～5mm,主要分支有前降支、左旋支。右冠状动脉内径多为 3～4mm。

经胸和经食管二维超声心动图在心底大动脉短轴切面可直接显示左冠状动脉主干及其分支近段和右冠状动脉近段图像。经食管二维超声于主动脉根部短轴切面上相当于 2～3 点处,可显示左冠状动脉主干开口,呈漏斗状或圆锥状,向左行,并可显示左冠状动脉分支前降支、左旋支近端;于主动脉根部短轴切面上相当于 6～7 点处可显示向右下走行的右冠状动脉主干,正常冠状动脉管壁回声均匀,管腔规则,内膜光滑。当这些部位发生粥样硬化形成斑块时,可显示为管壁回声不均匀、管腔不规则、不对称,可见钙化的斑片状强回声、管腔狭窄甚至闭塞、动脉轮廓扭曲变形等。利用经食管超声和血管内超声显像技术可分别从食管内、血管内观察动脉管壁的结构,粥样硬化斑块的分布、大小和质地以及管腔面积,从而可对动脉粥样硬化病变做出定性、定位和定量诊断。二维超声只能提供单一平面的信息,对偏心性的冠状动脉狭窄则极有可能漏诊。应用体元模型法对经食管超声检测的冠状动脉进行三维重建,则可全面地提供冠状动脉近段的病变情况,无疑这对不能接受冠状动脉造影或者不能接受重复造影的冠心病患者具有重要的意义。有研究表明,多平面经食管三维超声检测冠状动脉近段的成功率可达到 90% 以上,而且其对冠状动脉狭窄的诊断准确率与冠状动脉造影相近。

(二)急性冠脉综合征超声心动图改变

1. 诊断　急性胸痛患者如果临床表现或心电图改变不典型、诊断不明确时,急症做超声心动图可有助于鉴别急性冠脉综合征(ACS)和其他心脏疾患,如肥厚型心肌病、主动脉瓣病变、主动脉夹层、心包病变、二尖瓣脱垂及肺动脉栓塞。急性冠脉综合征主要超声表现是节段性室壁活动异常(wall motion abnormalities,WMA)。在诊断冠心病,尤其是心肌梗死时,常将左心室壁分成若干大小近似的节段(图 15-2),用固定的解剖标志确定其边缘。当某一节段出现运动减弱、增强或反向运动时,即为节段性室壁运动异常,并可以此判断梗死部位和相应的冠状动脉分支。包括运动减低(hypokinetic)、无运动(akinetic)和反常运动(dyskinetic)。①通常超声心动图显示或运动超声心动图显示可逆性的室壁节段性运动异常即心绞痛(angina pectoris)发作时,缺血心肌局部室壁运动异常,疼痛消失时则恢复正常。②急性心肌梗死时梗死局部室壁膨出,室壁节段性运动异常可表现为运动丧失或反向运动。节段性室壁运动异常范围与冠状动脉病变和心肌梗死病理改变一致,其大小代表了心肌受损程度,但有心肌缺血、心肌冬眠、心肌顿抑或此前已发生过心肌梗死时节段性室壁运动异常可高估心肌梗死范围,故节段性室壁运动异常的负面预告价值高于正面预告意义,若无心室壁活动异常,ACS 的可能性不大,但不能除外冠心病。③心肌缺血和梗死的另一表现是收缩期局部室壁增厚率减低或消失。运动超声心动图以下指标较运动减低或下降有意义:室间隔与左心室后壁增厚率及舒张期的最大速率;左心室内径缩短百分比(%);射血分数。超声心动图检查简便、无创,可床旁进行,可用于病情动态观察、危险分层及预后判断,是诊断急性冠脉综合征非常有用的工具。

2. 急性心肌梗死并发症的评价

(1)急性二尖瓣反流:心肌梗死后 2～4d(但亦可见于 2 周的较晚时)可能发生各种并发症,如病变累及乳头肌,可发生乳头肌功能不全或断裂,造成二尖瓣反流。乳头肌可能部分断裂或完全断裂,均可造成急性二尖瓣脱垂、严重二尖瓣反流,甚至可导致急性心力衰竭和死亡。超声心动图可观察到程度不同的二尖瓣反流,乳头肌运动减弱或消失,收缩期二尖瓣脱入左心房或乳头肌断裂,断端连同腱索及二尖瓣呈连枷样改变,即收缩期进入左心房,舒张期又进入左心室,左心扩大,左心功能明显下降。

(2)梗死扩展及重构:梗死扩展是心肌梗死后的独立并发症,是心肌梗死后心肌重构的一种表现形式。主要指心肌梗死早期梗死区心肌持续的、不成比例的变薄和拉长,心室呈弧形扩张,但没有新的心肌坏死即没有梗死延展。超声心动图可区别这两种情况,梗死延展仅可见室壁节段性运动异常,梗死扩展则表现为心内膜长度增加,节段性室壁变薄,左心室扩大趋于球形,心功能逐渐下降。

(3)室间隔穿孔:室间隔穿孔多见于急性前壁大面积心肌梗死,最常发生于室间隔下部近心尖部,超声检查可见室间隔下部回声中断,断端不整齐,大小不一,穿孔直径收缩期大于舒张期,穿孔局部心肌变薄并向右心室膨出,心腔扩大及心功能明显下降,彩色多普勒可见由左心室经穿孔进入右心室的五彩分流束,多普勒超声可测其分流压差并可估测左、右心室间压差。

(4)游离壁破裂:游离壁破裂是急性心肌梗死最严重的并发症,最常发生于左心室前壁或侧壁近心尖处,发展迅速,死亡率极高,及时做超声心动图明确诊断尽早手术可挽救生命。根据游离壁破裂是否累及室壁全层及发展速度不同,超声心动图可有以下表现:累及室壁全层者,游离壁可见破口,心包腔内积液迅速增加,可出现心脏压塞的超声改变;游离壁破裂未累及室壁全层者,首先在心内膜出现破口,血液从破口流至心肌内,形成心肌内夹层血肿,逐渐穿透心外膜出现心脏压塞,如果破口被血栓或壁层心包所堵住,可演变为与心室相通的假性室壁瘤,彩色多普勒可显示彩色血流束由左心室经破口流入心包腔。

(5)心室内血栓:急性心肌梗死后局部血流缓慢,易形成心室内血栓,多发生在心尖前壁梗死,血栓多附壁,故又称为附壁血栓,超声检测在心尖部前壁、前间隔及前外侧壁可见密度增高的回声区,附着于室壁,不活动,形状不规则,多呈半圆形突向心腔,密度强弱不一,有时可见局部云雾状回声,这是附壁血栓形成之前的早期表现,所以,急性心肌梗死要及时、动态的进行床旁超声检查。

(6)右心室梗死:急性心肌梗死的早期,患者的血流动力学可能不正常,主要的表现是低血压。SHOCK(Should we emergently revascularize Occluded Coronaries for cardiogenic shock)的资料表明,急性心肌梗死,尤其是下壁梗死合并低血压时一定要考虑到右心室梗死的可能性。超声心动图可为诊断提供线索,主要表现为室壁节段性运动异常,右心室扩大,彩色多普勒可见三尖瓣反流。

(7)心包积液:急性心肌梗死的早期可合并心包积液,多为少量到中量,破裂心肌表现为亚急性破裂时常有心包积液,此时鉴别诊断有困难。应考虑做超声心动图。

(8)室壁瘤(ventricular aneurysm):室壁瘤分为真性室壁瘤和假性室壁瘤,系心肌梗死后的并发症。超声心动图,尤其是二维超声心动图具有特异性诊断意义。室壁瘤(真性室壁瘤)常发生于左心室心尖部,其次是左心室游离壁和室间隔,诊断时需要注意与假性室壁瘤鉴别。室壁瘤超声心动图特点是:①局部室壁在心脏收缩期和舒张期均膨出;②膨出部位室壁变薄,回声多增强;③膨出部位室壁呈反常运动,收缩期增厚率消失;④室壁瘤的最大径常为瘤入口处的横径;⑤室壁瘤内膜与正常室壁部位的心内膜连续;室壁瘤与运动相对正常的室壁间有明显的交界点;⑥室壁瘤内可见附壁血栓。室壁瘤较大时,可伴有心功能明显下降。假性室壁瘤则表现为心腔外的无回声区,其壁为心包,无回声区与左心室间有一孔相连,瘤内常有强弱不等的血栓样回声。假性室壁瘤自发性破裂的发生率较高,应尽早做超声检查,以明确诊断。

3. 治疗措施的评价和预后判断 急性冠脉综合征患者接受再灌注(药物或冠状动脉介入)治疗后,临床医师须掌握下述情况:①心肌的存活情况如何;②干预后心室功能有否改善;③有无并发症(如二尖瓣反流、室间隔缺损);④总的预后如何。超声心动图可回答上述问题,用于评估所采取的治疗措施是否有效并判断预后。

室壁活动异常的范围与预后及并发症的发生有关。例如无 Q 波 MI 患者的室壁活动异常大时,其预后与 Q 波 MI 相同。心壁的活动异常的消、长提供极有价值的预后信息。患者入院时室壁活动计分高,临床病情可能会更进一步恶化。心肌存活的情况是个重要的预后标志。心肌梗死后做应激超声心动图,心肌梗死后 5d 做此检查一般是安全的。

不做血运重建的患者需要进一步的危险评估,有时也用应激心电图检查,但应激超声心动图和核素检查优于应激心电图,它们有助于检查缺血、危险分层和预告预后。

(三)慢性缺血性心脏病

缺血性心脏病超声表现主要是节段性室壁活动异常,节段性室壁活动异常范围与冠状动脉病变和心肌缺血的病理改变一致,其大小代表了心肌受损程度,具有一定的诊断价值。陈旧性心肌梗死如果室壁活动正常,可进一步做负荷超声心动图,识别心肌的存活性、判断病变的严重程度、

危险分层及判断预后。已接受血运重建的患者,可做超声心动图评价治疗效果及有确定无并发症发生。总之,超声心动图已广泛应用于妇女冠心病的诊断、危险分层、预后判断、制定治疗措施及心脏收缩功能和舒张功能的评价方面。随着超声技术的发展和新技术的不断出现,超声心动图将会有更加广阔的应用前景。

(卜培莉 张 运)

参 考 文 献

1 Elhendy A, Tsutsui JM, Leary ELO, et al. Noninvasive diagnosis of coronary artery bypass graft disease by dobutamine stress real-time myocardial contrast perfusion imaging. journal of the American Society of Echocardiography, 2006, 19(12): 1482—1487

2 Karavidas AI, Matsakas EP, Lazaros GA, et al. Comparison of myocardial contrast echocardiography with SPECT in the evaluation of coronary artery disease in asymptomatic patients with LBBB. International Journal of Cardiology, 2006, 112(3): 334—340

3 Aquilante CL, Humma LM, Yarandi HN, et al. Influence of gender and race on hemodynamic response to dobutamine during dobutamine stress echocardiography. Am J Cardio 2004, 94 (4):535—538

4 Arques S, Roux E, Sbragia P, et al. Comparative accuracy of color M—mode and tissue Doppler echocardiography in the emergency diagnosis of congestive heart failure in chronic hypertensive patients with normal left ventricular ejection fraction. Am J Cardiol, 2005, 96 (10):1456—1459

5 Berkowitz MJ, Picard MH, Harkness S, et al. Echocardiographic and angiographic correlations in patients with cardiogenic shock secondary to acute myocardial infarction. Am J Cardiol, 2006, 98 (8):1004—1008

6 Vigna C, Stanislao M, De Rito V, et al. Inaccuracy of dipyridamole echocardiography or scintigraphy for the diagnosis of coronary artery disease in patients with both left bundle branch block and left ventricular dysfunction. International Journal of Cardiology, 2006,110(1): 116—118

7 Elhendy A, Biagini E, Schinkel AF, et al. Clinical and prognostic implications of angina pectoris developing during dobutamine stress echocardiography in the absence of inducible wall motion abnormalities. Am J Cardiol, 2005, 96 (6):788—793

8 Elhendy A, Sozzi F, van Domburg RT, et al. Effect of myocardial ischemia during dobutamine stress echocardiography on cardiac mortality in patients with heart failure secondary to ischemic cardiomyopathy. Am J Cardiol, 2005, 96 (4):469—473

9 Pizzuto F, Voci P, Puddu PE, et al. Functional assessment of the collateral-dependent circulation in chronic total coronary occlusion using transthoracic doppler ultrasound and venous adenosine infusion. The American Journal of Cardiology, 2006,98(2): 197—203

10 Ramakrishna G, Breen JF, Mulvagh SL, et al. Relationship between coronary artery calcification detected bye lectron-beam computed tomography and abnormal stress echocardiography: association and prognostic implications. Journal of the American College of Cardiology, 2006,48(10): 2125—2131

11 Peteiro JC, Monserrat L, Bouzas A, et al. Risk stratification by treadmill exercise echocardiography. Journal of the American Society of Echocardiography, 2006, 19(7): 894—901

12 Peteiro J, Monserrratt, Bouzas A, et al. Prognostic value of mitral regurgitation assessment during exercise echocardiography in patients with known or suspected coronary artery disease. Journal of the American Society of Echocardiography, 2006, 19 (10): 1229—1237

13 Peteiro J, Monserrat L, Piñeiro M, et al. Comparison of exercise echocardiography and the Duke treadmill score for risk stratification in patients with known or suspected coronary artery disease and normal resting electrocardiogram. American Heart Jour-

nal, 2006,151(6)：1324. e1—1324. e10

14 Milosavljevic J, Ostojic M, Marinkovic J, et al. 200 Long—term prognostic value of dipyridamole—dobutamine stress echocardiography in patients with systemic hypertension and known or suspected coronary artery disease. European Journal of Echocardiography, 2006,7(S1)：S14

15 Liang HY, Cauduro SA, Pellikka PA, et al. Comparison of usefulness of echocardiographic Doppler variables to left ventricular end-diastolic pressure in predicting future heart failure events. Am J Cardiol, 2006, 97 (6)：866—871

16 Liu XK, Jahangir A, et al. Age-and sex-related atrial electrophysiologic and structural changes. Am J Cardiol, 2004, 94 (3)：373—375

17 Takeuchi M, Yoshitani H, Miyazaki C, et al. Relationship between the number of coronary risk factors and coronary atherosclerosis assessed by high-frequency transthoracic echocardiography. Journal of the American Society of Echocardiography, 2006,19(8)：1056—1062

18 M. Dandel, E Wellnhofer, H Lehmkuhl, et al. 754 Early detection of left ventricular wall motion alterations in heart allografts with coronary artery disease：Diagnostic value of tissue Doppler and two—dimensional (2D) strain echocardiography. European Journal of Echocardiography, 2006,7：S127—S128

19 Nicholls SJ, Tuzcu EM, Crowe T, et al. Relationship between cardiovascular risk factors and atherosclerotic disease burden measured by intravascular ultrasound. J Am Coll Cardiol, 2006, 47 (10)：1967—1975

20 Dijkmans PA, Senior R, Becher H, et al. Myocardial contrast echocardiography evolving as a clinically feasible technique for accurate, rapid, and safe assessment of myocardial perfusion：the evidence so far. Journal of the American College of Cardiology, 2006, 48(11)：2168—2177

21 Rodriguez-Granillo GA, Garcia-Garcia HM, Mc Fadden EP, et al. In vivo intravascular ultrasound-derived thin-cap fibroatheroma detection using ultrasound radiofrequency data analysis. J Am Coll Cardiol, 2005, 46 11)：2038—2042

22 Sugeng L, Mor-Avi V, Weinert L, et al. Quantitative assessment of left ventricular size and function：side-by-side comparison of real-time three-dimensional echocardiography and computed tomography with magnetic resonance reference. Circulation, 2006, 114 (7)：654—661

23 Tsang TS, Barnes ME, Gersh BJ, et al. Prediction of risk for first age-related cardiovascular events in an elderly population：the incremental value of echocardiography. J Am Coll Cardiol, 2003, 42 (7)：1199—1205

第四节　女性冠心病多排螺旋 CT 检查

一、心脏 CT 成像原理概述

早在 20 世纪 70 年代 CT 就应用于临床,适用范围包括头、体各部位,但 CT 检查是逐层扫描,且有一定层厚间隔,每层扫描时间要 1～2s,由于心脏不断地跳动,CT 在扫描速度(时间分辨力)上还不能满足成像要求。90 年代,能够持续扫描的螺旋 CT 问世,可在时间上不间断、空间上无间隔扫描一定容积的身体部位。早期的螺旋 CT 每 360°扫描成像一幅,即单层螺旋 CT,每 360°扫描时间在 0.5～1.0s,用于心脏冠状动脉成像仍嫌偏长;单层 CT 最小成像像素在身体长轴方向上(Z-轴方向)＞5mm,像素三维方向上长度不等,因此还无法建出三维一致的立体图像。心脏为不规则脏器,冠状动脉是中等动脉中较小的血管,一般直径在 4mm 以下,远段末梢更为纤细,三支冠状动脉主干和分支走行均与身体三维方向(横轴位、冠状位和矢状位)不一,直接横轴位的扫描,还不能显示有诊断意义的冠状动脉。

多层螺旋 CT(multi-slice computed tomography,MSCT)在空间分辨力和时间分辨力方面进展迅速,本节主要介绍 MSCT 冠状动脉的成像基本技术、方法及其诊断价值,也对 MSCT 在其他心血管病诊断方面的应用做简要叙述。

能够用于冠状动脉成像的 CT 必须满足以下三个基本条件:

1. 足够快的扫描时间　CT 扫描时,被检查部位必须处于静止状态,对心脏来说,显然是无法实现的,但人们可以使CT扫描速度加快,快到扫描时心脏处于相对静止状态。从理论上讲,扫描速度越快,获取单位数据量的时间越短,即时间分辨力越高,心脏越接近静止状态,图像越清晰。目前,最新型的MSCT,如64层MSCT的扫描速度可达到0.33s/360°。实际上,MSCT冠状动脉成像只要获取半周180°扫描范围的数据即可,而扫描180°用时约165ms(330ms/2),即MSCT的时间分辨力为165ms。如患者接受扫描时心率在60/min(bpm),即一个心动周期为1 000ms,此时舒张期时间在550~650ms,心脏相对静止期在200~250ms,64层MSCT的时间分辨力为

165ms,完全可以获得清晰的图像。当心率快到90/min以上时,心脏相对静止期在150ms左右,MSCT的时间分辨力(165ms)不能满足要求,因此还要在检查前应用β受体阻滞药降低心率。当然,还有多种技术,如多扇区成像技术、不同R-R相位ECG编辑技术等,可在不降低心率的情况下行冠状动脉成像,对有β受体阻滞药禁忌证者可尝试检查(参见相关文献)。目前MSCT在完成180°扫描后,应用心动周期哪个阶段的数据来成像,是依据ECG中R-R间期某一时间段,参考图像质量情况来完成的(图15-6),即ECG后门控CT冠状动脉成像(retrospectively ECG-gated Multi-slice CT)。

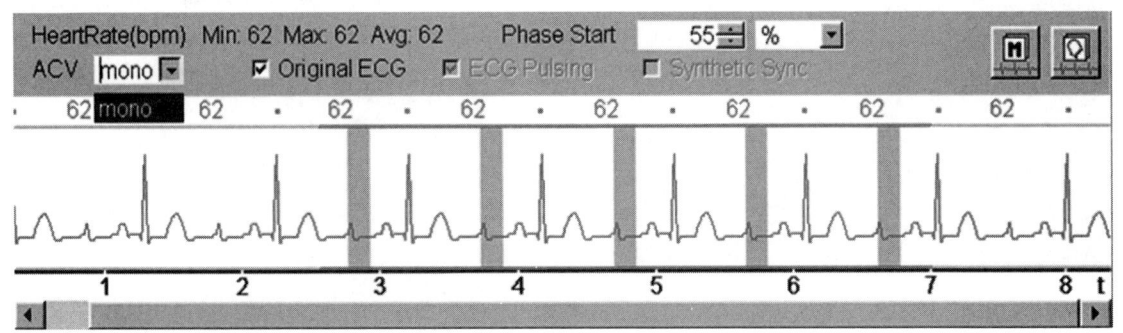

图15-6 应用ECT中R-R间期舒张期数据完成冠状动脉图像重建
注:竖条带为获取成像数据心动周期时相

2. **足够高的空间分辨力** CT的空间分辨力是由X线探测器厚度所决定的,单层CT探测器厚度为1.0cm,显然CT每层厚度在1.0cm的情况下,无法重建出平滑、细腻的冠状动脉血管,必须要求每层厚度最薄化,理论上层厚越薄、图像越细腻。MSCT提高空间分辨力的方法是将探测器在人体长轴方向上切成极薄的多排,以64排MSCT为例,就是将4cm宽的探测器切成0.625×64排。目前最薄层厚为64×0.5mm。此外,在特定的技术下,如Z-轴方向上X线飞焦点技术(图15-7),可获取双采样效果(The double Z-sampling technique),其空间分辨力达到0.4mm×0.4mm×0.4mm,在三维方向上达到各向同性(isotropic),由此获得的冠状动脉图像平滑、细腻,可满足观察冠状动脉管壁和管腔的要求。

3. **能够利用横轴位图像将冠状动脉分离出**

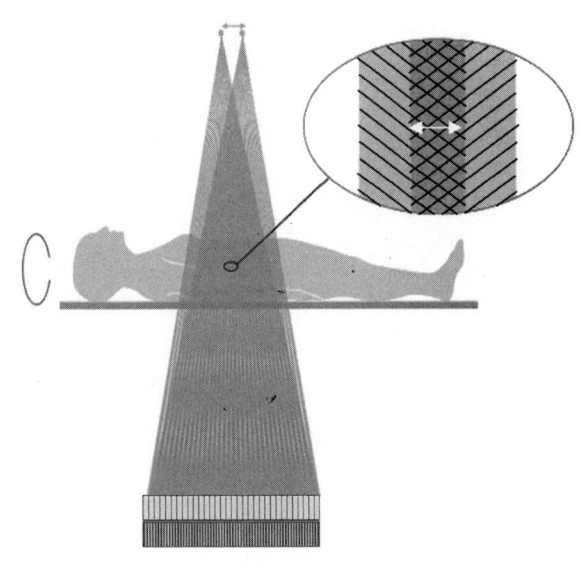

图15-7 Z-轴方向上X线飞焦点技术,获取双采样效果

来的图像重建软件 比较实用的软件一般由CT

生产厂家与 CT 机器配套提供,这些软件可以按任意方位重建心腔和心肌,如心脏短轴位、长轴位等(图 15-8、15-9),也可根据要求和病变特征进行任意方位重建。用于观察冠状动脉图像主要采用多层面重建(multiplane reconstruction,MPR)、最大密度投影重建(maximum intensity reconstruction,MIP)和曲面重建(curve plane reconstruction,CPR)等(图图 15-10、15-11)。

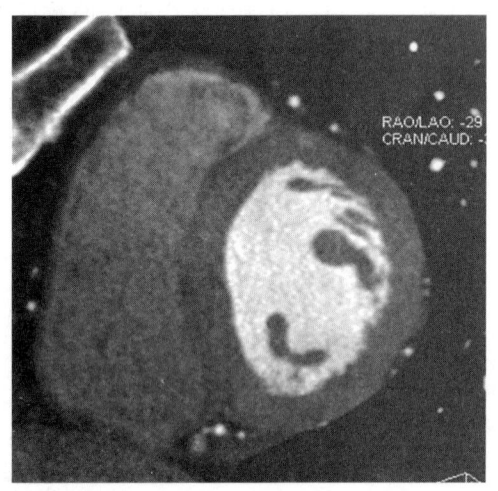

图 15-8　左室短轴位

注:主要显示左心室前壁、侧壁、下壁和室间隔心肌。心室腔内可见乳头肌结构

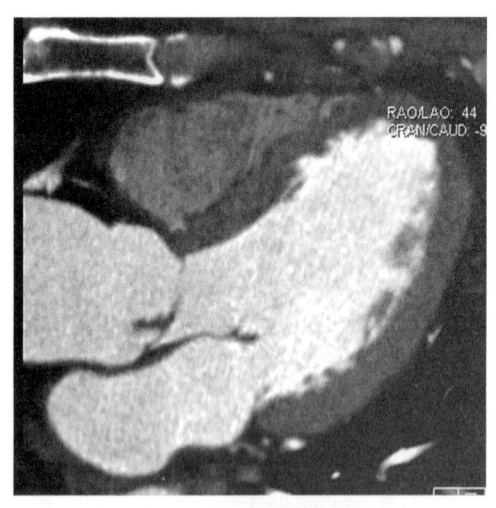

图 15-9　左心室长轴位

注:显示左心室前壁、侧壁和室间隔心肌,同时显示二尖瓣前叶和后叶,以及左心室流出道

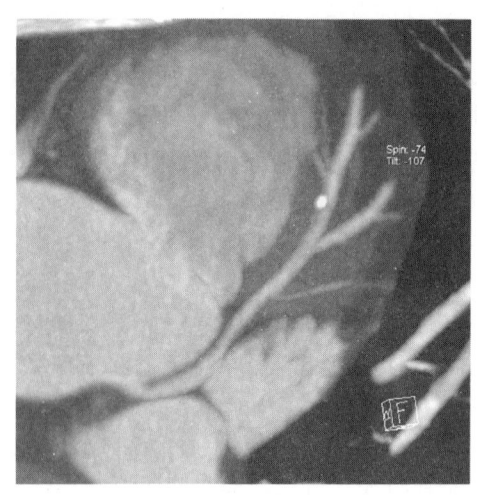

图 15-10　MIP 图像

注:显示前降支,中段可见以钙化为主管壁硬化征象

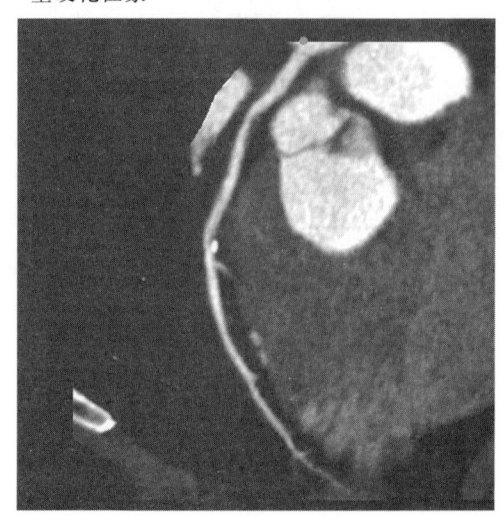

图 15-11　CPR 图像(同图 15-10 病例)

注:显示前降支动脉

二、心脏 CT 检查前患者准备和技术

一般来说,心脏 CT 检查同其他部位 CT 检查一样,患者的常规准备包括检查前 4h 禁食,2h 禁水。过敏体质者推荐先行碘过敏试验,阳性者为检查禁忌证,但阴性者不排除发生严重过敏反应的可能,因此,医生和患者仍需要了解各种可能的副反应,签署知情同意书。目前常规使用非离子型对比剂,强化检查的负反应事件明显减少,但偶发严重事件仍有报道,CT 检查房间应按照有关要求做好各种抢救药品和器材的准备,与急诊室有通讯上的"绿色通道"。

心脏是不断跳动的脏器,加之受呼吸影响,极易产生运动伪影,因此检查前要向患者说明注意事项,消除其紧张情绪,调整呼吸,有效屏气,检查前少量吸氧有助于长时间屏气。为了获得高质量图像,检查时心率最好控制在 65/min 以下,一般可在检查前 1h 口服 β 受体阻滞药,也可在检查前 1min 静脉注射。

CT 冠状动脉检查,常规分为冠状动脉钙化测定扫描和冠状动脉血管成像扫描。冠状动脉钙化扫描使用非强化扫描,冠状动脉走行在心包脂肪中,后者显示为低密度区,CT 容易区分两者,应用计算机后处理系统,以 Agatston 积分方法计算钙化的程度。冠状动脉成像扫描需要静脉注射对比剂,一般对比剂浓度在 350～370mg/ml,注射流率为 4.5～5.5ml/s。

三、心脏 CT 检查和临床意义

(一)冠状动脉钙化 CT 检查

各种临床前瞻性研究提示,随着冠状动脉钙化积分的增加,冠心病临床事件的发生率明显增加。MSCT 可以较为精确和可重复地进行冠状动脉钙化测定,是临床判断冠状动脉粥样硬化程度的可靠指标(图 15-12)。应用 Agatston 评分方法定量测量,Agatston 0 分提示没有动脉硬化,患冠心病的可能性<5%;Agatston 积分>400 提示广泛动脉硬化,患冠心病的可能性>90%;Agatston 积分介于两者之间时,患冠心病的可能性也介于两者之间。最近发布的一项在无症状人群(25 253例)中钙化积分测量结果显示,有 44% 的受检者积分为 0,积分在 1～400 者为 47%,积分>400 者约为 10%,经予长达近 7 年的随访后,发现钙化积分是全因性死亡的独立预期因素,随着钙化积分的增加,10 年存活率逐渐下降,与钙化积分 0 对照,钙化积分>1 000 时,相对风险比增加 12.5%。鉴于上述研究,应用 CT 技术判断冠状动脉钙化情况,对临床干预治疗具有较大的指导意义。

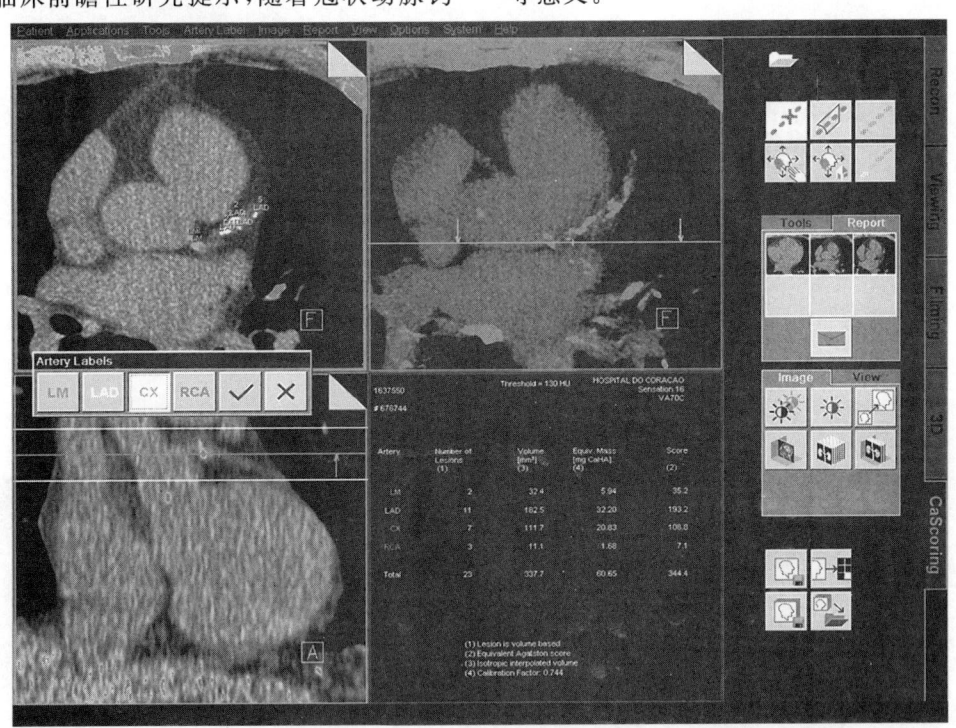

图 15-12　MSCT 结合冠状动脉图像,测量各段冠状动脉钙化积分方式和各支动脉的积分值

(二)冠状动脉血管狭窄 CT 检查

CT 作为无创性冠状动脉成像,特别是 64 排 MSCT 的临床应用,使得冠状动脉狭窄的诊断不再单纯依靠有创性的冠状动脉造影和其他间接检查,CT 可以直接观察到冠状动脉管腔的狭窄部位和程度。与冠状动脉造影对照,对冠状动脉狭窄诊断敏感性、特异性、阳性期望值和阴性期望值均达到 90% 以上,特别是阴性期望值可以达到 99%,在排除冠心病方面具有重要的临床意义(图 15-13～15-15)。

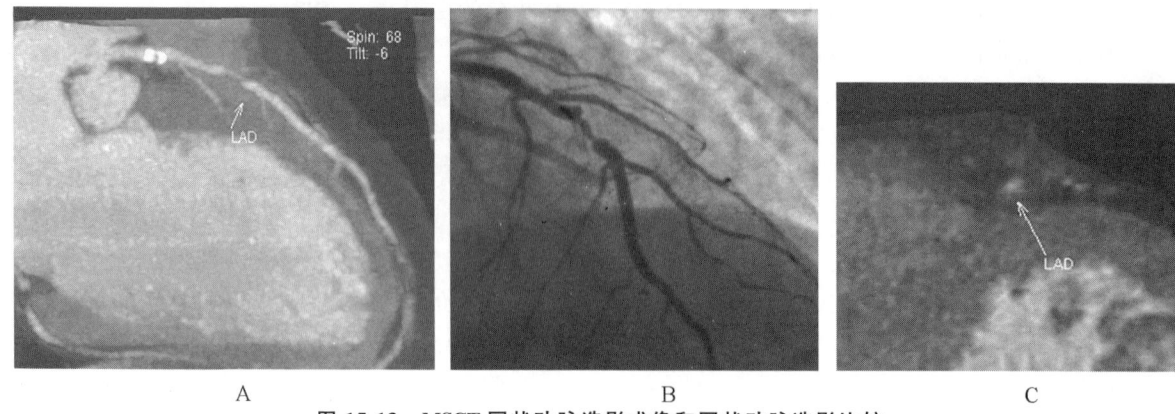

图 15-13　MSCT 冠状动脉造影成像和冠状动脉造影比较

注:MSCT 显示前降支近段约 80％狭窄段(A),对应血管造影显示同节段的狭窄(B),MSCT 轴位显示狭窄节段管壁增厚,显示非钙化粥样硬化斑块(C)

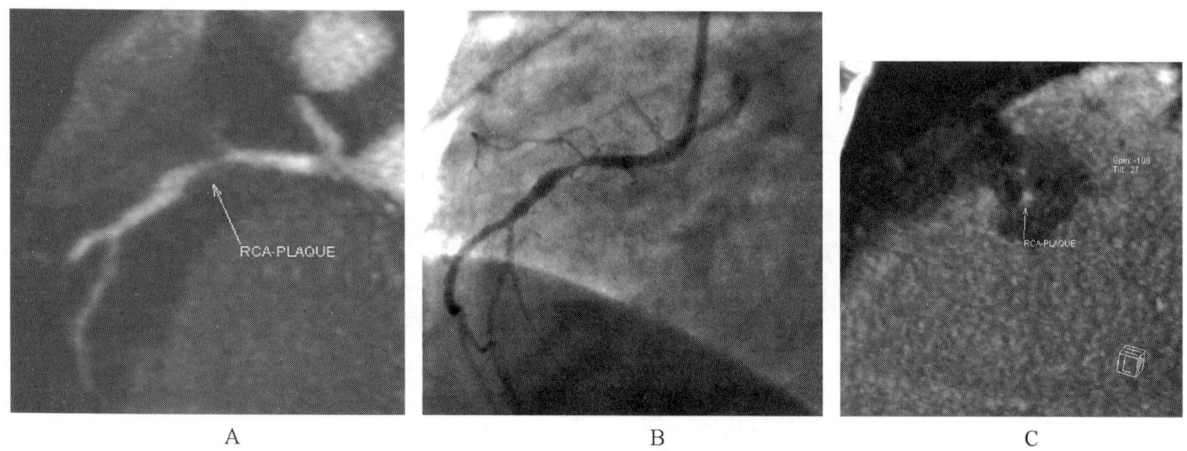

图 15-14　MSCT 冠状动脉成像和冠状动脉造影比较

注:MSCT 显示右冠状动脉近段约 90％狭窄,中、远段弥漫性狭窄,管腔不规则(A),与 MSCT 对应,血管造影显示近、中、远节段的狭窄(B),MSCT 轴位显示近段管壁增厚,见非钙化粥样硬化斑块(C)

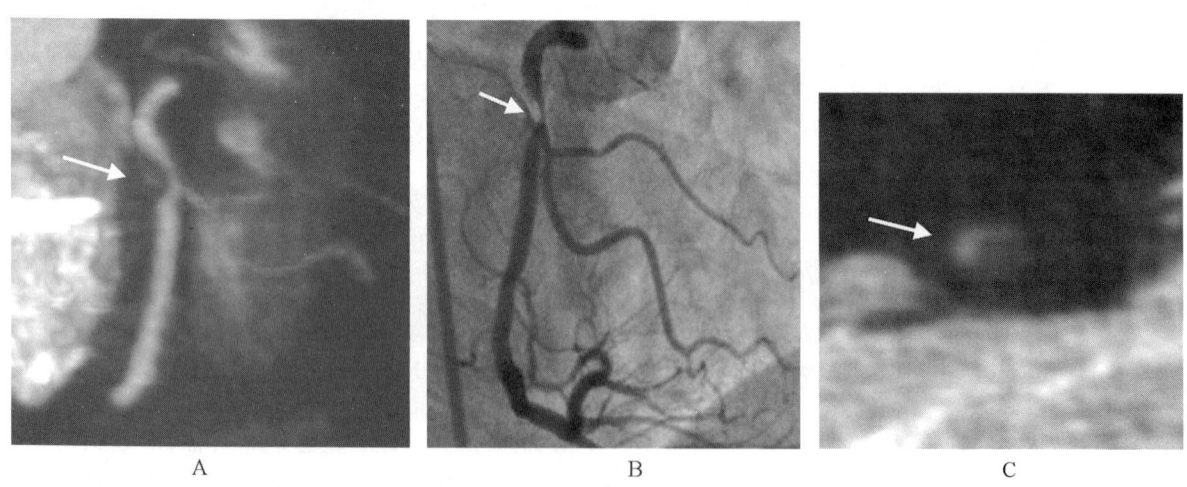

图 15-15　MSCT 冠状动脉成像和冠状动脉造影比较

MSCT 显示右冠状动脉近段局限性约 85％狭窄,(A),与 MSCT 对应,血管造影显示近段的狭窄(B),MSCT 轴位显示管壁明显增厚,见密度较低粥样硬化斑块(C)

应用 64 排 MSCT 行冠状动脉检查,尽管理论上对于心率＞90/min 者,仍可进行检查,但有约 10％的血管节段不能评价,因此,检查时心率＞90/min 的患者,检查前仍需要应用 β 受体阻滞药控制心率。此外,MSCT 的空间分辨力仍有待提高,在判断血管狭窄时,还不能完全达到与血管造影一致,特别对直径＜1mm 的末梢血管,仍有一定限度。MSCT 对冠状动脉的血流动力学还无法判断,对冠状动脉侧支循环判断也有限度,还不能代替有创性的冠状动脉造影。

(三)冠状动脉粥样硬化(非钙化斑块)CT 检查

在冠状动脉粥样硬化发展过程中,即使粥样硬化斑块达到一定程度,由于正向重构(positive remodeling)作用,管腔一般并无明显狭窄,临床上约 60％患者发生急性冠状动脉综合征是由于这些斑块的破裂并继发局部血栓形成所致,由于在临床事件发生前并没有心肌缺血症状,从而忽略或根本不知晓冠状动脉粥样硬化的存在。

目前,各种旨在降低冠心病的二级预防方法,如调脂治疗,都是依据心血管病高危因素,如 Framingham 评估方法,制定方案,还无法根据冠状动脉粥样硬化的程度和进展速度加以调整,在一定程度上存在盲目性。可见对冠状动脉粥样硬化的有无和定性、定量的判断具有重要的临床意义。

临床上常用的冠状动脉造影虽然可以观察管腔情况,但不能明确管壁粥样硬化的有无,虽然血管内超声(IVUS)或光学相干成像(OCT)可以较好地判断粥样硬化斑块的有无和程度,显然,其有创性和昂贵的费用,不能常规用于临床。

MSCT 以其无创性、简便易行而被广泛接受。临床研究显示,64 排 MSCT 与 IVUS 对照,发现全部斑块(钙化和非钙化斑块)的敏感性为 90％,发现非钙化斑块的敏感性为 83％。

CT 定性判断冠状动脉粥样硬化非钙化斑块,主要观察管壁增厚、测定增厚区域的 CT 值,有研究提示,富脂质斑块(软斑块)的 CT 值在(14±26)HU、纤维化斑块的 CT 值为(91±21)HU、钙化斑块的 CT 值为(419±194)HU,但仍有相当的重叠。值得提及的是斑块表面血栓的 CT 值与"软斑块"的 CT 值有重叠,CT 不能加以区分。上述不同性质斑块的 CT 检查,仅仅是初步的,其表现的临床意义有待进一步研究。

CT 定量判断冠状动脉粥样硬化非钙化斑块还有一定限度,主要因素在于空间分辨力有待提高。

(四)冠状动脉旁路搭桥术后的 CT 检查

冠状动脉旁路搭桥术(CABG)是冠心病最常用的治疗方法之一,短期内可明显缓解冠心病症状,在 1～6 年的中、长期随访中发现,1 年内再发胸痛者达 20％,6 年内再发胸痛者达 40％。因此,对桥血管本身、吻合口和原冠状动脉开放情况的了解意义重大。桥血管的大部分受心脏搏动影响较小,应用 4 排 MSCT 观察,可获得较满意的结果,但对吻合口和原冠状动脉的观察是在 64 排 MSCT 出现后,其准确性才得到较大的提高(图 15-16)。

国外一组搭桥术后患者(53 例,146 支桥血管)应用 64 排 MSCT 与血管对照研究提示,动脉桥、静脉桥、吻合口以远节段和非搭桥节段,可评价的百分比分别是 90.3％、98.6％、84.0％ 和 97.3％;发现动脉桥明显狭窄(＞50％)的敏感性为 100％、特异性为 91.4％,静脉桥狭窄的敏感性为 100％、特异性为 98.1％,吻合口以远节段明显狭窄的敏感性为 83.3％、特异性为 80.2％,非搭桥节段敏感性为 100％、特异性为 87.5％。结果显示,吻合口以上的 CABG 血管均能获得满意的结果。由于桥血管邻近银夹干扰及心脏搏动的影响,MSCT 对于判断吻合口狭窄和吻合口以远原冠状动脉小分支狭窄仍有一定限度。

(五)冠状动脉支架术后的 CT 检查

尽管药物洗脱支架的应用明显降低了支架再狭窄概率,但 PCI 术后,原冠状动脉粥样硬化的过程并未受到抑制,当出现再发胸痛时,可能的原因一是支架内再狭窄,二是原冠状动脉粥样硬化病变加重,特别是支架内和邻近血管的再狭窄,是 MSCT 检查的适应证。

冠状动脉支架由各种金属材料制成,基本是不透 X 线的,CT 容易观察到(图 15-17)。由于支架周围为软组织结构,其密度与金属支架反差极大,在 X 线成像过程中产生伪影,干扰对支架内和邻近血管管腔的观察,对支架内部狭窄情况的判断有较大的影响,直径＜3.0mm 血管,判断支架内实际情况仍有限度。

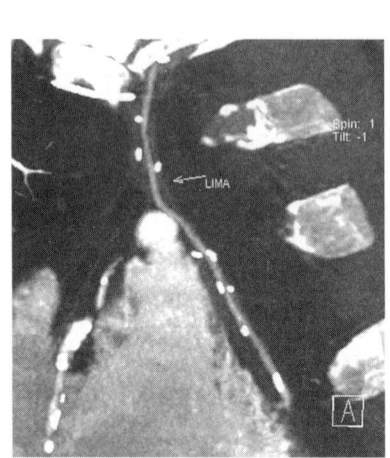
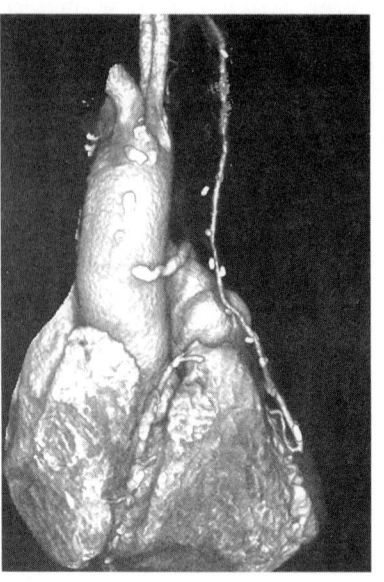

图 15-16　CABG 术后桥血管 CT 检查

注:患者 69 岁,CABG 术后 7 个月,CT 复查显示 LIMA 多处狭窄,与 LAD 远段吻合,但于吻合口以远 LAD 闭塞

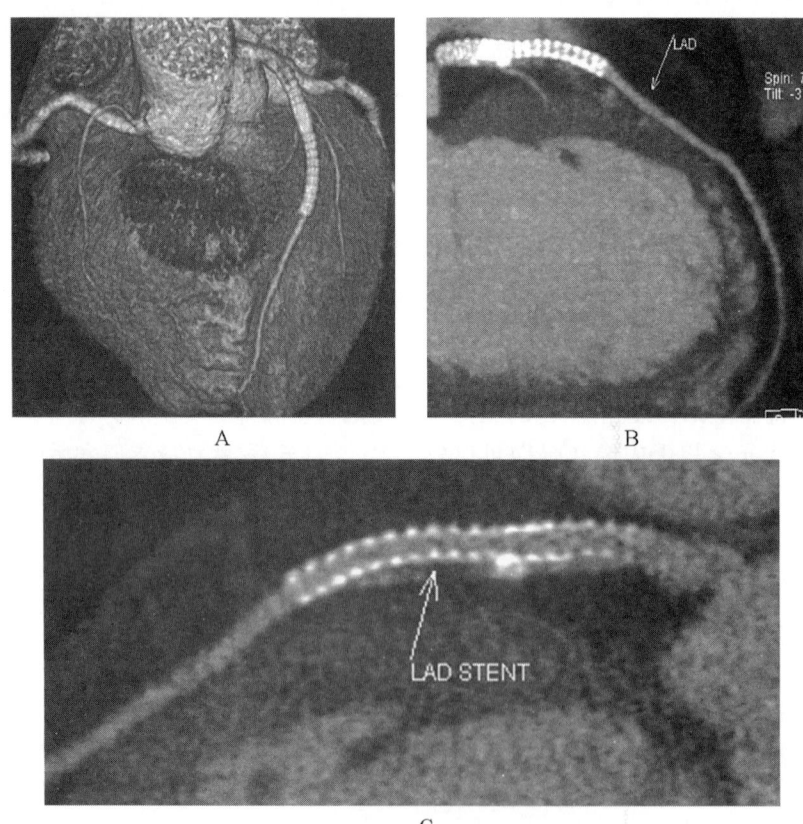

图 15-17　冠状动脉支架置入术后 CT 检查

注:男,62 岁,因急性冠状动脉综合征行 LAD 支架置入术后 11 个月,CT 复查显示 LAD 远段充盈(A、B),支架形态规整,内部密度较均匀,提示支架通畅

我们的一组冠状动脉支架内再狭窄与血管造影对照结果提示，MSCT 判断支架内再狭窄敏感性和特异性均不高，临床应用仍有限度。最近一项对 16 排以上 CT 对支架内再狭窄研究结果的荟萃分析显示，MSCT 与血管造影对照，显示支架内再狭窄的敏感性为 84%、特异性为 91%，其局限性仍是明显的。

在临床实践中注意到，低密度材料支架，CT 可很好地观察到支架内情况，从随访观察角度来看，建议积极采用和研发。

(六)冠状动脉形态异常的 CT 检查

对于冠状动脉形态异常，CT 可明确判断异常性质，如动脉瘤、冠状动脉瘘等，对于临床无症状者，往往在心脏冠状动脉检查时偶然发现。多排螺旋 CT 在冠状动脉成像时，对心肌桥的发现，

使得对这一冠状动脉解剖异常的诊断达到了新的认识阶段。

临床所谓"心肌桥"是指冠状动脉节段走行于心肌内，其表面心肌称为心肌桥（myocardial bridge，MB）。该节段血管称为壁冠状动脉（mural coronary Artery，MCA），因此，这一结构的完整名称应为心肌桥-壁冠状动脉（MB-MCA）。MB-MCA 为先天发育所致，一般不引起临床症状，尸检发现率可达 80% 以上，而血管造影的发现率在 2%～10%。MSCT 可较为准确判断 MB-MCA 的存在（图 15-18），通过对 MB-MCA 的 CT 表现深入细致的研究，杨立等提出了 MB-MCA 分类和评分方法，积分越高，冠状动脉僵直纤曲程度越重，对血流动力学的影响越大。

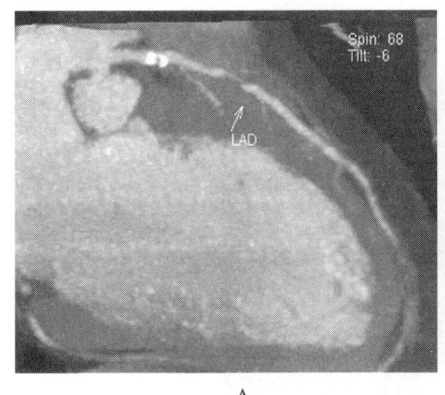 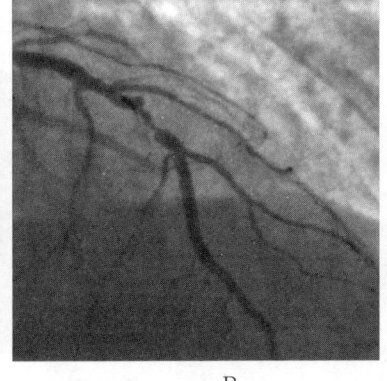 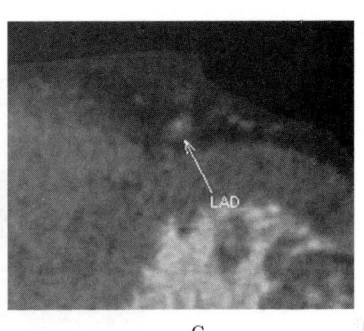

A　　　　　　　　　　　B　　　　　　　　　　　C

图 15-18　冠状动脉"心肌桥"

注：男，56 岁，心前区不适 5 年余，运动心电图可疑异常。CT 显示 LAD 中、远段区明显狭窄（A），局部冠状动脉阶段走行于心肌内（B 箭头所示），CT 显示深在型心肌桥-壁冠状动脉（C）

(七)冠状动脉起源异常的 CT 检查

正常右冠状动脉起自右冠窦，而左主干起自左冠窦，向前下方走行一段后分叉为前降支和回旋支。如果三支血管自其他位置发出，则形成起源异常。血管造影发现冠状动脉起源异常少于 1%，有其他先天性心脏病时，冠状动脉起源异常增多。一种走行异常在临床上称为"恶性"走行异常，即冠状动脉走行在肺动脉和主动脉之间，在肺动脉高压情况下，可能导致血管受压，引起心肌缺血，甚至猝死。另一种情况为左主干起自肺动脉，血管内为含氧低的静脉血，是需要矫正的血管异常，此时也可见右冠代偿性增粗、纤曲。多排螺旋

CT 对上述异常的诊断可作为首选检查方法（图 15-19）。

(八)急性胸痛的 CT 检查

因急性胸痛而就诊是临床常见情况，与胸部大血管相关的病因包括急性冠状动脉综合征、急性肺栓塞、主动脉夹层等。当 ECG、心肌梗死血清标记物和临床症状等均支持急性冠状动脉综合征时，诊断比较明确，可直接行包括 PCI 在内的治疗。当各项检查不能获得明确结论时，MSCT 一次检查同时了解主动脉、肺动脉、冠状动脉情况，对胸痛原因的判断具有较大帮助，可避免重复多项检查（图 15-20）。

A　　　　　　B

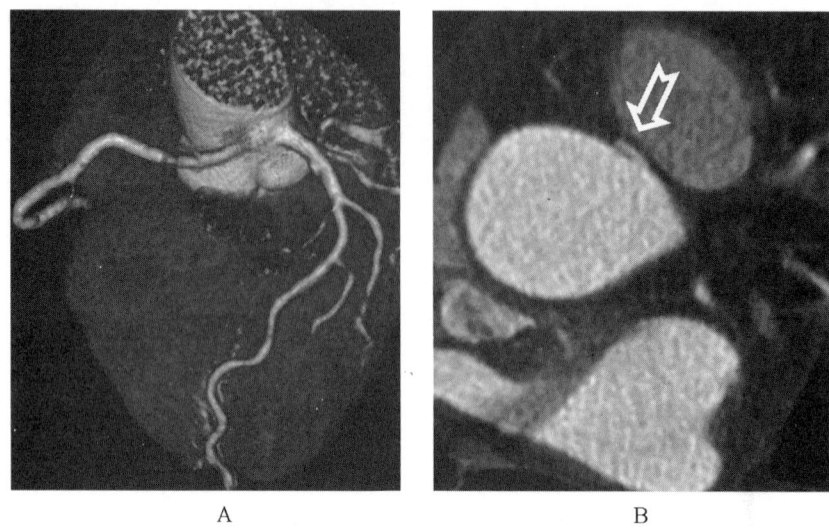

图 15-19　冠状动脉起源异常

注：男，56 岁，MSCT 显示右冠状动脉起自左冠窦旁（A），经主、肺动脉间右行，起始阶段明显狭窄（B 箭头所示）

A　　　　　　B

C　　　　　　D　　　　　　E

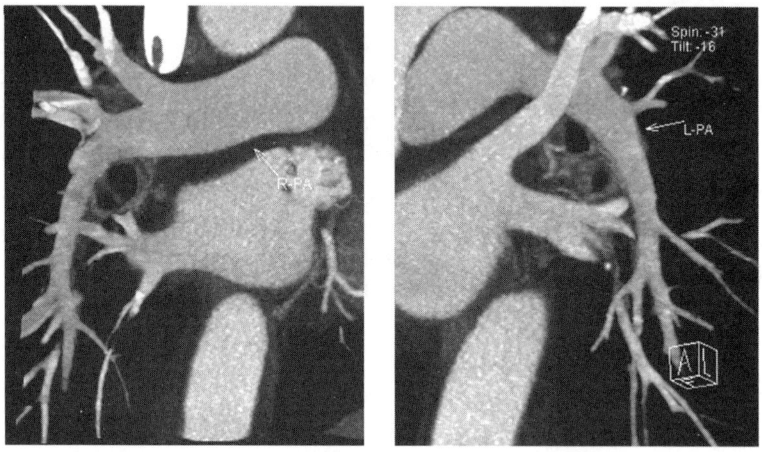

图 15-20　主动脉夹层

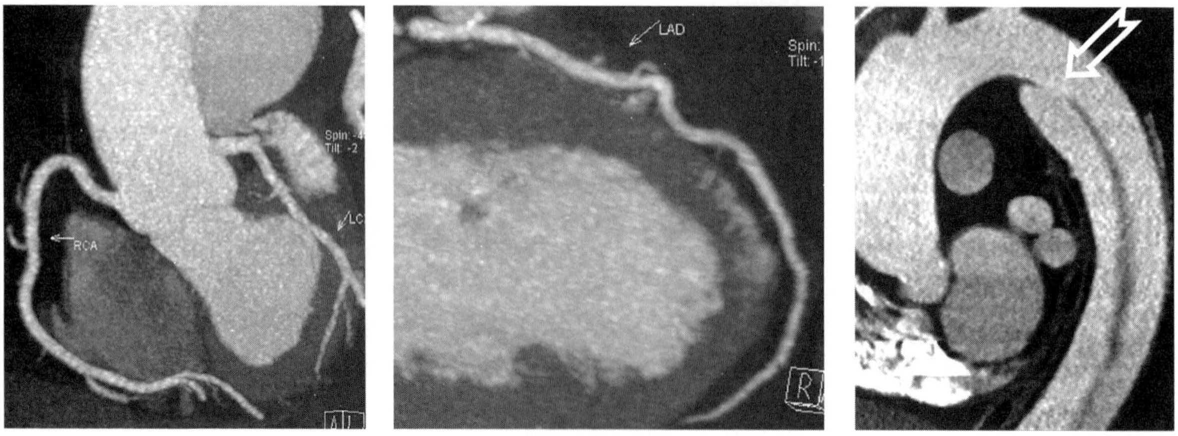

男，37 岁，急性胸痛 12h，胸部 CT 检查肺动脉和冠状动脉无异常（A～D），见降主动脉夹层并清楚显示破口处（E，箭头所示）

(九)肺静脉、左心房的 MSCT 检查

由于肺静脉是房颤常见异位心电起源部位，射频消融治疗前，了解心房和肺静脉解剖结构（图15-21），可指导消融方案的制定。射频消融术后各种与肺静脉和心房相关的并发症均可应用MSCT 明确诊断。应用 64 排 MSCT 研究发现，充血性心力衰竭患者，肺静脉与左心房明显扩大，

可能是充血性心力衰竭患者房颤持续的原因之一，为房颤机制探讨提供了新的技术方法。

(十)MSCT 左右心脏方面的其他应用

MSCT 对先心病、心瓣膜病、心肌病、心肌梗死后心肌形态评估，有无室壁瘤等具有显示清楚，可重复性好等优点，是其他检查方法的良好补充（图 15-22）。

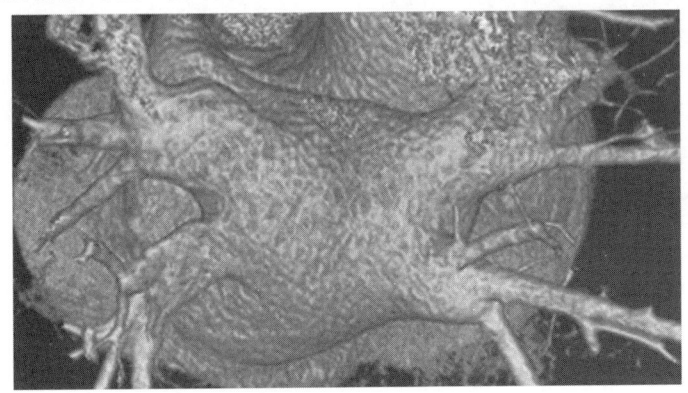

图 15-21 常规扫描后应用 VR 技术显示肺静脉情况
注：图示为正常肺静脉显示情况

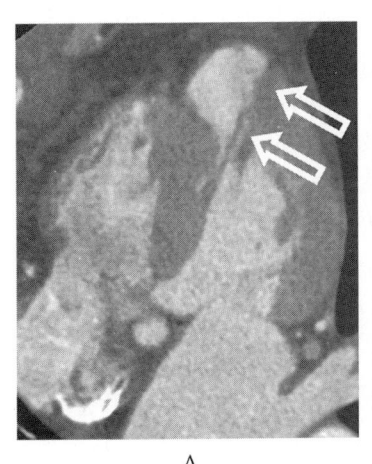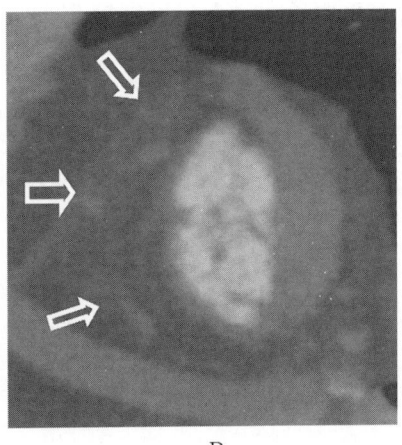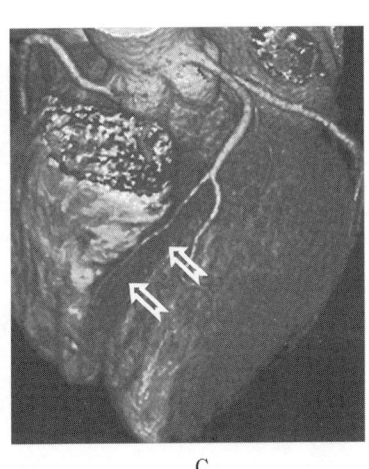

A   B   C

图 15-22 心肌梗死后室壁瘤
注：男，54 岁，心肌梗死 4 年余，横断层面 CT 显示左心室前间壁无收缩功能，左心室前间壁局部室壁瘤形成（A箭头示）；梗死心肌透壁性脂肪变（B 箭头示）；CT VR 重建显示冠状动脉近段无明显硬化征象，LAD 中远段纤细，与近段不成比例（C）

四、MSCT 技术展望和存在的问题

1. **双源 CT 使时间分辨力获得提高**　64 排MSCT X 线球管 360°旋转时间目前最快为0.33s，其时间分辨力为 165ms，为了获得更佳图像，当心率＞70/s 时，仍常规应用 β 受体阻滞药

以降低心率。最新的双源 CT 在设计上突破传统单 X 线球管理念，以间隔 90°设置 2 个 X 线球管（图 15-23），可提高时间分辨力 1 倍，达到 83ms，理论上任何心率情况下都可进行冠状动脉成像。初步临床应用显示，在不应用 β 受体阻滞药的情况下，所有患者均可获得满足诊断要求的图像质

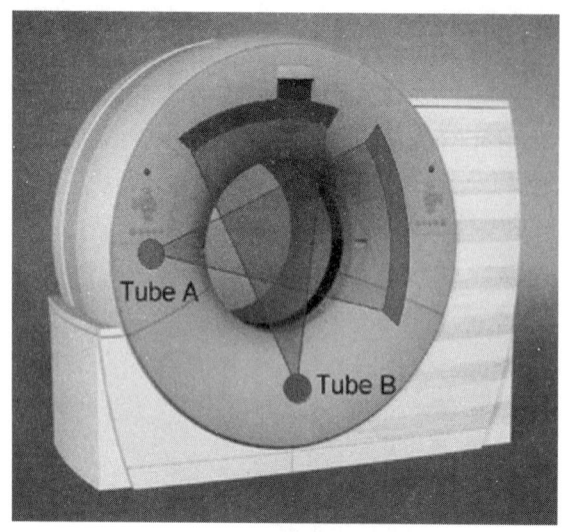

图 15-23　双源 CT 模式图

注：红色和绿色分别代表两个球管，两个扫描范围。机架旋转 180°相当于单球管旋转 360°，因此大大提高了时间分辨力（SIEMENS 公司提供照片）

量，特别在较快心率的情况下，图像质量较 64 排 MSCT 有明显改善，同时由于极大地克服了运动伪影，对于心脏功能的分析也更加准确。

2. 256 排 MSCT 探测器进一步拓宽容积覆盖　64 排 MSCT 探测器最宽为 20～40mm（不同厂家生产的，宽度不等），就心脏检查而言，每扫描 360°覆盖范围最大为 40mm，完成整个心脏扫描必须在多个心动周期内完成，扫描时间在 5～11s。为了克服扫描期间心律不齐，追求更短扫描

时间，已有 256 排 MSCT 设计，X 线探测器宽度为 128mm，可覆盖整个心脏，并在实验室中获得成功，心脏扫描可在 1～2 个心动周期内完成，极大地克服了心律不齐问题，理论上可对房颤患者行冠状动脉 CT 成像，该型 CT 的市场化渴望短期内实现。

3. 空间分辨力有待进一步提高　目前 MSCT 最大空间分辨力为 0.4mm×0.4mm×0.4mm，对于冠状动脉钙化合并血管狭窄、冠状动脉支架内再狭窄的分析仍有一定限度，提高 CT 空间分辨力一是增加 X 线剂量，不但需要大容量 X 线球管，也增加对患者的辐射剂量，需要在图像质量和辐射剂量间找出可接受的平衡点。另一待改进的技术是进一步减小探测器最小宽度，例如，若将冠状动脉狭窄的定量测量以每 10% 为间隔确切测量，所期望的探测器宽度应在 0.3mm，目前技术上仍有待提高。

4. 降低辐射剂量　即使应用 64 排 MSCT 冠状动脉成像，辐射剂量仍然偏高，在具体扫描时可以根据 ECG 来控制调整辐射剂量，但与冠状动脉造影相比，剂量仍超过后者，不加 ECG 调整控制，剂量还要增大。值得注意的是，目前各种尝试降低辐射剂量的技术仍在探讨中，在开发出实用的降低辐射剂量技术前，应严格控制适应证，减少受试人群，目前 MSCT 还不宜用于冠心病的普查。

（杨　立）

参 考 文 献

1　Raff GL，Gallagher MJ，*et al*. Diagnostic Accuracy of Noninvasive Coronary Artery Angiogaphy Using 64-Slice Spiral Computed Tomography. J Am Coll Cardiol，2005，Aug 2；46(3)：552—557

2　Pugliese F，Mollet NR，Runza G，*et al*. Diagnostic accuracy of non-invasive 64-slice CT coronary angiography in patients with stable angina pectoris. Eur Radiol，2006，16：575—582

3　Achenbach S，Ropers D，Kuettner A，*et al*. Contrast-enhanced coronary artery visualization by dual-source computed tomography-initial experience. Eur J Radiol，2006，57：331—335

4　Budoff MJ，Shaw LJ，Liu ST，*et al*. Long-term

prognosis associated with coronary calcification：observations from a registry of 25253 patients. J Am Coll Cardiol，2007，49：1860—1870

5　李　颖，杨　立，王新江，等. 64 层螺旋 CT 评价冠状动脉粥样硬化狭窄的准确性研究. 中国影像医学技术，2006，22：1510—1512

6　Pohle k，Achenbach S，Macneill B，*et al*. Characterization of non-calcified coronary athrosclerotic plaque by multi-detector row CT：comparison to IVUS. Atherosclerosis，2007，190：174—180

7　Leber AW，Knez A，von Ziegler F，*et al*. Quantification of obstructive and nonobstructive coronary lesions by 64-slice computed tomography：a comparative study with quantitative coronary angiography and intravascular ultrasound. J Am Coll Cardiol, 2005, 46:147—154

8 刘 新,李 颖,杨 立,等. 64 层螺旋 CT 评价冠状动脉支架内再狭窄的价值. 中华放射学杂志, 2006, 40:808—811

9 Hamon M, champ-rigot L, Morello R, et al. Diagnostic accuracy of in-stent coronary restenosis detection with multislice spiral computed tomography: a meta-analysis. Eur Radiol. 2007, Sep 1; PMID 17763854

10 杨 立,李 颖,王新疆,等. 心肌桥和壁冠状动脉的多层螺旋 CT 诊断及临床意义. 中华医学杂志,2006, 86(40)2858—2862

11 杨 立,赵林芬,卢才义,等. 心肌桥和壁冠状动脉的多层螺旋 CT 与血管造影诊断. 中华放射学杂志, 2006,11,1146—1149

12 Onuma Y, Tanabe K, chihara R, et al. Evaluatin of coronary artery bypass grafts and native coronary arteries using 64-slice multidetector computed tomography. Am Heart J, 2007, 154:519—526

13 Gao L, Zhao XH, Liu X, et al. Increased ostial pulmonary vein diameter in congestive heart failue: a Multi-slice computed tomography angiography evaluation. Journal of Geriatric Cardiology, 2006, 3 :45—50

14 Matt D, Scheffel H, Leschka S, et al. Dual-source CT coronary angiography: image quality, mean heart rate, and heart rate variability. AJR, 2007, 189:567—573

第16章 侵入性诊断技术

Chapter 16

女性冠心病的侵入性诊断技术主要包括选择性冠状动脉和左心室造影、血管腔内超声与多普勒超声导丝的应用、血流动力学监测,分别简述如下。

一、选择性冠状动脉和左心室造影

冠状动脉造影是在临床上判断冠状动脉病变并确定病变部位和程度的最可靠方法。同时进行的左心室造影为显示左心室室壁运动功能、诊断心肌梗死并发的室壁瘤及机械性并发症可提供准确资料,为手术适应证的选择及手术方案的制订提供依据。

选择性冠状动脉造影术是选择性地向左或右冠状动脉开口插入导管,注射造影剂,从而显示冠状动脉走行和病变的一种心血管造影法。

(一)冠状动脉造影的适应证和禁忌证

1. 适应证

(1)用于诊断目的:对有不典型胸痛,临床上难以确诊,怀疑有冠状动脉病变或畸形,但无创检查结果不能确诊者,冠状动脉造影可提供有力的诊断依据。对无症状但运动试验明显阳性(ST段压低≥2mm),以及原发性心脏骤停复苏者,亦应进行冠状动脉及左心室造影,以确定诊断。

(2)用于指导治疗:对临床上确诊的冠心病患者,当考虑采用经皮冠状动脉腔内成形术(PT-CA)或主动脉-冠状动脉旁路移植术时,必须先进行冠状动脉及左心室造影,以明确病变的部位、程度及左心室的功能情况。

①稳定型劳累型心绞痛。当劳累型心绞痛经内科治疗效果不满意,运动耐量仍很低,或者心绞

痛发作时ST段广泛明显压低者,应进行冠状动脉造影,争取行冠状动脉血运重建的治疗。

②不稳定型心绞痛。不稳定型心绞痛容易急剧发展成为急性心肌梗死或猝死,对这些患者当系统、强化的内科治疗症状仍不能控制时,应进行急诊冠状动脉造影。

③急性心肌梗死。发病6h内的急性心肌梗死,拟行经冠状动脉内溶栓治疗或急诊PCI使血管再通时;急性心肌梗死并发心源性休克,对升压药反应不佳者,应在主动脉内球囊反搏(IABP)支持下,进行急诊冠状动脉造影;急性心肌梗死并发室间隔穿孔或乳头肌断裂,导致心源性休克或急性肺水肿,经过积极的内科治疗血流动力学仍不稳定,考虑行急诊手术治疗时,术前应在IABP辅助下行左心室及冠状动脉造影;顽固的梗死后心绞痛经过积极内科治疗不能控制者,应进行冠状动脉造影,争取血运重建治疗。

④陈旧性心肌梗死并发室壁瘤。对心肌梗死后无创性检查提示室壁瘤,临床上表现有心功能减低、严重心律失常或心绞痛时,应进行左心室及冠状动脉造影,明确瘤体部位,大小及心脏功能。

⑤主动脉-冠状动脉旁路移植术后和PCI后心绞痛复发,药物治疗不能控制,考虑需要进一步行血运重建治疗者。

(3)用于非冠心病心脏手术前

①瓣膜病患者:年龄在50岁以上或主动脉瓣病变合并有心绞痛者,在人工瓣膜置换术前应进行冠状动脉造影,以除外合并存在的冠状动脉狭窄病变。

②梗阻性肥厚型心肌病:对中年以上有胸痛

症状者,术前应行冠状动脉造影。

（4）用于评价目的

①预后评价:评价血管重建术后心脏功能、冠状动脉循环血流的恢复情况及侧支循环建立情况。

②临床治疗转归与随访:PCI 或 CABG 术后是否发生冠状动脉再狭窄。急性心肌梗死溶栓后冠状动脉再通情况。心脏移植术后冠状动脉血流情况。

③科研工作评价:各种新技术以及新产品的临床效果评价。

2. 禁忌证　冠状动脉造影术没有绝对禁忌证。

相对禁忌证:不能控制的严重充血性心力衰竭,严重肝、肾功能障碍,发热及感染性疾病,碘制剂过敏,急性心肌炎,凝血功能障碍,低钾血症,预后不好的心理或躯体疾病。

（二）术前准备

1. 一般准备　全面掌握患者的临床资料,了解患者胸痛程度及发作时心电图改变、超声心动图及 X 线胸片,以便初步判定冠状动脉病变的部位、程度及患者的心功能,估计手术危险性。测定血常规,做凝血三项检查,检查血清钾、钠、氯离子含量,做乙型肝炎、丙型肝炎及肝肾功能。检查双侧股动脉和足背动脉搏动情况;做碘过敏试验、青霉素皮试;双侧腹股沟备皮;训练患者深吸气、屏气和咳嗽动作;向患者解释造影过程和注意事项,解除顾虑和恐惧心理;争取患者的信任和合作。

2. 术前用药　如无明确心肌缺血证据,宜停用硝酸盐类和钙拮抗药,以免遗漏冠状动脉痉挛。不稳定型心绞痛患者服用的硝酸盐类和钙拮抗药,高血压患者服用的血管紧张素转化酶抑制药,心功能不全者服用的血管紧张素转化酶抑制药、洋地黄类及利尿药应继续服用。若存在严重心律失常,应先应用抗心律失常药物治疗,纠正心律失常后再行造影。由于患者紧张、导管刺激等因素,可造成突发冠状动脉事件,所以,镇静药物作为常规应用,可于术前半小时口服地西泮(安定)10mg或术前静注地西泮 10～20mg 或肌注异丙嗪(非那根)25mg。

造影剂过敏是很严重的并发症,虽不多见,但十分危险,故常规给予地塞米松 5～10mg 静脉注

入有益无害。

3. 导管准备

（1）动脉穿刺设备。18 号动脉穿刺针、45cm 软头导引钢丝及带外鞘管和活瓣三通的动脉扩张套管(常用 6F、7F 或 8F)。

（2）J 形长导丝。直径 0.889mm(0.035″)或 0.965mm(0.038″),尖端柔软富弹性,呈 J 形,长 145cm。若股动脉高度纤曲,则用泥鳅导丝。

（3）造影导管。包括左冠状动脉造影导管、右冠状动脉造影导管和心室造影导管。大多数患者首选用 Judkin's 冠状动脉造影导管,Judkins 导管具有特制的弯曲,并分为左和右两种冠状动脉造影导管。导管第一弯曲均呈 90°,第二弯曲在左冠状动脉造影导管为 180°,在右冠状动脉造影导管为 30°。第二弯曲距第一弯曲有 4 种不同长度,分别为 3.5cm、4cm、5cm 和 6cm,以适应升主动脉的不同宽度。一般成人用 4.0cm 导管,儿童及主动脉根部较窄者用 3.5cm 导管,升主动脉增宽者用 5.0cm 导管,主动脉瓣狭窄后扩张的升主动脉常需要用 6.0cm 导管。导管长度均为 100cm,有 5F、6F、7F 和 8F 数种规格。近年来,不少厂家生产的 5F、6F 导管具有高流量和高度旋转控制能力,对患者创伤小,软头(soft tip)造影导管更可大大减少对冠状动脉口的损伤,减少冠状动脉夹层的发生,从而进一步增加造影的安全性。

常见冠状动脉造影导管见图 16-1。

若 Judkin's 型导管不能成功到达冠状动脉口时,可改用 Amplatz 型导管,Amplatz 型冠状动脉造影导管长 100cm,有 6F、7F、8F 3 种外径,头端为 5F,左冠状动脉导管有 AL1、AL2、AL3 和 AL4 4 种型号,右冠状动脉导管有 AR1 和 AR2 2 种型号,这里的数字表示弯曲部分的大小。多用于高位左冠状动脉开口、短左主干需要清晰显示回旋支时,及右冠状动脉起始部呈羊脚钩状向上或下垂形斜向下方者。通常选用 AR1 或 AL1,主动脉根部较宽者可用 AR2 或 AL2。当用 AR1 插入右冠状动脉不成功时,改用 AL1 有时可获成功。内乳动脉桥造影可用 Judkin's 右冠状动脉导管,大隐静脉桥造影可用 Bypass 导管或 Judkin's 右冠状动脉导管。

（4）三通加压注射系统三联三通开关板、20ml 三环注射器、输液导管及压力传感器。

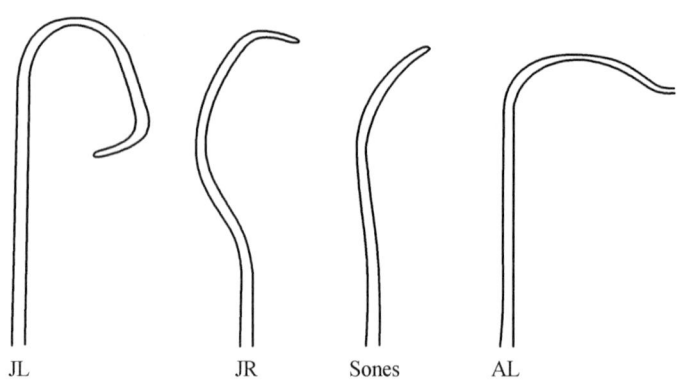

JL　　　　JR　　　Sones　　　AL

图 16-1　常见冠状动脉造影导管

4.造影剂准备

（1）离子型造影剂：76％泛影葡胺，碘含量0.37mg/ml，其渗透压约为血浆的 5 倍，可降低血浆钙离子浓度。故可导致血容量增加外周血管扩张，抑制心肌收缩力及心脏传导功能。现已很少使用，优点是价格便宜。

（2）非离子型造影剂：非离子型造影剂种类很多，如优维显、欧乃派克、碘必乐等。优维显是一种新型非离子型造影剂，在相同碘浓度下其渗透压仅为泛影葡胺的 2/5，近似等渗。不含钠离子，无钙螯合作用因而不影响血钙浓度，因此，对心脏传导功能及心肌收缩力的抑制显著减轻，较少引起心律失常，大大增加了造影的安全性。

（三）穿刺方法

1.股动脉穿刺方法　常规消毒双侧腹股沟区皮肤。患者双腿略分开并稍外旋，便于暴露股动脉穿刺区，全身铺无菌大单。术者以左手示指、中指和环指沿腹横纹中点偏内侧触查股动脉搏动。如触到股动脉后，可以左手示指在患者足侧、环指在患者头侧方向排列，当 3 个手指均触到股动脉搏动时，3 个手指尖的排列即指示了股动脉的走行方向。穿刺点选择在股横纹下 2～3cm，股动脉搏动的正下方。穿刺点过于靠近股横纹，可能使穿刺针进入动脉壁的位置越过腹股沟韧带，术后无法压迫止血，造成腹膜后血肿。穿刺点过低，则因股动脉进入收肌管，位置较深，不易成功；而且有股深动脉、股浅动脉、股外侧动脉、股内侧动脉分支，易刺中分支，导丝不易进入股动脉；另外，股静脉渐走行于股动脉下方，易造成动静脉瘘。局部浸润麻醉多用 1％利多卡因，沿股动脉走行及穿刺针走行注入 4～6mg 局麻药。局麻后，用手术刀尖端在股横纹下 2～3cm 处（股动脉搏动最强点下方），做一约 3mm 的切口，用止血钳分离皮下组织。用 10ml 一次性塑料注射器，接 18 号静脉穿刺针，针头斜面向上。经皮肤切口刺入皮下组织，针与皮肤成角 30°～45°。穿刺针刺入 3cm 后（或患者感觉局部疼痛时）可少量注入局麻药，边回抽边刺入，待感觉到针尖触及股动脉搏动后，快速刺入 2mm 左右，回抽注射器，可见有回血，左手指固定穿刺针，右手取下注射器，观察有血液呈搏动性喷出。动脉穿刺切忌刺穿动脉后壁，造成局部血肿。不要把穿刺针插到底，再退针抽回血。如术者经验不足，可在局麻充分后，用不带注射器的穿刺针刺入，一旦刺穿动脉壁，即有血液喷出，省去回抽的步骤。如果穿刺针已进入很深未刺入动脉，一定要把针全部退出到皮肤，重新调整方向直行刺入，呈扇面状逐步向内（或外）分次试探。

2.桡动脉穿刺法　多选用患者右上肢桡动脉，用托架将患者右上肢托住，与身体成 45°。消毒、铺无菌巾后，取腕横纹近端 3cm 左右为穿刺点，桡动脉表浅易触及，在其上方用 1％利多卡因做浸润麻醉，麻药不可过多，否则局部胀起不易摸清桡动脉搏动。用手术刀尖轻轻划开皮肤约 3mm，注意刀尖不可过深，以防伤及桡动脉。穿刺针与皮肤呈 30°～45°刺入，刺入桡动脉，仍要注意不要刺穿血管后壁，见到动脉血喷出后，引入导引钢丝，退出穿刺针，再补充少量麻药浸润桡动脉，减少由于疼痛诱发的桡动脉痉挛。沿导引钢丝置入 6F 桡动脉鞘。如欲做胸主动脉以下如主动脉、髂动脉、股动脉造影,最好选用左上肢动脉,因为左锁骨下动脉进入降主动脉容易,而右锁骨下动脉经无名动脉开口在主动脉弓的升主动脉侧,导管不易越过主动脉弓进入降主动脉。

3. 肱动脉穿刺法　左手示指和中指触诊肱动脉后,穿刺针以30°进针,当针进入皮下后确认穿刺针尖已对准肱动脉正中时,针尾部会有鲜红色的动脉血成线状喷出。经针腔内送入动脉穿刺导引钢丝,然后退出穿刺针,经导丝导引插入动脉鞘。该方法已很少使用。

冠状动脉造影穿刺法的对比见表16-1。

表 16-1　冠状动脉造影穿刺动脉的对比

插管部位	优　点	缺　点
股动脉	管腔大,易于插管,较少阻塞 在血管收缩和低血压时也易插管 即使在休克状态时也能准确反映主动脉压力 不损伤导管 拔管后容易压迫止血	病人活动受限 肥胖病人插管困难 肥胖病人不易压迫止血,易致血肿
桡动脉	容易摸到 侧支循环丰富 位置表浅 穿刺前能评价侧支循环状态	由于管径小,阻塞危险性高 易于损伤导管 当休克、低血压或外周血管收缩时,不能反映主动脉压
肱动脉	有外周血管疾病者常选此径路	并发症较多 部位深,止血困难 被大肌腱、神经和静脉紧紧包围

(四)冠状动脉造影的方法

1. 准备

(1)建立动脉通道:动脉鞘管可以用肝素盐水(生理盐水500ml加入2 000U肝素)冲洗,并将侧管内注入肝素盐水。穿刺针刺入动脉后,送入动脉穿刺导引钢丝(直径为0.035in,长度在30~40cm),然后退出穿刺针,经导丝导入动脉鞘。动脉鞘进入动脉后,立即经侧管注入肝素2 000U。动脉鞘管从5~8F不等,目前多使用6F动脉鞘管(鞘管体外端有止血活瓣)。如果股动脉、髂动脉扭曲严重,应使用145cm超滑导丝逐渐抵达腹主动脉,再插入30cm的长动脉鞘,越过并矫直扭曲的股髂动脉,以利于送入导管。

(2)准备三通加压注射系统:将注射器、三通开关和压力传感器、加压盐水、造影剂接成一个密闭的系统。

(3)心电监测:患者进入导管室后,进行多导联心电监护。

2. 冠状动脉造影的导管操作技巧　冠状动脉造影时,是否先做左心室造影,可根据病情及术者的习惯而定,一般而言,宜先进行左心室造影,可增加造影的安全性。因为:①猪尾导管因其特殊的构型,容易通过相对扭曲的动脉,也不易进入大动脉夹层,故先用猪尾导管由股动脉至升主动脉,起到探路作用并且相对安全;②经猪尾导管测量左心室舒张末压,了解左心室运动情况,估价心功能;③通过观察左心室节段性运动异常,分析可能的病变血管。

但对某些急诊冠状动脉造影,如急性心肌梗死溶栓治疗前,应先进行梗死相关侧的冠状动脉造影。

(1)经股动脉途径:经股动脉途经主要应用Judkins法。

①导管选择:术前应根据患者年龄、主动脉宽度及有无高血压或主动脉瓣病变等选择适当的冠状动脉造影导管。用Judkins法进行冠状动脉造影时,还需用猪尾型导管进行左心室造影。

②右冠状动脉造影:以直径0.088 9cm(0.035in)、长145cm的J形导丝穿入JR。经股动脉鞘管进入股动脉后,将J形导丝前端突出导管外

3～5cm,在X线透视下推动导管床观察导丝及导管前端走向。如导管推进有阻力,要透视观察导管走行是否正确,血管是否重度扭曲。如血管扭曲,要固定导管推送导丝,动作尽量轻柔,防止损伤血管或强力牵拉血管,造成血管牵张反射,血压下降。如导丝走向大致正确,导管走行不很扭曲,而导丝不易前行,最好保留导管,撤出导丝,注入造影剂观察是否进入动脉夹层或是否近端动脉有狭窄。如已进入动脉夹层,要小心回撤导管,找到真腔后再进导丝。如果造影发现动脉狭窄,可将导管口对准狭窄部位,换用0.081 3～0.045 7cm(0.032～0.018in)的直头导丝小心地试行通过,直至导丝达到主动脉后,再将导管顺导丝推进。导引导丝越过主动脉弓达升主动脉后,固定导丝体外端,沿导丝推送造影导管至升主动脉根部,抽出导丝,以注满肝素盐水的注射器连于导管尾端,回抽导管内气泡,见到回血后再将肝素盐水注入2ml左右充满导管,防止导管内血栓形成。再将导管尾端连接于三联三通上,观察主动脉内压力及波形。

将导管尖端送至主动脉瓣上方2～4cm处,此时导管尖端指向后(左)方。右冠状动脉开口于右冠状窦内稍上方,术者将左手环指压住动脉鞘侧管根部,防止动脉鞘脱出,左手拇指、示指轻捏住导管起固定作用,右手拇指、示指捏住导管体外部的尾端,将动脉鞘外的导管拉直,边回撤导管边旋转导管,注意要将回撤和旋转导管合为一个动作(即螺旋动作)。只有呈螺旋形边后撤边旋转导管,才能在运动中扭动导管,并将扭力传运至导管远端。由于导管长110cm,在体内多处扭曲转折,扭力传送有时间差,故转动速度要慢,等待导管尖的转动。继续缓慢顺钟向旋转导管尾部,管尖将向前、向右并自发向下移动2～3cm而进入右冠状窦,一旦观察到导管尖端有插入现象(导管尖端轻轻弹入右冠状动脉口)后再用力固定导管,防止导管弹出冠状动脉口(图16-2A)。若经适当旋转后不能进入冠状动脉口(见于主动脉弓高且纤曲时),可边缓慢顺钟向旋转,边向前推送导管,这将有助于进入冠状动脉口。另一种操作方法是将导管尖端直送到接近主动脉瓣处,边缓慢顺时针旋转,边后撤导管,将管尖送入右冠状动脉口(图16-2B)。立即观察动脉压力有无下降、压力波形有无方形的嵌顿波,如无变化,关闭压力测试三通开关,用连接的装造影剂的注射器轻轻回抽顺利并见少量回血,注入少量造影剂,证实导管确实插入右冠状动脉后,继续监测冠状动脉口压力,调整导管床位置,以屏幕正好包括全部右冠状动脉影像为佳。即可开始造影,每次手推造影剂4～6ml,多体位投照。右冠状动脉造影常规为2个体位;左前斜45°和右前斜30°。有时为了观察后降支和左室后支情况,加做左前斜40°加头位20°或后前位(正位)加头位20°投照。造影毕,将右冠状动脉造影导管经股动脉鞘管拔出。

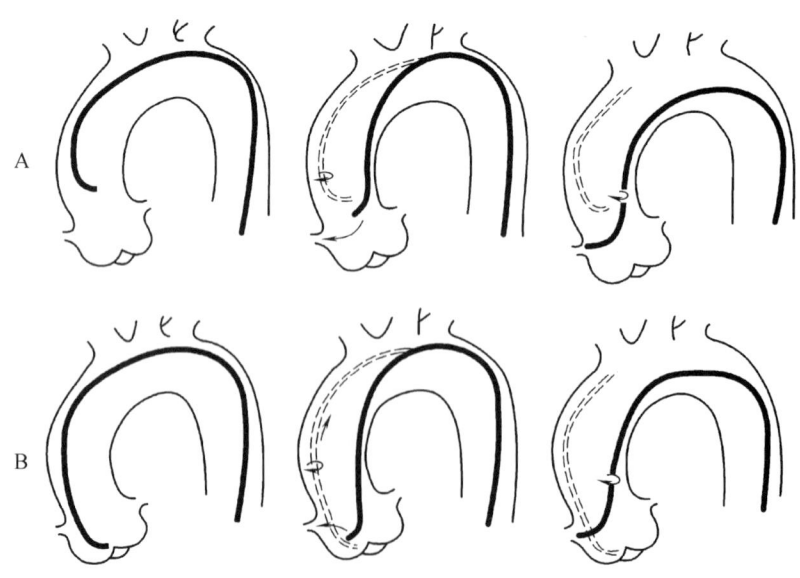

图16-2　右冠状动脉造影示意图

右冠状动脉造影导管不到位的原因及处理方法:最常见的右冠状动脉造影导管不到位的原因是JR4导管远端弧度与患者的升主动脉长度、宽度不相适应。这时可经右冠状动脉造影导管在主动脉窦部用力注射造影剂,如右冠状动脉开口在导管尖端下方,需更换长1号导管(如JR5.0)。如右冠状动脉开口在导管尖端上方,需更换短1号导管(如JR3.5)。如果右冠状动脉开口走行向上翘,需换用Amplatz导管,如AR1、AR2或AL1。如果右冠状动脉开口于升主动脉前壁上,则要用ALI导管在升主动脉窦部从下向上螺旋形边注射造影剂边寻找右冠状动脉开口。对于怀疑右冠状动脉闭塞或右冠状动脉缺如者,可行升主动脉造影(左前斜位),证实确无右冠状动脉。对于冠状动脉左优势型者,因右冠状动脉较细小,插管也较困难。有时由于圆锥支单独开口,右冠状动脉导管插入圆锥支,造影示动脉细小,且向肺动脉方向走行,患者常诉胸痛,造影剂不排空,要立即撤除导管,重新在其下方寻找右冠状动脉开口,不要误诊为右冠状动脉闭塞。

③左冠状动脉造影:以直径0.088 9cm(0.035in)、长145cm J形导丝穿入JL4导管中,在透视及引导钢丝指引下,推送导管前进,经股动脉、髂动脉上行至主动脉弓,应注意引导钢丝尖端必须在导管尖端之外先行。在将近主动脉弓时,可将J形导丝外端与导管前端开口距离缩短至3cm左右,以利于导管沿主动脉弓转向升主动脉,反之易进入左颈总(左锁骨下)动脉。J形导丝越过主动脉弓3～4cm后即可固定导丝不再前进,只推动导管前行。左冠状动脉造影导管前端继续前行,失去导丝的支持就会依其原始形态的弹力

反折,自然弹向左冠状动脉开口。左冠状动脉插管相对容易,只要导管弧度适合升主动脉宽度和长度,一般均自然到位。如果过早地拔出导丝,使导管过早反折,则导管不能钩住左冠状动脉开口;如导丝直达升主动脉根部,导丝不后退,导管不能反折,亦不能钩住左冠状动脉开口。导管插入过深,导管反折弹在左冠状动脉开口下方,再向上撤导管时,不能容易地找到左冠状动脉开口。拔除引导钢丝,用注射器充分抽吸导管,将抽吸出的血液弃去。以肝素盐水冲洗后,将导管连接到三联三通及注射器上,与压力换能器、造影剂瓶及肝素盐水瓶相通,构成密闭系统。将导管充满造影剂,透视下缓慢推送导管前进,使导管第一弯曲沿升主动脉后壁,第二弯曲沿主动脉前壁下行,送至主动脉根部时,若导管大小适宜,其尖端会自行进入左冠状动脉口(图16-3)。若未能进入,可将导管后撤,重新插入,边推送、边轻轻顺钟向转动导管寻找冠状动脉开口。当导管进入开口后,若压力曲线无衰减,可试验性注射造影剂1～2ml,以检查导管的位置,校正导管尖端的方向,使之指向血流而不是抵住动脉壁,选择合适的投照体位,令患者深吸气后憋住气,在2～3s内快速手推注射造影剂,每次6～8ml,进行连续摄影,投照结束后令患者咳嗽2、3声,以促进造影剂自冠状循环排出,缩短造影剂所致血压下降和心动过缓的时间。第一次造影后,若发现导管过深或过浅应适当调整,两次注药之间应有足够的时间间隔,待心律、血压及心电图基本恢复后再开始另一次造影剂注射。造影间歇期间,只要压力无衰减导管不必回撤。造影结束后,可将左冠状动脉造影导管直接拔出。

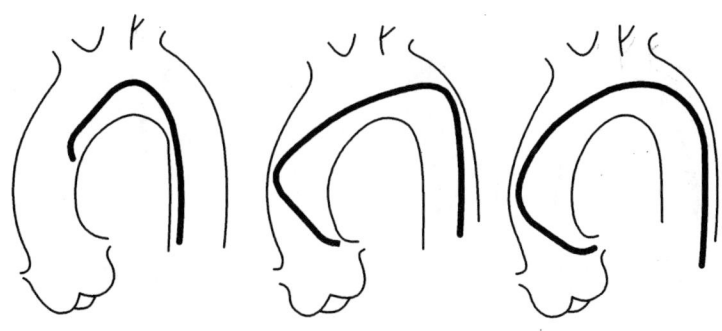

图16-3 左冠状动脉造影示意图

左冠状动脉造影常规体位:右前斜位30°加足位20°~25°;右前斜位30°加头位20°~25°;后前位(正位)加头位20°~25°;后前位加足位20°~25°;左前斜位45°加足位20°~25°;左前斜位45°加头位20°~25°;左侧位。各种体位所观察到的冠状动脉影像及所显示最清楚的动脉部位详见后面章节。

左冠状动脉造影时,导管容易过深地插入前降支,造成超选造影,易误诊为回旋支缺如或闭塞,所以,一定要稍用力注射造影剂,使回旋支显影。发现导管插入过深,要稍回撤导管至左主干开口。左主干有狭窄的左冠状动脉造影,操作要轻柔,造影剂不易过多,一般造影2个体位即可,不必过多地操作,以免造成患者冠状动脉损伤或心跳骤停。有主动脉瓣狭窄和关闭不全者,血流冲击力大,导管在升主动脉上下跳动,导管尖端易损伤左主干开口。

(2)经桡(肱)动脉途径:Sones法经桡(肱)动脉行冠状动脉造影使用的导管为Sones型导管,这种导管可以兼做左、右冠状动脉造影及左心室造影。采用肱动脉穿刺方法插入带止血活瓣的鞘管,再经鞘管送入Sones型导管。在X线透视下,推送导管至升主动脉根部。经肱动脉Sones法送入导管途中一般情况下有两处导管难以通过:其一为肱动脉汇入锁骨下动脉处,此时可扭转

导引钢丝,先使导引钢丝J形头通过此处,然后再拉紧钢丝诱导导管通过。该方法仍难以奏效时,可采用将右肘部向头部上抬,使肩关节呈90°~120°时,再试行送导引钢丝或导管,多可顺利通过。另一处为锁骨下动脉汇入无名动脉再汇入主动脉弓部,此时可令患者深吸气,憋气后再将导引钢丝撤回至无名动脉根部,然后将导丝J形软头顶端笋向右侧滑升主动脉根部固定钢丝,推送导管多可顺利到达冠状窦部。于左前斜位将导管尖端送至左冠状窦,并抵住主动脉瓣,使导管尖端形成一弧形,弧圈坐于右冠状窦,保持管尖弯曲状态,上下移动管尖并反复前进和后撤导管使管尖进入左冠状动脉开口(图16-4A),注射少量造影剂,确定管尖的位置既适当而且稳定,经导管测定的主动脉内压力无衰减后,快速手推造影剂,每次5~8ml,进行左冠状动脉造影,多体位投照。投照满意完成后,在左前斜位下将导管尖端从左冠状动脉开口移至左冠状窦内,使管尖仍保持小弧形状,顺钟向旋转导管体部,同时缓慢后撤导管,向前移动管尖使之进入右冠状窦,进而插入右冠状动脉开口,令患者深吸气可有助于操作(图16-4B)。确定导管尖端位置适宜,压力无衰减后,手推造影剂每次5~6ml,多体位投照进行右冠状动脉造影。此后将导管尖撤至冠状窦上方,形成一长弧,然后在顺钟向旋转动作下缓慢后撤导管,使

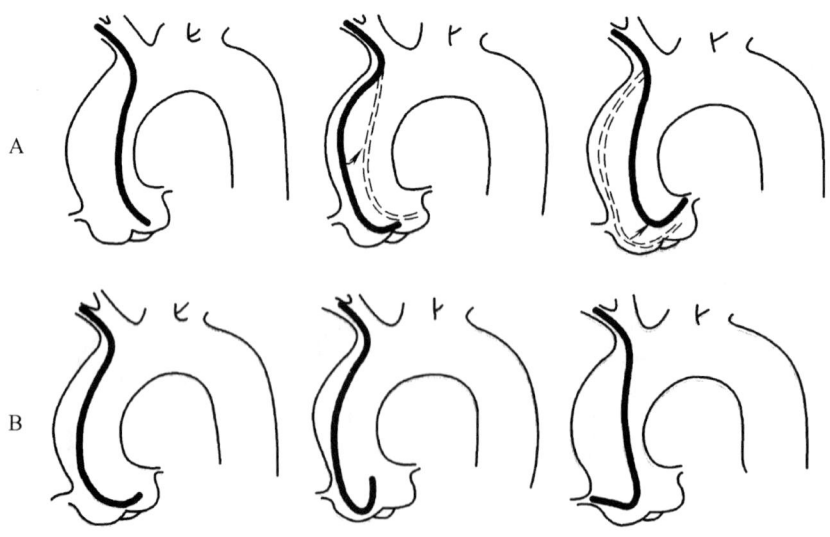

图16-4　应用Sones导管行冠状动脉造影示意图

导管尖端跨过主动脉瓣进入左心室，调整导管位置，使管尖位于流入道部位，于右前斜位 30°，用高压注射器以 10～15ml/s 的速率注射造影剂 30～45ml，进行左心室造影。造影毕，在压力监测下后撤导管，测量记录左心室-升主动脉连续压后，伤口加压包扎。

目前经桡动脉途径造影多采用 JFL、JFR 造影导管。经桡（肱）动脉行冠状动脉造影时，注意外展上肢，减小肱动脉与锁骨下动脉夹角，以便于导丝及导管通过。如需更换导管，最好在前一根导管未撤到锁骨下动脉之前使用长交换导丝更换导管，减少对锁骨下动脉的损伤。

Sones 法和 Judkins 法比较两种造影方法各有优缺点。Sones 法经（桡）肱动脉，插管技术相对较难，左冠状动脉插管成功率一般较低，但应用一根导管即可完成全部检查，对操作熟练者甚为方便，加之术后卧床时间短，便于在门诊进行造影检查。Sones 导管寻找冠状动脉开口不如 Judkins 导管方便，故应用较少。应用 Judkins 法做一次检查需更换 3 根导管，并发周围动脉栓塞稍多，术后需卧床 24h。但由于经股动脉穿刺插入，技术较易掌握，成功率高，因此便于推广应用。但对双侧髂或股动脉明显硬化狭窄者，Judkins 法难以进行，必须采用 Sones 法。

（3）其他导管的一些操作：Amplatz 导管，Amplatz 导管不作为一线首选导管使用，只在某些冠状动脉开口变异的情况下使用。在右冠状动脉开口上翘时选用 AR-Ⅰ 或 AR-Ⅱ 有时也用 AL-Ⅰ。AR-Ⅰ 和 AR-Ⅱ 导管在升主动脉内可随意转动或定位，但有时对升主动脉过宽者，由于导管弯头过小，接触不到动脉壁，也就不能插入右冠状动脉开口。AL-Ⅰ 可用作右或左冠状动脉造影，但如果右冠状动脉开口较低，容易插入右冠状动脉内较深，操作时宜小心。用 AL-Ⅰ 导管行左冠状动脉造影时，先将导管尖转向左冠状动脉方向，然后将导管送到主动脉窦部，再将导丝沿导管向前推送，导丝沿升主动脉壁上行 3～5cm，固定导丝，再沿导丝推送 AL-Ⅰ 导管，此时导管沿导丝滑行，导管尖"抬头"时，再抽出导丝，慢慢上提导管，边提导管边注入造影剂，观察左冠状动脉开口位置，适当旋转调整导管尖端指向，可插入左冠状动脉开口。由于左冠状动脉开口位置较右冠状动脉开

口高一些，有些人升主动脉较宽，就要选用 AL-Ⅱ 型导管。由于 AL-Ⅱ 型导管弧度一般均宽于升主动脉宽度，故应避免将 AL-Ⅱ 导管在升主动脉段旋转，否则会使导管打折。最好在主动脉弓部旋转好导管尖方向，再送至升主动脉根部，靠主动脉窦壁或导丝将导管尖"抬头"，然后上提导管，可插入左冠状动脉开口。但 AL-Ⅱ 导管容易进入左回旋支，操作要小心。Amplatz 导管在撤离冠状动脉开口时要注意操作导管的手法和方向，与其他导管略有不同，应先前送导管，待导管离开冠状动脉口时再回撤导管。

（4）选择性旁路移植血管造影：Judkins 和 Amplatz 右冠状动脉导管、多用途导管及 Sones 导管均可成功地用于选择性旁路移植血管造影。主动脉-冠状动脉旁路移植血管造影主动脉-冠状动脉旁路移植血管的近端（主动脉侧）吻合口，一般在主动脉前外侧壁右冠状动脉开口上方 2～3cm 处。通常右冠状动脉旁路移植血管的主动脉端吻合口位置最低，前降支旁路移植血管在右冠状动脉旁路移植血管吻合口及自身右冠状动脉开口的左上方，回旋支旁路移植血管则在前降支旁路移植血管吻合口的左上方。另外，有 2 种特殊导管专门适于旁路血管的嵌入。Judkins 右旁路导管适于右冠状动脉旁路移植血管的造影，其操作方法与右冠状动脉造影基本相同，Judkins 左旁路导管适于前降支及回旋支旁路移植血管的造影，可在左前斜位或右前斜位下，在顺钟向旋转导管的过程中推进和后撤导管，寻找移植血管开口。一般在外科手术中常在主动脉吻合口处安放金属夹或金属环，以利于造影复查。

（5）冠状动脉造影的投照体位：冠状动脉造影是位于心脏外膜的立体分布的冠状动脉在不同平面的投影。造影时投照体位必须个体化多体位投照，要求能清晰显示冠状动脉主支和分支的全貌及其开口。术者应熟练掌握不同投照体位和角度与所示冠状动脉血管节段的关系以及每一支冠状动脉的最佳投照体位。术者还应熟记不同投照体位间的垂直关系，以便发现偏心性病变。还应清楚投照体位与呼吸的关系。总之，必须在术中选择最佳体位，用最少的投照次数得到最满意的造影结果。

对于左冠状动脉造影，采用右前斜位及后前

位,导管尖端位于荧屏左上角;左前斜位时,导管尖端位于荧屏中央,上 1/3 与下 2/3 交界处。而对于右冠状动脉造影,导管尖端均在荧屏左侧偏上;左前斜位时,要注意将肺与心影交界置于荧屏左侧;右前斜位时,要注意恰好暴露荧屏右侧的左室心尖为宜。由于某些体位时受膈肌的影响,最好在造影前,先嘱受检者深吸气,使膈肌下移,移出荧屏下方外,再开始正式造影记录。

现代的 X 线心血管造影机可在三个轴向转动,尚可完成不同程度的头侧或足侧成角投照。所谓头侧成角投照(cranial angulation)即影像增强器偏向患者头侧,X 线从患者背后射进,向头侧偏斜。足侧成角投照(caudal angulation)即影像增强器偏向患者足侧,X 线从患者背后射进,向足侧偏斜。

①常规投照体位:增强器沿身体横轴移动时,位于患者上方称前后位(AP),位于右前方称右前斜位(RAO),位于左前方称左前斜位(LAO),位于左侧称左侧位(LL)。左前斜位(LAO,45°～60°)可清楚显示右冠状动脉及各分支,左冠状动脉前降支中、远段及对角支,但左主干投影缩短,回旋支与其分支重叠。左侧位(LL)可清楚显示前降支及其分支(间隔支及对角支)。右前斜位(RAO,15°～45°)为左、右冠状动脉常规投照体位,最适于观察回旋支及其分支,右冠状动脉及后降支,但在该位置上前降支与对角支常重叠,右冠状动脉的左心室后侧支常有重叠。

②成角投照:左前斜位头侧成角(10°～30°)投照,最适合观察左冠状动脉主干、前降支近端、回旋支起始部及近端、对角支起始部以及右冠状动脉远端(可将后降支与左心室后侧支分开)。左前斜位足侧成角(10°～25°)投照,对横位心者,左冠状动脉呈螺旋状向上分支,最适于观察左冠状动脉主干、回旋支起始部及前降支近段。右前斜位头侧成角(15°～25°)投照,可将前降支与对角支较好分开。右前斜位足侧成角(15°～250°)投照,最适于观察左冠状动脉主干,并可将左冠状动脉各分支均较好地分开。

冠状动脉造影常用投照体位见表 16-2。

表 16-2　冠状动脉造影常用投照体位

投照角度	观察血管节段
右前斜 30°	左主干,前降支中远段,对角支,左冠向右冠侧支循环
右前斜 30°+头位 30°(右肩位)	前降支+对角支左
右前斜 30°+足位 30°(肝位)	左主干+前降支近段、左旋支全长+钝缘支,中间支冠状
左前斜 50°+头位 30°(左肩位)	前降支/回旋支分叉及对角支开口处动脉
左前斜 50°+足位 30°(蜘蛛位)	左主干末端+前降支/左旋支分叉处+左旋支+钝缘支
左侧位 90°	前降支中段+远段,到前降支的冠状动脉桥
前后位或右前斜 5°～10°+头位 30°	主干,前降支全长和对角支,前间隔支
左前斜 50°～60°	右冠全长
右前斜 30°	右冠中段+右冠向左冠侧支循环+后降支,后侧支状动脉
左侧位 90°	右冠中段+后降支,后侧支动脉
左前斜 50°+头位 30°	右冠近端+中段+后降支/后侧支分叉处

(6)造影过程中的注意事项:插入导管过程中需要轻柔操作,避免导管尖损伤动脉内膜。在导管插入冠状动脉口的过程中,必须经导管持续监测主动脉内压力,避免导管嵌顿冠状动脉口。反复操作不成功时及时更换导管,在极个别情况下,各种导管嵌入左冠状动脉均不成功时,可根据血管开口变异情况,对 Judkins 导管尖端重新塑形。每次注入造影前都要回抽,以防将血栓或气体注入冠状动脉内。只有注入造影剂的一瞬间是关闭压力监测,其余时间都要开放压力监测,以随时了解冠状动脉口的压力。造影剂注入时间:注射造影剂时,冠状动脉血流暂被造影剂替代,多数情况下,注入 2 个心跳周期的造影剂即可,避免因心肌缺血导致心律失常。一般要求冠状动脉近端、远端完全充盈显影后再停止注射,此时需要继续踩住脚闸拍摄电影,以便观察造影剂的排空及病变

血管远端的侧支供应情况,直至冠状动脉内造影剂排空,或至冠状静脉窦显影为止。行冠状动脉造影时,要注意冠状动脉病变,兼看血压和心电监测,注意患者的生命体征。一个体位造影结束后,嘱患者大声咳嗽,以提高胸腔压力,提高冠状动脉灌注压,加快造影剂排出。造影剂推注速度和注射剂量:推注时将注射器尾端抬起,防止将气泡注入冠状动脉内。左冠状动脉造影每次推注6～10ml,右冠状动脉造影每次推注4～8ml,以每秒2～4ml速度注入。造影剂总量一般不超过4ml/kg。年迈体弱者和肝肾功能不良者尽量控制用量。

(7)术中用药及处理:若患者出现心绞痛症状,可给硝酸甘油0.6mg或异山梨酯(消心痛)1.0mg或硝苯地平(心痛定)10mg舌下含服,或冠状动脉内推注200～300μg硝酸甘油。不稳定型心绞痛、急性心肌梗死行急诊冠状动脉造影时,亦可静脉滴注硝酸甘油10～20μg/min,以减少或缓解冠状动脉痉挛。如有心律失常,如室性心动过速、频发室性期前收缩,应用药物控制(如应用利多卡因静滴);如有窦性心动过缓,应静脉用阿托品0.5～2mg,使心率提升至60/min以上(前列腺肥大者阿托品剂量可偏小);如有二度以上房室传导阻滞,应安置临时起搏后再开始造影。

(8)术后处理:术后应卧床24h,在股动脉穿刺处用沙袋压迫6h,定期观察局部有无渗血及足背动脉搏动,严密监测心率、血压及心电图变化,鼓励患者饮水,以尽快排出造影剂。对有心脏瓣膜病、先心病、糖尿病及近期有感染史者可酌情用抗生素。

(五)冠状动脉造影正常的概念及影像差异

冠状动脉造影正常指在多个必要的或常用的投照角度上清楚地暴露了全部冠状动脉主干、主要分支和分叉部位,显示左右冠状动脉及其分支没有缺如,管径从其开口至其末端逐渐变细,管壁光滑而柔软,无狭窄等,血流TIMIⅢ级。

1. **正常冠状动脉的X线投影**　正常冠状动脉在左前斜位及右前斜位的投影见图16-5。

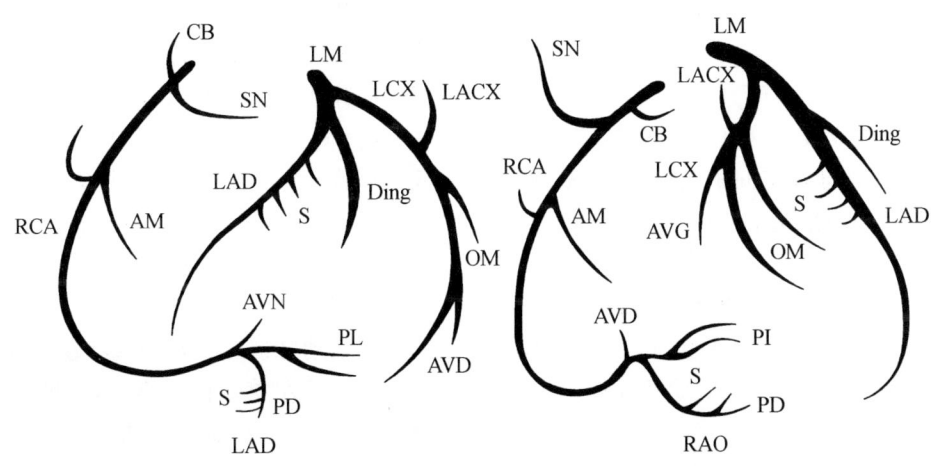

图16-5　正常冠状动脉在左前斜位及右前斜位的投影

注:LM.左冠状动脉主干;LAD.前降支;Diag.对角支;S.间隔支;LCX.左回旋支;OM钝缘支;LACX.左心房回旋支;AVG.房室沟支;RCA.右冠状动脉;CB.圆锥支;SN.窦房结支;AM.锐缘支;PD.后降支;PL.左心室后侧支;AVN.房室结支

正常冠状动脉的X线影像表现(图16-6)。

(1)左冠状动脉。①左冠状动脉主干(左主干):开口于升主动脉左冠状窦中上部,一般长2～3cm,个别极短,甚或由一开口而直接分为前降支和左回旋支。有时对角支从前降支及回旋支之间由左主干直接发出,称为中间动脉。前降支为左主干的延续,沿前室间沟下行抵达心尖部,有时并绕过心尖而终止于后室间沟。前降支为供应前壁心肌的重要血管。②室间隔支:从前降支垂直发出,为5～10支,供应室间隔前2/3心肌的血液,第一间隔支较粗且重要。对角支从前降支斜行发出,一般1～3支,供应左心室前侧壁心肌。③左回旋支:自左主干发出,与前降支几乎呈直角,沿左房室沟绕向心脏后方,发出边缘支供应左室侧

LAO+CRANIAL　　　　　　　RAO

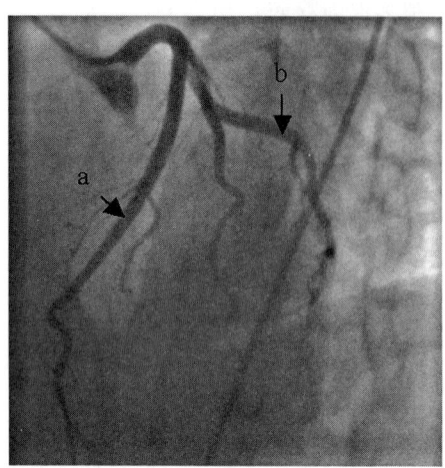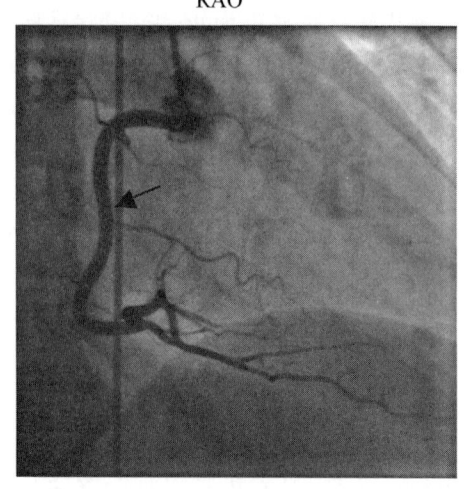

图16-6 正常冠状动脉影像

注:a.前降支;b.回旋支

壁及部分下、后壁心肌。④钝缘支:为由左回旋支发出的边缘支中走行于心脏左缘的最粗大的一支。⑤左房回旋支:由左回旋支近端发出,供应左心房心肌,约40%窦房结动脉由此发出。⑥房室沟支:为回旋支的延续,走行于左房室沟。

(2)右冠状动脉开口于升主动脉右冠状窦中部,个别开口较低或较高。其主干沿左房室沟向后绕行,在房室沟与后室间隔交接处呈U形转折,并延伸至后间隔抵达心尖部,与前降支吻合。其分支如下:①圆锥支:为右冠状动脉的第一个分支,向前行供应右心室流出道及肺动脉圆锥部心肌。有时圆锥支在右冠状窦单独开口,造影时需要注意。②窦房结支:由右冠状动脉近端发出,向上行至上腔静脉入口处附近,供应窦房结血液。③右室支:供应右室壁心肌,通常仅1支走行于心脏右缘,较粗大,称为锐缘支。少数可有2或3支锐缘支。④房室结支:在右冠状动脉远端U形转折之顶部发出,供应房室结血液。⑤后降支:走行于后室间隔并发出间隔支,供应左心室膈面心肌及室间隔后1/3的血液。在少数左优势型分布者,后降支由左回旋支发出。⑥左心室后侧支:走行于左心室后侧壁(在左优势型者该分支由左回旋支发出)。在右房室沟内走行的右冠状动脉与左房室沟内走行的左回旋支位于一环状平面上;而在前室间沟内走行的前降支与在后室间沟内走行的后降支则在另一平面上。

(3)冠状动脉造影正常并不表明冠状动脉在病理解剖意义上也完全正常。因为,冠状动脉粥样硬化从青少年时就已经开始了。

冠状动脉造影正常的冠状动脉在动态影像上其血管硬度因人而异;冠状动脉内超声检查发现,冠状动脉造影正常的冠状动脉可有明显的内膜增厚和内膜中脂质沉积;尸检发现冠状动脉造影正常的冠状动脉约75%存在动脉粥样硬化病变。

因此,符合冠状动脉造影正常但有冠状动脉痉挛或管壁轻度钙化或血管纤曲的冠状动脉也划入正常冠状动脉范畴。

冠状动脉造影正常的冠状动脉其影像表现略有不同。①左主干长短不一,一般为1~3cm,个别人无左主干,左前降支和左回旋支分别开口于左冠状动脉窦。②相同名称的冠状动脉其管径相差很大,如左前降支近段管径细小的可为2.5mm,粗大的可为4.5mm。通常女性细小,男性粗大。③主要分支血管如对角支、钝缘支和锐缘支的长短及管径也有很大差异。④上述的主要分支血管的数目也不相同,可由一支至数支不等,部分人还会在左前降支和左回旋支分叉处发出一粗大的中间支。这就使得某一分支血管如在其开口处发生闭塞,很可能被误判为该分支血管不存在。

(4)冠状动脉分布的优势。左或右冠状动脉供应左心室血流的比例不同,取决于左回旋支或右冠状动脉远端分支的数量和大小,即所谓冠状动脉优势。若后降支和左心室后侧支来源于右冠状动脉则称为右优势型,此时,左心室后下壁由右冠状动脉供血,左回旋支较小,房室沟支可缺如。若后降支和左心室后侧支来源于左回旋支则称为左优势型,此时左心室后-下壁由左回旋支供血,右冠状动脉很小,仅发出分支供应右心室。在此两型之间可有各种程度不同的变异,如左回旋支与右冠状动脉供应左心室后广下壁心肌大致相等即为均衡型。

在欧美人群中大约80%为右优势型,10%为左优势型,10%为均衡型。中国人右优势型的比例较欧美人群为高。

(六)冠状动脉病变的判断方法

冠状动脉病变的分析和评价是选择治疗方法和判断预后的主要依据,必须对每一支、每一分支和每一血管段进行分析和评价。

1. 狭窄定量 冠状动脉狭窄的判断主要有以下3种方法:①目测直径法;②计算机密度测定法;③冠状动脉内超声面积测定法。目测直径法作为一种快捷而易于掌握的狭窄判断方法被广泛接受和使用。国际通用直径法,血管狭窄程度=(狭窄段近心端正常血管直径-狭窄处直径)/狭窄段近心端正常血管直径×100%;若为血管开口处狭窄,则血管狭窄程度:(狭窄段远心端正常血管直径-狭窄处直径)/狭窄段远心端正常血管直径×100%。狭窄段直径减少1/2称50%狭窄,完全闭塞为100%狭窄。血管直径狭窄50%相当于血管面积减少75%,直径狭窄70%相当于面积减少90%,直径狭窄90%相当于面积减少99%。偏心性狭窄的病变,因此至少要采用两个相互垂直的投照体位,以几个体位的平均值表示狭窄程度。弥补目测直径法的人为差异,目前先进的心血管造影机均配有冠状动脉狭窄程度分析软件,它可以同时准确地提供狭窄程度、狭窄长度和狭窄段血管的正常管径等信息。冠状动脉内超声面积测定法是判断冠状动脉狭窄程度最准确的方法。

2. 病变定位 通常将冠状动脉分为1个主干和3个主支,即左冠状动脉主干、前降支、回旋支和右冠状动脉。若见左冠状动脉主干造影异常,则称左主干病变;若3个主支单独存在病变,则称单支病变;若3个主支混合存在病变,则称双支病变或3支病变。对角支及钝缘支等分支病变归在主支定位,例如前降支及对角支均有狭窄,一般仍称单支病变。

3. 狭窄意义 一般认为,狭窄<50%为轻微病变,不引起缺血症状,除非并发冠状动脉痉挛或血栓形成。90%~99%为重度狭窄:不仅可导致严重缺血,还可引起该血管供血区心肌功能不全。目前仅对≥70%的狭窄进行血管成形术,<70%的狭窄可用药物治疗。

4. 病变特征 病变特征分析内容包括部位(血管近段、中段、远段或分叉处)、长度和狭窄程度,向心性或偏心性狭窄,是否累及大分支,边缘规则与否,成角病变的度数,病变近端血管弯曲情况,钙化、溃疡、血栓和栓塞,侧支循环,扩张性病变、肌桥及冠状动脉痉挛。

狭窄的形态特征:冠状动脉狭窄是冠状动脉粥样硬化引起冠状动脉病理改变中最常见和最具特征性的表现。在冠状动脉造影的影像上所反映的形态特征主要有:①向心性狭窄。狭窄部位的冠状动脉粥样硬化斑块以冠状动脉管腔中心线为中心均匀地向内缩窄,造影显示,在不同的投照角度其狭窄程度均相同通常称向心性狭窄(图16-7)。②偏心性狭窄。指狭窄部位的冠状动脉粥样硬化斑块向冠状动脉管腔中心线不均匀缩窄或从中心线一侧造成缩窄,冠状动脉造影显示同一狭窄病变在不同的投照角度显示的狭窄程度不同(图16-7)。③局限性狭窄。长度<10mm的狭窄称局限性狭窄。④管状狭窄。长度介于10~20mm间的狭窄称管状狭窄。⑤弥漫性狭窄。长度>20mm的狭窄称弥漫性狭窄。⑥管腔不规则。指管腔狭窄程度<25%的弥漫性狭窄,造影显示长段冠状动脉管壁不规则或不光滑。⑦管腔闭塞。冠状动脉造影显示冠状动脉在某处突然截断,远段无造影剂充盈。

1988年,ACC/AHA PTCA专家组将狭窄病变特征分为A、B、C 3型(表16-3),作为PTCA适应证的选择指南。随着PTCA医师操作技术的成熟、PTCA器械的不断改进、金属支架的大量应用和旋磨技术及Cutting balloon的使用等,PTCA的成功率在此基础上又有了明显提高,已超过了90%。

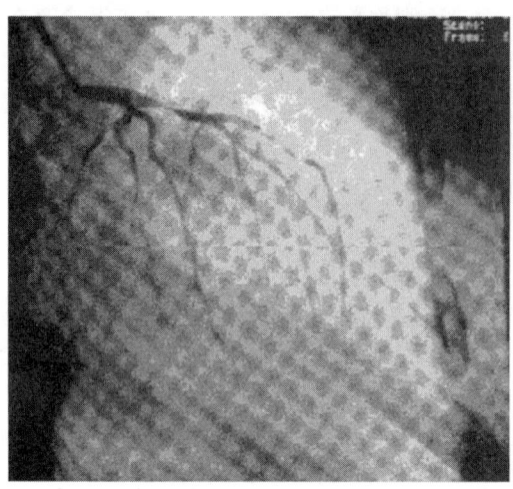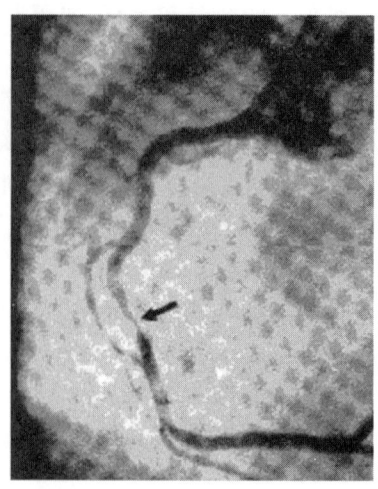

图 16-7　前降支近段向心性狭窄，右冠状动脉中段偏心性狭窄

表 16-3　冠状动脉造影血管病变特征

血管病变特征	A 型病变	B 型病变	C 型病变
	成功率＞85％低危险性	成功率 60％～85％中等危险性	成功率＜60％高危险性
病变范围	局限（＜10mm）	管状病变 10～20mm	弥漫病变＞20mm
病变性质	中央型	偏心性	偏心或钙化斑块
PTCA 导管插入	容易	可，近端血管中度弯曲	难，近端血管极度弯曲
病变血管段弯曲	＜45	＜90°段弯曲率＞45	＞90
病变血管外形轮廓	光滑	不规则	完全阻塞
钙化程度	无或轻度	中度	重度
血管闭塞	不完全	完全阻塞＜3 个月	完全阻塞＞3 个月
病变部位	远离开口分叉处	位于开口分叉处	位于开口分叉处
分支血管病变	无	有，但可以保护	有，但无保护
血栓	无	有	有，血管和桥纤维化

（七）左心室造影

左心室造影是冠状动脉造影术的一个组成部分，目的在于了解左心室解剖和功能，包括心室腔大小、室壁整体和节段运动功能、室壁心肌厚度、附壁血栓、瓣膜反流情况等。

1. **左心室造影导管**　猪尾型导管尖端逐渐变细，最尖端自行卷曲成猪尾状环，在近端 5cm 内有 4～12 个非对称排列的侧孔。猪尾型导管可更安全地通过心脏瓣膜并注射造影剂，减少室性心律失常、导管打圈、造影剂射入心肌及心肌穿孔等并发症。

2. **左心室造影方法**　通过鞘管或引导钢丝插入猪尾型导管至主动脉弓，拔除引导钢丝，将猪尾导管送至升主动脉，再将导管送至主动脉瓣上，轻轻持续加压推进，使导管尖端在主动脉瓣上形成一个 2～3cm 的大环，然后边回撤导管，边缓慢顺时针向旋转导管尾端，导管可在收缩期主动脉瓣开放时突然进入左心室。若如此反复几次不能进入左心室，可插入一直头引导钢丝辅助导管通过主动脉瓣。软头前进入左心室，再送入导管，撤出钢丝。导管尖端通常置于左心室流入道，导管进入左心室后置于一合适部位，在该处导管较稳定，运动幅度不大，不抵触心室壁，无室性心律失常（通常以左心室流入道为宜），试验性注射造影剂 2～3ml，观察导管位置，满意后，记录左心室压力后即可连接高压注射器，注射造影剂 30～45ml，进行左心室造影。左心室造影通常取右前斜 30°，双向摄影时加左前斜 60°。造影剂注入量根据体重(平均 0.5ml/kg 左右)和心脏大小而定。心腔明显增大者,造影剂注入量酌增。造影完毕后,再次测量左心室压力,缓慢后撤导管,同时记录左心室-升主动脉连续压,观察有无压力阶差。全部造影完毕,撤出导管,拔去动脉鞘管,压迫止血 15~20min,无出血时加压包扎。

3. **左心室容量的定量评价**　通过观察室壁运动估计左心室整体和节段运动功能,定量测定左心室容量并进而推算左心室射血分数(EF)已成为评价左心室功能的标准方法。目前应用最广泛的测量左心室容量的方法是 Dodge 的面积-长轴法。该法假定左心室是一椭圆体,其径线可在垂直平面上(正、侧位或 RAO30°、LAO60°)的造影片中测量。由计算机分析软件,分别计算出一个心动周期中舒张末期容量(EDV)收缩末期容量(ESV),并推算出左心室射血分数(EF)。EF=(EDV-ESV)/EDV×100%。

(八)并发症及处理

冠心病及非冠心病患者进行冠状动脉造影和左室造影术是一种有创性诊断技术,有一定潜在的危险性,可发生严重并发症甚至死亡。并发症的发生取决于多种因素,包括设备、器械的质量和充足的程度;术者技术、经验,术者的配合程度;冠状动脉病变的解剖特点(部位、性质、长度)及走行特点;左心室功能情况等。随着经验的积累及设备的改进,造影的死亡率及并发症发生率降低,安全性增加。

其并发症主要包括冠状动脉并发症和非冠状动脉并发症两大类。

1. **冠状动脉并发症及处理**

(1)急性心肌梗死及处理:冠状动脉造影引起急性心肌梗死的发生率,在 20 世纪 70 年代初 Adams 报道为 0.61%,80 年代报道在 0.07%~0.3%。

①血栓栓塞

预防措施:术前及术中保持肝素化,导管、导丝、鞘管等造影器械均应用肝素盐水冲洗。在导管及导丝进入途径中应避免血管内膜损伤,造成局部血栓形成。

治疗措施:应立即做冠状动脉造影,显示病变血管段。如果证实较大的冠状动脉内有血栓存在,应决定立即进行冠状动脉内溶栓术或急诊

PTCA 术。在溶栓前应冠状动脉内给予硝酸甘油(推注)200~300μg,或异山梨酯(消心痛)1~2mg 或钙拮抗药以除外冠状动脉痉挛。若溶栓或 PCI 失败,或左主干闭塞可以考虑紧急做冠状动脉搭桥术(CABG)。

②持续性冠状动脉痉挛:术前有静息心绞痛或 ST 段在胸痛发作时呈上移者,应给予硝酸甘油持续静脉滴注或钙拮抗药口服(必要时也可以静脉滴注)。造影导管在进入冠状动脉开口时,应及时注射少量造影剂,以判定管尖位置,防止导管进入过深或管尖顶在冠状动脉壁上,刺激冠状动脉引起严重的冠状动脉痉挛。

③空气栓塞

预防措施:导管在使用前应使用肝素盐水冲洗,使其腔内充满盐水。导管进入主动脉或撤回导引钢丝后应使用注射器回抽,使导管排尽气体,充满血液。三通加压注射系统及所有连接管道应严格排除所有气泡。

治疗措施:少量空气栓塞可以自然排出,不必行特殊处理。大量空气栓塞可造成冠状动脉大分支阻塞,可以立即将造影导管置入冠状动脉内,并使用 20~50ml 注射器经导管回抽气体并用力注射盐水(或患者血液),抽出大量含气泡的血液,推动气泡至冠状动脉远端,尽早恢复冠状动脉血流。

(2)持续心绞痛及处理

预防措施:①患者术前应控制病情趋于稳定;②导管操作应熟练准确,动作轻巧,尽量减少不必要的动作;③如果出现导管刺激引起冠状动脉口痉挛,应更换管径小的导管或软头导管。

治疗措施:①立即冠状动脉内注射硝酸甘油 100~200μg,或异山梨酯 1~2mg,重复此剂量直至冠状动脉痉挛缓解;②如果应用硝酸酯类治疗无效,可冠状动脉内给予钙拮抗药。

(3)死亡

死亡原因:因冠状动脉造影而引起死亡的发生率为 0.1% 左右。死亡率的高低在很大程度上取决于冠状动脉病变的严重程度、左心室功能状态及临床过程是否稳定,与术者的操作技巧及经验有关。

预防措施:①仔细选择患者,注意识别高危患者。尤其左主干病变患者及三支血管病变患者。②对高危患者可预防性应用主动脉内气囊反搏及

临时人工起搏器。③对怀疑左主干病变者应在冠状动脉开口处或附近注射造影剂。④在导管已进入左主干病变部位者,减少造影剂用量,并应尽量减少投照体位,尽可能缩短造影时间。⑤防止导管插入过深造成冠状动脉嵌顿。⑥对于有严重的左及右冠状动脉病变者造影剂每次用量应<8ml,以缩短冠状动脉造影时对冠状循环中断时间。⑦术前合并心功能不全、不稳定型心绞痛、高血压、严重的心律失常者应予以纠正。

(4)心律失常及处理:冠状动脉造影时心导管对心肌和冠状动脉的刺激、注射造影剂过多或应用离子型造影剂、导管嵌顿冠状动脉内,均可发生各种心律失常,多为一过性,可自行恢复,但有时可发生严重心律失常。

①室性心动过速、心室颤动及处理:心室颤动为冠状动脉造影时另一严重并发症。这是由于注射造影剂时心肌缺血及造影剂引起的 Q-T 间期延长而引起的心电不稳定所致。一般常规做冠状动脉造影时,心室颤动的发生率<1%,但急性心肌梗死时做造影其发生率可达 10%。

预防措施:严格防止导管嵌顿,对高危患者(如左主干病变、三支血管病变、心力衰竭、高血压、严重心律失常等患者)使用非离子型造影剂。防止血压或心率明显增加,适当使用镇静药、硝酸甘油或β受体阻滞药。开始造影前出现频发室性期前收缩,应给予利多卡因进行抗心律失常处理。每次造影应注意 ECG 及血压变化,限制注入冠状动脉内造影剂的剂量。防止低血压,对因迷走神经反射引起的反应应使用阿托品(0.5~1mg 静注)和及时扩容治疗,必要时可使用间羟胺(阿拉明,10~20mg 静注)。有左心室舒张末压升高者应避免行左心室造影术。

治疗措施:一旦发生持续性室性心动过速或心室纤颤,应立即嘱患者做用力连续咳嗽动作,立即从左心室或冠状动脉内撤出导管,立即行胸外挤压术(室颤)。迅速进行电除颤:电能通常200~400J,可反复电击复律。大多数患者 1 或 2 次电击多能转复心律且常无严重并发症,在电击时应采取或准备心肺复苏的其他必要措施。药物除颤:利多卡因 50~100mg 静脉注射,无效 5min 后再重复一次。顽固性室颤可试用胺碘酮 3~6mg/kg 静脉推注,间隔 15min 可重复一次。

②心脏停搏、窦性停搏、三度房室传导阻滞

预防措施:对有病态窦房结综合征、严重窦性心动过缓或二度以上房室传导阻滞、完全左束支传导阻滞者应做预防性起搏。显著窦性心动过缓(<40/min)和房室传导阻滞常见于右冠状动脉注入造影剂时,一般可自行恢复,个别患者可持续较久,应立即处理。应注意导管进入冠状动脉压力监测,一旦压力衰减,应立即回撤导管,推注造影剂不宜超过 6~10ml。

治疗措施:上述心律失常如系迷走神经受刺激引起,经 3~5min 多自行恢复。如果经连续用力咳嗽仍不能恢复者,可静脉注射阿托品 0.5~1mg,必要时可加用异丙基肾上腺素 0.5~1mg 静推。经药物处理仍不恢复者且合并血流动力学变化时,应及时进行临时心脏起搏术。

③室上性心动过速、心房扑动、心房纤颤

预防及处理:有阵发性室上性心动过速、心房扑动、心房纤颤者,术前应预先给予抗心律失常药物预防发作;术中出现阵发性室上性心动过速者可给予下述药物处理:维拉帕米(异搏定,verapamid)、普罗帕酮(心律平,propafenon)、三磷腺苷(三磷酸腺苷,ATP)、胺碘酮(amiodaronl);术中出现心房扑动及心房纤颤者可予下列药物处理:普罗帕酮(心律平)、胺碘酮、毛花苷 C(西地兰)(WPW 综合征合并心房扑动和心房纤颤者禁用);上述几种心律失常者经药物治疗无效,并伴有血流动力学变化,可给予电复律。

2. 非冠状动脉并发症及处理

(1)穿刺局部动脉血栓形成、栓塞及处理

发生原因:①导管壁周围血小板黏附性血栓导致穿刺部位或其远端血管发生血栓栓塞症(发生率为 0.2%~8.0%);②导管或钢丝造成血管内膜损伤,使之发生血栓栓塞;③导管或钢丝穿破血管内膜,使血管内壁发生夹层后发生血栓;④由于动脉粥样硬化斑块,被导引钢丝或导管直接触及而发生小斑块脱落;⑤压迫动脉穿刺部位方法不当、压迫时间过长或弹力绷带压迫过紧,导致局部血栓形成。

预防及治疗措施:①有条件者应术前做血管多普勒血流图检查,客观地观察穿刺部位的血流及动脉情况。②术后应严密监测两侧足背动脉等搏动情况。如果动脉搏动明显减弱和消失,伴肢体麻木、疼痛或发凉感,应立即进行血管多普勒检查。③确定股动脉以下的血管堵塞性病变,应立即进行溶栓治疗。在溶栓后可以给肝素或低分子肝素抗凝治疗。如果股动脉以上血管发生血管阻塞病变,应立即请血管外科医师进行手术治疗。

(2)动脉夹层及处理:导管或引导钢丝在插入过程中可损伤血管壁造成夹层,在大系列积累资料中,动脉夹层最多发生在髂动脉及降主动脉,血管纡曲的老年人尤易发生。股动脉及冠状动脉内夹层少见。

预防及处理:①中老年人造影时应用 J 形引导钢丝,引导钢丝或导管在推送过程中如果有阻力,切勿强行插入。②为预防冠状动脉内夹层发生,必须强调在正式造影前应进行试验性注射少量造影剂,调整管尖位置,使之与血管走行方向保持同轴。③尽量使用软头导管可能有助于减少动脉夹层的发生。

(3)局部出血及血肿处理:无论上肢或下肢,任何一个动脉穿刺点均可发生出血,而形成局部血肿(严重出血及血肿发生率为 0.1%,轻者发生率 1%～2%)。

预防及处理:①注意动脉的穿刺及压迫技术。②应避免患者过早下床活动。③少量出血或小血肿如果不压迫神经或造成血流障碍,无症状者可不予处理。④血肿太大伴失血过多引起血压下降者,应重新压迫止血,以弹力绷带加压包扎或止血夹压迫止血;立即给予补液或输血补充血容量;如果上述方法仍不能生效应请外科会诊,采用外科手段进行处理;如果穿刺部位较高(髂嵴水平)在操作后出现低血压,下腹部、腰腹部疼痛,应立即做腹部 CT 或腹腔穿刺以明确有无腹膜后出血,确诊后应停止应用抗凝药及抗血小板药物,补液、输血,必要时请外科处理。

(4)假性动脉瘤及处理:假性动脉瘤均局限在穿刺部位。

预防及处理:①避免穿刺部位太低,因为表浅股动脉(而不是股总动脉)没有动脉鞘限制出血,也没有任何骨结构可供压迫止血,常发生假性动脉瘤。②避免多次刺入动脉。③术后充分压迫止血和下地活动前检查有无假性动脉瘤迹象。④小的(直径在 2.5cm 以下)假性动脉瘤可局部包扎压迫,减少活动,1 周内可以消失。大的假性动脉

瘤应请外科进行手术治疗。

(5)动-静脉瘘:穿刺股动脉偶尔可引起动-静脉瘘。主要表现为局部出现搏动性包块,局部有血管杂音,行走时可以出现患侧肢体无力、发凉及疼痛。动-静脉瘘应在 3 个月后行外科手术治疗,也可以采取压迫局部的方法,部分病例可以自然关闭瘘管。

(6)血管迷走反应及处理:血管迷走反应常发生于冠状动脉造影术中、术后、拔出血管鞘及压迫止血(股动脉)时。血管迷走反应最重要的表现为窦性心动过缓和低血压状态:面色苍白、大汗淋漓、头晕或神志改变,严重者可以出现意识丧失、心动过缓。

处理措施:①发生血管迷走反应应立即静脉注射阿托品 1mg;②并输液扩容(给予低分子右旋糖酐或生理盐水快速静脉输入);③经上述处理症状不好转可加升压药(多巴胺、间羟胺)。

(7)造影剂的反应:左心室造影时由于快速大量注射造影剂,绝大多数患者都会体验到轻重不等的胸、腹直至全身的烧灼感,部分患者有恶心、呕吐,少数人可发生过敏反应。据文献报道,过敏性休克的发生率约 0.05%,对轻度过敏反应可注射异丙嗪(非那根)或苯海拉明等抗组胺药物。严重者发生低血压和过敏性休克时可立即静脉注射肾上腺素 0.5mg,必要时每 2～5min 再给 0.2～0.4mg,静脉注射地塞米松 5～10mg,并适度扩容治疗。但需注意,即使过敏试验阴性者,当注入大量造影剂时,仍可发生过敏反应,故不可掉以轻心。

二、血管腔内超声与多普勒超声导丝的应用

(一)血管内超声

冠状动脉造影检查仅能反映血管管腔直径,而对血管壁的情况及粥样硬化斑块的稳定性无法做出判断。因此,对于女性冠心病患者这一以非固定性狭窄为主要发病机制的人群而言,血管内超声检查更具优势。

血管腔内超声(intravascular ultrasound,IVUS)是将小型高频超声换能器安装在导管顶端,经动脉或静脉将导管插至检查部位,显示该处横断面结构的二维超声图的新型影像技术。机械

探头小至 3～9F(1～3mm)，电子探头可小至 3～5F(1～1.7mm)，且有很大柔顺度。冠状动脉检查用 3.5～4.8F 导管，探头频率 20～50MHz，有效场深约 5mm，轴向分辨力＜100μm，横向分辨力可＜250μm。

1. 基础研究发现

(1)正常肌性动脉。正常肌性动脉壁的切面超声图分 3 层，明亮的内层为内膜及弹力层与血液的界面反射，中层透声区为肌层，外层明亮界面为外弹力层与外膜回声。活体时 3 层界面不明显，中层变薄。

(2)正常冠状动脉。大部分正常人(50%～70%)血管内超声显示冠状动脉内膜为稀疏点线状环形回声，最大厚度＜2mm，正常值为 2～3mm。30%～50%的正常冠脉可能环形不完整。50%～70%可发现内膜下细小无回声带，正常时＜0.2mm(图 16-8)。

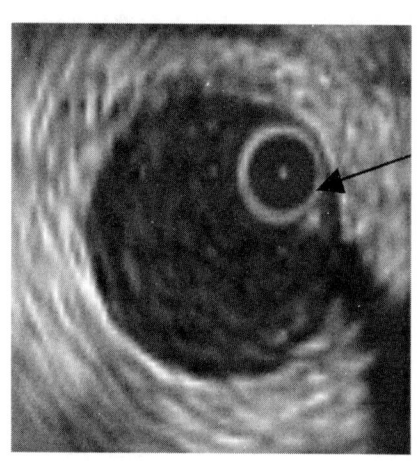

图 16-8　正常冠状动脉内超声显像
注:箭头所指为血管内超声导管探头

(3)冠状动脉硬化表现。①内膜回声可能增厚、增强，有的形成致密斑块状回声。②内膜厚度可正常，但内膜下无回声带明显增厚且不对称，代表声阻较低的动脉硬化斑块。③回声明显增强的不规则回声团块，表现因纤维化、钙化组成之硬性斑块。重度钙化减低超声穿透力，遮蔽其后动脉壁结构，如波及区域较大，因整个血管壁轮廓不清而影响厚度测量。④脂肪透声性好，斑块内透声区可能为脂肪池或液化。⑤Nissen(1992)提出用环形偏心指数(CSF)评价血管腔不规律程度(图 16-9)。

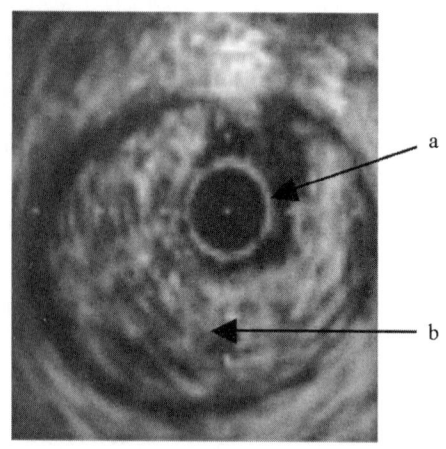

图 16-9　冠心病患者冠状动脉内超声显像
注:箭头 a:血管内超声导管探头;箭头 b:粥样硬化斑块

(4)冠状动脉血管内径及面积测量。斑块有无、大小、形态、分布及管腔狭窄程度，大量对比研究表明，IVUS 与组织学相关良好。IVUS 常在血管造影正常的动脉节段检出早期病变，且与组织学相关良好，组织学研究发现粥样硬化斑块处动脉呈偏心性扩大，斑块不超过有效截面积 40%时，仍能维持正常管腔面积。

(5)IVUS 是评价血管内皮功能及血管壁厚度与血管舒缩反应两者关系的有效工具。

2. 血管内超声检查与冠状动脉造影结果比较　IVUS 可以 360°探查冠状动脉，通过血管的横切面精确测定狭窄程度，不必像造影那样依赖于投照角度，尤其是偏心病变。对于弥漫性病变、开口病变或分叉病变，IVUS 能真实反映病变的范围和程度，充分显示斑块的大小和成分。血管造影显示动脉管腔的连续性和分布有明显优越性，但对局部血管结构异常不能提供更准确的诊断。一直作为评估血管病变"金标准"的血管造影对偏心性狭窄和复杂病变常低估狭窄程度，无法提供动脉壁及斑块的信息。对血管造影狭窄部位血管内超声可分别偏心性或向心性狭窄;有否夹层、破裂、裂隙等。在冠心病血管造影正常区，约 75%血管内超声仍可发现动脉硬化病变，所见与尸检发现一致，表明冠状动脉硬化改变是弥漫性的。

3. 血管内超声在冠心病中的应用

(1)对冠心病的诊断意义

①能确定血管腔内或壁内病变的性质（内膜撕裂、夹层、缩窄等）、程度及形态（偏心性或向心性、椭圆形等）。

②能确定动脉粥样硬化斑块及其构成成分（正常、内膜增生、纤维化、钙化斑等）。

③能定量测定血管腔径、截面积、管壁厚度，分析狭窄剩余面积百分率。

④较血管造影更敏感、更准确地诊断动脉早期病变。

（2）在冠状动脉介入治疗中的应用

①PCI：首先，冠状动脉内超声的应用进一步明确了冠状动脉成形术的机制，球囊扩张后冠状动脉内径的扩大主要是由于内膜的断裂和撕裂，冠状动脉腔的扩大72%是由于斑块的撕裂造成的。血管壁的牵拉舒张是另外一个扩张机制，而IVUS发现扩张后并没有明显的斑块压缩，而主要呈现斑块的再分布。PTCA压裂斑块导致血管内膜撕裂及夹层形成等血管损伤是PTCA的治疗作用，也可能与再狭窄有关。其次，通过IVUS指导球囊直径的选择可显著增大扩张后的腔径，同时明显减少夹层的形成。

②斑块切除术：IVUS术前可确定斑块大小、部位、成分，因此能帮助选择术式、刀具大小、切除深度等。研究表明透声性斑块易切除，但易发生再狭窄，高回声斑块不易完全切除，但远期效果较好。

③血管内支架：选用大小合适的血管内支架置入，将减少再狭窄率。IVUS是评价支架使用是否合适的惟一工具，能帮助选择大小合适的支架，引导支架置入。IVUS对术后再狭窄的预测起到了很大的作用。应用IVUS评价了冠状动脉病变斑块的面积和重塑的程度与支架置入后内膜的增生反应成显著的正相关。多个对比试验显示通过血管内超声指导支架的置入可明显获得更大的血管内径，减少血栓形成和再狭窄率。

（二）多普勒超声导丝的应用

多普勒超声导丝的应用可以测定冠状动脉内血流的速度以及冠状动脉储备能力，指导进一步的介入治疗。

在不久的将来血管内超声技术将会得到很大的发展，超声导管的直径将会减小到指引导丝的大小，使操作更容易和安全，可以进入任何小的冠

状动脉内，并可同步造影显像。设备的发展将使成像和治疗同步进行，为血管成形术提供同步的影像指导作用。二维超声显像和多普勒的一体化可同时显示血管的二维解剖结构和局部的血流储备。

三、血流动力学监测

血流动力学监测是临床循环功能的测定方法，主要借助Swan-Ganz导管和微机化的心排血量测定仪，测定心脏血管功能状态。

（一）适应证和禁忌证

1. 适应证

（1）急性心肌梗死、心力衰竭、休克患者的血流动力学指标的连续监测。

（2）高危患者施行心脏或非心脏手术，术中及术后的血流动力学监测。

（3）判断血管活性药物、正性肌力药物、机械通气、血液透析及辅助循环的疗效。

2. 禁忌证　此项检查无绝对禁忌证。相对禁忌证包括反复发作的脓毒血症或败血症、急性或亚急性感染性心内膜炎、未控制的心律失常、出血性疾患等。

（二）监测方法

1. Swan-Ganz导管的放置　Swan-Ganz导管也称四腔气囊导管（图16-10）。一个腔与气囊相通，用以气囊充气或排出气体。充气后导管可随血流漂入，一个腔终止于导管顶端，其一端与压力控制器相连，用以测定压力。一个腔通近侧孔，距管端30cm。当导管顶端位于肺动脉时，此侧孔恰位于右心房。该腔可用于注入冷指示剂以测定心排血量，此外，导管内还有热敏电阻导线，用以测定心排血量。穿刺部位为股静脉、颈内静脉或锁骨下静脉，送入导管至右心房。气管充气1.0~1.5ml，继续轻轻推动导管，血流将气囊漂入右心室、肺动脉及其分支，最后嵌入与气囊直径相等的肺动脉，测定肺毛细血管压力及波形。气囊放气后，测定肺动脉压及波形。

2. 心排血量的测定　Swan-Ganz导管测定心排血量是利用热稀释原理。通过右心房的近侧孔管腔快速注入10ml冷却至4℃的5%葡萄糖溶液。此溶液随血流进入肺动脉，使肺动脉内血液温度发生变化。注入液体后约15s，心排血量测

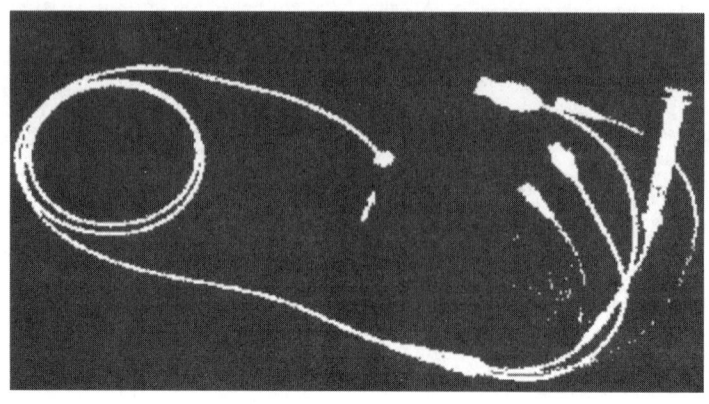

图 16-10　Swan-Ganz 导管

定仪可连续描记血液温度变化曲线,并直接显示心排血量读数,连续测定 3 次取其平均数。

(三)监测指标

1. 肺动脉压及肺毛细血管楔压　两者是评估肺循环状态和左心室功能的重要指标。

(1)肺动脉压:正常范围在 18～30mmHg/6～12mmHg(1mmHg＝0.133kPa),平均压＜10～18mmHg。在没有肺血管疾患及没有机械性通气的患者,肺动脉舒张末压与肺动脉楔压相近或仅高 1.95mmHg。肺动脉压增高常见于:①伴有左心房压力增高的各种疾病;②肺部疾病;③肺血管疾病。

(2)肺毛细血管楔压(PCWP):正常范围为 6～12mmHg。在无肺血管疾病(肺动脉高压)时,PCWP 反映左心房压及左心室舒张末压。PCWP 明显增高＞18mmHg 反映肺充血或肺间质水肿,表示左心功能不全。

2. 肺循环阻力

(1)全肺阻力:正常值为 150～226(mmHg·s)/L。全肺阻力＝肺动脉平均压(mmHg)/心排血量(L/min)×80。

(2)肺小动脉阻力:正常阻力为 38～115(mmHg·s)/L。肺小动脉阻力＝[肺动脉平均压－肺动脉楔压(mmHg)]/心排血量(L/min)×80。全肺阻力增高而肺小动脉阻力近似正常,主要为二尖瓣狭窄、关闭不全或左心衰竭;如全肺阻力升高伴肺小动脉阻力一定程度升高则为二尖瓣狭窄或左心衰竭已发展到肺动脉高压。

3. 体循环总阻力　体循环总阻力是构成后负荷的因素。正常值为 677～1 128(mmHg·s)/L,体循环总阻力＝平均动脉压－中心静脉压/心排血量(L/min)×80。体循环总阻力升高见于高血压及休克伴周围血管痉挛(低排高阻型)。

4. 心排血量和心脏指数　心排血量(CO)(L/min)＝每搏输出量(L)×心率(min),利用热稀释原理可直接测出。心排血量按每平方米体表面积计算获心脏指数(CI)。心脏指数正常值为 2.4～4.2L/(min·m²),下降至 2.5L/(min·m²)时可出现心力衰竭,低于 1.8L/(min·m²)时则出现组织器官重度灌注不足,即心源性休克。

中心静脉压(CVP):是指上、下腔静脉压和右心房压,正常的右心房平均压为 0～8mmHg,超过 10mmHg 为异常升高。CVP 的变化与血容量、静脉血管张力和右心室功能密切相关。急性心肌梗死并有右心室梗死或继发于左心功能不全的右心功能不全时,CVP 异常升高。在无条件测定 PCWP 时,CVP 对血容量的估计及输液的监测仍有一定价值,CVP＞16mmHg 应暂停补液。

(四)血流动力学监测的临床应用

血流动力学变化能及时准确地反映心脏泵血功能,因此,对提高临床诊断和治疗水平十分重要。例如,左心功能不全患者肺淤血的临床表现出现在 PCWP 升高之后,而经过治疗后,在肺淤血的临床表现和 X 线检查改变之前,PCWP 已开始下降。

Forrester 根据临床上有无肺淤血和末梢灌注不足的表现,将急性心肌梗死分为 4 种临床及相应的血流动力学亚型。

Ⅰ型:既无肺淤血又无周围灌注不足,心功能处于代偿状态,无泵衰竭的临床症状及体征。CI

>2.2L/(min·m²)，PCWP＜18mmHg。

Ⅱ型：有肺淤血，临床表现有气急、肺部湿啰音，胸部 X 线检查有肺淤血等变化，没有周围灌注不足症状。CI＞2.2L/(min·m²)，PCWP＞18mmHg。

Ⅲ型：有周围灌注不足，临床表现为低血压、脉速、发绀、皮肤湿冷、尿少等，无肺淤血表现。CI≤2.2L/(min·m²)，PCWP≤18mmHg。

Ⅳ型：此型兼有肺淤血和周围灌注不足，见于大面积心肌梗死，表现为心源性休克。CI≤2.2L/(min·m²)，PCWP＞18mmHg。

（五）并发症

使用 Swan-Ganz 导管，一般很少发生并发症，但如操作不当仍可发生。

1. **肺血栓形成**　为防止导管周围血栓形成，在监测期间应经导管缓慢持久地注入肝素 1～4U/ml 生理盐水。

2. **肺动脉破裂**　因导管摩擦肺动脉或气囊过度充气涨破肺小动脉所致。导管进入小动脉过深，即使气囊内充气未超过规定剂量，也可造成肺小动脉破裂。为防止这种并发症，导管以充气状态进入肺小动脉分支位置。气囊放气后不要再向前推进导管。在气囊充气时必须密切监测压力曲线。一旦显示肺动脉楔压，就立即停止注气。

3. **气囊破裂**　气囊充气时阻力突然消失表明气囊破裂，应立即停止注入气体。

4. **心律失常**　导管通过右心室，刺激心内膜心肌可引起室性心律失常。多见的是室性期前收缩，一旦导管进入肺动脉，室性期前收缩消失。也有发生室性心动过速和心室颤动的报道。导管送入右心室前气囊应先充气，借助压力曲线形态判断导管的位置，避免过于盲目地推送导管。

5. **感染**　长至数日的监测增加感染机会，可能造成心内膜炎或菌血症，应考虑预防性使用抗生素。

（胡桃红　卢才义）

参 考 文 献

1　俞梦越，高润霖，陈纪林，等．择期冠状动脉造影 9 196例并发症分析．中华医学杂志，2003，83（2）：91－95

2　仲　琳，张　运，陈文强，等．急性冠状动脉综合征患者不稳定性斑块的血管内超声．中国动脉硬化杂志，2005，13（1）：48－50

3　Quadros AS, Sarmento-Leite R, Bertoluci M, et al. Angiographic coronary artery disease is associated with progressively higher levels of fasting plasma glucose. Diabetes Research and Clinical Practice, 2007, 75(2)：207－213

4　Al-Ruzzeh S, George S, Bustami M, et al. The early clinical and angiographic outcome of sequential coronary artery bypass grafting with the off－pump technique. J Thorac Cardiovasc Surg, 2002, 123（3）：525－530

5　Sinha AM, Mahnken AH, Anja Borghans, et al. Multidetector-row computed tomography vs. angiography and intravascular ultrasound for the evaluation of the diameter of proximal coronary arteries. International Journal of Cardiology, 2006, 110(7)：40－45

6　Clark DJ, Lessio S, O'Donoghue M, et al. Mechanisms and predictors of carotid artery stent restenosis：a serial intravascular ultrasound study. J Am Coll Cardiol, 2006, 47（12）：2390－2396

7　Economopoulos GC, Michalis A, Palatianos GM, et al. Management of catheter-related injuries to the coronary sinus. Ann Thorac Surg, 2003, 76（1）：112－116

8　Futamatsu H, Sabate M, Angiolillo DJ, et al. Characterization of plaque prolapse after drug-eluting stent implantation in diabetic patients：a three-dimensional volumetric intravascular ultrasound outcome study. J Am Coll Cardiol, 2006, 48（6）：1139－1145

9　Garcia S, Canoniero M, Peter A, et al. Correlation of TIMI risk score with angiographic severity and extent of coronary artery disease in patients with non-ST-elevation acute coronary syndromes. Am J Cardiol, 2004, 93（7）：813－816

10　Gruberg L, Rai P, Mintz GS, et al. Impact of renal function on coronary plaque morphology and morphometry in patients with chronic renal insufficiency as determined by intravascular ultrasound volumetric analysis. Am J Cardiol, 2005, 96（7）：892－896

11　Rodés-Cabau J, Candell-Riera J, Juan Angel J, et al. Relation of myocardial perfusion defects and nonsignificant coronary lesions by angiography with insights from Intravascular ultrasound and coronary pressure measurements. The American Journal of Cardiology, 2005,96(12): 1621—1626

12 Ricciardi MJ, Meyers S, Choi K, et al. Angiographically silent left main disease detected by intravascular ultrasound: a marker for future adverse cardiac events. American Heart Journal, 2003, 146（3）: 507—512

13 Herity NA, Lo S, Lee DP, et al. Effect of a change in gender on coronary arterial size: A longitudinal intravascular ultrasound study in transplanted hearts. Journal of the American College of Cardiology, 2003, 41:1539—1546

14 Funabashi N, Misumi K, Ohnishi H, et al. Characterization and morphology of atherosclerotic plaque of coronary arteries: Utility of electron—beam tomography to detect non—calcified plaque: A comparison with conventional coronary angiography and intravascular ultrasound. International Journal of Cardiology, 2007, 115(1): 108—113

15 Shaw LJ, Bairey Merz CN, et al. Insights from the NHLBI—Sponsored Women's Ischemia Syndrome Evaluation (WISE)Study: Part I: gender differences in traditional and novel risk factors, symptom evaluation, and gender-optimized diagnostic strategies. J Am Coll Cardiol, 2006, 47（3 Suppl）:S4—S20

16 Nicholls SJ, Sipahi I,Tuzcu EM. Assessment of progression and regression of coronary Atherosclerosis by intravascular ultrasound. A New paradigm shift? Revista Espanola de Cardiologia,2006,59(1): 57—66

17 Nissen SE. Who is at risk for atherosclerotic disease? Lessons from intravascular ultrasound. The American Journal of Medicine,2002, 112(8): 27—33

18 Sutton SW, Duncan MA, Chase VA, et al. Cardiopulmonary bypass and mitral valve replacement during pregnancy. Perfusion, 2005, 20（6):359—368

19 Arbel Y, Dvir D, Micha S. The association between right coronary artery morphology and endothelial function. International Journal of Cardiology, 2007, 115(1): 19—23

第17章 心绞痛

Chapter 17

心绞痛（angina pectoris）是一种以胸部、下颌、肩部、背部或上臂不适为特征的临床综合征，是心肌供氧与需氧失衡导致心肌缺血的结果。在氧的供需矛盾中，供血减少是最关键的因素。如果供血减少是由于冠状动脉（冠脉）管腔固定性狭窄所致，心绞痛则表现为活动或运动诱发的劳力型心绞痛，如供血减少是由于冠脉痉挛所致，心绞痛多表现为无明显诱因的自发性或变异型心绞痛；如果供血减少兼有固定狭窄和血管收缩因素参与，则心绞痛常表现为混合型。

心绞痛的临床分型有世界卫生组织（WHO）的心绞痛分型和习用的 Braunwald 分型。

1. WHO 将心绞痛分为

（1）劳力型心绞痛：包括稳定劳力型心绞痛、初发劳力型心绞痛，恶化劳力型心绞痛。

（2）自发型心绞痛：包括单纯自发型心绞痛，变异性心绞痛。

（3）混合型心绞痛。

（4）梗死后心绞痛。

除稳定劳力型心绞痛外，其他类型心绞痛均为 WHO 不稳定型心绞痛范围，除去变异型心绞痛即为 Braunwald 不稳定型心绞痛范围。

2. Braunwald 分型　是临床采用较多的心绞痛分型方法，即将心绞痛简明地分为：

（1）慢性稳定型心绞痛（chronic stable angina）。

（2）不稳定型心绞痛（unstable angina）。

（3）变异型心绞痛（variant angina）。

慢性稳定型心绞痛、不稳定型心绞痛、变异型心绞痛的发生机制、临床表现、危险分层、治疗策略及预后均不相同，对心绞痛临床处理有重要意义。

第一节　慢性稳定型心绞痛

一、病因和发生机制

绝大多数（90％以上）心绞痛系由冠脉粥样硬化病变引起的，病变常造成1支以上主要心外膜下冠脉血管直径 70％ 以上的狭窄或左冠脉主干直径 50％ 以上狭窄。约 20％ 的心绞痛患者冠脉造影正常，心肌缺血发作是由血管痉挛或内皮功能异常引起的。其他心脏病如主动脉瓣狭窄和（或）关闭不全、肥厚性心肌病、未控制的高血压、主动脉夹层、梅毒性主动脉炎、多发性大动脉炎、川崎病等累及冠脉，均可引起心绞痛。一些心外因素如严重贫血、甲状腺功能亢进症、慢性阻塞性肺疾患等也可引起心绞痛发作。

冠脉严重固定性狭窄是慢性稳定性心绞痛的主要发病机制。大部分慢性稳定性心绞痛病人至少存在1支心外膜下主要冠脉血管直径 70％ 以上狭窄或左冠脉主干直径 50％ 以上狭窄。冠脉严重固定性狭窄造成冠脉血流储备能力下降，在体力活动或情绪激动等心肌耗氧量增加的情况下，心肌供氧与耗氧之间失衡，造成心肌缺血，临床表现心绞痛症状。

二、临床表现

(一)基本特征

详细的病史采集对心绞痛的临床诊断具有重要价值。在采集病史时,必须重视心绞痛的 5 个要素,即部位、性质、疼痛持续时间、诱发因素和缓解方式。

1. 部位　心绞痛所表现的部位多为胸骨后,向左肩及左臂内侧放散。距胸骨越远,心绞痛的可能性越小。但部分患者的症状可表现于上胸部、上肢、上腹部、下颌、牙、前臂等处,也有发生于头顶、腭、肩胛区、下肢等处者。在冠心病的自然病程中,心绞痛的部位可发生变化。

心绞痛的范围如一个拳头大小,病人常将拳头放在自己胸骨的中下部来描述心绞痛发作(San Levine 征)。心绞痛的范围不会是指尖大小,不是一个点,也不是一条线。

2. 性质　典型的心绞痛往往不表现为真正的疼痛感(pain),而是一种胸部不适(discomfort)。病人常诉说窒息、压榨、发紧、发闷、沉重、膨胀或堵塞感,少数为烧灼感。心绞痛是一种内脏痛,其表现不应是如刀割、针刺样的"锐痛"(sharp or stabbing)。

3. 持续时间　心绞痛是由短暂心肌缺血所致,具有发作性的特点。疼痛持续时间为数分钟至十数分钟,通常为 2～10min。情绪变化引起的心绞痛持续时间稍长,有时达 15～20min。胸痛症状持续 30min 以上,若能排除急性心肌梗死,通常不考虑为心绞痛。一过性疼痛,持续时间少于 30s 或撕撕拉拉、断断续续的疼痛,常不是心绞痛发作。

4. 诱发因素　心绞痛的诱因主要为体力活动或情绪激动,饱餐、吸烟、迎风行走等也是心绞痛的常见诱因。体力活动诱发的心绞痛发生在体力活动的当时,而不是在体力活动结束以后。清晨时心绞痛易于发生,其与清晨交感神经张力过高有关。心绞痛昼夜节律的高峰在上午 6：00～12：00。进食及饱餐后易发生心绞痛,原因是进食和饱餐的心肌耗氧量增加,血流重新分布及血黏度增加。吸烟与寒冷诱发的心绞痛常与冠脉狭窄有关。

5. 缓解方式　体力活动引起的心绞痛在停止活动或减少运动量后,症状可于 1～5min 内消失。含服硝酸甘油之后,只要药物在口腔内迅速溶解吸收,胸痛应在 1～2min 内完全缓解,病人常诉有"轻快"感。除有严重冠脉病变,含服硝酸甘油 15min 后仍不缓解的胸痛应考虑其他原因所致。应该注意到,含服硝酸甘油有时起到暗示性作用,尤其是在女性患者。胆石症及部分胃、食管痉挛性病患者,对硝酸甘油亦有良好反应。

(二)心绞痛等同症状

心肌缺血时一般表现为胸痛,但亦有无胸痛而表现为极度疲乏或呼吸困难者,称之为心绞痛等同症状(angina equivalents)。这类病人常有严重冠脉病变,心肌广泛缺血。

(三)女性冠心病临床特点

临床流行病学观察显示,女性冠心病发病期比男性延迟 10 年。一般来说,男性冠心病发病率在 45 岁以后开始明显升高,而女性发病率在 55 岁以后才见明显升高。女性冠心病 80% 发生在绝经后,且同时伴有 2 个以上的动脉粥样硬化的危险因素,如冠心病家族史、高胆固醇血症、糖尿病、高血压和吸烟等。临床上,约 50% 女性冠心病患者无典型心绞痛症状,常规心电图和动态心电图检查存在较高的假阳性和假阴性,普通心电图和动态心电图诊断冠心病的敏感性仅为 45%,特异性仅为 60%。病例对照研究发现,女性冠心病患者冠脉病变多较轻,多支病变较少,冠脉病变积分明显低于男性。以往认为,女性冠心病患者的预后亦较男性好。最近欧洲调查发现,在 1 年的随访期间,女性稳定型心绞痛患者的死亡或非致命 MI 为男性的 2 倍。

三、无创性检查方法

(一)静息心电图

所有怀疑心绞痛的病人均应记录静息 12 导联心电图。但慢性稳定型心绞痛病人 50% 以上静息心电图正常,而静息心电图正常不能排除严重冠心病。心电图存在从前 Q 波心肌梗死的证据者支持冠心病诊断,但是在某些导联出现的 Q 波,如Ⅲ导联 Q 波,V₁、V₂ 导联的 QS 波,其特异性较差。

在胸痛病人心电图检出心房颤动（房颤）或室性心动过速（室速），提示存在冠心病可能性大，但其他类型的心脏病也可引起这些心律失常。不同程度的房室传导阻滞可见于冠心病患者，但以其诊断冠心病的特异性低。左前分支阻滞、右束支阻滞、左束支阻滞均可发生在冠心病患者，且常提示存在多支冠脉病变，但其对心绞痛的诊断同样缺乏特异性。

约 50%静息心电图正常的心绞痛病人胸痛发作时心电图异常。胸痛时 ST 段的抬高和压低提示心绞痛的诊断和工作负荷时的心肌缺血。胸痛发作时原有心电图 ST-T 改变的假性正常化（pseudonormalization）亦高度提示冠心病诊断。

（二）运动负荷心电图

运动负荷心电图是诊断冠心病相对简便、安全的方法，其检出冠心病的敏感性为 68%，特异性为 77%。但在低危患者，运动负荷心电图的敏感性低，仅为 45%。女性患者运动负荷心电图的敏感性和特异性均明显低于男性。

运动负荷心电图检查时急性心肌梗死或死亡的发生率均为1/2 500，故要求负责检查的医师技术熟练并备有抢救的药物和设备。检查前应充分了解病人的病情和用药情况，地高辛、β受体阻滞药、血管扩张药、降压药等均可影响检查结果，所有药物在检查前至少应停用 4～5 个半衰期。

对运动负荷心电图的解释不能仅根据心电图的变化，而应结合受试者运动时的症状、耐力和血流动力学的变化（即血压与心率）。运动中或运动后心电图 QRS 波终末（J 点）之后 60～80ms 处 ST 段水平或下斜形压低≥1mm，对冠心病的诊断价值最大。但在下壁导联，ST 段下移≥2mm 才有意义。ST 改变出现早、持续时间长、涉及导联数多及伴有血压下降是反映病变严重的可靠指标。存在 Q 波的导联若出现运动诱发的 ST 段抬高伴 T 波伪改善时，强烈提示存活心肌（myocardium viability），并可能从血管再通术中获益，这种 ST-T 改变预测左心室功能改善的敏感性为 80%，特异性为 89%。若静息心电图无 Q 波，运动时 ST 段抬高则常说明病人存在冠脉近端重度狭窄或痉挛。

运动中病人出现严重胸痛，且迫使试验中止，或低运动量（≤6.5METs）时出现心绞痛、ST 段下移，大多提示多支病变。运动时出现收缩压较基础时不升高（≤130mmHg），甚至下降 10mmHg 以上，或在应用 Bruce 方案 4 级时心率仍＜120/min，均提示多支病变。

在慢性稳定性心绞痛患者，运动负荷心电图不仅可用于胸痛的鉴别诊断，而且有助于患者的危险分层（risk stratification），有助于识别高危亚组，检出宜进行冠脉造影或进一步行血管重建术的患者。

（三）超声心动图

短暂的心肌缺血和心肌坏死是冠心病两种特征性的病理改变，其影像学表现为不同程度的心肌血流灌注异常和由灌注异常导致的心室整体和局部舒缩和增厚功能的改变。超声心动图可观察心肌血流灌注、节段性室壁运动和左心室功能，还可观察心脏瓣膜情况、室间隔厚度，从而有利于慢性稳定型心绞痛的诊断与鉴别诊断。

慢性稳定型心绞痛病人主要表现为心肌供氧与耗氧的可逆性不平衡。即使有严重的冠脉狭窄，在休息状态下的冠脉血供常能满足心肌的需求，只有在负荷状态下才表现为心肌缺血。运动或药物负荷试验诱发的心肌缺血过程首先表现为局部心肌血流灌注减低或缺损，继之出现节段性室壁运动异常。收缩期室壁增厚和心内膜运动降低。部分病人因整体左心室功能或局部乳头肌功能的异常，经胸多普勒超声检查还可发现二尖瓣反流。

负荷超声心动图有运动负荷超声心动图和药物负荷超声心动图两种。如病人运动时间可达到 6～12min，做运动负荷试验尤其是平板运动试验优于做药物负荷试验。但如病人不能达到所需运动水平，或同时需进行存活心肌评价，则做药物负荷超声心动图更好。负荷试验时常用的药物有双嘧达莫、腺苷和多巴酚丁胺，但行负荷超声心动图检查时常用多巴酚丁胺。据文献报道，做运动负荷超声心动图检出冠心病的敏感性为 71%～97%，特异性为 51%～91%。做多巴酚丁胺负荷超声心动图检出冠心病的敏感性为 72%～96%，特异性为 63%～94%。女性患者做负荷心电图检出冠心病敏感性和特异性均较低,而做负荷超声心动图敏感性为70%~90%,特异性为71%~94%,明显优于做负荷心电图。女性做负荷超声心动图的不足是由于肥胖和乳房的影响,使得操作较为困难,图像质量欠佳。

声学造影技术在冠心病的应用近年来取得较大进展。左心室声学造影提高了左心室内膜的分辨力,可更清晰地检出室壁运动异常和室壁增厚异常。心肌声学造影可估测冠脉微循环储备能力,估测侧支循环情况,从而有利于慢性稳定型心绞痛的诊断。

(四)核素心肌灌注显像

核素心肌灌注显像目前最常用的是单光子发射计算机断层显像(SPECT),包括静息显像和负荷试验显像。临床常用的放散性核素为^{201}T1和^{99m}锝-MIBI。

心肌灌注显像可有下列3种结果。

(1)正常:静息与运动心肌灌注显像均未见异常。

(2)可逆性灌注缺损:心肌显像在运动和药物负荷时可见放射性核素分布稀疏或缺损,出现延迟显像或静息后显像,这是心肌缺血的典型表现。

(3)不可逆性灌注缺损:运动或静息显像均有放射性核素分布稀疏与缺损,此部位心肌可能已坏死或"冬眠","冬眠"心肌在恢复灌注后可转为显像正常。

核素心肌灌注显像诊断冠心病的敏感性为70%~79%,特异性为50%~90%。女性患者的敏感性为80.4%~84.3%,特异性为67.2%~84.4%。在进行^{201}T1-SPECT检查时,由于乳房的影响,在女性心脏前壁易出现假阳性结果。

应用核素心肌显像检测冠心病在左主干病变比做心电图运动试验好。在完全性左束支传导阻滞者、安装心脏起搏器者、预激综合征患者或其他类似情况者、静息时ST已下降≥1mm者,做核素心肌显像检查均优于做心电图检查。

几种无创性检查方法的敏感性和特异性比较见表17-1。

表 17-1 几种无创检查方法的敏感性和特异性比较

方 法	病例数(例)	敏感性(%)	特异性(%)
运动心电图	男 508	40	96
	女 284	33	89
运动^{201}T1-SPECT	两性 688	82	59
运动/双嘧达莫^{99m}锝-MIBI-SPECT	男 100	88	96
	女 63	87	91
运动超声心电图	男 244	42	83
	女 96	32	86

四、冠状动脉造影

2002年冠心病治疗指南指出冠状动脉造影是明确诊断和制定治疗方案的一部分。无创性检查在可接受的范围内初步明确有无动脉阻塞疾病的存在,再通过危险分层,决定行冠状动脉造影的必要性,而冠状动脉造影可进一步进行危险分层。

对可疑心绞痛患者,包括心绞痛症状发生明显改变的已知冠心病患者,做冠状动脉造影以明确诊断。

诊断性冠状动脉造影合适于:

①心源性猝死抢救存活的已知或可能有心绞痛的患者;

②无创性检查未能确诊并且其获益超过冠状动脉造影的危险性和费用的患者;

③由于伤残、疾病或病态性肥胖而不能进行无创性检查的患者;

④由于出现症状时的年龄较轻,无创性成像或其他临床资料怀疑存在非动脉粥样硬化性心肌缺血的病因(例如冠状动脉结构异常、川崎病、原发性冠状动脉夹层、放射损伤引起血管重塑)的患者;

⑤怀疑冠状动脉痉挛并且需要进行激发试验的患者;

⑥高度怀疑左主干或3支血管病变的冠心病患者;

⑦因职业要求必须确诊的患者。

下述慢性稳定型心绞痛病人,也可行冠状动脉造影检查:

①严重心绞痛(加拿大心功能分级3级以上),并高度疑诊冠心病,尤其是症状对药物治疗反应不佳的患者;

②心脏停搏后存活者;

③严重的室性心律失常的患者;

④接受过心肌再血管化（PCI或CABG）治疗，术后早期复发中至重度心绞痛的患者；

⑤有冠心病中高危风险，无创性检查不能明确诊断或不同无创性检查方法的结果不一致的患者；

⑥PCI术后有再狭窄高危风险或PCI是在非常重要的冠状动脉血管部位进行的。

女性患者不典型胸痛更常见，其可能与女性冠状动脉痉挛、二尖瓣脱垂和非冠脉性胸痛综合征发生率增高有关。女性心电图运动负荷试验的假阳性率可达38%～67%，但假阴性率较低。因此，当表现为无创性检查结果阴性时，可以较可靠的排除冠心病的诊断。只有约30%的女性通过无创性检查难以确诊，需要行冠状动脉造影检查。常规的冠状动脉造影可明确血流阻塞的程度，但是其他的侵入性检查，如血管内超声或血管内生理学指标测量，可以对血管内病变进行更彻底的评估，但在稳定型心绞痛患者不需要常规使用。

五、诊　断

慢性稳定型心绞痛的诊断依赖于对病史、体格检查、各种无创性检查方法和（或）冠脉造影结果的综合评价。

胸痛的临床评价见图17-1。

负荷试验与血管造影选择示意图见图17-2。

六、鉴别诊断

慢性稳定型心绞痛应与其他原因引起的胸病鉴别。

(一)其他心源性胸痛

1. 急性心包炎　常表现为心前区锐痛或刀割样痛，可向斜方肌、后颈部及上腹部放散。疼痛在深吸气、体位改变和吞咽时加重，憋气后减轻或缓解，伴随症状有发热和呼吸困难等。体征早期可有心包摩擦音，晚期可有心包积液体征。

2. 心肌梗死后综合征(dressler syndrome)　表现为心肌梗死后几周至几个月内发生的胸痛，性质类似心包炎的胸痛，常伴发热、心包摩擦音、左侧胸腔积液。

3. 肥厚型心肌病　患者可有胸痛、头晕、晕厥、呼吸困难等症状。左心室流出道梗阻者胸骨左缘可闻及收缩期杂音，常伴震颤。肥厚型心肌病胸痛的原因亦是心肌缺血，心电图可出现ST-T改变，甚至异常Q波。

4. 主动脉瓣病变　严重主动脉瓣狭窄或关闭不全引起的心绞痛容易与冠心病鉴别。明确主动脉瓣病变是否合并冠心病，常需要行冠脉造影检查。

(二)消化系统疾病引起的胸痛

1. 食管源性胸痛　食管源性胸痛在不明原因胸痛中占50%～70%。由于食管与心脏有共同的神经支配，其疼痛性质有时与典型心绞痛十分相似。食管源性胸痛的病因分两大类，即原发性胃食管反流和食管运动功能障碍。

食管源性胸痛常有下述特点：①胸痛发作与运动无关；②体位变化如弯腰、屈身及做吞咽动作可诱发胸痛；③经常发生自发性疼痛，尤其是在夜间；④疼痛持续时间长、缓解慢；⑤抗酸药治疗有效。

2. 胆囊炎和胆石症　急性发作时表现为中上腹或右上腹部疼痛，可向背部或右肩胛区放散，常伴恶心、呕吐、寒战。

(三)呼吸系统疾病引起的胸痛

1. 肺栓塞　肺栓塞的胸痛常剧烈而持续，伴气促、咯血、发绀等症状。根据症状特点及有无肺栓塞的危险因素，心电图、X线胸片、血气分析结果等，可与心绞痛鉴别。

2. 肺动脉高压　肺动脉高压引起胸痛的机制亦是心肌缺血。缺血主要累及右心室心肌，运动可诱发或加重胸痛，硝酸甘油治疗有效。肺动脉高压的诊断依赖于超声心动图和右心导管检查。

(四)颈椎病引起的胸痛

颈椎退行性变时，骨赘压迫或刺激通过上神经孔的第4神经根，和（或）颈椎过度屈伸压迫颈部交感神经节，可引起胸痛，其胸痛的部位和性质酷似心绞痛，但具有下述特点：①胸痛发作缓慢，持续时间长；②应用硝酸甘油类药物治疗无效；③X线检查证实有颈椎退行性改变。

(五)情绪原因引起的胸痛

女性患者情绪原因引起的胸痛十分常见，尤其是在中、老年女性，尤其应注意与心绞痛鉴别。

1. 过度换气综合征与吞气胸痛综合征　过度换气综合征可表现为头晕、胸闷和胸痛。其与心绞痛的鉴别点有：①过度换气引起的胸痛不是发生在运动时，而是在运动停止后3～8min；②疼痛持续时间长，应用硝酸酯类药物不能缓解；③动脉血pH值>7.50。

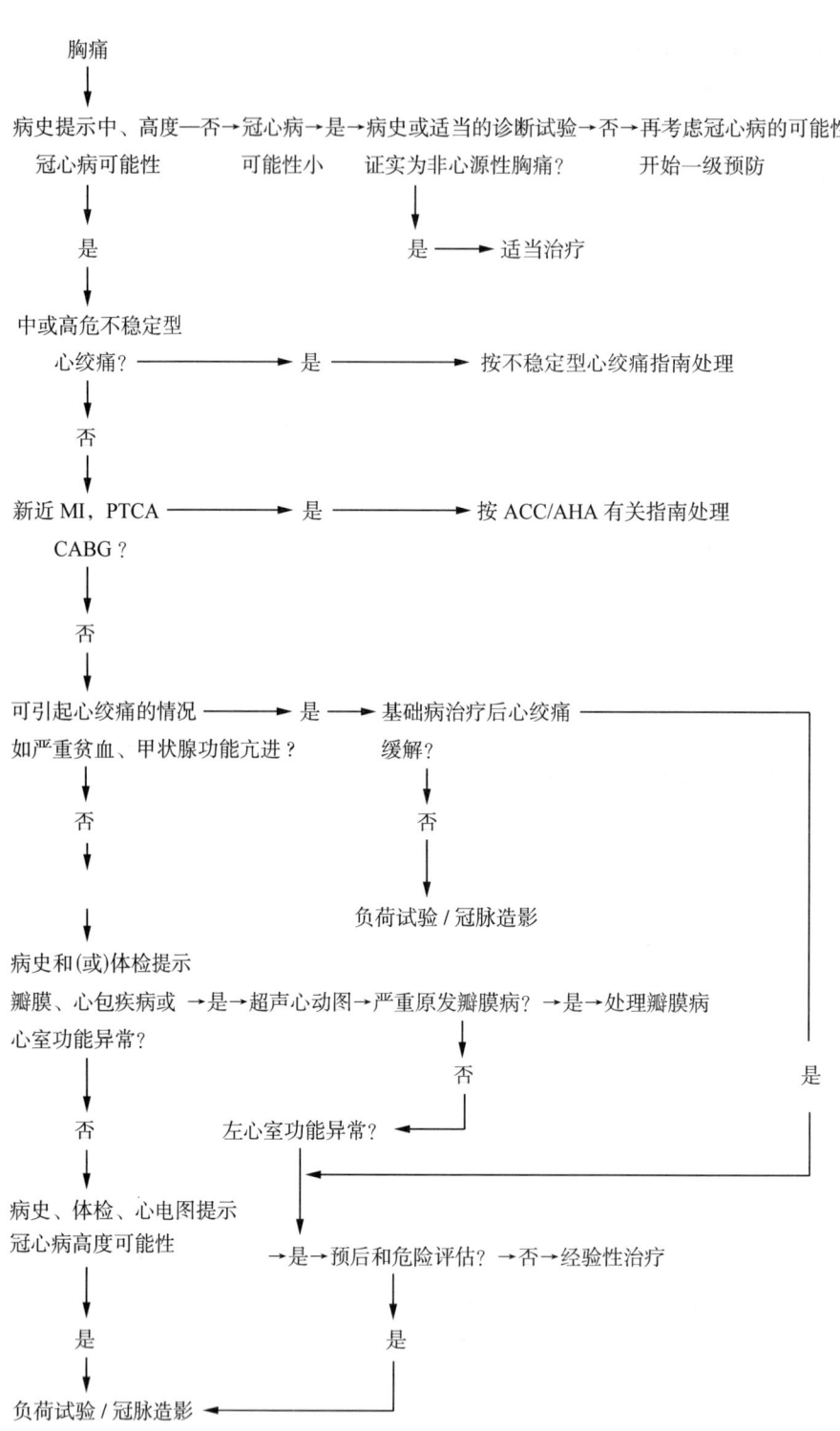

图 17-1 胸痛的临床评价示意图

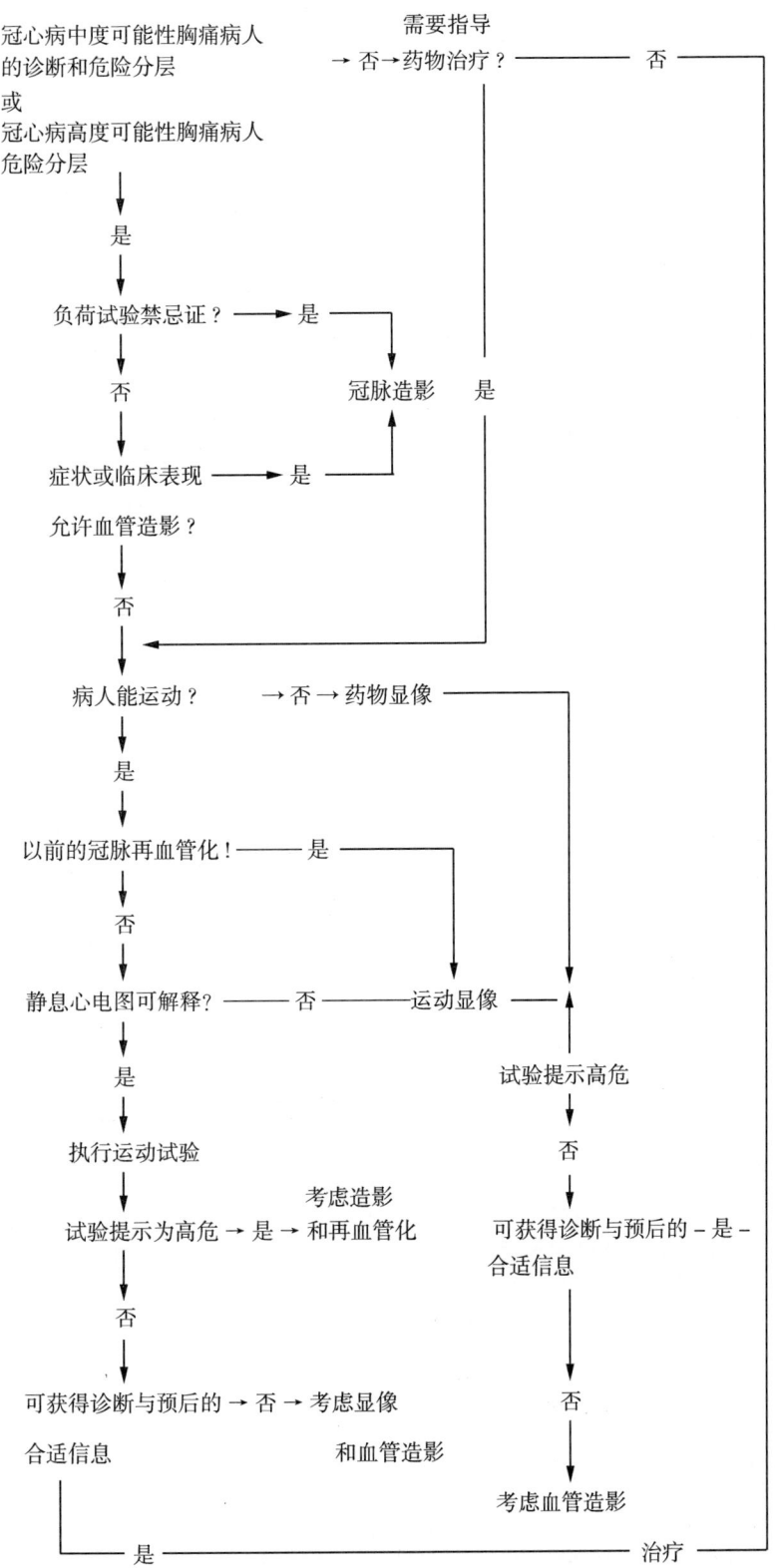

图 17-2 负荷试验与血管造影选择示意图

吞气性胸痛的原因是吞气过多引起急性胃扩张,气体蓄积在结肠脾曲部也可引起胸痛。吞气性胸痛用硝酸酯类药物治疗无效,节制饮食或应用排气药物后疼痛可缓解或消失。患者常有长期嗳气、腹胀。

2. 心神经官能症 在女性十分常见,尤其是更年期妇女。胸痛常由焦虑引起,呈针刺或刀割样疼痛,局限于左胸,范围很小,呈一点或一线,可有局部压痛。胸痛持续时间很短,仅数秒钟,但也可持续数小时甚至数天。焦虑病人静息和运动时心电图亦可有ST-T改变,尤其应注意与冠心病鉴别。

七、危险分层

冠状动脉严重固定性狭窄是慢性稳定性心绞痛的主要发病机制,因此,稳定性心绞痛的危险分层主要依据运动试验的结果。诱发心肌缺血心绞痛发作的运动量越低,缺血范围越大,危险度越高。诱发心肌缺血的运动量越低,反映血管阻塞的程度越重,缺血范围越广泛,说明狭窄阻塞部位越靠近血管近端,例如前降支起始部或左冠脉主干病变导致缺血发作时常伴广泛导联的ST段压低,其预后均较差。

临床上常将慢性稳定性心绞痛分为高危、中危和低危3组,高危组年死亡率>3%,中危组年死亡率为1%～3%,低危组年死亡率低于1%。

临床评估、负荷试验反应、心室功能及冠状动脉病变程度是对患者进行危险分层的四个关键要素。对所有需要进行危险分层的患者进行临床评估,然后对大部分患者进行非侵入性检查评估心肌缺血和心室功能,最终对选择的患者行冠状动脉造影。

(一)临床危险评估

心绞痛发作类型和频率、严重程度以及静息心电图异常是存活率、无心肌梗死存活率的独立预测因素,见心绞痛预后评分表(表17-2)。

表17-2 稳定型心绞痛预后评分

得分=心绞痛过程×(1+频率)+ST/T异常值
稳定=0 (最高分5分) (6点)
进展=1
夜间痛=2
不稳定=3

典型心绞痛有决定性预后价值,但其与预后的关系也取决于冠状动脉病变的严重程度。静息心电图异常包括:陈旧性心肌梗死、左束支传导阻滞、左前半支阻滞、左心室肥厚、二至三度房室传导阻滞或心房颤动等都预示着发生心血管病时间的巨大危险,是建议行冠状动脉造影的指征。

(二)无创性危险度分层方法

无创性危险度分层见表17-3。

表17-3 无创性危险度分层

高危组
1. 严重休息时左心室功能异常(LVEF<35%)
2. 高危平板计分(≤-11)
3. 严重运动时左心室功能异常(LVEF<35%)
4. 负荷诱发的大面积灌注缺损(特别是前壁)
5. 运动诱发的多部位中等面积灌注缺损
6. 大面积、固定性灌注缺损伴左心室扩张或肺摄取增加(^{201}Tl)
7. 运动诱发的中等面积灌注缺损或肺摄取增加(^{201}Tl)
8. 小剂量[<10μg/(kg·min)]多巴酚丁胺负荷时超声心动图出现室壁运动异常,累以2个以上节段
9. 负荷超声心动图存在广泛心肌缺血的证据
中危组
1. 轻至中度静息左心室功能异常(LVEF在35%～49%)
2. 中危平板计分(-11<计分<-5)
3. 运动诱发的中度灌注缺损不伴左心室扩张和肺摄取增加(^{201}Tl)
4. 较大剂量多巴酚丁胺负荷时超声心动图提示局限缺血≤2个节段
低危组
1. 低危平板计分(≥5)
2. 休息或负荷时正常或小的灌注缺损
3. 正常的负荷超声室壁运动或负荷情况下,原有局限室壁运动异常无变化

(三)冠状动脉造影危险分层

尽管冠状动脉造影存在许多缺陷,血管造影所反映的冠状动脉病变程度和严重性以及左心室功能异常仍具有十分重要的远期预后价值。冠心病预后指数(prognostic index)常用来表示病变严重性及其与心脏事件的关系,正常冠状动脉预后指数0,严重左主干病变预后指数为100。在CASS研究中,应用药物治疗的病人12年生存率在正常冠状动脉组为91%,在单支病变组为74%,在两支病变组为59%,在三支病变组为40%(表17-4)。

表 17-4 冠状动脉病变程度与生存率关系

冠心病程度	预后指数 (0~100)	5 年生存率 (%)
1 支病变,程度 75%	23	93
1 支以上病变,程度 50%~74%	23	93
1 支病变,程度≥95%	32	91
2 支病变	37	88
2 支病变,均≥95%	42	86
1 支病变,LAD 近端狭窄≥95%	48	83
2 支病变,LAD 狭窄≥95%	48	83
2 支病变,LAD 近端狭窄≥95%	56	79
3 支病变	56	79

注:LAD 为前降支

八、治 疗

慢性稳定型心绞痛的治疗包括减轻心绞痛症状与心肌缺血发作,改善患者的生活质量,以及防止心肌梗死和死亡,增加生活的"数量"。治疗的方法包括控制冠心病的多重危险因素、生活方式的调整、避免诱发和加重心绞痛的因素、抗缺血与抗血栓治疗、经皮腔内冠脉介入治疗(PCI)和冠脉旁路移植术(CABG)。

(一)治疗策略选择

大量临床试验的结果表明,以 PTCA 和 GABG 为主体的再血管化治疗仅能改善慢性稳定型心绞痛患者的症状,对死亡率没有影响。因此,大多数慢性心绞痛病人只需要应用药物治疗。但在经选择的病人中,再血管化可能会明显降低死亡率。

根据 ACC/AHA/ACP-ASIM 慢性稳定型心绞痛处理指南,再血管化治疗的公认的适应证。

(1)左主干的严重狭窄。

(2)三支主要血管近段的严重狭窄。

(3)两支主要血管的严重狭窄,包括左前降支近段的高度狭窄。

(4)内科药物治疗效果不满意。

(5)无创性检查显示心肌缺血。

(6)有很高的手术成功率及可接受的并发症发生率及死亡率。

(7)病人自愿选择介入治疗,并且深知介入治疗与药物治疗相比所存在的风险。

(二)药物治疗

1. **抗血小板药** 阿司匹林通过抑制环氧化酶和血小板血栓烷素 A_2(TXA_2)合成而发挥抗血栓作用。一项对 3 000 多例稳定型心绞痛病人的研究表明,阿司匹林可使不良心血管事件的发生率平均减少 33%。在瑞典心绞痛阿司匹林试验(SAPAT)中,稳定型心绞痛病人联合应用阿司匹林 75mg/d 和索他洛尔,心肌梗死事件和猝死发生率减少 34%,次要血管事件减少 32%。

噻氯匹啶(抵克力得,Ticlopidine)抑制 ADP 诱导的血小板聚集,同时通过降低血浆纤维蛋白原和增加红细胞变形能力,降低血黏度。然而,在稳定性心绞痛病人,临床试验并未显示噻氯匹定能减少不良心血管事件,而且,还在少部分病人引起中性粒细胞减少和血栓性血小板减少性紫癜。噻氯匹啶逐渐被氯吡格雷所替代。氯吡格雷(clopidigrel)同样抑制 ADP 诱导的血小板聚集,且抗血栓作用比噻氯匹啶强。随机试验的结果显示,在既往有心肌梗死、卒中和周围血管病的患者,氯吡格雷减少心肌梗死危险、血管性死亡和卒中复合终点的作用优于阿司匹林。

在慢性稳定型心绞痛病人,若无禁忌证,应常规使用阿司匹林,剂量为 75~325mg/d。若由于过敏等原因不能耐受阿司匹林的患者,可用氯吡格雷替代治疗。

2. **抗凝药** 临床研究发现,慢性稳定性心绞痛病人运动后存在纤溶功能异常,如组织型纤溶酶原激动物抗体(t-PA-ab)、纤溶酶激活物抑制因子(PAI-1)水平升高,且与其后心血管死亡危险升高有关。小型安慰剂对照试验发现,慢性稳定型心绞痛病人皮下应用低分子肝素可改善运动试验时 ST 段下移达到 1mm 和最大 ST 段压低的时间。然而,在慢性稳定型心绞痛病人,低分子肝素治疗的经验十分有限。新型药物如水蛭素、血小板糖蛋白Ⅱb/Ⅲa(GPⅡb/Ⅲa)抑制剂在稳定型心绞痛病人应用的临床试验目前仍未建立。

3. 降脂药 近期大量临床试验已经证实,在确诊的冠心病病人降脂治疗可减少心血管事件发生的危险。在斯堪的纳维亚辛伐他汀生存研究(4S)试验中,给已确诊的冠心病病人应用HMG-CoA还原酶抑制药辛伐他汀治疗,结果发现降脂治疗可使病人死亡率和主要冠脉事件减少30%~35%。在胆固醇和复发事件研究(CARE)中,他汀类降脂治疗使致命或非致命性心肌梗死的危险减少了24%。稳定型冠脉疾病积极降脂治疗与血管成形术比较试验(AVERT)为多中心随机开放试验,其入选了341例稳定型心绞痛患者,入选者心绞痛在CCSⅡ级或以下,有1支以上冠脉狭窄≥50%,患者随机分为强化降脂治疗与PTCA组。强化降脂治疗组接受阿托伐他汀80mg/d。试验的主要终点的缺血性事件包括心源性死亡、

心脏骤停、心肌梗死、卒中、CABG、PTCA以及心绞痛恶化需要住院治疗。结果发现,平均随访18个月后,强化降脂治疗组缺血事件的发生率为13%,而PTCA组为21%。AVERT试验的结果表明,对一支和两支血管狭窄的稳定型心绞痛患者,强化降脂治疗至少和PTCA同样有效地降低缺血事件的发生率。所有冠心病患者均应接受他汀类药物治疗,来降低粥样硬化性心血管并发症的主要终点和次要终点。

4. 抗心肌缺血药 抗心肌缺血药包括β受体阻滞药、钙拮抗药和硝酸酯类药。其他药物胺碘酮、心肌代谢药,亦用于某些稳定型心绞痛亚组的治疗,但疗效尚未证实。

(1)β受体阻滞药:β受体阻滞药通过减慢心率,降低心肌收缩力和血压,减少心肌耗氧量。心率减慢还可使舒张期灌注时间增加,左心室心肌灌注改善。不同β受体阻滞药的药动学与药效学不同,但它仍在治疗心绞痛时同样有效。

β受体阻滞药的特性见表17-5。

表 17-5 β受体阻滞药的特性

药物	心脏选择性	内源性拟交感活性	治疗心绞痛的剂量
普萘洛尔	无	无	20~80mg,2/d
美多洛尔	β_1	无	50~200mg,2/d
阿替洛尔	β_1	无	50~200mg/d
纳多洛尔	无	无	40~80mg/d
替莫洛尔	无	无	10mg,2/d
比索洛尔	β_1	无	10mg/d
艾司洛尔(静脉)	β_1	无	50~300μg/(kg·min)
拉贝洛尔	无	无	200~600mg,2/d

应用β受体阻滞药治疗稳定型心绞痛时,要求调整剂量使静息心率降至55~60/min。如果没有心动过缓相关的症状和心脏阻滞发生,严重心绞痛者也可将心率降至50/min以下。在稳定性劳力型心绞痛患者,应使用β受体阻滞药使心率控制在心绞痛发生时心率的75%以下。β受体阻滞药常与硝酸酯类药物合用,其效果明显优于单独用药。

临床试验的结果表明,慢性稳定型心绞痛病人应用β受体阻滞药治疗不仅能改善症状,改善运动能力,减少无症状性心肌缺血发生,还能减少不稳定型心绞痛、非致命性心肌梗死的发生率和

心血管病死亡率。

(2)钙拮抗药:钙拮抗药抑制经过钙通道的钙离子的跨膜转运。细胞膜上存在3种电压依赖型钙通道,即L、T、N型钙通道。临床使用钙拮抗药多为L型钙通道阻滞药,部分为T型钙通道阻滞药,如Mibefradil。所有钙拮抗药均有负性肌力作用,有降低周围血管床平滑肌张力、扩张血管的作用,均能降低冠脉血管阻力,增加冠脉血流。钙拮抗药通过其负性肌力作用和扩张外周血管、降低动脉压作用,减轻心肌耗氧量。

随机试验的结果表明,在慢性稳定型心绞痛患者钙拮抗药与β受体阻滞药在缓解心绞痛方面

和改善至发生心绞痛或心肌缺血的运动时间方面同样有效。临床试验汇总结果发现,短效钙拮抗药有可能增加不良心脏事件的发生率,增加心肌梗死和死亡发生的危险,尤其是在大剂量用药时,因此,在慢性稳定型心绞痛患者应尽量避免应用短效二氢吡啶类钙拮抗药。而缓释和长效钙拮抗药不仅能缓解症状,也能减少不良心脏事件的发生。CAPE试验为随机、双盲、安慰剂对照多中心试验,共入选315例、年龄在35~80岁的稳定型心绞痛患者。患者随机分组,分别接受氨氯地平5mg/d、10mg/d或安慰剂治疗。结果发现,氨氯地平在常规抗缺血治疗的基础上,能进一步减少症状性和无症状性心肌缺血的发作。

在稳定型心绞痛患者,β受体阻滞药与二氢吡啶类钙拮抗药合用,可产生更好的抗缺血效果。IMAGE试验发现,美多洛尔与硝苯地平合用减少心肌缺血发作和改善运动耐量的作用明显优于单独用药。TIBBS试验中联合应用比索洛尔与硝苯地平,也得出了相似的结论。

(3)硝酸酯类药物:硝酸酯类药物为内皮依赖的血管扩张药,其作用机制是通过其终产物一氧化氮(NO)作用于血管平滑肌NO受体,产生松弛血管平滑肌的作用。硝酸酯类药物通过扩张静脉,降低前负荷,降低室壁张力;通过扩张动脉,降低后负荷。心脏负荷减少导致心肌氧耗量降低。硝酸酯类药物还能缓解冠脉痉挛,扩张偏心性病变血管,开放冠脉侧支循环,从而增加冠脉血流量。在稳定型心绞痛患者,硝酸酯类药物还有抗血小板作用。

在慢性稳定型心绞痛患者,硝酸酯类药物可改善运动试验期间的运动耐量。硝酸酯类药物与β受体阻滞药或钙拮抗药合用,可产生更好的抗心绞痛和抗缺血效果。

常用硝酸酯类药物的剂量与作用时间见表17-6。

表 17-6　常用硝酸酯类药物的剂量与作用时间

药物	剂型或用法	剂量	作用时间
硝酸甘油	舌下片剂	0.3~0.6mg 最大可达1.5mg	1.5~7min
	喷雾剂	0.4mg	1.5~7min
	油膏	2% 6in×6in, 15cm×15cm 7.5~40mg	7h
	口服持续释放	2.5~13mg	4~8h
	贴膜	0.2~0.8mg/h,1/12h	8~12h
	静脉	5~200μg/min	7~8h
二硝基异山梨酯	舌下	2.5~15mg	60min
	口服	5~80mg,2~3/d	8h
	咀嚼	5mg	2~2.5h
	口服慢释	40mg,1~2/d	8h
	静脉	1.25~5mg/h	7~8h
单硝基异山梨酯	口服	20mg,2/d	12~24h
		60~240mg,1/d	

硝酸甘油舌下给药或喷雾起效快,适用于迅速缓解劳力型或静息心绞痛,也可在体力活动前数分钟预防应用,以避免活动时缺血发作。如为预防心肌缺血复发,可用中长效制剂,如二硝基异山梨酯、单硝基异山梨酯片剂、硝酸甘油贴膜或油膏。如能给予足够的间歇时间,中长效制剂的效果相近。

硝酸酯类药物的耐药性是治疗中常遇到的现象。有关其机制的研究较多,但目前主要有三个学说:即SH基耗竭、体液内分泌反向调节和NO被氧自由基灭活学说。减少耐药性的产生主要有以下方法:小剂量使用,减少用药次数,避免持续使用,提供8h无硝酸酯的空白期。口服给药时,一日多次的药物要偏时性服用,或采用1日1次长效制剂。静脉用药时,应避免24h持续给药。贴用贴膜时每日不应超过16h。另外,有研究提出使用ACEI(含SH基更好)、血管紧张素受体抑制药、甲硫氨酸、N-乙酰半胱氨酸(供SH基治疗)、卡维地洛(抗氧化作用)可预防耐药性产生。

(4)血管紧张素转化酶抑制药(ACEI):ACEI可提供额外的心脏保护作用。ACEI已明确用于治疗心衰、左心室功能不全和糖尿病患者。因此对合并高血压、糖尿病、心衰无症状左心室功能不全和陈旧性心肌梗死的稳定型心绞痛患者,应该应用ACEI。

(三)介入治疗

大规模临床研究的结果表明,在大多数慢性稳定型心绞痛病人PCI治疗与药物治疗比较,仅能缓解症状,改善患者的生活质量,而不能减少心肌梗死发生率,改善远期预后。

ACME试验比较了单支血管病变、运动诱发心肌缺血的慢性稳定型心绞痛者经皮腔内冠状动脉成形术(PTCA)与药物治疗的效果。结果发现,在6个月随访期中两组死亡率均很低,但PTCA组无心绞痛发生率为64%,而药物治疗组为40%($P<0.01$)。RITA-2试验入选既适应PTCA又适合药物治疗的稳定型心绞痛患者1 018例,随机分为PTCA组和药物治疗组。入选患者中53%心绞痛在CCSⅡ级或以上,40%的患者有两支或两支以上血管病变。试验的主要终点为死亡和非致命性心肌梗死,平均随访时间为2.7年。结果发现,PTCA组死亡或心肌梗死发生率为6.3%;药物治疗组为3.3%($P=0.02$),入选时心绞痛在CCSⅡ级或Ⅱ级以上的患者,6个月后PTCA组心绞痛发作次数比药物治疗组少20%,运动时间平均长1min。AVERT研究结果表明对于低危的稳定型心绞痛患者,积极地应用他汀类调脂治疗在减少缺血事件发生方面至少与PTCA同样有效。

基于以上的研究结果,目前认为对于无症状或CCS分级Ⅰ～Ⅱ级患者,冠状动脉二级分支病变、非前降支开口或近端的不能再血管化的单支病变或≤50%～60%的病变,可应用药物治疗。

但在某些特殊亚组的稳定型心绞痛病人,

PCI治疗不仅能改善症状,还能减少死亡率和再血管化治疗的需要。ACIP研究入选无症状或虽有症状但可被药物治疗控制、48h动态心电图记录有1次或1次以上无症状性心肌缺血患者,随机分组,分别接受药物或再血管化治疗。结果发现,在2年随访期中,再血管化治疗组死亡率明显低于药物治疗组,且药物治疗组中29%的病人接受了再血管化治疗,前降支存在80%或以上狭窄者从再血管化治疗中得益最大。

目前认为,对无症状或仅有轻度心绞痛(CCSⅠ级)者,若无糖尿病,造影示1或2支血管病变、病变血管支配区域大区域的存活心肌,负荷试验显示所支配区域心肌缺血,治疗成功的把握性大,是公认的PCI适应证(Ⅰ类)。对伴有糖尿病、1或2支血管病变、病变血管支配区域心肌缺血,治疗成功的把握性大,亦可行PCI治疗(Ⅱa类)。中、重度心绞痛(CCSⅢ～Ⅳ级)患者多有明显的冠脉狭窄,药物治疗效果欠佳,若病变血管支配较大区域的存活心肌,负荷试验显示明显的心肌缺血,PCI治疗成功的把握性大,危险性小,也是公认的PCI适应证(Ⅰ类)。

(四)外科治疗

多项临床试验的结果表明,在经选择的稳定型心绞痛病人中,CABG与药物治疗比较不仅能改善症状,而且能明显提高生存率。

约有95%的病人CABG术后心绞痛症状即明显缓解或完全消失。在CASS试验中,CABG组术后1年、5年无症状的百分率分别为66%、63%,明显高于药物治疗组的30%、38%。但在术后10年时,由于CABG组部分病人再发心绞痛,而药物治疗组中部分病人又接受了再血管化治疗,这一数据差异的显著性消失(47% vs 42%)。

在早期进行的慢性稳定型心绞痛CABG与药物治疗的对比试验中,如VA研究、ECSS试验、CASS试验,未发现CABG在轻至中度症状病人有普遍改善远期生存率的作用,但亚组分析显示,在高危病人CABG能明显改善患者的生存率。这部分病人包括:左主干病变者、三支血管病变伴左心室功能异常者、二支或三支血管病变伴前降支近端≥75%狭窄者。新近对上述3项试验的汇总分析还发现,在术后10年,在三支血管病变、二支血管病变,甚至累及前降支近端的单支血管病变者,无论其左心室功能正常或异常,CABG均能改善生存。

目前尚无慢性稳定型心绞痛应用 CABG 与 PCI 效果比较的临床试验发表。在已公布的比较 CABG 与 PCI 效果的临床试验中,如 BARI 试验、EAST 试验,入选病人既有稳定型心绞痛患者,又有不稳定型心绞痛患者,且病变既适合应用 PT-CA,也适合应用 CABG。上述两项研究的结果显示,在 5 年的随访期内,GABG 组与 PTCA 组早期和远期生存率相似,但 BARI 试验的亚组分析发现,合并糖尿病的多支血管病变组 CABG 组生存率更高。在远期预后评价中,CABG 组与 PT-CA 组最大的区别是,CABG 组心绞痛复发更少,需要再次血管化的病人比例更少。

因此,在稳定型心绞痛病人,若为左主干病变、三支血管病变,尤其是伴左心室功能障碍或(和)糖尿病者,应首选 CABG 治疗。对伴有严重冠心病的心跳骤停幸存者,考虑到 PTCA 操作风险以及术后再狭窄的可能性,大部分文献亦建议最好选择行 CABG 治疗。

第二节 不稳定型心绞痛

急性冠脉综合征(acute coronary syndrome,ACS)是由于不稳定型粥样硬化斑块破裂,引起冠脉内血栓形成以致严重心肌缺血而产生的一组进展性临床综合征。根据患者发病时心电图 ST 段抬高与否,急性冠脉综合征可分为 ST 段持续抬高的 ACS 和无 ST 段抬高的 ACS 两大类。ST 段抬高的 ACS 绝大部分为 ST 段抬高的心肌梗死(STEMI),无 ST 段抬高的 ACS 又包括无 ST 段抬高的心肌梗死(NSTEMI)和不稳定型心绞痛(unstable angina,UA)(图 17-3)。

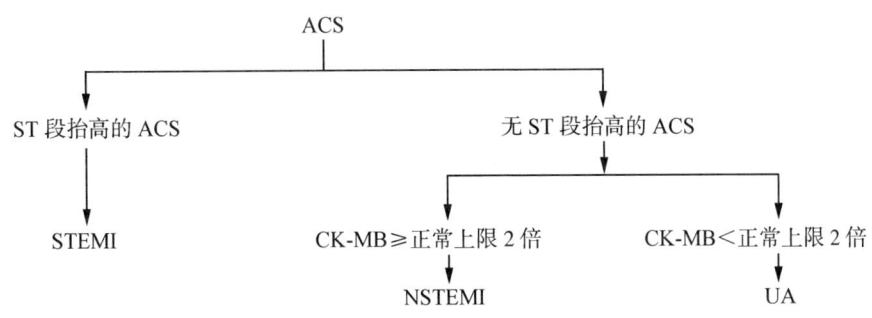

图 17-3 ACS 的临床分型

不稳定型心绞痛是介于慢性稳定型心绞痛与急性心肌梗死(acute myocardial infarction,AMI)之间的一组临床心绞痛综合征。不稳定型心绞痛的病变复杂、进展迅速,临床表现多种多样,且其预后具有多方向性,既可演变为稳定型心绞痛,也可恶化为急性心肌梗死和缺血性猝死。近年来,不稳定型心绞痛的诊断与治疗取得了较大进展。

一、临 床 分 型

常用分型法将心绞痛分为稳定型心绞痛、不稳定型心绞痛和变异型心绞痛 3 类。不稳定型心绞痛包括除稳定型劳力型心绞痛和变异型心绞痛以外的所有心绞痛类型,如初发型心绞痛、恶化型心绞痛(crescendo angina)、静息心绞痛、梗死后心绞痛和中间综合征等。

2000 年,中华心血管杂志发表的《不稳定型心绞痛诊断和治疗建议》,将不稳定型心绞痛分为以下亚型。

(1)初发劳力型心绞痛:指病程在 2 个月以内新发生的心绞痛,病人既往无心绞痛病史或有心绞痛史但近半年内未发生过心绞痛。

(2)恶化劳力型心绞痛:指病情突然加重,表现为胸痛发作次数增加,持续时间延长,诱发心绞痛的活动阈值明显降低,按 CCS 心绞痛分级加重Ⅰ级以上并至少达到Ⅲ级,硝酸甘油缓解症状的作用减弱者,病程在 2 个月内。

(3)静息心绞痛:指心绞痛发生在休息或安静状态,发作持续时间相对较长,含服硝酸甘油效果较差者,病程在 1 个月内。

(4)梗死后心绞痛:指急性心肌梗死发病 24h 后至 1 个月内发生的心绞痛。

(5)变异型心绞痛:指休息或一般体力活动时发生的心绞痛,发作时心电图显示 ST 段暂时性抬高。

由于变异型心绞痛有不同发生机制、临床表现和处理,本节中所述不稳定型心绞痛不包括变异型心绞痛。

加拿大心脏病学会(CCS)劳力型心绞痛分级标准见表 17-7。

表 17-7　加拿大心脏病学会(CCS)劳力型心绞痛分级标准

分级	特　　点
Ⅰ级	一般日常活动如走路、登楼不引起心绞痛,心绞痛发作在剧烈、速度快或长时间的体力活动或运动时
Ⅱ级	日常活动轻度受限,心绞痛发生在快步行走、登楼、餐后行走、冷空气中行走、逆风行走或情绪波动后
Ⅲ级	日常活动明显受限,心绞痛发生在平路一般速度行走时
Ⅳ级	轻微活动即可诱发心绞痛,患者不能做任何体力活动,但休息时无心绞痛发作

二、发生机制

动脉粥样硬化的发生发展是复杂的动态过程。动脉粥样硬化的始动步骤可能是动脉内皮功能障碍,涉及因素有高胆固醇血症、高血压、吸烟和糖尿病等,其中,胆固醇升高尤为重要。动脉内皮功能障碍使其原有分泌 NO 扩张血管、选择性通透、抗白细胞黏附、抑制血管平滑肌细胞增殖以及抗凝与纤溶等功能受损,导致血浆中脂质与单核细胞进入并积聚于内皮下间隙,低密度脂蛋白(LDL)氧化成 OX-LDL,OX-LDL、OX-LP(a)可与巨噬细胞表面的清道夫受体结合而被摄取。这些受体对胆固醇无下调作用,胆固醇在巨噬细胞内堆积,巨噬细胞变成泡沫细胞,形成脂质核心。同时,血管平滑肌细胞迁移到内膜且增殖形成纤维帽。纤维帽含致密的细胞外基质,包在脂质周围使富含致血栓性的脂核与循环血液分隔,以保持斑块稳定性。

不稳定型心绞痛临床上病情的不稳定性主要取决于冠脉局部病变本身的不稳定性。一般认为,冠心病各种危险因素等机体内外损伤因素,引起冠脉粥样斑块之纤维帽(fibrious cap)出现溃疡或破裂,胶原纤维和(或)脂质核暴露,引发血小板及凝血系统激活等一系列瀑布似反应,造成冠脉内血栓形成甚至血栓闭塞,同时,TXA_2 及 5-羟色胺等缩血管物质释放,引起冠脉痉挛,引起了不稳定型心绞痛的发生。上述血栓、血小板及血管痉挛因素与冠脉粥样硬化斑块固定性狭窄的程度及侧支循环状况的共同参与,决定了不稳定型心绞痛的临床谱。

(一)斑块破裂

粥样硬化斑块造成冠脉狭窄的程度与斑块破裂密切相关,引起轻至中度(30%～50%)冠脉狭窄的斑块易于破裂。Ambnose 等曾对不稳定型心绞痛患者在其发展为不稳定型心绞痛前后各进行一次冠脉造影检查,结果发现,72% 的患者与不稳定症状有关的斑块在第 1 次造影时其狭窄程度 <50%。引起不稳定型心绞痛的斑块为不稳定性斑块,其主要特征包括:①大脂池,脂池常占斑块质量的 50% 以上;②薄纤维帽;③丰富的炎症细胞;④斑块本身多导致管腔轻至中度狭窄的病变;⑤容易破裂。发生未来心脏事件的危险性主要取决于斑块的类型与性质,而不是斑块所致管腔狭窄的程度。在已知 5 种类型的斑块中,Ⅳ型和Ⅴ型斑块易发生破裂,特别是Ⅴ型斑块已形成较大脂质池,占据了斑块体积的 40%,其与血管壁仅隔一层纤维帽。病理学检查发现,在纤维帽的周边(肩部)常可见大量炎细胞浸润,其中主要是巨噬细胞浸润。由于巨噬细胞可分泌基质金属蛋白酶(matrix metalloproteinases, MMPS),降解基质,降低局部纤维帽的扩张力强度,因此,斑块破裂常发生在肩部。简言之,脂质池大和纤维帽薄

为斑块破裂的病理基础,而大量炎症细胞浸润,分泌MMPS降解基质和纤维帽则是斑块发生破裂的直接诱因。

(二)血栓形成

斑块破裂后,胶原纤维和脂质核心暴露,引起血小板黏附、聚集和激活,血小板释放的活性物质从多个环节参与激活内源性凝血系统。组织损伤释放的组织因子激活外源性凝血系统。内源性与外源性凝血反应最终结合,分别激活第X因子,使凝血酶原变为凝血酶,导致纤维蛋白原变为纤维蛋白,最终形成纤维蛋白血栓。形成血栓的最后共同通路为GPⅡb/Ⅲa受体介导的血小板聚集。

引起不稳定型心绞痛的血栓,为"灰色血栓",以血小板为主要成分,纤维蛋白较少,常引起"肇事血管"(culprit vessel)的非完全性闭塞,故标准的溶栓治疗常无益处。

(三)血管痉挛

尽管大多数不稳定型心绞痛发作是由斑块破裂及覆盖其上的血栓引起的,但血管痉挛在不稳定型心绞痛发作中亦起一定作用。Measer等通过冠状动脉造影发现,血管痉挛可导致反复的冠状动脉闭塞。冠状动脉痉挛可能与较深的血管损伤和内皮功能异常有关。血管损伤后,血小板在局部释放的TXA_2、5-羟色胺及局部凝血酶的形成是血管痉挛的介导者。内皮功能受损时,内皮素等缩血管物质释放增加,也会引起强烈的血管收缩。

陈纪林等对38例变异性心绞痛患者的冠状动脉造影资料进行分析,结果显示:冠状动脉痉挛发生在造影完全正常的冠状动脉占26.3%,发生在具有明显狭窄病变(≥50%)的冠状动脉占63.2%。在痉挛血管的分布方面,前降支痉挛的发生率(65.8%)明显高于右冠状动脉(26.3%)和回旋支(5.3%)。但在冠状动脉无明显狭窄(<50%)病变的血管中,前降支痉挛的发生率为50%,仅略高于右冠状动脉,提示冠状动脉痉挛多发生于具有明显狭窄病变的前降支。

与主要因心肌耗氧量增加而发作的稳定型心绞痛不同,不稳定型心绞痛发作多与冠状动脉血液供应急剧减少有关。因此,斑块破裂的大小、血栓形成的规模及血管痉挛的发生,决定着不稳定型心绞痛的病理生理与临床表现。

三、危险分层

对不稳定型心绞痛目前主张尽早进行危险分层,以指导临床采用药物、介入治疗或外科治疗。临床评价应包括下述内容:患者的年龄、性别、新近心肌梗死史,糖尿病、心绞痛及缺血发作时情况,胸痛发作时心电图变化,肌钙蛋白水平,二尖瓣关闭不全和充血性心力衰竭的病史,左心室功能,早期负荷试验的结果,冠状动脉病变的部位及范围等。

不稳定型心绞痛患者根据存在的相关危险因素,可分为高危、中危和低危组,高危组易恶化为Q波性心肌梗死或死亡,估计年死亡率>3%。

不稳定型心绞痛的临床高危因素有:

(1)年龄:年龄是影响不稳定型心绞痛近、远期预后的独立危险因素,主要与随着年龄增长,心脏储备功能和其他重要器官功能减退有关。年龄>70岁,死亡相对危险明显增加。

(2)女性:女性亦是独立危险因素。

(3)合并其他器官的疾病:包括肾功能衰竭、慢性阻塞性肺疾患、未控制的高血压和糖尿病、脑血管病和恶性肿瘤等。

(4)既往心肌梗死史、接受PTCA或CABG史。

(5)48h内反复发作的静息型心绞痛或心肌梗死后2周内发生的心绞痛。

(6)左心室功能:为最强的独立危险因素,左心功能越差,其预后亦越差。

(7)冠脉病变的部位和范围:左主干病变最具危险性,3支血管病变的危险性>2支或单支血管病变,前降支病变的危险性大于右冠状动脉和回旋支病变,以及近端病变的危险性大于远端病变的危险性。

入院时心电图尤其是胸痛发作时的心电图对不稳定型心绞痛危险分层有重要价值。入院时心电图有左束支传导阻滞(LBBB),胸痛发作时多导联ST段下移≥1mm,持续时间>20min者为高危患者。TIMI-ⅡB试验发现,不稳定型心绞痛患者入院时心电图存在LBBB,随访1年时心肌梗死和死亡发生率高达22.8%;心电图ST段偏移≥1mm者,随访1年时心肌梗死和死亡发生率为15%,均明显高于孤立性T波倒置及无心电图改变者。

不稳定型心绞痛患者急性期应避免做任何形式的负荷试验，但经内科治疗病情稳定后，可行症状限制性运动试验。如患者在低运动量（≤6METs）时即诱发心绞痛或心肌缺血，提示近期预后差，如同时有钙蛋白 T（cTnT）升高，近期发生急性心肌梗死或猝死的危险性极大。

cTnT 和（或）cTnI 升高提示存在心肌坏死，是不稳定型心绞痛者高危的标志，与患者预后呈负相关。cTnT/cTnI 具有高度心肌组织特异性，心肌坏死后 cTnT/cTnI 升高可持续 7～10d。国外文献报道，急性冠脉综合征患者检测 cTnI 升高时，其发生心血管事件的危险增加 2～3 倍。纤维蛋白原是一种非特异性炎症活动性指标，它的升高可影响血液黏度、促进血小板聚集和血栓形成。

不稳定型心绞痛患者血纤维蛋白原升高，是一个预测未来缺血发作的独立指标。如纤维蛋白原与 cTnT/cTnI 同时升高，则预后更差。纤维蛋白原降解产物如 D-二聚体也可预测血栓并发症的高危患者，但其特异性差。C-反应蛋白（CRP）也是非特异性炎症的敏感指标之一。不稳定型心绞痛患者血清 CRP 水平升高，是反映不稳定性斑块破裂的独立危险因素。CRP＞30mg/L（正常＜10mg/L）预示未来发生心脏事件的危险性增高，CRP 敏感性较高，但特异性较差。

不稳定型心绞痛患者进行危险度分层后，高危患者应尽早行 PCI 或 CABG，低危患者应在经内科治疗病情稳定后再做评价，以决定进一步的治疗方案。

不稳定型心绞痛的危险分层见表 17-8。

表 17-8　不稳定型心绞痛危险分层

危险分层	心绞痛类型	缺血持续时间	左心功能不全	发作时 ST 段压低	cTnT/cTnI
低危组	①初发劳力型心绞痛 ②恶化劳力型心绞痛 无静息时发作，含硝酸甘油有效	劳力型心绞痛 ＜20min	无	＜1mm	＜0.1mg/L
中危组	①静息型心绞痛，但就诊前48h 内无发作 ②梗死后心绞痛，含服硝酸甘油有效	＜20min	无	≥1mm	≤0.1mg/L
高危组	①静息型心绞痛，就诊前有 1 次以上心绞痛发作 ②梗死后心绞痛，含服硝酸甘油效果差或无效	≥20min	有	≥1mm	≥0.1mg/L

注：胸痛时并发严重心律失常、二尖瓣反流或低血压，可归入高危组，如心绞痛类型为低危组，但胸痛发作时心电图 ST 段压低≥1mm，应归为中危组

四、治　疗

（一）治疗策略选择

患者一旦拟诊或诊断为不稳定型心绞痛，应立即收入冠心病监护病房（CCU），给予监护和强化治疗（intensive management）2～3d。强化治疗包括积极的抗血栓和抗心肌缺血治疗，应使用阿司匹林、氯吡格雷、GPⅡb/Ⅲa 受体拮抗药、低分子肝素及 β 受体阻滞药、硝酸酯类等药物，以稳定此时极度活化的不稳定斑块。

患者入院后须强化治疗时应动态评估临床情况，尽早进行危险分层。高危患者应早期积极做 PCI 或 CABG。低危患者可转入普通病房治疗，病情稳定后可出院，门诊随访。缺血性胸痛或疑诊 ACS 的患者在急诊时的诊断和处理程序见图17-4。

（二）药物治疗

不稳定型心绞痛患者早期药物治疗的目的是立即缓解症状，改善心肌缺血，预防和减少心血管事件发生，如心脏性死亡、非致命性心肌梗死和再梗死的发生。药物治疗包括抗血小板、抗凝、抗缺血和调脂治疗。

1. 抗血小板药　新指南取消了阿司匹林作为首选的单一抗血小板药物。指南不但要求对因

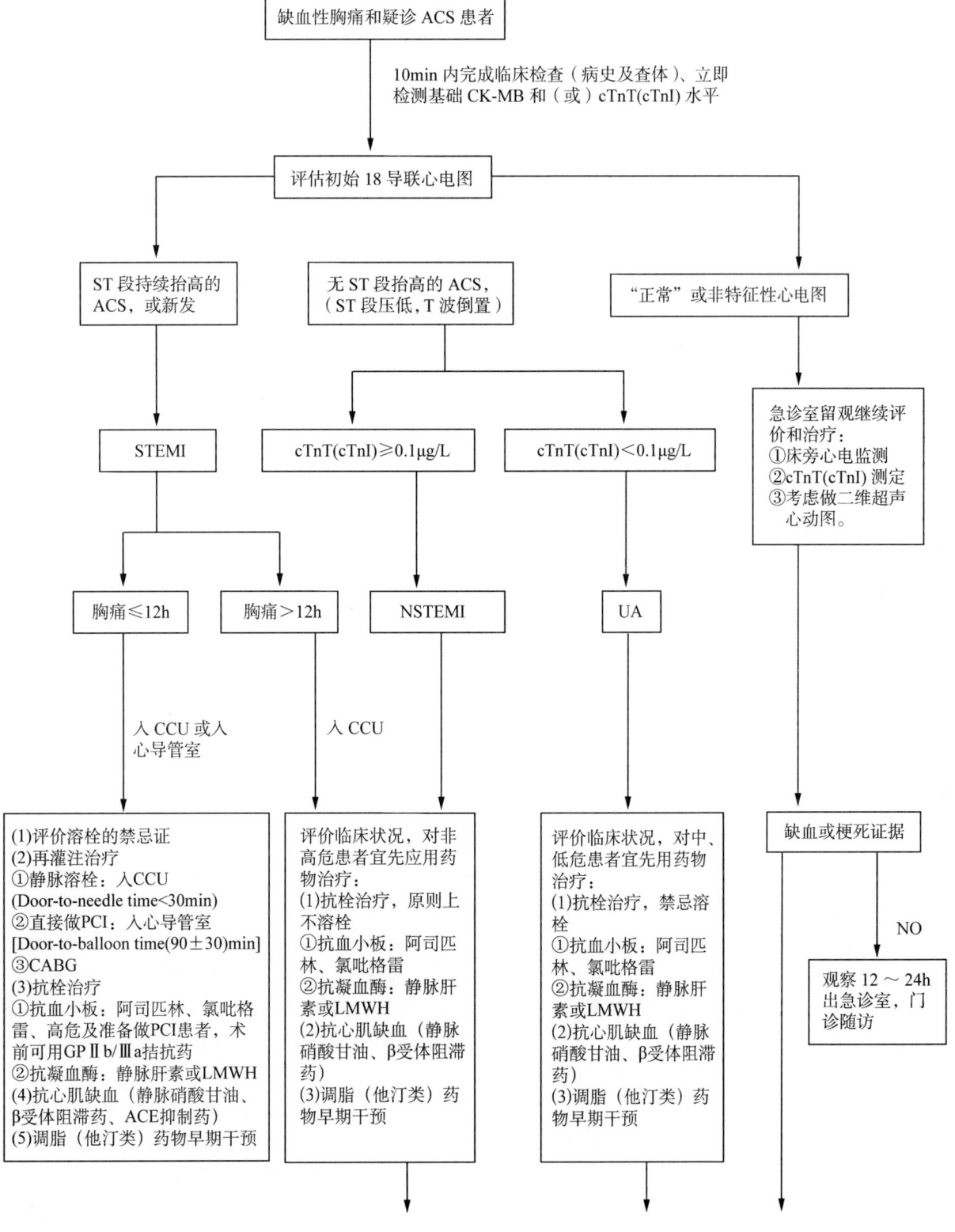

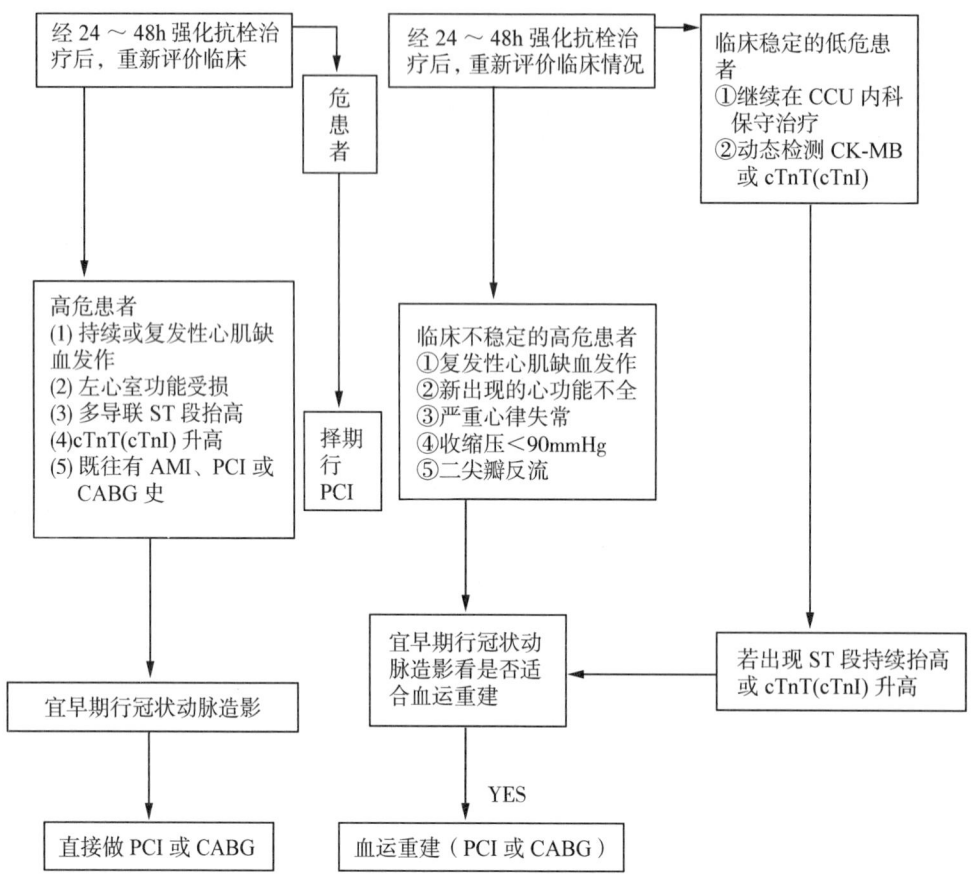

图 17-4　缺血性胸痛或疑诊 ACS 患者在急诊科时的诊断和处理程序

过敏或有严重胃肠反应不能耐受或有严重胃肠道反应不能耐受阿司匹林的患者使用氯吡格雷,而且指出住院患者如果不准备早期行介入干预,入院后尽早联合应用阿司匹林和氯吡格雷至少1个月,最好是 9 个月。对拟采用 PCI 治疗的患者,如果无出血的高危因素,应使用氯吡格雷至少 1个月,最好是 9 个月。如行 CABG 需停药至少5d,最好 7d。对已采用阿司匹林和氯吡格雷的患者,还应使用低分子肝素或肝素。

GP Ⅱ b/Ⅲa 受体阻滞药能阻滞纤维蛋白与Ⅱ b/Ⅲa 受体的结合,阻断血小板聚集的最终环节,是现今理论上最强的抗血小板聚集药物。目前经美国 FDA 批准可在临床应用的 GP Ⅱ b/Ⅲa受体阻滞药有 3 种:阿昔单抗(abciximab, reopro, C7E3)、替罗非班(firofiban)和依替非巴肽(eptifibatide, integrilin)。GP Ⅱ b/Ⅲa 受体阻滞药口服疗效不如阿司匹林,且副作用较多。静脉

应用 GP Ⅱ b/Ⅲa 受体阻滞药对需早期行 PCI 治疗的患者作用肯定,对持续缺血、肌钙蛋白升高或其他危险特征的患者,也应使用。

2. *抗凝血酶药*　目前仍主张应用肝素或低分子肝素。在口服阿司匹林的基础上静脉应用肝素可使复发性缺血事件和急性心肌梗死进一步减少。静脉应用肝素的负荷量为 5 000U,然后以1 000U/h维持静脉滴注,并调整肝素剂量使部分凝血活酶时间(APTT)延长至对照组的 1.5～2倍。静脉用肝素的时间以 2 ～ 5d 为宜。SSENCE、TIMI-11B 和 FRAXIS 等临床试验的结果发现,低分子肝素与普通静脉滴注肝素比较,减少心血管事件的作用更优或至少疗效相同。低分子肝素应用时不需要血凝监测,停药后无反跳,且使用方便,故目前多数学者主张在不稳定性心绞痛者,可用低分子肝素替代普通肝素(表 17-9)。

表 17-9　低分子肝素治疗不稳定性冠状动脉疾病的随机对照试验

试验名称	人数	入选标准	试验设计	终点事件
FRISC	1 506	UAP 或 NQMI。最后 1 次胸痛在 72h 以内	达肝素:120U/kg bid,6d;然后 7 500U qd,35～45d 安慰剂:同样包装的安慰剂	6d:死亡或 MI 两组分别为 1.8% 和 4.8%,下降 63%,$P=0.001$ 40d:死亡或 MI 两组分别为 8.0% 和 10.7%,下降不明显,$P=0.07$
FRIC	1 482	UAP 或 NQMI。最后 1 次胸痛在 72h 以内	达肝素:120U/kg bid,第 1～6 天;然后 7 500U qd,第 6～45 天 肝素:持续静滴 6d,或至少 48h 静滴后改为12 500U, bid	6d:死亡、MI 或心绞痛复发两组分别为 7.6% 和 9.3%,无显著性差别 45d:死亡、MI 或心绞痛复发两组皆为 12.3%
FRISCII	2 267	UAP 或 NQMI。最后 1 次胸痛在 48h 以内	开放期达肝素:120U/kg bid,5d;然后达肝素:5 000U bid,3 个月 安慰剂组:同样包装的安慰剂	30d:死亡或心肌梗死分别为 3.1% 和 5.9%,$P=0.002$。1.5 个月:两组死亡或 MI 无明显差别。3 个月:两组死亡或 MI 无明显差别;但如将死亡、心肌梗死或血运重组合并,两组分别为 29.1% 和 33.4%,$P=0.031$
ESSENCE	3 171	UAP 或 NQMI。最后 1 次胸痛在 24h 以内	依诺肝素:1mg/kg bid,皮下,维持 2～8d(平均 3.0d) 肝素:5 000U 静推,然后 1 000U/h持续静滴,维持 2～8d (平均 2.6d)	14d:死亡、MI 和血运重建分别为 16.6% 和 19.8%,$P=0.019$ 30d:死亡、MI 和血运重建分别为 19.8% 和 23.3%,$P=0.016$;血运重建两组分别为 27.1% 和 32.2%,$P=0.001$。1 年:复合终点事件下降 13%,$P=0.022$
TIMI-11B	3 910	UAP 或 NQMI。最后 1 次胸痛在 24h 以内	依诺肝素:30mg/kg 静推,然后 1mg/kg, bid, 2～8d, (平均 4.6d),出院后 40～60mg bid,至 43d 肝素:70U/kg 静注,然后 15U/(kg·h),2～8d(平均 3.0d),出院后用安慰剂至 43d	14d:死亡、MI 和血运重建两组分别为 14.2% 和 16.7%,$P=0.029$。43d:以上事件两组分别为 17.3% 和 19.7%,$P=0.048$ 住院期间两组大出血事件无差别,43d 分别为 2.9% 和 1.5%,$P=0.021$
FRAXIS	3 468	UAP 或 NQMI	短程 Fraxiparin:(6±2)d 长程 Fraxiparin:14d 肝素:持续静滴(6±2)d	14d:死亡、MI 和心绞痛复发分别为 17.8%、20% 和 15.1%,$P>0.05$ 30d:以上事件分别为 22.3%、26.2% 和 22.2%,$P>0.05$ 长程低分子肝素出血事件明显增加

注:UAP. 不稳定型心绞痛;NQMI. 非 Q 波心肌梗死;MI. 心肌梗死;bid. 每日 2 次;qd. 每日 1 次

3. 抗心肌缺血药

(1)硝酸酯类：应用的目的是控制心绞痛发作，不稳定型心绞痛发作时应口含硝酸甘油。若连续含 3～4 片仍不能控制心绞痛症状，则需要静脉应用硝酸酯类药物。对于中、高危患者，可给予硝酸甘油 24～48h 持续静滴，以避免耐药性而降低疗效。心绞痛症状减轻或消失后，可改用长效硝酸酯类口服，如二硝基异山梨酯缓释片 40～60mg，1/d，单硝基异梨酯缓释片 40～60mg，1/d。

(2)β受体阻滞药：β受体阻滞药能控制不稳定型心绞痛患者的症状，改善近、远期预后。因此，除非有禁忌证，如肺水肿、不稳定的左心衰竭、支气管哮喘、低血压(SBP≤90mmHg)、严重窦性心动过缓或二度、三度房室传导阻滞，不稳定型心绞痛患者主张常规应用β受体阻滞药。在β受体阻滞药选择上应首选具有心脏选择性的药物，如阿替洛尔、美多洛尔、比索洛尔等。剂量应个体化，应根据病状、心率、血压等情况进行调整。

(3)钙拮抗药：钙拮抗药可控制心肌缺血发作，硝苯地平对缓解冠脉痉挛有独特的效果，故为治疗变异型心绞痛的首选药物。地尔硫䓬有减慢心率、降低心肌收缩力的作用，且不产生耐药性，可应用于难治性心绞痛的治疗。治疗不稳定型心绞痛时，应选用长效缓释钙拮抗药，短效二氢吡啶类药物可反射性增快心率、使血浆儿茶酚胺浓度升高，导致血压过度波动，加重心肌缺血，并增加心肌梗死和死亡风险，故禁止常规用药。

4. 调脂药物(他汀类)　他汀类药物除了有调节血脂作用外，还有更为重要的、调脂的多向性效应，包括：①抗炎及稳定斑块效应，表现为减轻斑块肩部巨噬细胞炎症反应，促进斑块中心脂质吸收，降低 MMPS 产生，增加胶原形成和稳定斑块纤维帽的结缔组织；②改善血管内皮功能，已证实他汀类药物对内皮功能障碍改善为其对内皮-NO 合酶(eNOS)活性的直接作用，此外，也可能与增加 LDL-C 氧化阻力有关。不稳定型心绞痛患者存在冠脉斑块的不稳定性，常因斑块破裂而导致血栓形成，故早期血脂干预有望稳定斑块，减少心血管事件发生。近年来进行的小规模的临床试验，如 PIT、PAIS、LAMIL、LIPID-CHD、MIR-ACL 等，结果显示急性冠脉综合征者早期甚至在明确诊断数小时后使用他汀类药物，不仅明显改善血管内皮功能，而且显著降低随访期主要心血管事件发生，故推荐不稳定型心绞痛患者越早期应用他汀类药物越好。目前常用的他汀类药物及其剂量为：洛伐他汀 10～80mg/d；普伐他汀 5～40mg/d；辛伐他汀 5～40mg/d；氟伐他汀 5～40ng/d；阿托伐他汀 10～80mg/d。

5. 溶栓治疗　国际多中心大样本的临床试验已经证实，采用治疗急性心肌梗死的溶栓方法治疗不稳定型心绞痛患者反而有增加心肌梗死发生率和死亡率的倾向，故不稳定型心绞痛患者不主张行溶栓治疗。

(三)介入治疗

对不稳定型心绞痛患者强调入院后早期进行危险分层，低危患者可给予内科保守治疗或选择行冠脉造影和 PCI 治疗。对中、高危患者，若药物治疗有效，PCI 治疗宜在病情稳定 48h 后进行，但出现下列情况时应进行紧急介入治疗：①反复发作自发性心绞痛，发作时 ST 段压低≥1mm，药物治疗效果不满意；②心绞痛发作持续时间明显延长，超过 30min，ST 段持续压低，应用硝酸甘油不能缓解其发作；③发作伴有明显的血流动力学不稳定，如血压低、心率慢或严重心律失常及出现急性左心功能不全等；④肌钙蛋白 T 或 I 升高；⑤新出现的 ST 段压低即应进行早期有创检查。紧急 PCI 治疗以迅速开通"肇事血管"，恢复其远端血流为原则，对于多支血管病变的患者，可以不必一次完成全部的血管重建。

国外多项比较性临床试验评价了非 ST 段抬高急性冠脉综合征者有创治疗与保守治疗的效果。

TIMI-ⅢB 试验是第一个对选择性应用积极治疗策略进行评价的对比研究，该试验将 1 673 例非 ST 抬高的 ACS 患者(包括不稳定型心绞痛和非 ST 段抬高 MI)随机分为有创治疗组和保守治疗组。结果发现，42d 时早期有创治疗组中死亡、非致死性心肌梗死和运动试验强阳性的患者占 16.2%，早期保守治疗组则为 18.1%，两组间复合终点事件发生率无明显差异($P=0.303$)，但有创治疗组再住院率减少。需要指出的是，保守治疗组 57% 出院亦实施了导管检查，40% 实施了再血管化治疗。

FRISCⅡ研究对 3 048 例非 ST 段抬高 ACS 患者(包括不稳定型心绞痛和非 ST 段抬高 MI)

入院后予低分子肝素治疗,疗程5～7d,其中2 457例无需紧急处理者,被随机(以2×2因素方式)分组继续保守治疗。随访6个月时,安慰剂组与持续低分子肝素组死亡和MI发生率无差异,但有创治疗组死亡和心肌梗死发生率为9.4%,保守治疗组为12.1%。有创治疗组与保守治疗组比较,死亡或心肌梗死发生率相对减少22.0%,绝对减少2.7%。FRISCⅡ试验的结论是,先接受平均6d低分子肝素、阿司匹林、硝酸甘油、β受体阻滞药治疗的非ST段抬高急性冠脉综合征患者,常规有创治疗的效果优于保守治疗,这种治疗益处在高危患者更明显。

2000年完成的TACTICS(TIMI18)试验,其纳入2 220例患者,随机分为早期有创治疗组与保守治疗组。前者4～48h进行心导管检查和再血管化治疗,后者仅对药物治疗后出现再缺血的患者进行血管重建治疗。患者均应用了阿司匹林、低分子肝素、β受体阻滞药、Tirofiban和降胆固醇药物。试验结果发现,早期介入治疗组在6个月时死亡,心肌梗死和再住院率为15.9%,明显低于保守治疗组的19.4%。

PCI治疗不稳定性心绞痛,目前有早期保守治疗和早期有创治疗两种策略。早期保守治疗策略是指对强化药物治疗后仍有复发性缺血或负荷试验结果阳性的患者行冠脉造影,然后根据血管病变情况选择再血管化治疗方式。早期有创治疗是指患者入院后只要无再血管化治疗禁忌证,常规行冠脉造影检查,若有可能直接行PCI或CABG。目前,国内外大多数学者推荐对不稳定型心绞痛患者采取早期保守治疗策略。但由于早期有创治疗能尽早确定冠脉病变情况,有利于患者的危险分层,对"肇事血管"早期行PCI治疗,可以更快地缓解症状,减少抗血小板药、抗血栓药的应用,缩短住院时间,且有小规模临床试验证实,早期有创性治疗可减少心绞痛复发、心肌梗死发生率和再血管化需要,因此,ACC/AHA工作组建议下列情况可行早期有创治疗。

(1)尽管已采取强化抗缺血治疗,但仍有静息或低活动量诱发的心绞痛/心肌缺血发作。

(2)复发性心绞痛/心肌缺血伴心力衰竭症状,S_3奔马律、肺水肿、肺部啰音增加或新出现或恶化的二尖瓣关闭不全。

(3)无创性负荷试验强阳性。

(4)左心室收缩功能障碍,LVEF<40%。

(5)血流动力学不稳定。

(6)持续性室速。

(7)6个月内曾做过PCI。

(8)既往做过CABG。

对于年龄>65岁,ST段压低、心肌标志物浓度增高且无再血管化治疗禁忌证的患者,亦可行早期有创治疗(图17-5)。

(四)外科治疗

不稳定型心绞痛患者药物治疗与CABG比较的临床试验结果表明,CABG能明显改善心绞痛症状,降低心绞痛复发率。在经选择的病人应用CABG较应用药物治疗能明显降低死亡率,改善预后,对于较严重或弥漫病变的高危患者,如左主干病变,3支血管病变者应用CABG的得益更多。

CABG与PCI比较,各有其优缺点(表17-10)。

表17-10 PTCA与CABG的优缺点

	优点	缺点
PTCA	即刻成功率高 创伤小、无需全麻、恢复快 方便快速、易重复进行	术后6个月再狭窄率达20%～40%,多支血管病变不完全再血管化率达70%,对严重弥漫性病变或慢性完全闭塞病变治疗有困难
CABG	手术成功率高 能降低部分亚组病人的死亡率 动脉移植桥长期可通率高(10年开通率>90%) 完全再血管化比例高	大隐静脉移植血管后期容易闭塞,创伤较大,有神经系统并发症,不易重复进行

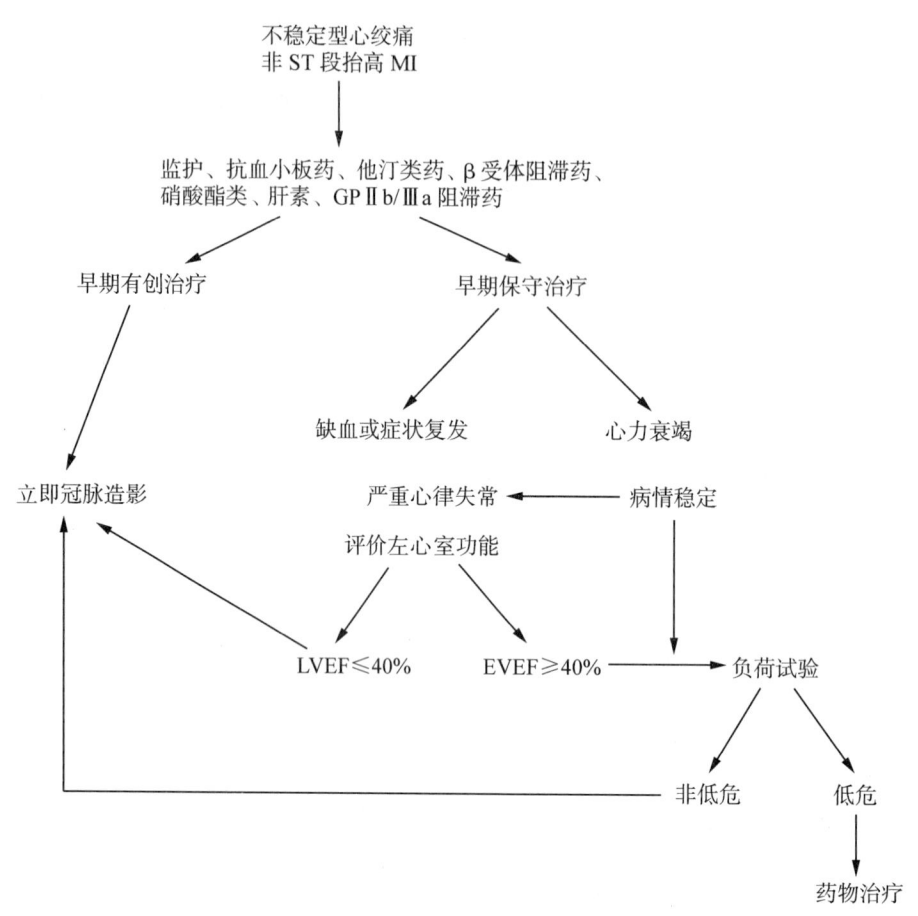

图 17-5 急性冠状动脉综合征住院治疗策略

临床试验的结果表明,非糖尿病者 PCI 与 CABG 的远期生存率差别不大。PTCA 后靶血管重复再血管化率(TVR)在术后 3 年内明显高于 CABG,以后逐步与 CABG 相当。支架置入使 PCI 后的 TVR 率有所下降,但仍明显高于 CABG。采用乳内动脉搭桥,TVR 率较低,糖尿病合并前降支近端狭窄的患者接受 CABG 有可能提高生存率,严重多支血管病变的患者,CABG 也可能优于 PCI。左主干狭窄≥60% 的患者,采用 CABG 改善生存率可能优于应用 PCI 和药物。

因此,对于左主干病变、多支血管病变,尤其是糖尿病合并多支血管病变、多支血管病变合并左心功能不全、合并糖尿病的左前降支近端病变,应首先选择行 CABG 治疗。

第三节 变异型心绞痛

变异型心绞痛(variant angina)也称血管痉挛性心绞痛(vasospastic angina),是由冠脉痉挛引起的一种特殊心绞痛类型。它于 1959 年首先由 Prinzmetal 报道,故又称之为 Prinzmetal 心绞痛。

一、发 生 机 制

临床研究的证据表明,变异型心绞痛是由冠状动脉痉挛引起的。冠状动脉痉挛可使心外膜下大的冠脉血管或其二级分支突然发生一过性管腔狭窄,引起心肌缺血发作。冠状动脉痉挛可发生在无任何引起心肌耗氧量增加诱因的情况下,管腔直径的显著性减少通常是局限性的,仅波及一个部位,且可被硝酸甘油缓解。

引起冠状动脉痉挛的因素有多种。

（一）自主神经张力异常

主要表现为交感神经活性增强。冷加压试验能反射性刺激交感神经兴奋,促发冠状动脉痉挛。Raizner等曾对35例胸痛患者行冠状动脉造影检查,同时做冷加压试验。冠状动脉造影的定量分析结果显示,冷加压试验时正常冠状动脉各段的管腔直径均明显缩小,但变异型心绞痛患者管腔直径减少最显著,部分患者可见明显冠状动脉痉挛存在。Suematsn等发现,变异型心绞痛者血浆去甲肾上腺素浓度明显升高,在半夜与凌晨升高更明显,这与变异型心绞痛多在夜间或清晨发作有一致性。

心率变异性（HRV）是反映自主神经活动的常用临床指标。许多研究发现,变异型心绞痛患者存在HRV异常,但与严重冠状动脉固定的狭窄引起的劳力型心绞痛不同,变异型心绞痛患者反映迷走神经活动的高频成分并不减少,而反映交感神经活动的低频成分则明显增加。

（二）内皮细胞功能失调

内皮细胞功能失调是引起冠状动脉痉挛的重要因素。在变异型心绞痛患者,由于内皮细胞功能障碍,扩血管因子主要是血管内皮衍生舒张因子（EDRF,即NO）和前列环素（PGI_2）生成减少,而缩血管因子如内皮素、血管紧张素Ⅱ、组胺、5-羟色胺等生成增加,导致冠状动脉痉挛。多种冠心病的危险因素,如吸烟、糖尿病、高胆固醇血症、代谢综合征、高纤维蛋白原血症、高同型半胱氨酸血症等,均可造成冠状动脉内皮功能障碍。

（三）冠状动脉痉挛的细胞内机制

蛋白激酶C介导的途径和Ca^{2+}从肌浆网的释放是平滑肌细胞收缩的重要细胞内机制。动物实验发现,蛋白激酶C介导的途径是炎症性、增生性病变部位冠状动脉痉挛的重要机制。各种原因导致Ca^{2+}从肌浆网释放增加,导致细胞内Ca^{2+}浓度增加,则可能是变异型心绞痛发生的主要细胞内机制。

二、临床表现

变异型心绞痛患者多较年轻,许多患者除有较重的吸烟史外,多无其他冠心病危险因素。经典的变异型心绞痛有以下临床特征:①心绞痛多发生于休息时,与体力活动和情绪激动无关;②心绞痛症状往往极为严重,患者难以忍受、持续时间长,但应用硝酸甘油可以缓解;③发作呈周期性,常在每天同一时间发作,特别好发于半夜或凌晨醒来时;④发作时心电图ST段抬高,无异常Q波,可伴有心律失常和传导阻滞。但近年来的研究表明,有些痉挛性心绞痛也可在体力活动或情绪激动时发生,心电图亦可出现ST段下降和T波倒置。

变异型心绞痛的诊断有赖于胸痛发作时心电图出现ST段抬高,有些患者ST段抬高后有ST段压低和T波倒置,但通常无异常Q波。ST段抬高可出现于任何导联,但以前壁导联多见。若前壁与下壁导联均出现一过性ST段抬高,提示存在广泛性心肌缺血,患者猝死危险性高。变异型心绞痛患者心肌缺血时可出现室性心律失常、ST段与T波的交替改变,它是预后不良的征兆。如室性心律失常发生在缺血缓解之后,提示存在心肌再灌注损伤。此时,血清心肌损伤标志物,如CK-MB、cTnT/cTnI可轻度升高。

冠状动脉造影发现心外膜下冠状动脉血管痉挛,尤其是近端血管痉挛,是诊断变异型心绞痛最重要的依据。冠状动脉造影结果提示,血管痉挛多发生在有明显狭窄（50％）病变的冠状动脉,少部分发生在造影"正常"的冠状动脉,具有明显病变的前降支近端是血管痉挛最多发的部位。对临床拟诊变异型心绞痛,但冠状动脉造影未发现冠状动脉痉挛者,可做激发试验。常用的冠状动脉痉挛激发试验有麦角新碱（ergonovine）试验和乙酰胆碱（Ach）试验。麦角新碱可引起持续性冠状动脉痉挛而导致心肌梗死,因此,行麦角新碱试验时一定要准备好急救药物与设备,一旦出现冠状动脉痉挛立即经冠状动脉注入硝酸甘油。乙酰胆碱试验常用剂量是60mg,静脉注射,其检出冠状动脉痉挛敏感性为93％,特异性为100％。

三、治 疗

变异型心绞痛的治疗目的是迅速缓解症状和预防复发。

硝酸酯类药物对缓解变异型心绞痛症状、预防复发有良好疗效。急性发作时可舌下含服硝酸甘油,频繁发作时可给予硝酸甘油或二硝基异山梨酯持续静脉滴注,必要时合用肝素。由于多数患者心绞痛在夜间或凌晨发作,预防用药时宜选用长效口服制剂或应用硝酸甘油贴膜或油膏。

钙拮抗药在变异型心绞痛的治疗中有独特效果,尤其是硝苯地平。在变异型心绞痛合并劳力型心绞痛者,可口服或静脉应用地尔硫䓬,特别是在部分难治性心绞痛者。钙拮抗药与硝酸酯类药物缓解变异型心绞痛的机制不同,两药可联合应用,预防变异型心绞痛发作时,应使用长效缓释钙拮抗药。

变异型心绞痛患者亦应给予抗血小板药和抗凝血酶药治疗,但不宜用β受体阻滞药。

对药物治疗效果不好的变异型心绞痛患者,尤其是造影发现严重固定性冠状动脉狭窄者,应选择再血管化治疗。

(杨曙光)

参 考 文 献

1 中华医学会心血管病学分会,中华心血管病杂志编辑委员会. 不稳定型心绞痛诊断和治疗建议. 中华心血管病杂志, 2002, 28 (6):409—412

2 Abrams J Clinical practice. Chronic stable angina. N Engl J Med, 2005, 352 (24):2524—2533

3 Goldberg A, Gruberg L, Roguin A, et al. Preprocedural C-reactive protein levels predict myocardial necrosis after successful coronary stenting in patients with stable angina. American Heart Journal, 2006, 151(6): 1265—1270

4 Blomkalns AL, Chen AY, Hochman JS, et al. coronary syndromes: Large—scale observations from the CRUSADE (Can Rapid Risk Stratification of Unstable Angina Patients Suppress Adverse Outcomes With Early Implementation of the American College of Cardiology/American Heart Association Guidelines) National Quality Improvement Initiative . Journal of the American College of Cardiology, 2005, 45(6): 832—837

5 Michaels AD, Linnemeier G, Soran O, et al. Two—year outcomes after enhanced external counterpulsation for stable angina pectoris (from the International EECP Patient Registry IEPR). The American Journal of Cardiology, 2004, 93(4): 461—464

6 Choudhry NK, Singh JM, Barolet A, et al. How should patients with unstable angina and non-ST-segment elevation myocardial infarction be managed? A meta-analysis of randomized trials. Am J Med, 2005, 118 (5):465—474

7 Arslanian-Engoren C, Patel A, Fang JM, et al. Symptoms of men and women presenting with acute coronary syndromes. The American Journal of Cardiology, 2006,98(9): 1177—1181

8 Daly C, Clemens F, Lopez Sendon JL, et al. Gender differences in the management and clinical outcome of stable angina. Circulation, 2006, 113 (4):490—498

9 David A Morrow, Benjamin M Scirica, Ewa Karwatowska—Prokopczuk, et al. Evaluation of a novel anti—ischemic agent in acute coronary syndromes: Design and rationale for the Metabolic Efficiency with Ranolazine for Less Ischemia in Non-ST-elevation acute coronary syndromes (MERLIN)—TIMI 36 trial. American Heart Journa, l2006, 151(6): 1186. e1—1186. e9

10 David P Nau, Jeffrey J Ellis, Eva M Kline-Rogers, et al. Gender and perceived severity of cardiac disease: Evidence that women are "tougher". The American Journal of Medicine, 2005, 118(11): 1256—1261

11 Perers E, Caidahl K, Herlitz J, et al. Treatment and short-term outcome in women and men with acute coronary syndromes. International Journal of Cardiology, 2005, 103(2): 120—127

12 Johnson BD, Shaw LJ, Buchthal SD, et al. Prognosis in women with myocardial ischemia in the absence of obstructive coronary disease: results from the National Institutes of Health—National Heart, Lung, and Blood Institute—Sponsored Women's Ischemia Syndrome Evaluation (WISE). Circulation, 2004, 109 (24):2993—2999

13 Castillo-Moreno JA, Ramos-Martín JL, Molina-Laborda E, et al. Dobutamine stress echocardiography in patients with stable chronic angina and a low-or medium-risk on exercise testing: usefulness for assessing long-term prognosis. Revista Espanola de Cardiologia, 2005, 58(8): 916—923

14 Svensson L, Nordlander R, Axelsson C. Are predictors for myocardial infarction the same for women and men when evaluated prior to hospital admission? In-

ternational Journal of Cardiology, 2006, 109（2）：241—247

15 Wenger NK, Chaitman B, Vetrovec GW. Gender comparison of efficacy and safety of ranolazine for chronic angina pectoris in four randomized clinical trials. The American Journal of Cardiology, 2007, 99（1）：11—18

16 Brunetti ND, Pellegrino PL, Mavilio G, et al. Spontaneous coronary dissection complicating unstable coronary plaque in young women with acute coronary syndrome：Case reports. International Journal of Cardiology, 2007, 115(1)：105—107

17 Avanzas P, Arroyo—Espliguero R, Kaski JC. Multiple complex stenoses and chronic stable angina pectoris. International Journal of Cardiology, 2005, 102（3）：549—550

18 Pearte CA, Furberg CD, O'Meara ES, et al. Characteristics and baseline clinical predictors of future fatal versus nonfatal coronary heart disease events in older adults：the Cardiovascular Health Study. Circulation, 2006, 113(18)：2177—2185

19 Falcoz PE, Chocron S, Binquet C, et al. Revascularization of the right coronary artery：grafting or percutaneous coronary Intervention? The Annals of Thoracic Surgery, 2005, 79(4)：1232—1239

20 Elkoustaf RA, Mamkin I, Mather JF, et al. Comparison of results of percutaneous coronary intervention for non-ST-elevation acute myocardial infarction or unstable angina pectoris in men versus women. The American Journal of Cardiology, 2006, 98(2)：182—186

21 Anand SS, Xie CC, Mehta S, et al. Differences in the management and prognosis of women and men who suffer from acute coronary syndromes. Journal of the American College of Cardiology, 2005, 46(10)：1845—1851

22 Glaser R, Selzer F, Jacobs AK, et al. Effect of gender on prognosis following percutaneous coronary intervention for stable angina pectoris and acute coronary syndromes. The American Journal of Cardiology, 2006, 98(11)：1446—1450

23 Ryan CJ, DeVon HA, Zerwic JJ. Typical and atypical symptoms：diagnosing acute coronary syndromes accurately. Am J Nurs, 2005, 105（2）：34—36

24 S Livesey. Coronary bypass surgery. Medicine, 2006, 34(5)：203—206

25 Glasser SP, Gana TJ, Pascual LG. Efficacy and safety of a once-daily graded-release diltiazem formulation dosed at bedtime compared to placebo and to morning dosing in chronic stable angina pectoris. American Heart Journal, 2005, 149(2)：e1—e9

26 Heer T, Gitt AK, Juenger L, et al. Gender differences in acute non-ST-segment elevation myocardial infarction. The American Journal of Cardiology, 2006, 98(2)：160—166

27 Chen W, Woods SL, Wilkie DJ. Gender differences in symptom experiences of patients with acute coronary syndromes. Journal of Pain and Symptom Management, 2005, 30(6)：553—562

28 Yan AT, Tan M, Fitchett D, et al. Canadian acute coronary syndromes registry investigators. one-year outcome of patients after acute coronary syndromes (from the canadian acute coronary syndromes Registry). Am J Cardiol, 2004, 94（1）：25—29

第18章 无症状性心肌缺血

Chapter 18

早在一个世纪以前,医学工作者就认识到心肌缺血这种病理过程的存在,并发现心绞痛实际上是心肌缺血的临床表现。1974年Stern根据动态心电图的结果结合病人的症状记录,提出了无症状心肌缺血(silent lschemia,SI)的概念。在随后的30年里,无症状心肌缺血作为一种独特但常见的心肌缺血的表现,日益受到医学研究者的重视,并进行了大量的基础和临床研究,为人们了解SI的病理生理学基础、流行病学特点、诊断和处理策略提供了宝贵的知识。女性由于自身激素水平变化特点、自主神经调节功能及其他一些心肌缺血相关疾病谱的分布与男性不尽相同,其SI的流行病学特点、临床价值、处理策略也与男性略有不同,本节将予以详细阐述。

一、概　述

无症状心肌缺血目前一般认为是指存在心肌缺血的客观证据但患者不表现出心绞痛或心绞痛相关的任何症状的临床病理现象。许多研究表明,心绞痛症状对诊断和预测冠心病预后来说,既不敏感也不特异。多种检测技术表明,冠心病(CAD)病人的心肌缺血发作,绝大多数(70%~90%)是无症状性的,而是否出现心绞痛症状对病人预后的预测价值意义不大。旨在降低病人缺血负荷的治疗策略,也收到了降低心血管事件发生率的效果。所以及早发现并评估各类病人SI,对于改善病人预后降低心血管事件发生率具有较大的临床意义。

二、病理生理学

SI作为心肌缺血的一种表现形式,其病理生理学基础从根本上讲就是心肌供氧与耗氧之间关系的不平衡。导致这种现象的原因不外乎以下几方面:

1. 心肌耗氧量增加,冠状动脉储备不能满足心肌的需求。这种现象在CAD病人中较为常见,一般表现为缺血前出现血压和心率的轻度上升,心脏后负荷增大,耗氧量增加,而冠状动脉因为原有病变损害了其储备能力,不能适应心肌需求导致了缺血发生。Krittayaphong等人对76名冠心病病人进行48h动态心电图(AECG)检查发现92%的缺血记录发生前心率升高超过10/min,Deedwania等人对冠心病人进行24h AECG检查发现61%的缺血记录发生前,病人心率的增加超过5/min,71%的SI发生前,病人收缩压增加超过10mmHg。Andrews等人的研究也证实了这一点。SI病人进行β受体阻滞药治疗后,随着病人固有心率和血压的下降,SI的发作频率和持续时间明显降低。但Kathiresan等人对30名冠状动脉介入治疗后的病人进行心电监测发现,33%的SI发生前无血压或心率的升高。

2. 冠状动脉供氧能力下降。多种因素能够引起冠状动脉供氧能力降低,如冠状动脉瘘、冠状动脉斑块、血管张力异常、冠状动脉痉挛、其他原因导致的冠状动脉内皮损伤、负性情绪刺激等。多项人体和动物实验性研究发现,负性情绪刺激能导致心脏射血分数(EF)及冠状动脉血流量的明显下降,从而出现SI。

3. 以上两种因素的共同作用。由于冠状动脉内斑块能够影响冠状动脉内皮功能，导致冠状动脉收缩能力异常，所以病人在进行体力锻炼、寒冷刺激及进行药物负荷实验时，在心脏后负荷增加的同时，冠状动脉血流也出现明显下降，导致SI发生。

研究表明心肌缺血后是否出现症状及症状的性质如何，并不与缺血的范围、程度密切相关。与男性相比，女性心肌缺血更多表现为疼痛以外的症状，如疲劳、气短、上消化道症状，甚或是不表现出可察觉的症状。产生这种现象的具体机制目前仍不明确。病人主观症状的不同可能有以下几方面的原因：①自主神经病变。有研究者认为糖尿病病人SI发生率较非糖尿病病人明显升高，可能与糖尿病引起的自主神经病变有关。②痛阈的变化。③循环内啡肽水平升高。④外周及中枢神经系统神经传递和处理功能异常。

三、流行病学特征及预后价值

根据其并发疾病，可以将SI分为三类：①伴发于非CAD疾病的SI。包括循环系统疾病（高血压病、心脏瓣膜病、心肌炎、心肌病、冠状动脉瘘）和非循环系统疾病（糖尿病、肾衰血液透析、系统性硬化等）；②伴发于CAD的SI；③无任何伴发疾病的SI。病人的伴发疾病不同，其SI的发生率和临床意义也不尽相同。下面就各种临床上常见的女性SI病人亚群，对女性SI的临床特点和意义进行阐述。

1. 合并CAD之外的循环系统疾病（高血压、瓣膜病、心肌病）的女性SI病人　Willbert等人对806名患高血压、瓣膜病、心肌病但无明确冠心病史的老年妇女，进行48h动态心电图检查，发现SI的发生率约为14%。在47个月的随访期内，有SI者心血管事件的发生率远高于无SI者（67%vs 39%）。Schweiz发现大约30%的女性高血压病人存在SI，而且他发现不合并CAD的高血压病人如果出现SI，其心血管事件的发生率甚至高于合并冠心病而有SI的病人。迄今的研究未显示性别在这种状况下对SI的发生率和预后存在明显的影响。

2. 合并糖尿病的女性SI病人　糖尿病一般被认为是远期心血管事件的独立危险因素。即使无冠心病的糖尿病病人，较正常人群亦具有更高的SI发生率。研究发现女性糖尿病病人SI发生率为22%～50%。各研究结果的不一致主要是由于所采用的SI检测方法和标准不同。研究者们也发现，相对于男性来说，女性糖尿病伴SI患者的心肌灌注损害程度明显较低，而且女性更容易出现心肌灌注正常而心电图发生典型缺血样改变的情况。虽然各种研究对于女性糖尿病病人SI的发生率报告有所不同，但绝大多数研究结果支持SI是女性无症状糖尿病病人远期发生心血管疾病的独立预报因素。

3. 合并CAD的女性SI病人　对冠心病病人进行的心电学和心肌灌注影像学检查发现，冠心病病人发生的心肌缺血绝大多数不伴发心绞痛症状，该比例可以高达75%～90%。多项研究表明合并SI的冠心病病人其远期心血管事件发生率及死亡率均明显高于不合并SI者，病人症状的严重程度与病情和远期预后相关性不大，事实上病人心肌缺血的范围和程度、冠状动脉病变累及的心肌范围大小才是预后的有力预报因素。部分研究表明，SI的发生频率与持续时间在一定程度上与心肌受损的范围相关，及时判断并评估CAD病人合并SI的程度，具有一定的临床指导意义。

女性可能是由于雌激素对心血管系统的保护作用，其冠状动脉病变多发生于绝经期后，故女性CAD病人平均年龄较男性高。多年来的研究主要关注于以下几类病人。

（1）女性急性冠状动脉综合征（ACS）患者：Norgarrd等人对CCU内ACS患者进行24h心电监测发现，出现心肌缺血样心电图表现（J点80ms后ST段下移超过1mm，持续时间超过1min）的患者，其30d心血管事件发生率为25.8%，无缺血表现者仅为1.3%，未发现性别差异对SI的发生率及其预后存在附加效应。对995名来自CAPTURE、PURSUIT和FROST研究的ACS病人进行荟萃分析结果也显示：30d终点事件的发生率，SI发生频率超过5/min的患者显著高于不发生缺血的患者（19.7%vs 5.7%）。Bogaty等人对急性心肌梗死病人在梗死发生后3d内进行24h心电监测，以症状消失和无新发缺血性心电改变为出院标准，在缩短了急性心肌梗死病人住院时间的同时未观察到6个月心血管事件发生率的增加,表明无 SI 发生的病人其潜在心血管事件危险性也比较低,性别差异对临床结果没有明显的附加影响。Hamm 等人的研究也表明,对 ACS 病人进行心电监测以发现 SI,联合病人的肌钙蛋白检测结果共同进行危险度分级,能够更好地预测病人近期预后。

(2)行血管重建治疗后的女性 CAD 病人:关于这类病人发生 SI 的临床意义,多项研究的结果不尽一致。这可能是由于各项研究诊断 SI 采用的方法和标准不一致。一项对血管重建治疗后 3 年的病人进行常规运动试验检查的研究发现,除某些特殊情况(靶血管供应心肌范围较大、严重多支病变、病人有影响痛觉敏感性的疾病等)外,运动试验诊断的 SI 频率和程度与病人的预后无关。来自 ADORE 和 BARI 研究的结果也支持上述结论,即对血管重建治疗后病人进行常规心电学检测以诊断 SI,不具有显著的预后意义。但 Zellweger 等人新近发表的研究结果提示,使用核素心肌灌注显像(MPI)对血管重建治疗后的病人进行检查,发现 SI 的发生率为 23%,通过 4 年随访证实 SI 是远期预后的独立预测因素。由于该研究的样本比较小,而且 SI 的诊断标准与其他研究也不甚一致,其结果仍有待于其他大规模试验证实。

(3)女性慢性稳定型心绞痛患者:研究表明,女性慢性稳定型心绞痛患者其 SI 的发生率为33%~57%,APSIS 研究的结果表明,经过 40 个月随访,出现心血管事件的患者,其基线 AECG 检查 SI 的发生频率和持续时间明显高于无心血管事件的患者。但也有一些研究的结果不支持这个结论,Mulcahy 对 172 名患者进行 24h AECG 检查后发现,SI 与远期心血管事件无明显相关。但多数研究者认为这主要是因为这些试验选取对象时,并未将 AECG 与运动或药物负荷试验结果结合起来,导致病人选取标准与其他试验不一致。Nair 等人对 936 名 CAD 病人进行的 AECG 检查发现,心绞痛症状较 SI 能更好地预测未来的心血管事件,但是该试验也没有把是否存在可诱发的心肌缺血作为排除标准,而且也没有比较 SI 与无SI 患者心血管事件发生率的差异。

4. 无伴发疾病的女性 SI 患者 BLSA 研究发现老年"健康"女性 SI 的发生率为 16%,经过

10 年随访,发生 SI 的受试者心血管事件的发生率是无 SI 者的 3.5 倍。来自 WISE 研究的资料表明,在冠状动脉造影证实无 CAD 的 74 名女性受试者中,14 人发生 SI,经过 3 年随访,心血管事件的发生率明显高于无 SI 者而与 CAD 患者相近(43% vs 13% vs48%)。以上这些基于老年女性的研究提示,即使无任何心血管系统疾病,老年女性如果出现 SI,其远期心血管事件的发生率也会明显提高。尽早发现并控制 SI 可能对老年女性冠心病的防治具有重要的临床意义。

四、诊断方法和分型

SI 的诊断主要建立在客观检查(药物负荷试验、运动试验、AECG、核素心肌灌注扫描等)存在心肌缺血的证据,但被检查者未出现心绞痛及其相关症状的基础上。客观检查的阳性标准与本书前面章节所述的心肌缺血的标准相同。目前运动试验、AECG、CCU 内的连续心电监测等基于心电信号检测的手段更为常用。研究发现约有50% 的女性 SI 病人,其冠状动脉内皮功能异常且冠状动脉血流储备不足,但她们的冠状动脉造影结果却无异常发现,提示女性更容易出现冠状动脉微血管异常。因此对于妇女来说,缺血性心电图改变的临床意义可能不如男性明显。运动时出现 ST 段异常在年轻女性中较为常见,而且实验也表明运动诱发的 ST 段改变程度对女性心肌缺血的诊断意义不如男性明显,而且女性被检查者常不能达到试验要求的运动量,有研究者提出以 ST 段下移程度与心率比值作为女性运动试验诊断阳性的标准,但目前仍缺乏足够的临床实验数据的支持。所以临床医生应认识到心电检查在女性患者中的局限性,采用多种手段以提高女性 SI 的诊断准确率。如体力不能达到运动试验所需标准的女性被检者可采用药物负荷试验。另外对于具有心血管病风险因素的女性受试者也可以采用静息与负荷核素心肌扫描的手段代替运动试验或 AECG,以提高 SI 的诊断准确率。但目前仍缺乏相应的临床试验结果证实对于女性患者核素心肌扫描能够代替运动试验或 AECG 作为 SI 的初检手段。

Cohn 从临床上将 SI 分为 3 型。

Ⅰ型:病人从未出现过心绞痛。有些病人其

至在发生急性心肌梗死时亦无胸痛表现。此型最为少见。

Ⅱ型:指发生在有心肌梗死病史病人的SI。

Ⅲ型:病人有通常的心绞痛表现,包括稳定型、不稳定型或变异型心绞痛,但行动态心电图监测(或通过其他诊断方法)可发现不合并心绞痛表现的心肌缺血发作。此型最为常见。

五、女性SI处置策略

对于无伴发疾病的女性SI患者,目前无相应的临床试验结果提示控制SI能够降低远期心血管事件的发生率,所以目前对于该类人群,一般认为,如患者无任何心血管疾病的危险因素,则病人不需要进行任何针对SI的处置措施,如患者存在相应的危险因素,则应积极控制危险因素,可进行相应的药物治疗,如抗血小板、调脂等治疗,雌激素替代治疗未证明能够改善女性SI患者的心血管事件发生率。

对于临床上常见的高血压、糖尿病合并SI的女性患者,虽然许多证据表明SI是未来心血管事件的危险因素,但是目前缺乏针对这类患者SI进行控制的临床试验,所以这类患者仍应积极控制原发病,注意监测SI的变化。

对女性稳定型心绞痛患者,部分研究者提出可以采用负荷试验与AECG相结合的方法,对SI的危险度分级和指导治疗。具体见图18-1。

对于女性ACS患者,应进行持续心电监测。持续的或频发的SI的出现多提示病人存在严重的冠状动脉病变,应采取积极的药物治疗以控制SI,如果积极的药物治疗仍不能改善病人SI的发作程度,则应尽早行血运重建治疗。

对于血运重建治疗后的女性SI患者,如何处理尚无统一的认识。综合目前大部分研究结果来看,如果无明显血运重建治疗失败的证据,也不需要额外针对SI进行特殊治疗。

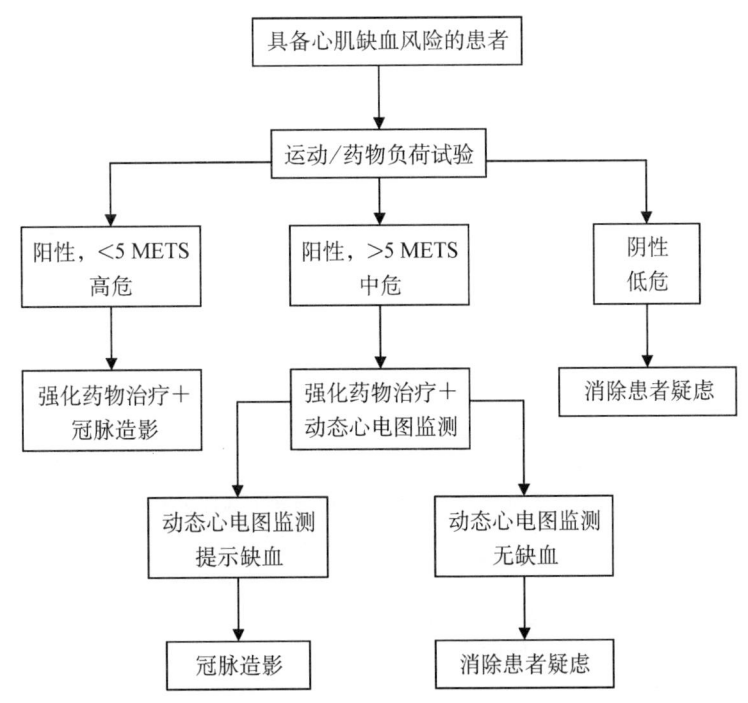

图18-1 负荷试验与AECG相结合对SI的危险度进行分级和指导治疗的流程

SI的治疗药物:

近年来针对SI进行药物治疗的临床试验方法和结果见表18-1。这些试验由于其设计和进行时间均较早,所采用的抗缺血治疗方案目前看来并不完善。表18-2中总结了目前各种类型药物在抗缺血治疗中改善AECG结果的疗效。

表 18-1　与无症状心肌缺血治疗相关的临床试验结果汇总

临床试验	年份	受试患者	治疗策略	研究结果
MRIFIT	1985	12 866 名患者,其中 12.5% 运动试验阳性	针对性的干预危险因素(着重于降低胆固醇水平、控制舒张压、戒烟) 常规社区护理	对运动试验阳性的患者进行控制危险因素的治疗明显改善了冠心病的死亡率
Lim 等人	1992	34 名经冠造确诊冠心病合并无痛性心肌缺血患者	常规药物治疗	常规药物可以消除无痛性心肌缺血并带来短期预后的改善
ASIST	1994	306 名无或仅有轻微症状的冠心病伴有无痛性心肌缺血患者	阿替洛尔 安慰剂	β受体阻滞药对无症状或仅有轻微症状的冠心病患者可以减少不良事件发生
ACIP	1995	585 名拟接受再血管化治疗并 AECG 显示至少有一次 SI 发作的患者	抗心绞痛治疗(阿替洛尔＋硝苯地平或地尔硫䓬＋硝酸酯)抗缺血治疗、PCI	再血管化治疗优于抗心绞痛及抗缺血治疗。抗缺血治疗与抗心绞痛治疗临床无明显差异
CASIS	1995	平板试验及动态心电图监测证实缺血的 100 名冠心病患者	氨氯地平 阿替洛尔 氨氯地平＋阿替洛尔	平板试验诱发的心肌缺血更容易被氨氯地平控制,而阿替洛尔对动态心电图检出的心肌缺血更为有效,两种药物合用优于任一药物
TIBET	1996	608 名稳定型心绞痛患者(60% 仅有 SI,30% 兼有 SI 及心绞痛)	硝苯地平 阿替洛尔 硝苯地平＋阿替洛尔	未发现 AECG 检出的心肌缺血的表现、频率、持续时间与总死亡率或年死亡率有关,三种治疗策略对心肌缺血的影响无差别
APSIS	1996	809 名稳定型心绞痛患者	美托洛尔 维拉帕米	两种治疗策略对死亡率、心血管终点事件发生率及生活质量的影响无差异

表 18-2　治疗无痛性心肌缺血有效的药物的临床试验结果汇总

参考文献数	记录时间(h)	治疗药物	治疗前缺血时间(min)	治疗后缺血时间(min)	P 值
6	72	β受体阻滞药	150	25	0.04
40	48	他汀药物	80	42	0.021
44	72	ACEI	1 099	531	0.073
51	24	抗血小板药物	367	112	<0.01
49	48	钙拮抗药	33.7	18.7	0.001

1. 抗血小板制剂　目前应用于女性 SI 治疗的抗血小板制剂只有阿司匹林,其他药物均缺乏相应的大规模临床试验数据,对 2 418 名存在心肌缺血证据的女性病人,采用阿司匹林 100mg 治疗 3 年后发现,无论病人是否出现症状,阿司匹林均明显降低了心血管事件的发生率。

2. β受体阻滞药　β受体阻滞药是各种抗缺血药物中研究最为广泛的一种。β受体阻滞药能够降低病人的心率和血压,改善病人心肌灌注,从而起到抗缺血的作用。既往研究表明,对于心绞痛病人应用β受体阻滞药,可显著改善病人ST段压低的幅度、频率和持续时间,改善心室壁运动异常,改善病人的预后。对于β受体阻滞药治疗SI的疗效,目前已有多项研究取得了满意的结果:ASIST研究采用阿替洛尔进行抗缺血治疗,发现治疗后4周AECG结果的改善,是随访1年中无心血管事件发生的最有力的预报因素。TIBBS试验也发现通过比索洛尔治疗改善SI的频率和程度能够显著降低病人心血管事件的发生率。但是β受体阻滞药本身的副作用限制了其在严重心衰、外周血管病、COPD等病人中的应用,而且不合理撤药可能导致严重的心血管事件发生。

3. 钙拮抗药　短效钙拮抗药已被证明不适用于心肌缺血的治疗,部分试验采用长效钙拮抗药对SI进行治疗也收到了满意的效果。多个研究证实氨氯地平和维拉帕米缓释片在与β受体阻滞药合用时显著改善了病人SI的频率和程度。因钙拮抗药存在增快心率的副作用,所以对单独应用钙拮抗药治疗的临床试验结果的解释尚存在分歧。近年有研究采用长效T型钙通道拮抗药Mibefradil进行治疗,由于其具有独特的降低心率和血压的作用,Mibefradil对SI显示出了优于氨氯地平和维拉帕米缓释片的疗效。

4. 他汀类药物　他汀类药物由于具有调脂、抗炎、稳定斑块的药理作用,研究发现,部分他汀类药物可以显著改善冠心病病人AECG记录中SI的发作频率和程度。现有的临床试验未发现他汀类药物改善SI的疗效受性别差异的影响。但是值得注意的是,不是所有的他汀类药物都能改善冠心病病人的心肌供血,FLORIDA试验发现,氟伐他汀80mg不能控制心肌梗死后冠心病病人的心肌缺血发作也不能改善其1年预后。目前仍需要大规模临床试验对他汀类药物治疗SI的作用进行评估。

5. ACEI　HOPE、SAVE等大型实验均证实多种ACEI类药物可以降低缺血性心脏病患者心血管事件的发生率,改善病人的预后。但是ACEI类药物能否控制SI,对不同药物的研究得到了不完全一致的结果,目前认为,ACEI类药物可能通过改善缺血性心脏病病人受损的冠状动脉血管内皮功能,从而起到了改善冠心病病人预后的作用。

6. 硝酸酯类药物　ASIST试验证实,以硝酸酯类药物为主的抗心绞痛治疗,在控制SI方面其临床效果不及抗缺血治疗和血管重建治疗。但是多数研究仍发现硝酸酯类药物能够控制不稳定型心绞痛患者SI的发作频率和持续时间。因此部分学者推荐将长效硝酸酯类药物与β受体阻滞药联合应用于SI的治疗。值得注意的是,短时间持续应用硝酸酯类药物,在突然撤药的情况下会导致冠心病病人SI的频繁发作。

六、总　　结

SI在女性冠心病、高血压及糖尿病病人中较为普遍,其发病机制不十分明确,其临床意义也随相应的病人亚群不同而有所差异,总的来说,在大多数情况下,SI的出现预示着病人未来发生心血管事件的危险性增加,诊断并恰当地对SI进行治疗应能使大部分女性患者受益,目前仍需要更大规模的临床试验,针对不同人群的女性SI患者进行多种检测方法和治疗手段的评价。

（许　强　吴海云）

参　考　文　献

1　Aronow WS, Ahn C, Mercando AD, et al. Prevalence of and association between silent myocardial ischemia and new coronary events in older men and women with and without cardiovascular disease. J Am Geriatr Soc, 2002,50(6):1075－1078

2　Wackers FJ, Young LH, Inzucchi SE, et al. Detection of silent myocardial ischemia in asymptomatic diabetic subjects: the DIAD study. Diabetes Care, 2004,27(8):1954－1961

3　Akkerhuis KM, Klootwijk PA, Lindeboom W, et al. Recurrent ischemia during continuous multilead ST-segment monitoring identifies patients with acute coronary syndromes at high risk of adverse cardiac e-vents: meta-analysis of three studies involving 995 patients. Eur Heart J 2001,22:1997—2006

4　Bogaty P, Dumont S, O'Hara GE, et al. Randomized trial of a noninvasive strategy to reduce hospital stay for patients with low-risk myocardial infarction. J Am Coll Cardiol 2001,37:1289—1296

5　Swada S, Lewis S, Foltz J, et al. Usefulness of rest and low-dose dobutamine wall motion scores in pre-dicting survival and benefit from revascularization in patients with ischemic cardiomyopathy. Am J Cardi-ol, 2002,89:811—816

6　Smith S, Dove J, Jacobs A, et al. ACC/AHA guide-lines for percutaneous coronary intervention (revision of the 1993 PTCA guidelines)-executive summary: a report of the American College of Cardiology/ Ameri-can Heart Association task force on practice guide-lines (committee to revise the 1993 guidelines for per-cutaneous transluminal coronary angioplasty) en-dorsed by the society for cardiac angiography and in-terventions. Circulation, 2001,103: 3019—3041

7　Krone R, Hardison R, Chaitman B, et al. Risk strat-ification after successful coronary revascularization: the lack of a role for routine exercise testing. J Am Coll Cardiol, 2001,38:136—142

8　Zellweger M, Weinbacher M, Zutter A, et al. Long-term outcome of patients with silent versus symptom-atic ischemia six months after ercutaneous coronary intervention and stenting. J Am Coll Cardiol, 2003; 42:33—40

9　Nair CK, Khan IA, Esterbrooks DJ, et al. Diagnos-tic and prognostic value of Holter-detected ST-seg-ment deviation in unselected patients with chest pain referred for coronary angiography: a long-term fol-low-up analysis. Chest, 2001,120:834—839

10　Deanfield J, Detry J, Sellier P, et al. Medical treat-ment of myocardial ischemia in coronary artery dis-ease: effect of drug regime and irregular dosing in the CAPE Ⅱ trial. J Am Coll Cardiol, 2002,40:917

11　Liem AH, van Boven AJ, Veeger NJ, et al. Effect of fluvastatin on ischaemia following acute myocardial infarction: a randomized trial. Eur Heart J 2002;23: 1931—1937

12　Heart Protection Study Collaborative Group. MRC/ BHF Heart Protection Study of cholesterol lowering with simvastatin in 20, 536 highrisk individuals: a randomised placebo-controlled trial. Lancet, 2002, 360:7—22

13　Oosterga M, Voors AA, Pinto YM, et al. Effects of quinapril on clinical outcome after coronary artery by-pass grafting (The QUO VADIS Study). Quinapril on Vascular Ace and Determinants of Ischemia. Am J Cardiol, 2001,87:542—546

14　Kleinert S. HOPE for cardiovascular disease preven-tion with ACEinhibitor ramipril. Heart Outcomes Prevention Evaluation. Lancet, 1999,354:841

15　Ino-Oka E, Sagawa K, Takahashi T, et al. Efficacy of anti-anginal drugs in the treatment of angina pecto-ris associatedwith silent myocardial ischemia: impor-tance of quantitative Holter ECG data for patient ac-tivity. Intern Med, 2000,39(12):1027—1037

第19章 急性心肌梗死

Chapter 19

第一节 概　　述

冠状动脉性心脏病（简称冠心病）主要表现为二种临床－病理学形式：一种为慢性形式，是由于冠状动脉粥样斑块性狭窄逐渐进展所致，通常表现为由于心肌氧需求增加而诱发心绞痛，即所谓"需求性缺血（demand ischemia）"；另一种为急性形式，表现为心肌氧供应的突然减少而导致一系列的综合征谱，包括不稳定型心绞痛、非ST段抬高性急性心肌梗死、ST段抬高性急性心肌梗死以及缺血性心脏性猝死等，统称为急性冠状动脉综合征（acute coronary syndromes，ACS），或称急性缺血冠状动脉综合征（acute ischemic coronary syndromes，AICS）（注意此处syndromes英文为复数形式，是因为其包括多种不同的临床综合征）。提出这一概念的目的，是因为过去20多年来，人们认识到，这些临床综合征有着共同的病理学基础，即绝大多数为在破裂或剥蚀的冠状动脉粥样斑块上出现血栓形成，引起所谓供应性缺血（supply ischemia），其共同的防治环节包括预防斑块破裂，防止血小板聚集和血栓扩展。不稳定型心绞痛在前一章中已详细讨论，心脏性猝死可参阅相关专著。本章主要对急性心肌梗死的临床问题，包括其临床表现、诊断及治疗，特别是在这些方面两性间存在的差异，予以较详细的叙述。

急性心肌梗死（acute myocardial infarction，AMI）是由于冠状动脉供血急剧减少或中断，导致局部心肌因严重的急性缺血而坏死。本病主要的临床表现包括持久的剧烈胸痛、血中心肌坏死标记物增高及心电图进行性的改变，常常合并心律失常、急性肺水肿甚至心源性休克，是心血管系统的急危重症。过去20多年来，人们对AMI病理生理上的认识有了长足的进步，治疗上更是日新月异。其中最引人注目的，就是对AMI病人，采用早期再灌注治疗，包括药物溶栓治疗、经皮冠状动脉介入治疗（PCI）或急诊冠状动脉旁路术，可提高急性期的存活率，尤其是可改善病人长期的左心室收缩功能，提高存活病人的生存质量。

由于AMI治疗方法和策略的进展，人们对AMI的临床定义和临床分类的认识也不断更新。长期以来，急性心肌梗死的诊断都是根据临床症状、心电图改变和以肌酸激酶（CK）和肌酸激酶同工酶（CK-MB）为主的血清心肌酶学改变而做出的。随着敏感性和特异性更高的心肌坏死生化标志物——心脏肌钙蛋白（cTn）的推广和应用，以及新的影像学技术的进展，人们对心肌梗死有了新的认识。2006年，全球心肌梗死工作组[欧洲心脏病学会（ESC）、美国心脏病学会（ACC）、美国心脏学会（AHA）、欧洲高血压学会（EHS）和世界卫生组织（WHO）]对心肌梗死进行了新的定义。其内容是：

1. 心肌坏死生化标志物典型的升高和降低，至少伴有下述情况之一：

（1）心肌缺血症状。

（2）心电图病理性Q波形成。

（3）心电图ST段改变提示心肌缺血。

(4)冠状动脉介入治疗,如血管成形术。

2.病理检查发现急性心肌梗死。该工作组还对心肌坏死生化标志物改变做了进一步的定义,内容如下:对于心肌坏死的生化标志物,建议采用cTn,即在症状发生后24h内,cTn的峰值超过正常对照值的99百分位。如果不能测定cTn,也可用CK-MB mass,标准同上。需注意除外其他原因引起的cTn升高,包括:①急性和慢性充血性心力衰竭;②肾衰竭;③快速性或缓慢性心律失常,或心脏传导阻滞;④急性神经系统疾病包括卒中;⑤肺栓塞和肺动脉高压;⑥心脏挫伤、消融、起搏和心脏复律;⑦浸润性心脏疾病,如淀粉样变性和硬皮病;⑧炎症疾病,如心肌炎;⑨药物毒性,如多柔比星和5-氟尿嘧啶(5-FU);⑩主动脉夹层或肥厚型心肌病;甲减;心尖球囊综合征(apical ballooning syndrome);横纹肌溶解伴心肌损伤;严重疾病,如败血症或烧伤。

20世纪80年代以前,人们将AMI分为急性透壁性心肌梗死和急性心内膜下心肌梗死,其依据是心电图是否出现Q波。其后,人们发现这种分类方法既不敏感,又不特异,因而提出根据心电图是否出现病理性Q波,将AMI直接分为急性Q波型心肌梗死和急性非Q波型心肌梗死。近10多年来,随着AMI早期再灌注治疗的日益普及,以及对AMI病理基础认识的不断加深,已普遍将AMI分为急性ST段抬高型心肌梗死(STEMI)和急性非ST段抬高型心肌梗死(NSTEMI)。这种新的分类方法,不仅在临床上有很强的可行性,更重要的是可以指导AMI的治疗。

作为本章的概述,以下对男女两性AMI病人临床上存在的差异进行简要的讨论。需要注意的是,由于国内这方面的研究较少,此处引用的文献资料多来自欧美国家的研究,与我们国家的实际情况可能有差距,因此仅供国内同行们参考。

一、AMI临床表现和治疗的性别差异

女性AMI病人,其临床表现与男性病人有所不同。2/3的男性冠心病病人以AMI或猝死为初发表现,而女性中则半数以上以心绞痛为首发症状。女性病人不稳定型心绞痛所占比例高于男性,而ST段抬高性急性心肌梗死的比例低于男

性。通常,女性AMI病人年龄更大,更可能有高血压、糖尿病、不稳定型心绞痛、高脂血症、和心力衰竭病史,但既往有心肌梗死者及吸烟者比例低于男性。除胸痛外,女性AMI病人更常出现颈、肩痛,腹痛,恶心呕吐,疲劳和呼吸困难等症状。也有研究认为,女性病人更常发生无症状性心肌梗死。由于女性病人更常表现为不典型的临床症状,因此更常出现就医延迟和诊治的延误。

胸痛是各种不同急性冠脉综合征共有的典型症状。但女性中胸痛症状与冠脉影像学诊断的冠心病相关性很低。其原因之一可能是女性中非心源性胸痛患病率明显高于男性。在冠状动脉手术研究(coronary artery surgery study,CASS)研究中,具有确定的心绞痛、可能的心绞痛和非典型胸痛的女性病人,分别有72%、36%和6%经冠脉造影检查发现有>70%的冠脉狭窄,而男性病人中其相应的比例分别为93%、66%和14%。提示胸痛对女性病人冠心病的预测价值低于男性。

国外20世纪90年代有多项研究显示,住院的女性AMI病人,既往有非透壁性心肌梗死病史者较男性病人多见。非高龄(<75岁)的女性AMI病人,其临床表现往往较同龄男性病人更为严重,心动过速、肺部啰音、心脏传导阻滞更为常见,入院时病人Killip分级更高。女性病人更少接受静脉溶栓治疗,接受溶栓治疗的时间也更晚。女性病人也更少被收入CCU或有心导管室的医院。大多数研究显示,女性急性心肌梗死病人,即使与年龄及临床状况相同的男性病人相比,也较少接受心导管检查。但一旦经冠脉造影检查确诊,则接受冠脉成形术或旁路移植术治疗的比例,女性AMI病人和男性相似。

因心肌梗死住院的女性病人,其住院期间的并发症发生率高于男性,这些并发症包括出血、卒中、休克、心脏破裂及反复胸痛。但这种差异在校正年龄及合并疾病等因素后则消失。与男性病人相比,患急性心肌梗死的女性病人,更常接受硝酸酯类,洋地黄及利尿剂治疗,但较少接受溶栓、抗心律失常药、抗血小板药及β受体阻滞药治疗。

二、AMI病人预后的性别差异

与男性病人相比,临床表现为不稳定型心绞痛的女性病人,经冠脉造影确诊为冠心病的比例

较低,其心肌梗死发生率及死亡率也较低。但非 Q 性心肌梗死病人,两性的死亡率则相似。急性心肌梗死病人的早期和住院期间死亡率,女性高于男性,但这种差异随年龄增加而缩小。造成这种差异的原因之一可能是男性 AMI 病人入院前猝死率更高。但这种假设难以解释为何年龄 50 岁以下的女性 AMI 病人,其早期死亡率是同龄男性病人的 2 倍。

对 AMI 病人远期预后的两性差异研究资料相对较少。新近一项研究显示,经冠脉成形术治疗后的两性 AMI 病人,其未经校正的 5 年存活率相似,若考虑到两性病人的基础临床指标的差异,女性病人似乎较临床状况相同的男性病人远期预后更佳。

三、AMI 治疗效果的性别差异

对 AMI 病人,溶栓治疗降低死亡率的效果在男性和女性中相似,其冠脉开通率及对左室功能的影响也相似。然而,其并发症发生率,特别是出血性卒中和再梗死,女性则高于男性。直接冠脉成形术对两性的治疗效果也相同,而且,与采用 TPA 溶栓治疗相比,女性病人似乎较男性更能从直接冠脉成形术治疗中获益,可能是由于后者能减少女性病人的出血性卒中的原因。

出院后的药物治疗对两性的益处则略有差异。阿司匹林对两性病人均可预防再梗死。钙拮抗药则无益处。有两项研究显示,血管紧张素转换酶抑制药对男性病人的益处大于女性,但 β 受体阻滞药对女性病人的益处至少与男性病人相似。有多项研究显示,对合并高脂血症的女性冠心病病人,降脂治疗可使其死亡率降低 50% 以上。

参 考 文 献

1　王士雯.急性缺血冠脉综合征.王士雯、钱方毅主编.老年心脏病学(第二版).人民卫生出版社.1999

2　Morrow DA, Cannon CP, Jesse RL, et al. National Academy of Clinical Biochemistry. National Academy of Clinical Biochemistry Laboratory Medicine Practice Guidelines: Clinical characteristics and utilization of biochemical markers in acute coronary syndromes. Circulation. 2007;115(13):e356－e375

3　Schömig A, Ndrepepa G, Kastrati A. Late myocardial salvage: time to recognize its reality in the reperfusion therapy of acute myocardial infarction. Eur Heart J. 2006;27:1900－1907

4　Henry TD, Atkins JM, Cunningham MS, et al. ST-segment elevation myocardial infarction: recommendations on triage of patients to heart attack centers: is it time for a national policy for the treatment of ST-segment elevation myocardial infarction? J Am Coll Cardiol. 2006;47:1339－1345

5　Lerner DJ, Kannel WB. Patterns of coronary heart disease morbidity and mortality in the sexes: a 26 year follow-up of the Framingham population. Am Heart J. 1986;111:383－430

6　Hochman JS, Tamis JE, Thompson TD, et al. Sex, clinical presentation, and outcomes in patients with acute coronary syndromes. N Engl J Med. 1999;341:226－232

7　Tunstall-pedoe H, Morrison C, Woodward M, et al. Sex differences in myocardial infarction and coronary deaths in the Scottish MONICA population of Glasgow 1985 to 1991: Presentation, diagnosis treatment, and 28-day case fatality of 3991 events in men and 1551 events in women. Circulation. 1996;93:1981－1990

8　Chaitman Br, Bourassa MG, Davis K, et al. Angiographic prevalence of high-risk coronary artery disease in patient subsets (CASS). Circulation. 1981;64:360－367

9　Vaccarino V, Parsons L, Every NR, et al. Sex-based differences in early mortality after myocardial infarction. N Engl J Med. 1999;341:217－225

10　Chandra NC, Ziegelstein RC, Rogers WJ, et al. Observations of the treatment of women in the United States with myocardial infarction. Arch Intern Med. 1998,158:981－988

11　Kostis JB, Wilson AC, O'Dowd KO, et al. Sex differences in the management and long-term outcome of acute myocardial infarction: A state-wide study. Circulation. 1994;90:1715－1721

12 Krumholz HM, Douglas PS, Lauer MS, et al. Selection of patients for coronary angiography and coronary revascularization early after myocardial infaction: Is there evidence for a gender bias? Ann Inter Med. 1992;116;785−790

13 Greenland P, Reicher-Reiss H, Goldbout U, et al. In-hospital and 1-year mortality in 1,524 women after myocardial infarction: Comparison with 4,315 men. Circulation. 1991;83;484−488

14 Jacobs AK, Kelsey SF, Brooks MM, et al. Better outcome for women as compared to men undergoing coronary revasculariation: a report from the Bypass Angioplasty Revascularization Investigation (BARI). Circulation. 1998

15 Grines GL, Browne KF, Marco J, et al. The Primary Angioplasty in Myocardial Infarction Study Group: A comparison of immediate angioplasty with thrombolytic therapy for acute myocardial infarction. N Engl J Med. 1993;328;673−678

16 Hapaz D, Benderly M Goldbout U, et al. Effect of aspirin on mortality in women with symptomatic or silent myocardial ischemia. Am J Cardiol. 1996;78;1215−1219

17 ISIS(Fourth International Study of Infarct Survival) collaborative Group: A randomized factorial trial assessing early oral captopril, oral mononitrate, and intravenous magnesium sulphate in 58,050 patients with suspected acute myocardial infarction. Lancet. 1995;345;669−674

18 LaRosa JC. Triglycerides and coronary risk in women and the elderly. Arch Intern Med. 1997;157;961−968

第二节　临床表现

急性心肌梗死是动脉粥样硬化患者的主要死亡原因之一。在美国大概每年有150万人患心肌梗死。心肌梗死的病理基础是心脏部分心肌细胞的不可逆性坏死，这主要是由于心肌组织代谢和血液营养成分及氧的供需不平衡所致。其中，最常见的原因是心外膜冠状动脉在原有粥样硬化斑块狭窄的基础上形成血栓，从而导致冠状动脉血流突然中断。

一、诊断特点

1. 临床表现的多样性　在临床上，心肌梗死的表现是多种多样的，有时做出正确的诊断是非常困难的。在梗死开始时，许多心肌梗死不能被确诊，其原因可能为无痛性心肌梗死，或临床症状被忽略或被错误解释。

Framingham研究发现，在5 000以上的志愿者中，有＞25％的病例在起病时未能明确诊断，其中有一半是无痛性心肌梗死，其余都有症状。

2. 正确诊断的困难性　在7 331例美籍日本人中，有33％的透壁心肌梗死和22％的非致命性心肌梗死在临床上未被明确诊断。

在住院患者中，也有许多急性心肌梗死患者未被检出。一家大医院的尸检材料表明，生前能明确急性心肌梗死诊断的只占53％，也就是说，

在住院患者中有47％的急性心肌梗死病例被心血管病医师漏诊。

3. 有用资料的局限性　在刚开始起病时，急性心肌梗死的临床诊断是非常困难的。因为许多有用的资料，如系列心电图、心肌酶学检查结果和核素显像等在发病后最初几个小时很难获得。但为了应用再通疗法，只能根据病史、体检和单次心电图做出是否进行溶栓等治疗的决定。

即使是根据这些有限的资料，在多数情况下，医生还是能够决定病人是否回家观察或收入冠心病监护病房的。下面将讨论急性心肌梗死的临床表现，重点是如何根据有限的资料做出正确的诊断。

二、病　史

病史在心肌梗死诊断中主要有两个意义。

（1）一个是病史表明了患者自己体会的疾病经过，是心肌梗死初步诊断的奠基石。

（2）另一个是它还给我们提供了该患者是否有冠心病的易患因素或者容易导致心肌梗死的其他原因。

所以，根据病史，我们可初步估计出患心肌梗死的可能性有多大。

病史主要包括症状发生的时间和症状的特征

两个方面。在一组有777例早期入院的急性心肌梗死者的临床研究中发现,随着患者年龄的增加,心肌梗死的症状改变很大。其中胸痛和心前区不适随着年龄的增加逐渐减少,而晕厥、卒中和精神错乱却变得非常常见。还有报道表明无论在任何年龄组,无痛性心肌梗死患者最常合并的症状是呼吸困难。另外,许多研究均认为老年人心肌梗死的不典型症状很常见。

(一)发病时间

多数心肌梗死患者都有前驱症状,但都不是可靠的征象,其中不稳定型心绞痛是最常见的梗死前驱症状。Stowers 等研究了180例住院急性心肌梗死患者入院前2个月间的发病情况,有2/3的患者有前驱症状,且其中绝大多数患者诉有胸痛的发作或加重。有13%的患者主诉有疲乏或呼吸困难,其他症状则很少出现。症状出现的时间常常发生在清晨,但其他任何时间都可发生心肌梗死。

(二)危险因素

在急性心肌梗死的诊断中,对病史的解释还要结合心血管病危险因素的存在与否,后者主要反映冠状动脉疾病和心肌梗死的流行情况。在冠心病高危人群中,典型的症状强烈预示着心肌梗死的发生,而在冠心病流行率非常低的人群中,即使是典型症状,心肌梗死的可能性也不是很大。

冠状动脉粥样硬化性心脏病是急性心肌梗死最常见的前驱疾患。在有危险因素的患者,伴有冠心病的可能性加大,且较无危险因子的个体更易发生心肌梗死。有冠心病临床表现的患者患心肌梗死的可能性更大。

冠心病的主要危险因素有高脂血症、高血压、吸烟、家族史、糖尿病和男性患者,具有这些危险因子者,要注意是否有心肌梗死的发生。有研究表明,不吸烟、无糖尿病、胆固醇正常[<5.72mmol/L(220mg/dl)]和血压正常者(舒张压<90mmHg),冠心病的死亡率比吸烟和(或)糖尿病、高血压、高胆固醇血症的人群低18倍。

(1)血清胆固醇水平与冠心病的关系非常密切。胆固醇水平较高的男性患者组[>6.84mmol/L(263 mg/dl)],患冠心病危险性是低胆固醇[<4.37mmol/L(168mg/dl)]组的4倍。

(2)在高血压和冠心病之间也存在很强的联系,且随着收缩压和舒张压的升高,患冠心病的危险性呈连续性上升。舒张压为90~104mmHg 的人群,冠心病的死亡率是血压正常者的2倍。收缩压>175mmHg 的人群,冠心病死亡的危险性约是收缩压在125mmHg 以下人群的8倍。

(3)研究表明,吸烟者死于冠心病的概率是非吸烟者的2倍。

(4)糖尿病患者患冠心病的危险性也增加,糖尿病伴冠心病者的死亡率较无糖尿病者高3倍。

(5)家族史在<60岁的个体中是冠心病的独立危险因素;年龄本身也是冠心病的主要危险因素。心脏病死亡多发生于65岁以上的人群中。

(6)男性也是患冠心病的危险因素,女性一般比男性患冠心病晚10~15年。

(三)少见原因

(1)反复用可卡因和其他心血管兴奋药的人群,心肌缺血和心肌梗死的发生率增加,即使是在无冠心病的人群,情况也是如此。

(2)有心内膜血栓和左侧栓塞性疾患的患者,有时栓子可进入冠状动脉,引起冠状动脉栓塞。

(3)有时冠状动脉痉挛可引起心肌梗死。

(4)妊娠可合并冠状动脉夹层,也可引起心肌梗死。

(5)其他的少见原因还有用麦角碱治疗的患者,以及血清病、黄蜂蜇伤、心脏挫伤者,以及"过敏性"冠状动脉痉挛者。

(6)介入性心脏检查,如冠状动脉造影,也可引起心肌梗死。

三、症 状

大约还有1/4的急性心肌梗死患者根本无症状。即使有症状,也不是心肌梗死和心肌缺血或非特异性胸痛的可靠鉴别指标。但是,症状和发病时间在急性心肌梗死的诊断中还是发挥着重要作用的。

1. 典型和不典型的症状 胸痛是最经典、最有用的典型症状。一些看起来像是肺、神经系统、胃肠道和肾脏病变的典型症状,如恶心、呕吐、晕厥、腹痛和呼吸困难很容易导致急性心肌梗死误诊为其他系统疾病,尤其是在无明显胸痛的患者中,更易误诊。

在女性患者中,不典型症状比较多见。其次,急性心肌梗死的一些特征症状,如胸痛呈压榨性,位于胸骨后,典型的放射痛等的发生率也低于男性患者。

2.胸痛　急性心肌梗死的胸痛和胸闷与典型心绞痛相似。但前者往往程度较重且不易缓解,休息和服用硝酸甘油一般无效,且常常持续30min以上。梗死性胸痛与心绞痛一样,也是位于胸骨后的压榨性疼痛,可放散至上肢或下颌。特征是压榨性的,而不是神经性的。

在一组急诊胸痛患者的前瞻性研究中,有4%的后来诊断为急性心肌梗死的患者被误诊而回家,这些患者的特征是相对比较年轻,症状不很典型,且无心肌梗死或心绞痛病史。

3.呼吸困难　除胸痛外许多其他症状都可见于心肌梗死,其中,急性以呼吸困难和心力衰竭加重最为常见。它们可单独出现或与胸痛和胸闷合并出现。对于肺水肿患者一般先寻找病因,其中急性心肌梗死是肺水肿最常见的原因。

4.胃肠道症状　恶心和呕吐在急性心肌梗死的诊断中既不敏感也不特异,但它们却很常见。最近一组研究表明,如果恶心、呕吐合并胸痛,心肌梗死诊断的可能性明显增加。在另一组227例收入冠心病监护病房的患者中,发现胸痛患者如果有恶心、呕吐、呃逆和出汗,心肌梗死的可能性显著增加,且恶心常合并下壁心肌梗死,心电图常出现病理性Q波。因此,这些胃肠道症状尽管不特异,但对于疑似急性心肌梗死患者的诊断是非常有帮助的。

关于胃肠道症状在预测梗死部位中的意义目前尚不清楚。Herlihy等的研究表明,恶心并不是下壁梗死的有效预示指标,但它往往伴有很高的血清肌酸激酶峰值。恶心是否意味着大的梗死范围目前也未得到证实;由于恶心和呕吐也可能是冠状动脉再灌注的标志,所以恶心和呕吐伴有高的肌酸激酶峰值可能就是冠状动脉再通后血流恢复,酶"冲刷"现象的结果,而不是由于大范围梗死所致。

5.其他症状　精神错乱、情绪激动、猝死、卒中、晕厥、精神病、疲劳、周围性栓塞和心悸都是心肌梗死比较常见的表现。当患者以这些症状就诊,而且无明确的其他病因学证据时,内科医生应当考虑急性心肌梗死的可能性,一定不能让这些

不典型症状掩盖了急性心肌梗死的诊断。

四、体格检查

认真的体格检查可为心肌梗死的诊断和严重程度的判断提供重要的线索。

(1)首先是估计患者的血流动力学状态,心肌缺血和坏死是血流动力学改变的重要因素。

(2)血流动力学异常的类型和程度可为心肌梗死的部位及患者的预后提供有用的线索。

(3)临床医师要谨慎解释体检发现。Gadsboll对102例急性心肌梗死患者进行了研究,比较了相关症状和体征及胸片、核素测定的射血分数、心房容积及血流动力学改变等。结果表明,3位医师独立地对患者进行了检查,在是否有心力衰竭体征的问题上,经常出现不一致意见。另外,这些体征在预测心脏的血流动力学改变方面也不可靠。

(一)生命体征

1.观察重点　在梗死后的最初几个小时,患者的体温一般是正常的,心率可能快、慢或正常。节律可规则,也可不规则。血压可以升高、正常以及低于正常水平,呼吸频率一般正常,如有肺水肿,则会出现明显异常。

不正常的生命体征可能是心肌梗死的结果(心动过缓和下壁心肌梗死),或者与梗死原因有关(如高血压危象或快速心房纤颤)。

在接诊患者的最初一段时间,医师进行体格检查应把重点放在确定和治疗患者的血流动力学状态上,而不应放在是否诊断心肌梗死。如果患者血压正常、脉搏平稳、血流动力学稳定,再进行进一步的检查,明确诊断。但是,如果患者有低血压,应立即进行治疗,维持血压在正常水平。

2.临床意义　血流动力学的改变并不意味着就是心肌梗死。医师必须从各种休克的类型中(心源性、血容量减少性、梗阻性)确定低血压的病因。

梗阻性休克一般有外在的原因作用于心肌,或者是瓣膜病变妨碍心脏的充盈。

血容量减少性休克是血容量大量丢失的结果。急性心肌梗死的低血容量性休克和低血压在老年人中尤为常见,因为老年人对前负荷的减少非常敏感。导致前负荷减少的因素有呕吐、大汗、

恶心所致摄入减少,以及应用麻醉药、利尿药和抗心绞痛药物。

由于血容量分布障碍导致的休克是由于不正常的血管扩张所致,原因有中毒、内分泌性疾患、神经系统疾患、脓毒败血症等。

心源性休克一般是由于泵衰竭和急性反流及心脏破裂等所致。大约有10%的急性心肌梗死患者将合并心源性休克,后者可同时伴有心律失常、心肌炎、心肌病、急性二尖瓣反流、心脏破裂和主动脉狭窄。

休克本身也可由于血压下降,冠状动脉血流减少,心肌氧供需失衡而导致心肌梗死。因此,诊断除心源性休克以外的休克不能完全排除心肌梗死的存在。

(二)一般状况

心肌梗死患者看起来面色黯淡呈病态,或者是非常健壮,面色红润。在胸部不适时,则表现为面色苍白、大汗、握紧拳头放在胸前(Levine′s征),这强烈提示急性心肌梗死。

(三)颈静脉搏动

急性心肌梗死患者可表现为正常或颈静脉压升高。颈静脉充盈最高点的位置对估计中心静脉压情况和推测梗死部位帮助很大。静脉波形态的异常也可为梗死情况提供重要信息。在估计梗死部位时观察颈静脉有重要意义,尤其是右心室梗死,根据颈静脉的情况可确定低血压的原因,以便及时治疗。

右心室梗死有特征性血流动力学改变,如右心室充盈压升高。根据体格检查则可除外那些无血流动力学意义的右心室梗死。在一组下壁心肌梗死的研究中,根据体格检查和右心导管检查,8例中有7例肯定右心室梗死,45例患者中有14例除外右心室梗死。另外,Kussmaul′s征可在所有的右心室梗死患者中观察到。因此,在下壁心肌梗死中,如果无颈静脉怒张和Kussmaul′s征,合并有血流动力学意义右心室梗死的可能性很小。

(四)肺

在急性心肌梗死患者,正常的肺体检并不是不常见的。因此,明确是否存在肺水肿是非常重要的。弥漫性的水泡音和哮鸣音以及呼吸音粗糙是间质性水肿的重要线索,双肺清晰伴有颈静脉

怒张往往提示右心室梗死。

(五)心脏

心脏检查可揭示潜在的心脏疾患,有时还可提示病因学是否是心肌缺血。胸部疼痛的周期性发作往往表明存在可逆性心肌缺血。其次心脏检查还可提示急性心肌梗死的并发症。因此,认真的体格检查不但可帮助我们做出正确的诊断,而且还为以后的病情观察提供背景材料。

1. **触诊** 触诊经常在体格检查中被忽略,但在估计心脏体积和运动功能方面有一定的意义。

(1)右心室扩张的体检特征为心前区抬举性搏动。

(2)左心室扩张则表现为心尖搏动的移位和延迟出现。

(3)室壁瘤可表现为心尖区收缩期搏动(反向搏动),且常为前壁心肌梗死。

(4)在收缩期和舒张早期可触及奔马律。

2. **听诊** 即使在科技发达的现代社会中,听诊还是可为临床提供丰富的信息的。其中最重要的是摩擦音、奔马律和杂音的存在。摩擦音的存在可有助于不典型病例的诊断,如年轻的胸痛患者存在响亮的摩擦音,几乎不可考虑缺血性心肌病,而心包疾患的可能性大。但是一定注意有些缺血性心肌病患者可有摩擦音,如急性心肌梗死,尤其是穿壁性梗死,也可闻及摩擦音。

另外,有研究表明,心肌梗死患者恒定地出现第四心音,即房性奔马律,而一过性房性奔马律往往提示可逆性心肌缺血的存在。而第三心音的存在则预示着心功能不全的开始。

在心脏的体检中,要注意杂音的存在与性质,其次既往是否有杂音也非常重要。在急性心肌梗死中,新杂音的出现往往预示着严重的并发症,如乳头肌断裂、室间隔缺损,以及心室游离壁穿孔。

(六)腹部

腹部体征在心肌梗死的病因学和心力衰竭诊断中有重要意义,尤其是肝脏的体积和性状。大而软的肝脏可提示肝脏充血和右心房压的升高,肝脏搏动往往表明存在严重的三尖瓣关闭不全。

其次,由于上腹部的很多疾患容易误诊为急性心肌梗死,所以,进行全面的检查是非常必要的。

另外,体格检查非常重要的一方面是伴随疾

患的诊断,因为它可能影响急性心肌梗死的预后和治疗(如腹主动脉瘤和血管杂音等)。

(七)四肢

(1)双下肢水肿可提示右侧心力衰竭,单侧肢体水肿提示栓塞的可能。

(2)肢端发绀可有血流淤滞或者是中心动脉分流或氧合障碍。

(3)杵状指则提示慢性疾患。

(4)在低血压患者肢体温暖常提示高阻力型休克。

(八)中枢神经系统

在神经系统的检查中,应注意患者的精神状态和局限性神经功能障碍。

(1)精神错乱是心肌梗死比较常见的不典型症状,尤其是在老年患者。有研究表明,部分老年患者本身就存在精神障碍,所以发病后不能准确描述他们的症状。

(2)缺血性心肌病是精神错乱患者的鉴别诊断之一,且由于病史不清,溶栓等治疗方案就难实施。

(3)有些人还可表现为局限性神经功能障碍。在急性心肌梗死时常合并卒中,有时就以卒中就诊。既往的卒中病史常可提示血管疾患,且可增加冠心病的可能性。但是有局限性神经功能障碍的患者往往不适合于溶栓。

(九)危险因素的表现

(1)严重高脂血症的患者,皮肤可出现黄瘤,最常见于手指、脚趾、腕、踝的肌腱上,以及膝、肘的皮肤上。上、下眼睑睑黄瘤也很常见。

(2)心内膜炎在皮肤上也有表现,主要是栓塞现象。在头部检查中,突眼可提示甲状腺功能亢进,眼底检查可提示慢性高血压、糖尿病、高胆固醇血症和动脉粥样硬化,还可发现 Roth 点(心内膜炎)。

(3)颈部检查应注意甲状腺及动、静脉搏动,检查颈动脉搏动可为主动脉瓣病变提供依据。搏动的形态和杂音也可表明是否存在动脉粥样硬化,检查其他血管的情况可揭示是否有全身动脉硬化。

五、老年患者的诊断

1. 不典型症状　在老年人中应当重视表19-

1 中的这些不典型症状。在 80 岁的老年人,卒中、精神错乱、晕厥是急性心肌梗死的常见表现。反而典型症状比较少见。

其次,呼吸困难是老年急性心肌梗死患者的主要症状,而胸痛和出汗的发生频率随着年龄的增加大幅度下降。

表 19-1　老年人心肌梗死的不典型症状

症状	占患者总数的百分比(%)		
	65～74 岁	75～84 岁	≥85 岁
胸痛	78	60	38
呼吸困难	41	44	43
出汗	34	23	14
晕厥	3	18	18
精神错乱	3	8	19
卒中	2	7	7

2. 无痛性梗死多见　无痛性心肌梗死和临床未发现的心肌梗死一般在事先无心绞痛发作的患者中比较多见,尤其是老年人、糖尿病患者和高血压患者。这可能是由于痛阈变化的原因,其中神经病变、受体的改变和(或)感觉神经分布减少,可能是痛阈改变的主要原因。

另有资料表明老年患者非 Q 波性心肌梗死发生率较高。

3. 心肌酶谱不典型　在老年急性心肌梗死患者中,除临床表现不典型外,心肌酶谱也不典型。在 70 岁以上的老年急性心肌梗死患者中,血清肌酸激酶在正常范围(但呈梗死型曲线),而 CK-MB 一过性升高的发生率是年轻人的 2 倍。

因此,这种 CK-MB 升高,如果有典型的心肌梗死症状,应当考虑存在非穿壁或非 Q 波性心肌梗死。其中,低水平的肌酸激酶总活力可能是由于坏死范围较小、心肌组织中肌纤维的数量减少、同工酶的构成发生变化(CK-MB 升高),以及其他心脏衰老性改变所致。

总之,急性心肌梗死的临床表现是很复杂的,尽管病史和体格检查不是心肌梗死的敏感和特异的诊断指标,但它们是早期诊断和治疗的基础,其目的在于明确诊断,确定及时的治疗,明确冠心病的危险因素,了解相关疾病的存在,从而估计预后和指导治疗。

(孟庆义)

参 考 文 献

1　刘光华,赵玉生,刘丽,等.老年急性心肌梗死心性死亡患者的临床特征.中华老年多器官疾病杂志,2004,3(3):188－191

2　Hof AM, Rasoul S, van de Wetering H,et al. Feasibility and benefit of prehospital diagnosis, triage, and therapy by paramedics only in patients who are candidates for primary angioplasty for acute myocardialinfarction. Am Heart J, 2006, 151(6): 1255. e1－1255. e5

3　van Jaarsveld CHM, Ranchor AV, Kempen J, et al. Gender-specific risk factors for mortality associated with incident coronary heart disease-A prospective community-based study. Preventive Medicine, 2006, 43(5): 361－367

4　Demangone D. ECG manifestations: noncoronary heart disease. Emerg Med Clin North Am, 2006, 24, (1):113－131

5　Zahger D, Hod H, Gottlieb S, et al. Influence of the new definition of acute myocardial infarction on coronary care unit admission, discharge diagnosis, management and outcome in patients with non-ST elevation acute coronary syndromes: A national survey. International Journal of Cardiology, 2006, 106(2): 164－169

6　Yang EH, Brilakis ES, Reeder GS. Modern Management of Acute Myocardial Infarction. Current Problems in Cardiology, 2006, 31(12): 769－817

7　Gemes G, Fuchs TJ, Wildner G, et al. The acute coronary syndrome-pre-hospital diagnostic quality. Resuscitation, 2005, 66(3): 323－330

8　Sala J, Rohlfs I,García MM,et al. Effect of reactions to symptom onset on early mortality from myocardial infarction. Revista Espanola de Cardiologia, 2005, 58 (12): 1396－1402

9　Eggers KM, Ellenius J, Dellborg M,et al. Artificial neural network algorithms for early diagnosis of acute myocardial infarction and prediction of infarct size in chest pain patients. International Journal of Cardiology, 2007, 114(3): 366－374

10　Kohn MA, Kwan E, Gupta M. Prevalence of acute myocardial infarction and other serious diagnoses in patients presenting to an urban emergency department with chest pain. Journal of Emergency Medicine, 2005, 29(4): 383－390

11　Schull MJ, Vermeulen MJ, Stukel TA. The risk of missed diagnosis of acute myocardial infarction associated with emergency department volume. Annals of Emergency Medicine, 2006, 48(6): 647－655

12　Shaun G. Goodman, Philippe Gabriel Steg, Kim A. Eagle, et al. The diagnostic and prognostic impact of the redefinition of acute myocardial infarction: Lessons from the Global Registry of Acute Coronary Events (GRACE). American Heart Journal, 2006, 151(3): 654－660

13　Simpson KR. Critical illness during pregnancy: considerations for evaluation and treatment of the fetus as the second patient. Crit Care Nurs Q, 2006, 29(1): 20－31

14　Yang Z, Zhou DM. Cardiac markers and their point-of-care testing for diagnosis of acute myocardial infarction. Clinical Biochemistry, 2006, 39(8): 771－780

15　Chen W, Woods SL, Puntillo KA. Gender differences in symptoms associated with acute myocardial infarction: A review of the research. Heart & Lung: The Journal of Acute and Critical Care, 2005, 34(4): 240－247

第三节　心电图诊断

一、心肌梗死性 Q 波

(一)Q 波形成基础

近年的病理和实验资料表明,心肌梗死时病理性 Q 波的形成需要具备以下 3 个条件(图 19-1)。

(1)心肌梗死的一般直径＞2.0～2.5cm。但在心肌梗死中约有 20% 的患者其梗死直径在 2～3cm,累及左心室壁厚度在 10% 左右,这类小梗死一般不形成病理性 Q 波。

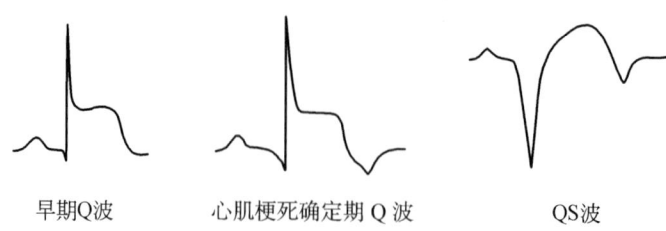

早期Q波　　　心肌梗死确定期Q波　　　QS波

图 19-1　心肌梗死时异常 Q 波形成的过程

（2）心肌梗死的厚度>5～7mm，累及左心室壁厚度 50% 以上。如心肌梗死厚度不足 50%，一般不产生 Q 波，仅引起 QRS 波形的改变，如顿挫、切迹、R 波丢失等。

（3）心肌梗死的部位在心电图 Q 波的形成中也很重要。即使梗死面积足够大，梗死区还必须是在 QRS 波起始 40ms 部位，才会引起典型的 Q 波。其中，约有 10% 的梗死发生在基底部，该部位的去极化是在 QRS 波最后 40 ms 处，故引起 QRS 终末 40ms 部分的改变。左心室中部和心尖部梗死，则可引起 QRS 中间部位向量丢失，而形成 R 波丢失及（或）S 波加大。位于 QRS 波前 40ms 的梗死，如面积不够大，则可形成 QRS 向上部分的切迹、顿挫、模糊或小 Q 波，亦不形成典型的病理性 Q 波。但是大多数较大范围的心肌梗死（≥4cm 直径，累及左心室范围≥12%），则一般多累及左心室起始 40ms 去极化部位，故均能引起病理性 Q 波。

（二）等位性 Q 波

由于梗死面积较小，或局限于基底部或心尖部；或在心肌梗死极早期，梗死尚未充分发展，故在体表心电图上都不形成典型的病理性 Q 波。为认识这些不典型的心电图改变，提高心电图对心肌梗死诊断的准确性，并希望能在极早期做出诊断，国内学者近年来结合病理资料，提出了不少新概念和诊断标准。其中有学者提出一个新的术语，即等位性 Q 波或相当性 Q 波的概念，来形容这些不典型的心肌梗死心电图改变。

等位性 Q 波或相当性 Q 波是指因梗死面积或部位等原因，不形成典型的病理性 Q 波，而产生各种特征性 QRS 波群形态改变，这种 QRS 波群形态改变和病理性 Q 波一样，可作为诊断心肌梗死的指标。主要有以下几种。

1. **小 Q 波**　当梗死面积较小时，虽然位于左心室去极化起始 40ms 处，但不能形成典型的病理性 Q 波，仅引起小 Q 波。Takaten 等给小 Q 波的定义是胸前导联 q 波不够病理性 Q 波标准，但宽于和深于下一个胸前导联 Q 波，即出 $QV_3>QV_4，QV_4>QV_5，QV_5>QV_6，V_1～V_3$ 均出现 q 波。

2. **QRS 波群起始部的切迹或顿挫**　Selvester 等学者提出 QRS 波群起始 40ms 内 $V_4～V_6$ 导联上 R 波出现≥0.05mV 负向波与小面积心肌梗死有关。

3. **进展性 Q 波**　进展性 Q 波是指同一患者在相同体位下动态观察，在原有 Q 波导联上，Q 波进行性增宽和加深，或无 Q 波导联出现新的小 q 波，并能除外间歇性束支阻滞或预激综合征等，也提示心肌梗死。

4. **存在 Q 波区**　Q 波区是指面向梗死区的导联周围（上、下或左、右）均可录得 Q 波。对某导联可疑 Q 波，可了解是否有 Q 波区存在。如有 Q 波区，则较单一导联 Q 波更支持心肌梗死的诊断。这是在体表等电位图的基础上发展形成的新概念。

5. **R 波丢失**　R 波丢失是指由于心肌梗死使相关导联 R 波振幅降低。R 波丢失的诊断标准尚不统一，有学者提出以下标准，并认为在临床上较为实用和可靠。

（1）$V_1～V_4$ 导联 R 波递增顺序改变。

（2）Ⅲ和 aVF 导联 R 波≤0.25mV 伴 QⅡ。

（3）两个连续的胸前导联 R 波振幅相差≥50%。

（4）动态观察同一导联 R 波进行性丢失。

心前区导联 R 波顺序改变，需要注意除外因肺气肿、右心室肥大、A 型预激、束支传导阻滞等原因。

6. 边界性 Q 波 近年有学者还提出了边界性 Q 波(borderline Q wave)这个概念,是指当不具备病理性 Q 波的全部诊断标准或不能判断 Q 波性质时,可称之为边界性 Q 波。其心电图特点是:

(1)Q 波时间≥0.04s,但 Q 波的幅度正常。

(2)Q 波≥1/4R,但 Q 波的时间正常。

(3)可根据 Q 波错折或粗钝及有无 ST-T 改变,分为近于异常的边界性 Q 波和近于正常的边界性 Q 波。

总之,等位性 Q 波概念的提出有助于提高心电图对心肌梗死的诊断符合率,以及极早期诊断心肌梗死,但需要注意鉴别诊断。

(三)Q 波和非 Q 波性梗死

1. 心肌梗死心电图分类 既往认为 Q 波梗死表示透壁性梗死(累及左心室壁厚度≥50%),无 Q 波形成是心内膜下心肌梗死的特点。但目前的病理研究资料表明,心内膜下或非透壁性心肌梗死如面积较大,又正位于心室去极化初始40ms 处,亦可形成 Q 波。

最近的资料还表明 40%~50%的直径≥2cm 的透壁梗死可无病理性 Q 波,这主要原因有:

(1)约有 10%的心肌梗死,其部位位于基底部,不引起 QRS 波起始部改变。

(2)约有 30%的心肌梗死,梗死直径较小(2~3cm),只累及 10%左右的左心室,亦不引起典型的病理性 Q 波,一般仅引起等位性 Q 波。

(3)约有 7%的心肌梗死,虽然梗死面积较大,但累及多支血管,而产生相互抵消作用。如前壁心肌梗死伴发下后壁梗死,则其 Q 波向量可互相抵消,而不形成典型的病理性 Q 波。

(4)约有 3%的心肌梗死伴有左束支传导阻滞或右束支传导阻滞;由于传导异常,亦可不形成典型的病理性 Q 波。

(5)约占 3%的心肌梗死属于散在的局灶性心肌梗死,如各个梗死区范围均≤2cm,则亦可不形成 Q 波。

因此,目前心肌梗死只分为 Q 波性和非 Q 波性梗死。此分类法不仅纠正了临床上难以确立透壁和非透壁心肌梗死的缺陷,更重要的是这两类心肌梗死在临床和预后上均有很大差别。无 Q 波梗死冠状动脉血栓形成较少,侧支循环较丰富,心肌酶水平升高幅度较低,心肌灌注缺损不均匀亦较轻,引起室壁异常运动程度也较轻,故心力衰竭发生率较低,近期死亡率较低,但再梗死发生率高,远期死亡率亦高。另外,目前一般把等位性 Q 波归为非 Q 波性梗死,但尚有异议。

2. 非 Q 波性心肌梗死的分型 Ogawa 等学者曾根据非 Q 波性心肌梗死的临床表现,将其分3 型。

(1)Ⅰ型:占 52.59%。心电图表现为 ST 段压低,多为冠状动脉严重粥样硬化,有近 92%的患者为多支病变,80%为 3 支冠状动脉病变,43%并发心力衰竭,出院后死亡率为 24%。

(2)Ⅱ型:占 37.63%。心电图表现为 ST 段抬高,有 98%的病变为多支病变,并发症少,死亡率只为 3%。

(3)Ⅲ型:占 9.68%。心电图表现为 T 波改变,只有 5%的患者为多支病变,很少发生并发症,死亡率极低。

(四)正常变异的 Q 波

1. qR 型 qR 型在横位心可见于左胸导联及 I 和 aVL 导联;悬垂心可见于 II、III 和 aVF 导联,但 q<0.04s,q<1/4R。然而 q>0.04s 或较深可见于 aVL、V₁ 和 V₂ 导联,以及 III、aVF(加上 aVR)导联;有时可能是正常的。位置性 Q 波见于右位心,偶见于左侧气胸、漏斗胸、先天性左侧心包缺如和完全纠正性大动脉转位。

2. QS 或 Qr 型见于 aVL 导联 QS 和 Qr 可见于 aVL 导联,悬垂心时呈 QS,偶尔 Qr 见于 aVL 导联,系正常变异,类似于侧壁心肌梗死。QS 可能反映心底部电位,Qr 则为心脏后部电位。aVL 导联 QS 型正常变异时,P 波常倒置。在 aVL 导联,位置性 Q 波根据以下两点与病理性 Q 波相鉴别:① I 导联及侧胸壁导联缺乏异常 Q 波;② aVL 导联无明显 ST-T 不正常。

3. QS 型见于 V₁、V₂ 导联 正常情况下 QS 型常见于 V₁ 导联;V₁ 及 V₂ 导联都是 QS 型较少见;其机制是间隔向量方向与右胸导联呈直角,QRS 波起始0.02s 在等位线上,这样无 r 波出现,V₁ 或 V₂ 导联出现 QS 波。

与梗死性 QS 很难鉴别,V₁、V₂ 导联正常的 QS 无切迹,或粗钝,T 波轻倒。心肌损伤 QS 型,下行支常有切迹或粗钝,T 波深倒(<5mm)。TV$_1$ 直立,TV$_2$ 倒置常提示不正常。

4. QS 或 QR 型见于 III 导联和 aVF 导联　III 导联有 Q 波或 III 导联有 Q 波及 aVF 导联有 Q 波可见于正常人;形态可为 QS、QR 或 Qr 型,并伴有 T 波轻倒,此时左腿、左臂双极导联起始向量指向左臂。当然,膈升高时,aVF 导联可出现明显 Q 波。

正常变异的 Q 波可受体位影响,例如卧位时存在,坐起可消失,然而,病理 Q 波在 III 和 aVF 导联也同样受体位及呼吸影响,因此不能以此为鉴别。

下壁 Q 波常不可能判定究竟是位置性还是病理性,下壁梗死时在额面原发性丧失向下除极向量,起始除极向量向上(虽然不是不变的)。在 aVR 导联起始有 r 波;在其他情况下,下壁梗死在 aVR 导联可为 QS。但在下壁梗死时 aVR 导联出现 QR 或 Qr 型是不典型的,除非伴有前壁的损伤存在。

位置性 Q 波见于 III 和 aVF 导联,起始向量呈水平方向,aVR 导联不出现 rS 型,但可出现 QS、QR 或 Qr 型。

5. 胸前移行区向右移　从 V$_1$ 到左胸导联在正常情况 R 波振幅逐渐增大,伴有 S 波振幅减少,R/S≥1 的导联为移行区;大多数正常情况移行区见于 V$_3$、V$_4$ 导联。移行区右移为逆钟向转位或提早胸前移行,逆钟向转位可能是正常变异,提早胸前移行可见于右位心及左心室向前移位。

提前胸前移行可见于正常变异,有时可与后壁梗死混淆,后者可在右至中胸导联出现高 R 波,增加向前向量。由于原发性减少向后的向量,后壁梗死在 V$_1$、V$_2$ 导联 R/S≥1,R≥0.04s,ST-T 根据发病时间有所不同,急性期 ST 段下降,背部导联 ST 段升高,当背部导联 T 波倒置时,TV$_1$、TV$_2$ 变直立。

正常逆钟向转位变异与后壁梗死的鉴别诊断:

(1)异常 Q 波见于下壁及侧胸导联,在后壁梗死时也常有。

(2)V$_5$ 和 V$_6$ 导联 R 波振幅减低是后壁心肌梗死的特征,这是由于梗死扩展到侧壁,向左心向量丧失。

(3)后壁梗死常有 V$_7$、V$_8$、V$_9$ 导联出现异常 Q 波和 ST 段改变。

(4)右胸导联 ST 段下降见于后壁梗死急性期,T 波高并直立见于亚急性期及慢性期。

(5)右胸导联 R/S>1 偶见于正常成年人、右心室肥厚、肥厚性心肌病、右束支传导阻滞及 A 型预激症候群。

(五)心肌梗死性 Q 波

1. 右侧心前导联　V$_1$、V$_2$ 出现异常 Q 波,通常考虑前间壁心肌梗死,但这两个导联出现 Q 波或 QS 波,有相当多并不是由于心肌梗死所致。有学者报道在心电图 V$_1$ 和 V$_2$ 导联有异常 Q 波或 QS 波的 39 例患者中,尸检心肌没有梗死的竟达 21 例。除心肌梗死以外一般也包括下列情况,可于 V$_1$、V$_2$ 导联出现 Q 波或 QS 波。

(1)正常人初始 0.03～0.04s QRS 向量是指向左下方并略后的,大部分右侧胸壁应该记录出正常的 Q 波,其边缘接近于 V$_1$ 导联电极。因此,电极位置稍有变动,即可于 V$_1$ 导联出现 Q 波或 QS 波。

(2)当 QRS 综合向量环指向左后(如横位心脏、左心室肥厚、左束支传导阻滞)的情况下,V$_1$、V$_2$ 导联即可记出 QS 波。

(3)高度肺气肿,由于膈肌下降,整个 QRS 综合向量环位置下移,并指向后,此时 V$_1$、V$_2$ 导联甚至 V$_3$ 导联都可记出 QS 波。在这种病变情况下如将各心前电极下移一个肋间便可描记出正常的 rS 波形。

(4)当电轴右偏或右心室肥厚及右束支传导阻滞合并心脏显著转位时,正常的自左至右的室间隔除极向量可能与 V$_1$ 导联轴垂直或投影于其负侧而记录出 QR 波。

所以,每当右侧心前导联出现 Q 波或 QS 波,在考虑诊断前间壁陈旧性心肌梗死前必须注意除外上述情况。目前看来,孤立的以 V$_1$～V$_3$ 导联呈现 Q 波或 QS 波而没有 ST-T 的改变来判断陈旧性心肌梗死是不可靠的。

2. 侧壁导联　正常人有室间隔 q 波(室间隔开始自左至右除极向量),其横面及额面投影便都在这些导联(V$_5$、V$_6$、aVL 和 I 导联)的负侧,但一般不超过 0.02s,振幅不超过 1/4R,不应视为心肌梗死表现。但是如果在这些导联上全部出现超过 0.03s 之 Q 波,则要注意是否合并陈旧性侧壁心肌梗死。

至于 aVL 导联出现宽于 0.03s 的 Q 波判断是否有高侧壁梗死时则与电轴的偏斜度有密切关系。电轴右偏(aVL 导联的 QRS 主波向下)则这类 Q 波应认为正常,如电轴左偏(aVL 导联 QRS 主波向上)则>0.03s 之 Q 波应认为不正常。

3. 下壁导联　由于正常的 QRS 初始向量是指向左下的,额面上向量环投影在这 3 个导联看来与Ⅲ导联轴大致是垂直的,心脏的位置稍微有点变化(如呼吸动作、平卧或直立)都可使最初 0.03~0.04s QRS 向量投影于Ⅲ导联之负侧而形成 Q 波。因此,只是Ⅲ导联出现异常 Q 波,不能作为下壁梗死的依据,可以说大多数是正常的。

如果只是 aVF 导联出现 0.03s 以上 Q 波,要是电轴是左偏(QRS 主波向下),也是正常的。

如果Ⅲ、aVF 导联同时出现 0.03s 以上 Q 波时,有可能是陈旧性下壁心肌梗死,但也有可能因心脏转位所致(电轴左偏)。可令患者做深吸气前后心电图,如果深吸气后Ⅲ、aVF 导联 Q 波消失或明显缩小,则有可能是由心脏转位所致。

如果是Ⅱ、Ⅲ、aVF 3 个导联都有异常 Q 波,没有其他原因可以解释的,应诊断为陈旧性下壁梗死。但还需要指出以下两点:

(1)有学者对Ⅱ、Ⅲ、aVF 导联有异常 Q 波之 56 例病例,尸检 31 例并无心肌梗死。

(2)某些急、慢性肺部病变(肺梗死、肺气肿),由于右心室的扩张、转位,造成电轴显著左偏,以及 WPW 综合征之异常传导等,都可以在Ⅱ、Ⅲ、aVF 3 个导联中出现异常 Q 波。但是这些病例的临床表现及心电图均有其特点,不难识别。

4. 诊断价值　各导联的异常 Q 波对诊断不同部位陈旧性心肌梗死有一定的意义,同时也存在一定的局限性。但以目前所用常规 12 导联心电图所出现的异常 Q 波来诊断陈旧性心肌梗死仍不失为一较实用的方法。

如果只依靠异常 Q 波诊断陈旧性心肌梗死,到底有多大的可靠性呢?Horan 曾分析了 1 500 人中 1 184 例正常传导的心电图及心脏病理所见,着重研究了依靠心电图出现异常 Q 波判断陈旧性心肌梗死的价值。在 1184 人中 416 例有心肌梗死,其中,具有异常 Q 波阳性的为 253 人,敏感性仅为 61%;768 例中无心肌梗死也没有异常 Q 波的有 682 人,其特异性为 89%;综合诊断价值约为 7 5%;也就是说,根据异常 Q 波来诊断是否有心肌梗死约有 75%可靠性。

当个别导联出现异常 Q 波时,诊断陈旧性心肌梗死必须注意除外一些非梗死的情况;当较多导联都出现异常 Q 波时,诊断陈旧性心肌梗死就比较可靠。广泛的心肌梗死虽然定位较为符合,但病变范围往往较心电图所能看出的更为广泛;这些都是不难理解的,由于心电图 QRS 是各部心肌除极向量综合而成的,各部病变互相抵消、彼此掩盖的情况是不可避免的。

另外,虽然从心电图角度非常符合陈旧性心肌梗死的诊断,仍必须密切结合临床。由于心肌病的病理变化可有广泛的心肌退行性变及纤维样变性,而且常常系隐袭地进行,有些病例可出现类似广泛陈旧性心肌梗死的心电图改变;因此,决不能单纯依靠心电图来下心肌梗死的诊断。

(六)心肌梗死性 Q 波的动态变化

1. 梗死恢复后 Q 波缩小或消失　急性心肌梗死恢复后有些患者异常 Q 波是持续不变的,有些则 Q 波减小或完全消失。在发病 1 年半后约有 15%的患者 Q 波恢复到正常范围或完全消失,在 3 年半后约有 6%的患者心电图完全正常。

对 Q 波消退的几种解释:

(1)Q 波出现时,心肌并未坏死,为一过性电静止,以后电功能恢复。

(2)真正梗死的 Q 波,梗死心肌后成为瘢痕组织后,瘢痕缩小,Q 波消失。

(3)Q 波矛盾性消退,由于对侧面产生第 2 次新的梗死。

(4)Q 波可被传导障碍所掩盖。

(5)由于靠近坏死区周围的心肌纤维代偿地肥厚导致 Q 波消退。

2. 暂时性 Q 波　暂时性 Q 波可见于劳累性心绞痛或变异型心绞痛发作、过敏性休克快速性心律失常发作时或发作后、运动测验时、开心手术及急性胰腺炎时。所有这些情况,暂时 Q 波(有时伴有典型缺血性 ST-T 改变)是继发于心肌动作电位暂时丧失的。由于严重缺血损伤,心肌丧失除极及复极能力成为"电静止"区域,但能恢复电功能,R波能再出现。

暂时性Q波解释:

(1)严重缺血可影响细胞膜,导致丧失动作电位,细胞并未真正死亡。

(2)在其他情况导致暂时传导障碍可使心室激动程序的改变出现暂时性Q波。

(3)暂时性Q波有时是以前梗死的Q波一时未被掩盖。

(4)暂时性Q波也可见于非缺血性代谢损伤,如低血糖休克,磷中毒引起心肌功能障碍出现暂时性梗死图形。

3. 暂时性Q波伴有高钾血症　明显的高钾血症可产生下列假梗死图形,且可单项或多项同时出现。

(1)高尖T波,类似梗死超急性期。

(2)ST段升高类似急性期梗死。

(3)暂时性Q波类似"透壁性"梗死。

其发生原因是血清钾明显增加直接影响心肌细胞静息动作电位。正常细胞内、外钾离子的比例为30∶1,此比例保持正常心肌纤维负性静息电位,增加细胞外钾离子浓度将降低细胞内外的比率,降低静息电位,降低动作电位振幅至完全丧失电活动。

另外,临床高钾血症可出现暂时Q波继发于细胞膜除极的电功能障碍,有时暂时Q波可能与希氏-浦肯野系统传导有关。

总之,临床上在急性心肌梗死的诊断中,要熟悉各类Q波的改变和其临床意义,以提高心肌梗死的正确诊断率。

二、非心肌梗死性Q波的诊断

在临床上常常遇到一些患者做心电图时发现某些导联出现不正常的Q波,其临床意义如何,对于患者的进一步诊断和治疗至关重要。下面将探讨这类患者的诊断及鉴别诊断。

(一)非心肌梗死性Q波

1. 假性心肌梗死　所谓假性心肌梗死是指非心肌梗死瘢痕形成的不正常Q波。即非梗死性Q波;其原因主要有左心室或右心室肥厚、伴或不伴右心室肥厚的肺部疾病、心肌疾患、室内传导阻滞和心脏的先天性异常(表19-2)。

表19-2　假性心肌梗死的原因

心室肥厚
　向心性左心室肥厚
　不对称性室间隔肥厚
　无肺部疾病的右心室肥厚
肺部疾病
　慢性阻塞性肺部疾患伴或不伴肺心病
　肺梗死
　自发性气胸(左侧气胸更为常见)
心肌疾病
　扩张性心肌病
　浸润性疾病(淀粉样变性)
　原发性或继发性肿瘤
　神经肌肉性疾病累及心肌
传导异常
　左束支传导阻滞
　左前分支传导阻滞
　预激综合征
先天性异常
　各种先天性心脏病(右位心、纠正性大血管转位等)
　先天性左侧心包缺如

2. 无症状年轻患者的异常Q波　在临床上常常遇到一些无症状年轻的患者做心电图时发现某些导联出现不正常的Q波,尤其是下侧壁导联最为多见,其临床意义对于患者的进一步诊断和治疗至关重要。

对于年轻人来讲,冠心病的流行率很低,所以,发生心肌梗死的可能性比较小;其次,年轻人如患心肌梗死,症状多较典型,追述病史多能明确陈旧性心肌梗死的诊断,极少为无症状的;因此年轻无症状者的不正常Q波多为假性心肌梗死。

在年轻患者假性心肌梗死中最常见的原因是肥厚性心肌病。肥厚性心肌病最常见的心电图改变是ST-T改变和左心室肥厚,以及继发性左心房扩大和不正常Q波。相比较而言,右心室肥厚、心房纤颤及右心房扩大是这类心电图改变极少见的原因。比较少见的心尖肥厚性心肌病则表现为左胸前导联深且对称的T波倒置。

总之,年轻无症状者出现不正常Q波多是假性心肌梗死,陈旧性下侧壁梗死非常罕见。在假性心肌梗死中,虽然有相当多的原因可造成不正常Q波,但最常见的仍然是肥厚性心肌病。

(二)肥厚性心肌病

1. 异常Q波的发生率　肥厚性心肌病中异

常 Q 波的发生率为 25%～33%,异常 Q 波的存在导联变化很大。Lemery 等的研究发现异常 Q 波出现的导联最常见的是下壁导联,其次是胸前导联 V_2～V_6 及 I 和 aVL 导联。除异常 Q 波外,肥厚性心肌病还可合并 V_1 和 V_2 导联高 R 波,很像正后壁心肌梗死或右心室肥厚(图 19-2)。

2. 异常 Q 波的发生机制

(1)室间隔肥厚:肥厚性心肌病异常 Q 波的发生机制尚未完全明了。目前最通用的解释方法是肥厚室间隔的除极向量由左指向右上。但是有些资料对此提出质疑。Maron 等发现在局限性

室间隔肥厚的患者中出现 Q 波的概率并不多,即使在那些肥厚非常显著的病例中(巨心脏),Q 波的出现也未见明显增多。而异常 Q 波最多见的是那些IV型肥厚的年轻患者,这类患者的特征为室间隔前部轻度扩大,近心尖区及后间隔肥厚,以及前侧游离壁的肥厚。

Lemery 等学者还发现,室间隔上部(基底区)肥厚心肌的厚度与右心室或左心室后壁心肌厚度的比值与心电图异常 Q 波的发生率存在一致关系。Mori 等的研究也表明异常 Q 波见于伴有右心室肥厚的室间隔肥厚患者。

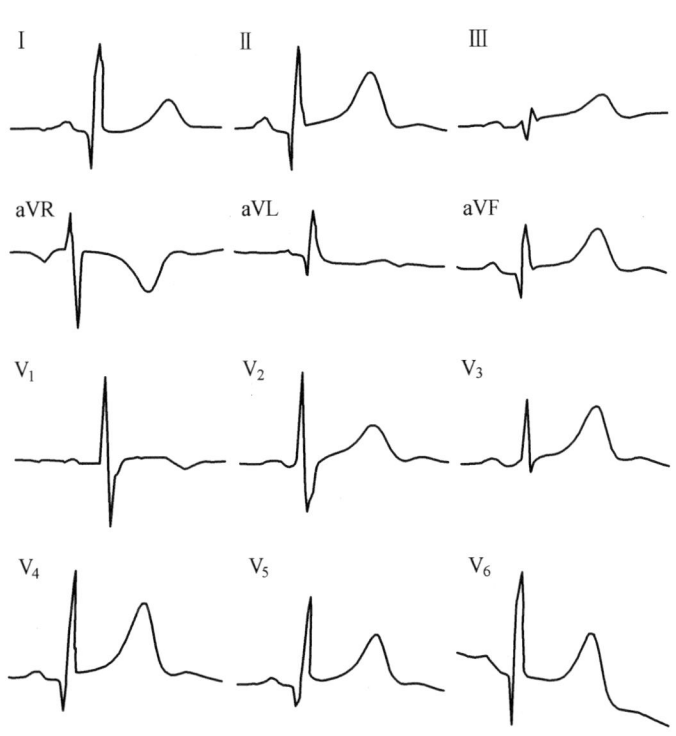

图 19-2　肥厚型心肌病的心电图改变

(2)室间隔纤维化:是解释肥厚性心肌病异常 Q 波形成的第二个机制。这个学说最早于 1970 年由 Bahl 提出,后来一些学者又加以证实。他们认为肥厚性心肌病无冠状动脉粥样硬化的患者心肌梗死的发生率是非常低的,但如果肥厚性心肌病合并有心肌梗死往往伴有左心室扩大、严重心力衰竭,心律失常等症状。而伴异常 Q 波的年轻患者多无心功能不全或左心室扩大。因此,心肌梗死的心肌瘢痕成为肥厚性心肌病异常 Q 波出

现的原因的可能性非常小。这样形成肥厚性心肌病异常 Q 波的机制可能为室间隔心肌纤维化。

(3)心室激动顺序的改变:是肥厚性心肌病异常 Q 波形成的第三个机制。其根据主要在心房起搏、房性期前收缩和心室切除术等情况,异常 Q 波可完全消失。故认为心室激动顺序的改变是肥厚性心肌病异常 Q 波的形成机制。

(4)合并心肌梗死:肥厚性心肌病合并心肌梗死也可出现异常 Q 波,但是对于年轻无症状的患

者这种可能性非常小。心电图用于鉴别肥厚性心肌病合并真正心肌梗死和继发的假性心肌梗死（非梗死性 Q 波）是非常困难的，甚至是不可能。因为肥厚性心肌病的非梗死性 Q 波也可表现为宽的、有切迹的 Q 波，这与梗死性 Q 波无法区别，但是深而窄的 Q 波往往提示肥厚性心肌病。对于心肌梗死患者，伴 Q 波或 QS 波的导联，T 波往往都是平坦或倒置的，而在肥厚性心肌病患者中，以 QRS 波负向为主的导联，T 波往往是正向的。但是有些心肌梗死伴室壁瘤者，也可出现这种 QRS 波与 T 波不一致的现象。

（三）左心室肥厚

左心室肥厚也可出现假梗死图形，在临床上可见到下列一些情况。

1. 胸前导联异常 Q 波　左室肥厚时右胸甚至中胸导联呈现 QS 波，胸前移行区延迟，间隔 r 波常消失，V_1、V_2 导联呈 QS 波，偶有 V_3、V_4 导联呈 QS 波，原因可能为：

（1）伴有不完全左束支传导阻滞，可以使正常早期间隔激动分裂，丧失右胸导联起始的 r 波。

（2）改变除极的平衡，肥厚及扩张左心室产生向后的早期除极向量，取消或过度平衡正常向前的间隔向量。

（3）左心室肥厚解剖上顺钟向转位。

（4）间隔纤维化，原发丧失间隔向量。

2. 其他特征

（1）明显室间隔 q 波见于侧胸导联及肢体导联，见于室间隔肥厚。

（2）左心室劳损图形在 R 波占优势的导联，T 波双向或不对称倒置，是由于室壁肥厚，心外膜复极延缓所致。

（3）右胸导联 ST 段升高，T 波高尖，类似梗死超急性期，ST 段可升高 5mm 或更高，反映右心室较早复极。

3. 鉴别诊断　左心室肥厚性 Q 波与梗死性 Q 波的鉴别是很困难的，有主要几点不同。

（1）纯粹左心室肥厚的 QS 波不扩展到 V_5 导联，到 V_3 导联者也较少。V_5、V_6 导联呈 QS 型表明前侧壁梗死或其他情况，如右室负荷、肥厚性心肌病、左束支传导阻滞、B 型 WPW、心肌损伤、急性心肌炎、扩张性心肌等。

（2）左心室肥厚在 Ⅰ 及 aVF 导联不常有异常

Q 波，偶在侧胸导联有狭而深的 Q 波，反映室间隔肥厚。

（3）左心室肥厚右胸导联 ST 段升高，T 波直立无动态改变。如右胸导联呈现 QS 波伴有 T 波倒置则提示前间壁梗死。

（4）右胸至中胸导联呈 QS，左胸导联 T 波深倒，右胸导联 ST 段升高可能是继发于左心室肥厚，不考虑心肌梗死。

（四）右心室肥厚

右心室肥厚心电图也可出现异常 Q 波，主要表现有：

1. 右胸导联　右心室肥厚时右胸导联呈 QR、qR 和 Qr 型改变，类似前间壁梗死。右胸导联出现 Q 波有几种解释：

（1）明显的顺钟向转位，右胸导联面向心脏后部，干扰了正常早期室间隔除极向量。

（2）反映扩张右房心外膜的电位。

2. 左胸导联　QS 见于左胸导联及 Ⅰ、aVL 导联，右心室极为肥厚，向量平衡完全与正常相反，类似前侧壁梗死。

3. 高 R 波　右心室肥厚时右胸导联可出现高 R 波，类似正后壁梗死，临床上应注意。

4. 鉴别诊断

（1）右心室肥厚时右胸导联呈 QR 型，很少超出 V_2 导联到 V_3 导联，常伴电轴右偏，与前间壁梗死鉴别不困难。

（2）右心室肥厚侧壁出现 QS 波伴有明显的电轴右偏。

（3）右胸导联高 R 波存在时，额面电轴右心室肥厚者有 2/3 在 $+75° \sim 220°$，后壁梗死者只有 5% 在此之间，而 80% 在 $+74° \sim -110°$；然而右心室肥厚只有 28% 在后者范围之间。

（4）后壁梗死常伴有下壁导联或侧胸导联异常 Q 波。明显右心室肥厚在侧胸导联也可有异常 Q 波，但下壁导联不出现异常 Q 波。

（5）加做 V_{3R}、V_{4R}、$V_7 \sim V_9$ 导联有所帮助。QR 或 qR 在右心室肥厚时可见于 V_{3R}、V_{4R} 导联，右心室肥厚或后壁梗死两者在 V_{3R} 和 V_{4R} 导联都可出现 Rs、RS 和 rS 波形，然而后壁梗死在 $V_7 \sim V_9$ 导联可出现异常 Q 波及 ST-T 改变。

（五）急性肺源性心脏病

1. 异常 Q 波　肺梗死可出现下列类似心肌

梗死的图形(图 19-3)。

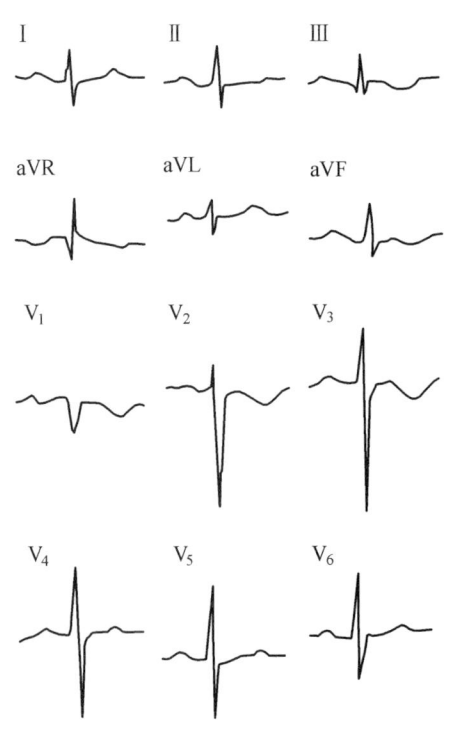

图 19-3　急性肺栓塞的心电图改变

(1) S1Q3T3：Ⅰ 导联急性期出现 S 波(RS 或 rS)，Q 波在Ⅲ导联出现；有时在 aVF 导联(qR、QR 或 Qr)出现并伴有 T 波倒置，下壁导联 ST 段轻度升高，类似下壁梗死。这见于 10% 的肺梗死患者。

(2) 右胸到中胸导联 T 波深倒，具有穿形和对称的特点，类似于心内膜下梗死。

(3) qR 和 QR 型改变见于右胸导联，且伴有 ST 段升高和 T 波倒置，类似急性前间壁梗死。

(4) 胸前导联移行区左移，这是由于急性及慢性肺心病心脏明显顺钟向转位；有时 rS 或 RS 波形于 V_6 或 V_7 导联也可见到，类似前壁损伤。

2. 鉴别诊断

(1) S1Q3T3 与下壁梗死的鉴别。肺梗死不产生 QⅡ，下壁梗死 aVR 导联常出现起始 r 波，为 rS 或 RS 型。肺梗死 QⅢ、aVF 呈位置性，不是继发性下壁向量的丧失，额面终末向量向上、向右，因此，aVR 导联出现 qR 或 QR 波形，不出现 rS 波形。

(2) 急性肺心病 QR 波形在右胸导联一般不超过 V_2 导联，前间壁心肌梗死常有更广泛的 Q 波。

(3) 突然在右胸及中胸导联出现 T 波倒置，R 波向左进行性增大不明显，提示急性肺梗死，较心肌梗死演变快而短暂。

3. 肺梗死心电图改变　肺梗死除上述改变外，还可伴有下列心电图改变。

(1) 电轴改变：表现为急性电轴右偏伴有或不伴有 S1Q3 型和急性电轴左偏，可能由于暂时左前分支阻滞所致。

(2) 传导阻滞：主要有右束支传导阻滞(完全或不完全)和一度房室传导阻滞。

(3) 心内膜下缺血型：表现为胸前导联 ST 段明显下降。

(4) 肺性 P 波。

(5) 心律失常：主要有窦性心动过速、房性心律失常、房扑、房颤及室性期前收缩。

(六)慢性肺心病

慢性阻塞性肺气肿可出现异常 Q 波，类似心肌梗死图形，见于 2%~3% 的肺气肿患者。

1. 假梗死图形

(1) 前壁梗死图形。移行区延缓出现，V_3、V_4 导联仍可为 QS 型，少数病例 QS 型可见于侧胸导联，胸前导联 T 波可能是直立、平坦或深倒的。

(2) 下壁梗死图形。Ⅱ、Ⅲ、aVF 导联可出现 QS 波或 QR 波。

(3) 右心室肥厚，高 R 波可见于右胸导联。

(4) 除上述假梗死图形外，还伴有其他重要心电图改变，为低电压及肺性 P 波。

2. 发生机制　发生假梗死的原因包括心脏位置及转位改变，右心室负荷及过度换气等。

肺气肿患者膈较低，心脏向下移位，胸前导联位置趋向于心底部，表现为 R 波向左增高不明显，类似正常人心前电极放得过高的图形；肺气肿患者，胸前电极放在下一肋间有时心电图正常。

R 波移行区向左移可能是真正心脏转位，使右心室更靠前；右心室肥厚及扩张，右心室也向前移位。

肺气肿时 QS 波形偶见于Ⅱ、Ⅲ 及 aVF 导联的原因不清楚，在额面平均心向量大约为 $-90°$，aVR 及 aVL 导联显示相同图形(P 波倒置，呈 qR 型)。

3. 鉴别诊断

(1) 胸前导联移行区左移见于肺气肿，常不能除外心肌梗死。

（2）Ⅱ、Ⅲ和 aVF 导联呈 QS 型不能除外下壁梗死，但肺心病常伴有低电压及肺性 P 波，QRS 轴常垂直或向右。

（3）当移行区左移伴有电轴左偏提示冠心病。明显电轴向上有时也见于慢性肺心病。

（4）移行区左移如前胸导联下一肋间心电图正常则为肺气肿。

（5）右胸导联 T 波深倒见于前壁梗死及右心室损伤；但 ST 段升高不是慢性肺心病的特点，如 ST 段升高伴随 T 波倒置提示心肌梗死。

总之，出现异常 Q 波需要进行鉴别诊断的疾患较多，单纯以心电图来进行诊断有时是不可能的。但是对于年轻无症状的异常 Q 波除正常变异外，还是以肥厚性心肌病为多见。结合临床进行诊断，是解释心电图临床意义的基本原则。

三、ST 段改变的诊断

（一）心肌梗死性 ST 段改变

1. 原发性 ST 段改变　原发性 ST 段改变的机制有以下方面。

（1）舒张期损伤电流：缺血心肌复极功能受损。在舒张期（4 相）不能完全复极，与正常复极心肌之间存在膜电位差。形成舒张期损伤电流，该电流方向由缺血区指向正常心肌。在面向缺血区导联引起 PQ 段下移，而使 ST 段上移。

（2）收缩期损伤电流：心肌梗死时严重缺血，心肌不能完全除极，与正常除极的心肌之间存在电位差形成收缩期损伤电流，引起 ST 的上移（图19-4）。

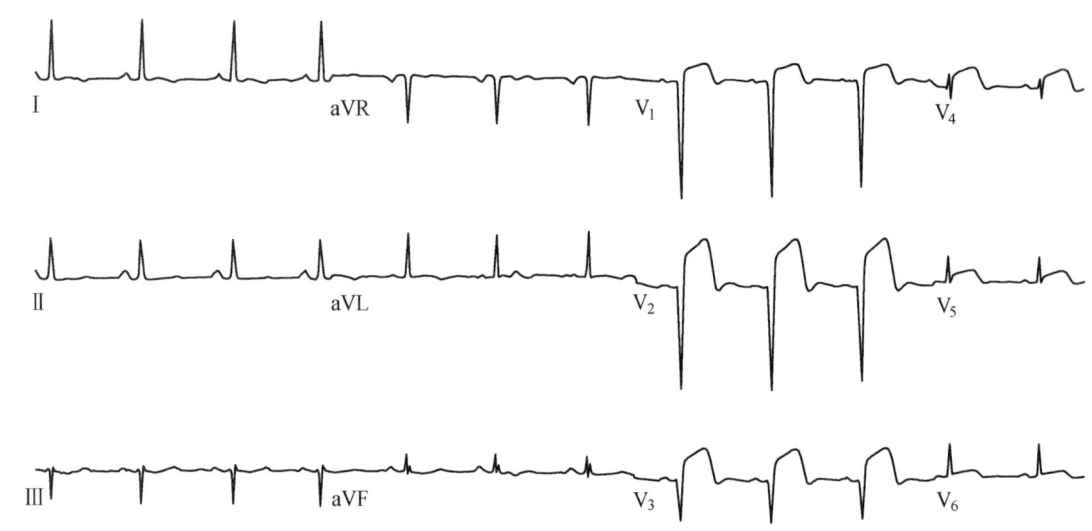

图 19-4　急性心肌梗死时的心电图改变

2. 继发性 ST 段改变　心肌除极顺序改变，即可引起复极的改变，从而导致 ST 段继发性改变。

3. 镜像改变　镜像改变是心肌梗死时一种引起 ST 段改变的特殊现象。这是一种单纯的电现象，即某一导联 ST 段改变，可因电向量原理在相对应导联上引起 ST 段反向移位（图 19-5）。

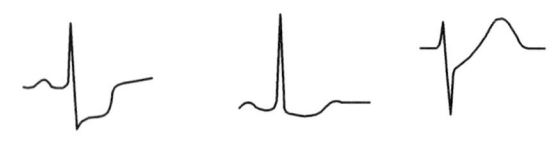

镜像性ST段压低　　　　轻度对应性ST段压低

图 19-5　急性心肌梗死时的 ST-T 镜像性改变（一）

既往认为梗死远隔导联的 ST 段下移,都是镜像改变所致,但目前对此有了新的认识。从目前资料看远隔导联 ST 段下移,大多为梗死范围扩展所致。前壁心肌梗死时远隔导联 ST 段下移,常代表 ST 段下移导联部位心肌缺血或梗死扩展。这种情况多见于广泛前壁心肌梗死,其住院病死率和再梗死发病率均高于无 ST 段下移组,常为多支血管病变。下壁心肌梗死时心前导联 ST 段下移(多见于 V$_1$、V$_2$ 导联),有的系伴发左前降支病变;有的系优势型右冠脉或左回旋支病变,梗死扩展至后壁所致;有的则为真正的镜像性改变。

近来研究还表明,区别镜像改变或梗死扩展可根据 ST 段压低的时间和幅度;在心肌梗死数小时内出现 ST 段下移并持续 24h 以上,且振幅 >0.45mV 者,则常为梗死扩展。反之,则为镜像改变。

(二)左胸早期复极综合征

"早期复极变异"类似急性心肌梗死呈心包炎 ST 段升高,起初此类型被归之于心外膜下心肌早期复极,随后有的学者提出心室前壁比后壁复极早,由于局部交感张力不同,因剧烈运动或滴注异丙肾上腺素升高的 ST 段可回到等电线,用普萘洛尔(心得安)后 ST 段升高更明显,然而确切机制仍不很清楚。其中,左胸早期复极的特征为:

1. 中胸至左胸导联 ST 段升高 ST 段在 V$_3$~V$_5$ 导联升高最明显可达到 3~4mm,ST 段在 V$_6$ 导联升高较不明显。如 ST 段在 V$_6$ 导联升高更明显提示急性心肌梗死或心包炎,肢体导联也可升高,不超过 2mm,超出此限度也提示急性心肌梗死或心包炎。偶尔 ST 段升高在肢体导联较胸前导联更明显。对侧面 II、III、aVF 导联 ST 段下降不是良性早期复极的特征提示急性前壁梗死,轻度对应 ST 段下降可见于 aVR 导联。

2. ST 段凹面向上 在急性心包炎或心肌梗死有时也可见到 ST 段凹面向上,但直线或凸面 ST 段常见于急性心肌梗死,不是左胸导联良性早期复极变异的特点。早期复极 J 点可有切迹或光滑,有切迹可提示早期复极变异,但非诊断性。光滑 J 点类型与急性心包炎或心肌梗死不能鉴别,有切迹 J 点常存在 Rsr'。

3. ST 段升高常伴有高尖 T 波 此波振幅可超过 10mm,类似心肌梗死超急性期。

4. 暂时稳定性 急性心肌梗死或心包炎 ST-T 改变较快,良性早期复极一般能在较长时间固定不变,曾有 1 例报道持续了 24 年。几年的随诊观察 ST 段升高的程度是可变的,暂时运动后 ST 段可回到基线。交感张力或其他因素使 ST 段不稳定,可产生进展性 ST 段变化的假象。

5. 对运动测验反应 良性早期复极常使 ST 段暂时回到基线,但不是不可变的。有人观察 14 例良性早期复极者,13 例运动后 ST 段"正常化",冠状动脉造影都正常。当运动时 ST 段生理性回到基线只见于约 60% 良性早期复极者。

6. 对过度换气的反应 在 15s 过度换气后,2/3 早期复极者 ST 段升高的胸前导联出现 T 波倒置,类似缺血性 T 波改变,正常人过度换气后可引起非特异 ST-T 改变,可能与交感神经兴奋引起心肌不同部位不同步的缩短复极有关,早期复极过度换气后,T 波倒置更明显,其机制仍不很清楚。

7. 对药物的影响 对亚硝酸异戊酯或阿托品无改变,但有一例用亚硝酸异戊酯使 ST 段正常化的报道。用异丙肾上腺素 ST 段可回到基线。用普萘洛尔(心得安)后 ST 段升高更明显。

(三)右胸早期复极综合征

右胸导联 ST 段升高,呈鞍背形或 ST-T 山谷形,T 波终末倒置,V$_1$、V$_2$ 导联高 1 或 2 肋间最显著,常伴有 rsr' 波形。左胸导联 QRS 及 ST-T 正常,偶有左右胸导联都为早期复极的 ST 段升高。右胸早期复极见于 30~80 岁者,有 1 例尸检心脏完全正常。与左胸早期复极一样,ST 段升高能稳定一时期,但较左胸早期复极更少见。右胸早期复极综合征对运动、过度换气或药物等的反应未见报道。

(四)心肌梗死心电图的新分类法

许多研究表明,心电图并不能区别穿壁性和非穿壁性心肌梗死,认为应根据心电图上病理性 Q 波的有无分为"Q 波梗死"及"无 Q 波梗死"。但这种分类方法比较粗糙,并有一些缺陷。

(1)目前的研究多局限于 ST 段压低的"无 Q 波梗死",忽略了 ST 段升高及 T 波的改变。在"无 Q 波梗死"中,没能进一步分类。研究表明,在"无 Q 波梗死"中,以 ST 段压低为主要表现者,其住院死亡率及 6～24 个月死亡率最高,仅表现为 T 波倒置者以上两项死亡率最低,以 ST 段抬高者则居中。

(2)ST 段压低者,心力衰竭、心源性休克及心跳骤停的发生率较高,而 ST 段抬高者则较少发生上述情况。因此,ST 段压低、抬高及 T 波倒置具有不同的预后意义。

(3)目前的分类法对于伴有梗死远隔部位 ST 段改变者不能进行分类。例如,急性穿壁性前壁梗死伴有下壁导联 ST 段压低时,很难将这种情况归入"Q 波梗死"或"无 Q 波梗死"之中。大多数研究表明,急性前壁心肌梗死伴有下壁导联 ST 段压低者预后较差,而目前的分类方法未能将此种情况区别出来。

(4)某些心肌梗死仅表现为 R 波降低,而不具备明显的 ST 段异常,目前的分类方法不能包括此类梗死。

(5)正后壁心肌梗死时,V_1 或 V_2 导联表现 R 波增高及 ST 段压低并不是"无 Q 波梗死",而应归入"Q 波梗死"。

(6)某些心肌梗死在体表心电图上并无明显改变。

鉴于以上原因,Spodick 于 1988 年提出了一种新的心肌梗死心电图分类法,将心肌梗死分为 4 类。

A 类称为"Q 波梗死",包括异常的 Q 波及 R 波、新近消失的间隔 Q 波及新近出现的室内传导阻滞。这些表现可为永久性,也可为一过性。

B 类称为"ST-T 梗死",包括 ST 段及(或)T 波的各种改变。

C 类称为"QRS-T 梗死",即 A 类及 B 类中任意一项之组合。

D 类为无心电图表现或心电图表现不明显的心肌梗死。

详细分类情况见表 19-3。

Spodick 的分类方法不是诊断标准,而仅是一种分类,它不但有助于心肌梗死的进一步分类,还可减少漏诊并有助于判断预后,值得临床推广应用。

表 19-3　心肌梗死心电图的新分类法

A. QRS 梗死
　(1)初始向量异常
　a. 异常 Q 波
　b. 其他初始向量异常
　(2)R 波异常
　a.R 波降低
　b.R 波增高(见于 V_1 导联,正后壁心肌梗死时)
　(3)新近发生的心室内传导阻滞
　a. 左束支传导阻滞
　b. 室内传导延迟
　c. 右束支传导阻滞
　d. 分支阻滞
　e.R 或 S 波增大伴有明显的 ST 段偏移
　(4)一时性的(1)、(2)或(3)项出现
　(5)新近消失的间隔 Q 波
　(6)进一步分类:累及的导联
B. ST-T 梗死
　(1)ST 段
　a.ST 段压低(累及导联的数目及 ST 段最大偏移)
　b.ST 段抬高(累及导联的数目及 ST 段最大偏移)
　c.a+b(对应改变或其他),最大抬高对压低的相对比例
　d. 不能确定为 a、b 或 c 之一
　(2)T 波
　a.T 波高尖(超急期)
　b.T 波倒置
　c. 伪性改善
　d. 不能确定为 a、b 或 c 之一
　(3)ST-T:(1)或(2)的组合
　(4)进一步分类:累及导联
C. QRS-T 梗死
　　A、B 两类中任一项之组合
D. 心电图无改变或改变不明显的梗死

(五)ST 段抬高型心肌梗死的新分类方法

ST 段抬高型心肌梗死(STEMI)心电图新分类方法与冠状动脉解剖学、患者的临床表现及预后密切相关,对治疗也有指导意义。

1. 近侧左前降支心肌梗死　左前降支第一穿隔支近侧闭塞,心电图 V_1～V_6、I 及 aVL 导联均出现 ST 段抬高。由于希-浦系统供血受到影响,会经常出现新发生的束支阻滞,其中,以左前分支阻滞和右束支阻滞最多见,左束支阻滞、双分支阻滞或莫氏二型房室传导阻滞也均可出现。如不及时进行有效的再灌注治疗,患者可发生泵衰竭或心源性休克。患者 30d 病死率为 19.6%,1

年病死率为 25.6%。

2. 中段左前降支心肌梗死　左前降支第一穿隔支远侧、大对角支近侧闭塞,心电图 V_1 ～ V_6、I 及 aVL 导联出现 ST 段抬高,无传导阻滞出现。心肌坏死局限于前侧段和前尖段,室间隔近侧不受损。如果发生心源性休克,可能是心肌原有损害或有心外原因如大出血等。泵衰竭可能发生,室壁瘤伴心尖部血栓形成也常见。患者 30d 病死率为 9.2%,1 年病死率为 12.4%。

3. 远侧左前降支心肌梗死　左前降支大对角支远侧闭塞,心电图仅 V_1 ～ V_4 导联 ST 段抬高,不并发心源性休克,泵衰竭也很少发生。由于心尖室壁运动消失,可并发血栓形成。患者 30d 病死率为 6.8%,1 年病死率为 10.2%。

4. 左前降支对角支闭塞心肌梗死　左前降支对角支闭塞心肌梗死也属于远侧左前降支心肌梗死,仅 I、aVL、V_5 及 V_6 导联出现 ST 段抬高,很少出现严重并发症,如泵衰竭和严重心律失常等。患者 30d 病死率为 4.5%,1 年病死率为 6.7%。

5. 小面积下壁心肌梗死　通常是右冠状动脉的远侧分支(后侧支、后降支)闭塞,也可能是左回旋支(左优势型)分支闭塞。仅 II、III 及 aVF 导联出现 ST 段抬高,并发症少见。患者 30d 病死率为 4.5%,1 年病死率为 6.7%。

6. 中、大面积下壁心肌梗死(后壁、侧壁及右心室)　右冠状动脉近侧或左回旋支闭塞,心电图 II、III 及 aVF 导联出现 ST 段抬高,此外还可出现以下 1 项或 3 项改变:①V_1、V_{3R} ～ V_{4R} 导联 ST 段抬高;②V_5 和 V_6 导联 ST 段抬高;③V_1 和 V_2 导联 R/S>1。由于大面积右心室梗死,患者可出现心力衰竭(右心衰竭)和心源性休克,并经常出现心动过缓、莫氏一型房室阻滞。患者 30d 病死率为 6.4%,1 年病死率为 8.4%。

四、心肌梗死性 T 波改变

T 波代表心室肌的复极过程,可分为直立、倒置、双向或低平等,其临床意义对心肌梗死的诊断和治疗非常重要,本文将从几个侧面进行探讨(图 19-6)。

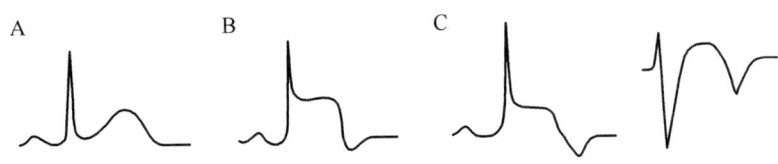

图 19-6　急性心肌梗死时的 ST-T 镜像性改变(二)
注:A. 超急性期 T 波改变;B. 早期 T 波倒置;C. 深而对称性 T 波倒置逐渐形成

(一)T 波深倒

1. 缺血性 T 波倒置　缺血性 T 波是比较狭窄对称的,即所谓冠状 T 波。此时 ST 段在等电位线常呈弓背向上或与等电位线相平,偶尔轻度下降。但是心肌缺血产生深而宽的 T 波是比较少见的。

缺血性 T 波倒置见于慢性或亚急性期梗死,由于缺血区延迟复极,常伴有 QT 延长。有学者认为 T 波倒置真正反映透壁性缺血,包括心外膜及心内膜,但由于心内膜下心肌血流动力学易受损,所以常常仅在心内膜下产生坏死。深的缺血性 T 波倒置也可见于暂时性或持续性缺血而无梗死的患者中。

在临床上,T 波改变对冠心病的诊断有重要意义:

(1)Q 波性心肌梗死进展期,ST 段抬高,T 波明显直立,几个小时或数天后 T 波倒置逐渐变深,数天、数周或数月后才恢复,有的患者持续出现 T 波倒置。

(2)在非 Q 波性心肌梗死中,可出现 ST-T 型改变或仅有 T 波倒置。

(3)对于非梗死性缺血,则暂时性 T 波倒置很常见。

(4)在不稳定性心绞痛患者中,胸前导联 T 波倒置(如 V_1 或 V_2 ～ V_4 导联),如无酶学改变证明为急性心肌梗死,常提示左前降支有重度狭窄及前壁运动障碍。

2. 正常变异型的 T 波深倒　伪差性 T 波倒

置可见于左肋骨切除,并有明显 U 波。

3. 少年型 T 波

(1)儿童正常 T 波倒置,可见于右胸至中胸导联。

(2)青年、成年人 T 波倒置通常不超过 V_2 导联。

(3)有些 T 波倒置在右胸及中胸导联持续存在为正常变异,伴有 rs 或 RS 波形。

(4)T 波深度常<5mm,推测 T 波倒置反映局部复极功能性延迟,有时错误解释为前间壁缺血。

(5)这种正常变异服用钾盐后可使之正常。

(6)少年型 T 波在 20～40 岁的黑人中发生率较高;女性为 4.6%,男性为 0.3%,国人发生率尚不清楚。

4. 良性 T 波倒置伴有早期复极　变异比较少见。

(1)主要表现为中、左胸前导联功能性 ST 段升高,伴有良性 T 波倒置,可超过 5mm 的深度,显著的山凹形,类似梗死进展图形;最常见于 V_3 和 V_4 导联。

(2)这种图形可稳定较长时间或是易变的,偶有 ST 段升高 T 波倒置见于右胸导联。

(3)有人报道静脉点滴钾盐,应用亚硝酸异戊酯、运动及做瓦氏动作试验时,倒置 T 波可暂时正常;有时做瓦氏动作后 T 波短暂倒置更深。

(4)早期复极 ST 段升高者,冷敷胸壁出现 T 波终末深倒,提示 T 波伴有 ST 段升高可能是早期复极的变异。

(5)此型 T 波倒置推测可能反映局部复极比较延迟。T 波倒置(伴有延缓复极)与 ST 段升高(提前复极),二者矛盾的相结合可能是由于心室前壁提前复极致使 ST 段升高,而后壁复极终止较早,产生前壁 T 波倒置;实验研究则表明功能性复极改变可能是交感神经局部张力差异所致。

(6)合并有 ST 段升高及终末 T 波倒置,这种良性假梗死图形易误诊为心肌梗死或冠心病,在临床上应引起注意。

5. 脑血管意外引起的 T 波倒置　脑血管意外可出现高尖 T 波类似心肌梗死超急性期,在另一些病例可出现 T 波很深的倒置,明显 u 波及 QT 延长(图 19-7)。

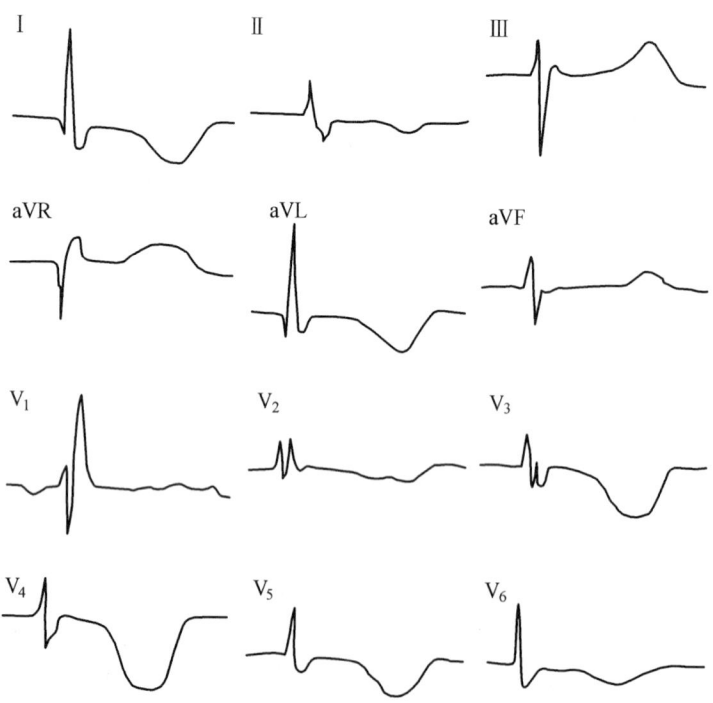

图 19-7　脑血管意外时心电图改变

（1）T波形态：倒置的T波很宽展开呈"八"字形，最低处变钝，上行支向外凸，不对称异于寻常形状，凸起处可能代表倒置的U波；心肌梗死时倒置的T波狭窄对称，最低处尖锐，然而形态差异也不是绝对的，宽的"八"字形倒置T波偶可见于心肌缺血。反之脑血管病也可有狭窄的、倒置的"冠状T"，而无心肌梗死。脑血管意外开始可出现T波穹形倒置，随后进展为宽的倒八字T波。

（2）T波倒置的部位：在中胸至侧胸导联倒置最深，也见于肢体导联，像广泛前壁缺血图形，并向下壁扩展，倒置深度可超过15mm，对应面T波直立，可见于aVR及Ⅰ导联，有时见于Ⅲ导联；心肌梗死时所表现的局限性T波倒置很少见于脑血管意外。

（3）T波倒置持续时间：往往出现于脑损伤最初几个小时内，在后几小时至几天内逐渐加深，几天后又逐渐变浅，几周后恢复至基线。常遗留一些非特异性ST-T不正常，而QT延长可持续更长时间。

（4）QT延长及U波：T波倒置伴明显QT（U）延长，常有显著U波，直立或倒置，QT延长超出正常60%。心肌梗死也常表现为T波倒置，伴有QT延长，但程度不如脑血管意外者明显。

（5）心律失常：窦性心动过缓常见于脑血管意外，其他有房性或室性期前收缩、游走性起搏点、房室交界性心律，甚至完全性房室传导阻滞。也有报道QT延长可出现扭转性室性心动过速者。

（6）病理性Q波：脑血管意外一般只影响复极，出现异常ST-T改变，Q波不是本病的心电图特点；但有几篇报道脑血管意外后出现新的Q波，尸检未证明有梗死。有报道蛛网膜下腔出血者出现广泛Q波，明显ST段升高，尸检未证明有心肌梗死。

（7）T波宽而深倒：T波宽而深倒最常见于蛛网膜下腔出血，也可见于脑动脉闭塞或脑出血、脑栓塞。

前瞻性研究表明，蛛网膜下腔出血者中，62%出现心电图异常，颅内有占位性病变者中68%出现心电图异常。

脑血管病变引起ST-T改变的机制仍无结论，未能证明有真正心肌缺血及梗死。究竟这些T波倒置反映良性、功能性复极改变或是由于交感或迷走神经过度作用引起真正器质性心脏损伤仍不清楚，可能是由于大脑损伤后通过刺激下视丘和迷走中枢，分别增加交感神经和副交感神经张力，从而改变心脏复极；也可能是二者过度兴奋使心脏发生器质性改变或功能性异常。

缺血性和脑血管意外所致T波倒置的鉴别，主要根据T波的形态或存在Q波与否。然而，有些脑血管意外患者，ST-T不正常是非特异性的，与心肌梗死不能鉴别，系列观察心电图可能有帮助；另一方面，宽而深的T波偶尔也可在急性心肌梗死时见到。还必须注意深倒的T波大多数见于颅内出血，因此，不应把明显的ST-T改变归因于脑栓塞或脑血栓形成。

6. 快速心律失常后的T波倒置　室上性或室性心动过速复律后可出现对称性T波倒置，类似冠状T波，倒置程度可以很浅或深倒（可达20mm），可出现于任何导联；但常见于中胸到侧胸导联，能持续数小时但也可持续数周甚至数月，T波逐渐变浅直到恢复正常。但是T波倒置的深度与持续期限与前面心动过速的频率及持续时间无确切关系。

心动过速后T波倒置的确切原因还不清楚，室性心动过速后T波倒置归因于自律性增加的心室局部延缓复极，但这不能解释室上性心动过速后T波倒置。复极的改变究竟是功能性还是代表亚临床型心肌损伤目前尚无定论，但是这些患者临床上无心肌梗死征象或血清酶升高。有些年轻的患者心动过速发作后有些T波改变，且无心脏病提示是良性功能性的原因，另一方面，有些患者心动过速后T波倒置的振幅较大并持续时间较长，有继发性、器质性心肌损伤的可能性。

T波倒置有时见于单次室性或室上性期前收缩之后，这种期前收缩后T波倒置常见于有心肌损伤的患者。这与缩短动作电位第二时相，延长复极第三时相有关；单次期前收缩后T波暂时的倒置与较长一阵异位心动过速后明显的T波倒置，两者之间的关系仍不肯定。诊断心动过速后T波倒置应当谨慎，必须仔细排除其他原因，特别是缺血或梗死引起的T波倒置。

7. 起搏心律后T波倒置　心室起搏后，非起搏的心搏T波明显倒置，T波宽钝，与心肌梗死

T波窄而尖的倒置不同。T波深度可超过15mm,伴有明显QT间期延长。

心内膜起搏电极置于右心室或心外膜起搏电极置于左心室外膜,Ⅱ、Ⅲ、aVF导联T波倒置或左侧壁T波倒置。如起搏电极置于右心室流出道,V_1和V_2导联的T波可倒置。且T波的振幅及期限与起搏刺激的强度及起搏的期限有关。

这种T波倒置的重要性还不清楚,尚无病例证明有心肌梗死或血清酶学升高,未见异常Q波及ST段升高。有些T波持续性倒置的病例提示有慢性可逆的心肌结构损伤。有学者提出T波改变是由于心室从异位部位除极所致;起搏心律后非起搏心搏的T波倒置形态类似异位心动过速后的T波倒置,提示相同机制,然而T波倒置也见于室上性心动过速之后却不好解释。

8.其他 在QT间期延长综合征中,T波形态可以正常或者呈双向或深倒,T波自发性不稳定,在药物运动等影响下形态不同,Yanowitz等已经证明交感张力能明显影响QT间期和T波极性,交感神经张力不平衡在体表心电图表现为QT间期异常的延长。

另外,T波深倒还可见于完全性房室传导阻滞及阿-斯综合征等疾患中。

(二)高尖T波

1.缺血性高尖T波

(1)心肌梗死超急性期:高尖T波是心肌梗死最早的心电图征象,出现于在ST段升高之前且可有不同形态,不对称性或对称性伴ST段升高,在等电线上或稍降低。以前强调超急性T波的振幅;但振幅并不是非常重要,有的患者表现为ST段在J点斜直形成圆顶形伴有正常振幅T波;心肌梗死患者常在24h以内出现病理性Q波及进展性ST-T改变,偶有超急性期持续较长时间。

超急性期T波不仅是急性心肌梗死的指征,也可见于可逆性透壁性缺血,如变异型心绞痛,可表现为暂时性ST段升高或高尖T波,一般由于冠状动脉痉挛所致。未证明有心肌梗死。

T波矛盾性正常化。在心肌缺血的超急性期,偶见T波外形微细的改变,相对地增加T波的高度,并无高尖T波出现,而原来的T波平坦或倒置。矛盾性正常化T波直立可见于心肌梗死或非梗死性缺血。非梗死性缺血发作时矛盾性T波正常化代表异型心绞痛发作型,伴有冠状动脉痉挛。

超急性期T波的机制:①对超急性期T波伴有ST段仍在等电线上特别有吸引力的解释是急性缺血性早期复极。ST段在等电线上提示在电收缩期的早期缺血心肌及正常心肌间有相对的等电位。然而在电收缩后期,即T波峰值时,缺血区更带正电,因而解释高尖T波而ST段不升高。②伴有早期复极及舒张期除极,可造成ST段升高及超急性期T波。③偶见ST段下降伴有超急性期T段,可能因心外膜及心内膜下损伤电流综合所致。

鉴别诊断:超急性期T波类似很多常见心电图改变。高尖T波可见于正常变异伴有"早期复极"型,高钾血症有窄的高顶棚形T波,左心室肥厚及左束支传导阻滞在右胸导联有明显高的T波,脑血管意外也可出现高的T波。其次,并不是所有直立高的T波在缺血的患者都指明是心肌梗死超急性期。超急性T波可见于非梗死性透壁性缺血(变异型心绞痛)。当心肌梗死慢性期时,梗死对侧面T波高而直立。

(2)心肌梗死慢性期:在心肌梗死的慢性期,随着梗死区相关导联T波的进行性倒置,梗死区对应导联的T波进行性升高,有时也会出现高尖T波。其机制为梗死区局部延缓复极,T波向量移离梗死区,梗死区T波倒置,对侧面导联T波直立。

2.非缺血性高尖T波

(1)正常变异:T波正常的高限尚无清楚标准。T波超过8mm或10mm考虑T波显著,T波直立高过10mm也可见于正常人,特别是伴有早期复极型者,但这种高的T波能稳定存在一定时期,反之心肌梗死超急性期T波演变很快。过度换气能使良性早期复极T波终末倒置。

(2)高钾血症:高而对称的T波是高钾血症最早的心电图征象,血清钾高于5.5mEq/L或更高,T波趋向变高尖、窄、对称,QT间期缩短或正常;除非伴有低钙血症,T波最显著在胸前导联。窄而对称的特点与超急性期T波或与慢性心肌梗死对侧面直立T波相类似,高血钾症则无对侧面T波倒置及QT间期延长。

Surawicz提出高钾血症时缩短动作电位间期使QT间期缩短;且增加3时相的复极速率,改变复极曲线的斜度,心电图出现高尖T波。而心肌梗死超急性期T波与加速复极时间有关,有时虽也可见于对称型,但一般T波基底部比较宽,高钾血症则T波狭窄而尖。

对称性直立T波见于心肌梗死慢性期的梗死对侧面,但局部QT间期延长,偶有低钾血症的患者ST段下降伴有巨大直立U波(大约10mm),类似高钾血症或心肌梗死超急性期。

(3)急性心包积血(主动脉或心脏破裂):急性心包积血时胸前导联出现高而直立的T波,ST段可降低,或在等电线上,或升高;有些患者原来倒置的T波突然转为直立,并出现心动过缓心律失常,也可出现快速心律失常。

急性心包积血的T波直立归因于心包内红细胞溶解,致使心外膜钾离子浓度选择性增加。

(4)脑血管意外:在某些病例脑血管意外致使巨大T波倒置,然而在另外一些病例出现高而宽的T波(有报道超过20mm)。QT间期延长为对称性。并在中胸至侧胸导联最显著,未见有对侧面T波倒置。这种高的神经源性T波间期是可变的,曾报道有1例高而直立的T波在5d内恢复。与心肌梗死超急性期T波不同之处是不出现Q波。

其发生机制是脑血管意外不寻常的复极改变。动物实验证明刺激左侧星状神经节,T波明显直立,刺激右侧星状神经节T波明显倒置,两者都使QT间期延长。有实验发现脑血管意外患者有的出现高而直立T波,另一些则出现深而倒置的T波。引起这种可能是交感神经的作用复极改变。

(三)T波与其他疾患

1. 非对称性倒置T波与心室肥厚 1983年Short等用UCG测定左心室肥厚和扩张的程度,用T波下降支夹角与上行支夹角的比率(T波不对称率)来测定不对称程度。其结果表明,在UCG检查的48例中,除1例为单纯右心室肥厚及1例为室壁厚度正常上限外,其余46例在1个或1个以上左心室导联有T波倒置,均显示左心室壁及室间隔肥厚或舒张末期内径增大。其中,有45例左心室重量大于正常上限(200g)。

上述结果表明,任何导联出现明显非对称性倒置T波与左心室肥厚或扩张之间有可靠的相关性,因而倒置T波不对称率≥2.0可作为心室肥厚或扩张的一个独立指标。

Murphy等研究亦证实,V_6导联T波倒置≥1mm比计分法ST段和T波改变的指标更具特异性。

2. 正向超射T波与左心室肥厚 正向超射T波是指ECG示倒置T波终末部分超越基线向上直立。1984年Short等继对非对称性倒置T波的临床意义研究之后,又对86例患者的正向超射T波进行连续研究。通过UCG和直接检查的69例中,66例有心室肥厚。解剖证实左心室肥厚的63例患者,仅39例符合Sokolow-Lyon的ECG左心室肥厚诊断标准。10例SV_2+RV_5或V_6的总和<30mm。并提示正向超射T波诊断左心室肥厚较Sokolow-Lyon电压诊断标准敏感,对心室肥厚或扩张的诊断有较高的特异性。

3. 单纯T波倒置综合征(即持续性幼年型T波) 指儿童胸前导联T波倒置,部分儿童T波倒置可出现在V_3、V_4导联,但无明显临床意义。

4. 孤立负T波综合征(即心尖现象) 是一种正常的T波变异,偶见于无力型健康青年之中,心电图表现为V_4或V_5导联的T波倒置,右侧卧位可使倒置的T波直立。该现象可能是心尖与胸壁接触过紧,以致干扰了心脏复极程序所致。

5. $TV_1>TV_6$综合征 正常情况下,胸前导联V_6的T波应高于V_1的T波。1955年Rritz等发现,T波在左胸导联平坦或轻度倒置而在右胸导联直立,可能是左心室缺血的最早征象。随后,一些学者纷纷报道在其他方面均属正常的心电图中,若存在$TV_1>TV_6$综合征,对于诊断心肌疾病(特别是高血压性及缺血性心脏病)有重要价值。

心肌缺血时,T波向量可背离受损区。冠状动脉供血不足主要影响左心室,因此T波向量偏离左侧,横面上可出现QRS-T夹角增宽,于是出现$TV_1>TV_6$综合征。但国内外另有部分学者对此持异议,他们观察发现,$TV_1>TV_6$的诊断敏感性和特异性均不高。在经冠状动脉造影检查的男女胸痛患者中,$TV_1>TV_6$对于冠状动脉疾病的敏感性和特异性为 46% 和 19%。

近年来有人在冠心病普查时,通过与心向量图对比研究表明,此征患者几乎均伴有心向量图上原发性 T 环异常,且部分无症状患者 $TV_1 >$ TV_6 是其心电图检查中惟一的异常,故认为 $TV_1 > TV_6$ 是心肌供血不足的表现。

有学者在 40 岁以上人群中对 $TV_1 > TV_6$(无论有无症状)的受检者进行运动试验,结果绝大多数人运动后出现 QTc 延长或伴 ST-T 改变,提示此征为早期冠心病征象。还有人对 $TV_1 > TV_6$ 综合征患者进行收缩时间间期测定,结果表明全部患者心肌收缩功能均明显减退,且有症状者 TV_6 较无症状者低。这表明 $TV_1 > TV_6$ 综合征无论是在有无症状的患者中心肌收缩功能均明显减退。因此认为 $TV_1 > TV_6$ 综合征是一种异常现象,对诊断心肌疾病,特别是缺血性心脏病有重要价值。

6. T Ⅲ > T Ⅰ 综合征　冠状动脉供血不足主要影响左心室,T 波向量可偏离左侧,其横面改变可形成 $TV_1 > TV_6$,额面也可出现 QRS-T 夹角增大,T 向量逐渐向右、向下,T 波电轴偏向 Ⅲ 导联正极,并背离 Ⅰ 导联,即 Ⅲ 导联 T 波较高,Ⅰ 导联 T 波相对较低或倒置,因而 T Ⅲ > T Ⅰ,称为 T Ⅲ > T Ⅰ 综合征。

形成本征的条件是 QRS 的主波方向在 Ⅰ 导联应向上,因为冠状动脉供血不足易出现左前分支阻滞,QRS 向量方向没有改变,或向左偏。如果 Ⅰ 导联 QRS 主波方向向下,T Ⅲ > T Ⅰ 并无意义。总之本征出现常提示冠状动脉供血不足。

7. 心动过速后综合征(post tachycardia syndrome)　室上性心动过速或室性心动过速发作超过 1d 后,部分患者的心电图可出现持续较久的 T 波异常(低平、双向、倒置或类似冠状 T)。有时还伴有 QT 间期延长,但 QRS 波群无变化,此即心动过速后综合征或心动过速后 T 波综合征。它的发生可能与心动过速导致心肌疲劳、缺血缺氧和代谢障碍有关。

本综合征本身并不提示有器质性心脏病的存在,也无需治疗,多在心动过速发作停止后数日自行恢复,最长不超过 8 周。

8. 颈心综合征　颈心综合征是由颈椎病引起的胸部症状及心电图改变,病变部位多位于第

4 至第 7 颈椎的水平,临床表现为阵发性左胸痛、心前区痛或肩背部针刺样痛并可向左上肢放射,持续时间为 5～10min,自行缓解,多与体位有关,可因情绪诱发。还可伴有其他颈椎病表现,易误诊为冠心病。

(1)颈心综合征的心电图表现为:

①各种类型心律失常,如房性期前收缩、室性期前收缩、房性心动过速、窦性心动过缓、窦性心律不齐、窦性停搏、一二度房室传导阻滞等,均为阵发性,反复出现。

②轻度 ST 段压低,T 波低平或倒置,ST-T 改变可被 β 受体阻滞药纠正,与运动、劳累无关,运动试验阴性。

③多年来病情稳定,其他心脏检查及超声心动图均无异常。

(2)发生机制:颈心综合征的发病机制是骨赘刺激、压迫颈椎内神经、血管所致。常通过以下 3 条途径。

①左侧背神经根由于后根受压引起左侧胸部、背部及肩部疼痛,并向上肢放射。背神经后根受压又可通过体-交感神经反射引起肋间肌痉挛,造成胸痛并限制胸廓运动,患者产生气促、胸闷及胸部紧缩感,易与心绞痛相混淆。

②骨赘压迫颈髓前角交感神经细胞、颈交感神经、椎动脉周围的交感神经网,冲动下传至交感神经心丛,导致心脏血管舒缩功能及传导系统失调。

③椎动脉受压造成椎基底动脉供血障碍,延髓内血管调节中枢缺血导致功能紊乱。

(3)诊断依据

①出现左胸部刺痛伴肩背疼痛和胸闷、心悸等症状,胸痛性质不同于心绞痛。

②心电图变化无特异性,主要为各种心律失常及轻度 ST-T 改变,运动试验阴性。

③超声心动图等检查心脏无异常发现。

④可有颈椎病的其他症状。

⑤有典型的颈椎病 X 线征。

⑥病程长,且病情稳定。

(四)电张调整性 T 波变化

1. 电张调整现象　电张调整现象(electrotonic modulation)是指心脏局部区域电位高低不同形成的一种相互作用现象。这一电位差常由于

局部传导阻滞所形成，电张调整作用趋向于缩小这一电位差。由于存在电张调整现象，使许多心脏电生理变化更趋复杂，当然也使一些过去难以解释的电生理及心电图现象得以圆满解释。

2. 电张调整性 T 波变化　早在 1964 年就有许多学者在间歇性右束支阻滞、右室起搏、间歇性预激综合征患者中观察到，随着上述心室异常除极的消除，在恢复正常节律时出现明显的 T 波变化。这种 T 波变化大多发生在下壁和（或）右胸导联中，可以酷似心肌缺血，T 波方向与异常除极时 QRS 波主波方向一致。恢复正常除极一段时间后，上述 T 波变化可完全消失。Rosenbaum 称之为电张调整性 T 波变化，并认为它是介于原发性 T 波改变和继发性 T 波改变之间的第 3 种 T 波改变，并不具有病理性意义。

3. 发生机制　电张调整性 T 波变化的机制目前还不十分清楚，有学者认为可能与心肌兴奋状态时限的变化，导致心室梯度的改变有关。

心肌最早除极的部位预期应首先复极，但由于受到周围除极组织的包围，故趋向于延长动作电位时间。相反，最晚除极的部位预期最终复极，由于周围均为已复极的组织，动作电位将趋于缩短。因此，除极与复极不仅在电生理机制上为相反的过程，在先后程序上也相反，这样其最终结果就是心室梯度与除极方向趋向一致，造成心电图上正常 T 波与 QRS 波同向，由于除极顺序在电张力上调整了复极顺序，故称为 T 波的电张调整。

当心室除极过程发生变化时，心室梯度也随之改变。这种改变在异常除极存在时通常被继发性 T 波变化所掩盖，而只在异常除极消失后才表现出来，并持续一段时间后消失。

对于上述机制的解释，也有学者提出异议，认为起搏后局部心肌的受累以及除极异常引起心肌纤维伸展及血流动力学上的改变可能与 T 波变化有关。

4. 临床意义　电张调整性 T 波变化是一种电生理现象，其本身并不提示有心脏病损，而是对电生理学及心电图学概念提出了新问题，故其必须与原发性 T 波变化相鉴别。

在临床上，右室起搏、间歇性束支阻滞、间歇性预激综合征、室性心动过速、频发室性期前收缩、室上速伴室内差异性传导、房室传导阻滞伴宽 QRS 波等，都会引起不同程度心室除极过程的变化，恢复正常心室除极后可有不同程度 T 波变化出现，常被视为病理性的原发性 T 波变化。如能注意鉴别，则这些 T 波变化极可能或至少部分是由于电张调整机制所造成的。

总之，T 波形态改变的影响因素很多，结合临床进行综合判断，则对心肌梗死的诊断和治疗有重要意义。随着心血管检查技术的飞速发展，使我们对心电图中的一些现象有了进一步的认识，从而也促进了临床心电图学的发展。

五、R 波改变

（一）急性心肌梗死时高 R 波

急性冠状动脉堵塞急性心肌梗死最早期在 ST 段升高的导联，可出现矛盾性 R 波，振幅增高，ST 段呈单向曲线。R 波增高可见于严重的心肌缺血。急性心肌梗死早期高 R 波是暂时的，跟随出现 Q 波。高 R 波产生的机制仍不清楚，可能与增加动作电位、局部改变传导性或心室除极局部差异有关。

（二）与右束支传导阻滞无关的 RSR′复合波

近来的研究表明，V_1，V_2 和 V_{3R} 导联出现 RSR′复合波，常提示右束支传导阻滞；而在心肌梗死中一些不位于与右束支传导阻滞有关的导联出现 RSR′复合波（如 $V_3 \sim V_6$ 导联及下肢导联），常提示存在心肌梗死瘢痕。其机制是由于梗死瘢痕边缘处受损及仍然存活的心肌组织激活的延迟和激活的不均匀，引起终末 QRS 波电力传导延迟，从而使 QRS 复合波末段向上。所以，与右束支传导阻滞无关的 RSR′复合波在心肌梗死后的患者中发生率虽然较低，其敏感性较差，但却是左心室心肌梗死瘢痕的一项高度特异标志。

（孟庆义）

参 考 文 献

1　刘淑君，侯红霞.急性前壁心肌梗死心电图 ST 段改变与前降支阻塞部位关系的研究.临床心电学杂志，2006，1：38－40

2　张海澄.急性心肌梗死的心电图分类与诊断.临床心电学杂志，2006，15（3）：162－163

3　Adamson PB. Continuous heart rate variability from an implanted device：a practical guide for clinical use. Congest Heart Fail. 2005，11（6）：327－330

4　Batton AL，O'Neil B，Kernis S，et al . PRIME ECG improves emergency department diagnosis and management in moderate-to high-risk unstable angina/non-ST elevation myocardial infarction patients. Annals of Emergency Medicine，2004，44：S99－S99

5　Cayley WE Jr. Diagnosing the cause of chest pain. Am Fam Physician，2005，72（10）：2012－2021

6　Plautz CU，Perron AD，Brady WJ. Electrocardiographic ST-segment elevation in the trauma patient：acute myocardial infarction vs myocardial contusion. The American Journal of Emergency Medicine，2005，23（4）：510－516

7　Trägårdh E，Pettersson J，S Wagner GS，et al . Sixteen-lead electrocardiogram vs 24-view electrocardiogram in the diagnosis of acute myocardial infarction. Journal of Electrocardiology，2006，39（4）：S131

8　Özhan P，Akdemir R，Duran S，et al . Transient silent ischemia after percutaneous transluminal coronary angioplasty manifested with a bizarre electrocardiogram. Journal of Electrocardiology，2005，38（3）：206－209

9　Candell-Riera J，Oller-Martínez G，Pereztol-Valdés O，et al . Early myocardial perfusion gated-SPECT in patients with chest pain and non-diagnostic ECG in the emergency department. Revista Espanola de Cardiologia，2004，57（3）：225－233

10　Kaaja RJ，Poyhonen-Alho MK. Insulin resistance and sympathetic overactivity in women. J Hypertens，2006，24（1）：131－141

11　Tong KL，Kaul S，Wang XQ，et al . Myocardial Contrast Echocardiography Versus Thrombolysis in myocardial infarction score in patients presenting to the emergency department with chest pain and a nondiagnostic electrocardiogram. Journal of the American College of Cardiology，2005，46（5）：920－927

12　Guglina ME，Thatai O. Common errors in computer electrocardiogram interpretation. International Journal of Cardiology，2006，106（2）：232－237

13　Atar S，Birnbaum Y. Ischemia-induced ST-segment elevation：classification，prognosis，and therapy. Journal of Electrocardiology，2005，38（4）：1－7

14　Carley SD，Jenkins M，Jones KM. Body surface mapping versus the standard 12 lead ECG in the detection of myocardial infarction amongst Emergency Department patients：a Bayesian approach. Resuscitation，2005，64（3）：309－314

15　Stanescu C. Exercise echocardiography in coronary artery disease. Rom J Intern Med，2004，42（3）：473－489

第四节　血清标志物诊断

一、心肌酶学诊断概述

自从 20 世纪 50 年代血清谷草转氨酶首次用于急性心肌梗死（AMI）的诊断以来，AMI 的生化诊断已有了很大的发展。在临床上，有时心电图并不能反映心肌的损伤，而缺血性心肌病的临床表现又变化多端，所以，有时心肌损伤生化指标的改变可能是梗死的惟一证据。因此，有些学者提出单独有血清酶学的改变就可以诊断急性心肌梗死，但这还应考虑到酶学的检测方法，以及诊断的

敏感性和特异性等因素。

（一）分子特征与诊断价值

心肌酶学的分子特征决定着它们在 AMI 诊断中的价值。

（1）一些相对比较小的分子，如肌红蛋白（Mb，分子量为 17 800Da），较小分子物质易于从心肌中释放和从血浆中清除。由于它们从血浆中清除速度快，所以血浆中基础浓度也低，一旦存在新的释放，血浆中的浓度易升高，故在早期诊断 AMI 中有重要意义。

但另一方面,小分子物质的诊断时间窗也小,表现为升高快、下降也快、持续升高时间短,从而降低了它的诊断价值。另外,Mb 在骨骼肌中也大量存在,所以特异性不高。

(2)一些大分子物质,如乳酸脱氢酶(LD,分子量135 000Da)在血浆中释放和清除速度都很慢,表现为升高很慢,下降速度也慢,持续时间长,所以,在 AMI 后期诊断中有重要意义,它的诊断时间窗很宽,可长达几天,但它的特异性也不高。近来开展的 LD 同工酶弥补了这一不足,目前认为 LD1/LD2 比值对 AMI 的诊断很特异。

(3)肌凝蛋白轻链(MLC)是个中分子物质,分子量在20 000～27 000Da,它在血浆中贮存部分的迅速释放,从而使它从心肌中释放入血浆的速度加快。且由于它与蛋白结合部分的释放很慢,使它在血浆中持续升高可达几天。因此,如果有合适的测定方法,它可能成为 AMI 诊断的重要手段之一。

(4)肌酸激酶 MB 同工酶(CK-MB)是可供选择的诊断指标之一。它的分子量为78 500～85 100Da,升高时间相对较早,清除速率介于 LD 和 Mb 之间。其诊断时间窗与梗死面积有关,为6～36h。CK-MB 的诊断特异性也很高。

(二)心肌酶与损伤的关系

关于这些分子标志物只是在心肌不可逆损伤时才释放入血,还是在心肌可逆性损伤时也有释放,目前尚有争议。

(1)最早的观点是这些大分子物质是细胞内成分,只有在细胞膜破损后它们才释放出来,它们在血液中的大量出现意味着细胞死亡。

一些试验研究也支持这一观点,例如,CK 的释放与组织学的心肌坏死范围相平行;而有明显心肌缺血的不稳定性心绞痛和运动试验诱发的心肌缺血,并不能引起 CK 释放。

(2)也有试验发现在心肌损伤无明显组织学改变的患者中,有少量 CK 释放入淋巴液、冠状窦和血液中。这是由于心肌可逆性损伤所致还是由于目前很难确定的小范围心肌坏死所致,目前尚无定论。一般认为,从不同部位坏死组织中释放出来的少量酶可能不足以出现形态学的改变,但在体液中可检测到。

(3)在临床上运动后可引起血浆中骨骼肌酶的升高,是否存在肌肉坏死争议很大。但是,在强烈运动时,出现显著酶学升高的同时,确实发现有肌肉细胞的坏死,从而推理心肌细胞中大分子的释放是心肌损伤的标志。目前,尽管争议依然存在,如果心肌损伤特的生化指标出现明显升高,而且能排除可导致其异常的其他因素,还是考虑为急性心肌梗死。

二、各种酶类

(一)天冬氨酸氨基转移酶

1. **概述**　天门冬氨酸氨基转移酶(AST)即谷草转氨酶(GOT)。此酶分布很广,几乎全身各组织都有。但是各器官和组织的 GOT 含量有很大差别。其中,含量最多的是心肌和肝脏,约为正常血清酶活性的7 000～8 000倍;其次是肾脏和骨骼肌,约为正常血清酶活性的5 000倍。红细胞中的 GOT 较血清中高 15 倍,因此,用于诊断的血液标本应避免溶血。胞浆 GOT 分子量为120 000,分子直径较小。

2. **诊断价值**　急性心肌梗死时有50%～96%患者于发病后8～12h 开始出现血清 GOT 活性升高,24～48h 内血清 GOT 活性达到峰值,常为正常值的2～20 倍,高活性维持3～5d 后恢复正常,故对早期诊断有重要参考价值。

急性心肌梗死时升高的血清 GOT 系由梗死心肌释放而来的。当血清中该酶活性达峰值时,梗死心肌内该酶活性下降到最低值。以心电图 ST 段抬高的范围和程度作为判断指标,血清酶活性升高的幅度与心肌梗死程度相平行。

动物实验证明,梗死范围为 0.5g 心肌时,血清 GOT 峰值为 64U;梗死范围为 18g 心肌时,血清 GOT 峰值为 500U。故测定血清 GOT 对了解心肌损伤情况,推测预后有一定的参考价值。一般说来,血清 AST＞700U 者,表示有大面积坏死;＞300U 者死亡率高;＜100U 者死亡率低。

3. **特异性**　由于 GOT 存在于许多器官和组织中,故其特异性不高。在心肌梗死以外的一些疾病,如肺梗死、心肌炎、心包炎、心动过速、充血性心力衰竭、原发性肝胆疾患、骨骼肌疾患、外科手术后、心导管术后和心脏转复术后,以及传染病和口服避孕药后,GOT 均升高。说明此酶的特异性较差。

4. GOT/GPT 比值　同时测定谷丙转氨酶（GPT）和 GOT，将有利于急性心肌梗死的鉴别诊断。因心肌细胞内 GPT 活性低，在急性心肌梗死时 GPT 活性升高不明显或不升高，GOT/GPT>1。由于肝细胞内 GPT 含量最高，在肝胆疾患等情况下，GPT 和 GOT 活性均升高，GOT/GPT<1。因此，在诊断急性心肌梗死时，有必要同时测定 GOT 和 GPT 活性。

（二）天冬氨酸氨基转移酶同工酶

1. 测定与分离　在区带电泳上 AST 即 GOT 能分成趋向正极的可溶性部分（GOT-s）和趋向负极的线粒体部分（GOT-m）。前者存在于细胞浆内，后者含于线粒体内。电泳技术的关键在最后的显色和定量，似尚未达到十分满意的地步。

近来采用柱层析法比较多，方法较简便。还有报道采用 DEAE 纤维素 DE52 小柱层析法联合测定 GOT-m 与 CK-MB 获得成功。但更满意的方法是免疫学测定法，即用抗人线粒体兔血清抑制样品中 GOT-m 的活性后所测 GOT 值代表 GOT-s 的活性，GOT 总活性减去 GOT-s 值即为 GOT-m 活性。此法操作简便，也比较可靠，关键在于制备合格的抗血清。

2. 临床意义　一般认为，线粒体酶只能从不可逆损伤的细胞中释放，所以，GOT-m 对确定细胞坏死的程度有一定意义。正常人血清中 GOT 在电泳上出现的主要是 GOT-s，而在急性心肌梗死患者血清中可同时出现 GOT-m；在肝炎血清中也可出现明显的 GOT-m，并与肝细胞坏死的程度明显相关。因此，由于不能把来源于心脏和肝脏的 GOT-s 或 GOT-m 区分开来，故在临床诊断中应加以注意。

有研究报道，GOT-m/GOT 比值在急性心肌梗死患者中明显高于充血性心力衰竭者和肝病患者，但两组重叠分布很大；心肌梗死患者并发休克和心力衰竭组的 GOT-m/GOT 比值显著大于无并发症组，此比值反映了急性心肌梗死后的心肌损伤程度，有助于判断预后。

（三）乳酸脱氢酶

乳酸脱氢酶（LDH）分布于全身各组织中。以肾脏中含量最高，其次为骨骼肌、心肌、脾、脑、

肺。心肌细胞中 LDH 含量为正常血清 LDH 活性的 3 000 倍，红细胞中 LDH 含量约为正常血清的 1 000 倍，因而采取血标本时不能溶血。LDH 的清除主要是在单核吞噬细胞系统。

急性心肌梗死后 24～48h，80% 以上患者血清 LDH 升高；于第 3 天左右达到峰值，峰值为正常值的 2～10 倍；从第 7 天开始下降，第 14 天恢复到正常水平。

由于许多组织和器官都含有此酶，因此在一些非心肌梗死患者也可出现血清 LDH 活性升高；且由于 LDH 同工酶和 α-羟丁酸脱氢酶的临床应用，LDH 在急性心肌梗死诊断中的地位显得并不重要。

（四）乳酸脱氢酶（LDH）同工酶

1. 概述　乳酸脱氢酶同工酶是各种同工酶中研究历史最长、应用也最早的一种。Wieland 等在区带电泳中将 LDH 分成 5 个活性带，并按迁移率大小从正极到负极分别命名为 LD1～5。

进一步研究表明，LDH 是一分子量为 135 000Da 的四聚体，广泛分布于许多组织中，主要催化乳酸脱氢生成丙酮酸的可逆反应，它由 M（肌肉）和 H（心脏）两种亚基组成 5 种同工酶。

以前所说的 α-羟丁酸脱氢酶（HBDH），其实就是 LD1 催化 α-羟丁酸脱氢的反应，以此来代替 LD1。现在绝大多数实验室均能独立测定 LDH 同工酶。

2. 分布　绝大多数组织都含有这 5 种同工酶，其中，心脏主要含 LD1，LD2 含量较少。红细胞、肾、脑、胃和胰腺也是 LD1 的主要来源，LD5 主要存在于肌肉和肝脏中。人体各组织 LDH 同工酶的分布见表 19-4。

表 19-4　人体各组织乳酸脱氢酶同工酶的分布（%）

同工酶	亚基组成	心肌	红细胞	骨骼肌	肝脏
LD1	H4	60	42	4	2
LD2	H3M	33	44	7	6
LD3	H2M2	7	10	17	15
LD4	HM3	<1	4	16	13
LD5	M4	<1	<1	56	64

一种器官组织中 LDH 同工酶的亚基组合是

由遗传基因控制的。其组合比例不但在不同组织中相异,在胚胎期、出生后和成熟个体间也不同。这种差异有其规律性,越是在生命的早期,即在胚胎期LD5占优势。而在发育过程中,心、肾、脑等这一类更多依靠需氧代谢的组织中,LD5逐渐被LD1所代替,而骨骼肌和肝脏等具备较多厌氧生活能力的组织,则仍保留高比例的LD5成分。

3. 诊断界限 由于LD1/LD2在正常血清中比值较低(表19-5),心肌中LD1/LD2的比值又>1,所以有人将LD1/LD2的正常值上限定为0.76,如>0.76提示心肌梗死。但是正常人群中LD1/LD2分布较弥散,有些正常人LD1/LD2>0.76。因此,LD1/LD2比值的诊断界限尚不明确。如选择0.76,敏感度很高,但特异性降低;选择1.0特异性很高,但敏感性不强。

有幸的是LDH同工酶检查一般不是必需的,只是在CK-MB已恢复到正常范围时,LD1/LD2比值才具重要的诊断意义。LDH总酶一般在梗死后10h升高,24~48h达峰值,可持续10~14d。

表19-5 健康人血清LDH同工酶相对含量

同工酶	LD1	LD2	LD3	LD4	LD5
百分比(%)	25~31	38~45	17~22	5~8	3~6

4. 诊断价值 有资料表明,急性心肌梗死后6h内CK-MB的阳性率高于LD1/LD2,而24h后LD1/LD2的阳性率高于CK-MB。因此,在发病后24h入院的患者,或临床疑似而CK-MB连续观察仍为阴性时,加做LDH同工酶检测,可肯定或排除急性心肌梗死的诊断。

其次,LDH同工酶对急性心肌梗死的诊断虽然不如CK-MB敏感,但前者假阳性甚少,特异性很高,对于心绞痛和急性心肌梗死的鉴别诊断有重要意义。总之,CK-MB和LDH同工酶同时测定,可兼顾不同的病程,使诊断的敏感性提高。

另外,有人认为无论溶栓与否,心肌中LD的释放比例不变,从而通过比较LD的峰值来评价梗死范围的大小,这种方法还需要实验和临床的进一步验证。

5. 假阳性 乳酸脱氢酶同工酶的假阳性病例约占4%。

(1) LD1/LD2的假阳性结果往往是由于骨骼肌损伤,多同时伴有LD4和LD5的升高。

(2) 溶血、肾脏疾患和胃肠道病变都可释放大量的LD1。

(3) 肝炎和急性肝细胞损伤患者血清LD5活力增高。

(4) 恶性疾病患者LD3活力常增高,但其同工酶类型变化很大,取决于病变进程。

(5) 急性肺损伤时,LD2和LD3活力增高,这是鉴别肺梗死和心肌梗死的重要方法之一。

(6) 白血病、胶原病、心包炎和病毒感染患者,血清LD2及LD3的活力也升高。

(7) LD5活力的升高与骨骼肌和肝脏损伤有关。

(8) 心肌梗死患者若并发充血性心力衰竭,由于缺氧导致肝细胞坏死,患者血清LD5活力也可出现升高现象。

6. 电泳中的异常区带

(1) 类型:在LDH同工酶的分离中,电泳图像上偶尔会遇到特殊区带出现,主要有:

① LDH与免疫球蛋白(Ig)复合物。

② 乳酸不依赖性脱氢酶。

③ LDH6。

④ 非酶效应性异常区带。

⑤ LDH-5ex,HBeAg携带者血清中出现一条介于LD4和LD5之间的异常区带,此区带用抗HBeAg血清中和HBeAg后即消失。

⑥ LDHx,在青春期后男性血清中有时出现睾丸组织释放的LDHx,它是由独特的亚基C组成的。

⑦ LDH-T。

⑧ LDH与载脂蛋白B形成复合物的异常区带,出现在LDH2和LDH3之间,用凝胶层析法可分离出不规则的LDH2a、LDH3a、LDH3b和LDH4a等同工酶区带。

(2) 分类

第1类:巨分子LDH,如各种真正LDH与Ig复合物。

第2类:真正LDH的化学变种。

① 基因变种(由H和M亚基等位基因产生的真正LDH)。

②不同基因位点产生的 LDH(如精液中的 LDHx)。

③可能形成的低聚 LDH 分子或其他组织来源的 LDH(如 LDH-T、LDH-5ex)。

第 3 类,乳酸不依赖性脱氢酶(具有 LDH 活性的乙醇脱氢酶)。

第 4 类,非酶效应性异常区带。

(五)α-羟丁酸脱氢酶

1. 概述　α-羟丁酸脱氢酶(HBDH)也普遍存在于人体的各种组织中,以心肌中最多,肝、肾中次之。HBDH 并不是独立的酶,而是与 α-羟丁酸有高度亲和力的 LDH 的一部分,可能与 LDH1 和 LDH2 是相同的物质。以 α-羟丁酸为底物所测得的 LDH 活性,即代表 LDH1 及 LDH2 活性,对心肌梗死诊断特异性较大。HBDH 主要催化 α-羟丁酸脱氢转为 α-酮丁酸。

2. 诊断价值　急性心肌梗死发病后 12～24h,HBDH 活性开始升高,第 2～3 天达到活性峰值,比正常活性可升高 3～5 倍,14d 左右恢复正常水平。

该酶诊断急性心肌梗死的假阳性率很低,肺梗死、风湿热、充血性心力衰竭、胰腺炎及大多数心绞痛患者 HBDH 均在正常范围。

测定 HBDH/LDH 比率更有价值,正常人血清 HBDH/LDH 比率接近 0.5,急性心肌梗死时该比值常常增大。与血清总 LDH 相比较,测定血清 HBDH 活性对于诊断急性心肌梗死是比较敏感而特异的指标。

(六)其他酶类

1. β 烯醇化酶　哺乳动物的烯醇化酶是由 α、β 和 γ 3 种免疫学上完全不同的亚单位组成的二聚体。β 烯醇化酶主要存在于心肌和骨骼肌中,β 烯醇化酶是人类肌性疾病诊断的一项较有价值的指标,对心肌梗死的诊断也有一定的帮助。

有研究表明,急性心肌梗死患者 β 烯醇化酶测定均显著升高,比正常值高 4～22 倍。一般在胸痛发作后 12～14h 达峰值,持续 1h 以上,然后逐渐恢复。近一半的患者 β 烯醇化酶升高在肌酸激酶之前。在心绞痛或其他类型的心脏病、急性肝炎、肾衰竭,以及运动试验后,血清 β 烯醇化酶的浓度未见升高。

由于此酶的升高与心肌坏死有关,且清除迅

速,故对急性心肌梗死的早期诊断,以及 1d 以上再次梗死的诊断有重要价值。

2. 糖原磷酸化酶同工酶　糖原磷酸化酶同工酶存在于心肌、骨骼肌、平滑肌、肺和脑等器官,是一种糖原-蛋白复合物。组织缺氧时因糖原分解使此酶变为可溶性而游离入血液,因此心肌和骨骼肌损伤时血清中此酶水平上升。

糖原磷酸化酶同工酶有Ⅰ、Ⅱ、Ⅲ型;心肌中以Ⅰ型为主,骨骼肌中只有Ⅲ型,故同工酶测定有助于鉴别心肌和骨骼肌损伤。从临床来看,急性心肌梗死患者在发病后 4～8h 血清中此酶活性上升,因此对急性心肌梗死早期诊断可能有一定价值。

3. 丙酮酸激酶　丙酮酸激酶是糖酵解过程中的限速酶之一。1964 年发现大鼠肝脏含有 L 型(肝脏型)和 M 型(肌肉型)2 种同工酶。临床研究表明,丙酮酸激酶在急性心肌梗死发病后 2～4h 即开始升高,20～30h 达峰值,峰值为正常值的 2～6.5 倍,48～60h 恢复正常。且在心律失常和心力衰竭等患者中不升高。故在急性心肌梗死诊断中有一定的意义。

4. 谷氨酰转肽酶　多数报道认为约有 60% 的急性心肌梗死患者谷氨酰转肽酶(γ-GTP)升高。升高时间从梗死发生后的第 1 天开始,5～8d 达高峰,2～3 周后恢复正常。γ-GTP 与 GOT 明显相关,它对急性心肌梗死合并肝功能损害者,是一项有价值的试验。

三、推荐的应用原则

在急性心肌梗死的生化诊断中,目前最常用的还是 CK 同工酶及 LDH 同工酶。CK 同工酶亚型和心肌收缩蛋白和调节蛋白有良好的应用前景。谷草转氨酶是心肌坏死的非特异性指标,目前它在急性心肌梗死中的诊断价值很小或者说无临床价值。

1. 应用原则

(1)对于急诊患者,单次心肌酶学测定结果正常不足以除外心肌梗死,但单次 CK-MB 显著升高将大大增加急性心肌梗死的可能性。在低危人群中,是将单次 CK-MB 正常患者送回家还是应观察到获取另一次或更多的 CK-MB 检查结果,目前尚无结论。有资料表明,在急诊室已决定送回家的急诊胸痛患者中,查 CK-MB 可发现有 10％的患者系急性心肌梗死。

(2)如果疑似急性心肌梗死,应在入院时、12h 和 24h 后测定 CK 和 CK-MB,更多次地采血测定 CK 和 CK-MB 并不增加诊断效率,反而不经济。如果 CK 和 CK-MB 无诊断意义,必须查 LDH。如果 LDH 总酶升高,将查 LDH 同工酶。如果第一次 LD1/LD2 稍低于 1.0,应查第二次 LDH 同工酶。

(3)如果入院后胸痛复发,应该在胸痛后 0、12h 和 24h 各采血一次查 CK 和 CK-MB。在无症状和无心电图改变的患者中,不推荐使用普查性质的酶学测定。

(4)常规应用的心肌酶学指标有 CK、CK-MB 和 LD 同工酶,其他酶学指标一般不提倡常规应用。

(5)如果在采血后 2h 不进行 CK 及同工酶的测定,标本应冰冻保存。

(6)CK-MB 可用于非心脏性手术、电复律和心导管术后心肌梗死的诊断。

(7)在有心脏手术时,一般不用 CK-MB 诊断急性心肌梗死,除非 CK-MB 持续升高超过 12h,心电图出现新 Q 波,核素心血池显像示室壁运动障碍,才考虑急性心肌梗死的诊断。

(8)在 CK 显著升高的血清标本中,稀释后测定可减少 CK-MB 的假阳性。如果临床表现不典型,疑及柱层析测定的 CK-MB 假阳性时,应进行电泳测定。另外,如果 CK-MB 持续升高,不呈典型的先上升后下降的改变时,临床表现和其他检查也不支持心肌梗死,在排除方法学问题以后,应考虑存在 CK-MB 的心外来源,如患有心肌炎,肾功不全,神经-肌肉类疾患和创伤等。

(9)对于急诊胸痛患者,随着距症状发作时间的延长,采血进行心肌酶测定诊断急性心肌梗死的敏感性增加,但其阳性结果并不能改善心肌酶的阳性预测值,因为随着胸痛开始时间的延长,心肌梗死的流行率也在下降。因此,不要期待于推迟采血来增加心肌梗死的诊断效率。

(10)单次 CK-MB 的测定结果较 CK 更特异,但是还是有 12％的患者出现假阳性,所以,观察其动态改变在心肌梗死的诊断中更为重要。

2.理想指标的特征 目前还没有理想的急性心肌梗死酶学诊断指标。理想的指标应具备下列一些特点:

(1)只有心肌中才含有一定量的同工酶。

(2)同工酶只能在不可逆的心肌细胞破坏时才释放出来,而不是在心肌缺血、持续性心律失常或在不是心肌梗死的心脏病理改变的情况下释放。

(3)心肌中同工酶浓度应比较一致。

(4)从梗死心肌中释放的同工酶和此酶在血清中升高的关系能够预测。

(5)心肌中这种同工酶的含量与血液中的含量应有相当大的差距。

(6)测定方法应简便、准确和重复性好。

3.血清酶活性测定的敏感性和特异性 心肌梗死时血清酶活性测定的敏感性较高。而通常心肌梗死时的心电图阳性率在 75％左右,对于心内膜下心肌梗死、束支传导阻滞、多发性或小灶性及再次梗死等情况下不易诊断。而血清酶测定对于明确诊断帮助很大,阳性率多在 95％以上(表19-6)。

表 19-6　心电图和酶学指标的敏感性和特异性(％)

	敏感性	特异性
心电图	78	100
GOT/LDH	98	89
肌酸激酶	100	65
CK-MB	96	100

例如,血清 GOT 和 LDH 测定阳性率为 95％～98％,肌酸激酶阳性率为 96％～100％,血清酶活性不出现升高者最多只有 4％左右。其次,有报道约 5％的急性心肌梗死的患者临床上无法诊断,即目前尚缺乏满意的急性心肌梗死诊断标准,所以,酶试验的确切灵敏度仍无法确定,这在临床试验中应加以重视。

急性心肌梗死时心肌酶血清变化时间见表 19-7。

表 19-7　急性心肌梗死时心肌酶血清变化时间

标志物	分子量 (kD)	生物学半衰期 (h)	升高出现时间 (h)	峰值平均时间 (h)	持续时间 (d)
AST	93	20	8～12	12～36	3～6
LDH	135	110	8～12	48～72	7～10
α-HBDH/LDH			12～18	48～72	7～20
CK	86	17	4～6	12～36	3～4
CK-MB	86	13	4～6	12～24	2～3

（王士雯　孟庆义）

参 考 文 献

1　侯爱洁，曾定尹，李占全，等. 经皮冠状动脉介入治疗后肌钙蛋白 T 及心肌酶谱增高与冠状动脉血流和心肌微灌注水平的关系. 中华心血管病杂志，2005，33（3）：275

2　Lin CC，Chiu TF，Fang JY，et al. The influence of cardiopulmonary resuscitation without defibrillation on serum levels of cardiac enzymes：A time course study of out-of-hospital cardiac arrest survivors. Resuscitation，2006，68（3）：343－349

3　Trabattoni D，Fabbiocchi F，Montorsi P，et al. Intracoronary hyperoxemic blood infusion following primary percutaneous coronary intervention in anterior acute myocardial infarction patients：Positive effects on cardiac enzyme kinetic，ST-segment changes，and left ventricular function recovery. Journal of the American College of Cardiology，2003，41（6）：343

4　Kalweit G，Bach J，Huwer H，et al. The impact of cardiac ischemia and reperfusion on markers of activated haemostasis and fibrinolysis during cardiopulmonary bypass：comparison of plasma levels in arterial and coronary venous blood. Thrombosis Research，2005，116（1）：33－39

5　Dakik HA，Hwang WS，Jafar A，et al. Prognostic value of quantitative stress myocardial perfusion imaging in unstable angina patients with negative cardiac enzymes and no new ischemic ECG changes. Journal of Nuclear Cardiology，2005，12（1）：2－36

6　Fujii K，Carlier SG，Mintz GS，et al. Creatine kinase-MB enzyme elevation and long－term clinical events after successful coronary stenting in lesions with ruptured plaque. The American Journal of Cardiology，2005，95（3）：355－359

7　Khan NUA，Movahed A. Pulmonary embolism and cardiac enzymes. Heart & Lung：The Journal of Acute and Critical Care，2005，34（2）：142－146

8　Quyyumi AA. Women and ischemic heart disease：pathophysiologic implications from the Women's Ischemia Syndrome Evaluation（WISE）Study and future research steps. J Am Coll Cardiol，2006，47（3 Suppl）：S66－71

9　Sharp K. The mystery diagnosis. Clin J Oncol Nurs，2006，10（1）：25－27

10　Mäkikallio TH，Barthel P，Schneider R，et al. Frequency of sudden cardiac death among acute myocardial infarction survivors with optimized medical and revascularization therapy. The American Journal of Cardiology，2006，97（4）：480－484

11　Tsironi M，Aessopos A. The heart in sickle cell disease. Acta Cardiol，2005，60（6）：589－598

12　Du KJ，Fang L，Kiriazis H. Sex dimorphism in cardiac pathophysiology：Experimental findings，hormonal mechanisms，and molecular mechanisms. Pharmacology & Therapeutics，2006，111（2）：434－475

第五节　心肌结构蛋白诊断

随着介入性治疗的广泛开展，急性心肌梗死（AMI）的早期诊断已有了很大的发展。但在临床上有时心电图并不能反映心肌的损伤，而缺血性心肌病的临床表现又变化多端，所以，心肌损伤生化指标的改变在某些情况下可能是梗死的惟一证据。近年来，心肌结构蛋白的测定为提高急性心肌梗死的诊断水平和估计其预后开辟了新途径。

一、肌 红 蛋 白

(一)概述

肌红蛋白(Mb)是一种分子量为17 800Da的血红素蛋白,由于它具有结合氧的能力,所以被认为其功能主要是储存氧。Mb主要存在于心肌和骨骼肌中,而平滑肌中无Mb,目前还未发现它有同型成分,其心肌和骨骼肌形式可能是一致的,但还未完全证实。

Mb分子量小,从心肌中释放速度快,大约心肌梗死后10h达峰值,其清除速度也快,在24h内恢复正常水平。Mb的清除是呈双指数形式,当肾功正常时,注射后大约10min,冠状动脉再通后(38±3)min体内开始清除Mb。

目前,用多克隆抗体放射免疫分析法测定Mb已广泛应用于临床,关于Mb的单克隆抗体的研究正在进行中,将来如果能成功,可望建立起快速的测定方法,用于急性心肌梗死的早期诊断。另外,当心电图不明确时,推荐用一种较快的乳胶凝集反应测定法。然而,比肌酸激酶MB更为优越,而在头12h内仅仅一次测定梗死也很少有诊断意义。

(二)诊断价值

由于Mb释放早,是急性心肌梗死早期出现改变的生化指标之一。有研究报道Mb在症状开始后平均3.27h采血,Mb较正常升高2.6倍,而CK-MB和AST均正常,提示Mb对急性心肌梗死早期诊断有价值。

但是有研究表明许多患者出现Staccato现象,即Mb的间断释放。在Mb动态变化曲线的下降支,Mb的血清水平出现急剧的升高和下降,其发生机制是一过性的梗阻和再灌注导致酶的间断释放。

骨骼肌中也含有丰富的Mb,所以,对心肌损伤的诊断特异性不高。有资料表明,在住院过程排除心梗死患者的首次血清中,大约有50%血清Mb阳性。这是由于Mb对小的心肌损伤太敏感,还是由于同时伴有骨骼肌损伤或肾脏清除率的不正常使Mb易于出现假阳性,目前还不清楚。

近来研究表明,通过测定Mb/CA-Ⅲ比值可提高Mb诊断的特异性。CA-Ⅲ(carbonic anhydrase Ⅲ)是从骨骼肌中释放出来的,骨骼肌损伤过程中CA-Ⅲ和Mb以固定比率释放。与Mb不同的是,心肌中未发现CA-Ⅲ。将Mb/CA-Ⅲ与CK-MB比较,在AMI发病3h内,其诊断的敏感性分别为47.8%和17.4%($P<0.05$),而特异性为98.9%和100%($P>0.05$)。即Mb/CA-Ⅲ在早期诊断AMI时比CK-MB敏感,而特异性相等。

(三)再灌注的判定

Mb分子量小,易于从心肌中释放,所以对判断冠状动脉再通比较理想。

许多试验研究已表明,在判断冠状动脉再通方面Mb可与CK-MM亚型相媲美,再通后(48±27)min,Mb可从峰值的25%上升到100%。故有人提出了以治疗前和治疗后60min Mb的变化速率$>3ng/(ml \cdot min)$作为判断标准,发现Mb与CK-MM亚型的诊断价值相近,都具有很高的敏感性和特异性。

二、肌凝蛋白轻链

(一)概述

心肌肌原纤维的结构蛋白包括收缩蛋白(肌凝蛋白和肌动蛋白),以及调节蛋白(原肌凝蛋白和肌钙蛋白)。肌凝蛋白是心肌最重要的收缩蛋白,其含量最多,约占心肌总蛋白的54%;肌动蛋白含量仅次于肌凝蛋白,占20%左右。

肌凝蛋白作为肌原纤维粗丝的主要成分,与肌动蛋白相结合,催化ATP释放能量,使肌丝滑动,心肌收缩。原肌凝蛋白和肌钙蛋白联结于肌原纤维的细丝上,其作用是调节肌动蛋白和肌凝蛋白的相互关系。

肌凝蛋白由3个重链(MHC)和4个轻链(MLC)组成,4个轻链又分别由2种有差异的MLC-1和MLC-2各2个组成。细胞水平的研究发现,这些结构蛋白以两种主要形式存在于心肌细胞内,其中小部分游离于细胞浆内,为可溶性;大部分以结构蛋白形式固定于肌原纤维上,为不可溶性。

(二)机制

冠状动脉急性闭塞后,心肌细胞膜及线粒体的代谢在缺血1h内发生不可逆性改变。8h后以线粒体为中心的细胞器结构显著紊乱,肌原纤维可见肌丝的过度收缩和伸张。24h后肌原纤维明显破坏,肌丝排列紊乱,甚至断裂。这种改变在2～5d达到高峰,1周后肌原纤维还在崩解破坏。

在不可逆缺血早期,由于细胞膜通透性增高,游离于细胞浆内的结构蛋白及其片断很快释放入血,血清水平多在4～6h升高。其后在严重缺血、缺氧的作用下,肌原纤维不断崩解破坏,以固定形式存在的结构蛋白及其结构蛋白持续释放入血,血清水平在心肌梗死后2～5d达高峰,并持续升高1～2周。

(三)诊断

近来,相继发现肌凝蛋白轻链(MLC)在血浆中存在多种片段,并建立起相应的检测方法。其中,MLC-1和MLC-2都是小分子物质,分子量分别为20 000Da和27 000Da,所以,它们从心肌向血浆中的释放速度很快,而且从肾脏的清除速度也很快。

在梗死发生后,MLC的释放呈两个阶段。一个阶段是贮存在胞浆池中可溶性MLC的释放。另一个阶段是随着时间的延长,与肌凝蛋白和重链结合的MLC进行水解和释放。胞浆池中MLC的释放使血浆中MLC在梗死早期快速升高,一般在梗死后5～6h到达峰值,然后有所下降。随着体内MLC的水解和释放,在梗死后5d左右又达一个峰值,可持续升高长达1周以上。因此,无论是在梗死早期还是在梗死晚期MLC都是急性心肌梗死的敏感指标,尤其是在CK-MB升高恢复正常之后,MLC更有意义。

但是,有研究发现在根据通常的诊断标准排除急性心肌梗死的患者中,有52%的病例有MLC的升高。有人认为这是由于MLC对心肌坏死太敏感所致。因为这部分病例都是缺血性心脏病并伴有心电图的改变。由于MLC升高时间很长,有部分病例可能存在有前次的心肌梗死。

另外,测定方法中抗体的特异性和引起MLC假阳性升高的其他原因目前尚未完全明确,所以,对MLC的诊断价值还有待于今后的研究证实。有人曾报道MLC的多克隆血清与骨骼肌MLC交叉反应率高达68%～100%,即使采用两种单克隆抗体双夹心法,交叉反应率也达3%～4.3%,这应引起人们的注意。急性心肌梗死的MLC峰值时间变化范围大,需要连续观察才能确定。

(四)再灌注

许多临床研究还表明心肌损伤后无论是否发生冠状动脉再通,心肌中MLC的改变都一样,释放入血的比例也不改变。如果是这样的话,动态观察MLC的改变,尽管非常复杂和费时,但可准确确定冠状动脉再通和未通的心肌梗死患者的梗死范围。

三、肌 钙 蛋 白

(一)概述

肌钙蛋白(troponin,Tn)是存在于脊椎动物横纹肌收缩单位中的一种调节蛋白,以复合物形式存在。心肌坏死时,心肌中的调节蛋白与收缩蛋白一样,也释放入血,可作为急性心肌梗死的诊断指标。

肌钙蛋白复合物由3种不同基因控制的亚单位组成。

(1)肌钙蛋白C(TnC):分子量为18 000Da,能与钙结合,肌收缩时活化细丝。

(2)肌钙蛋白I(TnI):分子量为21 000Da,是复合物中的抑制亚单位,有防止肌肉收缩作用。

(3)肌钙蛋白T(TnT):分子量为37 000Da,将肌钙蛋白复合物与原肌球蛋白联结在一起。心肌和骨骼肌的TnT分别由不同的基因调控,除大部分以结合形式存在于细丝外,还有约6%以游离形式存在于细胞浆中。TnT基因有3种类型,分别为心肌TnT(cTnT)、横纹肌TnT(sTnT)和平滑肌TnT。

(二)心肌肌钙蛋白T(cardiac troponin T,cTnT)

cTnT是仅存在于心肌细胞中的特异性调节蛋白,分两种形式存在:以游离形式存在于细胞胞浆中,占6%～8%;以结合形式存在于心肌收缩单位中肌纤维的细肌丝上,占92%～94%。当出现可逆性心肌缺血,心肌细胞尚未坏死,但细胞膜受到损伤,胞浆中的cTnT可短暂释放入血,因此,心肌损伤后4～6h内血中即出现cTnT,呈一个比较偏低的峰。当发生不可逆性心肌缺血时,心肌细胞坏死,细肌丝降解,可导致结合池cTnT释放入血,出现第二个峰。急性心肌梗死患者cTnT峰值通常在胸痛发作后18～24h达高峰,持续到14d,甚至21d消失。因此,cTnT还具有诊断时间"窗口"长的优点。由于cTnT仅存在于心肌细胞中,采用两种均为心脏特异的单克隆抗体作为检测抗体测定cTnT时,与骨骼肌TnT的交叉反应阳性率<0.5%。但部分肾衰竭透析的患者血中cTnT升高,且在慢性肌损伤、进行性肌营养不良和皮肌炎患者的横纹肌中有心肌cTnT亚型的存在。

1. 在不稳定型心绞痛(UAP)中的作用　cTnT升高者占UAP患者的19%～64%(平均33%),他们的心脏事件(AMI和猝死)发生率(20%～30%)远高于cTnT正常者。表明UAP患者若出现cTnT的升高,则提示预后不良。对UAP患者而言,cTnT检测结果的意义在于它的阴性预测值很高,可以帮助医师除外低危患者。cTnT并不是诊断指标,而只是用于危险分层;cTnT阴性并不能否定UAP,只是高危的可能性较小。cTnT阳性患者比cTnT阴性患者预后差,并有可能发生AMI、猝死。如果在门诊应用cTnT对胸痛患者进行危险分层,就可以及时识别高危患者,对他们进行积极治疗。迄今的研究采用两个cTnT值为判断预后不良的指标,cTnT>0.1ng/ml和cTnT>0.2ng/ml均提示预后不良。cTnT>0.2ng/ml对预后不良的预测价值为30%,而cTnT<0.2ng/ml对预后良好的预测价值为98%。随着cTnT值的升高,预后有逐渐变差的趋势,其原因可能是由于:① cTnT水平反映了缺血的严重程度,缺血越重,心肌细胞膜损伤越重,游离池cTnT释放就越多,当有微小梗死发生时,还会引起结合池cTnT的释放。临床上也可见到cTnT越高的UAP患者心绞痛发作时越易出现左心功能不全。② cTnT水平反映了冠状动脉内不稳定斑块血栓形成倾向的大小,从而预示冠状动脉闭塞发生倾向的大小。③ cTnT水平反映了UAP患者再次或多次缺血的积累,cTnT值越高,遭受缺血打击的次数越多,则心肌损伤越重。虽然cTnT可判断UAP患者的预后,但对其诊断价值不高,据报道仅25%～35%的UAP患者cTnT升高,而CK、CK-MB均未升高。cTnT诊断UAP的敏感性为26%,特异性为92%。因此,cTnT和CK-MB的敏感性太低,均不能作为UAP的诊断指标。

2. 在急性心肌梗死(AMI)中的应用　胸痛发作24h内cTnT诊断AMI的敏感性和特异性分别为99%和93%,第2天敏感性和特异性均为100%。因cTnT的升高在血清中持续时间较长,到第6天仍可达100%。而24h内CK和CK-MB的敏感性分别为99%和98%,特异性分别为75%和92%。cTnT诊断AMI的价值优于CK、CK-MB的可能原因如下:首先,心肌中cTnT的含量较高,所以,cTnT在AMI后的升高幅度要远高于CK(cTnT可升高30～40倍,而CK仅升高9倍)。其次,cTnT在心肌损伤后释放入血也较CK要早,它最早可在症状发作后1h在血中检出,3～4h其敏感性可达50%。其三,其在血中持续升高的时间较长,可持续升高达2周左右。在10.5～140h的绝对敏感诊断窗中,100%的AMI患者cTnT均升高,敏感性是CK的6倍。

有实验表明,cTnT的升高对于诊断严重的冠状动脉狭窄的特异性是90%,而且对于诊断较小的心肌坏死也是有帮助的。在胸痛发作4～8h,不管是床旁快速测定或定量测定cTnT,对于诊断AMI都是一个高度特异的标志物。床旁cTnT的快速测定阳性表明有AMI的可能性大大增加,尤其在患者有陈旧性Q波、束支传导阻滞或为室性心律,心电图不易判断时。

尽管cTnT诊断AMI的特异性、敏感性强,但也不是在AMI发作后马上就会升高呈阳性,血浆cTnT的升高仍在心电图特征性变化(ST段持续抬高)之后,所以绝不能单凭cTnT是否阳性来确定AMI。如果患者已经出现异常的心电图变化(ST段抬高、出现新的Q波),按照WHO标准已经可以判断AMI时,应立即进行血管再通治疗(药物溶栓或急诊PTCA),而没有必要再等待心脏标志物的结果才开始治疗,否则将不仅延误治疗时机,而且常会因为cTnT未呈阳性结果(发病4h以内)而漏诊。

血清cTnT对诊断早期的非Q波心肌梗死是一个有效的标志物,不仅能够监测心肌的损伤,还能评估心肌梗死面积的大小和预后。

3. 判断溶栓治疗后冠脉再通　AMI后若发生再灌注,cTnT在血中的浓度就会有两个峰:第一个峰值是其胞浆中游离池释放引起的,第二个峰值是胞浆中游离池与细肌丝中结合池共同释放的结果。而若无成功再灌注,则仅有一个峰值,游离池释放引起的第一个峰值。有研究提出了两个可预测再通的指标:① cTnT 第一个峰值与症状发作第 38 小时时的 cTnT 值之比(PV1/38);② 症状发作第 14 小时时的 cTnT 值与症状发作第 38 小时时的 cTnT 值之比(14/38)。若 PV1/38 >1.42 和(或)14/38>1.09,则冠状动脉在 5.8h 内再通的可能性>95%;若 PV1/38<0.99 和(或)14/38<0.84,则冠状动脉未通的可能性>95%。该研究还发现 cTnT 可反映再通的效果:PV1/38 和 14/38 越高,反映再通越早且再通后血流恢复越好(TIMI 3 级);而 PV1/38 和 14/38 刚刚超出临界值则见于那些再通较晚和(或)血流恢复较差的病例。cTnT 与 CK-MB 比较,峰值时间较晚,诊断敏感性稍高,诊断特异性一样,故总体上,两者预测再通的价值相近。

4. 其他应用

(1)在非心脏手术后 1 年内的患者中如果出现增高 cTnT,则死亡率可增加 15 倍。因此,在术后 1 年内监测 cTnT 可能是有用的。

(2)在有慢性心衰的非卧床患者中大约有1/4的患者的心肌坏死仍在进展,这些患者有异常的 cTnT 值,cTnT 值与增高的死亡率和发病率有关。

(3)在心肌损伤的急性加重期的患者中约有 15% 的患者发现有高的 cTnT 值,这与预后差有关。

(4)研究发现,假阴性的 cTnT 出现与血清中增高的血红蛋白浓度有关。

(5)在心脏手术后如果出现 cTnT 增高有助于及早判断患者是否需要延长在 ICU 中的时间。

(6)在慢性肾病患者中,cTnT 的水平能够预测是否发生心血管病。

(7)在肾功能不全晚期而无急性冠脉综合征的患者中发现,糖尿病与 cTnT≥0.04 和≥0.1μg/L 相关联,在心室质量指数和左心房的大小都是 cTnT≥0.04 和≥0.1μg/L 的独立预测器。

(三)心肌肌钙蛋白 I(cardiac troponin I,cTnI)

肌钙蛋白 I 依其在骨骼肌和心肌的不同可分为快肌型肌钙蛋白 I、慢肌型肌钙蛋白 I 和心肌型肌钙蛋白 I,存在于心肌中的 TnI 称 cTnI,与 cT-nT 有如下不同:①分子量不同;②心肌中含量不同,仅为 cTnT 的一半;③胞浆中游离池含量不同;④AMI 后在血中存在的形式不同。cTnI 以 cTnI-C 复合物和 cTnT-I-C 复合物形式存在,游离 cTnI 可能与其他蛋白结合而较难测到;cTnT 以游离 cTnT 和 cTnT-I-C 复合物形式存在。正是由于这些不同点,在心肌损伤后,cTnT 较 cTnI 更早释放入血,更易被检测到,血中浓度更高,对检测心肌损伤的价值也就可能更高。但 cTnI 也有较大的优点:cTnI 是惟一心肌细胞特异的,它在 N 端有 31 个氨基酸序列区别于其他快、慢肌细胞的 TnI。还没有证据表明人和动物的再生或病变的骨骼肌表达 cTnI 或可检测的 cTnI 的 mRNA。

迄今为止,cTnI 被认为是心肌惟一特异的心肌蛋白。cTnI 可为心肌损伤提供鉴别诊断依据,血清 cTnI 的敏感性是 97%、特异性是 98%、预测值是 99.8%,可敏感地测出小灶性可逆性心肌损伤存在,也可以反映发生严重的、大范围的心肌梗死患者的预后,对不稳定型心绞痛和非 Q 波心肌梗死的判断和高危性评估,及对溶栓治疗、心源性猝死的预测,具有重要意义。

cTnI 在心肌损伤后能持续释放入血,心肌缺血症状发作后 12～18h 出现高峰,与血中 CK、CK-MB 高峰出现时间相似,可持续 7～10d,部分病例到 14d 时仍可测到 cTnI。cTnI 测定诊断心肌损伤比 cTnT 更具特异性,但必须对方法和参照值标准化、诊断上限做更多的工作。就目前的研究表明,如果以 cTnI>1.5μg/L 作为心肌损伤的诊断标准,未见有心脏损伤外的疾病高于此值的。急性心肌梗死胸痛发生后 6h 用单抗 2B1.9 和 2F6.6 定量检测血清 cTnI,其敏感性和特异性均达 98% 以上。但是,在胸痛发作 2～4h 内的 AMI 患者中,cTnI 仍有极少部分出现假阴性。

此外,cTnI 在心肌肥厚中有异常表达,还可作为急性心肌炎心肌损伤的客观标准。cTnI 阳性的患者如果连续观察持续升高,更易向扩张型心肌病转变。对一些肿瘤、白血病化疗可能伴心肌损害的患者也可提供客观诊断依据,而且,在围手术期梗死的诊断、判断心脏移植的预后方面也有所帮助。但是,cTnI 是否有助于判断心肌缺血的程度,是否能区分稳定型心绞痛、不稳定型心绞痛、急性心肌梗死,仍有待于进一步研究。

(四)小结

综上所述,cTn 等指标的检测有助于心肌损伤的诊断和治疗。但是,cTn 的实验室不同的检测方法常有假阳性、假阴性结果。cTn 能否最终完全取代传统的酶学检查或 cTn 与酶学指标如何组合以提供最多信息,以及在鉴别诊断 ACS 与其他能引起 cTn 轻至中度升高的疾病如心肌炎、心力衰竭等方面的应用,都需要进一步的研究。

在对 399 名晚期肾功能不全患者的研究中发现,CRP、cTnT、cTnI 正常的患者中 2 年内死亡率为 6%,当 CRP 或 cTnT 增高,cTnI 正常时死亡率为 19%,当 CRP 和 cTnT 都增高,cTnI 正常时死亡率为 44%,当不管 CRP 和 cTnT 是否有增高时,cTnI 增高(用两种不同的方法测得)时死亡率分别为 61% 或 47%。

cTnI 和 cTnT 在诊断如车祸伴心脏顿挫伤、病毒性心肌炎、化疗和放疗等引起的心肌损伤中也有广泛的应用范围。

四、其他结构蛋白指标

1. 原肌凝蛋白　原肌凝蛋白(Tm)是心肌收缩的另一种调节蛋白,1980 年开始应用于临床,但目前报道甚少。其正常值为 <1~3ng/ml,而 AMI 时血清水平高达 41~200ng/ml。梗死后于 6~7h 开始升高,18~24h 达峰值,持续升高可达 5d。

Cummins 于 1981 年曾报道 2 例再梗死者,CK-MB 未能确诊,而 Tm 显示再次升高,为临床

诊断提供了依据。但是骨骼肌的原肌凝蛋白和心肌一样,故 Tm 无法成为特异的心肌损伤测试项目。

2. 肌动蛋白　曾有人报道骨骼肌和心肌肌动蛋白的序列结构有差异,但又发现心肌肥大时激活了骨骼肌的基因表达。这可能限制了它在临床上的应用价值,至少尚无临床研究的报道。

3. 肌凝蛋白重链(MHC)　心肌 MHC 和骨骼肌的 MHC 有不同的同一性,这样不易得到抗心肌 MHC 的单克隆抗体。在急性心肌梗死时,变化出现很迟,在 2~10d 血中才能查到,无早期诊断价值。

4. 肌钙蛋白 C　除心肌外,慢骨骼肌中也存在着由同一基因复制的 TnC,无法得到无交叉反应的抗 TnC 血清,也无临床应用报道。

总之,心肌结构蛋白在心肌梗死中的改变见表 19-8,其诊断意义目前有待于进一步探讨,随着快速、经济、准确测定方法的建立,临床应用的前景非常广阔。

表 19-8　心肌结构蛋白血清水平变化时间

	最早升高时间 (h)	高峰时间 (h)	持续升高时间 (d)
Mb	2~4	<12	1~2
MLC1	4~6	36~200	9~12
MLC2	<6	24~168	7~10
TnI	4~6	15~24	6~8
TnT	3	39	14
Tm	6~7	18~24	5

(马锦玲　孟庆义)

参 考 文 献

1 侯爱洁,曾定尹,李占全,等. 经皮冠状动脉介入治疗后肌钙蛋白 T 及心肌酶谱增高与冠状动脉血流和心肌微灌注水平的关系. 中华心血管病杂志,2005,33(3):275

2 Swinkels BM, Sonke GS, Muller HP. Prevalence and clinical significance of an elevated cardiac troponin I in patients presenting to the Emergency Department without chest pain. European Journal of Internal Medicine, 2006, 17(2): 92—95

3 Bar-Or D, Thomas GW, Bar-Or R, et al. Diagnostic potential of phosphorylated cardiac troponin I as a sensitive, cardiac-specific marker for early acute coronary syndrome: Preliminary report. Clinica Chimica Acta, 2005, 362(1—2):65—70

4 Peronnet E, Becquart L, Martinez J, et al. Isoelectric point determination of cardiac troponin I forms present in plasma from patients with myocardial infarction. Clinica Chimica Acta, 2007, 377(1): 243—247

5　Apple FS, Chung AY, Kogut MY, et al. Decreased patient charges following implementation of point-of-care cardiac troponin monitoring in acute coronary syndrome patients in a community hospital cardiology unit. Clinica Chimica Acta, 2006,370(1-2):191-195

6　Ordóñez-Llanos J, Santaló-Bel M, Mercé-Muntañola J, et al. Risk stratification of chest pain patients by point-of-care cardiac troponin T and myoglobin measured in the emergency department. Clinica Chimica Acta, 2006, 365(1-2):93-97

7　Lakoski SG, Herrington DM. Effects of hormone therapy on C-reactive protein and IL-6 in postmenopausal women: a review article. Climacteric 2005, 8 (4):317-326

8　Baig MA, Ali S, Khan MU, et al. Cardiac troponin I release in non-ischemic reversible myocardial injury from parvovirus B19 myocarditis. International Journal of Cardiology, 2006, 113(3): E109-E110

9　Quyyumi AA. Women and ischemic heart disease: pathophysiologic implications from the Women's Ischemia Syndrome Evaluation (WISE) Study and future research steps. J Am Coll Cardiol, 2006, 47 (3 Suppl):S66-71

10　Ohlmann P, Jaquemin L, Morel O, et al. Prognostic value of C-reactive protein and cardiac troponin I in primary percutaneous interventions for ST-elevation myocardial infarction. American Heart Journal, 2006, 152(6):1161-1167

11　Sodi R. Troponins C: Clinical and analytical aspects. advances in clinical chemistry, 2006,41:49-122

12　Cameron SJ, Sokoll LJ, Laterza OF, et al. A multimarker approach for the prediction of adverse events in patients with acute coronary syndromes. Clinica Chimica Acta, 2007, 376(1):168-173

13　Sodhi S, Lee R, Ezekowitz M. Chronic antithrombotic therapy in post-myocardial infarction patients. Clin Geriatr Med, 2006, 22 (1):167-182

14　Tsironi M, Aessopos A. The heart in sickle cell disease. Acta Cardiol, 2005, 60 (6):589-598

第六节　药物治疗

一、一般治疗

急性心肌梗死药物治疗的目的是减轻症状和降低近期及远期死亡率和病死率。由于预后的主要决定因素是梗死范围,所以,治疗的近期目标是阻止坏死进程和限制梗死范围。其中,药物治疗的目的主要是降低心肌的氧耗,恢复心肌血流,挽救濒于坏死的心肌,从而缩小梗死范围。因此,所有心肌梗死患者都应考虑应用再灌注治疗。尽管有些患者,如入院时间较晚、ST段下降的心肌梗死,采用再灌注治疗的效果尚存在疑问,但大多数患者还应积极应用再灌注治疗。

在进行冠脉再通治疗的患者中,还应重视其他药物疗法,它们起着重要的辅助治疗作用。遗憾的是,只有不到25%的患者适用于做溶栓等冠脉再通治疗,其他患者只有采用药物疗法,因此,急性心肌梗死的药物治疗,尤其是不能接受溶栓患者的药物治疗,是急性心肌梗死治疗中的重要环节。其目的在于减轻疼痛、缓解紧张、限制梗死范围和防止并发症。

(一)给氧

呼吸困难是急性心肌梗死最常见的症状之一。尽管急性心肌梗死患者常规给氧已沿用了许多年,但在其临床应用方面还存在一些争议。

一些早期的研究发现,急性心肌梗死患者常发生动脉低氧血症,在无明显肺部疾患和肺部充血的患者,也存在低氧血症。因此,矫正低氧血症在减轻呼吸困难和增加心肌供氧方面可能有益处。但是呼吸困难在无明确低氧血症的患者中也是很常见的,这很可能与间质水肿所致的肺顺应性一过性降低有关。

尽管呼吸困难有许多机制,但是临床医师还是注意到,给氧后,呼吸困难、焦虑,甚至疼痛均能迅速缓解,其中可能存在一些安慰作用。

由于目前尚未发现小剂量给氧的有害作用,而且有些资料表明它可改善心肌功能,缓解焦虑和疼痛,所以,在急性心肌梗死治疗中还是应当常规使用。

(二)减轻心肌缺血的镇痛方法

胸痛是急性心肌梗死一个非常见的症状。疼痛、忧郁和焦虑可继发明显的循环反应,至少在部分患者,它们可触发交感神经兴奋性增加,出现窦性心动过速、血压升高和心排血量增加。

部分急性心肌梗死患者出现"高动力状态"的原因很可能就是疼痛和焦虑,解除这些症状可有助于减少心肌的氧耗量。疼痛的产生机制目前尚不明确,由可逆性心肌缺血和不可逆性心肌坏死所产生的疼痛,目前也不能鉴别。

急性心肌梗死传统的止痛方法是用麻醉的方法,且效果很好。但是还应强调的是减轻心肌缺血也可使胸痛缓解,无论是采用冠状动脉再通疗法还是降低心肌氧耗量,都能使胸痛缓解。如舌下含化硝酸甘油,随后静脉点滴硝酸甘油可缓解胸痛,其他一些治疗方法也会产生类似的血流动力学反应,从而减轻疼痛。尤其是当胸痛持续存在时,特别是对于处于高动力状态的患者,静注 β 受体阻滞药是非常有用的。

近来有学者提出在有静脉通路的胸痛患者中,可先给予一个冲击量的硝酸甘油,然后再静脉点滴小剂量的硝酸甘油,可迅速缓解疼痛,效果优于舌下含化,且可避免使用麻醉药。

（三）麻醉药

当硝酸酯类即刻反应不好时,必须用麻醉药。但要注意到应用过量的麻醉药,可掩盖严重缺血的疼痛症状,而缺血仍在持续。

在麻醉药应用中常静脉给吗啡,每次 2～5mg,可重复使用。但是要尽量避免肌内注射,因为它可干扰酶学的测定和进行溶栓治疗。吗啡的最佳剂量还不清楚,但是应注意 70kg 体重的患者用 10～15mg 以上的剂量似不能产生更大的止痛效果。过量应用吗啡还应考虑到它的潜在不良反应,如恶心、呕吐、低血压和呼吸抑制。

Meperidine(demerol) 已经被推荐作为吗啡的替代药物,尤其适用于急性下壁心肌梗死伴副交感神经兴奋的患者。在应用吗啡治疗的患者中,严重的不良反应,像低血压、心动过缓和心动过速的发生率只有 2%～8%,所以,Meperidine 在血流动力学方面的优点相对较少。Diamorphine(heroin) 和 Nitrous oxide 在欧洲应用广泛,在北美则较少应用,在英国应用较多的是 Entonox,一种装于保健盒中的 Nitrous oxide,主要用于急诊,并且效果不错。Nalbuphine(nubain) 是一种与阿片类氧化吗啡和吗啡拮抗药纳洛酮有密切联系的麻醉药。已有资料表明它在急性心肌梗死的治疗中有重要意义,几乎无明显的血流动力学不良反应。尽管它也有呼吸抑制作用,但随着剂量的增加,呈现"平台"现象,所以安全范围较大。

二、一般药物治疗

（一）硝酸酯类

1. **作用机制**

（1）全身血管扩张　硝酸酯类的作用机制是通过松弛血管平滑肌直接使血管扩张,它是非选择性的血管扩张药,可扩张静脉、动脉及小动脉。其中静脉系统的血管平滑肌最敏感,在很低剂量时,就可获得最大的静脉血管扩张,从而降低左、右心室的前负荷。随着剂量的增加,大的阻力动脉扩张,从而使动脉压和血管阻力下降,减轻心脏的后负荷。继续增加剂量,动脉阻力也随之下降。因此,硝酸酯类的原发性抗心肌缺血作用是由前后负荷的下降所介导,从而使左心室压和室壁张力继发性下降,后者则是心肌耗氧量的主要决定因素之一。

（2）冠状动脉扩张　硝酸酯类抗心肌缺血的第二个作用机制是直接的冠状动脉扩张作用,从而改善心肌氧的供给。硝酸甘油,无论是采用舌下还是静脉给药,都能减轻心肌缺血,改善心内膜下心肌氧的供给,还通过扩张侧支动脉改善侧支循环的血流。而且,硝酸酯类扩张小冠状动脉血管的能力比扩张大的冠状动脉血管的能力强。在粥样硬化的动脉,硝酸酯类通过松弛狭窄斑块附近存活的平滑肌,使狭窄动脉扩张。另外,它还可以使血流再分布,相对增加缺血心肌血流,从而减轻心肌缺血。

总之,硝酸酯类药物具有扩张全身血管和冠状动脉的双重作用,从而改善心肌供氧和需氧平衡,具有减轻缺血程度、缓解疼痛,以及治疗高血压和心力衰竭的作用。

2. **临床应用**

（1）减少心绞痛的发作:舌下含化和静脉点滴硝酸甘油可减轻急性心肌梗死疼痛的持续时间和严重程度,还可减少梗死后 24～48h 内心绞痛的发作频率。

由于硝酸酯类有引起低血压、反射性心动过

速和反射性心动过缓(后者常为过度降低前负荷和低血容量的一个表现)的不良反应,所以,硝酸甘油可选择静脉给药途径,密切观察疗效,及时调整剂量。

在临床上,硝酸甘油贴膏也在应用。但在急性心肌梗死患者,由于交感神经兴奋性增加,周围血管收缩,硝酸甘油吸收很不规则,所以疗效不可靠。

(2)高血压:一过性高血压的发生率占急性心肌梗死患者的40%以上。持续性高血压主要发生于既往就存在高血压的患者。高血压可加重心肌缺血,使梗死范围扩大,并发症发生率增高,后者主要包括充血性心力衰竭、梗死扩展和延展,以及心脏破裂等。在梗死后最初几个小时降低血压可缩小梗死范围,减轻并发症的严重程度和减少其发生率。

静脉点滴硝酸酯类可通过减少心排血量和降低全身血管阻力使血压下降。其中,静脉点滴硝酸甘油和硝普钠都能安全有效地控制急性心肌梗死时的血压。但是常选择硝酸甘油,这是因为比较熟悉它的用法,而且有资料表明硝普钠可引起"冠状动脉窃血"综合征。如果静脉点滴硝酸甘油效果不佳,则应选择硝普钠。

(3)心力衰竭:急性心肌梗死最初几个小时发生的充血性心力衰竭主要是与左心室顺应性减退有关,而与容量过度负荷无关。给予硝酸酯类,可使容量血管床迅速扩张,从而使肺充血减轻,减少左右心室的前负荷。由于硝酸酯类在低剂量时,就可产生血管扩张作用,所以,改善肺充血的同时一般不伴有系统血管阻力的下降。

有研究比较了静脉给呋塞米(速尿)和静脉给异山梨酯(消心痛)在急性心肌梗死后充血性心力衰竭中的作用,发现利尿药可降低左心室充盈压,减少心排血量,一过性升高血压。而硝酸酯类使血压降低,周围血管阻力下降,肺血管压及左心室充盈压大幅度下降,但心排血量无变化。这提示用硝酸酯类扩张血管减轻肺充血,从血流动力学方面优于利尿药,而且还能降低心肌耗氧量,维持周围血管灌注。另外,硝酸酯类作用持续时间很短,可根据肺充血的情况精确地调整剂量,不会像利尿药那样,可能会引起血容量持续降低。

(4)限制梗死范围:已有众多的临床研究均表明了硝酸酯类的有益作用,其中主要有降低左心室充盈压、改善左心室射血分数、降低心电图ST段抬高的幅度、缩小梗死范围(肌酸激酶释放)、改善室壁运动异常、改善核素心肌显像的心肌灌注和缺血积分。临床和实验研究已表明,硝酸酯类在限制梗死范围方面的有益作用依赖于治疗前症状持续的时间、药物的剂量,可能还包括梗死的部位。

最近的一组实验表明,在冠状动脉结扎后6h内静滴小剂量硝酸甘油,可降低下壁和前壁心肌梗死的范围。但是,如果用大剂量的硝酸甘油,使血压下降(平均低于80mmHg),它的有益作用就完全消失了。

(5)减少并发症:临床研究也进一步证明硝酸酯类在急性心肌梗死的治疗中非常有效,一般是在发病后4h以内,开始给硝酸酯类,至少维持24～48h,最佳剂量是使收缩压或平均动脉压下降10%左右,但是平均动脉压不能低于80mmHg。因为低于这个水平可使梗死范围扩大,并发症增加。

许多研究结果表明采用这种方案可减少梗死范围和与梗死范围直接相关并发症的发生率,诸如梗死扩展、梗死延展、心源性休克,以及院内病死率。其次,超声心动图的研究也表明在静脉滴注硝酸甘油可减轻梗死区的扩展和变薄。

临床研究也表明梗死扩展(往往继发于低血压、左心衰竭,主要表现为左心室扩张、梗死区的舒张期扩张、变薄和延伸,但无心电图和心肌酶的改变)在硝酸甘油治疗组较对照组下降约87%。梗死延展(伴有心电图和心肌酶的改变,提示再度损伤者)的发生率下降50%(11%和23%,$P<0.025$)。心源性休克的发生率治疗组下降了67%(5%和15%,$P<0.005$),院内病死率下降了46%(14%和26%,$P<0.01$)。且这些有益作用能维持较长一段时期。

曾有一组研究结果表明梗死后立即予以硝酸甘油,随后用硝酸甘油贴膜约6周,可使心脏功能持续改善长达1年,主要表现为静息和运动时左心室容积的减少。

(6)溶栓治疗中的应用:硝酸酯类在溶栓治疗中的意义尚不明确。目前只有很少的资料探讨溶栓治疗中硝酸酯类作为辅助治疗的价值。有一组病例的研究结果表明,合并应用溶栓剂[链激酶和

（或）血管成形术]可立即或持续改善左心室的功能。因此，从理论上讲，静滴硝酸甘油作为溶栓的辅助治疗，至少应持续至溶栓后24h。

（7）对预后的影响：评价治疗方法的最有价值的指标是死亡率。最近有人综述了10个临床试验（约2 000例病人）的结果，对急性心肌梗死后静滴硝酸甘油和硝普钠进行了评价，发现二者都能使死亡率（13～18个月）下降，其中，硝酸酯类能使近期（7d）死亡率下降35％。但是由于其早期有益作用可持续存在一段时间，因而还能进一步降低远期死亡率（尽管很少）。另有一组研究表明静滴硝酸甘油可使急性心肌梗死复杂性室性期前收缩的发生率下降，从而推测硝酸酯类改善急性心肌梗死的预后可能还存在其他的机制。最近还有人报道硝酸酯类有原发性抗血小板的作用。这些新发现的临床意义还有待于进一步研究证实。

3. 给药方法　目前已有众多的资料表明静滴硝酸甘油可降低急性心肌梗死的死亡率和病死率。从实用角度来讲，必须强调在硝酸甘油的常规治疗过程中，侵入性血流动力学监测是不必要的。但是用药过程中必须严密观察，尤其是在开始治疗时。另外，决定是否行血流动力学监测必须掌握标准的临床适应证，不能因为用硝酸甘油就进行血流动力学监测。因为后者不是应用指征。

非常有意思的是硝酸酯类一度被认为是急性心肌梗死治疗的禁忌药，其根据是它可导致低血压和心动过速以及低血压伴心动过缓。尤其是在初次舌下含化硝酸甘油时，可导致血管副交感神经兴奋，出现显著性低血压和心动过缓，发生率约为9％。其原因可能是前负荷过度降低所致，尤其是在相对性血容量不足和老年患者更易发生。其血流动力学改变很可能是Von Bezold-Jarisch反射的结果。但是这种血压下降和心动过缓是一过性的，在抬高下肢和输液，有时在给予阿托品后均能恢复。其次，减小剂量（5μg/min）可使这种不良反应明显减少。

由于个体对硝酸甘油的反应差异很大，所以，治疗终点应当是理想的血流动力学改变，而不是药物剂量。一般来讲开始时硝酸甘油的浓度为5～10μg/min，然后每5～10min增加10μg，直到平均

动脉压下降约10％，但不低于80mmHg（血压正常者）。对于慢性高血压患者，治疗目的是将平均动脉压降低大约30％，但血压不能低于140/90mmHg。

静脉点滴硝酸甘油最常见的不良反应是头痛，有时还伴有头昏、恶心和呕吐。其次，由于绝大多数硝酸甘油静脉制剂是溶于乙醇类溶剂中的，所以在大剂量和长期输注后，患者可出现醉酒症状。

另外，在下壁心肌梗死病人，由于可合并右心室梗死，给予硝酸甘油应慎重。因为这些病人经常处于"容量敏感"状态，用利尿药、硝酸酯类，甚至失水都可能导致低血压和心排血量明显下降。

4. 血管紧张素Ⅱ受体拮抗药可降低硝酸甘油耐药性　硝酸酯类药物广泛用于冠心病和心力衰竭的治疗，但患者很快出现耐药现象，影响了硝酸酯类药物的疗效。最近的研究发现，血管紧张素Ⅱ受体拮抗药（ARB）可能在硝酸酯类耐药形成过程中起重要作用。日本熊本大学医学院Nobutaka等报道，ARB可以降低患者对皮下应用硝酸甘油的耐药性，这可能与ARB降低氧化负荷有关。该研究纳入冠脉痉挛性心绞痛患者，将患者分为3组，硝酸甘油（GTN）＋ARB组（21例）：皮下注射GTN（10mg/d）＋坎地沙坦（8mg/d），治疗3d；GTN组（19例）：皮下注射GTN（10mg/d）＋安慰剂，治疗3d；对照组（18例）：安慰剂贴膜＋安慰剂片剂，治疗3d。采用超声技术观察肱动脉对GTN的反应，逐渐增加静脉点滴硝酸甘油的剂量（0.01μg/kg、0.1μg/kg、1.0μg/kg）。

结果显示，在治疗前，3组患者动脉直径随着硝酸甘油剂量增加而增加。治疗后，GTN组患者动脉直径的变化幅度明显减小，对照组和GTN＋ARB组则与治疗前一样。治疗后GTN组患者的血浆硫氧化还原蛋白（一种氧化负荷指标）水平升高（$P<0.01$），对照组和GTN＋ARB组则没有变化。这提示血管紧张素Ⅱ受体激活所诱导的氧化负荷增加可能在硝酸甘油耐药性中起一定作用。

5. 硝酸甘油可以静脉推注吗　由于硝酸甘油是溶于乙醇的制剂，所以一般不做肌内注射，临床上常用来静脉滴注，能否静脉推注呢？由于担

心血压下降,所以一般不进行静脉推注,而只采用静脉滴注,一般常从 $5\sim10\mu g/min$ 开始,逐渐增加剂量。

但近来研究发现,给予负荷量推注,也是安全的。Nashed AH 等研究表明,在口含硝酸甘油无效的患者,予以静注负荷量硝酸甘油,可迅速缓解症状,疗效明显。但硝酸甘油的用量应根据血压情况来定,具体方案见表 19-9。

表 19-9　硝酸甘油的用量方案

收缩压(SBP,mmHg)	推注剂量	维持剂量
SBP>180	0.4mg	$17\mu g/min$
140<SBP<180	0.3mg	$10\mu g/min$
110<SBP<140	0.15mg	$6.7\mu g/min$
95<SBP<110	0.05mg	$6.3\mu g/min$

一般于 5min 后可再度重复上述剂量。但是本研究只证明了先给负荷量硝酸甘油后,再持续静滴硝酸甘油是有效的,未能与其他疗法进行比较,且均选择为硝酸甘油无效的病例。因此,适量静滴负荷量硝酸甘油是安全的,但要掌握剂量,以免血压下降。

(二)β 受体阻滞药

1. 作用机制　最初 β 受体阻滞药主要是用于有症状的冠心病患者,抑制交感神经系统对心脏的影响。它可降低心率和血压及抑制心肌收缩力,从而使心肌耗氧量下降,由此具有抗心肌缺血作用。据此,β 受体阻滞药成为第一批试图限制梗死范围的药物之一。

对于 β 受体阻滞药,口服给药一般要在 $10\sim12h$ 才能出现最大效应(降低心率和血压),静脉用药约在 15min 后。其减少梗死范围和影响近远期死亡率的机制主要有:①通过减低心率,血压,可能还有心肌收缩力,减少心肌耗氧量;②阻断过多儿茶酚胺所致的直接心血管毒性作用;③抵消高水平儿茶酚胺的间接作用(防止游离脂肪酸的升高和过多游离脂肪酸的摄取);④使血流再分布,从心外膜流向缺血的心内膜下组织;⑤降低复杂性室性心律失常的发生率,可能还升高室颤阈;⑥降低心腔破裂的发生率;⑦减少心肌缺血的再发作和梗死延展的发生率。

在心肌梗死中应用 β 受体阻滞药的禁忌证主要有:①二三度房室传导阻滞或 PR 间期>0.24s;②收缩压低于 100mmHg;③充血性心力衰竭(啰音多于 1/3 肺野);④心动过缓(心率低于 $50\sim55/min$);⑤严重慢性阻塞性肺部疾病或哮喘;⑥末梢循环灌注不良。相对禁忌证为:①哮喘病史;②周围血管疾病;③1 型糖尿病。

2. 缩小梗死范围和改善预后

(1)早期治疗的重要性　目前已有许多在急性心肌梗死早期应用不同的 β 受体阻滞药的试验报道,其中绝大多数采用病死率和梗死面积作为试验终点。梗死面积的估计多采用酶的释放程度和时间活力曲线的形状(特别是肌酸激酶)。有人荟萃了 9 组在症状发生后 12h 内给予 β 受体阻滞药的结果,发现有些试验表明可显著减少酶的释放,而其他试验研究却未发现两者的差异。后者则都是梗死时间较长、发病后 24h 内开始试验的急性心肌梗死病人。两者合并起来,大约可使心肌酶的释放减少 25%。因此,β 受体阻滞药在缩小梗死范围和改善近、远期预后方面有一定的意义,其中早期治疗尤为重要。

在人类,冠状动脉闭塞后由缺血发展到梗死的进程一般是很快的。根据心电图的标准,完全坏死的发生率在 $4\sim6h$ 是 50%,$8\sim12h$ 是 75%。尽管确定坏死的心电图标准还令人怀疑,但这还是可以说明任何企图减少梗死范围的措施,都应在梗死后最初几个小时内实施,后期再灌注只能对长期预后有所影响。

因此,时间因素是非常重要的,任何试图减少梗死范围的干预措施只有在梗死早期应用才能产生较大效果。对于 β 受体阻滞药,口服给药一般要在 $10\sim12h$ 才能出现最大效应(降低心率和血压),静脉用药约在 15min 后。

(2)反对意见　在 1971 年,动物实验研究表明普萘洛尔(心得安)可减轻 ST 段抬高的程度,减少心肌酶的释放,缩小梗死范围和减少并发症。但是最近在动物实验研究中,采用了"危险区"(risk zone)的概念(梗死区与灌注区的比值),对 β 受体阻滞药是否真能缩小梗死范围提出了疑问。此外首先对 β 受体阻滞药是否能缩小梗死范围提出怀疑的 Fitzgerald 还提出,β 受体阻滞药对梗死后幸存者的有益作用可能是降低"触发事件"的结果,后者常触发猝死和再梗死的发生。其中在多数病例中"触发事件"是由于斑块破溃继发血栓形成的结果。而 β 受体阻滞药通过减慢心率和降低血压,减轻了含有易破裂斑块冠状动脉段的管壁张力,从而使斑块破溃减少。此机制也可用来解释 β 受体阻滞药可减少不依赖于梗死面积的继发性心肌缺血(院内或院外)的发生率,从而使死亡率下降。

因此,从这些方面来看,临床研究也表现死亡率下降的程度与心率改变幅度密切相关。这也与临床观察中发现有内源性拟交感活性的 β 受体阻滞药和钙拮抗药缺乏这种有益作用相一致。

(3)支持意见　虽然最近有人对 β 受体阻滞药能限制梗死范围和减少死亡率的概念提出异议。但是,绝大多数的研究结果证明 β 受体阻滞药可减少急性心肌梗死的病死率和死亡率。有人荟萃分析了 28 个随机对照临床试验结果,病例数多达 27 000 例以上,探讨了早期静注 β 受体阻滞药对早期死亡率、院内再梗死和非心源性死亡的影响。发现第一周的死亡率下降了 14%($P<$ 0.02),其中绝大多数是在发病后 48h 内,但是必须强调这种有益作用虽然看起来很早,还可影响远期预后,甚至持续至停用 β 受体阻滞药以后。

关于 β 受体阻断药能降低死亡率已被大家所接受,但是其作用机制目前还不清楚。其中,院内再梗死和非致死性心脏骤停的发生率分别降低了 18% 和 15%,这可能是 β 受体阻滞药能降低发病早期死亡率的原因。

3. 对左心室整体功能的影响　尽管众多的研究已证明 β 受体阻滞药在急性心肌梗死减少心肌酶的释放,可能还包括缩小梗死范围方面有一定的意义,但是它们能否改善左心室的整体功能,目前尚无可靠的材料。这部分说明了测量左心室功能的现代方法还不能精确反映梗死范围的细微改变。其次,酶的释放也不能精确反映心肌收缩功能的改变。

4. 在糖尿病中的应用　近来的研究表明,有些急性心肌梗死患者接受 β 受体阻滞药可有很大的益处。糖尿病合并急性心肌梗死的患者早期死亡率很高,其中,以梗死发生后短时间内危险性最大。有人观察了静注美多心安对糖尿病性心肌梗死的治疗作用,发现它能显著降低早期死亡率和再梗死发生率(15d 内)。如在美多心安的随机对照研究中,治疗组的死亡率只从 6.5% 下降到 5.9%,而糖尿病性心肌梗死的患者,死亡率从 15.2% 下到 7.8%,这也提示预后很差的病人,只要能耐受治疗,可能从静脉应用 β 受体阻滞药中获得更多效益。其次糖尿病人群治疗后死亡率明显下降的原因目前尚不清楚。在本组研究中,治疗前的平均心率以糖尿病组为高,并且 β 受体阻滞药使心率下降的程度是与再梗死后死亡率的降低密切相关的。从而提示糖尿病患者用药后死亡率明显下降,是由于它初始心率比较高,应用 β 受体阻滞药后心率下降显著,从而预后的改善比较明显。另外,糖尿病患者产生和利用胰岛素的能力下降,急性心肌梗死所致的游离脂肪酸和儿茶酚胺增加易于产生毒性作用,而 β 受体阻滞药可降低游离脂肪酸的浓度,从而促进体内能量物质的利用从脂肪酸转向葡萄糖。

5. 溶栓治疗中的应用　ISIS-Ⅰ试验研究还发现静脉注射阿替洛尔(氨酰心安)的最大益处是由于它能降低心脏破裂的发生率。这是由于 β 受体阻滞药能降低心率和心肌收缩力,从而使坏死心肌区域的张力下降。在溶栓治疗中,有一组大规模多中心的 GISSI 研究比较了链激酶和安慰剂对急性心肌梗死的影响,结果发现在症状开始后第 1 天用链激酶组死亡率确实升高,链激酶的有益作用只表现为发病后第 2 天至出院时死亡率明显下降。这组资料以及其他一些研究还提示溶栓后早期死亡率的增加可能是由于心脏破裂和再灌注损伤的原因,这个假说还有待于证实,尤其是在症状开始后较长一段时间的患者,溶栓后死亡率如何,目前尚不清楚。因此,由于 β 受体阻滞药可使心脏破裂减少,早期死亡率下降,与溶栓治疗合并应用,似可改善溶栓患者的早期预后。

目前只有一组大规模的试验研究探讨了 β 受体阻滞药在溶栓治疗中的作用,即 TIMI-Ⅱ试验。有一组患者随机接受即刻静注和发病 6d 后静注美多心安,结果表明,即刻给予 β 受体阻滞药可降低住院期间非致死性再梗死和心肌缺血的发生率,而对死亡率和左心室功能无影响。其次这组结果还提示静脉注射美多心安对于在症状开始后 2h 内开始治疗的患者和低危患者似更有益处。

因此,β 受体阻滞药可作为溶栓治疗的辅助疗法,其机制可能有:①降低心肌氧耗量;②增大急性再灌注时可挽救心肌的时间窗；③降低心脏破裂的发生率；④防止心肌缺血的发生。

（三）血管紧张素转换酶抑制药

血管紧张素转换酶抑制药（ACEI）主要作用机制是通过影响心肌重塑、减轻心室过度扩张而减少充盈性心力衰竭的发生率和病死率。几项大规模临床随机试验已确定早期使用 ACEI 能降低病死率，尤其前 6 周的病死率降低最显著，而前壁心肌梗死伴有左心室功能不全的患者获益最大。在无禁忌的情况下，溶栓治疗后血压稳定即可开始使用 ACEI。一般来说，AMI 早期 ACEI 应从低剂量开始逐渐增加剂量。对于 4～6 周后无并发症和无左心室功能障碍的 AMI 患者，可停服ACEI；若 AMI 特别是前壁心肌梗死合并左心室功能不全，ACEI 的治疗期应该延长。

ACEI 的禁忌证：①AMI 急性期动脉收缩压＜90 mmHg；②临床出现严重肾功能衰竭（血肌酐＞265μmol/L）；③有双侧肾动脉狭窄病史；④对 ACEI 制剂过敏；⑤妊娠、哺乳期妇女等。

（四）他汀类药物治疗

他汀类药物的降脂作用：胆固醇与冠心病的关系已经得到了充分的循证医学证据。在较宽的范围内，总胆固醇升高 1%，冠心病发病危险增加2%。LDL 是其中最具危险性的胆固醇，因此，降脂治疗的主要目标是降低升高的 LDL。

他汀类药物不但有降低胆固醇作用，而且还具有调脂作用，并且调脂外作用大多独立于降脂作用。目前已证实他汀类药物可延缓、阻止病变的进展或使动脉粥样硬化发生消退；在急性冠脉综合征、稳定型心绞痛和冠心病等危症中，应用他汀类药物都可获益。

他汀类药物总体上耐受性良好，应用他汀类药物过程中需要注意：肝功能损害、肌损害、肾损害和神经系统损害。

（五）钙拮抗药

1. 作用机制　钙拮抗药主要抑制钙进入平滑肌和心肌细胞。目前常用的几种钙拮抗药如维拉帕米（异搏定）、硫氮䓬酮、硝苯吡啶和尼卡地平等都是有效的抗心肌缺血药，其机制是影响心肌传导和变时作用，扩张外周血管使血压下降和不同程度地降低心肌收缩力。其次，它们还有扩张冠状动脉作用，从而缓解冠状动脉痉挛，改善心肌

供血。试验研究还证明，钙拮抗药能预防和延迟缺血心肌的"钙过度"，从而减轻心肌缺血损伤和再灌注损伤。因此，钙拮抗药的心肌保护作用和抗心肌缺血作用都表明了它们能减少细胞损伤的程度和缩小梗死范围。

2. 临床应用　目前已有几组临床试验研究探讨钙拮抗药在急性心肌梗死中的治疗作用，但总的结果令人失望。其中有些研究样本太小不足以证明钙拮抗药的有益或有害作用（差异只有10%～15%），有些样本比较大，能反映出药物的治疗作用（差异可达 30%～40%）。由于上述这些局限性，所以有人荟萃分析了 22 个随机对照的临床试验结果，观察钙拮抗药对急性心肌梗死是否有益。在 22 组研究中，有 17 组是在症状发生后数小时内开始治疗的，患者出院后未继续进行治疗。有 2 组研究钙拮抗药开始较早，且在出院后继用。3 组研究观察了钙拮抗药的二级预防作用。所有这些研究中只有 6 组研究采用静脉给药。初步结果表明无论给药的时间如何，钙拮抗药对急性心肌梗死的死亡率无影响。其中有 5 组研究发现梗死面积（酶的释放）治疗组低于对照组，7 组研究治疗组酶的释放多于对照组，1 组两者无差异。同样地，非致死性再梗死治疗组发生率为 4.2%，对照组为 4.6%。但是，如果将所有这些研究进行综合分析，观察各种药物对死亡率、梗死面积和非致死性再梗死发生率的影响，发现单独应用维拉帕米或硫氮䓬酮可使再梗死的发生率降低，而硝苯吡啶可使之升高。

总之，这组病例数高达 19 000 例的关于钙拮抗药治疗急性心肌梗死的荟萃分析表明，目前所用的钙拮抗剂似乎不能缩小梗死面积，减少非致死性再梗死和死亡率。因此，尽管理论上讲钙拮抗药能减轻再灌注损伤，但在急性心肌梗死常规应用钙拮抗药不值得提倡。

（六）其他药物

1. 预防性应用利多卡因　关于预防性应用利多卡因问题，在争论了长达 2 个世纪后，仍无一致意见。最近有 3 组荟萃分析探讨了预防性应用利多卡因问题。关于室颤，虽然大多数室颤如在条件比较好的环境中发生，基本上都能复苏成功，但是能够预防其发生可能更理想。由于室颤本身可通过各种血流动力学机制影响长期预后，甚至

可使梗死范围扩大,所以,目前亟待解决的关键问题是预防应用利多卡因是否能降低原发性室颤的发生率。如果能降低,是否合并其他意想不到的副作用。

综合多个临床试验结果发现,原发性室颤的发生率是相对比较低的(1.4%)。致死的心脏骤停发生率更低(0.2%)。室颤的发生率低可能反映了这些研究在梗死发生后数个小时才开始,错过了易于发生室颤的高峰时间。大体来说,预防性应用利多卡因可使室颤的危险性降低 36%(1.4%～0.9%)。但是致死性心脏骤停的发生率却升高了 1 倍(尽管无统计学意义),这很可能使预防性使用利多卡因所致的死亡率轻度下降的有益作用发生反转。近来有些研究还表明利多卡因对死亡率无影响,但其中有些研究(8 组中有 6 组临床试验)表明 24～48h 的死亡率,利多卡因组还有所升高。

总之,近几年来似乎趋向于反对急性心肌梗死常规预防性应用利多卡因。但是其中某些高危病人,如在入院早期反复发作室性心律失常的大面积心肌梗死病人,预防性应用利多卡因有可能降低室颤的发生率,继而改善预后。其次,动物试验研究表明,利多卡因可降低再灌注心律失常的发生率,尽管目前尚无临床资料,而且再灌注心律失常在临床上也不像动物试验那样普遍,但预防性应用利多卡因经常用作溶栓的辅助治疗。另外,溶栓病人大多数都是处在监护条件比较好的环境中,用利多卡因的危险性相对要小。

2. 透明质酸酶　透明质酸酶主要是水解黏多糖,它能抑制梗死区水肿的形成和扩张淋巴管道,从而提示它能挽救濒死的心肌。在一组大规模的前瞻性多中心的研究中(MILIS),有人比较了普萘洛尔、透明质酸酶和安慰剂在限制梗死范围方面的作用。病例均为梗死后 18h 内入院的急性心肌梗死患者,用透明质酸酶后发现它对总死亡率和梗死范围均无影响。但是对于那些血清肌酸激酶 MB 达峰提前和非透壁性心肌梗死的患者(提示可能存在早期自发性再通),透明质酸酶能显著降低总的远期(4 年)死亡率和心源性死亡的发生率。然而,尽管它有一定的益处,但由于溶栓治疗的应用,使透明质酸酶的应用趋于废弃的状态。另外,作为溶栓的辅助治疗手段,其效果如

何,目前尚不清楚,但从总体来看,似乎无更多的益处。

3. GIK 液　近来一项探索性研究表明,30多年前开发的一种疗法,含有葡萄糖、普通胰岛素和氯化钾的溶液(GIK 液)可显著减少因心肌梗死致死的危险。GIK 疗法是早在 20 世纪 60 年代开发的。动物研究提示,在心肌梗死的超急性期,GIK 可减少高浓度的游离脂肪酸,还可补充由于细胞损害所造成的钾丢失,并可抑制心肌梗死引发的胰岛素的抵抗。但有 20 项人类的研究却对GIK 疗法的效果得出不同的结果。然而,1997 年发表的对以往研究的荟萃分析,在摒弃了进行得不好的研究之后,确定了在心肌梗死 24h 内给予大剂量的 GIK 时对病人确实有帮助。这一新的分析推动了 ECLA 研究,该研究是在 6 个拉丁美洲国家的 29 所医院进行的。

阿根廷的 Rosario 心血管研究所课题负责人Diaz 医师报道,GIK 疗法可通过数种方式使心肌梗死后的心肌损害减慢。该项称为 ECLA 的研究,是为确定是否值得为 GIK 进行大型试验,而不是为获得治疗效果的明确答案设计的。ECLA研究目前正在组织纳入 1 万例病人,于 2001 年完成全球性试验。

在这项研究中,407 例心肌梗死病人中的 2/3接受 GIK 与常规治疗的联合疗法,而其余 1/3 只接受常规疗法。接受联合疗法的 252 例病人的病死率为 5.2%,而仅接受常规治疗者的病死率为15.2%;总的结果是接受 GIK 者病死率为 6.7%,未接受 GIK 治疗者病死率为 11.5%。

波士顿大学医学院心肌研究实验室主任 Apstein 在同期该杂志评论中说,如果这一研究能被重复起来,该疗法便成为心脏病发作的一种重要的新疗法。然而,对心脏病发作后,在不给予溶栓情况下用 GIK 是否有益,ECLA 研究尚未得出结论。如果用得合适,GIK 几乎无不良反应,但必须在医院的严格管理下使用。而 Diaz 医师研究发现的惟一的不良反应是,大约 20% 的病人在GIK 注射部位出现硬块和炎症。

Apstein 医师还指出,GIK 疗法在研究中被忽视的一个原因是,该疗法是如此廉价,不像那些药品公司乐于提供基金研究的、新的、有时是非常昂贵的溶栓药物。他还说,GIK 疗法不是高科技

产品、廉价而且无法申请专利,这就是它得不到研究的原因。因此,与溶栓疗法相比,GIK 也很难得到进一步的推广。

4. 抗炎药 急性心肌梗死应用糖皮质激素是基于试验研究发现,糖皮质激素和布洛芬能减轻损伤的炎症反应和减少梗死范围。但在另一方面,由于愈合不良可导致瘢痕变薄、梗死区伸展和左心室功能下降,这已在动物实验中得到证实。所有这些资料,结合临床上发现用糖皮质激素后并发症增多,提示在梗死急性期应避免使用糖皮质激素。其次,在伴有急性心包炎的患者中吲哚美辛(消炎痛)能迅速缓解症状,但是必须少量应用,并于症状缓解后停药。这主要是由于试验研究表明吲哚美辛可干扰心肌结缔组织的形成,另外,用吲哚美辛与心脏破裂可能有一定的联系。

(七)非 ST 段抬高性 AMI 的药物治疗

1. 危险性分层 非 ST 段抬高的 AMI 多表现为非 Q 波性 AMI,与 ST 段抬高的 AMI 相比,梗死相关血管完全闭塞的发生率较低(20%～40%),但多支病变和陈旧性心梗发生率比 ST 段抬高者多见。在临床病史方面两者比较,糖尿病、高血压、心力衰竭和外周血管疾病在非 ST 段抬高的 AMI 患者中更常见。对非 ST 段抬高的 AMI 进行危险性分层的主要目的是为临床医师迅速做出治疗决策提供依据。

(1)低危险组:无合并症、血流动力学稳定,不伴有反复缺血发作。

(2)中危险组:伴有持续性胸痛或反复发作心绞痛。①不伴有心电图改变或 ST 段压低≤1 mm;②ST 段压低>1 mm。

(3)高危险组:并发心源性休克、急性肺水肿或持续性低血压。

2. 药物治疗 临床资料显示,约一半的 AMI 患者有心肌坏死酶学证据,但心电图上表现为 ST 段压低而非抬高。患者的最初药物治疗除了避免大剂量溶栓治疗外,其他治疗与 ST 段抬高的患者相同。

目前临床使用的血小板糖蛋白Ⅱb/Ⅲa受体拮抗药有以下 3 种:阿昔单抗(abciximab)、依替非巴肽(epiifibatide)、替罗非班(tiroflban)。临床研究显示,以上 3 种药物的静脉制剂对接受介入治疗的 ACS 患者均有肯定的疗效,在非介入治疗的 ACS 患者中疗效不肯定。

临床试验研究显示,在非 ST 段抬高的 ACS 患者中使用低分子量肝素,在降低心脏事件方面优于或等于静脉滴注肝素的疗效。

(孟庆义 张 薇 田国祥)

参 考 文 献

1 沈青山,刘永胜,朱 锐,等. 氟伐他汀干预治疗对不稳定型心绞痛患者介入治疗后炎症因子影响的研究. 中华心血管病杂志,2005, 33 (4):320—322

2 Amin A. Improving the management of patients after myocardial infarction, from admission to discharge. Clinical Therapeutics, 2006, 28(10): 1509—1539

3 Ballard VL, Edelberg JM. Harnessing hormonal signaling for cardioprotection. Sci Aging Knowledge Environ, 2005, 2005 (51):re6

4 Savoye C, Equine O, Tricot O, et al. Left ventricular remodeling after anterior wall acute myocardial infarction in modern clinical practice (from the remodelage ventriculaire, REVE Study Group). The American Journal of Cardiology, 2006, 98(9): 1144—1149

5 Doubeni C, Bigelow C, Lessard D, et al. Trends and outcomes associated with angiotensin-converting en-zyme inhibitors. The American Journal of Medicine, 2006, 119(7): 616. e9— 616. e16

6 Dieterich HA, Wendt C, Saborowski F. Cardioprotection by aldosterone receptor antagonism in heart failure. Part I. The role of aldosterone in heart failure. Fiziol Cheloveka, 2005, 31 (6):97—105

7 Ravipati G, Aronow WS, Ahn C, et al. Incidence of new stroke or new myocardial infarction or death in patients with severe carotid arterial disease treated with and without statins. The American Journal of Cardiology, 2006, 98(9): 1170—1171

8 Dagenais GR, Pogue J, Teo K, et al. Impact of ramipril on the circadian periodicity of acute myocardial infarction. The American Journal of Cardiology, 2006, 98(6): 758—760

9 Luca GD, Suryapranata H, Ottervanger JP, et al.

Impact of statin therapy at discharge on 1-year mortality in patients with ST-segment elevation myocardial infarction treated with primary angioplasty. Atherosclerosis, 2006, 189(1): 186－192

10 Kingsland J. Statins for all. The New Scientist, 2006, 192(2572):46－49

11 Hwang J, Hodis HN, Tzung K. *et al*. Role of annexin II in estrogen－induced macrophage matrix metalloproteinase-9 activity: The modulating effect of statins. Atherosclerosis, 2006, 189(1): 76－82

12 Ray KR, Cannon CP, Ganz P. Beyond lipid lowering: what have we learned about the Benefits of statins from the acute coronary syndromes trials? The American Journal of Cardiology, 2006, 98(11): S18－S25

13 Howard KE. Women and Heart Disease. JAMA, 2006, 295(12):1454

14 Carlhed R, Bojestig M, Wallentin L, *et al*. Improved adherence to Swedish national guidelines for acute myocardial infarction: The Quality Improvement in Coronary Care (QUICC) study. American Heart Journal, 2006, 152(6): 1175－1181

三、抗凝和抗血小板治疗

早在20世纪60年代末期，人们就发现了阿司匹林有抗血小板功能，从而预测它能防止心肌梗死的冠状动脉内血栓形成。但在20世纪70年代，阿司匹林的抗血栓作用并未受到重视，这主要是由于当时冠状动脉血栓形成是心肌梗死的主要发病机制的论点还存在争议，以及抗血小板药（包括阿司匹林）在冠状动脉疾患中的二级预防作用并不像人们所期望的那样好。到了80年代以后，抗血小板药和其他抗凝药物再度受到重视，究其原因是人们充分认识到血小板及血栓形成在冠状动脉疾患发病过程中起重要作用。

（一）止血及凝血机制

止血及血栓形成机制可分为3个阶段：血小板黏附、血小板聚集和释放、凝血及血块退缩。血管内皮细胞损伤（包括动脉粥样硬化斑块破裂）和血管内皮功能减退是引起血小板激活的第一步。以上情况使内皮下胶原组织暴露，血小板通过其细胞膜糖蛋白受体和胶原组织相结合，称之为血小板黏附。血小板黏附后，在一些刺激因素作用下可进一步使血小板激活。这些刺激因素包括胶原、凝血烷 A_2（TXA_2）、二磷腺苷（ADP）、凝血酶、肾上腺素。

上述刺激因素使血小板内钙离子浓度增加，使血小板激活，引起血小板内肌球蛋白和肌动蛋白的收缩，导致血小板的变形和释放。血小板变形可使其糖蛋白上原来被遮盖的Ⅱb/Ⅲa受体暴露，可与凝血因子Ⅰ相结合。由于1个分子的凝血因子Ⅰ可与多个血小板相结合，而1个血小板也可与多个凝血因子Ⅰ相结合，从而使血小板通过凝血因子Ⅰ"桥联"作用黏聚成团，称之血小板聚集。

血小板激活可成为血栓形成的核心。血小板激活也促进了凝血系统。无论是内源性凝血系统或外源性凝血系统，其最后共同途径是凝血酶被激活，激活的凝血酶使凝血因子Ⅰ转变为纤维蛋白单体，从而使血液凝固和血栓形成得以完成。

（二）抗血小板药物

抗血小板药物可以抑制血小板黏附及聚集，从而达到防止血栓形成的目的。抑制黏附是通过改变血小板膜、血小板黏附的血浆辅助因子、内皮下或动脉粥样硬化斑块中的黏附糖蛋白而实现的。抑制血小板聚集则是通过改变可以诱导其激活的激动物质、信息传递系统、GPⅡb/Ⅲa受体或血小板聚集的血浆辅助因子等而实现的。若干抗血小板药物目前已广泛应用于临床，有些则正在研究之中。现根据其药理作用分述如下：

1. 花生四烯酸（AA）代谢途径抑制药 血小板环氧化酶抑制药——阿司匹林（aspirin）是研究最多、临床上应用最广泛的血小板抑制药，它可乙酰化环氧化酶，从而抑制血栓素 TXA_2 的生成。阿司匹林通过乙酰化作用，可使前列腺素 G/H 合酶失活，此酶可催化前列腺素合成的第一步，即由 AA 转变为 PGH_2。前列腺素 G/H 合酶有两个同工酶，第1型在大多数组织及血小板中表达，与 PGI_2 及 TXA_2 的合成有关。阿司匹林对血小板前列腺素 G/H 合酶1的多肽链上529位点上丝氨酸残基上的羟基进行选择性乙酰化，导致其环氧化酶活性的不可逆丧失，结果由 AA 向前列腺素 G_2 的转化减少，最终 PGH_2 及 TXA_2 减少，因这两种物质均由 PGG_2 合成。前列腺素 G/H 合酶的第二个同工酶——第2型与第1型共有约62%的氨基酸，仅在生长因子及炎性介质引起细胞激活后表达,阿司匹林乙酰化第 2 型前列腺素 G/H 合酶,可使 AA 转变为 1S—hydroxyeicosa-tetraenoic acid 以代替 PGG_2。

TXA_2 是作用强大的血小板聚集及血管收缩物质,可直接激活血小板,并可增强其他血小板激活物的作用,但 TXA_2 并非诱导血小板聚集所必不可少的物质,故阿司匹林为一作用较弱的相对性抗血小板制剂。TXA_2 的血管收缩作用在血管闭塞中起着一定作用,因而阿司匹林抑制 TXA_2 的作用也有助于改善这类疾病。阿司匹林抑制 TXA_2 的作用也可部分地抑制由 ADP、胶原或凝血酶诱导的血小板聚集。阿司匹林不能抑制表层血小板黏附于内皮下层及释放颗粒物质,故血小板促生长因子及其他致有丝分裂物质对平滑肌细胞增生的作用仍可发生。

血小板对阿司匹林极为敏感,一次口服 100mg 可使血清中 TXB_2(TXA_2 的水解产物)浓度在 1h 内降低 98%,每日只需 30mg 即可有效地消除 TXA_2 的生成。但由于阿司匹林既可抑制血小板生成 TXA_2,又可抑制内皮细胞生成的对血小板聚集有强大抑制作用的 PGI2,因而使其抗血栓作用受到了限制,阿司匹林对血小板作用是永久性的,血小板不能合成新的环氧化酶,故阿司匹林的作用的寿限相同,一般约为 10d,而其他组织则可从阿司匹林的抑制作用中迅速恢复,合成新的环氧化酶,如内皮细胞在应用阿司匹林数小时后其合成 PGI2 的能力即可恢复。根据近年来对阿司匹林药理学研究及大量临床试验的结果,目前主张每日应用 75~100mg,临床研究表明,这一剂量既可对有发生心脑血管血栓形成的高危患者起到预防作用,又可防止 1/5~2/3 所有重要心血管事件的发生。如病情较紧急,可首次给予 200~300mg 的负荷剂量,继之每日用 75~100mg,临床研究表明这一剂量与较大剂量同样有效,且更为安全。近 10 余年来的临床研究表明,作为一种重要的抗血小板药物,阿司匹林对冠心病引起的有关病症,如不稳定性心绞痛及心肌梗死以及一过性脑缺血的二级预防;对健康人、慢性稳定性心绞痛和糖尿病的一级预防;以及预防 PTCA 及支架放置的急性闭塞和预防 CABG 移植血管的早期闭塞均有较好疗效。

2. 凝血酶抑制药

(1)肝素(heparin) 肝素是治疗血栓栓塞性疾病最有效的抗凝剂,其抗凝作用主要是通过与血浆中的抗凝血酶Ⅲ结合形成复合物,加强对凝血酶的抑制作用,对一些激活的凝血因子如Ⅹa,以及Ⅺa、Ⅻa、ⅩⅢa 均有抑制作用,并能防止凝血酶介导的Ⅴ、Ⅷ因子的激活,因而可阻滞凝血酶诱发的凝血作用的反馈性增强。肝素—抗凝血酶Ⅲ复合物抑制Ⅹa 因子最敏感,其作用远远超过对凝血酶的抑制,其最初的作用靶点是Ⅹa 因子而非凝血酶,即可阻断凝血酶形成的早期阶段。小量的Ⅹa 因子能生成多量凝血酶,抑制 1U 的Ⅹa 因子能防止 50U 凝血酶的生成,中和 1U 凝血酶要比中和 1U Ⅹa 因子所需肝素量多 70 倍,因而较小剂量的肝素即可使血栓形成的初级阶段受到抑制,如凝血酶已形成,则需要较大剂量的肝素方能抑制血栓形成,从而为临床上应用小剂量肝素防治血栓形成提供了理论依据。

肝素是作用强大的抗凝剂,其主要作用是抑制凝血酶,一般不将肝素列入抗血小板制剂,但由于凝血酶是一种作用强大的血小板激活物,因而也可以认为肝素是一种抗血小板制剂。尤其是在有过多凝血酶生成的病理情况下,最突出的例子是弥漫性血管内凝血(DIC)。此时有大量凝血酶生成,导致血小板减少,肝素治疗可逆转血小板减少。在动脉疾患时,凝血酶在激活血小板方面也起着重要作用。因此,肝素的抗血小板作用使其在临床上可有效地应用于治疗不稳定型心绞痛、AMI,预防心肌梗死及 PTCA 后的血栓形成。而且,肝素联用阿司匹林更有效(图 19-8)。

肝素的副作用及缺点使其应用受到一定的限制。肝素是辅助因子依赖性的,有多个抑制部位,除抑制凝血酶及Ⅹa 因子外,还抑制其他凝血因子及酶,也抑制血小板功能,需要实验室密切监测。副作用多,有出血、过敏反应、血小板减少、骨质疏松、皮肤坏死、秃发、醛固酮减少等。剂量反应难以预测,应用一定量的肝素,可出现极不相同的抗凝作用;其危险/效益比例较窄,若患者应用小于治疗量的肝素,易出现复发的危险,而剂量大有出血的危险。

低分子量肝素是普通肝素的降解产物,与普通肝素相比,它有很多优点:可很大程度上抑制凝血因子Ⅹa,从而减少了新血栓的形成,很少与蛋

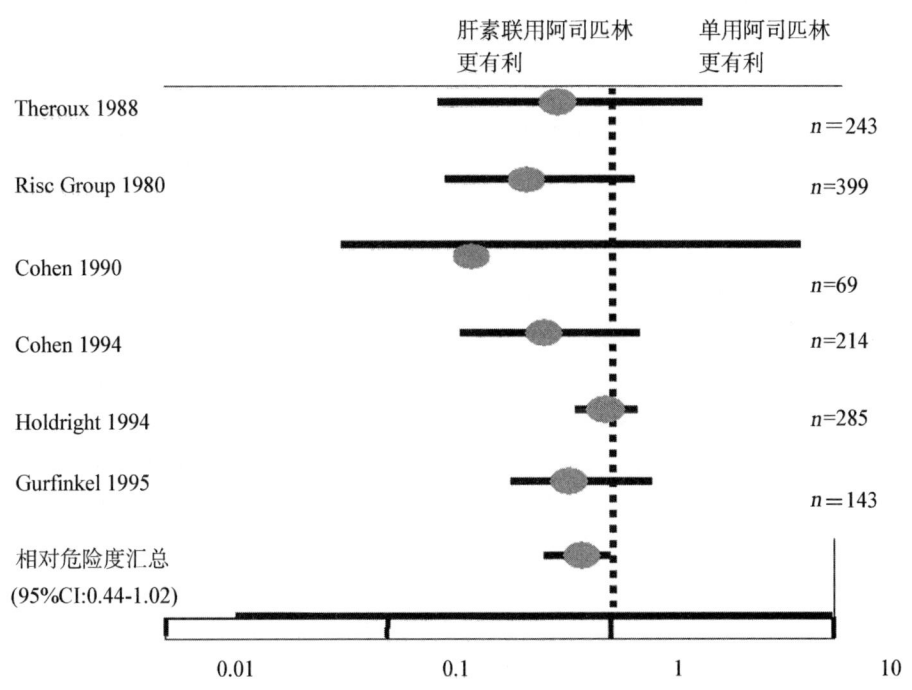

肝素联用阿司匹林
更有利

单用阿司匹林
更有利

Theroux 1988 $n=243$

Risc Group 1980 $n=399$

Cohen 1990 $n=69$

Cohen 1994 $n=214$

Holdright 1994 $n=285$

Gurfinkel 1995 $n=143$

相对危险度汇总
(95%CI:0.44-1.02)

0.01   0.1   1   10

图 19-8 肝素与阿司匹林联用治疗 ACS 汇总分析

白结合,很少激活血小板,引起血小板减少的发生率低,以及无需监测 APTT 等。

(2)水蛭素(hirudin) 水蛭素是从医用水蛭(hirudo medicinalis)的唾液分泌物中分离出的一组小的蛋白质,近年来已用 DNA 重组技术合成。水蛭素对凝血酶有特殊的亲和力和特异性,是已知作用最强大、最特异的凝血酶抑制剂,可防止凝血酶诱导的血小板聚集。但对其他激动因子引起的血小板聚集无拮抗作用。与肝素不同,水蛭素无需与抗凝血酶Ⅲ形成复合物即可抑制凝血酶,因而它能更有效地抑制凝血酶结合于纤维蛋白。水蛭素还可防止凝血因子Ⅴ、Ⅷ、ⅩⅢ的激活。

现已制备出数种水蛭素衍生物,主要为 α 拟肽类同类物(hirulog),其药理作用与水蛭素相似。水蛭素及 Hirulog 在不稳定心绞痛的治疗、PTCA 后突然闭塞及再狭窄的预防、在矫形外科大手术时抗深静脉血栓形成的预防,以及在溶栓疗法的辅助治疗中,均可作为肝素的替代物应用。

水蛭素类药物与肝素相比,其优点是可抑制凝血酶结合至血凝块或细胞外基质,而这些对肝素则相对有抗性;无需抗凝血酶Ⅲ作为辅助因子;激活的血小板释放血小板第 4 因子及其他物质可

中和肝素,但对水蛭素无抑制作用。初步临床试验表明,水蛭素及 Hirulog 比肝素更为有效,且临床效果可预测,出血并发症少。

重组水蛭素有更强的药理作用和更少的不良反应。Lepirudin 是重组水蛭素中最重要的和最常用的药物。重组水蛭素通过抑制凝血酶诱导的血小板激活,具有明确的抑制血小板聚集的作用。重组水蛭素抑制凝血酶上凝血因子Ⅰ的结合位点,使凝血因子Ⅰ不能和凝血酶结合,从而直接抑制凝血过程。其作用不需要抗凝血酶Ⅲ和其他辅因子协助。

3. 选择性 ADP 抑制剂 噻氯匹定(ticlopidine)是一种选择性 ADP 抑制剂,有 3 种机制可抑制血小板激活:减少 ADP 诱导的血小板聚集,减少血小板释放 5-HT,以及干扰血小板膜 GPⅡb/Ⅲa 受体,因而具有抑制血小板聚集作用。噻氯匹定与氯吡格雷(clopidogrel)均为 thienopyridine 的衍生物,系一种生物前体(bioprecursors),因其在体外无活性,体内是作用强大的抗血小板聚集物,通过特异地阻滞由 ADP 途径激活血小板 GPⅡb/Ⅲa 受体而起作用。由于这两种药物在化学上相关,其作用机制也相似,由 ADP 启动

的纤维蛋白原结合至 GP Ⅱ b/Ⅲ a 复合物上的作用受到极大的抑制。在动物模型中氯吡格雷抑制 ADP 诱导的血小板聚集作用约为噻氯匹定的 40～100 倍，但在人类对血小板的作用约为噻氯匹定的 6 倍。

噻氯匹定最严重的副作用是可引起骨髓抑制（中性粒细胞减少、全血细胞减少），其发生率为 2.4%，可导致严重感染，其他副作用有腹泻、总胆固醇增高等。氯吡格雷的不良反应主要是大型临床试验 CAPRIE 中的评价结果。该研究中氯吡格雷的总体耐受性与乙酰水杨酸（ASA）相当，与患者的年龄、性别、种族无关，严重出血发生率为 1.4%，骨髓抑制较罕见，胃肠道不良事件发生率均明显低于阿司匹林。但氯吡格雷治疗的患者腹泻多，皮疹及皮肤瘙痒多见。

4. 增加血小板 c-AMP 水平的制剂

（1）双嘧达莫　双嘧达莫（dipyridamole）与阿司匹林合用曾广泛用以抑制血小板功能。但近年来的研究表明，两药合用在血栓性疾病中的疗效并未超过单用阿司匹林。双嘧达莫作用机制尚未阐明，可能通过 3 种机制增加血小板 c-AMP 水平，从而抑制血小板聚集：①抑制磷酸二酯酶，阻止 c-AMP 降解；②增加血管内皮细胞 PGI2 的生成，通过其介导的对血小板膜的作用，激活腺苷酸环化酶；③增加血浆腺苷的水平。单用双嘧达莫对血小板功能似无明显作用，但目前临床上在预防人工心脏瓣膜置换术或 CABG 后移植血管的血栓栓塞病变中仍联合应用阿司匹林、双嘧达莫及其他药物。

（2）PGI$_2$ 及 PGE$_1$　PGI$_2$ 及 PGE$_1$ 两药均可刺激腺苷酸环化酶，增加血小板 c-AMP，是作用强大的血小板聚集抑制药及血管扩张药。PGI$_2$ 性质不稳定（在中性 pH 值时），并有引起显著低血压的倾向，因而其临床应用受到限制。作用时间短，药理作用在 30min 后消失。静滴 PGI$_2$ 可强烈地阻止血小板与人工表面的相互作用，在体外循环时可保持血小板数目和功能。PGI$_2$ 对缺血性心脏病及周围血管病的作用不肯定。

5. 血小板膜糖蛋白 Ⅱ b/Ⅲ a 受体拮抗药　血小板在各种刺激因素的刺激下，其糖蛋白 Ⅱ b 和 Ⅲ a 结合成 Ⅱ b/Ⅲ a 受体，并在细胞膜上表达。纤维蛋白原、vW 因子、纤维粘连蛋白和 Vitronectin

通过精氨酸、甘氨酸、门冬氨酸（RGD）系列连接到血小板 GP Ⅱ b/Ⅲ a 受体上。所有激活剂激活血小板的最终生物途径是粘连蛋白与 GP Ⅱ b/Ⅲ a 受体结合将相邻血小板连接成一个整体。故抑制血小板聚集最有效途径是直接抑制 GP Ⅱ b/Ⅲ a 受体，其作用强于阿司匹林、氯吡格雷和噻氯匹定。1983 年首次发现 GP Ⅱ b/Ⅲ a 受体拮抗药（小鼠单克隆抗体 10E5），可完全阻滞由凝血酶和去甲肾上腺素诱导的血小板聚集。去掉小鼠抗体 7E3（与 10E5 相似的抗体）Fc 段将其 Fab 段与人免疫球蛋白常区重组，形成嵌合体 C7E3，称为 Abciximab。以后又研制出多肽类及其他合成的血小板 GP Ⅱ b/Ⅲ a 受体拮抗药，及非抗体类血小板 GP Ⅱ b/Ⅲ a 受体拮抗药，模拟纤维蛋白原上 RGD 序列来抑制血小板。

目前临床上静脉应用的药物包括单克隆抗体 Abciximab、肽类药 Eptifibatide 和非肽类药 Tirofiban、Lamifiban。口服应用的药物包括 Xemilofiban、Sibrafiban、Orbofiban 等，大规模临床试验已证实上述药物可明显改善患者的临床预后。

如限制合用肝素的用量（低剂量、经体重校正剂量），早期拔除鞘管（2～6h），应用血小板 GP Ⅱ b/Ⅲ a 受体拮抗药的出血并发症并不增加，危及生命的出血也不增加。与 Abciximab 合用，术中肝素 70μg/kg 静脉推注，总量＜7 000U，使 ACT ＞200s，安全有效。Eptifibatide、Tirofiban 与肝素合用的合适剂量不详，100μg/min、ACT＞300s 效果可能较好。术后应用肝素无太多的好处。与溶栓剂合用脑出血发生率增高很可能是由于溶栓剂所致，其发生率尚需要大规模临床试验确定。全量 GP Ⅱ b/Ⅲ a 受体拮抗药与低剂量溶栓剂和低剂量肝素联合应用与现行方案相比，有望减少脑出血的发生率。如出血危及生命时需要停止用药，应用 Abciximab 者还需输注新鲜血小板，使 Abciximab 在血小板间重新分布。治疗过程中如需行急诊 CABG 术，Eptifibatide、Tirofiban、Lamifiban 并不增加出血的发生率，而应用 Abciximab 者手术前需要输注血小板。

血小板减少是这类药物较少见的并发症，但较严重，Abciximab 的发生率高于其他 3 种药物，其机制不明。故从用药 24h 开始即需要检血小板计数。

（三）非Q波性心肌梗死抗凝治疗

非Q波性心肌梗死冠状动脉造影所见与不稳定性心绞痛相似，这提示粥样硬化斑块的破溃是两者发病机制中的共同点。在非Q波性心肌梗死中，心电图示ST段抬高，血清CK峰值前移和冠状动脉造影所见到的梗死相关动脉的高开放率，均提示其病理机制是冠状动脉闭塞后伴早期再灌注。其次，再灌注发生的组织学特征是心肌收缩带坏死，这种现象在非Q波心肌梗死中也较Q波性心肌梗死更为常见。再灌注发生的原因可能是由于冠状动脉痉挛的解除和血栓的自发性溶解。另外，当冠状动脉梗死持续存在时，良好的侧支循环也限制梗死范围和防止Q波性心肌梗死的发生。

因此，非Q波性心肌梗死和不稳定性心绞痛一样，都有很高的再梗死率和猝死率，进行抗血栓治疗将是有益的，治疗方案基本同不稳定性心绞痛。

重组水蛭素通过抗血小板、抗凝作用可抑制血小板聚集和血栓形成，保持冠状动脉的通畅和血液的供应。在"测定缺血综合征战略组织"Ⅰ研究中，将没有ST段抬高的急性冠状动脉综合征病人分为肝素组和Lepirudin组。肝素应用剂量为5 000U 1次静脉推注，再继以15U/(kg·h)的剂量持续静脉滴注72h。Lepirudin应用剂量为0.4mg/kg 1次静脉推注，再继以0.15 mg/(kg·h)的剂量持续静脉滴注72h。结果7d后肝素组死亡和心肌梗死发生率为4.9%，Lepirudin组为2.6%($P=0.07$)；35d后肝素组死亡和心肌梗死发生率为8.6%，Lepirudin组为6.1%（$P=0.15$）；7d后Lepirudin组死亡、心肌梗死和顽固性心绞痛发生率低于肝素组（$P=0.047$）。

缺血综合征战略组织Ⅱ研究是一个随机、双盲的试验，试验人数远超过测定缺血综合征战略组织Ⅰ研究。5 058例病人为肝素组，5 083例病人为Lepirudin组。用药剂量同测定缺血综合征战略组织Ⅰ研究相同。7d后肝素组死亡和心肌梗死发生率为4.2%，Lepirudin组为3.6%（$P=0.077$）；35d后肝素组死亡和心肌梗死发生率为7.7%，Lepirudin组为6.8%（$P=0.06$）；7d后肝素组需冠状动脉内介入治疗、冠状动脉搭桥、主动

脉内球囊反搏的发生率为8.1%；Lepirudin组为6.8%（$P=0.016$）。

将测定缺血综合征战略组织Ⅰ研究和测定缺血综合征战略组织Ⅱ研究进行荟萃分析，7d后肝素组死亡和心肌梗死发生率为4.3%，Lepirudin组为3.5%（$P=0.039$）；35d后肝素组死亡和心肌梗死发生率为7.7%，Lepirudin组为6.7%（$P=0.04$）；7d后肝素组需冠状动脉内介入治疗、冠状动脉搭桥、主动脉内球囊反搏的发生率为8.2%；Lepirudin组为6.8%（$P=0.009$）。以上研究结果均表明在治疗急性冠状动脉综合征时，Lepirudin的作用略优于肝素。作为一种兼有抗血小板和抗凝作用的药物，重组水蛭素在急性心肌梗死的治疗中有着广泛的前景。

在急性心肌梗死时，重组水蛭素可与溶栓药物、阿司匹林等合并应用。在水蛭素改善溶栓治疗研究Ⅳ中，重组水蛭素在早期恢复和维持病变冠状动脉通畅中，与肝素疗效相近。在水蛭素改善溶栓治疗研究Ⅳ中，Lepirudin应用剂量为0.5mg/kg，2/d。结果90min后Lepirudin组和肝素组ST段抬高完全恢复正常发生率分别为28%和22%（$P=0.05$），180min后Lepirudin组和肝素组ST段抬高完全恢复正常发生率分别为52%和48%（$P=0.18$）。

（四）Q波性心肌梗死的抗凝治疗

在Q波性心肌梗死中，粥样硬化斑块的破溃可导致冠状动脉永久固定性的栓塞，而冠状动脉造影却发现梗死相关动脉往往只有轻到中度的狭窄，这说明斑块破溃伴血栓形成是冠状动脉急性梗阻的主要发病机制，相比之下冠状动脉狭窄的严重程度显得并不十分重要。其次一些血液因素的改变在心肌梗死的发生过程中也有一定的意义，例如，凝血系统活性和血小板聚集能力的升高，纤维蛋白原浓度和凝血因子Ⅶ活性的增加，以及纤溶系统活性降低等。

1. 抗血小板药的应用　在抗血小板药治疗心肌梗死方面，ISIS-2结果表明，在心肌梗死的急性期应当使用抗血小板药。其中有＞17 000疑似急性心肌梗死的患者参加此试验，并被随机分为阿司匹林组（160mg/d）、链激酶静脉溶栓治疗组、两者合用组和安慰剂组。5周末，治疗组心血管病死亡率显著降低，其中，阿司匹林组降低了

23%,链激酶组为25%,合用组为42%。由于本组中有部分病例可发生自发性的或者其他因素所致的冠状动脉再通,所以,阿司匹林降低急性心肌梗死的病死率很可能是由于它减少了早期再梗死的发生。事实上,本研究中阿司匹林也确实减少了非致命性再梗死的发生(50%)。另外,还必须考虑到实验设计中没有要求所有参试者必须是用心电图证实的心肌梗死,所以,有些参试者可能是不稳定型心绞痛患者,而阿司匹林在不稳定型心绞痛治疗中的应用已被证明是有益的。

抗血小板协作组(The Antiplatelet Trialists Collaboration)荟萃分析表明,抗血小板治疗能降低心肌梗死后患者25%的再梗死率和死亡率。试验建议阿司匹林用量75～325mg/d。低剂量的阿司匹林有效而副作用更小。

2. 抗凝疗法的应用 最近一项分析表明,对可疑心肌梗死病人在应用阿司匹林的情况下,应用肝素仅能减少6%的死亡率,极少有数据证明在应用阿司匹林、β受体阻滞药、硝酸酯类和ACEI的情况下应用肝素有额外的益处。非选择性溶栓药物治疗合用肝素效果也是模棱两可,且皮下和静脉应用肝素疗效相似。血管造影试验显示,使用t-PA时肝素能增加梗死血管的再通,但从总的临床结果来看,目前肝素只推荐用于接受选择性溶栓药物(t-PA)的病人。1999年ACC/AHA指南中急性心肌梗死的处理推荐应用低剂量肝素,推荐剂量为60U/kg,而后每小时静脉滴注12U/kg。APPT在50～70s被认为是合适的,出血率增加与缺血性心脏病(ICH)强化肝素治疗使APTTs延长(>70s)有关。大面积前壁梗死或室内附壁血栓、严重左心室功能不全、房颤和曾有过栓塞史近期卒中的发生率增高的病人,这些病人肝素应用的时间应延长,某些病人可选用华法林。

低分子量肝素已经在大量的非ST段抬高性急性冠状动脉综合征的患者身上进行了研究,但只是最近才开始试其与溶栓剂合用。先前进行的一些临床研究证实,达特肝素(dalteparin)较普通肝素更能减少反复发作的缺血及室壁血栓形成的危险,当然,它也增加了出血并发症的发生率。最近进行的3项血管造影试验证实,依诺肝素(enoxaparin)与达特肝素能够在一定程度上减少

再梗死及(或)延缓梗死血管的开放。在一项评估新溶栓疗法安全性及疗效的试验(ASSENT-3 trial)中,首次对低分子量肝素进行了大规模的研究。将依诺肝素(首次静推30mg,随后每12h给药1mg/kg)与溶栓药Tenecteplase合用7d,同普通肝素比较,前者可减少院内再梗死非院内顽固性缺血的发生;而颅内出血的发生率并无增加,非脑源性出血的发生率仅轻度增加;依诺肝素的30d死亡率也较低。然而,在ASSENT-3附加试验(ASSENT-3 PLUS trial)中,于院前给予同样剂量的依诺肝素,其颅内出血的发生率较普通肝素明显增加,所增加的部分都集中在75岁以上的患者。在推荐依诺肝素(或其他低分子量肝素)与溶栓剂联合用药的方案之前,必须进行大规模的试验。

在阿司匹林广泛应用于心肌梗死患者前,有临床试验表明口服抗凝药能有效降低心肌梗死后患者的再梗死率和死亡率。这些试验入选的患者是心肌梗死后至少2周的患者。AFTER试验比较了急性心肌梗死后口服阿司匹林和传统的早期口服抗凝药疗效。结果表明,传统的抗凝药和阿司匹林相比,无明显的优势。但口服抗凝药对以下一些患者益处更大:大面积的前壁心肌梗死、房颤或者超声心动图显示左心室血栓形成者。口服阿司匹林加上小剂量或低浓度的抗凝药与单独口服阿司匹林相比,不能更好地预防新的缺血事件。口服阿司匹林加上中等或高浓度的抗凝药(INR>2.0)与单独口服阿司匹林相比,可以更好地减少再灌注后心肌梗死的再梗死率。最近的两项对心肌梗死后患者的研究表明(ASPECT-2,病例数=993和WARIS-2,病例数=3 640),联合使用口服抗凝药和阿司匹林可减少心肌梗死后死亡率、再梗死率和卒中率。但是这会显著地增加非致死性出血的发生率。目前还没有指南规定急性心肌梗死后患者必须联合使用口服抗凝药和阿司匹林。只有在患者不能耐受阿司匹林时才考虑口服抗凝药。

血管造影方面的试验表明,GP Ⅱb/Ⅲa抑制剂与半量的溶栓剂及减量的肝素合用,与单用全剂量的溶栓剂相比较,可产生相同的或稍高一些的TIMI-3级血流量,并能够更完全地缓解ST段的抬高。这说明这种方法可改善组织的再灌注。

关于这种联合用药法在临床方面的效果及安全性,有两项大型的试验进行了研究。结果表明30d死亡率及颅内出血发生率没有减少,而院内再梗死的发生率降低;然而,非脑源性出血并发症(主要为自发性)的发生率却增加,特别是在年龄较大的患者。因此,不主张使用这种减量的溶栓药加阿昔单抗(或其他血小板糖蛋白Ⅱb/Ⅲa抑制药)的方法。至于这种方法对于某些特殊亚群的患者(如那些危险性较高或可能实施经皮冠状动脉介入疗法的患者)的疗效尚需要进一步证实。

另外,目前已明确抗凝疗法可减少心肌梗死后肺和全身栓塞的发生,并降低急性前壁心肌梗死左心室附壁血栓的发生率。因此,在急性心肌梗死中,用阿司匹林和短期抗凝治疗都可降低其死亡率和再梗死发生率。

(五)经皮冠状动脉介入治疗后抗凝治疗

经皮冠状动脉介入技术(PCI)包括PTCA、冠状动脉支架置入术和粥样斑块销蚀技术(即斑块旋切、血栓旋切和激光)。目前大部分PCI涉及到PTCA、冠状动脉支架置入术。经皮冠状动脉介入治疗自1977年问世发展到至今,仍有2%~8%病例在24h内发生再闭塞,术后再狭窄的发生率亦高达30%~40%,这些过程均与血小板的激活有关。冠状动脉内介入治疗后血管并发症包括急性期(血管弹性回缩、斑块撕脱)、亚急性期(血栓形成)、中晚期(再狭窄)并发症。PTCA可使冠状动脉内动脉粥样硬化斑块碎裂,内皮剥蚀,引起血小板聚集和血栓形成,其规模和冠状动脉壁损伤的程度有关,重者可致急性闭塞。

1. **急性闭塞** 冠状动脉成形术的动物实验研究也表明,当动脉壁轻度损伤时,可伴有血管内皮的剥脱和内膜下血小板的沉积;当动脉壁损伤严重以及出现夹层时,可直接暴露血管中层和胶原纤维,此时除非是全身肝素化,否则将迅速形成血栓。冠状动脉成形术后血管发生急性闭塞的机制是:①血管内层和中层之间形成夹层,破裂后形成大的卷曲内膜瓣,可堵塞血管;②扩张术后残存狭窄,在动脉壁损伤时,可激活血小板和凝血系统,最后导致血栓形成;③血管痉挛或者过度收缩血管节段的松弛;④内膜下斑块出血,尤其是在溶栓治疗后。

2. **急性闭塞的预防** 在冠状动脉成形术后

血管急性闭塞的预防方面,近来的研究已表明,应用抗血小板药如阿司匹林、阿司匹林加氯吡格雷以及噻氯匹定,均可显著降低急性血管闭塞和围手术期Q波性心肌梗死的发生率。在用肝素预防术后急性血管闭塞方面,目前尚无大规模随机试验研究的资料,但从不稳定型心绞痛非对照性研究抽取的资料来分析,提示肝素能减少冠状动脉成形术后的急性血管闭塞;再者,实验研究也支持足量的肝素可防止血栓形成。

预防PTCA后急性闭塞的方案是:术前1d开始应用阿司匹林,术前联合应用阿司匹林和氯吡格雷。此外,所有患者于PTCA开始前均应注射肝素100U/kg一剂,并继续静滴[151U/(kg·h)],持续数小时。肝素应用的长短,取决于手术完毕时是否有血栓或巨大血管壁夹层血肿。

对PCI中预防性应用血小板GPⅡb/Ⅲa受体拮抗药已进行了广泛研究。已进行的EPIC、EPILOG、EPISTENT、CAPTRUE、RAPPORT、IMPACT2、RESTORE 7个临床试验对>15 000例患者进行了研究。首先进行的试验是EPIC,应用的药物是Abciximab,在高危血管成形术患者中应用Abciximab可使30d的主要缺血事件减少35%,这种益处可持续3年。EPILOG、EPISTENT两个研究的结果也表明Abciximab可使行冠状动脉介入治疗患者30d的联合终点(死亡、MI、再次血管重建术)绝对值下降4.5%~6.5%,这种益处与介入治疗种类无关。CAPTURE研究发现顽固性不稳定型心绞痛患者在介入治疗前应用Abciximab不仅可使30d的联合终点下降4.6%~5.4%,而且可使术前MI的发生率由2.1%下降至0.6%。急性心肌梗死(AMI)患者行直接PCI前应用Abciximab也可使30d的联合终点显著下降(RAPPORT研究)。Tirofiban、Lamifiban也可使冠心病介入治疗围手术期的缺血事件减少,以24~48h内效果明显,但临床疗效不如Abciximab,且30d时的临床益处明显下降。

重组水蛭素对降低亚急性期血栓形成,从而维持血管通畅有效。一个多中心研究比较Lepirudin和肝素在冠状动脉内介入治疗时的作用。61例不稳定型心绞痛病人在冠状动脉内介入治疗时分别使用lepirudin和肝素。结果Lepirudin

组肌钙蛋白 T 水平明显下降。另一研究观察到另一重组水蛭素制剂 Desirudin[40mg 1 次静脉注射，再用 0.2 mg/（kg·h）的剂量静脉滴注 24h，再继以 40mg，bid，×3d]比肝素组使早期血管事件发生率更加降低。

3. 再狭窄　再狭窄是冠状动脉成形术后的主要并发症，发生率为 25％～30％。尽管它的定义各家不一，但其解剖学改变和临床表现正在逐步被阐明。其中，易于发生再狭窄的主要危险因素有：新近发生的心绞痛、逐渐加剧的心绞痛、不稳定型心绞痛、糖尿病、术前狭窄严重、狭窄后扩张、前降支的斑块狭窄、多处病损伴扩张、扩张术后仍存有严重狭窄、多支病变、重度病变伴范围较大且结构复杂的内膜夹层。

再狭窄的发病机制目前还不完全清楚，可能是几种发病因素综合作用的结果。首先是扩张后残存的狭窄，可产生高切变率，从而加速血小板的沉积和促进血栓形成。其次，较深的动脉壁损伤可暴露内皮下胶原纤维，并释放组织凝血活酶，加速血小板的聚集和激活凝血系统，最后导致血栓形成。再者血管损伤可使血小板、平滑肌、内皮细胞和巨噬细胞释放生长因子，这些因子是强有力的平滑肌细胞和成纤维细胞增殖剂，可促进结缔组织的增生，血管内膜增殖，发生再狭窄。另外，能促进血小板聚集的血管活性物质的释放，内皮损伤致使内皮源性血管松弛因子的丧失，以及前列腺素代谢改变，都可使血管收缩，在再狭窄的形成中也起一定的作用。

减少冠状动脉成形术后再狭窄发生的关键是成功的冠状动脉成形术和适当的抗血栓治疗。目前通过降低切变率，从而减少血小板的沉积。抗血栓治疗最好在术前就开始应用，它可减轻动脉壁损伤的凝血反应，但是非常遗憾，用抗血小板药和抗凝剂预防再狭窄的临床研究结果令人失望。

（1）阿司匹林加双嘧达莫或噻氯匹定：最近的研究结果也表明用阿司匹林加双嘧达莫或者噻氯匹定均不能降低再狭窄的发生率；同样，用抗凝剂 Coumadin（结晶的华法林钠盐）治疗长达 6 个月，结果与阿匹林相比较也未见任何优越性。

（2）ω-3 脂肪酸：用 ω-3 脂肪酸预防血管成形术后狭窄在临床上引起广泛兴趣，但目前的研究结果还存在分歧。其中一组设计严谨的研究表明它减少再狭窄发生率（造影证实），参试者均于术前 7d 开始服用鱼油，并观察了血小板内脂肪酸浓度改变。还有两组试验用非造影方法来确定再狭窄，也证实了鱼油的有益作用。但是，另有两组研究也采用了血管造影的方法进行随访，却未发现鱼油的有益作用。因此，目前的研究结果分歧较大，所以无法推荐合适的治疗方案。但是资料表明在高危人群中预先应用大剂量的 ω-3 脂肪酸是有益处的。

（3）肝素：动物实验和体外细胞培养研究均表明肝素可抑制血管损伤后平滑肌细胞的增殖，但是目前尚无冠状动脉成形术后长期用肝素治疗的临床试验研究。最近有人比较了短期用肝素（12～24h）和安慰剂在冠状动脉成形术后再狭窄中的作用，6 个月后发现两组间无明显差异。长期用肝素在再狭窄中的预防作用尚未在人类阐明。

（4）其他：已进行的 EPIC、EPILOG、EPISTENT、CAPTRUE、RAPPORT、IMPACT2、RESTORE 7 个临床试验发现，GPⅡb/Ⅲa 受体拮抗药虽然在不稳定心绞痛患者中效果最为显著，可使联合终点由 13.1％下降至 3.8％，但对行 PTCA 术的各组包括高危和低危患者均有益处，优于阿司匹林和氯吡格雷，并且这种益处持续时间较长，EPIC 研究随访 3 年，治疗组死亡率较对照组仍明显下降（12.7％对 3.8％）。此外，GPⅡb/Ⅲa 受体拮抗药可使 6 个月时再次血管重建术的发生率下降，在 EPIC 研究中再次血管重建术的发生率在治疗组和对照组分别为 8.7％和 10.6％，在 EPISTENT 研究中分别为 8.7％和 10.6％，其中，糖尿病患者获益更大（16.6％降至 8.1％），故血小板 GPⅡb/Ⅲa 受体拮抗药可预防 PTCA 术后再狭窄。

被膜支架或含雷帕霉素的冠状动脉内支架（coronary stents），这类机械装置除可防止冠状动脉急性闭塞外，还能减少再狭窄。另外，大剂量的类固醇和钙拮抗药也不能减少再狭窄的发生。减少再狭窄发生的措施可能还包括：ω-3 烯脂肪酸、凝血酶抑制剂、平滑肌细胞受体阻滞剂、平滑肌增殖生长因子的抑制剂、前列环素类似物以及抗血小板受体和 vW 因子等巨分子的单克隆抗体。

(六)冠状动脉搭桥术后抗凝治疗

冠状动脉搭桥术(CABG)大隐静脉移植血管闭塞是引起术后心脏病变及死亡的最重要原因,术后 1 个月远端缝合口的闭塞率为 8%～18%,12 个月为 16%～26%,10 年时闭塞率可高达 50%。早期闭塞(移植 1 个月以内)通常由于血栓形成引起,中期闭塞(1 年以内)多由于移植血管内膜增生,晚期闭塞(1 年后)则由于动脉粥样硬化斑块形成所致。

1. 移植血管的早期闭塞 CABG 大隐静脉移植血管的早期闭塞主要由于血栓形成引起。20 世纪 80 年代已有数项研究令人信服地证实,在 CABG 围手术期开始应用抗血小板药物,可以减少移植血管血栓形成的发生率。阿司匹林、双嘧达莫及噻氯匹定均有效。治疗前或术后 48h 内开始使用方有效,否则无效。

Goldman 等随机比较了 5 组治疗方案,术后 6～60d 做冠状动脉造影观察移植血管通畅情况,与安慰剂组相比,阿司匹林(不论剂量大小)治疗 2 个月,移植血管通畅率均较高。双嘧达莫未见有额外的益处。苯磺唑酮未能改善移植血管的通畅率,阿司匹林组(术前用药)术中及术后出血者及再手术率均明显增高。但围术期病死率无变化,且移植血管在术后 1 年仍保持通畅。

鉴于术前应用阿司匹林有使术中出血增多的可能,因而亦有主张术前应用双嘧达莫。该药可阻止体外循环泵对血小板的激活而不增加出血。若应用阿司匹林,可单独应用 325mg/d,于术后立即开始,持续应用至少 1 年,术后加用双嘧达莫并不增加疗效。Limet 等报道,术后第 2 天开始应用噻氯匹定 250mg 3/d,由术后 10d、180d 及 380d 做冠状动脉造影证实,可显著减少移植血管的闭塞率。

2. 移植血管的晚期闭塞 目前的抗血小板药物皆不能防止血小板黏附至损伤的内皮上以及释放有丝分裂因子,因此,均不能影响平滑肌细胞及内膜的增生。迄今为止,也无药物可以阻止移植血管的粥样硬化,因而对防止移植血管的晚期闭塞尚需要进一步研究。

(王志中 魏万林 孟庆义)

参 考 文 献

1 葛均波,刘学波. 药物洗脱支架和再狭窄机制的再认识. 中华心血管病杂志,2005,33(8):681－683

2 Andrews EJ Jr, Fleischer AC. Sonography for deep venous thrombosis: current and future applications. Ultrasound Q,2005,21(4):213－225

3 Budaj A, Brieger D, Steg PG, et al. Global patterns of use of antithrombotic and antiplatelet therapies in patients with acute coronary syndromes: insights from the Global Registry of Acute Coronary Events (GRACE). Am Heart J,2003,146(6):999－1006

4 Gibson CM, Morrow DA, Murphy SA, et al. A randomized trial to evaluate the relative protection against post-percutaneous coronary intervention microvascular dysfunction, ischemia, and inflammation among antiplatelet and antithrombotic agents: The PROTECT-TIMI-30 trial. Journal of the American College of Cardiology,2006,47(12):2364－2373

5 Gibson CM, Morrow DA, Murphy SA, et al. A randomized trial to evaluate the relative protection against post-percutaneous coronary intervention microvascular dysfunction, ischemia, and inflammation among anti-

platelet and antithrombotic agents: the PROTECT-TIMI-30 trial. J Am Coll Cardiol,2006,47(12):2364－2373

6 Hillis GS. Management of stable angina and unstable angina/non-ST-elevation myocardial infarction. Medicine,2006,34(5):181－187

7 Greer IA. Venous thromboembolism and anticoagulant therapy in pregnancy. Gend Med,2005,2 Suppl A:S10－7

8 White HD, Kleiman NS, Mahaffey KW, et al. Efficacy and safety of enoxaparin compared with unfractionated heparin in high-risk patients with non-ST-segment elevation acute coronary syndrome undergoing percutaneous coronary intervention in the Superior Yield of the New Strategy of Enoxaparin, Revascularization and Glycoprotein Ⅱb/Ⅲa Inhibitors (SYNERGY) trial. American Heart Journal,2006,152(6):1042－1050

9 Garcia JA, Hansgen A, Casserly JP. Simultaneous multivessel acute drug-eluting stent thrombosis. International Journal of Cardiology,2006,113(1):

E11—E15

10　Kyrle PA, Minar E, Bialonczyk C, et al. The risk of recurrent venous thromboembolism in men and women. N Engl J Med, 2004, 350 (25):2558—2563

11　La Vecchia C, Gallus S, Fernandez E. Hormone replacement therapy and colorectal cancer: an update. J Br Menopause Soc, 2005, 11 (4):166—172

12　Cohen K, Mahaffey KW, Pieper K, et al. A subgroup analysis of the impact of prerandomization antithrombin therapy on outcomes in the SYNERGY trial: enoxaparin versus unfractionated heparin in non-ST-segment elevation acute coronary syndromes. Journal of the American College of Cardiology, 2006,

48(7): 1346—1354

13　Moreno R, Fernández C, Hernández R, et al. Drug-eluting stent thrombosis: Results from a pooled analysis including 10 randomized studies. Journal of the American College of Cardiology, 2005, 45(6): 954—959

14　Straus SE, Majumdar SR, McAlister FA. New evidence for stroke prevention: scientific review. JAMA, 2002, 288 (11):1388—1395

15　Tapson VF, Hyers TM, Waldo AL, et al. Antithrombotic therapy practices in US hospitals in an era of practice guidelines. Arch Intern Med, 2005, 165 (13):1458—1464

第七节　溶栓治疗

在20世纪60年代前急性心肌梗死（AMI）的治疗多为对症处理，患者的住院病死率高达20%～30%。60年代后期随着冠心病监护病房的出现和血流动力学监护的临床应用，AMI患者的住院病死率降至14%左右。近年来溶栓治疗已成为AMI治疗的一项主要进展，它可使病死率进一步下降（约为30%）。其实早在50年代就有学者报道了AMI治疗可静脉用链激酶，但后来许多小规模的试验研究均未得出溶栓治疗有明显益处的结论。1980年De Wood及其同事证明了AMI大多数是由血栓形成导致完全性冠状动脉闭塞所致，为大规模开展AMI溶栓治疗奠定了理论基础。后来著名的GISSI和ISIS-2等大规模临床试验充分说明了溶栓可降低AMI患者的住院病死率，并可改善远期愈后，从而证实了溶栓治疗的效益是显著的。目前大量的研究材料表明AMI早期溶栓治疗可缩小梗死面积及改善预后，也就是说溶栓时间越提前，梗死范围似乎越小，病死率越低，开展AMI院前溶栓治疗势在必行。目前溶栓治疗日益向基层医院普及推广。

一、溶栓治疗的理论基础

冠状动脉粥样硬化斑块破损，随后血栓形成，使冠状动脉急性闭塞，是引起AMI的重要原因。溶栓治疗的关键是激活纤维蛋白溶酶原系统形成纤维蛋白溶酶，使纤维蛋白凝块溶解。然而血栓溶解的过程中，有些凝血因子被激活能导致血栓再堵塞。为使溶栓治疗后血栓堵塞的血管溶开后保持持续通畅，因此，溶栓治疗同时应辅助抗血栓治疗。

斑块破裂暴露内膜下组织激活血小板，使血小板黏附、聚集于内膜暴露的胶原。与此同时，血浆中的凝血系统被激活，内源性和外源性凝血途径启动后经一系列酶解反应最终产生的凝血酶将纤维蛋白原水解，其纤维蛋白单体再聚合成纤维蛋白多聚体（纤维素）。纤维素和内皮下的纤维连接蛋白共同使黏集的血小板牢固地黏附于受损内膜表面。血小板沉积主要在管腔狭窄部位斑块暴露的中膜上，血栓的头部主要为富含血小板的白血栓，在狭窄后的远端红细胞沉积，其主要成分为红细胞、纤维蛋白，很少有血小板的红血栓。

体内溶栓是纤溶系统中各种成分相互作用的复杂过程。正常人血中纤溶酶以无活性纤溶酶原形式存在，即使由纤溶酶原转变为纤溶酶，也会迅速被纤溶酶原抑制物对抗，因此，正常人体纤溶系统处于低活性状态。当血管壁受损伤后，导致血小板聚集，纤维蛋白沉积，血栓形成。就在血液凝固或血栓形成的同时，纤溶系统亦开始启动。纤溶的基本过程分为两个阶段，即纤溶酶原的激活与纤维蛋白（或纤维蛋白原）的降解。纤溶系统各种成分间的相互作用可概括为图19-9。

纤溶酶原的激活有两种途径：一种为组织型纤溶酶原激活物（tissue type plasminogen activator，t-PA）启动的纤溶途径。纤维蛋白在血管内形成后,t-PA 就开始结合在血凝块上,形成 t-PA 纤维蛋白-纤溶酶原复合物,t-PA 活性剧增,纤溶酶原被迅速激活成纤溶酶。虽然新形成的纤溶酶

大部被 α₂-抗纤溶酶灭活,但幸存的小部分纤溶酶一方面把单链的 t-PA 转化为双链的 t-PA,加速纤溶酶原的激活,另一方面能把局部纤维蛋白降

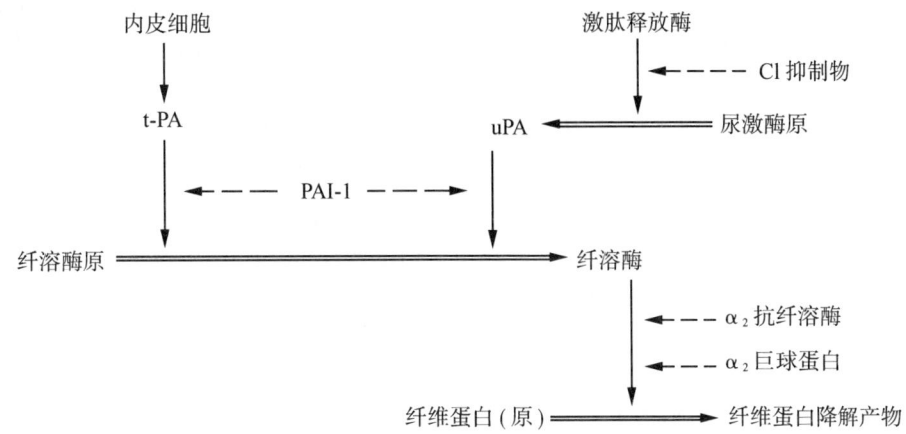

图 19-9　纤维蛋白溶解系统激活与抑制示意图

注:→催化作用;⇒变化的方向;--→抑制作用

t-PA:组织纤溶酶原激活物;uPA:尿激酶;PAI-1:纤溶酶原激活物抑制剂-1

解,降解的纤维蛋白暴露出更多纤溶酶原和 t-PA 的结合位点,能吸收更多的纤溶酶原和 t-PA,导致纤溶酶原迅速激活,纤维蛋白或血栓完全溶解,这一效应称为纤溶的启动-放大效应。t-PA 在体内纤溶的启动-放大效应的重要作用,一般不激活血浆游离的纤溶酶原,不引起全身系统性纤溶现象。故病理血栓时应用 t-PA 作为纤维蛋白选择性溶栓剂。另一种途径为单链尿激酶纤溶酶原激活物(scu-PA)启动的纤溶途径。无纤维蛋白存在时,scu-PA 活性受抑制物所抑制。纤维蛋白能解除这种抑制,使 scu-PA 能活化直接结合在纤维蛋白上的纤溶酶原,新形成纤溶酶,后者又可催化 scu-PA 转变成双链尿激酶。双链尿激酶能快速激活纤维蛋白上结合的纤溶酶原,导致纤维蛋白或血栓溶解。当体内存在病理性血栓时,SCU-PA 在临床上可作为纤维蛋白选择性溶栓剂,其疗效与 t-PA 相似。

在病理性血栓内部激活的凝血酶结合到纤维蛋白和纤维蛋白溶解产物上,溶栓治疗后残留的附壁血栓其表面纤维蛋白可能结合凝血酶,因而有高度致血栓的活性。加上当血栓溶解时形成纤维蛋白溶酶激活凝血因子Ⅴ,通过凝血酶原激酶复合体加速凝血酶形成。同时在血栓溶解过程

中,血小板直接被溶栓剂激活或间接通过凝血酶或纤维蛋白溶酶激活。血栓溶解时由于凝血酶和血小板激活,因而与血栓形成两者是对立的、动态的和同时进行的过程,抑制其一方面则增强另一方面。辅助抗凝治疗和抗血小板治疗,特别是合用二者有助于持续溶栓效果,减少残余血栓,防止再堵塞。

二、常用溶栓剂及比较

血栓形成是血液凝固系统在异常刺激下生成的纤维蛋白血栓,无论其引发的因素如何,都将导致凝血酶原被激活,变为凝血酶,后者催化可溶性纤维蛋白原转变为不可溶性的纤维蛋白。然后由纤维蛋白网络其他血液成分(血小板、红细胞、纤维蛋白溶酶原等),最后形成血栓。血管内血栓的存在可激活内源性纤溶系统,其中关键的是纤维蛋白溶酶原(plasminogen)转变为纤维蛋白溶酶(plasmin),从而引起纤维蛋白溶解。纤维蛋白溶酶不仅溶解稳定的纤维蛋白血块,降解循环中的纤维蛋白原,促发血栓中的纤维蛋白裂解、血栓溶化,而且还抑制一些凝血因子如第Ⅴ、Ⅶ、Ⅻ因子的作用。

溶栓剂可分有直接作用或间接作用激活纤溶

酶原转变为纤溶酶,使纤维蛋白或纤维蛋白原降解,如尿激酶(UK)、组织型纤溶酶原激活剂(t-PA)直接激活纤溶酶原变成纤溶酶,而链激酶(SK)则需要先与纤溶酶原结合形成复合物再间接激活纤溶酶原。溶栓制剂又可分为纤维蛋白特异型和非纤维蛋白特异型两大类。前者如 t-PA和单链尿激酶原纤溶酶原激活剂(scu-PA)选择血栓部位纤溶酶原起作用,对血液循环中纤溶酶原无明显影响,但这种选择性也是相对性的。非纤维蛋白特异性溶栓剂,如 UK、SK 可使血液循环中和血栓处纤溶酶原激活,变成纤溶酶。纤维蛋白特异性溶栓剂效果优于非纤维蛋白特异型溶栓剂。

溶栓剂临床应用的选择应审时度势,权衡利弊,根据患者实际情况,结合其临床再通疗效、作用特点、不良反应、经济负担能力、治疗中价格与效益比,并参考大型临床试验提供的效益与危险比等综合因素来决定。

(一)尿激酶

尿激酶(urokinase,UK)为由肾脏细胞合成的一种蛋白质,为一种丝氨酸蛋白酶,可从尿中提取。与 SK 不同,UK 直接激活纤维蛋白溶酶原,使之转变为纤维蛋白溶酶。但纤维蛋白原水平降低较 SK 者为轻,与 SK 一样,主要激活循环中的纤维蛋白溶酶原,对血栓中与纤维蛋白结合的纤维蛋白溶酶原的激活能力较低,循环中形成的纤维蛋白溶酶同时抑制纤维蛋白形成的途径也与SK 应用后相同。UK 无抗原性,不会引起低血压,对同一患者可重复使用。

由于其具有无抗原性、无致热源性、毒性反应小、来源丰富、价格相对较低等特点,迄今仍是我国应用的主要药物。具体用法各家报道不一,目前被大多数临床医生接受的是 150 万～250 万U,30min 内静脉滴入,前 10min 进 2/3;后 20min进 1/3。其临床指标评价再通率为 67.3%,冠状动脉造影证实 90min 再通率为 53.0%。

一组资料表明,静脉 SK 和 UK 溶栓再灌注率分别为 57% 和 60%,无明显差别。另一组报道静注 200 万 U UK,冠状动脉再通率为 60%,但多数在治疗前未做冠状动脉造影,故再通率包括自发性再灌注在内。与 SK 比较,使用 UK 后患者循环中纤维蛋白原水平下降程度较少且无抗原

性。UK 的生物半衰期(15min)较 SK(25min)为短,故不良反应少,出血的合并症发生率亦低。

(二)链激酶

链激酶(streptokinase,SK)为非酶类蛋白,由C 组 β 溶血性链球菌在培养过程中获得,它激活纤维蛋白溶解系统的机制是间接的:首先与纤维蛋白溶酶原结合,组成具有生物活性的链激酶-纤维蛋白溶酶原,转变为纤维蛋白溶解酶,其对血栓中的纤维蛋白溶酶原转变为纤维蛋白溶酶的作用则较小,故 SK 的作用主要取决于循环血纤维蛋白溶酶原的水平。循环和血栓中形成的纤维蛋白溶酶不仅使纤维蛋白裂降,达到溶栓的目的,而且循环中形成的纤维蛋白溶酶还能降解纤维蛋白原和其他凝血因子(如第 V、Ⅷ因子),从而抑制纤维蛋白的形成。SK 为一种外源性蛋白,具有抗原性,可能诱发的中性抗体可持续数月,从而限制了该药的重复使用。临床上确认的过敏反应较少,常见的为发热、寒战等。用药前应使用抗组胺药或激素加以防止。

SK 是国外应用最早、最广的溶栓剂,其通过与血中纤溶酶原形成复合物,再促使游离的纤溶酶原转化为纤溶化酶,因此,它是间接的纤溶酶原激活剂。目前使用方法多为 150 万 U 30～45min内静脉滴入。20 世纪 80 年代后期推荐用大剂量(150 万 U)、快速(1h 内)、早期(发病后 6h 内)静滴 SK 疗法,快速输入 SK 可能诱发低血压和心动过缓,明显低血压时应减小剂量或滴速,补液甚至需要用升压药,冠状动脉内注射通常首剂注入1 万～3 万 U,然后平均以每分 4 000U,总量平均为 25 万 U(10 万～40 万 U)/100ml 盐水。全球应用 SK 和 t-PA 治疗闭塞冠状动脉临床试验(GUSTO-1)造影研究表明其 90min 再通率为54.0%。

如同其他溶栓药物一样,SK 治疗的主要危险为出血。SK 引起的出血为全身性纤维蛋白溶解、纤维蛋白原水平降低所致。一般于用药后12～36h 纤维蛋白原水平才恢复正常,冠状动脉内溶栓者常在动脉穿刺部位造成血肿,严重出血需要输血者占 5%～20%,重度出血并不常见。通常还有胃肠道出血,致死性合并症为颅内出血,约见于 0.5% 患者。同时应用肝素抗凝治疗时,常难于辨别是由于 SK 还是由于肝素治疗所致。

(三)重组链激酶

重组链激酶(recombinant streptokinase)是通过 DNA 重组技术得到的一种蛋白质,即类马链球菌中含有的可产生链激酶的基因与质粒相结合,再转移入大肠杆菌复制产生的蛋白质,分子量约为47 000Da。重组链激酶可与人血浆中的纤维蛋白溶酶原结合形成激活物,使之转化为纤维蛋白溶酶。

重组链激酶除可用于 AMI 外,还可用于脑梗死、深静脉血栓、肺栓塞、动脉闭塞、血液透析、分流梗阻和胸膜粘连等。国内有资料表明它与常用的链激酶制剂(awelysin 和 streptase)比较,冠状动脉再通率相近,对止血和产生链激酶抗体的影响也类似;但前者不良反应较小,用药组死亡、发热、出血、脑血管意外、变态反应的发生率低。还有人报道重组链激酶用于急性心肌梗死静脉溶栓治疗,血管再通率达75%,不良反应主要为寒战,发生率为53.6%,但不影响继续治疗,用药前给予地塞米松可防止寒战的发生。

用重组链激酶治疗 AMI 时,应在 30min 到 1h 内静脉注射 150 万 U,冠脉溶栓时先给 2 万 U 后,在 30~90min 内按每分钟 2 000~4 000U 的速度输注。治疗深静脉血栓时,首剂为 1h 内给药 25 万 U,随后在约 5h 内以每小时 10 万 U 的速度继续给药。

(四)组织型纤溶酶原激活剂

组织型纤溶酶原激活剂(tissue type plasminogen activator,t-PA)是人体内一种丝氨酸类蛋白酶,存在于心脏、子宫、肺等组织中,血管内皮细胞是 t-PA 合成、贮存和释放的重要场所。已经证明组织中纤溶酶原激活剂与血管中及血液中的纤溶酶原激活剂其免疫学性质是相同的。

基因重组纤溶酶原激活剂(recombinant tissue type-plasminogen activator,rt-PA)有单链型(alteplase)和双链型(duteplase)两种,临床作用相同,rt-PA 与天然的 t-PA 相似。在血液中对纤溶酶原激活作用很弱,但当纤维蛋白存在时,其激活纤溶酶原的作用明显增强。在血块内 rt-PA 与纤维蛋白有高度亲和力,从而对纤维蛋白处的纤溶酶原也有较高亲和力和特异性,使纤溶酶原转变为纤溶酶,随之纤维蛋白溶解。因此,rt-PA 产生的纤溶过程是纤维蛋白特异性的,仅引起非常有限的全身纤溶酶原激活和纤维蛋白原溶解现象,而对外周纤维蛋白溶酶原的激活和对纤维蛋白原的降解作用则较弱。

rt-PA 激活纤维蛋白溶酶原的作用强度与纤维蛋白水平有关,即纤维蛋白的存在和升高能力加强纤维蛋白溶酶原的激活。其生物半衰期约为 5min。常用的静脉溶栓剂量为 100mg。据报道,双链型 rt-PA 的冠状动脉再通率为 65%~75%,单链型者可高达 75%~80%,出血仍为主要的危险合并症。尤其是有创性冠状动脉内溶栓时可能发生动脉穿刺部位严重出血,大剂量(150mg)时颅内出血的发生率为 1.5%。用单链型 rt-PA 100mg 制剂时颅内出血发生率为 0.5%。它和尿激酶前体一样同属于内源性蛋白,故无抗原性,可重复使用而无抗体出现。

理论上 t-PA 的溶栓作用只限于血栓表层,对纤维蛋白具有相对特异性。通过基因重组技术生产的 rt-PA 亦具有选择性溶栓作用。目前国内尚不能生产,进口价格较高,临床应用受到一定限制。最近研究表明,快速给予 t-PA(其剂量的 2/3 在 30min 内给予,而不是在 3h 内)在降低病死率,尤其以前曾患过 AMI 的较年轻患者,效果明显优于 SK。目前西方国家普遍应用 rt-PA 100 mg 静滴 90min 的溶栓治疗方案。结合东、西方人群凝血活性方面可能存在差异及我国脑出血发生率高于西方的特点,国内采用小剂量(50 mg)rt-PA 与 UK 治疗 AMI 对比研究(TUCC),配合静脉应用肝素,在 rt-PA 用药前静注肝素 500 U,rt-PA 输注完毕后即静滴肝素 1 000 U/h。90min 冠状动脉造影通畅率为 79.3%,TIMI 3 级 48.2%,明显高于 UK 组(分别为 53.0% 和 28.0%),轻度出血发生率 rt-PA 组高于 UK 组。

(五)茴酰化纤维蛋白溶酶原-链激酶激活剂复合物

茴酰化纤维蛋白溶酶原-链激酶激活剂复合物(APSAC)为一种链激酶和茴酰化的人纤维蛋白溶酶原复合物。它与纤维蛋白选择性结合的能力较与纤维蛋白原的为强,用药后纤维蛋白溶酶原分子茴酰化基团仍保持活化。APSAC 与纤维蛋白结合后由于自发的脱茴酰作用(deacetylation)被激活,从而主要在血栓中发生溶栓作用,其外周作用则较弱,小剂量 APSAC(10mg)似具有半凝血特异性（semiclot specific），无明显的血块溶解影响，而大剂量时则能使纤溶范围和再灌注率增加。APSAC 的纤维蛋白溶解活性较持久，其血浆半衰期为 90～120min，这样长的半衰期从理论上来说可以降低再栓塞的发生率。

APSAC 可一次静注，在 2～4min 完毕。据报道，30mg 剂量时冠状动脉再通者可达 60%～65%，但有较显著的纤维蛋白原溶解，其出血的并发症较 UK 应用时为高，与 SK 相近。有一组资料表明，在 240 例于发病 6h 内入院的患者中，静注 APSAC（30mg 经 2～4min）治疗的患者再灌注率为 51%，相应地冠状动脉内注射 SK16 万 U 经 1h 再灌注率为 60%，两者无差别，若在发病 4h 内静注 APSAC，再灌注率可达 60%。根据 APSAC 溶栓治疗 AMI 临床试验-2（TEAM-2）研究，早期冠状动脉再通率为 72.1%。

（六）单链尿激酶纤溶酶原激活剂（scu-PA）

单链尿激酶 1979 年在人尿中发现，是双链尿激酶的前体，又称为尿激酶原（prourokinase，pro-UK），后采用基因工程重组合成（r-scu-PA）。与 UK 比较，具有更强的血凝选择性溶解作用。它与纤维蛋白的亲和力较低，而对纤维蛋白溶酶原的结合力则很高，其外周作用较弱。由于尿激酶前体也是一种内源性蛋白质，故无抗原性。循环中的半衰期不到 5min，故出血合并症较少见，有效剂量是一次静脉用 40mg 于 1h 内完毕，据报道冠状动脉再通率可达 60%。r-scu-PA 在体内的半衰期为 7～8min，其纤溶活性小于 SK，高于 rt-PA。在欧洲 r-scu-PA 和 rt-PA 治疗 AMI 研究（SESAM）中，r-scu-PA 的 90min 冠状动脉通畅率与 rt-PA 相仿（分别为 79.9% 和 81.4%），再闭塞率和并发症发生率无显著差异。

t-PA 和 scu-PA 都是纤维蛋白特异性溶栓剂，但两者作用机制不同，纤溶酶原被 t-PA 激活是特异性和选择性地被纤维蛋白 D 片段促进，而纤溶酶原被 pro-UK 激活被纤维蛋白 E 片段促进。两者合用对溶栓有协同作用，合用例数最多的一组 101 例，先从静脉注入 t-PA 5～10mg 负荷量，继以非糖基化重组的 pro-UK 40mg/h，共 90min，90min 时血管通畅率 TIMI 2～3 级为 77%，TIMI 3 级为 60%，其中有一项研究观察到 24h，无 1 例血管再堵塞。出血并发症限于穿刺部位，101 例仅 1 例死亡。

（七）几种新的溶栓剂

重组纤溶酶原激活剂（r-PA）是 t-PA 的缺失突变体，突变导致半衰期延长至 18min，其 90min 冠脉造影通畅率（85.2%）高于 rt-PA（77.2%）。TNK 组织型纤溶酶原激活剂（TNK-tPA）是 t-PA 的突变体，其从血浆中清除较 rt-PA 慢 4 倍，允许单剂静脉冲击量给药；其纤维蛋白特异性较 t-PA 强 14 倍，使之靶向性作用于梗死相关的血栓，而减少系统性纤溶酶原激活；对纤溶酶原激活剂抑制物（PAI-1）的去活性抵抗力较 t-PA 强 80 倍。Lanoteplase（n-PA）是 t-PA 缺失和点突变体改变的分子，半衰期延长至约 37min，可单剂量静注。

重组葡萄球菌激酶（r-Sak）最突出特性是高度的纤维蛋白选择性，有纤维蛋白存在时 r-Sak 在血栓表面高度抵抗 α_2 抗纤溶酶的中和作用，从而使纤维蛋白降解发生在血栓局部，而限制系统性纤溶酶原激活。在 STAR 临床试验中给予 r-Sak10mg 或 20mg 于 30min 内静滴，给药后 90min 达到 TIMI 3 级血流者 r-Sak 10mg 组为 50.0%，r-Sak 20mg 组为 74.0%，rt-PA 组为 58.0%。用 15mg 静脉冲击量给药 5min 内注入，30min 后再重复静注 15mg，90minTIMI 3 级者达到 68.0%，而 rt-PA 组为 57.0%。r-Sak 作为异性蛋白，用药后会激发免疫反应，大多数患者在用药 2 周内产生抗体，持续至少 7 个月，但这些抗体是否会产生变态反应尚不清楚。

食血蝙蝠唾液纤溶酶原激活剂（bat-PA）是食血蝙蝠唾液含 4 种纤溶酶原激活剂中最大的蛋白质，其结构上与人类 t-PA 同源性最好。动物实验研究表明，bat-PA 有高度纤维蛋白特异性，且比 t-PA 作用更快，有更持久的再灌注效果。

蛇毒制剂溶栓还存在很大的争议，它主要有蛇毒抗栓酶和蛇毒去纤酶。蛇毒抗栓酶由蛇岛蝮蛇分离出，其主要成分为精氨酸酯酶，经实验证明它有类血浆素样作用，电镜观察能直接溶解血栓蛋白，改变血浆纤维蛋白原的稳定性，除去血浆中的纤维蛋白单体，改变血浆黏度，减少血栓素的合成，使前列腺素增加，抑制血小板聚集从而使血管平滑肌松弛。蛇毒去纤酶（defibrase）是从尖吻蝮蛇毒中分离提取的。去纤酶有类凝血酶的作用，可使纤维蛋白原转变为纤维蛋白,从而使体内纤维蛋白原迅速减少,以达到抗凝效果。去纤酶不能激活血浆Ⅷ因子故形成的纤维蛋白单体自行聚合,只能形成松弛的纤维蛋白多聚体,极不稳固,很容易被溶解和清除,不致造成栓塞。去纤酶还能激活胞浆素原变成胞浆素,促进纤溶作用,纤维蛋白原/纤维蛋白的降解产物增加,这些降解产物都具有不同的抗凝活性,总称为抗凝血酶Ⅵ。其中ABC小碎片对血小板功能有抑制作用,这是去纤酶抗凝效应的又一机制。而去纤酶对大多数血浆凝血因子无明显影响,部分病例用药后血小板下降较显著,但3～5d后可自行恢复正常。

(八)展望

所有这些溶栓药物在药理学特性和激活纤溶酶原变成纤溶酶能力方面互有不同。其中,SK和APSAC有抗原性,可诱导产生中和抗体,而r-PA、scu-PA和UK无此作用。最近有资料表明用SK后抗体的滴度在34周后仍维持在较高水平,足以完全抑制另一标准剂量的SK。这个观察提示我们在首次使用SK后1年内不要重复使用SK,而应选择无抗原性的溶栓药物。

目前正在研究的新的溶栓药物有一种是将t-PA与聚乙烯二醇(polyethleneglycol)连接,以延长t-PA的半衰期。其次通过基因重组技术,使t-PA的分子缺失或发生变异,从而产生新的长半衰期和纤维蛋白原高亲和力的药物。

另一种方式是将溶栓药与纤维蛋白抗体(Fab酶)连接,这种复合分子对纤维蛋白有高度的选择性。有人报道了一种新的纤溶剂,是由人UK和抗体64c5共价结合而成的。单克隆抗体首先与琥珀酸亚胺吡啶二硫丙酸盐反应生成吡啶二硫丙酸盐-抗纤维蛋白,然后与UK的活性片段相混合,后者系将人的双链低分子量UK同二硫苏糖醇部分还原后获得的。在低pH中性环境中4h后,经先后应用苯甲酰胺-聚丙酰胺和纤维蛋白-聚丙酰胺柱二次亲和层析纯化分离出原先设计的结合物。尿激酶-抗纤维蛋白-64c5较UK的纤溶能力强100倍,且不受血浆中人纤维蛋白原浓度的影响,这证明了酶导向的可能价值和单克隆抗体在免疫药理学上的作用。

(九)常用溶栓剂的比较

近来,由于许多试验研究都表明急性心肌梗

死静脉溶栓治疗可降低死亡率,人们又开始了用链激酶和尿激酶进行静脉溶栓治疗的热潮。在1981年,基因重组技术用于溶栓药物的研制,最先生产出t-PA应用于临床,以后又生产出AP-SAC和单链尿激酶纤维溶酶原激活物(scu-PA),后者于1986开始应用于临床。常用溶栓剂的比较见表19-10。常用溶栓药物的生物学特性见表19-11。

关于溶栓剂间比较的临床试验,包括医学史上规模最大的临床试验ISIS-3在内,均未显示常用溶栓剂在血管再通(3h内)、射血分数、住院病死率等方面的差别。在GISSⅡ-2试验研究中,比较了SK和t-PA的溶栓效果,以死亡率或左心室功能严重受损作为混合终点,未能证实两种溶栓药有显著差别。两个大规模临床试验(GISSⅠ-2和ISIS-2)均未证实不同溶栓药物之间有病死率的差别,包括SK、t-PA和APSAC。但新近完成的GUSTO试验证实,加速给予t-PA(15mg快速静脉注入,剩余的65 mg于90min内给入;传统给药方法是90 mg t-PA于3h内静脉注入)每治疗1 000例AMI比SK(150万U,1h内静脉给入)多挽救9条生命,然而,其脑出血的发生率增加1例/4例。总的结果,加速给予t-PA疗效优于SK。但在我国的临床试验中,由于t-PA价格昂贵,虽然曾做过半量(50 mg)t-PA的临床试验,取得了较好的疗效,但在国内仍然无法推广。国内常用溶栓制剂为UK。因此,可以认为目前常用的溶栓药都是有效的,治疗的及时性比药物选择更重要,越早收益越大,力争在起病1h内溶栓,与安慰剂组相比住院死亡率下降47%。

表 19-10　常用溶栓剂的比较

	UK	SK	t-PA
半衰期(min)	16	23	5～8
给药时间	30min	30min	数小时
再通率(%,3h)	60～70	60～70	60～70
出血	有	有	有
过敏反应	无	有	无
再闭塞率(%)	10	15	20
再灌注速度	同SK	慢,但有追赶现象	快

表 19-11 常用溶栓药物的生物学特性

	SK	UK	APSAC	t-PA	scu-PA
纤溶酶原结合作用	间接	直接	间接	直接	间接
纤维蛋白原耗竭	4+	3+	3+	1~2+	2+
半衰期(min)	18	14	95	4	—
抗原性	有	无	有	无	无
低血压	有	无	有	无	无

三、溶栓治疗的病例选择

(一)溶栓治疗的适应证

溶栓治疗的适应证目前有扩大的趋势,较公认的标准有:

(1)典型缺血性胸痛持续时间>30min,含服硝酸甘油不缓解。

(2)心电图相邻 2 个或以上肢体导联 ST 段抬高>0.1mV,胸前导联 ST 段升高>0.2 mV;新出现的左束支传导阻滞伴有急性心肌梗死临床特点。

(3)发病 12h 以内。

几个有关问题:

(1)老年病人:虽然人们担心老年人严重出血,尤其是脑出血的发生率增加。并且这种危险也确实大,但病死率下降的净得益是明显的。ISIS-2 研究表明 SK＋阿司匹林可使>70 岁的 AMI 患者的住院病死率由 23.8%降至 15.8%(下降 8%),新近的研究也表明由于使用溶栓疗法,老年患者的病死率也有明显降低。故不应单纯设置溶栓禁忌的年龄上限。

(2)入院晚的病人:从理论上讲溶栓治疗开始越早成功率越高,心肌获救只发生在冠脉闭塞后再灌注重建的头 6h 内,然而近期试验结果显示晚期溶栓治疗(发病超过 6h)病人仍可获得较好的临床效果,ISIS-2 结果示发病 7～24h 溶栓仍能使病死率下降 22%,荟萃 LATE 和 EMERAS 的结果,似乎应将溶栓时间扩展至 12h,但 12～24h 就诊的病人,如果仍有断断续续的缺血性胸痛或持续性胸痛,大面积梗死和持续明显的 ST 段抬高,仍可从溶栓治疗中获益。

(3)入院时血压:高血压是脑出血的独立危险因素,大规模试验显示,收缩压>175mmHg(23.3kPa)脑出血的危险性呈增加趋势,对于入院时血压明显增高>200/120mmHg(26.7/16.0kPa),而其他方面为再灌注治疗的良好适应证者应首选 PTCA。但如果经镇静及降压治疗后,血压迅速下降或正常化,多数临床医生主张予以溶栓治疗。

(4)心电图标准:ST 段抬高或束支阻滞的病人得益于溶栓疗法,ST 段下降和 T 波异常仍然是禁忌证,因为在对不稳定型心绞痛和非 Q 波 AMI 的病例研究中,未见确切疗效,甚至增加再梗死的危险。再梗死的病人可得益于溶栓治疗,对再梗死病人的荟萃分析对照组病死率为 14.1%,而溶栓组为 12.4%。

(二)溶栓治疗的禁忌证

(1)已知明显的出血倾向。

(2)活动性消化溃疡。

(3)AMI 前 8 周内接受过手术或创伤性操作。

(4)AMI 前 1 周内发生严重创伤。

(5)感染性心内膜炎。

(6)已知有严重的肝、肾功能不全。

(7)妊娠。

(8)未控制的血压>200/120mmHg(26.7/16.0kPa)。

(9)脑出血或半年之内的脑血栓。

近来有研究表明,午前与午后比较 PAI-1 的血浓度较高,也就是说存在高凝和低纤溶状态。这与 AMI 清晨发生率较高有一定关系。但是对于溶栓治疗,这是否可以说明下午溶栓应较上午溶栓效果更好,还有待于进一步研究。也就是说溶栓效果是否也存在时辰节律,尚无定论。其次,血栓溶解药的不良反应最主要的是出血,最严重的是颅内出血,这与肝素的大量应用及高龄有关。近来有研究表明,糖尿病视网膜病变不应是溶栓治疗的禁忌证。

对具体患者权衡利弊时,年龄、平素健康状况、梗死范围应予以考虑,如广泛前壁＋高侧壁、前壁＋下壁梗死不溶栓病死率很高,溶栓使梗死相关血管再通,获益较大。如为第二次急性心肌梗死,第二次梗死与前一次梗死在不同部位,如第一次为下后壁梗死,第二次为前壁梗死,第二次发病由于前降支急性闭塞,不仅影响前壁供血,而且影响原提供下后壁的侧支循环,因而易引起急性左心衰竭或心源性休克,使梗死相关血管再灌注迫在眉睫,对高危的患者如经济条件允许,应选择血管通畅率高而快的 rt-PA。如溶栓治疗有禁忌的患者,在有条件的医院应立即考虑急诊做 PTCA。左冠状动脉主干急性血栓堵塞,产生大范围心肌坏死,应立即首选 PTCA。

四、溶栓给药途径

(一)冠状动脉给药法

1979 年,Rentrop 等首先报道了冠状动脉内输注 SK 的成功病例,此病例是在诊断性心导管检查时出现急性闭塞,输注 SK 使溶栓成功。从此开始了冠状动脉内溶栓以减少溶栓药全身反应的新时代。随后进行了众多的冠状动脉内溶栓研究,由于多数研究病例数少,所以几乎每组研究均未证明冠状动脉内溶栓能降低病死率。有一组例外的是 Western Washington Study,它表明冠状动脉内溶栓可显著降低病死率,但只限于前壁心肌梗死的病人。

冠状动脉给药法是将冠状动脉造影导管送到血栓堵塞的冠状动脉近端滴注溶栓剂。其优点是可以造影直接观察血栓溶解情况;血栓局部溶栓剂浓度高,溶栓效果好,特别是用非纤维蛋白特异型溶栓剂如 UK、SK 可减少用药剂量,增加血管开通率,减少周身纤溶现象和出血不良反应;如果溶栓失败立即可做补救性 PTCA。缺点是进行急诊心导管的设备和条件以及人员很难具备,梗死相关动脉开放时间必将由于溶栓前准备时间过长而推迟。且溶栓时间延迟可能是部分冠状动脉内溶栓研究中心脏功能无明显改善的主要原因,因为从症状开始至溶栓开始时间是挽救缺血心肌的重要因素。另一方面能进行急诊冠状动脉造影的医院,多能采用直接 PTCA 治疗急性心肌梗死。因此,这种途径给药法较少采用。故在经历数年的冠状动脉内溶栓治疗之后,近来各国又趋向于使用静脉内溶栓,因为后者简单实用且疗效同样可靠。

(二)静脉给药法

静脉给药法是溶栓剂直接从静脉给药,快捷方便,易于在基层推广。但对于非纤维蛋白特异型溶栓剂,如 UK、SK 在血液循环中能激活纤溶酶原变成纤溶酶,造成周身纤溶现象,另一方面在血循环中激活的纤溶酶中一部分很快被 α_2-抗纤溶酶灭活或纤溶酶激活抑制物对抗,到达冠状动脉血栓部位的溶栓剂浓度低,因而血栓溶解效果较差,血管开通慢,开通率低。纤维蛋白特异性溶栓剂,如 rt-PA 不存在此方面的问题。静脉给药法是当今最常用的给药途径。

至于冠状动脉内溶栓方法和静脉溶栓方法的利弊比较见表 19-12。

表 19-12　急性心肌梗死冠状动脉和静脉溶栓比较

	冠状动脉内	经静脉
推广使用	不易	容易
耽误时间	常需 1～2h	很短
冠状动脉导管危险性	有	无
动脉穿刺部位合并症	有	无
全身出血合并症	可能较少	可能较多
溶栓成功率	75%～80%	50%～60%(t-PA,75%)
再闭塞发生率	20%	20%
溶栓需要时间	25～35min	50～60min
使用溶栓药剂量	一般较少,可早期行外科手术	大,早期外科手术有出血危险
对冠状动脉解剖的了解	能	不能
冠状动脉成形术	可首先或溶栓后进行	可首先或溶栓后进行
确定溶栓是否成功	能确定	不能

（三）几种溶栓新方法

1. 快速给药法　西村重敬等学者对 t-PA 的用药方法进行了探讨（表 19-13）。结果表明快速法（40min 点滴法）在冠状动脉开通方面不如常规法，在合并症方面，均无死亡和脑出血发生，但 t-PA 与 UK 并用组有 2 例发生脑梗死（4.3%）。常规组有 1 例穿刺部位出血，而并用组为 2 例。

再闭塞和再缺血的发生率 t-PA 组为 11%，而并用 UK 组为 4%，差异明显。这说明 t-PA 快速给药法存在冠状动脉开通率稍低的问题，而与 UK 并用，可减少再缺血和再梗死的发生率，但脑梗死的发生率可能增高。因此，应在不同的临床情况下，采取不同的给药方法。

表 19-13　t-PA 用药方法的比较

	剂量（U）	初期静注量（%）	时间（min）	TIMI2＋3
t-PA 常规法	2 400 万	10	60	77%
t-PA 快速法	1 200 万～2 400 万	15	40	68%
t-PA＋UK	1 200 万＋48 万	10	60	69%

2. 追加疗法　对于 AMI 静脉溶栓（t-PA 或 UK）患者，给药后 60min 进行冠状动脉造影，TIMI 分级 0～2 级，并有多量血栓存在者，有学者提出应给予冠状动脉内追加 UK48 万 U，以求进一步提高冠状动脉开通率。

对于 AMI 静脉溶栓（t-PA 或 UK）后，未行冠状动脉造影者，如溶栓后 1h 无临床表现及实验室检查无再灌注征象者，国内一些学者主张也可静脉追加 UK（50 万 U）。

3. 加强疗法　为增强溶栓治疗的效果，缩短血栓溶解的时间，近来有采用物理疗法来增强溶栓药物的作用的。日本一些学者采用经胸壁的超声波增强溶栓效果，具体方法为在犬的急性心肌梗死模型中，给予 t-PA 后，进行 200kHz 连续超声波照射，照射部位为胸骨左缘第 4 肋间，相当于左心室前壁，结果表明对照组冠状动脉开通时间为（51.43±10.69）min，而并用超声波组为（31.67±16.20）min，较对照组明显缩短（$P=0.022$）。如果根据 t-PA 用量及溶栓时间进行换算，超声波照射大约可节约 t-PA 用量的 35%，该方法有较广阔的应用前景。

还有学者发现用于人造血及超声波增强剂的一些氟碳化合物在低频率（39kHz）超声波的照射下，可增加血栓破碎的程度，增加 t-PA 的溶栓效果。其机制认为超声波照射后氟碳化合物产生微小气泡，对血栓有直接破坏作用，还有学者认为通过增加 t-PA 渗入血栓内部的速度，也起一定作用。这类化合物主要有 Dodecafluoropentane

（DDFP）、Perfluorohexane（PFH）、Perfluorotriethylamine（PFTA）、Perfluorooctyl bromide（PFOB）、Perfluorodecalin（PFD）等。

由于血栓溶解过程为酶促反应，绝大多数溶栓药物本身也是酶，而酶的活性与温度呈正相关，故提高反应温度能加快血栓溶解速度。采用超短波及射频等物理方法加热肺，从而可提高通过心脏血流的温度，有可能加速血栓溶解。笔者正在进行通过提高血液温度增加溶栓效果的体外研究。另外，经胸壁表面进行激光照射是否也能提高溶栓的效果，尚未见报道。

t-PA 起效的最重要影响因素是 PAI-1（plasminogen inhibitor type-1），如能开发出完全抑制 PAI-1 活性的 t-PA 衍生物，将增强急性心肌梗死的溶栓效果。

4. 血管内超声及激光血栓溶解术　Hamm CW 等学者在多年动物实验的基础上，于 1994 年将血管内超声血栓溶解术应用于临床，并于近来报道了 14 例 AMI 患者应用血管内超声溶解血栓成功。主要方法是通过导管传递的高能量、低频率的超声波，直接溶解血栓。另外还有学者报道了激光血栓溶解术在 AMI 的应用。

5. 用高频血管内超声药物输送导管的溶栓疗法　Atar 近来报道了用高频血管内超声药物输送导管，结合 UK 或微气泡进行血管内溶栓的动物实验结果。此种导管的频率为 1.1 MHz（EKOS，Bothell，WA），输送药物为小剂量 UK（500U/kg）和（或）微气泡（micro-bubbles，MB，

imaRx,tucson,AZ)。结果提示采用携带高频血管内超声探头的药物输送导管,结合局部灌注小剂量 UK 和微气泡是一种高效的血栓溶解疗法。

6. PTCA 时的溶栓　经皮冠状动脉腔内成形术(PTCA)时存在的血栓病变,应用溶栓治疗是否有效,目前报道甚少。TAUSA 试验研究发现不稳定性冠心病患者 PTCA 前给予 UK,较未给予者预后更差,用 UK 组急性闭塞发生的危险性更高。这种倾向在 PAMI-2 试验中得到了证实。这可能与溶栓剂的血栓溶解作用,使血小板聚集能力增强有关。从而似提示 PTCA 前后用溶栓剂有些不太适当。但是在临床上 PTCA 前后冠状动脉内存在有大量血栓时,选择性地经导管给予溶栓药进行冠状动脉内溶栓还是值得提倡的。

五、溶栓辅助治疗

早在溶栓开始之前的年代里,人们就已经建立起 AMI 的合理药物治疗。有些药物已经表明能降低 AMI 的病死率,如 β 受体阻滞药、硝酸酯类和肝素。所以,推测这些药物与溶栓治疗合用可进一步降低急性心肌梗死的病死率,但是一些影响血小板功能和凝血系统的药物和溶栓治疗合用则需要进一步的研究,以明确它们的安全性。

(一)抗血小板药物

ISIS-Ⅱ研究表明小剂量阿司匹林和 SK 合用非常有用,但是两者合用并不能进一步降低病死率。虽然有一组研究发现合用 t-PA 和阿司匹林可使病死率降低,但是目前仍无资料来探讨阿司匹林与纤维蛋白特异性溶栓药合用是否能进一步使病死率降低。由于急性心肌梗死用小剂量阿司匹林比较安全、经济和有效,所以它是非常重要的治疗手段之一。

再灌注后再闭塞与多种因素有关,其中血小板聚集起着关键的作用。其次切变力在血小板沉积中也起一定的作用。由于切变力的作用,可通过不同的途径,激活血小板的糖蛋白Ⅱb/Ⅲa 受体,而这些通路对阿司匹林都不敏感。另外,许多溶栓药本身也有激活血小板的作用,从而使血小板的激活更加复杂化。

CTE3 是血小板糖蛋白Ⅱb/Ⅲa 受体的单克隆抗体,对血小板聚集的最终共同通路具有强有力的抑制作用。目前在日本正进行 CTE3 治疗急性冠状动脉症候群的临床试验。EPIC 试验研究表明 CTE3 在急性冠脉症候群进行 PTCA 时使用,可使近期和远期血管事件的发生率减少。近来还有研究表明 CTE3 在体内还有血栓溶解作用,但作为血栓溶解剂仍需要进一步研究。

总之,由于急性心肌梗死用小剂量阿司匹林比较安全、经济和有效,所以,它是非常重要的治疗手段之一。目前研究的重点放在研制强有力地抑制血小板聚集的药物方面,它包括血小板糖蛋白Ⅱb/Ⅲa 受体单克隆抗体和血栓素 A_2 的受体拮抗药。

(二)肝素

肝素是否能和溶栓药物合用已争论了几十年。有些学者认为肝素能降低再阻塞和再梗死的发生率,对急性心肌梗死是有益的,且静注肝素还可减少 SK 溶栓后心肌缺血的发作和改善一些缺血症状。而有些学者则持反对意见,认为二者合用可增加出血并发症。

1. 肝素与再闭塞　初步研究结果提示再闭塞易发生于心肌梗死后血循环中凝血酶活性很高的病人,但是有两组研究表明 t-PA 溶栓后单用肝素并不能防止再闭塞,而维持静滴 t-PA 则可防止再闭塞,但有出血合并症增加的倾向。近来,Ross 等研究了 t-PA 溶栓后是应该用阿司匹林,还是应该用肝素,发现 t-PA 溶栓后静注肝素组梗死相关冠状动脉再通率很高。Bleich 等的研究也得出了类似的结论,肝素和 t-PA 合用 48h 和 72h 梗死相关冠状动脉的再通率都很高。

2. 溶栓后肝素开始应用的时间问题　关于溶栓后肝素开始应用的时间问题,TAMI-Ⅲ试验对此进行了探讨,病人被随机分入早期用肝素(5 000U,与 t-PA 同时用)和晚期用肝素(t-PA 输完后 60～90min 用肝素)两组,结果表明早期用肝素并不增加 t-PA 的纤溶活性。近来,初步资料表明 t-PA 溶栓后较晚期给予肝素可增加凝血酶的形成,后者可导致再闭塞。因此,静注肝素可能在 t-PA 溶栓中起非常重要的作用,但是对 t-PA 溶栓后肝素应用的时机目前还存在争议,有人认为肝素应在溶栓药未引起纤溶状态之前早期应用,可有资料表明这会导致出血并发症的增多。因此,在探讨最佳治疗方案时,还应考虑到溶栓药物的药理特性和对凝血纤溶系统的影响。另外，新的药物如水蛭素已经开始应用于临床，并被证明在溶栓治疗中抑制凝血酶形成方面较肝素要强的多。

3. 肝素的预防作用 GISSI-2 和 ISIS-3 研究观察了肝素在溶栓治疗中的作用，病人在溶栓后随机分入肝素组和安慰剂组，这两组研究都是在溶栓后 4～12h 开始皮下注射肝素。在前一组研究中，每日皮下注射 2 次肝素（12 500U）以预防附壁血栓形成，发现它对凝血时间只有轻度影响，但预防效果差别很大。因此，溶栓后较晚期用肝素的药理作用尚未完全阐明。初步结果表明溶栓后 12h 给予皮下注射肝素（12 500U/次，2/d）对病死率无明显影响。而在 10 000 例接受 SK 治疗的病人中，肝素组似有降低病死率的趋势。这提示我们溶栓治疗后皮下注射肝素只限于 SK 和 APSAC，而 t-PA 溶栓的患者则应早期静注肝素以获得最佳治疗效果，但这还需要大规模临床试验去证实。

（三）硝酸酯类

在溶栓开始前的年代，静注硝酸甘油已被证明能降低急性心肌梗死的病死率，静点硝酸甘油还能限制梗死面积和减少并发症。在溶栓治疗中观察到，急诊冠状动脉成形术后血管张力增加可导致梗死相关冠状动脉的间歇性闭塞，可被硝酸酯类所逆转。Rentrop 等在 SK 冠状动脉溶栓时并用冠状动脉内硝酸甘油，发现能增强左心室功能的恢复。因此，静脉注射硝酸甘油应该在急性心肌梗死的最初几天应用，其作用不但是能减少梗死面积，而且还可预防再闭塞。

（四）β受体阻滞药

急性心肌梗死早期应用β受体阻滞药可使病死率有所降低。如在 ISIS-1 研究中，静注阿替洛尔（氨酰心安）可使病死率下降 15%。尤其是在梗死早期应用效果更明显，这可能是减少心脏破裂的原因。其次早期应用β受体阻滞药可使梗死面积缩小，且能减少再梗死的发生。在 TIMI-Ⅱ研究中，有 42% 的病人适合早期给予β受体阻滞药，静脉注射美托洛尔（美多心安）（15mg 分 3 次静注）可显著减少再梗死和再发性心肌缺血。另外有资料表明早期给予β受体阻滞药和 t-PA 溶栓并用可减少颅内出血的发生率。这提示溶栓治疗时早期给予β受体阻滞药可降低动脉的切变力，从而使颅内出血减少。但尚需要进一步研究验证。

（五）其他

1. 造影剂 在美国冠心病病人进行 PTCA 时，常使用离子性造影剂，这种造影剂可使血液凝固时间延长，血小板抑制，血栓溶解时间缩短。与非离子造影剂相比较，离子型造影剂急性冠状动脉闭塞、无复流现象（no-reflow）、复发性缺血和心肌梗死的发生率比较低。因此，离子型低渗透压造影剂应是较理想的造影剂。但是离子型造影剂低血压和呕吐等不良反应发生率较高，所以有些国家不用离子型造影剂。

2. 冠状动脉内灌注液态氧 冠状动脉内输注液态氧的动物实验表明，它可改善左心室功能，减轻再灌注损伤。其方法是将气体的氧气压入生理盐水中，氧浓度为 $1～3mlO_2/g$，氧分压为 $30～100bar$，输注速度为 100ml/min，时间为 60 min，灌注位置为左冠状动脉窦。

3. Abciximab 近来有研究报道了血小板Ⅱb/Ⅲa糖蛋白受体的单克隆抗体 Abciximab 在 AMI 中的溶栓作用，用法为 0.25mg/kg 静注，以 $10\mu g/min$ 输注，然后进行急诊 PTCA；结果发现有 18%（6/34）的患者获得 TIMI 2/3 级灌注，但输注开始到造影的平均时间只为（34±23）min。其中有 8 例患者冠状动脉造影时间延误到 45min，有 50%（4/8）的病例获得了再灌注。因此，该药作为一个独立的溶栓药物还有待于进一步研究。但考虑到它对心肌缺血及 PTCA 的治疗过程中的有利作用，可以作为急诊 PTCA 术前的辅助用药，以抵消 PTCA 术前延误时间（door-to-needle time）的不利影响。

六、溶栓治疗中应注意的事项

开始溶栓前应迅速询问患者的病史，了解有无溶栓治疗的禁忌证。检查血常规、血小板计数、出血时间和凝血时间、凝血酶原时间、活化部分凝血活酶时间、纤维蛋白原、血型，可配好鲜血备用。

溶栓治疗争取尽早开始，尽量避免不必要的延误。溶栓治疗开始距发病后愈早效果愈好。用 UK 溶栓研究1 138例，开始距发病时间＜4h、4～6h 内、6～12h 血管再通率分别为 71.9%、63.6%

和40.0%；4周病死率分别为6.6%、12.2%和13.9%，争取在发病后4h内开始溶栓可明显降低病死率。国外统计，仅有20%的患者能在发病1h内开始行溶栓治疗，25%的患者6h后才来医院救治，13%要延误至12h以后。我国约有1/3的AMI患者较长时间（＞24h）延误就医或根本未医治。院前溶栓治疗可减少病人转送和在医院门诊耽搁时间，为溶栓治疗争得最佳时间。有学者指出时间就是心肌，时间就是心功能。溶栓治疗对心功能具有极大的保护作用并与时间的早晚呈正相关。因此开展院前溶栓具有重大意义，应在条件许可的情况下尽早开展院前溶栓。

溶栓治疗过程中密切观察患者的病情、疼痛、血压、心律和心率变化，连续心电图监测，溶栓剂开始注入前及滴注过程每隔0.5h做全套心电图，下壁梗死并加做$V_{3R\sim5R}$和$V_{7\sim9}$导联，一直到溶栓开始后3h。注意有无出血现象或其他不良反应。血心肌酶检查，如果要准确了解肌酸激酶（CK）及其MB同工酶峰值，采血次数应较频繁，发病后10h每2h一次，直至发病24h，主要用于临床科研工作。如为临床医疗观察可减少监测次数，发病10、12、14、16、18和20h，已可看出酶峰值是否提前。

七、溶栓治疗疗效评价

溶栓治疗的目标，使梗死相关闭塞的冠状动脉再通，恢复血流，并保持通畅；最大限度地挽救缺血心肌和改善左心室功能；降低急性期病死率和改善长期预后。

（一）冠状动脉再通的临床判断

冠状动脉内溶栓治疗再灌注现象应在冠状动脉内给药开始后20～30min出现，可在X线造影直视下观察，常伴有再灌注性心律失常，再灌注建立后应继续注入溶栓药30min。若冠状动脉内溶栓30min后仍未见再通，可用柔韧的导丝试穿阻塞处，以帮助溶栓剂有效地透入血栓，加速溶栓过程。若导丝能穿通梗死部位并确信在血管内，则可做冠状动脉成形术。

在冠状动脉内溶栓的条件下，可将再灌注分为4级。

TIMI 0级（无灌注）：在梗阻处无前向性血流。TIMI 1级（穿通但无灌注）：在连续血管摄影

中可见造影剂通过梗阻处后迅速地中断或悬挂（hang），全部远端冠状动脉床均不见显影。

TIMI 2级（部分灌注）：虽然造影剂通过梗阻处并使远端冠状动脉床显影，但造影剂自远端冠状动脉床的流速和清除率明显减慢。

TIMI 3级（完全灌注）：梗阻处远端前向血流率和近端的一样迅速。

临床上一般判断再灌注的表现为：①胸痛消失或明显缓解；②心电图上抬高的ST段恢复正常水平；③出现再灌注性心律失常，包括加速性室性自主心律、室性心动过速、室颤、缓慢性心律失常；④血清酶峰值升高且提前出现；⑤早期放射性核素显像提示冠状动脉再通。总之，这些表现都可作为静脉溶栓成功的依据但不是金指标。

目前国内常用的判断标准为：

（1）心电图ST段抬高最显著的导联在溶栓剂开始后2h内或其间每半小时间期回降50%，或反常性、一过性ST段抬高或伴有胸痛，随即ST段回降和胸痛消失，或ST段回降伴有明显T波倒置。

（2）CK、CK-MB酶峰值提前到距发病后14h内。

（3）开始输溶栓剂的2h内胸痛迅速减轻70%以上或完全缓解。

（4）开始输注溶栓剂的2h内出现再灌注性心律失常，如加速性室性自主心律，或窦性心动过缓，或伴随一过性低血压或房室、束支传导阻滞消失。

具备上述4项中2项或2项以上者，判为再通，第3、4两项组合不能判为再通。

据北京阜外医院报道，胸痛迅速缓解、ST段下降＞50%及溶栓过程中出现心律失常，单项作为判断再灌注的指标特异性差，假阳性20%～30%，而3项指标联合作为判断指标则特异性及预测值均可达100%，敏感性为70.6%，而且上述指标中胸痛缓解、ST段下移、心肌酶峰前移，临床较易判定。但再灌注心律失常缺少特异性，缺血也是心律失常的常见原因，所以在临床判定上不应孤立看心律失常，而应将溶栓后病人的全面情况综合分析，如果开始溶栓后病人胸痛迅速缓解，ST段迅速下降，此时出现的心律失常多见于再灌注心律失常，如果溶栓后病人持续胸痛，甚至恶

化，ST 段抬高，范围更广、程度更重，此时出现的心律失常多见于缺血性心律失常。某些心律失常具有较高的特异性，如加速的室性自主心律（一过性或自限性，一般不需要特殊处理），房室传导阻滞或束支传导阻滞突然消失，右冠状动脉再通时出现的窦性心动过缓或伴随有低血压或窦房阻滞（对阿托品或扩容药反应良好）可认为是再灌注性心律失常。

为更好地了解溶栓的效果，并为下一步治疗提供依据，需要有更好的判断再灌注的方法，梗死相关冠状动脉再通和闭塞的交替也是梗死早期药物治疗的目标之一。初步资料表明，连续的 12 导联心电图可早期判断再灌注。其次，血清肌酸激酶 MB 同工酶早期升高也是再灌注的无创性判断方法。但是所有这些指标都不很理想，目前主要的研究方向是寻找判断再灌注的理想指标，即有心肌特异性且能在很短时间完成测定。

（二）溶栓治疗与梗死面积

在开始进行溶栓治疗之前的年代，一般都将心肌酶的释放作为判断心肌梗死范围的无创性指标。后来当同样的方法应用于接受溶栓治疗的病例时引起了争议。近来，Hermens 等发现坏死心肌 CK-MB 的释放量可通过测定血清中酶的累积释放量（双指数分析）来反映。在人类有两组研究观察了溶栓治疗和安慰剂治疗血清酶的累积释放，也得出了类似的结论。

在 ISAM 试验研究中，1 741 例病人被随机分入 SK 和安慰剂组，结果表明接受 SK 溶栓的病人 CK-MB 的累积释放显著低于安慰剂组（约 9%，$P < 0.02$），发病 3h 内进行治疗的病例 CK-MB 累积释放更低（约 16%，$P < 0.001$）。在欧洲 t-PA 协作研究中，观察了 702 例 α-羟丁酸脱氢酶的累积释放，发现 t-PA 溶栓组梗死范围较安慰剂组缩小了 20%（$P = 0.018$）。总之，虽然这些研究应用了测定梗死面积的不同方法，但总体看来溶栓治疗如果在 6h 内进行是能缩小梗死范围的，如果及早给予，效果更加显著。

梗死面积还可用常规 12 导联心电图来判定。在溶栓时代开始前，人们用 QRS 记分来判定梗死范围。在成功进行再灌注的病人，其有效性尚未证实。但是还是有两组试验研究采用了 QRS 记分法，结果表明溶栓再通与未通组之间 QRS 记分

的重叠分布很大，但有趋势表明再通组梗死面积缩小。Koren 等的研究发现早期进行溶栓治疗（1.5h 内）较晚期行溶栓治疗梗死面积小，QRS 积分和心肌酶的累积释放都降低。

（三）溶栓治疗与心功能

由于梗死面积在临床上很难测定，无论是用心肌酶还是心电图，情况都一样，所以人们研究的焦点又转向左心室功能，期望用左心室功能来反映溶栓成功的有效性。近来的研究发现左心室射血分数和梗死心肌范围的关系十分复杂。但由于左心室功能（射血分数）已被证明为是急性心肌梗死预后的重要指标，所以，有些学者认为左心室功能应该是评价溶栓药物疗效的最初观察终点。

1. **左心室整体功能**　采用左心室功能来评价溶栓药物的好处主要有：在病例数较小的研究中动态观察射血分数的变化可发现治疗效果的差异。再者射血分数既可用无创性方法来测定，也可以在心导管检查中测量，且有很高的准确性和重复性。但是溶栓治疗后测定射血分数可过高地估计溶栓治疗的有效性，因为在预后很差的病人中很少能测得射血分数。尤其是采用心导管左心室造影的方法，由于条件的限制有 20% 的病例未测射血分数。如 TIMI-1 研究中 290 例病人只有 145 例有完整左心室造影资料，且无左心室造影资料者病死率很高（11% 比 2%），充血性心力衰竭发生率高（23% 比 12%），心源性休克发生率也高（9% 比 2%）。另外，不同方法测得的射血分数不能互换，有报道在一般情况下，急性心肌梗死病人放射性核素测得的左心室射血分数都偏低。

2. **非梗死区域功能**　左心室射血分数反映了心肌梗死区和未梗死区整体的功能。在梗死的极早期阶段，非梗死区代偿性运动增强，一般要在梗死后 3d 左右才消退。在此时间阶段里，梗死区的功能恢复也开始发生。但是，TAMI 研究发现非梗死区域功能是院内死亡率最强有力的预示指标，因此，在心肌梗死后第一周内死亡率和节段性心肌功能之间的关系是十分复杂的。Norris 和 White 的研究提示收缩末期容量是预后的良好指标，且优于射血分数。因此，急性心肌梗死后左心室收缩容量增加可能是心肌代偿性运动增强和心

脏扩张之间复杂关系的原因,这提示收缩末期容量是心肌梗死预后的敏感指标。另外,在溶栓治疗的临床试验研究中,大多数都包括了左心室功能这个指标。总的说来,所有的试验研究都表明溶栓治疗可使左心室功能改善,从而提示溶栓可保护心肌,但是在这些研究中死亡率和射血分数的改变之间并不呈一致关系。

3. 不同溶栓药物对左心室功能的影响 不同溶栓药物对左心室功能影响程度目前尚不完全清楚,关于这方面的资料也比较少。在 TIMI-1 研究中,病人被随机分入静脉 SK 溶栓组和 t-PA 溶栓组,并用心室对比造影来评价左心室功能,只有 50% 的病例获得了完整的资料,基础射血分数(SK:48%±12%;t-PA:49%±10%)和出院时射血分数(SK:49%±12%;t-PA:50%±9%)均无显著性差别。两种药物在保存梗死区域的功能方面是相似的。另外,伴有梗死区侧支循环的病例,梗死区功能的改善非常显著。

White 等观察了 270 例在症状开始后 6h 内开始溶栓的急性心肌梗死患者,溶栓药物分别为 t-PA 和 SK,其中有 89% 的病例在梗死后 3 周进行左心室对比造影。两组间射血分数都为 58±12%,链激酶组收缩末期容量为(61±29)ml,t-PA 组为(66±31)ml。SK 组的死亡率为 7.4%,t-PA 组为 3.7%,其他一些并发症的发生率,如再梗死、卒中和猝死都呈一致性分布。

意大利 PAIMS 研究也比较了 SK 和 t-PA 对左心室功能的影响,病例数为 171 例,有 68% 的病例在溶栓后 24h 内和 1 周后进行了超声心动图检查。24h 内左心室功能无差异(SK:50%±9%;t-PA:52%±11%)。但 1 周后似有 t-PA 保存左心室功能优于 SK 的倾向(t-PA:56%±10%;SK:51%±10%;P<0.05)。此结论尚有疑问,因为 SK 组 3 支病变的发生率(30%)高于 t-PA 组(19%),另外,t-PA 组的死亡率(4.7%)也低于 SK 组(8.2%)。

在 GAUS 的研究中,观察例数为 246 例,但只有 64% 的病例在 10d 后进行了左心室造影,t-PA 组左心室射血分数(53%±12%)与 UK 组(52%±14%)相近。t-PA 组的死亡率为 4.8% 而 UK 组为 4.1%。

4. 左心室功能变化与死亡率改变之间的分离现象 从上述一些观察可见,溶栓治疗中左心室功能变化与死亡率改变之间存在分离现象。只有一组研究发现死亡率的降低与左心室功能呈一致现象。但在另一方面,有研究发现死亡率和左心室功能呈一致性升高。澳大利亚国立心脏中心研究比较了 t-PA 与安慰剂组的疗效,发现 t-PA 组左心室射血分数较安慰剂组高(58% 比 52%,P<0.05),但死亡率也比安慰剂组高(10% 比 4%)。因此,影响急性心肌梗死死亡率的因素很多,溶栓治疗能降低急性心肌梗死死亡率的机制可能很复杂。

八、溶栓治疗并发症

(一)再梗死、再闭塞和再发心绞痛

冠状动脉阻塞溶栓成功后,局部遗留下不稳定的损伤的血管内皮,而且常有残存的血栓,极易引起再度血栓形成。冠状动脉再阻塞至少有 3 类后果:①心肌再梗死;②心绞痛但无再梗死;③“静息性”(silent)再阻塞,即无临床表现的、真正的再阻塞,提示其时无濒危心肌需要救助,也可能由于丰富的侧支循环足以防止再梗死的发生。

冠状动脉溶栓后再阻塞、再梗死和再发心绞痛的发生率各家报道不一,有报道可高达 20%。另有 11 组资料研究结果表明再梗死发生率在 2.4%~17.2%。各家报道差异如此之大,可能与给药途径、是否同时使用抗凝治疗、首次溶栓治疗效果、诊断标准及报道方法等因素有关。例如,再灌注出现太晚以致没有明显的濒危心肌得以救助者,以后即使发生局部再阻塞也无再梗死现象。所以说大概溶栓治疗开始越早越有效者,再梗死的发生率也越高。溶栓治疗患者与对照组即不给溶栓治疗者相比,前者再梗死的发生率约为后者的 1 倍。

再梗死的防治法,可采用溶栓后继续抗凝和(或)抗血小板治疗。有报道,阿司匹林疗法可使再梗死的发生率降至 2%,也可采用再次溶栓治疗。最近 White 等报道 33 例再梗死患者(发生于首次溶栓后 1~16d,平均 5d)溶栓治疗结果,分别以 SK 或 rt-PA,以血管造影为再通指标,成功率 SK 为 70%,rt-PA 为 75%。首次治疗使用的为 SK 或者 APSAC,则在首次治疗后 3 个月内应选用其他药物。另一比较有效的防治法为冠状动脉

成形术。

众多的资料已经表明梗死早期冠状动脉开放和持续开放是同等重要的。持续性冠状动脉开放可明显改善急性心肌梗死的预后,但是是否能缩小心肌梗死的范围,以及冠状动脉开放和左心室功能的关系还不明确,需要进一步研究探讨。其次溶栓成功后不能维持冠状动脉长期开放的机制目前也未明了。梗死相关冠状动脉的再闭塞在5%～30%。溶栓后再闭塞在临床上可以有症状,也可无症状,大约有50%的再闭塞临床上是无症状的,其中30%伴再梗死。溶栓后再梗死是很危险的,6个月内的死亡率为20%。

(二)出血

在急性心肌梗死病人用任何一种纤溶酶原激活物都会合并出血。同时在分析和研究急性心肌梗死出血合并症时一定要考虑很多因素。其中有的出血并发症临床意义很大(如致命性胃肠道出血),有的则是血红蛋白下降(超过15%),需要输血治疗。如果要对不同研究的出血并发症进行相互比较,则要注意出血的概念和定义应一致,但是许多研究相互之间出血的程度的判定都不一致。

其次,有些学者发现用 t-PA 溶栓时患者的一般情况可影响出血的发生率。一般来说,女性、老年人、体重偏轻者和有高血压史的病人易于合并大量的出血,创伤性操作越多(如心导管、主动脉内气囊反搏、急诊冠状动脉搭桥)出血发生率越高。虽然通过体重校正溶栓剂的剂量在一定程度上能减少出血并发症的发生率,但是上述提到的一些病例还是易于发生出血。

人们曾经预料用纤维蛋白相对特异性溶栓剂,如 t-PA 和 scu-PA 将会降低出血的发生率。由于它们只是相对特异的纤维蛋白溶栓剂,所以众多的研究已表明 t-PA 和 scu-PA 也可引起全身纤溶状态,但是与 SK 和 UK 相比,纤维蛋白原的下降程度较轻。另外,虽然纤维蛋白特异性溶栓剂对全身凝血纤溶状态有利,但是许多研究已证明特异性溶栓剂和非特异性溶栓剂之间出血并发症的发生率基本上相似。

溶栓治疗中最坏的并发症是颅内出血。在

TIMI 研究的早期阶段,用 150mg 的 t-PA 溶栓颅内出血的发生率为 1.5%,它高于开始溶栓治疗之前脑卒中的总发生率(0.9%)。后来,TIMI 研究将 t-PA 的剂量减至 100mg,颅内出血的发生率降至 0.6%。TAMI-I 研究结果也表明溶栓后颅内出血的发生率为 0.5%。ECSG 的研究发现给予 100mg t-PA 出血并发症为 0.3%～1.4%,根据梗死治疗方案不同而有所变化。

但是,许多大规模的溶栓试验研究表明,溶栓颅内出血与其说是溶栓所致不如说是人群卒中总发生率的原因,也就是说与溶栓无关。虽然这方面尚缺乏可靠的证据,但从试验结果来看溶栓患者的颅内出血发生率与对照组很接近。由于这些研究中大多数病例是来自社区医院,所以颅内出血的记录可能是不完整的。但溶栓治疗不增加卒中的总发病率还是比较明显的,且颅内出血的发生率升高可部分被缺血性脑卒中发生率下降所抵消。

(三)再灌注损伤及进行性左心室扩张

在急性心肌梗死中,有两种损伤机制可通过适当的药物治疗来纠正,一个是再灌注损伤,这是成功再灌注后影响心脏功能的主要限制因素之一。其治疗方法目前多集中于自由基清除剂和抑制白细胞的功能,已经有很多药物正在进行试验中,是否有临床意义还有待于进一步研究。其中初步结果表明超氧化物歧化酶(SOD)的治疗效果十分不理想,趋向于淘汰的边缘。正在进行研究的比较有前途的药物是 Fluosol。

急性心肌梗死的第二个损伤机制是进行性左心室扩张,常发生于心肌梗死的愈合期,早期再灌注可限制此过程的发生。其次用血管紧张素转换酶抑制药可使左心室扩张减轻,并有良好的发展前景。其作用机制可能是通过减低后负荷,因为利尿药不能预防左心室扩张的发生。目前有两组试验正在研究卡托普利(巯甲丙脯酸)与溶栓治疗合用对左心室扩张的影响,另一组 Enalapril 的大规模研究也在进行中。

(马　勇　田国祥　钱远宇　孟庆义)

参 考 文 献

1　蒋世亮，张运，季晓平，等. 按体重给药与小剂量 rt-PA 治疗国人急性心肌梗死的随机对照研究. 中华心血管病杂志，2005，33（12）：1102—1105

2　刘纪改，姚玉才，徐瑞，等. 早期溶栓治疗终止急性心肌梗死的探讨. 中华心血管病杂志，2005，33（9）：782—784

3　Cayley WE Jr. Diagnosing the cause of chest pain. Am Fam Physician, 2005, 72 (10):2012—2021

4　Cesar E Mendoza, Mehul R Bhatt, Salim Virani, *et al*. Management of failed thrombolysis after acute myocardial infarction: An overview of current treatment options. International Journal of Cardiology, 2006, 114(3):291—299

5　C. Michael Gibson, Ajay J Kirtane, David A Morrow, *et al*. Association between Thrombolysis In Myocardial Infarction myocardial perfusion grade, biomarkers, and clinical outcomes among patients with moderate-to high-risk acute coronary syndromes: Observations from the Randomized Trial to Evaluate the Relative PROTECTion against Post-PCI Microvascular Dysfunction and Post-PCI Ischemia among Antiplatelet and Antithrombotic Agents-Thrombolysis In Myocardial Infarction 30 (PROTECT-TIMI 30). American Heart Journal, 2006, 152(4): 756—761

6　Hill MD, Buchan AM, *et al*. Thrombolysis for acute ischemic stroke: results of the Canadian Alteplase for Stroke Effectiveness Study. CMAJ, 2005, 172 (10): 1307—1312

7　Lamfers EJ, Hooghoudt TE, Hertzberger DP, *et al*. Abortion of acute ST segment elevation myocardial infarction after reperfusion: incidence, patients' characteristics, and prognosis. Heart, 2003, 89 (5): 496—501

8　Maureen Chase, Jennifer L Robey, Kara E Zogby, *et al*. Prospective Validation of the Thrombolysis in Myocardial Infarction Risk Score in the Emergency Department Chest Pain Population. Annals of Emergency Medicine, 2006,48(3)：252—259

9　Porto I, Selvanayagam JB, Van Gaal WJ, *et al*. Plaque volume and occurrence and location of periprocedural myocardial necrosis after percutaneous coronary intervention: insights from delayed-enhancement magnetic resonance imaging, thrombolysis in myocardial infarction myocardial perfusion grade analysis, and intravascular ultrasound. Circulation, 2006, 114 (7):662—669

10　Rathore SS, Weinfurt KP, Foody JM,*et al*. Performance of the Thrombolysis in Myocardial Infarction (TIMI) ST — elevation myocardial infarction risk score in a national cohort of elderly patients. Am Heart J, 2005, 150 (3):402—410

11　Robert C Welsh, Andrew Travers, Mano Senaratne, *et al*. Feasibility and applicability of paramedic-based prehospital fibrinolysis in a large North American center. American Heart Journal, 2006,152(6): 1007—1014

12　Stephen D Wiviott, Elliott M Antman, C Michael Gibson, *et al*. Evaluation of prasugrel compared with clopidogrel in patients with acute coronary syndromes: design and rationale for the TRial to assess Improvement in Therapeutic Outcomes by optimizing platelet InhibitioN with prasugrel Thrombolysis In Myocardial Infarction 38 (TRITON-TIMI 38). American Heart Journal, 2006,152(4): 627—635

13　Wiviott SD, Cannon CP, Morrow DA, *et al*. Differential expression of cardiac biomarkers by gender in patients with unstable angina/non-ST-elevation myocardial infarction: a TACTICS-TIMI 18 (Treat Angina with Aggrastat and determine Cost of Therapy with an Invasive or Conservative Strategy-Thrombolysis In Myocardial Infarction 18) substudy. Circulation, 2004, 109 (5):580—586

14　Wolfgang Lederer. Effects of Thrombolysis in Out-of-Hospital Cardiac Arrest. The American Journal of Cardiology, 2006, 98(4):570

第八节　急性心肌梗死的介入治疗

冠状动脉粥样硬化斑块破裂以及继发的血栓形成和血管痉挛是大多数急性心肌梗死（acute myocardial infarction，AMI）的主要病理基础。大量临床研究资料证实，在 AMI 早期进行有效溶栓治疗可以及时开通梗死相关冠状动脉,挽救濒死心肌,改善左心室功能,降低病死率。但是,随着溶栓治疗的广泛实施和临床研究的不断深入,发现单纯溶栓治疗仍然存在如下一些缺点:①单纯溶栓治疗开通梗死相关冠状动脉的效率仍然不理想(静脉溶栓再通率50%～80%,冠脉内溶栓现已很少采用),而且经溶栓再通的冠状动脉仍然残留明显的狭窄;②再通的冠状动脉远端能够恢复TIMI(thrombolysis in myocardial infarction,TIMI)3级血流者不到50%;③单纯溶栓治疗后,梗死病变残余狭窄导致心肌缺血复发或再次AMI者仍然高达20%;④溶栓治疗过程中发生严重出血性并发症的比率偏高(普通患者1%～2%,老年患者3%以上);⑤AMI合并心源性休克等严重并发症者采用溶栓治疗的效果不理想;⑥多达30%的AMI患者因为禁忌证而不能及时接受溶栓治疗。

由于上述原因,加上近年来冠心病介入技术和相关药物治疗的进展,现在绝大多数医疗中心对早期AMI患者均首选急诊介入治疗(percutaneous coronary intervention,PCI),其主要治疗机制是迅速开通梗死相关冠状动脉,有效恢复远端血管血流,挽救和保护缺血心肌,促进心脏功能的良好恢复,降低病死率和并发症。这种治疗措施的临床效果和远期利益已经得到了很多大型临床随机试验研究结果的证实。

根据AMI发生后接受PCI的时间以及PCI操作与溶栓治疗的关系,临床上通常将AMI急诊PCI分为4种,即直接PCI、补救PCI、即刻PCI和延期PCI。在AMI急诊PCI操作技术方面,除了传统的球囊扩张和支架置入外,很多医疗中心还常规配合使用远端血管保护装置、血栓抽吸技术、药物释放支架(drug eluting stent,EDS)和主动脉球囊反搏装置(intra-aortic balloon pulsation,IABP)以及血小板糖蛋白膜Ⅱb/Ⅲa受体拮抗药等。

一、急性心肌梗死直接急诊介入治疗

AMI直接PCI是指对AMI患者不进行溶栓治疗,在采用药物治疗稳定病情的同时直接送入导管室进行冠状动脉造影(coronary artery angiogram,CAG)和PCI治疗,再通闭塞的梗死相关冠状动脉(infarction related artery,IRA),迅速有效地恢复冠脉血流。直接PCI的优点是:①IRA再通率高(>95%);②远端血管TIMI 3级血流恢复率高(>90%);③术后梗死病变残余狭窄轻;④近远期再缺血和再梗死发生率低;⑤严重出血并发症发生率低;⑥左心室功能保护和恢复更好;⑦近远期病死率低。尤其是对高危AMI患者(例如年龄70岁以上、前壁大面积AMI、低血压状态、心功能≥KillipⅡ级等),急诊PCI降低近期病死率和改善远期预后的作用更为明显。

对于AMI合并心源性休克(cardiogenic shock,CGS)的高危病例,急诊PCI配合IABP是目前降低病死率、减少并发症、改善心功能的最有效治疗手段。AMI并发心源性休克36h内进行急诊PCI也能获益。与普通AMI急诊PCI操作不同的是,在介入治疗中除了干预IRA病变外,还应同时处理并存的其他重要血管病变,以保证心功能的有效恢复。

二、急性心肌梗死补救性急诊介入治疗

AMI补救PCI是指采用急诊溶栓治疗未能取得IRA再通,改用急诊PCI使溶栓失败后仍然闭塞的IRA病变再通。临床研究结果表明,补救性PCI的疗效虽然不如直接PCI理想,但是与溶栓和单纯药物保守治疗相比,能改善梗死节段的室壁运动和左心室功能,减少心力衰竭和休克等并发症,降低病死率。接受补救性PCI的条件是:①临床判断溶栓治疗失败,IRA未能再通;②AMI病程早期;③高危AMI溶栓患者;④CAG显示IRA远端TIMI血流0～2级。

三、急性心肌梗死即刻急诊介入治疗

AMI即刻PCI是指在溶栓治疗成功后即刻行PCI治疗,其主要依据是在溶栓成功后,绝大多数病人的IRA病变都残留有严重的残余狭窄,即刻PCI可进一步减少IRA的残余狭窄,恢复IRA远端血流,降低近远期并发症。在强力抗血小板制剂问世前,人们对溶栓成功后即刻行PCI治疗的疗效曾经一度持怀疑态度,但是,随着临床抗血小板治疗措施的改进、PCI技术的进步和人们对AMI以及溶栓治疗认识的进一步加深,即刻PCI治疗重新受到临床重视。只是与以往不同,

目前的即刻 PCI 治疗通常在强力抗血小板制剂如 Ⅱ b/Ⅲ a 受体拮抗药等药物的保护下进行。

四、急性心肌梗死延迟性介入治疗

AMI 延迟性 PCI 是指在进行溶栓治疗后 2～7d 对仍然存在残余狭窄的 IRA 病变进行介入治疗,目的是预防心肌缺血复发和再梗死,保护和恢复左心室功能。与单纯溶栓治疗相比,接受溶栓后延迟 PCI 的患者住院时间短、心肌缺血复发少、远期心脏事件发生率低。

总之,对适应证明确的 AMI 患者进行急诊介入治疗的效果明显优于溶栓治疗。尤其是随着支架结构的改进、置入技术的提高、抗血小板治疗的加强、药物释放支架的问世以及辅助治疗设备的发展,AMI 急诊介入治疗已经成为临床常规治疗手段。

(卢才义)

参 考 文 献

1 程 芮,卢才义,刘玲玲,等. EXCEL 雷帕霉素药物洗脱支架临床应用安全性及近期疗效评价. 中华老年多器官疾病杂志, 2005, 12 (4):259—262

2 卢才义,王士雯. 介入治疗在老年冠心病中的应用. 中华老年多器官疾病杂志, 2003, 2 (2):96—98

3 Abbott JD, Kip KE, Vlachos HA, et al. Recent trends in the percutaneous treatment of chronic total coronary occlusions. Am J Cardiol, 2006, 97 (12): 1691—1696

4 Ali A, Cox D, Dib N, et al. Rheolytic thrombectomy with percutaneous coronary intervention for infarct size reduction in acute myocardial Infarction: 30-Day results From a multicenter randomized study. Journal of the American College of Cardiology, 2006,48(2): 244—252

5 Mendoza CE, Bhatt MR, Virani S, et al. Management of failed thrombolysis after acute myocardial infarction: An overview of current treatment options. International Journal of Cardiology, 2007, 114 (3): 291—299

6 Cox DA, Stone GW, Grines CL, et al. Comparative early and late outcomes after primary percutaneous coronary intervention in ST-segment elevation and non-ST-segment elevation acute myocardial infarction (from the CADILLAC Trial). The American Journal of Cardiology, 2006,98(3): 331—337

7 Feldman DN, Gade CL, Slotwiner AJ, et al. Comparison of outcomes of percutaneous coronary interventions in patients of three age groups (<60, 60 to 80, and >80 Years) (from the New York State Angioplasty Registry). The American Journal of Cardiology, 2006,98(10): 1334—1339

8 Amit G, Cafri C, Yaroslavtsev S, et al. Intracoronary nitroprusside for the prevention of the no-reflow phenomenon after primary percutaneous coronary intervention in acute myocardial infarction. A randomized, double-blind, placebo-controlled clinical trial. American Heart Journal, 2006, 98 (10): 887. e9 — 887. e14

9 McGehee JT, Rangasetty UC, Atar S, et al. Grade 3 ischemia on admission electrocardiogram and chest pain duration predict failure of ST-segment resolution after primary percutaneous coronary intervention for acute myocardial infarction. Journal of Electrocardiology, 2007,40(1): 6—33

10 Kirtane AJ, Piazza G, Murphy SA, et al. Correlates of bleeding events among moderate-to high-risk patients undergoing percutaneous coronary intervention and treated with eptifibatide: observations from the PROTECT-TIMI-30 trial. J Am Coll Cardiol, 2006, 47 (12):2374—2379

11 Mehilli J, Ndrepepa G, Kastrati A,et al. Gender and myocardial salvage after reperfusion treatment in acute myocardial infarction. J Am Coll Cardiol, 2005, 45 (6):828—831

12 Valente S, Lazzeri C, Vecchio S, et al. Predictors of in-hospital mortality after percutaneous coronary intervention for cardiogenic shock. International Journal of Cardiology, 2007,114(2): 176—182

13 Shishehbor MH, Topol EJ, Mukherjee D, et al. Outcome of multivessel coronary intervention in the contemporary percutaneous revascularization era. Am J Cardiol, 2006, 97 (11):1585—1590

14 Borden WB, Faxon DP. Facilitated percutaneous coronary intervention. Journal of the American College of Cardiology, 2006,48(6): 1120—1128

第九节　预　　后

近年来冠心病的死亡率逐渐下降。在美国缺血性心脏病的死亡率于 20 世纪 60 年代达到高峰,如今已下降了 40%,其他国家缺血性心脏病死亡率也有了不同程度的下降,因此,探讨急性心肌梗死自然病程和预后的变迁,应从 20 世纪 60 年代开始。在 20 世纪 60 年代,缺血性心脏病发病率达到高峰,而当时尚未发现治疗急性心肌梗死的有效方法,曾一度广泛应用于治疗心肌梗死的抗凝疗法也一度被质疑;那时心肺复苏技术还是一项刚起步的新技术,开设冠心病监护病房尚处于实验阶段,人们对冠心病危险因子关注则更少。

一、早 期 预 后

1966～1977 年,Robin M. Norris 报道了 Auckland 地区 757 例急性心肌梗死住院患者的病死率,出院后 3 年病死率、6 年病死率和 15 年病死率,包括 6 例室颤心肺复苏成功患者(当时 Auckland 地区无冠心病监护病房)。有 26% 患者死于院内,其中,70 岁以下患者院内病死率为 22%,52% 死于心律失常,33% 死于入院后 4d 内。这一病死率的分布和其他医院的研究结果相似。

尽管 20 世纪 60 年代医院开始建立冠心病监护病房(CCU),70 年代初期被大多数心脏病专家所接受,但一些患者仍对冠心病监护病房的价值存在疑问。只有部分冠心病患者愿意随机接受住院或回家治疗,而且接受住院治疗的患者往往在起病数小时后,这使得当时对冠心病病房的临床研究未能顺利进行。90 年代以来,人们的观念发生了巨大的变化,几乎无人怀疑冠心病监护病房的价值,甚至有些地区还由接受训练的医士开展了院前救护。研究表明,冠心病监护病房成立后,急性心肌梗死患者的病死率明显下降,从 31% 下降到 12%。1966～1967 年,70 岁以下急性心肌梗死的病死率从 22% 下降到 17%,1977～1979 年,其病死率进一步下降到 13%。其主要原因是室性心律失常的病死率下降(由 52%～12%)。但在 CCU 成立早期,心力衰竭和心源性休克患者并未减少,而且人们越来越少地预防性应用抗心律失常药物来预防室颤。因为通过记录心电图,人们发现那些心电图显示的恶性心律失常和室颤之间无必然的联系。在 13 个随机选择的病例研究中预防性静脉使用利多卡因抗室颤,只有 2 个研究得到阳性结果,另外 11 个病例研究室颤的发病率下降不明显,且心脏停搏的发病率上升。因此,20 世纪 70 年代初,CCU 因其心电图持续监护、护士的特级护理和有效的电除颤而显著降低了冠心病患者的病死率。

20 世纪 70 年代,临床医学的两个主要进展进一步降低了心肌梗死患者的病死率。首先 Swan-Ganz 导管应用于临床,使得急性心肌梗死血流动力学变化得以连续监测。有研究发现,急性心肌梗死患者处在相对高的充盈压时预后最好。如果充盈压低(如右心室心肌梗死),应给予输液治疗,而不是利尿。尽管医生对 Swan-Ganz 导管应用还不熟练,患者受益少,甚至死亡率增加,但其对医学的长久意义深远而重大。第二个主要成就是医务工作者把救治的重点又放在了治疗急性心肌梗死疾病本身,而不是其并发症。经过动物实验研究,学者们发现降低心肌氧耗,或再灌注恢复氧供可以缩小心肌梗死面积。数年后,人们在随机临床试验中又发现,β 受体阻滞药可以缩小心肌梗死面积。第一次国际心肌梗死患者生存率研究(ISIS-1)证实,无禁忌证的急性心肌梗死患者入住 CCU 病房前静脉使用阿替洛尔,可以适度降低住院死亡率(由 5%～4%)。回顾分析 ISIS-1 试验,其降低病死率可能是通过阿替洛尔预防急性心肌梗死后第 1 天心脏破裂的发生而实现的。但是,为急性心肌梗死患者静脉注射 β 受体阻滞药并未广泛用于临床。而且后来大型临床试验观察美多洛尔与溶栓剂联合使用治疗急性心肌梗死的结果令人费解。因此,在 20 世纪 60 年代,急性心肌梗死的早期病死率的降低与应用 β 受体阻滞药无明显联系,但是心肌梗死急性期后 1～3 年口服 β 受体阻滞药以降低远期病死率,在当时已成为临床常规疗法。

20 世纪 70～80 年代初,心肌梗死病死率进一步下降,可能是 CCU 抗心律失常积累的经验以及人们对心肌梗死后血流动力学改变的认识和早期干预的成果。

最近十多年来心肌梗死的突破性治疗方法在于使用了溶栓剂。研究表明,冠状动脉内注射链激酶和静脉使用链激酶均可降低急性心肌梗死的病死率,减少生存者的心脏损害,且重组组织型纤溶酶原激活剂也有与链激酶相同的疗效。对 20 000 名接受溶栓剂治疗的急性心肌梗死患者早期病死率进行荟萃分析发现,所有年龄段的心肌梗死患者接受溶栓后,总病死率为 2.8%~10.7%,65~70 岁以下的患者病死率在 5%~6%,456 例 70 岁以下患者 30d 的病死率为 4.7%。Auckland 研究还发现自 1966 年以来,急性心肌梗死近期病死率显著下降,主要是溶栓治疗降低了心肌梗死患者死于心源性休克和心力衰竭的概率。

荟萃研究表明,溶栓治疗不仅降低了心肌梗死患者的病死率,而且降低了心肌梗死患者的再梗死率以及心力衰竭、室颤、需要静脉起搏器治疗的严重心脏传导阻滞发病率、住院时间也显著下降。但是急性心肌梗死的高危患者未能入选以上研究,使得研究结果准确性值得商榷。其中,ISIS-2 试验结果比 GISSI 试验结果更可靠。ISIS-2 试验的入选患者不仅接受链激酶治疗,还接受阿司匹林治疗。

心源性休克并不是溶栓剂的禁忌证,而随后的血管成形术可以提高溶栓剂的疗效,直接血管成形术尤其奏效。近年来,高龄和出血倾向不再是溶栓的绝对禁忌证,但出血性卒中仍是溶栓的绝对禁忌证。目前努力的方向是,使溶栓治疗能在心肌梗死起病早期得以应用,使急救医生掌握院前使用溶栓药的技术,也使大众能够识别心脏突发事件的症状。

现在人们已经认识到急性心肌梗死早期再灌注能缩小心肌梗死面积,阻断心肌细胞程序性死亡。但是,人们也发现晚期再灌注(超过挽救濒死心肌的时间),如使用链激酶等溶栓药也能降低病死率。开通梗死相关动脉不仅在心肌梗死急性期,而且在慢性期均有益。晚期使用溶栓剂可保护梗死区周边的心肌,减少瘢痕组织出血、水肿的发生率,限制梗死范围的扩展。进一步研究发现开通梗死相关血管可以减少心室晚电位,从而减

少梗死后心律失常的发生。尽管人们对多长时间内开通梗死相关血管有益还不清楚,但开通梗死相关血管的益处远远大于阻断心肌坏死的进程本身。但 3 周心肌梗死急性期过后,梗死面积的扩展和梗死相关血管的开放无明显关系。是否改进溶栓药或溶栓药联合其他药物能更大程度地减少心肌梗死患者的病死率呢? 事实上,尽量早使用溶栓药、扩大溶栓药的适应证就能更有效地降低心肌梗死患者的病死率。

近年来,冠状动脉血管成形术在急性心肌梗死的早期应用,尤其是直接冠状动脉血管成形术的推广应用,使梗死相关血管早期开放,可能使心肌梗死患者的病死率进一步下降。另外,对公众心肌梗死知识的普及教育,早期诊治心肌梗死水平的提高及缺血性心脏病的一级预防水平的加强,使急性心肌梗死的救治有了新的突破。

二、晚 期 预 后

20 世纪 60 年代以后,急性心肌梗死患者晚期生存率与早期生存率一样显著地获得提高。1966 年对急性心肌梗死患者 3 年的随访发现,545 名患者 3 年病死率为 33%,1 年病死率为 16%;413 名 70 岁以下的急性心肌梗死患者 1 年病死率为 14%,3 年病死率为 28%。而 6 年后所有心肌梗死患者的总病死率为 48%,年龄<70 岁的患者病死率为 42%。15 年总病死率为 75%,年龄<70 岁的患者病死率为 68%。急性心肌梗死患者的生存率的评估可采用冠状动脉预后指数,主要指标有年龄、左心室损害指数(心脏体积、肺部充血程度、心肌梗死发作为初发还是再发)。

为了研究 CCU 的建立、二级预防措施如冠状动脉旁路移植术和 β 受体阻滞药是否能改善急性心肌梗死患者的预后,有学者对 1981~1982 年从 Green Lane 医院出院的年龄<70 岁的 203 位心肌梗死患者和 1966~1967 年出院的年龄<70 岁的 191 位患者进行了研究。发现 1981~1982 年的患者的病死率为 14%,而 1966~1967 年的患者的病死率为 25%($P=0.02$)。前者 1 年病死率为 6.5%。而且其入选患者的病情严重程度大于后者。心肌梗死的晚期生存率的提高,可归功于那个时期次级预防缺血性心脏病的 4 个主要措施。

(1)CCU 病房对再梗死患者的正规治疗。

（2）冠状动脉搭桥术的发展。

（3）心肌梗死后常规使用β受体阻滞药。

（4）对危险因素如吸烟等的认识。

因此，1966～1981年间缺血性心脏病的自然病程的变化毋庸置疑。

1985年以来，研究发现溶栓治疗及冠状动脉血管成形术除了降低心肌梗死患者的早期死亡率外，还改善了生存者的左心室功能。左心室功能是除年龄外另一个影响长期生存率的重要预后因素。总之，随着现代治疗技术的改进，心肌梗死患者的晚期病死率和早期病死率都下降了65％～70％。早期而广泛地使用溶栓药物，可以减少社区缺血性心脏病患者的病死率。

三、社区干预

从社区的角度来说，溶栓药物为急性心肌梗死患者带来的实际益处远大于人们所描述的。最主要的不足之处是溶栓药物的延误使用，原因是患者求救时间延长，这也是患者忽视持续性胸痛所反映的严重问题所造成的，医疗原因（院外救治和急诊医师急诊室救治）引起的延误相对较短。但是，临床试验研究得出的结论并不能推广到全民，因为院内救治使得病情更为严重的老年心肌梗死患者与年轻患者死亡率下降相同甚至更多。显然我们还需要教育更多的公众，使更多的救护人员包括急诊医师掌握院前溶栓技术。

1986年12月，在国际心脏、肺、血液协会召开的会议上，人们提出了以下问题：提高心肌梗死患者的生存率，多大程度上降低了社区居民的病死率呢？如何进一步使社区居民的病死率下降呢？不幸的是，那时人们并没有充分认识到溶栓药物的作用。人们还未认识到院前急救和后期溶栓的作用。当时的结论只是基于Goldman（1968～1976），Gomez-Marin（1970～1980），Goldman（1973～1979）和Stewart（1974～1981）的研究。1966～1968年，心肌梗死患者3年生存率取得了显著的提高，以后CCU病房进一步发展起来，人们对急性心肌梗死的自然病程及治疗有了全面而深刻的认识。

四、结　　论

20世纪60～90年代初，流行病学家和统计学家们低估了医学领域在急性心肌梗死治疗上的进步对整个社区缺血性心脏病病死率下降的影响，冠状动脉手术的作用也同样如此，它的最主要贡献在于挽救了那些顽固性心绞痛患者的生命。自20世纪90年代以后，流行病学家和统计学家们开始重新评估了人们在缺血性心脏病的治疗尤其是急性心肌梗死治疗上的进步，其中包括了CCU应用到后期开始进行溶栓治疗和冠状动脉成形术，但目前对于急性心肌梗死初级预防和次级预防措施的价值，还有待人们进一步探讨。

（王士雯　黄　芸）

参 考 文 献

1　Mendoza CG, Bhatt MR, Virani S, et al. Management of failed thrombolysis after acute myocardial infarction: An overview of current treatment options. International Journal of Cardiology, 2007, 114（3）：291-299

2　Costantini CO, Stone GW, Mehran R, et al. Frequency, correlates, and clinical implications of myocardial perfusion after primary angioplasty and stenting, with and without glycoprotein IIb/IIIa inhibition, in acute myocardial infarction. J Am Coll Cardiol, 2004, 44（2）：305-312

3　Eagle KA, Montoye CK, Riba AL, et al. Guideline-based standardized care is associated with substantial-ly lower mortality in medicare patients with acute myocardial infarction: the American College of Cardiology's Guidelines Applied in Practice (GAP) Projects in Michigan. J Am Coll Cardiol, 2005, 46（7）：1242-1248

4　Yang EH, Brilakis ES, Reeder GS. Modern management of acute myocardial infarction. current problems in cardiology, 2006, 31（12）：769-817

5　Mahmarian JJ, Dakik HA, Filipchuk NG, et al. An initial strategy of intensive medical therapy Is comparable to that of coronary revascularization for suppression of scintigraphic ischemia in high-Risk but stable survivors of acute myocardial infarction. Journal of

the American College of Cardiology, 2006, 48(12):
2458—2467

6 Marti J, Anton E. Lights and shadows in the current
   management of acute myocardial infarction in the eld-
   erly. International Journal of Cardiology, 2007, 114
   (3): 376—377

7 Iribarren C, Tolstykh I, Somkin CP, *et al*. Sex and
   racial/ethnic disparities in outcomes after acute myo-
   cardial infarction: a cohort study among members of a
   large integrated health care delivery system in north-
   ern California. Arch Intern Med, 2005, 165 (18):
   2105—2113

8 Lansky AJ, Pietras C, Costa RA, *et al*. Gender
   differences in outcomes after primary angioplasty ver-
   sus primary stenting with and without abciximab for
   acute myocardial infarction: results of the Controlled
   Abciximab and Device Investigation to Lower Late
   Angioplasty Complications (CADILLAC) trial. Cir-
   culation, 2005, 111 (13):1611—1618

9 Masoudi FA, Magid DJ, Vinson DR, *et al*. Implica-
   tions of the failure to identify high-risk electrocardio-
   gram findings for the quality of care of patients with
   acute myocardial infarction: results of the Emergency
   Department Quality in Myocardial Infarction (EDQ-
   MI) study. Circulation, 2006, 114 (15):1565—1571

10 McSweeney JC, Cody M, O′Sullivan P, *et al*.
   Women's early warning symptoms of acute myocardi-
   al infarction. Circulation, 2003, 108 (21): 2619 —
   2623

11 Jabaren M, Desai DM, Arabi A, *et al*. Effect of clo-
   pidogrel plus aspirin on ST segments in patients with
   ST-elevation acute myocardial infarction. The Ameri-
   can Journal of Cardiology, 2006, 98 (11): 1435 —
   1438

12 Emery M, López-Sendón J, Steg PG, *et al*. Patterns
   of use and potential impact of early β-blocker therapy
   in non-ST-elevation myocardial infarction with and
   without heart failure: The Global Registry of Acute
   Coronary Events. American Heart Journal, 2006,
   152(6): 1015—1021

13 Sakamoto T, Kojima S, Ogawa H, *et al*. Effects of
   early statin treatment on symptomatic heart failure
   and ischemic events after acute myocardial infarction
   in Japanese. Am J Cardiol, 2006, 97 (8):1165—1171

14 Saleh SS, Hannan EL, Ting L. A multistate compar-
   ison of patient characteristics, outcomes, and treat-
   ment practices in acute myocardial infarction. Am J
   Cardiol, 2005, 96 (9):1190—1196

15 Valente S, Lazzeri C, Vecchio S, *et al*. Predictors of
   in-hospital mortality after percutaneous coronary in-
   tervention for cardiogenic shock. International Journal
   of Cardiology, 2007, 114(2): 176—182

第20章 冠心病康复医疗

Chapter 20

一、概　述

在我国，心脏康复医学是一个新兴的医学专业。而发达国家系统地发展心脏康复医疗已经有约 50 年历史了，由于我国心脏康复的临床和研究工作尚不够普及、深入，因此，本章中将借助较多的国外资料介绍有关心脏康复问题。

(一)疾病致残模式

世界卫生组织(WHO)在 2001 年第 54 届卫生大会上通过了"国际功能、残疾和健康的分类"(International Classification of Functioning, Disability and Health, ICF)，对于健康和健康相关状态(如障碍或疾病)以及功能和残疾状态的描述模式如图 20-1 所示。

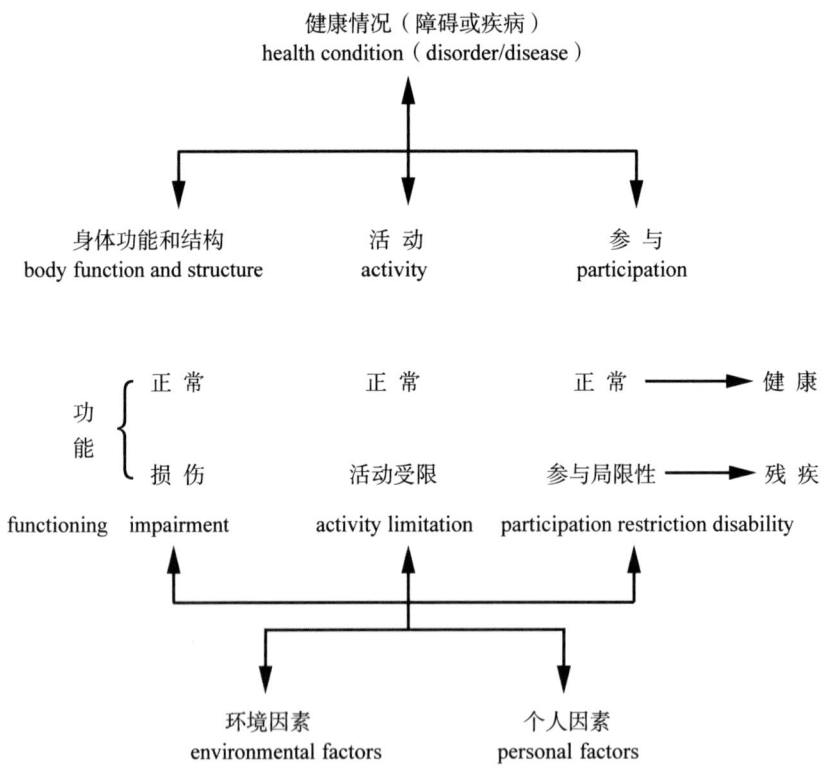

图 20-1　WHO 关于功能、残疾和健康的描述模式

"身体功能"(body functions)是指身体各系统的生理功能（包括心理功能）。"身体结构"(body structures)是指身体的解剖部位,如器官、肢体及其组成部分。

"损伤"(impairments)是指身体功能或结构出现的问题,如各器官系统的形态和结构以及精神、言语、感觉、心肺、消化、排泄、神经、肌肉、骨骼、运动功能等显著的变异或缺失。

"活动"(activities)是由个体执行的一项任务或行动;"参与"(participation)是投入到一种生活情景中。

"活动限制"(activity limitations)是个体在完成活动时可能遇到的困难,这里指的是个体整体水平的功能障碍（如学习和应用知识的能力、完成一般任务和要求的能力、交流的能力、个体的活动能力、生活自理能力等）。

"参与局限性"(participation restrictions)是个体投入到社会情景中可能经历到的问题,这里指的是患者的社会功能障碍（如家庭生活、人际交往和联系、接受教育和工作就业等主要生活领域、参与社会、社区和公民生活的能力等）。

所谓"功能"(functioning)是一个包括所有的身体功能、活动和参与在内的包罗万象的术语。所谓"残疾"(disability)是一个包括损伤、活动受限或参与的局限在内的包罗万象的术语。因此,"功能"、"健康"和"残疾"是使用三项相互独立而又彼此互相关联的结构来说明的。这三种成分之间并没有量化值上的平行关系,但又是不可分割的。当我们考虑"功能"、"残疾"或"健康状态",甚至"疾病后果"的时候,必须从"身体"-"活动"-"参与"这三个不同的水平分别进行评定和处理。

WHO还列出了与这些概念有相互作用的背景因素（环境因素和个人因素）。

(二)心脏康复

1. 心脏康复的范畴 心脏疾病不仅仅会造成心脏本身功能和形态的明显异常,而且会严重地影响患者的活动能力和社会参与能力,降低其生活质量。WHO强调指出:二级预防和康复是WHO为控制心血管疾病而制定的策略的一部分,个体的生活质量是首要的社会目标,而健康是它的决定因素。因此,心脏康复需要按照上述的WHO关于功能、残疾和健康的描述模式进行考虑。

现代医学对心脏病的处理是预防、临床治疗和康复紧密结合在一起的。例如,冠状动脉硬化性心脏病的医学处理,除了药物治疗外,随着动脉导管技术的发展,冠状动脉成形术（如气囊成形术、激光成形术、支架成形术等）和冠状动脉搭桥等已经成为重要的医疗手段。但是,进行这些治疗之后,还需要一个提高心脏功能,增强患者活动能力和社会参与能力的过程。综合的心脏康复措施虽然不可能最终使心脏疾病"痊愈"。但可以明显改善器官脏器的功能、提高患者个体的活动能力和社会参与能力,尽可能地避免残疾的产生,或将残疾的影响减少到最低限度,从而提高心脏病患者的生活质量。

心脏的康复性训练、心脏康复的教育咨询（如对高血压、肥胖、糖尿病等危险因素的认识和处理;心理、营养、教育、职业、社会参与等方面的知识）和健康生活行为的建立（如健康的饮食行为、改变坐位生活方式、恰当的体力活动等）是心脏康复的三个支柱。其中,心脏的康复性训练是最为重要的心脏康复内容。患者通过自己康复性的身体训练改善其心脏的功能,逐步适应社会生活环境的需求,主动地改变自己的生活方式和不恰当的行为。所以,心脏康复不仅训练因心血管疾病致残的患者去适应环境,而且应介入到其直接的环境和作为整体的社会中去,以便他们统合于社会,最终提高生存质量。

2. 心脏康复的适应证 心脏疾病的种类很多,病情也不尽相同。通过发达国家半个多世纪的研究,现在可以说:心脏康复几乎适用于所有的心脏疾患,如确诊的心肌梗死、不稳定性心绞痛、慢性缺血性心脏病、冠脉搭桥术后、经皮穿刺冠脉成形术后、放置冠脉支架后的冠状动脉疾患;风湿性心脏病和先天性心脏病不能进行手术或损害过于复杂者、手术后结果和预后良好者、手术后仍有明显残留缺陷者、需要长期抗凝或预防风湿热的患者;心肌病患者等。而且,心脏康复不仅适用于成年人,也适用于老年人和儿童患者,甚至妊娠的女性患者。

3. 妇女心脏康复的特点 由于我国心脏康复医疗工作起步较晚,专门进行妇女心脏康复的研究就更少。国外多年的研究结果证实,女性心肌梗死后的病死率和致残率虽然比男性为高（图20-2所示），但女性心脏病患者同男性一样，可以从一整套的现代心脏康复医疗中受益，即可以降低心脏事件的发生率和病死率，改善患者的活动能力和社会参与能力，提高患者的生活质量。

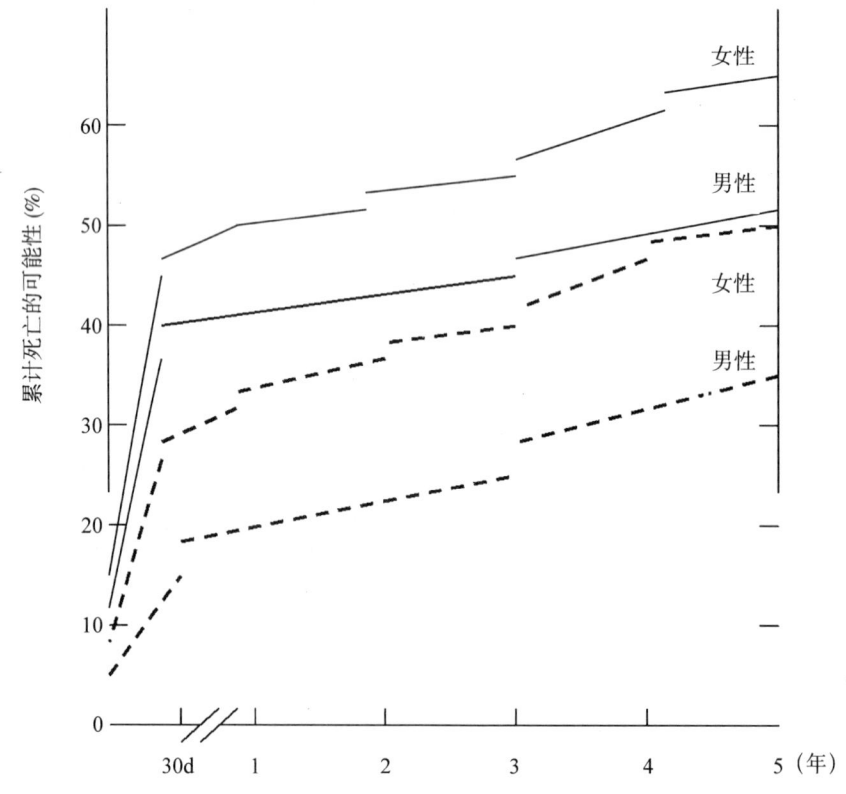

图 20-2　心肌梗死后累计死亡的可能性

（Sorlie P，Framingham 研究，1977）

注：实线为未进行康复性治疗者，虚线为进行康复性治疗者。

　　妇女的心脏康复存在着如下所述不同于男性患者的特殊问题。

　　（1）女性的最大氧摄取量（心脏功能容量）平均低于男性，因此，在制订运动性康复程序中，必须参考女性的年龄标准化心脏功能容量或心率-血压、靶心率等指标，如图20-3所示。

　　（2）女性的生理周期对心脏康复程序的实施有一定的影响，如月经期、妊娠期、哺乳期、更年期和老年期等，都应有一些特殊的考虑。

　　（3）女性较少地被医生动员实施心脏康复程序，而且即使医生动员女性患者参与心脏康复计划，女性患者也比男性患者有更高的中途退出率。特别是老年女性，更多的是患病后减少活动量和较多地卧床休息。

　　（4）女性患者更容易出现抑郁和焦虑状态，给心脏康复增加了难度。

　　（5）女性患者对康复后果的要求往往与男性不同，她们对职业恢复和性生活恢复的要求明显低于男性，而对生活自理的要求又明显高于男性。

　　（6）在心脏康复的宣传、教育和咨询方面，对女性应有一些不同的内容。例如，在体重和血脂升高方面，患病前女性常较男性更为明显，而长期康复训练后，女性在这些方面的受益又常较男性明显。

　　（7）在生活方式的改变方面，女性更喜欢坐位生活方式和卧床休息。

　　（8）女性在从事心脏康复后的心脏事件的再发率和第一年的死亡率较男性为高。据研究，似与女性的经济收入较低和对心脏康复的信心不足有关，如图20-4所示。

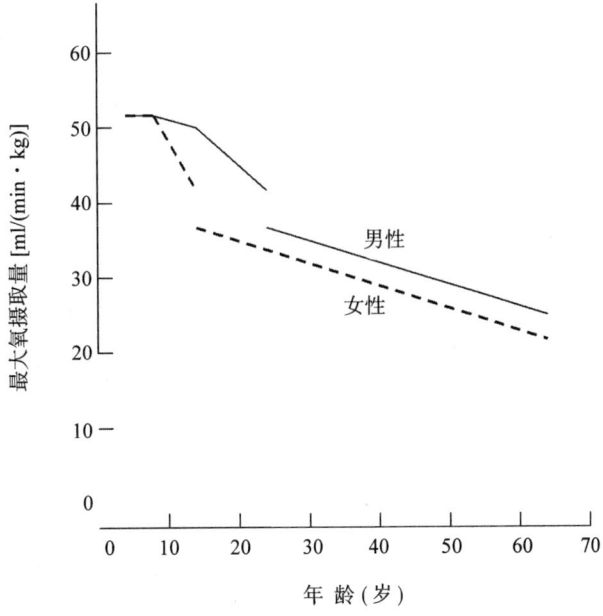

图 20-3　年龄、性别和最大氧摄取量的关系（AHA，1972）

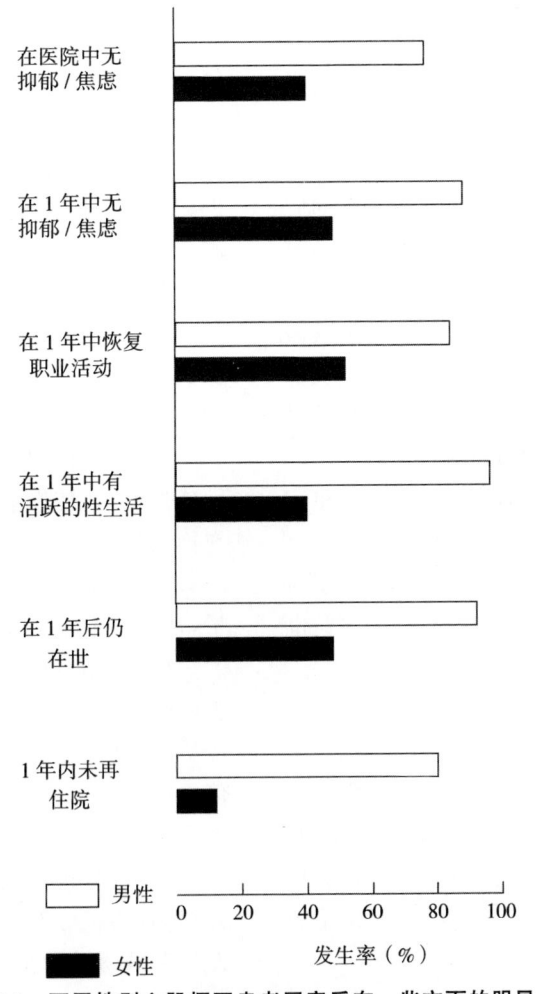

图 20-4　不同性别心肌梗死患者回家后在一些方面的明显差异

（Stern M 等 1977）

二、心脏康复训练及其对心脏的影响

(一)心脏康复运动性训练

所谓"康复运动性训练"是指在经过正规康复医学训练的、有经验的心脏康复小组的精心策划下,按照预先制定好的心脏康复程序,对心脏病患者进行的科学的、循序渐进的、确保安全的心脏康复措施。

在20世纪50～60年代以前,人们普遍认为心脏病患者一定要注意严格地卧床休息,而主要依靠药物治疗,理由是活动会加大心脏的负担。如果是心肌梗死,瘢痕的形成至少需要6周时间,而过早和过多的体力活动可使心脏的合并症增加,易于出现室壁瘤和心脏破裂、易于猝死。因此,患心脏病后,特别是心肌梗死后,严格卧床是医嘱指示的重要项目。但是,后来的心脏生理学研究证明,长期的卧床休息使静脉的回流减少、心脏的功能下降、下肢深静脉血栓形成和其他合并症的可能增加。而临床的观察也逐渐证实,适当地早期活动不仅没有并发症(如下肢深静脉血栓性栓塞和肺部感染)的出现,而且患者心脏功能恢复良好,活动能力大大提高,患者恢复有报酬的职业工作和正常生活的能力(如性生活能力)明显改善。因此,从60年代起,以"早下地、早活动"为重要内容的冠心病康复训练就在发达国家迅速发展起来。经过几十年的努力,不但冠心病的康复训练逐渐发展成为一个完整的体系,而且心脏康复的对象也已经扩大到几乎所有种类的心脏病患者。

在进行康复性运动训练的同时,对患者和家属进行强化地和系统地有关心脏病预防、保健、治疗知识的宣传、教育和咨询,以及要求患者主动纠正不良行为方式与习惯、采纳健康的生活方式也是非常重要的。

(二)心脏康复性训练对心血管系统的作用

康复训练是心脏康复的最重要手段。几乎所有心脏病患者在参加康复训练后都会说自我感觉良好、减少了疲劳、精神好转、抑郁减轻、睡眠变好、心绞痛发作减少等,但真正的原因和客观的指标还不十分明了。目前认为产生这种良好作用的机制是:

1. 外周效应 一般认为康复医疗效果的85%是由心脏以外的作用产生的,主要包括以下几个方面。

(1)康复训练增大了动静脉的氧分压差,提高了骨骼肌对氧的摄取能力。这意味着可以减少心脏对外周肌群的供氧量,客观上减轻了心脏的做功量。

(2)改善外周骨骼肌的氧利用能力。外周肌组织中的线粒体在康复训练后数量和质量都会提高,特别是线粒体中大量的氧化酶,使骨骼肌对氧的利用率明显增强。

(3)提高机体的最大摄氧量(VO_{2max})。例如,心肌梗死后心功能会明显下降,突出表现在VO_{2max}的测量结果上。经过3～6个月的康复训练后,患者的VO_{2max}可提高11%～56%。这表明患者可以承受较大的做功量,即提高活动的耐受力并减少疲劳。患者因而可以从事较多的身体活动,如生活活动、性生活活动,甚至生产性活动。康复性运动还可以降低循环中儿茶酚胺的水平,特别是在安静至次极限量运动时。这种交感张力的下降减少了心肌做工时的需氧量。

(4)康复训练后血流动力学改善,患者在安静时心率减慢、血压平稳,这意味着心肌耗氧量减少。这对缺血性心脏病患者来说,即是减少心绞痛的发作。

2. 心脏本身的中央性效应

(1)适当的运动已经能够证实可促使冠状动脉侧支循环的形成,并有可能使冠状动脉的主干扩张。

(2)可能使冠状动脉对腺苷类扩血管物质的敏感性增加,使微血管的基底膜变薄,有利于氧的交换。

(3)运动可增加心输出量和冠状动脉的血流量,从而可缩小心肌缺血的范围。

(4)运动可以使心脏的射血分数增加,改善心脏收缩功能。

(5)增加心肌生物电的稳定性,提高室颤的阈值。

3. 康复训练对心脏疾病危险因素的影响

(1)康复运动训练可以改善脂代谢,降低血脂并提高高密度脂蛋白胆固醇的水平;减低心脏病发生和减缓动脉粥样硬化进展。

(2)运动可以改善糖代谢对胰岛素的敏感性。虽然还没有证据表明运动可以直接降低血糖和升高的糖耐量,但运动可使糖基化血红蛋白下降,糖代谢改善。这对于肥胖型 2 型糖尿病是很重要的。

(3)良好的运动习惯和体力活动通常可以使升高的血压有一定程度的下降,或可控制原发性高血压的进展。运动还可以加强降压药的作用。

(4)康复运动训练可降低血小板的聚集,对高凝和纤凝系统的作用可以减少心血管疾病的风险性。

三、心脏康复功能评定

根据 WHO 对疾病后果描述的模式,心脏病会使患者在损伤、活动受限和参与局限性三个不同的功能水平上产生障碍,因此,需要在三个不同水平上进行评定。

(一)损伤的分级评定

心脏损伤水平的评定大体上可以分为临床性评定和康复性评定两大类。

1. 临床性评定　主要借助于心脏科常规的

功能和形态的诊断手段。

(1)心脏功能和形态性检查:临床症状和体征;心脏超声检查;心导管检查;CT 和磁共振检查等,请参考前面的有关章节。

(2)心肌缺血的检查:请参考前面的有关章节。

2. 康复性损伤(impairment)评定　1993 年美国医学会制定了一项“永久性损伤评定指南”(guides to the evaluation of permanent impairment)。其中,对心血管系统永久性损伤的评定标准做了如下的规定:

运动能力以代谢当量来表示,不同的心脏状态及心功能与代谢当量的关系见表 20-1。

在进行康复运动时,不仅应关注患者的临床状态和总体心功能状况,还应结合不同的心血管疾病的病因来进行综合判断。各种常见心脏病的损伤分级如表 20-2～20-5 所示。

表 20-1　心血管疾病的损伤情况与运动能力

代谢当量	1.6	2	3	4	5	6	7	8	9	10	11	12	13	14	15
临床状态															
有症状者															
疾病恢复															
坐位工作															
体力活动															
心脏功能					IV	III	II						I 级		

表 20-2　心脏瓣膜疾病的损伤分级

心功能分级 (占全身损伤的百分数)	患者表现	代谢当量
I 级(0%～9%)	体检或实验室检查证实有心脏瓣膜疾病,日常活动,包括中至重度用力时均无症状,不需要持续治疗,无心力衰竭征象。包括心脏手术后可满足上述标准	
II 级(10%～20%)	有心脏瓣膜疾病,日常活动无症状,但中至重度用力时有症状;或需要饮食及其他药物控制心力衰竭症状及心脏病的其他继发性改变,如晕厥、胸痛及血栓等;或具有心脏扩大及心功能减退的实验室证据,有中度的瓣膜狭窄或反流而不宜进行外科手术、心脏瓣膜手术后符合上述标准者	代谢当量>5METs,但<7METs,运动时间(Bruce方案)>3min

（续　表）

心功能分级 （占全身损伤的百分数）	患者表现	代谢当量
Ⅲ级（30%～49%）	有心脏瓣膜疾病，日常活动有轻至中度不适，采用饮食和其他药物治疗不能充分控制症状或心力衰竭；具有心脏扩大及心功能减退的实验室证据；有中至重度瓣膜狭窄和反流而不宜进行外科手术；或心脏瓣膜手术后仍有充血性心力衰竭的症状和体征	代谢当量＞2METs，但＜5METs，运动时间（Bruce方案）＞1min
Ⅳ级（50%～100%）	有心脏瓣膜疾病，安静时或很轻的日常活动时便有症状，采用饮食和其他药物不能控制症状或心力衰竭；具有心脏扩大及心功能减退的实验室证据；有中至重度瓣膜狭窄和反流而不宜进行外科手术；或心脏瓣膜手术后仍有充血性心力衰竭的症状和体征	代谢当量＜1METs，运动时间（Bruce方案）＜1min

表 20-3　冠心病的损伤分级

心功能分级	占全身损伤的百分数	患者表现	代谢当量
Ⅰ级	0%～10%	有冠心病症状及其他冠心病依据，冠状动脉造影证实冠状动脉狭窄＜50%，无症状	
Ⅱ级	10%～29%	有心肌梗死或心绞痛，但评估时及中度日常活动时无症状，患者需要饮食调整或药物来防止发生心力衰竭的症状和体征；能进行活动平板运动并达到最大心率的90%时无明显症状（但可有 ST 段下移、室性心动过速或低血压）；或冠状动脉搭桥术后，或冠状动脉介入治疗术后	＞7METs
Ⅲ级	30%～49%	经临床证实有心肌梗死或心绞痛，伴安静或运动心电图提示心肌缺血；冠状动脉造影证实狭窄＞50%；患者需要适度饮食调整或药物来防止发生心力衰竭的症状和体征；在中～重度活动时可无心力衰竭的症状和体征，但可发生心绞痛；或冠状动脉搭桥后，或冠状动脉介入术后仍有症状，需要持续治疗	5～7METs
Ⅳ级	50%～100%	心肌梗死或心绞痛，伴安静或运动心电图提示心肌缺血；冠状动脉造影有一支以上冠状动脉狭窄＞50%；患者需要适度饮食调整或药物来发生心力衰竭的症状和体征；实验室检查证实有心脏扩大和心功能减退；或冠状动脉搭桥术后，或冠状动脉介入术后症状如上，仍需持续治疗	＜5METs

表 20-4　高血压性心脏病的损伤分级

心功能分级	占全身损伤的百分数	患者表现
Ⅰ级	0%～10%	患者无症状,但舒张压反复>90mmHg,服降压药后血压正常。无下列异常:①尿常规或肾功能检查异常;②高血压性脑血管病史;③左心室肥大;④高血压性视网膜异常(不包括轻度动脉狭窄)
Ⅱ级	11%～29%	患者无症状,但舒张压>90mmHg,服用降压药后仍有下列异常之一:①蛋白尿及尿沉淀异常,但肾功能正常;②高血压性脑血管病史;③明确的高血压性视网膜动脉改变,包括交叉压迫中断和渗出
Ⅲ级	30%～49%	无症状,但舒张压持续>90mmHg,用降压药后仍有下列异常之一:①舒张压经常>120mmHg;②蛋白尿及尿沉淀异常,伴肾功能损害,血清尿素氮和肌酐升高,肌酐清除率<50%;③高血压脑血管病损害,伴永久性神经系统缺陷;④体检、心电图及胸片示左心室肥大,但无充血性心力衰竭的症状、体征或其他证据;⑤明确的高血压性视网膜动脉改变,包括铜线或银线征,或动静脉交叉压迫,伴或不伴出血及渗出
Ⅳ级	50%～100%	舒张压持续>90mmHg,用降压药后仍有下列异常之一:①舒张压>120mmHg;②蛋白尿及尿沉淀异常伴肾功能损害,血清肌酐和尿素氮升高,肌酐清除率<50%;③高血压性脑血管病损害,伴永久性神经系统缺陷;④左心室肥大;⑤明确的高血压性视网膜动脉改变或视神经改变;⑥充血性心力衰竭病史,或用地高辛和利尿药后仍有左心室肥大伴持续性左心衰竭

表 20-5　心律失常的损伤分级

心功能分级	占全身损伤的百分数	患者表现
Ⅰ级	0%～10%	心电图证实有心律失常,但一般活动时无症状,无 3 次连续的期前收缩,心跳最长间距不超过 1.5s,心室与心房率均应在 50～100/min,无器质性心脏病证据;或患者已从纠正心律失常的外科手术或导管术中恢复,同时满足上述标准者
Ⅱ级	10%～29%	有心电图证实的心律失常,但日常活动时无症状。需要重度饮食调整、药物或心脏起搏器来防治心律失常有关的症状;或有器质性心脏病及持续性心律失常;或患者已从纠正心律失常的外科手术或导管术中恢复,同时满足上述标准者
Ⅲ级	30%～49%	患者具有心电图证实的心律失常,尽管采用饮食调整、药物或心脏起搏器,但仍有症状;患者可以积极生活,心律失常只导致不太频繁的心悸、轻度头痛以及心排血量不足所致的其他症状;或患者已从心律失常手术、导管或置入式心室除颤器手术中恢复,同时满足上述标准者
Ⅳ级	50%～100%	患者具有心电图证实的心律失常,并有持续性症状,影响日常生活活动;或由于心律失常频繁发作导致心排血量不足并产生症状;或尽管采用饮食治疗、药物或心脏起搏器治疗,仍然由于心律失常导致晕厥;或患者已从纠正心律失常手术、导管术或置入式心室除颤器手术中恢复,但仍有上述情况

　　表中的代谢当量(METs)是在运动试验中通过运动心肺功能仪直接测定耗氧量而计算出来的（不能直接测量时,可用推算或折算的方法得出,详见后）。由于耗氧量与体重有关,所以常用其绝

对值表示：ml /（kg · min）。在安静条件下，正常人每分钟耗氧量为 3.5ml/kg，定为 1MET（代谢当量，metabolic equivalent）。不同活动状态下的能量消耗为 3.5ml/kg 的倍数，即为其代谢当量数 METs。使用这个指标是因为它可以方便地表示康复运动方案中运动强度的大小和能量代谢的情况，并用来评定康复时的心脏功能水平及日常生活活动能力（ADL）水平，是一种公认的客观指标。在没有运动心肺功能仪而用最大心率作为指标时，可用较为简单的公式：年龄最大心率＝220－年龄，运动时的靶心率＝170（病情轻、体质好者为 180）－年龄。

在运动试验中，除了使用上面的客观指标外，患者主观的用力程度也是十分重要的指标。通常，使用 Borg 自觉劳累分级（rating of perceived exertion，RPE）进行量化，如表 20-6 所示。

表 20-6　Borg 自觉劳累分级

分级	6	7	8	9	10	11	12	13	14	15	16	17	18	19	20
RPE		非常非常轻			很轻松		轻度用力		有点累	较累		很累			极累

应当重视患者的自觉劳累程度，特别是在缺乏必要的监测设备或不宜用心率作为自我监测指标时（如患者服用影响心率的药物如 β 受体阻滞药等时。）

（二）康复性活动受限和参与局限性的评定

过去，常用日常生活活动能力（activities of daily living，ADL）来评定个体的活动能力。在心脏康复中，使用最多的是通过运动肺功能的检测，用身体的耗氧量计算出能量的消耗。因为任何身体的活动都需要消耗能量，所以在心脏康复中，常用的各种日常生活活动和职业活动都被确定其所需的 METs 数并制定成表格。患者能达到的 METs 数与表中数字比较，即可确定患者可安全实施的活动。表 20-7 为普通日常活动（包括家务活动）的能量需求。

表 20-7　普通日常活动（包括家务活动）的能量需求

活动项目	kJ/min	kcal/min	METs
家务活动			
整理床铺	17.2	4.1	3.4
穿衣	8.8	2.1	1.8
淋浴	8.8	2.1	1.8
简单地清洁房间	7.5	1.8	2.3
治疗性活动			
轻木工活，磨砂板，抛光，编织篮筐	12.6	3.0	2.5
轻度机械性活动	11.7	2.8	2.3
步行			
2km/h，3km/d	9.6	2.3	1.9
3.5km/h 远足	11.7	2.8	2.3
5.0km/h 远足	15.9	3.8	3.2
园艺劳动			
用水桶浇水	10.0	2.4	2.0
挖掘	7.5	1.8	1.5
耙地	8.8	2.1	1.8
种花、种菜	10.5	2.5	2.1
用尖镐挖土	11.7	2.8	2.3
修剪树枝	13.8	3.3	2.8

心脏病患者日常生活活动能力(ADL)的评定通常使用功能独立性评定(FIM)和巴氏指数(the Barthel Index,BI)等评定量表。

但在临床上,多首先测定运动时的心脏功能容量—METs,从而可以比较精确和定量地判断体力活动的能力,并根据所得的 METs 数,与表中活动的能量需求对照,确定患者可以安全进行的身体活动。有关测定运动时的心脏功能容量—METs 的具体方法,在运动负荷试验一节中介绍。

心脏病患者作为社会的一员,能否恢复各种社会生活,可以说是评定心脏康复后果的最重要的指标。患者能否回家独立生活?能否恢复与家人和朋友的正常交往活动以及文化娱乐活动?能否恢复性生活?学龄期的儿童患者能否上学?职业年龄的患者能否恢复有报酬的职业活动?老年心脏病患者能否参加力所能及的社会活动和社区活动?能否恢复到患者感到满意的社会角色之中……这就不仅要使患者提高心脏的工作容量以适应社会环境的需要,而且也需要直接介入到患者的生活环境之中,为患者创造可以恢复比较正常、适合患者功能水平的社会生活环境。

社会参与能力的评定,目前除 ICF 统一的评定量表外,过去通常使用的评定工具是患者的生活质量(quality of life,QOL),特别是主观定向的总体生活质量(subjective-based QOL)和疾病相关的生活质量(disease-related QOL),如 SF-36,WHO QOL-100,等。

四、运动负荷试验

运动负荷试验简称为运动试验(exercise testing),可以直接和定量地评定运动时的心脏功能容量(functional capacity)和身体活动时的安全性,并对与心脏病有关的患病率和死亡率有长期的预后意义。其结果可用来确定各种治疗干预措施(如 PTCA、CABG、药物和康复训练等)的作用,并与临床情况、心理社会学资料一起,精确地估计康复性运动训练的成功与否。因此,运动试验可以说是心脏康复中的核心内容之一。

(一)运动试验的目的

在心脏康复中运动试验的主要目的是确定个体对一定水平用力的反应,并由此估计在特定生活和作业情况下完成某些工作的可能性。虽然不能预言运动试验和大量的实际工作中在相同能量消耗水平时会有完全相同的心血管反应,但运动试验确实能够定量地提供有关身体及心肌的需氧代谢能力和在心率、血压增加时耐受能力,从而为患者恢复日常生活和职业活动提供了客观和可靠的依据。

(二)运动试验的相关问题

1. 运动试验的种类、适应证和禁忌证　有关运动试验的种类、适应证和禁忌证、停止运动试验的指征、监测的指标、常用的运动试验方案等,请参考相关的章节。

2. 机体需氧代谢能力的监测及其临床意义

在临床心脏康复中,需要特别强调的是机体需氧代谢能力的监测及其临床意义。

在运动试验中,经常利用连续测定呼吸气体的容量以及氧和二氧化碳的浓度,并通过计算机适时地计算出一系列气体代谢的参数,如呼出气体容量(VT)、呼出气体氧浓度(FEO_2)、呼出气体二氧化碳浓度($FECO_2$)、心率(f_c)、呼吸频率(f_b)、吸入气体氧浓度(FIO_2)、吸入气体二氧化碳浓度($FICO_2$)、通气量(VE)、氧摄取量(VO_2)、二氧化碳排出量(VCO_2)、呼吸商(R)等,并适时检测环境温度(T_a)、呼出气体温度(T_b)、气压(P_a)等,计算出适时的代谢当量(metabolic equivalents,METs)。

(1)氧浓度和二氧化碳浓度的变化:氧浓度和二氧化碳浓度的变化是最重要的指标,它们集中地反应了体内代谢过程综合性变化的结果,包括有氧代谢和无氧代谢的程度。如果检测指标中没有通气或换气方面指标的异常,那么,氧浓度和二氧化碳浓度的变化就直接反映了身体细胞氧代谢能力和心肌氧代谢的能力。通过氧浓度的测定可以直接计算出运动时的耗氧量。

(2)无氧代谢阈(anaerosic threshold,AT):机体开始出现无氧代谢的阈值称为无氧代谢阈。当运动负荷达到极量后,组织对氧的需求超过了循环所能提供的供氧量,此时组织必须进行无氧代谢才能提供更多的能量。这时突出的表现为:虽然耗氧量(VO_2)仍在随运动量和运动时间而线性上升,但通气量(VE)、二氧化碳排出量(VCO_2)

和血清乳酸水平（Hla）会脱离原来的直线上升趋势而突然骤升，尤其是血清乳酸水平会陡然上升。

（3）代谢当量（metabolit equivalents，METs）：代谢当量是心脏康复中极为重要的一项指标。它是指：通常在安静状态下，机体平均每分钟的耗氧量为 3.5ml/kg，即为 1MET。在不同身体活动状态时的机体耗氧量以 3.5ml/kg 的倍数来计算，即可以精确地量化体力活动的容量和心脏的功能容量（functional capacity）。测定代谢当量可以定量地确定患者各种日常生活活动和生产劳动时的能量消耗，因而康复医师可明确地指出心脏病患者可以做哪些日常活动和职业性活动，不适合做哪些活动。到目前为止，METs 是把运动试验和实际生活中能量供需关系定量联系起来的惟一方法，所以，代谢当量的重要性也就不言而喻了。

在有条件的单位，应当实际测定代谢当量。但由于直接通过耗氧量连续监测 METs 数据的变化需要价格昂贵的仪器设备，所以，在心脏康复的实际工作中，常常把运动平板、功率自行车、二阶梯等运动试验方案的能量消耗和各种身体活动的能量消耗都用 METs 数加以标定，以便于在不具备实测代谢当量时，仍然可以将运动试验的结果与表中各种活动的能量进行比较并为患者开出安全的、合适的运动处方和体力活动、职业活动的建议。

应用代谢当量指标，还可以进行患者的危险性分层（详后），对高危、中危层患者提出进一步内科或外科治疗的建议，如进行 PTCA 或 CABG。

（4）自觉劳累程度分级（rating of perceived exertion，RPE）：自觉劳累程度分级（rating of perceived exertion，RPE）也是康复性运动试验中重要的监测指标。尽管客观观察、测定的价值很大，但患者主观的感觉是绝对不可忽视的，特别是在有心脏药物影响或有维持性心动徐缓（变时性

功能不全）时，患者的主观感觉甚至可能是第一位的。因为这种情况下，一味追求达到预定的心率可能会大大超出患者心脏所能承受的负荷，产生心脏的意外事件。所以，运动试验中 RPE 的监测是十分重要的。RPE 的记分方法前面已经做过介绍。

通过对上述在运动试验中监测项目的细心观察，可以适时地掌握患者运动中心脏的功能状态，恰当地确定运动的终点，避免心脏突发事件的产生。在有监测仪器（如运动肺功能仪、心电图、心率和血压监测仪等）条件时，可将这些客观的监测指标和主观的自觉疲劳程度结合起来，应用于中、高危组的患者群；在没用监测仪器的情况下，自我检测心率的变化必须结合自觉疲劳程度，并且以后者为主。这主要适用于低危层的患者。

五、心脏疾病的康复医疗措施

（一）急性心肌梗死

早在 20 世纪 70、80 年代，国外就已经广泛应用 AMI 的三期康复方案，后来又发展为较灵活的、更加个体化的三段康复方案。但总的原则还是一样的。

1. 住院期的康复（急性期，Ⅰ期）

（1）AMI 急性期心脏康复的目的

①通过早期开始的身体活动，保持患者现有的功能水平、防止"废用"出现；解除患者的焦虑和抑郁，安全地过渡到 ADL 自理。

②评估患者心脏和整个身体对活动和运动的反应。

③对患者和家属进行宣教和咨询，为出院后的康复打好基础。

（2）Ⅰ期心脏康复的主要措施

①早期的离床活动：适应证：患者生命体征稳定，安静心率＜110/min，无明显心绞痛，无心力衰竭、严重心律失常和心源性休克，无严重合并症。方法：一般主张应用下述 7 步程序（表 20-8）。

表 20-8　心肌梗死患者住院期间心脏康复的 7 步程序

阶段		监护下的运动	CCU/病房内的运动	文娱/宣教活动
1	心脏监护室	主动或被动地在床上做所有关节运动,醒时每小时踝背屈、跖屈 1 次	部分自理、自己进餐、双腿垂于床边、用床边便桶、坐椅子:15min/次,1～2/d	认识 CCU 的位置,个人有紧急情况时的处理
2		床边坐位,所有关节运动	坐椅子,15～30 次,2～3/d,床上的全部生活自理	介绍康复小组、康复程序,戒烟,给宣教材料,准备转入普通病房
3	普通病房	热身运动,2METs,伸展运动、体操、慢走 15.25m 并返回	随时坐椅子、坐轮椅至病房和治疗室,室内散步	介绍心脏解剖和功能,动脉硬化、心肌梗死,1～2METs 的手工活动
4		ROM 活动和体操,中速行走 22.875m 并返回,学会数脉搏	允许自行下床,步行至浴室、病房和治疗室,但要监护	冠心病危险因素及其控制的宣教
5		ROM 活动和体操,3.0METs,检查数脉搏,上下几个台阶,行走 91.5m,2/d	步行至接待室或电话间,随时在病房走廊散步	膳食、能量消耗、2～3METs 的手工劳动
6		继续上述活动,下一段楼梯,坐电梯上来,步行 152.5m,2/d,安排回家后的运动	在监护下温水淋浴或盆浴,去作业治疗室、心脏门诊、示教室	心脏病再发时的处理:用药、运动、手术、对症处理、回家后家庭和社会的调整
7		继续上述活动,上一段楼梯,步行 152.5m,2/d,继续安排回家后的运动	继续原来在病房的各种活动	安排出院:用药、饮食、活动、复工问题。随时可做手工活动

在心脏康复中必须个体化实施 7 步程序。病情不重、无合并症,且对程序的每一步都反应良好的患者,每一步只需要 1～2d,通常 7～14d 即可出院。病情较重、有较多的合并症,或对程序的某一步有异常反应时,应将每一步或某一步延长,直到不再出现异常反应时,再向下一步进行。对不稳定性心绞痛、有严重的合并症(如严重感染、糖尿病、血栓和栓塞症、急性心肌炎、心包炎、呼吸功能或肾功能衰竭等)和并发症(如严重心律失常、心源性休克、心力衰竭等)患者应禁忌或推迟到病情稳定后再开始进入程序。出院前应做运动试验。

②进行心脏功能的评定——出院前的运动试验:出院前运动试验是评价心脏功能容量(func-tional capacity)和进行患者危险性分层的重要基础。一般运动负荷量是从低强度开始的。通常以心率≤120/min 或年龄标准化预期最大心率的 60%～70% 为运动终点。有条件的单位可使用代谢当量,达到 4METs 为终点。如果达到上述终点之前即出现异常,则应及时停止运动试验。

③进行危险性分层:分析出院前运动试验的结果,可以对患者出院后体力活动的耐受水平和安全性进行评估,确信那些运动试验无异常的患者会恢复得更快、更好,并有可能在通过Ⅱ期心脏康复后恢复职业活动。同时也帮助查明引起异常反应的原因,如心绞痛、心律失常、心室功能不全、心肌缺血等,从而对预后做出比较客观的估计。表 20-9 是冠心病患者的危险性分层标准。

表 20-9　在冠心病患者的危险性分层指标

危险分层	患者特点
低危层	住院时无临床并发症,无心肌缺血的证据,心脏功能容量≥7METs,左心室功能正常(LVEF≥50%),无严重室性心律失常
中危层	ST 段呈水平型或下斜型压低≥2mm,冠状动脉核素心肌灌注显像异常为可逆性的,左心室功能轻、中度受损(LVEF35%～49%),有不稳定性心绞痛发作
高危层	心肌梗死波及左心室范围≥35%,休息时 LVEF<35%,运动负荷试验时收缩压下降或收缩压上升≤10mmHg,入院后缺血性胸痛持续或反复发作≥24h,心脏功能容量<5METs,运动试验时伴有低血压反应或 ST 段下降>1mm,住院期间有充血性心力衰竭症状,在峰值心率≤35/min 时 ST 段压低≥2mm,严重异常的室性心律失常

进行危险性分层后,有利于对心肌梗死患者的管理。中危到高危层的患者,应加强药物治疗,或建议进行介入治疗及搭桥手术,康复训练时要加强医学监护。而对低危层患者,可暂不考虑行介入治疗,也不过度限制职业性和娱乐性活动,康复训练时主要靠自我监护。

④运动处方:根据心脏病患者的具体情况(特别是根据运动试验的结果)开出恰当的运动处方是临床心脏康复医生最重要的任务之一。

完整的运动处方应包括以下内容:

运动强度:心脏康复性运动训练,首先要考虑患者的运动强度(运动量)。运动强度过大,增加危险性;运动强度过小,达不到改善心脏功能的目的。恰当的运动量应在最大心率的 70%～85%或最大耗氧量的 57%～78%。

需要指出的是,中国女性的心脏功能容量(以代谢当量表示的最大耗氧量)和最大心率是明显低于男性的。

在没有运动心肺功能设备条件的情况下而不得不以心率为判断运动强度的指标时,除了在查表中得到该年龄组正常人的最大心率范围作为参考外,最好是通过运动试验(即使是二阶梯运动试验也可)确定该个体的实际最大心率(极限量运动试验或症状限制性运动试验的结果),再根据上述百分比计算出该个体的恰当运动强度(心率指标)。并在实际运动中,强调自觉劳累程度分级的作用。切不可盲目按查表所得强制或鼓励患者勉强追求心率"达标"。这对于大多数服用β受体阻滞药的心脏病患者来说是值得重视的。

妇女在月经期、妊娠期、哺乳期应停止中、高强度的运动试验和运动训练。特殊情况时,可在有经验的心脏康复医生的指导及严密的监测下,从低水平、小剂量的活动开始,并应注意观察患者的反应,发现异常立即停止运动试验或康复训练,以免造成严重后果。大量的研究证实,较低强度、较长时间的康复训练同样可以取得良好的心脏功能改善的后果,但危险性小得多,患者(特别是老年人和女性患者)比较容易接受和坚持。

每次运动的持续时间:心脏病患者运动的持续时间并不是越长越好。研究证明,在达到最大耗氧量的 75%时,只要 20～30min 就可以达到最佳的效果(达到个体最大心率的 80%时维持 20～30min 即可)。持续过长时间会使运动产生的危险性增加。如前所述,有关研究证明,运动强度适当减小而持续时间适当延长也可以达到较好的心脏功能改善的效果。如达到个体最大心率的 60%,维持 45～60min 可以取得同样的康复效果。而且这种较低运动强度而较长运动持续时间的运动方案,易于为广大老年和妇女心脏病患者所接受,患者的退出率低。

另外,可以对较特殊的患者采用间断运动的方式,以保持较长的活动时间。

每周运动的频度:有关研究证明,并不是每天坚持不断的康复训练才能达到最佳的功能后果。实际上,每周只要坚持 3 或 4 次训练就可以获得满意的效果。频率过高反而有害无利。所以,正规康复性运动 1d,休息 1d,可能是较好的选择。

运动方式:选择个体化运动方式并遵循患者兴趣可以极大地提高患者参与的积极性并坚持实施预定的康复计划。例如,康复医生查表后认为慢跑运动方式适合老年妇女并在Ⅱ期康复处方中要求患者以慢跑为主,这样,患者大多不会坚持数周甚至数月。如果选择老年妇女喜欢的跳舞和做健身操,虽然活动量只有 2～3METs,通过自我监测心率,也是可以达到预期活动强度的,且患者乐意长期坚持,活动的同时,"舞友"和"健身操友"对患者心理上的支持作用也是不可低估的。

监测手段:高危层患者需要在连续监测下进行康复运动训练;中、低危层的患者,即使在 AMI 急性期内,也不一定需要连续在仪器设备的监测下进行康复性训练,大多数时间只需要自我监测(如数脉搏和评价自我劳累程度)即可;而在提高运动强度和增加运动时间时则需要在康复机构中进行短时间的监测。康复医生应在康复处方中注明监测的手段和方法。

复查:在康复运动处方中应注明患者需要到康复医生处复查。主要包括变更运动强度、运动时间、运动方式等。对高危层和中危层患者尤其要特别关照,以防患者自行变更康复程序导致心脏意外的发生和其他失误。

⑤制定出院计划:出院前应制定一个完整的家庭康复计划,以实施在家中的 Ⅱ 期康复。在出院前必须很好地交代给患者和家属。计划包括康复训练处方、训练注意事项、必要的宣教咨询及生活方式的改变。Ⅱ 期康复训练的运动处方要依据出院前的运动试验结果来由医生制定:确定每次康复训练的强度、持续时间、每周频度、运动方式和监护措施。

在安排出院计划时,对患者及其家属进行宣教和咨询的内容应包括:了解患者及其家属对冠心病(特别是心肌梗死)的认识和了解程度,回家后处理的要点;如何变更患者和家庭的生活方式,去除或减轻危险因素的影响;减轻患者的恐惧、焦虑和抑郁心理,使之树立重新恢复正常生活的信心;详细介绍 Ⅱ 期康复的运动处方:训练的运动量(以自我监测的心率为指标)、每日训练的运动时间、每周训练的频度以及运动的方式、方法等。交代回家后如何进行一般的身体活动,如何减少能量的消耗,如何在活动中进行自我监护。万一发生紧急情况时如何处理;教会家属心肺复苏技术;强调在家中坚持 Ⅱ 期康复训练的重要性。

由于女性患者有较高的焦虑和抑郁的发生率,对未来职业恢复和性生活恢复的要求比男性要低(如图 20-4 所示),所以,在宣教和咨询的内容中,应加大相关的成分。

2. 家庭中的心脏康复(亚急性期,Ⅱ 期)

(1)AMI 亚急性期的康复目的

①防止患者心脏功能后退,保持和进一步改善出院时的心脏功能水平。

②使患者从日常生活自理逐步过渡到恢复正常的社会生活;正处于工作年龄的患者争取在 Ⅱ 期末恢复有报酬的工作,达到经济自立。

③确保安全的前提下,依据出院前运动试验的结果,按运动处方使体力(心脏功能容量)恢复到患病前水平。

④使患者获得心理的恢复,克服"重病"和"残疾"的心态,并针对自己的危险因素改变生活方式。

(2)Ⅱ 期心脏康复主要的措施:Ⅱ 期康复的适应证应是患者临床病情稳定,出院时的心脏功能容量＞3METs。

①最初的适应:最初的适应可能需要 2～4 周的时间。患者回家的前 1～2 周内应保持与出院前相同的运动水平,即每日的步行和出院计划中的身体活动。当患者确认自己没有任何不适并已习惯每日的身体活动量后,逐步增加活动内容、延长活动时间、增加活动频率。患者必须学会自我监测方法(包括自测心率和自我感觉用力程度),对自己每日的康复训练结果做出判断。确认没有异常时,才可以增加到下一个运动强度的训练,直至达到运动处方的要求。

②正规的康复训练:正规的康复训练应当按运动处方进行,在运动强度上应逐步达到最大耗氧量的 50%～80% 或年龄预期最大心率的 60%～85%;在运动时间上应逐渐达到 10～15min(包括准备运动和整理运动在内);在运动频度上应逐步达到 3～4/周。运动方式和方法应当与康复医生一起讨论后决定。在这个阶段中,心脏功能容量只能由出院时的 3～4METs 逐步增加到 6～7METs。运动中没有什么异常表现的低危层患者,可通过自我监测稳步提高运动量;对于中、高危层患者或在运动中出现较明显异常者(如较严重的心律失常),则至少应每周 3 次到医院康复门诊进行监护下的康复运动训练。特别是在试图提高运动负荷、延长运动时间和增加运动频率时,一定要进行正规的监护。

通常，Ⅱ期心脏康复需要6～12周。对于低危层、进展顺利、无明显异常者，6～8周即可达到6～7METs，并能顺利进入到Ⅲ期心脏康复。对于较复杂的中、高危层患者，可能需要12周以上的时间才能达到6～7METs。个别年龄大、危险性高的患者，可能根本达不到这个标准而只能继续进行较低水平的运动训练。

对于老年女性或高危层患者，低水平的康复训练活动可能是更可取的。

③进行运动耐受性运动试验：Ⅱ期心脏康复结束时，应到医院进行运动耐受性运动试验或次极限量运动试验。如果患者可以达到6～7METs或预期的靶心率，则可以恢复一般的体力活动和职业活动，也可以恢复性生活。这表明患者已经完成Ⅱ期心脏康复的计划。并据此制定Ⅲ期心脏康复的计划（运动处方）。

④健康教育：对冠心病患者及其家属进行健康宣教和咨询，使患者主动地控制危险因素，改变不良的生活习惯，建立良好的生活方式是康复的重要内容。如坚持用药控制血压；合理饮食，控制糖尿病，戒烟酒，控制体重，限制脂肪、胆固醇和钠盐的摄入；适当的体力活动和文体活动；改善性格；生活中注意劳逸结合等。通过宣传使患者及其家属了解回家后可能发生的疾病恶化和运动造成的严重反应的主要表现、处理方法等。积极进行相关的宣传、教育和咨询与康复性运动训练具有同等重要的作用。

3. 高水平的心脏康复（恢复期，Ⅲ期）

（1）AMI恢复期心脏康复的目的：

①在安全的前提下，制定一个强化的、高水平的、个体化的康复运动训练计划，使患者的心脏功能发挥出最大的潜力。

②进一步改善患者的心理状态和主动地控制危险因素，保持良好的生活方式。

③由于患者年龄、性别、心脏损害的部位和程度、相应的临床表现、整体的健康水平、危险因素的情况、目前的心脏功能容量、过去的康复训练的种类和程度、患者的心理状态和实际需求等各不相同，有许多患者没有条件，或本人不自愿，或无这种需求（如老年人），就不会听从康复医生的意见，不参与Ⅲ期的强化训练。因此，要个体化地考虑，使患者有自信、有能力、有活力地参与到社会

生活的各个方面，最大限度地提高生活质量。

（2）Ⅲ期心脏康复的措施：

①患者的评估：正确地评估是Ⅲ期康复患者能否坚持和成功的关键。首先，要对患者参与Ⅲ期康复程序的可能性进行评估。充分地了解患者病前的健康情况、生活习惯、在Ⅰ期和Ⅱ期心脏康复中实施的运动类型、强度、持续时间及频度、爱好或厌恶哪些运动、喜欢参与什么文体活动、职业、家庭支持情况等。其次，了解患者本人对自身疾病的认识和理解程度，特别是对危险因素的了解程度，对运动性康复训练的相信程度。另外，对患者自我监护的可信程度和患者对运动产生的症状和体征的理解程度也要很好地了解。所有这些，对于制定Ⅲ期康复计划都是十分重要的。

②制定可以坚持的高强度康复训练计划：传统的Ⅲ期康复处方要求达到最大耗氧量的80%或最大年龄预期心率的85%，持续时间较长（一般应超过30min），每周频度也较大（一般每周5次），是一种高强度的有氧运动训练。但目前的研究表明，低于极限量甚至次极限量的中等强度的康复训练（达到最大耗氧量的50%～80%或最大年龄预期心率的60%～85%，持续时间10～15min），只要长期坚持，也可以取得较好的功能恢复效果。因其危险性减低、便于中、老年患者坚持，所以，正在被大多数患者和医疗单位所接受。另外，在高水平的康复训练处方中，常把等张和等长运动结合起来，如跑运动平板再加上墙拉力计运动训练、爬楼梯和举重结合起来训练等，有时还在一天的训练中反复多次地轮回进行。

高水平的Ⅲ期心脏康复可能需要6～12个月的时间。由于时间长、运动量大，许多AMI患者会中途退出，也有许多患者并不按照运动处方的要求去做，运动强度、持续时间、每周频率等都达不到要求，从而会影响Ⅲ期心脏康复的效果。康复工作人员应加强宣传、教育，鼓励患者和家属坚持下来是减少退出率的关键。

③进行极限量运动试验：经过较长时间Ⅲ期高水平的康复，大部分患者的心脏功能可望超过病前的水平。这是因为大多数患者病前并没有系统地训练过，甚至很少参加体力或运动性活动。系统的康复训练不仅改善心脏和冠状动脉本身的状态，而且提高了整个身体的健康水平。通过极

限量或症状限制性运动试验,可以量化地评定身体对运动最大的耐受能力,从而对心脏和整个个体的健康情况做出精确的评估。

④健康教育:使患者和家属积极地参与到心脏病的管理之中,易于遵从康复计划的安排,坚持康复训练的实施。要求患者及其家属终生注意控制危险因素、改变不良生活习惯,保持良好的生活方式,积极地预防再发,使康复医疗取得比较满意的效果。

4. 常见合并症的处理　主要是心脏意外和猝死。请参阅本书相关内容。

5. 康复的安全性和预后　大量的研究表明,AMI 后早期的康复性活动和完成早期康复程序后的低水平运动试验是相当安全的。从病理生理学的角度看,有些患者,特别是有明显冠心病症状或有严重心功能不全时,运动可能会引起心脏停搏、心肌梗死或急性心力衰竭。因此,AMI 后不恰当的运动是有一定危险性的。

但是,已经证明在医学监护下的运动和运动试验,死亡率仅为 0.5/10 000～1.0/10 000,并不比对照组高。也就是说,心脏意外事件的发生与运动和运动试验的相关性并不高。几十年来国内外的大量研究已经证明,AMI 后很好地安排康复训练程序是相当安全的。尽管如此,对心脏病患者进行运动训练或运动试验时,仍要保持高度警惕。所有从事心脏康复的医务人员都必须熟记运动试验的禁忌证、终止运动试验的指征,掌握突发心脏意外事件的处理方法,配备必要的急救设备,熟练掌握心肺复苏技术,以确保心脏康复的安全。

现在,国际医学界已经公认,通过心脏康复可以使 AMI 患者的总死亡率减少约 25% 和使冠心病意外再发的危险减少约 20%。因此,心肌梗死后的康复在二级预防上的作用甚至超过了"预防性药物"的作用。而患者活动能力的提高和生活质量的提高,可能是比单纯控制冠心病的进展和仅仅使病情稳定下来更重要的目标。

(二)心脏手术后和冠状动脉硬化性心脏病介入治疗和搭桥手术后的康复处理

心脏手术后的康复医疗是指行各种心脏病手术后的患者,如心脏瓣膜和大动脉畸形矫正手术后、冠状动脉搭桥手术后、心脏移植或心肺移植等手术后,在监护及相应的治疗同时实施科学的运

动和健康的宣教、咨询,从而使患者主动性地恢复心血管系统的功能,改善和调整其他各系统的功能,并预防病情反复,达到早下床、减少切口局部疼痛、渗出及术后合并症,矫正体形,增强体力,使患者在身体上和心理上尽快和最大程度地恢复,提高患者的生活自理能力和生活质量。

1. 心脏瓣膜置换术后的康复　心脏瓣膜病的病因有先天性、风湿性、感染性、外伤性等,但以风湿性最为多见。在风湿性瓣膜病时,病变部位多在二尖瓣,其次是主动脉瓣或二尖瓣与主动脉瓣均受累。而三尖瓣和肺动脉瓣则较少发生。需要手术治疗的风湿性瓣膜病患者只是那些因瓣膜病变引起血流动力学异常严重到不能适应正常的生活和工作,即有明显的症状者。由于瓣膜的狭窄和(或)关闭不全,影响了体循环和肺循环,严重的会产生心力衰竭。手术应选择在没有风湿活动、没有心力衰竭和其他严重的合并症时。

心脏瓣膜置换术后的康复实际上应从手术前就开始。呼吸运动训练、咳嗽和排痰的动作训练等能使患者术后主动清除呼吸道的分泌物,预防术前就已存在的肺部残余炎症和并发症的加重。

2. 冠心病介入治疗后的康复　经皮穿刺腔内冠状动脉成形术(percutaneous transluminal coronary angioplasty,PTCA)、冠状动脉支架术(coronary artery stent placement)和搭桥手术(coronary artery bypass grafting,CABG)是冠心病治疗的重要手段。其后也应该进行康复训练,以使患者的活动能力尽快和最大程度的提高,社会参与能力尽快恢复。介入治疗后的康复基本方案可参考急性心肌梗死的康复方案。CABG 的特殊之处在于手术切口对康复性活动的影响。

(三)慢性冠状动脉硬化性心脏病的康复

1. 康复的意义　慢性冠状动脉硬化性心脏病患者的数量远远超过 AMI 患者。对这类患者来说,最重要的问题是由于诊断了冠心病,患者及其家属顾虑参加活动会增加急性发作或心肌梗死的概率而往往采取减少身体活动的被动静养的生活方式。实际上,不活动的结果适得其反,大量研究已经证实,恰当的身体活动虽然不能降低发病率,但却可以减低慢性冠心病的病死率和猝死率。而且,心脏康复性活动通过外周效应和心脏本身的效应,可以明显改善患者的症状:减少疲劳感,

减少心绞痛的发作,较少焦虑和抑郁,睡眠良好,体力活动容量加大,患者主观感觉的生活质量明显提高。加上危险因素控制和主动改变不良生活方式,常会使慢性冠心病患者得到很大的受益。

2. 康复计划　对于慢性冠心病患者来说,必须制订一个长期的治疗-康复计划。急性期的问题主要集中在抢救生命、脱离危险、全力维持心脏的泵功能方面;而慢性期的问题则主要集中于预防复发、控制危险因素和活动能力、社会参与能力的恢复方面。这应当包括以下主要内容:

(1)需要长期应用的药物治疗。

(2)康复性运动疗法。

(3)行为疗法。

(4)定期的体检和健康咨询。

3. 康复方法与原则

(1)康复方法:慢性冠心病的康复方法可参考AMI的康复方案。

(2)康复原则

①个体化原则:根据每个患者的具体情况确定康复训练的运动量、运动时间、每周运动次数及运动方式。显然,运动量的确定十分重要。在剧烈运动时(即使是慢跑),心脏病患者的猝死危险性是高于正常人的。一般的研究认为,控制在合适运动量并很好连续监护下的运动,心源性猝死发生率较低。已有充分的研究证明,安排很好的中、低强度的康复性运动在改善心脏病的后果上,与大剂量、高强度康复运动基本相同。这不但减少了康复运动的危险性,而且有利于患者接受和坚持。特别是老年患者,康复性活动的运动量应根据运动试验的结果确定,单纯根据书上图表的数值(如年龄最高心率数)或根据公式计算的数值(如预计年龄最高心率=220-年龄,再乘以70%作为靶心率)来确定运动量,不经过个体化的运动试验检查验证和不考患者自觉的疲劳程度,都可能增加严重后果的出现率。但是,过于小的运动量往往难以改善心脏的功能。因此,比较好的办法是通过运动试验来确定个体的运动容量。例如,通过运动试验确定个体化的"靶心率",然后再根据"靶心率"来安排运动量。

运动量的大小不仅取决于一个动作本身的运动强度,而且与运动的持续时间密切相关。从心脏康复的角度看,较大的运动强度但较短的运动时间与较小的运动强度但较长的运动时间所产生的运动量是基本一样的,患者自我感觉的疲劳程度可以相差不多,因此,康复的效果也是基本一样的。只是前者易于达到预期的靶心率而后者不易达到靶心率。一般说来,年龄较小、体质较好者、病情较轻的患者,宜选用运动强度大而持续时间较短的康复方案;中老年人、体质较差、病情较重或病程较长的患者,宜选用运动强度小而持续时间较长的康复方案。

②循序渐进:这包括两层意思,一是患者需要逐渐熟悉和掌握某一运动的技巧,二是运动量、运动时间、运动频度、运动方式等也必须通过一个逐渐调整和增加的过程。在什么时间做什么样的运动训练,能安排的恰到好处,需要相当的知识和经验。参考前人制定的一些"心脏康复程序"将有助于安排不同时期的心脏康复内容。

③系统地坚持:经过多年的研究,人们已经摸索到心脏功能改善的某些规律,制定出一些成功的心脏康复方案。其中多数是需要长期坚持的康复性运动和健康行为的建立。这实际上是要使患者的生活方式发生很大的改变。许多患者寄希望于药物,以为坚持服药就可以解决问题,而对于需要花力气的康复训练则很难坚持下去。但是,没有系统地、坚持不断进行地康复性运动训练,就不会有不断积累的功能改善。突击式的短期运动训练,患者的康复效果是很难表现出来和保持下去的。

④增加训练兴趣:患者的兴趣不仅可以提高神经系统的兴奋性,而且可以增加参与的积极性。康复运动的方式、方法应当经常变化,可以穿插一些游戏,避免单调运动的枯燥无味,不要使患者感到康复运动是一种负担。群体的活动是一种较好的方式,加上医务人员正确的鼓励,常会使患者在愉快而比较兴奋的状态下,不知不觉地完成既定的康复计划。

总之,强调个体化、循序渐进、坚持系统性和长期性,并特别注意兴趣性,使患者能长期遵从医生的运动处方坚持下去是取得心脏康复良好效果的关键。

(王茂斌)

参 考 文 献

1　马　虹，廖新学，何建桂，等. 无合并症急性心肌梗死患者早期康复治疗的一年随访. 中华心血管病杂志，2001，29（7）：397－399

2　王茂斌　曲　镭. 心脏疾病的康复医疗学. 北京：人民卫生出版社. 1999

3　Kim C, Ahn JK, Bang I. The causes for the kpremature termination of graded exercise test in a cardiac rehabilitation setting. Archives of Physical Medicine and Rehabilitation, 2006, 87(11): e9

4　French DP, Cooper A, Weinman J, et al. Illness perceptions predict attendance at cardiac rehabilitation following acute myocardial infarction: A systematic review with meta-analysis. Journal of Psychosomatic Research, 2006, 61(6): 757－767

5　Wingham J, Dalal HM, Sweeney KG. Listening to patients: Choice in cardiac rehabilitation. European Journal of Cardiovascular Nursing, 2006, 5（4）: 289－294

6　Kubo N, Ohmura N, Nakada I, et al. Exercise at ventilatory threshold aggravates left ventricular remodeling in patients with extensive anterior acute myocardial infarction. Am Heart J, 2004, 147（1）: 113－120

7　Kovoor P, Lee AK, Carrozzi F, et al. Return to full normal activities including work at two weeks after acute myocardial infarction. Am J Cardiol, 2006, 97（7）: 952－958

8　Williams MA, Ades PA, Hamm LF, et al. Clinical evidence for a health benefit from cardiac rehabilitation: An update. American Heart Journal, 2006, 152（5）: 835－841

9　Milani RV, Lavie CJ, Mehra MR. Reduction in C-reactive protein through cardiac rehabilitation and exercise training . J Am Coll Cardiol, 2004, 43（6）: 1056－1061

10　Rankin SH. Women recovering from acute myocardial infarction: psychosocial and physical functioning outcomes for 12 months after acute myocardial infarction. Heart Lung, 2002, 31（6）: 399－410

11　Belardinelli R, Lacalaprice F, Faccenda E. Clinical benefits of a metabolic approach in the cardiac rehabilitation of patients with coronary artery disease. The American Journal of Cardiology, 2006, 98(5): 25－33

12　Lear SA, Spinelli JJ, Linden W, et al. The extensive lifestyle management intervention (ELMI) after cardiac rehabilitation: A 4-year randomized controlled trial. American Heart Journal, 2006, 152(2): 333－339

13　Minoru T, Tasuku H, Susumu, N et al. The Starting Date or Critical in-Hospital Events Would not Affect Final Outcome of Cardiac Rehabilitation (CR) in Patients with Heart Failure (HF). Journal of Cardiac Failure, 2006, 12(8): S183

14　Vona M, Rossi A, Capodaglio P, et al. Impact of physical training and detraining on endothelium－dependent vasodilation in patients with recent acute myocardial infarction. Am Heart J, 2004, 147（6）: 1039－1046

15　Yu CM, Lau CP, Chau J, et al. A short course of cardiac rehabilitation program is highly cost effective in improving long-term quality of life in patients with recent myocardial infarction or percutaneous coronary intervention. Arch Phys Med Rehabil, 2004, 85（12）: 1915－1922

16　Yu CM, Li LS, Lam MF, et al. Effect of a cardiac rehabilitation program on left ventricular diastolic function and its relationship to exercise capacity in patients with coronary heart disease: experience from a randomized, controlled study. Am Heart J, 2004, 147（5）: e24

高血压

第21章 概　述

Chapter 21

第一节　绪　论

一、国内高血压流行病学研究进展

高血压是最常见的心血管疾病,其中原发性高血压占 95%,是我国脑卒中、冠心病、心力衰竭、肾衰竭和糖尿病等发病的重要危险因素,是全球范围内的重大公共卫生问题。据流行病学研究资料研究结果显示,高血压患病率呈快速上升趋势。

我国分别于 1959 年、1979 年、1991 年开展了 15 岁以上人群的高血压流行病学调查。1991 年全国高血压抽样普查,采取了在我国 30 个省、市、自治区按不同类型地区分层抽样的方法选取调查

90 多万人,结果表明,高血压总的患病粗率为 11.88%,与 1979~1980 年相比,10 年间患病率上升 34.15%。2002 年中国居民营养与健康状况调查数据显示 18 岁以上人群城市患病率为 19.3%,农村为 18.6%。与 1991 年相比,10 年来城乡高血压患病率具有明显升高,但农村增长快于城市,高血压患病率已接近城市水平。2002 年我国高血压人口达到 1.6 亿多。与 1991 年比较,患病率上升了 31%。我国人群高血压知晓率为 30.2%,治疗率为 24.7%,控制率为 6.1%,仍处于较差水平(表 21-1)。

表 21-1　1991 年,2002 年我国人群高血压患者知晓率、治疗率和控制率

	高血压人数	知晓率*(%)	治疗率*(%)	控制率*(%)
1991 年				
城市				
男	37 820	32.1	14.7	3.3
女	35 752	39.4	19.7	4.9
合计	73 572	35.6	17.1	4.1
农村				
男	26 816	11.7	4.4	1.0
女	28 651	15.9	6.4	1.4
合计	55 467	13.9	5.4	1.2
总计	129 039	26.3	12.1	2.8
2002 年				
总计	29 800	30.2	24.7	6.1

* 2002 年的定义:知晓率为可被诊断为高血压的调查对象在调查前就知道自己患有高血压者的比例;治疗率为可被诊断为高血压的调查对象中近 2 周内服降压药者的比例;控制率为可被诊断为高血压的调查对象中目前通过治疗血压在 140/90 mmHg 以下者的比例。(引自:中国高血压防治指南 2005 年修订版)

我国 2000～2001 年 InterASIA 调查(亚洲国际心血管病合作研究)采用了多阶段抽样方法,调查了 35～74 岁年龄段 15 838 人,调查发现有27.2% 的成人患有高血压,较 1991 年增加130%,估计全国该年龄段约有 1.3 亿患者,且各年龄组高血压患病率均明显高于我国 1991 年高血压抽样调查的各组患病率。年轻人的增加趋势更明显,35～44 岁人群高血压增长幅度,男性为74%,女性 62%;而 65～74 岁,男性只增加 18%,女性 15%。知晓率为 44.7%,治疗率为 28.2%,控制率为 8.11%。从调查结果来看,中国高血压患病率近 20 年来一直呈上升趋势。我国目前高血压知晓率低、治疗率低、控制率低。我国农村高血压发病率快速上升,"城乡差别"明显减小;高血压患病率的增加趋势,年轻人群比老年人更明显。主要是因为随着生活水平的提高,高脂肪和高胆固醇饮食比例越来越大,加之竞争日趋激烈、生活节奏紧张、精神压力增加、运动量减少、吸烟等危险因素增多所致。

二、高血压的性别差异

我国 2002 年全国抽样调查结果显示,患病率、知晓率、治疗率、控制率存在性别差异。高血压的患病率随年龄增长而呈上升趋势,44 岁以前,男性患病率高于女性,(12.7% vs 6.7%),45～59 岁、≥60 岁女性高于男性,分别为 30.0%vs 28.6%、50.2% vs 48.1%。

据美国国家健康和营养调查,13～15 岁组平均动脉血压无论在正常血压组还是高血压组,男性高于女性。在发育期及成人期血压也存在差别。在不同种族人群中,男性与女性相比,收缩压和舒张压分别高 6～7mmHg 和 3～5mmHg。中年男性高血压的患病率高于中年女性。59 岁以后,女性较男性有较高的患病率。

据国外资料报道妇女继发性高血压原因与男性一样,在肾脏疾病所致的高血压中,结缔组织疾病如系统性红斑狼疮和系统性硬化在妇女中更为普遍,肾血管性高血压如肾动脉纤维肌性结构不良(FMD)在年轻女性中多见,男:女＝1:8,尽管嗜铬细胞瘤少见,但与相当数量孕期女性死亡率相关。口服避孕药是女性继发性高血压的另外一个重要原因。

老年女性易于发生单纯收缩期高血压,高血压和左室肥厚是女性脑卒中和充血性心衰很强的危险因素。女性高血压患者发生心血管损害的比例小于男性,但女性在 60～65 岁之后,合并冠心病的比率同男性基本接近。男性总的心血管终点事件的发生率较高,但男性与女性卒中、左室肥厚、肾功能损害的发生率相似。女性高血压患者心肌梗死较男性预后更差。

三、妇女高血压发病机制

血压的性别差异的原因还不太清楚,但有研究表明,雌激素与年轻妇女较低的血压相关。育龄妇女服用避孕药可引起血压升高,妇女服用复方雌孕激素避孕药 2 年以上,血压升高比不服药者高 2.6～5 倍。一般认为,肥胖、有糖尿病、高脂血症、高血压家族史的妇女,服避孕药后易出现高血压。相关资料表明,避孕药引起血压升高的机制,目前认为与药物中所含雌孕两种激素相关。一方面雌激素促进肝胆增加肾素底物分泌,血浆肾素活性升高,引起血管紧张素含量升高,促使血管收缩而血压增高;另一方面是雌二醇具有盐皮质激素的作用,可直接作用于肾小管而引起水、钠潴留使血压升高。服避孕药引起的高血压一般停药后好转。

妊娠前血压正常的女性,自怀孕中期血压开始升高,即出现妊娠高血压综合征。女性在更年期血压易波动。随着更年期的结束,血压也随之恢复正常。

绝经前妇女与年龄匹配的男性原发性高血压患者相比,有较高的静息时心率、左室射血分数、心脏指数、脉压,总的外周血管阻力减小。肥胖在女性高血压患者中比男性更为普遍,且有证据表明,体重对女性的血压影响比男性大。绝经期后妇女血压升高,绝经后妇女高血压患病率比绝经前高 4 倍。在调整年龄、体重指数,绝经后妇女高血压患病率仍比绝经前高 2 倍。绝经期致血压升高的因素很多,绝经后卵巢雌激素降低与血压的升高有密切关系,雌激素促进内皮依赖的血管扩张,临床研究显示雌激素可调节血压对应激刺激的反应表 21-2。

表 21-2 雌激素对血压的影响作用

- 扩血管作用

　内皮细胞：↑NO ↑PGI$_2$ ↓ET-1

　平滑肌细胞：松弛作用(抑制 Ca 的细胞内流入)

- 肾素-血管紧张素系统

　↓ACE ↓AT$_1$ 受体 ↑血管紧张素原

- 抑制肥胖(特别是内脏脂肪)

- 降低食盐敏感性

- 调节自主神经活动

[引自：日本医学介绍 2003,24(4):179]

激素替代治疗在大多数情况下不能显著降低绝经后妇女的血压,提示雌激素降低可能不是致绝经妇女血压升高的唯一原因,肾上腺素通过(RAS)肾素血管紧张素系统升高血压,也可能 RAS 促进氧化应激导致血管收缩物质产生,氧化亚氮生成减少。

四、高血压基础研究

原发性高血压发病是遗传因素与环境因素共同作用的结果,人群中血压变异的 30%～60% 是由遗传因素决定的。在已研究过的所有原发性高血压的候选基因中,以血管紧张素原(AGT)基因的研究最为深入。多数报道指出 AGT 基因与原发性高血压相连锁,不少研究发现 AGT 基因的 M235T 变异体与高血压相关联,235T 纯合个体的血浆 AGT 水平显著高于 235M 纯合个体。但也有一些研究无法证实 AGT 基因 M235T 多态性与原发性高血压发病相关。血管紧张素转化酶(ACE)基因存在插入型或缺失型多态性,目前认为 ACE 基因这一多态性与高血压发病可能无关,但可能与心、脑、肾等靶器官损害有关。意大利学者对 α-adducin 基因与高血压关系进行过系列研究,提出 α-adducin 基因突变是盐敏感性高血压的遗传基础之一,但目前多数报道不能证实这一结果。尽管如此,原发性高血压候选基因对象仍在扩大,对于已研究过的候选基因寻找新的变异体,并继续探索它们与原发性高血压相关性。另一方面,候选基因多态性的民族和地区差异的研究,尤其对于基因多态性分型用于指导临床的可能性探讨正越来越受到重视。

迄今已有 10 多种属于单基因遗传病的继发性高血压致病基因已被定位或克隆。与肾上腺皮质激素代谢有关的基因：如醛固酮合成酶基因与 11β 羟化酶基因形成嵌合基因,导致糖皮质激素可抑制性醛固酮增多症；与离子转运有关的基因：如已查明 Liddle 综合征系上皮细胞钠通道 β、γ 亚单位突变所致；一些因儿茶酚胺产生过量导致高血压的常染色体显性遗传疾病,它们的致病基因已被识别。此外,多囊肾致病基因也已被定位。

五、诊断与治疗

近 20 年来医学科学得到了飞速地发展,西方发达国家 20 世纪 70 年代中期进行的大规模临床试验结果证明,降压治疗可使脑卒中发病率降低。我国也在 80 年代后期组织大规模抗高血压临床试验。"老年收缩期高血压临床试验"是我国第一个随机双盲对照临床试验,另一项是上海市硝苯地平治疗老年高血压预防并发症随机单盲前瞻性研究(STONE),这两大临床试验为我国以后开展抗高血压临床试验奠定了坚实基础。STONE 研究应用的是国产的硝苯地平,Sys-China 研究则应用国产的尼群地平,这些药都有效且不昂贵。

治疗高血压的目的不仅在于降低血压本身,还在于全面降低心血管病的发病率和死亡率。血压是女性冠心病和卒中的重要危险因素,抗高血压治疗能降低女性卒中发生率。高血压患者的心血管病危险是多因素的,因此,高血压的治疗应包括影响高血压患者的其他危险因素的治疗。临床治疗中应根据患者的临床表现、遗传、社会和个性背景,因人而异地作最佳选择。现行的高血压防治指南中治疗方面未涉及性别差异,据目前临床试验证实,抗高血压治疗对女性同样有益,应积极治疗。药物疗效也存在性别差异,男性与女性抗高血压治疗后血压下降幅度相似,女性用 β 阻滞药效果不如男性,而利尿药对女性效果较好。ACEI 相关的咳嗽在女性高于男性 2 倍。

鉴于围绝经期高血压存在一定程度的高胰岛素血症及胰岛素抵抗,肾素血管紧张素系统参与妇女高血压形成机制。选择血管紧张素转换酶抑制药(ACEI)为原则,同时利尿药及小剂量 β 受体阻滞药也可在一定范围内使用。对绝经期后的妇女是否需要激素替代治疗,目前认识不一致,近期结束的一项大型临床试验的结果提示,长期使用雌激素替代治疗并未降低心脑血管病的死亡。

2005 年我国高血压治疗指南就妊娠期高血压定义及治疗作了详尽的说明,JNC7 指出激素替代治疗不会升高血压,妊娠或有可能妊娠的女性应避免使用 ACEI、ARB,因为可能导致胎儿缺陷。

由于原发性高血压属多基因隐性遗传病,目前基因治疗不可行。目的基因的寻找是主要问题。目前可行的是根据患者的基因型决定使用合适的降压药物。"药物基因组学"的出现为实现高血压个体化治疗带来了希望。患者对药物的反应、药物不良反应以及药物在体内的代谢,都存在明显的个体差异,这种差异都有一定的遗传背景。如能在基因水平上阐明有关机制,将有可能通过检测某个或某一组基因的多态性,预测药物疗效、减轻甚至避免副作用。致病基因在高血压发病中的分子生物学和病理生理机制、基因治疗、药物基因组学等方面有待进一步深入研究。

在积极治疗高血压患者的同时大力开展一级预防,因地制宜地进行人群宣教,提高人群自我保健能力,自觉改变行为危险因素,努力提高高血压的知晓率、治疗率及控制率,降低全人群的血压水平,降低心血管疾病的威胁,遏制心血管病的上升趋势。

(陈政玲 刘国仗)

参 考 文 献

1 卫生部心血管病防治研究中心. 中国高血压防治指南. 高血压杂志, 2005, 13 No Suppl: 14

2 Bhatia GS, Sosin MD, Patel JV, et al. Left ventricular systolic dysfunction in rheumatoid disease: an unrecognized burden? J Am Coll Cardiol, 2006, 47 (6): 1169—1174

3 Chobanian AV, Bakris GL, Black HR, et al. The seventh report of the joint National Committee on Prevention, Detection, Evaluation, and Treatment of high blood pressure. JAMA, 2003, 289 (19): 2560—2572

4 Oda E, Abe M, Kato K, et al. Gender differences in correlations among cardiovascular risk factors. Gender Medicine, 2006, 3(3): 196—205

5 Soydemir F, Kenny L. Hypertension in pregnancy. Current Obstetrics & Gynaecology, 2006, 16(6): 315—320

6 Frazier CG, Shah SH, Armstrong PW, et al. Prevalence and management of hypertension in acute coronary syndrome patients varies by sex: observations from the Sibrafiban versus aspirin to Yield Maximum Protection from ischemic Heart events postacute cOroNary sYndromes (SYMPHONY) randomized clinical trials. Am Heart J, 2005, 150 (6): 1260—1267

7 Nakamura H, Tsuda H, Hosoi M, et al. Endometrial thickness in Japanese women with hypertension or/and type 2 diabetes mellitus. European Journal of Obstetrics & Gynecology and Reproductive Biology, 2006, 129(2): 174—177

8 Jason E. Murasko. Gender differences in the management of risk factors for cardiovascular disease: The importance of insurance status. Social Science & Medicine, 2006, 63(7): 1745—1756

9 Leclerc J, Rahn M, Linden W. Does personality predict blood pressure over a 10-year period? Personality and Individual Differences, 2006, 40(6): 1313—1321

10 Lavie-Nevo K, Pillar G. Evening-Morning Differences in Blood Pressure in Sleep Apnea Syndrome: Effect of Gender. American Journal of Hypertension, 2006, 63(7): 1064—1069

11 Moser M, Setaro JF. Clinical practice. Resistant or difficult-to-control hypertension. N Engl J Med, 2006, 355 (4): 385—392

12 Wong ND, Lopez V, Tang S. Prevalence, treatment, and control of combined hypertension and hypercholesterolemia in the United States. The American Journal of Cardiology, 2006, 98(2): 204—208

13 Yamada Y, Matsuo H, Segawa T, et al. Assessment of the genetic component of hypertension. American Journal of Hypertension, 2006, 19(11): 1158—1165

14 Goldstein IB, Shapiro D, Guthrie D. Ambulatory blood pressure and family history of hypertension in healthy men and women. American Journal of Hypertension, 2006, 19(5): 486—491

第二节 具有母系遗传特点的原发性高血压

原发性高血压（essential hypertension, EHT）是遗传易感性和环境因素共同作用而引起的复杂性疾病（complex disease）。目前认为，30％～60％的血压差异是由遗传决定的。在原发性高血压的发病中，存在着基因-基因、基因-环境间的相互作用。因此，原发性高血压病已被归入多因素疾病（multifactor diseases）。

在妇女特别是围绝经期妇女中，高血压有其自身的发病特点。本篇其他章节有详细介绍，此处不再赘述。本节我们将对具有母系遗传特点的原发性高血压，主要是与线粒体突变相关的高血压的发病机制、临床特点及可能的治疗途径予以讨论。

到目前为止，国际上关于原发性高血压和线粒体DNA（mitochondrial DNA，mtDNA）突变相关性研究少有报道。其中一篇报道是对美国黑人高血压合并终末肾功能不全患者进行的mtDNA测序研究，另一篇是对一个高加索白人大家系进行的研究报道，但遗憾的是这两项研究都没有进一步对线粒体及细胞功能做深入的研究。从2006年起，中国人民解放军总医院老年心血管病研究所王士雯等对中国人群原发性高血压与mtDNA突变相关性进行了研究，发现了一些新的国际上尚未报道的mtDNA突变位点，进行了家系调查，并且对线粒体、细胞功能进行了深入的研究，弥补了以上研究的不足。下一步还将进一步扩大和深入这项研究，以期对中国人群原发性高血压与线粒体DNA突变的相关性有所了解，为高血压病的防治开辟新的途径。

一、原发性高血压病的遗传倾向

高血压具有明显的家族聚集倾向，有高血压家族史的个体更容易发生高血压。研究表明，父母一方有高血压病者，其子女高血压患病率是无高血压家族史人群的1.5倍；而父母双方均有高血压病者，子女高血压患病率是无高血压家族史人群的2～3倍。一级亲属（包括父母、同胞兄弟姐妹、子女）有高血压病者，高血压遗传度（heritability）为70％＋9.8％，二级亲属（包括祖父母、外祖父母、叔/伯、姑、姨、舅）有高血压病者，高血压遗传度为57％＋7.9％。

到目前为止，对于大多数高血压没有发现单一的或特异性的病因，因此称为原发性高血压。持续的血压升高是由于心排血量增加和（或）周围动脉阻力增加所引起。影响这两个变量的单个或多个因素都可以影响血压，这些因素包括摄入过量的钠盐、肾单位减少、长期的过度应激、肥胖、内皮功能紊乱以及遗传因素等（图21-1）。遗传学改变可以导致永久性高血压，通过对孪生子和家族成员高血压聚集情况的研究，认为30％～60％血压受遗传因素影响（图21-2）。

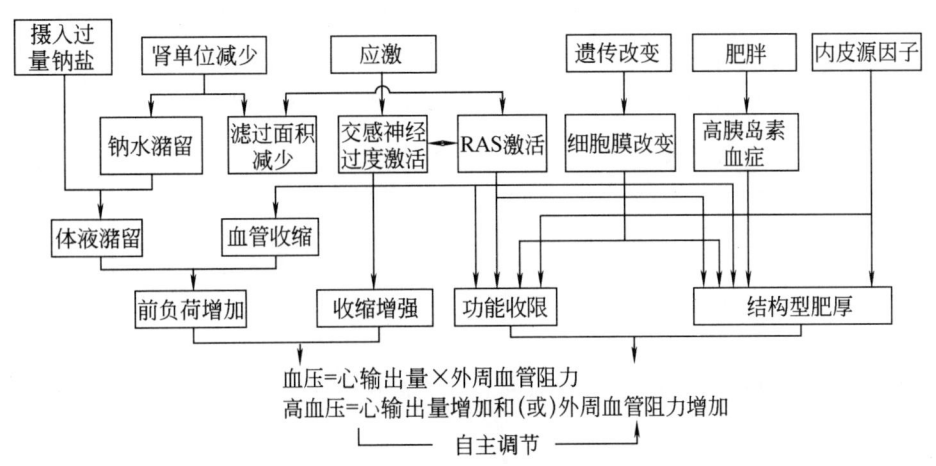

图21-1 影响心输出量和周围动脉阻力的因素（引自：Braunwald's Heart Disease, 7th）

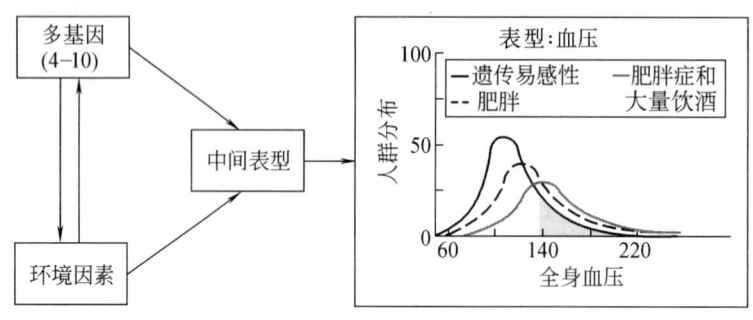

图 21-2 在高血压发病过程中遗传因素与环境因素相互作用

注:右图显示环境因素和遗传因素如何相互作用并影响临床表型。深色
线表示的是不受血管紧张素原作用的血压情况;虚线和浅色线分别表示的是
合并肥胖和肥胖加大量饮酒后血压的情况;阴影部分表示的是舒张性高血压

(Braunwald's Heart Disease, 7th)

少数高血压是由于单基因异常导致的。已经报道的单基因遗传性高血压包括 9 个核基因和 1 个线粒体基因(表 21-3)。单基因遗传性高血压具有明显的家族史,并且表现出遗传早发(early onset)现象。特别是 2004 年 Wilson 报道的一组由于 mtDNA 突变导致的临床综合征,表现为高血压、高胆固醇血症、低镁血症,推测可能与点突变导致核糖体结合能力受损有关。

表 21-3 单基因突变引起的高血压

症状	基因	机制
盐皮质激素分泌过多	HSD11B2	基因功能失活导致肾脏盐皮质激素受体激活
糖皮质激素可纠正的醛固酮增多症	CYP11B1 和 CYP11B2	8q 上不等位交换产生融合基因,在 ACTH 作用下生成醛固酮
妊娠导致恶化的高血压	NR3C2	由于错义突变导致盐皮质激素受体拮抗剂转为激动剂
Liddle 综合征	SCNN1B 和 SCNN1G	肾脏远曲小管上皮钠通道的 β 或 γ 亚单位发生终止或错义突变导致钠水潴留
2 型假性醛固酮增多症(戈登综合症)	WNK1 和 WNK4	WNK 丝氨酸-苏氨酸激酶缺陷导致高钾血症和高血压
过氧化酶激活受体突变	PPARG	功能失活性突变导致胰岛素抵抗和高血压
伴短指畸形的遗传性高血压	尚不清楚	位于 12p11.2-12.2 上的常染色体显性遗传
高血压、高胆固醇血症和低镁血症	MT-T1	线粒体 tRNA 点突变导致核糖体结合能力受损

EHT 候选基因涉及肾素-血管紧张素-醛固酮系统、交感神经系统、内皮细胞功能和信号转导等至少 150 种基因(部分候选基因)见表 21-4。在基因多态性与 EHT 相关研究中,对肾素-血管紧张素-醛固酮系统、β 肾上腺素受体、α 内收蛋白、G 蛋白 β₃ 亚单位等研究最多,而以上皮钠通道(epithelial sodium channel, Ena C)β 亚单位基因作为高血压相关基因的可能性最大。

表 21-4 原发性高血压部分候选基因

血压调节机制	候选基因编码蛋白	基因多态性	染色体定位
肾素-血管紧张素-醛固酮系统	血管紧张素原	M235 T；T174M；G（26）A；A（220）C；C（218）T	1q42～43
	血管紧张素转换酶	Alu I/ D intron16	17q23
	血管紧张素Ⅱ受体 1	A1166C	3q21～25
	醛固酮合成酶	C（2344）T	8q21
交感神经系统	β₂肾上腺素受体	Argl6Gly；Gln27Glu	5q32～34
内皮细胞功能	α₂内收蛋白	Gly460 Trp	4p16.3
	内皮型一氧化氮合成酶	T（2786）C；G894 T	7q36
G 蛋白信号转导	β₃亚单位（GNβ₃）	C825 T	12p13

原发性高血压遗传机制研究的重要内容就是寻找相关基因,但具有相当的难度。这是因为:① 血压是一个连续的数量性状,很难定义其表型。高血压的诊断界限是人为的,如目前高血压的诊断标准定为 140/90mmHg,但血压是 139mmHg 或 141mmHg 能有多大差异呢? ② 原发性高血压是一种多基因遗传病,环境因素起相当重要的作用,长期的环境因素可以影响基因型与表型之间的关系,存在着不显性遗传;③ 不易收集完整的大家系成员资料等等。

遗传识别除了可以寻找高血压病因外,还有助于更加准确地治疗高血压。对于有遗传学改变的高血压患者,对其直系亲属,包括子女、兄弟姐妹等要积极的预防,避免暴露于高血压易患环境因素,如吸烟、长期静坐、过量摄入钠盐等。

二、线粒体疾病与母系遗传

早在 100 年前,Altmann 首先观察到线粒体,但直到 1962 年 Luft 等发现 1 例高代谢病人中线粒体功能不良时,才第一次将其与人类疾病联系在一起。随后,线粒体在人类疾病中的作用得到进一步确定,发现不同类型的大脑肌肉病变综合征的病人有呼吸链功能缺陷和线粒体形态畸变。1963 年 Nass 等发现线粒体含有它自己的 DNA,即线粒体 DNA（mtDNA）。1981 年报道了人和小鼠 mtDNA 的完整序列。然而,线粒体疾患的遗传基础一直不清楚,直至 1988 年发现了 mtD-NA 的第一个致病性突变,由此快速地推进了线粒体疾病的研究。现在已知的与人类疾病有关的 mtDNA 突变达 50 种以上。

线粒体是位于所有真核细胞浆中的一些小体

（0.5～1μm）,有自己的 DNA。线粒体的结构有内膜、外膜、基质和膜间隙,分子量 1 万以下的小分子物质可透过外膜,而内膜只有氧和二氧化碳可以通过。线粒体内膜的这种相对的不通透性对于合成三磷酸腺苷（ATP）时所需维持的质子梯度很重要。内膜折成嵴状,以增加呼吸链的酶复合物聚集时所需的膜表面。基质含 mtDNA 分子、复制和转录 mtDNA 所必需的蛋白质、蛋白质合成的线粒体核糖体和实现其他功能（指柠檬酸循环和脂肪酸的 β 氧化）的酶。大部分线粒体蛋白由核基因组编码,在胞浆内转化并转入线粒体。靶向线粒体的蛋白质多含有线粒体氨基末端的导向肽,进入细胞器后被裂解。

人线粒体基因组是双链闭合环状结构,有 16 569 个碱基对,在线粒体基质内复制和合成。每个线粒体含 2～10 个 mtDNA 的拷贝,每个细胞有 10^3～10^4 mtDNA 拷贝,mtDNA 只含 37 个基因,其中有 24 个基因编码 sRNA（22 个 tRNA 和 2 个 rRNA）,它们是蛋白质合成时所必需的。其余的 13 个基因编码呼吸链关键性亚单位（由核 DNA 和 mtDNA 共同编码）的蛋白质,因而在调节氧化磷酸化作用中起关键作用。mtDNA 有其独特的性质和遗传原则,与核基因的特性和核遗传的特性明显不同。

在不同的胚胎发育期和不同的生理状态下,氧化磷酸化的能力受到精确的调节。如核 DNA 或 mtDNA 的突变使氧化磷酸化能力受损,可形成许多线粒体疾病。目前绝大多数已明确遗传原因的线粒体疾病都是因 mtDNA 突变引起的。mtDNA 突变有两种类型:包括缺失和重复的大分子重排以及点状突变。突变可自发地发生于种系中,而允许母体遗传;或发生于体细胞中造成散发的病例。还有证据显示,突变可以积聚在所有人类有丝分裂后的组织中,与正常的老化或常见疾病的发生有关,如心力衰竭、糖尿病、或神经退化性病变。在同一个细胞内,若混合有突变的mtDNA和正常mtDNAs(称为异质体),同时有足够的正常mtDNA代偿那些有缺陷者时,呼吸链的功能可以维持正常需要。当突变的mtDNA与正常mtDNA的比例超过一定的阈值时,即会发生呼吸链缺陷。产生症状的阈值依赖于特定组织对氧需求的程度。中枢神经系统、心脏、骨骼肌、肝和肾等组织有高度的能量需求,故对呼吸链缺陷特别敏感。

突变mtDNA在不同组织中的分布情况可影响病人的临床症状。与核DNA不同的是,mtDNA不能发生与细胞分裂绝对同步的复制,故子细胞中mtDNA分子的分离不能产生完全相同的

分布。事实上,其分布是随机的,可能某个子细胞接受了所有突变mtDNA分子的遗传,而另一个细胞却一个也没有。因此,在细胞有丝分裂中异质体水平必然地不会维持稳定。胚胎发生阶段的突变mtDNA的偏斜分布,可引起组织之间有不同的突变mtDNA水平。在发育晚期的细胞分离过程中,同一组织中不同细胞内也可有不同水平的突变mtDNA。这种在分离中的变异性还发生于种系中,突变mtDNA水平可从一代到下一代间发生显著的改变。

mtDNA突变导致的疾病在遗传学上有其独有的特征,包括:

(1)mtDNA的半自主性:mtDNA能够独立地复制、转录和翻译(图21-3),但由于核DNA编码大量的维持线粒体结构和功能的大分子复合物及大多数氧化磷酸化酶的蛋白质亚单位,故其功能又受核DNA的影响。

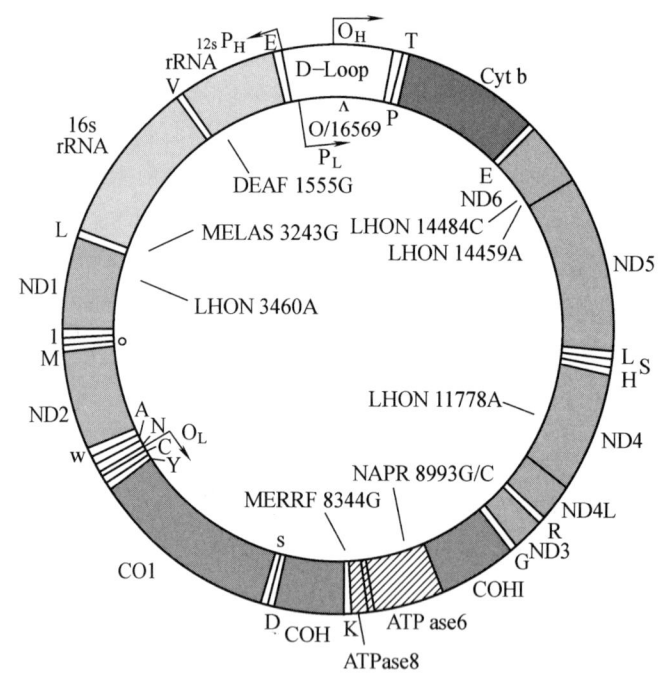

图21-3　线粒体DNA结构示意图

注:LHON Leber遗传性眼疾病;DEAF.耳聋;MELAS.线粒体脑肌病,MERRF.肌阵挛癫痫红细胞碎裂综合征

(2)母系遗传方式:由于受精时精子只有头部进入卵细胞,而细胞质不进入卵细胞,因此父亲体内的线粒体不能进入受精卵,不能传递给下一代。

也就是说线粒体遗传病完全来自母亲,母亲患病子代才能患病,与父亲无关。如图21-4所示,虽然男女性别之间患病率没有明显差异,但mtD-

NA 突变性疾病只通过母亲传递,父亲患病子代不发病;母亲患病子代才可能发病,也可以是不完全外显(图中第 21-2 代第 7 号)。临床表型可能与年龄有关。

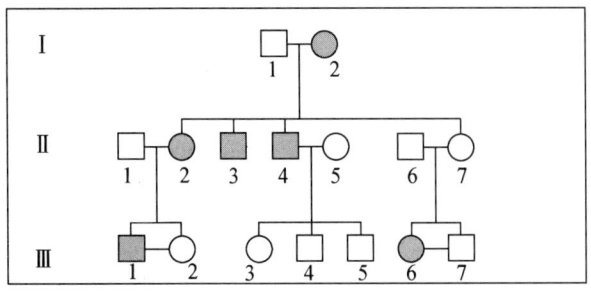

图 21-4 mtDNA 遗传模式图

注:深色表示患者,圆圈表示女性,方形表示男性。Ⅱ代 7 号是 mtDNA 突变携带者,没有临床症状,不完全显性

(3)似多基因病的非孟德尔遗传方式:遗传方式不遵循孟德尔遗传,而是类似于多基因疾病的遗传方式。病情程度、后代的发病风险与线粒体受累的数目有关。随着年龄的增长,突变的 mtDNA 比例逐渐增加,故线粒体疾病与年龄有显著的相关性。

(4)阈值效应:通常当细胞中突变的 mtDNA 比例不超过 85% 时,一般表型正常,一旦突变 mtDNA 超过 85% 时,则表现出明显的临床症状,并会影响全身各个器官。其表型与氧化磷酸化缺陷的严重程度及各个器官系统对能量的依赖性密切相关。

(5)线粒体突变的异质性:不同组织和器官发生突变的线粒体含量不同,脑、骨骼肌、心脏、肾脏、肝脏线粒体突变率高,突变的线粒体具有组织特异性,一般在组织中突变的 mtDNA 比例比血液细胞中高的多。

随着年龄的增加,损伤的 mtDNA 逐渐增加并聚集。mtDNA 突变可以累及脑、心脏、骨骼肌、肾脏和内分泌等多种器官。目前认为多数老年性疾病与 mtDNA 突变有关,如 Alzheimer 症、帕金森病等。理论上线粒体疾病遵守严格的母系遗传,目前已发现多种线粒体疾病,有确切母系遗传特征,如 Leber 遗传性眼疾病(Leber Hereditary Optic Neuropathy,LHON)、部分非胰岛素依赖性糖尿病(noninsulin-dependent diabetes mellitus,NIDDM)等(图 21-3)。

心脏是高度依赖 ATP 的器官,线粒体大约构成了心肌细胞总胞浆量的 1/3,能量产生不适当是发生心力衰竭的重要因素,心室肥大是心脏负荷增加后的重要代偿性应答。心室肥大伴随着线粒体量增多,又上调了心脏能量的产生,这是使心脏作功增加的机制。因 mtDNA 突变而发生线粒体疾病的病人中常存在心肌病变。报道的与母系遗传性肥厚性心肌病有关的线粒体 DNA 突变有 12sRNA 上的 A1555G、tRNA$^{Leu(UUR)}$ 上的 A3243G 及 tRNA^{Ile} 上的 A4295G 和 A4300G,tRNA^{Lys} 上的 A8296G 和 G8363A 及一些散发的 mtDNA 点突变。

三、母系遗传性高血压发病机制研究

mtDNA 突变在高血压发病中的作用机制尚不清楚,推测可能与线粒体能量合成障碍、线粒体活性氧族(reactive oxygen species,ROS)、线粒体诱导细胞凋亡有关。

(一)线粒体能量合成障碍:

线粒体 DNA 突变导致的疾病具有明显的阈值效应,当突变的 mtDNA 达到一定的比例时可以导致线粒体氧化磷酸化(oxidative phosphorylation,OXPHOS)障碍。

mtDNA 编码的 13 个多肽与 rRNA、tRNA 共同作用合成辅酶Ⅰ、Ⅲ、Ⅳ和Ⅴ。目前已经报道的由于 mtDNA 突变导致的辅酶功能障碍见图 21-5。另外,由于编码 tRNA 的 mtDNA 大片段缺失、置换或点突变亦可导致广泛的线粒体蛋白合成障碍,进而导致线粒体功能障碍。mtDNA 突变可以导致呼吸链电子传递障碍或辅酶Ⅴ功能障碍、跨膜质子电化学梯度降低。辅酶Ⅰ、Ⅲ、Ⅳ障碍可以降低线粒体质子电化学梯度,抑制 ATP 合成,尽管 ATP 自身合成过程可能是正常的。大的 mtDNA 缺失或 tRNA 突变可以同时影响跨膜质子电化学梯度的形成和 ATP 能量物质的合成(图 21-5)。相反,如果是 ATP 合成酶基因突变,则只影响 ATP 合成而不影响线粒体呼吸链传递形成质子电化学梯度。虽然这些突变的最终结果都是导致 ATP 合成障碍,但各自病理机制是不同的。例如在 ATP 合成酶基因突变引起 ATP 合成不足时,线粒体膜仍然可能维持线粒体内钙聚集,而在呼吸链传递障碍时活性ATP合成酶仍可以通过糖酵解产生的能量发挥质子泵作用维持膜电势。

任何氧化磷酸化障碍如果完全抑制ATP能量合成,那么将会是致死性的。线粒体转录因子A(Tfam)基因敲除小鼠在胚胎早期死亡证实了这一点。因此,线粒体疾病患者至少能合成部分ATP能量物质。ATP合成不足可以导致细胞功能障碍甚至细胞死亡。对ATP需求高的细胞受影响最大,如肝脏、肾、神经元、骨骼肌细胞等。洋地黄穿透的细胞ATP合成障碍,但ADP供应充足时,在完整细胞ATP/ADP比值可以正常。这看起来矛盾,但仔细分析发现洋地黄穿透的细胞氧化磷酸化类似于3级,这时ATP比例倒置,但完整细胞在高糖培养基培养时类似于4级,这时ATP比例倒置减轻,糖酵解提供能量。也就是只有在ATP需求高时洋地黄穿透的细胞才会出现ATP合成障碍。研究还发现细胞膜上Na^+-K^+转运增加,Na^+-K^+-ATP酶刺激导致ATP比值明显增加。野生型细胞维持ATP/ADP比例能力是携带mtDNA突变细胞的3倍。因此,对能量需求大的细胞如心肌、血管平滑肌细胞对mtD-NA突变更加敏感。对这些能量需求高的细胞如果供给足够的能量,这些细胞可以存活但表现出各种各样的临床表型,影响心肌、血管平滑肌细胞收缩、神经信号传导、胰岛素分泌、听力等,同时细胞死亡和凋亡增加。因此,mtDNA突变导致ATP合成不足会导致线粒体及细胞功能障碍,细胞死亡率增加,这可能是多种线粒体疾病发病的共同病理生理基础。

(二)mtDNA导致钙稳态失衡

细胞内钙离子浓度为$0.1\sim1\mu M$。Ca^{2+}是重要的细胞信号分子,在细胞凋亡、神经、内分泌信号传导、胰岛素分泌中发挥重要作用。线粒体通过2条途径影响细胞内钙代谢:①利用线粒体合成的ATP,通过钙依赖的ATP酶将钙泵出细胞,或泵入细胞内的钙储存器如肌浆网、内质网等(图21-6)。②直接通过线粒体膜上的通道蛋白摄取钙离子(图21-5)。胞内钙浓度决定了线粒体对钙摄取多少,进而影响基质钙依赖脱氢酶活性和线粒体ATP合成。另外,线粒体对钙的摄取还可以缓冲胞内钙离子浓度,调节钙信号传导,还可以作为胞内过量钙的储蓄池,避免细胞内钙

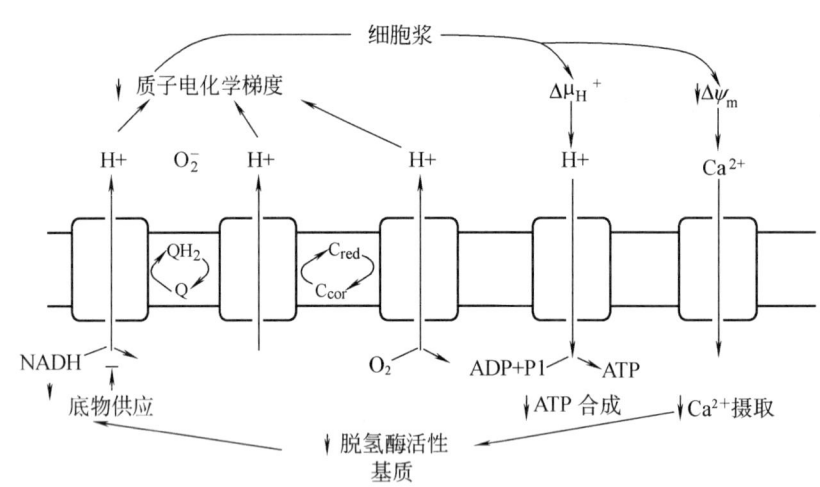

图 21-5　mtDNA 突变对氧化磷酸化作用

注:Q. 泛醌;QH_2. 泛醇;C_{ox}. 高铁细胞色素 C;C_{red}. 亚铁细胞色素;$\Delta\mu_H^+$. 质子动力;$\Delta\psi_m$. 线粒体膜电势

超载。实验发现肌阵挛癫痫红细胞碎裂综合症(一种线粒体基因突变病,MERRF)细胞株在IP_3激动剂刺激下,内质网内的钙离子释放增加,但线粒体摄取钙减少。这提示由于mtDNA突变导致线粒体膜电势异常(disrupt),可以影响线粒体对钙离子的摄取,导致胞内钙超载,心肌、血管

平滑肌兴奋收缩耦联障碍(图 21-6)。

Ca²⁺-ATP 酶不断将过量的钙泵出到细胞外或胞内细胞器如肌浆网、内质网,胞浆内游离钙离子浓度很低。钙离子泵出细胞是主动耗能过程,需要消耗 ATP,当 ATP 合成不足时胞内游离钙浓度增加。研究发现 mtDNA 突变细胞与野生型细胞比较,在 K⁺ 诱导除极过程中 Ca²⁺ 内流引起的胞浆内钙离子浓度持续升高,不能回到基线水平。mtDNA 突变细胞与野生型细胞 ATP 水平可以相近,但由于钙离子内流时没有测定 ATP/ADP 比值,推测 mtDNA 突变导致的 ATP/ADP 比值降低是导致胞内钙浓度持续升高的原因。有趣的是 IP₃ 刺激诱导的内质网内钙释放并不引起胞内钙浓度持续升高。因此推测钙来源(细胞外还是细胞内)以及钙流入胞浆内的时程对线粒体功能障碍是否引起细胞内钙超载非常重要。

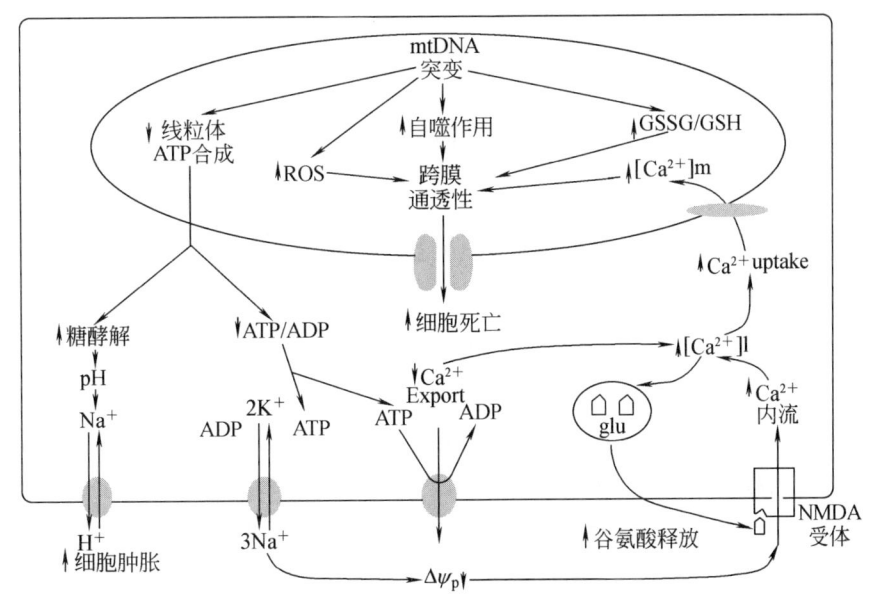

图 21-6 mtDNA 突变导致钙稳态失衡

注:[Ca²⁺]ₘ. 基质钙浓度;[Ca²⁺]ᵢ. 胞浆内钙浓度;GSSG/GSH. 氧化/还原型谷胱甘肽;ROS. 活性氧族;glu. 谷氨酸;Δψₚ. 膜电势

持续胞内钙浓度升高不仅会影响钙信号传导,也会增加细胞死亡率。在正常情况下细胞膜通过 Na⁺-K⁺-ATP 酶快速复极,但在 ATP 合成不足时,谷氨酸释放增加。生理情况下细胞外膜镁离子与谷氨酸门控通道(NMDA)受体结合而抑制该通道的开放。一旦 NMDA 受体激活就会导致大量 Ca²⁺、Na⁺ 内流,导致进一步除极和胞内钙超载,导致心肌、血管平滑肌兴奋收缩耦联障碍,另外钙超载激活凋亡级联反应,导致细胞凋亡(图 21-7)

(三)活性氧族作用

在正常情况下 ROS 生成和清除基本维持平衡,而在 mtDNA 突变时线粒体功能障碍,ROS 生成增加,而 ROS 又可以反过来作用于 mtDNA,影响线粒体功能。导致 ROS 生成增加的机制有很多。首先,呼吸链抑制导致电子转运体减少,ROS 增加;其次,ATP 合成抑制也可以导致呼吸链转运体减少,线粒体膜电势增加,也有助于 ROS 生成。mtDNA 突变会导致辅酶错误聚集,导致超氧阴离子生成增加,使氧分子与还原型呼吸链成分接触增加。

研究发现,由于线粒体功能障碍可导致大量 MnSOD 生成,这可能是 ROS 作用的结果。但在多数情况下无法直接测量 ROS。由于线粒体功能障碍可以诱导核编码的线粒体基因,因此 MnSOD 增加常常可以反映由于线粒体功能障碍导致的线粒体合成增加。但也有一些研究发现,在一些线粒体疾病患者,其 MnSOD 水平升高、但 ROS 水平反而低,这种病人预后较差。推测可能由于 MnSOD 导致脂蛋白氧化、羟自由基生成增加有关。

另外,mtDNA 突变时,ROS 增加,导致抗氧化保护作用降低。线粒体 NADPH 浓度降低导致线粒体谷胱甘肽氧化,导致胞浆内质网、肌浆网内钙离子大量释放,胞内钙增加,引起细胞兴奋收缩耦联障碍(图 21-7)。

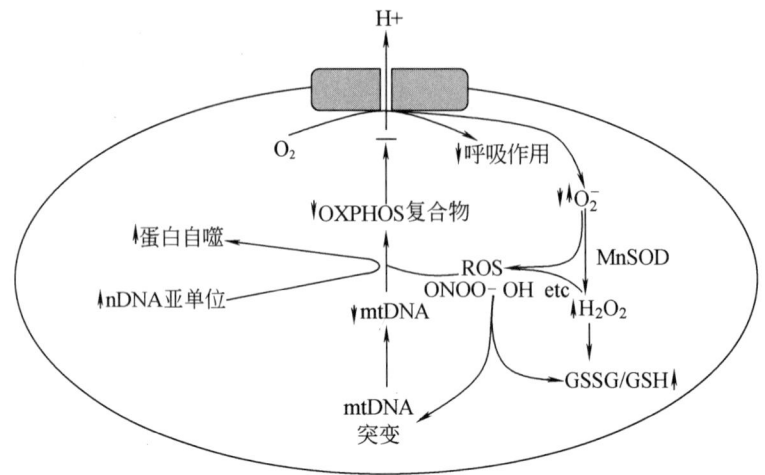

图 21-7　mtDNA 突变导致 ROS 生成增加

注:O_2^-. 超氧化物;H_2O_2. 过氧化氢;MnSOD. 锰超氧化物歧化酶;GP_x. 谷胱甘肽过氧化物酶;$ONOO^-$. 过(氧化)亚硝酸盐;OH^-. 羟自由基;GSSG/GSH. 氧化/还原型谷胱甘肽

因此,多数 mtDNA 突变都会导致 ATP 合成障碍及钙超载,甚至细胞死亡。ROS 进一步促进 mtDNA 突变细胞损伤。虽然其具体的病理机制尚不清楚,但抗氧化、减轻钙超载、修复呼吸链功能的药物对于 mtDNA 突变性疾病,有广泛的应用前景。

四、母系遗传性高血压研究进展

在过去的几十年里,特别是最近 10 余年来,线粒体遗传学飞速发展。越来越多临床基础实验证实 mtDNA 突变及单苷酸多态性可以影响血压表型。但目前关于原发性高血压与线粒体 DNA 突变的报道较少。新近弗莱明翰心脏研究(Framingham heart study)的一项报道,对 6 421 名参与者(来自 1 593 个家系)的收缩压和 4 409 名参与者的舒张压,进行相关的遗传学分析,其中收缩性高血压占 42%,舒张性高血压占 34%。遗传分析结果显示对收缩压母系遗传作用占 5% 左右,对舒张压占 4%。这是目前为止证实 mtDNA 遗传影响高血压发病最大的一项临床研究。

Watson 等通过高分辨限制性内切酶分析方法,对正常血压者及有高血压病史的终末期肾病非洲裔美国人 mtDNA 进行了分析,发现高血压病患者在 ND3 基因上的 10 398A-G 和 10 086 A-G 突变、CO1 基因的 Hae III T6620C/G6260A 双点突变、CO1 基因上的 G7028A/T7055C 双点突变、16SrRNA 基因上的 2758G-A 及 ND4 基因上的 10 810T-C6 个位点变异频率高于正常血压组,其中 10 086A -G 在两组间的区别最为明显。他们认为这些突变可能与这组患者高血压病易患性有一定的关系。

Shoji 等对日本高血压病患者 D 环区基因的多态性分析发现,高血压组单核苷多态性数目明显高于正常血压组,且基因型 16 223C 在高血压病组更常见。他们认为该基因型可能是高血压病的遗传易患因素之一。国内刘玲玲等研究也发现高血压患者与正常血压人群比较,具有更高的 mtDNA 变异频率、变异密度,及明显增高的错义突变、碱基颠换率,并且高血压患者具有一定的家族群聚倾向。上述研究表明,在不同种族、不同类型的高血压病中都存在有 mtDNA 变异或线粒体功能的改变。

上海长征医院的周琳等人以自发性高血压大鼠(spontaneous hypertension rats,SHR)为研究对象,用差别杂交法(diffenrential hybridization)筛选正常人心脏 cDNA 文库的部分 cDNA 克隆,得到多个在自发性高血压鼠心肌和高血压患者外周白细胞高表达的线粒体基因。结果发现

SHR 鼠心肌线粒体 ATPase 6 基因 8701 位碱基由 G 突变成 A（G8701A），编码的第 59 位氨基酸由丙氨酸变成苏氨酸；8708 位碱基由 A 突变成 G（A 8708G），编码的第 61 位氨基酸由组氨酸变成精氨酸。同时在高血压患者外周血白细胞中也发现 ATPase 6 基因 8584 位碱基由 G 突变成 A（G8584A），编码的 20 位氨基酸由丙氨酸变成苏氨酸。这一变化与 SHR 线粒体 ATPase 6 基因改变相一致。

日本学者对 20 个原发性高血压先证者（10 个来自非洲裔美国人家系，10 个来白人家系）进行了全线粒体 DNA 测序分析，经过与剑桥序列比较，发现 297 个碱基改变，包括 24 个 rRNA，15 个 tRNA，46 个氨基酸替代及非编码区和同义改变。其中编码区 30 个突变是以前没有报道过的（表 21-5）。

2004 年，Wilson 报道了一个高加索白人大家系，共 142 例有血缘关系的成员。在这个家系中，许多成员存在一种代谢缺陷综合征，包括高血压、高胆固醇血症及低镁血症。其中 38 人患有高血压，33 人有高胆固醇血症，32 人有低镁血症。母系成员 53 人中 30 人患有高血压，明显高于非母系成员。通过对母系成员的线粒体基因分析发

现，在 tRNA^{Ile} 反密码子上的 4291 位点发生点突变，这种突变可能是导致原发性高血压、脂代谢异常及低镁血征综合症的原因（图 21-8）。

表 21-5　20 个先证者 mtDNA 序列分析

高血压先证者	总变异	rRNA	tRNA	氨基酸改变
AA-1	66	6	2	12
AA-2	65	7	2	12
AA-3	63	4	2	13
AA-4	78	3	2	13
AA-5	71	3	1	15
AA-6	61	6	4	7
AA-7	30	3	1	5
AA-8	44	4	1	3
AA-9	26	2	2	6
AA-10	26	4	2	3
CA-1	27	1	3	4
CA-2	29	2	2	4
CA-3	5	0	0	2
CA-4	28	0	1	6
CA-5	21	3	1	5
CA-6	7	1	0	0
CA-7	7	0	0	2
CA-8	35	1	2	8
CA-9	3	0	0	0
CA-10	4	0	0	0
总计	297	24	15	46

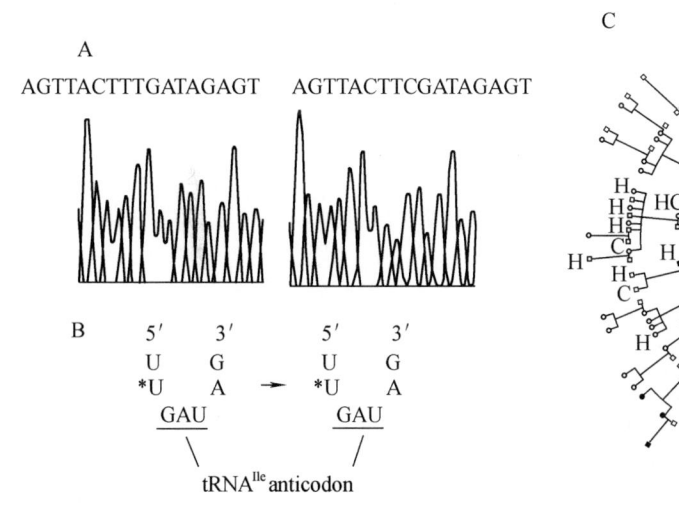

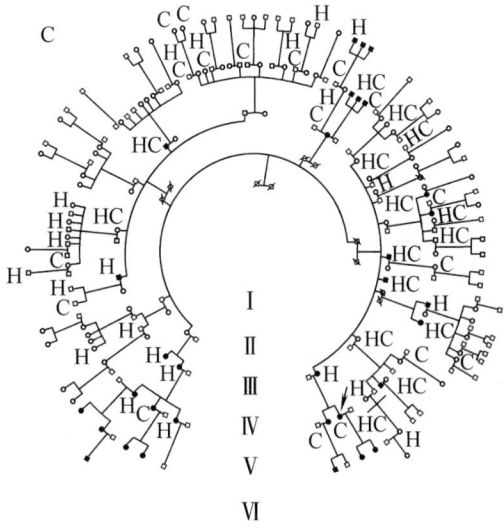

图 21-8　高加索白人大家系图

注：A. 线粒体 DNA 测序结果发生 T4291 C 突变；B. tRNA^{Ile} 反密码子环二级结构图；C. 家系图谱（箭头表示先证者，黑色表示血镁低于 1.8mg/dl，H 表示高血压，C 表示高胆固醇血症）

近 2 年来,王士雯等对 2000 名原发性高血压患者进行线粒体 DNA 突变与原发性高血压相关性研究,结果发现大约 5% 左右的高血压患者血压异常与 mtDNA 突变有关,并进一步进行了家系调查和线粒体功能检测。其中发现一个中国汉族大家系具有典型的母系遗传特点(图 21-9)。该家系母系成员共 26 人,研究结果发现母系成员中高血压患病率高达 53.8%,非母系成员高血压患病率11.8%($P=0.002$),具有统计学差异(表 21-6)。

表 21-6 母系成员与非母系成员高血压发病率比较

成员	血压正常者	高血压者	合计
母系	12	14	26
非母系	45	6	51
合计	57	20	77

对该家系母系成员收缩压、舒张压及高血压发病年龄进行分析,结果发现第 Ⅱ 代高血压平均发病年龄为 64.3±5.0(岁),第 Ⅲ 代平均发病年龄为 46.3±5.8(岁),第 Ⅳ 代则为 23.3±2.9(岁),高血压发病年龄有逐渐提前的趋势(表 21-7,21-8),这种现象在遗传学称之为早发现象(early onset)。另外,对研究的 4 代母系成员收缩和舒张压进行统计分析。结果发现,第 Ⅱ 代平均收缩压>140mmHg,Ⅲ、Ⅳ、Ⅴ 代收缩压下降趋势($P>0.05$),这与年龄有关;而平均舒张压第 Ⅲ 代最高,其次第 Ⅳ 代,然后是第 Ⅱ 代,第 Ⅴ 代最低($P>0.05$),这种现象不能用年龄来解释,因此提示 mtDNA 突变在其中发挥重要作用。

表 21-7 母系成员高血压发病年龄(均值±标准差)

代	发病年龄(岁)
Ⅱ(n=3)	64.3±5.0
Ⅲ(n=6)	46.3±5.8
Ⅳ(n=4)	23.3±2.9
Ⅴ	

表 21-8 母系成员各代平均收缩压和舒张压(mmHg,均值±标准差)

代	收缩压	舒张压
Ⅱ	150.0±0.0	76.7±11.5
Ⅲ	137.2±16.4	90.6±10.1
Ⅳ	127.1±18.2	87.9±11.5
Ⅴ	100.0±5.0	66.7±2.9

为了鉴别几种不同遗传方式,如常染色体隐性遗传、常染色体显性遗传、X-连锁、线粒体遗传,对图 21-9,21-10 进行了遗传学分离分析(segregation analysis)。孟德尔遗传方式或 X-连锁

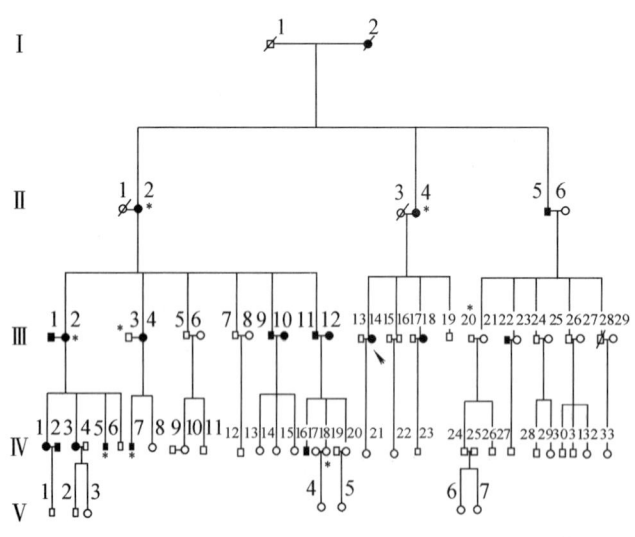

图 21-9 一个母系遗传大家系图谱

左图母系遗传大家系图谱。箭头表示先证者,黑色表示患有高血压病,* 表示心脏超声结果显示心肌肥厚

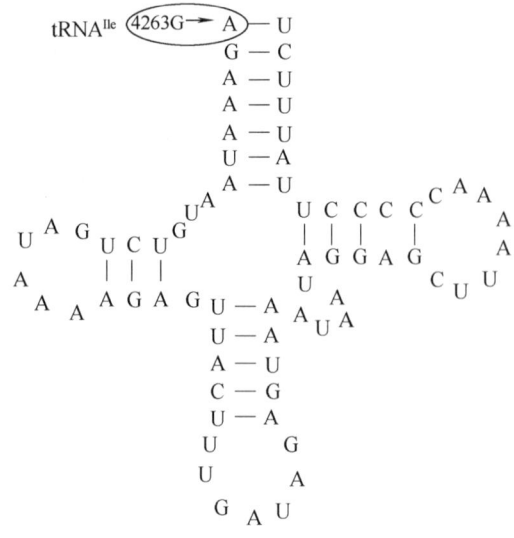

图 21-10 tRNA^Ile 二级结构图

tRNA^Ile 二级结构图,在 4263 位点发生了碱基置换

可以基本除外，因为①如果是常染色体遗传，那么患有高血压的父亲传给下一代和患有高血压的母亲传给下一代的几率应该相同。如图该家系母亲患有高血压者下一代患高血压的几率明显高于单纯父亲患高血压者和父亲及配偶患高血压者。②如果是 X-连锁隐性遗传，那么该家系直系亲属中男性患病率要明显高于女性，但该家系男女没有明显差异。③如果 X-连锁显性遗传，那么该家系中父亲患病，女儿一定患有高血压，但父亲患病的，女儿都没有发病。该家系中母亲患有高血压子代 24 人中有 13 人患有高血压，父亲患有高血压子代 11 人中 1 人患有高血压($P<0.05$)，明显低于母亲患病子代发病率。该家系具有明显母系遗传特点，这两种可能，一种是遗传印记，一种

是线粒体 DNA 遗传，如果是遗传印记，患高血压的母亲后代发生高血压的几率应该小于或等于 50%，而该家系中母亲患有高血压子代 24 人中有 13 人患有高血压(54.2%)，因此遗传印记的可能性很小，那么该家系最可能的遗传方式就是 mtDNA 遗传。

如图 21-11 先证者是 82 岁男性，40 岁发现血压升高，血压波动在 140～150/80～100mmHg，心脏超声结果显示左室心肌肥厚(室间隔 12cm)。父母已过世未发现高血压。其子女体检。因患者男性，其线粒体不传给子代。线粒体 DNA 测序结果显示，患者在 tRNA^{Ile} A4295G 位点发生突变，线粒体突变率 100%。其他成员未发现该突变。

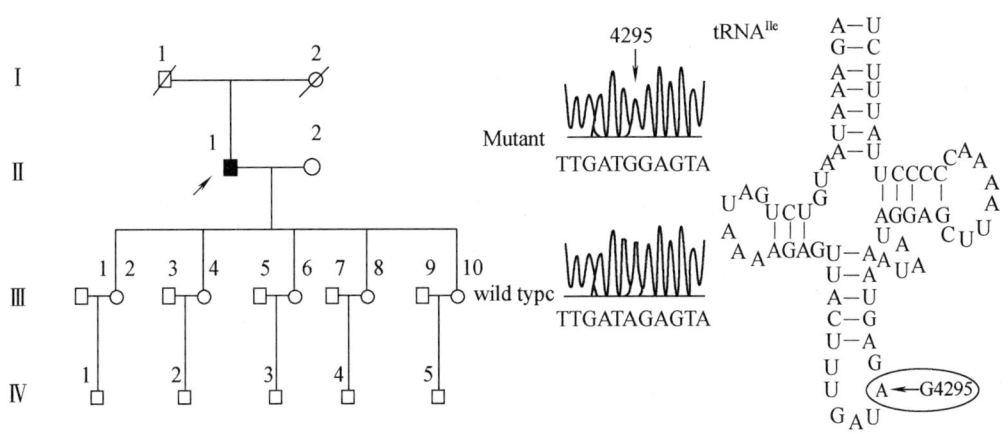

图 21-11 家系 2 系谱图和 mtDNA tRNA^{Ile}二级结构

如图 21-12 先证者 80 男性患者，44 岁发现血压升高，1991 年(64 岁)来我院就诊。血压最高达可达 200/100mm Hg。心脏超声显示室间隔厚度、左心室后壁增加(表 21-9)，房室大小在正常范围。1992 年入院时心脏超声检查显示左房内径明显较前增加，1993 年入院时查心脏超声结果显示射血分数较一年前明显下降；1997 年心脏超声检查显示与 1993 年比较左室、左房明显扩张；2006 年心脏超声检查显示左室射血分数较前明显下降，心功能明显下降。从 1992 年开始尿蛋白开始逐渐升高，肾功能尚在代偿范围，1997 年出现大量蛋白尿。其母亲患有高血压已过世，其弟弟和 2 个儿子体健。对患者及其子代进行线粒体DNA 测序分析结果显示，患者在 tRNA^{Ile} A4435G

位点发生突变(图 21-12)，线粒体突变率 100%。自他成员未发现该突变。

如图 21-13A 先证者 39 岁男性患者，2 年前发现血压升高，血压最高 180/100mmHg，有高胆固醇血症。父亲糖尿病，母系一方有高血压家族史，母亲兄弟姐妹 6 人，其中 5 人患有高血压，先证者外祖母及妹妹也患有高血压，符合母系遗传方式。图 21-13B 先证者 48 岁男性患者，37 岁时发现血压升高，父母都有高血压，二位兄长、一妹患有高血压，都在青年发病。另外先证者的外祖母也患有高血压，符合母系遗传方式。两位先证者及他们的母系成员进行线粒体 DNA 测序分析结果显示，患者在 tRNA^{Gln} A4386G 位点发生突变。

表 21-9 入院心脏超声报告

Viable	3/91	1/92	6/93	6/97	12/99	5/06	reference
IVST(mm)	13	14	15	14	17	14	8～11
LVPW(mm)		12	10	11	14	11	8～11
AID(mm)	32	35	34	34	38	37	26±3
LAID(mm)	34	41	37	43	43	39	<40
LEDID(mm)	53	49	49	58	50	54	46±4
LESID(mm)	32	29	33	36	33	39	30±4
LVEF(%)	69	71	61	67	62	53	50～70

注:IVST. 室间隔厚度;LVPW. 左心室后壁厚度;AID. 主动脉内径;LAID. 左心房内径;LEDID. 左心室舒张末内径;LESID. 左心室收缩末内径;LVEF. 左心室射血分数

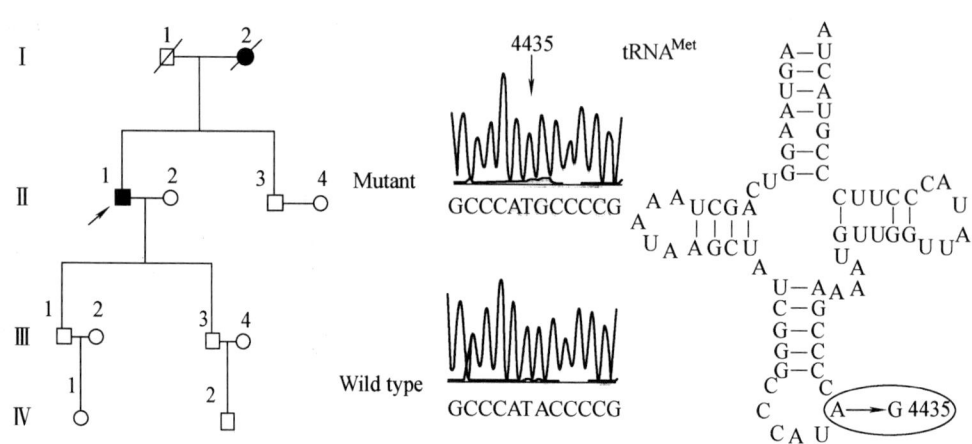

图 21-12 家系 3 系谱图和 mtDNA tRNA^Met 二级结构

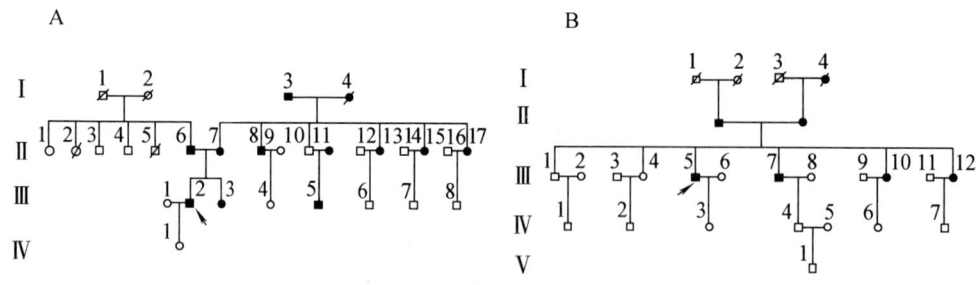

图 21-13 家系 4 系谱图

王士雯等对以上几个 mtDNA 位点突变进行了功能方面的进一步检测,结果发现线粒体氧消耗、线粒体蛋白合成能力与对照组比较均降低,特别是 G4295A 和 G4263A 突变者降低更为显著。为了进一步研究中国不同地区、民族之间母系遗传性高血压发病特点,更加合理、有效地预防和治疗线粒体突变相关的原发性高血压,下一步将进

一步扩大和深入这项研究,为高血压疾病的防治、基因诊断和研究中国人群原发性高血压与线粒体DNA 突变相关性提供理论基础。

五、新的治疗策略

对于母系遗传性高血压治疗,除了对症性降压治疗外,从线粒体疾病角度对因治疗是我们今后研究的一个方向。近年来对于线粒体疾病的了解已有很大进展,但目前还没有有效的治疗方法。虽已应用了多种药物治疗,但对其效果尚无一致意见。目前对线粒体疾病的治疗途径包括:

代谢治疗:线粒体是自由基的重要来源,而自由基的产生增加又是线粒体疾病的重要发病因素,因此理论上抗氧化剂可能对这样的病人有好处,辅酶 Q 具有呼吸链内转送电子和作为清除剂分子的双重功能,它对 MELAS 和 Kearns-Sayre 综合征的各种症状有良好的效应。不同的化合物如维生素 B_2、生育酚(维生素 E)、琥珀酸盐、抗坏血酸盐[维生素 C、2-甲萘醌(维生素 K_3)和菸酰胺等,亦曾用于因呼吸链特异性酶复合物缺陷而引起的呼吸链旁路阻滞的治疗,但迄今其临床效果均未得到证实。

成肌细胞移植:这种方法是近年来兴起的一种治疗方法。细胞生物学研究表明成肌细胞相互融合成肌小管而发育成成熟的肌纤维。方法是将患者肌细胞与正常肌细胞在体外融合,然后输入到患者体内,一般选用多点肌内注射的方式。采用这种治疗方法,患者体内可能会有更多的野生型线粒体 DNA,但目前尚未见成功的成肌细胞移植治疗线粒体病的临床报道。

基因漂移(gene shift):一些带有异质体 tRNA 突变的病人,其突变 mtDNA 在分化的肌肉中水平较高而在周围卫星细胞中水平较低。受这一发现启发,有研究者提出了治疗线粒体疾病的基因漂移治疗策略,即采用药物、物理或手术的方法,提高组织和细胞中的正常 mtDNA 和突变 mtDNA 的比例。

基因治疗:Chrzanowska 提出了三种线粒体病的基因治疗途径。第一是将克隆有正常线粒体 DNA 的表达载体导入到核染色体内,在细胞质表达蛋白质产物,然后定向进入线粒体。胞质蛋白进入线粒体的一个必须条件是其 N 末端必须连接有前导序列,引导蛋白质进入线粒体,然后被蛋白酶切除。由于线粒体 DNA 与核基因组的遗传密码不同,应通过定点诱变技术改造目的基因的遗传密码,使之能被核基因表达系统所接受。第二种基因治疗途径是将野生型 DNA 或 RNA 导入线粒体,通过顺式或反式互补作用修复突变 mtDNA。所谓反式互补是导入的核酸特异地与突变型线粒体 DNA 重组,成为野生型线粒体 DNA。顺式互补是将外源基因通过表达载体系统导入线粒体,使之表达野生型的基因产物,以弥补其不足。外源核酸进入线粒体也需要前导肽的引导。Seibel 等成功地将一段与前导肽结合的寡核苷酸导入了鼠肝线粒体,初步证实了这种途径的可行性。第三种基因治疗途径是除去突变的线粒体 DNA。在线粒体 DNA 复制时单链形成期,将反义的序列特异的寡核苷酸与之结合,可抑制突变型 mtDNA 的复制。

肽核酸治疗:肽核酸(peptide nucleic acid),是一类新型的核酸类似物,其特点是:

(1)与核酸的杂交能力强于核酸间的杂交能力;

(2)热稳定性高于核酸间的杂交体;

(3)抗酶解能力增强,由于其非肽和非核酸的结构特点,蛋白酶和核酸酶均不能降解 PNA。目前可人工设计 PNA 分子作为反义探针,选择性抑制突变 mtDNA 的复制。这一治疗策略已在体外试验中获得成功,可采用在 PNA 分子内加入导向肽来促使其进入线粒体。

尽管目前能够持续发现核基因和线粒体基因组中新的突变,但对其转运的复杂性和典型的特征性表达仍然了解很少。mtDNA 突变是许多疾病包括神经肌肉和心血管疾病的潜在诱因,同样与衰老和肿瘤有关。能够母系遗传的异质性小鼠模型的出现开辟了一个新的前景,这种模型提供了线粒体突变和功能损伤在多种疾病发病机制方面有价值的研究方向,同时可能证明发展利用线粒体基因组表达的化学疗法具有实用价值。

(刘昱圻 王士雯)

参 考 文 献

1 Berridge MJ, Lipp P, Bootman MD. The versatility and universality of calcium signaling. Nat Rev Mol Cell Biol. 2000;1(1):11—21

2 Budnikov E, Postnov A, Doroshchuk AD, et al. De-

creased ATP-synthesis ability of liver mitochondria in spontaneously hypertensive rats (SHR): role of calcium overload of the mitochondria. Kardiologiia 2002; 42(12):47—50

3 Carretero OA, Oparil S. Essential hypertension. Circulation 2000; 101(3):329

4 Chobanian AV, Bakris GL, Black HR, et al. Seventh report of the Joint National Committee on Prevention, Detection, Evaluation, and Treatment of High Blood Pressure. Hypertension 2003; 42(6):1206—52

5 DeStefano AL, Gavras H, Heard-Costa N, et al. Maternal component in the familial aggregation of hypertension. Clin Genet. 2001; 60(1):13—21

6 Gogvadze V, Orrenius S, Zhivotovsky B. Multiple pathways of cytochrome c release from mitochondria in apoptosis. Biochim Biophys Acta. 2006; 1757 (5—6):639—647

7 Hall AM, Unwin RJ. The not so 'mighty chondrion': emergence of renal diseases due to mitochondrial dysfunction. Nephron Physiol. 2007; 105(1):1—10

8 Havlik RJ, Feinleib M. Epidemiology and genetics of hypertension. Hypertension 1982; 4(5 Pt 2):III 121—127

9 James AM, Murphy MP. The effects of mitochondrial DNA mutations on cell function. In: Holt IJ. Genetics of mitochondrial disease. Oxford: oxford university press, 2003; 209—228

10 Larsson NG, Wang J, Wilhelmsson H, et al. Mitochondrial transcription factor A is necessary for mtDNA maintenance and embryogenesis in mice. Nat Genet. 1998; 18(3):231—236

11 Liu LL, Tan DJ, Liu P, et al. Relationship between essential hypertension and gene variations in mitochondrial DNA control region. Chinese Journal of Clinical Rehabilitation 2005; 21(9): 65—67. (in Chinese)

12 Kaplan NM. Clinical Hypertension. 8th ed. Philadelphia: Lippincott Williams & Wilkins, 2002; 63

13 Postnov YV, Orlov SN, Budnikov YY, et al. Mitochondrial energy conversion disturbance with decrease in ATP production as a source of systemic arterial hypertension. Pathophysiology 2007; 14(3—4):195—204

14 Rice T, Vogler GP, Perusse L, et al. Cardiovascular risk factors in a French Canadian population: resolution of genetic and familial environmental effects on blood pressure using twins, adoptees, and extensive information on environmental correlates. Genet Epidemiol. 1989; 6(5):571—588

15 Shoji M, Tsutaya S, Kasai T, et al. Implication of single nucleotide polymorphisms in association study: mitochondrial variations as another genetic markers for hypertension. Rinsho Byori. 2002; 50(5):497—501

16 Sun F, Cui J, Gavras H, et al. A novel class of tests for the detection of mitochondrial DNA-mutation involvement in diseases. Am J Hum Genet 2003; 72:1515—1526

17 Taniyama Y, Griendling KK. Reactive oxygen species in the vasculature: molecular and cellular mechanisms. Hypertension 2003; 42(6):1075—1081

18 Touyz RM. Reactive oxygen species, vascular oxidative stress, and redox signaling in hypertension: what is the clinical significance? Hypertension 2004; 44:248—252

19 Wallace DC, Singh G, Lott MT, et al. Mitochondrial DNA mutation associated with Leber's hereditary optic neuropathy. Science 1988; 242(4884):1427—1430

20 Wallace DC. Mitochondrial diseases in man and mouse. Science 1999; 283: 1482—1488

21 Watson BJ, Khan MA, Desmond RA, et al. Mitochondrial DNA mutations in black Americans with hypertension-associated end-stage renal disease. Am J Kidney Dis. 2001; 38(3):529—536

22 Wilson FH, Hariri A, Farhi A, et al. A cluster of metabolic defects caused by mutation in a mitochondrial tRNA. Science 2004; 306(5699):1190—1194

23 Wisloff U, Najjar SM, Ellingsen O, et al. Cardiovascular risk factors emerge after artificial selection for low aerobic capacity. Science 2005; 307(5708):418—420

24 Yang Q, Kim SK, Sun F, et al. Maternal influence on blood pressure suggests involvement of mitochondrial DNA in the pathogenesis of hypertension: the Framingham Heart Study. Journal of Hypertension 2007; 25(10):2067—2073

25 Li Z, Liu Y, Yang L, Wang S, Guan MX. Maternally inherited hypertension is associated with the mitochondrial tRNA(Ile) A4295G mutation in a Chinese family. Biochem Biophys Res Commun. 2008 Jan 2 [Epub ahead of print] Links

第22章 原发性高血压

Chapter 22

高血压是当今世界威胁人类健康的重要疾病之一。近年来,由于社会变革和人们生活方式的变化,我国心血管病发病率及相关危险因素均有增加趋势。2002年中国居民营养与健康状况调查数据显示18岁以上居民高血压患病率为18.8%,与1991比较,患病率上升31%。我国高血压知晓率为30.2%,治疗率为24.7%,控制率为6.1%,与1991年比有所提高,但仍处于较差水平。根据流行病学研究标准判断,高血压不仅是冠心病、脑卒中发病的独立危险因素,也是心力衰竭、肾衰竭的重要危险因素,同时也是一独立的疾病。最近发表我国≥40岁17万人群8年随访结果表明,前三位死亡原因分别为心脏病、恶性肿瘤、脑血管病。心脑血管病合并占总死亡的44%。因此积极治疗高血压病人,以及控制整个人群的血压水平对降低死亡率至关重要。

妇女是社会人群的一个重要组成部分,由于妇女内分泌特点,特别是绝经期妇女雌激素缺乏可能参与高血压的发病,使其血压变化不同于男性,从而使妇女高血压发病显得更为复杂。流行病学研究表明,从青少年开始女性平均血压水平稍低于男性,到中青年期这种差异较为明显,到晚年女性平均血压水平反而高于男性。全国第四次高血压抽样普查的结果表明,高血压患病率随年龄增长而增加,35岁以后增加幅度较快,44岁以前女性高血压患病率低于男性,45~59岁男女患病率相似,但60岁以后各年龄组女性患病率均高于男性,尤其是绝经期后。目前已认识到绝经后妇女无论是收缩压还是舒张压都比同龄男性高,以收缩压和脉压升高明显,并与脑卒中、心脏事件的发生有明显关系。总之,绝经前女性高血压较男性少,其严重程度较轻。然而最终女性比男性的高血压及相关的心血管并发症多。这可能与女性寿命较男性更长,因此老年人中女性所占比例较大,而老年人高血压更常见有关。

一、高血压的定义

高血压是以体循环动脉压升高为主要表现的临床综合征,常伴有心、脑、肾和视网膜等靶器官损害。是最常见的心血管疾病。原发性高血压,指查不出明确病因,以非特异性血压持续升高为主要表现的一类临床征象,又称高血压病。在高血压患者中95%以上属原发性高血压。与其相对应地不足5%高血压患者的病因,可以应用现代技术加以明确,称为继发高血压。

人群中动脉压水平呈一种连续的钟形偏正态分布,正常血压和高血压的划分没有明显的界限,血压越高,脑卒中、冠心病、糖尿病、肾功能不全的危险越大。因而"正常血压"和"高血压"的分界线只能以一种实用的方法加以规定。根据我国近年来的心血管流行病学和循证医学研究进展,并参考借鉴国外最新研究成果和指南建议,我国于2005年修订并颁布了《中国高血压防治指南》。依据《指南》中血压水平的定义和分类方法,收缩压<120mmHg且舒张压<80mmHg为正常血压,收缩压120～139mmHg、舒张压80～89mmHg为正常高值,收缩压≥140mmHg及(或)舒张压≥90mmHg为高血压。

二、危 险 因 素

国内外流行病学对高血压的危险因素的调查已持续十几年,显示高血压是多种危险因素综合引起。对于妇女除将绝经期后作为高血压的危险因素外,其他危险因素有着同样影响。国际上已研究确定的危险因素有以下几种:

(一)遗传因素

研究表明,高血压有明显的家族发病倾向,遗传是高血压患者的一个重要危险因素。高血压家族聚集现象甚至从儿童时期就可以显示出来。研究表明,儿童血压与父母血压明显相关,高血压患者后代的血压比其同龄人的血压偏高。1999年对94万多人抽样调查结果显示,高血压家族史阳性率19.3%,有高血压家族史者的血压水平和高血压患病率明显升高;父母双亲有高血压的血压水平和高血压患病率又比父母一方有高血压者明显升高;父母双亲有高血压的其子女患病率为无家族史的2倍。我国十组人群的心血管病危险因素研究中,父母均有高血压史者其子女高血压患病率高,调整年龄后女性组比无家族史组高1.7倍。孪生子女研究表明,双卵孪生子女之间的血压相关系数为0.25;而单卵孪生者血压相关系数为0.55。领养子女研究结果,父母与领养子女,领养子女与亲生子女间,虽然环境相同,但血压无相关性。

(二)超重和肥胖

大量流行病学研究显示肥胖是高血压的危险因素,同时也是冠心病和脑卒中发病的独立危险因素。我国10组人群横断面和前瞻性研究表明,在影响高血压患病率,基线时血压均值及发病率,血压变化趋势的诸多因素中,体重是最稳定的危险因素。基线体重指数每增加1,5年内发生高血压的危险性增高9%。中美心血管病流行病学合作研究显示基线体重指数每增加3,4年内女性发生高血压危险性增加57%。美国的一项46 224名妇女的流行病学研究结果,体重每增加4.5kg,4年内高血压发病危险性增加20%。另有研究表明绝经期后高血压发病率高于男性,由于绝经期后肥胖、超重发生率高于同龄男性,表明肥胖、超重是高血压发病的危险因素之一。随着生活水平的提高,女性肥胖比例明显增多,可能是妇女高血压患病率增多的原因之一。

(三)饮酒

目前多数流行病研究表明,饮酒多少与高血压患病率及血压水平呈直线关系,重度饮酒或每日饮酒者比不饮酒或少量饮酒者高血压患病率高1.5~2倍。我国第三次高血压调查结果表明饮酒组高血压患病率为17.49%,非饮酒组为12.87%,不饮、少饮、中度及高度饮酒者高血压患病率分别为12.87%、13.70%、17.83%、25.98%。据美国JNC-Ⅵ研究报道女性比男性吸收酒精更多。Brigham 70 891名妇女(年龄在25~42岁)的一项前瞻性研究表明,其饮酒量与高血压危险性呈J形曲线关系,少量饮酒其血压水平低于不饮酒者,大量饮酒增加年轻妇女高血压发病的危险。伦敦的一项14077妇女(年龄在30~64岁)研究结果显示,每周饮酒15~21单位,其高血压发病的危险性是不饮酒的1.68倍。按每周至少饮酒1次计算,我国中年男性人群饮酒率为30%~66%,女性2%~7%。

(四)膳食高钠盐、低钾、低钙、低动物蛋白质

中国人群食盐摄入量高于西方国家,北方为每天12~18g,南方为每天7~8g。膳食钠的摄入量与血压水平显著相关,14组人群研究表明人群中如平均每人每日摄入食盐增加2g,则收缩压和舒张压均值分别增高2.0mmHg及1.2mmHg。天津居民的研究和我国三组人群研究显示个体每日钠摄入量或24h尿钠排泄量均与血压呈正相关。我国16城市电解质与高血压关系研究表明,高血压患病率北方高于南方,女性高于男性。高血压组尿钠、钠/钾比高于正常组,经逐步回归分析群体内尿钠、钠/钾比与血压未发现有相关性,但个体的尿钠、钠/钾比与收缩压、舒张压呈正相关。另有研究发现,尿钾排泄增加10mmol/24h,收缩压下降1.2mmHg,舒张压下降0.6mmHg。尿钠排泄增加100mmol,收缩压、舒张压仅增加1~3mmHg。比较钠、钾对血压的影响,每毫摩尔钾比钠约大3倍。表明钠/钾比对血压有一定影响。我国3组人群研究显示,膳食钙摄入量低于中位数人群中,膳食钠/钾比值与血压呈正相关,而膳食钙摄入量高于中位数人群中,此种关联不显著,说明膳食低钙可能促进钠的升压作用。14组人群研究表明平均每人每天摄入的动物蛋白质

热量百分比增加 1 个百分点,收缩压、舒张压分别降低 0.9mmHg、0.7mmHg。因此膳食中高盐是中国人群高血压发病的重要危险因素,而低钾、低钙及低动物蛋白质又加重了钠对血压的不良影响。

(五)其他因素

除上述几个已经确定的高血压危险因素外,还有一些因素如:种族、社会经济状况、体力活动缺乏、文化水平、长期精神紧张等与妇女高血压也有相关关系。

三、发病机制

血压是指血液在血管中循环流动,流动的血液对单位面积血管壁的侧压强。其单位为 mmHg 或 kPa。血压的形成主要取决于循环系统的平均充盈压、心脏射血及体循环的外周阻力。影响血压的主要因素包括:①动脉中的血量,其在血管中的充盈程度可以用平均充盈压表示,是决定血压的主要因素。②心脏每搏量,当每搏量增多时,收缩压升高,而舒张压增加不多,脉压增宽;反之收缩压和脉压都减低。③外周阻力,当其他因素不变,外周阻力增加时,舒张压增加较收缩压明显,脉压减小;反之,脉压增大。④心率,当其他因素不变,心率加快时,舒张期缩短,心脏舒张末期大动脉存流的血增多,舒张压升高,脉压缩小;心率减慢时则相反。血压的调节是一个复杂的过程,神经系统包括压力感受反射、化学感受反射、中枢缺血反射参与快速、短期的血压调节。而血压的慢性调节是通过体液因素及肾素-血管紧张素系统来实现的。原发性高血压发病机制复杂,迄今尚未完全阐明,对于妇女高血压的发病机制目前认为,除绝经期后由于雌激素缺乏可能参与妇女高血压发病之外,其发病机制仍与下列因素有关。

(一)肾素-血管紧张素-醛固酮系统(renin-angiotensin-aldosterone system;RAAS)

循环中 RAS 系统对动脉血压和体液平衡起重要的调节作用,RAS 是由一系列肽类激素和酶组成,其活性增强必然导致血压异常。其中肾素在此系统中起重要作用,肾素是一种高特异性的蛋白水解酶,由 340 个氨基酸组成,分子量为 43 000,主要在肾脏入球小动脉的球旁细胞合成、储存、释放,其本身不具备普通蛋白水解酶的活性,也不被一般蛋白酶抑制药所抑制。肾素具有很窄的底物特异性,它只作用于血管紧张素原(angiotensinogen;ANG)使其水解转变为血管紧张素Ⅰ(AngⅠ)。ANG 是一种血浆糖蛋白,其分子是由 14 个氨基酸组成的多肽,分子量约为 58 000,主要由肝脏细胞合成分泌至血液中,因此血浆中 ANG 浓度决定 AngⅠ的生成率,是肾素作用的底物,由肾素水解 ANG 第 10 位和第 11 位上的亮氨酰基,释放出 AngⅠ(10 肽),并从羧基末端分离出四个氨基酸。AngⅠ生物活性较弱,在血管紧张素转换酶(angiotensin converting enzyme;ACE)作用下,AngⅠ末端去掉两个氨基酸(组-亮键),使 10 肽链转变为 8 肽链 AngⅡ。ACE 是一种单链糖蛋白,其分子量在 140～170kD,主要存在于血管床,结合于内皮细胞、上皮细胞及神经上皮细胞的胞浆上,还可以使缓激肽降解,在正常情况下,ACE 是 AngⅡ的限速酶,其活性决定 AngⅡ的生成量。

AngⅡ是 RAS 系统的主要成分之一,其本身具有重要的血管活性效应,是一种强烈的血管收缩剂,对小动脉有直接收缩作用,使外周阻力增加,血压升高,其升压作用较去甲肾上腺素(noradrenaline;NE)强 10～40 倍;同时还促进血管平滑肌细胞增殖,增加交感神经活性,促进儿茶酚胺的分泌;AngⅡ还可刺激肾上腺球状带细胞分泌醛固酮,以及通过增加细胞内钙离子浓度使醛固酮分泌增多,从而使肾小管对钠重吸收增多;AngⅡ还可直接作用于肾小管上皮细胞钠的重吸收;AngⅡ也可直接通过靶细胞膜上的 AT_1 受体发挥作用。AT_1 受体主要分布在人体的心脏、血管、肾脏、脑、肺及肾上腺皮质,其作用包括:血管收缩、心肌收缩、口渴、醛固酮释放、精氨酸血管紧张素胺释放、儿茶酚胺释放、调节液体量和促进细胞增殖。AT_1 受体是一种具有七个跨膜节段的 G 蛋白受体,AngⅡ与 AT_1 受体结合,①激活磷脂酶 C(PLC),水解磷酸肌醇二磷酸生成第二信使三磷酸肌醇(IP_3)和二酰甘油(DAG),使细胞内钙含量增加和蛋白激酶 C(PK)激活。使醛固酮分泌增加。②激活膦酸酯酶 D(PLD),磷脂酰胆碱分解,产生第二信使 DAG;③电压依赖性钙通道开放,胞外钙内流,Ca^{2+} 升高。④激活膦酯

酶 A_2（PLA_2），使前列腺素生成增加。⑤抑制腺苷环化酶（AC）的活性，使细胞内 cAMP 含量减少。通过上述途径，引起血管收缩，血管平滑肌细胞增生，使外周阻力增高；同时心肌收缩性增强，心排血量增多，肾脏醛固酮分泌增加，肾小管重吸收钠增多，引起钠水潴留，这些因素相互作用成为高血压的重要发病因素。此外 Ang Ⅱ 还可兴奋 AT_1 受体，使交感神经兴奋，血压升高。

原发性高血压患者血浆肾素活性不同，分为高肾素和低肾素型。高肾素型主要是由于肾脏分泌过多的肾素引起 Ang Ⅱ 增加，小动脉收缩，外周阻力升高。而低肾素型是由于肾脏不能排泄足够的 Na^+，引起 Na^+ 潴留，使血容量扩张，从而导致血管收缩，外周阻力增加。血浆高肾素的高血压患者，ACEI 和 β 受体阻滞药非常有效，而低肾素型高血压，应用利尿药和钙拮抗药降压效果较好。

RAS 系统不仅存在于循环中，许多组织（血管、心脏、脑、肾脏）局部都具有 RAS 系统，它主要通过局部旁分泌发挥其生理作用，与高血压的发病密切相关。

（二）交感神经系统（sympathetic nervous system；SNS）

交感神经系统是血压调节的重要因素，心脏、血管、肾脏、肾上腺髓质有广泛的交感神经支配。研究表明，交感神经功能失调在高血压发病及高血压的维持中起着重要作用。交感神经活性增强，其末梢释放的主要神经递质儿茶酚胺水平增高，包括去甲肾上腺素、肾上腺素和多巴胺，其中以去甲肾上腺素升高为主，去甲肾上腺素直接作用于心肌 β 肾上腺素能受体，使心率加快，心肌收缩力增强，心排血量增加。去甲肾上腺素还可直接与血管平滑肌细胞的 α 肾上腺素能受体结合，使血管平滑肌收缩，外周阻力增高，血压升高。年轻高血压患者往往有循环儿茶酚胺水平升高，肌肉交感神经活性增强，心率增快，心排血量增多，以及对去甲肾上腺素的血管反应性增强。因此目前认为交感活性增高参与了高血压发病的始动机制。另外，在应激反应时，导致短暂的肾上腺素增多，通过交感神经元对去甲肾上腺素释放的"易化"作用而产生长时间的升压反应（即使肾上腺素已正常，但升压作用仍维持），它可能在高血压机制中起重要作用。也有实验研究证明，长时间的

情绪紧张，负性的心理状态如：焦虑、恐惧、愤怒、抑郁等都能导致高血压发病。Raikkonen 等研究表明持续的长时间的抑郁、焦虑、愤怒及社会地位低的中年妇女，9.2 年发展为高血压危险性明显增加，且血压水平随情绪波动而变化。另研究表明，血浆肾素升高的高血压患者都有较多的抑郁、焦虑、抑制愤怒以及情绪容易压抑，所以反复应激或增强对应激的反应与原发高血压密切相关。此外交感神经活性亢进通过对肾脏血流动力学改变及 RAS 系统激活导致高血压，肾脏有广泛的交感神经分布，交感神经兴奋时，肾入球、出球小动脉收缩，而前者血管收缩比后者明显，因此肾小球毛细血管血流量减低，肾小球滤过率减低，使钠水排泄减少。还可刺激肾近球颗粒细胞释放肾素，RAS 系统激活，Ang Ⅱ 和醛固酮含量增加，肾小管对钠、水重吸收增加，血容量增加，使血压升高。

由于去甲肾上腺素可直接通过影响血管平滑肌的营养导致阻力血管重塑，使血管肥厚。另一方面，长期高血压，压力负荷过重，也可引起阻力血管重塑，使血管壁增厚，管腔变窄，致使外周阻力进一步升高。通过这一正反馈过程使高血压状态得以维持；同时去甲肾上腺素通过对血管壁细胞膜诱发电活动，加强血管收缩而维持高血压状态；此外由于血压升高，使压力感受器本身发生结构性改变，促使压力感受器重调定，导致交感神经对压力感受器刺激的敏感性降低，这对慢性高血压患者维持高血压水平可能起一定作用。

（三）胰岛素抵抗（insulin resistance；IR）

胰岛素抵抗是指一定量的胰岛素产生生物学效应低于预计正常水平。通常情况下胰岛素在促进葡萄糖摄取和利用方面受损，机体为了尽可能将葡萄糖维持在正常水平而代偿性分泌过多的胰岛素，导致高胰岛素血症，它常与胰岛素抵抗并存。高血压患者胰岛素抵抗和高胰岛素血症发生率较高，特别是在肥胖者，但是非肥胖的高血压患者也可出现胰岛素抵抗，说明高血压和胰岛素抵抗密切相关。胰岛素抵抗导致血压升高的可能机制如下：①胰岛素抵抗时的高胰岛素可兴奋肾脏 Na 转运系统的 Na^+-H^+ 逆向交换，促使肾小管 Na 重吸收增加，从而使血压升高及血管肥大。给实验动物直接输注胰岛素，使肾脏对钠、水重吸收增加，肾脏钠排除量减少。此外胰岛素还可抑制

Na⁺ 泵活性,使细胞内 Na^+、Ca^{2+} 浓度升高而引起高血压。②胰岛素抵抗可以使交感神经系统活性增高,血浆儿茶酚胺水平升高,因此认为高胰岛素血症与交感神经激活有关。饮食中增加热卡摄取常伴有交感神经活性增强,而禁食后交感神经活性受抑制。急性输注胰岛素后,血浆儿茶酚胺水平升高,交感神经亢进,一方面肾小管重吸收 Na^+ 增加,引起钠、水潴留。另一方面交感神经可直接作用于阻力血管收缩,使外周阻力增加,同时心肌收缩力增强,心排血量增加,使血压升高。③胰岛素作为一血管生长因子,直接或间接通过其受体或血管平滑肌上的胰岛素样生长因子(IGF-1),促使血管平滑肌细胞增生,刺激血管平滑肌细胞从中膜向内膜迁移,促进动脉粥样硬化的发展。④肾素-血管紧张素-醛固酮系统,由于 ACEI 降压同时可改善胰岛素抵抗,提示高血压发病中胰岛素抵抗与肾素-血管紧张素-醛固酮系统有关。⑤胰岛素抵抗使 Na^+-K^+ ATP 酶及 Ca^{2+}-ATP 酶活性降低,导致细胞膜离子转运异常,引起细胞内 Ca^{2+} 离子浓度增加,从而使血压升高。尽管许多研究证实了胰岛素抵抗与原发性高血压发病密切相关,但目前对高血压与胰岛素抵抗的因果关系尚不明确,究竟胰岛素抵抗是高血压的病因还是高血压的结果,或是高血压的伴随现象还有待于进一步研究证明。

(四)内皮细胞功能紊乱

血管内皮细胞可作为多种血管活性物质的中介而调节血管舒缩反应,对血管收缩有滤过、闸门和保护性调节。因此血管内皮细胞功能紊乱在高血压的发生发展过程中起着重要作用。内皮素(endothelin;ET)是一种由内皮细胞分泌的强烈的血管收缩因子。而氧化亚氮(NO)是一种由内皮细胞合成和释放的具有强大的舒张血管、抑制平滑肌细胞增殖功能的内皮舒张因子。二者在维持血管张力及血压方面起着重要作用,与高血压发病密切相关。

ET 是一种由 21 个氨基酸组成的多肽。ET 有三种亚型 ET-1、ET-2、ET-3,人的血管内皮只产生 ET-1。许多研究表明,高血压患者血浆 ET 水平较正常明显升高,经降压治疗后随血压下降而明显下降,表明 ET 参与了高血压的发病过程。其导致高血压机制尚未完全明确,可能是由于:①

ET-1 可直接作用于动、静脉血管,具有强大的血管收缩作用,其收缩血管作用较去甲肾上腺素的作用强 1 000 倍,比 Ang Ⅱ 强 10 倍,为非内皮依赖的,且作用持久。②ET-1 可提高交感神经的活性,促进儿茶酚胺的释放,参与高血压的发病。③具有强烈的促进平滑肌细胞增殖的作用,增加血管张力。④ET-1 可促进 Ang Ⅱ、醛固酮、去甲肾上腺素的生成,促进高血压的发展。⑤ET 对肾脏血管有强烈的收缩作用,增加肾血管阻力,导致肾小球滤过率降低,肾血流量减少,肾近曲小管对钠的重吸收增多,引起钠水潴留。

在正常情况下,血管内皮细胞可持续合成、释放 NO,以调节血管张力维持血压稳定。高血压情况下,血管内皮功能失调,存在不同程度内皮依赖性血管舒张活性减低,而静脉输注 L-精胺酸(Arg)则能改善降低了的动脉舒张功能。还有研究表明,当静脉输注 NO 合成酶抑制药时,可引起血管收缩。NO 在高血压发病中的可能机制为:高血压病理状态下,内皮细胞损伤、NO 合成酶作用底物 L-精胺酸(L-Arg)缺乏、NO 合成酶缺陷及 L-Arg-NO 信息传导障碍可导致 NO 合成不足。有些研究还表明,高血压患者对各种释放 NO 的血管扩张反应性均降低。

(五)钠利尿多肽

钠利尿多肽家族包括:心房钠利尿肽(atrial natriuretic peptide;ANP)、脑钠利尿肽(brain natriuretic peptide;BNP)、C 型钠利尿肽(C-type natriuretic peptide;CNP)。ANP 又称心钠素,主要在心房合成,BNP 主要由心室合成。二者主要通过调节水盐的代谢来维持血压稳态、内环境稳定及电解质平衡。CNP 自内皮细胞分泌,具有舒张血管作用。因此,钠利尿多肽合成和分泌的异常参与高血压的发病。

ANP 是一种调节血压的重要激素,其合成、分泌主要在心房,有较强的利尿利钠、舒张血管及降压作用。ANP 的释放主要受心房压影响,心房压增高,可促进 ANP 的释放,使血中 ANP 浓度上升。高血压患者,由于长期血压升高,导致左室肥厚,心肌顺应性下降,致左室压力增加,左房负荷过重,心房压增高,刺激心房分泌过多的 ANP,使血浆中 ANP 浓度增加。研究证实高血压患者血浆 ANP 水平明显较正常人高,并随着年龄增长,血浆 ANP 水平相应增加。另有研究表明,未治疗的高血压患者血浆 ANP 水平与左室重量及左室重量指数有明确的相关关系,而且左室肥厚患者血浆 ANP 水平明显高于无左室肥厚者。因此原发性高血压与血浆 ANP 水平增加有关。但是对于这两者的因果关系尚有争论,有待于进一步研究证实。也有研究报道,高血压时对 ANP 的反应性降低,给正常人和高血压患者注射同样剂量 ANP,可使正常人血压明显下降,尿量及尿钠排泄量增加 4 倍,而对高血压患者,却不能引起血压降低,尿量尿钠排泄量仅增加 1.4～1.8 倍。

BNP 合成和分泌主要在心室,亦具有利尿利钠、扩张血管、降低血压作用,但 BNP 尚具有抑制心肌收缩力的作用。刺激 BNP 分泌的条件主要是心室负荷及室壁张力的改变。多个研究发现在高血压患者,血浆 BNP 水平与血压不相关。动物实验结果证实,静脉滴注 Ang Ⅱ 介导升高血压时,BNP 升高的程度远小于 ANP,当静脉滴注 BNP 使其浓度达到超过正常水平时,对血压也无明显影响。Yasumoto 等研究表明:高血压患者血浆 BNP 水平增加出现在左室向心性肥厚阶段(此时左心室重量指数增加,左室舒张功能下降),表明高血压患者左室向心性肥厚时 BNP 水平增加是通过左室负荷过重或舒张功能减低引起。Sakata 等研究表明:在高血压心脏代偿性肥厚初期阶段,血浆 BNP 的 mRNA 表达水平不增加,而血浆 ANP 的 mRNA 表达水平增加。但是血浆 BNP 的 mRNA 表达水平随着心室肥厚的进展及心肌纤维化而增高,α 受体阻滞药可减弱左室肥厚,而心肌纤维化未被逆转,可轻度降低血浆 ANP 的 mRNA 表达水平,血浆 BNP 的 mRNA 表达水平无明显下降。因此 BNP 被认为是左室肥厚及左心室功能失调较强的预测因子。

CNP 主要由血管内皮细胞产生,不具有明显的利尿利钠作用,有强烈的血管扩张作用,对内皮完整或去内皮的静脉血管可产生浓度依赖性舒血管效应。且对动脉血管的舒张有明显的选择性。目前对于 CNP 的研究还很少,至于它是否参与高血压的发生尚有争论,有待于进一步研究。

(六)降钙素基因相关肽(calcitonin gene-related peptide;CGRP)

CGRP 是由血管壁肽能神经纤维释放的一种多肽类血管活性物质,具有强烈的舒张血管作用,其作用不依赖于内皮细胞的完整性,也不为前列腺素合成抑制所阻断,其舒张血管作用是异丙肾上腺素的 10～100 倍。对冠状血管亦有较强的舒张作用。对内皮素、Ang Ⅱ 引起的血管平滑肌细胞的增殖有抑制作用。在高血压发病机制的研究中,文献报道血浆 CGRP 水平降低,可能与原发性高血压发病密切相关。高血压患者血浆 CGRP 水平明显低于正常人。高血压越重,其血浆 CGRP 水平越低。另有研究表明 CGRP 发挥类似 Ca^{2+} 拮抗药的作用。

(七)雌激素缺乏

关于更年期对血压的影响尚未明确,最近实验和流行病学研究支持这种假说,由于更年期后,卵巢逐渐萎缩,卵巢激素分泌逐渐减少,体内雌激素主要来源于肾上腺分泌的雄烯二酮,通过脂肪内芳香化酶转化为雌酮。因此更年期后妇女处于雌激素缺乏状态,而雌激素缺乏可能诱导内皮和血管功能失调,减低大动脉的顺应性,而增长了与其相关的收缩压增高。另有研究认为,更年期后与雌激素缺乏相关的肥胖、超重发生率比同龄男性高,与其相关的高血压的病理机制可能包括:交感神经过度激活、胰岛素抵抗、RAS 系统活性增高、利尿利钠肽生物活性减低等均参与其高血压的发病。

(八)高血压相关基因

流行病学研究表明,原发性高血压病有明显的家族背景和遗传倾向,在孪生子和家庭成员的研究中,其家族血压水平聚集性与遗传分配密切相关,表明遗传基因在原发性高血压发病中的作用。因此高血压是一种多基因、多因素引起的高度异质性疾病。随着分子生物学的发展,应用分子生物学技术探索高血压致病基因的突变位点已成为可能。目前研究发现与高血压相关的基因有血管紧张素原基因、肾素基因、血管紧张素转换酶(ACE)基因、血管紧张素 Ⅱ-1 型受体基因、血管内皮素基因、胰岛素受体基因、精胺酸血管紧张素胺基因、组织激肽酶基因、心房钠尿肽基因及某些原癌基因等。

四、高血压靶器官损害

高血压早期仅表现为心排血量增加和全身小

动脉张力的增加,而长期高血压增加全身小动脉和大动脉病变,这些损害进而导致重要器官心、脑、肾及眼底的损伤。

(一)高血压心脏损害

高血压对心脏的影响主要表现在结构和功能两个方面的改变。其导致的心脏病变包括左心室肥厚(left ventricular hypertrophy;LVH)、冠状动脉血管病变、左心功能异常及心律失常。

1. **左心室肥厚** 高血压性左室肥厚是高血压时心脏对持续性压力负荷的一种慢性适应性改变,致使心肌细胞肥大而出现心肌形态学改变。其病理学改变表现为心肌细胞肥大和心肌间质纤维化。左室肥厚发生是一复杂的过程,有许多因素参与,其中血压升高,血流动力学改变,心脏前后负荷增加,促使心肌组织蛋白合成,是引起左室肥厚的直接原因。此外左室肥厚与组织中生长刺激因子的增多密切相关。在高血压患者中,心血管局部肾素-血管紧张素系统的活性增强,交感神经紧张性增高,内皮素及其他生长刺激因子增多,均可刺激细胞增殖分裂,引起心肌肥厚。左心室肥厚的发生还可通过压力因素和局部生长刺激因素作用于心肌细胞与心肌成纤维细胞膜上受体,通过胞内信号转导系统引起立即早期反应基因(如原癌基因)的表达,后者进一步促进次级反应基因(如 MHC,Actin,ANP 等基因)的表达,导致细胞表型改变,发生心肌肥厚。左心室肥厚的发生可以独立于血压因素之外,在 4 周龄的自发性高血压大鼠(SHR)中,高血压尚未形成,而心肌肥厚则已开始。我们也发现亚降压剂量的卡托普利(开搏通)不引起血压下降,却能抑制左心室肥厚的发生。除此之外年龄、性别、遗传、钠盐的摄入、种族等因素也可能与心肌肥厚的发生有关。

LVH 可分为三种类型:①向心性左室重构,左心室重量正常,但相对左室壁厚度增加。②向心性左室肥厚,左心室重量和相对左室壁厚度均增加。③离心性左室肥厚,左心室重量增加,但相对左室壁厚度不增加。它们在高血压中各占 13%、8% 和 27%,合并症的发生率按向心性左室重构、离心性左室肥厚、向心性左室肥厚顺序依次增加。

LVH 的诊断主要依据心电图、超声心动图和胸部 X 线。

(1)心电图诊断 LVH 敏感性低,但特异性高。诊断标准:

①左室高电压 RV5+SV1>3.5mV(女性),R Ⅰ+S Ⅲ>2.5mV;R Ⅰ>1.5mV,RaVL>1.2mV,RaVF>2.0mV

②电轴左偏,一般不超过−30°

③继发性 ST-T 改变,以 R 波为主的导联 ST>压低 0.05mV,T 波倒置。

(2)超声心动图:自超声心动图应用于临床以来,高血压 LVH 的检出率大大提高,一般在 20%～60%。判断标准:

①舒张末室间隔厚度(IVST)≥12mm

②舒张末左室后壁厚度(PWT)≥12mm

③左室舒张末内径(LVID)≥50mm(女性);≥55mm(男性)

④相对室壁厚度(RWT)=2PWT/ LVID>0.44;根据有关公式计算左室重量(LVM)=$0.8 \times 1.04[(LVDd+LVST+PWT)^3-LVDd^3]+0.6$,左室重量指数(LVMI)=LVM/体表面积,LVMI 正常上限值为 110g/ m²(女),高于此值为 LVH,其诊断的特异性为 98%。

(3)胸部 X 线:诊断 LVH 阳性率较低。

(4)磁共振(MRI):诊断 LVH 敏感性较高,但是其费用昂贵,临床应用受限。

2. **冠状动脉病变** 高血压引起的冠状动脉病变包括冠状动脉大血管和冠状动脉微血管病变。冠状动脉大血管病变主要见于冠状动脉主干及其主要分支。高血压作为一种致病危险因素参与并加速心包脏层大的或中等的冠状动脉粥样硬化的形成,导致血管管腔狭窄,发展为冠状动脉粥样硬化性心脏病。临床上表现为心绞痛,心肌梗死或冠心病猝死等。高血压亦可能是导致冠状动脉粥样硬化的因素:原因是长期高血压使冠状动脉灌注压增高,血管壁张力持续增大,引起血管内膜损伤,导致循环血液中的血小板、白细胞聚集,脂质沉积和中层平滑肌细胞增生,而形成动脉粥样斑块。高血压患者血管内皮功能紊乱,当血流异常时,可使血管收缩,血栓形成,增加患者缺血事件的发生。此外高血压时交感神经系统功能亢进、胰岛素抵抗等也参与冠状动脉粥样硬化的发生和发展。介入方法检查对诊断冠心病有重要价值。最近应用新型非创伤性螺旋CT或核磁共振方法对观察冠状动脉病变颇为有益。

冠状动脉微小血管病变,主要包括心肌内穿隔支和心肌内分支的小动脉和细动脉。高血压时心脏普遍存在微小血管平滑肌增生,使中层肥厚,管腔缩小,血管壁腔比增加,造成管腔狭窄。冠状动脉微小血管狭窄,血流阻力增加,可致冠状动脉扩张潜力降低,冠状动脉储备能力下降。此外,冠状动脉微小血管病变,特别是左室肥厚时室壁对血管的外在压力增加,使其扩张受限,也可致冠状动脉储备能力下降。高血压患者即使冠状动脉造影无冠状动脉狭窄,其冠状动脉血流储备力常减少30%～40%。患者常无典型的心绞痛发作,静息或运动心电图阳性,冠状动脉造影正常,放射性核素负荷心肌显像呈缺血改变。

3. 左心功能异常 左室舒张功能不全 高血压早期,心肌肥厚发生之前,左室功能已受累,其左室舒张功能异常常发生在 LVH 和左室收缩功能不全之前。高血压导致左室舒张功能不全的机制:血压增高,左心室后负荷增加,导致左室舒张末压升高。以及随着心肌肥厚的发展及心肌间质纤维化的发生,心肌僵硬度增加,心室顺应性下降,而引起左室舒张功能不全。高血压患者在左室舒张功能不全早期无明显临床症状,随着病情发展,可出现呼吸困难等肺充血表现。超声心动图检查,测量 E/A 比值,左室舒张功能障碍时小于1。(E/A 即舒张期早期左室快速充盈期 E 波与心房收缩期通过二尖瓣血流的速度 A 波之比)。

左室收缩功能不全 左室舒张功能不全是高血压性心衰的早期表现,随着病情的发展,晚期出现左室收缩功能不全。主要临床表现是左心衰竭,患者出现呼吸困难(劳力性或阵发性呼吸困难)、乏力、尿少、心率加快等症。晚期可出现全心衰竭,除上述症状之外,出现颈静脉怒张、不能平卧、肝大、下肢水肿等症。超声心动图检查:心脏扩大(以左心扩大为主),射血分数减低。

4. 心律失常 高血压患者心律失常发生率较高。其发生机制尚未完全阐明,一般认为与交感神经系统活性增强有关。随着高血压的发展,心肌肥厚、心肌缺血及心力衰竭共同参与心律失常的发生。高血压心律失常主要见于各种房性心律失常、室性心律失常及传导阻滞,传导阻滞主要限于室内传导阻滞。

(二)高血压脑损害

大量流行病学研究证实高血压是脑卒中的独立的重要的危险因素。血压增高的程度与脑卒中发生危险的增加呈明显正相关。脑卒中患者中有高血压病史的占76.5%,高血压脑卒中发生率比正常血压者高 6 倍。高血压引起脑卒中常见脑出血、脑梗死及高血压脑病。

脑出血是高血压的严重并发症之一。脑出血患者中约 95% 有高血压病史,高血压患者中约 1/3 可能发生脑出血。因此高血压是脑出血的主要原因之一。但是其导致脑出血的机制目前尚不明确,可能与下列因素有关:①长期高血压可导致脑部血管某些薄弱部位形成微型动脉瘤,多见于内径为 $100\sim300\mu mm$ 的微小动脉,又称 Charcot-Bouchard 微动脉瘤,多分布于基底神经节的穿通动脉供应区和壳核、苍白球、外囊、丘脑及脑桥处,少数分布于大脑皮质和小脑。由于微小动脉瘤壁较薄弱,中层和弹力层常消失被结缔组织替代,当血压突然升高时,导致微小动脉瘤破裂,是高血压脑出血的主要原因。②长期高血压可致脑部小动脉粥样硬化、玻璃样变、纤维素样坏死使血管壁僵硬,血压骤升时,可致血管壁破裂引起出血。临床表现因出血部位、范围大小而不同,常突然起病,出现头痛、恶心、呕吐、意识障碍、偏瘫、口角歪斜、瞳孔大小不等、中枢性高热等。头颅 CT 扫描或磁共振检查可确诊。

高血压也是导致脑梗死的重要原因。约70%的脑梗死患者有高血压病史。其原因可能是由于长期高血压可导致脑动脉硬化,动脉管腔变窄,使相应脑组织灌注不足而导致脑组织缺血及脑软化灶形成。多发于大脑前、中、后动脉、基底动脉的穿通支。临床表现:轻者可表现为一过性肢体麻木、无力、轻瘫、感觉障碍。重者仅凭临床表现则很难与脑出血鉴别,需查头颅 CT 扫描以明确诊断。

高血压脑病是缺血性脑卒中的特殊临床类型。其原因是由于高血压引起脑动脉硬化,当血压骤升时,脑动脉反射性收缩性机制遭到破坏,静脉床的灌注压过度升高,引起脑水肿。临床表现为剧烈头痛、呕吐及神志改变。重者可出现抽搐、昏迷。

(三)高血压肾损害

肾脏是高血压损害的主要靶器官之一。同时又是血压调节的重要器官。而肾脏损害又可因肾脏对体液平衡调节及血管活性物质等代谢障碍,加剧高血压的严重程度。原发性高血压肾损害包括良性肾小动脉硬化和恶性肾小动脉硬化。

良性肾小动脉硬化主要累及肾小球前小动脉及微动脉,引起小叶间动脉和弓形小动脉内膜纤维性增厚,管腔变窄;入球小动脉玻璃样变,免疫荧光检查有 C_3 和 β_2 球蛋白沉积。随着肾小动脉病变发展,肾小动脉狭窄加重,而继发肾小球、肾小管缺血性改变。病变早期,无明显临床症状,随着病情进展,可出现夜尿增多,表明肾浓缩功能下降,测定肾血流量及尿渗透压已有不同程度降低,但是尿常规化验常正常,肌酐清除率无异常,继而可出现轻中度蛋白尿(24h 尿蛋白定量一般不超过 1g),肌酐清除率下降,随着病情进展出现血肌酐、尿素氮升高,直致发展成慢性肾功能衰竭尿毒症。

恶性肾小动脉硬化也主要侵犯肾小球前的肾小动脉。主要表现为小叶间动脉和弓形动脉肌内膜高度增厚及增殖性内膜炎,管腔显著变窄,甚至完全闭塞;入球小动脉纤维素样坏死,光镜下见管壁中层变薄或中层结构消失。纤维素样物质沉积。免疫荧光检查管壁见纤维蛋白、免疫球蛋白 IgM、补体沉积。随着疾病发展,管壁中纤维素及坏死组织被胶原取代,管壁纤维化,管腔狭窄。由于肾血管严重损害,肾实质可发生严重缺血及肾小球节段性纤维素样坏死。临床常表现为大量蛋白尿(24h 尿蛋白定量超过 3.5g),肾功能呈进行性恶化,很快发展为终末肾衰。

(四)高血压眼底改变

高血压眼底改变是视网膜动脉收缩引起的。视网膜动脉是颈内动脉移行为脑动脉前分出的眼动脉的延伸,是人体惟一能直接观察的血管。在高血压早期,眼底可无异常改变,当高血压发展到一定阶段,血压急剧升高时,视网膜动脉出现痉挛性收缩,这种改变为可逆性改变,随着血压降至正常而恢复正常。若血压持续升高,由于视网膜动脉持续痉挛,则发展为视网膜动脉硬化,继而出现

视网膜出血、渗出及棉絮斑等。根据 Keith-Wagener 眼底分级法将眼底分为:Ⅰ级,视网膜动脉变细,反光增强。Ⅱ级,视网膜动脉狭窄,动静脉交叉压迫。Ⅲ级,上述血管病变基础上,有眼底出血,棉絮状渗出。Ⅳ级,在上述基础上,出现视神经盘水肿。

(五)高血压血管改变

长期高血压,动脉管壁压力负荷增加和局部生长刺激因子的增多使大动脉管腔增大,管壁增厚,胶原增生,弹力纤维减少或断裂,动脉顺应性降低。一方面导致左室舒张末升高,左室射血延长致左室肥厚。另一方面由于受累动脉弹性管壁增厚,管腔狭窄甚至完全闭塞,也可扩张形成动脉瘤。此外由于其管腔狭窄,可致相应器官血流灌注不足,引起缺血、纤维化或坏死。而高血压时小动脉血管重塑,使中膜平滑肌增生,并向内膜下迁移,导致管壁增厚,管腔变窄,甚至闭塞导致心、脑、肾等靶器官损伤。此外高血压时血管内皮功能受损,血管壁通透性与黏附性改变,有利于血小板和脂质沉积于血管壁,导致动脉粥样硬化形成。

五、高血压的诊断

为了明确高血压的诊断及其临床评估,应包括以下四方面内容:其一,证实患者的血压确系长期增高,并查明其血压水平。其二,排除继发性高血压。其三,明确患者有无靶器官损伤,并存的临床情况及定量估计其程度。其四,询问及检查患者有无影响预后及治疗的其他心血管危险因素。

(一)病史

全面的病史采集极为重要,应包括:

1. **年龄**　可发于各种年龄。继发性高血压多于年轻时发病。

2. **病史**　了解其患高血压的时间,最高、最低及平时血压水平,是否接受过抗高血压治疗及其不良反应如何。有无提示继发性高血压的病因及症状。详细询问曾否服用可能升高血压的药物如:口服避孕药、非固醇类抗炎药、甘草等。目前及过去有无冠心病、心力衰竭、脑血管病、外周血管病、糖尿病、痛风、血脂异常、支气管痉挛、性功能异常和肾脏疾病等的症状或病史及其治疗情况。仔细了解膳食中的脂肪、盐、酒摄入量,吸烟

支数、体力活动量,及成年后体重增加情况。还要了解其可能影响高血压病程及疗效的个人心理、社会和环境因素,包括家庭情况、工作环境及文化程度。

3. 家族史 询问患者亲属,特别是一级亲属(父母、同胞、子女)中有无高血压、糖尿病、高脂血症、冠心病、脑卒中或肾脏病患者。

(二)体格检查

1. 血压测量 测量血压是高血压诊断及评价其严重程度的主要手段。临床上通常采用间接方法在上臂肱动脉部位测得血压值。由医护人员在标准条件下按统一规范用水银柱血压计进行测量。特殊情况下测量血压可取卧位或站立位。疑有外周血管病,首次就诊应测双臂血压。

2. 测量身高和体重 计算体重指数(BMI)=体重(千克)/身高(米)的平方(kg/m²)

3. 心血管系统检查 特别注意心脏大小、颈动脉、肾动脉、外周动脉病及主动脉缩窄表现和心力衰竭。

4. 肺部检查 注意有无啰音和支气管痉挛。

5. 腹部检查 了解肾脏大小,有无血管杂音和其他肿块。

6. 眼底和神经系统检查 明确高血压眼底视网膜病变分级及其有无神经系统损伤。

(三)实验室检查

为了确诊原发性高血压的诊断、了解靶器官的功能状况及正确选择治疗药物,应进行下列常规实验室检查:

1. 全血细胞计数。

2. 尿常规检查 包括:有无血尿、蛋白尿,尿糖含量,尿镜检,尿比重及 pH。有助于除外肾实质疾病。

3. 血生化检查 包括:血钾、血脂、空腹血糖、血尿酸。血钾正常,基本可除外醛固酮增多症、皮质醇增多症等疾病。部分高血压患者可伴有血脂、空腹血糖、血尿酸异常,在选择降压药时应避免影响其代谢的药物。

4. 心电图、胸片检查 以了解心脏受累情况。若临床疑有靶器官损伤,提示左室肥厚或其他心血管病者,应做超声心动图,了解心脏结构和功能改变,以确定治疗决策。若疑有主动脉、颈动脉及外周动脉病,应做血管超声。若疑有肾脏疾病,应做肾脏超声或肾脏核磁共振检查。

5. 其他检查 根据病史、体检及常规实验室检查结果,需要时可进一步选择下列检查。

(1)血浆肾素活性测定(plasma rennin activity;PRA):有助于明确原发性高血压患者肾素分型,即高肾素型、低肾素型、正常肾素型,以指导降压药的选择,同时对高血压的鉴别诊断有一定帮助。对于 PRA 升高者应除外肾血管性高血压、肾实质病变、肾素分泌瘤、嗜铬细胞瘤。对于 PRA 降低者应进一步除外原发性醛固酮增多症及一些盐皮质激素高血压。

(2)血浆醛固酮测定:以除外原发和继发性醛固酮增多症。

(3)尿儿茶酚胺及其代谢产物测定:有助于排除嗜铬细胞瘤。

(四)动态血压监测(ambulatory bloob pressure monitoring;ABPM)

ABPM 是由仪器自动定时测量血压,一般间隔为 15~30min,24h 自动测压,记录白昼及夜间各时间段的平均值和离散度,能较敏感地、客观地反映实际血压水平,能观察到血压变异性及昼夜变化规律,比诊所偶测血压更为敏感。有助于鉴别白大衣性高血压,估计靶器官损害的程度,评价及指导降压治疗,诊断发作性高血压或低血压。

1. ABPM 常用参数 包括:血压水平、血压变异性及血压昼夜节律。

(1)血压水平:通常采用 24h 血压平均值、白昼血压平均值及夜间血压平均值、最高血压值、最低血压值及血压负荷等参数。目前尚无统一的 ABPM 正常值,中国高血压防治指南推荐以下参考标准正常值:24h 平均血压值<130/80mmHg,白昼均值<135/85mmHg,夜间均值<125/75mmHg,夜间血压均值比白昼血压均值低 10%~20%。目前认为,高血压致靶器官损害与血压水平密切相关。为了更好的反映血压升高的幅度及持续的时间和频率,有学者提出血压超过某个阈值水平的次数比例的概念,即血压负荷值。一般将白昼的阈值定为收缩压>140mmHg,舒张压>90mmHg;夜间的阈值定为收缩压>120mmHg,舒张压>80mmHg。血压负荷能较好地预测靶器官损害。

(2)血压变异:表示一定时间内血压波动的程

度。ABPM 可获得短时血压变异(指 24h 内每 30min 血压标准差的平均值)、长时血压变异(24h 血压的标准差)信息。为了比较不同血压水平的血压变异性,采用血压变异系数,即标准差/平均值。已有研究表明,长时血压变异与靶器官损害相关,降低 24h 血压,可降低血压变异性,从而减少靶器官损害发生率。

(3)血压昼夜节律:正常人血压呈明显的昼夜波动,动态血压曲线呈"双峰一谷",类似长柄勺,即夜间 2~3 时最低,凌晨血压迅速上升,白昼基本处于较高水平,在上午 6~8 时及下午 4~6 时各有一高峰,下午 6 时后血压缓慢下降。在轻、中度高血压患者血压昼夜波动曲线与正常血压者类似,但血压水平较高。而血压昼夜节律消失的高血压患者多提示有重度高血压伴有靶器官损害。

2.ABPM 评价降压疗效　临床上常采用美国食品与药品管理局(FDA)提出的降压谷效应/峰效应比值,来评价降压药物的有效作用时间及其平稳性。谷效应是指在剂量末、下次剂量前的血压降低值;峰效应是指药物最大效应时的血压降低值。良好的降压效应应维持 24h 稳定降压,谷效应/峰效应比值应在 50%~60% 以上。

(五)高血压诊断标准和分类

妇女高血压诊断标准及分类与 2005 年《中国高血压防治指南》的诊断标准一致。它将 18 岁以上的成人血压,按照不同水平分类,该标准及分类适合于男女任何年龄的成年人。

1.按血压水平分类　血压水平与心血管发病危险之间的关系是连续的,因此,对高血压的任何数字定义和分类均是武断的。高血压的任何数字定义必须是灵活的,应根据治疗药有效性和耐受性及危险性高低的不同而有所不同。血压分为正常、正常高值及高血压。JNC-7 将血压 120~139/80~89 mmHg 定为高血压前期,有可能引起这部分人群的精神恐慌,且证据不足。流行病学研究表明,血压 120~139/80~89 mmHg 的人群 10 年中心血管发病危险较<110/75 mmHg 水平者增加 1 倍以上。对血压正常高值人群应提倡改善生活方式,以预防高血压及心血管病的发生(表 22-1)。

表 22-1　血压水平的定义和分类

类别	收缩压(mmHg)	舒张压(mmHg)
正常血压	<120	<80
正常高值	120~139	80~89
高血压:	≥140	≥90
1 级高血压(轻度)	140~159	90~99
2 级高血压(中度)	160~179	100~109
3 级高血压(重度)	≥180	≥110
单纯收缩期高血压	≥140	<90

若患者的收缩压与舒张压分属不同的级别时,则以较高的分级为准。单纯收缩期高血压也可按照收缩压水平分为 1、2、3 级。(引自 2005 年《中国高血压病防治指南》)

2.按病人的心血管危险绝对水平分层　高血压的治疗决策不仅要根据其血压水平,还要根据下列诸方面:①其危险因素的存在情况。②并存的临床情况如糖尿病、心、脑、肾、血管病。③靶器官损害情况。④患者的个人、医疗等情况。为了便于将危险性分层。WHO/ISH 指南根据"弗明汉心脏研究"观察对象(年龄 45~80 岁,平均 60 岁)的 10 年心血管死亡、非致死性脑卒中和非致死性心肌梗死的资料,计算出某几项因素合并存在时对日后心血管事件绝对危险的影响(见表 22-2、表 22-3)。与 1999 年指南相应内容的更新主要体现在以下几个方面:危险因素增加了腹部肥胖,突出强调了它是代谢综合征的重要体征之一;糖尿病被单独列在单独一栏,主要是为了强调它作为危险因素的重要性(与非糖尿病患者相比,至少使危险增加了 1 倍);微量白蛋白尿也被视为靶器官损害的征象之一,而蛋白尿是肾脏疾病(并存临床情况)的表现之一;血清肌酐轻度升高 107~133 μmol/L(1.2~1.5 mg/dl),是靶器官损害的特征之一,而血清肌酐男>133 μmol/L(1.5 mg/dl)、女>124 μmol/L(1.4 mg/dl)则为肾功能不全,被归为并存临床情况;C-反应蛋白亦被列为危险因素(或标志物),因为越来越多的证据表明,C-反应蛋白预测心血管事件的能力至少与低密度脂蛋白胆固醇一样强,而且还与代谢综合征密切相关;靶器官损害中删除视网膜动脉普遍性或局灶性狭窄,因为这种征象在 50 岁以上的人群中十分普遍,但眼底的出血和渗出以及视盘水肿仍被归为并存临床情况(表 22-2)。

447

表 22-2 影响预后的因素

心血管病的危险因素		靶器官的损害（TOD）	并存的临床情况（ACC）
• 收缩压和舒张压水平（1～3 级）	• 左心室肥厚		• 糖尿病
• 男性＞55 岁	心电图		空腹血糖≥7.0mmol/L（126mg/dl）
• 女性＞65 岁	超声心动图：LVMI		餐后血糖≥11.1mmol/L（200mg/dl）
• 吸烟	或 X 线		• 脑血管病
• 血脂异常	• 动脉壁增厚		缺血性卒中
TC≥5.7mmol/L	颈动脉超声 IMT≥0.9mm		脑出血
（220mg/dl）	或动脉粥样硬化性斑块		短暂性脑缺血发作
或 LDL-C＞3.6mmol/L	的超声表现		• 心脏疾病
（140mg/dl）	• 血清肌酐轻度升高		心肌梗死史
或 HDL-C＜1.0mmol/L	男性 115～133μmol/L		心绞痛
（40mg/dl）	（1.3～1.5md/dl）		冠状动脉血运重建
• 早发心血管病家族史	女性 107～124 mol/L		充血性心力衰竭
一级亲属，发病年龄＜50 岁	（1.2～1.4mg/dl）		• 肾脏疾病
• 腹型肥胖或肥胖	• 微量白蛋白尿		糖尿病肾病
腹型肥胖 * WC 男性≥85cm	尿白蛋白 30～300mg/24h		肾功能受损（血清肌酐）
女性≥80cm	白蛋白/肌酐比：		男性＞133μmol/L（1.5mg/dl）
肥胖 BMI≥28kg/m²	男性≥22mg/g（2.5mg/mmol）		女性＞124μmol/L（1.4mg/dl）
• 缺乏体力活动	女性≥31mg/g（3.5mg/mmol）		蛋白尿（＞300mg/24h）
• 高敏 C 反应蛋白≥3mg/L			• 外周血管疾病
或 C 反应蛋白≥10mg/L			• 视网膜病变：出血或渗出，视盘水肿

TC：总胆固醇；LDC-C：低密度脂蛋白胆固醇；HDL-C：高密度脂蛋白胆固醇；LVMI：左室质量指数；IMT：颈动脉内膜中层厚度；BMI：体重指数；WC：腰围。* 为中国肥胖工作组标准

可将患者分为低危险组、中危险组、高危险组及极高危险组（表 22-3）。

低危险组：男性年龄＜55 岁、女性年龄＜65 岁，高血压 1 级，无其他危险因素属低危组。典型情况下，10 年随访中患者发生主要心血管事件的危险＜15％。

中度危险组：高血压 2 级或 1～2 级，同时有 1 或 2 个危险因素，病人应否给予药物治疗，开始药物治疗前应经长时间的观察，医生需予十分缜密的判断。典型情况下，该组患者随后 10 年发生主要心血管事件的危险为 15％～20％。若患者高血压 1 级，兼有一种危险因素，10 年内发生心血管事件危险约 15％。

高危险组：高血压 1 级或 2 级，有 3 种或更多危险因素、兼患糖尿病或靶器官损伤。或高血压 3 级，无其他危险因素患者属于高危组。典型情况下，他们随后 10 年发生主要心血管事件的危险为 20％～30％。

很高危险组：高血压 3 级，同时有 1 种以上危险因素或兼患糖尿病或靶器官损害，或高血压 1～3 级并有有关临床情况。随后 10 年发生主要心血管事件的危险最高达≥30％，应迅速开始积极治疗。

表 22-3　按危险分层，量化地估计预后

其他危险因素和病史	血压（mmHg）		
	1 级高血压 SBP140～159 或 DBP90～99	2 级高血压 SBP160～179 或 DBP100～109	3 级高血压 SBP≥180 或 DBP≥110
Ⅰ 无其他危险因素	低危	中危	高危
Ⅱ 1～2 个危险因素	中危	中危	很高危
Ⅲ ≥3 个危险因素	高危	高危	很高危
Ⅳ 靶器官损害或糖尿病 并存的临床情况	很高危	很高危	很高危

注：该表仍沿用 1999 年指南的危险分层，量化估计预后应根据我国队列人群 10 年心血管发病的绝对危险，若按低危患者＜15％、中危患者 15％～20％、高危患者 20％～30％、很高危患者＞30％，作为中国人的标准，将高估我国人群的危险，尚待对上述标准进行评议，以最终确定适合我国的危险度分层标准。

六、特殊类型高血压

1. 白大衣高血压（white coat hypertension）　根据 2005 年《中国高血压病防治指南》，一些患者的诊室血压始终增高，而在诊所以外环境时日间血压不高。这种情况被泛称为"白大衣高血压"。其发生率约占轻型高血压的 1/5，多见于女性、年轻人、体形瘦，以及诊室血压升高、病程较短者。其发生机制尚不明确。ABPM 有助于白大衣高血压的诊断，目前我国的参考诊断标准为诊室收缩压＞140mmHg，和（或）舒张压＞90mmHg，并且白昼动态血压收缩压＜135mmHg，舒张压＜80mmHg，还需经过临床进一步的验证和评价。临床上怀疑白大衣高血压时，应通过使用家庭自量或 ABPM 来明确诊断。对于其预后及是否需要治疗，应根据总的危险状况和是否存在靶器官损害而定。如果不需治疗，应密切随访。

2. 老年单纯收缩性高血压（old isolated systolic hypertension）　单纯收缩期高血压是高血压的一种类型，多见于老人。根据 2005 年《中国高血压病防治指南》定义为收缩压≥140mmHg，舒张压收缩压＜90mmHg。老年单纯收缩期高血压则指年龄超过 60 岁以上的高血压患者。其患病率随年龄增长而增加，且女性高于男性。其临床特点：血压波动大，易发生直立性低血压，心、脑、肾靶器官并发症多。其发病机制目前尚未完全明确，可能与下列因素有关：①大动脉结构的变化，包括大动脉粥样硬化及大动脉弹力纤维硬化，

导致大动脉僵硬，弹性减低，管壁扩张性下降，顺应性减低，使收缩压升高明显，舒张压升高缓慢，导致脉压加大。②老年人颈动脉窦及主动脉弓压力感受器敏感性降低，使其对血压波动的缓冲能力降低。③随着年龄增加肾脏挛缩，肾皮质变薄，肾单位减少，致肾血流量减少，肾小球滤过率下降，肾小管重吸收功能受损，肾排钠能力下降，引起钠、水潴留。④由于小动脉重构，使小动脉管壁增厚，管腔变小，致总外周血管阻力升高。大量随机化临床试验表明老年单纯收缩期高血压是其并发症和死亡的重要危险因素，据 SHEP、Syst-Eur、Syst-China 等单纯收缩期高血压临床试验的综合分析，降压治疗可使脑卒中事件下降 33％，冠心病事件下降 23％。因此其治疗的目的在于减少心、脑血管并发症的发生和死亡。

七、鉴 别 诊 断

（一）避孕药性高血压

口服含雌激素的避孕药可能是妇女继发性高血压最常见原因。据 JNC-Ⅵ报道：长期口服避孕药，血压呈上升趋势，妇女发生高血压危险性增加 2～3 倍，特别是肥胖、年龄较大及吸烟妇女。我国一项研究表明：连续口服国产避孕药 3～25 年，收缩压、舒张压均值比对照组分别高 6.15mmHg、3.37mmHg，且高血压患病率是对照组的 4.48 倍。其引起血压升高的机制尚未明确，可能与口服避孕药中的雌激素有关：雌激素可使肝脏合成肾素底物（α球蛋白）增加，从而激活肾素-血管紧张素醛固酮系统，一方面 AngⅡ增加，

使血管收缩,同时促使交感神经兴奋性增强,从而使血压升高。另一方面刺激肾上腺醛固酮合成和分泌,引起肾小管对水钠重吸收增多,导致钠水潴留,血压升高。临床多表现为轻、中度高血压,极少数病情进展迅速,很快引起肾损害。一旦停服避孕药,大多数的病人血压可恢复正常。有高血压或服用避孕药出现血压升高但不能耐受其他避孕措施的妇女,仍然推荐使用口服避孕药,但需细心观察血压。如果血压高于160/100mmHg,应当加用降压药物。有些妇女被错误地告知不能服用避孕药,而意外怀孕所致的危害比血压轻度增高带来的危害要大很多。

(二)妊娠期高血压 (pregnancy induced hypertension,PIH)

妊娠20周后,孕妇血压升高达≥140/90 mmHg,或血压较孕前或孕早期升高≥25/15mmHg,测量血压至少2次,间隔6h,不伴有蛋白尿,伴或不伴有水肿,称为妊娠高血压。妊娠20周后,孕妇发生高血压伴有蛋白尿及水肿称为妊娠高血压综合征,而妊娠前已有原发或症状性高血压,称为妊娠合并慢性高血压(详见第58章)。

(三)肾实质性高血压

多见于急、慢性肾小球肾炎。急性肾小球肾炎多见于青少年,急性起病,有链球菌感染史,临床表现为血尿、蛋白尿、高血压、水肿等症,与原发性高血压鉴别并不困难。而慢性肾小球肾炎多起病隐袭,病程长,常呈慢性进展,预后较差,临床表现有不同程度蛋白尿、血尿,反复水肿史及贫血。大多数患者有不同程度高血压和肾功能损害,与原发性高血压伴肾功能受损不易鉴别。必要时可行肾活检以助鉴别。此外,糖尿病肾病、多囊肾、肾盂积水、间质性肾炎、肾盂肾炎、肾结核、肾肿瘤等病均可引起高血压,一般根据病史、症状、体征及实验室检查容易与原发性高血压鉴别。

(四)肾血管性高血压

常见于单侧或双侧肾动脉主干或分支狭窄所引起的高血压。发病原因常见于肾动脉纤维肌结构不良、大动脉炎及肾动脉粥样硬化。此外还可见于先天性肾动脉畸形、肾动脉血栓、栓塞及肾动脉外源性压迫等原因。其临床特点:肾动脉纤维肌结构不良、大动脉炎均好发于年轻女性,而肾动脉粥样硬化多见50岁以上的中年男性。一般无原发性高血压家族史,高血压病程短、进展快、呈恶性、急进性进展或原有高血压突然加重,呈恶性高血压表现。一般降压药疗效不佳。体检时多数患者上腹部或背肋脊角处可闻及血管杂音。腹部超声、放射性核素肾图扫描、静脉肾盂造影、分侧肾静脉肾素活性测定有助于诊断。肾动脉造影可明确诊断。

(五)原发性醛固酮增多症 (primary aldosteronism)

原发性醛固酮增多症主要由于肾上腺皮质增生或肿瘤引起醛固酮分泌过多所导致的一种继发性高血压。临床上以单侧肾上腺皮质腺瘤多见。临床特点多表现为长期高血压伴顽固低血钾,因血钾低常出现乏力、阵发性肌无力和麻痹,血压多为轻、中度升高。实验室检查有低血钾、高血钠;血浆醛固酮水平明显升高,血浆肾素活性降低,血浆醛固酮/肾素活性比值明显升高;24h尿醛固酮排量升高;立位醛固酮分泌抑制试验血浆醛固酮水平下降;高钠抑制试验、生理盐水输注试验和开搏通(卡托普利)抑制试验血浆醛固酮水平无明显改变。上述检查对原发性醛固酮增多症的诊断均有明确的诊断价值。腹部超声、CT扫描、MRI和放射性碘化胆固醇肾上腺扫描及肾上腺静脉造影可用于病变定位诊断。

(六)嗜铬细胞瘤 (pheochromocytoma)

是肾上腺髓质或交感神经节的嗜铬细胞肿瘤,可间歇或持续分泌过多的肾上腺素和去甲肾上腺素,从而引起阵发性或持续性血压升高。其临床特点以阵发性血压升高伴头痛、出汗、心动过速、面色苍白及手脚冰凉等症状,多由体位变动、情绪激动或剧烈运动诱发,对一般降压药无效。或高血压伴有代谢亢进和糖代谢紊乱者亦应怀疑本病。实验室检查:高血压发作时测定血、尿儿茶酚胺及其代谢产物(3-甲基-4羟基苦杏仁酸;VMA)均明显升高,有一定诊断价值。B型超声波、CT扫描、MRI及^{131}I-间碘苄胍(MIBG)闪烁扫描用于肿瘤的定位诊断。

(薛 浩 刘国树)

参 考 文 献

1　谢晋湘，郝建生，刘力生. 电解质与血压的关系研究-全国 16 个地区调查分析结果. 高血压杂志，2002，10（2）：172－175

2　中国高血压防治指南修订委员会. 2005 年《中国高血压防治指南》

3　Boman K, Olofsson M, Dahlof B, et al. Left ventricular structure and function in sedentary and physically active subjects with left ventricular hypertrophy（the LIFE Study）. Am J Cardiol, 2005 Jan 15, 95（2）：280－283

4　Copley JB, Rosario R. Hypertension：a review and rationale of treatment. Dis Mon, 2005, 51（10－11）：548－614

5　de Simone G, Wachtell K, Palmieri V, et al. Body build and risk of cardiovascular events in hypertension and left ventricular hypertrophy：the LIFE（Losartan Intervention For Endpoint reduction in hypertension）study. Circulation, 2005, 111（15）：1924－1931

6　Cipollini F, Franconi F, Porta C, et al. Gender differences in the relation between ambulatory blood pressure and left ventricular mass in hypertensive outpatients. Gender Medicine, 2006, 3：S48

7　Zhong J, Yan ZC, Liu DY, et al. Association of angiotensin-converting enzyme 2 gene A/G polymorphism and elevated blood pressure in Chinese patients with metabolic syndrome. Journal of Laboratory and Clinical Medicine, 2006, 19（2）：91－95

8　Hanevold C, Waller J, Daniels S, et al. The effects of obesity, gender, and ethnic group on left ventricular hypertrophy and geometry in hypertensive children：a collaborative study of the International Pediatric Hypertension Association. Pediatrics, 2004, 113（2）：328－333

9　Kaplan NM, Opie LH. Controversies in hypertension. Lancet, 2006, 367（9505）：168－176

10　Lee YS, Laffrey SC. Predictors of physical activity in older adults with borderline hypertension. Nurs Res, 2006, 55（2）：110－120

11　Madhavan G, Stewart JM, McLeod KJ. Cardiovascular systemic regulation by plantar surface stimulation. Biomed Instrum Technol, 2006, 40（1）：78－84

12　Matthews KA, Katholi CR, McCreath H, et al. Blood pressure reactivity to psychological stress predicts hypertension in the CARDIA study. Circulation, 2004, 110（1）：74－78

13　Manus RJ, Mant J, Roalfe A, et al. Targets and self monitoring in hypertension：randomised controlled trial and cost effectiveness analysis. BMJ, 2005, 331（7515）：493

14　Sarlo M, Palomba D, Buodo G, et al. Blood pressure changes highlight gender differences in emotional reactivity to arousing pictures. Biological Psychology, 2005, 70（3）：188－196

15　Milliez P, Girerd X, Plouin PF, et al. Evidence for an increased rate of cardiovascular events in patients with primary aldosteronism. J Am Coll Cardiol, 2005, 45（8）：1243－1248

16　Sheldon W. Tobe, Heather Soberman, Alexander Kiss, et al. The effect of alcohol and gender on ambulatory blood pressure：results From the baseline double exposure study. American Journal of Hypertension, 2006, 19（2）：136－139

17　White WB, Giles T, Bakris GL, et al. Measuring the efficacy of antihypertensive therapy by ambulatory blood pressure monitoring in the primary care setting. Am Heart J, 2006, 151（1）：176－184

第23章 继发性高血压

Chapter 23

继发性高血压(secondary hypertension)又称症状性高血压,是指继发于其他疾病的高血压,占人群高血压的 5%～10%,女性继发性高血压并非少见。一般来讲,继发性高血压有明确的病因,血压升高仅是这些疾病的一个临床表现。继发性高血压的临床表现、并发症和后果与原发性高血压相似。如果治愈原发病,可能使血压恢复正常。继发性高血压的原因很多,常见的有肾性高血压,内分泌疾病引起的高血压,也是本节介绍的重点,心血管系统疾病、妇科疾病和神经系统疾病均有可能导致继发性高血压(表 23-1)。

表 23-1 继发性高血压的主要疾病和原因

1. 肾脏疾病	垂体前叶功能亢进
肾小球肾炎	绝经期综合征
慢性肾盂肾炎	3. 心血管病变
先天性肾脏病变(多囊肾)	主动脉瓣关闭不全
继发性肾脏病变(结缔组织病,糖尿病肾病,肾淀粉样变等)	完全性房室传导阻滞
肾动脉狭窄	主动脉缩窄
肾肿瘤	多发性大动脉炎
2. 内分泌疾病	4. 颅脑病变
Cushing 综合征(皮质醇增多症)	脑肿瘤
嗜铬细胞瘤	脑外伤
原发性醛固酮增多症	脑干感染
肾上腺性变态综合征	5. 其他
甲状腺功能亢进	妊娠高血压综合征
甲状腺功能减退	红细胞增多症
甲状旁腺功能亢进	药物(糖皮质激素,拟交感神经药,甘草)

一、肾性高血压

肾性高血压是引起继发性高血压的常见原因,按照其发病原因、发病机制与病理特点,又可以分为肾实质性高血压、肾血管性高血压和肾周围病变引起的高血压等,其中以前两者为常见。

(一)肾实质性高血压

1. 病因　肾实质病变是引起肾性高血压的最常见病因,主要有急、慢性肾小球肾炎、糖尿病肾病、慢性肾盂肾炎、自身免疫性疾病肾损害、多囊肾、肾移植后等。在肾功能不全时 60% 的患者有高血压,各种肾脏病的终末期患者约 90% 以上有高血压。透析之后血压可有暂时下降,但肾移植后仍有 70%～80% 存在高血压。

2.病理和病理生理　肾实质性病变主要病理特点表现为肾小球炎性改变、增殖和硬化改变、间质组织和结缔组织增生、肾小管萎缩、肾细小动脉狭窄,渐致肾小球玻璃样变或纤维化。上述改变造成了肾脏实质性损害和肾脏缺血,肾髓质生成减压物质能力下降而升压物质增多,抑制肾素-血管紧张素的缩血管作用减低和排钠排水的作用减弱,使血压升高。

3.临床表现　肾实质性高血压是肾性高血压中最常见的,多表现为高血压伴有全身性水肿或水肿病史,根据原发病的不同可能有不同的临床表现,如蛋白尿、血尿、脓尿以及不同程度的肾功能损害。

(1)急性肾炎:青少年多见,临床表现为收缩压与舒张压均升高,一般为中度升高,但也有突然升高引起高血压脑病或急性左心衰者。诊断的重要依据为临床血尿、蛋白尿、管型尿,水肿,高血压等症状。

(2)慢性肾炎:慢性肾炎患者的血压程度不尽一致,包括 IgA 肾病、膜性肾病、膜增殖性局灶硬化或弥漫硬化等各种类型肾小球肾炎,患者均合并出现高血压。可以为轻度或中度血压升高,也可伴有显著的血压增高,可达 200/100mmHg 以上。水肿及蛋白尿可以不明显,或为轻度或中度蛋白尿和水肿,血尿也较常见,红细胞为多形性。病程较长,到后期多出现肾功能不全,高血压的发生率可以更高。由于病理类型不同,临床表现也不尽相同,多数患者起病隐匿,部分患者就诊时已有严重的肾功能不全和高血压。

(3)慢性肾盂肾炎:多见于中年女性,因反复尿路细菌感染所致,可为单侧或双侧,肾实质内形成瘢痕导致肾萎缩。患者有急性肾盂肾炎史,未彻底治疗,使泌尿系感染症状反复发生,部分患者可能存在尿路畸形。高血压一般发生在病程后期,此时多伴有肾功能减退,很少数病例发展为恶性高血压。病史、多次尿细菌培养和静脉肾盂造影可帮助诊断。

(4)糖尿病肾病:为继发性肾病中最常见病因之一,其发病有增高趋势,特别是在西方国家已经成为肾功能衰竭最常见的原因。近年来,肾性高血压的增多与糖尿病肾病的增多有关。1 型糖尿病及 2 型糖尿病均可发生肾损害而出现高血压,机制尚不完全清楚,可能是多种因素共同作用的结果。主要病理改变为微血管病变导致肾小球硬化、肾小球毛细血管基膜增厚。早期肾功能正常,仅有微量白蛋白尿,血压不升高或轻度增高,随病情发展,出现明显蛋白尿,肾功能可逐渐恶化,血压升高;肾功能不全时则血压可以进一步升高,形成恶性循环。糖尿病肾病所致高血压的预防与早期有效控制血糖、血脂等有关。近年来众多的临床研究已经证实血管紧张素转换酶抑制药和血管紧张素受体拮抗药有明显肾保护作用,除降低血压外,还可减少蛋白尿,增加肾小球滤过率,因而可能延缓肾功能恶化,应当常规使用。

(5)自身免疫性疾病:许多自身免疫性疾病可以累及肾脏,出现肾性高血压,如系统性红斑狼疮,系统性硬化等,其中以系统性红斑狼疮性肾炎为多见。特别需要注意的是自身免疫性疾病的治疗药物也可使高血压进一步恶化,如 NAIDS,皮质激素,金制剂等。系统性红斑狼疮是一种侵犯全身结缔组织和多器官的炎症性自身免疫病,多见于青中年妇女,男女之比约 1:9。5% 以上系统性红斑狼疮患者临床有肾脏损害的表现,有报道证实肾脏病理检查证实几乎所有的系统性红斑狼疮病人都有不同程度的肾脏损害。很多患者在狼疮诊断明确时就已经出现蛋白尿及血压升高。临床上狼疮性肾炎的诊断并不困难,对于已经明确诊断的患者,有条件应当行肾活检以明确病理类型,对下一步治疗有重要指导意义。狼疮性肾炎已经成为影响系统性红斑狼疮病人预后的重要因素,部分狼疮性肾炎患者如未进行有效的治疗,最终进入肾功能衰竭时期。狼疮性肾炎的治疗,特别是Ⅳ型的狼疮肾炎患者,环磷酰胺静脉冲击疗法仍为十分有效的方法。环孢霉素 A 可用于治疗狼疮性肾炎。狼疮性肾炎患者行肾移植,其成功率与其他原因行肾移植术的患者相仿。故对于条件许可的患者,可考虑行肾移植术。

系统性硬化,又名为硬皮病,是累及皮肤、肺脏、心脏、胃肠道、肾脏和骨骼肌的慢性系统性自身免疫性风湿病。系统性硬化的病因至今不明,其特征为组织纤维化,小血管病。皮肤变厚是本病的基本临床特征,同时伴有全身性损害,临床最常见的表现为雷诺现象。肾脏小动脉痉挛可引起肾脏损害,临床上表现为血尿、蛋白尿,甚至严重的高血压、肾脏梗死,可导致肾功能衰竭。实验室检查出现蛋白尿,镜下可见红细胞和管型,血清白蛋白降低,尿素氮与肌酐可有不同程度的异常。免疫学检查主要是抗着丝点抗体和抗 SCL-70 抗体,为系统性硬化的特异性抗体。凡具有临床表现而又在血清学检查中查到上述自身抗体的患者,可明确诊断为系统性硬化。

(6)先天性多囊肾:为一种常染色体遗传性疾病。临床较少见,多为双侧性,或为单侧性,可伴有多囊肝。肾内囊肿增大血循环障碍,造成肾缺血肾实质破坏,肾单位减少,导致血压升高和肾功能障碍。血压升高又可以使囊肿增大,形成恶性循环。高血压通常为轻度或中度,伴有血尿和腹痛,尿路结石的发生率也较高。到晚期肾功能不全时,则血压持续增高,难于控制,死亡原因主要为肾功能衰竭。肾脏超声和 CT 检查能明确诊断。根本的预防措施在于产前诊断。对有家族史的人群应当予以监测,尽可能早期发现,及早控制血压,有效地控制血压对延缓肾功能恶化有重要意义。肾移植是最有效的治疗措施。

(7)肾移植后高血压:肾移植后可发生高血压,且发生率较高,确切机制不完全清楚,可能与多种因素有关,如供者原有高血压,排异反应,抗排异治疗包括皮质激素的应用等,少数患者的高血压是由吻合口血管狭窄所致。移植后早期的高血压与急性排异反应或急性肾小管坏死有关,移植后长期应用环孢霉素 A 也可引起高血压,可能与增强了肾素和血管紧张素的作用有关。高血压常为高肾素型,有效降压治疗可以改善肾功能。

(8)其他少见疾病:①肾结核:有肾脏以外其他脏器结核病史,血尿,膀胱刺激症状及全身性结核性中毒症状,后期出现肾功能减退伴血压增高。②肾肿瘤:临床特点为无痛性血尿或腰部实质性肿块,出现高血压症状者较少见。③肾结石:在临床上以血尿、肾绞痛后排出血尿、小结石为特点,可引起高血压,但较少见。

4. 诊断和鉴别诊断 肾性高血压患者的临床表现主要是原发疾病的症状和体征,高血压的表现只是其中的一部分,但有时也可由于其他症状和体征不显著而高血压成为主要症状。肾性高血压患者高血压本身引起的症状、体征和临床过程常与原发性高血压很类似。少数可为类似急进型高血压病的发展过程,部分患者表现为顽固性高血压,常规治疗效果不理想,也有的患者在发作间歇中血压可完全正常。

(二)肾血管性高血压

肾血管性高血压是指单侧或双侧肾动脉主干或分支狭窄引起的高血压,在继发性高血压中是常见的一种。由于影响其诊断的因素很多,发病率的报道很不一致。据报道我国有 80 万青壮年患肾血管性高血压。病因国内外报道不相同,西方国家是以动脉粥样硬化为最常见,占 65% 左右,其次为肾动脉纤维肌性发育不良。在我国以大动脉炎为最常见,纤维肌性发育不良和动脉粥样硬化相对少见。

1. 病因 由肾脏血管病变引起,如肾动脉粥样硬化,肾动脉畸形,肾动脉纤维肌性不良,大动脉炎累及肾动脉等。国内以大动脉炎常见,在上海《全国肾血管性高血压专题研讨会》上分析 1 960 例肾血管性高血压,大动脉炎 1 087 例,肾血管畸形 279 例,动脉粥样硬化 234 例,为前三种常见原因,其中大动脉炎占 55.4%,为首位发病原因。多发性大动脉炎以女性高发,所以肾血管性高血压在我国也以女性相对多见。值得注意的是我国高血压患者的肾动脉造影率很低,并不能反映实际的发病情况。从我们有限的经验来看,在老年人冠状动脉造影的同时进行肾动脉造影,可以发现肾动脉粥样硬化的发病率并不很低。所以随着血管造影等检查手段的普及,肾血管性高血压的检出率可能会明显增高,特别是老年人肾动脉粥样硬化所致的高血压。在不久的将来,我们国内肾血管性高血压的疾病谱可能会有改变。

2. 病理改变 多发性大动脉炎属于自身免疫性疾病,可以影响到全身多处大动脉,主要病变在主动脉,以动脉中膜层为主的全层动脉播散性肉芽肿组织增生,伴有淋巴细胞和浆细胞浸润,弹力纤维破坏或断裂。血管外膜可以增厚,血管内膜纤维增殖,表面肿胀,瘢痕形成从而导致管腔狭窄,也可导致动脉开口处狭窄,如果发生在肾动脉则可以使肾血流减少。肾动脉粥样硬化以老年人多见,多有动脉硬化的危险因素存在。一般有随年龄增大,发病率增高,硬化程度呈加重的趋势,肾动脉粥样硬化往往是全身性动脉粥样硬化的一个局部表现。病变起始于动脉内膜,逐渐形成粥样斑块,导致管腔狭窄。因粥样斑块自身的组成成分的不同,斑块的稳定性也不尽相同。血管畸形多为先天性异常。纤维平滑肌增生以青年人多见,表现为血管各层的增生增厚,特别是纤维平滑肌增生,肌纤维被胶原替代,大量的胶原可致管腔狭窄,动脉呈向心性增厚;而多有中层稀薄,形成小动脉瘤,严重时可致壁间血肿。血管造影多显示不规则的狭窄,部分呈念珠状,但侧支循环比较丰富。

3. **病理生理**　如大动脉炎,肾动脉粥样硬化,肾动脉畸形,肾动脉纤维肌性发育不良等各种肾血管病变可以引起单侧或双侧肾动脉主干或分支狭窄,使肾血流减少。肾脏缺血缺氧,使入球小动脉灌注下降,一方面使肾小球滤过率降低,钠、水排出减少,水、钠潴留,血容量增加;另一方面肾小球旁细胞分泌和释放肾素增加,通过肾素-血管紧张素-醛固酮系统,使血管紧张素水平增高,醛固酮分泌增多,全身小动脉痉挛,水、钠潴留,血容量增加,血压升高。高血压又可引起肾细小动脉病变,加重肾脏缺血,进一步升高血压,形成恶性循环。在最初阶段,血压升高主要由肾素-血管紧张素系统活性增加引起。随着病情的发展,肾血流量和肾小球滤过率进一步下降,肾小球内血管发生纤维素样坏死,血管壁增厚硬化,血压升高不再单纯依赖于肾素-血管紧张素-醛固酮系统,而是多种因素共同作用的结果,肾素、血管紧张素也可不增高。

4. **临床表现**　临床上常表现为不易为降压药控制的高血压。约有近半数患者上腹部和背部可闻及血管杂音,大动脉炎更为多见。如为多发性大动脉炎所致,可有大动脉炎的其他体征,如颈部或肢体动脉某一部位血管搏动减弱或消失,血压明显降低或未能测及,血管杂音等。活动期的多发性大动脉炎可以伴有其他全身性的症状,如发热,血沉增快等。多发性大动脉炎常引起大动脉多个部位或其分支狭窄及闭塞,临床上常以无脉症为主要临床表现而来就诊。

5. **诊断和鉴别诊断**

(1)诊断:以下情况提示肾血管性高血压的可能性不能除外:发生年龄在30岁以前,年轻女性为多见;血压突然增高,或中年人的高血压突然恶化;多属急进型高血压,舒张压在100mmHg以上,常高于120～130mmHg,甚至高血压危象;视力迅速减退,眼底常有视盘水肿、出血等;体检在上腹部、脊肋角及脐周处可听到局限性血管杂音,呈连续性或收缩期出现,其中以高调音意义较大;出现不能解释的肾功能不全,肺水肿或心衰;多种药物治疗无效。

(2)辅助检查:排泄性尿路造影即静脉尿路造影和测定周围血浆肾素活性(PRA)是重要的筛选性诊断方法。分侧肾功能检测有一定应用价值,但现在应用已经较少。放射性核素肾图、放射性核素肾扫描和放射性核素计算机断层摄影均可应用。

(3)腹主动脉、肾动脉造影:血管造影以明确狭窄的部位、范围,并估计其程度,远端分支和侧支循环等情况,有很高的诊断价值。在肾血管性高血压中主要显示腹主动脉和肾动脉,可以首先用猪尾导管行腹主动脉造影作为初选,然后超选行肾动脉造影。随着设备和技术水平的不断提高,腹主动脉、肾动脉造影技术已经日趋成熟。多发性大动脉炎和动脉粥样硬化在影像上有时不容易鉴别,一般来讲大动脉炎的病变范围较广,但呈散在性,也有病变为局灶性,病变处管腔狭窄,但相对光滑,有轻度不规则,病变密度相对均匀,充盈缺损不多见,一般钙化不明显。动脉粥样硬化病变较广泛,主动脉根部病变较严重,常伴有瘤样扩张,病变处管腔不规则,可有充盈缺损,病变处密度不一致,可有钙化。

(三)肾性高血压的治疗

肾性高血压的治疗包括药物治疗,手术治疗和介入治疗等,对于任何原因所致的肾性高血压积极控制血压都十分必要,肾性高血压治疗的主要目标是肾脏保护和心血管保护。

1. **药物治疗**　对大多数肾性高血压患者来说,药物治疗是最主要的治疗方法。肾血管性高血压及部分肾实质性高血压即使有手术或介入治疗的适应证,但在术前及术后也要接受药物治疗。首先针对肾性高血压的病因进行治疗是至关重要的,如对具有指征的肾小球肾炎给予皮质激素、细胞性毒药物;糖尿病肾病患者严格控制血糖、血脂;多发性大动脉炎活动期皮质激素的使用等。但对于任何原因的肾性高血压来说,良好地控制血压都是必需的,血压控制不良必然导致肾功能的加速损害。虽然近年来随着高血压治疗药物研究的进展,肾性高血压的药物治疗也有很大进展,但药物治疗肾性高血压的疗效不十分满意,部分病人表现为难治性高血压,即经过三种或三种以上降压药物的治疗,虽然已达到最大剂量,但血压仍不能控制在 140/90mmHg 以下。JNC 7 对于糖尿病或慢性肾病患者,降压靶目标<130/80mmHg,MDRD 对于蛋白尿>1.0 g/d 慢性肾病患者,靶目标<125/75mmHg,最新荟萃分析提示 Jafar RH 对于慢性肾病患者,收缩压 110~119mmHg。总之有慢性肾损害的患者降压靶目标一定要低于不伴有肾损害单纯高血压患者。需要注意的是肾功能不全的高血压患者对钠十分敏感,应当严格控制盐的摄入。当然长期透析的高血压的控制还在于有效的入液量控制。肾性高血压患者,特别是到肾功能衰竭、透析和移植后,发生心血管事件的危险性显著增高,应当予以特别注意。目前国际上推荐的用于肾性高血压的药物有 RAS 阻滞药(ACEI 和 ARB)、钙拮抗药、β受体阻滞药和襻利尿药等。对于自身免疫性疾病所继发的高血压更为适合的药物为钙拮抗药、RAS 阻断剂和 α 受体阻滞药。对于难治性高血压多种降压药物的联合使用是必要的。研究表明,近 5 年来肾实质性高血压用药特点是前三位药物仍然为 CCB、ACEI、ARB,特别是 ARB 和 β-blocker 近 5 年明显增加,可能与对 ARB 的重视及对肾脏病交感神经的作用的讨论有关。肾脏病三种以上联合用药较 5 年前明显增多,可能是控制率增高的原因。

(1)血管紧张素转换酶抑制药(RAS 阻滞药):RAS 阻滞药应用的靶目标有三个:控制高血压、减少尿蛋白或微量白蛋白排泄量以及改善防止脏器纤维化。ACEI 和 ARB 的三个剂量效果曲线是剂量与降压效果的反应曲线、剂量与降蛋白尿的反应曲线(临床上一般为降压剂量的 4 倍)、剂量与改善肾小球硬化的反应曲线(目前临床上还没有资料,实验室的剂量为降压剂量的 4~10 倍)。

在肾性高血压药物治疗上与普通高血压治疗不同的是首选 RAS 阻滞药,选择 ACEI 或 ARB,或者是两种药物的联用。同时,大量证据表明应用 RAS 阻滞药可以减少蛋白尿和心血管病危险,目前提倡尽可能的减少蛋白尿的程度,COOPERATE 试验表明,联合使用 ACEI 与 ARB 两种药物与单独使用相比,蛋白尿明显降低。若进一步增加 RAS 阻滞药剂量,可以改善肾小球硬化,最终降低终末期肾衰(ESRD)发生率。

临床上肌酐(Scr)<265μmol/L 时可用 ACEI,用药过程必须监测血钾和 Scr 变化,如果 Scr 增幅不超过基础值的 30% 为正常药物反应,不需停药。Scr 增幅超过基础值的 30%~50%,应及时停药。异常反应在血容量不足以及肾动脉狭窄时易出现,及时停药后一般可恢复。当 Scr 恢复至原水平且肾缺血因素也被纠正后,可再次应用 ACEI。在一直使用 ACEI 治疗过程中,如果 Scr 逐渐上升,即使>265μmol/L 也不应停药。如果患者已经发展至 ESRD 而透析,为控制高血压还可再用 ACEI。

(2)β受体阻滞药:β受体阻滞药为一线降压药物,同样可以应用于肾性高血压的治疗。在治疗肾性高血压时其剂量可以加大,但需注意在肾功能衰竭晚期合并心衰时应注意调整剂量。

(3)钙拮抗药:钙拮抗药对肾性高血压特别是伴有肾功能衰竭的患者相对安全。钙拮抗药降压作用显著,并不明显影响肾功能,特别适合应用于血液透析和肾移植后的高血压。钙拮抗药应小剂量开始,逐渐加量。但同时由于双氢吡啶类 CCB 扩张入球小动脉强于扩张出球小动脉,人们也担心应用 CCB 会加重肾小球内压力增高,不利于肾脏保护。

(4)襻利尿药:适用于肾性高血压伴钠、水潴留的患者,肾功能不全的患者应用利尿药需要较大剂量。但需防止脱水的发生。对于肾脏已有损伤、肌酐已超过正常时,宜选用襻利尿剂,如速尿等。噻嗪类利尿剂对肾功能不全的患者可能无效。

(5)其他降压药物:α受体阻滞药对一些难治性高血压有较好的疗效,可以选用,如酚妥拉明静脉注射常应用于高血压危象或紧急状态的处理。另外甲基多巴对严重肾性高血压也有较好作用,在其他药物控制不满意时可以选用。上述利尿药、β受体阻滞药及 α 受体阻滞药等都具有血压依赖性肾小球血流动力学保护效应。但至今尚未发现它们具有非血压依赖性肾脏保护作用，因此它们在降压治疗上多为配伍用药。

2. 手术治疗　单侧肾脏病变、肾脏肿瘤、肾动脉狭窄、泌尿道阻塞、多发性大动脉炎等可实行手术治疗。可以根据狭窄部位、肾功能状况等情况选用自体肾移植术、肾切除术、血流重建术等。对于单侧肾脏病变严重，肾功能已经丧失者行单侧肾切除术可使血压迅速下降。对于肾动脉严重狭窄甚至闭塞，手术方式主要有动脉内膜剥脱加静脉片修补术和血管重建、旁路移植术，其中以后者为常用，如降主动脉-腹主动脉旁路移植术，腹主动脉-肾动脉移植术等。移植材料可以选用自体静脉、自体髂动脉、涤纶人造血管等。需注意的是在术中尽量保持原有侧支循环至关重要。不宜手术治疗的有下列情况：急性肾小球肾炎的症状性高血压，慢性肾小球肾炎的症状性高血压，慢性肾盂肾炎伴症状性高血压，尿毒症，肾脏肿瘤广泛转移。

3. 经皮肾动脉成形术（PTA）及支架术　对于多发性大动脉炎和肾动脉粥样硬化是一个较好的选择。因其操作较手术简便，疗效好，已成为本病首选的治疗方法，主要适应证为不伴有肾萎缩的单侧或双侧肾动脉主干或主要分支明显狭窄并无钙化者。特别是近年来支架的广泛应用，使这项技术更为成熟，近期疗效可达 80% 以上，国外报道远期疗效也很满意。

（四）肾性高血压的预后

随着近年来治疗药物和手段的进展，肾性高血压的预后已有明显改善，除药物治疗外，透析治疗和肾移植已经明显改善了终末期肾功能衰竭的预后。肾性高血压预后的影响因素包括年龄，病程，病变程度和性质，对靶器官的损坏程度等多方面。一般来讲年龄小者较年龄大者预后为好；病程短、对靶器官损坏轻者较病程长、靶器官损害程度重者预后为好；肾血管性高血压血管病变局限、病变稳定者预后良好，相反病变弥散、病变不稳定或处于活动期者预后差。肾功能测定、肾血流量，肾素水平测定有助于预后的判断。特别是随着临床上对 RAS 的研究与应用，目前对肾小球硬化概念发生了转变，过去认为肾小球硬化是慢性肾脏病进展不可改变的后果，最终需要透析治疗、肾移植，而现在认为肾小球硬化是可以调节的动力学进展过程。

二、内分泌疾病

（一）肾上腺疾病

1. 嗜铬细胞瘤

（1）概述：嗜铬细胞瘤起源于肾上腺髓质的成熟嗜铬细胞，也可发生在交感神经或其他部位的嗜铬组织。嗜铬细胞瘤是一种较少见的疾病，但它却是肾上腺髓质的最主要疾病，其特点为持续或间断地释放大量儿茶酚胺而引起持续性或阵发性高血压，病人可因高血压造成严重的心、脑、肾血管损害，或因高血压的突然发作而危及生命。但又是临床可治愈的一种继发性高血压，如能早期、正确诊断并行手术切除肿瘤，则预后良好。

（2）病理和病理生理：肾上腺由皮质和髓质组成，髓质起源于外胚层，由大多角形细胞组成，这些细胞可被重铬酸盐染成棕色，故称为嗜铬细胞。在肾上腺髓质嗜铬细胞的胞浆内有大量嗜铬颗粒，它们在电镜下表现为大小不等的囊泡，嗜铬颗粒囊泡主要分泌和储存儿茶酚胺，即肾上腺素、去甲肾上腺素和多巴胺。嗜铬细胞按其不同的形态、功能及组织化学特征分为产生肾上腺素和去甲肾上腺素的两种细胞，人肾上腺髓质嗜铬细胞主要产生肾上腺素。大多数嗜铬细胞瘤来源于肾上腺，极少数可位于颈部、颅内、膀胱或卵巢等处。由于神经嵴起源的嗜铬细胞可分布在颈动脉体、主动脉化学感受器、交感神经节、嗜铬体等肾上腺外部位，故肾上腺外的嗜铬细胞瘤又可按其解剖部位不同而称为副神经节瘤、化学感受器瘤、颈动脉体瘤或膀胱嗜铬细胞瘤等。这些肿瘤合成、贮存和释放大量儿茶酚胺，表现为高儿茶酚胺血症。多巴胺形成去甲肾上腺素，去甲肾上腺素经苯乙醇胺-N-甲基转移酶催化下生成肾上腺素，肾上腺素和去甲肾上腺素通过兴奋细胞膜的肾上腺能 α 和 β 受体而发挥效能，引起患者阵发性或持续性血压增高。近年来有的学者又称其为儿茶酚胺分泌瘤（catecholamine-secreting tumors）。嗜铬细胞瘤除产生肾上腺素和去甲肾上腺素外，还可分泌嗜铬粒蛋白、促肾上腺皮质激素、促肾上腺皮质激素释放激素、生长激素释放激素、降钙素基因相关肽、心房钠尿肽、神经肽 Y 物质等多种肽类激素，与血压及多种生理功能的调节也有一定关系。

（3）临床表现：嗜铬细胞瘤阵发或持续性地分泌释放大量儿茶酚胺，儿茶酚胺通过靶细胞膜上的特异受体，即不同的肾上腺能受体亚型，包括 α_1、α_2、β_1、β_2、多巴胺-1（DA-1）及多巴胺-2（DA-2）等，在全身多个系统中发挥不同的生理学效应，从而使嗜铬细胞瘤有多种不同的临床表现。男性稍多于女性，多见于 20～50 岁。高血压是本病的主要临床表现，且以阵发性高血压为特征。嗜铬细胞瘤患者高血压发作时，一般降压药治疗常无明显效果。

①高血压：嗜铬细胞瘤患者最常见的临床症状即是血压增高，高血压可表现为阵发性、持续性或在持续性高血压的基础上阵发性加重。约50％以上的患者为持续性高血压，这其中有半数患者呈阵发性加重。少部分患者为阵发性高血压，高血压发作持续的时间可为数分钟至数小时，或持续一天或数天不等。发作间期也不尽一致，但有随病程增加发作间期缩短的趋势，即发作逐渐频繁，可由数月发作一次逐渐缩短为数天发作一次，乃至一天发作十余次。阵发性高血压发作是嗜铬细胞瘤患者的特征性表现，可以因为各种诱因发作，如活动、压迫腹部、情绪变化或排便等诱发。嗜铬细胞瘤血压明显升高，收缩压可达200mmHg 以上，舒张压可达 130mmHg 以上，甚至发生嗜铬细胞瘤高血压危象。即当嗜铬细胞病人的血压时而急剧增高，时而骤然下降，出现大幅度波动，高、低血压反复交替发作，甚至出现低血压休克时，称为嗜铬细胞瘤高血压危象发作。有的患者可同时伴有全身大汗、四肢厥冷、肢体抽搐、神志不清及意识丧失，有的患者在高血压危象时发生脑出血或急性心肌梗死。其发病机制可能与嗜铬细胞瘤突然大量分泌、释放儿茶酚胺并作用于血管舒缩中枢，影响血管运动反射；特别是当肿瘤分泌大量肾上腺素，兴奋 β 肾上腺能受体时可产生较强的血管舒张效应。由于血管收缩，加之大量出汗，造成血容量不足，长期高浓度儿茶酚胺的毒性作用可以损害心肌，导致儿茶酚胺性心肌病、心功能衰竭。另外持续性高血压的嗜铬细胞瘤患者，有可能在治疗前出现明显的直立性低血压，其原因可能与长期儿茶酚胺水平增高而使血管收缩、循环血容量减少、肾上腺能受体降调节、自主神经功能受损致反射性外周血管收缩障

碍等因素有关。

②头痛、心悸、多汗三联症：嗜铬细胞瘤高血压发作时最常见和具有特征性的伴发症状为头痛、心悸、多汗三联症，其发生率分别为 60％～70％、50％～65％、50％～60％。血压突然升高而出现剧烈头痛，甚至难以忍受。心悸常伴有胸闷、憋气、胸部压榨感或濒死感；部分嗜铬细胞瘤患者发作时则大汗淋漓、面色苍白、四肢发凉。近年来较多学者认为高血压发作时伴头痛、心悸、多汗三联症，对嗜铬细胞瘤的诊断有重要意义，其特异性及灵敏性均为 90％以上。

③内分泌和代谢紊乱：多发性内分泌腺瘤病 Ⅱ 型中，除嗜铬细胞瘤外，可同时或先后发生甲状腺髓样癌、甲状旁腺功能亢进症；或合并多发性内分泌腺瘤病 Ⅰ 型的疾病如垂体瘤、胰腺肿瘤等而组成多发性内分泌腺瘤病混合型，此时可表现出相应疾病的临床症状和体征，临床上应注意鉴别。嗜铬细胞瘤患者高血压发作时可伴有血糖增高，有的患者可出现糖耐量减退或糖尿病。嗜铬细胞瘤分泌大量儿茶酚胺可引起糖代谢功能障碍，肾上腺素和去甲肾上腺素在体内可促进肝糖原、肌糖原分解及糖原异生，抑制胰岛素分泌及对抗内源或外源性胰岛素的降糖作用，使血糖升高。嗜铬细胞瘤分泌大量肾上腺素和去甲肾上腺素可以增加代谢率，表现为患者怕热、多汗、体重减轻等代谢增高的症状和体征。部分患者平时为低热，当血压急剧上升时体温亦随之增高。

④消化系统：高血压发作时患者常有恶心、呕吐等胃肠道症状；长期高浓度儿茶酚胺使肠蠕动减慢而出现便秘、结肠扩张，还可发生胃肠道壁内血管增殖性或闭塞性动脉内膜炎而出现腹痛，甚至肠梗死、溃疡出血、穿孔、腹膜炎等。

⑤泌尿系统：有大约 1％的嗜铬细胞瘤位于膀胱，称之为膀胱嗜铬细胞瘤。膀胱嗜铬细胞瘤来源于膀胱壁内交感神经系统的嗜铬组织，有40％在膀胱三角区。肿瘤瘤体较大并与肾脏紧邻时，可使肾脏位置下移或压迫血管而致肾动脉出现狭窄。长期、严重的高血压可使肾血管受损、肾功能不全，有的患者在高血压发作时可出现蛋白尿。如肿瘤位于膀胱壁，患者出现血尿并且排尿时可诱发高血压为其发作特点。

⑥神经系统：部分患者在高血压发作时有精

神紧张、烦躁、焦虑,甚至有濒死感,有的患者可出现晕厥、抽搐,症状性癫痫发作等症状。

(4)诊断和鉴别诊断

①临床诊断:由于嗜铬细胞瘤患者的临床表现多种多样而使诊断有一定困难,但是在下述情况时应首先考虑嗜铬细胞瘤的可能性:a. 阵发性或持续性高血压病人,伴有头痛、心悸、多汗、面色苍白、胸、腹部疼痛、紧张、焦虑、濒死感等症状及高代谢状态;b. 患急进性或恶性高血压的儿童、青少年;c. 原因不明的休克,高、低血压反复交替发作;体位改变或排便时诱发血压明显增高;d. 在手术、麻醉、妊娠、分娩过程中出现血压骤升或休克或心跳骤停者,按摩或挤压双侧肾区或腹部而诱发高血压者;e. 高血压伴有腹部肿块者,约15%的病例在腹部可触及肿块,在给高血压患者做腹部检查发现肿块时,应高度怀疑嗜铬细胞瘤,尤其是轻轻按压腹部肿块而使血压明显升高时,更支持该病的诊断;f. 表现为难治性高血压,常规降压药物治疗效果不满意。部分阵发性高血压患者由于发作时间很短,甚至持续不到 1min 而不易观测到发作时的血压,故给临床诊断带来困难。应用 24h 动态血压监测对短暂发作的血压增高可以进行动态观察,为嗜铬细胞瘤患者提供了诊断手段。

②实验室诊断:临床上疑有嗜铬细胞瘤时,常用的实验室检查包括血、尿儿茶酚胺测定以及儿茶酚胺代谢物甲氧基肾上腺素(MN)和香草基杏仁酸(VMA)的测定。药理试验包括对血压升高者静脉注射酚妥拉明观察血压下降情况,对阵发性高血压者在血压正常时,静脉注射胰高糖素观察其升压作用和对血儿茶酚胺浓度升高的作用等。

a. 激素及代谢产物测定:在嗜铬细胞瘤的定性诊断中,测定血浆或尿游离儿茶酚胺及其代谢产物的浓度具有很重要的意义。

尿儿茶酚胺测定:大多数嗜铬细胞瘤病人在发作或不发作时的尿儿茶酚胺均明显增高,少数阵发性高血压患者,在不发作时尿儿茶酚胺水平可正常,故对此类患者应收集高血压发作时的尿来进行测定。有的患者需多次留尿进行测定,或在 24h 动态血压监测下,分段留尿,观察儿茶酚胺排量与血压的关系。留尿时间应准确,使尿酸化,

并放置在低温下以保持儿茶酚胺的稳定性。

尿 VMA 或 HVA 排量测定:VMA 即 3-甲氧基-4-羟基-苦杏仁酸,是去甲肾上腺素及肾上腺素的最终代谢产物;HVA 即高香草酸,是多巴胺通过儿茶酚甲基转移酶和单胺氧化酶的降解产物。

尿 MN 及 NMN 排量测定:MN(3-甲氧基肾上腺素)及 NMN(3-甲氧基去甲肾上腺素)是肾上腺素和去甲肾上腺素的中间代谢产物。大多数嗜铬细胞瘤患者的尿 MN＋NMN 排量高于正常值 2~3 倍,此排量的多少可反映嗜铬细胞瘤分泌儿茶酚胺的功能活性。测定 MN＋NMN 的灵敏性及特异性较儿茶酚胺及 VMA 高,故对嗜铬细胞瘤诊断有很大价值。

血浆儿茶酚胺浓度测定:由于血浆儿茶酚胺测定受多种生理、病理因素及药物的影响,需在患者空腹、卧位和安静状态下抽血。正常人在平卧及安静状态时血浆去甲肾上腺素浓度 3.0~3.5μmol/L,肾上腺素浓度<545pmol/L;嗜铬细胞瘤患者血浆去甲肾上腺素>9μmol/L,肾上腺素>1.6μmol/L。

特别需要注意的是在上述各种指标测定中,没有单一的项目具有 100% 的特异性,其中测定 24h 尿儿茶酚胺或 MN＋NMN 水平有相对高的灵敏度和特异性。同时或反复测定基础状态下及高血压发作时的血或尿儿茶酚胺及其代谢产物的浓度,则有很高的诊断符合率。部分患者病史典型,但在血压正常及未发作时测定血或尿儿茶酚胺浓度正常,对此类患者不能除外嗜铬细胞瘤的诊断。有极少数有嗜铬细胞瘤家族史的患者,目前虽无症状和体征,儿茶酚胺测定亦正常,如果影像学检查有嗜铬细胞瘤确实证据的,此类患者有时可有致命性的高血压发作,需特别引起重视。在进行上述项目检查时,应注意到其他因素的影响,为避免假阳性或假阴性结果,收集尿标本前及留尿过程中最好避免各种刺激,停用一切药物,如可能也应包括所有的抗高血压药,并避免吸烟,摄取茶、咖啡、香蕉等饮料和食物。

b. 药理试验

激发试验:适用于临床上疑似嗜铬细胞瘤的患者,在其血压正常时或较长时间未能观察到症状发作而不能排除或确诊的患者。常用的有冷加

压试验和胰高糖素试验。冷加压试验是将患者左手腕关节以下浸入 4℃冰水中,1min 后取出,测定不同时间段的血压,正常高反应者血压升高 30/25mmHg。胰高糖素试验是在患者血压稳定后快速静脉内注射胰高糖素 1mg,于注射前及注射后 2～3min 分别采集血标本,并在每分钟测一次血压、心率,连续 10min。因胰高糖素仅刺激嗜铬细胞瘤分泌儿茶酚胺,而对正常肾上腺无此作用,故注药后 3min 内,血浆儿茶酚胺浓度如增加 3 倍以上,可诊断嗜铬细胞瘤。如注射胰高糖素后血浆儿茶酚胺浓度不增高,则有助于在疑难病例中除外嗜铬细胞瘤。此试验特异性为 100%,但灵敏性却只有 81%。

抑制试验:酚妥拉明试验:酚妥拉明是短效 α 肾上腺素能受体阻滞药,可阻断儿茶酚胺的作用,因此用来鉴别高血压是否为嗜铬细胞瘤分泌过多儿茶酚胺所致。当患者血压达到 170/110mmHg 时可进行该试验。如注射酚妥拉明后 2～3min 内血压较用药前降低 35/25mmHg 且持续 3～5min 或更长时间,则为阳性反应,高度提示嗜铬细胞瘤的诊断。酚妥拉明试验的阳性率约为 80%。

③定位诊断:CT 扫描和磁共振显像(MRI)均为敏感性很强的方法;B 型超声也是无创性检查,对直径 1.0cm 以上的肿瘤可以显示。

(5)治疗:大多数嗜铬细胞瘤为良性,可做手术切除,效果好。手术前与手术中必须准备好用 α 受体阻滞药如酚妥拉明以控制血压。约 10% 的嗜铬细胞瘤为恶性,临床上诊断较为困难,甚至病理检查难以确诊。其主要表现为肿瘤被切除后,有多处转移灶,嗜铬细胞瘤症状复发。

2. 原发性醛固酮增多症

(1)概念:原发性醛固酮增多症(简称原醛症),又称 Conn 综合征,是由肾上腺皮质肿瘤或增生,分泌过多醛固酮引起的一种以高血压、低血钾、低血浆肾素及高血浆醛固酮水平为主要特征的临床综合征,女性病人多于男性。其中以肿瘤最多见,占原醛症患者的 60%～90%,多为一侧腺瘤。双侧肾上腺皮质增生为 10%～40%,大多为双侧球状带弥漫性增生,单侧增生很少见,更少见者为肾上腺恶性肿瘤。其发病年龄高峰为 30～50 岁。近年研究认为原醛症已成为继发性高血压中最常见的形式之一,随着检查诊断手段的改进和提高,诊断为原醛症的病例数逐渐增多。

(2)病理生理:原醛症是由于肾上腺皮质肿瘤或增生,分泌过多的醛固酮所致,以腺瘤为多见。醛固酮是从肾上腺皮质球状带合成与分泌的一种类固醇激素,是体内调节水盐代谢的一种重要激素,其生理作用为潴钠排钾。当肾上腺皮质产生腺瘤或增生,使醛固酮自主分泌过多,通过增加肾小管对钠的重吸收产生钠、水潴留而使血容量增加,外周阻力增大从而使血压增高。醛固酮还通过 Na^+-K^+ 和 Na^+-H^+ 置换而增加 K^+、H^+ 排出,使肾小管排泄钾离子增多而引起尿钾升高、血钾水平降低及代谢性碱中毒。醛固酮还可影响去甲肾上腺素的代谢,使交感神经系统兴奋性增加;促使肾脏排镁离子增多,以上因素均可导致血压升高。

(3)临床表现

①高血压:大多数患者病程较长,为缓慢发展的良性高血压过程,多数为中等程度的高血压,部分患者舒张压可高达 120～150mmHg 以上,少数患者表现为恶性高血压。一般降压药常无明显疗效,随病情进展,血压增高,可出现高血压的心、脑、肾损害,其眼底改变常与高血压不平行。

②高尿钾、低血钾:80%～90% 的原醛症患者有低血 K^+(2.0～3.5mmol/L),部分患者血 K^+ 可能正常,而进高钠饮食或服用含利尿药的降压药物后诱发低血 K^+。大多数原醛症患者在发现低血 K^+ 数年或十余年前即有高血压,所以低 K^+ 血症常出现在高血压之后。低钾血症的临床表现为肌无力、发作性松弛性瘫痪、周期性麻痹、心律失常,心电图可出现 u 波及 ST-T 改变。长期低血 K^+ 可致肾小管空泡变性,使尿浓缩的功能受损,患者可有口渴、多饮、多尿且尿比重偏低,病情严重者还可出现肾功能损害。

③其他:醛固酮增多除导致高尿 K^+、低血 K^+ 外,还因肾小管对 Na^+ 的重吸收增强,排泄 K^+、H^+ 增加而产生细胞外液碱中毒。醛固酮增多使肾脏排 Ca^{2+}、Mg^{2+} 增加,加之碱中毒而使游离钙减少,患者可出现手足抽搐,肢端麻木等。

(4)辅助检查

①实验室检查

血钾、尿钾测定:对于就诊的高血压患者应常规查血、尿钾水平,进行原醛症的筛选试验。高血压患者合并有下列情况要考虑诊断原醛症的可能性:a. 自发性低血钾(血清 K^+ <3.5mmol/L);b. 中度或严重低血钾(血清 K^+ <3.0mmol/L);c. 服用常规剂量的噻嗪类利尿药而诱发严重低血钾,并且补充大量钾盐仍难以纠正;d. 停用利尿药 4 周内血清 K^+ 仍不能恢复正常;e. 除外其他继发性原因所致的难治性高血压。从上述伴有低血钾的高血压患者中可发现原醛症,所以低钾是原醛症的一个重要诊断信息。部分原醛症患者无低血钾,有少部分原醛症患者血清 K^+ 浓度可正常,因此血钾正常不能除外原醛症。

激素测定:较常测定的激素是血浆醛固酮(Ald)、肾素活性(PRA)、血管紧张素 Ⅱ(AngⅡ)。应当测定卧、立位血浆 Ald、PRA 及 AngⅡ 的水平。测定前,在保证患者安全的情况下,应尽可能地停用治疗药物 2~4 周,同时应规定患者的饮食。原醛症患者测定 24h 尿游离皮质醇及血浆皮质醇浓度应为正常。

②功能试验

a. 钠负荷试验:低钠试验:进食低钠食物 5~7d,试验前后监测血、尿电解质,血浆 Ald、PRA 及血压变化。原醛症患者尿 K^+ 排量明显减少,低血 K^+、高血压减轻,尿 Na^+ 迅速减少与入量平衡,但 PRA 仍受抑制。对于无明显低血钾,而临床高度怀疑为原醛症患者,可以进行口服高钠试验,正常人和原发性高血压患者在进高钠饮食后,血钾无明显变化,但 Ald 的分泌可被抑制;而原醛症患者进高钠饮食后血钾可降低至 3.5mmol/L 以下,症状及生化改变加重,但血浆 Ald 水平仍高于正常。

b. 卡托普利试验:在正常人或原发性高血压病人,服卡托普利后血浆 Ald 水平被抑制到 416pmol/L 以下,而原醛症患者的血浆 Ald 则不被抑制,该试验诊断原醛症的灵敏性为 70%~100%,特异性为 90%~100%。

c. 螺内酯(安体舒通)试验:螺内酯具有竞争性拮抗醛固酮对肾小管的作用,但并不抑制醛固酮的产生,对肾小管也无直接作用,因此只能用于鉴别有无醛固酮分泌增多,而不能区分病因是原发还是继发性。

(5)诊断

①诊断标准:当血浆醛固酮水平及尿醛固酮排量明显增加,同时血浆肾素活性及血管紧张素水平受到严重抑制时,有助于原醛症的确诊。Conn 曾提出诊断原醛症的 3 项标准是:a. 高醛固酮:醛固酮分泌增多,且不被高钠负荷产生的高血容量所抑制;b. 低肾素:肾素分泌受抑制,且不因立位及低钠刺激而增高;c. 正常皮质醇:尿 17-羟皮质类固醇或皮质醇水平正常。Conn 认为不论有无低血钾,凡符合上述条件均可诊断,其诊断符合率达 94%。原醛症患者的血浆醛固酮水平升高,但部分原醛症和原发性高血压患者的血浆醛固酮浓度(PAC)有重叠,因此,仅用 PAC 来作为筛选试验是不够的。为了提高 PAC 和 PRA 测定的诊断符合率,用 PAC 与 PRA 的比值(PAC/PRA)来鉴别原醛症或原发性高血压,PAC 与 PRA 的比值已经成为国际上通用的诊断原醛症的重要指标。

②定位诊断:当原醛症的定性诊断明确后,需进一步鉴别肾上腺腺瘤(APA)与增生(IHA),因其治疗方法明显不同,APA 需手术治疗,IHA 则用药物治疗。常用的定位诊断方法有肾上腺 CT 扫描,其诊断 APA 的符合率为约 80%,增强扫描,使 APA 的诊断阳性率可以更高。

(6)鉴别诊断　临床上发现有高血压、低血钾的患者,除进行原醛症的确诊检查外,应与下列疾病进行鉴别。

①原发性高血压:长期应用排钾利尿药的原发性高血压患者,可出现低血钾而不易与原醛症进行鉴别。停用利尿药或含利尿药的降压药 2~4 周,如为利尿药引起,则停药后血钾可恢复正常。此外结合病史,测定血浆醛固酮、PRA 水平,必要时可行肾上腺 CT 扫描等,对鉴别原醛症与原发性高血压均有帮助。

②继发性醛固酮增多症:因肾血管、肾实质性病变引起的肾性高血压,急进型、恶性高血压致肾脏缺血,均可产生继发性醛固酮增多症,也可有低血钾。此种高血压病程进展较快,肾功能恶化明显,肾血管性高血压在腹部可闻到血管杂音,测定血浆 Ald 及 PRA 水平均增高。原醛症为高 Ald,低 PRA,故从病史、体征及肾功能检查,血浆 Ald、PRA 等测定不难鉴别。

(7)治疗:大多数原醛症是由单一肾上腺皮质

腺瘤所致,手术切除是最好的治疗方法,术后血压可以恢复正常,电解质紊乱消失。癌肿应做切除术治疗,如无转移,疗效满意。增生病例可行肾上腺大部切除术但效果差,一般需用药物治疗。螺内酯是醛固酮拮抗药,可使血压降低,血钾升高,症状减轻,也可用于腺瘤经手术治疗后血压下降不够满意者以及不能手术治疗者。钙拮抗药可使增生性原醛症患者血压下降,血钾升高,血醛固酮下降。血管紧张素转换酶抑制药和β受体阻滞药也可选用。

3. 皮质醇增多症 皮质醇增多症(又称库欣综合征 Cushing's syndrome)主要是垂体瘤、下丘脑-垂体功能障碍及肾上腺皮质肿瘤和异位的促肾上腺皮质激素瘤等分泌大量促肾上腺皮质激素。促肾上腺皮质激素使双侧肾上腺皮质增生,分泌过多的糖皮质激素主要是皮质醇,使水、钠潴留,肾素-血管紧张素水平增加,并可抑制前列腺素等扩血管物质活性以及交感神经活动增加而致高血压。患者除有高血压外,常有向心性肥胖,四肢肌肉消瘦,面似满月,俗称满月脸,面红,腹部和大腿内侧出现紫纹,皮肤痤疮,体毛增多、增粗,女性月经失调和不同程度的男性化。因其他疾病长期服用泼尼松、地塞米松等药物治疗的患者也会出现上述一组临床表现。皮质醇增多症的临床表现具有特征性,一般不难与原发性高血压相鉴别。24h 尿中 17-羟皮质类固醇或 17-酮类固醇增多,地塞米松抑制试验及促肾上腺皮质激素兴奋试验阳性有助于诊断。诊断明确后应针对病因治疗,如由垂体瘤所致皮质醇增多症应采取经蝶骨径路的摘除术。皮质醇增多症的对症治疗同高血压的一般药物治疗。

(二)甲状腺及甲状旁腺疾病

甲状腺及甲状旁腺疾病如甲状腺功能亢进,甲状腺功能减退,甲状旁腺功能亢进等可以产生继发性高血压。

1. 甲状腺功能亢进(甲亢) 系指由多种原因导致甲状腺功能增强,分泌甲状腺激素过多,造成机体的神经、循环及消化等系统兴奋性增高和代谢亢进为主要表现的临床综合征。甲亢时由于过多甲状腺激素对心脏的兴奋和刺激,心脏冲动增强,心脏每搏量增加可致收缩压增高而导致血压增高。在收缩压增高的同时,外周血管扩张,血

管阻力下降,可致舒张压下降,出现脉压增大征,可以超过 40mmHg 以上。脉压增大是甲亢继发性高血压的一个特点。需要注意的是年龄较大患者,甲亢与原发性高血压可以同时存在。甲亢继发性高血压的治疗以治疗甲亢为主,如血压增高明显,可加大β受体阻滞药的用量,对控制甲亢继发高血压效果满意。

2. 甲状腺功能减退 甲状腺功能减退患者可有轻度血压增高,原因未明,可能与甲低时血浆肾素活性降低、受体数目减少及腺苷环化酶功能异常有关。一般以轻、中度血压增高为多见。结合病史,症状和体征诊断并不困难,以治疗原发病为主。但应注意抗甲减治疗的药物可能导致血压增高,应注意鉴别。

3. 甲状旁腺功能亢进 原发性甲状旁腺功能亢进病人的高血压发生率可以增高,30%～50% 的患者血压可以轻、中度增高,并有部分患者伴左室肥厚。甲状旁腺功能亢进继发高血压的机制尚不完全清楚,可能与过高的甲状旁腺激素和细胞外高钙及由此引起肾结石、肾钙质沉积等共同因素作用的结果。需要注意的是原发性甲状旁腺功能亢进患者的高血压有时并不随甲状旁腺手术而得到纠正,此时应考虑合并原发性高血压的可能性。在原发性高血压中有为数并不算少的患者出现轻度高尿钙和轻度的甲状旁腺激素水平增高,这可以部分解释原发性高血压患者有较高的肾钙沉积病发生的原因。

(三)肢端肥大症

肢端肥大症也与高血压有关,有证据表明其血压增高与体内钠潴留有关,心肌肥厚也可能与血压增高有关,并且血压增高的水平并不总与血生长激素水平完全相关。在疾病后期出现充血性心力衰竭时血压往往偏低。

三、心血管系统疾病

部分心血管系统的疾病可以导致继发性高血压,如主动脉缩窄,传导阻滞,主动脉关闭不全,主动脉硬化等,其中以先天性主动脉缩窄所致的继发性高血压为多见。

先天性主动脉缩窄:为较常见的先天性血管畸形,占所有先天性心脏异常的 5%～10%,相对以女性多见。表现为主动脉狭窄,狭窄部位如发

生在主动脉弓的末端至腹主动脉分叉处之间,大量的血液主要进入狭窄部位以上的主动脉弓的分支,因而头部和上肢血液供应增加而导致血压增高。而狭窄部位以下的降主动脉与腹主动脉供血不足,腹主动脉供血减少有可能导致肾动脉供血减少,肾动脉缺血是先天性主动脉缩窄继发高血压的原因之一。主动脉狭窄可以合并出现主动脉夹层、脑出血、心衰等,临床表现主要有上肢血压增高,下肢血压明显低于上肢。腹主动脉、股动脉和其他下肢动脉搏动减弱或不能触及。肩胛间区、腋部等部位可因侧支循环形成而使动脉搏动明显并伴有震颤和中等度以上的收缩期杂音,有时可以触及到怒张的肋间血管,可以伴有心室肥大和扩大等征象。在进行体格检查时,不要忽略上、下肢动脉搏动情况,上、下肢血压测量,下肢血压明显降低及下肢动脉搏动减弱或消失是重要的诊断依据。磁共振成像和螺旋 CT 已经被证实为有重要的诊断价值,血管造影可以明确诊断。主动脉缩窄通常可以在出生后一年内诊断,需手术矫正。不及时手术矫正可以使 30%～50% 的患者遗留高血压,需终身药物治疗。

四、妇产科疾病

　　许多妇产科疾病均可以导致高血压的发生,其中以妊娠高血压综合征为最常见,已有专门章节论述。其他相对少见的原因有围绝经期综合征高血压,经前期紧张综合征高血压,长期口服避孕药等。

(一)围绝经期综合征高血压

　　围绝经期综合征高血压的确切机制不清,可能与卵巢功能减退,雌激素分泌减少,对大脑皮质、自主神经中枢的调节和对垂体的抑制减弱有关,并由此继发体内神经-体液因子调节的紊乱,包括肾素-血管紧张素系统功能的失衡。多种因素参与围绝经期综合征高血压的形成。近年来有研究证实围绝经期高血压存在一定程度的高胰岛素血症及胰岛素抵抗,可能是共同作用机制之一,但不是最主要因素。因为围绝经期妇女体重增加的可能性增大,存在一定程度的高胰岛素血症及胰岛素抵抗的可能性也随之最大。围绝经期综合征高血压的诊断必须在除外原发性高血压的基础上才能确立,可能伴有围绝经期综合征的其他症

状,但也可能其他症状不明显。围绝经期过后,血压可以恢复正常。如果围绝经期过后血压仍然持续增高,应当考虑有原发性高血压或其他继发性高血压的可能。围绝经期综合征高血压主要为体内雌孕激素的变化所致,因此,有效的调整体内激素水平是治疗的关键。药物治疗有学者首选血管紧张素转换酶抑制药,利尿药及小剂量 β 受体阻滞药也可在一定范围内使用。我们推荐 β 受体阻滞药,在有效降低血压的同时,可改善由于交感过度兴奋所带来的危害及围绝经期综合征的其他症状。同时配合体育锻炼,必要镇静药物的使用,可使患者平稳地度过由于围绝经期激素紊乱所致的高血压状态。一般来讲围绝经期综合征的高血压控制较为容易。

(二)经前期紧张综合征高血压

　　经前期紧张综合征高血压是与妇女月经周期密切相关的一种继发性高血压,与激素代谢功能紊乱有关。相对少见,确切发病率文献报道不多。以中低高血压为多见,可以伴有经前期紧张综合征的其他症状。此类患者月经周期可能不规则。动态血压监测的应用提高了经前期紧张综合征高血压的检出率。对明确诊断为经前期紧张综合征的患者应该在经前认真监测血压,在 6～10d 时进行低钠饮食,必要时用降压药物和镇静药以阻断丘脑及大脑皮质间冲动的传导,从而控制神经精神症状,减轻经前紧张综合征的症状。药物推荐使用 β 受体阻滞药,如伴有水肿,可选用利尿药。

(三)口服避孕药引起的高血压

　　女性口服含有雌激素的避孕药,可以使血压轻度增高,平均增高 5/3mmHg。多数口服避孕药的妇女血压轻度增高。高血压多发生在服药后数月或数年内,约有 5% 的妇女 5 年内发展为高血压,虽然大多数妇女为轻型高血压,约有半数可在停药后 3～6 个月内恢复正常。在不到 1% 的患者可以诱发严重的高血压,甚至是恶性高血压。雌激素可刺激肝脏合成血管紧张素原增多,可通过激活肾素-血管紧张素系统而刺激醛固酮分泌,水、钠潴留,血容量增加引起高血压。对于年龄大于 35 岁,肥胖或酗酒者发展为高血压的可能性更大。口服避孕药引起的高血压的鉴别诊断主要依据病史、服药史以及停药后上述改变可恢复正常

来进行判断。对于年龄大于 35 岁,特别是有其他心血管病危险因素的妇女如吸烟、高血压或肥胖的妇女应限制应用含雌激素成分的口服避孕药。鉴于一种口服避孕药对血压的影响是难于预测的,不能除外其对血压的不良影响,故在服用前和服用过程中应定期测量血压。单一服用孕激素避孕药一般不会引起血压增高,因此推荐使用于已有高血压或应用其他避孕药可以引起高血压的妇女。有高血压或服用避孕药出现血压升高但不能耐受其他避孕措施的妇女,仍然推荐使用口服避孕药,但需细心观察血压。如果血压高于 160/100mmHg,应当加用降压药物。有些妇女被错误地告知不能服用避孕药,而意外怀孕所致的危害比血压轻度增高带来的危害要大很多。

(四)激素替代治疗和高血压

有很多关于激素替代治疗对女性血压影响的研究,所得出的结论也不尽一致。有两项关于女性合用雌激素和黄体酮对血压影响的研究证实可使舒张压显著下降,而收缩压没有变化。另有对激素替代治疗对高血压妇女的影响的研究证实在已有高血压妇女服用雌激素可使收缩压下降。在英国进行的一项研究证实高血压妇女进行激素替代治疗对血压没有不良影响而有体重增加。这些研究的结果强烈提示对确需进行激素替代治疗的妇女不应担心对血压的影响而拒绝治疗。但所有开始接受激素替代治疗的病人应当测量血压,并在治疗过程中定期测量血压。在已患高血压或围绝经期高血压妇女,在激素替代治疗开始和过程中更需动态观察血压,如果血压持续偏高,应当加用降压药物。近期结束的一项大型临床试验的结果提示,长期使用雌激素替代治疗并未降低心脑血管病的死亡。因此对于女性高血压患者应当先在评估了心血管总的危险因素及妇科肿瘤产生的危险性后,在妇科医师及内分泌医师的指导下才可进行雌激素的替代治疗。

五、女性继发性高血压的治疗特点

女性由于一生中内分泌变化的特征,使血压变化不同于男性的规律,同时由于外源性女性激素如避孕药、雌激素等的应用,可能影响血压,血脂代谢,从而使女性继发性高血压显得更为复杂。

(一)女性继发性高血压的特点

相对而言,女性继发性高血压的发病率是较高的,特别是中青年女性。女性继发性高血压除具有一般继发性高血压的特点外,还应注意到女性生理及病理生理特点。正常妇女在 40 岁以前,收缩压低于男性,而 60 岁以后却明显高于男性,并且妇女的血压可以随着月经周期而波动,提示激素可能会影响到血压的变化。但绝经后的女性,特别是 60 岁以后,血压的增高是相对稳定的。在相同血压条件下,女性高血压患者左室肥厚的发生率高于男性。女性在妊娠期发生高血压的几率较高,其原因是多方面的,已有专门的章节论述。但根据我们的临床观察妊娠高血压综合征的女性,在分娩后有可能血压持续增高,或若干年后血压再度升高,其发病年龄较无妊娠高血压综合征的女性提前,且程度较重。我们认为这种病人为高血压的易患人群,妊娠这个过程使其易患高血压的脆性提前暴露出来,我们提倡对妊娠高血压综合征的女性在分娩后应加强血压的监护。同时也要注意和继发性高血压进行鉴别,临床上有些妇女在妊娠期出现血压升高,蛋白尿,按妊娠高血压综合征处理,但终止妊娠后仍持续血压升高和大量蛋白尿,经肾脏病理检查证实为原发性肾小球疾病。

(二)女性继发性高血压的治疗原则

女性继发性高血压的治疗原则基本与一般继发性高血压的治疗原则一致,应当兼顾到女性的特殊的生理和病理生理特点。通常选用的药物以血管紧张素转换酶抑制药,钙拮抗药,β受体阻滞药和利尿药为一线药物。绝经后女性心血管病的危险因素会进一步增多,在控制血压过程中不应忽视其他危险因素的控制,如降低血糖和血脂及抗凝药物的使用。对绝经期后的妇女是否需要激素替代治疗,是国内外争论较多的问题,目前认识趋向一致,大型临床试验的结果提示,长期使用雌激素替代治疗并未降低心脑血管病的死亡,但有可能增加肿瘤发生的危险性。因此对于女性高血压患者应当先在评估了心血管总的危险因素及妇科肿瘤产生的危险性后,在妇科医师及内分泌医师的指导下才可进行雌激素的替代治疗。

(黄河玲)

参 考 文 献

1　刘　丽，王　文. 第八届国际高血压及相关疾病学术研讨会肾病专题小结. 2006. 11. 中国心血管病防治信息网

2　Alison M Sambrook, Roger C Small. The treatment of hypertension in pregnancy. Anaesthesia & intensive care medicine, 2005, 6(3):106—108

3　Antonio J. Marinho-da-Silva, Luis M. Oliveira. Profile differences among primary and secondary hypertension in the young. American Journal of Hypertension, 2005, 18(5): A112

4　Franco V, Oparil S, Carretero OA. Hypertensive therapy: Part I. Circulation, 2004, 109 (24):2953—2958

5　Henry Elliott. Epidemiology, aetiology and prognosis of hypertension. Medicine, 2006, 34(8): 286—289

6　Jay P. Garg, William J. Elliott, Amy Folker, et al. Resistant Hypertension Revisited: A Comparison of Two University-Based Cohorts. American Journal of Hypertension, 2005, 18(5): 619—626

7　Lea J, Greene T, Hebert L, et al. he relationship between magnitude of proteinuria reduction and risk of end-stage renal disease: results of the African American study of kidney disease and hypertension. Arch Intern Med, 2005, 165 (8):947—953

8　Lepore SJ, Revenson TA, Weinberger SL, et al. Effects of social stressors on cardiovascular reactivity in black and white women. Ann Behav Med, 2006, 31 (2):120—127

9　Paul T. Labinson, William B. White, Beatriz E. Tendler. Primary Hyperaldosteronism Associated With Hypertensive Emergencies. American Journal of Hypertension, 2006, 19(6): 623—627

10　Peter F. An Illustrated Pocketbook of Hypertension. The Parthenon Publishing Group, 2003. 60—65

11　R. Holaj, B. Strauch, O. Petrak, et al. Comparison of carotid intima—media thickness in patients with primary and secondary hypertension. Atherosclerosis Supplements, 2006, 389

12　Snyder S, Pendergraph B. Detection and evaluation of chronic kidney disease. Am Fam Physician, 2005, 72 (9):1723—1732

13　Tomáš Seeman, Daniela Palyzová, Ji? í Dušek. Reduced Nocturnal Blood Pressure dip and Sustained Nighttime Hypertension are Specific Markers of Secondary Hypertension. The Journal of Pediatrics, 2005, 147(3): 366—371

14　Wolfgang Freisinger, Peter Linz, Kerstin Amann, et al. Enhanced sensitivity of peptidergic sensory neurons in secondary hypertension. American Journal of Hypertension, 2005, 18(5): A207

第24章 高血压危象

Chapter 24

一、概　述

在急诊工作中,常常会遇到一些血压突然和显著升高的患者,伴有症状或有心、脑、肾等靶器官的急性损害,如不立即进行降压治疗,将产生严重并发症或危及患者生命,称为高血压危象(hypertensive crisis)。其发病率占高血压患者的1%～5%。

以往的文献和教科书中有关高血压患者血压急速升高的术语有:高血压急症、高血压危象、高血压脑病、恶性高血压、急进型高血压等。不同的作者所给的定义以及包含的内容有所不同,有些甚至比较混乱。美国高血压预防、检测、评价和治疗的全国联合委员会第七次报告(JNC7)对高血压急症(hytertensive emergencies)和亚急症(hytertensive urgencies)的定义简单明了。高血压急症指血压急性快速和显著持续升高同时伴有急性靶器官损害。如果仅有血压显著升高,但不伴靶器官新近或急性功能损害,则定义为高血压亚急症。广义的高血压危象包括高血压急症和亚急症;狭义的高血压危象等同于高血压急症。

值得注意的是,高血压急症与高血压亚急症均可合并慢性器官损害,但区别两者的唯一标准是有无新近发生的或急性进行性的严重靶器官损害。高血压水平的绝对值不构成区别两者的标准,因为血压水平的高低与是否伴有急性靶器官损害或损害的程度并非成正比。例如,孕妇的血压在210/120mmHg可能会并发子痫,而慢性高血压患者血压高达220/140mmHg可能无明显症

状,前者隶属于高血压急症,而后者则被视为高血压亚急症。临床上,有些高血压急症患者可能过去已经有高血压(原发性或继发性),而有些患者可能首次就诊才发现高血压。

近年来,随着对自动调节阈的理解,临床上得以能够正确地把握高血压急症的降压幅度。尽管血压有显著的可变性,但血压的自动调节功能可维持流向生命器官(脑、心、肾)的血流在很小的范围内波动。例如,当平均动脉压低到60mmHg或高达120mmHg,脑血流量可被调节在正常压力范围内。然而,在慢性高血压患者,其自动调节的下限可以上升到平均动脉压的100～120mmHg,高限可达150～160mmHg,这个范围称为自动调节阈。达到自动调节阈低限时发生低灌注,达到高限则发生高灌注。与慢性高血压类似,老年患者和伴有脑血管疾病的患者自动调节功能也受到损害,其自动调节阈的平均低限大约比休息时平均动脉血压低20%～25%。对高血压急症患者最初的治疗可以将平均动脉血压谨慎地下降20%的建议就是由此而来。

高血压急症的病因临床上主要包括①急性脑血管病:脑出血、脑动脉血栓形成、脑栓塞、蛛网膜下隙出血等。②主动脉夹层。③急性左心衰竭伴肺水肿。④急性冠状动脉综合征(不稳定心绞痛、急性心肌梗死)。⑤先兆子痫、子痫。⑥急性肾衰竭。⑦微血管病性溶血性贫血。

高血压亚急症的病因临床上主要包括:①原发性高血压3级(极高危)。②嗜铬细胞瘤。③降压药物骤停综合征。④严重烧伤性高血压。⑤神

经源性高血压。⑥药物性高血压。⑦围手术期高血压。

二、病因与发病机制

高血压危象的促发因素很多,最常见的是在长期原发性高血压患者中血压突然升高,占40%～70%。另外,25%～55%的高血压危象患者有可查明原因的继发性高血压,肾实质病变占其中的80%。高血压危象的继发性原因主要包括:①肾实质病变:原发性肾小球肾炎、慢性肾盂肾炎、间质性肾炎。②涉及肾脏的全身系统疾病:系统性红斑狼疮、系统性硬皮病、血管炎。③肾血管病:结节性动脉炎、肾动脉粥样硬化。④内分泌疾病:嗜铬细胞瘤、库欣综合征、原发性醛固酮增多症。⑤药品:可卡因、苯异丙胺、环孢素、可乐定撤除、苯环利定。⑥主动脉狭窄。⑦子痫和先兆子痫。

各种高血压危象的发病机制不尽相同,某些机制尚未完全阐明,但与下列因素有关。

1. 交感神经张力亢进和缩血管活性物质增加 在各种应激因素(如严重精神创伤、情绪过于激动等)作用下,交感神经张力、血液中血管收缩活性物质(如肾素、血管紧张素Ⅱ等)大量增加,诱发短期内血压急剧升高。

2. 局部或全身小动脉痉挛 ①脑及脑细小动脉持久性或强烈痉挛导致脑血管继之发生"强迫性"扩张,结果脑血管过度灌注,毛细血管通透性增加,引起脑水肿和颅内高压,诱发高血压脑病。②冠状动脉持久性或强烈痉挛导致心肌明显缺血、损伤甚至坏死等,诱发急性冠脉综合征。③肾动脉持久性或强烈收缩导致肾脏缺血性改变、肾小球内高压力等,诱发肾衰竭。④视网膜动脉持久性或强烈痉挛导致视网膜内层组织变性坏死和血-视网膜屏障破裂,诱发视网膜出血、渗出和视盘水肿。⑤全身小动脉痉挛导致压力性多尿和循环血容量减少,反射性引起缩血管活性物质进一步增加,形成病理性恶性循环,加剧血管内膜损伤和血小板聚集,最终诱发心、脑、肾等重要脏器缺血和高血压危象。

3. 脑动脉粥样硬化 高血压促成脑动脉粥样硬化后斑块或血栓破碎脱落易形成栓子,微血管瘤形成后易于破裂,斑块和(或)表面血栓形成增大,最终致动脉闭塞。在血压增高、血流改变、颈椎压迫、心律不齐等因素作用下易发生急性脑血管病。

4. 其他 引起高血压危象的其他相关因素尚有神经反射异常(如神经源性高血压危象等)、内分泌激素水平异常(如嗜铬细胞瘤高血压危象等)、心血管受体功能异常(如降压药物骤停综合征等)、细胞膜离子转移功能异常(如烧伤后高血压危象等)、肾素-血管紧张素-醛固酮系统的过度激活(如高血压伴急性肺水肿等)。此外,内源性生物活性肽、血浆敏感因子(如甲状旁腺高血压因子、红细胞高血压因子等)、胰岛素抵抗、氧化亚氮合成和释放不足、原癌基因表达增加以及遗传性升压因子等均在引起高血压急症中起一定作用。

三、诊 断

接诊严重的高血压患者后,病史询问和体格检查应简单而有重点,目的是尽快鉴别高血压急症和亚急症。应询问高血压病史、用药情况、有无其他心脑血管疾病或肾脏疾病史等。除测量血压外,应仔细检查心血管系统、眼底和神经系统,了解靶器官损害程度,评估有无继发性高血压。如果怀疑继发性高血压,应在治疗开始前留取血和尿液标本。实验室检查至少应包括心电图和尿常规。高血压急症的临床特征见表24-1。

表24-1 高血压急症患者的临床特征

检查项目	结果
血压	通常＞210～220/130～140mmHg
眼底检查	出血、渗出、视盘水肿
神经系统	头痛、视觉丧失、精神错乱、嗜睡、局灶性感觉缺失、昏迷
心脏检查	心尖冲动增强、心脏增大、心力衰竭
肾脏改变	氮质血症、蛋白尿、少尿
胃肠症状	恶心、呕吐

高血压急症患者通常血压很高,收缩压＞210mmHg或舒张压＞140mmHg。但是,鉴别诊断的关键因素通常是靶器官损害,而不是血压水平。妊娠妇女或既往血压正常者血压突然增高、伴有急性靶器官损害时,即使血压测量值没有达

到上述水平，仍应视为高血压急症。

单纯血压很高、没有症状也没有靶器官急性或进行性损害证据的慢性高血压患者(其中可能有一部分为假性高血压患者)，以及因为疼痛、紧张、焦虑等因素导致血压进一步增高的慢性高血压患者，通常不需要按高血压急症处理。

四、治 疗 原 则

治疗的选择应根据对患者的综合评估诊断而定，靶器官的损害程度决定血压下降到何种安全水平以限制靶器官的损害。治疗评价依据见表24-2。

表 24-2　治疗评价的依据

	常见	少见	高血压急症
血压	>180/110mmHg	>180/110mmHg	>220/140mmHg
症状	头痛、焦虑、通常无症状	严重的头痛、气短、水肿	气短、胸痛、夜尿、构音障碍、虚弱、神志改变
靶器官损害	无靶器官损害，无临床心血管疾病	靶器官损害，临床心血管病史	脑痛、肺水肿、肾功能不全、脑卒中、心肌缺血
治疗	观察1~3h，开始或者恢复药物治疗，增加药物剂量	观察3~6h，用短效口服制剂降低血压，调整治疗	监测血压，静脉用药降低血压，立即转入重症监护病房，治疗使其达到目标血压
计划	3d之内随访	24h内再评价	

高血压急症应住院治疗，重症收入 CCU(ICU)病房。酌情使用有效的镇静药以消除患者恐惧心理。在严密监测血压、尿量和生命体征的情况下，视临床情况的不同，应用短效静脉降压药物。定期采血监测内环境情况，注意水、电解质、酸碱平衡情况，肝、肾功能，有无糖尿病，心肌酶是否增高等，计算单位时间的出入量。降压过程中应严密观察靶器官功能状况，如神经系统的症状和体征，胸痛是否加重等。勤测血压(每隔15~30min)，如仍然高于180/120mmHg，应同时口服降压药物。

降压目标不是使血压正常，而是渐进地将血压调控至不太高的水平，最大限度地防止或减轻心、脑、肾等靶器官损害。在正常情况下，尽管血压经常波动(平均动脉压60~150mmHg)，但心、脑、肾的动脉血流能够保持相对恒定。慢性血压升高时，这种自动调节作用仍然存在。但调节范围上移，血压对血流的曲线右移，以便耐受较高水平的血压，维持各脏器的血流。当血压上升超过自动调节阈值之上时，便发生器官损伤。阈值的调节对治疗非常有用。突然的血压下降，会导致器官灌注不足。在高血压危象中，这种突然的血压下降，在病理上会导致脑水肿以及中小动脉的

急慢性炎症甚至坏死。患者会出现急性肾衰、心肌缺血及脑血管事件，对患者有害无益。对正常血压者和无并发症的高血压患者的脑血流的研究显示，脑血流自动调节的下限大约比休息时平均动脉压低20%~25%。因此，初始阶段(几分钟到2h内)平均动脉压的降低幅度不应超过治疗前水平的20%~25%。平均动脉压在最初30~60min内下降到110~115mmHg，假如病人能很好耐受，且病情稳定，超过24h后再把血压降至正常。无明显靶器官损害患者应在24~48h内将血压降至目标值。

上述原则不适用于急性缺血性脑卒中的患者。因为这些患者的颅内压增高、小动脉收缩、脑血流量减少，此时机体需要依靠平均动脉压的增高来维持脑的血液灌注。此时若进行降压治疗、特别是降压过度时，可导致脑灌注不足，甚至引起脑梗死。因此一般不主张对急性脑卒中患者采用积极的降压治疗。关于急性出血性脑卒中合并严重高血压的治疗方案目前仍有争论，但一般认为平均动脉压>130mmHg时应该使用经静脉降压药物。另外，主动脉夹层应将收缩压(SBP)迅速降至100mmHg左右(如能耐受)。

高血压亚急症不伴有严重的靶器官损害，不

需要特别的处理,可以口服抗高血压药物而不需要住院治疗。

高血压急症在临床上表现形式不同,治疗的药物和处理方法也有差异。高血压急症伴有心肌缺血、心肌梗死、肺水肿时,如果血压持续升高,可导致左室壁张力增加,左室舒张末容积增加,射血分数降低,同时心肌耗氧量增加。此时宜选用硝普钠或硝酸甘油以迅速降低血压,心力衰竭亦常在血压被控制的同时得到控制。此时若加用利尿药或鸦片类药物,可增强其降压效果。也可以两种药物联合应用。此外,开通病变血管也是非常重要的。此类患者,血压的目标值是使其收缩压下降 10%～15%。

高血压急症伴有神经系统急症是最难处理的。高血压脑病是排除性诊断。需排除出血性和缺血性脑卒中及蛛网膜下隙出血。以上各种情况的处理是不同的。①脑出血:在脑出血急性期,如果收缩压大于 210mmHg,舒张压大于 110mmHg 时方可考虑应用降压药物,首选拉贝洛尔、卡托普利,但要避免血压下降幅度过大,一般降低幅度为用药前血压 20%～30%为宜,同时应脱水治疗降低颅内压。②缺血性脑卒中:一般当舒张压大于 130mmHg 时,方可小心将血压降至 110mmHg,一般选用硝普钠、尼卡地平、酚妥拉明。通常选用硝普钠。③蛛网膜下隙出血:首选降压药物以不影响患者意识和脑血流灌注为原则,首选尼莫地平,因为尼莫地平具有抗缺血的作用。蛛网膜下隙出血首期降压目标值在 25%以内,对于平时血压正常的患者维持收缩压在 130～160mmHg 之间。④高血压脑病:目前主张选用尼群地平、尼卡地平、酚妥拉明、卡托普利或拉贝洛尔。高血压脑病的血压值要比急性缺血性脑卒中为低。高血压脑病平均压在 2～3h 内降低 20%～30%。

高血压急症伴肾脏损害是非常常见的。有的患者尽管血压很低,但伴随着血压的升高,肾脏的损害也存在。尿中出现蛋白、红细胞、血尿素氮和肌酐升高,都具有诊断意义。用药非诺多泮是首选药物。它没有毒性代谢产物并可改善肾脏功能。高血压急症伴肾脏损害要在 1～12h 内使平均动脉压下降 0～25%,平均动脉压在第 1 小时下降 10%,紧接 2h 下降 10%～15%。

高血压急症伴主动脉夹层有特殊处理。高血压是急性主动脉夹层形成的重要易患因素,此症死亡率极高(90%),因而降压治疗必须迅速实施,以防止主动脉夹层的进一步扩展。治疗时,在保证脏器足够灌注的前提下,应使血压维持在尽可能低的水平。首选静脉给药的 β 受体阻滞药如艾司洛尔或美托洛尔,它可以减少夹层的发展,同时给予硝普钠,其目标血压比其他急症低许多。高血压伴主动脉夹层首期降压目标值是将血压降至理想水平,在 30min 内使收缩压低于 120mmHg。药物治疗只是暂时的,最终需要外科手术。但也有部分主动脉夹层的病人需长期用药物维持。

儿茶酚胺诱发的高血压危象,此症的特点是 β 肾上腺素张力突然升高。这类病人通常由于突然撤掉抗高血压药物造成。如撤除可乐定后反弹性血压升高;摄入拟交感类药物并发的高血压及嗜铬细胞瘤等。由于儿茶酚胺升高导致的高血压急症,最好用 α 受体阻滞药,如酚妥拉明,其次要加用 β 受体阻滞药。

怀孕期间的高血压急症,处理起来要非常谨慎和小心。硫酸镁、甲基多巴及肼屈嗪是比较好的选择。在美国,口服硝苯地平和 β 受体阻滞药是次要的选择。妊娠高血压综合征伴先兆子痫使收缩压低于 90mmHg。

围手术期高血压处理的关键是要判断产生血压高的原因并去除诱因,去除诱因后血压仍高者,要降压处理。围手术期高血压的原因,是由于原发性高血压、焦虑和紧张、手术刺激、气管导管拔管、创口的疼痛等造成。手术前,降压药物应维持到手术前 1 日或手术日晨,长效制剂降压药宜改成短效制剂,以便麻醉管理。对于术前血压高的病人,麻醉前含服硝酸甘油、硝苯地平,也可用艾司洛尔 300～500ug/kg 静注,随后 25～100μg/(kg·min)静点,或者用压宁定首剂 12.5～25mg,3～5min,随后 5～40mg/h 静点。拔管前用压宁定或艾司洛尔,剂量同前。

五、降压药物的选择

(一)用于高血压急症的经静脉降压药物主要有以下几种:

见表 24-3。

表 24-3 治疗高血压急症的经静脉降压药物

药 物	剂 量	作用开始/持续时间(停药后)	不良反应及注意事项
硝普钠	0.25～10μg(kg·min)静滴	立即/2～3min	恶心、呕吐、硫氰酸盐中毒、高铁血红蛋白血症、酸中毒、氰化物中毒;输液系统需遮光
硝酸甘油	5～100μg/min 静滴	2～5min/5～10min	头痛、心动过速、面潮红、硫氰酸盐中毒;需要特殊输液系统(硝酸甘油可黏附于塑料管)
尼卡地平	5～15mg/h 静滴	1～5min/15～30min;长时间使用后持续时间可超过12h	心动过速、恶心、呕吐、头痛、颅内压增高、长时间低血压
二氮嗪	50～150mg 静注,可重复给药,或 15～30mg/min 静滴	2～5min/3～12h	低血压、心动过速、心绞痛加重、恶心、呕吐,多次注射可致高血糖
非诺多泮	0.1～0.3μg/(kg·min)静滴	<5min/30min	头痛、心动过速、面潮红、局部静脉炎、头晕
肼屈嗪	每 4～6h 静注 5～10mg 或肌注 10～40mg	静注 10min/> 1h;肌注 20～30min/4～6h	心动过速、头痛、面潮红、呕吐、心绞痛加重、水钠潴留、颅内压增高
依那普利拉	0.625～1.25mg/6h 静滴	15～60min/6h	肾衰竭(双侧肾动脉狭窄)、低血压
拉贝洛尔	每 10min 静注 20～80mg,或静滴 0.5～2mg/min	5～10min/2～6h	支气管痉挛、立位低血压、心动过缓、心脏传导阻滞
艾司洛尔	300～500μg/kg 静注,可重复给药,或 25～100μg(kg·min)静滴,可增至 300μg(kg·min)	1～5min/15～30min	心脏传导阻滞、心力衰竭、支气管痉挛
酚妥拉明	5～15mg 静注	1～2min/10～30min	心动过速、立位低血压
乌拉地尔	10～50mg 静注,可重复给药,最大剂量 75mg;后 100～400μg/min	<5min/4～6h	头痛、头晕、恶心、疲乏;心悸、心律失常

1. 硝普钠(sodium nitroprusside) 是治疗高血压急症的最佳选择和最广泛使用的药物之一,通过扩张周围血管,降低外周阻力而使血压下降。通常以 25～50mg 加入 5％ 葡萄糖 250～500ml 持续静脉滴注,滴速为每分钟 10～30 滴。给药时应注意避光。一般在给药后 30s 内血压开始下降,故应严密监测血压变化,据此调整静滴速度,使血压维持在适当水平。长期高剂量使用或病人存在肾功能不全时,易发生氰化物中毒。硝普钠应慎用或禁用于下列情况:①高血压脑病、脑出血、蛛网膜下隙出血。因该药可通过血-脑脊液屏障使颅内压进一步增高,影响脑血流灌注,加剧上述病情,故有颅内压高者一般不予应用。②急进型恶性高血压、高血压伴急性肾衰竭、肾移植性

高血压、高血压急症伴严重肝功能损害等,因该药在体内与巯基结合后分解为氰化物与氧化亚氮,氰化物被肝脏代谢为硫氰酸盐,全部需经肾脏排出。一般肾功能正常者硫氰酸盐排泄时间约为 3d。故肝、肾功能不良患者易发生氰化物或硫氰酸盐中毒,产生呼吸困难、肌痉挛、精神变态、癫痫发作、昏迷、甚至呼吸停止等严重反应。③甲状腺功能减退和孕妇。因硫氰酸盐可抑制甲状腺对碘的摄取,加重甲状腺功能减退,且可通过胎盘诱发胎儿硫氰酸盐中毒和酸中毒。

2. 硝酸甘油(nitroglycerin) 硝酸甘油能扩张静脉、动脉和侧支冠状动脉,特别适用于伴有中度血压增高的急性冠状动脉综合征或心肌缺血的患者。硝酸甘油起效快、消失也快,应注意监测静

脉滴注的速率。此外,该药小剂量时主要扩张静脉血管、较大剂量才能扩张小动脉,故可能需要每3～5min调快滴速,直到取得预期的降压效果。硝普钠和硝酸甘油治疗高血压急症以往已经做了广泛的比较性试验。Mann等报道硝普钠较硝酸甘油更有利于扩张冠脉血管。Fremes等研究显示,在治疗冠脉旁路移植术后高血压急症时,硝酸甘油较硝普钠更大程度降低心肌氧耗。Falaherty等发现硝普钠增加肺内短路,而硝酸甘油则降低肺内短路。因此治疗合并急性心肌梗死、恶化性心绞痛、急性左心衰、冠脉旁路移植术和大的肺内短路的高血压急症时宜选用硝酸甘油。

3. 尼卡地平(nicardipine) 经多中心前瞻性随机研究表明,钙离子拮抗药尼卡地平静脉应用可产生与硝普钠类似的降压效果。但因其可能诱发反射性心动过速,故治疗合并冠心病的高血压急症宜加用β受体阻滞药。

4. 二氮嗪(diazoxide) 不良反应较严重,常见水、钠潴留,也可出现高血糖和高尿酸血症。现临床上已很少应用。

5. 非诺多泮(fenoldopam) 是一种选择性外周多巴胺-1受体拮抗药,除扩张血管外,能增加肾血流、作用于肾近曲小管和远曲小管,促进尿钠排泄和改善肌酐清除率,故特别适用于合并肾功能损害的高血压急症患者。一些研究提示,非诺多泮的降压疗效与硝普钠相似,0.1～0.3μg/(kg·min)持续静脉滴注,5min快速起效,最大剂量1.6μg/(kg·min),撤药30min后作用消失。但能改善肌酐清除率,而且没有氰化物中毒的危险。肝功能异常的患者不需要调整剂量,但剂量仍应个体化。

6. 肼屈嗪(hydralazine) 本药能直接松弛血管平滑肌,降低周围血管阻力。并抑制去甲肾上腺素的生物合成,从而使血压下降。在降压的同时可使心率增快,心排血量增加,肾血流量增加。特别适用于伴有肾功能不全的急、慢性肾炎及子痫所致的高血压急症。静脉推注5～10mg,10min开始起效。1h作用消失。肌内注射为10～40mg/次,20～30min开始起效,4～6h作用消失,可重复使用。特别适用于伴有儿茶酚胺增高的高血压急症,如嗜铬细胞瘤。常用剂量为5～10mg加入50%葡萄糖20ml静脉注射,继以25～

50mg加入5%葡萄糖500ml中静脉滴注。由于静脉注射的降压作用维持时间短暂,一般不超过15min,所以在首剂静脉注射使血压得到控制后,继以持续静脉滴注,以维持血压在稳定的安全水平。本药仅能阻断α受体而不能防止儿茶酚胺对心血管β受体的作用。为减轻患者的心动过速及心律失常,常需静滴普萘洛尔。不良反应可有心动过速、直立性低血压、心律失常、鼻塞、胃肠症状等。有心绞痛、心肌梗死、低血压、溃疡病者慎用。肾功能不全者禁用。

7. 依那普利拉(enalaprilat) 临床试验表明依那普利拉治疗伴有高血浆肾素和高血管紧张素Ⅱ的高血压急症可取得满意疗效。相反的,其对于低血浆肾素和低血管紧张素Ⅱ的高血压急症则疗效较差。

8. 拉贝洛尔(labetalol) 是联合的α和β肾上腺素能受体拮抗药,静脉用药α和β阻滞的比例为1:7,多数在肝脏代谢,代谢产物无活性。与纯粹的α受体阻滞药不同的是,拉贝洛尔不降低心脏排血量。拉贝洛尔降低外周血管阻力,不降低外周血管血流量,脑、肾和冠状动脉血流保持不变。已经证明拉贝洛尔在治疗高血压危象和急性心肌梗死方面有效。

9. 艾司洛尔(esmolol) 是速效β肾上腺素能受体拮抗药,高选择性β₁阻滞药,起效快,500μg/kg静脉推注,在1～5min可迅速降低血压,单次注射作用持续时间15～30min。25～100μg/(kg·min)持续静脉滴注,最大剂量可达300μg/(kg·min)。Ⅰ度房室传导阻滞、充血性心力衰竭和哮喘慎用。

10. 酚妥拉明(phentolamine) 是一种非选择性α受体阻滞药,适用于伴有血液中儿茶酚胺过量的高血压急症,如嗜铬细胞瘤危象。但因其引起反射性心动过速,容易诱发心绞痛和心肌梗死,故禁用于冠心病患者。

11. 乌拉地尔(urapidil) 又名压宁定,对外周血管α₁受体有阻断作用,对中枢5-羟色胺受体有激动作用,因而有良好的周围血管扩张作用和降低交感神经张力作用。其降压平稳,效果显著,有减轻心脏负荷、降低心肌耗氧量、增加心脏每搏量、抗心律失常、降低肺动脉高压和增加肾血流量等优点,且安全性好,无直立性低血压、首剂反应、反射性心动过速及耐受性等不良反应。不增加颅内压,不干扰糖、脂肪代谢。目前特别适用于高血压急症伴急性左心衰竭、急性冠脉综合征、主动脉夹层、高血压脑病、急进型恶性高血压、妊娠高血压综合征伴先兆子痫等患者。肾功能不全可以使用。缓慢静推 10～50mg,监测血压变化,降压效果通常在 5min 内显示;若在 10min 内效果不够满意,可重复静推,最大剂量不超过 75mg;静推后可持续静滴 100～400μg/min,或者 2～8μg(kg·min)持续泵入,用药时间一般不超过 7d。

(二)用于高血压(亚)急症的口服降压药物主要有以下几种:

见表 24-4。

表 24-4　治疗高血压(亚)急症的口服降压药物

药物	剂量	作用开始/持续时间(停药后)	不良反应及注意事项
卡托普利	25mg 口服,1～2h 后可重复给药;或 25mg 舌下含服;	口服 15～30min/6～8h;舌下10～20mg/2～6h	低血压、双侧肾动脉狭窄患者可诱发急性肾衰竭;
可乐定	0.1～0.2mg 口服,需要时每1h 重复给药,总量 0.6mg;	30～60min/4～6h	低血压、嗜睡、口干;
拉贝洛尔	200～400mg 口服,每 2～3h 重复给药;	1～2h/2～12h	支气管痉挛、心脏传导阻滞、立位低血压;
哌唑嗪	1～2mg 口服,需要时每小时重复给药;	1～2h/8～12h	晕厥(首剂时易发生)、心悸、心动过速、立位低血压

1. **卡托普利(captopril)** 是口服血管紧张素转换酶抑制药的代表药物,它也可舌下含服。15min 起效,作用持续 4～6h。初次使用时极少引起急剧低血压效应,是治疗高血压亚急症的最安全口服降压药。同时给予襻利尿药如呋塞米可增强卡托普利的效果。常用剂量为 12.5～50mg/次,每日 2～3 次。其他常用的口服转换酶抑制药还有:依那普利、蒙诺普利、贝那普利、培哚普利。

2. **可乐定(clonidine)** 是中枢 α 肾上腺素能激动药,口服后 30～60min 起效,2～4h 达到最大效应。单一剂量 0.2mg 疗效与 0.1mg/h 相当。可乐定的最常见不良反应是嗜睡(发生率高达45%)可能会影响对患者精神状态的评估。

3. **拉贝洛尔(labetalol)** 是联合的 α 和 β 肾上腺素能受体拮抗药,口服 200～400mg,2h 起效。与其他的 β 受体阻滞药一样,拉贝洛尔可引起心脏传导阻滞,加重支气管痉挛。房室传导阻滞、心动过缓、慢性充血性心衰慎用。

4. **哌唑嗪(prazonsin)** 是 α 肾上腺素能阻滞药,可用于嗜铬细胞瘤患者的早期处理。不良反应包括晕厥(首剂时易发生)、心悸、心动过速和立位低血压。

5. **硝苯地平(nifedipine)** 是短效制剂,可口服、舌下含服或咀嚼,5～10min 起效,持续 3～5h,常用剂量为 5～10mg/次,每日 3 次。但因其可能引起急剧且不可控制的低血压效应,及反射性心动过速,增加心肌氧耗,恶化心肌缺血而可能危及生命。这种严重的不良反应是不可预测的,故目前认为应慎用于高血压危象。

(马 勇 魏万林 孟庆义)

参 考 文 献

1 胡大一. 高血压急症－新认识与临床实践. 中国危重病急救医学, 2003, 15(9):516－518

2 鲁 端. 高血压急症的诊断与治疗进展. 浙江医学, 2003, 25(4):195－197

3 施仲伟. 高血压急症的诊断和治疗. 内科急危重症杂志, 2004, 10(2):57－59

4 宋丽萍, 许玉韵. 高血压急症. 中国医刊, 2005, 40(10):16－19

5　卫生部心血管病防治研究中心. 中国高血压防治指南. 高血压杂志，2005，13 No Suppl：14

6　Aloia AD, Fiorina F, Vizzardi E, et al. Hypertensive crisis and acute, reversible, left ventricular systolic dysfunction：a case report. European Journal of Heart Failure, 2002,4(5)：655－660

7　Henry CS, Biedermann SA, Campbell MF. Spectrum of hypertensive emergencies in pregnancy. Critical Care Clinics,2004,20(4)：697－712

8　Stewart DL, Feinstein SE, Colgan R. Hypertensive urgencies and emergencies. Primary Care：Clinics in Office Practice, 2006,33(3)：613－623

9　Bisognano JD, Heitz SE, Bender SM. Characteristics of patients presenting to an emergency department with hypertensive urgencies. American Journal of Hypertension, 2005,18(5)：218

10　Flanigan JS, Vitberg D. Hypertensive emergency and severe hypertension：what to treat, who to treat, and how to treat. Medical Clinics of North America, 2006,90(3)：439－451

11　Aggarwal M, Khan IA. Hypertensive crisis：hypertensive emergencies and urgencies. Cardiology Clinics, 2006,24(1)：135－146

12　Patel HP, Mitsnefes M. Advances in the pathogenesis and management of hypertensive crisis. Curr Opin Pediatr, 2005, 17 (2)：210－214

13　Varon J, Marik PE. The management of hypertensive crises. Critical Care, 2003, 7 (5)：374－384

14　Vidt DG. Hypertensive Crises：emergencies and urgencies. J Clin Hypertens, 2004, 6 (9)：520－558

15　Elliott WJ. Clinical features in the management of selected hypertensive emergencies. Progress in Cardiovascular Diseases, 2006,48(5)：316－325

第五篇

DIWUPIAN

瓣膜性心脏病

第**25**章 概 述

心脏瓣膜病是指各种原因,包括炎症粘连和纤维化、黏液瘤样变性、缺血坏死、钙质沉着或先天发育畸形,引起的心脏瓣膜(瓣叶、腱索及乳头肌)解剖结构或功能上的异常,造成单个或多个瓣膜急性或慢性狭窄和(或)关闭不全,导致心脏血流动力学显著变化,并出现一系列的临床症候群。在受累的瓣膜当中,以二尖瓣最为常见,其次为主动脉瓣。

在我国,曾在五六十年代占重要地位的风湿热和风湿性心脏病,其发病率及住院率已经明显下降,但仍是瓣膜性心脏病的最主要病因。瓣膜性心脏病最常见为风湿性心脏瓣膜病(风心病),其中 2/3 为女性。特别是患有瓣膜性心脏病的妇女在妊娠、分娩时期血容量增加及血流动力学变化,心脏承受额外负担使心功能进一步减退,可引起心力衰竭,甚至危及孕妇及胎儿的生命安全。另外,老年退行性变、结缔组织病以及近来研究发现减肥药物芬氟拉明-芬特明等导致的心脏瓣膜病以女性居多,本章主要论述妇女瓣膜性心脏病的分类、病因及病理。

第一节 心脏瓣膜病的分类

心脏瓣膜病可根据基础病因和生理学的异常进行分类,也可根据病变部位、瓣膜功能障碍类型以及病变性质进行分类。

1. 病变部位及解剖 心脏有 4 组瓣膜,分别界于心房与心室和心室与大动脉之间,前者称为房室瓣,包括二尖瓣和三尖瓣,后者称为主、肺动脉瓣,包括主动脉瓣和肺动脉瓣。病变只损害单独一个瓣膜者称为单瓣膜病,同时损害两个或两个以上瓣膜者称为联合瓣膜病或多瓣膜病。房室瓣由瓣环、瓣叶、腱索和乳头肌组成,主要承受心脏收缩时的心室内压力,主肺动脉瓣由纤维结缔组织的瓣环和瓣叶组成,主要承受心脏舒张时的主、肺动脉内压力。心脏瓣膜的受压不同,瓣膜的易损性亦不同,在妇女心脏瓣膜病中,二尖瓣和主动脉瓣最易受损。

(1)二尖瓣(mitral valve):位于左房室周缘,由瓣叶、瓣环、腱索和乳头肌组成。二尖瓣叶分前后两瓣,瓣叶的根部附着于房室口处的二尖瓣环,游离缘对向心室腔,与腱索相连,止于乳头肌。前瓣较大,位于右前方,接近主动脉根部,界于左房室口与主动脉口之间,为主动脉瓣的无冠窦直接延续而来,其附着缘占二尖瓣环的 1/3;后瓣较小,位于左后方,它们通过腱索连于乳头肌。后瓣的游离缘常被较小的切迹分为三部分,好似三个扇叶,故称为"三扇贝形结构"(tri scalloped structure),其附着缘占二尖瓣环的 2/3,临床上二尖瓣脱垂以后瓣脱垂多见。

二尖瓣环的口径是可变的,左房收缩可使二尖瓣口缩小,当心室收缩时二尖瓣环可进一步缩小,所以二尖瓣环不仅是瓣叶的附着缘,而且还起括约肌的作用。目前认为二尖瓣叶、瓣环、腱索、乳头肌、左房和左室六者共同在功能上作为一个整体组成二尖瓣复合体或二尖瓣装置,其中任何一个功能失调,都影响血流动力学。

腱索起于乳头肌尖端,附于瓣膜游离缘和心室面,主要是防止心室收缩时瓣膜缘向左房翻转和加固瓣膜,防止过度向心房膨出。左室每个乳头肌分出7～12条腱索,为一级腱索,可有两次分支,为二级、三级腱索。腱索附着异位、腱索融合或断裂均能影响二尖瓣的功能。由左房进入左室的血流的中央部分,是经过二尖瓣孔,而血流的周围部分,则是经过腱索的缝隙,因此腱索融合,减少了腱索间的缝隙,可引起二尖瓣狭窄。而一级腱索断裂,可引起二尖瓣关闭不全。

在左室的前后壁上有强大的一组乳头肌,附于室壁中、下1/3处,与心室壁平行排列,在心脏收缩期开始至射血期,通过腱索,给瓣膜以最理想的垂直拉力,使两个瓣膜一起活动,射血时防止瓣膜翻入左房。

(2)主动脉瓣(aotic valve):位于主动脉口,在左室的右上方,为3个半月瓣,分别称左瓣、右瓣和后瓣,其底部附着在弧形弯曲的瓣环上,左室排血期主动脉瓣口开放,左室舒张期主动脉瓣口关闭,瓣叶的游离缘互相密接以防止血液回流至左室。

(3)三尖瓣(tricuspid valve):位于右房室口,按部位分为前瓣、后瓣和内侧瓣,前瓣较大,后瓣较小,内侧瓣贴于室间隔上,有时可部分或完全遮盖室间隔膜部的缺损,使缺损不易被发现,另外,在膜部修补术中也经常会涉三尖瓣。瓣膜的底部附着于房室口处的三尖瓣环。

每个瓣可分为三个带:近附着缘部分较厚为基底带;近游离缘部分呈新月形,厚而粗糙,为粗糙带;二带之间薄而透明为透明带。粗糙带上有一明显隆起线为瓣膜闭合线,闭合线以下的粗糙带在瓣膜闭合时互相贴合为瓣膜的接触区,瓣膜发生病变时,多发生在闭合线及线以下的粗糙带。两个尖瓣相连接处的瓣膜组织称连合,瓣膜粘连多发生于连合处,造成房室口狭窄。

右室有3组乳头肌,其底部连于心室壁而尖端突入右室腔,从乳头肌所发出的腱索多分布至游离缘、粗糙带室面和基底带,较少或无腱索至透明带。当心室收缩时,血液推动瓣膜,封闭房室口,由于乳头肌收缩,腱索牵拉瓣膜,使它不致翻入右房。从而防止血液倒流至右房。三尖瓣环、三尖瓣、腱索和乳头肌在功能上是一个整体,为三尖瓣复合体,防止血液从心室逆流入心房,因此,四者中任何一个功能失调,都能造成严重的血流动力学的影响。

(4)肺动脉瓣(pulmonic valve):位于肺动脉口,3个半月形瓣膜,分别称为前瓣、右瓣和左瓣。每瓣游离缘的中央又有一半月瓣结,当心室舒张时,瓣膜关闭,借半月瓣结的互相接近,使瓣的闭合更加紧密,防止血液逆流返回右室。瓣环位于主动脉瓣环上1.5cm处,除没有冠状动脉口外,在结构上,肺动脉瓣与主动脉瓣相似。

2. 瓣膜功能障碍类型 心脏瓣膜是保证心脏收缩时血液定向流动的阀门,根据瓣膜功能障碍可分为瓣口狭窄及瓣膜关闭不全两种主要类型。瓣口狭窄导致心脏排血受阻,致使狭窄口远端供血不足,出现晕厥、心绞痛或呼吸困难等;狭窄口近端有血流淤滞,造成肺淤血或肝、脾淤血等。瓣膜关闭不全导致心脏舒张时血液从瓣口反流,使进入心腔的血量增加,加重心脏容量负荷,造成舒张功能障碍型心力衰竭。

3. 病变性质 根据病变性质可分为起始于心脏瓣膜本身的原发病变和由其他部位的病损累及瓣膜的继发病变,也有称为先天性和获得性病变。如先天性主动脉瓣二瓣化、三尖瓣下移畸形(Ebstein畸形)等,继发性或获得性瓣膜病可由于理化、生物因子,外伤性损害以及肿瘤等病因不同进一步分类。以前也常把心脏瓣膜病分成风湿性和非风湿性两大类,然后再细分。

因此,心脏瓣膜病的诊断最好要结合病损部位、瓣膜功能损伤类型和严重程度以及病因等来确定。

第二节 心脏瓣膜病的病因及病理

妇女心脏瓣膜病目前已知的病因主要有以下几种:先天性畸形、炎症、退行性变、结缔组织病、药物等,创伤、肿瘤及缺血性坏死所致瓣膜病在妇女中较少见。

(一)先天性畸形

由于影像学等诊断技术的进步与心脏外科手

术的发展,在妊娠合并心脏病的患者中,其发病率已经明显高于风湿性心脏病。据上海妊娠合并心脏病协作组 1981—1995 年资料与上海第一医学院 1953—1975 年资料比较,先天性心脏病与风湿性心脏病在 20 世纪 50~70 年代发病率之比为 1:4.05;在 80~90 年代已逆转为 1.76:1,发病率居风湿性心脏病之上。在妇女心脏瓣膜病中,由于在心脏发育过程中,心内膜垫发育不完善或畸变造成的瓣膜先天性畸形主要有以下几种。

1. 二尖瓣先天畸形　包括二尖瓣裂(常伴有第一孔未闭型房间隔缺损)、伞形二尖瓣叶(Shone 综合征中的一部分)、二尖瓣脱垂以及瓣叶直接与乳头肌相连(缺乏交织腱索)的二尖瓣畸形。其中,二尖瓣脱垂(二尖瓣黏液样变性、收缩期喀嚓音－杂音综合征、Barlow 综合征、波状二尖瓣尖综合征、二尖瓣松弛综合征以及二尖瓣过长)在人群中的发病率为 3%~5%,各年龄组均有报道,女性约为男性的 2 倍。目前,二尖瓣脱垂是接受二尖瓣手术患者中最常见的病理学改变。

2. 主动脉瓣先天畸形　包括先天性单叶式主动脉瓣、先天性二叶式主动脉瓣畸形。单叶式主动脉瓣有 2 种形态类型:圆顶样无连合瓣叶和单连合的瓣叶,在年龄不足 15 岁的主动脉瓣狭窄病人中,单联合部单叶式主动脉瓣约占 60%,先天性单叶式主动脉瓣畸形病人患感染性心内膜炎危险性较高。

先天性二叶式主动脉瓣在人群中发生率为 1%~2%,是 50~70 岁年龄主动脉瓣狭窄患者最常见的病因,男女比例为 1.4~4:1,妇女先天性二叶式主动脉瓣较少见。

3. 三尖瓣先天畸形　包括三尖瓣闭锁、Ebstein 畸形、先天性瓣叶发育不良或瓣环扩张及三尖瓣裂等。其中,Ebstein 畸形占先天性心脏病总数的 1% 以下,病理学特点为三尖瓣叶畸形与右室异常。Ebstein 畸形为三尖瓣下移至右室,从而使部分右心室变为功能性右心房的一部分。三尖瓣隔叶及后叶下移,三尖瓣口相对正常,表现为轻度心房化。Ebstein 畸形可单独存在,但常伴有膜部室间隔缺损及肺动脉狭窄或闭锁,出生后若能生存,可有运动耐力减低、右室功能不全所致的发绀、三尖瓣关闭不全、右向左分流等。

4. 肺动脉瓣先天畸形　包括先天性肺动脉瓣狭窄、先天性瓣叶缺失或发育不良以及四叶式肺动脉瓣。其中主要为先天性肺动脉瓣狭窄,狭窄的肺动脉瓣表现为三个位置正常的连合伴发育不良的瓣叶,两个瓣叶及两个连合(二叶式瓣),单叶瓣及单个连合(单叶式瓣,单连合),或一个瓣尖而无连合(单叶无连合瓣)。单纯性肺动脉瓣狭窄的病人可存活至成年。外科手术切除肺动脉瓣病变最常见于法洛四联症,瓣膜通常为二叶式,伴有瓣环发育不良。

(二)炎症

包括细菌、病毒以及真菌等生物因子对瓣膜结构所造成的破坏,在妇女心脏瓣膜病中,目前仍以链球菌感染所致的风湿性心脏病为首要病因。但近 30 年来,由于社会经济环境条件的改善、链球菌感染发生率下降以及应用抗生素等综合因素,风湿性心脏瓣膜病发病率较前明显下降。在最近的一项研究中,Dare 等报道风湿性心脏瓣膜病发病率已由 1965 年 Olson 报道的 89% 下降至 49%,国内 1996 年报道在外科手术切除病变的二尖瓣患者中,风湿性病变占 35%。

风湿性心脏瓣膜病中,二尖瓣病变约占 90%,主动脉瓣病变约占 10%,三尖瓣及肺动脉瓣病变极少见。国外报道二尖瓣病变中 90% 为二尖瓣狭窄,6%~7% 为二尖瓣关闭不全,其余为主动脉瓣病变。

绝大多数二尖瓣狭窄是风湿热后遗症,病理表现为炎症后瓣膜的风湿性瘢痕形成,其中 2/3 为女性。出现临床症状和体征的年龄通常为 30~40 岁,外科手术常在 50 岁左右。妊娠妇女最常见的风湿性心脏瓣膜病是二尖瓣狭窄,对心肺血流动力学危害较大,急性肺水肿及心律失常发生率高,是妊娠期最危险的一种疾病。风湿性二尖瓣关闭不全男性多于女性。三尖瓣病变亦几乎均由风湿病引起,大部分表现为三尖瓣关闭不全或同时伴有狭窄,常合并二尖瓣病变,较多见于女性。而风湿性主动脉瓣狭窄及关闭不全多见于男性,肺动脉瓣病变极少由风湿引起。

(三)退行性变

随着近十年对退行性心脏瓣膜病的研究与认识以及超声技术的不断完善,退行性变所致的瓣膜损害发生率较前上升。退行性心脏瓣膜病也称钙化性心脏瓣膜病,是心脏瓣膜纤维层的退行性病变及钙盐沉积的结果,心脏瓣膜发生钙化,不仅引发瓣膜功能失常,导致血流动力学障碍,促进充血性心力衰竭的发生,还能导致心律失常、心肌梗死、脑血管病等发生,有时甚至引发心源性猝死。退行性心脏瓣膜病多见于60岁以上老年人,左侧瓣膜病变重于右侧心瓣膜。本病与性别有关,主动脉瓣钙化男性多见,而二尖瓣环钙化则女性多见。在>80岁的患者中,无论主动脉瓣钙化或二尖瓣环钙化均以女性占优势。

在所有退行性心脏瓣膜病中,主动脉瓣钙化性病变居多。退行性主动脉瓣狭窄系由钙质沉积于瓣膜基底部的固定线上而使瓣尖丧失活动所致。这是成年人主动脉瓣狭窄最常见的原因,也是目前最常见的需进行主动脉瓣置换的疾病。

(四)结缔组织病

包括系统性红斑狼疮、类风湿性关节炎、血清阴性脊椎关节病(HLA-B27相关性心脏病)等。系统性红斑狼疮(SLE)可累及心脏,引起心包炎、心肌炎、心内膜炎及瓣膜损伤。本病女性约占90%,常为育龄妇女。

自二维超声心动图技术发明以来,发现约35%的SLE患者存在心瓣膜病变。超声中最多见的是二尖瓣后叶基底部增厚。SLE所致的瓣膜病最常引起血流动力学异常的瓣膜病变为二尖瓣反流,占抗磷脂抗体阳性SLE患者的22%~26%,主动脉瓣反流较少见,二尖瓣或主动脉瓣狭窄更为罕见。病理上,SLE的瓣膜损伤可为尖头状、疣状、无蒂的纤维化赘生物,长3~4mm,多位于二尖瓣心室侧的瓣尖部,可附着于腱索,且可不同程度地向瓣叶心房面延伸。在主动脉瓣,赘生物多位于瓣叶连合处,赘生物牢固的附着于瓣膜表面。若病变广泛,可有典型的纤维化、瓣叶增厚、瘢痕形成以及瓣叶缩短,最终导致瓣叶反

流。不过,对SLE患者的瓣膜病变很少应用外科手术治疗。

类风湿性关节炎最常见的心脏表现为纤维素性心包炎,但可累及心肌、心内膜与心脏瓣膜。类风湿性关节炎80%发病于35~50岁,女性患者约是男性的3倍。在对214例类风湿性关节炎病人进行为期18年的随访研究中发现,6例发生心脏瓣膜病(3%),最常累及的部位为二尖瓣,其次为主动脉瓣,三尖瓣极少见。尸检发现,心脏的所有4个瓣膜均可见类风湿结节。类风湿结节累及瓣膜一般并不引起瓣膜的功能障碍,如发生瓣膜障碍,瓣叶反流远比狭窄更为多见。病理上,类风湿结节位于靠近瓣环附着部的瓣叶基底部中央,结节中央有一坏死区,周围环绕着栅状排列的组织细胞、巨细胞、大量浸润的淋巴细胞以及数目不等的浆细胞。结节处的瓣叶极度增厚,在瓣环处结节可凸入室腔。急性损伤可愈合,导致瓣叶僵硬及伴有慢性炎症的瘢痕形成,但风湿结节却不再存在,纤维性瘢痕及瓣叶的挛缩可导致瓣膜进一步的关闭不全。

血清阴性脊椎关节病与HLA-B27组织相容性抗原有关,可累及主动脉根部以及主动脉瓣尖,从而产生明显的慢性主动脉瓣关闭不全。男性多见,但女性发病较严重。瓣叶尤其是瓣叶基底部可发生瘢痕及纤维性增厚,最终导致瓣叶挛缩、瓣尖游离缘向内翻卷、局灶性慢性炎症形成。

(五)药物

近来研究发现减肥药物芬氟拉明-芬特明等可导致心脏瓣膜病,而且服药人群中以女性居多。Teramae等观察了191名(164名女性)服上述药物的患者,发现有31%患者经心脏超声检查合并心脏瓣膜改变,主要是轻度主动脉瓣反流。

(刘 丽 赵玉生)

参 考 文 献

1 陈灏珠. 实用内科学. 第11版. 人民卫生出版社, 2000

2 Corte AD, Romano G, Tizzano F, et al. Echocardiographic anatomy of ascending aorta dilatation: Correlations with aortic valve morphology and function. International Journal of Cardiology, 2006, 15 (5):

297—299

3 Bonow RO, Carabello BA, Kanu C, et al. ACC/AHA 2006 guidelines for the management of patients with valvular heart disease: a report of the American College of Cardiology/American Heart Association Task Force on Practice Guidelines (writing committee

to revise the 1998 Guidelines for the Management of Patients With Valvular Heart Disease): developed in collaboration with the Society of Cardiovascular Anesthesiologists: endorsed by the Society for Cardiovascular Angiography and Interventions and the Society of Thoracic Surgeons. Circulation, 2006, 114 (5): e84—231

4 Çomak E, Arslan A Türkoğlu, İ et al. A decision support system based on support vector machines for diagnosis of the heart valve diseases. Computers in Biology and Medicine, 2007, 37(1): 21—27

5 Uğuz H, Arslan A Türkoğl. İ et al. A biomedical system based on hidden Markov model for diagnosis of the heart valve diseases. Pattern Recognition Letters, 2007, 28 (4): 395—404

6 John P. Veinot. Pathology of inflammatory native valvular heart disease. Cardiovascular Pathology, 2006,15(5): 243—251

7 Martin M, Iglesias-Cubero G,Molina, BD et al. Mitral heart disease due to cabergoline. International Journal of Cardiology, 2007, 114(1): E7—E8

8 Ramdas G. Pai. Degenerative Valve Disease. Journal of the American College of Cardiology, 2006,48(12): 2601

9 Shahbudin H. Rahimtoola. valvular heart disease/cardiac surgery. Journal of the American College of Cardiology, 2006, 47 (11):D37—D40

10 Shapira N, Merin O, Rosenmann E, et al. Latent infective endocarditis: epidemiology and clinical characteristics of patients with unsuspected endocarditis detected after elective valve replacement. Ann Thorac Surg, 2004, 78 (5):1623—1629

11 Korakianitis T, Shi. Y A concentrated parameter model for the human cardiovascular system including heart valve dynamics and atrioventricular interaction. Medical Engineering & Physics, 2006, 28(7): 613—628

12 Walther T, Falk V, Mohr FW. Minimally invasive surgery for valve disease. Current Problems in Cardiology, 2006, 31(6):399—437

13 Treadway K. Heart sounds. N Engl J Med, 2006, 354 (11):1112—1113

14 Nkomo VT, Gardin JM, Skelton TN, et al. Burden of valvular heart diseases: a population-based study. The Lancet, 2006, 368(9540): 1005—1011

第26章 二尖瓣疾病

Chapter 26

第一节 二尖瓣狭窄

一、病理生理

正常成人二尖瓣口面积为 4～6cm²,瓣口直径 3～3.5cm,静息状态下约有 5L/min 血液在舒张期通过二尖瓣口流入左心室。当瓣口面积＜1.5cm² 才会出现不同程度的临床症状。临床上根据瓣口面积不同,将二尖瓣狭窄(mitral stenosis)分为轻度狭窄(瓣口面积 2.0～1.5cm²)、中度狭窄(瓣口面积 1.5～1.0cm²)、重度狭窄(瓣口面积＜1.0cm²)。二尖瓣狭窄引起的基本血流动力学障碍是舒张期左心房内血液流入左心室受阻,进而左房压力升高、肺循环淤血导致呼吸困难,最终致右心功能障碍。

1. 左心房压力升高 当二尖瓣狭窄时,舒张期左房血液不易通过二尖瓣口,使得左房压力异常增高,左房与左室之间的压力阶差增加,收缩期左室压力必须升高到超过明显升高的左房压时,二尖瓣才开始关闭,故二尖瓣关闭延迟。左房压升高,通过狭窄二尖瓣口的血流速度加快并产生涡流,患者出现舒张期杂音。随着左房压的升高,左房扩张增大,形成巨大左房。长期左房扩大、左房壁纤维化、心房肌束排列紊乱以及牵拉心房传导纤维,产生心房肌传导速度和不应期的不一致,导致心房颤动。房颤的发生使心房收缩消失,左室充盈量减少,心排血量减少 20％,加重血流动力学紊乱的程度。进行性左房扩大另一个并发症

是左心房附壁血栓形成,有左房附壁血栓的二尖瓣狭窄患者中,有 20％ 的患者有栓塞史。发生栓塞的高危因素有:大于 35 岁、合并房颤、低心排血量、左心耳大。

2. 肺循环淤血 左房肌层薄,代偿能力差,且与肺静脉之间无瓣膜装置,故二尖瓣狭窄时肺循环功能紊乱出现较早。左房压升高可引起肺静脉和肺毛细血管压力进一步升高、肺血管扩张和肺淤血、和肺动脉压被动性升高。肺毛细血管内血流在后方有肺动脉高压的驱动,前方又受阻于左房和肺静脉高压,一旦肺毛细血管压超过血浆胶体渗透压,液体漏入肺间质,引起间质性肺水肿。当肺动脉压进一步升高,液体不但积聚于肺间质,而且进入肺泡腔,产生肺泡水肿,出现左心功能不全的症状和体征。

一般认为,二尖瓣狭窄患者出现左心功能不全的症状时,瓣膜口面积减少到正常的 1/2 以下,要维持患者生存瓣口面积至少要在 0.5cm² 以上。

3. 右心功能障碍 中度肺动脉高压时,右室压力负荷增大使右室壁肥厚,右室收缩压升高,但右室舒张压和右房压正常,右心功能尚可正常,但重度肺动脉高压时,肺动脉干扩张,肺动脉瓣功能性关闭不全,舒张期血流从肺动脉向右心室反流。长期右心室压力及容量负荷过度,超过右心室的代偿能力,可致右心衰竭,引起肝淤血及外周水肿。发生右心衰竭后,肺动脉压有所降低,肺淤血程度有所减轻,肺水肿发生减少(图 26-1)。

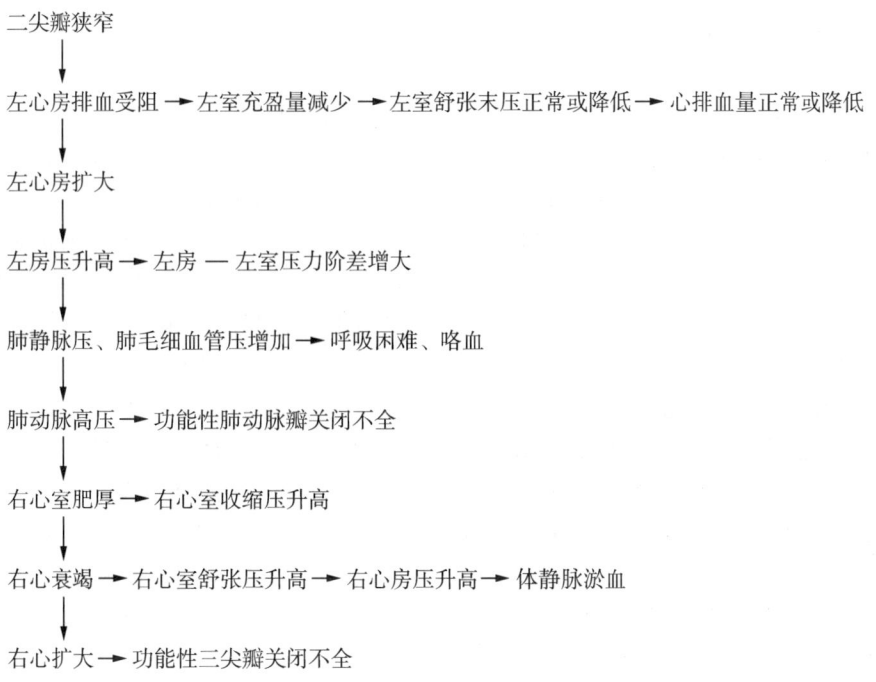

图 26-1 二尖瓣狭窄的血流动力学特征

二、临 床 表 现

通常情况下,急性风湿热后至少 2 年才能形成明显的二尖瓣狭窄,15～20 年后才开始出现临床症状。从症状轻微(心功能 2 级)到症状明显(心功能 3～4 级)需 3～5 年,多数患者在 30～40 岁丧失劳动能力。

(一)症状

早期可无症状,患者能胜任一般体力活动或劳动,通常于体检时发现二尖瓣狭窄的明显体征而被确诊。以后随着二尖瓣狭窄的加重,在二尖瓣中度狭窄(瓣口面积<1.5cm²)时,才有明显的症状,表现如下:

1. 呼吸困难 是最主要的症状,是由于慢性肺淤血、肺的顺应性下降所致。最早期表现劳力性呼吸困难,仅在重度体力劳动或剧烈运动时出现,稍事休息可以缓解,常不引起患者的注意。随着狭窄的加重,日常轻微活动即可出现呼吸困难,严重者出现休息时呼吸困难、端坐呼吸和夜间阵发性呼吸困难,当有劳累、情绪激动、呼吸道感染、性交、妊娠或快速心房颤动等诱因时,可诱发急性肺水肿。

2. 咳嗽 除非合并呼吸道感染或急性肺水肿,多为干咳,多在夜间睡眠时及劳累后,系静脉回流增加,加重肺淤血引起咳嗽反射。部分患者在卧位时干咳,可能由于增大的左心房压迫左主支气管而引起刺激性干咳。肺淤血和支气管黏膜水肿、渗出,加上支气管黏膜上皮细胞纤毛功能减退,易引起支气管和肺部感染,此时患者咳黏液样或脓痰。

3. 咯血 发生率 15%～30%,多见于中、重度二尖瓣狭窄患者,可有以下几种情况。

①突发大咯血:常见于妊娠期或较剧烈的体力活动时,是由于左房压的急剧升高,原已扩张的支气管静脉破裂所致。出血量可达数百毫升,因出血后肺静脉压下降,出血常自行终止,故极少发生出血性休克,但必须警惕咯血所致窒息。这种大咯血多发生在二尖瓣狭窄的早期,仅有轻、中度肺动脉压增高的患者。当肺静脉高压持续存在时,支气管静脉的管壁代偿性增厚,咯血发生率反而下降。

②粉红色泡沫痰:为急性肺水肿时肺泡毛细血管破裂的体征性表现。

③痰中带血或血痰:与支气管炎、肺部感染和

肺充血或毛细血管破裂有关,常伴夜间阵发性呼吸困难。二尖瓣狭窄晚期出现肺梗死时,亦可以咳血痰。

4. 胸痛　约有 15% 的二尖瓣狭窄患者有胸痛表现,多为胸骨后或心前区压迫感、闷痛感,持续时间较心绞痛久,硝酸甘油多无效,可能是由于肥大的右心室壁张力增高,同时心排血量降低致右心室缺血引起。经二尖瓣分离术或扩张术后可缓解。

5. 右心室衰竭的症状　当右心受累致右心衰竭时,由于胃肠道淤血和功能紊乱,可致食欲减退、恶心、呕吐。因肝淤血和肝功能减退可出现肝区疼痛、肝大、腹胀、下肢水肿、消瘦等表现。

6. 血栓栓塞症状　20% 的二尖瓣狭窄患者在病程中发生血栓栓塞,其中 80% 合并有心房颤动。栓塞最易发生在脑血管,脑栓塞约占 75%,可表现为失语、肢体活动不灵、重者出现昏迷等。其余包括冠状动脉、肠系膜动脉、脾动脉和肾动脉,表现为胸痛、腹痛等,部分患者可反复发生或为多发性栓塞。

7. 其他　因二尖瓣狭窄致心排血量降低可出现疲乏无力;因阵发性心动过速或心房纤颤时可有心悸;扩张的左肺动脉和左房压迫左喉返神经时可出现声嘶(Ortner 综合征);扩张的左房压迫食管而产生吞咽困难等,后两种症状少见。

(二)体征

1. 视诊　重症二尖瓣狭窄患者的双颊呈紫红色、口唇轻度发绀,即所谓的"二尖瓣面容",其发生机制与心排血量降低及外周血管收缩有关。肺动脉高压时可见颈静脉怒张。

2. 触诊　心脏触诊:心尖最强搏动点可正常或变小,重度二尖瓣狭窄患者,由于充盈极度减少,心尖冲动不易触及。在心尖部可扪及舒张期震颤,左侧卧位时明显。当出现肺动脉高压时,可出现胸骨旁隆起,并可在胸骨左缘触及右心室的收缩期抬举样搏动。当出现右心衰竭时,颈部可触及颈动脉异常搏动;右肋下可触及肿大的肝脏,质软、有压痛;肝颈静脉回流征阳性;身体下垂部位出现指凹性水肿等。

3. 叩诊　轻度狭窄患者心界常无扩大,中度以上狭窄患者,由于肺总动脉和右心室发生扩张,叩诊心浊音界在胸骨左缘第三肋间向左扩大,整个心浊音界呈梨形。

4. 听诊　常有以下特征:

(1)二尖瓣狭窄的特征性杂音为心尖部舒张中晚期低调、递增型、隆隆样杂音,患者于左侧卧位时听诊明显。窦性心律时,由于舒张晚期心房收缩,促使血流加速,使杂音此时增强。心房颤动时,不再有杂音的舒张中晚期加强。该杂音的响度与瓣口的狭窄程度并无直接关系,但该杂音的持续时间常与二尖瓣狭窄的严重程度有关,持续时间越长,狭窄程度越重。二尖瓣呈轻度或中度狭窄时,该杂音位于舒张中晚期,二尖瓣重度狭窄时,该杂音占据整个舒张期。

(2)第一心音(S1)亢进,呈拍击样,在临床上常常是最先发现的一个重要体征。房颤时,一个响亮的 S1 通常应引起医师的注意,并寻找二尖瓣狭窄的其他证据。第一心音增强与病变的二尖瓣叶关闭有关,当合并有二尖瓣关闭不全或瓣膜严重钙化时 S1 亦可减弱。

(3)二尖瓣开瓣音(opening snap,OS),为一紧随第二心音之后的、高调、短促而响亮的附加音,呼气时明显,多于胸骨左缘第 3、4 肋间和心尖区的内上方听诊较清楚。其产生机制是血流经狭窄的二尖瓣口进入左室时,二尖瓣迅速开放到一定程度突然终止,引起二尖瓣前叶(隔膜型瓣膜口的主瓣)在开放时发生震颤所致,高度提示二尖瓣狭窄以及瓣膜仍有一定的柔顺性和活动力,对决定手术治疗有一定意义。

(4)Graham-Steel 杂音:严重肺动脉高压时,可在胸骨左缘第 2～4 肋间闻及一高调、递减型、舒张中晚期、吹风样杂音,沿胸骨左缘向三尖瓣区传导,吸气时增强。此乃由于肺动脉及其瓣环的扩张,造成相对性肺动脉瓣关闭不全所致。

(5)三尖瓣全收缩期吹风样杂音:严重二尖瓣狭窄患者,由于肺动脉高压,右心室扩大,引起三尖瓣瓣环的扩大,导致相对性三尖瓣关闭不全,出现三尖瓣区全收缩期吹风样杂音。右心室显著增大时,杂音可在心尖区听到,吸气时明显。

三、实验室检查

(一)X 线检查

多表现为左房增大、右室增大、主动脉结缩小、肺动脉干和次级肺动脉扩张、肺淤血、间质性肺水肿、含铁血黄素沉着和二尖瓣钙化等。

1. **左心房增大** 后前位可见左心缘变直,右心缘有双心房影,左前斜位可见左心房使左主支气管上抬,右前斜位钡剂透视可见增大的左房压迫食管下段后移。但应注意,胸片上左房的大小与二尖瓣狭窄的严重程度并无正比关系。

2. **肺淤血** 肺静脉压力升高可致肺静脉淤积,早期为毛细血管及肺小静脉扩张,可有少量血浆外渗。首先累及下肺静脉,发生下肺静脉收缩,造成血液再分布,上肺静脉扩张。肺上叶血流再分布是二尖瓣狭窄的特征性表现。X线表现:①肺纹理普遍增多,稍增粗,边缘模糊,尤以中下肺野为著;②肺门影增大,尤其是上肺门影增宽,反映上肺静脉扩张,下肺静脉正常或变细。肺门影边缘模糊;③肺野透光度降低;④肺内含铁血黄素沉着、钙化。

3. **间质性肺水肿** 肺静脉压升高超过血浆蛋白渗透压(>25mmHg),可因血浆外渗而引起肺水肿,首先渗入到肺间质出现间质性肺水肿,X线表现:①Kerley B线为纤细、致密、不透光的水平线,是由于左房压的升高导致肺静脉压增高以及肺脏的小叶间隔和淋巴管扩张伴水肿所致,常见于肺野中下部近肋膈角处。一般当左房压达20mmHg时,中下肺可见 Kerley B线(图26-2)。②Kerley A线多见于较重患者,为一自肺野外围斜行引向肺门的线状阴影,多见于上叶(图26-3)。③叶间胸膜影增厚,肋膈角变钝,反映叶间和

肋膈角少量渗液。

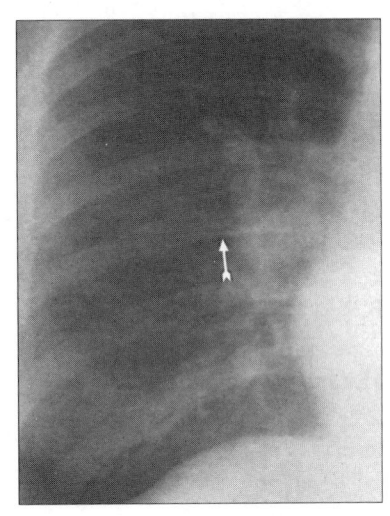

图 26-3　Kerley A 线

多见于急性左心衰,自肺野外围斜行引向肺门的线状阴影,长为5~10cm,宽为 0.5~1mm

4. **二尖瓣钙化** 二尖瓣叶钙化是二尖瓣狭窄的一个重要表现,它有助于明确是否进行瓣膜成形和瓣膜置换的手术治疗方式。后前位及侧位X线片可发现二尖瓣钙化,但在X线透视下检查更为可靠。二尖瓣钙化在老年女性患者中常见。

5. **肺动脉高压、右室增大** X线表现后前位心尖圆凸上翘,右下肺动脉干增宽侧位心前缘向前隆凸、右前斜位肺动脉圆锥部膨隆等(图26-4)。

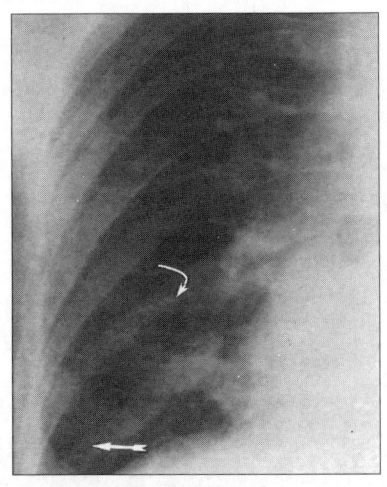

图 26-2　二尖瓣狭窄时胸片上示 Kerley B 线

水肿液潴留于增厚的小叶间隔,多见于肋膈角区,长 2~3cm,宽 1~3cm,垂直于侧胸壁

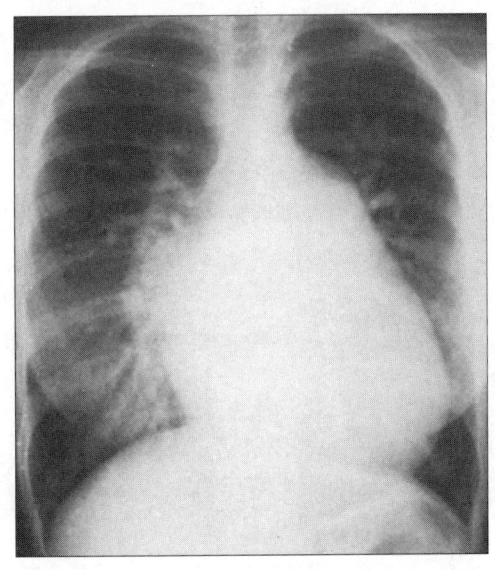

图 26-4　二尖瓣狭窄时并右室扩大和肺动脉高压

（二）心电图检查

轻度二尖瓣狭窄者心电图可正常，特征性改变为 P 波增宽且呈双峰形，提示左房增大。合并肺动脉高压时，显示右心室增大，电轴右偏。晚期常合并心房颤动。

1. 二尖瓣型 P 波：宽度＞0.12s，伴切迹，Pv1 终末负性向量增大。P 波电压多正常，振幅增高可见于合并肺动脉高压或三尖瓣狭窄者。

2. 心电轴右偏、右室肥厚、右束支传导阻滞。

3. 房颤：早期可表现为频发和多源房性期前收缩，为房颤的前兆。当左房明显增大时，往往出现房颤波，表现为正常 P 波消失、代之以锯齿状 f 波，R－R 间期绝对不等。

（三）超声心动图检查

是最敏感和特异的无创性的诊断方法，对确定瓣口面积和跨瓣压力阶差、判断病变的程度、决定手术方法以及评价手术的疗效均有很大价值。超声心动图还可以对房室大小、室壁厚度和运动、心室功能、肺动脉压、其他瓣膜异常和先天性畸形等方面提供信息。

1. M 型超声 舒张期充盈速率下降，即 EF 斜率降低；正常的双峰消失，E 峰后曲线下降缓慢；二尖瓣前叶、后叶于舒张期呈从属前叶的同向运动，即所谓城垛样改变（图 26-5）。左房扩大、右室肥大及右室流出道变宽。M 型超声可定性诊断二尖瓣狭窄，但不能测量二尖瓣口面积。

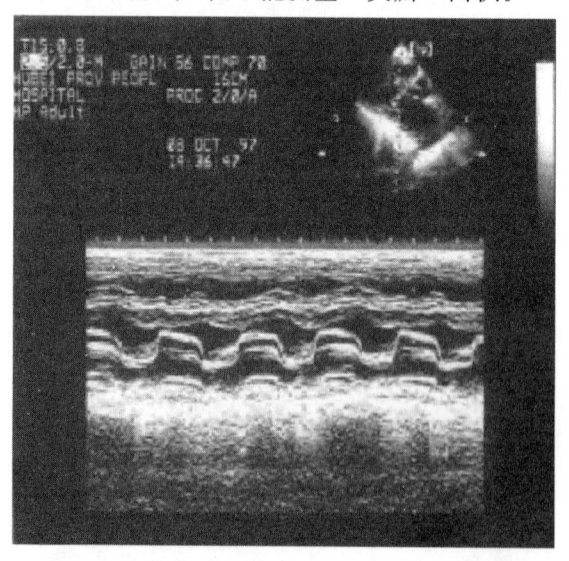

图 26-5 二尖瓣狭窄患者 M 型超声心动图显示二尖瓣活动呈城垛样改变，前后叶同向运动

2. 二维超声 二尖瓣前后叶反射增强、变厚，活动幅度减小，舒张期前叶体部向前膨出呈气球状，瓣尖处前后叶距离明显缩短，开口面积减小。二维超声可准确测量二尖瓣口面积、各个瓣环内径及各房室腔径，并能对二尖瓣的形态和活动度做动态观察（图 26-6）。

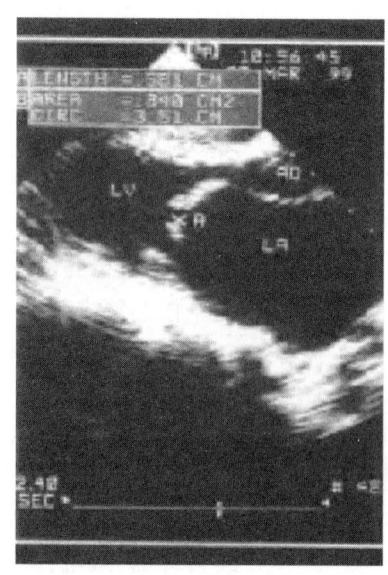

图 26-6 左心室长轴切面示二尖瓣狭窄患者左心房扩大，而二尖瓣瓣前瓣呈鱼钩样改变

3. 彩色多普勒超声 可显示缓慢而渐减的血流通过二尖瓣口，可实时观察二尖瓣狭窄的射流（图 26-7）。主要用于评价是否合并二、三尖瓣反流。

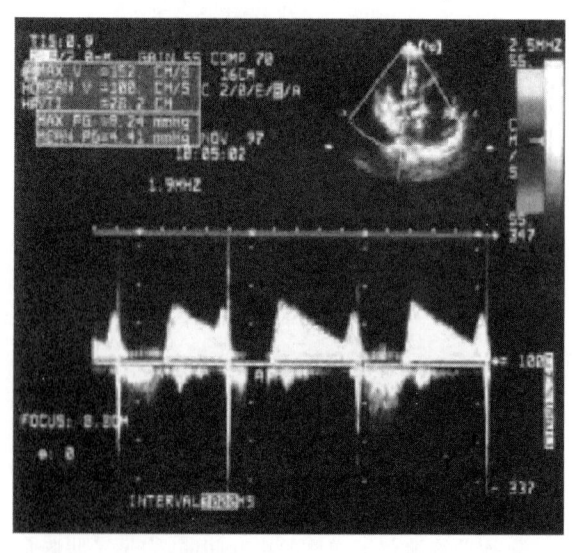

图 26-7 二尖瓣狭窄窦性心律患者的连续多普勒图像

4. 经食管超声(TEE) 可准确检出左房耳部及左房附壁血栓。二尖瓣狭窄的病人左房内常可见浓密的"烟雾状"自发性回声影像(SCE),系左房内血栓形成前期的表现。

(四)放射性核素检查

左房扩大,显像剂浓聚和通过时间延长,左室不大。肺动脉高压时,可见肺动脉主干和右室扩大。

(五)右心导管检查

右心导管检查是经股静脉或贵要静脉插管,在 X 线透视下将导管送达上腔静脉、右房、右室、主肺动脉及左右肺动脉。沿途分别在上述部位取血氧标本并连续测压,检测心血管血流动力学状况。主要适应证为先天性心脏病、肺动脉高压征象的诊断、危重病人血流动力学检测以及心血管疾病介入治疗前后血流动力学变化检测和随诊复查。

对极个别二尖瓣狭窄诊断有困难的病例才考虑行右心导管检查。其主要表现为右室、肺动脉及肺毛细血管压力增高,肺循环阻力增大,心排血量减低。穿刺心房间隔后可直接测定左房和左室的压力,二尖瓣狭窄早期舒张期跨瓣压力阶差正常,随着病情加重,压力阶差增大,左房收缩时压力曲线呈高大的 a 波。

(六)甲状腺功能检查

甲状腺功能亢进(甲亢)女性多见,发病率男女比率为 1∶4～6。二尖瓣狭窄有症状的妇女均应进行甲状腺功能检查。由于甲亢可增加二尖瓣血流及心排血量,故合并甲亢而二尖瓣狭窄并不严重的患者可能症状极为明显,这种情况下,积极治疗甲亢可以避免手术治疗。

四、诊断和鉴别诊断

发现心尖区隆隆样舒张期杂音伴 X 线或心电图示左房扩大,一般可诊断二尖瓣狭窄,超声心动图检查可确诊。

心尖区舒张期隆隆样杂音应注意与下列情况相鉴别:

1. 急性风湿性心肌炎 心尖区高调柔和的舒张早期杂音,每日变化较大,风湿活动控制后,杂音可消失。这是因为心室扩大,二尖瓣相对狭窄所致,即 Carey—Coombs 杂音。

2. "功能性"二尖瓣狭窄 见于各种原因所致的左室扩大,二尖瓣口流量增大,或二尖瓣在心室舒张期受主动脉反流血液的冲击等,如大量左至右分流的动脉导管未闭和室间隔缺损、高动力循环的甲状腺功能亢进和贫血等。此杂音历时较短,无开瓣音,性质较柔和,吸入亚硝酸异戊酯杂音减低,应用升压药后杂音增强。

3. 左房黏液瘤 为心脏原发性肿瘤中最常见者。临床症状和体征与二尖瓣狭窄相似,但呈间歇性,随体位而变化,可闻及肿瘤扑落音,一般无开瓣音,有反复的周围动脉栓塞征象,房颤少见。超声心动图示收缩期和舒张期二尖瓣后面均可见一团云雾状回声波。心导管检查显示左房压力明显升高,造影示左房内充盈缺损。

4. 原发性肺动脉高压 多发生于女性,无心尖区舒张期杂音和开瓣音,左房不扩大,肺动脉楔嵌压和左房压正常。

5. 三尖瓣狭窄 胸骨左缘下端闻及低调的隆隆样舒张期杂音,吸气时回心血量增加可使杂音增强,呼气时减弱。而二尖瓣狭窄舒张期杂音位于心尖区,吸气时无变化或减弱。超声心动图可确诊。

6. 严重主动脉瓣关闭不全 心尖区可听到舒张中晚期隆隆样杂音,即 Austin—Flint 杂音,其产生机制目前认为是:快速前向血流跨越二尖瓣口时,严重的主动脉反流使左室舒张压快速升高,导致二尖瓣已处于半关闭状态。Austin-Flint 杂音不伴有开瓣音和第一心音亢进。

五、并 发 症

1. 急性肺水肿 是重度二尖瓣狭窄的严重并发症。多发生于剧烈体力活动、情绪激动、感染、突发心动过速或快速房颤时,妇女妊娠、分娩时更易诱发。患者多表现为重度呼吸困难、发绀、不能平卧、咳粉红色泡沫样痰、双肺满布干湿性啰音。如不及时救治,可能死亡。

2. 心房颤动 二尖瓣狭窄并发心律失常以房性心律失常最常见,先出现房性期前收缩,以后出现房性心动过速、心房扑动、阵发性心房颤动直至持久性心房颤动。房颤时,舒张晚期心房收缩功能丧失,左室充盈减少,可使心排血量减少20%,所以,无症状的二尖瓣狭窄患者一旦发生房颤,可突然出现严重的呼吸困难,甚至肺水肿。此时恢复窦性心律或尽快控制心室率至关重要。

3. **血栓栓塞** 以脑栓塞常见,偶尔为首发症状。栓子多来自于扩大的左心耳伴房颤者。80%体循环栓塞患者有房颤,约 2/3 体循环栓塞为脑动脉栓塞,其次为四肢、肠、肾、脾等部位血管栓塞。右心房形成的附壁血栓可致肺栓塞。妊娠合并二尖瓣狭窄的妇女,妊娠期间血栓栓塞发生率更高,主要与妊娠期间血液循环中凝血因子增高、纤维蛋白溶解抑制、凝血因子增多、血液呈高凝状态有关。

4. **大咯血** 常见于妊娠期或较剧烈的体力活动时,是由于左房压的急剧升高,原已扩张的支气管静脉破裂所致。出血量可达数百毫升,因出血后肺静脉压下降,出血常自行终止,故极少发生出血性休克,但必须警惕咯血所致窒息。

5. **右心衰竭** 为晚期常见并发症。肺动脉高压导致相对性三尖瓣关闭不全时,右心排血量明显减少,右心容量负荷加重,出现体循环淤血等右心衰竭表现。同时,右心排血量减少时,肺循环血量亦减少,左房压下降,加之肺泡和肺毛细血管壁增厚,呼吸困难可有所减轻。

6. **肺部感染** 二尖瓣狭窄患者常有肺静脉压增高及肺淤血,易合并肺部感染。出现肺部感染后往往加重或诱发心力衰竭。

六、治　疗

当瓣口有效面积>1.5cm² 时,即二尖瓣轻度狭窄时,可给予一般治疗及并发症的治疗。当瓣口有效面积<1.5cm² 且伴有症状,尤其是症状加重时,应予介入治疗或手术治疗扩大瓣口面积,减轻狭窄。

(一)一般治疗

1. 无症状者无需治疗,但应避免剧烈体力活动,注意预防上呼吸道感染,定期复查。

2. 对于风湿性二尖瓣狭窄患者一经确诊即开始应用青霉素预防链球菌感染和风湿热的复发,长期甚至终身应用苄星青霉素(benzathine penicillin)120 万 U,每 4 周肌注 1 次。

(二)并发症的治疗

1. **急性肺水肿** 当患者因剧烈活动、情绪激动、肺部感染、妊娠、分娩等诱因出现呼吸困难、发

绀、咳粉红色泡沫样痰、大汗等急性肺水肿征象时,应迅速抢救,下述步骤宜同时进行。

①患者取端坐位,双腿下垂,以减少静脉回流。

②持续高流量面罩给氧,4~6L/min,有条件者可用麻醉机加压吸氧。

③吗啡:建立液路后,吗啡 3~5mg 静脉注入,于 3~5min 推完,必要时可间隔 15min 重复给药,共 2~3 次。也可皮下或肌内注射 5~10mg。吗啡是抢救急性肺水肿极为有效的药物,其作用机制是通过抑制中枢交感神经活性,减弱外周血管对交感缩血管活性物质的反应,从而降低外周血管阻力,减轻心脏负荷。此外,吗啡还具有镇静作用,可减轻或消除患者的烦躁不安。吗啡的不良反应为呼吸抑制、血压下降、呕吐等。若出现呼吸抑制时,可应用纳洛酮 0.4~0.8mg 静脉注射或肌注以对抗。

④快速利尿:呋塞米(速尿)20~80mg 静脉注射,于 2min 推完。呋塞米进入体内最先发挥的是扩张静脉的作用,5min 后才开始发挥利尿作用,一般在推完 15min 后尿量才会增加。也可静脉注射其他襻类利尿药,如丁尿胺(布美他尼)1mg。

⑤氨茶碱:可解除支气管痉挛并有一定的正性肌力及扩血管利尿作用,以 0.5mg/(kg·h)静脉点滴,有条件者可监测茶碱浓度。若无禁忌证,也可静脉注射糖皮质激素,如地塞米松 5~10mg,减轻支气管水肿,解除支气管痉挛。

⑥应慎用以扩张动脉为主的血管扩张药,因二尖瓣狭窄所致的肺水肿系二尖瓣口机械性阻塞引起。但若患者血压较高,也可应用硝普钠,从 6.25μg/min 开始,逐渐加量,将血压控制在正常范围内。此外,正性肌力药物对于单纯二尖瓣狭窄伴窦性心律的肺水肿无益,当房颤伴快速室率时可通过静脉注射毛花苷 C(西地兰)0.4~0.8mg 以减慢心率。

⑦急性肺水肿症状开始缓解时要明确诱因并治疗诱因,特别是合并肺部感染时,要用抗生素控制肺部感染,否则,肺水肿不易纠正或反复发作。

2. **房颤** 治疗原则是控制室率、争取恢复维持窦性心律、预防血栓栓塞。

①阵发性房颤伴快速心室率者,若血流动力

学稳定,首选洋地黄制剂如毛花苷C(西地兰)0.4～0.8mg分1～2次静脉注射,或β受体阻滞药如艾司洛尔0.5mg/kg静脉注射,必要时可重复,或地尔硫革10mg(0.25mg/kg)静脉注射。若血流动力学不稳定,应首先电复律。

慢性房颤:如房颤病程<1年,左房直径<60mm,无高度房室阻滞和病窦综合征,可行电复律或药物复律;如不宜复律或复律失败或复律后不能维持窦性心律而室率快者,可口服地高辛0.125～0.25mg/d,控制休息时的室率在70/min左右、活动后的室率在90/min左右,心率控制不满意时可加地尔硫革或β受体阻滞药。

②电复律或药物复律:复律前后各进行3～4周药物抗凝治疗,复律前抗凝是由于一个新形成的心房血栓需要至少2周的时间才能稳定;复律后抗凝则是由于部分患者的心房机械收缩功能需待2周以上才能恢复(心房顿抑现象)。

电复律:复律前1天给奎尼丁0.2g(普鲁卡因胺0.25～0.5g、普萘洛尔10mg、苯妥英钠100mg),准备复律时,给予地西泮0.3～0.5mg/kg或氯胺酮0.5～1mg/kg麻醉,患者睫毛反射开始消失时,给予同步直流电转复,起始能量常为100J,成功率在75%以上,转复成功后每6～8h口服奎尼丁0.2g。电复律并发症为体循环栓塞,并且由于电复律本身无维持窦律的作用,后者还需靠药物维持,且复发率为50%,反可影响患者情绪。

药物复律:主要为钠通道阻滞药(奎尼丁、普洛帕酮)和钾通道阻滞药(索他洛尔、胺碘酮)。奎尼丁用法为第1日每次0.2g,每2h1次,共5次,如未能转复,逐日每次递增0.1g至第3日,仍未转复则停药。

胺碘酮用法为0.2g/次,3～4/d,口服3～7d后改为0.2g/d。

③预防血栓栓塞:二尖瓣狭窄患者合并下列情况发生血栓栓塞风险较大,需要抗凝治疗:二尖瓣狭窄和房颤(阵发性、持续性或永久性)患者;二尖瓣狭窄患者,以前有过栓塞现象,即使是窦性心律;二尖瓣狭窄患者伴有左房血栓。

常用抗凝药目前为华法林,华法林为双香豆素类抗凝药中的一种,抗凝机制是通过与维生素K竞争羧化酶,使维生素K依赖的凝血因子Ⅱ、Ⅶ、Ⅸ、Ⅹ合成障碍,从而达到抗凝目的。华法林起始剂量一般为3mg,以后剂量应根据凝血酶原延长时间国际正常化比率(INR)来调节。INR一般控制在2～3。INR过低抗凝不充分,INR过高>4.5时易出现出血并发症。服华法林过程中应监测尿便常规,仔细观察是否有牙龈出血、鼻出血、皮肤黏膜出血等。合并高血压、溃疡病、血液病以及高龄患者宜慎用或不用。

二尖瓣狭窄并房颤妇女在妊娠期间尤其是妊娠前3个月,不主张用口服抗凝药,据报道一些口服抗凝药可引起胎儿脊柱异常及胎儿肝脏发育不成熟,过强的抗凝作用可引起华法林胎儿病,妊娠前3个月危险性最大,其程度与剂量相关性。美国(USA)文献提倡妊娠期间特别是前3个月,中断口服抗凝药,可给予肝素5 000U,12h皮下肌注1次,使APTT延长至对照的1.5倍。或一旦确定妊娠,停用华法林,皮下肌注肝素13周,之后恢复口服华法林至第9个月末,换用肝素一直到分娩。华法林不随乳汁分泌排出,产后即可使用,哺乳期应用安全。

3. 大咯血 应取坐位,用镇静药,静脉注射利尿药,一般为呋塞米(速尿)20～80mg静脉注入,降低肺静脉压效果好,止血药往往无效。如咯血量大,血红蛋白含量下降明显,可在严密观察下适当输血。

4. 右心衰竭 宜严格限盐(每日进盐量低于5g),视心功能情况,加用利尿药,有时还需用洋地黄类药物。

①利尿药:原则为间歇、小量、联合、交替使用。尽可能用口服利尿药,且保钾和排钾利尿药合用,同时注意血电解质以及体内酸碱平衡情况。如:氢氯噻嗪25mg、呋塞米20mg隔日(单双日)交替使用,联合螺内酯(安体舒通)20mg,3/d,连续使用7～10d可停药数天,视病情重复上述用法。特别注意:当出现低钠、低氯时(血钠<125mmol/L,血氯<90mmol/L)时,尽管使用大剂量利尿药,利尿效果也极差。此时宜嘱病人多吃盐,每日口服氯化钠3～6g,但绝对控制饮水,同时每日静脉泵入3%氯化钠100～450ml,此时口服利尿药加倍,螺内酯120mg/d,呋塞米40～60mg隔日1次,氢氯噻嗪50mg隔日1次,待心衰纠正后,口服利尿药减量。

②洋地黄类药物:最常用的为地高辛,小剂量0.125~0.25mg/d 长期口服,注意观察洋地黄类药物毒性反应。

(三)介入治疗－经皮穿刺球囊二尖瓣成形术(PBMV)

为缓解单纯二尖瓣狭窄的首选方法。PBMV是将球囊导管从股静脉经房间隔穿刺跨越二尖瓣,用生理盐水和造影剂各半的混合液体充盈球囊,分离瓣膜交界处的粘连融合而扩大瓣口。

1. 适应证

(1)心功能Ⅱ~Ⅲ级。

(2)瓣膜无钙化、腱索、乳头肌无明显病变。

(3)年龄 25~40 岁。

(4)二尖瓣狭窄瓣口面积在 1~1.5cm² 为宜,可闻及明确的开瓣音,超声证实瓣膜弹性尚好。

(5)左房内径<50mm,房内无血栓。

(6)近期无风湿活动,或感染性心内膜炎已完全控制,无动脉栓塞的病史等。

根据目前资料显示,PBMV 在缓解症状、保证顺利分娩有着良好的近期效果,且对胎儿无明显不良影响。二尖瓣狭窄合并妊娠进行 PBMV 主要顾虑是 X 线对胎儿的影响,研究表明,胎儿所接受的累积 X 线剂量为 0.5~1.5 拉德(rad),远低于可导致流产和致畸的 5rad 的剂量,因此胎儿是安全的。尤其在对胎儿进行了保护和在孕 20 周以后进行 PBMV 时就更为安全。

2. 禁忌证

(1)左房内新鲜血栓,特别是位于左房体部或房间隔上者;或左房内活动血栓患者。

(2)合并中度以上的二尖瓣关闭不全。

(3)瓣膜条件极差,Wilkins 超声记分在 12 分以上者。

(4)未控制的感染性心内膜炎或有其他部位感染的患者。

3. 术前准备

(1)术前完善各项化验检查,包括血、尿常规、肝功、肾功、血清电解质、凝血酶原时间及活动度、风湿活动指标(血沉、抗链"O"、C反应蛋白)、乙肝、丙肝血清学检查及梅毒、艾滋病抗体检查。做心电图、心肺透视及心脏远达片、心脏超声心动图。

(2)房颤患者 PBMV 术前 3d 停华法林。

(3)术前 4h 禁食水;两侧腹股沟区备皮,双侧足背动脉搏动最强点用甲紫做线性标记;碘过敏试验及欲使用的抗生素皮肤试验。

(4)术前半小时肌注地西泮(安定)10mg;对过敏体质或使用重复球囊导管的患者,术前肌注地塞米松 10mg 或苯海拉明 25mg;对于平卧困难或有发生急性肺水肿倾向,或入院时肺内有湿啰音的患者,术前 1d 及术前半小时给予呋塞米(速尿)20mg 静脉推注。

(5)术前可能出现月经的患者,术前 3d 每天肌注黄体酮 1mg。合并妊娠的患者,术前 3d 同样开始肌注黄体酮,以预防流产或早产

4. 操作技术

以顺行途径技术为例说明。采用 Seldinger 技术,经右股静脉穿刺插管,行右心导管检查,观察各部血氧饱和度、肺动脉压、肺毛细血管嵌顿压以及测定心排血量,再行右心房造影,观察三尖瓣环、左心房及主动脉根部的相对解剖关系。穿刺股动脉,送入 5F 猪尾导管,测量主动脉及左心室压力以及血氧饱和度,再做左心室造影,观察二尖瓣有无反流,然后将 5F 猪尾导管后退至降主动脉,作为监测血用。经右股静脉送入 Brockenbrough 穿刺针,穿刺房间隔。穿刺成功后,用 14F 扩张器扩张股静脉穿刺孔和房间隔穿刺孔,然后经导丝送入球囊导管(Inoue 球囊导管系统),在荧屏连续监视下充胀球囊扩张二尖瓣口。扩张结束后。重复左右心导管检查,观察扩张的效果。

5. 术后处理及预后

(1)术后平卧 24h,股动脉穿刺部位沙袋压迫 12h,嘱患者穿刺侧下肢不宜活动,不宜抬头,以免穿刺部位出血。

(2)注意生命体征及心脏心音、杂音及肺部啰音听诊;特别注意穿刺侧足背动脉搏动情况及穿刺部位有无渗血及血肿形成,并且听诊穿刺部位有无血管杂音,注意动静脉瘘的形成。

(3)术后常规给予肠溶阿司匹林 0.3g,1/d 口服,房颤患者继续华法林抗凝治疗,并用洋地黄类药物控制室率。

(4)术后常规静脉应用抗生素 3d。

PBMV 其近期与远期(5 年)效果与外科闭式

分离术相似,基本可以取代后者。PBMV死亡率为1%。

6. 手术治疗

(1)闭式分离术:经开胸手术,将扩张器由左心室心尖部插入二尖瓣口分离瓣膜交界处的粘连融合,适应证和效果与经皮球囊二尖瓣成形术相似,目前临床已很少使用。

(2)直视分离术:适于瓣叶严重钙化、病变累及腱索和乳头肌、左房内有血栓或狭窄的患者。在体外循环下,直视分离融合的交界处、腱索和乳头肌,去除瓣叶的钙化斑、清除左房内血栓,较闭式分离术解除瓣口狭窄的程度大,因而血流动力学改善更好。手术死亡率<2%。

(3)人工瓣膜替换术:手术应考虑在有症状而无肺动脉高压时进行,严重肺动脉高压增加手术风险,但非手术禁忌。

分离术适应证:①二尖瓣病变为隔膜型,无明显二尖瓣关闭不全;②无风湿活动并存或风湿活动控制后6个月;③心功能Ⅱ~Ⅲ级;④年龄20~50岁;⑤有心房颤动及动脉栓塞但无新鲜血栓时均非禁忌;⑥合并妊娠后,若反复发生肺水肿,内科治疗效果不佳时,可考虑在妊娠4~6个月期间行紧急手术。

人工心脏瓣膜替换术适应证:①心功能不超过Ⅲ级;②隔膜型二尖瓣狭窄伴有明显关闭不全;漏斗型二尖瓣狭窄;或者瓣膜及瓣膜下有严重粘连、钙化或缩短者。但需注意若患者有出血性疾病,不能进行抗凝治疗时,不宜置换机械瓣。生物瓣经济价廉,不需长期抗凝,但有瓣膜老化问题存在。

第二节 二尖瓣关闭不全

一、病理生理

由于二尖瓣瓣叶异常、瓣环扩张或钙化、腱索断裂和乳头肌损伤,使二尖瓣在收缩期不能完全闭合,称为二尖瓣关闭不全(mitral regurgitation)。其基本血流动力学障碍是二尖瓣反流使得左心房负荷加重,导致左房压力增高、内径扩大,肺静脉和肺毛细血管压力升高出现肺淤血。同时左室舒张期容量负荷增加,左室扩大。失代偿时,每搏量和射血分数下降,左室舒张末期容量和压力明显增加,临床上出现肺淤血和体循环灌注低下等左心衰竭的表现,晚期可出现肺动脉高压和全心衰竭(表26-1)。

1. 左房容量负荷增加 二尖瓣关闭不全时,左房在收缩期不仅接受从肺静脉回流的血液,还要接受从左室反流的血液,左房容量负荷明显增大。二尖瓣关闭不全时左房和肺循环功能的影响除受反流血量的影响外,还与二尖瓣关闭不全发生的速度密切相关。

急性二尖瓣关闭不全多发生在二尖瓣穿孔及腱索或乳头肌断裂时,此时左房来不及进行代偿调节,左房顺应性正常,当突然接受大量反流血液时不能发生适应性扩张,左房压急剧上升,肺静脉压和肺毛细血管压明显升高,导致急性肺淤血和肺水肿。

慢性二尖瓣关闭不全多发生于二尖瓣钙化、风湿热及结缔组织病,由于反流血量是逐渐增加的,左房发生代偿性调节,表现为左房肌层增厚、心肌顺应性增加、左房腔明显扩张。故慢性二尖瓣关闭不全患者左房压及肺静脉压可正常或轻度升高。

2. 左室容量负荷增加 二尖瓣关闭不全导致在收缩期左房容量负荷增加,在下一个舒张期充盈入左室的血量增多,左室容量负荷亦增加。左室容量压力改变同样与二尖瓣关闭不全发生的速度密切相关。

急性二尖瓣关闭不全时,左室顺应性正常,对突然增加的充盈量来不及发生代偿性扩张,左室舒张末期容量及压力明显升高,但收缩期由于二尖瓣反流,射入主动脉的前向血流明显降低,组织灌流量不足。

慢性二尖瓣关闭不全时,长期左室容量负荷过度,使舒张期室壁张力增加,心肌纤维长度增加,心室腔明显扩张,并且通过Frank-Starling机制对容量负荷过度进行代偿,心肌收缩力增强。由于容量负荷增大和心肌收缩力增强,左室每搏量增加,甚至可达正常的2~3倍。

3. 全心衰竭 左房和左室扩张可使二尖瓣

环扩大,进一步加重二尖瓣反流,长期心肌肥大使心肌纤维化、左室容量负荷过度及前向血流量减少引起轻度外周阻力增加均造成心肌损伤,使左室收缩功能逐渐减弱,进入失代偿期。

左室收缩力减弱后,心排血量减少,左室收缩末期容量和压力均增大,引起左房压力升高,进而肺静脉压和肺毛细血管压升高,出现肺淤血。长期肺淤血导致肺动脉压升高,加重右心负担,严重时发生全心衰竭。

与二尖瓣狭窄相比,由于二尖瓣反流使心房血液在舒张期迅速流入左室,故左房压可迅速降至正常水平,使左房压和肺静脉压力有一个缓解间隙,不像二尖瓣狭窄时,左房压和肺静脉压处于持续增高状态。同时,因二尖瓣反流量大,室间隔右偏,造成右室流出道相对狭窄,肺血流量相对减少,故左房压及肺动脉压严重升高并不常见,出现肺水肿和右心衰竭也较二尖瓣狭窄迟。但因左房明显扩大及纤维化,易发生心房颤动。

表 26-1 二尖瓣关闭不全的血流动力学特征

指标	急性二尖瓣关闭不全	慢性代偿期	慢性失代偿期
左房容量负荷	急剧增加	缓慢增加	缓慢增加
左室容量负荷	急剧增加	缓慢增加	缓慢增加
左室收缩末期容量	正常或降低	降低	增加
左室舒张末期压力	明显增加	正常或轻度增加	增加
左房左室顺应性	正常或降低	增加	比代偿期降低
左房压	明显增加	正常或轻度增加	增加
射血分数	降低	增加	正常或降低
有效心排血量	降低	正常或轻度降低	降低
肺静脉及肺动脉压	明显增加	正常或轻度增加	增加

二、临床表现

(一)症状

轻度二尖瓣关闭不全可终身无症状,严重反流有心排血量减少可出现疲乏无力,晚期可出现肺淤血及右心衰竭表现,急性严重反流可诱发急性左心衰竭,甚至出现急性肺水肿或心源性休克。

1. 疲乏无力 这是最早出现的突出症状。严重二尖瓣关闭不全的病人,由于心排血量降低,患者有极度疲乏无力的感觉,活动耐力受限。

2. 呼吸困难 左室功能失代偿后,肺静脉压力升高,病人出现劳力性呼吸困难,严重时出现夜间阵发性呼吸困难。急性左心衰症状可由新发生的房颤、二尖瓣反流程度的增加、腱索断裂或发生心内膜炎所诱发,否则上述肺淤血症状出现较晚。

3. 右心衰竭症状 由于胃肠道淤血可出现食欲下降、恶心呕吐。肝淤血及肝功能减退可出现腹胀、肝大伴疼痛、下肢水肿或出现胸腔积液、腹水。上述症状多出现在二尖瓣关闭不全的晚期。

4. 胸痛 合并冠状动脉疾病时,可出现心绞痛的临床症状。

(二)体征

1. 视诊 患者无特殊面容,出现肺动脉高压时可见颈静脉怒张。

2. 触诊 心脏触诊:左室增大后,心尖最强搏动点左下移,心尖区触及局限性收缩期抬举样搏动。当出现肺动脉高压时,可出现胸骨旁隆起,并可在胸骨左缘触及右心室的收缩期抬举样搏动。当出现右心衰竭时,颈部可触及颈动脉异常搏动;右肋下可触及肿大的肝脏,质软、有压痛;肝颈静脉回流征阳性;身体下垂部位出现指凹性水肿等。二尖瓣关闭不全患者脉搏较细弱。

3. 叩诊 轻度二尖瓣关闭不全患者心界常无扩大;中度以上出现左室增大者叩诊心界向左下扩大;晚期出现肺动脉高压及右室扩张时,心界在胸骨左缘第三肋间向左扩大。

4. 听诊 常有以下特征

(1)第一心音减弱:风心病时瓣叶缩短,导致重度关闭不全时 S1 减弱。

(2)第二心音分裂:由于左室射血期缩短,主动脉瓣关闭提前,导致第二心音分裂。严重二尖瓣关闭不全者可出现第三心音。

（3）心尖区全收缩期 3/6 级吹风样杂音，局限性，吸气时减弱，反流量小时音调高，瓣膜增厚时杂音粗糙。前叶损害为主时，杂音向左腋下或左肩胛下传导；后叶损害为主时，杂音向心底部传导，可伴收缩期震颤。

（4）严重二尖瓣关闭不全者，由于舒张期大量血液通过二尖瓣口，导致相对性二尖瓣狭窄，故心尖区可闻及低调、短促的舒张中期杂音。

（5）肺动脉高压时，肺动脉瓣区第二心音亢进。

三、实验室检查

（一）X 线检查

严重二尖瓣关闭不全者表现为左房和左室明显增大；可见肺静脉充血、间质性肺水肿及 Kerley B 线；肺动脉高压或右心衰时，右室增大，故呈二尖瓣—普大型心脏；常有二尖瓣叶和瓣环的钙化。慢性重度二尖瓣关闭不全者左房巨大，而肺淤血较轻，急性二尖瓣关闭不全或二尖瓣狭窄与之相反。

1. **左房增大** 增大顺序为先向后、向上，再向右、向左。在正位胸片表现为：左上心缘膨凸形成第三弓，于右心房区域形成双边影，支气管隆凸角开大，左主支气管抬高。左侧位或右前斜位食管服钡剂显示相应段食管压迹或移位。可分三度：轻度增大—食管仅有局限性压迹，无位移；中度增大—食管除有压迹外并有向后位移，但尚未与脊柱相重；重度增大—食管明显后移与脊柱相重（图 26-8）。

2. **左室增大** 左室位于心脏左后方，增大一般始于流出道，故先向左下，继之流入道增大向后上膨凸。后前位左室段延长，心尖下移，相反搏动点上移。左前斜位心后缘下段向后下膨凸、延长，心室间沟向前移位，心后间隙缩小。左侧位心后缘下段向后膨凸，如超过下腔静脉后缘 1.5cm，可认为左室增大。上述征象以心尖部下移和左室段圆隆是左室增大的轻度早期征象。

3. **二尖瓣叶和瓣环的钙化** 在左侧位或右前斜位可见致密而粗的 C 型阴影，提示二尖瓣环钙化。

4. **肺循环异常及右室增大** 二尖瓣关闭不全肺循环高压较二尖瓣狭窄发生得晚而轻，表现为轻度肺淤血征象；肺纹理增多，上腔静脉影增宽，重度肺淤血表现肺野透光度降低，肺门影增大、模糊。晚期出现间质性肺水肿。右室增大见于二尖瓣关闭不全全心衰竭的患者，X 线后前位见心尖圆凸上翘，右下肺动脉干增宽，右前斜位见肺动脉圆锥膨隆。

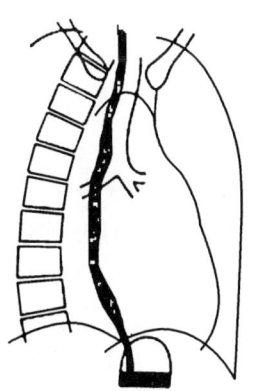 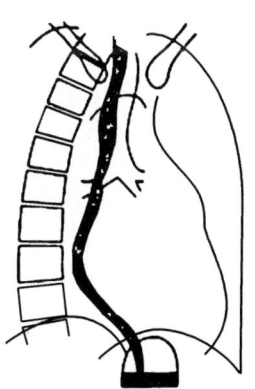 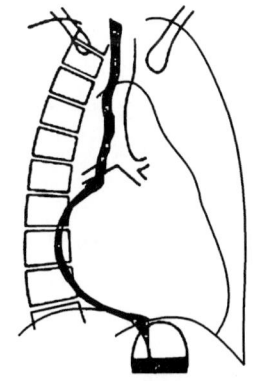

A. 食管压迹 I 度—左房轻度增大　　B. 食管压迹及移位 II 度—左房中度增大　　C. 食管压迹及移位起过胸椎 III 度—左房高度增大

图 26-8　左房增大食管压迹示意图

（二）心电图检查

主要表现为左房增大或房内传导延迟，部分患者有左室肥厚和非特异性 ST-T 改变，少数患者有右室肥厚改变，房颤常见。

1. 左房增大 可见二尖瓣型 P 波,窦性 P 波增宽且有切迹。

2. 房颤 见于 75% 的慢性二尖瓣关闭不全者。

3. 左室肥厚 约 50% 有左室肥厚劳损的表现。

4. 右室肥厚 约 15% 有右室肥厚劳损表现,较少见。

(三)超声心动图检查

M 型超声及二维超声心动图不能确定二尖瓣关闭不全,彩色超声多普勒是检测和定量二尖瓣反流的最准确的无创性诊断方法,敏感性几乎达 100%。

1. M 型超声 舒张期二尖瓣前叶 EF 斜率增大,瓣叶活动幅度增大;左房扩大,收缩期过度扩张;左室扩大及室间隔活动过度。

2. 二维超声 可显示二尖瓣结构的形态和特征,有助于明确病因。二尖瓣前后叶反射增强、变厚,瓣口在收缩期关闭对合不佳。腱索断裂时,二尖瓣可呈连枷样改变,在左室长轴面可见伴有在收缩期呈鹅颈样钩向左房,舒张期呈挥鞭样漂向左室。

3. 多普勒超声 左房收缩期反流。左房内最大射流面积<4cm² 为轻度反流,4~8cm² 为中度反流,>8cm² 为重度反流(书末彩图 26-9)。

(四)放射性核素检查

可用于估计左室舒张末和收缩末容量及左右室 EF 值,并测定左、右室心搏量。表现为左房和左室扩大,左室舒张末期容积增加,左右室心搏量之比>2.5 提示严重反流。

(五)心导管检查

左心导管检查提示左房压力增高,压力曲线 V 波显著,而排血量降低。右心导管检查提示右室、肺动脉及肺毛细血管压力增高。

四、诊断和鉴别诊断

心尖部典型的吹风样收缩期杂音伴 X 线及心电图示左房和左室扩大,一般可诊断二尖瓣关闭不全,超声心动图检查可确诊。

心尖部收缩期杂音注意与下列疾病相鉴别:

1. 相对性二尖瓣关闭不全 可发生于高血压性心脏病、各种原因引起的主动脉瓣关闭不全或心肌炎、扩张性心肌病、贫血性心脏病等。由于左室或二尖瓣环明显扩大,造成二尖瓣相对关闭不全而出现心尖区收缩期杂音。

2. 三尖瓣关闭不全 胸骨左缘下端闻及局限性吹风样的全收缩期杂音,吸气时回心血量增加可使杂音增强,呼气时减弱。超声心动图可明确诊断。

3. 主动脉瓣狭窄 心底部主动脉瓣区或心尖部响亮粗糙的收缩期杂音,向颈部传导,伴收缩期震颤,心尖冲动呈抬举样。心电图和 X 线检查示左室肥厚和扩大,超声心动图可明确诊断。

4. 室间隔缺损 胸骨左缘第 3~4 肋间可闻及粗糙的全收缩期杂音,伴收缩期震颤,杂音向心尖部传导。超声心动图示心室间隔连续中断,心导管检查、心室造影见心室水平左向右分流。

5. 功能性心尖部收缩期杂音 多见于发热、贫血、甲状腺功能亢进的妇女,病因消除后杂音即消失。

五、并 发 症

1. 心房颤动 可见于 3/4 的慢性重度二尖瓣关闭不全患者,开始为房性期前收缩,之后出现阵发性房扑、房颤,最后转为慢性心房颤动。房颤时心室率的增快,使机体血流动力学发生变化,常常是二尖瓣病变患者症状加重的诱因,但由于慢性二尖瓣关闭不全患者左房压升高不如二尖瓣狭窄患者严重,故前者引起血流动力学恶化不如后者明显。

2. 感染性心内膜炎 是二尖瓣关闭不全主要并发症。感染性心内膜炎最主要的基础疾病就是瓣膜性心脏病和先天性心脏病,而瓣膜性心脏病中,二尖瓣关闭不全、风湿性主动脉瓣狭窄及关闭不全以及人工瓣膜置换术后最易发生感染性心内膜炎。在二尖瓣病变中,二尖瓣关闭不全较二尖瓣狭窄病人更易发生感染性心内膜炎。

3. 栓塞 体循环栓塞见于左房扩大、慢性房颤的患者,较二尖瓣狭窄少见。

4. 心力衰竭 多出现于二尖瓣关闭不全的晚期,表现为肺淤血、肺水肿的征象,如劳力性呼吸困难、端坐呼吸等,晚期出现体循环淤血右心衰竭表现。

六、治 疗

(一)内科并发症治疗

1. 急性左心衰竭 急性二尖瓣关闭不全时由于收缩期左房回流血液增多,左房压及肺静脉压增高,可造成急性肺水肿、左心衰竭。治疗目的是降低肺静脉压,增加心排血量和纠正病因。

静点硝普钠通过扩张小动静脉,降低心脏前后负荷,减少反流,增加心排血量。硝普钠从小剂量 $6.25\sim12.5\mu g/min$ 开始用,以后视血压情况上调硝普钠剂量,达到能维持正常血压的最大量。临床需警惕硝普钠代谢产物——亚铁氰化物中毒,表现为耳鸣、恶心、不自主肌肉运动、精神错乱以及昏迷。由于亚铁氰化物从肾脏排泄,对于肾功能不全的患者尤应警惕亚铁氰化物中毒。

对于严重二尖瓣反流已引起低血压的患者,不能应用静脉血管扩张药,以免加重低血压。必要时可用主动脉球囊反搏恢复平均动脉压,降低心脏后负荷,使前向心排血量增加,一旦病情稳定,应行紧急换瓣手术。

2. 慢性心功能不全 应限制钠盐摄入,使用血管紧张素转换酶抑制药、血管扩张药、利尿药和洋地黄。晚期的心力衰竭患者可用抗凝药物防止血栓栓塞。

血管紧张素转换酶抑制药(ACEI)不但能降低慢性心力衰竭的患病率和病死率,还能防止和逆转左室重构,是 1999 年 3 月美国心脏病学会 48 次会议建议治疗心力衰竭的首选药物。心力衰竭较重时可选用短效 ACEI 药物,如卡托普利 $6.25\sim12.5mg$,3/d,病情平稳时可选用长效药物,如依那普利(悦宁定)2.5mg,1/d,或蒙诺 10mg,1/d,肾功能轻度受损时可选用脂溶性肝脏排泄的 ACEI 类药物,如贝那普利(洛丁新)10mg,1/d。

血管扩张药主要是通过扩张动静脉来降低心脏前后负荷,以维持必要的心排血量。慢性心功能不全主要选择口服血管扩张药,扩张小动脉的药物主要是钙拮抗药(CCB),短效的常用硝苯地平(心痛定)$5\sim10mg$,3/d~4/d,长效的可选用氨氯地平(络活喜)5mg,1/d。扩张小静脉的药物主要是硝酸酯类,常用异山梨酯(消心痛)$10\sim15mg$,3/d~4/d,或 5-单硝异山梨酯类,如单硝酸

异山梨酯(鲁南欣康)20mg,2/d~3/d。二尖瓣关闭不全患者应用血管扩张药时一定要注意血压,防止低血压造成重要器官灌注不足。

利尿药使用原则为间歇、小量、联合、交替使用。尽可能用口服利尿药,且保钾和排钾利尿药合用,同时注意血电解质以及体内酸碱平衡情况。如:氢氯噻嗪 25mg 隔日(单双日)和呋塞米 20mg 隔日(单双日)交替使用,联合螺内酯 $20\sim40mg$,3/d。对于顽固性水肿,可以静脉泵入小剂量多巴胺 $2\sim5\mu g/(kg\cdot min)$,主要兴奋多巴胺受体,增加肾血流量,应用多巴胺过程中,给予呋塞米 $20\sim80mg$ 静脉注入,利尿效果明显。使用利尿药特别注意电解质情况,防止低钾、低钠及低氯。利尿效果不好时要考虑是否存在入量不足、低蛋白血症、低钠血症以及利尿药物剂量是否有效等,及时对症处理。

洋地黄类药物宜用于出现心力衰竭的患者,对伴有快速心房颤动者更有效。给予地高辛 0.25mg/d,对于高龄以及肾功能损害患者药量减半,0.125mg/d,注意洋地黄不良反应,有条件者可监测地高辛血药浓度。

3. 心房颤动 处理同二尖瓣狭窄,但维持窦性心律不如在二尖瓣狭窄时重要。单纯二尖瓣关闭不全的左室充盈大多发生在舒张早、中期,除因房颤导致心功能显著恶化需恢复窦性心律者外,多数只需满意控制心室率,血流动力学即可得到较好的维持。

当前临床控制房颤心室率的药物有洋地黄、β受体阻滞药和非二氢吡啶类钙拮抗药等。

洋地黄的正性肌力作用在服药 $15\sim30min$ 后出现,但控制心室率的作用在数小时后才开始出现,一般可静脉用毛花苷 C(西地兰)$0.4\sim0.8mg$,情况不紧急可口服地高辛 $0.125\sim0.25mg$,1/d,长期服用。洋地黄不能控制劳力及活动时的心室率,此时可改用β受体阻滞药或钙拮抗药。老年病人活动较少,单纯采用洋地黄能比较满意地控制室率。

β受体阻滞药可快速控制房颤时的心室率。但有时可加重或诱发心功能不全,因此应根据心脏的收缩功能情况酌情使用。β受体阻滞药主要是降低肾素-血管紧张素和交感神经系统活性,故长期口服可控制运动及日常活动时的心室率,紧

急时可用爱司洛尔,长期使用可口服阿替洛尔6.25~12.5mg,2/d。

钙拮抗药用于治疗房颤的有地尔硫䓬和维拉帕米,因其直接作用于房室结而不是阻滞血循环中的儿茶酚胺,并且可通过扩张小动脉降低心脏后负荷来部分抵消其负性肌力作用,故优于β受体阻滞药,且比地高辛更能有效地控制运动时的心室率。常用合贝爽5~10mg,静脉注入,或地尔硫䓬15~30mg,3/d,口服。

转复心律包括电转复和药物转复两种,当心房颤动心室率过快导致血流动力学障碍时应给予同步直流电转复心律。药物转复目前主要用胺碘酮,胺碘酮对持续性及阵发性房颤均有良效,对持续性房颤转复成功率达70%~80%,房颤持续1年,左房内径>45mm仍然有效,对充血性心力衰竭患者也比较安全。具体治疗详见二尖瓣狭窄。

4.预防血栓栓塞　二尖瓣关闭不全患者有体循环栓塞史、慢性心房颤动以及超声见左房血栓者,应长期抗凝。具体治疗详见二尖瓣狭窄。

5.感染性心内膜炎　目前抗微生物药物治疗是最重要的治疗措施。抗生素使用原则为早期、充分、大剂量、长疗程静脉用药。

经验性用药:在病原菌尚未培养出来时,急性者选用针对金黄色葡萄球菌、链球菌和革兰阴性杆菌均有效的广谱抗生素,采用萘夫西林(nafcillin,新青霉素)2g,每4h静脉注射或滴注,加氨苄西林(ampicillin)2g,每4h静脉注射或滴注庆大霉素(gentamycin),160~240mg/d。亚急性选用针对大多数链球菌包括肠球菌的抗生素,氨苄西林2g,静滴,1/4h,加庆大霉素1mg/kg,肌注或静脉滴注,1/8h。

根据血培养结果已知病原菌时,应根据致病微生物对药物的敏感程度选用抗生素。有条件者应测定最小抑菌浓度(minimum inhibitory concentration,MIC)以判断敏感程度,指导用药(表26-2)。

表26-2　病原菌培养结果及抗生素选用

1.草绿色链球菌、牛链球菌、肺炎球菌
- 青霉素敏感　青霉素1 200万~1 800万U/24h,持续或分等量6次静注;青霉素过敏者可用万古霉素30mg/(kg·d),分2次静脉注射,总量应<2g/24h。共用药4周。
- 青霉素不敏感　青霉素用药量加大为400万U,1/4h,同时加用庆大霉素,1mg/kg静注或肌注,每8h1次,前者用药4周以上,后者不超过2周。
- 青霉素耐药　氨苄西林2g,静脉注射或滴注1/4h,加用庆大霉素160~240mg/d,用药4~6周,上述治疗不佳可改用万古霉素1g,静脉滴注1/12h。

2.金黄色葡萄球菌和表皮葡萄球菌
- 萘夫西林或唑西林(oxacillin)2g,1/4h,静脉注射或点滴,用药4~6周。
- 用青霉素后延迟出现皮疹,用头孢噻吩(cephalothin)1/4h,或头孢唑啉(先锋Ⅴ)2g,1/6h,静脉注射或点滴,用药4~6周。
- 对青霉素和头孢菌素过敏者,用万古霉素4~6周。
- 严重感染者,每一方案的初始3~5d加庆大霉素。

3.革兰阴性杆菌
- 氨苄西林2g,1/4h,或派拉西林(peperacillin,氧哌嗪青霉素)3g,1/4h。
- 头孢噻肟(cefotaxime)2g,1/4h~1/6h,或头孢他啶(ceftazidine)2g,1/8h,加庆大霉素160~240mg/d,静脉滴注。
- 环丙沙星(ciprofloxacin)0.2g,1/12h,静脉滴注。

4.真菌感染
- 静脉滴注两性霉素B,首日1mg,以后每日递增3~5mg,直至25~30mg/d,以后口服氟胞嘧啶100~150mg/(kg·d),1/6h,用药数月。

5.其他细菌
- 用青霉素、头孢菌素或万古霉素,加或不加氨基糖苷类,用药4~6周。

(二)外科治疗

二尖瓣反流外科手术治疗的目的是减轻患者的症状,或防止无症状患者左室功能进一步恶化,是恢复二尖瓣关闭完整性的根本措施,包括二尖瓣替换术和二尖瓣成形术,手术治疗后二尖瓣关闭不全患者心功能的改善明显优于药物治疗。

1. 二尖瓣替换术 二尖瓣替换术替换的瓣膜有机械瓣和生物瓣。机械瓣包括球瓣、浮动碟瓣和倾斜碟瓣,其优点为耐磨损性强,但血栓栓塞的发生率高,需终身抗凝,术后 10 年因抗凝不足致血栓栓塞或抗凝过度发生出血所致的病死率高达 50%,故换瓣术后应长期口服华法林,使 INR 保持在 2.0~3.0 之间。对于年轻患者和有房颤或血栓栓塞高危需抗凝治疗者,宜选用机械瓣。

生物瓣包括猪主动脉瓣、牛心包瓣和同种硬脑膜瓣,优点为发生血栓栓塞率低,不需终身抗凝并具有与天然瓣相仿的中心血流,但不如机械瓣牢固,3~5 年后可发生退行性钙化性变而破损,10 年后约 50%需再次换瓣。生物瓣膜适用于:① 希望怀孕的育龄期妇女;②不适宜抗凝治疗或对抗凝治疗有禁忌证的患者;③无条件进行抗凝治疗监测的患者;④年龄>60 岁,和(或)合并其他疾患,二次瓣膜替换手术可能性小的病人。

二尖瓣替换术的适应证:①二尖瓣关闭不全和狭窄,以二尖瓣关闭不全为主或者虽以狭窄为主,但为漏斗型病变;②心功能Ⅲ~Ⅳ级,或有急性二尖瓣关闭不全,症状进行性恶化并出现急性左心衰时;③年龄大于 75 岁的老年二尖瓣反流患者;④连枷样瓣叶引起的二尖瓣反流患者;⑤左室功能衰竭者,左室射血分数<0.5、左室收缩末内径>45mm、平均肺动脉压均>20mmHg 者,可考虑行瓣膜替换术。

2. 二尖瓣成形术 如果瓣膜损害较轻,瓣叶无钙化,瓣环有扩大,但瓣下腱索无严重增厚、活动度好,可行瓣膜修复成形术。优点为死亡率低,不需长期抗凝、左室功能恢复较好、疗效持久、术后发生感染性心内膜炎和血栓栓塞少。与换瓣相比,较早期和较晚期均可考虑修复术,但 LVEF<0.15~0.20 时为禁忌。

(刘 丽 赵玉生)

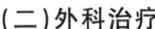

参 考 文 献

1 胡盛寿,王水云. 阜外心血管外科手册. 北京:人民卫生出版社. 2006

2 杨跃进,华 伟,高润霖. 阜外心血管内科手册. 北京:人民卫生出版社. 2006

3 Acker MA, Bolling S, Shemin R, et al. Mitral valve surgery in heart failure:insights from the Acorn Clinical Trial. J Thorac Cardiovasc Surg, 2006, 132 (3):568-577, 577. e1-4

4 Weisse AB. Mitral Valve Prolapse:Now You See It; Now You Don't:Recalling the discovery, rise and decline of a diagnosis. The American Journal of Cardiology, 2007, 99(1):129-133

5 Maslow AD, Singh A. Mitral valve repair:to slide or not to slide-precardiopulmonary bypass echocardiogram examination. Journal of Cardiothoracic and Vascular Anesthesia, 2006, 20(6):842-846

6 Ramondo A, Napodano M, Fraccaro C, et al. Relation of patient age to outcome of percutaneous mitral valvuloplasty. The American Journal of Cardiology, 2006,98(11):1493-1500

7 Bonow RO, Carabello BA, Kanu C, et al. ACC/ AHA 2006 guidelines for the management of patients with valvular heart disease:a report of the American College of Cardiology/American Heart Association Task Force on Practice Guidelines (writing committee to revise the 1998 Guidelines for the Management of Patients With Valvular Heart Disease):developed in collaboration with the Society of Cardiovascular Anesthesiologists:endorsed by the Society for Cardiovascular Angiography and Interventions and the Society of Thoracic Surgeons. Circulation, 2006, 114 (5):e84-231

8 Dang NC, Aboodi MS, Sakaguchi T, et al. Surgical revision after percutaneous mitral valve repair with a clip:initial multicenter experience. Ann Thorac Surg, 2005, 80 (6):2338-2342

9 Essop MR, Nkomo VT. Rheumatic and nonrheumatic valvular heart disease:epidemiology, management, and prevention in Africa. Circulation, 2005, 112 (23):3584-3591

10 Kang DH, Kim MJ, Kang SJ, et al. Mitral valve repair versus revascularization alone in the treatment of

ischemic mitral regurgitation. Circulation, 2006, 114 (1 Suppl):I499－1503

11　Krittayaphong R, Chotinaiwatarakul C, Phankingthongkum R, et al. One-year outcome of cardioversion of atrial fibrillation in patients with mitral stenosis after percutaneous balloon mitral valvuloplasty. Am J Cardiol, 2006, 97 (7): 1045－1050

12　Pepi M, Tamborini G, Maltagliati A, et al. Head-to-head comparison of two- and three-Dimensional transthoracic and transesophageal echocardiography in the localization of mitral valve prolapse. Journal of the American College of Cardiology, 2006,48(12): 2524－2530

13　Roberts WC, Ko JM, Hamilton C. Comparison of valve structure, valve weight, and severity of the valve obstruction in 1849 patients having isolated aortic valve replacement for aortic valve stenosis (with or without associated aortic regurgitation) studied at 3 different medical centers in 2 different time periods. Circulation, 2005, 112 (25):3919－3929

14　Kale SB, Kole SD. The mitral hooks: visualization of mitral valve made easy. The Annals of Thoracic Surgery, 2007,83(1): 324－325

15　Wong JW, Mak KH. Impact of maze and concomitant mitral valve surgery on clinical outcomes. Ann Thorac Surg, 2006, 82 (5):1938－1947

第27章 主动脉瓣疾病

Chapter 27

第一节 主动脉瓣狭窄

一、病 理 生 理

正常主动脉瓣口面积超过 3.5cm²,当瓣口面积减小 1.5cm² 时,为轻度狭窄;1.0cm² 时为中度狭窄;<1.0cm² 时为重度狭窄(书末彩图 27-1)。主动脉瓣狭窄(aortic stenosis)引起的基本血流动力学改变是收缩期左室血液流出受阻,进而左室压力增高,严重时左房压、肺动脉压、肺毛细血管楔嵌压及右室压均可上升,心排血量减少,造成心力衰竭和心肌缺血。

1. **左室壁增厚** 主动脉瓣严重狭窄时收缩期左室血液流出受阻,左室压力负荷增加,左室代偿性通过进行性室壁向心性肥厚以平衡左室收缩压升高,维持正常收缩期室壁应力和左室心排血量。

2. **左房肥厚** 左室舒张末压进行性升高后,左房后负荷增加,左房代偿性肥厚,肥厚的左房在舒张末期的强有力收缩有利于左室的充盈,使左室舒张末容量增加,达到左室有效收缩时所需水平,以维持心搏量正常。左房有力收缩也可使肺静脉和肺毛细血管内压力避免持续性增高。

3. **左室功能衰竭** 主动脉瓣狭窄晚期,左室壁增厚失代偿,左室舒张末容量增加,最终由于室壁应力增高,心肌缺血和纤维化等导致左室功能衰竭。

4. **心肌缺血** 严重主动脉瓣狭窄引起心肌缺血,机制为:①左室壁增厚、心室收缩压升高和射血时间延长,增加心肌耗氧;②左室肥厚,心肌毛细血管密度相对减少;③舒张期心腔内压力增高,压迫心内膜下冠状动脉;④左室舒张末压升高致舒张期主动脉-左室压差降低,减少冠状动脉灌注压。

二、临 床 表 现

(一)症状

主动脉瓣狭窄症状出现晚,由于左室代偿能力较强,相当长的时间内患者可无明显症状,直至瓣口面积小于 1cm² 才出现临床症状,主要表现为呼吸困难、心绞痛、晕厥三联征,有 15%~20% 发生猝死。

1. **呼吸困难** 劳力性呼吸困难为晚期肺淤血引起的常见首发症状,见于 90% 的有症状患者,主要由于左室顺应性降低和左室扩大,左室舒张期末压力和左房压力上升,引起肺毛细血管楔嵌压和肺动脉高压所致,以后随着病程发展,可发生夜间阵发性呼吸困难、端坐呼吸和急性肺水肿。

2. **心绞痛** 见于 60% 有症状患者,常由运动诱发,休息后缓解,多为劳力性心绞痛。主要由于瓣口严重狭窄,心排血量下降,平均动脉压降低,使冠状动脉血流量减少,活动时不足以代偿增加的耗氧量,造成心肌缺血缺氧。极少数由瓣膜的钙质栓塞冠状动脉引起。

3. **晕厥** 轻者为黑朦,可为首发症状。多发生于直立、运动中或运动后即刻,由于脑缺血引起。机制为:运动时周围血管扩张,而狭窄的主动脉瓣口限制心排血量的增加;运动致心肌缺血加重,使左心室收缩功能降低,心排血量减少;运动时左室收缩压急剧上升,过度激活心室内压力感受器,通过迷走神经传入纤维兴奋血管减压反应,导致外周血管阻力降低;运动停止后回心血量减少,左室充盈量及心排血量进一步减少;休息后由于心律失常导致心排血量骤减也可导致晕厥。

4. 其他症状 主动脉瓣狭窄晚期可出现心排血量降低的各种表现,如:明显的疲乏、虚弱、周围性发绀。血栓栓塞及胃肠道出血主要多见于老年退行性主动脉瓣钙化男性患者,妇女少见。

(二)体征

1. 视诊 心尖冲动位置正常或在腋中线以内,为缓慢的抬举样心尖冲动,若心尖冲动很活跃,则提示同时合并有主动脉瓣或二尖瓣关闭不全。

2. 触诊 心尖区可触及收缩期抬举样搏动,左侧卧位时可呈双重搏动,第一次为心房收缩以增加左室充盈,第二次为心室收缩,持续而有力。心底部可触及收缩期震颤,在坐位、胸部前倾、深呼气后屏气时易触及,胸骨上窝、颈动脉和锁骨下动脉处也可触及。

脉搏较特殊,为细脉或迟脉,与强有力的心尖冲动不相称,脉率较低,在心衰时可低于70/min。

3. 叩诊 心浊音界正常,心力衰竭时向左扩大。

4. 听诊 有以下特征:

(1)胸骨右缘第2肋间可听到低调、粗糙、响亮的喷射性收缩期杂音,呈递增、递减型,第一心音后出现,收缩中期达到最响,以后逐渐减弱,主动脉瓣关闭前终止。胸骨右缘第2肋间或胸骨左缘第3肋间最响,杂音向颈动脉及锁骨下动脉传导,有时向胸骨下端或心尖区传导。通常杂音越长、越响,收缩高峰出现越迟,主动脉瓣狭窄越严重。合并心力衰竭时,通过瓣口的血流速度减慢,杂音变轻而短促。主动脉瓣狭窄杂音在吸入亚硝酸异戊酯或平卧时增强,在应用升压药或站立时减轻。

(2)瓣膜活动受限或钙化明显时,主动脉瓣第二心音减弱或消失,也可出现第二心音逆分裂。

(3)左室扩大和左心衰竭时可闻及第三心音

(舒张期奔马律)。

(4)左室肥厚和舒张期末压力升高时,肥厚的左房强有力收缩产生心尖区明显的第四心音。

三、实验室检查

(一)X线检查

左心缘圆隆,心影不大。升主动脉根部发生狭窄后扩张,透视下可见主动脉瓣钙化。晚期心力衰竭时左室明显扩大,左房扩大,肺动脉主干突出,肺静脉增宽以及肺淤血的征象。

1. 左室增大 心尖部下移和(或)左室段圆隆是左室增大的轻度早期征象。由于左室增大,心脏向右呈顺钟向转位,心脏呈"主动脉"型(图27-2)。

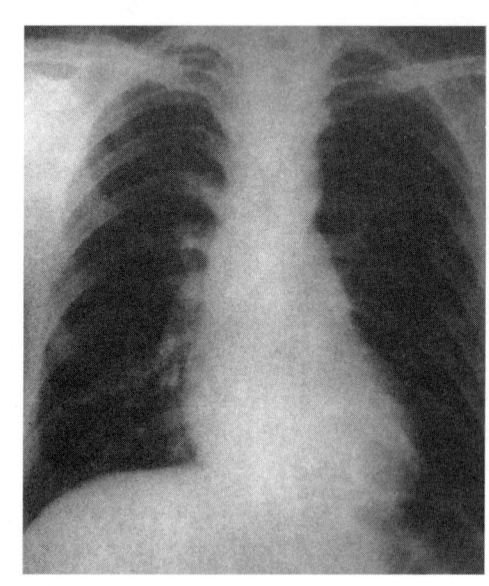

图27-2 主动脉狭窄,左心室扩大

2. 升主动脉扩张 升主动脉根部因长期血流的急促喷射而发生狭窄后梭形扩张,使右上纵隔膨凸,侧位透视下可见主动脉钙化。

3. 肺淤血征象 晚期心力衰竭可出现左室明显扩大,左房扩大,肺动脉主干突出,肺静脉增宽以及肺淤血的征象,表现为肺纹理普遍增多、增粗,边缘模糊,以中下肺野明显;肺门影增大,上肺门影增宽明显;肺野透光度降低;肺内含铁血黄素沉着、钙化。

(二)心电图检查

大约85%患者有左室肥厚的心电图表现,伴有继发性ST-T改变,左房肥厚、房室阻滞、室内阻滞(左束支传导阻滞或左前分支阻滞)、房颤以及室性心律失常。

多数患者左胸导联中 T 波倒置,并有轻度 ST 段压低,系左室收缩期负荷过重的表现。左胸导联中的 ST 段压低超过 0.3mV,提示存在严重

的左室肥厚。左房肥厚心电图表现为 V_1 导联 P 波的负性部分明显延迟(图 27-3)。其他心电图表现如房室阻滞主要是钙化浸润范围从主动脉瓣扩大到传导系统,在男性主动脉瓣钙化中较多见。

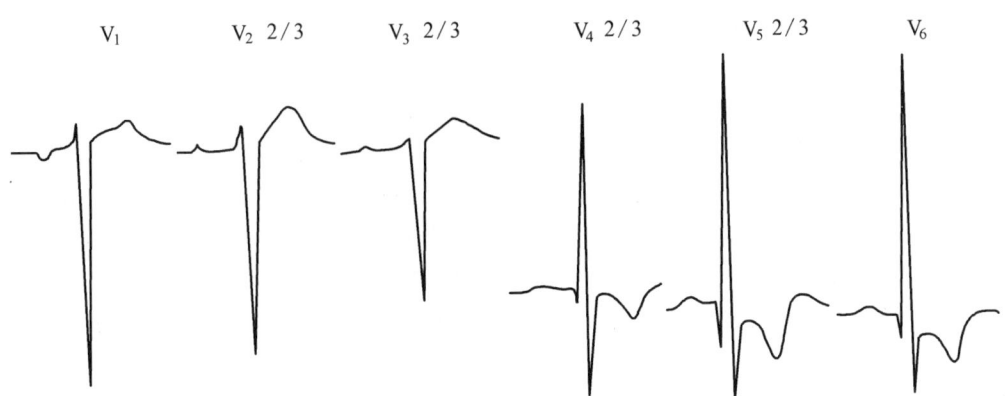

| V_1 | V_2 2/3 | V_3 2/3 | V_4 2/3 | V_5 2/3 | V_6 |

图 27-3　主动脉狭窄时心电图改变
$V_{4\sim6}$ 导联 R 波异常增大;ST 段呈下斜型下降;T 波倒置

(三)超声心动图检查

M 型超声诊断本病不敏感和缺乏特异性。二维超声心动图探测主动脉瓣异常敏感,有助于显示瓣叶数目、大小、增厚、钙化、瓣环大小、瓣口大小和形状等。彩色多普勒测定通过主动脉瓣的最大血流速度,可计算平均和跨膜压差以及瓣口面积,对瓣膜狭窄程度进行评价。

1. M 型超声　可见主动脉瓣叶增厚、钙化、开放受限,瓣膜开放幅度<15mm,瓣叶回声增强提示瓣膜钙化。

2. 二维超声　可观察左室向心性肥厚,主动脉瓣收缩呈向心性穹形运动,并能明确先天性瓣膜畸形、鉴别瓣膜狭窄原因(图 27-4)。

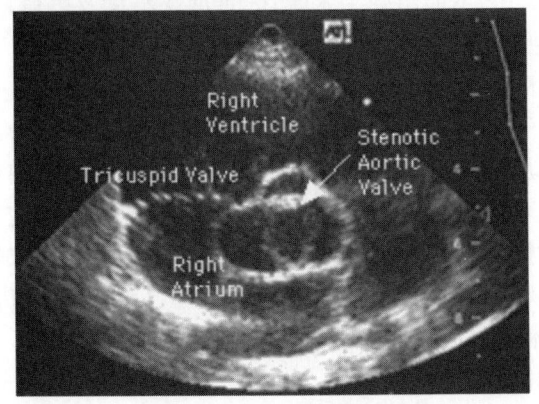

图 27-4　主动脉瓣狭窄
箭头所指为狭窄的主动脉瓣

3. 多普勒超声　多普勒超声可准确测定主动脉瓣口流速,计算跨瓣压力阶差,评价瓣膜狭窄程度。彩色多普勒超声可帮助区别二尖瓣反流和主动脉狭窄的血流。连续多普勒超声提示主动脉瓣流速超过 2m/s,又无过瓣血流增加(如主动脉瓣反流、动脉导管未闭等)时,是诊断主动脉瓣狭窄的根据之一(书末彩图 27-5)。

(四)心导管检查

当超声心动图不能确定狭窄程度并考虑人工瓣膜置换时,应行心导管检查。将导管经股动脉置于主动脉根部及左室,可探测左室腔与主动脉收缩期压力阶差,并可推算出主动脉瓣口面积,从而明确狭窄程度。但对于重度主动脉瓣狭窄患者,应将导管经股静脉送入右心,经房间隔穿刺进入左室,测左室-主动脉收缩期峰压差。如怀疑合并冠状动脉病变,应同时行冠脉造影。

四、诊断及鉴别诊断

发现主动脉瓣狭窄典型的心底部喷射样收缩期杂音及震颤,即可诊断主动脉瓣狭窄。超声心动图检查可明确诊断。

(一)主动脉瓣收缩期杂音与下列疾病相鉴别

1. 二尖瓣关闭不全　心尖区全收缩期吹风样杂音,向左腋下传导;吸入亚硝酸异戊酯后杂音

减弱。第一心音减弱,主动脉瓣第二心音正常。

2. 三尖瓣关闭不全　胸骨左缘下端闻及高调的全收缩期杂音,吸气时回心血量增加可使杂音增强,呼气时减弱。

3. 肺动脉瓣狭窄　于胸骨左缘第 2 肋间可闻及粗糙响亮的收缩期杂音,常伴收缩期喀嚓音,肺动脉瓣区第二心音减弱并分裂,主动脉瓣区第二心音正常。

4. 主动脉扩张　见于各种原因如高血压、梅毒所致的主动脉扩张。可在胸骨右缘第 2 肋间闻及短促的收缩期杂音,主动脉瓣区第二心音正常或亢进,无第二心音分裂。

(二)主动脉瓣狭窄还应与其他左室流出道梗阻性疾病相鉴别

1. 先天性主动脉瓣上狭窄　杂音最响在右锁骨下,杂音和震颤明显传导至胸骨右上缘和右颈动脉,喷射音少见。

2. 先天性主动脉瓣下狭窄　常合并轻度主动脉瓣关闭不全,无喷射音,第二心音非单一性。

3. 肥厚梗阻性心肌病　杂音为收缩中晚期喷射性杂音,胸骨左缘最响,不向颈部传导。

五、并　发　症

1. 感染性心内膜炎　多见于先天性二叶式主动脉瓣狭窄,老年妇女钙化性主动脉瓣狭窄发病率较男性低,合并感染性心内膜炎危险性亦较低。

2. 心律失常　10% 患者可发生心房颤动,致左房压升高和心排血量明显减少,可致严重低血压、晕厥或肺水肿。左室肥厚、心内膜下心肌缺血或冠状动脉栓塞可致室性心律失常。

3. 充血性心力衰竭　50%～70% 的患者死于心力衰竭。发生左心衰竭后,自然病程明显缩短,因此终末期的右心衰竭少见。

4. 心脏性猝死　多发生于先前有症状者,无症状者发生猝死少见。

5. 胃肠道出血　15%～25% 的患者有胃肠道血管发育不良,可合并胃肠道出血。多见于老年患者,出血为隐匿性或慢性。人工瓣膜置换术后出血停止。

六、治　疗

无症状的轻度狭窄患者每 2 年复查一次,应包括超声心动图定量测定,中重度狭窄的患者应避免体力活动,每 6～12 个月复查一次。

(一)内科并发症治疗

1. 心律失常　因左房增大,约 10% 患者可发生房性心律失常,如有频发房性期前收缩,应积极给予抗心律失常药物以预防房颤的发生。主动脉瓣狭窄的患者不能耐受房颤,一旦出现,病情会迅速恶化,发生低血压、心绞痛或心电图显示心肌缺血,故应及时用电转复或药物转复为窦性心律。其他有症状或影响血流动力学的心律失常也应积极治疗。

2. 感染性心内膜炎　对于风湿性心脏病患者,应积极预防风湿热。如已合并亚急性或急性感染性心内膜炎,治疗同二尖瓣关闭不全。

3. 心力衰竭　应限制钠盐摄入,使用洋地黄制剂和利尿药。利尿药使用需慎重,因过度利尿使血容量减少,降低主动脉瓣狭窄患者心排血量,导致严重的直立性低血压。扩张小动脉药物也应慎用,以防血压过低。

(二)介入治疗——经皮球囊主动脉瓣成形术(PBAV)

由于 PBAV 操作死亡率 3%,一年死亡率 45%,故临床上应用远远不如 PBMV,它主要治疗对象为高龄、有心力衰竭和手术高危患者,对于不适于手术治疗的严重钙化性主动脉瓣狭窄的患者仍可改善左室功能和症状。

适应证:①儿童和青年的先天性主动脉瓣狭窄;②不能耐受手术者;③重度狭窄危及生命;④明显狭窄伴严重左心功能衰竭的手术过渡;⑤手术禁忌的老年主动脉瓣狭窄钙化不重的患者。

常用方法是经皮股动脉穿刺后将球囊导管沿动脉逆行送至主动脉瓣,用生理盐水与造影剂各半的混合液体充盈球囊,裂解钙化结节,伸展主动脉瓣环和瓣叶,撕裂瓣叶和分离融合交界处,减轻狭窄和症状。成形术后主动脉瓣口面积一般可比术前增加 $0.2～0.4cm^2$,术后再狭窄率为 42%～83%。

(三)外科治疗

治疗关键是解除主动脉瓣狭窄,降低跨瓣压

力阶差。常用有两种手术方法:一是人工瓣膜置换术;二是直视下主动脉瓣交界分离术。

1. 人工瓣膜置换术　为治疗成人主动脉瓣狭窄的主要方法。重度狭窄(瓣口面积<0.75cm^{2}或平均跨瓣压差>50mmHg)伴心绞痛、晕厥或心力衰竭症状为手术的主要指征。无症状的重度狭窄患者,如伴有进行性心脏增大和明显左室功能不全,也应考虑手术。术前多常规做冠状动脉造影,如合并冠心病,需同时做冠状动脉旁路移植术(CABG)。

手术适应证:①有症状,重度主动脉瓣狭窄,或跨瓣压差>50mmHg;②重度主动脉瓣狭窄合并冠心病需冠状动脉旁路移植术治疗;③重度主动脉瓣狭窄,同时合并升主动脉或其他心脏瓣膜病变需手术治疗;④冠心病、升主动脉或心脏瓣膜病变需手术治疗,同时合并中度主动脉瓣狭窄(平均压差 30～50mmHg,或流速 3～4m/s)(分级 Ⅱa);⑤无症状,重度主动脉瓣狭窄,同时有左室收缩功能受损表现(分级 Ⅱa);⑥无症状,重度主动脉瓣狭窄,但活动后有异常表现,如低血压(分级 Ⅱa)。

手术禁忌证:晚期合并重度右心衰竭,经内科治疗无效;心功能 4 级以及 75 岁以上高龄患者;严重心力衰竭合并冠状动脉病变者。

手术死亡率小于 2%,主动脉瓣机械瓣替换术后,患者平均年龄 57 岁时,5 年生存率 80%左右,10 年生存率在 60%。生物瓣替换术后,患者平均年龄 74 岁时,5 年生存率 70%,10 年生存率 35%。术后的远期预后优于二尖瓣疾病和主动脉瓣关闭不全的换瓣患者。

2. 直视下主动脉瓣交界分离术　适用于儿童和青少年先天性主动脉瓣狭窄且无钙化者。妇女主动脉瓣狭窄患者多行介入治疗及换瓣术,行直视下主动脉瓣交界分离术者少见。

第二节　主动脉瓣关闭不全

一、病 理 生 理

主动脉瓣关闭不全(aortic reguigrtation)引起的基本血流动力学障碍是舒张期左室内压力大大低于主动脉,故大量血液反流回左室,使左室舒张期负荷加重,左室舒张期末容积逐渐增大,容量负荷过度。早期收缩期左室每搏量增加,射血分数正常,晚期左室进一步扩张,心肌肥厚,当左室收缩减弱时,每搏量减少,左室舒张期末压力升高,最后导致左房、肺静脉和肺毛细血管压力升高,出现肺淤血。主动脉瓣反流明显时,主动脉舒张压明显下降,冠脉灌注压降低,心肌供血减少,进一步使心肌收缩力减弱。

(一)左室容量负荷过度

主动脉瓣关闭不全时,左室在舒张期除接纳从左房流入的血液外,还接受从主动脉反流的血液,造成左室舒张期充盈量过大,容量负荷过度。左室的代偿能力是影响病理生理改变的重要因素,也决定了急、慢性主动脉瓣关闭不全血流动力学障碍的明显差异。

1. 急性主动脉瓣关闭不全　左室顺应性及心腔大小正常,面对舒张期急剧增加的充盈量,左室来不及发生代偿性扩张和肥大,导致舒张期充盈压显著增高,迫使左房压、肺静脉和肺毛细血管压力升高,引起呼吸困难和肺水肿,并导致肺动脉高压和右心功能障碍,此时患者表现出体循环静脉压升高和右心衰竭的症状和体征。

当左室舒张末期压力超过 30～40mmHg 时,可使二尖瓣提前关闭,对肺循环有一定的保护作用,但效力有限。由于急性者左室舒张末容量仅能有限的增加,即使左室收缩功能正常或增加,并有代偿性心动过速,心排血量仍减少。

2. 慢性主动脉瓣关闭不全　主动脉反流量逐渐增大,左室充分发挥代偿作用,通过 Frank-Starling 定律调节左室容量－压力关系,使总的左室心搏量增加。长期左室舒张期充盈过度,使心肌纤维被动牵张,刺激左室发生离心性心肌肥大,心脏重量明显增加,心腔明显扩大。

代偿期扩张肥大的心肌收缩力增强,能充分将心腔内血液排出,每搏量明显增加,前向血流量、射血分数及收缩末期容量正常。

由于主动脉反流血量过大,以及肥大心肌退行性变和纤维化,左室舒张功能受损。当左室容量负荷超过心肌的代偿能力时,进入失代偿期。

此时,心肌顺应性降低,心室舒张速度减慢,左室舒张末压升高,左房压和肺循环压力升高,引起肺淤血和呼吸困难。同时,心肌收缩力减弱,每搏量减少,前向血流量及射血分数降低。左室收缩末期容量增加是左心收缩功能障碍的敏感指标之一。

(二)脉压增宽

慢性主动脉瓣关闭不全时,因左室充盈量增加,每搏量增加,主动脉收缩压升高,而舒张期血液向左室反流又使主动脉舒张压降低,压差增大。当主动脉舒张压<50mmHg时,提示有严重的主动脉瓣关闭不全。急性主动脉瓣关闭不全时,因心肌收缩功能受损,主动脉收缩压不高甚至降低,而左室舒张末压明显升高,主动脉舒张压正常或轻度降低,压差可接近正常。

(三)心肌供血减少

由于主动脉舒张压降低和左室舒张压升高,冠状动脉灌注压降低;左室壁张力增加压迫心肌内血管,使心肌供血减少。交感神经兴奋反射性引起心率加快,以及心肌肥大和室壁张力增加又再次增加心肌耗氧量,故主动脉瓣关闭不全患者可出现心肌缺血和心绞痛,多出现在主动脉瓣关闭不全的晚期。

二、临床表现

(一)症状

主动脉瓣关闭不全患者一旦出现症状(表27-1),往往有不可逆的左心功能不全。

1. 心悸和头部搏动 心脏冲动的不适感可能是最早的主诉,由于左室明显增大,左室每搏量明显增加,患者常感受到强烈的心悸。情绪激动或体力活动引起心动过速时,每搏量增加明显,此时症状更加突出。由于脉压显著增大,患者常感身体各部有强烈的动脉搏动感,尤以头颈部为甚。

2. 呼吸困难 劳力性呼吸困难出现表示心脏储备能力已经降低,以后随着病情进展,可出现端坐呼吸和夜间阵发性呼吸困难,在合并二尖瓣病变时此症状更加明显。

3. 胸痛 由于冠脉灌注主要在舒张期,所以主动脉舒张压决定了冠脉流量。重度主动脉瓣关闭不全患者舒张压明显下降,特别是夜间睡眠时心率减慢,舒张压下降进一步加重,冠脉血流更加

减少。此外,胸痛发作还可能与左室射血时引起升主动脉过分牵张或心脏明显增大有关。

4. 眩晕 当快速变换体位时,可出现头晕或眩晕,晕厥较少见。

5. 其他 如疲乏、过度出汗,尤其在夜间心绞痛发作时出现,可能与自主神经系统改变有关。晚期右心衰竭时可出现食欲下降、腹胀、下肢水肿、胸腔积液、腹水等。

(二)体征

1. 视诊 颜面较苍白,头部随心脏搏动频率上下摆动(De-Musset's sign);指(趾)甲床可见毛细血管搏动征(Quincke's pulse);心尖冲动向左下移位,范围较广,且可见有力的抬举样搏动;右心衰竭时可见颈静脉怒张。

2. 触诊

(1)颈动脉搏动明显增强,并呈双重搏动。

(2)主动脉瓣区及心底部可触及收缩期震颤,并向颈部传导。胸骨左下缘可触及舒张期震颤。

(3)颈动脉、桡动脉可触及水冲脉(Corrigan's pulse),即脉搏呈现高容量并迅速下降的特点,尤其是将患者前臂突然高举时更为明显。

(4)肺动脉高压和右心衰竭时,可触及增大的肝脏,肝颈静脉回流征可阳性,下肢指凹性水肿。

3. 叩诊 心界向左下扩大。

4. 听诊 常有以下特征

(1)主动脉舒张期杂音,为一与第二心音同时开始的高调叹气样递减型舒张早期杂音,坐位并前倾和深呼气时明显。一般主动脉瓣关闭不全越严重,杂音的时间越长,响度越大(表27-1)。轻度反流时,杂音限于舒张早期,音调高。中或重度反流时,杂音粗糙,为全舒张期。杂音为音乐时,提示瓣叶脱垂、撕裂或穿孔。

(2)心底部及主动脉瓣区常可闻及收缩期喷射性杂音,较粗糙,强度2/6~4/6级,可伴有震颤,向颈部及胸骨上凹传导,为极大的每搏量通过畸形的主动脉瓣膜所致,并非由器质性主动脉瓣狭窄所致。

(3)Austin-Flint杂音:心尖区常可闻及一柔和、低调的隆隆样舒张中期或收缩前期杂音,即Austin-Flint杂音,此乃由于主动脉瓣大量反流,冲击二尖瓣前叶,使其振动和移位,引起相对性二尖瓣狭窄;同时主动脉瓣反流与左房回流血液发

生冲击、混合,产生涡流所致。此杂音在用力握拳时增强,吸入亚硝酸异戊酯时减弱。

(4)当左室明显扩大时,由于乳头肌外移引起功能性二尖瓣反流,可在心尖区闻及全收缩期吹风样杂音,向左腋下传导。

(5)心音:第一心音减弱,第二心音主动脉瓣成分减弱或缺如,但梅毒性主动脉炎时常亢进。由于舒张早期左室快速充盈增加,心尖区常有第三心音。

(6)周围血管征听诊:股动脉枪击音(Traube's sign);股动脉收缩期和舒张期双重杂音(Duroziez's sign);脉压增大(Hill's sign)。

表 27-1 重度主动脉瓣关闭不全经典体征

视诊及触诊	
de Musset's sign	伴随每次心搏的点头征,由于动脉搏动过强所致
Muller's sign	腭垂的搏动或摆动
Quincke's sign	陷落脉或水冲脉,即血管突然短暂的充盈及塌陷
听诊	
Hill's sign	袖带测压时,上下肢收缩压相差 60mmHg,正常时<20mmHg
Traube's sign	股动脉收缩音及舒张音增强,即枪击音
Duroziez's sign	用听诊器轻压股动脉产生的杂音
De tambour 杂音	第二心音增强,带有铃声特点,常见于梅毒性主动脉瓣反流

三、实验室检查

(一)X 线检查

急性期心影多正常,常有肺淤血或肺水肿征。慢性主动脉瓣关闭不全常有以下特点:

1. 左室明显增大,心脏呈主动脉型。

2. 升主动脉普遍扩张,可以波及主动脉弓。

3. 透视下主动脉搏动明显增强,与左室搏动配合呈"摇椅样"摆动。

4. 左房可增大,肺动脉高压或右心衰时,右室增大并可见肺静脉充血、肺间质水肿。

(二)心电图检查

轻度主动脉瓣关闭不全者心电图可正常。严重者可有左室肥大和劳损,电轴左偏。I、aVL、V_{5-6}导联Q波加深,ST 段压低和 T 波倒置;晚期左房增大,也可有束支阻滞(图 27-6)。

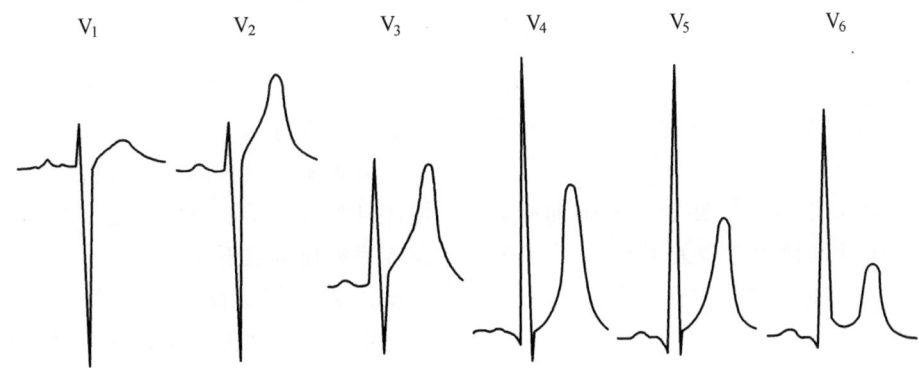

图 27-6 主动脉关闭不全示心电图改变

V_5、V_6 导联出现深 Q 波,R 波增大,ST 段抬高,T 波增大

(三)超声心动图检查

对主动脉瓣关闭不全以及左室功能评价很有价值,还可显示二叶式主动脉瓣、瓣膜脱垂、破裂或赘生物形成以及升主动脉夹层等,有助于病因的判断。

1. M 型超声 显示舒张期二尖瓣前叶和室间隔纤细扑动,为主动脉瓣关闭不全的可靠诊断征象。但敏感度低。

2. 二维超声　可显示瓣膜和升主动脉根部的形态改变,可见主动脉瓣增厚,舒张期关闭对合不佳,有助于病因确定。

3. 彩色多普勒　由于舒张早期主动脉压和左室舒张压间的高压差,主动脉瓣反流导致很高流速(超过 4m/s)的全舒张期湍流。彩色多普勒超声探头在主动脉瓣的心室侧可探及全舒张期高速血流,为最敏感的确定主动脉瓣反流方法,并可通过计算反流量与每搏量的比例,判断其严重程度(书末彩图 27-7)。

(四)主动脉造影

当无创技术不能确定反流程度并且考虑外科治疗时,可行选择性主动脉造影,可半定量反流程度。

升主动脉造影提示:舒张期造影剂反流至左室,可以显示左室扩大。根据造影剂反流量可以估计关闭不全的程度。Ⅰ度:造影剂反流仅限于主动脉口附近,一次收缩即可排出。Ⅱ度:造影剂反流于左室中部,一次收缩即可排出。Ⅲ度:造影剂反流于左室全部,一次收缩不能全部排出。

(五)磁共振显像

诊断主动脉疾病如主动脉夹层极准确。可目测主动脉瓣反流射流,可半定量反流程度,并能定量反流量和反流分数。

四、诊断和鉴别诊断

发现典型的主动脉瓣关闭不全的舒张期杂音伴周围血管征即可诊断,超声心动图可明确诊断。主动脉瓣舒张早期杂音应与下列杂音和疾病鉴别:

1. Graham Steell 杂音　见于严重肺动脉高压伴肺动脉扩张所致肺动脉瓣关闭不全,常有肺动脉高压体征,如胸骨左缘抬举样搏动、第二心音肺动脉瓣成分亢进等。

2. 肺动脉瓣关闭不全　胸骨左缘舒张期杂音吸气时增强,用力握拳时无变化。颈动脉搏动正常,肺动脉瓣区第二心音亢进,心电图示右房和右室肥大,X 线示肺动脉主干突出。多见于二尖瓣狭窄及房间隔缺损。

3. 冠状动静脉瘘　可闻及主动脉瓣区舒张期杂音,但心电图及 X 线检查多正常,主动脉造影可见主动脉与右心房、冠状窦或右室之间有交

通。

4. 主动脉窦瘤破裂　杂音与主动脉瓣关闭不全相似,但有突发性胸痛,进行性右心功能衰竭,主动脉造影及超声心动图检查可确诊。

五、并　发　症

1. 充血性心力衰竭:为主动脉瓣关闭不全的主要死亡原因。一旦出现心功能不全的症状,往往在 2～3 年内死亡。

2. 感染性心内膜炎:较常见。

3. 室性心律失常:较常见。

六、治　　疗

(一)内科治疗

1. 预防感染性心内膜炎　避免上呼吸道感染及全身感染,防止发生心内膜炎。

2. 控制充血性心力衰竭　避免过度的体力劳动及剧烈运动,限制钠盐摄入。无症状患者出现左室扩大,特别是 EF 降低时,应给予地高辛。

3. 控制高血压　控制高血压至关重要,因为它可加重反流程度。当伴发升主动脉根部扩张时,高血压也可促进主动脉夹层的发生。目前研究证实,应用血管扩张药特别是血管紧张素转换酶抑制药(ACEI)能防止或延缓左心扩大,逆转左室肥厚,防止心肌重构。

(二)外科治疗

主动脉瓣关闭不全,一旦心脏失去代偿功能,病情将急转直下,多数在出现心力衰竭后 2 年内死亡。主动脉瓣关闭不全的彻底治疗方法是主动脉瓣置换术。最佳的手术时机为左心室功能衰竭刚刚开始即严重心衰发生之前手术,或虽无症状,但左室射血分数低于正常和左室舒张末期内径>60mm 左右,应进行手术治疗。

对于左室功能正常而无症状的患者,心脏结构改变不明显的应密切随诊,每 6 个月复查超声心动图以及时发现手术时机。一旦出现症状或出现左室功能衰竭或左室明显增大应及时手术。

1. 人工瓣膜置换术　风湿性和绝大多数其他病因引起的主动脉瓣关闭不全均宜施行瓣膜置换术。分机械瓣和生物瓣两种。心脏明显扩大、长期左心功能不全的患者,手术死亡率约 10%,尽管如此,由于药物治疗的预后较差,即使有左心

功能衰竭亦应考虑手术治疗。

2. 瓣膜修复术　较少用，通常不能完全消除主动脉瓣反流，仅适用于感染性心内膜炎主动脉瓣赘生物或穿孔、主动脉瓣与其瓣环撕裂。由于升主动脉动脉瘤使瓣环扩张所致的主动脉瓣关闭不全，可行瓣环紧缩成形术。

3. 急性主动脉瓣关闭不全的治疗　严重急性主动脉瓣关闭不全迅速发生急性左心功能不全、肺水肿和低血压，极易导致死亡，故应在积极内科治疗的同时，及早采用手术治疗，以挽救患者的生命。术前应静脉滴注正性肌力药物如多巴胺或多巴酚丁胺和血管扩张药如硝普钠，以维持心功能和血压。

（刘　丽　赵玉生）

参 考 文 献

1　杨跃进，华　伟，高润霖. 阜外心血管内科手册. 北京：人民卫生出版社. 2006

2　胡盛寿，王水云. 阜外心血管外科手册. 北京：人民卫生出版社. 2006

3　刘美贞，王京生. 心脏瓣膜疾病诊断治疗学. 北京：中国协和医科大学出版社，2001

4　Maslow AD, Mahmood F, Poppas A. Intraoperative dobutamine stress echocardiography to assess aortic valve stenosis. Journal of Cardiothoracic and Vascular Anesthesia, 2006, 20(6)：862—866

5　Beyersdorf F. Transapical transcatheter aortic valve implantation. European Journal of Cardio-Thoracic Surgery, 2007, 31(1)：7—8

6　Gomez-Doblas JJ, Cabeza AP, Bueno FC, et al. Severe aortic stenosis and functional mitral regurgitation. Incidence, associated factors and prognosis after aortic valve replacement. European Journal of Echocardiography, 2006, 7：S56

7　Varadarajan P, Kapoor N, Bansal RC. Clinical profile and natural history of 453 nonsurgically managed patients with severe aortic Stenosis. The Annals of Thoracic Surgery, 2006, 82(6)：2111—2115

8　Rahimtoola SH. The year in valvular heart disease. J Am Coll Cardiol, 2006, 47 (2)：427—439

9　Pai RG, Kapoor N, Bansal RC. Malignant natural history of asymptomatic severe aortic stenosis：benefit of aortic valve replacement. The Annals of Thoracic Surgery, 2006,82(6)：2116—2122

10　Rodriguez T, Malvezzi M, Chatenoud L, et al. Trends in mortality from coronary heart and cerebrovascular diseases in the Americas：1970-2000. Heart, 2006, 92 (4)：453—460

11　Walther T, Mohr FW. Aortic valve surgery：time to be open-minded and to rethink. European Journal of Cardio-Thoracic Surgery, 2007, 31(1)：4—6

12　Ding WH, Duncan A, Lim E, et al. Predictors of early and medium-term survival after aortic valve replacement in patients with end-stage aortic stenosis and left ventricular dysfunction. European Journal of Echocardiography, 2006, 7：S60—S61

13　Lamarche Y, Cartier R, Denault AY, et al. Implantation of the corevalve percutaneous aortic valve. The Annals of Thoracic Surgery, 2007, 83(1)：284—287

第28章 三尖瓣疾病

Chapter 28

第一节 三尖瓣狭窄

一、病理生理

三尖瓣口是所有心脏瓣膜中最大的一个。正常成人三尖瓣口面积 $7\sim10cm^2$，因此当三尖瓣面积 $<1.3cm^2$ 时，认为三尖瓣狭窄(tricuspid stenosis)已达到临界状态。三尖瓣狭窄引起的最基本的血流动力学障碍是舒张期右房向右室排血受阻，右房压力负荷增大，导致体静脉压力增高，出现右心衰竭的表现。同时，右室因充盈不足出现心室腔变小，房化的右室壁薄而无力，使右心排血量降低，从而肺血流量降低。

1. **右房压升高** 正常人舒张期右房压与右室压相等，无压力阶差存在，三尖瓣狭窄时，舒张期跨瓣压差增大，但与二尖瓣狭窄不同的是通过三尖瓣口的血流量受呼吸运动的影响。运动和吸气时，右房充盈量增多，右室舒张末期压力降低，右房-右室压力阶差增大，通过三尖瓣口的血流速度增快，流量加大，产生的杂音明显。反之呼气时，通过三尖瓣口的血流减少，右房-右室压力阶差减小。

2. **体循环淤血** 当平均舒张期右房-右室跨瓣压差 $>1.9mmHg$ 时，提示三尖瓣关闭不全，当平均舒张期压力阶差 $>4mmHg$ 时，即可使平均右房压升高，导致体循环静脉压显著升高，出现颈静脉怒张、肝大、腹水和水肿。

3. **心排血量降低** 狭窄的三尖瓣使右室充盈时间延长，尤其是舒张早期充盈延缓、右室充盈量减少，伴有房颤时右室充盈减少更加明显。同时，右室因充盈不足出现心室腔变小，房化的右室壁薄而无力，使右心排血量降低，且不随运动而增加，从而肺血流量降低，患者即使合并二尖瓣狭窄也很少发生明显的呼吸困难和肺水肿。

二、临床表现

(一)症状

1. **乏力** 心排血量低可引起进行性乏力，剧烈运动时，心搏量仅可提高 2 倍，因此患者在运动时乏力、气短会更明显，少数患者还可发生晕厥。

2. **体循环淤血症状** 当三尖瓣狭窄造成体循环静脉压升高时，可出现右上腹胀痛不适、食欲下降、尿少、水肿等右心衰竭的表现。

3. **其他** 如并发房颤时，患者可出现心悸。少数并发肺栓塞时，还可出现胸闷、气短、胸痛、咯血。

(二)体征

1. **视诊** 面色苍白，可见颈静脉怒张和搏动。检查周围静脉如贵要静脉或手背部的静脉，有时可看到膨胀而搏动。

2. **触诊** 胸骨左缘 4、5 肋间可触及舒张期震颤。右心衰竭时，可触及肿大的肝脏伴收缩期前搏动，肝颈静脉回流征阳性，下肢出现指凹性水肿。

3. **叩诊** 心界右缘向右侧移位。出现腹水时，腹部移动性浊音阳性。

4. 听诊　心脏听诊有以下特征。

(1)胸骨左缘 4、5 肋间低调隆隆样舒张中晚期杂音,收缩期前增强,直立位吸气时杂音增强,呼气或呼气后屏气(Valsalva 动作)时减弱,称 Carallo 征,系吸气时静脉回流增加,从而使通过狭窄的三尖瓣口血流增多所致。

(2)三尖瓣区第一心音亢进,肺动脉瓣第二心音正常或减弱。

(3)胸骨左缘 4、5 肋间可闻及三尖瓣开瓣音,剑突下听诊最清楚,吸气时增强。

三、实验室检查

(一)X 线检查

1. 心脏多呈"二尖瓣型"。

2. 心影向右增大,后前位右心缘见右房和上腔静脉突出,右房缘距中线的最大距离常>5cm,右心缘相反搏动点上移。

3. 主肺动脉无明显扩张,肺纹理偏少,肺野较清晰。

(二)心电图检查

Ⅱ导联和 V_1 导联 P 波振幅>0.25mV,提示右房增大。

(三)超声心动图检查

1. M 型超声　可见三尖瓣前叶正常双峰消失,产生类似二尖瓣狭窄的城垛样改变,瓣膜回声增强。三尖瓣前叶与后叶可呈同向运动。三尖瓣 EF 斜率减低。

2. 二维超声　对诊断三尖瓣狭窄较有帮助,其特征为舒张期瓣叶呈圆顶状,增厚,瓣叶活动受限。

3. 多普勒超声　可测定经三尖瓣口最大血流速度,估测跨瓣压力阶差。彩色多普勒血流显像可见三尖瓣口右室侧"火焰型"射流。

(四)右心导管检查

当临床诊断困难时可行右心导管检查。导管沿股静脉、腔静脉送至右房、右室及主肺动脉,分别测压,舒张期右房室平均压力阶差大于 2mmHg,即表示三尖瓣狭窄存在。然后注入造影剂,造影剂通过三尖瓣口时呈现喷射状影像。单纯三尖瓣狭窄时,主肺动脉压不高。三尖瓣狭窄一般不做右心导管检查。

四、诊断和鉴别诊断

根据典型杂音、右房扩大和体循环静脉淤血而不伴有肺淤血,一般可诊断三尖瓣狭窄,超声心动图检查可确诊。

三尖瓣舒张期杂音应与以下疾病鉴别:

1. 二尖瓣狭窄　心尖部于舒张中晚期可闻及低调、递增型、隆隆样杂音,左侧卧位听诊明显,不随呼吸而改变。但如果剑突下或胸骨左下缘闻及随吸气增强的舒张期隆隆样杂音,无明显右室扩大和肺淤血,提示同时存在三尖瓣狭窄。

2. 房间隔缺损　当左至右分流量大时,通过三尖瓣的血流增多,可在三尖瓣区听到第三心音后短促的舒张中期隆隆样杂音,不随呼吸而改变。

3. 右房黏液瘤　临床症状和体征与三尖瓣狭窄相似,但杂音呈间歇性,随体位而变化,可闻及肿瘤扑落音,一般无三尖瓣开瓣音,超声心动图可确诊。

五、治　疗

(一)内科治疗

主要是通过药物治疗右心衰竭,减轻体循环静脉淤血,改善右心功能。

1. 限制钠盐摄入,减少体内水钠潴留。

2. 服用利尿药。襻利尿药与作用远曲小管利尿药合用,如呋塞米 20~40mg,3/d,螺内酯(安体舒通)20~40mg 或氨苯蝶啶 50~100mg,3/d。水肿严重时,可静脉用呋塞米 20~80mg,注意防止电解质紊乱。长期用利尿药者,应注意监测血钾。利尿效果差时,注意是否合并低钠血症,血钠低于 130mmol/L 时,注意补充钠盐。还可以静脉泵入多巴胺 2~5μg/(min·kg),改善肾血流量后利尿效果好。

3. 快速房颤者,宜用洋地黄控制心室率。毛花苷 C(西地兰)0.2~0.4mg,静脉注入,半小时后无效时可重复使用 1 次。

4. 扩血管药物使用时注意监测血压,防止血压过低造成机体重要器官缺血。

(二)外科治疗

包括人工瓣膜置换术和瓣膜分离成形术。

1. 三尖瓣人工瓣膜置换术　由于右室压及血流速度低于左室,三尖瓣口压力阶差亦小于左室,容易形成血栓,乳头肌和右室游离壁可阻碍机械性三尖瓣的开放,故应尽量选择生物瓣进行三尖瓣置换,术后患者无需抗凝治疗。适应证为:三尖瓣严重钙化、僵硬、血栓形成者且三尖瓣口面积<2cm²,右房室舒张期平均压差>5mmHg。风湿性二尖瓣和(或)主动脉瓣病变合并三尖瓣狭窄,应同期处理。

2. 三尖瓣狭窄切开与瓣环成形术 三尖瓣狭窄虽瓣膜口较小,瓣环常扩大,一般较少做单纯融合交界切开,几乎都做交界切开和环缩术。首先用尖刀切开前瓣与隔瓣或后瓣与隔瓣融合的交界,避免完全切到瓣环,离瓣环 2～3mm 距离。如有融合较粗的腱索也要一同切开,然后前后交界分别缝合环缩的方法做三尖瓣成形术。

第二节 三尖瓣关闭不全

一、病 理 生 理

器质性三尖瓣关闭不全如三尖瓣下移畸形(Ebstein畸形)较少见,临床上绝大部分是由于肺动脉高压及三尖瓣环扩大引起的功能性三尖瓣关闭不全。三尖瓣关闭不全引起的基本血流动力学特征为收缩期血液从右室反流至右房,使右室、右房容量负荷加重,导致体循环静脉高压和运动时右室心搏量相应增加的能力受限,晚期出现右心衰竭。

1. **右房压力升高** 收缩期右室血液通过三尖瓣反流至右房,使右房充盈量增大,右房扩张。但由于右房壁薄,发生顺应性扩张、降低右房压的代偿能力不如左房强,导致右房压升高明显。

2. **右室容量负荷过重** 舒张期右室同时接受右房正常充盈血量和三尖瓣反流血量,容量负荷明显增大,右室扩张,而右室扩张又进一步加重三尖瓣关闭不全,形成恶性循环。

3. **体循环淤血** 右房压增高后造成体循环静脉压力呈递性增高,最终导致肝淤血、腹水和下肢水肿。

二、临 床 表 现

(一)症状

1. **头颈部膨胀感** 单纯三尖瓣关闭不全症状进展缓慢,轻、中度三尖瓣关闭不全可以多年没有症状。严重的三尖瓣关闭不全时,心室收缩期反流入右房的血流搏动可传导到头颈部静脉,患者有颈部膨胀感以及头、颈、右上腹静脉搏动样感觉,体力劳动、情绪激动时尤其明显。

2. **胃肠道淤血症状** 表现为食欲缺乏、恶心、嗳气、呕吐、消瘦、恶病质等。

3. **乏力** 由于心排血量下降,表现为疲乏无力。

(二)体征

1. **视诊** 患者多消瘦、恶病质、发绀,部分患者可有轻度黄疸。可见颈静脉怒张和收缩期搏动,强烈的颈内静脉搏动可使胸锁乳突肌发生徐缓的收缩期抬举。可见肝脏收缩期搏动。

2. **触诊**

(1)三尖瓣反流严重时,可触及颈静脉收缩期震颤。

(2)周围静脉可有类似动脉搏动的收缩晚期搏动,检查时将左手放在患者的肝区后方,右手放在肝区前面,令患者暂停呼吸,肝脏收缩晚期的扩张性搏动可明显地将两手推开。

(3)胸骨右下缘可触及右房收缩期冲动,此乃收缩期部分血流从右室反流入右房,并使之突然扩张所致。

3. **叩诊** 心界向右移位。

4. **听诊** 常有以下特征

(1)胸骨左下缘或剑突下可闻及高调、吹风样全收缩期杂音,吸气及压迫肝脏后杂音可增强。当右心衰竭,每搏量不能进一步增加时,杂音减弱或消失。

(2)严重反流时,通过三尖瓣血流增加,在胸骨左下缘可闻及第三心音后的短促舒张期隆隆样杂音。

(3)第一心音减弱,合并肺动脉高压时,第二心音肺动脉瓣成分亢进。可闻及右室第三心音,吸气时加强。

三、实验室检查

(一)X线检查

右房明显增大,上腔静脉扩张,X线透视右房及上腔静脉有明显的搏动。右室增大,右房极度增大时,其右缘与膈肌成直角或钝角。

(二)心电图检查

右房、右室肥大,不完全性或完全性右束支传导阻滞、房颤。在 Ebstein 畸形可合并 B 型预激综合征。

(三)超声心动图检查

可显示引起三尖瓣关闭不全的各种原因,如三尖瓣脱垂、类癌综合征、Ebstein 综合征等。确诊三尖瓣反流和半定量反流程度有赖于彩色多普勒血流显像。

1. M 型超声 表现为间接征象,如三尖瓣前瓣 E-F 斜率增加,CE 幅度增大和右房、右室内径增大,且呈容量超负荷改变。

2. 二维超声 可发现三尖瓣活动幅度增大,收缩期前后瓣与隔瓣不能完全闭合,为三尖瓣关闭不全的直接征象。

3. 彩色多普勒 通常用于检出或半定量三尖瓣反流,显示一条起自三尖瓣的收缩期彩色镶嵌反流束,以不同距离和范围深入右房。可检测右室与右房间的收缩期压差,且可粗略估计反流量。

(四)右心导管及右心室造影

一般不需要。对合并有重度肺动脉高压者,该检查可以测量肺动脉压力、肺循环阻力,帮助判断右心室功能及手术适应证。

四、诊断和鉴别诊断

发现胸骨左下缘高调全收缩期杂音伴 X 线或心电图示右房右室增大,结合体循环淤血的表现可诊断三尖瓣关闭不全,超声心电图检查可确诊。

胸骨左下缘收缩期杂音注意与下列情况相鉴别:

1. 二尖瓣关闭不全 心尖区全收缩期 3/6 级吹风样杂音,局限性,吸气时减弱,反流量小时音调高,瓣膜增厚时杂音粗糙。前叶损害为主时,杂音向左腋下或左肩胛下传导;后叶损害为主时,杂音向心底部传导,可伴收缩期震颤。

2. 室间隔缺损 胸骨左缘第3~4肋间可闻及粗糙的全收缩期杂音,伴收缩期震颤,杂音向心尖部传导。超声心动图示心室间隔连续中断,心导管检查心室造影见心室水平左向右分流。

3. 主动脉瓣狭窄 心底部主动脉瓣区或心尖部响亮粗糙的收缩期杂音,向颈部传导,伴收缩期震颤,心尖冲动呈抬举样。心电图和 X 线检查示左室肥厚和扩大,超声心动图可明确诊断。

五、治 疗

(一)内科治疗

对于不合并肺动脉高压的三尖瓣反流患者,只需内科治疗心力衰竭。

1. 利尿药 应用利尿药减少回心血量,缓解三尖瓣反流。

2. 地高辛 对于中等程度以上的三尖瓣反流伴右心衰患者,若合并快速房颤,可用地高辛缓解右心衰竭及控制室率。

3. 硝酸酯类 可增加系统静脉的顺应性和降低前负荷。

(二)外科治疗

功能性三尖瓣关闭不全关键是治疗原发病。三尖瓣下移畸形、类癌综合征、感染性心内膜炎等所引起的器质性三尖瓣关闭不全,需外科做瓣环成形术或人工瓣膜置换术。

(刘 丽 赵玉生)

参 考 文 献

1 陈灏珠. 实用内科学. 第11版. 北京:人民卫生出版社,2000

2 胡盛寿,王水云. 阜外心血管外科手册. 北京:人民卫生出版社. 2006

3 刘美贞,王京生. 心脏瓣膜疾病诊断治疗学. 北京:中国协和医科大学出版社,2001

4 Kwon DA, Park JS, Chang HJ, *et al*. Prediction of outcome in patients undergoing surgery for severe tricuspid regurgitation following mitral valve surgery and role of tricuspid annular systolic velocity. The American Journal of Cardiology, 2006, 98(5):659—661

5　Hoffer E，Materne P，Désiron Q，*et al*．Right ventricular migration of a venous stent：An unusual cause of tricuspid regurgitation and ventricular tachycardia．International Journal of Cardiology，2006，112（2）：E48—E49

6　Braunwald E．Heart disease．5th edition．Harcourt Asia W. B. SAUNDERS．1999，10

7　Ellis H．The anatomy of the heart．Anaesthesia &intensive care medicine，2006，7（9）：305—307

8　Kim HK，Kim YJ，Park JS，*et al*．Determinants of the Severity of Functional Tricuspid Regurgitation．The American Journal of Cardiology，2006，98（2）：236—242

9　Sasson L，Katz MG，Ezri T，*et al*．Indications for tricuspid valve detachment in closure of ventricular septal defect in children．The Annals of Thoracic Surgery，2006，82（3）：958—963

10　Murga EN，Pedreira PM，Mazon RP，*et al*．current Topics（2005）in clinical cardiology：cardiovascular disease in women．Rev Esp Cardiol，2006，59（Supl. 1）：99—1045

11　Fukuda S，Gillinov AM，Song JM，*et al*．Echocardiographic insights into atrial and ventricular mechanisms of functional tricuspid regurgitation．American Heart Journal，2006，152（6）：1208—1214

12　Otto S，Baum T，Keller F．Sex-dependence of the relative number of elastic fibres in human heart valves．Annals of Anatomy - Anatomischer Anzeiger，2006，188（2）：153—158

13　Singh SK，Tang GHL，Maganti MD，*et al*．Midterm outcomes of tricuspid valve repair versus replacement for organic tricuspid disease．The Annals of Thoracic Surgery，2006，82（5）：1735—1741

14　Isomura T，Horii T，Suma H，*et al*．Septal anterior ventricular exclusion operation（Pacopexy）for ischemic dilated cardiomyopathy：treat form not disease．European Journal of Cardio-Thoracic Surgery，2006，29：S245—S250

15　Lai YQ，Meng X，Bai T，*et al*．Edge-to-edge tricuspid valve repair：an adjuvant technique for residual tricuspid regurgitation．The Annals of Thoracic Surgery，2006，81（6）：2179—2182

第**29**章 肺动脉瓣疾病

第一节 肺动脉瓣狭窄

一、病 理 生 理

肺动脉瓣狭窄（pulmonic stenosis）基本血流动力学改变是右室收缩期排血受阻，致右室压力超负荷改变，使右室肥厚，最后发生右心衰竭。

1. 右室压力负荷过重 正常成人肺动脉瓣口面积为 $2cm^2$，通常肺动脉瓣口面积要减少到 60% 才会出现血流动力学改变。右室压力负荷增加，迫使右室肌增强收缩，提高右室收缩压以克服肺动脉瓣狭窄所产生的阻力。

2. 肺动脉压力降低 右心排血受限使肺动脉压正常或降低，收缩期右室-肺动脉压力阶差加大。收缩期右室-肺动脉压差<40mmHg 时为轻度狭窄；压力阶差 40~100mmHg 时为中度狭窄；>100mmHg 为重度狭窄。严重狭窄时其跨瓣压差可高达 240mmHg。肺循环血流量减少可引起动脉血氧饱和度降低，组织缺血缺氧。

3. 右心衰竭 收缩期压力负荷过重引起右室向心性肥厚，右室收缩压明显升高，射血时间延长，肺动脉瓣关闭延迟。长期右室肥厚使右室顺应性降低，心肌舒缩功能受损，导致右心衰竭。此时右室舒张压及右房压升高，右室收缩末期残余血量增加，使右室轻度扩张，右心排血量减少。

二、临 床 表 现

（一）症状

轻中度肺动脉瓣狭窄一般无明显症状，中度狭窄者，运动耐量下降，可有胸痛、头晕、晕厥、发绀等。

（二）体征

1. 视诊 可有口唇发绀，颜面苍白。持久发绀者，可有杵状指。先天性重度狭窄者，心前区隆起伴胸骨旁抬举样搏动。合并右心衰竭时，可见颈静脉怒张。

2. 触诊 肺动脉瓣区可触及收缩期震颤。右心衰竭时，可触及肿大的肝脏，肝颈静脉回流征阳性，双下肢指凹性水肿。

3. 叩诊 轻度狭窄者，心界正常，中重度狭窄者，因右室增大，心界略向右扩大。

4. 听诊 常有以下特征

（1）肺动脉瓣区（胸骨左缘第 2 肋间）响亮、粗糙的收缩期喷射性杂音。

（2）肺动脉瓣区第二心音减弱伴分裂，吸气后明显。

（3）第一心音后可闻及收缩早期喷射音（咔哒音），表明瓣膜无重度钙化，活动度尚可。

三、实验室检查

（一）X 线检查

右室肥厚、增大，严重时右房也可增大，主肺动脉呈狭窄后扩张,肺纹理稀疏,肺野清晰。

（1）心脏呈"二尖瓣"型,轻度增大,主要为右室增大。

（2）肺动脉段凸出,多为中至高度凸出,呈直立状．其上缘可接近主动脉弓水平。

（3）肺血减少,肺血管纹理纤细、稀疏,与肺动脉段明显凸出形成鲜明对比,两肺门动脉阴影不对称(左侧＞右侧),在诊断上颇具特征(图 29-1)。

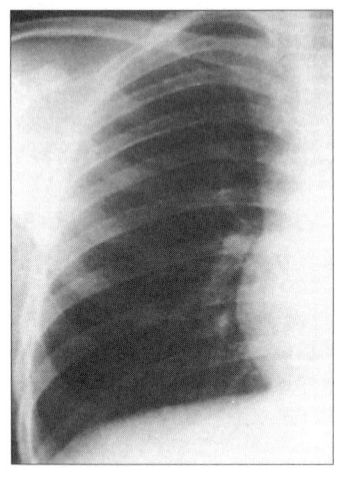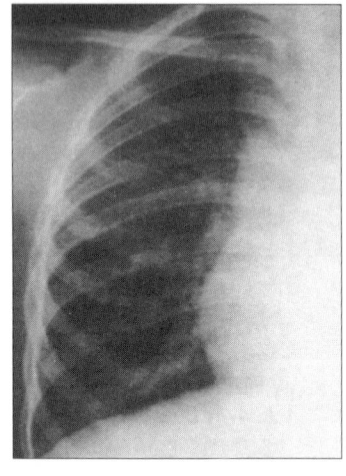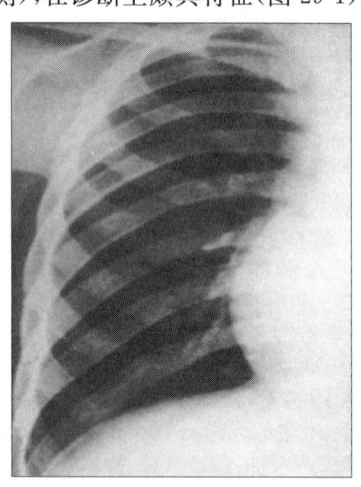

图 29-1　肺血减少的 X 线表现
从左至右依次为:正常、轻度和明显少血

（二）心电图

心电图随狭窄的轻、重以及其引起右心室内压力增高的程度而有轻重不同的 4 种类型:正常、不完全性右束支传导阻滞、右心室肥大和右心室肥大伴劳损(心前区广泛性 T 波倒置)。心电轴有不同程度的右偏。部分患者有 P 波增高,显示右心房肥大。

（三）超声心动图检查

1.M 型超声　心底波群可见肺动脉增宽(狭窄后扩张),搏动增强,右室流出道变窄、肥厚,右室呈压力超负荷改变,右肺动脉内径缩小。

2.二维超声　肺动脉瓣增厚、回声增多,收缩期瓣叶不能完全开放,向肺动脉腔中部弯曲,呈圆顶状或尖锥状。

3.彩色多普勒超声　在狭窄后扩张的肺动脉内有一高速、湍流而呈现的异常血流束。

（四）右心导管检查

右室－肺动脉收缩期压差≥20mmHg,即可诊断肺动脉瓣狭窄。主肺动脉至右室连续测压有时可见压力移行区,为右室流出道狭窄所形成的第三心室压力曲线,是肺动脉瓣下狭窄的诊断依据。

右室造影:取正、侧位投照。注入造影剂早期,心室收缩,可以观察到含有造影剂的血柱自狭窄口射出,称为"喷射征",借此可测量瓣口狭窄程度。主动脉及左肺动脉起始部的狭窄后扩张,右室肌小梁增粗、肥大,右室流出道继发性肥厚。

四、诊断及鉴别诊断

根据肺动脉瓣区典型收缩期杂音、震颤及肺动脉瓣区第二心音减弱,一般可诊断肺动脉瓣狭窄,超声心动图检查及右室 X 线造影,可帮助鉴别肺动脉瓣狭窄、漏斗部狭窄及瓣上狭窄。

肺动脉瓣区收缩期粗糙吹风样杂音注意与下列情况相鉴别:

1.**房间隔缺损（ASD）**　胸骨左缘第 2、3 肋间可闻及 2/6～3/6 级收缩期杂音,性质柔和,传导范围不广,多数不伴有震颤,系右室排血量增多引起。肺动脉瓣区第二心音增强,并有固定分裂,且分裂不受呼吸影响,系因右室血量增多,排空时间延长,肺动脉瓣关闭延迟,产生固定的第二心音分裂所致。超声心动图示房间隔连续中断,心导管检查时心室造影见心房水平左向右分流。

2.**室间隔缺损（VSD）**　胸骨左缘第 3、4 肋间闻及响亮粗糙的全收缩期杂音,杂音向心前区广泛传导,有时颈部、背部亦可听到。室上嵴上型缺损杂音最响部位可在胸骨左缘第 2、3 肋间,在杂音最响部位可触及震颤。超声心动图示心室间隔连续中断,心导管检查时心室造影见心室水平左向右分流。

3. 动脉导管未闭(PDA)　胸骨左缘第2肋间可闻及响亮、粗糙的连续性机器样杂音,开始于第一心音之后,逐渐增强,接近第二心音时最响,舒张期逐渐减弱,杂音可向左锁骨下、颈部和背部传导,杂音最响处可触及连续性震颤或收缩期震颤。心脏超声可见明确的动脉导管,逆行升主动脉造影可见动脉导管和主肺动脉同时显影,并可显示PDA类型、粗细、长度等。

4. 法洛四联症　包括肺动脉瓣或右室漏斗部狭窄、室间隔缺损、主动脉骑跨和右心室肥厚,在胸骨左缘2~4肋间有震颤及收缩期杂音。超声心动图可进一步显示室间隔缺损、肺动脉狭窄、主动脉右移的病理改变,有助于确立诊断。选择性右室造影并辅以左室造影显示在右室、肺动脉充盈时,左室和主动脉提早显影,反映心室水平右向左的分流和主动脉骑跨。右室造影直接显示肺动脉狭窄的部位、类型和程度及肺内动脉分支的情况,为本病诊断提供依据。但法洛四联症是幼儿和儿童期最常见的发绀性先天性心脏病,多在儿童期以前行手术治疗。

五、治　　疗

(一)内科药物治疗

主要治疗右心衰竭、纠正心律失常和防治感染性心内膜炎。

(二)经皮球囊肺动脉瓣扩张成形术(percutaneous balloon pulmonary valvuloplasty,PBPV)

先天性PS的治疗主要是球囊扩张,极少数情况下需行瓣膜置换术。近年应用导管介入法治疗瓣膜型狭窄,可免开胸手术,临床实践证明,经皮球囊肺动脉瓣成形术是安全、有效的治疗方法。

1. 适应证与禁忌证

①适应证:肺动脉狭窄的青少年和年轻成人患者,有劳力性呼吸困难、心绞痛、晕厥前状态,心导管检查显示右心室－肺动脉峰值压力阶差>30mmHg(Ⅰ类);无症状肺动脉狭窄青少年和年轻成人患者,导管显示右心室－肺动脉峰值压力阶差>40mmHg(Ⅰ类);无症状肺动脉狭窄青少年和年轻成人患者,导管显示右心室－肺动脉峰值压力阶差30~39mmHg(Ⅱb类)。

②禁忌证:极重度肺动脉瓣狭窄、右心室造影为肺动脉瓣严重狭窄并瓣膜发育不良者,往往合并右心室漏斗部的狭窄,不宜介入治疗。

2. 操作技术　先行右心导管检查和右心室造影,计算肺动脉瓣环直径,选用适宜的球囊,球囊直径选择较肺动脉瓣环直径大20%~40%。将球囊导管经股静脉、右心房、右心室送入肺动脉,置球囊于肺动脉瓣口,向球囊内注入稀释造影剂,加压至304~506kPa张开球囊,维持6~10s,从而扩张狭窄的肺动脉瓣口,一般扩张2~3次。

3. 疗效　以肺动脉－右心室收缩压差大小为判断疗效的标准。≤3.3kPa(25mmHg)为优,3.3~6.6kPa(25~50mmHg)为良。PBPV的临床有效率约在96%,再狭窄发生率低,行再次PBPV效果满意。

4. 并发症　极少发生严重并发症,死亡率低。可能并发症有静脉损伤、心律失常、肺动脉瓣关闭不全等。

(三)外科手术

主要施行低温下肺动脉瓣直视切开术和体外循环下直视纠治术。前者可在低温麻醉下施行,仅适于单纯性肺动脉瓣狭窄,且病情较轻而无继发性漏斗部狭窄和其他伴发心内畸形。后者则需在体外循环条件下施行,适合于各类肺动脉瓣狭窄的治疗。若症状明显,狭窄严重或出现右心衰竭应尽早手术。手术适应证:①症状进行性加重;②右室与肺动脉压差>40mmHg;③右室收缩压>60mmHg,右室平均压>25mmHg;④X线与心电图均提示右室肥大。

第二节　肺动脉瓣关闭不全

一、病理生理

因原发性或继发性肺动脉高压,肺动脉瓣环扩张所造成的功能性肺动脉瓣关闭不全(pulmonic reguigrtation)最为常见,而先天性或后天性损伤引起的器质性肺动脉瓣关闭不全相对较少。肺动脉瓣关闭不全者,由于反流发生于低压低阻力的肺循环,故血流动力学改变通常不严重。若瓣口反流量增大可致右心室容量负荷增加。肺动脉瓣关闭不全的基本血流动力学改变是舒张期肺动脉瓣反流使右室容量负荷增大,严重时引起右心室扩大、肥厚,最后导致右心衰竭。伴发肺动脉高压、出现急性反流或反流程度严重者,病情发展较快。

二、临床表现

(一)症状

肺动脉瓣关闭不全患者,在未发生右心衰竭前,临床上无症状。严重反流引起右心衰竭时,可有腹胀、尿少、水肿等症状。

(二)体征

1. 视诊　胸骨左缘第 2 肋间隙可见肺动脉收缩期搏动。

2. 触诊　胸骨左缘第 2 肋间隙可扪及肺动脉收缩期搏动,有时可伴收缩或舒张期震颤。胸骨左下缘可扪及右室高动力性收缩期搏动。

3. 叩诊　心界向右扩大。

4. 听诊　常有以下特征。

(1)胸骨左缘第 2～4 肋间隙有随第二心音后立即开始的舒张早期叹气性高调递减型杂音,吸气时增强,称为 Graham Steell 杂音,系继发于肺动脉高压所致。

(2)合并肺动脉高压时,肺动脉瓣区第二心音亢进、分裂。反流量大时,三尖瓣区可闻及收缩期杂音,也可能有收缩期前低调杂音(右 Austin-Flint 杂音)。如瓣膜活动度好,可听到肺动脉喷射音。肺动脉高压者,第二心音肺动脉瓣成分增强。由于右室心搏量增多,射血时间延长,第二心音呈宽分裂。有心搏量增多致已扩大的肺动脉突然扩张产生收缩期喷射音,在胸骨左缘第 2 肋间隙最明显。胸骨左缘第 4 肋间隙常有右室第三和第四心音,吸气时增强。

三、实验室检查

(一)X 线检查

右室增大,伴肺动脉高压时有肺动脉段凸出,肺门阴影增宽,尤其是右下肺动脉增宽(＞10mm),胸透可见肺门动脉搏动。

(二)心电图检查

继发于肺动脉高压者可有右束支阻滞和(或)右室肥厚图形。

(三)超声心动图检查

1. M 型超声　主要呈右室舒张期容量负荷改变。

2. 二维超声　可明确病因。

3. 彩色超声多普勒　右室流出道内,于舒张期可测得源于肺动脉口的逆向血流束。

四、诊断和鉴别诊断

根据肺动脉瓣区舒张早期杂音,吸气时增强,可做出肺动脉瓣关闭不全的诊断。多普勒超声可明确诊断并可帮助与主动脉瓣关闭不全的鉴别。

五、治　疗

继发于肺动脉高压的肺动脉瓣关闭不全者,主要应治疗其原发疾病。对原发于瓣膜的病变应进行病因治疗。如反流量大或右心室容量负荷进行性加重者,可施行人工心脏瓣膜置换术。

(刘　丽　赵玉生)

参 考 文 献

1　陈灏珠. 实用内科学. 第 11 版. 北京:人民卫生出版社,2000

2　刘美贞,王京生. 心脏瓣膜疾病诊断治疗学. 北京:中国协和医科大学出版社,2001

3　杨跃进,华伟,高润霖. 阜外心血管内科手册. 北京:人民卫生出版社. 2006

4　Agnoletti G, Boudjemline Y, Bonnet D, et al. Surgical reconstruction of occluded pulmonary arteries in patients with congenital heart disease: effects on pulmonary artery growth. Circulation, 2004, 109 (19): 2314－2318

5　Gilman G, Ommen SR, Hansen WH. Doppler echocardiographic evaluation of pulmonary regurgitation facilitates the diagnosis of constrictive pericarditis. Journal of the American Society of Echocardiography, 2005,18(9):892－895

6　Guntheroth WG. Causes and effects of poststenotic dilation of the pulmonary trunk. Am J Cardiol, 2002, 89 (6):774—776

7　Rankin JS, Hammill BG, Ferguson T, et al. Determinants of operative mortality in valvular heart surgery. The Journal of Thoracic and Cardiovascular Surgery, 2006,131(3): 547—557

8　Hoffman JIE,Kaplan S. The incidence of congenital heart disease. Journal of the American College of Cardiology, 2002, 39(12): 1890—1900

9　Murga EN, Pedreira PM, Mazon RP, et al. Current Topics (2005) in Clinical Cardiology:Cardiovascular Disease in Women. Rev Esp Cardiol, 2006, 59 (Supl. 1):99—104

10　Pascal A. Berdat, Carrel. T Off-pump pulmonary valve replacement with the new Shelhigh Injectable Stented Pulmonic Valve. The Journal of Thoracic and Cardiovascular Surgery, 2006,131(5): 1192

11　Rudin R, Carpenter W. Diet drugs and cardiac valvulopathy: a survey of dental patients. J Calif Dent Assoc, 2000, 28 (12): 955—959

12　Elkayam U, Bitar F. Valvular heart disease and Pregnancy: Part I: Native Valves. Journal of the American College of Cardiology, 2005, 46(2): 223—230

第**30**章 钙化性瓣膜病

Chapter 30

钙化性瓣膜病（calcific cardiac valve disease），也称为退行性心脏瓣膜病，是老年人常见心血管病之一。它是随年龄增长，心脏瓣膜纤维组织发生退行性改变、纤维化、钙化，从而使瓣膜和（或）其支架功能异常所致的一组心脏病。1904年，Monckebery首先发现人在自然衰老过程中会出现因退行性变导致的主动脉瓣钙化性狭窄。1910年，Dewitsky首次详细描述了二尖瓣环的钙化，并认为此钙化与Monckebery钙化相同，亦为退行性变所致。此后病理学家们系统观察心脏瓣膜的随龄变化证实：发育正常的心脏瓣膜存在随龄的变性及钙化。近20多年来，随着瓣膜检测技术的进步，钙化性瓣膜病得以临床诊断，并发现瓣膜结构退行性变引起的瓣膜功能异常，即瓣膜的狭窄及关闭不全，是老年人充血性心衰、心绞痛、心律失常、晕厥甚至猝死的重要原因之一。在西方某些发达国家，此病已是构成老年人心脏发病率及死亡率增高的一个显著因素，并成为老年人瓣膜置换的首要病因。钙化性瓣膜病常与原发性高血压、冠心病、高脂血症等其他老年病相伴发生。

一、流 行 病 学

钙化性瓣膜病的发病情况的相关调查资料有限。已有的研究表明，老年前期已有退行性心脏瓣膜病发生，钙化性瓣膜病的发病率随龄增高，病变程度随龄加重；病变主要累及左心瓣膜且发生有性别差异，女性二尖瓣环钙化多于男性，高龄女性尤其突出。

Normand报道≥50岁者尸检中主动脉瓣钙化检出率为29%；解放军总医院自1986—1992年110例尸检者退行性心脏瓣膜钙化检出情况显示：中青年组未见钙化，≥50岁者主动脉瓣钙化检出率为32.0%，二尖瓣钙化检出率为27.8%；≥60岁者主动脉瓣钙化检出率为39.5%，二尖瓣钙化检出率为34.2%，主动脉瓣及二尖瓣联合钙化检出率为21.7%；瓣膜钙化检出率随龄升高，病变程度亦随龄加重，其中4例90岁以上者均有主动脉瓣及二尖瓣环钙化。Lie报道一组90～105岁高龄者主动脉瓣钙化检出率为40%，其中男性42%，女性38%；二尖瓣环钙化检出率为43%，其中男性27%，女性53%，男女之比为1：2。Pomerance发现50岁二尖瓣环钙化检出率为8.5%，其中男性4.6%，女性11.5%，男女之比为1：2.5。Bloor报道相同年龄段此病检出率为10%，70岁以后明显增多，男女之比为1：4。解放军总医院组资料显示：≥50岁者二尖瓣环钙化检出率为27.8%，其中男性21.6%，女性47.8%，男女之比为1：2.2。70岁后女性二尖瓣环钙化检出率明显升高且高于男性（表30-1）。近年，Lebowitz等采用彩色多普勒超声心动图检查了美国印第安人主动脉瓣关闭不全的流行病学情况。受检者共3 501人，其中男性1 316例，女性2 185例，年龄46～82岁。结果显示轻度主动脉瓣关闭不全为257人（7.3%），中、重度主动脉瓣关闭不全为93人（2.7%），性别之间无显著差异。≥60岁者为14.4%，明显高于<60岁者（5.8%），而且收缩压增高者主动脉瓣关闭不全的发生率高于血压正常者，提示主动脉瓣关闭不全与增龄及主动脉瓣承受的压力增高有关。

表 30-1　退行性心脏瓣膜病检出率的随龄变化

年龄(岁)	受检人数	二尖瓣阳性检出数(%)	主动脉瓣阳性检出数(%)	联合瓣膜阳性检出数(%)
50～	21	1 (4.76)	1 (4.76)	0 (0.00)
60～	22	2 (9.09)	3 (13.64)	1 (4.55)
70～	29	10 (34.48)	12 (41.38)	8 (27.59)
≥80	25	14 (56.00)	15 (60.00)	12 (48.00)
合计	97	27 (27.84)	31 (31.96)	21 (21.65)
趋势 χ^2		18.775***	20123***	19.326 * * *

*** $P < 0.001$

解放军总医院老年心血管病研究所于 2005 年对北京地区军队干休所 60 岁以上老年人群进行了流行病学调查,8 202 人中随机抽样的 820 例,心脏超声提示心脏瓣膜钙化 110 人,瓣膜钙化现患率 13.4%。不同年龄段瓣膜钙化的现患率分别为:60～69 岁:7.7%、70～79 岁:16.1%、80～89 岁:25.7%,($P < 0.01$)。其中男性瓣膜钙化现患率为 12.2%、女性瓣膜钙化现患率为 14.7%,男女总体现患率无统计学差异($P > 0.05$)。但是在 65～69 岁年龄组,女性多于男性,男女之比 1:7,75～79 岁年龄组,男性多于女性,男女之比 7:1,均有统计学差异,80 岁以上组二者无差异(表 30-2)。

表 30-2　各年龄组不同性别瓣膜钙化现患率

年龄组(岁)	男性			女性			P 值	合计		
	受检人数	钙化人数	%	受检人数	钙化人数	%		受检人数	钙化人数	%
60～	43	1	2.33	92	7	7.61	0.435	135	8	5.93
65～	90	2	2.22	114	16	14.04	0.006#	204	18	8.82
70～	142	16	11.27	135	26	19.26	0.112	277	42	15.16
75～	108	24	22.22	30	1	3.33	0.038#	138	25	18.12
80～	36	9	25.00	19	6	31.58	0.696	55	15	27.27
85～89	7	0	0.00	4	2	50.00	0.097	11	3	18.18
合计	426	52	12.21	394	58	14.72	0.357	820	110	13.41

(# 同年龄组男女瓣膜钙化现患率相比,$P < 0.05$)(引自:中华流行病学杂志,2006, 10 (27):837)

二、发病原因

钙化性瓣膜病的原因尚不十分清楚,目前认为其发生可能与以下因素有关。①随龄的退行性改变。已有的研究表明,钙化性瓣膜病的发生率有明显随龄升高、病变程度有明显随龄加重趋势,故多数学者认为:此病的发生主要系随龄的退行性改变所致。②性别差异。多数研究显示二尖瓣环钙化女性多于男性,男女之比在 1:2～4。Sugihara 等研究老年人骨无机盐含量(BMC)与二尖瓣环钙化及主动脉瓣钙化关系时发现:70 岁以上有明显二尖瓣环钙化的女性,其 BMC 显著低于

对照组,而男性则无此差别,且主动脉瓣钙化者 BMC 与对照组相比亦无显著差别。由此认为二尖瓣环钙化与骨质脱钙、骨钙异位沉着有关,而与主动脉瓣钙化成因有所不同。此后,他们又采用计算机人体模拟系统证实:二尖瓣环所沉积的钙盐主要来自椎骨。女性绝经期后骨质疏松的发生率明显高于同龄男性,为骨钙异位沉着于瓣环提供了可能,另一方面,女性二尖瓣环周围组织对损伤更敏感,有利于该处组织的纤维化、钙化。这一点与风湿性二尖瓣病变相似,虽然风湿热的患病率男性多于女性,但女性二尖瓣狭窄的发生率却大约是男性的 4 倍。③瓣膜受力增加。钙化性瓣

膜病主要累及左心瓣膜,有研究表明二尖瓣及主动脉瓣所承受的压力较高,易于引起瓣膜及其周围组织损伤、变性,并进一步纤维化、钙化。主动脉瓣钙化钙质常沉积于瓣膜主动脉侧,此侧瓣膜侧的压力高于心室侧。Isner等发现先天性二叶主动脉瓣易发生弥漫性瓣膜钙化,其发生与不对称的二叶瓣张力增高有关。有人在研究生物瓣钙化时亦发现:瓣膜张力与所承受的压力成正比,张力高及弯折频繁的部位易发生钙化。据此认为体循环高血压可加速瓣膜钙化,这与临床所见相符。④血脂、血糖代谢异常。有人发现高脂血症,特别是高胆固醇血症的患者,其严重的动脉粥样硬化可引起主动脉瓣钙化性狭窄;糖尿病患者瓣膜钙化的发生率亦较高。

三、病理改变

钙化性瓣膜病主要累及左心瓣膜,即主动脉瓣、二尖瓣及其瓣环,右心瓣膜极少受累。因此钙化性瓣膜病中最具临床意义的是主动脉瓣、二尖瓣及其瓣环的钙化。

(一)瓣膜的正常解剖

1. 主动脉瓣 主动脉瓣由3个附着于主动脉的半月瓣,即左冠瓣、右冠瓣及无冠瓣构成。各半月瓣及其Valsalva窦大小相近,各相邻瓣叶间近主动脉附着处的间隙称为连合部。瓣膜关闭时瓣叶相接触的部分为瓣叶的闭锁线,闭锁线远端为瓣膜游离缘。组织学上,瓣叶由心室侧和主动脉侧的弹力纤维层以及其中富含蛋白多糖的结缔组织、致密的胶原纤维所组成。瓣叶远端约2/3的部分无血管。

2. 二尖瓣及瓣环 二尖瓣由前叶和后叶两瓣叶组成,瓣叶根部相连。二尖瓣前叶位于前内侧,长1.5～2.5cm,平均2.0cm,平均宽度为3.3cm±0.5cm;后叶位于后外侧,长0.8～1.4cm,平均1.1cm,平均宽度为4.8cm±0.9cm。组织学上,二尖瓣可分为三层:由弹力纤维构成的瓣叶心房层、瓣膜中部富含蛋白多糖的海绵层以及延伸至心室表面由致密的胶原纤维构成的瓣膜纤维层,此层系瓣膜的支撑结构。瓣叶内无血管。

二尖瓣环为附着于左心房室口边缘的纤维性组织带,是心脏支架的一部分。二尖瓣环并非一个环绕二尖瓣叶的完整的环状结构,因二尖瓣前

叶为主动脉瓣的无冠窦直接延续而来,因此通常不把这一段看作二尖瓣环的一部分,而认为后瓣以及交界部的纤维环才是真正的二尖瓣环,故二尖瓣环呈“C”形。正常情况下,瓣环周径约为10cm,瓣口面积为4～6cm²。

(二)基本形态学特征

正常瓣膜组织呈菲薄灰白半透明状,随年龄增长逐渐增厚、硬化及钙化。退行性瓣膜钙化主要累及左心瓣膜,无瓣膜游离缘受累及瓣叶间粘连,以此与风湿及其他炎症所致的瓣膜钙化相鉴别。

1. 主动脉瓣 病变主要集中在瓣膜主动脉侧内膜下,表现为瓣膜不均匀增厚,基底部嵴样增生、硬化;半月瓣小结增大、变硬,无冠瓣最为明显;主动脉面内膜下瓦氏窦内弥漫性斑点状或针状钙盐沉积,严重时呈结节状,填塞瓦氏窦,使瓣膜活动受限。通常无瓣膜游离缘受累及瓣叶粘连。少数瓣膜严重钙化、变形,瓣叶粘连导致瓣口狭窄。主动脉瓣钙化多为两个或三个瓣叶同时受累,其中无冠瓣钙化最常见且严重,其次为右冠瓣,左冠瓣钙化相对较轻。重度主动脉瓣钙化常合并二尖瓣前叶钙化及左心室肥厚(见书末彩图30-1)。

2. 二尖瓣 瓣膜心房侧内膜增厚,以二尖瓣前叶更为明显,腱索附着处瓣叶边缘结节样增生致瓣叶边缘松弛。约90%的钙化发生于瓣环,最常发生在二尖瓣后叶心室面与左室壁联结处心内膜下,而并非局限于瓣环内,严重时沿瓣环形成“C”形钙化环,偶见瓣叶心室面钙化。约12%的钙化累及心肌,二尖瓣环钙化常常是心肌及心脏传导系统广泛退行性变的局部表现。因此Robert认为“二尖瓣环钙化”一词欠妥,应改为“二尖瓣环区域钙化”更为妥当。通常瓣环钙化明显重于瓣叶,且无瓣膜游离缘受累及瓣叶粘连,因此一般不引起瓣口的狭窄。重度二尖瓣环钙化常合并主动脉瓣及冠状动脉钙化。二尖瓣后叶增厚及钙化程度轻于前叶及主动脉瓣,且常与严重的瓣环钙化不相平行(见彩图30-2)。

3. 瓣膜钙化程度分级 根据瓣膜钙化程度不同,将其分为轻、中、重三度。轻度:瓣膜轻度增厚、变硬,局灶性点片状钙盐沉积。中度:瓣膜增厚、硬化,瓦氏窦内弥漫性斑点状或针状钙盐沉

积,瓣环呈多灶性钙化。重度:瓣叶明显增厚、僵硬变形,或瓣叶间粘连,瓦氏窦内结状钙盐沉积,瓣环区域钙化灶融合呈"C"形(图 30-3)。

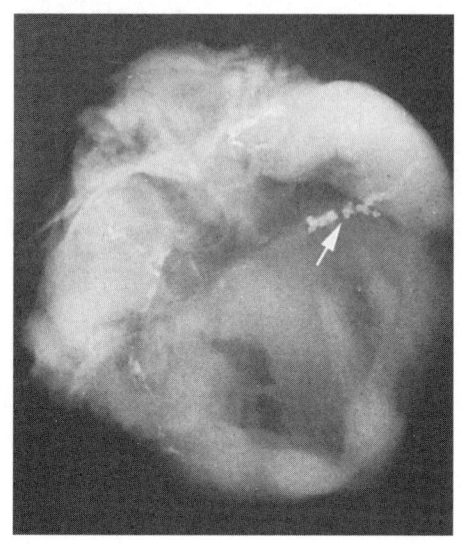

图 30-3 二尖瓣环钙化合并主动脉瓣及冠状动脉钙化(尸检心脏 X-ray)

(三)组织学改变

正常年轻人心脏瓣膜内皮完整,胶原纤维平行排列,弹力纤维较丰富,细胞核大且圆,染色质清晰。

1. 光镜下瓣膜钙化的组织学特点 瓣膜的退行性改变自基底部开始,病变主要累及瓣膜纤维层。随年龄增长,瓣膜胶原纤维增生、致密、边缘模糊、排列紊乱及黏液样变性;变性区域表现为自纤维层深层至浅层逐渐扩展的"花瓣"形淡区域,其边缘及内部有胶原及弹力纤维细丝连结并有脂质聚集。细胞核固缩、减少;弹力纤维聚集、崩解,但瓣膜海绵层与纤维层之间的胶原弹力纤维分隔不破坏及消失。细小的钙盐颗粒首先沉积于瓣膜基底部胶原纤维黏液样变性及脂质聚集区域,并随黏液样变性及脂质聚集的扩展而扩展,严重时累及整个瓣叶纤维层,形成多灶性、无定形钙斑,周围有纤维组织包绕、薄壁血管增生及出血。主动脉瓣及二尖瓣前叶的严重钙斑形成主要见于瓣叶中部及远端,半月瓣小结亦可受累(图 30-4);而二尖瓣后叶钙化以瓣环为重。

2. 光镜下瓣膜退行性钙化程度分级

光镜下瓣膜钙化程度可分为 0～Ⅳ级。0 级:

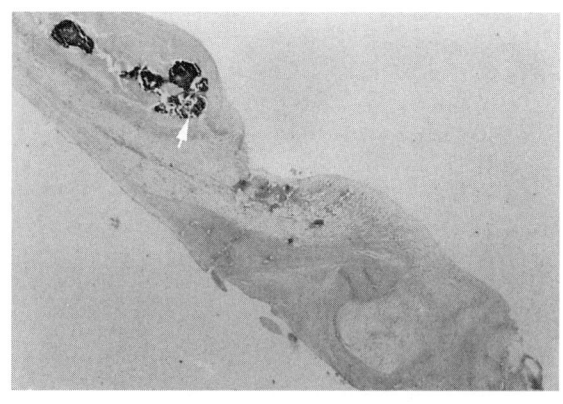

图 30-4 主动脉瓣半月瓣小结多灶性钙斑形成

镜下未见钙盐沉积,伴或不伴瓣膜纤维结缔组织变性;Ⅰ级:局灶性细小粉尘状钙盐沉积;Ⅱ级:局灶性密集粗大粉尘状钙盐沉积,基多灶性细小粉尘状钙盐沉积;Ⅲ级:弥漫性基多灶性密集粗大粉尘状钙盐沉积,部分融合成小片状;Ⅳ级:无定形斑片状钙斑形成(图 30-5)。Ⅰ～Ⅳ级钙化均伴渐进的瓣膜细胞及基质成分的退行性改变。

3. 电镜下瓣膜钙化的组织学特点 正常年轻人瓣膜中含多量纤维细胞,核大呈不规则形;胞浆内富含粗面内质网及线粒体,表明细胞合成蛋白功能旺盛。钙化瓣膜中细胞成分明显减少,纤维细胞皱缩呈长菱形,核固缩。胞浆中见变性的线粒体及空泡状残余体,细胞外基质中见较多基质小泡,部分基质小泡钙化并聚集,同时发现胶原及弹力纤维之间有钙盐沉积。Kim 发现瓣膜中的基质小泡源于衰老的纤维细胞胞浆的自吞噬泡,它们随细胞崩解而释放于基质中,这种具有脂膜结构的基质小泡就是光镜下的脂质。其中酸性磷脂(如:丝氨酸磷脂)与钙离子具有极强的结合力。

有实验发现,瓣膜镜下钙化的最初年龄在 30 岁左右,50 岁以后镜下钙化已十分普遍。以瓣叶为研究单位的镜检结果显示:瓣叶钙化检出率明显随龄增高,程度亦随龄加重。50 及 60 岁组瓣膜硬化程度较轻,钙化多为Ⅰ～Ⅱ级;70 岁之后,影响瓣膜结构与功能的Ⅲ～Ⅳ级钙化显著增加。Pomerance 亦观察到,65 岁以后,结构正常的三叶主动脉瓣变性及钙化逐渐加重,似乎比正常衰老过程更明显。75 岁以上老年人孤立的主动脉瓣狭窄几乎均为退行性变所致。至于人自出生至老年之前的漫长岁月,此病进展缓慢,而进入老年

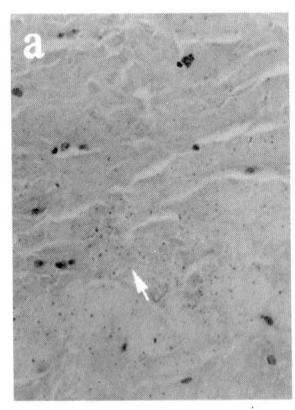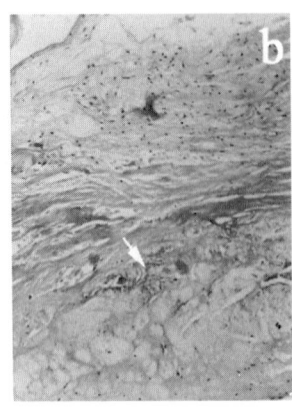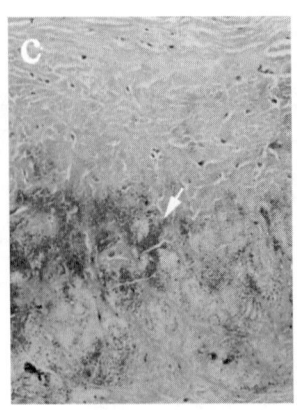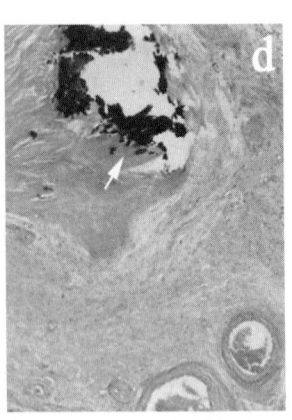

图 30-5

a：Ⅰ级钙化；b：Ⅱ级钙化；c：Ⅲ级钙化；d：Ⅳ级钙化

之后明显加速的原因尚未阐明。此外还发现，主动脉瓣钙化普遍重于二尖瓣，其中无冠瓣及右冠瓣钙化尤其严重。由此似可推测：主动脉瓣的退行性钙化早于二尖瓣，无冠瓣及右冠瓣可能是最易受累及最早发生病变的瓣叶，此结论有可能为此病的早期临床诊断提供帮助。

（四）病理生理

钙化性瓣膜病多见于 65 岁以上的老年人，有较长的潜伏期。病变主要累及主动脉瓣、二尖瓣及其瓣环，其瓣膜功能障碍主要表现为主动脉瓣狭窄和二尖瓣反流或关闭不全。

慢性主动脉瓣狭窄所致压力负荷增加时，左室的代偿主要表现为室壁进行性向心性肥厚，以此平衡左室收缩压的升高，从而维持正常的室壁张力及左室心排血量。左心室肥厚其顺应性降低，使左室舒张末压进行性升高，进而引起左房后负荷增加及左房代偿性肥厚。舒张末期肥厚的左房的有力收缩，一方面有利于左室的充盈，增加左室舒张末容量，维持左室的有效收缩，使心搏量得以正常；另一方面能缓解肺静脉和肺毛细血管内压力的持续升高。失代偿期左室舒张末容量增加、室壁张力增高，加之心肌缺血等因素，最终导致左室功能衰竭。

二尖瓣及其瓣环钙化引起的二尖瓣反流通常较轻，主要由于心室收缩时瓣环不能有效收缩引起，亦可继发于瓣膜或瓣环的变形。二尖瓣反流可引起左心室容量负荷过重及左房负荷增加，最终一方面使左房扩大及衰竭，另一方面引起左室扩大及左心衰竭。

血管造影研究显示，大部分二尖瓣反流发生在收缩早期，明显的反流可占据全收缩期，反流量主要取决于反流口的大小及房室间压力阶差。从收缩早期到中期倾向于增加，在收缩后期，尽管反流口增大导致房室压力阶差显著降低，反流量却降低。二尖瓣关闭不全严重时，每搏可有 100ml 血液反流入左房，甚至超过前向心搏量。二尖瓣反流引起左室容量负荷增加使左室扩张呈球形，但通常比主动脉反流轻，这与二尖瓣反流持续时间较主动脉反流持续时间短有关，在二尖瓣反流纠正后，心室形状多可恢复正常。慢性反流引起左房、左室收缩末容量增加，通过代偿机制使房室腔扩大，每搏量及射血分数增加，左室舒张末压无明显升高。因此，慢性二尖瓣关闭不全病人多年可无临床症状。晚期则左室壁张力增加，每搏量和射血分数下降，出现左心衰竭。

（五）老年主动脉瓣钙化性狭窄

单纯由退行性钙化所致的瓣叶扭曲变形程度较轻，亦无瓣叶间粘连，通常无严重的瓣膜功能障碍，而主动脉瓣钙化性狭窄突出表现为瓣叶间粘连融合及钙化，瓣口狭窄，表明两者成因不尽相同。Harris 报道常规尸检中，老年人此病检出率为 3%～4%，黑种人较为少见，认为此病仅为退行性变逐渐加重所致。Waller 报道此病发生率约为 5%，并发现某些发育不良、大小不均的三叶主动脉瓣易发生钙化性狭窄。据 Iceland 尸检资料，在原正常主动脉瓣基础上发生钙化性狭窄者，在 45 岁以下无 1 例，在 45～64 岁组为 0.4%～0.5%，在 65～74 岁组为 2%～3%，在 75 岁以上组为 6%～7%。一般男性多于女性，80 岁以后，女性多于男性。解放军总医院 110 例尸检资料显示 4 例有老年主动脉瓣钙化性狭窄，检出率为 3.64％，且均为老年男性，平均年龄 72.5 岁。4 例中 2 例右冠瓣稍小于其他两瓣叶，表明主动脉瓣钙化性狭窄除退行性改变外，可能尚有其他因素参与发病，其中有类似二叶主动脉瓣钙化的先天性因素参与，后者是导致主动脉瓣严重钙化的常见原因之一，且发生早。

老年主动脉瓣钙化性狭窄具有十分重要的临床意义。60％的主动脉瓣钙化性狭窄患者有较严重的劳力性心绞痛，其发生机制主要为：①左室收缩压升高、射血时间延长以及左室壁增厚，使心肌耗氧量增加；②左室肥厚，心肌毛细血管相对减少；③左室舒张末期压力升高，一方面压迫心内膜下冠状动脉，另一方面可致舒张期主动脉－左室压差减小，使冠状动脉灌注压降低。主动脉瓣钙化性狭窄还可引起心功能不全、传导阻滞、晕厥甚至猝死。及时诊断并在心功能正常或轻度减退时实施换瓣手术，预后良好；如左室功能已严重受损，即使行换瓣手术，其手术后效果仍较差；如不手术，约有 75％的患者将发生心衰，心衰发生后的平均生存年限约为 2.2 年。

主动脉瓣钙化性狭窄分为Ⅳ级。Ⅰ级：主动脉瓣叶中度僵直和钙化，瓣膜联合处很少或无粘连；Ⅱ级：主动脉瓣中度僵直和钙化，一个瓣膜联合处有粘连；Ⅲ级：主动脉瓣显著的强直，但有一定韧性，瓣叶明显钙化，两个瓣膜联合处有粘连；Ⅳ级：主动脉瓣叶显著的强直，严重钙化至少有两个瓣膜联合处发生粘连，射血口极小。

（六）与常见老年心血管病之间的关系

有报道显示：钙化性瓣膜病组冠心病、心功能不全、心律失常，特别是心房纤颤、房室传导阻滞的发生率明显升高，显著高于非瓣膜病组。Blame 等研究发现，瓣膜钙化合并传导功能障碍，主要与室间隔膜部广泛钙化致房室结、希氏束及其附近传导组织受累有关，提示心脏瓣膜与传导系统的退行性钙化之间可能有某种平行关系，它们都是心脏退行性改变的局部表现。同时发现二尖瓣环钙化时传导障碍的发生多于主动脉瓣钙化。

四、钙 化 机 制

钙化性瓣膜病，又称为退行性心脏瓣膜病，具有与增龄关系密切的发生发展过程及特异的病理形态学改变，并可导致较严重的临床后果。

1. 心脏瓣膜异位钙化（heterotopic calcification）　近一个世纪以来，心脏瓣膜钙化发生机制被认为是一个被动的自然衰老的过程。最近国外许多报道证实了心脏瓣膜钙化是一个异位钙化的过程，并且研究发现：心脏瓣膜中含有骨相关蛋白，故认为心脏瓣膜钙化与骨组织钙化相似，是个主动调节过程。

骨桥蛋白（osteopontin, OPN）是一种磷脂蛋白质，与正常和病理性矿物质沉积有关，是一种调节生物钙化的蛋白质。研究表明，无骨桥蛋白的小鼠，其瓣膜发生钙化速度和强度是野生型小鼠的 4～5 倍。体内与体外实验均证实：骨桥蛋白不仅抑制矿物质的沉积，同时也主动促进矿物质分解。Emile 等首次报道了异位钙化过程中存在骨基质蛋白，通过对 324 例心脏瓣膜置换术后瓣膜的病理学研究发现，异位骨化发生在几乎所有晚期心脏瓣膜病患者中，瓣膜异位骨化特征是出现主动的骨重构，即：成骨细胞骨形成和破骨细胞骨的重吸收。Emile 等发现：在所有骨化的心脏瓣膜中均可见新生血管，符合新生血管促进瓣膜软骨化骨形成钙化这一假说。血管生长因子，如成纤维细胞生长因子、VEGF、和肥大细胞释放的 β-转移生长因子等都将导致钙化的瓣膜中血管生成。所以，受损钙化瓣膜中的微环境以及内皮下微血管周细胞为钙化提供了所需的条件，从而通过软骨化骨引起瓣膜异位骨化。

2. 细胞死亡（cell death）与瓣膜钙化　国外研究表明：细胞死亡伴随凋亡小体（apoptotic body）的清除障碍可能是活体心脏瓣膜钙化发生的基础机制。Lee 等用电镜观察了 10 个主动脉瓣钙化换瓣术后切除的瓣膜，在钙化的瓣膜组织中可见凋亡小体和纤维细胞，并且凋亡小体的改变发生在内皮细胞核部位，凋亡小体产生的细胞碎片中可见钙沉积。目前认为凋亡小体改变了内皮完整性，从而使滤过的钙增加并沉积到心脏瓣膜组织深层。由于在瓣膜组织钙化过程中凋亡小体提供了钙结合的基础部位，所以出现了细胞衰老产物和突出于死亡细胞的细胞器。

在血管钙化和活体心脏瓣膜钙化中，钙化生发中心被认为是由细胞产生的，Anderson 等在研究软骨组织钙化时发现细胞外基质中有一种源于成骨细胞的无机物沉淀的小泡结构,称为基质小泡。研究表明:基质小泡的膜是正常生物钙化的启动部位,其钙化能力有赖于能与钙离子紧密结合的特异性磷脂成分,膜磷脂酶的适时激活即可启动钙化过程。加热、应用酶抑制药如左旋咪唑或去除酶作用底物如 β-磷酸甘油酯,均可抑制基质小泡的钙化。事实上,无论是新鲜的还是被固定的生物瓣膜钙化部位都同样可以观察到基质小泡结构。

3. 碱性磷酸酶与瓣膜钙化 游离存在于细胞外液中的碱性磷酸酶(ALP)不能导致磷酸钙沉积,只有与基质小泡膜结合的 ALP 才能促使钙沉积。细胞化学研究亦证明:ALP 等磷脂酶的活性主要存在于基质小泡膜,而且 ALP 的活化恰发生于基质小泡钙化之前。从而支持磷酸酶的激活启动钙化的假说。Maranto 等亦发现经戊二醛处理的生物瓣 ALP 活性犹存,认为这可能是生物瓣钙化的原因之一。

ALP 启动钙化的重要作用主要通过以下两方面实现:

(1)ALP 水解各种膦酸酯,增加局部磷酸盐浓度,为磷酸钙结晶的生成提供原料;

$$RO·P=O + H_2O \xrightarrow{ALP} R·OH + HO·P=O$$

(2)ALP 水解焦磷酸盐,解除后者对磷酸钙生成的抑制作用。

$$NaO-P-O-P-ONa + H_2O \xrightarrow{ALP} 2HO-P-ONa$$

焦磷酸钠　　　　　　　　磷酸二氢钠

Kim 证实老年退行性心脏瓣膜钙化起始于细胞外基质小泡,且钙化与膜磷脂有关。并发现这些钙化性基质小泡是衰老的纤维细胞的降解产物,它们随细胞崩解而释放于基质中,主动脉瓣无血管又缺乏清除异物的能力,致使具有钙化能力的细胞降解产物聚集于瓣膜,形成钙化灶,其过程与生物钙化相似。一方面基质小泡膜富含的酸性磷脂与[Ca^{2+}]紧密结合,另一方面小泡膜磷脂酶(ALP、Ca-ATP 酶等)水解磷脂及焦磷酸盐增加

局部[PO_4^{3-}]、[HPO_4^{2-}]并促进[Ca^{2+}]内流,从而形成磷灰石钙沉淀。

解放军总医院的研究人员应用免疫组化染色方法证实:瓣膜的纤维细胞具有产生 ALP 的功能,退行性钙化瓣膜的钙化灶周围有 ALP 阳性物质聚集,表达较高(图 30-6),而未钙化的瓣膜 ALP 呈弱阳性,从形态学方面证实心脏瓣膜的退行性钙化有 ALP 参与。

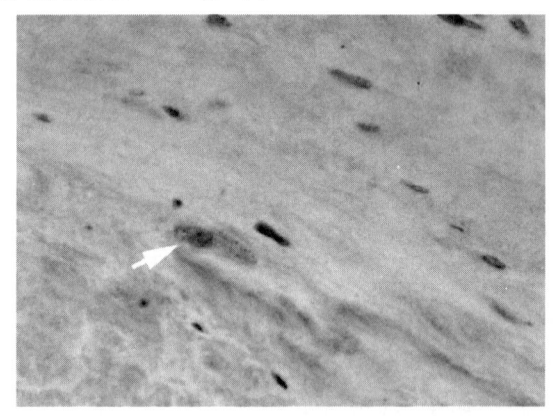

图 30-6 细胞浆内见 ALP 阳性颗粒

ALP 生物活性生化分析表明:正常及严重钙化的心脏瓣膜 ALP 活性较低,而Ⅰ、Ⅱ级钙化瓣膜 ALP 活性明显升高(表 30-3)。结合形态学所见推测:ALP 生物活性可能主要与瓣膜退变细胞释放基质小泡有关,这一过程活跃时,其生物活性亦较高,表示有新的钙化发生;而正常无退变细胞的瓣膜或已严重变性钙化、细胞成分极少因而很少基质小泡继续释放的瓣膜,ALP 生物活性则较低,提示无 ALP 启动的新的钙化发生。结合电镜所见认为:瓣膜中 ALP 的生物活性主要取决于瓣膜中退变细胞释放基质小泡过程的活跃程度。

表 30-3 不同钙化程度心脏瓣膜 ALP 活性对比($\chi \pm S_x$)

组别	瓣叶数	钙化程度(级)	ALP(U/g)
A	13	0	7.06±0.55
B	10	Ⅰ	14.48±1.33**
C	11	Ⅱ	14.99±1.31**
D	14	Ⅲ+Ⅳ	7.95±0.61

B、C 与 A、D 比较,** $P < 0.01$

钙化过程极为复杂。所谓病理性钙化某种意义上就是异常部位的钙化,其过程与生理性钙化相同。已有的研究表明:心脏瓣膜具有与骨细胞

间质相似的基质成分,如胶原、弹力纤维,黏多糖及磷脂类,它们共同构成组织内环境,当衰老的纤维细胞释放基质小泡于此时,很可能由于局部理化因素的改变或某种物质的作用激活膜磷脂酶系统,进而启动钙化。究竟哪些因素导致膜磷脂酶系统的激活尚需进一步研究。

4. **炎性细胞(inflammatory cells)与瓣膜钙化**

研究表明:心脏瓣膜钙化同动脉硬化一样,也是一种炎性反应过程。巨噬细胞和淋巴细胞在瓣膜发生钙化的部位聚集,巨噬细胞被 T 淋巴细胞如 IFN-γ(干扰素-γ)产生的细胞活素激活参与钙化,而肥大细胞可以向上调节血管生成并参与异位骨化过程。肥大细胞含有金属蛋白酶、丝氨酸蛋白、胃促胰酶、酸性水解酶、组胺等,还可释放炎性细胞因子如肿瘤坏死因子 α、前列腺素 D_2。炎性细胞通过释放炎性介质、细胞趋化因子、生长因子和水解酶而发挥活性作用,从而促进血管的生成、动脉粥样斑块的生成和心脏瓣膜的钙化。

5. **胆固醇(cholesterol)与瓣膜钙化** 脂质在自体瓣膜与生物瓣膜钙化过程中起重要作用,脂质构成脂蛋白,而脂蛋白在兔心脏瓣膜中积聚。在活体瓣膜,钙化发生在脂质积聚的部位,表现为膜状小泡,而动脉硬化和心脏瓣膜钙化与基质小泡结构有关。Chui 等发现:主动脉瓣钙化并狭窄的患者体内胆固醇浓度明显高于心脏瓣膜无钙化的患者,而 Pohle 也发现:患者血清 LDL > 130mg/dl 时,其冠状动脉与主动脉瓣发生钙化迅速而显著。体外实验进一步证实了胆固醇浓度与心脏瓣膜和血管钙化有关,降低低密度胆固醇浓度可以阻止或逆转心脏瓣膜发生钙化。

五、临 床 表 现

钙化性瓣膜病起病隐匿、病变进展缓慢,早期通常无严重的瓣膜狭窄和(或)关闭不全,对血流动力学影响较小,在相当长时间内无明显症状,故不易早期发现。加之此病系随龄的退行性改变所致,常见于老年人,而老年人又常同时伴有其他心肺疾患,如高血压、冠心病以及慢性阻塞性肺疾患等,可掩盖本来的症状和体征,不易引起患者和医师的注意,以至于不少医师仅在超声心动图检查结果中了解瓣膜钙化,而对此病可能带来的严重后果并未引起足够的重视。Otto 等对 123 例无主动脉瓣狭窄症状的患者进行临床、超声心动图等检查结果表明,其中 71% 有主动脉瓣钙化。钙化性瓣膜病一旦进入临床期,出现反复发作的心绞痛、晕厥及充血性心力衰竭等,常表明瓣膜和(或)瓣环病变已较为严重,出现由瓣膜功能异常引起的血流动力学障碍,其中以主动脉瓣狭窄及二尖瓣关闭不全较为常见。

解放军总医院对超声心动图检出的老年钙化性瓣膜病和老年无瓣膜钙化患者各 95 例进行 6 年随访观察,发现瓣膜钙化组患者的心前区杂音、心脏扩大、窦房结病变、传导阻滞及房颤、心力衰竭、心肌梗死、晕厥的发生率显著增高(表 30-4)。

表 30-4 老年钙化性瓣膜病各种临床表现的发生情况

临床表现	瓣膜钙化组		对照组	
	例 数	百分率(%)	例 数	百分率(%)
心前区杂音	76	80.0**	57	60.0
X 线片心脏扩大	80	84.2***	23	24.2
UCG 示左房扩大	55	57.9***	23	24.2
左室扩大	65	68.4***	40	42.1
窦房结病变	33	57.0***	5	5.3
房颤	28	29.5**	12	12.6
房室传导阻滞	11	11.6**	2	2.1
束支传导阻滞	38	40.0***	4	4.2
心绞痛	74	77.9	64	67.4
心肌梗死	36	37.9*	21	22.1
充血性心衰	41	43.2***	4	4.2
脑血管病	28	29.5***	4	4.2
晕厥	10	10.5**	1	1.1

与对照组比较 * $P < 0.05$,** $P < 0.01$,*** $P < 0.001$

(一) 主动脉瓣钙化

成人主动脉瓣口面积 $2.5\sim3.5\ cm^2$，瓣口面积减少一半时，收缩期跨瓣压差仍不明显，对血流动力学无影响。成人主动脉瓣狭窄程度分级标准如下：瓣口面积 $>1.5\ cm^2$ 为轻度狭窄；瓣口面积为 $1.0\sim1.5\ cm^2$ 为中度狭窄；瓣口面积 $\leqslant1\ cm^2$ 为重度狭窄。重度狭窄时左室收缩压明显升高，跨瓣压差显著增大。

1. 症状　代偿期患者可以没有任何症状。主动脉瓣狭窄出现症状时，其最常见的症状是心绞痛、晕厥和心力衰竭。单纯内科治疗，近 50% 出现左心衰竭的主动脉瓣狭窄患者在 2 年内死亡。而晕厥和心绞痛的平均预期生存年限分别是 3 年和 5 年。成年无症状主动脉瓣狭窄患者的猝死发生率为 $3\%\sim5\%$，有症状患者的猝死发生率是 $15\%\sim20\%$。

主动脉瓣狭窄发生心绞痛比其他瓣膜病变更常见，而且通常是典型的劳力性心绞痛。心绞痛的发生率随年龄的增长而增高，重度主动脉瓣狭窄患者中约 2/3 可以出现心绞痛，其临床特征与冠心病劳力性心绞痛相似，两者容易混淆，尤其是两者并存时更难以鉴别。发生心绞痛的患者中仅 1/2 有 $\geqslant70\%$ 的冠状动脉狭窄，严重主动脉瓣狭窄患者即使冠状动脉仅轻度狭窄就可产生显著的冠脉血流动力学异常，有些主动脉瓣狭窄的心绞痛患者甚至没有血管造影可见的冠状动脉病变。

无明显冠状动脉病变患者心绞痛发生的机制，是目前广泛研究的课题。在主动脉瓣严重狭窄而冠状动脉正常的患者中，无论有无心绞痛发作，静息时以下方面没有明显差异：单位左室心肌的冠脉血流；造影显示的冠状血管管腔直径；冠状窦血流及乳酸盐代谢；超声心动图或心室造影测量的左室壁厚度、心腔大小、收缩期及舒张期室壁应力及质量；心电图的电压。有学者认为有心绞痛的患者与没有心绞痛的患者相比，其静息时左室收缩压更高，跨瓣压力阶差更大。

应用异丙肾上腺素或起搏增加心肌代谢应激，主动脉瓣狭窄而冠状动脉正常的患者出现缺血证据，如乳酸盐生成或乳酸盐排泄减少。此外，心绞痛患者在心肌等长运动时尽管冠脉血流相对增加，但心内膜下供-需比值明显下降。这种缺血的部分原因是①血流灌注减少。手术中阻断灌注左室的动脉后直接测量血流速率，支持主动脉瓣狭窄患者其冠状动脉储备力下降。可能系冠脉微血管系统不能随左室质量增加而快速生长，对应激的反应性扩张能力相对下降，而导致小的冠状血管阻力增加。这种因主动脉瓣狭窄导致冠状血管储备力下降的概念，适用于任何压力负荷增加而引起的左室肥厚。②由于瓣膜病变加重、左室收缩期压力增加以及主动脉跨瓣压力阶差增大，而使心肌需血量增加。③肥厚的心脏与正常相比对缺血性损害更为敏感，在主动脉瓣狭窄的动物实验模型中，缺血前和缺血时心内膜血流，心内膜下高能磷酸盐储备以及基础线粒体功能比正常情况下降，实验造成主动脉狭窄动物，肥厚的心脏比对照组更容易出现缺血性挛缩。因此心肌需血量增加，心内膜下供血减少，对供需不平衡敏感性增加等因素，可能是主动脉瓣狭窄而冠状动脉正常患者发生心绞痛的原因。

晕厥并不少见，有症状的患者中，$15\%\sim30\%$ 出现头晕或晕厥，若与二尖瓣环钙化并存，则发生率更高。Schwartz 等人阐明了劳力性晕厥的两期：第一期持续 $20\sim40s$，突然低血压，头晕，苍白，心音和杂音消失，但心脏节律维持正常。40s 后出现第二期，其特征是心律失常，呼吸停止或"陈-施"式呼吸，发绀，有时出现抽搐。短暂的头晕或黑朦（graying out）发作可能为晕厥前兆，通常被称为接近晕厥。多发生于直立、运动中或运动后即刻，少数在休息时发生。可能与以下因素有关：①运动时全身小动脉代偿性扩张，血管阻力急剧下降，狭窄的主动脉瓣口限制心排血量的相应增加；②运动加重心肌缺血，使左室收缩功能降低，心排血量减少；③运动时左室收缩压急剧上升，过度激活心室内压力感受器，兴奋迷走神经，导致外周血管扩张；④运动后即刻发生晕厥者，可能为运动所致的体循环静脉回流突然减少，进而影响左室充盈，左室心搏量进一步减少；⑤休息时晕厥可由于心律失常，特别是心房纤颤、传导阻滞等导致心排血量骤减所致。钙化性瓣膜病的晕厥亦可由钙化斑块脱落产生体循环栓塞所引起。上述因素均可导致脑灌注压降低，引起脑缺血而发生晕厥。

长期严重主动脉瓣狭窄的患者，如果未出现

心肌梗死或致命性心律失常,则最终将发生左室功能衰竭。可表现为疲劳,咳嗽,进行性劳力性呼吸困难,端坐呼吸、阵发性夜间呼吸困难及急性肺水肿,主要与不同程度的肺淤血有关。其中劳力性呼吸困难最为常见。

一些患者可能出现感染性心内膜炎,年轻患者出现的危险更大,随瓣膜钙化程度的加重,感染性心内膜炎的发生率下降。一旦出现心内膜炎,无论基础的病理情况、瓣膜组织破坏程度如何,都可能导致主动脉瓣反流。心内膜炎患者表现为不明原因发热,由于瓣膜破坏突发左室功能衰竭,或者是脑或其他系统的栓塞。

其他症状包括①胃肠道出血:可为特发性、血管营养障碍性因素所致,病变大多见于右半结肠,主动脉瓣置换术后出血一般可停止。②体循环栓塞:钙化性主动脉瓣狭窄可引起多种器官的钙栓塞,如脑、心脏、肾脏及视网膜中央动脉等,其发生率较低。③全身症状:由心脏排血量降低引起的乏力、周围性发绀等。通常钙化性主动脉瓣狭窄患者的心排血量可长时间维持在正常范围,直到病程相当晚期才出现上述症状。

2. 体征　心脏杂音对于诊断钙化性瓣膜病并非特异 Aronow 和 Roberts 等研究表明,钙化性主动脉瓣狭窄的喷射音缺乏特异性,而且其杂音的强度、最响部位、传导方向亦不能提示主动脉瓣狭窄的严重程度,但心脏杂音作为进一步检查的线索,对于钙化性瓣膜病的诊断仍有一定的临床意义。钙化性主动脉瓣狭窄者,杂音在心底部粗糙,高调成分传导至心尖区,呈音乐性,在心尖区最响(Callavardin 效应)。狭窄越重,杂音持续时间越长。杂音多向腋下传导,而不向颈部传导。由于瓣膜钙化、弹性消失和固定,常无收缩早期喷射(喀喇)音。左心室衰竭或心排血量减少时,杂音消失或减弱。在房颤的长心动周期时或期前收缩的长代偿间期之后,因心搏量增加,杂音可增强。

由于动脉硬化、血管顺应性降低,其收缩压及脉压多为正常甚至升高,而无明显降低,与一般的主动脉瓣狭窄有所不同。主动脉瓣反流性杂音则较少,约占 4%,但一旦出现舒张期杂音则表明主动脉瓣钙化程度已较重。

(二)二尖瓣及其瓣环钙化

1. 症状　二尖瓣及其瓣环钙化多数无明显临床症状。当病变严重致瓣叶活动受限、瓣环在收缩期不能正常缩小时,则出现二尖瓣反流。重度瓣环钙化累及后瓣而影响其活动时,可出现二尖瓣关闭不全。二尖瓣环钙化所致的二尖瓣关闭不全病程较长,其临床症状的轻重,主要取决于二尖瓣反流的严重程度、二尖瓣关闭不全进展的速度、肺动脉压水平以及是否合并其他瓣膜损害、冠状动脉病变程度等多种因素。

轻度二尖瓣关闭不全患者通常没有症状。中、重度二尖瓣反流亦可在数年中没有或仅有轻微症状,常表现为由于心排血量降低引起的疲劳和劳力性呼吸困难,休息后可较快缓解。病情严重时患者可有极度疲乏,活动耐力减低。二尖瓣及其瓣环钙化引起的二尖瓣狭窄非常少见,即使有瓣口狭窄,程度亦较轻,严重狭窄者极其罕见。只有当钙化物较大,明显突向心腔时,才会引起瓣口相对变窄,出现血流动力学恶化,甚至发生充血性心力衰竭,出现劳力性呼吸困难或夜间阵发性呼吸困难。Aronow 研究发现在老年人的心尖部如闻及舒张期杂音,其二尖瓣环钙化存在的可能性达 90%,且其病变程度显著重于仅有收缩期杂音者。

长期的二尖瓣反流可使左房压力增高、左房扩大而发生房性心律失常,较常见的是房颤。房颤使心房收缩的辅助泵作用丧失,可加重患者的左心室功能进一步恶化。二尖瓣环钙化还常伴有室间隔膜部的广泛钙化,并可累及房室结、希氏束及其附近的传导组织,而出现传导功能障碍。伴有二尖瓣反流者易并发细菌性心内膜炎,甚至可在瓣环周围发生脓肿。新发的房颤、细菌性心内膜炎等可诱发严重的劳力性呼吸困难及急性肺水肿。部分患者瓣环或瓣叶的钙化斑脱落可致脑及视网膜等重要器官栓塞,其中脑栓塞的发生率约为 11%。

2. 体征　二尖瓣反流的特点是收缩期杂音。中度或中度以上的二尖瓣反流,杂音常常是全收缩期的。杂音为低调、粗糙,在心尖部最响,杂音响度通常与反流程度相平行,持续时间短的杂音常提示二尖瓣反流较轻。

六、实验室检查

(一)心电图

轻度钙化性瓣膜病患者心电图正常。主动脉瓣病变者可有左室肥大图形。在不伴高血压及二尖瓣反流时,心电图的变化能较准确地反映主动脉瓣狭窄的病程和严重程度。约85%重度主动脉瓣狭窄患者会出现左室肥厚相关的QRS或ST-T异常改变。①轻度狭窄:心电图多正常;②中度狭窄:心电图正常或QRS波群电压增高伴轻度ST-T改变;③重度狭窄:右胸导联S波加深,左胸导联R波升高,且R波升高的导联ST段压低、T波倒置。猝死的主动脉瓣狭窄患者中约有9%心电图正常。

主动脉瓣狭窄可由于心肌内张力过高引起室间隔损伤,或由于缺氧造成传导纤维损伤,或瓣膜钙化延展到纤维间隔而出现传导异常。此外,动态心电图监测发现,大多数主动脉瓣狭窄患者有室性心律失常,但其发生与狭窄的严重程度无关,而与心功能不全明显相关。

主动脉瓣狭窄患者出现左房肥大虽可因合并二尖瓣病变引起,但部分重度主动脉瓣狭窄患者出现左房肥大的心电图改变,常表明因心室明显肥厚、心肌纤维化而导致的显著而持久的左室舒张压升高,而并非合并二尖瓣病变。

二尖瓣环钙化出现较重的二尖瓣关闭不全时,心电图可表现为左室肥大和劳损,左房增大时P波时限延长或出现切迹,V_1导联ptf负值增大。因心脏传导系统受累,可出现 I ~ III 度房室传导阻滞、左束支阻滞或左前分支阻滞等心电图改变。约20%患者可出现房颤或其他心律失常。

(二)超声心动图

Takamoto等将超声与尸检或手术后病理检查对照分析显示,超声诊断的敏感性约为70%,是目前临床诊断钙化性瓣膜病的主要手段。二维超声心动图可直接观察瓣膜钙化的部位、形态和瓣叶的活动情况,但仅少数患者可在短轴切面直接测量瓣口面积,难以对瓣口狭窄程度做出定量判断。多普勒超声及彩色多普勒血流显像配合二维超声心动图是心脏瓣膜病无创性诊断方法的一次革命,经胸或经食管超声多普勒的方法可测量主动脉瓣口面积并精确到 $0.3cm^2$ 范围内。有研究发现多普勒连续波所测定的跨瓣压力阶差及瓣口面积与用导管所测的结果相关性良好($r=0.75$,$P=0.002$),从而使超声检出钙化性瓣膜病、判断病变位置和程度的敏感性和特异性大为提高。此方法不仅可监测血流动力学改变,评价瓣膜功能,为指导治疗、判断预后提供帮助,而且还可为选择手术适应证和手术方式提供客观依据。

1. M型超声心动图 主动脉瓣钙化性病变的特征性改变是瓣膜局部明显异常的增厚、活动度减低、瓣膜启闭功能障碍、因钙化而使回声明显增强,尤以瓣环和瓣体部明显,若累及室间隔膜部也可有相应回声增强。二尖瓣环钙化时可发现左室后壁前方,紧接二尖瓣后瓣之后出现一条异常宽的、反射强烈、与左室后壁平行的回声带,提示瓣环的钙化,并可见二尖瓣前叶活动振幅减小,EF斜率减慢以及左室扩大等。

2. 二维超声心动图 二维超声心动图是确定主动脉瓣狭窄不同病理和病理生理表现的最佳无创方法。此方法可观察瓣膜及瓣环钙化程度、瓣膜狭窄程度。心前区长轴切面可以观察左室流出道、瓣膜和升主动脉,并可测量收缩期主动脉瓣分开的最大间距。大多数患者可在心前区短轴切面观察瓣叶活动情况,仅少数可在短轴切面直接测量瓣口面积。心前区短轴可显示二尖瓣后叶和左室后壁间有一致密新月形回声带、心前区长轴观或心区探查可显示房室交界处的前方出现一团异常的强回声带,此回声的运动方向与左室后壁运动方向一致,且与左房和左室不相连(图30-7~12)。

3. 多普勒超声心动图 脉冲波和连续波多普勒两种技术,可独立或与二维超声成像同时使用。两种技术都可通过记录异常湍流而准确发现瓣膜狭窄和反流的存在。主动脉瓣狭窄时,湍流区内存在着多种速率的向量,使多普勒信号频谱明显增宽,对于判断左室流出道梗阻有良好的特异性。利用多普勒峰值速度推算的压力阶差与心导管测量的压力阶差有良好的相关性。发生二尖瓣关闭不全时多普勒可显示左房内收缩期血液反流所致的湍流,声学造影时可见造影剂在收缩期由左室反流回左房。多普勒还可以测量经过正常瓣膜或正常大血管的平均流速,已知横截面积时,

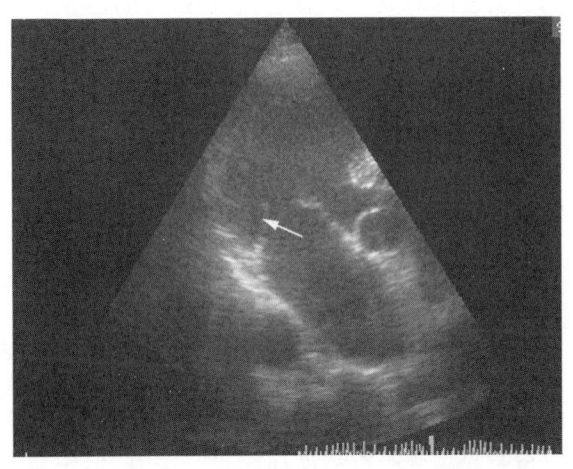

图 30-7　正常二尖瓣前后叶回声,箭头示正常后叶瓣环(心尖两腔切面)

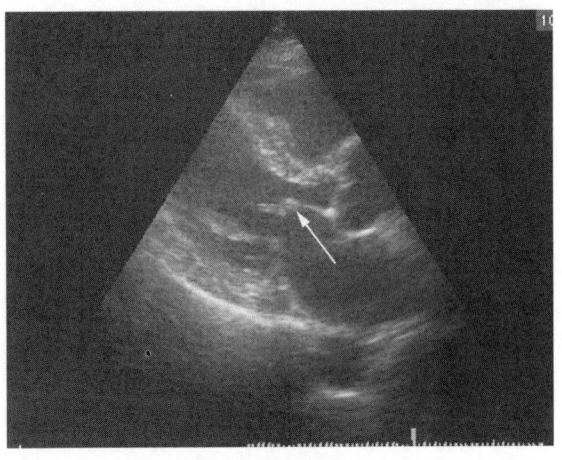

图 30-9　二尖瓣前、后叶瓣尖增厚,箭头示增厚的二尖瓣前叶(胸骨旁左室长轴)

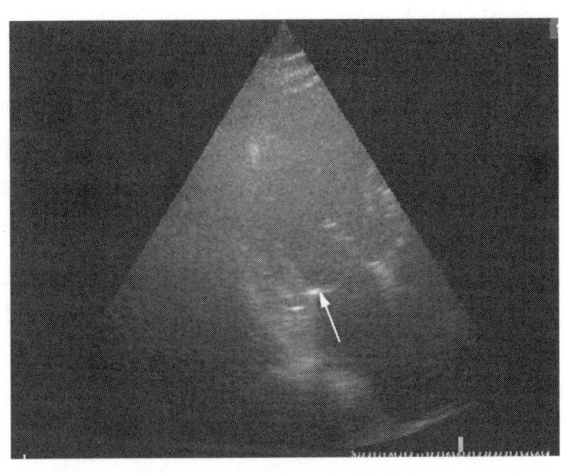

图 30-8　二尖瓣后叶瓣环增厚钙化,箭头示后叶瓣环钙化(心尖两腔切面)

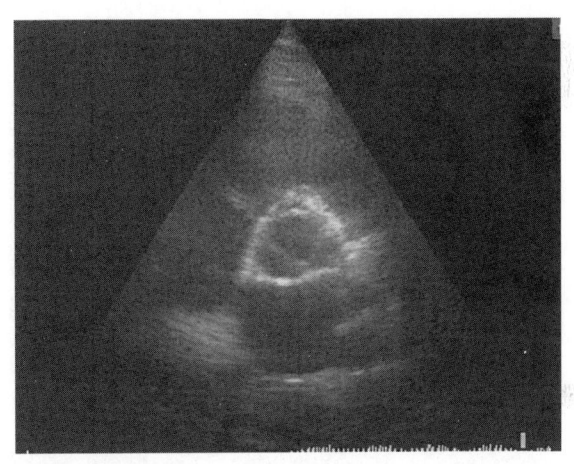

图 30-10　正常主动脉瓣(胸骨旁主动脉根部 短轴)

就可以计算出面积和血流速度乘积的心排血量。

彩色多普勒血流标测可直接观察到不同颜色所表示的朝向和背离探头的血流,并用这些颜色变化的声影代表其相对速度。宽域脉冲多普勒技术正试图把脉冲波多普勒的准确容积-采样功能与连续波多普勒的更高速度-监测功能结合起来,对于评价反流合并狭窄的患者更为有用。

(三)X 线及 CT 检查

普通胸片可显示主动脉结钙化,对于瓣膜钙化的敏感性有限。高曝光技术或断层摄片可提高检出率,如在主动脉瓣和(或)二尖瓣环处出现斑片状、线状或带状钙化影,有助于钙化性瓣膜病的诊断。此外可出现主动脉瓣狭窄和二尖瓣关闭不全的相应 X 线征象,如:左室向心性肥厚及主动脉狭窄后扩张。CT 检出瓣膜钙化的敏感性虽不高,但特异性良好。尚不是常规的检测方法。

向心性肥厚的 X 线表现是后前位心影左下边界钝圆,心胸比例不增加。正常情况下,左下心界为弧形,其延长方向远离右心缘。而向心性肥厚时,圆钝的左下心缘是一个更小的圆上的弧线,这个圆完全在心影内。失代偿左室相应扩张时,左室直径增加。心尖向左、下、后移位。心脏扩大在后前位投影时明显,左前斜位投影时心尖与脊柱重叠。肺野可以显示静脉淤血。

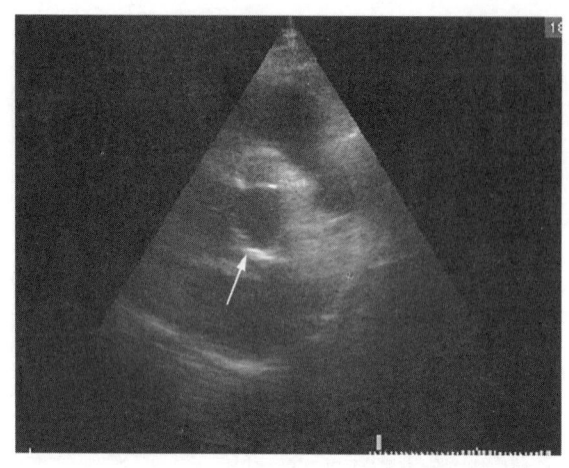

图30-11 左冠瓣、无冠瓣结合处增厚钙化,右冠瓣回声
增强。

箭头示左、无冠瓣结合处(胸骨旁主动脉根部短轴)

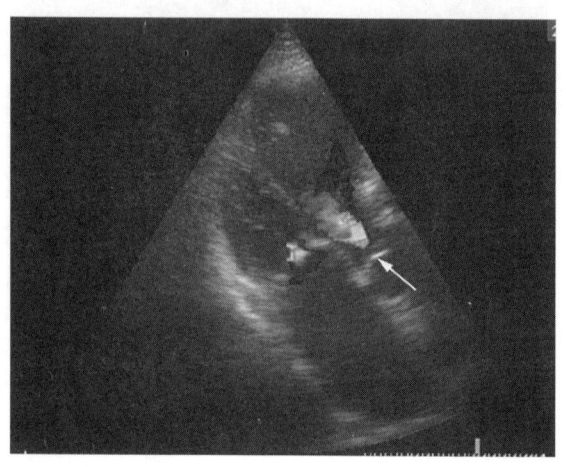

图30-12 主动脉瓣无冠瓣钙化伴主动脉瓣轻一中度反
流。

箭头示反流处(心尖两腔切面)

(四)心导管检查

钙化性瓣膜病的临床诊断通常不需行心导管检查,但若瓣膜钙化导致瓣膜狭窄或关闭不全需行换瓣手术时,部分患者应做此检查。主动脉瓣狭窄做心导管检查的目的是证实有无左室流出道梗阻,判断梗阻病变的位置,评估梗阻的严重程度,确定是否合并其他瓣膜病变,判定左室功能状态,并评估冠脉循环情况。若患者仅需确定主动脉瓣口面积及左室功能,亦可只做多普勒超声心动图及冠脉造影术。为使出现症状与外科手术之间的延迟缩减到最小,一些心脏病学者在中重度

或重度梗阻的成年人患者出现症状之前,就选择对其进行心导管检查。许多患者进行心导管检查的目的是为了确定是否存在冠脉疾病、其他瓣膜病及心肌损伤,以及其严重程度。出现左心衰竭、心绞痛、眩晕、晕厥或接近晕厥,应及早进行心导管检查,以便尽快进行外科干预。

七、诊断与鉴别诊断

在60岁以上老年人中发生的瓣膜性心脏病,大多为退行性钙化性瓣膜病。本病患者早期多无临床症状,常常查体时发现心脏杂音,尽管杂音部位与瓣膜病变严重程度间无平行关系,但作为进一步检查的线索,仍有一定的临床意义。亦有部分患者在超声心动图检查时发现瓣膜或瓣环钙化诊断本病,其诊断敏感性达70%左右。结合心电图和X线检查可进一步提高诊断准确率,并排除其他原因引起的钙化。

目前本病尚无统一的诊断标准。其诊断要点如下:①年龄在60岁以上;②超声心动图有典型的瓣膜钙化或瓣环钙化,病变主要累及瓣环、瓣膜基底部和瓣体,一般无瓣叶间粘连和瓣叶边缘变形;③X线检查包括影像增强透视、平片、高压摄片、CT或心血管造影见瓣膜或瓣环的钙化影;④具有瓣膜功能障碍(狭窄、关闭不全)的临床或其他检查证据;⑤除外其他原因所致的瓣膜病变,如风湿、梅毒、缺血性乳头肌功能不全、腱索断裂以及感染性心内膜炎等。

需鉴别的主要疾患为风湿性心脏病,结合病史、体检及相关检查,通常不难鉴别。但应注意风湿性心脏病的老年患者,有可能风湿性及钙化性瓣膜损害两者并存。

八、治 疗

因退行性钙化的成因复杂,机制尚不清楚,故目前尚无有效的方法能阻滞本病的进展。钙化性瓣膜病的治疗主要应遵循以下原则:①对于无临床症状的患者,一般不必治疗,应对其进行健康指导并动态观察病情变化。②积极治疗各种易患因素,如高血压、冠心病、高脂血症和糖尿病等,并防治各种合并症,如心功能不全、心律失常、感染性心内膜炎、栓塞等。③对已发生合并症者,如三度房室传导阻滞、病窦综合征等应及时安装心脏起

搏器,并定期随访。④对瓣膜严重钙化有明显血流动力学障碍的患者,应酌情手术或进行其他介入性治疗。

(一)生活指导

钙化性瓣膜病多见于 60 岁以上的老年人,其工作压力相对较轻,但快节奏的现代生活对于钙化性瓣膜病患者来说,是很大的挑战。首先,患者应知晓自己的病情,注意劳逸结合,并学会规律适度地合理安排自己的生活及运动。除了Ⅲ~Ⅳ度心力衰竭、严重心律失常等严重并发症出现时必须限制活动外,患者可根据自己的病情选择适当的体育锻炼和体力活动,如:散步、慢跑、轻松家务等。严重病变的患者应禁止剧烈运动,特别是激烈的竞技性运动,因可诱发心绞痛、心力衰竭、心律失常甚至猝死。此外,患者应保持充足睡眠,注意保暖,预防感冒,以免诱发心力衰竭或导致病情恶化。

(二)药物治疗

目前尚无对钙化性瓣膜病确有疗效的药物,药物只能在一定程度上减轻症状或治疗合并症。发生心力衰竭时可应用洋地黄制剂、血管扩张药和利尿药。对于严重心衰患者,术前应用主动脉内气囊反搏可有效地改善症状,因反搏治疗能有效提高主动脉舒张压以及舒张期冠脉灌注。心绞痛发作者可给予硝酸甘油、钙拮抗药和 β 受体阻滞药。阵发性房颤需电除颤或抗心律失常药物治疗以有效地转复为正常心律。因房颤大多反映左室泵功能衰竭,故这种情况下患者以手术治疗为宜,否则正常心律难以维持。

阵发性房颤发作时可用胺碘酮、普罗帕酮(心律平)等抗心律失常药物或电除颤,使其转复为窦性心律,还应使用抗血小板制剂,如:阿司匹林、硫酸氢氯吡格雷(波立维)等预防栓塞。钙化性瓣膜病栓塞的发生少于风湿性瓣膜病,而且栓子通常也不是血凝块而是瓣膜上的钙化物质,这种情况是不能通过抗凝治疗而得到改善和控制的。

(三)瓣膜置换术

通常认为有症状的主动脉瓣狭窄患者均需要外科手术治疗。经病史、体格检查和无创检查确定为中重度或重度梗阻以及心导管检查明确诊断的成年患者出现左心衰竭、心绞痛、晕厥或接近晕厥发作都是手术指征。对无症状的严重二尖瓣反

流患者应进行运动耐量的评价,对有症状的轻~中度二尖瓣反流病人也应进行血流动力学监测,客观评定运动状态下病人是否合并有肺动脉及肺静脉高压。另外判定左室的收缩功能对于决定是否行换瓣术至关重要。

目前已公认瓣膜置换术是一种有效的治疗方法。随着手术的改进,死亡率已大为降低(为3%~18%)。目前世界范围内老年人每年接受瓣膜置换术者达 73 万多人。Agarwa 指出 20 世纪80 年代以来,65 岁以上老年人换瓣术存活率已达85%~95%。Roiux 对 335 例换瓣术后的随访观察发现,大于 75 岁者 5 年存活率为 70.8%,心功能由Ⅳ级提高到Ⅱ级者 99.6%。对合并有严重冠心病者如同时进行冠脉旁路移植术,则预后改善更为明显。

患者可选择机械瓣及生物瓣。机械瓣包括笼-球式、中央碟式、斜碟式和双碟式瓣膜。目前广泛应用的生物瓣,主要是用戊二醛固定的有支架支撑的猪异种移植瓣膜,也有牛心包壁制成的生物瓣膜。机械瓣的主要优点在于其耐久性,主要缺点是有血栓栓塞的倾向,患者需要终生抗凝治疗。近年来,其血栓栓塞的发生率明显下降,可能与早期手术,更良好的抗凝治疗以及瓣膜设计的改善有关。生物瓣植入不需抗凝治疗,置换生物瓣膜且不抗凝患者的无事件生存率高于置入机械瓣者。戊二醛固定的猪瓣膜在植入的最初 5 年内蜕变的发生率很低,但之后将出现明显的组织纤维化、钙化等退行性改变,主动脉瓣位置组织蜕变发生率低于二尖瓣位置。对于抗凝治疗危险性较大的老年人,生物瓣似乎更为适宜。

影响换瓣术预后的因素:①年龄:高龄者病死率较高。Cormie 研究发现>70 岁者其术后一年内病死率是<70 岁年龄组的 2.5 倍;②心功能:术前心功能明显减退者其病死率明显升高;③冠状动脉狭窄程度:冠脉狭窄>70%者,其术后病死率较非冠心病者增高 2.7 倍;④肺、肝、肾等疾患或糖尿病、周围血管疾病者其预后较差;⑤跨瓣压差;通常手术存活率与跨瓣压差呈负相关。

(四)经皮主动脉瓣球囊成形术(percutaneous balloon aortic valveloplasty,PBAV)

1986 年,Cribier 等将经皮主动脉瓣球囊成形术用于治疗钙化性主动脉瓣狭窄获得成功,此后

这一技术在国内广泛开展,成为钙化性瓣膜病的非手术治疗手段之一。PBAV 的优点在于不需开胸,操作相对简单、安全且费用较低、患者易于接受,尤其适用于心功能差或伴有其他严重疾病不宜手术治疗的高龄老年患者。双球囊扩张导管其瓣膜扩张效果明显优于单球囊。法国一项 442 例 PBAV 的老年人(其中 1/3 的患者>80 岁)观察资料表明,术后瓣口面积由平均 0.48cm² 增加到 0.82cm²,其病死率 7.6%。随访 4 个月,心功能明显改善者为 46%。扩张术后狭窄的瓣口面积至少可增加 50%,血流动力学各项指标及临床症状改善,左心排血量明显增加,跨瓣压力阶差显著降低。合并冠脉疾患者,在做 PBAV 的同时做 PTCA 或支架置入,疗效更为显著。其主要并发症有出血、低血压、栓塞及瓣膜反流,但程度均较轻。Acar 对 56 例>78 岁老年人行 PBAV,其成功率达 93%,并发心包填塞者为 1.8%,急性心肌梗死者 3.6%,血管创伤 5.3%,总病死率为 7.1%。

目前 PBAV 尚未解决的重要问题是术后瓣口再狭窄,其发生率高,影响手术的远期疗效。Waller 认为球囊扩张主要是使主动脉壁扩张,钙化斑块破裂,术后再狭窄可能是因为过度扩张的主动脉壁弹性回缩所致。一些随访结果显示,80%左右患者在术后 5~17 个月发生瓣口再狭窄。由于再狭窄发生率高,故目前 PBAV 多作为缓解症状的姑息疗法,一旦患者症状改善,最好再行瓣膜置换术。

(五)随访

有资料表明:钙化性瓣膜病其病变趋于不断进展,且进展速度快于其他原因的瓣膜病变,并认为轻度或中度主动脉瓣狭窄患者在 3~5 年内有可能发展为重度狭窄。根据系列的血流动力学研究,瓣膜病变进展的速度不一致,也不可能预知。因此,钙化性瓣膜病患者出现任何新的症状,都应及时就诊,以明确是否因病变进展所致。即使病情相对平稳,也应至少 6 个月随诊一次,不愿手术治疗的患者更应密切随访。

钙化性瓣膜病是一种主要与年龄相关的退行性病变,随着人类寿命的延长,现已成为影响老年人日常生活并威胁其生命的重要心血管疾病之一。该病心脏受累广泛,临床症状复杂,可引起多种心律失常,甚至猝死,在与其他心脏病伴发时,更可加重心功能损害,故越来越引起国内外心血管病医师的关注。但由于其确切病因和发病机制尚未完全阐明,因此尚无有效的预防措施。随着对本病病因、发生机制的深入研究以及治疗措施的不断完善,将有效地预防和治疗钙化性瓣膜病。

(王士雯 王从容 刘 丽)

参 考 文 献

1 曹林生,王朝晖,王 祥. 心脏瓣膜病学. 北京:科学技术文献出版社,2002:80-81

2 刘 丽,赵玉生,王士雯. 北京地区军队老年人群退行性心脏瓣膜病流行病学研究. 中华流行病学杂志. 2006,27(10):836-839

3 刘 丽,赵玉生,王士雯. 老年退行性心脏瓣膜病钙化的发病机制研究进展. 中国循环杂志,2004,19(2):158-160

4 王从容,卢丽华,王士雯,等. 碱性磷酸酶活性与退行性心脏瓣膜钙化关系的研究. 解放军医学杂志,2002,27(7):597-598

5 Cribier A, Eltchaninoff H, Tron C, et al. Early experience with percutaneous transcatheter implantation of heart valve prosthesis for the treatment of end-stage inoperable patients with calcific aortic stenosis. Journal of the American College of Cardiology, 2004, 43(4):698-703

6 Cribier A, Eltchaninoff H, Tron C, et al. Treatment of calcific aortic stenosis with the percutaneous heart valve: mid-term follow-up from the initial feasibility studies: the french experience. Journal of the American College of Cardiology, 2006, 47(6):1214-1223

7 Cowell SJ, Newby DE, Prescott RJ, et al. A randomized trial of intensive lipid-lowering therapy in calcific aortic stenosis. N Engl J Med, 2005, 352(23):2389-2397

8 Oudit GY, Chow CM, Cantor WJ. Calcific bicuspid aortic valve disease in a patient with Cornelia de Lange syndrome: linking altered Notch signaling to aortic valve disease. Cardiovascular Pathology, 2006,

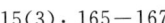

15(3)：165—167

9　Houslay ES，Cowell SJ，Prescott RJ，*et al*．Progressive coronary calcification despite intensive lipid-lowering treatment：a randomised controlled trial．Heart，2006，92（9）：1207—1212

10　Accola KD，Scott ML，Thompson PA，*et al*．Midterm outcomes using the physio ring in mitral valve reconstruction：experience in 492 Patients．The Annals of Thoracic Surgery，2005，79(4)：1276—1283

11　O'Brien KD，Probstfield JL，Caulfield MT，*et al*．Angiotensin-converting enzyme inhibitors and change in aortic valve calcium．Arch Intern Med，2005，165

(8)：858—862

12　Koos R，Mahnken AH，Mühlenbruch G，*et al*．Relation of oral anticoagulation to cardiac valvular and coronary calcium assessed by multislice spiral computed tomography．The American Journal of Cardiology，2005，47(6)：747—749

13　Shavelle DM，Takasu J，Budoff MJ，*et al*．HMG CoA reductase inhibitor（statin）and aortic valve calcium．Lancet，2002，359（9312）：1125—1126

14　Iyengar SS，Pontefract DE，Barlow CW．Heart valve surgery．Surgery（Oxford），2004，22(6)：135—138

第 六 篇

心律失常

第31章 心律失常与妊娠

Chapter 31

第一节 概 述

心律失常(arrhythmia)通常是指心脏冲动的频率、节律、起源部位、传导速度和激动次序的异常。迄今为止,对心律失常存在的性别差异研究,多是在其流行病学方面。目前对两性间心律失常的诊断和治疗原则,在一般情况下基本相同。然而,妇女妊娠期间合并心律失常,则在治疗上有其特殊之处。故本章除介绍心律失常的一般诊断和治疗外,还对妊娠期心律失常的临床特点及处理原则,做了专门阐述。妊娠期心律失常包括原有的心律失常者在妊娠期间发作及妊娠者新出现的心律失常,二者的种类、临床表现、心电图特点以及主要的治疗措施与非妊娠期相似,最重要的是要更多地考虑心律失常本身及其相关的治疗措施对母子双方安全性的影响,因此,医师对妊娠期心律失常的评估和处理极为重要。

一、妊娠期心律失常的病因与类型

我国妇女妊娠期发生心律失常主要有以下病因:风湿性心脏瓣膜病、先天性心脏病、高血压性心脏病、病毒性心肌炎、围生期心肌病、妊娠高血压综合征、二尖瓣脱垂、甲状腺功能亢进、心脏神经官能症以及电解质紊乱等。

妊娠期心律失常主要有如下类型:窦性心律失常、室上性心律失常、室性心律失常以及传导异常等。

二、妊娠与心律失常的相互关系

妊娠期妇女循环血容量较非孕期约增加35%;心排血量在孕8~10周逐渐增加,孕中期增加量为非孕期的30%~50%,达最高值;心率亦加快,平均较非孕期增加10~15/min;另外妊娠时产生的焦虑、紧张情绪等常会导致神经内分泌系统的紊乱。因此,妊娠妇女较易出现窦性心动过速、各种期前收缩等心律失常。妊娠妇女如合并有器质性心脏病、甲状腺功能亢进等则更易发生心律失常,且症状更明显,有时心律失常在妊娠期首次发生,为潜在心脏病的表现。早孕时恶心、呕吐、进食少等易导致电解质紊乱,使心律失常发生率增加。心律失常一般不影响受孕,它对妊娠的影响主要取决于是否合并器质性心脏病及其程度与类型、心律失常导致的血流动力学改变的严重程度。若新出现心律失常或原有心律失常加重,反过来进一步加重孕妇精神及心理负担;显著导致血流动力学异常的心律失常不但影响孕妇的心脏泵血功能,而且影响胎儿的血液循环;采取药物等治疗措施时又可能出现相关不良反应而影响孕妇和胎儿。

三、治 疗 原 则

(一)一般处理

妊娠期间良性心律失常最常见,且妊娠妇女与非妊娠妇女一样,均能耐受这类心律失常。若自觉症状不明显、血流动力学改变较轻,对母子影响小,同时考虑到相关抗心律失常药物可能的不良反应等等,对于大多数妊娠期心律失常可不采取针对性治疗措施,宜在严密随访下继续妊娠。

(二)控制原发病

若孕妇出现由原发病所致的心律失常,可对原发病给予适当治疗,可能会使心律失常减轻或消失,比如控制高血压、感染、纠正电解质紊乱、贫血、甲状腺功能亢进等。原发病为器质性心脏病者宜做好基础心脏病的治疗和保养,注意改善心功能,对于不宜继续妊娠者可择期终止妊娠。

(三)抗心律失常药物的使用

在妊娠期,特别是头3个月内,应避免所有不必要的药物,尤其是不熟悉的药物。确实需要时,应根据其药理作用、不良反应等选择最安全有效的药物。对于较严重的心律失常如症状明显、影响血流动力学或危及生命时应及时给予治疗。根据 Vaughan Williams 分类法,常用抗心律失常药物可分为四类,相关抗心律失常药物种类及注意事项如下:

1. **Ⅰ类药物** 阻断快钠通道,降低动作电位0相上升速率(Vmax),减慢心肌传导,有效终止钠通道依赖的折返。根据药物与钠通道的结合/解离时间常数的不同又可分为3个亚型:≥12s者为Ⅰc类药物;<1s者为Ⅰb类药物;介于二者之间者为Ⅰa类药物。各类药物的特点如下:

(1)Ⅰa类药物减慢 Vmax,延长动作电位时程,如奎尼丁、普鲁卡因胺及丙吡胺等。其中,奎尼丁具有奎宁相似的药理作用,包括催产作用,它容易通过胎盘,使母体与新生儿血清水平相同。治疗剂量的奎尼丁很少引起早产,中毒剂量可引起流产和损害胎儿第8对脑神经,该药对子宫影响小,尚未发现致畸作用,个别报道可引起胎儿耳聋和心律失常,但通常认为妊娠期可安全使用该药抗心律失常,但要掌握好剂量,避免中毒。普鲁卡因胺对母体及胎儿无明显不良反应或致畸作用,但长期使用抗核抗体阳性率高,可引起母体和胎儿狼疮样综合征,故应避免长期使用。丙吡胺被证实可通过胎盘和分泌入乳汁,新生儿血药浓度为母体血药浓度的40%,尚未发现致畸作用,大剂量可减轻胎儿体重。个别报道用药后可引起子宫收缩,相关资料及用药经验有限,最好不要常

规使用。

(2)Ⅰb类药物不减慢 Vmax,缩短动作电位时程,美西律、苯妥英钠与利多卡因等属此类药物。其中,美西律能通过胎盘,母体和胎儿血药浓度相同,产后数小时内可使新生儿心率减慢,以后恢复正常,使用该药宜慎重。苯妥因钠可使胎儿发生各种先天性畸形,如"乙酰脲胎儿综合征",表现为缺少活力、智力迟钝、小头畸形、甲状腺发育不良等特征。其他先天性畸形有心脏缺损、腭裂、眼睑下垂。胎儿的出血发生率高。妊娠期不应使用该药来治疗心律失常。利多卡因能通过胎盘,宫内胎儿血药浓度是母体血药浓度的50%～75%。它可使子宫张力增加,使胎盘、子宫血流减少,有效浓度不致胎儿畸形,但可发生心动过缓;高浓度时 Apgar 评分降低,但可迅速转为正常,是一种相对较为安全的抗心律失常药物。

(3)Ⅰc类药物减慢 Vmax,减慢传导、轻微延长动作电位时程,氟卡尼、恩卡尼及普罗帕酮属此类药物。该类药物在孕妇中应用资料不多,在妊娠头3个月内最好不用。

2. **Ⅱ类药物** 阻滞β肾上腺素能受体,降低交感神经效应,减轻由β肾上腺素能受体介导的心律失常,如普奈洛尔、阿替洛尔、美托洛尔等。β受体阻滞药因能降低 L 型钙电流和起搏电流而减慢窦律,抑制自律性,也能减慢房室结的传导。该类药物均易通过胎盘。普萘洛尔等非选择性β受体阻滞药主要用于治疗妊娠高血压、各种心律失常、子宫活动障碍和胎儿心动过速等,但用药后可发生严重的不良反应,如孕妇无力、宫内胎儿发育迟缓、母体或胎儿心动过缓、早产、新生儿呼吸窘迫、低血糖及高胆红素血症等,其中以宫内胎儿发育迟缓最常见,但这些不良反应发生率不高。选择性β1受体阻滞药和具有内在拟交感活性的β受体阻滞药对母体和胎儿不良反应均较少。因此,妊娠期使用β受体阻滞药应遵循下列原则:①妊娠头3个月内禁用;②使用最小有效剂量;③分娩前3d停用;④最好选用选择性β1受体阻滞药和具有内在拟交感活性的β受体阻滞药或具有α、β受体双重阻断作用的制剂。

3. **Ⅲ类药物** 基本上都是钾通道阻滞药,延长心肌细胞动作电位时程,延长复极时间,延长有效不应期,有效地终止各种微折返,因此能有效地

防颤抗颤。目前已批准用于临床的Ⅲ类药物有：胺碘酮、索他洛尔、溴苄胺、多非利特、伊波利特。其中胺碘酮可引起胎儿甲状腺肿、甲状腺功能减退生长迟缓、心动过缓、脑积水以及早产等严重不良反应，妊娠中、晚期应避免使用。

4. Ⅳ类药物　为钙通道阻滞药，主要阻滞心肌细胞的 L 型钙电流。常用的有地尔硫䓬和维拉帕米，能延长房室结有效不应期，有效终止房室结折返性心动过速，减慢房颤的心室率，也能终止维拉帕米敏感的室速。其中维拉帕米可迅速通过胎盘，胎儿血药浓度为母体的 50%，无致畸作用。

其他用于治疗心律失常的药物还有洋地黄类药物以及阿托品等。洋地黄类药物可自由通过胎盘。孕妇由于血容量增加、体液重新分布，影响洋地黄的吸收和排泄，为达到有效的治疗浓度常需适当增加剂量。治疗浓度范围的洋地黄对母体、胎儿或新生儿无不利影响，亦未发现致畸作用。若剂量过大，母体出现洋地黄中毒时也必然会影响胎儿或新生儿。因此，用药期间要严密监测血药浓度。阿托品可透过胎盘屏障，但对子宫影响很小，未发现致畸作用。当母体静脉注射阿托品 10～15min 后可引起胎儿心动过速，持续 60～90min。

（四）非药物治疗

1. 心脏电复律　相关资料显示电复律用于终止妊娠期室上性和室性心律失常对母体及胎儿均安全，仅极少数发生暂时性胎儿心律失常，这种心律失常在正常胎儿分娩后能完全恢复，因为诱发或维持心室颤动需要足够的心肌群，胎儿心脏小、心肌量少，难以诱发或维持心室颤动，不会引起宫内癫痫以及诱发心律失常。与其他病人一样，心脏电复律前至少空腹 6h 以上、停用洋地黄至少 24h，确保无电解质紊乱，并纠正低氧血症、心力衰竭、感染、甲状腺功能亢进等易再次诱发心律失常的潜在因素。心脏电复律分为非同步电复律（仅用于心室颤动）和同步电复律，主要适应证如下：①心室扑动和颤动、心房颤动和扑动；②室性和室上性心动过速药物治疗无效或伴有显著血流动力学障碍；③性质未明或并发于预激综合征的异位快速心律失常选药困难时。主要禁忌证有：①慢性心脏病史、心脏尤其是左心房明显增大；②伴高度或完全性房室传导阻滞的心房颤动或扑动；③反复发作而药物无法维持或伴病态窦房结综合征的异位快速性心律失常；④洋地黄中毒；⑤低钾血症。

2. 食管心房调搏术　可用于终止阵发性室上性心动过速。妊娠期进行食管心房调搏是安全有效的，并且可以避免抗心律失常药物对胎儿的不利影响。

3. 人工心脏起搏器　妊娠中后期可安全安装人工心脏起搏器，但要注意妊娠早期在 X 线下安装人工心脏起搏器对胎儿可产生不良影响。

4. 射频导管消融术　相关资料较少，一般不主张在妊娠期进行。

第二节　窦性心律失常

一、窦性心动过速

正常窦性心律的激动起源于窦房结，频率为 60～100/min。心电图显示Ⅰ、Ⅱ和 aVF 导联 P 波直立，aVR 导联 P 波倒置，PR 间期 0.12～0.20s，额面电轴向量 0°～＋90°。成人窦性心率超过 100/min 为窦性心动过速（sinus tachycardia）。

（一）病因

各种体力活动（生理性）或病理生理应激的正常反应，如发热、低血压、甲状腺功能亢进、贫血、激烈运动、低血容量、肺梗死、心肌缺血、充血性心力衰竭、休克以及感染等；药物如阿托品、儿茶酚胺、甲状腺制剂、乙醇或咖啡因等。一般情况下孕妇心率可在基础心率上增加 10～20/min，多胎妊娠心率增加更显著，分娩时子宫收缩心率还会进一步增加。

（二）诊断

1. 临床表现

（1）症状：该类患者主要表现为心悸，也可无症状。心悸程度与心率有关，通常逐渐开始和终止，持续时间与原发病病情及病程有关。

（2）体征：脉搏超过 100/min，或听诊心率超过 100/min。

2. 心电图检查 心电图符合窦性心律的特征,窦性心率超过 100/min 即可诊断为窦性心动过速。

(三)鉴别诊断

需与房性心动过速鉴别:房性心动过速有突发突止的特点,而窦速逐渐开始、逐渐终止;房性心动过速 P 波形态与窦性 P 波不一样,且前者还可有形态不一的 P 波。

(四)治疗

1. 寻找并去除引起窦性心动过速的原因,如为甲状腺功能亢进所致,则积极控制甲亢。

2. 药物治疗

(1)必要时可用 β 受体阻滞药,如阿替洛尔 25～50mg,每日 1 或 2 次;美托洛尔 25～50mg,每日 1 或 2 次,根据治疗反应和心率增减剂量。

(2)若需迅速控制心率,可选用选择性 β_1 受体阻滞药的静脉制剂如艾司洛尔(esmolol),先予负荷量 0.5mg/kg 于 1min 内静注,继之以 0.05mg/(kg·min)静滴 4min,在 5min 内未获得有效反应可重复上述负荷量,继以 0.1mg/(kg·min)静滴 4min。每重复 1 次,维持量增加 0.05mg,一般不超过 0.2mg/(kg·min),连续静滴不超过 48h。用药的终点为达到预定心率,并监测血压不能过于降低。

(3)不能使用 β 受体阻滞药时,可选用维拉帕米(但妊娠后期时慎用)或地尔硫䓬。维拉帕米 40～120mg,3/d;地尔硫䓬 15～60mg,3/d。

二、窦性心动过缓

窦性心动过缓(sinus bradycardia)的界定国内外尚不完全一致,美国 Braunwald 认为成人窦房结激动发放的频率低于 40/min 为窦缓,而国内教材规定为低于 60/min。

(一)病因

窦缓可因迷走亢进或交感张力减退所致,亦可由窦房结功能异常所致。常见于健康的青年人、训练有素的运动员及处于睡眠状态时。颅内疾病、严重缺氧、低温、甲状腺功能减退、阻塞性黄疸、急性下壁心肌梗死、神经性厌食症、心脏移植后以及应用拟胆碱类药物、胺碘酮、β 受体阻滞药、普罗帕酮、钙离子拮抗药、锂或洋地黄类药物等。

(二)诊断

1. 临床表现

(1)症状:妊娠期窦缓并不常见,亦无特殊临床表现。许多情况下,窦缓为良性心律失常,大部分无自觉症状,除非伴有血流动力学失代偿或其他心律失常时,可有低灌注的表现如头晕、乏力等,严重者可引起心绞痛、心力衰竭等心血管事件。

(2)体征:脉搏低于 60/min,或听诊心率低于 60/min。

2. 心电图检查 成人窦性心律的频率低于 60/min;P 波在 QRS 波前形态正常,无房室传导阻滞时 PR 间期固定且超过 120ms;常伴有窦性心律不齐(即不同 PP 间期的差异＞0.12s)。

(三)治疗

1. 去除或控制原发病,无症状的窦缓通常不必治疗。还有一种产后心动过缓,尤其是产前心率大幅度增加者产后更易发生。这种心动过缓一般不引起不适症状,持续几天后自行消失,无需特殊处理。

2. 出现心排血量不足症状或出现与心率缓慢有关的心律失常,可考虑临时静脉注射阿托品(首剂 0.5mg,必要时可重复)或异丙肾上腺素等。

3. 对于持续性窦缓,还没有一种能长期、安全使用而无不良反应的增快心率的药物,故应考虑心室起搏治疗。

三、窦性停搏

窦性停搏或窦性静止(sinus pause or sinus arrest)是指窦性心律中有一段停顿,停顿的 PP 间期不是基础 PP 间期的倍数。

(一)病因

急性心肌梗死累及窦房结时、心肌纤维化、卒中、迷走神经张力增高、颈动脉窦过敏、洋地黄中毒以及奎尼丁、钾盐、乙酰胆碱等药物均可导致窦性停搏或窦性静止。

(二)诊断

1. 临床表现

(1)症状:过长时间的窦性停搏如无逸搏发生,患者可出现眩晕、黑蒙或短暂意识丧失,严重者可出现 Adams-Stokes 综合征甚至死亡。

（2）体征：若未出现逸搏或逸搏心律时，脉搏可有"漏跳"，心脏听诊可出现相对较长时间内无心音。

2. 心电图检查　心电图表现为在较正常 PP 间期显著长的间期内无 P 波发生，或 P 波与 QRS 波群均不出现，长的 PP 间期与基本的窦性 PP 间期无倍数关系；可出现逸搏或逸搏心律。

（三）治疗

治疗同窦性心动过缓，该类患者常需安装起搏器。

第三节　房性心律失常

一、房性期前收缩

房性期前收缩（atrial premature beats），通常称为房性早搏，起源于窦房结以外心房的任何部位。房性早搏可发生于正常人，但更常见于器质性心脏病患者。其发生率随年龄而增加。

（一）病因

妊娠期发生房性期前收缩的频率更高，可能与孕妇对房性期前收缩的感知更敏感有关。房性期前收缩可发生于各种情况下，如感染、心肌缺血、各种药物、紧张状态、抽烟、酒精、咖啡因等均可激发期前收缩，各种器质性心脏病患者均可发生房性期前收缩。

（二）诊断

1. 临床表现

（1）症状：该类患者主要表现为心悸，也可无症状。心悸程度与期前收缩频率有关。

（2）体征：脉搏不齐或听诊心律不齐。

2. 心电图检查　房性期前收缩的心电图特点是有提早出现的 P 波，PR 间期超过 120ms（WPW 综合征除外），与窦性 P 波形态各异。

（三）鉴别诊断

当房性期前收缩发生在舒张早期，此时房室结尚未脱离前次搏动的不应期，可出现房早未下传或下传的 PR 间期延长。发生很早的房性期前收缩的 P 波可重叠于前面的 T 波之上（T 波形态出现异常），且不能下传心室，故无 QRS 波群出现，需与窦性停搏或窦房传导阻滞鉴别，关键点靠 T 波形态是否异常来区别。

（四）治疗

1. 房性期前收缩通常无需治疗，只需控制或去除诱因即可。妊娠期应尽量避免使用抗心律失常药物来治疗诸如房性期前收缩等一系列的良性心律失常。

2. 有症状者或因房性期前收缩诱发心动过速时或存在器质性心脏病者房性期前收缩可能是心力衰竭心房内压力增高的临床表现时，可小心的选用镇静剂（如芬那露 0.2g，3/d）、β 受体阻滞药或钙离子拮抗药，亦可选用洋地黄（如地高辛 0.125～0.25mg，每日 1 或 2 次）。

二、房性心动过速

房性心动过速（atrial tachycardia）根据发生机制与心电图表现的不同，分为自律性房性心动过速（automatic atrial tachycardia）、折返性房性心动过速（reentrant atrial tachycardia）及紊乱性房性心动过速（chaotic atrial tachycardia）。自律性与折返性房性心动过速常伴有房室传导阻滞，称为伴有房室阻滞的阵发性房性心动过速（paroxysmal atrial tachycardia with AV block）。

（一）病因

妊娠期间房性心动过速发作的易感性明显增加。有些是在妊娠期间首次发作，而既往有发作史的妇女在妊娠期发作频率明显增加，持续时间明显延长，程度更为严重。房性心动过速最常见于有明显器质性心脏病的患者，如冠心病（伴或不伴心肌梗死）、肺心病、充血性心力衰竭、洋地黄中毒、大量饮酒及各种代谢障碍等。

（二）诊断

1. 临床表现

（1）症状：该类患者主要表现为阵发性心悸、头晕甚至心绞痛、急性心衰等表现，突发突止，也可无症状。

（2）体征：包括由于房室传导阻滞和 PR 间期发生改变所引起的节律和第 1 心音强度的改变；颈静脉图可见过多的 α 波；颈动脉窦按摩可增加房室传导阻滞的程度，使心室率在心动过速没有终止的情况下逐渐减慢。洋地黄中毒的患者行颈动脉按摩时可引起严重的室性心律失常,故要警惕。

2.**心电图检查**　房性心动过速时心房率一般为 150～200/min,P 波形态与窦性 P 波不同(紊乱性房性心动过速有 3 种或以上形态各异的 P 波),P 波常位于心动周期的后半部分。

(三)治疗

1.积极控制原发病。

2.非药物治疗:深呼吸、屏气、压迫眼球或颈动脉窦(不可双侧同时进行)以刺激迷走反射能使部分病人终止发作。

3.未用过洋地黄者,可先考虑静脉使用洋地黄(如毛花苷 C 注射液 0.2～0.4mg 稀释后缓慢静推),或 β 受体阻滞药或钙离子拮抗药(如维拉帕米 5～10mg/5～10min 静推,如无反应 15min 后可重复 5mg/5min);腺苷(如 ATP)10～20mg,快速静脉注射,部分患者有胸闷、心悸、头晕等不良反应,严重者可出现心跳骤停,因此病态窦房结患者慎用;地尔硫䓬 15～25mg 或 0.25mg/kg 缓慢静推,随后 5～15mg/h 静滴维持,以后若房性心动过速仍未终止,可考虑使用 Ⅰa、Ⅰc 或 Ⅲ类抗心律失常药物。

4.洋地黄中毒者:①立即停用洋地黄;②血钾不高者首选氯化钾口服(半小时内服完 5g,如未转复 2h 后再口服 2.5g)或静滴氯化钾(2g 溶于 5%葡萄糖注射液 500ml 内,2h 滴完),检测心电图,以免出现高血钾;③已有高血钾或不能应用氯化钾者,可选用利多卡因、苯妥英钠、普萘洛尔。④心率不快者仅需停用洋地黄。

5.药物治疗无效者,可考虑同步直流电复律。

三、心房扑动

心房扑动(atrial flutter)简称房扑,为心房颤动与房性心动过速的中间型,可使心房快速激动而失去正常收缩能力、丧失房室收缩顺序,最终使回心血量下降,心排血量下降。

(一)病因

孕妇对房扑的易感性并未增加,是妊娠妇女非常少见的一种心律失常。较心房颤动少见。房扑可发生于无器质性心脏病患者。慢性(持续性)房扑常伴有基础心脏病如风湿性心脏病、缺血性

心脏病或心肌病、高血压性心脏病。房间隔缺损、肺梗死、二尖瓣或三尖瓣狭窄或反流、慢性充血性心力衰竭等可导致心房扩大而引起房扑。此外能影响心脏的有毒物品或代谢性疾患如甲状腺功能亢进、酒精中毒以及心包炎等均可引起房扑。

(二)诊断

1.**临床表现**

(1)症状:心室率快者主要表现为心悸、头晕甚至心绞痛、急性心衰等表现;心室率不快者可无症状。按摩颈动脉窦常可使房扑的心室率逐步地成倍减少,停止按摩后则以相反的方式恢复成原来的心室率。房扑往往有不稳定的倾向,可恢复为窦性心律或进展为心房颤动,亦可持续数月或数年。

(2)体征:颈静脉波中可见快速扑动波,如果扑动波与下传的 QRS 波群的关系保持不变,则第 1 心音的强度保持不变,否则第 1 心音强度不等。有时可闻及心房收缩音。

2.**心电图检查**　心电图特征为:①P 波消失,代之以规律的锯齿状扑动波,于 Ⅱ、Ⅲ、aVF 或 V₁ 导联最明显,倒置者为 Ⅰ 型房扑(其频率通常为 240～340/min),直立者为 Ⅱ 型房扑(其频率通常为 340～430/min);②心室率规则与否取决于房室传导比率是否恒定;③通常 QRS 波群形态正常,QRS 波群增宽或形态异常发生于室内差异传导或原有束支传导阻滞时。

(三)治疗

Ⅰ 型房扑电生理检查时可诱发和终止,折返环位于右心房;Ⅱ 型房扑电生理检查不能诱发和终止,有时介于房颤与房扑之间,称为不纯房扑。无论病因如何,房扑均属急症,尤其是孕妇,对这种妊娠期心律失常,必须成功地进行心脏转复,应努力将其转复为窦性心律,首选同步直流电复律。房扑的药物治疗原则可参考心房颤动部分。

四、心房颤动

心房颤动(atrial fibrillation)简称房颤,是最常见的心律失常之一。60 岁以上的人群中其发生率为 1%,并随年龄增加,69 岁以上的老年人发生率超过 5%。同样可使心房快速激动而失去正常收缩能力、丧失房室收缩顺序,最终使回心血量下降,心排血量下降。房颤的发作呈阵发性(可自

行终止)或持续性(不能自行终止,但经治疗后可终止),阵发性反复发作,最后可呈持续性或永久性(经治疗后不能终止)。

(一)病因

妊娠期妇女房颤并不多见,大多数患房颤的孕妇有二尖瓣病变。阵发性房颤可见于正常人(称为孤立性房颤),于情绪激动、手术后、运动或酒精中毒时发生。充血性心力衰竭病史、风湿性心脏瓣膜病、卒中、左房扩大、二尖瓣或主动脉瓣功能异常、经治疗的高血压病以及老龄与房颤的发生率独立相关。此外,心脏与肺部疾病发生急性缺氧、高碳酸血症、代谢或血流动力学紊乱时亦可发生房颤。持续性房颤还可见于冠心病、高血压心脏病、甲状腺功能亢进、缩窄性心包炎、心肌病、感染性心内膜炎及慢性肺源性心脏病等患者中。

(二)诊断

1. 临床表现

(1)症状:不伴有器质性心脏病的孕妇发生房颤时大多能较好地耐受可能出现的症状,如伴有器质性心脏病,其临床症状就比较重一些,心室率快者主要表现为心悸、头晕甚至心绞痛、充血性心衰等表现;心室率不快者可无症状。房颤患者心排血量减少 25% 或以上,发生体循环栓塞的危险性较高。

(2)体征:颈静脉搏动 α 波消失。听诊心脏第 1 心音的强度变化不定,心律绝对不齐。心室率快时可发生脉搏短绌。

2. 心电图检查 ①P 波消失,代之以形态、振幅、间距各异的 f 波(颤动波),其频率为 350～600/min;②心室率极不规则,通常为 100～160/min;③通常 QRS 波群形态正常,QRS 波群增宽或形态异常发生于心室率过快出现室内差异性传导时。

(三)治疗

1. 积极治疗原发病,控制诱因。

2. 房颤的治疗目的是控制心室率以及恢复心房的正常收缩功能。 如情况紧急、危及生命应立即进行同步直流电转复;非紧急情况如永久性房颤一般需用药物控制心室率,从而减轻症状、保护心功能。①单用或联用地高辛和 β 受体阻滞药;②控制不满意者可换用地尔硫䓬或维拉帕米;③快-慢综合征患者宜先安装起搏器后再用药物治疗。

3. 心律转复及窦性心律的维持适应证。 ①阵发性房颤心室率快、血流动力学不稳定者;②病史未超过 1 年者;③左心房未扩大者;④无附壁血栓者;⑤查明并处理可能存在的诱发或影响因素后房颤仍然存在者;⑥排除病态窦房结综合征者。

(1)药物转复:常用 Ⅰa、Ⅰc 类抗心律失常药物,包括奎尼丁、普罗帕酮、莫雷西嗪、普鲁卡因胺、索他洛尔等,一般采用分次口服的办法。静脉应用普罗帕酮等终止房颤亦有效。心律转复后可继续使用相应有效药物的维持量以维持窦性心律。

(2)电转复:对于预激综合征经旁路前传的房颤或任何引起血压下降的房颤宜立即施行电复律。

4. 房颤血栓栓塞并发症的预防。 房颤(包括房扑)抗凝的主要目的是预防卒中的发生,但是有关妊娠期间抗凝资料较少。考虑妊娠期间凝血机制相对亢进,因此如果妊娠前已接受抗凝治疗者,则其抗凝治疗应持续整个妊娠期;如妊娠前未接受抗凝治疗而属高危患者应给予抗凝。病人具有如下血栓栓塞高危因素之一者:二尖瓣狭窄,瓣膜置换术后,既往卒中、TIA 和栓塞史。或合并 2 个以上中危因素:高血压、糖尿病、充血性心力衰竭、左室射血分数<35% 均应接受抗凝治疗。

5. 起搏器治疗。 目前房颤病人选择永久性起搏器治疗的适应证主要有:症状性心动过缓;需要使用减慢心率的药物(如心衰患者需要应用减慢心率的药物);房室结消融控制心室率。选用的起搏器多以心房为基础的 AAI 或 DDD 起搏,若是慢性房颤病人,可选择右心室起搏。

6. 射频消融治疗。 可应用于症状明显、药物治疗无效的阵发性房颤的患者,成功率较高。

第四节 房室交界性心律失常

一、房室交界区性期前收缩

房室交界区性期前收缩(premature atrioventricular junctional beats)简称交界性期前收缩或交界性早搏,为房室交界区提前发放一次冲动,可前向或逆向传导。如果冲动在传导过程中未被阻滞,可上传至心房,产生一个提前的逆行性P波和室上性QRS波群。逆行性P波可出现在QRS波群之前、之中和之后。其心电图特点为:①提前出现的逆行P波可位于QRS波群之前(PR间期<0.12s)、之中或之后(PR间期<0.20s);②QRS波群形态正常,也可发生室内差异性传导而呈宽大畸形;③多有不完全代偿间歇。

房室交界区性期前收缩其临床意义与房性期前收缩相似,通常无需治疗。

二、房室交界区性逸搏与心律

受具有更快的冲动发放频率的起搏点抑制除极的自律性纤维称为潜在起搏点(如房室交界区组织等)。当窦房结发放冲动,冲动频率减慢,低于潜在起搏点的固有频率;或由于传导障碍,窦房结冲动不能抵达潜在起搏点部位,潜在起搏点除极产生逸搏。房室交界区性逸搏(atrioventricular junctional escape beats)的频率为35~60/min。其心电图特点为在较正常PP间期长的间歇后出现一个正常的QRS波群,P波缺失,或逆行P波位于QRS波群之前或之后;亦可出现未下传至心室的窦性P波。房室交界区性心律(atrioventricular junctional rhythm)指房室交界区性逸搏连续发生形成的节律,心电图有正常下传的QRS波群,频率为35~60/min;可有逆行P波或存在房室分离;心室率超过心房率。若心室率过慢可能出现心脑等脏器的低灌注表现。体格检查可发现颈静脉搏动呈现大的α波,第1心音强度变化不定。

治疗主要在于提高高位起搏点释放冲动的频率和改善房室传导,必要时安装起搏器。通常,房室交界区性逸搏与心律本身无需治疗。

三、非阵发性房室交界区性心动过速

非阵发性房室交界区性心动过速(nonparoxysmal atrioventricular junctional tachycardia)发作开始与终止时心率逐渐变化,有别于阵发性心动过速,故被称为“非阵发性”。

(一)病因

非阵发性房室交界区性心动过速虽然其最常见的病因为洋地黄中毒,但绝大多数发生于有基础心脏病的病人,如下壁心肌梗死、心肌炎、急性风湿热或心瓣膜手术后,偶见于正常人。

(二)诊断

1. 临床表现

(1)症状:心室率快者主要表现为心悸、头晕等表现,发作特点为逐渐开始与逐渐终止;心室率不快者可无症状。

(2)体征:其体征取决于P波与QRS波群的关系及心房、心室释放冲动的频率,故没有特异的体征。

2. 心电图检查 非阵发性房室交界区性心动过速表现为正常的QRS波群,心率70~150/min,通常规则。若心房活动由窦房结或异位心房起搏点控制,可发生房室分离。洋地黄中毒引起者,常合并房室交界区文氏型传导阻滞,使心室律变得不规则。

(三)治疗

1. 该心律失常通常能自行消失,若患者耐受良好,仅需密切观察和治疗原发疾病。

2. 未服用过洋地黄者,可用洋地黄、Ⅰa、Ⅰc或Ⅲ类(胺碘酮)抗心律失常药物治疗。

3. 洋地黄中毒者应立即停药,亦不应施行电复律,可给予钾盐、利多卡因、苯妥英钠或普奈洛尔等药物治疗。

四、与房室交界区相关的折返性心动过速

过去一直称该类心律失常为阵发性室上性心动过速(paroxysmal supraventricular tachycardia),简称室上速,包括窦房折返性心动过速、房室结内折返性心动过速、心房折返性心动过速及利

用隐匿性房室旁路逆传的房室折返性心动过速；其中,房室结内折返性心动过速最为常见。近期有学者推荐使用"与房室交界区相关的折返性心动过速"替代阵发性室上速这一名词,似乎更为准确。

(一)病因

该类患者通常无器质性心脏病表现,不同年龄与性别均可发生。

(二)诊断与鉴别诊断

1. 临床表现

(1)症状:呈突发突止,持续时间长短不一。症状轻重取决于心室率的快慢、发作持续时间及基础疾病的严重程度,主要包括心悸、焦虑不安、眩晕、晕厥、心绞痛,严重者可出现心力衰竭、休克。

(2)体征:脉搏、心率偏快,心尖部第 1 心音强度恒定,心率绝对规则,可出现低血压。

2. 心电图检查　心电图有如下特点:①心室率通常为 150～250/min,节律规则;②除发生室内差异性传导或原有束支传导阻滞外,QRS 波群形态与时限均正常;③逆行 P 波常位于 QRS 波

群内或其终末部分,与 QRS 波群保持恒定关系;④起始突然,常由一个房性期前收缩触发,下传的 PR 间期显著延长,继之引起心动过速发作。

(三)治疗

1. 急性发作的处理:除刺激迷走神经、经食管快速心房起搏法及同步电复律法终止发作外,可选用如下药物治疗:①静推维拉帕米。②缓慢静脉推注普罗帕酮。以上两种药物均有负性肌力作用及抑制传导系统的不良反应,如发作终止则立即停药;③腺苷或 ATP 快速静推,通常为 10～40s 终止发作;④可试用毛花苷 C(西地兰),但起效慢;⑤静脉使用地尔硫䓬亦可试用。对阵发性房室折返性心动过速应避免使用钙拮抗药、洋地黄和 β-受体阻滞药,可首选普罗卡因胺治疗,必要时慎选普罗帕酮。

2. 对于发作频繁且非常顽固的患者应首选经导管射频消融术以根治;应先行电生理检查,如为阵发性房室折返性心动过速(预激综合征伴室上速者),定位后行射频消融;如为房室结双径路(阵发性房室结折返性心动过速)者可行射频房室结改良术。

第五节　室性心律失常

一、室性期前收缩

室性期前收缩(premature ventricular beats)简称室早,指起源于希氏束或以下的异位期前激动,为孕妇较常见的心律失常。

(一)病因

孕妇对室性期前收缩的感知性增加。室性期前收缩常见于冠心病、心肌病、风湿性心脏病及二尖瓣脱垂患者,亦可见于正常人。洋地黄、奎尼丁、三环类抗抑郁药中毒、电解质紊乱、精神不安、过量烟、酒、咖啡亦能诱发室性期前收缩。此外,心肌炎、缺血、缺氧、麻醉、手术及左室假腱索等均可使心肌受到机械、电、化学性刺激而发生室性期前收缩。

(二)诊断

1. 临床表现

(1)症状:室性期前收缩患者常见症状为心悸、心前区不适;若室性期前收缩发作频繁可致心

排血量减少,此时如患者已有左心功能减退则可出现低血压、晕厥、心绞痛等症状。一部分患者亦可不出现症状。

(2)体征:心脏听诊可发现心律不齐,室性期前收缩后出现较长的停歇,室性期前收缩的第 2 心音强度减弱,或仅能听到第 1 心音;两心室收缩不同步常表现为第 1 心音与第 2 心音分裂;期前收缩时脉搏减弱,可有短绌脉。

2. 心电图检查

(1)心电图特点:①提前发生的 QRS 波群,宽大畸形、时限超过 0.12s,ST-T 与主波方向相反;②配对间期(室性期前收缩与期前的窦性搏动的间期)恒定;③室性期前收缩后出现完全性代偿间歇。

(2)室性期前收缩类型:①二联律,指每个窦性搏动后跟随一个室性期前收缩;②三联律,指每两个正常搏动后出现一个室性期前收缩;③成对室性期前收缩,指连续发生两个室性期前收缩;④

间位性室性期前收缩,指室性期前收缩插入两个窦性搏动之间,不产生室性期前收缩后停顿;⑤单形性室性期前收缩,同一导联内室性期前收缩形态相同者;⑥多形性室性期前收缩,同一导联内室性期前收缩形态不同、但配对间期相同者,而多源性室性期前收缩配对间期不同;⑦舒张晚期室性期前收缩,指室性期前收缩发生于正常窦律时下一个窦性 P 波开始之后;⑧R on T 现象,指室性期前收缩落于前一 QRS-T 波群之 T 波的波峰上或附近;⑨室性并行心律,室性期前收缩配对间期不恒定,但相邻两个室性期前收缩之间存在倍数关系,可产生室性融合波;⑩频发室性期前收缩,指室性期前收缩 5/min 以上者。

(三)治疗

1. 明确不伴有器质性心脏病的室性期前收缩,不论何种类型,预后一般良好,从危险-效益比的角度不支持常规抗心律失常治疗。对于这类病人应去除诱因:对于精神紧张及焦虑者可使用镇静药或小剂量 β 受体阻滞药,其治疗终点是缓解症状,而非明显减少室性期前收缩数目;对于个别心理压力大、且有频发室性期前收缩而暂时无法解决者,可考虑短期使用 I 类抗心律失常药物。

2. 明确伴有器质性心脏病的室性期前收缩,特别是复杂室性期前收缩伴有心衰者(为高危患者),宜积极治疗:①治疗原发病、控制促发因素;②首先选择具有心脏选择性而无内源性拟交感活性的 β 受体阻滞药;③国外不提倡首选 I 类抗心律失常药物,而国内学者证实非心梗患者使用美西律、普罗帕酮或莫雷西嗪是较为安全有效的;④治疗终点仍存争议,对于高危患者减少室性期前收缩数目仍是可接受的指标。

3. 需要紧急治疗的情况:急性心肌缺血、再灌注性心律失常、严重心衰、心肺复苏后室性期前收缩、正处于持续室速频发期的室性期前收缩、QT 间期延长所致室性期前收缩及其他严重情况(如严重呼衰伴低氧血症、严重酸碱紊乱等),尤其是急性心梗头 24h 内出现复杂室早应积极处理,首选利多卡因静脉注射:先给负荷量 1.0mg/kg,3~5min 内静注,继以 1~2mg/min 静滴维持。如无效,5~10min 后可重复负荷量,但 1h 内最大用量不超过 200~300mg(4.5mg/kg)。

二、室性心动过速

室性心动过速(ventricular tachycardia)简称室速,是较为严重的心律失常,死亡率较高,多见于器质性心脏病患者。

(一)病因

室速在妊娠期间较少见。最常见的病因为冠心病,尤其是心肌梗死,其次是心肌病、心力衰竭、二尖瓣脱垂、瓣膜性心脏病、原发性心电异常(如 QT 间期延长综合征等)、代谢障碍、药物中毒、猝死复苏成功后等。

(二)诊断

1. 临床表现

(1)症状:无器质性心脏病的妇女,妊娠期间可能因为室速发作而死亡或在连续多次妊娠期间因室速复发而引起死亡。另有一些患者,室速在最后 3 个月内几乎不再发作。室速因其发作时心室率、持续时间、基础心脏病的不同而特点各异。非持续性室速(发作时间<30s,能自行终止者)常突发突止,患者通常无症状。持续性室速(发作时间超过 30s,需药物或电复律方能终止者)常伴明显血流动力学障碍及心肌缺血症状。常见症状为心悸、心前区不适、胸闷、胸痛及乏力等,严重者可出现血压下降、心衰、心绞痛、休克、晕厥等,频率极快的室速可发生 Adams-Stokes 综合征。

(2)体征:听诊心室率常快而轻度不规则,第 1、第 2 心音分裂,收缩期血压可随心搏变化。由于房室分离可致第 1 心音强度改变,可有舒张期奔马律,颈静脉间歇出现巨大 α 波。当心室搏动逆传持续夺获心房,心房与心室同时收缩时,颈静脉呈现规律而巨大 α 波。

2. **心电图检查**

(1)心电图特点:①连续出现 3 个或 3 个以上的室性期前收缩;②QRS 波群宽大畸形,时限超过 0.12s,ST-T 方向与 QRS 主波方向相反;③心室率通常为 100~250/min,律齐或不齐;④存在房室分离(P 波与 QRS 波群无固定关系);⑤发作突然;⑥心室夺获(室速频率较慢时个别室上性冲动下传心室,表现为 P 波之后略为提前出现一形态正常的 QRS 波群)及室性融合波(当室上性冲动下传与室性冲动同时或分别激动心室时可产生形态介于室上性与室性之间的 QRS 波群)。心室夺获与室性融合波是诊断室速的最重要依据。

（2）室速的类型：①单形性室速，室速发作时 QRS 波群形态恒定不变；②多形性室速，室速发作时 QRS 波群形态多变；③双向性室速，室速发作时 QRS 波群形态呈交替变换者。

（三）治疗

1. 有器质性心脏病基础的室速

（1）非持续性室速：可能是恶性室性心律失常的先兆。可按以下方案处理：①若电生理检查不能诱发持续性室速，治疗主要针对病因和诱因，治疗器质性心脏病，纠正诱因（如心衰、电解质紊乱、洋地黄中毒等），同时应用 β 受体阻滞药有助于改善症状和预后。若无效且室速发作频繁、症状明显者可参考持续性室速用药以预防或减少发作。②若电生理检查能诱发持续性室速者，治疗可参考持续性室速。③若患者左心功能不全或诱发出有血流动力学障碍的持续性室速或室颤，应首选埋藏式心脏复律除颤器（ICD）；无条件则按持续性室速用药。

（2）持续性室速：预后多不良，容易引起心脏性猝死。治疗原则为积极治疗基础心脏病、认真寻找可能存在的诱因（心衰、电解质紊乱、洋地黄中毒等），及时治疗室速本身。①终止室速：有血流动力学障碍者立即同步电复律，情况紧急时亦可非同步转复。药物复律可考虑静脉使用利多卡因（用法见室性期前收缩部分）。多形室速而 QT 间期正常者先静脉给予 β 受体阻滞药，如美托洛尔 5～10mg 稀释后在心电监护下缓慢静推至室速终止，无效时可使用利多卡因。药物治疗无效应予电复律。此外，心率在 200/min 以下、血流动力学稳定的单形室速可置右心室临时起搏电极，抗心动过速起搏终止发作。②预防复发：除急性心肌梗死、电解质紊乱或药物等可逆性或一过性因素所致的持续性室速外均可安装 ICD，无条件者可给予索他洛尔或普罗帕酮治疗。

2. 无器质性心脏病基础的室速　当持续发作时间长、有血流动力学改变者宜电转复。药物治疗方案如下：①发作时的治疗，起源于右室流出道的特发性室速可选用维拉帕米、普罗帕酮、β 受体阻滞药、腺苷或利多卡因；左室特发性室速首选维拉帕米静注。②预防复发，右室流出道的特发性室速可选用 β 受体阻滞药（有效率为 25%～

50%）、维拉帕米或地尔硫䓬（有效率为 20%～30%），β 受体阻滞药和钙离子拮抗药合用可增强疗效。若无效可换用 Ⅰc 类（如普罗帕酮、氟卡尼）或 Ⅰa 类（如普鲁卡因胺、奎尼丁）药物（有效率为 25%～59%）、索他洛尔（有效率为 50% 左右）。左室流出道的特发性室速可选用维拉帕米 160～320mg/d。另外，特发性室速可用射频消融根治。

三、特殊类型室速

1. 加速性室性自主节律（accelerated idio-ventricular rhythm）　又称缓慢型室速，为一种良性异位室性心律。见于冠心病、风心病、高血压病、心肌炎、扩张型心肌病、洋地黄中毒、吸食可卡因等。亦可发生于正常成人及儿童。心电图表现为连续 3～10 个起源于心室的 QRS 波群，心率通常为 60～110/min。其开始与终止呈渐进性。由于频率不快，通常可以耐受，除治疗基础疾病外，其心律失常本身一般不需处理。阿托品通过提高窦性心率、夺获心室可终止这种异位室性心律。

2. 尖端扭转型室速（torsades de pointes）为多形性室速中介于室速与室颤之间的一个特殊类型。其病因可为先天性、电解质紊乱（如低钾血症、低镁血症等）、应用 Ⅰa 类或某些 Ⅰc 类抗心律失常药物、吩噻嗪及三环类抗抑郁药、心动过缓（如Ⅲ度房室传导阻滞等）、颅内病变等。心电图特点为 QRS 波群形态、振幅不断改变，隔 3～10 次心搏扭转其波峰方向，频率为 200～250/min，QT 间期通常超过 0.5s，U 波显著。尖端扭转型室速发作期的紧急治疗措施如下：①首先寻找并处理 QT 延长的原因，停用所有可能引起或加重 QT 间期延长的药物。②药物终止发作时首选硫酸镁，首剂 2～5g 于 3～5min 内静推，然后以 2～20mg/min 的速度静滴。无效时可试用利多卡因、苯妥英钠或美西律静推。③药物治疗无效时心脏起搏有效。④获得性 QT 延长综合征、心动过缓所致尖端扭转型室速而无条件行心脏起搏时可使用异丙肾上腺素，能增快心率，缩短心室复极时间，有助于控制尖端扭转型室速，但个别可使尖端扭转型室速恶化为室颤，故应小心。

四、心室扑动与心室颤动

心室扑动与心室颤动(ventricular flutter and ventricular fibrillation)是最为严重的心律失常,存在严重的心脏冲动紊乱,如不迅速采取正确的治疗措施,病人常在 3～5min 内致命,是普通人和妊娠妇女最常见的死亡原因。

(一)病因

心室扑动与心室颤动常见于缺血性心脏病、易引起 QT 间期延长与尖端扭转型室速的抗心律失常药物、严重缺氧、缺血、预激综合征合并快速房颤、电击伤等。一些研究发现心脏性猝死高危病人有缺血、左心室功能减退、频发室性期前收缩(超过 10/h)、自发或诱发的室速、高血压、左室肥大、肥胖、胆固醇水平升高等;吸烟、高龄、过度饮酒者也易发生心脏性猝死。

(二)诊断

1. 临床表现

(1)症状:发作时因血液循环及重要脏器血液灌注停止而出现意识突然丧失、呼吸断续或在几次短促或痉挛性呼吸动作后停止、瞳孔散大、面色苍白或青紫,继之全身抽搐出现 Adams-Stokes 综合征甚至死亡。

(2)体征:大动脉搏动消失,血压测不到,听诊心音消失。

2. 心电图检查 心电图上 QRS 波群与 T 波不能分辨,心室扑动呈大而规则的正弦波,频率为 150～300/min;心室颤动表现为形态和振幅均不规则的波动,无明显 QRS 波群、ST 段和 T 波,振幅细小者(<0.2mV)预示存活机会微小。

(三)治疗

心室扑动与心室颤动一旦诊断,应立即给予非同步直流电复律,抢救要争分夺秒。无条件电复律或无效者,可选用利多卡因静注,配合有效的心脏按压,常可使心肺复苏。复苏后严密观察胎儿情况,及时处理出现的异常情况。

第六节 病态窦房结综合征

病态窦房结综合征(sick sinus syndrome)简称病窦,是由窦房结或其周围组织的器质性病变导致起搏或冲动传导障碍,从而产生多种心律失常和多种症状的综合征。该综合征的最大特征是,大部分为发生在中老年人的一种持续性的、比窦性心动过缓更为缓慢的心律失常。

(一)病因

心脏各种病变如淀粉样变性、纤维化、脂肪浸润、硬化与退行性变等以及甲状腺功能减退、某些感染(布氏杆菌病、伤寒)、窦房结周围神经或心房肌的病变、窦房结动脉供血减少、迷走神经张力增高以及某些抗心律失常药物等均可致窦房结功能障碍。

(二)诊断

1. 临床表现 病窦往往起病隐匿,进展缓慢,临床上可分为 2 组症状:一组以缓慢心律失常为主;另一组除有上述缓慢心律失常外,还交替出现快速心律失常。其主要临床表现以脑、心、肾等脏器供血不足,特别是以脑供血不足的症状为主,轻者为头晕、乏力、失眠、心悸、胸痛、记忆力减退、反应迟钝及食欲减退等,严重者可因脑部缺血缺氧引起眼花、晕厥甚至反复发作阿-斯综合征,伴心动过速发作者可出现心悸、心绞痛、心衰或休克等表现。

2. 心电图检查 心电图表现主要包括:①持续而显著的窦性心动过缓(小于 50/min),且并非由药物所致;②窦性停搏(停搏时间>2s 以上)与窦房传导阻滞;③窦房传导阻滞与房室传导阻滞同时并存;④心动过缓-心动过速综合征(即快-慢综合征,指心动过缓与房性快速心律失常交替发作)。

(三)治疗

1. 无心动过缓的有关症状不必接受治疗,定期随诊观察即可。

2. 对于有症状者,应接受起搏器治疗,病窦患者安装人工心脏起搏器的适应证如下。

第一类指征:窦房结功能障碍因心率极慢引起心衰、黑矇、晕厥或心绞痛等症状,或有快慢综合征者;

第二类指征:自发的或治疗必需药物引起的窦房结功能障碍,心率<40/min 时出现明显与心动过缓有关的症状,但无心动过缓的客观记录;

第三类指征：①无症状的窦房结功能障碍，包括长期药物治疗所导致明显窦缓（心率＜40/min）；②窦房结功能障碍患者出现的症状可明确肯定与心率减慢无关者。

第七节　预激综合征

预激综合征（preexcitation syndrome）又称Wolff-Parkinson-White综合征（WPW综合征）。该综合征是指临床上有心动过速发作、心电图呈预激表现。心电图异常只发生于心房冲动激动全部或部分心室或心室冲动激动部分或全部心房，并早于常规经正常的传导系统行走的冲动。发生预激的解剖学基础为在房室特殊传导组织以外还存在房室旁路或Kent束。

（一）病因

其平均发生率为1.5‰，可发生于任何年龄，以男性居多，患者常无其他心脏异常征象。先心病如二尖瓣脱垂、三尖瓣下移畸形与心肌病等均可并发预激综合征。

（二）诊断

1. 临床表现　患WPW综合征的妇女，妊娠期间不仅自身容易发生心律失常，而且子宫内的胎儿也容易发生心律失常，提示孕妇激素的变化对这种心律失常的发生起着重要作用。预激本身不引起症状，当发生心动过速，尤其是频率过快的心动过速，可导致充血性心衰、低血压甚至死亡。如患者同时伴有器质性心脏病，其快速心动过速将会导致更严重的后果，甚至导致母亲和胎儿的死亡。

2. 心电图检查　房室旁路典型预激心电图特点为：①窦性心律的PR间期＜0.12s；②QRS波群时限＞0.12s，并伴有某些导联的QRS波群起始升支粗钝（△波），而QRS终末部分正常；③继发性ST-T改变，与△波及QRS主波方向相反；④心动过速的发生率为1.8%，约80%为房室折返性心动过速、15%～30%为房颤、5%为房扑；⑤A型QRS波群均向上，预激发生在左室或右室后底部；⑥B型在V₁导联QRS波群向下，V₅、V₆导联向上，预激发生在右室前侧壁。

（三）治疗

1. 若孕妇只有预激的心电图异常而无心动过速的发生，则不需要电生理检查及治疗。

2. 预激综合征患者发作正向房室折返性心动过速，治疗可参考房室结内折返性心动过速，但不建议使用洋地黄，因其能缩短旁路不应期而使心室率增快。

3. 预激综合征患者发作房扑与房颤，伴有晕厥或低血压时，应立即给予电复律。药物方面宜选择延长房室旁路的药物与延长房室结不应期的药物合用，如联合应用普鲁卡因胺与普萘洛尔。不宜使用利多卡因与维拉帕米（可加快心室率甚至诱发室颤）。

4. 导管或手术消融的适应证为：①心动过速频繁发作、药物控制不理想者；②房颤或房扑经旁路快速前向传导、心室率极快者；③药物未能显著减慢心动过速时的心室率；④心电生理检查显示房颤发作时旁路的前向传导不应期短于250ms。

第八节　心脏传导异常

一、窦房传导阻滞

窦房传导阻滞（sinoatrial block）简称窦房阻滞。窦房结激动至心房之间有一个连接区域；而窦房传导阻滞是指窦房结激动不能正常通过该区域，使窦房结冲动传导至心房时发生延缓或阻滞，即窦房传导时间延长或使心房、心室发生1次或多次漏跳，甚至窦房结冲动完全不能传出以致心房、心室均未被兴奋，而在心电图上出现一个长的间歇。

（一）病因

窦房阻滞的常见病因如下：迷走神经张力增高、颈动脉窦过敏、急性下壁心肌梗死、急性心肌炎、心肌病、洋地黄或奎尼丁、乙酰胆碱中毒、高血钾等。

（二）诊断

1. 临床表现　参考病态窦房结综合征。

2. 心电图检查　根据阻滞程度可分为一度、二度、三度窦房传导阻滞。一度窦房传导阻滞体表心电图无法诊断，因其不能显示窦房结电活动；二度窦房传导阻滞分为莫氏（Mobitz）Ⅰ型和莫氏Ⅱ型：Ⅰ型即文氏（Wenckebach）阻滞，表现为 PP 间期进行性缩短，直至出现一次长 PP 间期，该长 PP 间期短于基本 PP 间期的 2 倍；Ⅱ型的长 PP 间期为基本 PP 间期的整倍数。三度窦房传导阻滞表现为 P 波全部缺失，窦房结心电图能明确诊断。

（三）治疗

首先针对病因治疗。若患者间歇短、无心动过缓有关的症状，不必接受治疗，仅定期随访观察；如因药物引起，则应减量或停药；如窦房阻滞已产生频繁的长间歇，导致病人因心率缓慢而出现症状者可试用提高心率的药物如阿托品、麻黄碱或异丙肾上腺素等，若无明显缓解最终应接受起搏器治疗。

二、房室传导阻滞

当房室结未处于不应期时心房激动向心室传导延迟或完全不能传至心室时称为房室传导阻滞（atrioventricular block），又称房室阻滞。按照传导阻滞的严重程度可分为三度房室传导阻滞：第一度表现为传导时间延长、全部冲动仍能传导；第二度分为莫氏Ⅰ型和Ⅱ型，莫氏Ⅰ型（又称文氏阻滞）传导时间进行性延长、直至一次冲动不能传导；莫氏Ⅱ型表现为间歇性的传导阻滞，所有传导冲动的传导时间恒定不变；第三度又称完全性传导阻滞，全部冲动均不能被传导。

（一）病因

迷走神经张力增高、急性心肌梗死、病毒性心肌炎、冠状动脉痉挛、心肌病、心内膜炎、急性风湿热（妊娠期间发生的后天性心脏阻滞近 50% 由此引起）、钙化性主动脉瓣狭窄、心脏肿瘤、先心病（妊娠期间发生的先天性心脏阻滞近 50% 与室间隔缺损有关）、高血压病、电解质紊乱、药物中毒、心脏手术、Lyme 病（螺旋体感染，可致心肌炎）、Chagas 病（原虫感染，可致心肌炎）、黏液性水肿、Lev 病（心脏纤维支架的钙化和硬化）及 Lenegre 病（传导系统本身的原发性硬化变性疾病）。后两者可能是成人孤立性慢性心脏传导阻滞最常见病因。

（二）诊断

1. 临床表现　第一度房室阻滞通常无症状；第二度房室阻滞因心搏脱漏可出现心悸症状；第三度房室阻滞可因心室率的快慢与伴随病变而出现疲倦、乏力、眩晕、晕厥、心悸、心绞痛、心力衰竭等症状，严重者可出现阿-斯综合征甚至猝死（常伴妊娠高血压综合征）。

2. 心电图检查

（1）第一度房室阻滞心电图表现为 PR 间期超过 0.20s，每个心房冲动均能传导至心室。

（2）第二度Ⅰ型房室阻滞心电图表现为：①PR 间期进行性延长，直至一个 P 波下传受阻（不能下传心室）；②相邻 RR 间期进行性缩短，直至一个 P 波不能下传心室；③包含受阻 P 波在内的 RR 间期小于正常窦性 PP 间期的 2 倍。

（3）第二度Ⅱ型房室阻滞心电图特点为 PR 间期恒定不变、心房冲动传导突然受阻。

（4）第三度房室阻滞心电图表现为：①心房与心室活动各自独立、互不相关；②心房率快于心室率，心房冲动来自窦房结或异位心房节律；③心室起搏点常位于阻滞部位稍下方。

（三）治疗

1. 积极寻找并控制病因。

2. 第一度房室阻滞与第二度Ⅰ型房室阻滞如心室率不慢，不需治疗。

3. 第二度Ⅱ型房室阻滞与第三度房室阻滞若心室率显著缓慢、伴有血流动力学障碍者应予以治疗：①可临时使用阿托品（0.5～2mg 静推）或异丙肾上腺素（1～4μg/min 静滴）以提高心室率；②症状明显、心室率持续缓慢者应安装临时性或永久性心脏起搏器。

三、室内传导阻滞

室内传导阻滞（intraventricular block）为希氏束分叉以下部位（包括右束支，左前分支和左后分支）的传导阻滞，简称室内阻滞。其中较常见的有右束支阻滞。

（一）病因

右束支阻滞可见于正常人；暂时性右束支阻

滞见于大面积肺梗死、急性心肌梗死后；永久性右束支阻滞常见于风湿性心脏病、冠心病、高血压性心脏病、先天性心血管病及心肌病。

左束支阻滞（左前分支阻滞常见，左后分支阻滞少见）常见于急性心肌梗死、充血性心力衰竭、急性感染、高血压性心脏病、奎尼丁与普鲁卡因胺中毒、冠心病、风湿性心脏病与梅毒性心脏病。

(二)诊断

1. 临床表现 通常单支、双支阻滞无临床症状；完全性三分支阻滞的临床表现同完全性房室传导阻滞。

2. 心电图检查

(1)右束支阻滞：①QRS 时限≥0.12s；②V_1 导联呈 rsR'（M 型），R' 波粗钝；③V_5、V_6 导联呈 qRS 型，S 波宽阔；④T 波与 QRS 主波方向相反。不完全性右束支阻滞除 QRS 时限<0.12s 外，其余同右束支阻滞。

(2)左束支阻滞：①QRS 时限≥0.12s；②V_5、V_6 导联 R 波宽大，顶部有切迹或粗钝，其前无 Q 波；③V_1、V_2 导联呈宽阔的 QS 波或 rS 波；④T 波与 QRS 主波方向相反。不完全性左束支阻滞除 QRS 时限<0.12s 外，其余同右束支阻滞。

(3)左前分支阻滞：①额面平均 QRS 电轴左偏达-45°～-90°；②Ⅰ、aVL 导联呈 qR 波；③Ⅱ、Ⅲ、aVF 导联呈 rS 形；④QRS 时限<0.12s。

(4)左后分支阻滞：①额面平均 QRS 电轴右偏达＋90°～＋120°；②Ⅰ导联呈 rS 形；③Ⅱ、Ⅲ、aVF 导联呈 qR 波、且 $R_Ⅲ$＞$R_Ⅱ$；④QRS 时限<0.12s。

(5)双分支阻滞与三分支阻滞：双分支阻滞指室内传导系统三分支中的任何两分支同时发生阻滞。三分支阻滞指三分支同时发生阻滞，若为完全性阻滞，则出现完全性房室阻滞。由于其不同的组合可有不同的心电图表现。最常见的为右束支阻滞合并左前分支阻滞，当两者交替出现时即可诊断双束支阻滞。

(三)治疗

1. 无症状的慢性束支阻滞患者通常无需治疗。

2. 双分支阻滞与不完全性三分支阻滞不必常规给予预防性起搏器治疗。

3. 急性前壁心肌梗死发生双分支阻滞与三分支阻滞，或慢性双分支阻滞与三分支阻滞，并伴有 Adams-Stokes 综合征发作者，应考虑尽早安装起搏器。

（范 利 曹 剑）

参 考 文 献

1 高大中. 妊娠心脏病学. 北京：科学出版社，2001. 72 -83

2 中华医学会心电生理和起搏分会心房颤动治疗专家组. 心房颤动：目前的认识和治疗建议. 2006

3 Van Bergen AH, Cuneo BF. Prospective echocardiographic evaluation of atrioventricular conduction in fetuses with maternal Sjögren's antibodies. American Journal of Obstetrics and Gynecology, 2004, 191(3): 1014-1018

4 Romem R, Romem Y, Katz M, et al. Incidence and characteristics of maternal cardiac arrhythmias during labor. The American Journal of Cardiology, 2004, 93 (7): 931-933

5 Blomstrom-Lundqvist C, Scheinman MM, Aliot EM, et al. ACC/AHA/ESC guidelines for the management of patients with supraventricular arrhythmias-executive summary. a report of the American college of cardiology/American heart association task force on practice guidelines and the European society of cardiology committee for practice guidelines (writing committee to develop guidelines for the management of patients with supraventricular arrhythmias) developed in collaboration with NASPE-Heart Rhythm Society. J Am Coll Cardiol, 2003, 42 (8): 1493-1531

6 Berlinerblau R. Maternal cardiac arrhythmias during labor. Am J Cardiol, 2005, 95 (3): 435

7 Carson MP, Fisher AJ, Scorza WE. Atrial fibrillation in pregnancy associated with oral terbutaline. Obstet Gynecol, 2002, 100 (5 Pt 2): 1096-1097

8 Janet A. DiPietro, Kathleen A. Costigan, Edith D. Gurewitsch. Maternal psychophysiological change during the second half of gestation. Biological Psychology, 2005, 69(1): 23-38

9 Hebbar AK, Hueston WJ. Management of common

arrhythmias: Part II. Ventricular arrhythmias and ar-
rhythmias in special populations. Am Fam Physician,
2002, 65 (12):2491—2496

10 Hidaka N, Chiba Y, Kurita T, et al. Is intrapartum
temporary pacing required for women with complete
atrioventricular block? An analysis of seven cases.
BJOG, 2006, 113 (5):605—607

11 Lashgari S, Kueck AS, Oyelese Y. Atrial fibrillation
in pregnancy associated with oral terbutaline therapy.
Obstet Gynecol, 2003, 101 (4):814

12 Nakagawa M, Katou S, Ichinose M, et al. Charac-
teristics of new-onset ventricular arrhythmias in preg-
nancy. Journal of Electrocardiology, 2004, 37 (!):
47—53

13 Gowda RM, Khan IA, Mehta NJ, et al. Cardiac ar-
rhythmias in pregnancy: clinical and therapeutic con-
siderations. International Journal of Cardiology,
2003, 88(2—3): 129—133

14 Romem A, Romem Y, Katz M, et al. Incidence and
characteristics of maternal cardiac arrhythmias during
labor. Am J Cardiol, 2004, 93 (7):931—933

15 Silversides CK, Harris L, Haberer K, et al. Recur-
rence rates of arrhythmias during pregnancy in women
with previous tachyarrhythmia and impact on fetal and
neonatal outcomes. Am J Cardiol, 2006, 97 (8):
1206—1212

第32章 心脏性猝死

Chapter 32

一、概　述

心脏性猝死(sudden cardiac death;SCD)是指由各种心脏原因引起的,以急性症状开始1h内骤然意识丧失为前驱的自然死亡。这样的死亡发生在有或没有心脏病的患者,但其死亡的时间和方式是意外和不能预期的。这一定义包含了"自然"、"快速"、"不被预料"的概念。

在美国每年有30万~40万人发生SCD,约占所有心血管病死亡的一半以上,为20~60岁者的主要死亡原因,几乎每分钟发生一例。我国关于SCD的发生率尚缺乏准确统计数字,但由于冠心病发病率约为美国的50%,而人口总数是美国的6倍,估计SCD的绝对数字很大。吴英恺教授等1980~1990年对北京市心血管病发展趋势以及发病危险因素的人群监测研究结果显示,冠心病猝死年平均发病率男性为32.1/10万,女性为17.0/10万。我国北京市的流行病学资料显示,年平均发病率男性为10.5/10万,女性为3.6/10万。

SCD易发生在晨起后6时至中午12时,其成人发病高峰在45~75周岁年龄段,猝死率随年龄增大而增加,男性猝死率在任何年龄组均高于女性。这种性别差异的主要原因是,女性冠状动脉疾病的晚发和男性猝死的危险因素显著多于女性。在Framingham研究中,随访20年的结果显示,由冠心病引起的SCD患者男性比女性高38%,55~64岁年龄组,男女猝死危险高峰为6.75:1,在65~74岁年龄组则为2.17:1。在其他院外猝死的前瞻性研究中观察到类似的结果。

SCD的发生与年龄、性别和有无基础心脏病有关,主要病因是冠心病。前瞻性的研究表明,猝死者具有冠心病的多数危险因素,迄今为止还没有一个已验证的易患因素可以把猝死者从易患冠心病者中区分出来。因此,冠心病的易患因素也是SCD的危险因素,其中公认的有:年龄、性别(男性、绝经后女性)、吸烟、肥胖、早年心血管病家族史、血压升高、总胆固醇升高、LDL-C升高、HDL-C降低、糖尿病、惯于久坐、A型性格、酗酒等。与猝死相关的危险因素中部分存在性别上的差异,Framingham研究发现,在男性中,左室肥厚、血清总胆固醇水平、吸烟、体重和室性心律失常是危险因素。在女性中,肺活量减少、血清总胆固醇水平和血糖水平升高则是危险因素。

流行病学调查表明,半数以上SCD患者发病突然,无明显发病诱因。从复苏成功的病例中提供的常见诱发因素有过度劳累、精神刺激、情绪激动、饱餐、饮酒、过度吸烟、寒冷等,部分患者有近期加重的心功能不全、心绞痛以及应用某些抗心律失常药物、电解质紊乱等。上述因素可能通过加重心肌缺血与儿茶酚胺释放增多,使心室颤动阈值降低,容易导致SCD。

二、病因与病理

SCD患者最常见的基础心脏病是冠状动脉性疾病。在西方国家,80%以上的SCD是由冠心病引起的,即使在冠心病发病率不高的地区和国家,冠心病仍然是SCD的主要病因。复苏失败的尸检证明,80%以上猝死者有冠心病,复苏成功幸存者中,经检查证实,72%~85%有严重冠心病。其他可发生SCD的心脏病有瓣膜性心脏病(二尖瓣脱垂、主动脉瓣狭窄）、肥厚性心肌病、扩张性心肌病、肺动脉高压、各种先天性心脏病（无论畸形纠正与否）、心脏电生理异常、Q-T 延长综合征等，各种原因引起的心力衰竭、左心室肥厚等也是 SCD 的重要病因。由特发性心室颤动引起的 SCD 发生于小部分既无心脏功能异常也无结构异常的年轻人群，这种突然发生的死亡多发生于夜间患者睡眠中，但研究资料表明，这些"健康"人，实际上存在亚临床的心脏异常，基因检查亦发现了一些异常，目前认为此病可能与遗传有关。

SCD 的机制十分复杂，其直接致命因素绝大部分是心律失常。其中室性心动过速、心室颤动等快速室性心律失常占 80% 以上。其他为严重的缓慢性心律失常或心室停顿。目前认为心脏结构及（或）心脏功能异常和全身性功能紊乱相互作用，导致心电活动不稳定，发生致死性心律失常，

而引起 SCD。

结构性心脏异常通常是引起 SCD 的基础，目前，对非缺血性心脏病 SCD 初发心律失常的性质所知甚少。在冠心病患者，冠状动脉病变使局部血流减少，在大多数情况下，心肌细胞可保持电稳定性，但当急性心肌缺血时，心肌细胞膜完整性破坏，静息膜电位的除极化、动作电位的上升速率降低、心肌细胞的不应期发生改变、传导减慢、单向传导阻滞和折返的形成，这些变化在心内膜、中层心肌层和心包脏层下心肌中是不一致的。传导不一致和不应期的变化引起了兴奋恢复的不一致，有助于折返的形成，相应地，短暂的缺血及其再灌注会引起后除极，可诱发致命性心律失常。某些少见的情况下，严重的功能性改变，也可导致致命性心律失常，即使没有结构性心脏异常（如先天性QT 延长综合征）（图 32-1）。

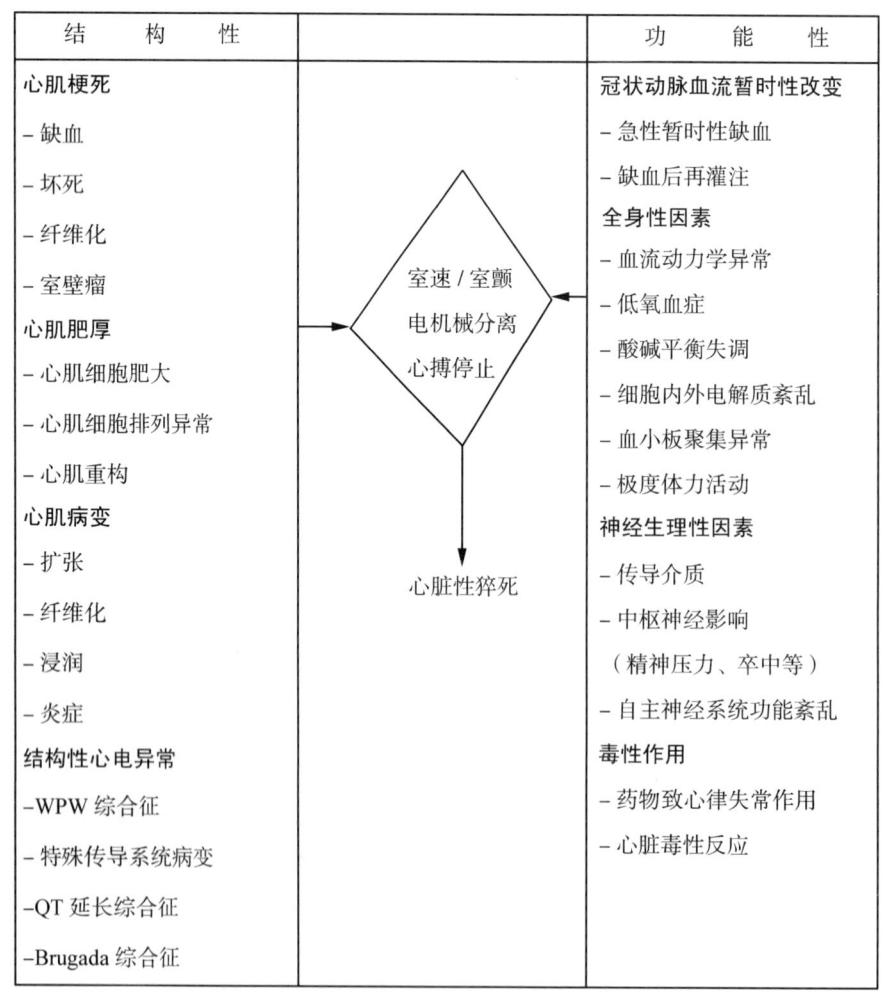

结 构 性		功 能 性
心肌梗死		**冠状动脉血流暂时性改变**
– 缺血		– 急性暂时性缺血
– 坏死		– 缺血后再灌注
– 纤维化		**全身性因素**
– 室壁瘤		– 血流动力学异常
心肌肥厚	室速/室颤	– 低氧血症
– 心肌细胞肥大	电机械分离	– 酸碱平衡失调
– 心肌细胞排列异常	心搏停止	– 细胞内外电解质紊乱
– 心肌重构		– 血小板聚集异常
心肌病变		– 极度体力活动
– 扩张		**神经生理性因素**
– 纤维化		– 传导介质
– 浸润	心脏性猝死	– 中枢神经影响
– 炎症		（精神压力、卒中等）
结构性心电异常		– 自主神经系统功能紊乱
–WPW 综合征		**毒性作用**
– 特殊传导系统病变		– 药物致心律失常作用
–QT 延长综合征		– 心脏毒性反应
–Brugada 综合征		

图 32-1 SCD 的病理生理模式图

SCD 可能是由心脏某个关键蛋白的获得性基因异常引起。如 QT 延长综合征、Brugada 综合征、肥厚性心肌病、致心律失常性右室心肌病、儿茶酚胺依赖性多形性室速以及扩张型心肌病都是容易导致 SCD 的单基因疾病。大规模的流行病学研究证实 SCD 有家族易患性。这种易患性包括家族的环境如饮食、精神、发育等因素。遗传机制可能不一定是 DNA 的变异而可能是一个或多个 DNA 的多态性导致了 SCD 的易患性。

三、高危人群的识别与筛查

SCD 发病突然,致死率高,故寻找 SCD 危险和预测指标,对降低 SCD 死亡率,提高存活率尤显重要,但在人群中识别出猝死的高危患者相当困难。绝大多数心源性猝死发生于器质性心脏病患者,心脏正常或基本正常者发生猝死者十分少见。目前在临床上,下列对象为 SCD 的高危人群:心脏骤停的幸存者,以前有过室性心动过速发作,心肌梗死,冠心病,有心脏骤停家族史,任何原因引起的左心室射血分数低下,慢性缺血性心脏病患者有室性期前收缩,心室肥厚,肥厚梗阻性心肌病,扩张性心肌病和心力衰竭,急性心力衰竭,QT 延长综合征,致心律失常性右心室发育不良以及 Brugada 综合征。对上述患者,临床医师通常联用动态心电图、LVEF 测定、心室晚电位、心率变异性、QTd、T 波电交替等无创性检查指标结合临床综合判断,并进行危险度分层。有创的心脏电生理检查,更有助于发现高危患者,而且,在其指导下,可以选择适当的预防性治疗措施,以达到减少恶性心律失常事件发生,改善预后的目的。

(一)动态心电图

心肌内电不稳定现象是恶性心律失常的基础。室速/室颤之前往往室性期前收缩增多,识别室性期前收缩的质和量可能有助于发现心电不稳定的危险因素。动态心电图(DCG)1961 年由 Holter 发明并应用于临床,对于心律失常检出十分敏感,它可以在患者进行日常活动的情况下,记录心电活动。可对心律失常作出准确的定性和定量分析。资料表明,心脏骤停幸存者中,100% 有室性期前收缩,70%～80% 有两次连发的室性期前收缩或非持续性室性心动过速。Rapapor、Bigger 以及 Makharji 等许多学者的研究证实,MI 后,DCG 上证实的频发和复杂性室性期前收缩、非持续性室性心动过速是 SCD 的一个独立危险因素,使死亡危险增加 2 倍。也有学者认为,在 SCD 复苏患者中,Holter 所记录到的室性异位搏动和非持续性室速与左室功能有一定关系,这些心律失常可能是基本心脏疾病状态的反映,而不是增加死亡率的原因。Lampert 的研究结果表明,在 LVEF＜40% 时,SCD 发生率明显升高;LVEF＞40% 时,SCD 发生率增高不明显,这些患者只有在 EPS 时诱发持续性室速,才具有 SCD 复发高危的预告价值。

近年来,Holter 监测系统上增加了很多新的功能,如心率变异性、心室晚电位的检测与分析等,大大增强了它在 SCD 预测方面的价值。

(二)心室晚电位

心室晚电位(ventricular late potentials,VLP)是指在舒张期内局部心室肌延迟除极而产生的碎裂电活动。在心电图上出现在窦性心律 QRS 波终末部和 ST 段内,其特征为高频、低振幅、多形性尖波,尖波之间有时有等电位线。1978 年国外报道信号平均心电图用于检测体表 VLP,至今已积累了大量的资料。

多数资料表明,VLP 是一种病理现象,在预测折返性室性心动过速和 SCD 的危险性等方面具有非常重要的价值。临床上,大多数 AMI 并不导致心肌完全性坏死,存活的心肌纤维可位于心包脏层下、心内膜下或心肌内,其数量不一。梗死区及其边缘的心肌组织特点是岛状的存活心肌、坏死心肌及纤维化间质区域混杂交织,坏死和纤维化的心肌区域的兴奋传导和除极速度变缓慢。由于坏死心肌的纤维化程度不一,致使当激动抵达该部位时,同步兴奋波碎裂为非同步的许多单独小波,且传导速度缓慢,此即 VLP 形成的病理基础。只要心肌纤维被结缔组织分隔,就可能出现碎裂电位,即使这个区域并未发生折返激动。

VLP 阳性,表明心室肌内存在缓慢传导区,故易形成折返激动,引起室速、室颤。研究发现,VLP 阳性将增加自发和诱发性室性心律失常危险,尤其是在冠心病和陈旧性心肌梗死者,可相当准确地辨别有 VT 的心脏猝死的高危患者。VLP 阳性预测 VT 患者的敏感性为 56%～92%,特异性为 70%～94%,预测正确性为 64%～92%。

有研究证实，VLP与程序心室刺激诱发持续性室速相关性很好，因此，体表VLP检测可以作为有创电生理检查的一个筛选试验。VLP阳性预测诱发VT成功的敏感性为63%～93%，特异性为48%～93%，预测正确性为63%～93%。在临床上，若VLP阳性，可进行有创电生理检查以筛选适当的药物或进行射频消融术等治疗手段。而VLP阴性者日后发生恶性心律失常的几率极小。

VLP检测操作简单，是对冠心病心肌梗死预后危险性进行分层的较好的无创技术，如与HRV、QTd、LVEF、Holter等方法相结合，将进一步提高其预测价值。

(三)心率变异性分析

心率变异性(heart rate variability，HRV)是指逐次心跳间期之间的微小差异，它可以间接地定量评估心脏交感、迷走神经活动的紧张性和均衡性，是反映自主神经张力的敏感指标。

自主神经活动与SCD的关系已得到大量研究的充分肯定。1993年荷兰Algra大样本，前瞻性地对6693例进行了24h动态心电图检查的患者随访2年，其中245例在2年中猝死，从未死亡的对象中随机选出条件匹配的268例作为对照组，进行HRV对比分析，并考虑年龄、心功能、MI病史等相关因素，结果肯定HRV降低是SCD危险性增加的独立危险因素。1994年，素具权威的Framinghan心脏研究中心对736例老年人随访4年的研究结果，也证实HRV是独立于其他传统指标以外的预测死亡的危险因子。

HRV分析在预测心梗后严重心律失常有较高的敏感性和特异性，且与SCD有较好的相关性，这已被国内外较多的学者所证实。心肌电稳定有赖于自主神经张力平衡，AMI后自主神经对心脏的支配能力下降，尤其是迷走神经张力降低，交感神经张力增高时，HRV下降，心率增快，耗氧增加，可致室颤阈值降低，易诱发心律失常甚或SCD。

(四)QT离散度

VLP、心率变异性分析这两种方法不能获得诱发室性心律失常的重要机制——心室复极变化的信息。QT离散度(QT dispersion，QTd)是指不同导联QT间期的差异，可较为全面地反映心室各部位复极的变化，是一种非创伤性的评定心肌复极电活动的检测方法。也是预测恶性心律失常的重要指标之一。

心肌局部缺血、损伤、坏死等病变可引起局部电生理(有效不应期，传导速度)改变，导致部分心肌复极不均匀和复极离散，这可能是引起各导联复极向量(QT间期)差异的基础。健康成人QTd一般小于50ms，如果QTd增加，大于50ms，尤其是大于80ms，甚至100ms，则说明心室肌复极过程不稳定和不够同步，容易发生各种室性心律失常。

QTd对室性心律失常和SCD的预测价值最早开始于QT延长综合征(LQTS)，目前对QTd进行的大量研究已证实其对各种心血管疾病中发生的室性心律失常有一定的预测价值。Yunus、Vendeloo等多位学者研究表明，AMI后QTd显著延长，其中未发生猝死者，QTd多小于80ms；预后不良发生室颤猝死者，QTd多数大于100ms，离散度越大，室性心律失常发生率越高。

(五)左心室功能评估

左室射血分数(LVEF)明显下降对于MI后及院外心脏骤停幸存者的猝死复发是一个最强的预测因子，其LVEF可通过核素、左室造影、超声心动图等获得。Ritchie等对154例心脏骤停存活者的研究显示，LVEF>50%的患者中，5年死亡率仅4%，而LVEF≤30%者其死亡率几乎达70%，LVEF 35%～50%者其5年死亡率为48%。Schulze等的研究也表明，LVEF降低是MI后发生SCD的独立的预测指标。

晚近发现，LVEF<40%者，室性期前收缩发生率达58.8%；相反，当LVEF≥40%时，室性期前收缩发生率仅8.3%。同时认为，LVEF降低并伴有室性期前收缩，尤其是运动后LVEF进一步下降是SCD的高危因素之一。有学者报道，LVEF<40%，为SCD的明显正相关的独立预测指标(图32-2)。当LVEF<40%时，预测SCD的危险比达6.3，且LVEF每降低15%，则致命性心律失常复发所致SCD的危险相应升高15%。因此，改善LVEF无疑将有助于降低SCD率。

(六)T波电交替

T波交替是指心电图T波的形态、幅度和(或)极性交替变化的现象，1983年Adame报道

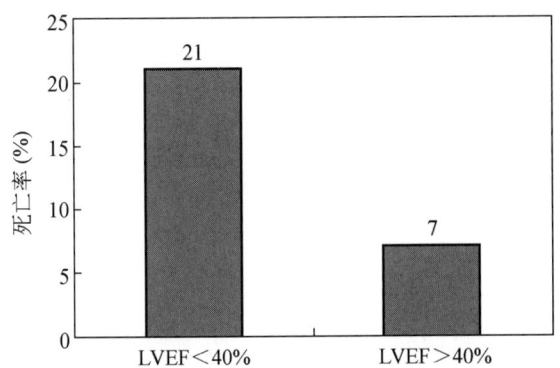

图32-2　急性心肌梗死后LVEF与死亡率的关系

了T波交替和形态改变与心室颤动的关系。20世纪90年代以来已基本证实了T波电交替是心肌缺血时预测发生恶性心律失常的独立指标。

在体表心电图上，T波电交替一般多见于胸前导联，不少T波电交替常规心电图上不能被观察到，现采用特殊的低频频谱分析及信号叠加技术，能从噪声及呼吸波中高选择地分辨出电交替波动。目前推荐在运动试验心率达120/min时测试。

T波电交替发生机制不明，但已是国际公认的预测恶性室性心律失常的指标。有学者认为，T波电交替在预测室性心律失常上和电生理检查有同等价值。对预测电生理检查中诱发的室性心律失常，其敏感度为81％，特异性为84％，阳性预测值为76％，阴性预测值为88％。

(七)心脏电生理检查(EPS)

有创性心脏电生理检查(EPS)对于发现SCD高危者的价值已得到公认。它可用以发现有临床意义的心律失常以及由此导致的SCD高危患者，以达到确诊，判断预后，指导抗心律失常的治疗并评估其疗效的目的。近年来，在有条件的医院内，还给心梗恢复期而有高危因素的患者进行程序调搏，以估测日后发作的可能几率。由于前述无创性检查指标的应用，且EPS具有一定的创伤性和危险性，故其临床应用受到一定的限制，目前已很少单独进行EPS检查，多于射频消融时一并进行。

1. 心脏骤停幸存者再发猝死的检测　心脏骤停复苏成功的患者，猝死再发率第一年为30％，第二年为45％。Wilber等对166例院外心脏骤停幸存者作了EPS检查，诱发出室性心律失常为79％，其中持续性室速37％，多形性室速和室颤15％，可重复诱发的非持续性室速27％，随访资料表明，若抗心律失常药物和(或)外科手术能抑制室速或室颤，则再发SCD的可能性少；在应用抗心律失常药物的情况下，仍持续可诱发室速或室颤者，强烈预示心脏骤停的复发。

2. 判断复杂的室性期前收缩及非持续性室速的意义　有非持续性室速和左室功能异常的患者，是SCD的高危患者。Boxton等报告62例非持续性室速的冠心病患者，在行EPS时持续性室速的诱发率高达45％。进一步的研究证明，这一类患者，EPS若能诱发出持续性室速，预后差；未诱发出持续性室速的患者，预后相对较好，发生SCD的可能性较小。

四、心脏性猝死的临床学

SCD的临床过程可分为4个时期：前驱期、发病期、心脏骤停与生物学死亡期。

(1)前驱期：部分患者在心脏骤停前有数天至数月的前驱症状，表现为新的心血管症状出现或原有的症状加重，可出现胸痛、心悸、气促、疲乏无力等非特异性症状。

(2)发病期：亦即导致心脏骤停的急性心血管改变时期，这段时间非常短暂，通常不超过1h。典型的表现包括：长时间的胸痛、急性呼吸困难、持续心动过速、软弱无力或头晕目眩等。

(3)心脏骤停：意识完全丧失为该期的特征，是临床死亡的标志，其症状和体征依次出现如下：①心音消失；②大动脉搏动消失，血压测不出，皮肤苍白或发绀；③意识突然丧失或伴有四肢抽搐，多发生于心脏停搏后10s内；④呼吸突然变慢、断续或停止，常发生于心脏停搏后20~30s内；⑤昏迷，常发生于心脏停搏30s后；⑥瞳孔散大，多于心脏停搏后30~60s出现。

心脏骤停时心电图的主要表现有：心室颤动、心搏停顿、无脉搏性电活动。

①心室颤动：简称室颤，是心脏骤停最常见的表现，占80％~90％。心电图上QRS波群消失，代之以大小不等，形态各异的颤动波频率为250~500/min。如颤动波幅高并且频率快，较容易复律，如波幅低并且频率慢，则复律可能性小，多为

心搏停顿的先兆。

②心搏停顿:又称心室静止,是一种等电位心电图。心电图上QRS波完全消失,呈一直线或仅见P波。

③无脉搏性电活动:心电图上有心室自发电激动,QRS波群宽大、畸形而且频率缓慢,多在20～30/min。此时心脏并无收缩排血功能,故又称电—机械分离。

(4)生物学死亡期:从心脏骤停至生物学死亡的演进,取决于原发病变的性质和心肺复苏的及时性。心室颤动发生后,患者将在4～6min内发生不可逆性脑损害,数分钟后过渡到生物学死亡期。心动过缓与心搏停顿导致的心脏骤停,进展到生物学死亡的时间更为短促。

根据意识突然丧失和大动脉(颈动脉和股动脉)搏动消失或听诊心音消失,诊断心脏骤停并不困难。其他表现有呼吸突然变慢或停止、皮肤灰白、发绀和全身抽搐等。2000年8月美国心脏协会在《循环》杂志上颁布了国际心肺复苏(CPR)和心血管急救(ECC)指南2000,该指南标志性改变

是认为复苏前检查脉搏并不可靠,从而删除了这一原本认为非常重要的诊断步骤,也就是说在心脏按压之前,无须检查脉搏,而应用简单方法替代:评价生命体征,呼吸、咳嗽(反射)或对刺激的反应。只要意识突然丧失,呼吸突然变慢或停止和其他循环体征,如皮肤苍白或发绀等,在5～10s内即做出诊断,不必为求诊断而延误心肺复苏时间。

心脏骤停后的复苏是一个连贯、系统的急救技术,通常将心肺脑复苏分为三个阶段(表32-1),即基本生命支持(basic life support,BLS)、进一步生命支持(advanced life support,ALS)和持续生命支持(prolonged life support,PLS)。其中现场急救(即基本生命支持阶段)是挽救生命的重要环节,包括开放气道、人工呼吸、人工循环(胸外心脏按压)。其目的是迅速恢复有效通气和循环,维持脑组织灌注,其成功率与抢救是否及时、有效有关。一旦发生心脏骤停,由目击者立即开始复苏最为理想。在医院外,在急救人员到达之前迅

表 32-1　心肺脑复苏的分期、步骤与措施

分期	步骤	措施	
		徒手复苏	使用设备和药物
基本生命支持	判断神志	呼叫与呼救	急救站
	疏通气道	清除口腔异物	口咽部吸引
		仰头抬颈法	咽部置管
		仰头举颈法	食管封闭导管置入
		下颌前提法	环甲膜穿刺(切开)
			气管内插管
	判定呼吸		
	人工呼吸	口对口(鼻)人工呼吸	面罩气囊加压呼吸
			人工呼吸机
	重建循环	心前区捶击	盲目电击除颤
		胸外心脏按压	开胸心脏按压
进一步生命支持	药物与输液		气管内给药
			建立静脉通道
	心电图记录		心电监护
	除颤		电击复律与起搏
持续生命支持	评估	寻找病因、判断预后	去除病因
	恢复神志		脑保护、脑复苏
	重症监护		多脏器功能支持

速进行心肺复苏能显著提高患者随后进入医院的抢救存活率。在医院里,应争分夺秒尽早实施电复律或除颤,一旦患者因室颤而心脏骤停,可不予一期复苏而立即实施电除颤,以恢复有效的自主心律,这是影响生存率的最重要因素。这一差异可能缘于心肺复苏对中枢系统的保护。若抢救不够及时,即使自主循环恢复而脑功能却难以恢复。

进一步生命支持是上一期复苏的继续和发展。即在基本生命支持的基础上,使用辅助设备、特殊技术建立和维持有效的通气和血液循环,重建心肺功能,一般在医疗单位中进行。其主要措施包括建立人工气道、供氧、心电监测、电除颤或起搏、建立静脉通道和药物治疗等。进一步生命支持应尽可能早开始,如人力足够、条件许可,基本生命支持和进一步生命支持应同时分组进行,可取得较好效果。

持续生命支持(prolonged life support,PLS)是巩固复苏成果,重点是脑保护、脑复苏及其他复苏后疾病的防治。

关于心肺复苏的具体过程这里不再赘述,读者可参考其他专著。下面主要介绍常用复苏药物的应用。

(1)肾上腺素:肾上腺素是心肺复苏中最为有效、应用最广的药物,适用于各种类型的心脏骤停。临床上对肾上腺素的使用剂量存在争议,有报道证明使用大剂量肾上腺素对自主心搏的恢复有利。但在 1992 年美国国家心肺复苏和心脏急诊处理会议上,经总结和分析得出以下结论:①无论肾上腺素剂量大小,心肺复苏存活率均较低;②多数病人的存活是由于早期除颤而不是肾上腺素;③临床资料未显示使用大剂量肾上腺素的优点。因此目前不推荐在心脏骤停后早期常规使用大剂量肾上腺素,建议按标准剂量 1mg 静脉或气管内给药,如无效,3～5min 后可重复 1 次。经CRP 及标准剂量无效者,可考虑使用大剂量肾上腺素(0.2mg/kg)。

(2)阿托品:阿托品具有拮抗副交感神经的作用,能减低迷走神经张力,加快窦房结发出冲动的频率,促进房室传导。主要用于心室停搏、心电-机械分离、心动过缓伴频发性室性期前收缩及房室传导阻滞。由于其可使室上起搏点异常兴奋、心率加快、心肌耗氧量增加,梗死范围扩大,甚至

发生室性心动过速或心室颤动,因此,对急性心肌梗死和心肌缺血性疾病慎用,当自主心搏恢复且心率较快时要慎用或不用。使用剂量:0.5～1.0mg 经静脉注射或稀释后气管内给药,无效时5min 后可重复相同剂量。

(3)溴苄胺:溴苄胺为溴苯季胺化合物,可阻断肾上腺素能神经节后纤维儿茶酚胺的释放,又可阻断儿茶酚胺的重吸收,生理效应是延长动作电位和有效不应期,明显提高室颤阈值。不良反应是引起直立性低血压和心动过缓,有时需用小剂量升压药或扩容纠正。此药主要用于除颤或顽固性室颤电除颤无效者。使用剂量为 5～10mg/kg,静脉注射,用药后立即除颤。如未成功,每隔15～30min 追加 10mg/kg,至总量达 30mg/kg,也可以 1～2mg/(kg·min)速度持续静脉滴入。

(4)利多卡因:是治疗急性心肌梗死并发室性心律失常的首选药物。它可通过抑制心肌缺血部位的传导性,改善正常心肌区域的传导性,使室颤阈值提高,心室不应期的不均匀性降低,且对血流动力学影响小。在心肺复苏中适用于室颤患者。使用方法:静脉注射 1～2mg/kg,观察 20min,如室性心律失常仍未消失,可重复使用,总量不超过300mg。一旦心律失常基本控制,可改为 1～4mg/min 静脉滴注维持。

(5)碳酸氢钠:碳酸氢钠曾一度被列为心肺复苏的一线药物,但现在不主张早期应用碳酸氢钠,因为碳酸氢钠是一种碱性药物,注射后可以引起短暂的碱中毒,导致血红蛋白氧解离曲线左移,减少血红蛋白中氧的释放,加重组织的缺氧;同时可引起电解质失衡,降低游离钙和非游离钙之比,使血清中钾离子进入细胞内,诱发恶性心律失常;另外 5% 的碳酸氢钠为高渗液,快速应用可能会引起高钠血症和高渗血症,加重脑水肿;而且碳酸氢钠在体内产生的二氧化碳易通过血-脑脊液屏障,导致脑脊液酸中毒,均不利于复苏。鉴于早期使用碳酸氢钠的弊端,故只有在下列情况下再考虑应用:①在有效通气及胸外心脏按压 10 min 后,pH 值仍<7.2;②心脏骤停 10min 以上者;③心脏骤停前即有代谢性酸中毒;④严重高钾血症者;⑤妊娠心脏骤停后,pH 值<7.3;⑥溺水者:首次使用 1mmol/kg 的剂量静脉注射,以后根据血气分析监测应用。如 10min 后心搏仍未恢复,可再

给上述剂量的一半。

（6）多巴胺：系去甲肾上腺素的前体，为多巴胺受体、α和β受体兴奋药。复苏过程中，由于心动过缓和恢复自主循环后造成的低血压状态常常选用多巴胺治疗。其作用效果和剂量有关。小剂量[2~5μg/（kg·min）]可作用于多巴胺受体，有轻度正性肌力作用和肾血管扩张作用。大剂量[15μg/（kg·min）]可兴奋α受体，能明显增加外周血管阻力。目前本药与间羟胺联合应用于心肺复苏后心搏已恢复，但血压尚不稳定（偏低）时，从小剂量开始，依据血压状况调节滴速，直至理想程度。

（7）间羟胺：是人工合成的拟交感胺，具有α和β受体兴奋作用，但以兴奋α受体作用为主，升压作用比去甲肾上腺素作用稍弱，但作用较持久，有中等程度加强心脏收缩的作用，可增加脑、肾及冠状动脉血流量，无损于肾功能。常与多巴胺合用以升高平均动脉压。常用剂量为2~5mg，静脉注射。10~15min后可重复，或取20~100mg加入5%葡萄糖液500ml中静脉滴注。

（8）多巴酚丁胺：其化学结构与多巴胺相似，为强有力的β受体兴奋药，主要用于增强心肌收缩力和扩张血管，对心率影响较小，尤其适用于急性心肌梗死并发充血性心力衰竭引起的心脏骤停者。使用该药时最好根据血流动力学监测来确定最佳剂量，常用剂量2.5~20μg/（kg·min），静脉滴注。

五、心脏性猝死的预防

SCD的预防关键是积极治疗原发心血管病。冠心病是SCD的首要病因，绝大多数SCD是由致命性室性心律失常所致，所以目前所有的临床试验都是针对冠心病室性心律失常来进行的。

SCD的机制十分复杂，基础心脏疾病的进展、冠状动脉粥样硬化斑块破裂、左心室的重构、心功能的恶化、神经体液因素的变化等，均可能通过影响室性心律失常的解剖基础和触发因素来参与致命性室性心律失常的发生和维持。通过药物或其他治疗方式，干预这些环节，将有助于预防SCD。因此，对SCD的干预应该是一个综合治疗的过程。

（一）在人群中进行冠心病一级预防

许多研究证实，经严格控制冠心病危险因素，可明显降低冠心病的发病率、猝死率，主要在于提高人群的健康水平和自我保健意识，倡导合理的膳食结构和良好的生活习惯，包括戒烟、控制高血压、高脂血症、控制体重、加强体育锻炼等。

（二）对高危人群进行干预治疗

对确诊冠心病、心肌梗死以及心脏骤停复苏成功的患者采取措施，在急性期进行积极治疗，并根据患者的不同情况，采取针对性的积极措施，改善其长期预后，包括药物治疗，对心律失常起源处做外科手术切除或导管消融，以及采用ICD。

1. 药物治疗 SCD一级预防中最佳处理方案还未形成一致意见。大量临床试验表明β受体阻滞药和胺碘酮能安全有效地降低心肌梗死后和慢性心力衰竭患者的猝死。因此，β受体阻滞药尤其是第三代制剂（如卡维地洛）和胺碘酮可以作为恶性室性心律失常一级预防的首选药物。

β受体阻滞药减少室性期前收缩作用虽不强，但到目前为止，已有大量的研究提示，其可显著降低心肌梗死后和慢性心力衰竭病人的猝死和总死亡率，为恶性室性心律失常一级预防的首选药物。

BHAT以及挪威多中心研究（NMS）证实了β受体阻滞药可以预防MI后SCD，对BHAT进行亚组分析也提示β受体阻滞药对慢性冠心病和射血分数降低的患者，同样有预防SCD的作用。这可能缘于β-受体阻滞药具有减轻心肌缺血、降低交感神经兴奋、提高室颤阈值的作用。因此推荐在MI后，只要无反指征，均应使用β受体阻滞药。

大量研究和临床实践证明，Ⅲ类抗心律失常药物胺碘酮可减少心肌梗死后和慢性心力衰竭患者的猝死风险，是β受体阻滞药之外唯一能够减少心肌梗死后（无论是否有室性期前收缩或左心功能不全）和慢性心力衰竭患者猝死风险的抗心律失常药物。

欧洲心肌梗死胺碘酮试验（EMIAT）和加拿大心肌梗死胺碘酮试验（CAMIAT）的结果显示，胺碘酮可显著降低由心律失常所致的死亡，有效预防SCD的发生，而且使用安全度高，不良反应少。AATMA试验（胺碘酮试验荟萃分析，1997

年)汇集了13项预防性应用胺碘酮的临床试验,对象均为MI或充血性心力衰竭患者,共6 553例,随机分组治疗。2年末随访发现,总病死率降低13%($P=0.030$),心律失常死亡或猝死降低29%($P=0.0003$)。目前多数学者认为胺碘酮可降低MI后高危患者及部分心力衰竭患者SCD的发生,与β受体阻滞药合用效果可能增强。

其他如防治心肌缺血药物、ACEI,他汀类降脂药,抗血小板药物等在冠心病预防中的肯定作用也已有大量临床试验证据。

2. **冠状动脉血管重建术**　多数学者认为,冠状动脉血管重建术(PCI或CABG)对一些以可逆性缺血作为SCD的主要病理生理因素的患者,最具有保护作用。在严重的冠心病患者中,冠状动脉血管重建术比药物治疗能更好地改善心肌氧供,由缺血所致心肌细胞的电生理改变和传导异常也随之好转,心律失常发生率就会减少,室颤阈值也比缺血时提高,因而可降低心脏性猝死的发生率。Holmes等分析了13 476名接受药物治疗和冠状动脉手术治疗的心脏骤停存活者病死率,在平均随访4.6年时,SCD发生率药物组为5.2%,手术组为1.8%($P<0.01$),在5年随访期,两组的无猝死存活率分别为69%和91%,在三支病变和心力衰竭患者中,两组差异尤为显著。

3. **导管消融术**　导管射频消融术目前已成为多数室上速和某些室速治疗的有效方法,可成功地应用于一些病例,间接起到预防SCD的作用,如预激综合征合并心房纤颤伴极快的心室率时,往往可蜕变为致死性快速室性心律失常,甚至心脏骤停,导管射频消融术可成功阻断旁路去除潜在威胁。在有结构性心脏病患者中,如致心律失常性右室发育不良伴有的室速、非缺血性心肌病伴有的室速、束支折返性室速等,导管射频消融术已有一定的成功率,并有可能有利于SCD的预防。近年来,冠心病患者室速的射频消融成功率大大提高,因此,对电生理检查中可诱发室速、室扑或室颤的复苏成功者,也可选择射频消融治疗。

4. **抗心律失常外科治疗**　对因心肌瘢痕或室壁瘤周围瘢痕形成折返而导致的室性心律失常,可手术切除以消除恶性心律失常发生的病理生理基础,也可在电生理标测指导下行心内膜切除术或心内膜环形切开术。

5. **埋藏式自动复律除颤器(ICD)**　近年来,抗心律失常药物发展很快,新的药物不断出现,对控制严重心律失常起了很大作用,但它不能杜绝SCD的发生;冠状动脉血管重建,从理论上说,由于改善冠脉循环,减轻心肌缺血,可减少心律失常发生机会,但不能防止SCD;抗心律失常外科手术,例如心内膜切除术虽然可以明显减少其后发生的心律失常意外的次数,但由于不能完全切除发生心律失常的病灶,以及不能消除原有疾病的发展,将来仍可发生心脏意外,也不能杜绝SCD的发生,而且手术创伤大和较高的围术期死亡率也是其重要的制约因素;导管射频消融技术是近年心电生理方面的飞跃,对室性心动过速有一定的疗效,但对发生在冠心病MI后和心肌病等结构性心脏病患者的室性快速心律失常治疗效果不佳,且不能治疗室颤。

1980年2月Micheal Mirowski等置入了世界上第一台ICD。随着技术的完善,目前ICD已具有起搏、复律、除颤等多项功能,而且不再需要开胸置入,而是通过静脉途径置入,就像体积稍大一些的起搏器,已发展为危及生命的室性快速性心律失常最有效的治疗手段,为心脏骤停存活者的长期存活率增加了一项治疗方法。ICD能够识别危及生命的室速和(或)室颤,并迅速转复或除颤,从而防止SCD。虽然它只是一种姑息性治疗,但疗效可靠,拯救了数以万计患者的生命。近20年来,大量的临床实践以及数个前瞻性随机多中心试验(MADIT,AVID,CASH,CIDS)结果证实ICD降低恶性室性心律失常患者死亡率的效果明显优于抗心律失常药物,已成为室速/室颤的一线治疗措施。不少学者提出,对有危及生命的室性快速心律失常的高危患者,ICD应为首选治疗,而不是过去的"最后选择"。

(三)加强现场急救知识教育,建立急救系统。

SCD除少部分发生在医院内,一半以上发生在医院外。实践证明,现场急救是心肺复苏的关键。通过提高全民医学卫生知识水平,广泛开展全民教育,普及心肺复苏基本技能(胸外心脏按压和人工呼吸),在医务人员到达现场之前就能开展积极抢救,可大大降低心脏骤停的病死率。另外,应建立完善的医疗急救服务体系,提高专业医务人员的急诊医学水平,对心脏骤停的患者及时采取规范、有效的心肺脑复苏治疗,提高抢救成功率。

六、猝死预后的影响因素

猝死预后不良,死亡率极高。影响猝死预后因素也很多,例如发生的地点,在院内或院外;周围有无人发现;患者的年龄;有无基础心脏病及其心功能状态;是否立即复苏,复苏是否规范积极等。

心律失常的类型对患者的最终结局也有明显影响,Ligerttrson 报道 301 例院外猝死,心电图示室速、室颤,66% 电转复成功,但以后其中 49% 死于医院。Mayerberg 报道 352 例猝死,心律失常为室性心动过速的患者,转复成功率 88%;仍能活着出院的有 67%;心律失常为室颤者,转复成功率 40%,仍能活着出院的为 23%;;心律失常为缓慢心律者,转复成功率 9%,没有一个能够活着出院。

七、对心脏性猝死防治的展望

猝死是流行广泛的世界卫生公共难题。我国地域辽阔、幅员广大、人口众多,改革开放以来,在经济建设方面取得很大发展,人民生活也有较大提高,但在卫生工作方面还相对滞后,特别是科普宣传方面力度还很不够,基础研究条件和人才少,与发达国家还有较大差距。目前我国高血压、糖尿病、冠心病患者逐年增加,而且有逐渐年轻化趋向,应引起全社会的重视。近年来 SCD 的基础研究已经取得了很大进展,对 SCD 的高危患者积极采取针对性干预措施,可减少 SCD 发生率,但这种高耗费取得的成功,并不能从总体上解决猝死的普遍问题。我们应当结合国情,主要从预防着手,对心血管病进行一级及二级预防,对有猝死危险的患者及早干预,另外,大力抓好心肺复苏的普及和培训工作,猝死发生率通过努力是可以降低的。

(王治平)

参 考 文 献

1　Adabag AS, Kuskowski MA. Determinants for clinical diagnosis of hypertrophic cardiomyopathy. The American Journal of Cardiology, 2006, 98(11): 1507-1511

2　Phrommintikul A, Chattipakorn N. Roles of cardiac ryanodine receptor in heart failure and sudden cardiac death. International Journal of Cardiology, 2006, 112 (2): 142-152

3　Takada A, Saito K, Murai T. Endocardial tears and rupture tracts of left ventricular ruptures during acute myocardial infarction: An autopsy study of 50 out-of-hospital sudden death cases. Pathology - Research and Practice, 2006, 202(12): 857-862

4　Antzelevitch C, Wilde A, Eckardt L, et al. Diagnostic and genetic aspects of the Brugada and other inherited arrhythmias syndromes. Journal of Electrocardiology, 2007, 40(1): S11-S14

5　Lathers CM, Schraeder PL. Stress and sudden death. Epilepsy & Behavior, 2006, 9(2): 236-242

6　Lerma C, Lee CF, Glass L. The rule of bigeminy revisited: analysis in sudden cardiac death syndrome. Journal of Electrocardiology, 2007, 40(1): 78-88

7　Dhiman RK, Chawla YK. Is there a link between oestrogen therapy and gallbladder disease? Expert Opin Drug Saf, 2006, 5 (1): 117-129

8　Dieterich HA, Wendt C, Saborowski F. Cardioprotection by aldosterone receptor antagonism in heart failure. Part I. The role of aldosterone in heart failure. Fiziol Cheloveka, 2005, 31 (6): 97-105

9　Boriani G, Gasparini M, Lunati M, et al. Characteristics of ventricular tachyarrhythmias occurring in ischemic versus nonischemic patients implanted with a biventricular cardioverter-defibrillator for primary or secondary prevention of sudden death. American Heart Journal, 2006, 152(3): 527.e1-527.e11

10　Huxley R, Barzi F, Woodward M. Excess risk of fatal coronary heart disease associated with diabetes in men and women: meta-analysis of 37 prospective cohort studies. BMJ, 2006, 332 (7533): 73-78

11　Glass L, Lerma C. Risk stratification for arrhythmic sudden cardiac death. Heart Rhythm, 2006, 3(12): 1497-1501

12　Nyberg MT, Stoevring B, Behr ER, et al. The variation of the sarcolipin gene (SLN) in atrial fibrillation, long QT syndrome and sudden arrhythmic death syndrome. Clinica Chimica Acta, 2007, 375 (1－2): 87－91

13 Iino M, Kimura T, Abiru H, et al. Unexpected sudden death resulting from anomalous origin of the right coronary artery from the left sinus of Valsalva: A case report involving identical twins. Legal Medicine, 2007, 9(1):25－29

14 Odhi S, Lee R, Ezekowitz M. Chronic antithrombotic therapy in post-myocardial infarction patients. Clin Geriatr Med, 2006, 22 (1):167－182

15 Adamson PB, Gilbert EM. Reducing the risk of sudden death in heart failure with β-blockers. Journal of Cardiac Failure, 2006, 12(9):734－746

16 Lux R, Kirchhof P, Cygankiewcz I. Electrocardiographic markers of sudden cardiac death. Journal of Electrocardiology, 2007, 40(1): S9－S10

17 Ikeda T, Yoshino H, Sugi K, et al. Predictive value of microvolt T-wave alternans for sudden cardiac death in patients with preserved cardiac function after acute myocardial infarction: results of a collaborative cohort study. Journal of the American College of Cardiology, 2006, 48(11): 2268－2274

18 Hagens VE, Rienstra M, Veldhuisen DJV, et al. Determinants of sudden cardiac death in patients with persistent atrial fibrillation in the rAte control versus electrical cardioversion (RACE) Study. The American Journal of Cardiology, 2006, 98(7): 929－932

第33章 晕 厥

Chapter 33

　　晕厥是一种常见的临床症状,表现为一过性的意识丧失,短时间内可自行恢复。很多情况可以引起晕厥,包括各种器质性心脏病、严重心律失常、神经系统疾病、神经反射异常以及代谢异常等。不同原因的晕厥对于病人的影响相差甚大,对晕厥进行评估,及时合理治疗高危患者,是晕厥领域所面临和需要解决的主要问题。

一、晕厥的定义

　　晕厥并非特定疾病,而是一种症状,是指由于脑供血突然减少或停止而出现的一过性意识丧失,不能维持正常的体位,但很快会自动恢复。有些晕厥者有先兆症状,如虚弱、乏力、头晕眼花、眩晕、视物模糊或复视、面色苍白、感觉异常、出汗、恶心等,但更多是突然发生。随着意识的恢复,行为能力和定向力也很快恢复,部分病人可出现逆行性遗忘,多见于老年患者;一些在晕厥恢复后伴有明显乏力。典型的晕厥发作一般时间短暂,血管迷走神经性晕厥发作时间一般不超过20s,个别晕厥发作时间较长可达数分钟。做出晕厥的诊断时需与抽搐、昏迷、休克等其他原因造成的意识丧失相鉴别。

　　根据美国的统计数据,晕厥占急诊病人的1%～3%,占年均住院病人的6%。一项对7 814名研究对象21年的前瞻性调查结果显示晕厥的发生率约为6.2/(千人·年)。大约有3%的人一生中经历过晕厥。不同年龄的晕厥发生率不同,总体趋势是随着年龄的增加而增加。大规模前瞻性研究显示晕厥的发生无明显性别差异。

二、晕厥的病理生理

　　晕厥通常由于负责清醒的脑组织(大脑半球或网状激活系统)短暂的缺血缺氧所致。脑组织内没有糖原储备,因此其正常活动需要不断的血流及持续的葡萄糖供应,因此仅3～5s的血流中断即可对其产生影响。脑血流的持续灌注有赖于一系列涉及到心脏输出、系统血管状态、血压、脑血管状态以及代谢状态的内在的复杂的自我调节,这些环节中任何潜在的缺陷均可以导致晕厥发生。一些影响脑组织血液灌注的疾病如:心排血量下降,血管阻力下降(通常由于神经心脏反射所致)、局部或者全身因素所致的脑组织血液灌注不足等常常以晕厥为常见的临床症状,而另一些疾病虽然不影响脑血流灌注,但不能提供脑组织所需的代谢物质的状态如缺氧、贫血、低血糖也是晕厥的常见原因;一些疾病通过其他的机制导致晕厥,如主动脉狭窄可以引起血流阻塞、心律失常和神经反射紊乱导致晕厥。

三、晕厥的病因

　　引起晕厥的原因众多(见表33-1),最常见的有:心源性晕厥(cardiac syncope),迷走性晕厥(vasovagal syncope,VVS),体位性晕厥(situational syncope),神经源性(Neurologic Syncope)晕厥,以及不明原因的晕厥。不明原因晕厥广义指所有神经介导的晕厥,包括血管迷走神经性晕厥(VVS)、经迷走神经反射性晕厥、颈动脉窦性晕厥、精神性晕厥和混合性晕厥五类,因VVS最为常见,故狭义指VVS。直立倾斜试验得到广泛应用后,有近70%的不明原因晕厥病被诊断为血管神经性晕厥(Cardiovascular neurogenic synco-pe,CNS)。应激或精神性晕厥(psychiatric syncope)约占病因的24%。

表 33-1　晕厥的原因

心源性晕厥

(1)器质性心脏病或心肺疾患所致的晕厥:
梗阻性心脏瓣膜病,急性心肌梗死/缺血,肥厚型梗阻性心肌病,心房黏液瘤,主动脉夹层,心包疾病/心脏压塞,肺栓塞/肺动脉高压,其他

(2)心律失常性晕厥:
窦房结功能障碍(包括慢快综合征),房室传导系统疾患,阵发性室上性和室性心动过速,遗传性心律失常(如长QT综合征、Brugada综合征、儿茶酚胺依赖性室速、致心律失常性右室心肌病等),置入抗心律失常器械(起搏器、ICD)功能障碍,药物诱发的心律失常

反射性晕厥

(1)血管迷走神经性晕厥:典型,非典型

(2)颈动脉窦性晕厥

(3)情景性晕厥:急性出血,咳嗽,打喷嚏,胃肠道刺激(吞咽、排便、腹痛),排尿(排尿后),运动后,餐后,其他(如铜管乐器吹奏、举重)

(4)舌咽神经痛

体位性晕厥

(1)自主神经调节失常:原发性自主神经调节失常综合征(如单纯自主神经调节失常、多系统萎缩、伴有自主神经功能障碍的 Parkinson's 病),继发性自主神经调节失常综合征(如糖尿病性神经病变、淀粉样变性神经病变)。

(2)药物(和乙醇)诱发的直立性晕厥

(3)血容量不足:出血,腹泻,Addison's 病

神经源性晕厥

偏头痛,一过性脑缺血发作,血管窃血综合征,癫痫(seizures)

精神因素导致的晕厥

代谢因素所致晕厥:低血糖,低血钠,低氧血症,贫血

不明原因晕厥

就总体人群而言,引起晕厥最常见的原因为血管神经性晕厥,其次为原发性心律失常。但发生晕厥的原因与年龄关系密切,不同年龄段人群引起晕厥的原因差别很大,儿童及青年以血管神经性原因、心理原因和一些遗传性原发性心律失常(如长QT综合征、预激综合征)等为主,中年人群神经血管性晕厥仍然是首位原因,各种反射性晕厥如排尿性晕厥等也十分常见,而在老年人,晕厥多由于器质性心脏病导致的心肌病变、瓣膜病变和心律失常所致。

四、晕厥的危险分层

近年来对晕厥认识和治疗观念发生了重大改变。对于晕厥病人,首先要进行危险分层,确定其的死亡风险筛查出引起晕厥发生的潜在性高危疾病,给予积极处理;然后再对低危的患者进一步查找病因,以改善病人的生活质量、预防再发和意外伤害。

(一)死亡率

佛明翰研究显示各种晕厥患者比非晕厥人群死亡危险性增加1.31倍,非致命性心肌梗死或冠心病危险增加1.27倍,致命性或非致命性卒中危险性增加1.06倍。研究显示心源性晕厥1年的死亡率为18%～33%,而非心源性晕厥为0～12%,不明原因的晕厥为6%。1年的猝死发生率在心源性晕厥中占24%,其他则为3%～4%。但是,近年来的研究以非晕厥人群作为对照组直接比较2组人群,发现尽管心源性晕厥死亡率高于

非心源性和不明原因的晕厥,但并不高于其他同等程度的心脏病。这些研究显示器质性心脏病是预测死亡危险的最重要的指标。严重心力衰竭射血分数为20%的晕厥患者1年猝死的危险性为45%,而无心衰的患者为12%。

晕厥还可引起一些意外伤害,如软组织损伤、肢体骨折、头部损伤以及一些交通意外等。

(二)危险分层

最早对晕厥进行危险分层的Martin在1997年对252个病人进行回顾列队分析,发现4个因素与晕厥的高死亡率相关:年龄≥45岁、充血性心力衰竭病史、室性心律失常病史和异常ECG(但不包括窦性心动过速、过缓、非特异性ST段改变)。无危险因素的患者1年内心律失常或死亡的发生率为1%,1个危险因素的1年内死亡率5%~7%,3个以上危险因素则为27%。另一项意大利的研究也得出相似结论:年龄>65岁、心血管系统病史(包括心血管和脑血管疾病)、无征兆的晕厥和心电图异常。3个以上危险因素的死亡率为53%~57%。对晕厥所预示的危害研究显示,一些征象的出现(如充血性心力衰竭、贫血、心电图异常、气短、收缩压过低)预示着可能会在短期内发生严重的后果:死亡、心肌梗死、肺栓塞、卒中、严重出血等。

器质性心脏病是晕厥患者猝死和总死亡率的主要危险因素。主动脉瓣狭窄的晕厥患者如果不进行瓣膜置换,平均生存期为2年;肥厚型心肌病如果为年轻患者、伴有晕厥和严重的呼吸困难、有猝死家族史则猝死的危险性很大;致心律失常性右室心肌病的晕厥患者和有症状的室性心动过速(VT)患者预后较差;伴有器质性心脏病的快速室速的死亡率及猝死率很高;心功能严重受损的患者预后较差。但一些心源性晕厥死亡率并不高,包括大多数室上性心动过速和病窦综合征。

预后较好的晕厥包括:

(1)心电图(ECG)正常、无心脏病、平素健康的年轻晕厥患者。这些患者大多为神经介导性晕厥和不明原因的晕厥。

(2)反射性晕厥。大多数应用倾斜试验诊断的晕厥研究显示,随访中反射性晕厥的死亡率几乎为0%。佛明翰研究显示血管迷走神经性晕厥(其中包括直立性低血压和药物引起的晕厥),平

均随访17年,心血管病发病率和死亡率的危险性未见增加。

(3)直立性低血压晕厥。这些患者的死亡率取决于原发病。有些原因(如血容量不足、药物的作用)是暂时的,无远期影响。老年直立性低血压患者的预后与并发症有密切关系。

不明原因晕厥的预后不一,危险性为中度。这些患者第1年的死亡率约5%。死亡率在很大程度上取决于原发疾病。包括良性原因引起的晕厥和漏诊的心源性晕厥。因此,危险性处于神经介导性晕厥和心源性晕厥之间。

(三)复发率

Kapoor等研究随访3年,晕厥的复发率约35%;其中82%发生在头2年。晕厥复发的预测因素包括是否曾经复发和有无心理障碍。发作超过5次的患者今后再发的几率为50%。在控制了其他危险因素后,年龄≥45岁是晕厥复发的高危因素。倾斜试验阳性的患者2年晕厥的复发率>50%。复发率与死亡率无关。

五、晕厥的诊断与评估:

(一)晕厥的初步评估

晕厥的初步评估包括:仔细询问病史,体格检查(包括直立位血压测量)和标准ECG。评估需明确三个问题:①是否是晕厥造成的意识丧失;②是否存在心脏病或者其他系统的器质性疾病;③病史中有无重要的有助于诊断的临床特征。

详细地询问病史和体格检查对于晕厥的诊断和评估非常重要,其敏感性和特异性高于任何一种辅助检查。50%~85%的人可以通过病史和体检做出病因的诊断,其确诊率高于任何一项实验室检查。

病史采集应该包括发病前的环境和状态(如疲劳、失眠、进食减少、过冷或过热、饮酒、疼痛、情绪波动和精神刺激等)、发病时的活动状态(如休息、体位变化、劳力状态、咳嗽、排尿或排便等);发作前后病人的所有感觉和症状:虚弱、乏力、头晕眼花、眩晕、视物模糊或复视、面色苍白、感觉异常等,尤其要重视一些有重要提示意义的症状:如胸痛、呼吸困难、背痛、心悸,严重头痛、复视、共济失调、发声困难等。同时注意过去史中的心血管病

病史(心绞痛、心律失常、器质性心脏病、心力衰竭)和糖尿病、脑血管病、下肢静脉疾病和平时用药情况。排除其他意识障碍,如头晕、乏力、跌倒、昏迷、癫痫、睡眠异常等。

体格检查须全面详细,把握有重要诊断意义的体征。生命体征方面:体位变化引起的血压和心率变化往往可靠性不强,但是心动过速可能会提示肺栓塞、血容量不足,过速性心律失常或急性冠脉综合征;心动过缓可能为血管迷走性晕厥、心脏传导异常或急性冠脉综合征;心脏的杂音提示瓣膜病变情况;充血性心力衰竭的体征包括颈静脉怒张、肺部啰音、肝大、凹陷性水肿等。神经系统检查可以确定病人的精神神经状态及变化情况,全面地神经系统检查包括颈动脉杂音、脑神经检查、运动及感觉检查、深反射等,局灶性神经系统体征提示癫痫或卒中、TIA 等状态。晕厥病人一般基础神经状态正常,而意识模糊、行为异常、头痛、幻觉均不该出现在晕厥中,需考虑中毒、代谢异常或者中枢神经系统病变。周围血管检查,包括测量体位改变后的血压和心率情况;双侧肢体脉搏血压不对称提示主动脉夹层分离或锁骨下动脉窃血综合征。表 33-2 列出了提示晕厥病因的临床特征。

表 33-2　提示晕厥病因的临床特征

神经介导性晕厥:
无心脏疾病
晕厥病史
不愉快的视觉、听觉、气味刺激或疼痛之后
长时间站立或处于拥挤、闷热环境中
伴有恶心,呕吐
在进餐过程中或进餐后
发生于头部旋转,颈动脉窦压迫(如肿瘤、剃须,衣领过紧)
劳力后
直立性低血压所致的晕厥:
体位变换为直立时
与有低血压作用药物的使用和剂量改变有密切关系
长时间站立,尤其在拥挤、高温环境下
存在自主神经病变或震颤性麻痹(Parkinsonism)
劳力后

（续　表）

心脏性晕厥:
存在明确的器质性心脏病
劳力中或仰卧时
之前有心悸或伴有胸痛
心脏猝死家族史
窃血综合征:
在上肢锻炼时出现
双上肢的血压和脉搏不同

晕厥患者 ECG 检查多正常。如果发现异常则高度提示心律失常性晕厥。ECG 异常是预测心源性晕厥和死亡危险性的独立因素,应该进一步检查引起晕厥的心脏原因。ECG 正常对于诊断同样重要,提示心源性晕厥的可能性小。引起晕厥的心律失常见表 33-3。

表 33-3　提示心律失常性晕厥的 ECG 表现

双束支阻滞(左束支或右束支阻滞伴左前分支或左后分支阻滞)
其他室内传导异常(QRS 时限≥0.12 s)
二度Ⅰ型房室阻滞
未使用负性变药物时无症状的窦性心动过缓(<50/min),≥3s 的窦房阻滞或窦性停搏
预激波
QT 间期延长
伴 V1~V3 导联 ST 段抬高的右束支阻滞(Brugada 综合征)
右胸导联 T 波倒置、epsilon 波和心室晚电位提示致心律失常性右室心肌病
病理性 Q 波

(三)晕厥的进一步评估

初步评估后的倾向性诊断需要进一步检查证实。包括心脏评估检查如超声心动图,心脏负荷试验,心电监测(Holter,必要时埋藏置入式心电事件记录仪)和电生理检查;神经介导方面的检查包括倾斜试验和颈动脉按摩。初步评估后诊断不明(称不明原因的晕厥),根据晕厥发作的严重程度及发作频度需要倾斜试验检查,和精神疾病评估等。

晕厥病人的评估见图 33-1:

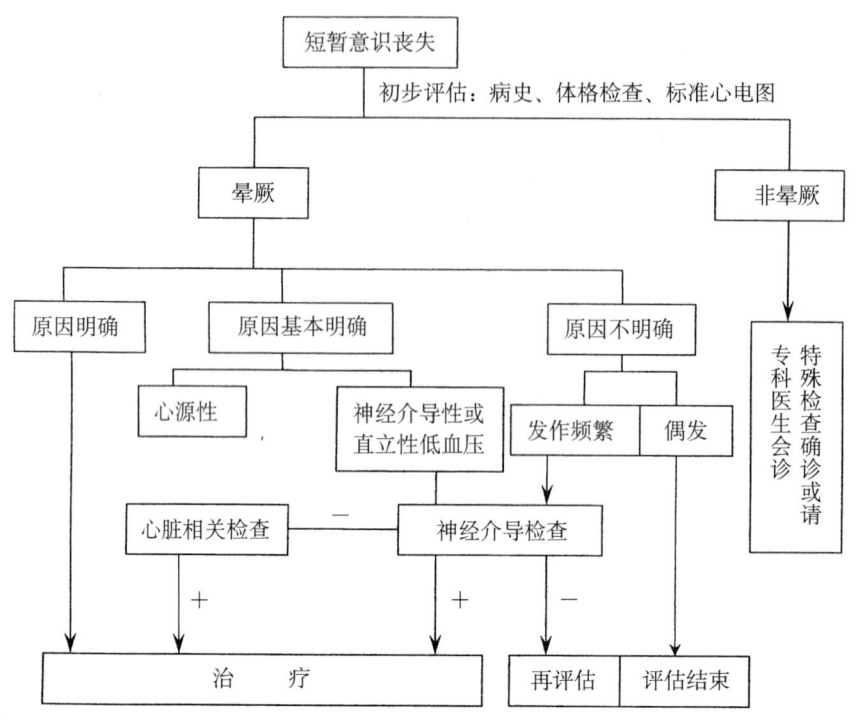

图 33-1　晕厥病人的评估流程

六、晕厥的病因诊断

(一)心源性晕厥

见于心脏血流受到严重阻塞以及各种心律失常时(其相关疾病参见本书有关章节)。

1. **心脏流出流入通道异常的常见疾病**　主动脉瓣狭窄、肥厚梗阻型心肌病、左房黏液瘤、二尖瓣狭窄合并快速心律失常,在儿童法洛四联症以及原发性和继发于先天性心脏病的肺动脉高压都可发生晕厥,尤其是劳力相关的晕厥;在老年人,心肌疾病更多见:严重心肌炎、急性冠脉综合征、严重心绞痛、急性心肌梗死均可以发生晕厥。近来由于急性肺栓塞日益受到重视,有报道约10%的肺栓塞以晕厥为表现,有的甚至可以为其惟一表现。

2. **心律失常导致晕厥**　常见导致晕厥的心律失常有:过缓性心律失常包括严重的窦性心动过缓、窦性停搏、高度或完全性房室传导阻滞等。过速性心律失常包括:各种器质性心脏病引起的室性心动过速,如尖端扭转性室速、室颤、心室率极快的室上性心动过速,在年轻人中,遗传性心律失常如长 QT 综合征、Brugada 综合征、致心律失

常性右室心肌病等往往以晕厥为主要和唯一表现。

(二)神经源性晕厥:

神经源性晕厥是指供血于脑部的血管(包括颈动脉系统、椎-基动脉系统、主动脉弓及其分支如锁骨下动脉、无名动脉等)发生一时性广泛性缺血所出现的晕厥。最常见的病因是动脉粥样硬化引起管腔狭窄或闭塞;其次是颈部疾患(包括颈椎及其关节的增生、颈肌疾患、颈部软组织病变、颅底畸形)所引起的椎动脉受压;其他如动脉本身的炎症、外伤、肿瘤、畸形;或由于椎动脉周围的交感神经丛受累,引起反射性椎动脉痉挛等。

1. **脑卒中或短暂性脑缺血发作**　各种病因所致的持续或短暂性脑缺血发作,有时可出现晕厥,若发生于椎-基动脉系统者,晕厥常伴发眩晕、复视、面部发麻、四肢无力、轻度共济失调等症状;若发生于颈内动脉系统,晕厥可伴发失语、患侧视力减退或失明、轻偏瘫或轻偏麻。短暂性脑缺血发作晕厥症状常于数分钟至数小时缓解,一般不超过24h,可反复发作。

2. **基底动脉型偏头痛**　患者多为年轻女性,常有阳性家族史,其特点是在剧烈头痛出现之前

先有晕厥发作,意识丧失的时间短。收缩压和舒张压均升高,而以舒张压升高为主。脑脊液压力增高,蛋白含量增高,视盘水肿,晕厥发作短暂者历时数分钟,长者可达数小时甚至数日之久。

3. **高血压脑病** 是指脑小动脉发生持久而严重的血管痉挛后,出现被动性或强制性扩张,脑循环发生急性障碍,导致脑水肿和颅内压增高,引起一系列临床表现。可发生于急进型或严重的缓进型高血压病患者,尤其是伴有明显脑动脉硬化者;在妊娠中毒症、肾小球肾炎、肾血管性高血压和嗜铬细胞瘤也时有发生。发病前先有血压突然升高、头痛、恶心、呕吐、烦躁不安、脉搏有力、呼吸困难、黑蒙、晕厥、抽搐、偏瘫等。可导致脑水肿和颅内压增高,引起一系列临床表现。血压升高时收缩压和舒张压均升高,而以舒张压升高为主。脑脊液压力增高,其蛋白含量增高,视盘水肿。发作短暂者历时数分钟,长者可达数小时甚至数日之久。

4. **脑干病变** 如肿瘤、炎症、损伤、血管病等由于影响了延髓内调整血压与心率的中枢,可发生晕厥,临床上不常见。

5. **主动脉弓综合征(无脉病)** 多发性大动脉炎的一种常见类型,主要影响头和臂动脉,引起上肢无脉症。当累及颈动脉系统时,可以出现晕厥,同时容易伴有其他神经系统症状和体征。表现为咀嚼时颊部肌肉疼痛、眩晕、头痛、记忆力减退、视力减退和一时性眼前发黑,易晕厥。严重时可有精神障碍、抽搐、偏瘫和昏迷。以上症状常由颈总动脉、无名动脉狭窄或闭塞所致。体征:单侧或双侧桡、肱、腋、颈或颞动脉的搏动减弱或消失,上肢血压测不出或明显减低,或两臂收缩压持续相差>20mmHg,下肢血压正常或增高,颈部、锁骨上下区有血管杂音者。

(三)血管迷走抑制性晕厥(CNS)

血管迷走抑制性晕厥是由于机体血管神经反射异常所致,往往没有确切的器质性疾病基础。CNS多见于年轻人,女性更常见,其发作常与体位有关,多发生在坐位或立位,通常由站立过久、疲劳、空腹、疼痛、紧张、情绪激动等因素诱发。正常人直立位时的重力因素使血液蓄积于下肢,静脉回心血量减少致心室腔内压降低,反射性增强交感神经张力和减弱迷走神经张力,体内儿茶酚胺分泌增加,增加心肌收缩力和心率,以代偿心排血量的降低。在血管迷走抑制性晕厥患者,心肌收缩力增加,刺激左室的C纤维(压力感受器),传入脑干后通过神经反射使交感神经张力下降迷走神经张力增强,继而出现血管扩张、血压降低、心动过缓和晕厥。血管迷走抑制性晕厥的特点:①有一次以上的晕厥发作史;②排除其他原因的晕厥;③直立倾斜试验(TTT)阳性。根据CNS发作时的血流动力学特征可将其分为三种类型:①晕厥伴血压的明显下降(舒张压<50mmHg和(或)收缩压<70mmHg,或平均压下降25%,称为血管减压性晕厥(vasodepressor syncope,VDS);②心率明显下降(>20%)和(或)心脏停搏>5s者,称为心脏抑制性晕厥(cardioinhibitory Syncope,CIS);③有上述两种特点者称为混合型晕厥。

(四)反射性或者位置性晕厥

由咳嗽、吞咽、排尿、排便等诱发,具体病理生理机制尚不清,可能是通过反射激活迷走传入神经系统,反射性引起血压下降,有时还可伴有窦性停搏和房室传导阻滞,继而发生晕厥。排尿性晕厥全部发生在男性,以中青年为多见,发病多在睡眠起床后排尿时,在或排尿终了或结束后,由于膀胱收缩产生强烈的迷走性反射,引起血管迷走性反射与血管舒缩反射障碍而发作。晕厥往往没有前驱症状,而是突感头晕眼花,继而意识丧失、晕厥,1~3min自行缓解,排尿性晕厥常常反复发作,恢复比较快,不遗留明显后遗症,改坐位排便可预防发作。咳嗽导致晕厥也多有报道,这与排尿晕厥类似也与咳嗽时胸腔压力增加,回心血量减少、血管张力增高、神经血管反射异常所致,还有一部分病人机制不明。

(五)颈动脉窦晕厥 (caroticsinus syncope)

占晕厥的10%~20%。多发生于50岁以后,且发生率随年龄而增加。见于颈动脉窦异常过敏的患者,可为自发性晕厥或者颈动脉窦被按压后(领圈压迫、刮脸、头部转动),原有动脉粥样硬化、冠心病或高血压更易发生。颈动脉窦是一个压力感受器,在正常情况下,兴奋时冲动传入中枢,使迷走神经兴奋,心率减慢,血压稍下降。当颈动脉窦过敏时,迷走神经过度兴奋,从而引起血压下降、严重的窦性心动过缓或房室传导阻滞导致晕厥。与血管抑制性晕厥相比,该病的心脏抑制反应更明显。颈动脉窦晕厥有 3 种类型:心脏抑制型,如严重窦性心动过缓,窦性静止>2s。血管减压型,收缩压降低 50mmHg 以上。混合型上述两者兼有。颈动脉晕厥发生前多有先兆,包括:乏力、虚弱、出汗、恶心、头晕、头痛等。也有研究报道以颈动脉窦晕厥表现的患者往往同时伴有心脏起搏或者传导系统疾病,因此此类患者应该同时进行心脏方面的检查。

(六)直立性晕厥

大多由于直立性低血压(orthostatic hypotension)引起。正常人处于直立时,大约有 400～700ml 血液储存在腹部和下肢的末梢血管,因此直立时静脉回心血量减少;由于直立位引起血液重新分布,积留于下半身,反射性引起交感神经活性增加,外周血管收缩,心率加快,周围血管阻力增高。当血压调节出现障碍,下肢血液不能通过血管收缩重新分布以保证脑供血,引起晕厥,即直立性低血压。引起直立性低血压的原因很多,可以是原发的,称为特发性,但更多的是继发的,继发于各种疾病,如糖尿病、长期高血压、Guillain Barré 综合征、Shy-Drager 综合征、脊髓损伤等,一些药物也可以导致直立性低血压,如三环类抗抑郁药,乙醇(酒精)、ACEI、受体阻滞药、钙拮抗药、吩噻嗪等。血容量的降低和血管活性药物的不良反应,肾上腺皮质激素缺乏也是直立性晕厥的常见原因。

(七)药物性晕厥

特别是那些对血管或者神经具有抑制作用的药物,能够抑制机体正常的反射而导致晕厥,以作用于神经精神系统的药物最多见,如氟西汀、乙酰丙嗪、氟哌啶醇、左旋多巴等。

(八)晕厥的鉴别诊断

晕厥在临床上容易和许多其他症状混淆,如癫痫、癔症、昏迷、精神分裂症或一过性脑缺血等,因此鉴别诊断尤为重要。

1. 胰岛素瘤　是由 β 细胞生成的腺瘤,由于瘤组织不仅分泌较多的胰岛素和胰岛素原,而且释放大量的胰岛素,这种分泌和释放的过量又不受血糖浓度的调节,并加速肝、肌肉、脂肪细胞对葡萄糖的利用,且抑制肝糖原的输出,致血糖降低而反复发作晕厥。胰岛素瘤临床上一般具有:①反复发作晕厥。②常于饥饿或空腹状态下出现癫痫样发作。③多进食而渐胖。④低血糖。

2. 癫痫大发作　有先兆和抽搐,所引起的惊厥呈痉挛相,持续时间长,惊厥发生于意识丧失之前,多有咬破舌头或尿失禁。发作后恢复慢,常遗留嗜睡、头痛及精神错乱等,而单纯性晕厥则无上述症状。癫痫小发作时无跌倒,无明显血压下降和面色苍白,恢复快,发作后仍能继续活动.心律失常、病窦综合征、心肌梗死、先心病等引起的晕厥可通过实验室和辅助检查进行鉴别。

3. 昏迷　晕厥与昏迷的区别在于后者的意识障碍持续时间较长,且较难恢复。晕厥与休克的鉴别在于后者早期意识仍清醒或仅表现精神迟钝,周围循环衰竭明显且持久。晕厥与癫痫小发作的区别在于后者发作无诱因,不倒地,面色、血压及脉搏无改变,发作及终止均比晕厥快,发作完毕可立即继续原来的工作或活动,而晕厥发作后全身软弱无力,不愿讲话或活动,晕厥发作时的脑电图出现普遍性慢波,而癫痫小发作的脑电图见有 3Hz 棘慢波。晕厥如伴发抽搐,需与癫痫大发作鉴别,后者发作时面色发绀,血压及脉搏改变不明显。

4. 眩晕　晕厥与眩晕的鉴别是后者主要感到自身或周围景物旋转或摇摆晃动的感觉,眼或头部转动时症状加剧,通常无意识障碍。

5. 老年人晕厥　老年人由于心血管、肺、脑血管疾病的高发生率,是晕厥的高发人群。高龄患者晕厥的临床表现多种多样,也不典型。跌倒、直立性低血压以及眩晕等各种表现常有重叠。同时老年患者中,晕厥受多种因素影响。因此评价高龄患者的晕厥时,需考虑以下几点:①是否与年龄相关;②是否有多种临床表现,如跌倒、步态失衡、眩晕以及健忘;③是否存在药物的相互作用;④是否伴随其他多种疾病。直立性低血压在高龄患者中常见,是 6%～33% 高龄晕厥患者的致病原因。颈动脉窦过敏是高龄晕厥患者易被忽略的一个原因。神经介导在高龄患者晕厥的发病机制中亦发挥着很大的作用,但由于其不典型的临床表现常被忽视。另外,老年人的晕厥发作中,有接近一半与其应用的心血管药物有关。继发于中枢神经系统改变的步态异常常伴随有直立性低血压以及其他慢性自主神经功能紊乱。临床上不明原因晕厥常是某些退行性疾病，如 Parkinson 病的首发表现。老年患者中神经反射性的晕厥很难看到典型的临床表现。此外，40%的高龄晕厥患者伴有完全的健忘症。对神经反射性的晕厥患者要进行对因治疗。在老年晕厥患者，常见多种原因并存，并需要分别进行处理。特别需要强调的是，应该对联合用药、直立耐受性差，自主神经功能紊乱，颈动脉窦过敏等有足够重视。

七、晕厥诊断相关的辅助检查

若根据病史和体格检查不能做出诊断，则需进一步的诊断试验。实验室检查以脑电图和心电图描记的意义较大，CT、MRI 对鉴别诊断有较大帮助，其他检查可按需要采用。

1. **常规 12 导联心电图**　心电图检查为晕厥诊断所必需，它常常可以提示一些心肌缺血、变化和一些心律失常的信息。由于导致晕厥的心律失常为一过性的，所以常规心电图的价值有限。不过，它能发现一些晕厥的危险因素，如陈旧的心肌梗死、心肌缺血、预激综合征以及房室传导阻滞等等。这里需要指出的是晕厥有意义的心电图异常不包括窦性心动过速、一度房室传导阻滞、房性期前收缩和非特异性 ST-T 改变。

2. **超声心动图**　当病史、体格检查和心电图检查不能发现晕厥的原因时，超声心动图检查是发现包括瓣膜病在内的器质性心脏病的有效方法。而且还是能为发现肺动脉高压和右心室扩大等提示肺栓塞的表现。体格检查正常的晕厥或先兆晕厥患者超声心动图检查最常见的发现是二尖瓣脱垂（4.6%～18.5%）。其他心脏异常包括瓣膜病（最常见的是主动脉瓣狭窄）、心肌病，节段性室壁运动异常提示的心肌梗死、冠状动脉畸形、浸润性心脏病如淀粉样变性、心脏肿瘤、动脉瘤、左房血栓等。超声心动图检查为判断晕厥的类型、严重程度及危险分层提供重要的信息。如果发现中、重度器质性心脏病应考虑心源性晕厥。另一方面，如果超声心动图仅发现轻微心脏结构病变，则心源性晕厥的可能性较小，应进行非心源性晕厥方面的检查。

3. **动态心电图**　动态心电图可在更长的时间范围内捕捉心律失常，提高心律失常和心肌缺血诊断的阳性率，一些非持续性和潜在的心律失常均可通过动态心电图提高检测的可能。动态心电图还可以明确症状与心律失常的相关性，因此被广泛用于筛选心律失常性晕厥。

4. **电生理检查**　对于怀疑心律失常性晕厥的病人，当无创性检查未发现异常时，在高危患者（如有器质性心脏病者，ECG 监测有可疑的心律失常者，心室晚电位阳性者，反复发作晕厥者）应行电生理检查，对于判断有无窦房结和房室结潜在的功能障碍，房性或室性快速性心律失常等有重要价值。

5. **脑电图（EEG）检查**　单纯性晕厥发作时 EEG 为广泛同步性慢波，在间歇期及发病期多为正常或轻度异常。脑电图对于晕厥相关疾病的诊断价值有限，但可以作为鉴别诊断的一个依据。癫痫大发作，EEG 可见棘波、尖波或棘尖慢波综合；小发作则可以出现 3Hz 对称同步的棘慢波综合，尤以过度换气试验明显；脑萎缩、脑血管病表现为慢波节律增多；脑肿瘤也可见慢波或局灶性慢波增多。因此，EEG 对单纯性晕厥和脑部疾病性晕厥的诊断和鉴别诊断具有重要价值。若对本病行动态 EEG 24h 监测，则更有益于诊断。

6. 心理性晕厥的患者以女性多见，晕厥发作频繁且无法解释，往往伴有较多主诉和较少的客观疾病体征和证据，发作多与情绪关系密切，心理测查可以发现患者的焦虑及抑郁状态。心理性晕厥的诊断需十分慎重，需排除其他器质性疾病。

7. **倾斜试验（tilt table test，TTT）**

倾斜试验 1986 年首次应用，目前已经成为检查诊断血管迷走性晕厥的一个重要方法。原理：正常人当体位由平卧转成头高倾斜立位，受重力的影响约有 300～800ml 血液积留于腹部及下肢，静脉回流减少，心室充盈血容量快速下降，从而减少了与脑干迷走背核直接相联系的心室后下壁心脏机械受体（或 C 纤维）的激活，反射性地增加了交感输出，结果心率加快，周围血管阻力增高。所以，体位直立的正常反应是心率增快，舒张压升高，收缩压轻度升高。VVS 患者在直立体位，初起也是回心血量减少，心室充盈下降，但是引起心室强烈收缩，造成空排效应，激活心室后下壁 C 纤维，传递冲动到脑干迷走中枢，拟似血压升高的交感冲动，激发了迷走神经活性加强，反馈性地抑制交感神经，在二者平衡中迷走张力占优势,由此引起周围血管阻力下降、血压下降和(或)心率减慢;严重者意识障碍,晕厥发作。因此VVS晕厥发作是先有交感神经活性的激活,后有迷走神经的过度反应,外周血管阻力不能按需升高,反而下降。倾斜试验包括基础倾斜试验及药物倾斜试验,后者又分为多阶段分级递增法及单阶段倾斜两种。

倾斜试验的适应证:①从事高危职业的不明原因单次发作的晕厥患者、或反复发作但无器质性心脏病的患者、或有器质性心脏病但已经排除心源性晕厥的患者;②临床上提示可能为神经介导性晕厥的患者。相对适应证:①了解晕厥血流动力学改变类型调整治疗方案;②伴有抽搐的晕厥与癫痫的鉴别诊断;③评估不明原因反复晕倒的患者;④评估反复先兆晕厥或头晕。下列情况不宜做倾斜试验:①评估治疗效果;②无创伤的单次发作、从事非高危职业;③明确神经介导性晕厥的诊断不可能改变治疗方案而仅仅为了证明是血管迷走神经性晕厥。对于无器质性心脏病的患者,当倾斜试验诱发出自发性晕厥时可以做出诊断,无需做进一步检查。对于有器质性心脏病的患者,在考虑倾斜试验阳性所致的神经介导性晕厥之前应首先排除心律失常或其他心源性晕厥,除诱发出的晕厥外倾斜试验的其他异常反应临床意义尚不清楚。

8. 颈动脉窦按摩　颈动脉窦按摩是揭示颈动脉窦过敏综合征晕厥的一种检查方法。

方法:颈动脉窦按摩取仰卧位和立位两种体位(一般在倾斜床上进行),检查中应持续监测心电、血压。记录基础心率、血压后,在胸锁乳突肌前缘环状软骨水平用力按摩右侧颈动脉窦5～10s,如果未获得阳性结果,1～2min后按摩对侧。如果触发心脏停搏反应,则静脉注射阿托品(1mg或0.02mg/kg)重复按摩评估降压反射的作用。颈动脉窦按摩的反应传统上分为心脏抑制型(如心脏停搏)和血管抑制型(收缩压下降)或混合型。室性停搏持续≥3sec,收缩压下降≥50mmHg为混合型。阳性标准:按摩中诱发出症状、室性停搏持续≥3 sec,收缩压下降≥50mmHg。对于无其他原因可以解释的晕厥患者阳性反应可以诊断为颈动脉窦过敏。

9. 心理相关检查　精神疾病导致的晕厥有两个方面的特点:首先,治疗精神疾病的药物能够引起直立性低血压导致真正的晕厥,这些药物用于治疗精神分裂症和抑郁症。如果是这些药物所致,应该在精神科医师指导下调整药物。其次,焦虑、癔症、惊恐和极度沮丧可引起类似晕厥的症状。心理性假性晕厥的诊断应十分慎重。排除了其他原因后,应进行心理疾病的治疗。心理疾病性晕厥的患者一般较年轻,心脏病发病率低,但晕厥发作频繁。心理性晕厥在各种晕厥中占重要的位置,许多患者的晕厥不能解释,大部分患者接受心理治疗后晕厥的发作次数明显减少。心理检查适应证:神经系统检查适于不能诊断为晕厥的意识丧失;当怀疑短暂意识丧失为自主神经功能失调或脑血管窃血综合征引起的晕厥时;当症状提示为心理性假性晕厥或治疗精神疾病药物引起的晕厥应进行精神病学评估。

10. 心率变异(HRV)分析　许多研究表明,VVS患者或(和)TTT反应阳性者,不但表现有明显的心血管抑制和心脏血管化学或机械压力反射异常,而且多同时伴有心脏自主神经功能障碍。且HUT中的血流动力学变化值和HRV指标值有明显的相关性。不论用HRV时域分析或(和)用TTT前、中、后短时心电功率谱成分变化,均能客观、精确地反映VVS易患者心脏交感和副交感神经的异常特征。

八、晕厥的治疗

1. 一般原则　晕厥患者治疗的主要目标是预防晕厥复发和降低死亡危险性。采取基础预防性治疗还是积极的加强治疗取决于下列临床情况:①晕厥的病因;②晕厥复发可能性大小;③晕厥相关的死亡危险性大小,主要决定于基础心脏病的种类和严重程度;④复发次数或晕厥导致躯体或精神伤害的危险性大小;⑤晕厥对职业或业余爱好造成的影响;⑥对公共健康危险性的影响如患者为汽车司机、飞行员等;⑦对治疗有效性、安全性和不良反应的评估。

2. 神经介导性晕厥　治疗目标:预防症状复发和相关的损伤;改善生活质量。对一般患者采取包括健康教育等确保发作时安全的基础治疗,单次发作的晕厥和高危作业时未发生过晕厥的患者不必治疗,而对高危患者或频繁发作的患者则需要进一步治疗,尽量避免诱发因素,降低潜在的诱发因素(如情绪激动)以及避免引起情境晕厥的诱因。直立性晕厥可以通过补充盐增加血容量、运动训练或头部抬高倾斜睡眠(>100)改善症状。血管迷走神经性晕厥的患者可以进行倾斜训练。血管迷走神经性晕厥的患者应进行等长运动锻炼等物理疗法。

3. 直立性低血压 直立性低血压引起的晕厥患者均应治疗。药物诱发的自主神经功能失调可能是直立性低血压性晕厥最常见的原因。主要治疗方法是停药或调整用药。引起直立性低血压最常见的药物是利尿药和血管扩张药。酒精也是常见的原因,主要治疗是戒酒。神经功能障碍引起的晕厥通常表现为直立性低血压。鼓励患者长期多进食盐,并每天饮水 2～2.5L 扩充血管内容量。应用小剂量氟氢可的松(0.1～0.2 mg/d),睡觉时高枕位。但应预防卧位/夜间高血压。佩戴腹带和(或)连裤袜预防重力引起的下肢和腹部血液蓄积。应用便携式坐椅。少量多餐,减少糖类。采取某些保护性姿势如双腿交叉站立或蹲位。进行腿部和腹部肌肉运动的项目特别是游泳。米多君 2.5～10mg,3/d,可能有效。

4. 心脏源性晕厥的治疗 由血流受阻导致的晕厥通常需手术治疗解除梗阻,如主动脉瓣狭窄者行瓣膜置换术。由心动过缓导致晕厥者均需安置心脏起搏器;快慢综合征者需在安置起搏器后再用抗心律失常药物处理快速心律失常;持续的室性或室上性心动过速均可用抗心律失常药物治疗,但需注意,抗心律失常药物在治疗心律失常的同时,还有致心律失常作用,可导致原有的心律失常加重或诱发新的心律失常。当怀疑晕厥为药物所致时应立即停药,若怀疑或证实为扭转室速导致晕厥,应注意纠正电解质的紊乱,了解基础心脏病的情况,静脉内补钾、补镁,必要时需用异丙肾上腺素或临时起搏稳定心率。射频消融术现已成为阵发性室上性心动过速的重要治疗方法,消融房室旁道或改良房室结可根治房室折返性和房室结折返性心动过速,射频消融术还可治疗部分室性心动过速。埋藏式自动心脏复律除颤器(implantable cardio-defibrillator,ICD)是治疗危及生命的室性心律失常的一大进展,可有效终止心动过速防止猝死发生。

5. 血管迷走抑制性晕厥的治疗 血管迷走抑制性晕厥发作时最简单的治疗就是采取平卧位,症状往往迅速改善,若发作由心动过缓或房室传导阻滞引起者,安置起搏器可预防晕厥;若以外周血管扩张,血压下降为主,而无心率减慢者,起搏器不能预防晕厥。现已证实,β-受体阻滞药如美多心安可以有效预防血管迷走抑制性晕厥,其机制在于其负性肌力作用,防止刺激左室的 C 纤维压力感受器,减少冲动传入中枢。其他可能有效的治疗措施还包括抗胆碱能药物、双异丙比胺、茶碱、5-羟色胺拮抗药、扩容等等,选用药物时,要考虑患者的年龄和生活习惯以及药物的不良反应。

6. 药物疗效及评价 目前有 4 种药物证明可以用于治疗神经血管介导性晕厥,即 β-受体阻滞药—阿替洛尔(atenolol);α-受体激动药—米多君(midodrine);5-羟色胺再摄取抑制药—帕罗西汀(paroxetine);血管紧张素转换酶抑制药—依那普利(enalapril)。β-受体阻滞药是治疗和预防 VVS 的首选药物,制剂包括普萘洛尔(心得安)及其他选择性心脏 β-受体阻滞药如美托洛尔(美多心安)、阿替洛尔(氨酰心安)以及艾司洛尔(esmolol)等。可经静脉也可口服。Cox 等对心脏选择性 β-受体阻滞药美多心安和艾司洛尔两种制剂治疗和预防 VVS 的短期作用和长期疗效进行了对比评价,结果表明,无论急性静脉内使用或长期口服,均能有效地治疗和预防 VVS 发生,降低 TTT 阳性发生率,总有效率达 90% 以上,与置入永久性起搏器治疗相比较,β-受体阻滞药对绝大多数 VVS 患者有效,一般不需要再置入心脏起搏器。Mahanonda 等报道 42 例倾斜试验阳性的血管迷走性晕厥或晕厥先兆患者应用阿替洛尔片或安慰剂治疗,随机 1 个月重复倾斜试验,发现阿替洛尔组和安慰剂组反应率是 62%。抗心律失常药:丙吡胺是用于治疗 VVS 的唯一抗心律失常药,其作用机制是通过抗胆碱能及减弱心肌收缩力防治 VVS 发生,一般作为 VVS 的长期预防性治疗药物。氨茶碱:研究表明,静脉或口服氨茶碱均能有效治疗心脏抑制型晕厥,因为氨茶碱能阻滞腺苷的吸收使心率增快,从而防治严重窦性心动过缓及窦性停搏的发生。抗胆碱药:东莨菪碱作为胆碱能神经阻滞药,最近也有人用来治疗

VVS,并取得了令人满意的效果,其作用机制不很明确,可能与其抗胆碱能作用有关,预防由心动过缓所致的低血压,并可作用于中枢神经传递通路,抑制神经冲动的传递,防止恶心等晕厥前期症状的发生。也有研究试用帕罗西汀片治疗复发性血管迷走性晕厥伴倾斜试验阳性的患者,1个月后重复倾斜试验反应率,帕罗西汀片组是62%,对照组为38%。帕罗西汀的作用机制与选择性血清素再摄取的抑制有关,推测下调血清素受体可预防神经血管介导性晕厥引起心动过缓或低血压,由于抑郁和焦虑在晕厥的病机中起重要作用,所以抗抑郁药对改善晕厥患者的症状是有益的。

7. 永久性心脏起搏器治疗血管迷走型晕厥的评价　置入永久性心脏起搏器不是治疗VVS的首选方法,因为起搏器可能对心脏抑制型晕厥有效,而对血管减压型或混合型晕厥患者则不能有效地预防低血压发生。但有人证明,对于临床频频出现的晕厥,酷似阿-斯综合征发作的这一恶性血管迷走型晕厥,单用药物治疗难于奏效时,结合植入房室顺序型永久起搏器不失为一有效的补救措施。

总之,晕厥作为临床上一个常见的症状可以有许多情况或者疾病引起,即可以是一个非常良性的过程,也可能是某种或者某些潜在性严重疾病的首发表现。仔细对病人的症状、病史、体征和心电图进行分析,筛查出高危和潜在高危的患者给予相应及时的处理,减少病死率,对良性的晕厥进一步分析原因给予可能的治疗,以减少晕厥的发作次数和继发伤害,是晕厥诊断和处理的主要原则与方向。

（王宇玫）

参 考 文 献

1　Strickberger S, Benson M, Biaggioni I, et al. AHA/ACCF Scientific Statement on the Evaluation of Syncope. Circulation 2006;113;316−327

2　刘文玲,胡大一. 中国晕厥诊断与治疗专家共识草案. 2006

3　Abu Shama AR, Kufri FH, Yassin IH. Brugada syndrome: an unusual cause of syncope in a young patient. Ann Saudi Med 2007;27(3):201−205

4　van Hemel NM. Adenosine and syncope: The conscious relationship? Heart Rhythm 2007;4(7):877−878

5　Massin MM, Malekzadeh-Milani S, Benatar A. Cardiac syncope in pediatric patients. Clin Cardiol 2007;30(2):81−85

6　Wyller VB, Thaulow E, Amlie JP. [Syncope in children and young adults]. Tidsskr Nor Laegeforen 2006;126(21):2831

7　Woodford H. The investigation of syncope in older patients. J Am Geriatr Soc 2007;55(4):634−635

8　Huff JS, Decker WW, Quinn JV, et al. Clinical policy: critical issues in the evaluation and management of adult patients presenting to the emergency department with syncope. Ann Emerg Med 2007;49(4):431−444

9　Martin TP, Hanusa BH, Kapoor WN. Risk stratification of patients with syncope. Ann Emerg Med 1997;29(4):459−466

10　Colivicchi F, Ammirati F, Melina D, Guido V, Imperoli G, Santini M. Development and prospective validation of a risk stratification system for patients with syncope in the emergency department: the OESIL risk score. Eur Heart J 2003;24(9):811−819

11　Quinn JV, McDermott D. Medical decisionmaking and the San Francisco Syncope Rule. Ann Emerg Med 2006;48(6):762−3; author reply 3

12　Kapoor WN. Current evaluation and management of syncope. Circulation 2002;106(13):1606−1609

13　Ebell MH. Syncope: initial evaluation and prognosis. Am Fam Physician 2006;74(8):1367−1370

14　American College of Emergency Physicians. Clinical policy: Critical issues in the evaluation and management of adult patients presenting to the emergency department with syncope. Ann Emerg Med 2007;49:431−444

15　Brignole M, Alboni P, Beenditt D. Task Force on Syncope, European Society of Cardiology. Guidelines on management (diagnosis and treatment) of syncope. Eur Heart J 2001;22;1256−1306

16　Brignole M. Diagnosis and treatment of syncope. Heart 2007;93(1):130−136

17　Jhanjee R，van Dijk JG，Sakaguchi S，Benditt DG. Syncope in adults：terminology，classification，and diagnostic strategy. Pacing Clin Electrophysiol 2006；29(10)：1160－1169

18　Pevzner AV，Kuchinskaia EA. Observation and provocation in diagnostics of syncope. Vestn Ross Akad Med Nauk 2007(4)：30－35

19　Dovgalyuk J，Holstege C，Mattu A，Brady WJ. The electrocardiogram in the patient with syncope. Am J Emerg Med 2007；25(6)：688－701

20　Salameh E，Kadri Z，Neemtallah R，et al. Heart rate variability and vasovagal syncope. Ann Cardiol Angeiol (Paris) 2007；56(2)：88－91

21　Cotiga D，Ehlert F，Sherrid M. Syncope，other risk factors，and the implantable defibrillator for sudden death prevention in hypertrophic cardiomyopathy. Anadolu Kardiyol Derg 2006；6 Suppl 2：55－60

22　Sweeney B，Jaffer M. Treatment of neurocardiogenic syncope. Anaesthesia 2007；62(6)：632－633；author reply 3

心力衰竭

第34章 心力衰竭

Chapter 34

第一节 概　　述

心力衰竭(心衰,Heart failure,HF)是一种复杂的临床综合征,是各种心脏病的严重阶段,是各种原因引起的心肌病变(坏死、炎症、心肌损害等)及血流动力学负荷过重(压力负荷和容量负荷)造成心脏结构和功能的改变,导致心室射血功能的低下及心室充盈的障碍。其主要的特点是呼吸困难和乏力,运动耐量下降,液体潴留,肺循环和体循环的淤血和水肿,严重影响了生活质量,是各种心脏疾患的终末阶段。

心力衰竭临床综合征可以是心包、心肌、心内膜或大血管疾病所致,大多数患者的症状是左室功能受损所致,可以是心腔明显扩大,室壁运动障碍的收缩功能低下,也可以是心腔大小、排血功能无明显异常的充盈障碍。许多患者同时存在收缩功能和舒张功能的障碍,左心衰竭往往发展成右心衰竭及全心衰竭,但有些疾病也可首先是右心病变所致右心衰竭。

一、妇女与心力衰竭的流行病学

心力衰竭已经成为心血管疾病的主要问题,是严重威胁人类健康的疾病。随着心血管疾病防治工作的开展与新的进展,使许多心血管疾病患者治愈或降低了死亡率,改善了生活质量,延长了存活时间。近些年来,由于对心血管疾病危险因素的重视,使冠心病等疾病发病率有所下降。但随着人口老龄化,心力衰竭的发病率仍然呈上升趋势。据美国的统计,心衰的患者约有 500 万,且

每年有近 50 万病人首诊为心衰。在近 10 年期间,因心衰住院的人数约从每年 55 万增加到 90 万人,以心衰为主要或次要诊断的人数从 170 万增加到 260 万。每年将有近 30 万病人死于心衰。尽管治疗在不断进展,但死亡人数仍在增加。在 65 岁以上的人群中 6%~10% 患有心衰,住院的心衰患者中,80% 是 65 岁以上。心衰的死亡率不亚于恶性肿瘤,NYHA Ⅳ级心功能者,一年死亡率可达 50%。心衰的治疗耗费了大量的费用,在美国每年需要支付 5 亿美元用于心衰的药物治疗。在欧洲也是同样的情况,发达国家用于心衰的治疗费用占整个卫生支出总量的 1%~2%,其住院费用是肿瘤的 2 倍,已成为社会和家庭的沉重负担。

关于不同性别心力衰竭的发生率,不同的研究报告不一。20 世纪 80 年代有的报告心衰每年的发生率女性为 4.7/1000,男性为 2.3/1000,而在 45 岁或以上的人群中,经过年龄的校正,男、女分别为 7.2/1000 及 4.7/1000。弗莱明翰心脏研究(Framingham Heart Study,FHS)分析了 1948—1988 年 652 例心衰患者(51% 为男性),诊断心衰的年龄越来越大,20 世纪 50 年代平均 (57.3±7.6)岁,60 年代为(65.9±7.9)岁,70 年代为(71.6±9.4)岁,80 年代则为(76.4±10.0)岁。平均存活率男性为 1.7 年,而女性为 3.2 年。1 年、5 年生存率男性分别为 57%、25%,而女性则为 64%、38%。随着年龄的增长,男、女死亡率均增

加,但经过年龄校正后,女性的生存率优于男性。

Gillum 报告的资料来自国家健康统计中心,1970—1985 年,35～75 岁心衰患者,男性病死率高于女性。另一组流行病学的资料显示,年龄 55 岁以上的心衰患者,15 年病死率男性为 71.8%,女性为 39.1%。以上有限的资料可能与男性冠心病发病人数多于女性有关。女性瓣膜病较为常见,高血压心肌病变男、女受累相似,虽然特发性心肌病、瓣膜病导致的心衰预后较冠心病更差,男性可能受此影响,而女性似乎对不同的病因影响不甚明确。

Echeverria 对 50 例临床有心衰症状的患者进行超声心动图检查,发现 70% 男性患者有收缩功能的减退,而女性患者仅为 40%,故女病人可能与左室舒张松弛异常或扩张有关。FIRST 试验对 471 例(女性 112 例)EF＜25% 心衰患者经 Cox 危险比率模型检测,男性和女性相比,死亡的相对危险为 2.18,$p<0.001$。

Adams 对 380 例男性,177 例女性心衰患者平均随访 2.4 年,女性 EF 值略高于男性(29%±1%,24%±0.6%)男性平均为 52 岁,女性为 59 岁,各种原因死亡及心血管病死亡,男性均高于女性,经过基线左室功能校正后仍然如此。

但也有些作者认为,性别不是心衰预后的危险因素。Worcester Heart attack 研究对 4 100 例急性心肌梗死后或心脏停跳后亚组分析,对发生心衰者长期预后男、女是相似的。

SOLVD 试验,6 273 例中 74% 为男性,入组患者中,女性年龄高于男性,分别为 66 岁、61 岁;70% 为缺血性心脏病;1 年的终点事件女性多于男性;各种原因死亡,男、女分别为 17%、22%;心衰死亡为 9%、12%,因心衰需再次住院 17%、22%;与女性相比,男性死亡相对危险性 0.7,可能与女性年龄大,冠心病患者多有关。但仅是在白人中,而在黑人中,男性与女性各种原因死亡与再住院是相似的。

根据中国心力衰竭流行病学调查资料,抽查了不同地区 10 个省市中 10 个县和 10 个地区,共 18 912 人,实际共完成 35～74 岁居民 15 518 人。心衰患病率为 0.9%,其中男性为 0.7%,女性为 1.0%,女性高于男性。各年龄段均是女性高于男性,随着年龄增高,心衰的患病率显著上升,北方

地区高于南方地区,北方地区男、女患病率分别为 1.3%、1.5%,而南方地区为 0.3%、0.7%。上海对 12 家医院住院心衰患者 2 178 例的统计,男、女比例为 4:3,女性少于男性。而中国部分地区 42 家医院住院心衰 10 714 例的统计,男女之比为 1.31:1。

但需要注意的是,据 FHS 资料,女性诊断心衰年龄高于男性,分别为 71.9 岁及 68.1 岁。欧洲扩张性心肌病登记资料女性为 45 岁,男性为 42 岁,但女性的心衰症状更重,可能与男性有社会与文化的差别,妇女在寻求医疗救助常较晚有关。

二、妇女心力衰竭的病因学特点

以上流行病学特点可能与引发心衰的疾病有一定关系。FHS 研究以及西方一些资料中,女性心衰患者生存率优于男性,与男性冠心病发病人数较多有关,而冠心病心衰的病死率较高。如 FHS 研究中,男、女冠心病心衰患者分别是 59%、48%,而以前有心肌梗死病史则分别为 80%、57%。冠心病男、女死亡的危险性是相似的。而非缺血性心脏病心衰,男性死亡的危险性较女性高。心脏瓣膜病女性高于男性,男性为 12%,女性为 20%。在我国,女性心衰患病率高于男性,与风湿性心脏病发病率女性高于男性有关。我国的 2 178 例心衰住院患者调查:1980 年,风湿性瓣膜病是心衰的第一病因,占 46.8%,而在 2000 年,冠心病成为第一病因,风湿性瓣膜病降为第三位病因。高血压心衰据美国 FHS 统计在心衰患者中女性为 26%,男性为 21%,在校正了危险因素后,高血压发生心衰的相对危险性女性为 3.0,男性为 2.0,但高血压所致心衰,5 年生存率较差,男性为 24%,女性为 31%。

特发性扩张性心肌病引起心衰,在 FHS 研究资料中是较少的,两性相似,约为 7%。但在其他一些美国及欧洲的报道,则男性高于女性。糖尿病能增加发生心力衰竭的危险性,女性几乎 2 倍高于男性,糖尿病心衰者,女性为 26%,男性为 14%。糖尿病发生心衰的危险与需要胰岛素治疗、高血压、年龄、血脂状态有关。有些研究认为在肥胖女性糖尿病患者中,随着年龄老龄化,心衰的危险性增加,特别在心肌梗死后患者。

根据美国流行病资料,女性发生心衰的危险

性在伴有糖尿病、高血压肥胖患者中较高。酒精性心肌病的心衰,男性更常见,但女性较男性对酒精心脏毒性作用更敏感。甲状腺功能亢进心衰,女性明显高于男性。

三、不同性别左室肥厚心室重塑的差异

导致心力衰竭发生、发展的基本机制是心室重塑,是由于一系列复杂的分子和细胞机制导致心肌结构、功能和表型的变化,临床可表现为心肌质量、心室容量的增加和心室形状的改变。

虽然男、女性别心衰的病理生理机制是相同的,但是女性有其特点,在心脏瓣膜病压力负荷增加时,如老年性主动脉瓣狭窄,或流出道受阻时,女性射血功能、心脏指数要高于男性。射血功能的降低,男、女分别为64%、18%。虽然左室肥厚绝对值男性大于女性,女性趋向于向心性室壁增厚,而左室腔不大(左室半径/室壁厚度比率低),因而有较好的收缩储备功能,虽然气短、心绞痛等临床症状相似,而女性在无明显收缩功能低下的情况,可能与左室腔充盈受损而致舒张功能不全有关,因此女性左室重构心脏几何形状的特点,可使室壁张力较低,左室收缩储备功能较好。TOMHS研究中,对轻度高血压患者用超声心动图法测定心脏结构,心肌肥厚指数女性高于男性。心衰是随着年龄的老化而发病率增加的,因此,男、女性别心脏重塑的不同与生物学机制有关。老龄化后,心肌细胞的保存与细胞凋亡有关,形态学的研究认为,老龄化后,女性心脏心肌细胞数量和结构的保存优于男性,通过凋亡心肌细胞的丢失伴随着其他心肌细胞反应性容量增加。如果上述的假设是正确的,那么慢性压力负荷的损害使心腔扩大而无向心性心室肥厚的重构男性更多见。正常老龄化,病理性心力衰竭时,与性别有关的细胞凋亡的差异需要进一步在病人和心衰实验动物模型中进行研究。基础研究显示,不同性别的动物对压力负荷后左室反应及过渡型心力衰竭是不同的。Pfeffer等报道了自发性高血压雄性鼠发生心力衰竭,其左室压力、心搏量、射血分数下降均早于同龄雌性鼠。有的作者观察到不同性别鼠对缩窄升主动脉后严重压力负荷反应,雌鼠更有利于左室肥厚性重塑(低的左室半径/室壁厚度比率),同时调节心肌收缩及钙内在稳定的左室

基因表达与雄鼠也不同。以上的观察支持以下的观点:即不同的性别在发生心衰的过程中,左室重塑和对压力负荷反应基因表达是不同的。但细胞机制不是惟一的。

在主动脉关闭不全,容量负荷增加,男、女也是不同的。Klodas等观察到尽管射血分数降低,左室壁张力、心室容量增加男女是可比的,但手术前女性心力衰竭症状更重。经年龄校正后,晚期死亡率女性更差。因此,女性对压力负荷反应左室肥厚性重构,有助于心室射血功能的储备,但对瓣膜损害,左室容量负荷过重,女性却并不有利。对于二尖瓣关闭不全、容量负荷过度所致的心脏重塑及心衰的临床表现,男、女的差别尚无报道。

四、不同性别心衰患者治疗的差异

近半个世纪以来,随着对心力衰竭病理生理机制研究的进展,治疗的模式在不断的变化,从最初的心-肾模式,强心、利尿药的应用到心-血流动力学模式,血管扩张剂及新型正性肌力药物的应用,这些虽然改善临床症状,但不能改善长期的预后。近些年来,认识到心室重塑是心衰发生、发展中的基本机制,各种原因所致的心脏损害引发心脏结构改变的过程中,有多种内源性的神经内分泌和细胞因子的激活,包括交感神经系统(去甲肾上腺素的增高)、肾素-血管紧张素-醛固酮系统、血管升压素、内皮素、利钠肽及细胞因子的激活(如 TNF-α,IL-6 等),形成心-神经体液模式,因此阻断了过度激活的神经内分泌系统就能阻断心室重塑。血管紧张素转换酶抑制剂(ACEI),β 受体阻滞剂已经成为心力衰竭治疗的基本药物,长期应用能改善心肌的生物学功能,改善临床症状和心功能,提高生活质量,降低死亡和心血管事件的危险性。那么,男性、女性治疗的受益是否相同呢? 表 34-1 总结了几个临床试验的情况。

对女性受益少的试验尚需进一步研究,可能与妇女样本量少,所需剂量不同,对治疗反应的不同有关,同时尚需考虑其他的相关因素,如年龄、病因、左室功能等,DIG 试验样本量大,男性心衰患者用 Digoxin 后,能降低住院的危险性,而女性患者并不明显。

表 34-1　一些临床试验显示女性心衰患者治疗受益情况

临床试验	总例数	女性比例	女性患者数	女性受益情况
CONSENSUS(Enalalparil)	253	30%	76	受益少
SAVE(Captopril)	2231	18%	402	受益少
TRACE(Trandolapril)	2606	29%	501	受益少
SOLVD(Enalalparil)	2569	20%	514	受益少
DIG(Digoxin)	7788	25%	1947	未受益
GESSICA(Amiodaroe)	516	20%	101	受益
Carvedilol	1094	23%	256	受益
CIBIS Ⅱ(Bisoprolol)	2827	18%	515	受益
RALES(spironolactone)	1663	27%	446	受益

ACEI 对有症状、无症状的心力衰竭的有益作用,通过多项大规模临床试验已被公认,但上述女性患者的治疗情况数量较少且缺乏与男性患者的直接比较,因此尚需进一步的研究。在 SOLVD 预防试验中,对左室射血分数降低的无症状患者,女性占 11%,但在 SOLVD 用依那普利预防试验和治疗试验中,虽然有不同性别的死亡率、终点事件与药物相关的不良反应,但无独特的资料显示不同性别直接比较的研究结果。依那普利副作用女性大于男性,女性咳嗽 10%,而男性为 4.2%,而安慰剂则为 3.0%、1.8%,可能与女性患者入选的年龄大有关系,因为大于 65 岁与小于 56 岁相比,依那普利引起的低血压、咳嗽、氮质血症、高血钾,前者为 33%,后者为 23%。CONSENSUS 试验,人数较少,女性患者仅 30%,但依那普利治疗与对照组相比,6 个月的死亡的危险性,男性降低 51%,而女性仅 6%。但在其他一些有症状心衰患者 ACEI 长期临床试验中,无资料来说明不同性别比较的区别。SAVE 试验女性患者比例较少,与对照组相比,卡托普利降低各种原因的死亡危险性 22%,而女性为 2%,心血管死亡及事件的危险性,分别为 28%、4%。但在 TRACE 研究中,群多普利拉与对照组相比,死亡的危险性下降男、女分别为 26%、10%,但无显著性差异。

在低 EF 值女性患者能否从预防缺血事件中得益呢? SLOVD 试验亚组分析,对照组因心肌梗死、不稳定心绞痛住院的,男、女相似,分别为 28.8%、24.6%,但在依那普利治疗组则女性得益更大,危险性下降男性为 19%,而女性 35%。

HOPE 试验 9 297 例中女性占 27%,雷米普利降低无心衰患者预防心肌梗死、卒中、心血管死亡的危险性,男、女是相似的。

尚不清楚,上述研究的差异是否仅与女性患者数量少有关? 有无可能对血管紧张素转化酶,血管紧张素在发生、发展心衰和晚期缺血事件有生物学相关的差异? 需要进一步的临床研究。

ATLAS 试验(3 164 例)比较两种不同剂量赖诺普利对心衰患者死亡及住院的影响,平均随访 4 年,相对的得益男、女相似。

ELITE Ⅱ试验入选 3 152 例病人,女性心衰患者为 30%(966 例),卡托普利与血管紧张素Ⅱ受体拮抗药(ARB)氯沙坦相比,在男性、女性患者中治疗的效果相似。另一项 VAL-HeFT 试验中,入选患者 5 010 例,女性约占 20%,在常规治疗心力衰竭的基础上(包括 ACEI、β 受体阻滞药、洋地黄等),观察缬沙坦与安慰剂的疗效对比,平均随访时间 2 年以上,结果用缬沙坦组病死率、病残率联合终点的危险性降低 13.3%(P=0.009),亚组分析,男性、女性疗效相似。

2003 年 9 月所公布的 CHARM 试验引人注目,入组 7 601 例(女性 2 400 例),一半用坎地沙坦,一半用安慰剂,有 3 项子研究(即不能耐受 ACEI 替代治疗、对 EF>40% 的治疗利益、在 ACEI、β 受体阻滞药、螺内酯和常规治疗基础上加用 ARB)。总体情况和 3 项子研究均显示坎地沙坦的得益,总死亡率下降 9%,心血管死亡率下降 12%,因心衰的住院率下降 21%,亚组分析,男、女性别同样得益,无明显差异。

还有多项临床试验显示了 β 受体阻滞药对心

力衰竭的治疗效果。CIBIS Ⅱ试验中,女性患者为 18%,冠心病较少,高血压较多,女性患者生存率更优于男性。在美国 4 项卡维地洛试验中,女性为 23%,男、女心衰治疗效果相似。

在对心衰患者治疗基础上加用醛固酮拮抗药的 RALES 试验中女性 27%,用药组与对照组相比,男、女死亡的相对危险相似,均为 0.70。

关于心脏移植,在 35 000 统计中,约 20% 为女性患者,生存率男、女是类似的。1 年生存率为 85%,6 年生存率 60%,早年统计资料认为,女性生存率降低,但近年来的资料认为,男、女无明显差异。女性出现排异反应的时间较早,排异率高于男性。在移植后心功能改善男、女也类似,但女性较易出现免疫抑制药药物不良反应。

不同性别心衰总的存活率及对治疗效果的差别需要考虑多种因素,应从年龄、病因、左室收缩功能状况、临床疾病的严重程度、是否合并糖尿病、其他疾病情况、生活状态等去进一步分析比较研究,在这些研究以后方能得到女性与男性的差异。

五、心力衰竭患者的临床评定

女性和男性一样,应对心衰患者进行临床评定,包括①心脏病性质和程度;②心功能不全的程度;③液体潴留及其严重程度;④其他生理功能评价,如血流动力学异常情况,有无心律失常等。

进行这些评定的方法,需收集完整的病史、全面的体格检查,进行心电图、必要时需检查运动心电图及动态心电图、X 线检查、超声心动图、核素心室造影及心肌灌注显像,以及冠脉造影、左室造影等。

关于心功能评估,目前临床仍沿用,NYHA 心功能分级标准,但 6min 步行试验也有助于评价心功能状态及对治疗的反应。

六、心力衰竭的预防及进行性加重的预防

与男性患者一样,女性心衰的发生、发展也是一个"进行性"的进程,因此预防其发生、发展十分重要。

中华心血管病学会及杂志制定的心衰治疗建议中,对心衰预防提出了:①防止初始的心肌损伤,需积极控制引发各种心血管疾病的各种危险因素。②防止心肌进一步损伤,患病后及时治疗,如急性心肌梗死的再灌注治疗,二级预防等等。③防止心肌损伤后的恶化,当已有左室功能不全时,应用 ACEI 等药物,降低心力衰竭的死亡、住院、心血管事件的危险性。

2006 年 ACC/AHA 慢性心衰指南,对心衰进展分成了 4 期,这对心衰进展的防治有参考意义。

A 期:患者有发展成心衰的高危因素,但尚无心脏结构(心肌、心包、心脏瓣膜)的异常,也无心衰的症状与体征,这些患者往往有高血压、冠心病、糖尿病等,曾用过对心脏有毒性的药物、饮酒过量、有风湿热病史、心肌病家族史等。在此期间应积极控制、治疗已有的高血压等疾病,各种危险因素,如戒烟、调脂治疗、限酒及禁止药物的滥用,应有规律的运动,部分患者可用 ACEI。有室上速患者应控制心室率,治疗甲状腺功能异常,定期评估心衰的症状和体征。

B 期:已有导致心力衰竭的心脏结构的异常,但尚无心衰的症状与体征,已有左室肥厚、纤维增生、左室扩张、心室收缩力的减退、有心肌梗死等。此期仍需 A 期的各项措施,有心肌梗死者应用 ACEI、β 受体阻滞药、射血分数降低者也应应用这两类药物,有瓣膜狭窄或关闭不全的血流动力学变化者,行瓣膜置换或修补治疗。定期评价心衰的症状和体征。

C 期:已有心脏结构病变,且有或曾经有过心力衰竭的症状,如呼吸困难、乏力、运动耐量下降,或有过症状,经治疗后已消失,仍应有 A、B 两阶段的各项措施,有液体潴留者用利尿药,限盐,凡无禁忌证者应用 ACEI 及 β 受体阻滞药,对有症状又无禁忌证者使用洋地黄,停用对患者临床有不良影响的药物(如非甾体类抗炎药,大多数的抗心律失常药物和钙拮抗药)。心功能Ⅳ级、肾功能正常、血钾正常可以用螺内酯,对 ACEI 不能耐受者可用 ARB 或可以合用肼屈嗪(肼苯哒嗪)和硝酸盐。该期患者分为射血分数正常和降低 2 类人群。

D 期:经过充分治疗仍有明显症状的顽固性心衰。此时除了用以上 A、B、C 三个阶段的治疗措施外,可静脉使用正性肌力药物,机械辅助设备,心脏移植,或需给予临终关怀。

第二节 病 理 生 理

对于心衰病理生理学方面的研究在不断的进展,以前,心衰曾一度仅仅看成是左心室泵血功能不全。但现在已知道,心衰是一种有许多心脏外因素参与的非常复杂的临床综合征,它包括神经内分泌的激活和细胞因子的释放。20 世纪 60～70 年代的血流动力学学说已不足说明其机制,仅与临床表现有关。近 10 年来的神经内分泌学说已为人们广泛接受,而且已在对慢性心衰患者的治疗方面产生显著的影响,并得到良好的结果。以往主要用于提高心肌细胞和循环中 cAMP 水平和提高心肌收缩能力的药物被逐步弱化,而用于阻断过度激活的神经内分泌的药物逐渐成为心衰治疗的基石。新的治疗策略,如阻断细胞因子、内皮因子、蛋白质肽类和刺激心房肽的药物,反映了人们对心衰病理生理更深更广的认识和理解。

心力衰竭的病理生理十分复杂,当心肌收缩力减弱时,出现了代偿机制,即①Frank-Starling定律,增加心脏前负荷,使回心血量增多,心室舒张末容积增加,从而增加心脏做功,增加心排血量。②神经内分泌、细胞因子的激活。③心肌肥厚、重塑。但这些代偿机制作用有限。当心衰发展成慢性时,则神经内分泌、细胞因子长期激活更促使了心肌重塑,加重心肌损伤,心功能恶化,形成恶性循环。

心肌细胞水平的心肌收缩力的损伤有其生物化学和分子水平异常的基础。心衰是内源性神经内分泌和细胞因子激活后的一系列进程的结果,同时也是对某一个"诱发事件"的反应,通常是某种急性的心肌损伤或基因程序的突变。虽然导致神经激素激活的机制目前尚不完全明确,但心衰这一临床综合征已被认为是左心室重构的进展和恶化。心室大小(包括心肌重量、心室容积)和形态的改变可以继发于心肌的损害。

一、心力衰竭发病的生物学基础

(一)心肌细胞收缩的分子生物学

心衰的本质是心肌收缩性的减弱。心肌的收缩物质是组成粗、细肌丝的心肌蛋白。粗肌丝的主要成分是肌球蛋白(myosin),其分子量约 50万,全长 1 500A,一端为杆状的尾部,另一端为粗大的头部(S_1),二者之间是能弯曲的颈部(S_2)。头部又分成两片,是 ATP 酶的活动中心,它在肌动蛋白和肌球蛋白之间的搭桥和粗细肌丝之间的滑行中起着重要作用。向肌球蛋白和肌钙蛋白是调节蛋白,本身不起收缩作用,但能调节肌动蛋白与肌球蛋白的联结,而使心肌纤维发生收缩和舒张。肌钙蛋白由三个亚单位组成,即向肌球蛋白亚单位(tropotroponin,TnT)、抑制亚单位(inhibrtor troponin,TnI)钙结合亚单位(calciumcombining troponin,TnC),它们在心肌兴奋-收缩耦联中起重要作用。而 Ca^{2+} 在心肌兴奋时的电活动与机械收缩之间起偶联作用。当心肌除极化时,Ca^{2+} 从细胞外转移到心肌细胞的胞质中,同时也从肌质网释放入胞质。因此胞质内 Ca^{2+} 浓度升高(由 10^{-8} M 升至 10^{-5} M)。此时肌钙蛋白的 TnC 即迅速与 Ca^{2+} 结合。这种结合相继使 TnC 和 TnI 的构型发生变化,其结果是 TnI 从肌动蛋白移开。这种构型变化又可通过 TnT 影响向肌球蛋白的位置,使向肌球蛋白旋转到肌动蛋白两条螺旋状链的深沟中,从而使肌动蛋白的受点暴露而与肌球蛋白头部相接触,形成横桥。S_1 的 ATP 酶随即作用于 ATP 而释放能量,肌动球蛋白(actomyosin)乃发生收缩。心肌收缩后,由于 Ca^{2+} 又重新移到细胞外及进入肌质网,胞质内 Ca^{2+} 浓度又降至 10^{-8} M。此时,肌钙蛋白的 TnC 失去了 Ca^{2+},TnC 和 TnI 的构型恢复原状,故 TnI 又与肌动蛋白结合,进而通过 TnT 使向肌球蛋白从肌动蛋白的深沟中转移出来,而恢复原来的位置。于是肌动蛋白上的受点又被掩盖,肌动球蛋白重新解离为肌动蛋白和肌球蛋白,横桥解除,心肌舒张。

(二)从心肌分子结构及兴奋收缩耦联过程的基础出发

目前认为心肌负荷过重和心肌受损等病因引起心肌收缩性减弱的一般机制大致有下述几个方面。

1. 心肌能量代谢障碍 ①能量生成(释放)障碍:心肌主要借各种能源物质包括脂肪酸,葡萄糖等的有氧氧化而获得能量。心肌细胞对氧的需要量很大,摄取能力很强,在正常安静情况下,冠状动、静脉血氧含量差可高达14ml%。可见,心肌氧供给不足或有氧氧化过程的障碍,均可使心肌细胞内的能量生成不足而导致心肌收缩性减弱。严重的贫血、冠状动脉硬化、维生素B_1缺乏均可引起心肌能量生成不足。肥大的心肌也可因心肌缺氧而导致能量生成不足。②能量利用障碍:在心肌细胞内氧化磷酸化过程中所产生的ATP,在心肌兴奋-收缩偶联过程中受到肌球蛋白头部ATP酶的作用而水解,为心肌收缩提供能量。实验表明,部分动物的心肌由肥大转向衰竭时,心肌耗氧量和ATP含量并不减少而完成的机械功却显著减少,说明心肌利用ATP中的化学能作机械功的过程有障碍,即心肌的能量利用发生障碍。

2. 兴奋-收缩偶联障碍-Ca^{2+}的运转失常 近年来,在心力衰竭的发病机制中,因Ca^{2+}运转失常引起的心肌兴奋-收缩偶联障碍,受到了很大重视。正常心肌在复极时,心肌细胞内肌质网的ATP酶(钙泵)被激活,从而使胞质中的Ca^{2+}逆着浓度差被摄取到肌质网中储存;同时,另一部分Ca^{2+}则从胞质中被转运到细胞外。于是心肌细胞胞质Ca^{2+}浓度降低,心肌舒张。心肌除极化时,肌质网向胞质释放Ca^{2+},同时又有Ca^{2+}从细胞外液进入胞质,因而胞质中Ca^{2+}浓度增高,心肌收缩。

心肌兴奋-收缩偶联障碍的发生机制主要有以下几方面:

(1)肌质网摄取Ca^{2+}减少:有人发现,在过度肥大的心肌中,肌质网ATP酶的活性降低,因而在心肌复极时肌质网摄取和储存Ca^{2+}的量减少,除极化时肌质网向胞质释放的Ca^{2+}也因之减少。由此所引起的心肌细胞除极化时胞质内Ca^{2+}浓度的低下可能是心肌收缩性减弱的重要原因。另据报道,在肌质网摄取Ca^{2+}减少的同时,线粒体对Ca^{2+}摄取量增多,但线粒体在心肌除极化时向胞质释放Ca^{2+}的速度却非常缓慢。Ca^{2+}在心肌细胞中这种异常的分布也是胞质Ca^{2+}浓度降低的一个原因。此外,还有人认为线粒体内Ca^{2+}的增多可引起氧化磷酸化脱偶联,从而使能量生成不足。

(2)酸中毒和高钾血症 Ca^{2+}的运转也受H^+和K^+的影响:在心力衰竭时的缺氧,可使细胞外液H^+和K^+的浓度增高。有研究发现,细胞外液H^+浓度增高时,Ca^{2+}的内流会减慢,造成心肌兴奋-收缩偶联障碍。细胞外液中的K^+和Ca^{2+}在心肌细胞上有互相竞争的作用。当外液中K^+浓度升高时,动作电位中Ca^{2+}内流就减少,因而心肌胞质中Ca^{2+}浓度降低,这也是引起心肌兴奋-收缩偶联障碍的一个因素。

3. 心肌的结构破坏 严重缺血时的心肌坏死以及急性炎症时的心肌变性,坏死等均可导致心肌收缩蛋白大量破坏,从而引起心肌收缩性显著减弱。心肌肥大是一种有力的代偿形式,然而它不是无限度的,如果病因历久而不能被消除,则肥大心肌的功能便不能长期维持正常而转向心力衰竭。后负荷过重时引起向心性肥厚,容量负荷过重时导致心室离心性肥厚及心室腔扩大。而代偿性心肌肥大是一种不平衡的生长形式。这种在器官、组织、细胞、分子等不同的水平上都有其特征性表现的不平衡生长,是肥大心肌转向功能不全的基础。

(1)器官水平上的特征:从整个心脏来看,不平衡生长表现为心脏重量的增长超过了支配心脏的交感神经元轴突的生长,因此心脏内交感神经分布的密度显著地低于正常。而且,肥大心肌中儿茶酚胺合成减少而消耗增多,这种神经支配和递质含量方面的变化,就会促使心肌兴奋-收缩偶联发生障碍,从而导致心肌收缩性减弱。

(2)组织水平上的特征:表现在心肌内微动脉和毛细血管的生长明显地落后于心肌细胞体积的增长,造成单位重量的心肌毛细血管数目减少,氧的弥散间距增大,故心肌缺氧。这样的患者在安静状态下,大部分储备毛细血管已经开放,故当负荷增加时,功能性毛细血管数不能再有显著的增加,氧的弥散间距也不能明显缩小。因此肥大心肌在负荷增加时常处于缺氧状态,导致有氧代谢减弱,能量生成不足,心肌收缩性减弱。

(3)细胞水平上的特征:表现为细胞体积和重量的增加大于其表面积的增加,即肥大心肌的表面积与重量之比降低。而细胞表面的胞膜(sarcoplasmic membrane)正是Na^+-K^+、Na^+-Ca^{2+}等离子转运所必经的部位。故细胞面积的相对减少可使细胞转运离子的能力减弱,包括Ca^{2+}内流相对不足,从而使心肌细胞的功能降低。近年来电镜的观察还证实，肥大心肌内线粒体数量与心肌细胞体积的比值减小，线粒体膜表面积与心肌纤维重量的比值也明显减少，因而肥大心肌内生物氧化作用相对减弱。这也是肥大心肌能量生成不足的原因之一。

（4）分子水平上的特征：表现为肌球蛋白分子的重节片（头部）和轻节片（尾部）的比值降低，即头部在整个分子中所占的比重减少。而头部正是 ATP 酶所在的部位，头部比重的减少，就可使 ATP 酶的活性随之相对降低。此外，ATP 酶又受 Ca^{2+} 的激活，心力衰竭时，由于 Ca^{2+} 向肌球蛋白横桥部位转运缓慢，可使 ATP 酶活性进一步降低。体外实验表明，衰竭心肌中 ATP 酶的活性降低 20%～30%。ATP 酶活性的降低使心肌能量利用发生障碍，因而心肌收缩性减弱。

临床上心力衰竭的发生发展，往往是多种机制共同作用的结果。例如，贫血和维生素 B_1 缺乏主要引起心肌能量生成障碍，但当心肌因负荷加重而代偿性肥大，即发生心肌的不平衡生长时，又可发生心肌能量利用障碍和兴奋-收缩偶联障碍。高血压慢性心瓣膜病引起心肌肥大时，固然以兴奋-收缩偶联障碍和能量利用障碍为主，然而在高度肥大的心肌中也可能存在着相对的缺血缺氧，因而也可有能量生成障碍。

二、心衰的发病机制

20 世纪 80 年代以前，血流动力学异常一直被认为是心衰发生发展的机制。然而，实践证明，血流动力学参数仅与症状相关。80 年代后期，心衰发病机制的研究有了重大进展，人们认识到，在慢性心衰时有神经内分泌的过度激活，激活的神经激素不仅对血流动力学有恶化作用，而且对心肌有直接毒性作用。近年来，随着细胞分子生物学的研究进展，心衰发病机制的研究也被拓展到了细胞分子水平。长期、慢性循环和组织水平的神经激素、细胞因子的激活，促进了心肌重塑，加重心肌损伤和心功能恶化，后者又进一步激活神经激素、细胞因子等，如此形成恶性循环。

（一）神经内分泌激活

早在 20 世纪 60 年代初期，研究者发现，在心衰患者的血循环中去甲肾上腺素（NE）浓度升高。随后对心衰时神经内分泌的改变进行了大量研究

并阐明，在初始的心肌损伤后，心功能减退，心排血量减低及心室壁应力增高，循环内分泌迅速被激活，包括交感神经系统（SNS）、肾素-血管紧张素-醛固酮系统（RAAS）、血管升压素（AVP）、利钠肽和内皮素（ET）等。这些系统的激活有助于维持外周动脉血压及冠状动脉和脑动脉的血流灌注压，扩张血容量，增加心肌收缩力。其结果短期内在一定程度上对血流动力学紊乱起到代偿作用。若心肌损伤及时恢复，循环内分泌也可恢复正常或仅有轻度增高，此时进入代偿阶段。在较长的代偿阶段中，心脏局部的自分泌和旁分泌持续激活并在心室重塑中起重要作用，最终损伤心肌，进入适应不良阶段而发生显著的心衰，循环内分泌重又被激活，如此形成恶性循环。

（1）SNS 激活：心功能受损后心排血量下降，通过加压反射引起交感神经兴奋，大量 NE 从肾上腺能神经末梢释放入血循环，使血浆 NE 水平升高。NE 通过 β-受体和细胞内 G_s 蛋白-腺苷酸环化酶（AC）信息传递系统增加细胞内钙离子浓度，对心肌产生正性变时变力作用，加快心率、增加心肌收缩力，心排血量增加，同时收缩外周阻力血管及容量血管，维持血压及心室充盈压，对心衰起到代偿作用。但心衰时由于降压反射异常，不能制约交感神经的过度激活，使血浆中 NE 浓度持续增高，可引起一系列不利影响：①心肌缺血加重：心率加快，外周血管收缩，心脏前后负荷增加，导致心肌耗氧增加，而冠脉收缩，加之心室舒张期缩短，导致心肌供血不足；②心肌收缩力进一步下降：心衰时心肌内 SNS 激活不均匀，相邻心肌细胞之间收缩、舒张不协调；高浓度的 NE 使 β-受体下调及其信号转导异常，使 β 受体介导的心肌收缩力减弱；另外心肌细胞合成收缩蛋白成分发生改变；③高浓度的 NE 对心肌产生直接毒性作用：心肌细胞内钙离子浓度过高，造成细胞器和肌丝的破坏，引起细胞损伤甚至坏死，还可促进细胞凋亡；④刺激其他神经激素的释放增加，如 RAS、AVP 及 ET 增加，这些激素又通过中枢和外周途径进一步激活 SNS，形成恶性循环；⑤诱导致炎性细胞因子的表达。上述结果使心衰进一步加重。

已有 20 个以上大规模随机对照试验观察心衰患者应用 β-受体阻滞药治疗使死亡率及高住院

明显下降,说明阻滞 SNS 激活的重要性。

(2)RAAS 激活:RAAS 在心衰发展中起重要作用。心衰时 RAS 的激活受多方面因素调节:①心排血量下降;②SNS 激活;③利尿药的应用使血钠降低。上述因素均可使肾小球球旁细胞分泌肾素,导致 RAAS 活性增强。心衰时增大的室壁张力可能是局部 RAAS 激活的原因之一。血管紧张素 II(Ang II)和醛固酮(ALD)是 RAAS 的两大活性物质,Ang II 尤其重要。Ang II 的产生除了血管紧张素转化酶的途径,还有糜酶的途径。Ang II 有强大的血管收缩作用,并通过刺激 AT_1 受体增加心脏做功,ALD 可引起水钠潴留,增加血容量,在心衰时这些起代偿作用。但长期过度激活,心肌负荷加重,耗氧增加,会抵消最初的代偿作用。Ang II 还可在多个环节对心脏产生不良影响。它是引起心肌重塑的一系列生化反应的核心,可通过三磷酸肌醇和二酯酰甘油途径激活蛋白激酶 C,使转录因子蛋白磷酸化,最终导致新的收缩蛋白、生长因子及其受体的合成增加而使心肌肥厚。Ang II 还有细胞毒性作用,可通过 AT_1 受体介导,使细胞内钙离子超载,导致细胞坏死,并激活钙依赖性核酸内切酶,促进心肌细胞凋亡。ALD 有独立于 Ang II 和相加于 Ang II 的对心脏结构和功能的不良作用。除引起低钾、低镁外,ALD 可刺激成纤维细胞增生、胶原沉积,在心肌纤维化、心室重塑中起重要作用。此外,ALD 还诱发心肌缺血和室性心律失常。RAAS 的激活还可促进 SNS 激活,二者互为因果,相互促进,导致心功能恶化。近年来研究发现,不仅有循环 RAAS,还有局部组织 RAAS,许多器官的局部组织通过旁分泌和自分泌产生 Ang II。在心衰发展过程中更为重要,持续作用,导致心肌重塑。

目前已有 40 余项大规模临床试验说明了 ACEI(包括了血管紧张素受体拮抗药)治疗心衰的效果,更可说明阻滞 RAAS 激活的重要性。

(3)AVP:心衰时 AVP 水平增高是神经体液调节中又一重要环节。引起 AVP 水平增高机制尚不是很清楚,可能与心衰时心排血量降低、心房内牵张感受器敏感性降低有关。临床研究发现 AVP 水平经常与血浆肾素活性平行增加。Ang II 增加可直接刺激垂体释放 AVP。AVP 通过激活集合管主细胞基底侧的 AVP 的 V_2 受体起抗利尿作用,引起细胞外液潴留,游离水排除减少,导致低钠血症。低钠血症是心衰病人预后不良的一个指标。AVP 还可通过激活血管平滑肌上的 V_1 受体引起外周血管收缩。上述因素可能参与严重心衰的形成。临床研究表明,在心衰伴有肺淤血时血浆中 AVP 水平明显增高,还有研究表明 AVP 水平随心衰血流动力学和临床严重程度增加而增加。

(4)肽类激素:人体内有多种肽类激素,已证明血管扩张性利钠肽和血管收缩性内皮素与心衰发展密切相关。

①利钠肽类:包括心房利钠肽(ANP)、脑钠肽(BNP)及 CNP。正常情况下,ANP 主要在心房肌内合成,BNP 在心室肌内合成,CNP 则来源于内皮细胞,三者均可迅速被细胞外的中性内肽酶(NEP)降解。ANP、BNP 通过利钠肽 A 受体起明显的利钠作用,并通过 cGMP 介导起扩张血管、抗丝裂、抑制肾素、RAAS、SNS 和 ET 以及负性变力作用。其中 BNP 最为强力,对 NEP 的降解耐力也最强。而 CNP 通过利钠肽 B 受体起作用,独具扩张静脉作用。目前认为,这一系统在心、肾调节,尤其在血管内容量和动脉压的整合性调节中起重要作用,使机体维持最佳的完整性。

心衰时,循环中 ANP、BNP 增加,心肌组织中 CNP 增加。促使其释放的因素为心房、心室负荷增加,压力增高,室壁张力增高,容量负荷增加是其分泌的重要机制。在心衰早期,ANP、BNP 的增加引起入球小动脉舒张而出球小动脉收缩,从而增加肾小球滤过率,在集合管减少钠的重吸收,增加钠排出,同时抑制肾素和 ALD 的分泌,故可视为对 RAS 过度激活的一种对抗,是代偿反应,对阻遏心衰恶性循环,推迟病情进展有利。但严重心衰时,这种作用相对较弱,不足以抵消激活了的 SNS、RAS 的强力作用,另外,还可能与肾脏局部对利钠肽的敏感性降低有关。因此,尽管心衰患者血浆中 ANP、BNP 增加,但并未显示其独立的利尿、扩血管或抑制其他激素的作用。

临床研究表明,心衰时 ANP、BNP 明显增加。血浆 ANP 水平与 LVEF 及心排血指数呈负相关,与心衰严重程度及左房大小呈正相关,而与左房大小相关性最好,提示 ANP 水平增高是左房扩张的结果。BNP 分泌的主要因素是心室壁张力的增加,其血浆水平与心衰严重程度相关性较 ANP 好,有助于心衰诊断,评定治疗效果及预测心衰预后的指标。在早期无症状的心衰患者血浆中 BNP 的浓度即已升高,因此,BNP 可作为早期诊断心衰的敏感指标。

②ET:是一类具有多功能的生物活性多肽,可通过特异性受体发挥作用。ET 受体有 A、B 两种,ETA 主要分布在心血管组织,ETB 主要分布在肾肺等心血管外组织。ET 主要是局部自分泌和旁分泌激素,除引起血管收缩外,还可促进其他血管收缩物质如 5-HT、Ang Ⅱ 释放,抑制血管内皮依赖血管舒张因子的合成,故具强烈缩血管作用,是目前已知的最强烈、最持久的血管收缩因子。此外,还有正性肌力作用。心衰时,内皮细胞功能障碍,血管壁切应力改变,缺血缺氧和多种内分泌因子及细胞因子的激活,均可通过对 ET 基因转录和表达的调节刺激 ET 释放,肺淤血和肾灌注不良也使 ET 清除减少。增高的 ET 与 SNS、RAS 之间存在相互促进的正反馈作用,促进心衰进展。ET 长期刺激心肌收缩,增加心肌耗氧,加重心衰。此外,ET 还有强力致肥厚作用,其丝裂原作用使心肌发生非适应性肥大,并诱导心肌细胞胚胎基因再表达,影响成纤维细胞的胶原合成代谢,导致心肌纤维化,促进心室重塑,恶化心功能。ET 对心肌还有直接毒性作用,并有致心律失常作用。

临床研究发现,心衰患者血浆 ET 水平明显升高,且其水平与心功能、LVEF、运动耐量相关。经干预治疗后心衰患者心功能改善,ET 水平回落,若 ET 水平持续不降,提示预后不良。

(二)细胞因子激活

实验研究表明,心衰时免疫活性增强。许多致炎因子在衰竭心脏中表达,其中最有影响的是 TNF-α、IL-1 和 IL-6。这些细胞因子由激活的巨噬细胞或单核细胞产生。心衰早期细胞因子表达似乎是一种有益的反应,但其持续存在可触发心肌自身破坏性免疫反应。心衰时,体内心肌牵张可导致一些趋化因子的表达增加,使得巨噬细胞聚集。交感神经激活及血循环中儿茶酚胺增高对心脏毒性等方面的作用,活化了心脏局部的细胞因子。心肌细胞在缺氧应激情况下,可合成 TNF-α、mRNA 和其蛋白质。TNF-α 是一种具有多种生物学效应的细胞因子,在心肌细胞和成纤维细胞均有 TNF-α 的受体。TNF-α 通过受体介导诱发全身性和心脏局部的炎症反应,前者包括心衰时的特征性症状如恶病质及骨骼肌肌病,后者可引起心肌炎症、细胞增生、细胞凋亡及心肌重塑,使心衰恶化。有证据表明,TNF-α 在晚期心衰患者发生心功能不全、肺水肿、心室重塑及纤维化中起重要作用。TNF-α 与其他细胞因子可直接抑制心肌收缩性。IL-1β 能快速抑制成年鼠心肌细胞电压依赖性钙内流,TNF-α 可引起快速可逆的收缩期细胞内的钙峰值降低。细胞因子还可诱导心肌细胞、血管内皮细胞和平滑肌细胞合成诱生型氧化亚氮合成酶(iNOS),导致心肌细胞内产生高浓度的氧化亚氮(NO),通过 NO 依赖性或 NO 非依赖性鸟苷酸环化酶途径抑制 β-肾上腺能激动药刺激产生的心肌变力作用,并通过细胞毒性作用触发细胞凋亡,损坏心肌功能。IL-6 及其相关的细胞因子可通过刺激其共有的糖蛋白 130 (gp130)受体亚单位在心肌细胞中的表达促进心肌肥厚。

临床研究表明,心衰患者血清 TNF-α 水平增高,且随心衰程度加重而增加,心肌 TNF-α 受体下调,经干预治疗后,心衰患者心功能改善,血清 TNF-α 水平降低。心衰患者血中 IL-6 水平与心室充盈压呈正相关,与心功能及心排血量呈负相关。在 LVEF 降低的患者,细胞因子的过度表达是促进患者从无症状到有症状心衰进展的生物学机制之一。有报道,TNF-α 和 IL-6 血浓度升高与心功能恶化密切相关,可作为心衰进展的标志。gp130 是 IL-6 家族共同的信号转导受体,可溶性的糖蛋白 130(sgp130)可拮抗 IL-6 的生物学作用。心衰患者 IL6/sgp130 比值增高,spg130 增高的水平与心衰的严重程度和血流动力学紊乱呈明显负相关。

(三)心肌重塑和心室重塑

心肌重塑是由一系列复杂的分子和细胞机制导致的心肌结构、功能和表型的变化。这些变化包括:心肌细胞肥大、胚胎基因和蛋白的再表达、心肌细胞坏死或凋亡、心肌细胞外基质量和组成的变化。临床表现为心肌肥厚、心室容量增加和心室形状的改变,即心室重塑。

在初始的心肌损伤(心肌梗死、血流动力学负荷过重、炎症等)后,激活各种继发性介导因素,直接作用于心肌而促心肌重塑。这些因素包括NE、AngⅡ、ET、炎症细胞因子、机械刺激及氧化应激等。

(1)心肌细胞肥大和胚胎基因再表达:心肌细胞肥大在分子水平上可分为三个环节,即胞外的肥大刺激、胞内信号转导及核内基因转录活化,最终诱发细胞发生肥大表型变化。

①肥大刺激因素:包括机械负荷、神经内分泌激素、炎症细胞因子及心肌细胞减少等。机械负荷是最常见的原因。当心脏前、后负荷增加,心脏增大,舒张末压增高,心室壁张力增加,均可引起牵张刺激,而牵张刺激是心肌肥大最直接的刺激因素,可直接启动胞内信号转导通路。神经内分泌激素,尤其心脏局部的旁分泌和自分泌激素,如AngⅡ、NE、ET 等在心肌肥大中起重要作用。细胞因子如IL-1b 也可诱发心肌细胞肥大。

②信号转导通路:不同的肥大刺激因素,使用不同的信号转导通路,导致不同的生化和转录反应,因而诱导的心肌肥大具有不同的分子表型。在心肌肥大中可能有三种跨膜信号装置起作用,即 G 蛋白偶联受体、具酪氨酸激酶活性的生长因子受体、可利用胞浆非受体酪氨酸激酶的细胞因子受体。主要通过三个信号转导通路:蛋白激酶C 及其介导的途径、丝裂素活化蛋白激酶及其介导的信号途径和钙离子信号及其依赖的信号转导途径。刺激因子通过各自的信号转导途径使转录因子蛋白磷酸化,激活的转录因子蛋白与 DNA相互作用,最后导致新的蛋白合成。

③基因转录的活化:心衰时主要有三个方面改变:a. 心脏正常基因表达发生改变,包括一些在心脏发育过程中一过性表达的基因(即胚胎基因)活化,以及成年心脏的一些基因部分失去活性;b. 出现基因异常,导致心肌肥大和衰竭,包括肌节蛋白突变和肌纤维膜蛋白的突变;c. 一些基因缺失或因转基因而表达过度,引起心肌病和心衰。心衰时基因转录活化改变的主要特征是胚胎基因再表达。

上述这些变化最终导致新的收缩蛋白、生长因子和生长因子受体等合成增加而使心肌细胞肥大。现已发现心衰时基因表达变化的蛋白有肌球蛋白重链和轻链、β_1 肾上腺能受体、肌钙蛋白 T、

肌浆网蛋白、心钠肽、AngⅡ的Ⅰ型受体亚型、Na^+-Ca^{2+} 交换器及心肌胶原蛋白等,其中很多新合成的蛋白转为胚胎型异构蛋白,以加速蛋白合成速度。因此,心肌细胞肥大不仅仅是蛋白量的变化,更关键的是质的变化,尤其是胚胎蛋白的合成,这种蛋白易于疲劳,加速心肌细胞的衰竭,导致收缩功能受损,而后者又可激活心肌细胞肥大的信号通路,形成正反馈循环。

(2)心肌凋亡:心肌凋亡又称程序性死亡,是在基因调控下主动进行、精密调节的需能过程。其发生机制十分复杂,目前还不是很清楚。已知心肌细胞凋亡与某些基因有关,如 ced-3、ced-4、Fas 等。一些诱发因素通过特定的信号转导途径促使这些基因表达,启动细胞凋亡过程。心衰时诱发凋亡的因素有心肌细胞缺氧、能量代谢障碍、机械牵拉、神经内分泌及细胞因子激活、氧化应激及钙超载等。此外,肥大心肌细胞收缩蛋白基因表达异常,类似胎儿表型,功能很差,心肌细胞易衰竭,寿命缩短,增加细胞凋亡。凋亡导致心肌细胞大量进行性丢失,是心衰发生发展的重要机制之一,并且可能是心脏功能从代偿转向失代偿的标志之一。

(3)细胞外基质的变化:细胞外基质的主要成分是胶原蛋白。正常情况下,Ⅰ型胶原蛋白占80%,Ⅲ型胶原蛋白占 15%,二者均为无伸展性物质,能防止心肌细胞和肌小节过度伸长。胶原蛋白的代谢十分复杂,在心脏中受心肌细胞和成纤维细胞自分泌、旁分泌的多种激素调节。心衰时,细胞外基质发生变化,主要表现为胶原沉积和纤维化,其中 AngⅡ、ALD 起了重要作用。AngⅡ可刺激有丝分裂,加速成纤维细胞增生,增加Ⅰ型胶原蛋白的合成。ALD 也可刺激成纤维细胞合成胶原蛋白增加,确切机制还不是很清楚。胶原蛋白不仅含量增加,其类型、分布部位、排列方向以及交联程度都发生变化,使心肌肥厚,心肌僵硬度增加,心肌顺应性下降,舒张功能受损,同时,心肌电传导各向异性增加,使冲动传导不均一、不连续,诱发心律失常和猝死。研究表明,胶原蛋白的变化可出现在心肌细胞坏死之前。因此在心肌重塑中细胞外基质的变化也很重要。基质金属蛋白酶(MMPs)及其抑制药(TIMPs)在心肌间质重塑中也起了重要的作用。

（4）心室重塑：心室重塑是心衰的临床特征，表现为室壁肥厚、心腔扩大和心室腔形状的改变（接近球形）。其结构基础是心肌细胞和细胞外基质的变化。压力超负荷时，肌原纤维平行增加，心肌细胞变厚，形成向心性心室肥厚；心肌容量负荷增加，肌小节排列成串生长，肌原纤维成长列增加，心肌细胞变长，导致心室扩张。另外，心肌损伤后胶原酶被激活，胶原蛋白分解增强，胶原网支架遭到破坏，引起心肌细胞滑行，也是心室扩张原因之一。扩张的心腔室壁运动明显减弱，排血量下降，室壁应力增高，付出的生物能量代价高而纤维缩短受损，故容量进一步增加。由此机械和能量失调造成恶性循环，促使心衰进展。

总之，心衰主要是由于进行性的心肌适应不良性肥厚、心肌细胞丧失及细胞外基质的堆积和纤维化所造成。许多神经内分泌激素尤其是心肌旁分泌和自分泌激素在上述各个方面均起了不良的调控作用。

第三节　病因和分类

一、病　因

1. 任何心脏病均可以发展成为心力衰竭　包括先天性或后天性各种心脏病变所致的心肌疾病、心内膜及心脏瓣膜、心包脏层及大血管的疾病，心律失常等引起的心脏结构和功能的异常。这些基本病因包括①原发性心肌损害，如心肌缺血、坏死、心肌炎、各种原因的心肌病变。②心室的压力负荷过重和容量负荷过重，如高血压、各种先天性心脏病、后天性瓣膜病，以及甲状腺功能亢进、贫血等全身血容量增多的疾病。

2. 心衰的病因和危险因素在男性与女性之间也有差异

（1）血压：据统计资料显示，女性因为高血压而发生心衰的危险要高于男性。在 Framinghnm 心脏研究中，在经过校正年龄及其他危险因素之后，发现与正常对照组相比，高血压患者发生心衰的危险性在男性是 2 倍，在女性则为 3 倍。高血压对女性人群的危害也要大于男性人群。新近更多的临床研究也支持这些发现，如在 SOLVD 试验中，参加治疗的女性多于男性。在黑人中的女性高血压心衰的患病率要高于男性（64.2% 女性及 60.2% 男性），在白人中的女性高血压心衰的患病率也高于男性（42.9% 女性及 35.7% 男性）。这种差异可能反映了心脏对后负荷增加反应的性别差异。

（2）冠心病：冠心病（特别是陈旧性心肌梗死）作为心衰病因女性低于男性，且冠心病入院的白人女性低于男性（心衰），而黑人妇女的冠心病心衰多于男性，虽然心肌梗死的发病率低于男性，但诊断心肌梗死的女性更容易发生心衰。有趣的是

在冠脉旁路移植术后女性比男性也更容易发生心衰。

（3）糖尿病：糖尿病对女性心衰的危险性要明显大于男性，特别是对于年轻女性的危险更大。有许多研究证实，女性糖尿病患者比男性更容易发生心衰（SOLVD 试验中女性 49.3%，男性 37.2%）。在 Framingham 心脏研究中，虽有糖尿病的年轻女性及男性比无糖尿病者都有很高的心衰发病率，但女性糖尿病者心衰发病率更高（8：4）。女性糖尿病患者诊断糖尿病心肌病及 Framingham 心脏研究中室壁厚度更多见，而在男性糖尿病患者则相对较少。

（4）肥胖、胆固醇及吸烟：肥胖是女性及男性发生心衰的独立危险因素。在 Framingham 心脏研究中发现肥胖对女性心衰有更大的预测价值。研究证实总胆固醇/高密度脂蛋白胆固醇比值是心衰的独立危险因素；总胆固醇仅与 <65 岁男性心衰发病率显著相关。在该研究中还发现吸烟增加年轻男性及老年女性的心衰危险，吸烟女性心衰者少于男性。

（5）特发性扩张型心肌病：许多研究发现女性特发性扩张型心肌病的患病率显著低于男性（男女比例为 1.9～4.3：1），而有特发性扩张型心肌病的女性心脏扩大更显著且运动耐量明显下降。

（6）瓣膜性心脏病：国外及中国的流行病研究都发现女性心脏疾患中瓣膜性心脏病较多，而 Framingham 心脏研究 30 年随访发现瓣膜性心脏病的心衰男女发病率相似，均有所下降，发病率女性从 22% 降至 15%，男性从 15% 降至 3%。

（7）其他：甲状腺疾病引起心力衰竭，也是女

性多于男性。

二、诱 因

引发心力衰竭往往是在心脏疾病基础上有诱发因素：

1. 感染：最常见为呼吸道感染，特别在老年人。使心脏负荷加重，心肌氧耗量增加，并且可以使炎症细胞因子（如 TNF-α，IL-1、6 等）增加，损害心功能。

2. 心脏本身病变加重：如心肌缺血、缺氧，心肌炎症、心内膜炎、心包炎等，可以诱发或加重心衰。

3. 心律失常：各种快速性心律失常、心动过速，明显的心动过缓或心脏传导异常，均可以使心脏收缩、舒张、同步性能受损，心排血量降低，触发和加重心衰。

4. 体力、精神负担加重，环境、气候改变的应激，或妊娠、分娩等心脏负荷加重。

5. 心衰治疗力度不够或未按正规治疗可以加重心衰。

6. 各种原因引起的钠、水潴留，电解质失调或大量、快速输液。

7. 致心肌损害的因素未去除 如酒精中毒、吸毒、药物滥用等。

8. 合并其他疾病 如肺栓塞、甲状腺功能亢进、贫血等。

去除、治疗诱发因素，有利于心衰的控制。

三、心力衰竭的分类（Classification of Heart Failure）

（一）急性或慢性心力衰竭

急性心力衰竭是由于突然发生的心脏结构或功能异常，短期内心排血量明显下降，器官灌注不良，静脉急性淤血如大面积的心肌梗死，心脏瓣膜突然破裂等所引起，临床可以表现为急性肺水肿或心源性休克。

慢性心力衰竭是逐渐发生的心脏结构或功能异常，引起心室重塑。临床最为常见，其表现可以从无症状而发展成终末期心衰。

但急性心力衰竭可以逐渐变成慢性心衰，慢性心衰也可以急性加重。

（二）射血分数正常或射血分数降低的心力衰竭

射血分数降低心力衰竭是心肌收缩力下降而引起心脏泵血功能的降低，心室的射血分数降低，收缩末、舒张末容积增大。射血分数正常心力衰竭是指心室松弛和充盈的异常，使充盈压升高，静脉回流受影响，肺静脉、体静脉淤血，心室的顺应性降低，因收缩功能正常，故射血分数可以正常，但左室舒张末压升高、左室充盈减少。收缩功能正常的心力衰竭主要发生于老年妇女，大多数患者有高血压，高龄可以降低心脏和大血管的弹性，增加心肌僵硬程度，故影响心脏舒张功能，而且老年人常患有高血压、冠心病、糖尿病、房颤等，对舒张功能均有影响，但这种影响，女性高于男性。很多患者同时有收缩性和舒张性心力衰竭。

（三）左心衰、右心衰及全心衰

心力衰竭往往从一侧心力衰竭开始，累及左心室、病变产生肺淤血称为左心衰竭，右心的病变，使循环淤血，称右心衰竭，但左、右心衰均易发展成全心衰竭。左室受损后可以有肺动脉高压及右室衰竭。双侧心室共有一个室间隔，组成双侧心室肌束是连续的，心力衰竭时，ATP 酶活性等生化变化，双侧心室均可以发生。

（四）按心排血量分类

绝大部分心衰患者是心脏泵血功能降低，心排血量降低，属低排血量心衰。但甲状腺功能亢进、贫血、动-静脉瘘、维生素 B_1 缺乏病（脚气病）等，心排血量的绝对值并不低下，但仍低于本身心衰前的水平，不能满足代谢的需要，而出现心衰的表现，这种称为高排血量心衰。如未及时治疗，病情加重，心排血量也可降低。

第四节　心力衰竭的诊断

一、心力衰竭的临床表现

（一）心力衰竭亚临床期

亚临床期又称早期心衰或隐性心衰、无症状性心衰。患者无明显症状和明确体征，但血流动力学检测证明已有心衰的存在。在临床上常常被医师和患者忽略。事实上，无症状性心衰是显性心衰的前驱，若不采取积极的干预措施，迟早会发展为显性心衰。因此应重视无症状心衰的检测、诊断及治疗。无症状性心衰的诊断基于以下三方面：

（1）心衰的基础病因信息：无症状心力衰竭常见病因为冠心病和原发性高血压。冠心病易导致心脏舒张功能不全。即是很轻的舒张功能不全也可引起左室充盈减慢或延迟，但对左室舒张末压影响较小，故临床上症状不明显。高血压与心脏功能密切相关，尤其是慢性高血压。心脏在增加的后负荷下工作，必须以代偿性肥厚来为维持正常泵血功能，以保持足够的心排血量。当心脏不能与负荷过重保持一致时，即发生左室功能异常，最终导致心力衰竭。研究表明，75% 发生心衰患者既往有高血压病史，因此，对长期高血压患者应引起重视，及早检测和诊断无症状性心力衰竭。也需注意患者存在的其他基础心脏疾病及危险因素，如吸烟、血脂异常、糖尿病、使用心脏毒性药物或酒精中毒、风湿热、心肌病家族史等；有无存在冠心病、心肌梗死、心肌病、心脏瓣膜病、心律失常、先天性心脏病、甲状腺疾病等。

（2）提示心功能代偿的早期症状和体征：及早发现预示心功能代偿的早期症状和体征，是识别无症状心力衰竭的关键。患者可能出现运动耐力下降，活动后可出现心悸、气短、疲劳、乏力，出现不易察觉的细湿汗，患者也可能出现尿少、体重增加，此时需予注意。体征上可以有基础心脏病变的各种相关体征，如高血压，心脏瓣膜病等。

（3）辅助检查：在心衰早期，为使潜在的心功能损害显现出来，可运用一些辅助检查：

①胸部 X 线检查：胸片上显示肺中、上野肺静脉纹理增粗和（或）看到 Kerley B 线对心衰早期诊断有重要意义；

②心电图：除可判断心肌梗死、左室肥厚、心肌损害、心律失常外，V_1 导联 P 波终末向量（ptfV$_1$）是反映左室功能减退的良好指标，ptfV$_1$ 与肺毛细血管楔嵌压有一定关系，可间接反映左房、左室的负荷及功能状态。若无二尖瓣狭窄，ptfV$_1$ < -0.03ms 提示早期左心衰的存在；

③运动试验：患者进行运动试验时，同时监测气体交换，测定其所能达到的最大氧耗量或峰值氧耗量。心功能不全时候氧的使用受限，患者中止运动时呼出气体中的氧含量增加，代表机体处于无氧代谢，心排出量已达最高峰。当患者处于无氧代谢状态时，峰值氧耗量降低者为心衰指征。正常健康个体 60 岁以前峰值氧耗量应在 25ml/（kg·min）以上，60 岁以上应高于 20ml/（kg·min），降低者提示心功能不全。测定运动最大耗氧量或峰值氧耗量是确定运动耐量降低程度的最确切标准；

④超声心动图检查：心室舒张末容量，收缩末容量可能已有变化，左室射血分数往往已低于正常（常 <50%），有舒张功能不全时，M 型超声心动图表现为 EF 斜率减慢，多普勒超声的二尖瓣血流频谱 E 峰可减低或 E/A 比值 <1.0。

⑤循环中利钠肽的测定：心房利钠肽（ANP）和脑利钠肽（BNP）在心衰早期症状出现之前即可升高。有资料认为 pro-ANP 氨基末端（N-ANP）缺乏生物活性但与具有活性的羟基末端的 28 肽同时释放，且降解更慢，血中浓度更高，体外也较稳定。因此，认为将 N-ANP 作为无症状性心功能不全的诊断指标意义更大。利钠肽检测用于心衰患者的早期诊断有待更深入的研究。

（二）心力衰竭临床期

心力衰竭临床期的诊断应包括左室、右室、左房及右房衰竭的诊断。临床上单纯的心房衰竭比较少见，其临床表现往往与同侧心室衰竭相似。借助查体及辅助检查一般不难诊断。心室衰竭中以左室较多见，但更多见的是左右心室衰竭并存。

（1）心衰的临床表现：

左心衰竭：①疲劳、倦怠、乏力：因心排血量减少，器官、组织灌注不足所致。一般体力活动后即感乏力，休息后可迅速消失，运动耐量下降。②呼吸困难：是左心衰竭最早出现和最常见的症状，为肺淤血和肺顺应性降低而致肺活量减少的结果。最初发生在体力劳动时，休息后可缓解，称为劳力性呼吸困难。随病情进展，轻体力活动时出现呼吸困难，劳动力逐渐降低，重者发生夜间阵发性呼吸困难及端坐呼吸。心衰晚期由于心排血量明显减低，脑组织明显缺血、缺氧，呼吸中枢受抑制，出现陈-施呼吸，或出现烦躁、嗜睡等症状。③咳嗽、咳痰、咯血：系肺泡和支气管黏膜淤血所致。咳嗽多在体力活动时或夜间平卧时加重，咳出泡沫样痰，呈白色或粉红色。④体征：除原发性心脏病体征外，常有如下体征：a. 一般状况：患者呈慢性病容,取半卧位或坐位,心排血量很低者皮肤潮湿、多汗,四肢冰冷,外周性发绀,为肾上腺素能神经激活增加的表现;b. 心脏:一般均有扩大,以左室扩大为主,心尖冲动向左侧移位,范围弥散,可闻及 S₃,心率增快时呈典型奔马律。左室扩大明显时可闻及二尖瓣相对性关闭不全的收缩期杂音,左室顺应性下降伴有因左房用力收缩所产生的第四心音、肺动脉瓣第二音增强等;c. 肺部体征:心衰时两肺有较多的干湿啰音及哮鸣音。湿性啰音常出现在肺底,右侧比左侧易听到。若伴支气管壁水肿,气道狭窄,两肺可听到喘鸣音,肺间质水肿时两肺可不出现啰音。还可出现胸腔积液,可为双侧,或仅见于右侧。

右心衰竭:右心衰竭常继发于左心衰竭,但也可以是右心室病变引起,常见症状与体征有:

①胃肠道症状:由于长期胃肠道淤血,可引起食欲缺乏、恶心、呕吐、腹胀及上腹部疼痛。②水肿:往往呈下垂型,起床活动者以足、踝内侧和胫前部可出现凹性水肿,仰卧着骶部、腰背部和腿部明显,严重者可发展至全身水肿。③肝脏肿大:如右心衰竭发展快,迅速发生肝淤血,肝包膜常受牵拉,可引起右上腹疼痛,肝淤血伴肝功能异常者,可引起黄疸。长期肝淤血可引起心源性肝硬化。④颈静脉充盈及搏动:颈外静脉充盈较肝大或水肿出现早,为右心衰竭早期征象,可出现肝颈反流阳性体征。⑤胸腹水:全心衰患者多数有胸腔积液,主要与体静脉压高及胸膜毛细血管通透性增加有关,右侧多见。胸腔积液可诱发或加重呼吸困难,腹水多见于心源性肝硬化患者。⑥心脏体征:除原发心脏病体征外,心脏增大较单纯左心衰竭更明显,若单纯右心衰竭,一般为右房右室增大,可见胸骨下部左缘或剑突下有可见明显搏动。可闻及右室舒张期奔马律。

射血分数正常的心力衰竭是指心室舒张期充盈异常,致使肺或体循环淤血而引起的心力衰竭综合征,其临床表现与收缩功能障碍所致心衰不全相同,除了有肺淤血和全身水、钠潴留症状和体征外,这类患者收缩功能基本正常,但由于舒张功能异常,肺血管压力升高,肺顺应性下降,故主要

表现为气短、劳力性呼吸困难和夜间阵发性呼吸困难。

(2)实验室检查

①胸部 X 线:心衰时 X 线检查可发现左室或左房扩大,严重者全心扩大;可出现肺淤血、间质性肺水肿、肺泡性肺水肿等肺静脉压增高的表现,可伴有胸腔积液;

②超声心动图:是心力衰竭诊断最有价值的检查。也有助于基础心脏病的诊断。通过 M 型二维及多普勒超声可评估房室腔大小、室壁运动幅度、室壁厚度及瓣膜功能状态,可明确原发疾病是在心包、心肌或瓣膜,是收缩性心功能不全还是舒张性心功能不全。M 型和二维超声心动图测量的左室射血分数<40％,左室内径缩短分数下降<20％;舒张性心功能不全前;

③放射性核素检查:核素心室造影可准确测量左右心室功能,包括整体心功能和局部室壁运动、收缩功能、舒张功能等,已在临床广泛应用;

④磁共振成像术:磁共振成像具有很高的空间分辨率,可准确显示心脏的解剖结构,同时具有较高的时间分辨率,能准确地反映心内跨瓣血流方式、室壁运动和增厚率、总体和区域射血分数等;

⑤脑钠素测定:血浆脑钠素(BNP)是一种 32 个氨基酸的多肽,与所有利钠肽一样,含一个 17 氨基酸环。血浆脑钠素的主要来源是左室。BNP 对于心衰的诊断有帮助,与左室功能不良的程度呈正相关。血浆 BNP 水平增高,可作为心室功能异常或症状性心衰的诊断依据。

⑥心导管检查:通过左右心导管及造影可测定左右心功能收缩、舒张功能、整体收缩功能和节段收缩功能等,Swan-Ganz 漂浮导管可进行血流动力学监测,肺毛细血管楔压增高(PCWP),左房压增高(>10mmHg,正常时≤12mmHg,心衰时常≥18mmHg),心排血量降低[心脏指数<2.2L/(min·m²)]。

二、心力衰竭的诊断标准

1. Framingham 心衰诊断标准(表 34-2)。

表34-2 Framingham心衰诊断标准：

主要标准	次要标准
(1)阵发性夜间呼吸困难	(1)踝部水肿
(2)颈静脉怒张	(2)夜间咳嗽
(3)肺啰音	(3)活动后呼吸困难
(4)心脏扩大	(4)肝大
(5)急性肺水肿	(5)胸腔积液
(6)第三心音奔马律及静脉压增高($>16cmH_2O$)	(6)肺活量降低到最大肺活量的1/3
(7)治疗5d以内体重减轻$\geqslant$4.5kg	(7)心动过速$\geqslant$120/min

判断方法：具有两次主要条件或一项主要条件及两项次要条件可确诊

这一标准主要依据流行病学调查结果得出的，没有血流动力学数据，因此，使用时有其局限性。虽然心力衰竭有典型的临床表现，很容易识别。但是，并不是全部患者表现出所有或大部分症状体征。有研究表明，20%的射血分数降低的患者不符合临床心衰的诊断标准。另有资料表明，劳力性呼吸困难是心衰患者较常见的症状之一，但在射血分数低于30%的一组心衰患者中只有一部分由此表现。体征也如此，许多中-重度心衰患者体检无阳性发现。表中列出了在一组心衰患者中典型症状和体征的敏感性和特异性，从中可发现其心衰诊断的准确性是较低的。因此，临床表现虽然重要，它可提醒医师注意有心衰的可能，但确诊还需结合辅助检查综合分析（表34-3 国际心肺研究所心衰的诊断标准）。

表34-3 国际心肺研究所心衰的诊断标准

主要标准	次要标准
(1)可闻及啰音	(1)可闻及第三心音
(2)胸部X线有心衰表现	(2)心脏指数2.2L/(min·m²)以下，动静脉氧差在5.5vol%以下或中心静脉血氧饱和度在56%以下
(3)肺毛嵌压、肺动脉舒张压或左室舒张期平均压在14mmHg以上	(3)中心静脉压升高
	(4)动脉血氧分压在55mmHg以下

该标准将临床表现，胸部X线及血流动力学检测作为依据，较为可靠

2. 中华心血管学会及杂志在慢性收缩性心衰治疗建议（《中华心血管病杂志》2002；30：7—23）中提出，对心力衰竭患者的临床评估：①心脏病性质和程度的判断：左室增大LVEF$\leqslant$40%，有基础心脏病史、症状及体征、有或无呼吸困难、乏力和液体潴留等症状。根据临床症状、体征判断为左心、右心或全心衰竭，辅助检查包括超声心动图、核素检查、X线胸片、心电图、冠脉造影、心肌活检和存活心肌的检测等。②心功能不全程度根据NYHA及6min步行距离来判断。③液体潴留及其严重程度判断：根据体重变化、水肿的情况、颈静脉充盈程度，注意肺、肝充血的程度。④重症患者行血流动力学监测，心律失常时做24h动态心电图记录。

三、心功能不全程度的判断

1. 美国纽约心脏学会（NYHA）分级法

Ⅰ级：一般体力活动不受限，无心力衰竭症状和体征；

Ⅱ级：体力活动稍受限制，休息时无症状，但一般体力活动时出现症状和体征；

Ⅲ级：体力活动明显受限，休息时无症状，轻微体力活动即可出现症状体征；

Ⅳ级：不能胜任任何体力活动，休息时仍有心衰症状和体征。

该分级法简便易行，但受主观因素、药物治疗

等影响较大。1994年美国心脏病协会标准委员会对上述分级作了修订,除原有I-Ⅳ级心功能外,又增加了实验室的客观评价,包括 ECG、UCG、核素心血管造影、运动试验等,根据实验室检查分成 A、B、C、D 四级:A:客观检查无异常;B:轻度异常;C:中度异常;D:重度异常。

2.6min 步行试验 在特定情况下,测量在规定时间(6min)内步行的距离。该方法安全、简便、易行,不但能评定患者运动耐力,评价治疗效果,还可预测患者预后。

小结:心衰的诊断需存在心衰的症状和客观体征。但是,心力衰竭是一组复杂的综合征,除原有心脏病所产生的心功能紊乱的表现外,还受心外因素的影响,临床上表现常不相同,必须有客观检查评价心功能。同时也需与心外的疾病进行鉴别诊断,如肺部、肝、肾脏等疾病。

第五节 心衰治疗

一、治疗目标

纠正血流动力学异常,缓解症状,改善心功能,提高运动耐量及改善生活质量。延缓、阻止或逆转病程,提高存活率,减少死亡率及住院率。包括病因治疗、诱因治疗、控制心衰及防治其进展的治疗。

二、病因治疗:包括基础病因和诱发因素

1.病因治疗是最根本的治疗 几乎所有心脏病均可导致心力衰竭,有些心脏病可用药物治疗,如甲亢性心脏病、贫血性心脏病、高血压等。有些需手术治疗,如先心病、瓣膜病、冠心病等。对于这类患者宜强调早期进行病因根治,使心脏功能恢复。有些心脏病需行介入治疗,如先心病、瓣膜病、冠心病等。

2.诱发因素的控制

(1)控制各种感染:心衰患者易合并呼吸道感染。感染可诱发和加重心力衰竭。在处理心衰的同时及时应用有效抗生素。

(2)心律失常:心律失常尤其是快速型可诱发心衰或是心衰加重,需及时处理。

(3)纠正电解质紊乱与酸碱平衡失调。

(4)补充血容量与纠正贫血:对失血性心衰患者应在密切监护下尽快补充有效血容量,同时应注意输血输液速度,避免输液过程中心衰加重。对于贫血患者应及早纠正贫血提高血红蛋白的携氧能力,改善心肌氧代谢。

(5)避免输血输液过多过快:对于心衰患者,除特殊情况外,每分钟补液速度不超过 10～15

滴,每次补液量不超过 500～1 000ml。

(6)纠正或停用各种不恰当药物:一些治疗药物有心肌毒性作用及负性肌力作用,应严格控制。合理的应用 β 受体阻滞药及正性肌力药物。以下三种药物可加重心衰症状,在大多数患者中应当避免使用:①抗心律失常药物:具有明显心肌抑制作用和促心律失常作用,可使用的药物中只有胺碘酮对于存活率没有不良影响。②钙拮抗药:可使心衰恶化,增加心血管事件的危险。可使用的药物中只有氨氯地平对存活率没有不良影响。③非甾体类抗炎药物:可导致钠潴留和外周血管收缩,降低利尿药和血管紧张素转换酶抑制药的疗效,增加其毒性。

(7)积极治疗其他伴发疾病。

三、心力衰竭的一般治疗

包括休息与运动康复、镇静、氧疗和食疗。没有证据表明一般治疗可以预防心力衰竭的发展,但对心衰患者症状的缓解及生活质量的改善效果显著。且这些措施亦常常简便易行,是心衰治疗中不可缺少的辅助措施。

1.休息与运动康复治疗 休息包括体力与脑力的休息。休息可减少心肌耗氧,减轻心脏负荷,改善症状。休息的时间与方式视心衰程度、患者年龄、基础病因及有无合并症而定。在急性失代偿期应以卧床为主。因卧床可加速下肢水肿的消退,增加尿量,但长期卧床存在很多潜在的危险,如引发下肢深静脉血栓、肺梗死、压疮、下肢失用性萎缩、骨质疏松、坠积性肺炎、胃肠蠕动减弱、食欲下降等。并使运动耐力下降。因此必须动、静结合。活动可随着病情改善而逐渐增加。有研

究以运动使心率不超过休息时的 20%为度,有学者提出运动强度从最大耗氧量的 40%～70%开始,在 6～12 周的时间内增至最大耗氧量的60%～80%。所用稳定的慢性心力衰竭患者并且还能够参与体力适应计划的门诊患者,都应当考虑做运动训练。运动训练应当与药物治疗相结合。

2. 心理及精神因素的干预 心衰患者常因疾病的痛苦或其他原因而精神紧张、焦虑不安、孤独,尤其久病未愈者可能产生轻生念头,对治疗丧失信心。医务人员及患者家属应做好患者思想工作,给患者以安慰,减轻其精神负担,避免其悲观、抑郁情绪,提高其自身抗病能力,争取患者在治疗上主动配合。对于精神极度紧张者,可适当使用镇静药,以减少因交感神经兴奋对心脏带来的不利影响。

3. 氧疗 有些心衰患者主要表现为呼吸困难。吸氧常常可缓解症状,可给予低流量(2～5L/min)吸氧,对于急性肺水肿应提高氧流量(5～10L/min)。也可加用乙醇吸入。

4. 食疗 食疗可以减轻因胃肠道耗氧增加而加重的心脏负担,同时给机体补充必要的营养物质。心衰患者以进食易消化的清淡饮食,以流质或半流质为主,少食多餐,注意补充蛋白质及多种维生素,限制热量、钠盐的摄入,轻度心衰每日摄入钠盐在 5g 以下,中度不超过 2g,重度在 1g左右。限制水分摄入,控制体重。

四、心力衰竭的药物治疗

(一)利尿药

利尿药在心衰的治疗中起关键作用。利尿药通过抑制肾小管钠、氯的重吸收而减轻水、钠潴留,降低前负荷,改善心功能。心衰患者最明显的症状是肺和周围循环淤血,因此减少血容量是缓解症状的首选。对有液体潴留的心衰患者,利尿药是任何一种有效治疗策略中必不可少的组成部分。利尿药是惟一一种可以控制心衰患者液体潴留的药物。与其他药物相比,利尿药改善心衰症状见效最快。可在数小时或数天内缓解肺、周围水肿。合理应用利尿药也是其他治疗心力衰竭药物取得成功的关键因素之一。但不能将利尿药作为惟一的治疗,需与其他药物联合应用。

(1)适应证:所有有液体潴留的证据或原先有过液体潴留的心衰患者,均应给予利尿药。NYHA 心功能Ⅰ级者不需应用。

(2)药物选择:仅有轻度液体潴留而肾功能正常者,可选用噻嗪类。有明显液体潴留,尤其伴有肾功能受损(肌酐清除率小于 30ml/min),宜选用袢利尿药,如呋塞米。

(3)用法:从小剂量开始,氢氯噻嗪每日25mg;呋塞米每日 20mg。逐渐增加剂量至尿量增加,以体重每日减轻 0.5～1kg 为宜,一旦病情控制,即以最小有效量长期维持,长期用药也可以间断给药。根据液体潴留情况(尿量、体重变化)调整利尿药用量。其他的利尿药尚有氨苯蝶啶、阿米洛利、托拉噻米等。应用利尿药同时应适当限制钠盐摄入。根据心衰的程度、急缓及原有心脏病的特征,选用利尿药种类、剂量、给药途径及时间。

(4)利尿药应用注意事项:

①利尿药不能单独用于心衰治疗,即使利尿药可有效地控制症状和体液潴留。因其可激活神经内分泌,使 RAAS、交感神经兴奋,因此单独应用利尿药不可能保持心衰患者的长期稳定。应联合使用 ACEI、β-受体阻滞药及地高辛等。

②恰当应用利尿药是采用其他药物治疗心衰的基础,利尿药用量不当可能改变其他治疗心力衰竭药物的疗效和不良反应,利尿药用量太小可能引起体液潴留,这会削弱 ACEI 的治疗反应并增加使用 β-受体阻滞药的危险。相反,过量使用利尿药使体液减少,增加应用 ACEI 和血管扩张药时发生低血压的危险,以及使用 ACEI 和血管紧张素Ⅱ受体拮抗药时发生肾功能不全的危险。

③利尿药的不良反应:电解质紊乱(低钾、低镁、低钠);低血压和氮质血症;少数患者或仅在大剂量使用时引起皮疹及听力障碍;需注意预防和纠正这些不良反应。

(二)血管紧张素转换酶抑制药

ACE 抑制药目前被认为是治疗心力衰竭的基石和首选药物。其作用机制为抑制 AngⅡ的生成,作用激肽酶Ⅱ使缓激肽降解减少,对循环和组织的 RAS 均有作用。大量临床试验证实该类药物可缓解心衰临床症状,提高运动耐力,改善血流动力学指标,降低心衰住院率及延长病人寿命。

对轻、中、重度心衰均有效。无论妇女、老人和不同病因的患者，ACE 抑制药可使心衰的死亡危险性下降24%（95%可信限13%～33%）。ACE 抑制药已被证实能延缓、逆转左室重塑，防止心室扩大的发展。

（1）适应证：所有左心室收缩功能不全（LVEF<0.4）患者，除非禁忌证或不能耐受；无症状的左室收缩功能不全者亦应使用；伴有液体潴留应与利尿药合用。

临床试验证实了ACEI对不同程度的心力衰竭的疗效，而且也可以用于治疗无症状性心力衰竭。临床已有左室功能降低，左室射血分数降至50%以下而尚无临床心衰症状的患者，应用ACEI能防止心室扩大延缓心功能恶化并降低总死亡率。

（2）ACEI用法：用药注意事项：①从小剂量开始，逐渐增量，直至达到目标剂量，可长期维持应用。根据患者临床情况每隔3～7d调整一次剂量，而剂量的大小不应根据患者对治疗的反应而定，而是达到规定的目标剂量或最大耐受量。临床研究表明，大剂量较小剂量对血流动力学、神经内分泌、症状和预后产生更大作用。常用药物参考剂量见表34-4。②疗效在数周或数月后才出现，即使症状未见改善，仍可降低疾病进展的危险性，慢性心衰患者需长期、终身应用，而不用于急性心力衰竭的抢救。③ACEI 一般与利尿药合用，如无体液潴留时候亦可单独应用。起始治疗后1～2周应监测肾功能和血钾，以后定期复查。ACEI可与 β-受体阻滞药和地高辛合用。④ACEI治疗慢性心衰是一类药物的效应，各种ACEI对心衰患者的临床症状、体征、死亡率或疾

表 34-4 常用 ACEI 的参考剂量

药物	起始剂量	目标剂量
卡托普利	6.25～12.5mg,3/d	25～50mg,3/d
依那普利	2.5mg,1/d	10mg,1～2/d
培哚普利	2mg,1/d	4mg,1/d
雷米普利	1.25～2.5mg,1/d	2.5～5mg,2/d
贝那普利	2.5mg,1/d	5～10mg,2/d
福辛普利	5～10mg,1/d	20～40mg,1/d
西拉普利	0.5mg,1/d	1～2.5mg,1/d
赖诺普利	2.5mg,1/d	5～20mg,1/d

病的进展均无差别。各种 ACEI 均可应用。⑤对ACEI 不能耐受的患者可用 ARB 进行替代治疗，中度、重度心力衰竭患者和心肌梗死后早期左心室功能新近失代偿的患者，再经过仔细考虑后可加用小剂量醛固酮拮抗药。

（3）不良反应：包括两方面不良反应：①与AngⅡ抑制有关的不良反应：低血压，肾功能恶化，血肌酐增高，钾潴留；②激肽聚积所致不良反应：咳嗽，血管神经性水肿。但经处理，调整剂量后可好转，如实在不能耐受或血肌酐＞265.2μmol/L（3mg/dl）、血钾≥5.5mmol/L 则应停用。血管神经性水肿则应禁用。

（4）禁忌证：对 ACEI 曾有致命性不良反应的患者，如曾有血管神经性水肿，无尿性肾衰竭或妊娠妇女、双肾动脉狭窄绝对禁用。此外，血肌酐水平显著升高（Cr＞3mg/dl），高血钾（＞5.5mmol/L），低血压（SBP＜90mmHg）等均需慎用。待好转后再考虑是否应用。有明显主动脉瓣、二尖瓣狭窄的患者也不宜应用，因不但无效且常可引起脑循环和冠脉循环供血不足。

（三）β-受体阻滞药

β-受体阻滞药因有负性肌力作用，以往一直被列为心衰治疗的禁忌。1975 年 Wangstein 等首先报道用β-受体阻滞药治疗慢性心衰。目前认为，慢性心衰时交感神经系统过度激活。心肌中高浓度的 NE 直接损伤心肌，并使β-受体下调，脱敏，并介导心肌重塑。β-受体阻滞药可阻止儿茶酚胺过多产生，减少其不良反应，有利于衰竭的心脏从神经体液过度激活中得以恢复其功能。

β-受体阻滞药对血流动力学短期的影响是抑制心肌收缩力、降低肾血流量，治疗初期对心功能有抑制作用。水钠潴留，但长期应用能改善心功能，减轻心衰症状，增加运动耐量，延缓病变发展，延长患者寿命。近 20 年的临床试验证实，应用β-受体阻滞药 3～6 个月后即可增加心排血量，明显改善血流动力学指标；长期应用，左室射血分数持续增加，β-受体这种长期效应被认为是改善心室重塑的结果，是其生物学效应。根据临床试验的荟萃分析，在应用 ACEI 的基础上加用β-受体阻滞药，死亡危险性由单用 ACEI 的 36% 下降到24%（95%CI 25%～45%）。目前有证据用于心衰的β-受体阻滞药有选择性β1-受体阻滞药，如美

托洛尔、比索洛尔，兼有 β_1、β_2 和 α 受体阻滞药作用的卡维地洛。

（1）适应证：所有左室射血分数下降导致的稳定心力衰竭患者均须应用 β-受体阻滞药，除非有禁忌或者不能耐受。治疗心力衰竭的 β-受体阻滞药仅限于比索洛尔、卡维地洛和缓慢释放型美托洛尔中的一种。最近的 COPERNICUS 试验表明，Ⅳ级心功能的患者也从 β-受体阻滞药治疗中获益。

（2）注意事项：①患者病情稳定，没有体液潴留迹象，体重恒定，才可应用 β-受体阻滞药。一般在 ACE 抑制药和利尿药的基础上应用。需用或近期（5d 内）用过静脉扩血管药物或者正性肌力药的心衰患者不宜用 β-受体阻滞药。②β-受体阻滞药治疗初期对心功能有抑制作用，临床情况可能恶化，可调整 ACEI 或利尿药用量，加以改善。长期治疗 2～3 个月后可改善心功能，增加左室 EF 值，即使症状未改善，仍能减少疾病进展的危险。③β-受体阻滞药不能用于急性心力衰竭的抢救。④不能突然停药，否则会使临床情况恶化，除非患者出现肺水肿，或者心源性休克。

（3）β-受体阻滞药的用法：①从极小剂量开始（美托洛尔 12.5mg/d，比索洛尔 1.25mg/d，卡维地洛 3.125mg，2/d），若患者能耐受，每 2～4 周逐渐剂量加倍；②不按患者治疗反应来决定药物剂量，应增加至靶剂量或最大耐受量，高剂量优于低剂量，但低剂量仍能降低死亡率，治疗宜个体化，一般清醒静息时心率不宜 <55/min。

（4）β-受体阻滞药需监测：①血压：特别有 α 受体阻滞作用的药物更易发生低血压，可将 ACEI、血管扩张药减量或与 β 受体阻滞药每日不同时间服用；②液体潴留水肿，心力衰竭有无恶化，可注意体重，加大利尿药用量；③心动过缓，心率 <55/min 或二、三度房室传导阻滞，可减量或停用。

（5）禁忌证：支气管哮喘、慢喘支急性发作、心动过缓（心率 <60/min）以及Ⅱ度以上 AVB 者禁用。外周血管病慎用。有明显液体潴留，需大量利尿者，暂不能应用。

（6）近几年 β-受体阻滞药在慢性心衰中的进展：在轻中度心衰患者中，β-受体阻滞药可先于 ACEI 应用；尽量在心衰患者住院期间开始使用

β-受体阻滞药；不要等到 ACEI 滴定到靶剂量后再使用 β-受体阻滞药，即可在 ACEI 达到靶剂量前就可应用 β-受体阻滞药；临床实践中 β-受体阻滞药在慢性心衰中的适用范围还有扩大的空间，包括收缩压略低于 100mmHg、合并慢性阻塞性肺疾病、实施血运重建术、合并可能影响预后的其他严重疾病等；中国的比索洛尔心衰研究和 CO-LA 研究证实，中国人对 β-受体阻滞药的耐受性和安全性于白种人相似，即使在 >70 岁的老年人中。

（四）洋地黄制剂

洋地黄是一类选择性作用于心脏、增加心肌收缩力的药物，用于治疗心力衰竭已有 200 年的历史。近期研究表明，洋地黄不仅是传统的正性肌力药，还有神经内分泌调节作用，可减轻心衰时的神经内分泌异常，因此，在心衰的治疗中迄今仍占重要的地位。

（1）作用机制：洋地黄苷通过抑制心肌细胞膜上的钠-钾-三磷腺苷酶（Na^+-K^+-ATP 酶），使细胞内钠浓度增加，促进 Na^+-Ca^{2+} 交换，细胞内 Ca^{2+} 浓度增加，从而发挥正性肌力作用。这是长期以来传统上人们认识的洋地黄正性肌力作用的机制。近期的研究表明，洋地黄正性肌力的作用还与非心肌组织 Na^+-K^+-ATP 酶的抑制有关：抑制迷走神经传入纤维的 Na^+-K^+-ATP 酶，可使心肌的压力感受器更敏感，从而减少来自中枢的交感神经冲动；还可抑制肾脏的 Na^+-K^+-ATP 酶，减少肾小管对钠的重吸收，增加钠向远曲小管的排泄从而抑制肾脏对肾素的分泌。因此，洋地黄还可通过降低神经内分泌系统的活性起到治疗心衰的作用。

（2）临床作用：数项安慰剂对照研究显示：采用洋地黄治疗 1～3 个月，可改善轻至中度心衰患者的症状，提高生活质量和运动耐量，无论有无心律失常（窦律或房颤）、心衰病因如何均有效，停用洋地黄可导致血流动力学和临床症状的恶化，在 DIG 试验中，入选 6 801 例心功能Ⅱ～Ⅳ级的心衰患者，在标准治疗基础上加地高辛，平均随访 3.5 年，与对照组相比，两组总死亡率的影响为中性，但地高辛组显著降低因心衰住院的危险。还能改善运动耐力和左室功能。

（3）临床应用注意事项：①全部心室扩大的收

缩功能障碍的心力衰竭,包括窦性心律的心力衰竭和舒张功能障碍合并收缩功能障碍者,应用目的在于改善心衰症状,洋地黄应与利尿药、ACEI和β-受体阻滞药联合应用。②地高辛没有明显降低心力衰竭患者死亡率的作用,不主张早期应用。不推荐用于NYHA心功能Ⅰ级患者。③药物选择:地高辛、毒毛K、毛花苷C(西地兰),但地高辛是惟一一种有安慰剂对照研究结果的洋地黄苷,对于急性左心衰者,毒K和毛花苷C(西地兰)快速缓解心衰症状非常有效。④禁忌证:预激综合征合并房颤;病态窦房结综合征;二度或高度房室传导阻滞又无起搏器保护者;肥厚型心肌病;单纯的重度二尖瓣狭窄伴窦性心律者。

(4)使用方法:地高辛起始剂量和维持量为0.125~0.25mg/d,通常不需给予负荷量,年龄大(>70岁),肾功能受损,体形瘦小者使用低剂量0.125mg/d,1/d。根据目前有限资料认为,建议地高辛血浆药物浓度为0.5~1.0ng/ml,地高辛浓度>1.0ng/ml并不会提高治疗效果。

(5)不良反应:①心律失常(期前收缩、折返性心律失常及传导阻滞);②胃肠道症状(食欲缺乏、呕吐);③神经系统主诉(视力障碍、定向力障碍等),多在大剂量时出现,经停药、补钾、补镁等治疗后可好转。

(五)其他药物

(1)醛固酮拮抗药:是继ACEI、β-受体阻滞药后的第三个有望降低心衰死亡率的药物。醛固酮是RAAS激活产生的代谢产物之一,有独立于AngⅡ和相加于AngⅡ的对心脏结构和功能的不良作用。醛固酮增加尿钾、尿镁排泄,因其低钾、低镁,并抑制副交感神经活性而诱发心律失常,还可阻断心肌对儿茶酚胺的摄取,干扰儿茶酚胺的代谢、灭活,因而加剧儿茶酚胺的致心律失常作用和促心肌缺血的作用。更重要的是,醛固酮促进心脏成纤维细胞的胶原合成、心肌纤维化,促进心肌重塑,从而促进心力衰竭的进展。

ACEI通过降低AngⅡ而降低血清醛固酮水平,但研究表明ACEI并不能长期降低醛固酮浓度。ACEI治疗4~6周时可使醛固酮低于治疗前水平,而治疗3~12个月后醛固酮水平却开始回升,即出现"醛固酮逃逸"现象。因此,在ACEI基础上加用醛固酮受体拮抗药,能进一步抑制醛

固酮的有害作用,可望有更大益处。

①我国的心衰指南推荐,对严重心功能不全(NYHAⅢ~Ⅳ级)患者应用醛固酮受体拮抗药。若LVEF≥40%,无心衰症状时可考虑停药。根据舒张性心力衰竭的发病机制和常见原因,醛固酮受体拮抗药同样有应用指征。

②临床应用:对近期或目前使用地高辛、利尿药、ACEI、β-受体阻滞药后不能缓解,在休息状态下仍有症状的患者,可考虑应用小剂量螺内酯20mg/d。

③不良反应:高血钾和乳腺增生(男性),开始治疗前患者血钾应<5mmol/L,血肌酐<2.5mg/dl,并且在治疗期间密切监测这两项指标的变化。若出现严重高血钾或疼痛性乳腺增生症应停药。选择性醛固酮受体拮抗药Eplerenon会减少不良反应。

(2)血管紧张素受体拮抗药(ARB):在心衰发病机制的研究中,对于RAAS作用的认识已相当深入。而AngⅡ的核心作用也已被确认。应用ACEI可通过抑制AngⅠ向AngⅡ转化而减少AngⅡ形成。但是实验证明,长期应用ACEI,可发现AngⅡ与治疗前水平相同,即所谓的ACEI治疗中的逃逸现象。此外,AngⅡ生成还有其他途径,如糜酶途径,使循环或组织中生成AngⅡ。

AngⅡ受体拮抗药可直接阻断经ACE和非ACE途径产生的AngⅡ和AngⅡ₁受体结合。因此,理论上此类药物对AngⅡ不良反应的阻断更直接、更安全。应用AngⅡ受体拮抗剂后血清AngⅡ水平上升,与AngⅡ受体结合加强,可能发挥有利作用。此外,血管紧张素Ⅱ拮抗药对缓激肽无影响,因此不会产生相应的不良反应。

已有数个血管紧张素受体拮抗药的安慰剂对照研究,证实长期治疗所产生的血流动力学、神经内分泌和临床的疗效。尽管早期的ELITE-Ⅰ研究显示AngⅡ受体拮抗药降低死亡率优于ACEI,但在随后的ELITE-Ⅱ研究以及大型试验中未被证实,后者的研究显示ACEI降低死亡率略优于AngⅡ受体拮抗药。2000年公布的Val-HeFT试验显示在常规治疗基础上(包括应用ACEI及β受体阻滞药)加用ARB缬沙坦,与安慰剂比较,病死率、病残率联合终点的危险性下降了13.3%(P=0.009),因心力衰竭住院率也有有

意义的下降。2003 年公布的 CHARM-Overall 和三项子研究的结果也证实了心衰患者用坎地沙坦后,使总死亡率下降 9%,心血管死亡率下降 12%,因心衰住院率下降 21%,而且无论是否合用 ACEI 或 β 受体阻滞药,无论是男性、女性均受益。关于 ARB 治疗心衰尚需进一步研究。目前的临床应用仍以 ACEI 作为首选,对不能耐受 ACEI 咳嗽、血管性水肿等不良反应的心衰患者,可以选用 ARB。常用的药物有氯沙坦 50mg/d,缬沙坦 80~160mg,1/d~2/d。

ARB 也可引起低血压、高血钾及肾功能恶化,用药需注意的事项同 ACEI。

(3)环腺苷酸依赖性正性肌力药

①β-肾上腺能激动药:如多巴胺、多巴酚丁胺等。多巴胺具有兴奋 α、β 和多巴胺受体的作用,低浓度 1~5μg/(kg·min)主要兴奋多巴胺受体,表现为肾动脉、肠系膜动脉及冠状动脉、脑动脉扩张,外周阻力降低,肾血流滤过率增加,产生一定利尿作用;中等浓度 5~10μg/(kg·min)主要兴奋 β$_1$ 受体,增加心肌收缩力和心排血量,降低外周血管阻力;高浓度 >10μg/(kg·min)主要作用于 α 受体,引起强力动静脉收缩,外周血管阻力增高,血压上升,心肌做功降低,肾血流量降低,并可诱发心律失常和心绞痛。多巴酚丁胺为人工合成的 β$_1$ 受体激动药,对 α 和 β$_2$ 受体作用轻微,增加心肌收缩力。

②磷酸二酯酶抑制药:如氨力农、米力农。其强心机制是通过选择性抑制心肌的磷酸二酯酶,使 cAMP 降解过程受阻,心肌细胞内 cAMP 增多,Ca^{2+} 内流增多而产生正性肌力作用。此外还具有扩血管、降低外周阻力的作用,且不引起血压明显下降。米力农与氨力农药理作用相似,但其正性肌力作用较后者强 10~30 倍,不良反应较少。

适应证:用于对心脏移植前的终末期心衰,心脏手术后心肌抑制所致的急性心衰,以及难治性心衰。

注意事项:短期支持应用,时间 3~5d。主要应用静脉制剂。

推荐剂量:多巴酚丁胺 2~5μg/(kg·min),米力农 50μg/kg 负荷量,继以 0.375~0.75μg/(kg·min)。

(4)血管扩张药:血管扩张药的应用是 20 多年来治疗心力衰竭的重要进展之一。心力衰竭时通过不同机制,如交感神经系统及 RAAS 系统激活,引起前后负荷增加。血管扩张药通过扩张动脉,降低体循环血管阻力,减轻心脏后负荷,使心脏指数、每搏指数和射血分数增加;左室壁张力和左室舒张末压降低,既减少心肌耗氧又改善了冠脉供血。静脉扩张药可使静脉容量增加,回心血量减少,减轻淤血症状体征,同时减轻室壁张力,减轻心肌耗氧。此外,血管扩张药可扩张侧支血管,增加缺血区心肌血流,改善心肌代谢,恢复心肌收缩协调性,从而增加缺血区心肌的收缩性。另外,血管扩张药使二尖瓣或主动脉瓣关闭不全反流量减少及心内异常分流减少,增加心搏量,改善心功能。但是,血管扩张药在临床应用时一些不良反应限制了其应用,如易产生耐药,可激活或兴奋神经内分泌系统,有较多不良反应使患者耐受性差。此外,目前的试验证明存活率得益较少。因此,血管扩张药仅被作为支持或补充其他干预和治疗的药物。

用于治疗心力衰竭的血管扩张药按其作用部位及作用机制可分为三大类:①动脉扩张药:如肼屈嗪(肼苯哒嗪),酚妥拉明等;②静脉扩张药:硝酸甘油、二硝基异山梨醇;③动静脉扩张药:如硝普钠、哌唑嗪等。目前常用血管扩张药的药理作用和血流动力学效应见表 34-5。

其他还有 α1 受体拮抗药乌拉地尔,静脉点滴,起效快,半衰期 2.7(1.8~3.9)h,剂量为 100~400μg/min,根据血压及病情随时调整。

血管扩张药通过改善心衰时出现的异常血流动力学而缓解症状。实际应用中,还可参照患者症状和体征或某些无创检查结果合理选用。静脉扩张药可减少回心血量,降低肺毛细血管压,减轻肺淤血症状,主要用于肺淤血明显时。小动脉扩张药多用于外周阻力增加者,如高血压、缺血性心脏病所致心衰、难治性心衰等。动脉扩张药通过减低射血阻抗,减少瓣膜关闭不全所致的血液反流,增加前向血流,可用于该类疾病。前负荷减少(如血容量不足),机体代偿机制引起小动脉收缩,则不能用动脉扩张药。另外瓣膜狭窄所致心衰,应用动脉扩张药可致血压下降,心率加快,左房压升高,加重病情,应视为禁忌。动静脉双重扩张药

表 34-5　常用血管扩张药的药理作用及血流动力学效应

药物	作用部位	给药途径	作用时间		血流动力学效应				
			起始	持续	静脉张力	小 A 阻力	心搏量	血压	PCWP
硝酸甘油	静脉	舌下	数分钟	20~30min	↓↓	↓	↑(-)	(-)	↓↓
		静点	即刻	数分钟	↓↓	↓	↑(-)	↓	↓↓
二硝基异山梨醇	静脉	口服	15~30min	4~5h	↓↓	↓	↑(-)	↓(-)	↓↓
硝普钠	动静脉	静点	即刻	数分钟	↓↓	↓↓	↑↑	↓	↓↓
酚妥拉明	动脉	静点	即刻	数分钟	↓	↓↓	↑↑	↓	↓
肼曲嗪	动脉	口服	10~20min	6h	(-)	↓↓	↑↑	↓	↓
哌唑嗪	动静脉	口服	0.5~2h	6h	↓	↓	↑	↓	↓

注：↑或↓轻度变化，↓↓或↑↑变化显著，(-)无变化。

可用于多种病因所致心衰，表现为左室充盈压过高，但心搏量降低者。

适应证：应用洋地黄、利尿药和β受体阻滞药的患者，由于低血压或肾功能不全不能耐受 ACEI 的患者，联合应用肼屈嗪和二硝酸异山梨酯，可以明显获益。

禁忌证：血容量不足、低血压和肾衰竭为禁忌。

(5)血管肽酶抑制药、内皮素拮抗药、细胞因子拮抗药等，在长期大规模临床试验中并未显示有效。

五、射血分数正常的心力衰竭的治疗原则

主要针对病因治疗，但可以用利尿药调节心室充盈后，减轻症状，也可以用 ACEI，醛固酮拮抗药改善心室松弛，或用β受体阻滞药或钙拮抗药减慢心率，延长充盈时间。尽量维持窦性心律，保持房室顺序传导，使心室充分的舒张。在无收缩功能障碍时，禁用正性肌力药物。

六、心衰的非药物治疗

近年来，心力衰竭药物治疗取得了很大进展，尤其是 ACEI、β-受体阻滞药等药物的出现使心衰患者生存率与生活质量均有很大改观。但是，心力衰竭作为各种心血管疾病的终末阶段，患者的预后与运动耐量仍不理想。20 余年来，许多非药物疗法试用于药物效果不佳的心衰患者，并取得了一定的效果。如应用机械辅助装置 IABP、心室辅助装置等挽救了很多终末期心衰患者的生命，帮助他们成功地过渡到接受心脏移植。近 10 年心力衰竭非药物治疗有了不少进步，细胞疗法、基因疗法已应用于临床试验。起搏器被用于心衰患者心脏同步化治疗，已显示能够降低心衰患者住院率。

(一)应用机械辅助装置

(1)主动脉内球囊反搏(IABP)：是目前作为机械辅助装置最常用的一种方法。IABP 是将一个 40~60ml 大小球囊导管通过主动脉置入并送至胸主动脉，利用 R 波感知信号，使球囊在舒张期迅速充盈，以增加冠脉灌注，改善心肌供血；收缩期开始球囊排空，主动脉内压迅速下降，心室排空阻力减低，心肌耗氧减少。此装置可增加心搏量达 40%。

适应证：①重度心衰等待心脏移植期间；②心脏手术后的低排血综合征，应用强心药及血管活性药仍不能维持有效循环，CI<2.0L/(min·m²)；③急性心梗所致的心源性休克。

禁忌证：①中重度主动脉瓣关闭不全；②严重血管病变(主动脉瘤和夹层动脉瘤)；③凝血机制异常。

(2)左心室辅助装置：是指将心房或心室内的血液抽至体外，经辅助泵加压后转流到动脉系统的一种辅助循环方法。其目的是替代衰竭的心室做功，减少心室负荷，保证机体重要脏器的供血。主要作为心脏移植术前的过渡性措施。

(3)人工心脏：是一种完全代替心脏泵血的机械辅助装置，目前仅用于临时替代拟行心脏移植术而又需等待供体的患者，或心脏移植术后发生严重排斥反应准备再行心脏移植者。

(二)外科手术治疗慢性心力衰竭

(1)心室减容术:是利用手术切除部分增大的左心室游离壁或无动力学改变的心肌瘢痕组织或(和)乳头肌,重建心脏正常的几何学形态,可以同时做二尖瓣成形术或瓣膜置换术或冠脉旁路移植术。主要用于终末期扩张性心肌病,左心室明显扩大的瓣膜疾病及缺血性心肌病的治疗。其远期疗效尚有待研究。

(2)心脏移植术

适应证:①严重心衰晚期,预计寿命不超过1年者;②受心者年龄<55~65岁;③无严重器质性肝肾功能不全。

禁忌证:①严重肺动脉高压;②存在不可逆肝肾功能不全;③近期肺栓塞或肺炎;④1型糖尿病;⑤严重脑血管病或周围血管病;⑥消化性溃疡活动期;⑦精神病患者;⑧恶性肿瘤患者。

(三)心力衰竭的心脏再同步治疗(cardiac resynchronization therapy, CRT)

心力衰竭病人往往合并传导异常,导致房室、室间和(或)室内运动不同步。而CRT通过右心房、右心室、左心室起搏,按照一定的房室间期和室间间期顺序发放刺激,能够实现正常的心房、心室电激动传导,以改善心脏不协调运动,恢复房室、左右室间和左室室内运动的同步性。现已有多个临床试验证实,CRT可改善心衰患者的心功能、降低住院率。尤CARE-HF研究证实CRT除了降低室间机械延迟、收缩末期容积指数以及二尖瓣反流、增加射血、改善症状和生活质量之外,还可降低死亡率达36%($P<0.002$)。2005年ACC/AHA和ESC心力衰竭治疗指南均将部分合并心脏运动不同的心力衰竭列为CRT的Ⅰ类适应证。结合我国的情况,2006年中华医学会心电生理和起搏分会,讨论并制定了我国的CRT适应证。Ⅰ类适应证要求同时满足以下条件:①缺血性或非缺血性心肌病;②充分抗心力衰竭药物治疗后,NYHA心功能分级仍在Ⅲ级或不必卧床的Ⅳ级;③窦性心律;④LVEF≤35%;LVEDD≥55mm;⑤QRS波时限≥120ms伴有心脏运动不同步。该标准强调了窦性心律。对于房颤律患者,可行CRT治疗,隶属Ⅱa类适应证。需要注意的是,CRT不能取代标准化药物治疗,完善的药物治疗是获得CRT良好疗效的首要条件之一。CRT的疗效已得到证实和认可。但是,目前如何遴选CRT适应人群、如何提高CRT植入成功率、如何充分发挥CRT疗效等问题尚待解决。

(四)ICD植入

左心室扩大和左心室射血分数降低的患者常常表现为非持续性室性心动过速和持续性室性心动过速、所有类型快速室性心律失常患者的猝死率很高。采用减缓疾病进展的治疗,如应用抗心肌缺血和其他可逆因素的有效治疗、β受体阻滞药、醛固酮拮抗药、胺碘酮可以降低猝死和全因死亡率,在所有致命性快速心律失常的患者应用植入ICD治疗持续性心律失常,可进一步降低猝死。

对B期患者中心肌梗死后至少40d的缺血性心肌病(Ⅱa类,C级)和非缺血性心肌病(Ⅱb类,C级),如果左心室射血分数≤30%、经长期最佳药物治疗NYHA心功能Ⅰ级的患者,预期心功能良好状态生存>1年的患者,最好植入ICD,预防室性心律失常和猝死。

对C期患者中既往有心脏骤停、心室颤动或血流动力学不稳定性室性心动过速病史的患者,将ICD可作为二级预防和延长生命的手段(Ⅰ类,A级)。心肌梗死后至少40d的缺血性心肌病(Ⅰ类,A级)和非缺血性心肌病(Ⅰ类,B级),如果左心室射血分数≤30%、经长期最佳药物治疗NYHA心功能Ⅱ或Ⅲ级的患者,既往没有心脏骤停、心室颤动或血流动力学不稳定性室性心动过速病史的患者,主张将ICD作为一级预防手段,降低心源性猝死。任何心脏疾病、左心室射血分数30%~35%、经长期最佳药物治疗NYHA心功能Ⅱ或Ⅲ级表现并且预期能良好生存>1年的患者,最好植入ICD作为一级预防手段(Ⅱa类,A级)。

(五)心衰的细胞疗法

近年来,采用自体细胞和生长因子修复组织的再生医学迅猛发展,移植自体细胞修复衰竭心肌已被用于动物实验及初期临床的研究。结果显示细胞移植是有极大治疗潜力。

很多类型的细胞被用于尝试替代坏死心肌,如胚胎心肌细胞,骨骼肌肌原细胞,平滑肌细胞和骨髓干细胞,目前研究最多的是骨骼肌肌原细胞,和骨髓干细胞。研究对象主要为心肌梗死引起的心衰。细胞移植的主要途径有三种：经冠脉导管介入,经导管心内膜注射及外科直视下直接心肌注射。一些研究显示细胞移植后心功能的改善及移植后组织学上的变化,但面临很多问题,有待于更多的基础和临床研究解决。

(六)心力衰竭的基因治疗

基因治疗是将外源基因导入靶细胞以纠正或补偿基因缺陷,并通过导入基因的有效表达,补充细胞内缺失或失去正常功能的蛋白质,从而达到治疗目的。通过基因疗法阻止或纠正这些基因异常改变。目前研究较多的血管内皮生长因子治疗缺血性疾病有一定的疗效,但心力衰竭涉及多个基因的问题,而且基因治疗还有本身的问题,尚有待进一步研究。新的研究趋势是将基因治疗与细胞治疗相结合,采用干细胞作为释放目的基因的载体。

小结:近年来慢性心力衰竭的治疗取得了很大进展。首先,人们认识到心衰发生发展的机制是长期慢性循环和组织水平的神经激素、细胞因子的激活,导致持续进行性心肌重塑,造成心肌损伤和持续、进行性心功能恶化。交感神经与RAAS系统在其中起重大作用。为ACEI、β-受体阻滞药应用于治疗心衰提供了理论依据。实践证实ACEI和β-受体阻滞药治疗心衰降低了死亡率,延长患者寿命。另一项重要进展是对心衰治疗方法的评价,重视药物治疗的长期疗效,而非短期临床表现及血流动力学变化。方法学上更多采用前瞻的、多中心协作的大规模临床试验,得出结论更具说服力。第三,认识到对心力衰竭的治疗应提前到尚未出现明显的心衰症状之前。第四,标准的心衰治疗应包括到利尿药、血管扩张药、ACEI、β-受体阻滞药,必要时加用洋地黄类药物及醛固酮拮抗剂。

随着对心肌重塑机制的更深入的了解及细胞分子水平的研究,越来越多的药物在研究中,如内皮素拮抗药,AVP受体拮抗药,重组TNF融合蛋白拮抗药,甚至细胞移植和基因治疗。总之,心衰的生物学治疗是心衰治疗的新进展,是未来治疗的方向。

(沈潞华　南　芳　庄海舟)

参 考 文 献

1 顾东风,黄广勇,何 江等. 中国心力衰竭流行病学调查及其患病率. 中华心血管病杂志,2003,31(1):3—6

2 李小鹰,刘 亮,刘德新,等. 老年充血性心力衰竭住院患者病因状况调查. 中华老年多器官疾病杂志,2004,3(1):31—33

3 王方正,张 澍,黄从新,等. 心脏再同步治疗建议. 中华心律失常学杂志,2006,10(2):90—102

4 Brutsaert DL. Cardiac dysfunction in heart failure: The cardiologist′s love affair with Time. Progress in Cardiovascular Diseases,2006,49(3):157—181

5 Zannad F,Mebazaa A,Juillière Y,et al. Clinical profile,contemporary management and one-year mortality in patients with severe acute heart failure syndromes: The EFICA study. European Journal of Heart Failure,2006,8(7):697—705

6 Braunschweig F,Fahrleitner-Pammer A,Mangiavacchi M,et al. Correlation between serial measurements of N-terminal pro brain natriuretic peptide and ambulatory cardiac filling pressures in outpatients

with chronic heart failure. European Journal of Heart Failure,2006,8(8):797—803

7 De Keulenaer GW,Brutsaert DL. Diastolic heart failure:A separate disease or selection bias? Progress in Cardiovascular Diseases,2007,49(4):275—283

8 Hunt SA. ACC/AHA 2005 guideline update for the diagnosis and management of chronic heart failure in the adult:a report of the American College of Cardiology/American Heart Association Task Force on Practice Guidelines (Writing Committee to Update the 2001 Guidelines for the Evaluation and Management of Heart Failure). J Am Coll Cardiol,2005,46(6):e1—82

9 Huynh BC,Rovner A,Rich MW. Long-term survival in elderly patients hospitalized for heart failure:14-year follow-up from a prospective randomized trial. Arch Intern Med,2006,166(17):1892—1898

10 Hill JA,Yancy CW,Abraham WT. Beyond diuretics:management of volume overload in acute heart failure syndromes. The American Journal of Medi-

cine，2006，119(12)：S37—S44

11 Nanas JN，Matsouka C，Karageorgopoulos D，*et al.* Etiology of anemia in patients with advanced heart failure. Journal of the American College of Cardiology，2006，48(12)：2485—2489

12 Klapholz M，Maurer M，Lowe AM，*et al.* Hospitalization for heart failure in the presence of a normal left ventricular ejection fraction：results of the New York Heart Failure Registry. J Am Coll Cardiol，2004，43 (8)：1432—1438

13 Falk K，Swedberg K，Gaston-Johansson F，*et al.* Fatigue and anaemia in patients with chronic heart failure. European Journal of Heart Failure，2006，8 (7)：744—749

14 Lee WY，Capra AM，Jensvold NG，*et al.* Gender and risk of adverse outcomes in heart failure. Am J Cardiol，2004，94 (9)：1147—1152

15 Herrmann M，Taban-Shomal O，Hübner U，*et al.* A review of homocysteine and heart failure. European Journal of Heart Failure，2006，8(6)：571—576

16 Mehta PA，Cowie MR. Gender and heart failure：a population perspective. Heart，2006，92 Suppl 3：iii14—18

17 MilošKubánek，Ivan Málek，Jan Bytešník，*et al.* Decrease in plasma B-type natriuretic peptide early after initiation of cardiac resynchronization therapy predicts clinical improvement at 12 months. European Journal of Heart Failure，2006，8(8)：832—840

18 Packer M，Lukas MA，Tenero DM，*et al.* Pharmacokinetic profile of controlled-release carvedilol in patients with left ventricular dysfunction associated with chronic heart failure or after myocardial infarction. The American Journal of Cardiology，2006，98(7)：39—45

19 Bonaros N，Rauf R，Wolf D，*et al.* Combined transplantation of skeletal myoblasts and angiopoietic progenitor cells reduces infarct size and apoptosis and improves cardiac function in chronic ischemic heart failure. The Journal of Thoracic and Cardiovascular Surgery，2006，132(6)：1321—1328. e2

20 Owan TE，Redfield MM. Epidemiology of diastolic heart failure. Prog Cardiovasc Dis，2005，47 (5)：320—332

21 Hauptman PJ，Mikolajczak P，George A，*et al.* Chronic inotropic therapy in end-stage heart failure. American Heart Journal，2006，152(6)：1096. e1—1096. e8

22 Ventura-Clapier R，Mettauer B，Bigard X. Beneficial effects of endurance training on cardiac and skeletal muscle energy metabolism in heart failure. Cardiovascular Research，2006，3(1)：10—18

23 Anker SD，Clark AL，Winkler R，*et al.* Statin use and survival in patients with chronic heart failure - results from two observational studies with 5200 patients. International Journal of Cardiology，2006，112 (2)：234—242

24 Haehling S，Doehner W，Anker SD. Nutrition，metabolism，and the complex pathophysiology of cachexia in chronic heart failure. Cardiovascular Research，2007，49(4)：298—309

25 Edvardsen T，Helle-Valle T，Smiseth OA. Systolic dysfunction in heart failure with normal ejection fraction：speckle-tracking echocardiography. Progress in Cardiovascular Diseases，2006，49(3)：207—214

26 Uebing A，Steer PJ，Yentis SM，*et al.* Pregnancy and congenital heart disease. BMJ，2006，332 (7538)：401—406

第35章 心源性休克

Chapter 35

一、概 述

心源性休克(cardiogenic shock,CGS)指心脏收缩或舒张功能严重减退,导致心脏排血量严重减少,各组织器官和周围组织的灌注严重不足,从而发生一系列代谢和功能障碍的综合征。血流动力学标准:持续性低血压(收缩压<90mmHg至少30min),心脏指数下降[<2.2L/(min·m²)],肺动脉楔压上升(>15mmHg)。

一般来说,男性心源性休克的总体发病率高于女性。但是,在心梗患者中,女性心源性休克的发病率高于男性患者。过去,心源性休克的死亡率一般高达80%~90%。随着溶栓时代的到来,干预手段的改善,心衰治疗方法的提高,心源性休克的死亡率逐渐降低。最近研究表明心源性休克住院患者的死亡率为56%~67%。

二、病 因

心源性休克的病因很复杂,以急性心肌梗死最多见,心肌炎、心肌病、心包填塞、严重心律失常或慢性心力衰竭终末期等均可导致心源性休克。从导致心源性休克的基本机制来分,可将病因分为以下两大类。

(一)心脏收缩力受损或后负荷过度

1. **急性心肌梗死** 是致心源性休克的最常见原因,在急性心肌梗死患者中,5%~15%伴发心源性休克。急性心肌梗死(AMI)合并心源性休克的病人中80%有广泛心肌损害,通常梗死面积超过40%,其余患者可能有机械性缺损,如室间隔缺损、乳头肌断裂或严重的右室心肌梗死。

20世纪70年代国外文献报道AMI病例中,心源性休克发生率可达20%,其死亡率为90%。大规模临床观察(GUSTO-I)数据显示:近20年来由于溶栓治疗的广泛开展和心肌梗死的急诊冠脉血管重建的实施,心源性休克的发生率降低至7%~10%。随着人们对心肌梗死的积极治疗,心源性休克的治疗模式也由放弃、提供支持措施、到积极使用有创介入治疗,从而降低了心源性休克的死亡率,近10年文献报道为45%~80%。

2. **急性心肌炎** 病毒性、风湿性、细菌性及其他因素所致心肌炎,严重影响心肌收缩功能,也可发生心源性休克。

3. **心肌病** 扩张型心肌病、克山病(地方性心肌病)常因心肌收缩无力,心功能衰竭而出现心源性休克。肥厚型心肌病严重的流出道梗阻,心排血量严重减少也可发生休克。

4. **二尖瓣关闭不全(亚急性、慢性)** 任何原因引起的二尖瓣关闭不全,如风心病的瓣膜损害,冠心病乳头肌缺血或梗死所致,左房、左室负荷增重也可发生心衰,严重者可出现心源性休克。

5. **心律失常** 室上性和室性心动过速,心率超过160/min,心脏舒张不全,回心血量不足,心排血量严重下降;完全性房室传导阻滞、束支传导阻滞时,心室率极缓慢,心排血量减少或心脏除极时间延长,心肌收缩力减弱,严重时可发生心源性休克。

6. **高血压性心脏病** 由于长期的外周血管阻力增高,心脏后负荷过重,心脏代偿性肥大,最终可影响心肌收缩力,而出现心衰,严重者可发生心源性休克。

7. **主动脉缩窄和主动脉瓣狭窄** 也因左室排血受阻,后负荷过度,心排血量严重减低,而出现心源性休克。

(二)舒张期充盈障碍或前负荷减低

1. **心脏压塞** 各种病因引起的感染性心包炎如细菌、病毒、真菌、立克次体和囊虫等所致心包炎,心包积液发生迅速或大量积液时均可发生心脏压塞,出现心源性休克。

2. **右室梗死** 右室梗死范围较广泛时,右室排血量减少,因而左室充盈及排血量减少,迷走神经张力增高,心动过缓等原因,引起体循环血压下降,甚至心源性休克。

3. **肺栓塞** 大块或广泛的肺动脉栓塞使肺动脉突然大部分阻塞,回左心血量减少,左室充盈不足,心排血量急性减少而发生心源性休克。

4. **二尖瓣狭窄** 严重的二尖瓣狭窄,阻碍左房流入左室的血流,导致左室充盈不足,可发生低血压,严重者可发生心源性休克。

此外,如心脏黏液瘤、张力性气胸、缩窄性心包炎等均可影响舒张期充盈障碍以致心源性休克。

三、病理生理

心源性休克发生体循环低血压及细胞的低灌注,可引起机体某些代偿机制的激活,企图恢复血液循环的稳态及维持各主要器官的功能。休克的主要代偿机制是激活交感神经系统,体循环低血压或血容量减少时,可刺激主动脉弓、颈动脉窦的压力感受器,同时心室舒张末压和血容量的增加刺激心房、大静脉内压力感受器,两者均可反射性地引起交感神经的兴奋,使①小动脉收缩;②心率增快;③心肌收缩力增强;④静脉收缩,静脉回流增加;⑤刺激肾素—血管紧张素—醛固酮系统,使其活性增加。其次的生理性保护机制为减少毛细血管的静水压,此由于毛细血管前括约肌的收缩(肾上腺素能作用),毛细血管静水压降低,有利于液体从间质移向毛细血管,增加血容量。

随着休克的发展,持续的低血压可使机体低灌注和代谢异常,可使机体从代偿状态进入失代偿。由于较长时间处于缺氧状态,乏氧代谢增加酸性物质的产生;脑缺氧减低中枢交感神经系统的活力,血管平滑肌细胞神经末梢的儿茶酚胺耗

竭;增加内啡肽浓度的抗肾上腺素能作用;释放NO及扩张血管的前列腺素等均使外周血管的张力丧失。缺氧引起肥大细胞释放组胺可导致前毛细血管与后微动脉舒张,微静脉和小静脉对缺氧和酸中毒耐受性较大,仍处在收缩状态,静脉回流受阻,真毛细血管大部分开放,大量血液淤滞在微循环内,其流体静压升高,使大量液体从血管中漏出。肥大细胞释放的组胺和血浆释放的小分子链状多肽激肽均能使毛细血管通透性增加以致大量血浆外渗,血液浓缩。由于较长时间内微循环障碍未能得到纠正,毛细血管内血流缓慢,红细胞聚集和血管内酸性产物的堆积,血管内皮细胞受损,红细胞和血小板凝集引起微血管内凝血和血栓形成。出现了弥散性血管内凝血(DIC),由于弥散性血管内凝血消耗了各种凝血因子,且激活纤维蛋白溶解系统,可发生严重的出血。

休克时体液代谢的改变:休克时儿茶酚胺释放的增加,可促进高血糖素生成,抑制胰岛素的产生,加速肌肉和肝内糖原分解,使血糖升高。葡萄糖的乏氧代谢,大量丙酮酸和乳酸产生,出现酸血症。蛋白质分解增多,血中尿素、肌酐及尿酸增加。RAAS系统的激活,醛固酮分泌增加,减少钠的排出以保留体液。休克时细胞缺氧,三磷腺苷减少,钠泵功能减弱钠离子进入细胞内而胞内钾离子外移,加上组织细胞破坏释放钾,而肾脏因酸中毒排钾功能减退,使大量钾离子潴留体内,出现高钾血症。

内脏器官的损害:休克所致毛细血管灌注锐减,心、脑、肺、肾、肝等重要生命器官均可能受损,甚至发生功能衰竭。严重休克常有多脏器功能衰竭。心脏除原发病影响心功能外,由于体循环低血压冠状动脉灌注减少,加重心肌缺血、缺氧;代谢性酸中毒、高钾血症等亦可使心肌受损;由于迷走神经的兴奋,心率过慢;此外,还有循环中存在的心肌抑制因子均可使心肌收缩力减低,心功能减退。脑缺血可引起脑组织缺氧、脑水肿。休克肺,肺微循环障碍,肺血管渗透性增加,肺间质水肿,肺泡功能减低,肺表面活性物质分泌减少,透明膜形成,肺顺应性下降,通气与血流比例失调,引起进行性低氧血症和极度呼吸困难,导致呼吸窘迫综合征(ARDS)。休克时,肾血流量减少,肾小球滤过率减低,肾内血流出现重新分布,由于近髓循环短

路大量开放,肾皮质外层血流减少,致使肾皮质内肾小管上皮细胞的变性坏死,肾功能受损,严重者可发生急性肾衰竭。肝缺血、缺氧可导致肝细胞变性坏死,出现肝衰竭,甚至发生肝性脑病。

四、病　　理

(一)心肌病理

心源性休克患者收缩期或舒张期心功能衰竭。对心梗患者而言,随着梗死面积的延伸,心肌进一步坏死,冠状动脉灌注压下降,心肌需氧量增加,形成恶性循环。发生心源性休克的心梗患者一般冠状动脉有多支血管病变,冠状动脉血流储备下降。心肌梗死远端的缺血进一步加重了休克。心肌缺血导致心脏顺应性下降。左室灌注压下降。出现肺水肿或低氧血症。

(二)细胞病理

心源性休克患者组织低灌注,使得细胞缺氧,无氧糖酵解增加,乳酸堆积,细胞内酸中毒。同时,心肌细胞膜泵衰竭,跨膜电位下降,细胞内钠、钾离子蓄积,导致心肌细胞肿胀。如果缺血时间延长,心肌细胞的损害将不可逆,最终导致心肌坏死,包括线粒体肿胀、蛋白变性、染色质变性,溶酶体崩解。最终核膜、细胞膜、线粒体破裂。另外,一方面梗死心肌周围细胞凋亡,坏死心肌增加。另一方面,炎症级联反应、氧化应激、心肌细胞拉伸产生抑制凋亡抑制因子的介质,激活凋亡。

五、临 床 表 现

(一)患者常先有心脏的原发病临床表现,在此基础上发生心源性休克。心源性休克的主要特点为:低血压和低灌注引起的临床症状和体征。

1. 低血压　一般认为动脉收缩压降至10.7kPa(80mmHg)以下,高血压患者收缩压较前下降10.7kPa以上。

2. 低灌注　常有以下表现:①神志的改变,表现烦躁、焦虑、激动、不安,血压低于9.3kPa(70mmHg)时,兴奋转为抑制,表情淡漠,反应迟钝,意识模糊甚至昏迷。②皮肤湿冷、苍白或发绀。③尿量减少(<20ml/h)。④心动过速(>110/min)。⑤呼吸过快(>20/min)。

(二)几种较常发生心源性休克的心脏病,除出现心源性休克的临床表现外,还具有原发病的临床特点:

1. 急性心肌梗死　急性心肌梗死伴发心源性休克在国外占5%～15%,国内北京地区1971年为20.6%,1978年以后降至10%以下。发生心源性休克的原因与急性心肌梗死的面积有密切关系。左心室肌坏死面积达40%以上,有心肌梗死史者易发生。后下壁左室梗死常伴有右室梗死,较大范围的右室梗死可引起右室做功的受损,右心室排血量减少,左心室充盈及排血量减少以致休克。急性心肌梗死导致心脏结构上的破损如:室间隔穿孔,乳头肌缺血或断裂引起二尖瓣的关闭不全,左室游离壁破裂引起急性心脏压塞,上述结构上的破裂多发生在急性心肌梗死第一周内,尤以第一天内多见。急性心急梗死患者发生心源性休克80%在起病24h以内,部分在起病后即发生,患者除突发持续性胸骨后或心前区疼痛外,常有四肢湿冷、出汗、颜面苍白、口唇甲床发绀,皮肤因苍白、发绀相间可呈花纹状。脉搏细弱,血压下降(收缩压<10.7kPa,即80mmHg)。尿量减少。患者烦躁不安或表情淡漠,反应迟钝,严重者意识模糊甚至昏迷。查体可见呼吸急促心音低钝,心率增快,呈奔马律。有室间隔穿孔者的胸骨左缘第3、4肋间可听到粗糙的Ⅲ级以上吹风性收缩期杂音伴有细震颤。有乳头肌功能不全或断裂者,心尖区可出现响亮的收缩期杂音。两肺可有哮鸣音或湿啰音。

女性急性心肌梗死的临床特点:南通医学院附属医院顾云娟、顾勇对老年急性心肌梗死135例按性别进行临床特点比较,结果表明:老年女性急性心肌梗死年龄较男性大,房室传导阻滞多见,梗死部位前壁较多,死亡率较男性高。山西省阳泉市第一人民医院心肾内科王凤琴、王志东、梁治中等回顾分析262例急性心肌梗死患者(男216例,女46例),根据不同年龄阶段将男性与女性患者各分为4组:<45岁,45岁～,55岁～,65岁～,分别相当于女性绝经期前、围绝经期、绝经后、老年期。结果4组男性与女性患者比例分别为30:0,125:1,39:1,27:1。女性急性心急梗死并发症发生率、病死率有高于男性的趋势。宁夏医学院附属医院心内科刘生祥等将150例女性冠心病患者与229例男性冠心病患者的易患因素、临床特点和住院病死率进行比较。结果发现

女性冠心病发病年龄晚于男性,女性冠心病患者伴糖尿病者多于男性($P<0.05$)。女性患者中停经者占87%,临床类型以心绞痛为主,女性心肌梗死病死率高于男性($P<0.05$)。综上所述,女性急性心急梗死的发生与绝经后雌激素水平降低有关。①雌激素调整脂质代谢,国内学者梁万宁等试验研究显示:口服倍美力(一种天然妊马雌酮)3个月,血清中雌二醇水平显著增高,同时血浆 TC、TG、LDL-C 显著下降,HDL-C 显著升高(P 值均 <0.01),此试验结果证明雌激素有调整脂质代谢的作用,绝经后雌激素水平降低,易发生脂代谢紊乱,出现高三酰甘油、高胆固醇、高低密度脂蛋白、低高密度脂蛋白血症,而这些是冠心病发病的独立危险因素之一。②雌激素通过多种途径稳定血管内皮功能,抑制血小板聚集,抑制应激及机械损伤引起的血管内膜增殖,减少胶原和弹性蛋白生成,从而对冠状动脉粥样硬化的发生和发展起抑制作用。③有报道提示绝经后的胰岛素抵抗与雌激素减少有关,而胰岛素抵抗又是冠心病发病的独立危险因素之一。所以说,雌激素对冠心病、急性心肌梗死的发病有抑制作用,女性绝经后冠心病、急性心肌梗死发病率增加与雌激素水平降低有关。

2. 急性心脏压塞 各种病因引起的心包炎如病毒性、细菌性包括结核性、化脓性等,急性心肌梗死游离壁破裂,心包腔在短时间内出现大量渗液或血液,使心室舒张充盈受限,心每搏量明显减少,血压降低以致休克。心脏检查可见心浊音界明显向两侧扩大,心音遥远,颈静脉充盈,脉细数,出现奇脉。发展较缓慢的心脏压塞可有呼吸困难,迫坐呼吸,心浊音界增大,心动过速,心音低弱,肝脏淤血肿大,而后发生低血压休克。

3. 急性肺动脉栓塞 常因下肢创伤脂肪栓或深部静脉血栓性静脉炎血栓脱落,堵塞肺部血管所引起。起病急,有剧烈胸痛、咳嗽、咯血和呼吸困难。大块的肺动脉栓塞可引起肺动脉突然大部阻塞,右心室排血受阻,右心室的急性负荷过度可发生右心室急剧扩张和右心衰竭,左心室的充盈减低,出现休克。病人烦躁不安、冷汗、四肢湿冷、呼吸浅速,明显发绀。查体胸骨左缘可听到奔马律,肺动脉瓣区第二心音亢进、分裂并伴有响亮的收缩期杂音。右心衰竭者心浊音界可增大,在三尖瓣听诊区可听到响亮的收缩期杂音,颈静脉充血,肝脏肿大。大块的肺动脉栓塞可在发生休克后 1h 内死亡。

六、实验室及其他特殊检查

1. 血常规和血细胞比容 可帮助了解有无失水、感染、出血的倾向和表现。

2. 血液生化检查 血气分析:休克时,可出现动脉氧分压、血氧饱和度下降,如有呼吸窘迫综合征可出现进行性低氧血症、低碳酸血症、呼吸性碱中毒,晚期有二氧化碳潴留而表现为呼吸性酸中毒。肾功能减退可有血尿素氮、血清肌酐和尿酸增高,血钾增高。血清乳酸盐水平的测定。治疗前血清乳酸盐水平愈高,预后愈差。心肌酶的测定,对诊断急性心急梗死和判断病情均有帮助。

3. 弥散性血管内凝血的各项试验 心源性休克如疑有弥散性血管内凝血时,应进行以下试验:①血小板计数:血小板进行性减少。②血浆凝血因子:无改变。③凝血酶原时间延长。④3P试验阳性。⑤优球蛋白溶解时间缩短。⑥凝血酶时间延长。

4. 尿常规 可有蛋白尿、血尿、管型。

5. 心电图 急性心肌梗死患者有病理性 Q 波,ST-T 改变,急性心肌损伤患者有 ST 段抬高,急性心脏压塞患者有普遍的肢体导联 QRS 低电压、T 波低平或倒置,急性肺动脉栓塞患者可出现肺型 P 波和 Q_3T_3 等特异性心电图改变。

6. X 线检查 胸部 X 线检查急性心肌梗死病人心脏阴影可增大,心功能不全者肺有淤血征象,严重时可有间质性或肺泡性肺水肿。心包大量积液或积血,心脏阴影向两侧增大呈三角形或烧瓶样。

7. 超声心动图 对了解心脏情况十分有用,如左心室壁的厚度、运动幅度、有无矛盾运动,心包腔有无积液。对检出心脏破裂、室间隔穿孔、二尖瓣乳头肌功能不全或断裂等尤有价值。

8. 冠状动脉造影 近年来,由于经皮冠脉腔内成形术(PTCA)、机械辅助循环、冠脉旁路手术等开展,对急性心肌梗死伴心源性休克患者经内科药物治疗疗效不佳者,应尽早实行冠状动脉造影,了解冠脉病变情况,为进一步选择血运重建方法作参考。

七、诊断和鉴别诊断

心源性休克的诊断主要依据以下几点：

1. 通过询问病史，全面查体结合心电图、X线、超声心动图等检查资料以明确发生心源性休克的心脏病存在，如急性心肌梗死、急性心肌炎、急性心包炎、急性肺动脉栓塞、阵发性心动过速或心动过缓等。

2. 有组织器官灌注不足的表现，如意识障碍，皮肤苍白或发绀，四肢湿冷，心动过速或过缓，少尿（＜20ml/h），低氧血症，血乳酸增高。

3. 动脉收缩压降至 10.7kPa（80mmHg），原有高血压者较基础血压水平低 10.7kPa（80mmHg）以上，同时伴有外周组织灌注不足的表现即可确诊。如仅有血压降低而无组织灌注不足表现者属低血压状态。值得注意的是，有时因外周血管收缩，袖带法测出低血压不能反映真实情况，应采用动脉内直接测量血压。

4. 心源性休克应与心外因素所引起的休克相鉴别。如剧痛、低血容量、严重感染、过敏性休克相鉴别。在急性心肌梗死患者由于大汗、呕吐、入量不足等原因也可引起血容量相对或绝对不足。如检查肺毛细楔嵌压（PCWP）不升高，可与心源性休克相鉴别，PCWP＜1.07kPa（8mmHg）提示血容量绝对不足。PCWP 在 1.07～1.87kPa（8～14mmHg）提示血容量相对不足。

八、治　　疗

要及早诊断休克、及早治疗是能否逆转休克的关键。CGS 基本的病理生理特征是低灌注和组织缺血，治疗开始应该注重改善动脉血压和氧饱和度，尽可能使其保持稳定状态。可以经面罩方式高流量给氧，如低氧状态持续不能得到缓解，并出现明显呼吸疲劳，酸-碱平衡紊乱，要考虑采用气管插管辅助呼吸。如果出现严重的肺水肿或者 ARDS 使 CGS 病情恶化，应积极使用呼吸末正压通气（PEEP），使动脉血氧达到适当水平。PEEP 可能会使心排血量减少，这需同时密切检测血流动力学变化。

及时纠正各种心律失常对心功能的保护十分有益。缓慢性心律失常处理最常使用阿托品，通过降低迷走神经张力，而增加心率和心排血量。

如果药物治疗无效，应考虑安装临时心脏起搏器。出现快速心律失常要求即刻使用抗心律失常药物，发生室速、室颤要立即行电转复。心房颤动时即使心率正常，心排血量也会受到影响，在已有心功能不全的患者心排血量可下降 15％。

（一）一般处理

1. 监护　心源性休克病情变化快，住院病死率高达 80％，因此应在重症监护室进行密切观察血压、心率、心律、呼吸以及全身状况，监测心电图、血流动力学的变化。

（1）中心静脉压监测：可了解血容量及心功能状况。中心静脉压正常参考值 0.588～1.180kPa（6～12cmH$_2$O），低血容量性休克中心静脉压低于正常。中心静脉压正常时，做容量负荷试验明确是否血容量不足。即快速补液 10～20ml/min，输完 500ml 后，中心静脉压升高＜0.490kPa（5cmH$_2$O），且在 15min 后回到输液前水平，表示血容量不足，心功能尚好，可增加补液量。若中心静脉压升高 1.176～1.372kPa（12～14cmH$_2$O），应减慢滴速，不宜过多补液。如有胸闷、心悸、呼吸困难症状，双肺听诊有湿啰音，中心静脉压＞1.471kPa（15cmH$_2$O），或增加值＞0.490kPa（5cmH$_2$O），提示泵功能不全，应即刻停止补液。但在右室梗死伴心源性休克时，肺动脉栓塞及心脏压塞时，都需增加前负荷以维持有效的心脏排血。此时可监测肺动脉楔压决定是否停止输液。

（2）肺毛细血管楔压监测　反映左室舒张末压（无二尖瓣狭窄时），常用以评估左室功能及选用药物参考。正常值 0.8～1.6kPa（6～12 mmHg）。补液时维持在 2～2.5kPa（15～18mmHg）为宜。＞2.5kPa（18mmHg），考虑心功能不全。

（3）血流动力学监测资料在诊断和治疗上的指导意义　血流动力学监测在 CGS 患者治疗中起着重要的作用。应用右心漂浮导管（Swan-Ganz）可以连续测定到中心静脉压（CVP）、右心室压（RVP）、肺动脉压（PAP）和肺毛细血管楔压（PCWP）。精确的血流动力学检测也可以判断抗休克治疗的效果，便于更适当地选择药物，使 PCWP 降低至最理想水平，更好地增加心排血量。Forrester 等（1977）根据血流动力学监测的指标将心源性休克分型，见表 35-1。

表 35-1 心源性休克分型

分型	肺淤血 PCWP＞18mmHg	外周低灌注 CI＜2.2L(min/m²)
I	－	－
II	＋	－
III	－	＋
IV	＋	＋

根据 CGS 的患者血流动力学及临床表现分类为三个亚型,见表 35-2。

2. 吸氧与呼吸管理 用面罩或鼻管给氧,严重低氧血症[氧分压＜6.7kPa(50mmHg)]或伴一氧化碳潴留者需气管插管进行呼吸器辅助呼吸。

表 35-2 AMI 伴心源性休克血流动力学分级与治疗

分 级 (Ceder-Sinai)	血流动力学	临床表现	常见病症	治疗方案
II	PCWP＞18mmHg 血压正常＞80mmHg 心排血量降低 CI＜2.2	组织低灌注 肺水肿	前壁 AMI 伴二尖瓣反流	降低前负荷 血管扩张药 正性肌力药
III	PCWP＜18mmHg 低血压＜80mmHg 心排血量降低 CI＜2.2	休 克 体循环淤血 肺部清晰	右室梗死 肺栓塞	大量补液 抗凝 溶栓/PTCA
IV	PCWP＞18mmHg 低血压＜80mmHg 心排血量降低 CI＜2.2	休 克 肺水肿 低血压	AMI 左心室 心肌丧失 ＞30%	正性肌力药 尽早 IABP 溶栓/PTCA

3. 纠正可诱发或加重心源性休克的心外因素 ①镇痛:如剧烈胸痛应有效地止痛。吗啡 5mg 或哌替啶(度冷丁)50～100mg 肌内注射。②纠正血容量不足:估计有血容量不足或中心静脉压和肺毛细血管楔压低者用 5% 葡萄糖液静脉滴注,如 PCWP 降低显著时可适当补充 5% 葡萄糖生理盐水或低分子右旋糖酐。输液后如:中心静脉压＞2.5kPa(18mmHg),肺毛细血管楔压＞2.5kPa(15～18mmHg)。即应停止输液。③纠酸:休克较重,持续时间较长时多伴有酸中毒,可静脉滴入 5% 碳酸氢钠溶液 100～200ml,然后参照血酸碱度或二氧化碳结合力来调整剂量。由于心源性休克有效循环恢复后,酸中毒可自行调整恢复。碱性液体不宜给予过多,以免加重心脏负荷。

(二)血管活性药物

1. 血管扩张药 在心室收缩力明显减弱的情况下,减轻后负荷对增加心排血量起着决定性作用。可以直接快速减轻心脏后负荷的药物有:硝普钠(nitroprusside)、静脉用硝酸甘油(nitroglycerin)、压宁定(乌拉地尔)(Urapidil)等。血管扩张药主要通过减轻心脏负荷,减少心肌耗氧量而使心排血量增加。减轻后负荷也能改善二尖瓣或主动脉瓣反流,可减少室间隔穿孔的发生。使用血管扩张药应注意出现严重的低血压,特别是 CGS 患者低血压会加重组织进一步低灌注,所以这类患者使用血管扩张药时需监测血流动力学的变化。

(1)硝普钠:可以直接松弛周围血管,扩张小动脉和静脉血管,从而增加心排血量,减少左室舒张末压;心源性休克时,常可以与多巴胺联合应用,可以增加冠状动脉的灌注压;使用剂量静滴从 10～15μg/min 开始,逐渐加量,可以明显降低 PCWP,但 PCWP 不宜低于 15mmHg。

(2)硝酸甘油:静脉滴注一般剂量可扩张静脉系统,减轻前负荷,降低心肌耗氧量,减轻肺淤血;大剂量可降低后负荷和左室舒张末压,可增加心排血量,通常剂量 10～30μg/min,通常根据血压变化调整用量。

(3)压宁定:酚妥拉明—a 受体阻滞药,直接松弛血管平滑肌。静脉滴注从 0.05～0.1mg/min 始,逐渐加量。

2. 血管收缩药　如果持续性低血压和低心排,应该考虑使用交感神经兴奋药,最常用的是:多巴胺(dopamine)、多巴酚丁胺(dobutamine)和去甲肾上腺素(norepinephrine)等。

(1)多巴胺:多巴胺直接作用于 α、β 和多巴胺受体,促使肾上腺素能神经末梢释放去甲肾上腺素;小剂量[$2\sim5\mu g/(kg \cdot min)$]时可以扩张肾脏、脑和冠状血管,这可以增加肾血流有利于保持足够的尿量。使用大剂量[$6\sim10\mu g/(kg \cdot min)$]时,进一步增强心肌收缩力和速率,增加外周血管阻力;肾血流在增加的基础上逐渐减少,PCWP升高;不良反应为窦性心动过速,外周血管过度收缩及组织血液再分布。对低血压而容量负荷增加的患者,选择多巴胺可以更好地加强组织灌注。多巴胺的不良反应为窦性心动过速,外周血管过度收缩及组织血液再分布。

(2)多巴酚丁胺:是一种合成的儿茶酚胺(catecholamine)类药物,有些不同于多巴胺。多巴酚丁胺具有持续的 β-肾上腺素能作用,对 α 受体仅有很少的影响,可以增强心脏收缩力,减轻后负荷。多巴酚丁胺一般较多巴胺有更多优点,它在增加心排血量的同时不加快心率,较少引起心律失常,无血管收缩反应,可持续减轻左心室充盈压。然而,如果在有明显低血压患者多巴酚丁胺不能调整系统血压,使用多巴胺更为适宜。静脉常用剂量 $2.5\sim10\mu g/(kg \cdot min)$。

(3)去甲肾上腺素:是一种强有力的血管收缩药,可以暂时改善严重低血压患者的动脉血压。实际上很少改变心排血量,却可导致严重 CGS 患者循环状态的恶化。往往在选择此类药是不得已而为之。

3. 血管收缩药与扩张药联合使用　这种疗法力图用多种尽可能小剂量的血管活性药物,在联合作用改善心功能时,最大限度地减少不良影响。例如,当缩血管药物增加心肌收缩时,也增加了全身血管阻力;扩血管药减轻后负荷时却不增加心排血量。常用配伍方法是多巴胺合用硝普钠或者硝酸甘油。对多巴酚丁胺是否有增加心脏收缩力,并且又减轻后负荷尚存有争议。

4. 磷酸二酯酶抑制药　氨力农(氨利酮 amrinone)、米力农(米利酮 milrinone)属非强心苷、非儿茶酚胺正性肌力药,具有增强心肌收缩和

直接扩张血管的作用;增加心肌收缩力的同时,不增加心肌耗氧量。但远期使用可能增加患者的死亡率。

5. 洋地黄类正性肌力药　对心源性休克患者应用洋地黄治疗尚存在争议。该药可能增加心肌耗氧量、增加外周阻力,使心排血量进一步减少。若心源性休克伴心力衰竭,或伴有快速性室上性心动过速、房颤时可谨慎使用。

6. 中药　人参或含有人参的方剂如生脉散、生脉注射液、丹参注射液有改善微循环、升高血压的作用。

7. 利尿药　静脉注射利尿药可以通过最快捷和有效的途径减轻心脏前负荷,并减轻肺毛细血管压力,更有利于改善肺部淤血。对表现为心室舒张功能不全的患者,减轻左心前负荷对缓解心衰更为重要。

8. 补液　必须尽早建立静脉液体通道,因为大约有 20% 的 CGS 患者存在相对低血容量的问题,在右室梗死、大的肺梗死时表现的更为突出。尽管右房、室充盈已显著升高,扩容却可通过增加右室舒张末压和右房、室的收缩力,使血液被动通过肺血管,从而增加左室充盈和心排血量。对有轻度肺淤血的患者应严格地注意给补液的量和速度,以免发生肺水肿。

当 $PCWP < 14mmHg$,前 30min 内补液 250ml,血压回升好,无肺淤血表现,继续补充 $250\sim500ml$ 液体至 $PCWP15\sim18mmHg$;如 PCWP$> 18mmHg$,应用利尿药或血管扩张药。

对左心室功能严重损害者,略予扩容便可使 PCWP 迅速升高,所以严密监测血流动力学变化是非常重要的;补充液体通常选 5% 葡萄糖溶液,在有明显液体丧失时,出现 PCWP 显著降低者可输生理盐水或血浆蛋白、低分子右旋糖酐等。但对有 ARDS 的患者原则不补充含胶体溶液,宜使用含晶体溶液,因为胶体溶液可通过肺毛细血管漏入肺组织内,并带入大量水分;通常输入 1 000ml 晶体溶液后仅增加血容量 200ml,而输 25% 白蛋白 100ml,则增加血容量 450ml。

9. 机械辅助循环　除药物治疗之外,机械支持装置对 CGS 患者可以发挥一种极为有用的作用。明显,这些血流动力学的辅助装置能暂时稳定患者的病情,直到能够接受血管再通或外科手

术时。

主动脉内气囊反搏（intra-aortic balloon counterpulsation IABP）：IABP 自 1967 年 Kantrowitz 首先报道成功地应用于临床以来，由于疗效确切被临床广泛使用。IABP 经由股动脉置入胸部降主动脉，球囊随心动周期膨胀和回缩（一般与 ECG 相同步），球囊在舒张期随主动脉瓣关闭立即膨胀，使舒张期血压增高，甚至比收缩压水平更高，由此增加冠状动脉及其他组织的血液灌注。球囊在舒张期末左心室收缩之前回缩，突然减轻的心脏后负荷可以改善左心室射血。

IABP 特别适用维持动脉平均血压，减轻后负荷及左室舒张末压，减少心肌氧耗，同时又增加氧供。特别是对那些严重心脏缺血或者 AMI 伴机械性损害并发症者，如乳头肌断裂（有严重二尖瓣反流）或者室间隔穿孔。IABP 可改善 CGS 患者的血流动力学状态，减少左室做功和降低心肌氧耗量，在心脏舒张期增加冠状动脉灌注，提高心排血量 10%～20%。接受 IABP 治疗的 CGS 幸存者无再灌注为 20%；已再灌注者大约 50%。IABP 的治疗可以与药物治疗同步进行。

IABP 的适应证可分为绝对和相对适应证。① 绝对适应证：体外心肺循环无法脱离；心脏术后低心排综合征；急性心肌梗死继发室间隔穿孔或急性二尖瓣反流；PTCA 术失败导致血流动力学改变或有严重心脏缺血。② 相对适应证：外科术前有严重心功能不全；心脏术后患者有心电图缺血变化或电不稳定变化者。③ 有争议的适应证：继发 AMI 的心源性休克，不稳定心绞痛，已知有严重的冠心病欲行非心脏手术者。

IABP 的绝对禁忌证：主动脉关闭不全，主动脉夹层，不可逆的心功能损害，慢性心脏病终末期。相对禁忌证：腹主动脉瘤，严重的外周血管疾病，快速心律失常。

使用 IABP 血流动力学指征包括：低血压〔收缩压<80mmHg，平均压<60 mmHg），或较前的基础水平降低 30mmHg，肺动脉嵌压增加（>18mHg）和低的心排指数<2.0 l/(min·m²)〕。

IABP 的并发症多源于插入球囊装置的本身，常见的主动脉或股动脉夹层，斑块剥脱或血栓形成，股动脉插入球囊装置阻碍外周造成缺血，全身的感染，动脉血管闭塞，出血溶血，以及球囊破裂造成的气体栓塞。约有 1/3 的 CGS 患者在 IABP 治疗过程中出现血管并发症。

IABP 治疗撤除应该在再灌注且病情稳定 24～48h 后开始。这过程应随心动周期逐渐减少球囊膨胀比例。当患者自己的循环在球囊以四个或更多心动周期膨胀一次的频率仍能维持稳定时，球囊通常才能被成功地撤除。接受 IABP 治疗的 CGS 患者，尽管 75% 都有临床改善，但是近期和长期死亡率仍然很高。IABP 更主要用于近期稳定病情为血管再通外科手术做准备。IABP 更适用于年轻、大动脉疾病或主动脉反流、第一次患心肌梗死的药物治疗无效的 CGS 患者。

左心室辅助装置：新近应用的循环辅助装置如血液泵（Hemopump）和经皮心肺旁道循环在稳定 CGS 患者血流动力学的作用被肯定。血液泵通过导管经皮股动脉穿刺放置入左心室，血液可从左心室被直接搏入主动脉，血流速率高达 8～10L/min，可以改善 PTCA 和冠脉架桥生存率。遗憾的是这些装置与 IABP 并发症对比有相同的局限性与复杂性。

10. 冠状动脉再通　AMI 所致 CGS 是因广泛心肌坏死的结果，通常左心室肌丧失超过 30%。在 AMI 的患者中，4.5% 的 CGS 出现在发病时，另 3% 在入院初期发展为 CGS。标准的支持疗法 CGS 患者死亡率达 80%。尽早使冠状动脉再通对住院和远期的生存率的提高起着决定性的作用。心肌梗死后早期再灌注能尽量挽救缺血损伤的心肌，恢复它的收缩功能。为更好地防止 CGS 的发生，再灌注的时机通常以 AMI 症状发生之后的 4～6h 最好（至少不超过 12h）。

（1）溶栓疗法：虽然溶栓治疗可以改善 AMI 患者的存活率，对 CGS 发病的影响未定论。在一组大型研究中，未能显示疗效可观，这种反应被认为是因为 CGS 中各种各样机械损伤因素影响了溶栓剂的疗效。目前认为，在 AMI 的 CGS 患者仍存在濒临坏死心肌应该立即给予溶栓治疗。不延迟的冠状动脉造影能够评价溶栓是否已再灌注，来决定是否行补救 PTCA。

溶栓的再通率与死亡率及所用的溶栓剂种类有关。INJECT 研究比较组织型纤溶酶原激活物（r-tPA）与链激酶（streptokinase），观察 35d 死亡率分别为 8.9% 与 9.4%。然而，充血性心力衰竭和心源性休克在 r-tPA 组中发病率更低。美国每年有 90 万人患 AMI,仅 1/5 的患者接受溶栓治疗;我国接受溶栓治疗人的比例相对更少。早期溶栓治疗可以进一步降低死亡率,AMI 发病 2h 内死亡率为 5.4%,2～4h 为 6.0%,4～6h 则达 9.4%。2 400 例分组患者冠状动脉造影显示早期血管再通者存活率高。

不良反应主要是出血,颅内出血,消化道出血或皮下出血。未控制的高血压和消化道溃疡的患者禁用。神经系统损害,恶心,呕吐,低血压,变态反应曾有报道。

(2)冠状动脉球囊成形术(PTCA):AMI 早期行冠状动脉造影目的是了解是否采用 PTCA 更适宜解决血管急性闭塞的再通。成功的急诊 PTCA 可以明显改善住院患者的死亡率,并意味着可能预后良好。有些研究报道 CGS 的成活率可达 60%。单一血管病变更适合 PTCA 治疗。

CGS 救治的关键在于极早识别,明确诊断,稳定生命指征和充分给氧,监测血流动力学变化,迅速开展特殊治疗。介入治疗可能为 CGS 患者提供一个良好预后的希望。

(3)急性冠状动脉旁路移植术(CABG):适用于严重心源性休克患者。只要冠状动脉造影发现狭窄冠状动脉远端血管畅通适宜搭桥,左心室造影显示有不同程度的室壁运动障碍,其中有可逆性缺血区,均可考虑急诊 CABG。凡急性心肌梗死机械性并发症激发或加重心源性休克,内科治疗不能稳定者,可行 CABG。

由于 PTCA 较 CABG 简便易行,再灌注快,因此在可能的情况下先选择 PTCA,不适于 PTCA 或 PTCA,未成功者则选择 CABG。

九、心源性休克的治疗进展

心源性休克常用的治疗方法是血管活性药、主动脉内气囊反搏术、溶栓、PTCA 和 CABG,前两种方法是暂时性应急措施,后三种方法可减少患者的死亡率。重症心源性休克患者接受外科手术时,需要体外机械循环辅助,作为保守治疗与心脏移植之间的桥梁,亦可改善少数病人的顿抑心肌的血流动力学。

(一)血管活性药物在心源性休克中的应用

在心源性休克的治疗中虽然多巴胺和多巴酚

丁胺通常能够改善患者的血流动力学,但均可增加心肌耗氧,加重心肌缺血,不能显著提高患者的住院生存率。同样,血管扩张药能增加心排血量并降低左室充盈压。然而,由于冠状动脉充盈压已经显著降低,血管扩张药会导致心肌灌注进一步恶化,形成恶性循环。因此治疗的关键是合理使用血管活性药物,根据 PCWP、CVP 调整补液量及硝普钠、多巴胺剂量,以保证最低心肌耗氧量及比较理想的冠状动脉血流灌注。血管扩张药与主动脉内气囊反搏术和正性肌力药联合应用,能够增加心排血量,维持或增加冠状动脉灌注压。保守治疗中硝普钠与多巴胺联合应用为急性心肌梗死合并心源性休克的治疗开辟了有希望的前景。刘凤歧教授等在 422 例心肌梗死的抢救中将其死亡率降至 3.08%,其中 64 例心源性休克仅 1 例死亡。治疗的关键是严密监测血流动力学的同时大胆使用硝普钠和小剂量多巴胺,这种联合用药治疗的机制在于硝普钠为小动脉及小静脉均匀性扩张药,能降低左室舒张末压。多巴胺能增加心脏指数,使周围循环阻力下降,左室内压上升最大速率增高,肾血流量及肾小球滤过率增加。硝普钠和多巴胺联合应用具有良好的协同作用,既可降低左室舒张末压又可增加心排血量。这一作用对改善梗死心肌的泵功能十分有利,同时也可改善泵衰竭时的微循环障碍,冠脉循环随着周围循环灌注的改善而得以改善,这些有利因素相互作用的结果是泵功能障碍逆转。但大剂量硝普钠用于抢救心源性休克目前仍有争议,需要更多的科学依据加以验证。

(二)血管重建术在心源性休克治疗中的地位

心源性休克治疗最有效的措施是早期治疗,其早期溶栓、急诊 PTCA 和 CABG 后出现再灌注,可引起心源性休克逆转,早期做 PTCA 或 CABG,可使心源性休克死亡率下降 35%,一项回顾性研究报道,接受血管成形术成功的心源性休克患者,与那些未接受血管成形术或只接受药物治疗的患者相比,一年存活率较高,但应注意患者选择性偏倚,即选择时往往排除老年患者和垂危患者,导致血管成形术疗效甚好的统计学偏倚。

SHOCH 试验和 SMASH 试验中的数据均提示:对心源性休克患者实施早期急诊 PTCA 是

抢救成功的基础,其机制是使阻塞或狭窄的血管再通,从而保证了尚未梗死但失去收缩功能的缺血顿抑的心肌的存活及收缩功能的恢复。因此对于早期发病(心梗发病6h内)和具有进展性心肌缺血的患者(如持续性胸痛)及时的血管成形术十分重要。但治疗中必须对病情及患者的整体情况进行评价,对于心源性休克晚期,存在大面积梗死的心肌,往往是不可逆损伤,血管重建术不能达到有效的治疗目的,反而加大术中的死亡风险。SHOCK试验还表明:血管成形术对于年龄小于75岁的患者更为有效,原理是高龄患者心梗发生前约30%的心肌已有损伤及纤维化,心肌梗死发生时心肌耐受缺血的能力进一步减低,而可救治的心肌减少。

因此临床应根据患者具体情况和一般状况(如年龄、精神状态伴发疾病等),决定是否接受有创性积极治疗。准备做冠状动脉再通术的患者应迅速接受主动脉内气囊反搏术和冠状动脉造影。根据冠状动脉解剖情况,再决定患者适合做PTCA亦或CABG。目前国外报道紧急心脏移植已成功应用于治疗急性心肌梗死合并心源性休克的患者。

(三)国外治疗进展简介

1. LVAD植入性左室辅助装置 急性心梗合并重症心源性休克患者进行心脏移植术时,通过植入性左室辅助装置,是提供紧急循环辅助的体外生命支持的有效技术。

2. ECLS经皮体外生命支持 急性心梗引起的室间隔穿孔、心室游离壁破裂等机械性致命性并发症可导致顽固性心力衰竭,死亡率很高,通过ECLS经皮体外生命支持及复苏,进行心肺旁路外科修补,对急性心梗术中和术后进行有效的循环支持,早期抢救心肌顿抑、血流动力学极不稳定及多器官受损的心源性休克患者。

3. ECMO体外氧合器 为心源性休克患者心脏切除后短期内提供心肺功能支持,为进一步接受心脏移植术争取时间,早期应用可尽快达到血流动力学的稳定。

4. 运用经皮心房-股动脉分流辅助器逆转心源性休克 急性心梗合并心源性休克患者接受血管重建术,术后心肌功能恢复需数天,若此时期内患者发生心源性休克,则预后极差。一种新的经皮心室辅助仪通过对循环有效支持,从而对上述患者起到良好治疗效果。这种仪器通过导管安置,协助心脏产生4L/min以上的每搏量,有利于心源性休克的逆转。此装置将心房血流直接分流到循环中,使左室负荷得以减轻,但长期疗效尚待研究。

5. 心源性休克的循证医学证据

(1)GUSTO-I:是关于急性心肌梗死溶栓治疗的全球性研究,共有41 021名急性心肌梗死患者入选,其中7.2%(2 972)发生心源性休克,30d死亡率为55%。接受CABG的患者30d死亡率为29%,接受经皮冠状动脉成形术(PTCA)的患者30d死亡率为22%。在校正其他相关因素后,对一年死亡率的单因素比较显示:行PTCA与未接受PTCA的心梗患者人群的危险率分别是0.71v0.94,$p<0.005$,显示了行PTCA的中期益处。而行冠状动脉旁路移植术(CABG)与未接受CABG的心梗患者人群的危险率比为1.08,$p=0.445$,本组结论无统计学意义,因此,急诊CABG治疗在心梗合并心源性休克治疗中目前尚无定论。在本试验心源性休克总死亡率的分析中,人们也注意到了美国患者心源性休克死亡率低于非美国患者对照组,其原因是由于对于心源性休克诊断标准的偏倚,美国患者与非美国患者对照组心源性休克发生率分别为8.3%与6.1%,在校正诊断标准后(两组患者死亡率均为6.1%),美国患者与非美国患者对照组心源性休克死亡率则分别为67.5%v66%,两组死亡率无显著性差异。

(2)SHOCK:本研究第一次在治疗心源性休克的大宗临床观察中使用随机化对照原则。旨在探讨对于心源性休克患者积极行介入性治疗措施的可行性。研究人员把心源性休克患者随机分组,分别接受PTCA/CABG或药物治疗,结果显示:两组患者30d死亡率无显著性差异(46.7%v56.0%,$p=0.11$)。由于遵循随机化原则,这一结果被认为在心肌梗死患者群中具有相对代表性。而在以前的无控制观察性研究中得出的结论认为:心梗合并心源性休克患者行PTCA/CABG较保守治疗预后好,但这一结论在随机化对照的观察性研究中并未得到证实,可能是由于介入性治疗的小组存在选择性偏倚。对急性心肌梗死引起的心源性休克的统计数据显示：无论患者是否接受过血管重建术，实行冠脉造影对于选择有效的治疗方案从而改善患者预后具有重要价值，这一类型的选择性偏倚在其他观察性的研究中对于那些接受 PTCA 或 CABG 的患者同样存在。

SMASH：（瑞士多中心血管成形术治疗心源性休克试验）本研究也在治疗心源性休克的临床观察中引入随机化对照原则。本研究对于心源性休克患者接受血管重建术和药物治疗疗效对照结果表明：总体死亡率无显著性差异（69％ v 78％），但研究人员观察半年死亡率时发现接受血管重建术组半年死亡率较低，基于如上观察，他们认为急性心梗合并心源性休克应该尽早行血管重建术，不幸的是急性心梗后心源性休克往往出现较晚，而在确诊心源性休克后延迟行血管重建术将会使其益处明显降低。但本试验由于募集患者困难提前终止而使样本数较少，该结论可信性受到质疑。本研究还显示：重症心源性休克经积极扩容及应用血管活性药物治疗，血压仍无恢复的患者具有更高的死亡率。

十、预　后

Killip 和 Cedar-Sinai 分类依据急性心肌梗死（AMI）临床表现，对 CGS 的预后有所估计（表 35-3，35-4）。

表 35-3　急性心肌梗死心功能的临床分级 Killip 分级

分级	临床表现	发病率（％）	死亡率（％）
I	无异常发现	40～50	6
II	S3 奔马律	30～40	17
III	肺底湿啰音、肺水肿	10～15	38
IV	心源性休克	5～10	81

表 35-4　急性心肌梗死心功能的 Cedar-Sinai 临床分级

分级	临床表现	发病率（％）	死亡率（％）
I	无心衰血压正常	25	3
II	心衰血压正常	25	9
III	无心衰血压降低	15	23
IV	心衰血压降低	35	51

（沈　洪）

参 考 文 献

1　魏　立，项美香，M. Lins. 主动脉内球囊反搏在急性心肌梗死并发心源性休克中的应用. 中华急诊医学杂志，2002，11（6）：389－392

2　吴海云，赵玉生，许强，等. 早期发生急性肾衰竭与急性心肌梗死后心源性休克患者预后的关系. 中华老年多器官疾病杂志，2004，3（2）：110－112

3　Migliorini A, Moschi G; Valenti R, et al. Routine percutaneous coronary intervention in elderly patients with cardiogenic shock complicating acute myocardial infarction. American Heart Journa l, 2006, 152(5)：903－908

4　Behny LR. Off-pump coronary artery bypass grafting：a case report. AANA J, 2006, 74 (1)：39－44

5　Dang NC, Topkara VK, Leacche M, et al. Left ventricular assist device implantation after acute anterior wall myocardial infarction and cardiogenic shock：a two-center study. J Thorac Cardiovasc Surg, 2005, 130 (3)：693－698

6　Burkhoff D, Cohen H, Brunckhorst C, et al. A randomized multicenter clinical study to evaluate the safety and efficacy of the TandemHeart percutaneous ventricular assist device versus conventional therapy with intraaortic balloon pumping for treatment of cardiogenic shock. American Heart Journal, 2006, 152(3)：469. e1－469. e8

7　Hoefer D, Ruttmann E, Poelzl G, et al. Outcome Evaluation of the Bridge to Bridge Concept in Patients With Cardiogenic Shock. The Annals of Thoracic Surgery, 2006, 82(1)：28－33

8　Dzavik V, Sleeper LA, Picard MH, et al. Outcome of patients aged ＞or＝75 years in the SHould we emergently revascularize Occluded Coronaries in cardiogenic shock（SHOCK）trial：do elderly patients with acute myocardial infarction complicated by cardiogenic shock respond differently to emergent revascularization? Am Heart J, 2005, 149 (6)：1128－1134

9　Nichol G, Karmy-Jones R, Salerno C, et al. Systematic review of percutaneous cardiopulmonary bypass for cardiac arrest or cardiogenic shock states. Resuscitation，2006，70(3):381—394

10 Reynolds HR，Anand SK，Fox JM，et al. Restrictive physiology in cardiogenic shock: Observations from echocardiography. American Heart Journal，2006，151(4): 890. e9—890. e15

11 Hochman JS，Sleeper LA，Webb JG，et al. Early revascularization and long-term survival in cardiogenic shock complicating acute myocardial infarction. JAMA，2006，295 (21):2511—2515

12 Trost JC and Hillis LD. Intra-aortic balloon counterpulsation . The American Journal of Cardiology，2006，97(9): 1391—1398

13 Fang J，Mensah GA，Alderman MH. Trends in acute myocardial infarction complicated by cardiogenic shock，1979—2003，United States. American Heart Journal，2006，152(6): 1035—1041

14 Inglessis I，Shin JT，Lepore JJ，et al. Hemodynamic effects of inhaled nitric oxide in right ventricular myocardial infarction and cardiogenic shock. J Am Coll Cardiol，2004，44 (4):793—798

15 Berkowitz MJ，Picard MH，Harkness S，et al. Echocardiographic and angiographic correlations in patients with cardiogenic shock secondary to acute myocardial infarction. The American Journal of Cardiology，2006，98(8): 1004—1008

16 Ohman EM，Chang PP. Improving quality of life after cardiogenic shock: do more revascularization! J

Am Coll Cardiol，2005，46 (2):274—276

17 Jeger RV，Tseng CH，Hochman JS. Interhospital transfer for early revascularization in patients with ST-elevation myocardial infarction complicated by cardiogenic shock-a report from the Should we revascularize Occluded Coronaries for cardiogenic shock? (SHOCK) trial and registry. American Heart Journal，2006，152(4): 686—692

18 Valente S，Lazzeri C，Vecchio S，et al. Predictors of in-hospital mortality after percutaneous coronary intervention for cardiogenic shock. International Journal of Cardiology，2007，114(2): 176—182

19 Sleeper LA，Ramanathan K，Picard MH，et al. Functional status and quality of life after emergency revascularization for cardiogenic shock complicating acute myocardial infarction. J Am Coll Cardiol，2005，46 (2):266—273

20 White HD，Assmann SF，Sanborn TA，et al. Comparison of percutaneous coronary intervention and coronary artery bypass grafting after acute myocardial infarction complicated by cardiogenic shock: results from the Should We Emergently Revascularize Occluded Coronaries for Cardiogenic Shock (SHOCK) trial. Multivariate prediction of major adverse cardiac events after 9914 percutaneous coronary interventions in the north west of England. Heart，2006，92 (5): 658—663

第36章 人工辅助循环

Chapter 36

辅助循环(mechanical circulation assistance)是指应用机械性或自体骨骼肌装置,部分或完全替代心脏或心肺功能,维持循环和呼吸功能,使受损害的心脏和肺功能得以恢复。

一、概　述：

1. 辅助循环的目的　①维持全身有效血液循环及氧的输送,改善肺、脑和肾等重要脏器的功能,使机体代谢恢复;②部分或完全替代心脏和肺工作,使心脏和肺得以休息,减少氧耗;③增加心肌血供,改善心肌代谢,促进心脏恢复;④加强心肌收缩力,在不增加心肌作功情况下提高心排血量,改善心脏功能。

2. 辅助循环的适应证　①主要是缺血性心脏病及其他原因所致心源性休克;②心脏直视术后不能脱离转流或低心排综合征;③药物和起搏器治疗无效及心脏移植受体等待供体的过渡阶段的心脏功能的维持。

3. 辅助循环方式　可分为心脏按压法、反搏法、转流法和骨骼肌-心肌成形术等几种类型:①心脏按压法主要借助外力挤压心室,使心室内血液排出,升高动脉压维持循环。主要有体外挤压和体内挤压法,但无论用手指挤压还是器械挤压,易造成心肌损伤,临床多用于心脏复苏。②反搏法基本原理是在心脏收缩开始的瞬间,从主动脉内抽出一定量血液,减少动脉阻力,左室后负荷减轻。当心脏舒张时,将等量血液立即注入主动脉内,使舒张压力升高,增加冠状动脉灌注,从而改善心肌营养,恢复心肌功能。临床常用主动脉内气囊反搏法。③转流法是把部分左心或右心的血

液引流到体外,再用泵把这部分血液灌注动脉,减低心室舒张末期压力或心室的前负荷,使心脏得以休息,减少心肌耗氧量,促进心肌功能恢复。转流法是常用的辅助循环方法。④骨骼肌-心肌成形术是将骨骼肌Ⅱ型纤维经过长时间刺激训练转变成骨骼肌Ⅰ型纤维,使具有心肌纤维耐疲劳的特性,之后利用骨骼肌替代部分心室肌或包裹心室,用Medtronic双腔感知的同步程序起搏刺激左胸背神经,使背阔肌瓣与心脏同步收缩,使心室射血分数明显增高。

4. 辅助循环方式的选择　选用每种辅助循环方法时应根据设备条件、技术力量、操作难度、心源性休克的病因、病变严重程度和血流动力学指标,辅助循环适应范围,估计需要辅助的时间及最终目的等因素选择适当的方法。①左房压高(>2.7kPa),心脏指数低<1.8L/(min·m²)经过多种药物治疗1h和(或)主动脉内气囊泵反搏1h仍无效,或左房压>3.3kPa,标志这样的左心衰竭需要借助左室转流辅助循环减轻心脏做功,维持全身循环,以期心功能恢复。②各种原因引起原发心源性休克可由左心室衰竭、右心室衰竭和双心室衰竭引起,以右心衰竭少见,常合并不同程度左心室衰竭,发现有20%～30%患者,应用左心转流时和转流后,合并右心室衰竭。如果应用左心辅助循环后仍不使心衰好转,中心静脉压>2.7～3.3kPa（20～25mmHg）,左房压<0.8～1.1kPa（6～8mmHg）,动脉压<12kPa（90mmHg）,心脏指数<1.8L/(min·m⁻²)。如果左心辅助后,术中见到右心膨胀,收缩无力,均表示存在右心室衰竭,应行右心室辅助循环或双心室

辅助循环。③如果心源性休克并有需要尽快手术纠正的病变时,终末期心脏病和心肺疾病,短时间得不到供体,可选用可置入的电动泵左心辅助。

心力衰竭虽然有左心室衰竭、右心室衰竭和双心室衰竭之分,但单纯右心室衰竭者少见,心衰竭常合并右心室衰竭。右心室辅助循环能减轻右心室后负荷,降低肺动脉压力,但左心室辅助循环中或转流后有 20%～30%患者可以并发右心室衰竭,实验和临床证明应用双室辅助循环效果优于左心室辅助循环。由于心肌保护不良、冠状动脉供血障碍、心肌梗死引起术后心衰均可考虑应用双心室辅助。另外等待心脏移植受体也可用双心室辅助过渡治疗。常用滚压泵或离心泵心肺转流实际上就是双心室辅助方法(图 36-1)。但双心室辅助需要两套泵和控制仪,手术复杂,费用多。体外管道多,感染机会增加。

本文仅介绍常用的主动脉内气囊反搏和心室辅助。

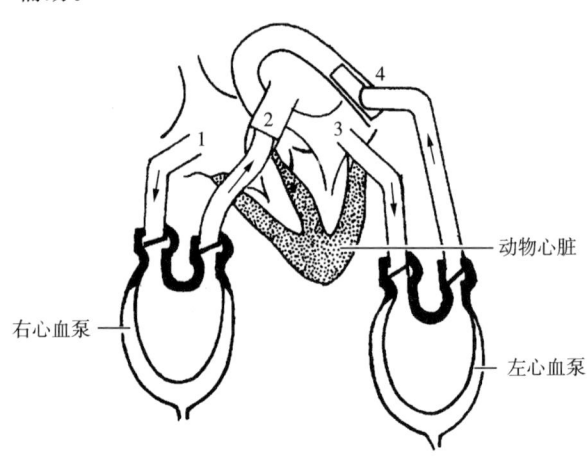

图 36-1　用囊形人造血泵做双心转流
1. 右心房　2. 肺动脉　3. 左心房　4. 主动脉

二、主动脉内气囊反搏

主动脉内气囊反搏(intra-aortic counter-pulsation or intra-aortic balloon pump,简称 IABP)是辅助循环最普遍的方法,在临床救治心衰患者方面取得了很好的疗效。1968 年 Kantrowiz 首次将该项技术在临床成功应用。随着主动脉内气囊反搏的器械和装置的不断更新,质量的不断改善,其应用领域逐渐扩大,并发症亦显著下降。因而,作为目前最有效的心脏辅助方法,主动脉内气

囊反搏不仅被心脏外科医师而且也被广大的心脏内科医师所掌握并在临床上得到广泛应用。

1. 工作原理和装置　主动脉内气囊反搏是通过动脉系统在降主动脉内置入一根装有气囊的导管,导管的远端连接反搏机器,利用心电图的 R 波(偶尔利用血压波或心脏起搏讯号)触发反搏仪进行心脏的舒张期反搏。由于冠状动脉的供血发生在心脏的舒张期,置于降主动脉内的气囊在左心室舒张的瞬间突然充气,阻断了降主动脉内的大部分血液,使近端主动脉内的舒张压猛然上升,把这部分血驱赶回主动脉根部,挤压更多的血液流进冠状动脉,使心肌的供血和供氧都得到改善,而当左心室收缩射血的时候,气囊内的气体被迅速回抽,造成气囊的瞬间瘪塌,主动脉内的压力猛然降低,左心室的射血阻力也就随之下降,从而降低了左心室的后负荷,降低了心肌的耗氧量(图 36-2,36-3)。

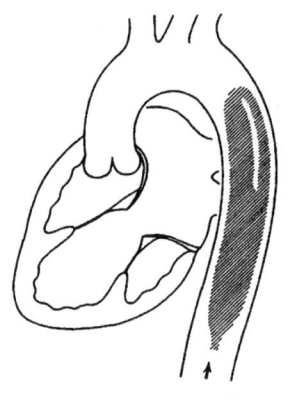

图 36-2　心脏舒张,气囊膨胀

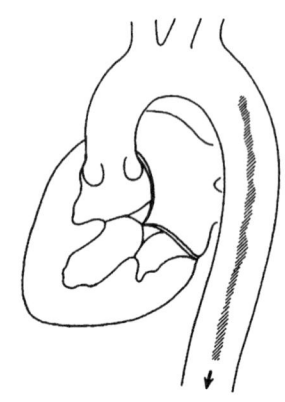

图 36-3　心脏收缩,气囊塌陷

气囊导管均为高分子材料聚氨酯类制成,具有较好的抗血栓性能和生物组织相容性。气囊外观形状有单囊和双囊两种,单囊及双囊远端气囊呈纺锤形,而双囊近端气囊较小呈圆形。气囊两端与导管密封,导管内在不同的方向和部位均有小孔与气囊相通,以利气体进出均匀分布。导管的近端与一带有硬壳的透明安全气室相连接。根据气囊充气量的多少,气囊容积自 $2.5 \sim 40ml$ 不等,分为不同型号,以供不同体重的儿童和成人选用。使用中气囊的近端或是近端球形气囊先充气(由于该部位导管上气孔较多),接着远端气囊充气膨隆。这样使胸主动脉降部远端的血流先被阻断,随着气囊的膨隆,降主动脉内血液被挤向近端,从而使主动脉弓和升主动脉内压力升高。气囊内气体为二氧化碳或氮气,临床上多采用二氧化碳作充气的气体,这是因为如果气囊一旦漏气,它能很快地在发生并发症之前被吸收。

2. 操作方法　主动脉内气囊反搏期间,患者必须全身肝素化。非体外循环的患者主动脉内气囊反搏前须静脉注射肝素 1 次 $0.5 \sim 0.8mg/kg$,每 $4 \sim 6h$ 追加一次。有条件的医院可监测患者的全血活化凝血时间(active clotting time,简称 ACT),以高于正常 $1 \sim 1.5$ 倍为宜。选择气囊导管的标准为气囊充气后应阻塞主动脉管腔的 $90\% \sim 95\%$,气囊的容积应大于心脏每搏量的 50%。应根据患者体重的大小来选择合适的气囊导管。另外,在选择不同的气囊导管时,也应参考诸如股动脉大小等一些其他因素。成年男性多选 $35 \sim 40ml$ 的气囊导管,而成年女性则为 $30 \sim 35ml$,儿童根据体重酌减。气囊导管插入的部位多选择股动脉,可采用股动脉切开直视安置法或经皮穿刺股动脉的安置方法。

3. 适应证和禁忌证　主动脉内气囊反搏的适应证主要有:①术中不能停止体外循环或停机后心脏收缩不良;②补足血容量后,心脏指数 $<2.2L/(min \cdot m^2)$;③动脉平均压 $<50mmHg$;④联合使用两种或两种以上升压药,其中多巴胺 $>15\mu g/(min \cdot kg)$;⑤左房压或肺毛细血管楔压 $>20mmHg$;⑥中心静脉压 $>15cmH_2O$;⑦尿量 $<0.5ml/(h \cdot kg)$;⑧周围循环不良。禁忌证主要有:①严重主动脉瓣关闭不全;②主动脉夹层动脉瘤,主动脉瘤及窦瘤破裂者;③严重低血压

$(<6kpa)$,室颤和心脏指数 $<1.8L/(min \cdot m^2)$。

4. 主动脉内气囊反搏的作用　主动脉内气囊反搏可使左心负担减轻并增加冠状动脉的血流灌注,辅助左心室克服暂时性困难,使暂时被抑制或缺血的心肌重新恢复功能。但因其自身不具备血泵设备,故只能应用于患者存在心脏冲动的情况下。气囊在主动脉瓣开放前迅速完成排气,使主动脉腔内压力降低,不仅降低了舒张末期的动脉压力,同时降低了左心室射血阻力,因而使左心室后负荷减小,在心肌收缩力不变的情况下,心排血量增加。当主动脉关闭,心室舒张时,气囊立即充气扩张。由于气囊的挤压,形成反搏作用,将主动脉的血液逆向挤压至主动脉根部,使近端主动脉舒张压升高。而心脏舒张期,冠状血管阻力最小,供应心肌的冠状动脉血流主要在舒张期进入心肌,因此提高主动脉舒张压,可明显增加冠状动脉血流灌注,改善缺血心肌的血液供应,进而对由于缺血、缺氧损伤的心肌功能恢复起到有效的治疗作用。反搏后全身重要脏器血流灌注改善,其有效的指标表现为:①主动脉收缩压力波形降低而舒张压力波形明显上升;②正性肌力药物用量逐渐减少,心律、心率恢复正常;③心排血量增加,血流动力学稳定;④尿量明显增多;⑤末梢循环改善。

主动脉内气囊反搏除了可增加冠状动脉血流外,随着左心室功能的改善,心排血量的增加,亦可使右心室前后负荷减低。对于严重右心功能不全的患者,应通过特殊的方式进行肺动脉球囊反搏(图 36-4)。直接肺动脉球囊反搏,肺动脉短,弹性较大,反搏效果不好。

5. 并发症　①肢体缺血:为 IABP 的最常见的并发症。主要因为穿刺血管狭窄,导管直径过粗,动脉粥样硬化等。临床通过观察肢体皮肤颜色,温度和触摸动脉搏动发现。一旦发现要及时解决,更换细导管或穿刺部位,血管内取栓,外科血管狭窄松解。IABP 适度的抗凝对降低此并发症的发生有积极意义。②出血:常因抗凝过度,插管时血管分支有损伤或由于人造血管吻合口漏等引起。可表现为穿刺部位的血肿,腹膜后血肿,降主动脉瘤等,严重者可因大血管破裂出血死亡。关键要及时发现和处理。③动脉栓塞:因抗凝不足,血栓或粥样硬化斑块栓子脱落,气囊破裂等引

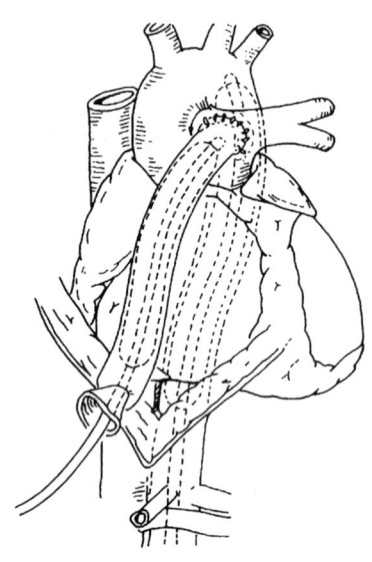

图 36-4　球囊反搏右心辅助循环

起,可导致肾动脉、肠系膜上动脉甚至髂动脉等处的栓塞。临床表现与栓塞部位、范围和被栓塞器官的代偿能力有关。④感染:主要和因紧急情况下操作,消毒不彻底或伤口暴露时间过长等有关。主要表现为大动脉炎,严重者导致坏死性大动脉破裂出血。⑤气囊破裂:主要由动脉壁的坚硬钙化灶划破所致,20～40ml 氦气逸出可造成脑和冠状动脉严重栓塞。⑥血小板减少:较多见,尤其发生在体外循环术后及反搏治疗前 24h。多数血小板可降至 $50～100×10^9/L$。一般在拔出气囊导管后可逐步恢复至正常。

三、心室辅助循环

辅助循环装置即广义上所指的人工心脏。人工心脏目前的发展还未达到永久性全置入的水平,但作为循环支持系统,已在临床起到非常重要的作用。人工心脏按功能可分为:全人工心脏,左心室辅助装置和右心室辅助装置。按驱动原理可分为:气动人工心脏和电动人工心脏。按血流动力学可分为:搏动血流型人工心脏和非搏动血流型人工心脏。按置入方式可分为:置入型人工心脏和非置入型人工心脏。常规心肺转流方法(即所谓体外循环)可短时间完全替代心脏和肺,维持机体循环、呼吸和代谢状态,但这种方法不能长期使用。对于有些心、肺功能和解剖损害不可逆的患者,需要进行心脏移植和人工心脏永久性或长

时间替代,维持生命。对于各种原因引起的心源性休克等病情可逆的患者的治疗,可选用多种辅助循环方法。左心室辅助为最常应用,其又可选择多种方式包括:非开胸左心转流法,腹腔内泵左心转流法,体外气动搏动性左心转流法,置入体内左心辅助泵法以及滚压和离心泵左心转流法。

人工心脏由驱动系统(气动或电动)、血泵或血室、控制系统及供能系统组成。它涉及到医学、生物工程、电子、机械、力学、材料、电脑等多方面的学科。人工心脏在生理功能方面应力求接近自然心脏,理想的人工心脏(尤其是电动人工心脏)应具备以下要求:①血流动力学效应符合自然生理:即搏动血流,足够的心排血量,根据机体需要可自动调节每搏量、每分输出量和工作频率;②血液相容性好:不易产生血栓,对血液破坏作用小,减少抗凝剂的应用;③小型化:易于置入人体纵隔胸腔内,不压迫大血管、残余心房和肺组织;④轻量化:利于吻合固定,避免过重而引起对心房和大动脉的牵拉、扭曲、甚至阻塞;⑤安全耐用:安全系数高、耐用是基本要求。持续工作应达到 5 年以上,目前至少也要求达到 2 年以上;⑥低耗能、高效率:这是对电动人工心脏而言,耗能低不仅易于解决电能的携带和输入问题,同时也可避免由于耗能过高而在体内产生高温副作用(对血液和周围组织的损伤);⑦噪音小:不影响患者的正常生活;⑧全置入:避免或尽可能减少管道或电源导线直接由体外进入胸腔,杜绝外源性感染源;⑨生活质量好:无庞大的体外驱动装置,不束缚患者的活动,避免由于长期卧床所致并发症,以利康复。要完全达到以上的所有要求是相当不容易的,但前五项是人工心脏的基本要求,否则难以适用于人体。

1. 体外辅助循环装置

(1)滚压泵:滚压泵结构简单,价格便宜,使用方便,但与其他辅助装置相比,对血液破坏较严重,常用于心脏手术后短时间的循环支持。随时间延长,并发症增多,建议使用时间不超过 8h,使用鼓泡式氧合器辅助循环时间不超过 4h。对于不能脱离辅助循环的患者,应尽快转换其他辅助方法。

(2)离心泵:离心泵属于开放性驱动泵,其内高速同心旋转的弯窿体使血液在泵槽内产生离心

力,并在泵的入口和出口处产生压力差,使血液流动。离心泵可克服滚压泵产生湍流这一缺点,减少气栓和固体栓子产生的机会,血液破坏轻。由于离心泵的辅助可在封闭的条件下进行,肝素用量小,可适合较长时间的辅助。离心泵辅助可分为左心室辅助、右心室辅助、和全心辅助。由于经皮插管技术的发展,使全心辅助的建立更为迅速而简单,但仍以左心室辅助最为普遍。离心泵辅助常用于心脏停搏、急性心梗后心源性休克、高危患者行经皮冠状动脉内气囊成形术,意外事故造成的全身低温及麻醉药物过量导致严重呼吸、循环抑制的患者,以及严重心肌梗死、特发性心肌病等待心脏移植的患者。

离心泵的优点在于应用简单,熟悉导管操作者即可进行,对周围环境要求低,实施耗时少。可在体外循环或非体外循环下行左房和主动脉插管。如果不能脱离心肺机时可用原插管,连接到离心泵。管道可经胸骨切口或胸骨旁另外切口引出体外。这种方法无瓣膜装置,无泵管压迫,血液破坏轻。但需要肝素抗凝,停辅助时需用鱼精蛋白中和肝素。经皮进行穿刺CPB的主要问题是股动、静脉插管的内径因穿刺的要求而受到限制,使辅助时泵的流量受限,且所用的插管也极为特殊和严格。我院(解放军总医院)用普通CPB所用动、静脉插管进行股动、静脉转流,最大流量仅到2.8L/min。另外,由于经皮CPB采用特殊插管、膜式氧合器及离心泵,费用问题对于国内来说亦为突出。经皮穿刺紧急CPB用于心脏复苏时,在转流时必须同时进行心脏按压,以防心脏膨胀。离心泵泵头48h更换一次,辅助循环时间短。

离心泵辅助循环的并发症:包括出血、血栓栓塞、心脏压塞、卵圆孔未闭造成心房水平右向左分流、多脏器衰竭、感染、灌注流量不足、大量液体正平衡及第三间隙积液。与离心泵有关的问题包括血栓形成、心脏插管处出血、静脉插管脱开造成气栓、流量计故障、停泵后管道未能完全钳闭造成血液倒流、驱动装置故障及泵头与驱动电机脱开。在辅助过程中,各种并发症按发生率依次为:出血、肾衰、神经系统并发症、辅助流量不足和心房右向左分流导致的低氧血症。辅助中失血是一个大问题。由于多数患者术前长期服用阿司匹林等药物,而从心导管检查室直接入手术室的患者已

经使用肝素及低分子右旋糖酐,且紧急手术时无法顾及伤口止血,术中长时间CPB,特别是那些第二次手术的患者,造成术后出血较多。

(3)Abiomed泵:Abiomed泵是目前世界上心脏手术后长时间辅助应用较多的装置之一。它是第一个获得美国FDA批准,应用于临床的体外辅助泵。Abiomed BVS500由三部分组成:胸内插管、一次性体外循环泵和微机控制气动装置(图36-5)。Abiomed BVS500每搏射血量可达80ml,每分射血量可达6L。和IABP相比,此系统更易操作,适合于较长时间的心室辅助。目前可用于户外心脏辅助。临床主要用于心脏手术后的心脏辅助,也可用于急性心肌梗死和心脏移植的过渡。最长支持时间有报道为90d。一些患者还可进行床旁活动。无尿、恶性酸中毒、脑部疾患、严重肝损伤、转移性肿瘤、严重感染的患者不宜使用此装置。Abiomed的主要缺陷为:最高流量为6L/min,不适合小儿;对于感染和大体重患者稍显乏力;需开胸建立和结束辅助循环,整个过程需全肝素化抗凝。尽管如此,Abiomed仍为一种安全、有效、简易的辅助装置。

(4)Thoratec泵:气动Pierce-Donachy血泵是由Thoratec公司生产的,故常称Thoratec泵,血泵在体外,可进行左心和右心的辅助循环。可分为和患者心律同步和非同步的两种方式,是目前应用最多,效果最好的左心辅助方法。采用气动搏动泵,外囊为聚碳酸酯,血囊用嵌段聚氨酯制成,出入口同向形成U形,出入口各装一个机械瓣,故称人工心室。内壁光滑无接缝,驱动气压缩血囊,产生搏性血流。主动脉和左心尖插管,为不锈钢丝缠绕的嵌段聚氨酯,管端带有人工血管或缝合圈,便于与心室肌或主动脉吻合,两根管道分别与血泵相连,称为输入和流出管。其每搏射血量由气囊充盈程度和吸瘪程度所控制,充盈度和吸瘪度越高,泵排血能力就越强(图36-6)。临床主要用于等待心脏移植的过渡。Thoratec泵的优点有①泵控制方式多,心脏引流管插管部位多。②产生搏动性血流。③能长时间辅助循环,一般不用肝素抗凝,仅每小时滴注右旋糖酐25ml即可,仅心内膜炎时用肝素,长时间辅助者改用华法林。主要缺点在于机动性能差,控制系统庞大。

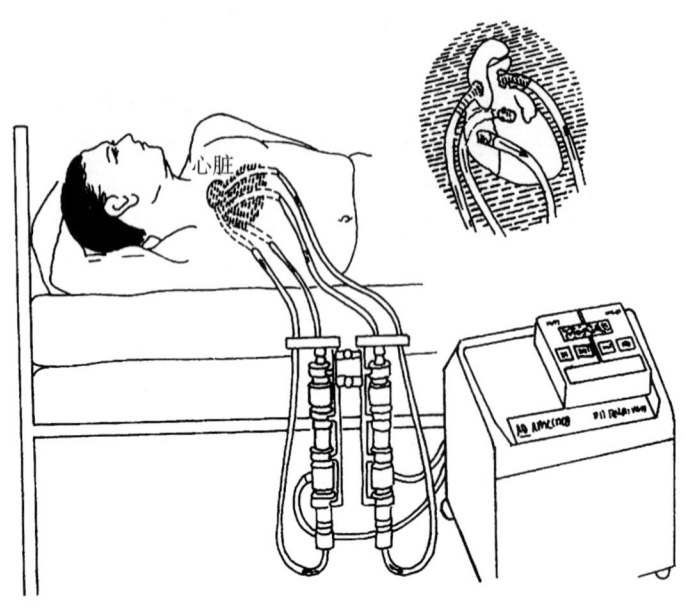

图 36-5 Abiomed 泵左右心辅助循环

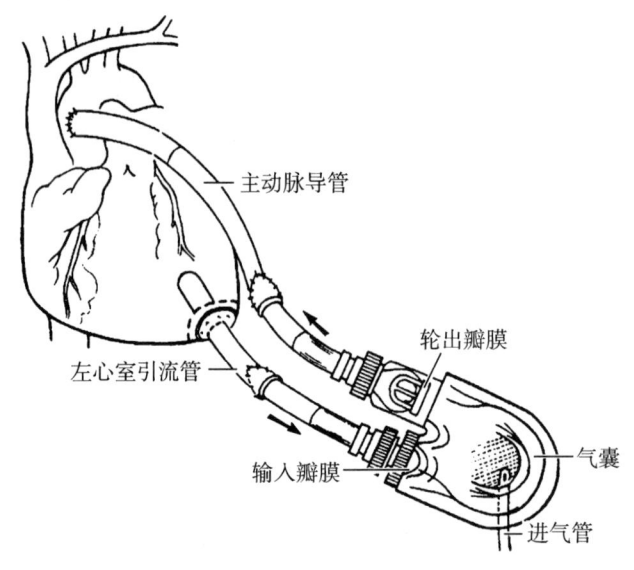

图 36-6 Pierce 体外型左心转流装置（Thoratec 泵）

它可以用于少年和成年人的辅助循环，但对婴幼儿不适用。由于在使用时需轻微抗凝，对凝血功能有障碍的患者应慎用。血泵需用 25% 白蛋白充满，排气麻烦。

（5）Berlin 泵：Berlin 泵主要特点为最小的每搏量为 10ml，体重适应范围大，并可同时进行左右心辅助。其瓣膜为单叶金属碟形瓣或三叶聚尿脂瓣。其中，金属瓣在成人泵头应用较多，聚尿脂

瓣多用于小儿。Berlin 泵与血液的接触面使用肝素涂抹技术，能很好的预防血栓。

2. 体内辅助循环装置 可置入体内的辅助循环装置，机动性强，适用于心肺移植病人治疗过渡。由于患者胸腔关闭，利于管理，对预防感染有积极意义。主要有 Hemopump 泵、Cardio West 泵、Abil Cor 泵、Heart Mate 泵、IABP、Novacor 泵、DeBaley 泵。

（1）Heart Mate 泵：为长期体内搏动性左心辅助装置，有气动和电动两种，并可进行心脏同步和非同步辅助。每搏最大血流 85ml，每分钟最大血流量可达 12L。泵外壳为钛合金，内部隔膜表面涂有特殊织物，强度高，生物相容性好。当血液与隔膜接触后激活血液细胞的有形成分在表面形成假膜，在无肝素作用情况下仍有良好的抗凝作用。泵安置在膈肌下、腹腔外皮肤下的位置，有利于减少腹腔并发症。

（2）Novacor 泵：为电动性体内搏动性左心辅助装置。每搏射血量为 70ml，最高射血频率为 240/min，最高射血量达 14L/min。泵体位于剑突下靠左的上腹部的皮下区域。出入血管从胸腔穿过膈肌和泵体连接（图 36-7）。其凝胶涂抹的涤纶血管可较好地防止血栓的形成。Novacor 泵驱动装置可为手推式和携带式。其中手推式驱动装置可提供 10～12h 的电源，而携带式驱动装置可提供 45min 电源。手推式的控制装置可调性好，可根据病情制定一些参数。

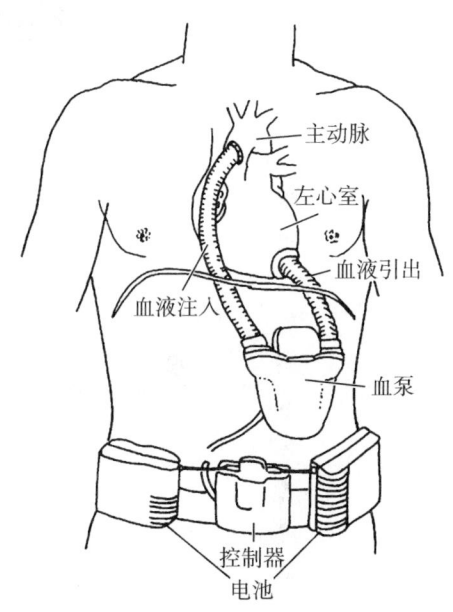

图 36-7　Novacor 左心辅助循环

（3）Cardio West 泵：为双心室、搏动性、置入性、气动型循环辅助泵。当患者心脏去除后，在主动脉、肺动脉、右心房缝合涤纶套管接口，然后分别将右室和右心房肺动脉套状管相连。人工左室和左心房，主动脉套状管相连。驱动血泵的压力一般高于大血管压力 30～40mmHg。左右心室每搏射血为 70ml，每分钟射血量可达 9L，一般情况下为 6～8L/min。主要用于急性重症全心功能不全，其他治疗措施无效的患者。由于操作系统庞大，患者不能进行户外活动。

（4）DeBaley 泵：为轴流泵（图 36-8），在没有脉搏和心搏状态下血液不断地输送到全身。具有体积小，无瓣膜，噪音小，易操作，能耗小，机动性能强的优点。目前轴流泵只能进行非搏动血流辅助。

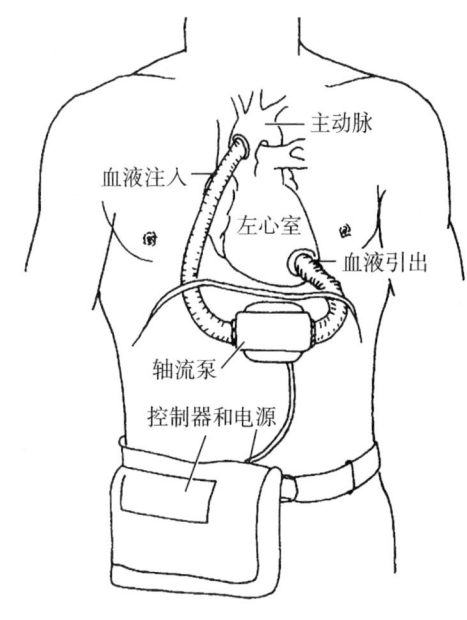

图 36-8　DeBakey 轴流泵工作原理

人工心脏是一项多学科相结合的高科技项目，经过多年的努力，其发展已经上升到一个新的阶段。现在心室辅助技术在北美、西欧为严重心功能不全的常规治疗技术。亚洲的日本、韩国、中国台湾等亦具有较高的技术水平。我国在此方面还有一定差距。主要原因为：①国家、医院、患者的经济实力弱，无法承担高昂的花费；②心脏移植不普遍，无法给心室辅助患者提供后备支持；③相关科研贫乏，临床经验缺乏。2001 年 7 月 2 日，美国肯塔基州犹太医院的医师为 1 例心脏病患者置入了世界上第 1 颗"全置式人工心脏"（AbilCor）。该患者存活 151d。AbioCor 用钛和塑料制成，体外电池通过经皮电能传输技术输入体内电感器，为体内电池充电。今后一个很重要的发展趋势是电动全置入型左心室辅助装置将会占据非常重要的位置。其在心脏移植过渡期的应用中，效果不亚于气动全人工心脏，而并发症却要比全人工心脏低，而且它的应用范围要比全人工心脏大得多，除心脏移植外，还可用于各种原因所致的严重左心功能不全的患者。要适合于人体置入，就必须从小型化、轻量化、安全耐用化、生理化、节能化(低耗能、高效率)几方面同时着手。从全人工心脏的永久性应用来看，简单、实用的非搏动血流型电动人工心脏有利于小型化全置入和预防血栓的形成。今后，随着电动人工心脏技术的日趋成熟，它将与心脏移植共同作为治疗终末期心脏病的两种有效手段，互相弥补，心脏供体优先于年龄较轻者，而年龄较大者或有心脏移植禁忌证者则采用电动人工心脏。

四、骨骼肌类循环辅助装置

是将骨骼肌用电刺激器进行耐疲劳训练，使其中所含的Ⅱ类白肌纤维向Ⅰ类红肌纤维转化，提高肌肉的耐疲劳性。然后通过手术将其制成带血管蒂的转移肌瓣，包绕心室或主动脉，或以此肌瓣修补心室，待肌瓣与周围组织之间愈合后，用刺激器对于此肌瓣在心脏活动周期的某一阶段进行同步刺激，造成肌瓣的收缩，以此辅助心脏工作血液循环。由于肌瓣是包绕心室或主动脉壁，或虽自成一泵腔但内壁长有血管内皮，所以无人工物质与血液接触，不会有凝血和血细胞的破坏。虽然骨骼肌与心肌在生理特征上有很大的不同，但从辅助装置能源供应和材料的生物和组织相容性的角度看，它最接近生理状态，而且可以永久地发挥作用。与反搏类循环装置相同，它的最大弱点就是不能独立地维持全身的血液循环，只能在心脏有一定心排血量的前提下辅助其工作。它的另一个弱点是骨骼肌的舒张期惰性(diastolic stiffness)，特别是强直收缩后的舒张。这就要求舒张期有相当高的充盈压，以克服这种惰性。另外，骨骼肌进行电刺激训练后白肌纤维向红肌纤维转化的程度及转化后的肌纤维的耐疲劳程度也不能十分令人满意。

(江朝光　何　蕾)

参 考 文 献

1　兰锡纯. 心脏血管外科学. 北京:人民卫生出版社，2002:384—403

2　龙　村. 体外循环学. 北京:北京医科大学、中国协和医科大学联合出版社，2003:324—349

3　Behny LR. Off-pump coronary artery bypass grafting: a case report. AANA J, 2006, 74 (1):39—44

4　Leshnower BG, Gleason TG, O'Hara ML, et al. Safety and efficacy of left ventricular assist device support in postmyocardial infarction cardiogenic shock. The Annals of Thoracic Surgery, 2006, 81 (4): 1365—1371

5　Burkhoff D, Cohen H, Brunckhorst C, et al. A randomized multicenter clinical study to evaluate the safety and efficacy of the TandemHeart percutaneous ventricular assist device versus conventional therapy with intraaortic balloon pumping for treatment of cardiogenic shock. Am Heart J, 2006, 152 (3):469.e1—8

6　Vitali E, Colombo T, Bruschi G, et al. Different clinical scenarios for circulatory mechanical support in acute and chronic heart failure. The American Journal of Cardiology, 2005, 96(12): 34—41

7　Robertis FD, Birks EJ, Rogers P, et al. Clinical performance with the levitronix centrimag short-term ventricular assist device. The Journal of Heart and Lung Transplantation, 2006, 25(2): 181—186

8　Jang GY, Lee JY, Kim SJ, et al. Recovery of acute myocarditis with biventricular assist device in infant. International Journal of Cardiology, 2005, 105(3): 344—345

9　Anderson M, Acker M, Kasirajan V, et al. Use of ventricular assist device technology as part of therapy continuum to promote recovery for acute myocardial infarction with cardiogenic shock: a U.S. multicenter study. Cardiovascular Revascularization Medicine, 2006, 7(2): 120—121

10　Park SJ, Tector A, Piccioni W, et al. Left ventricular assist devices as destination therapy: a new look at survival. J Thorac Cardiovasc Surg, 2005, 129 (1): 9—17

11　Drakos S, Kanakakis J, Terrovitis J, et al. Intra-aortic balloon counterpulsation for the treatment of post myocardial infarction cardiogenic shock: a single center long-term study. European Journal of Heart Failure Supplements，2006，5(1):9

12 Fukui S，Matsumiya G，Toda K，*et al*. Recovery from hemorrhagic pulmonary damage by combined use of a left ventricular assist system and right ventricular assist system and extracorporeal membrane oxygenation. The Journal of Heart and Lung Transplantation，2006，25(2):248—250

13 Stevenson LW，Miller LW，Desvigne-Nickens P，*et al*. Left ventricular assist device as destination for pa-

tients undergoing intravenous inotropic therapy: a subset analysis from REMATCH (Randomized Evaluation of Mechanical Assistance in Treatment of Chronic Heart Failure). Circulation，2004，110 (8): 975—981

14 Suzuki T，Okabe M，Handa M，*et al*. Usefulness of preoperative intraaortic balloon pump therapy during off-pump coronary artery bypass grafting in high-risk patients. Ann Thorac Surg，2004，77 (6):2056—2059

心肌病、心包疾病和感染性心内膜炎

第37章 妇女心肌病概述

Chapter 37

心血管疾病中,以心肌病变为主要表现的一组疾病,根据其病因是否明确,可分为原发性心肌疾病(或称特发性心肌病)和继发性心肌疾病(或称特异性心肌病)。通常所称的心肌病(cardiomyopathy)即指原发性心肌疾病,其病因尚未完全明确,主要包括扩张性心肌病、肥厚性心肌病、限制性心肌病及未分类心肌病。在我国,由于风湿性心脏病逐渐减少,而冠状动脉粥样硬化性心脏病与西方国家比较相对少见,心肌病成为导致妇女心力衰竭、致残和致死的重要原因。由于限制性心肌病及未分类心肌病临床上较少见,而围生期心肌病在本书"妊娠"篇中另有详述,本篇各论中将主要讨论扩张性心肌病和肥厚性心肌病。

第一节 心肌病的定义和分类

原发性心肌病的概念,最早由 Mathinly 于1959 年提出。所谓"原发",是指与其他系统性疾病引起的心肌病变不同,这类疾病主要侵犯心肌。1964 年,Fowler 明确提出将心肌病分为原发性心肌病和继发性心肌病,并指出原发性(primary)与特发性(idiopathic)可通用。1972 年,Goodwin 倡议将"心肌病"一词特指原因不明的心肌病,而将病因明确或系统性疾病中的心肌改变称为特异性或继发性心肌病,被各国学者普遍接受。

1980 年,世界卫生组织和国际心脏病学会(WHO/ISFC)工作组将心肌病分为三类,即原发性心肌病、不定型心肌病和继发性心肌病,并提出了相关的定义。1995 年,该工作组进一步根据病因学、病理生理学或发病机制,将心肌病定义为合并心脏功能障碍的心肌疾病,并对以前的分类进行了更新(表 37-1)。

表 37-1 心肌病的定义和分类(WHO/ISFC)

1. 心肌病的定义:合并心脏功能障碍的心肌疾病
2. 心肌病的分类
    (1)扩张性心肌病:以左室或双心室扩张并伴收缩功能障碍为特征
    (2)肥厚性心肌病:以左心室和(或)右心室肥厚为特征,常为不对称肥厚并累及室间隔
    (3)限制性心肌病:以单侧或双侧心室充盈受限和舒张容量下降为特征
    (4)致心律失常性右室心肌病
    (5)不定型心肌病:包括不完全符合上述任何一组的心肌病,如弹性纤维组织增生症、非致密性心肌病、收缩功能不全但心室仅略扩张者、线粒体疾病等。
    (6)特异性心肌病:伴有特异性心脏病或为系统性疾病伴发的心肌疾病

WHO/ISFC1995 对心肌病的定义，未强调心肌病的"病因不明"性，这是由于随着人们对心肌病病因学和发病机制的认识程度加深，所谓"原发性"和"特异性"心肌病的差异已日益变得不十分明确。事实上，目前相当部分的心肌病已从分子水平上阐明其发病机制。

扩张性心肌病以左心室和（或）右心室肥厚为特征。本病可以是特发性、家族遗传性、病毒性及酒精性等原因引起，也可以是伴有已知的心血管疾病，但其心肌功能失调程度不能单纯以现有的心血管疾病解释。本病主要表现为进行性心力衰竭、各种心律失常、血栓栓塞及猝死。组织学检查无特异性。

肥厚性心肌病以左心室和（或）右心室肥厚为特征，多表现为不对称肥厚并累及室间隔。左室容量可下降，但亦可正常。本病可为散发，但相当部分病人可有家族史。后者多为常染色体显性遗传。本病组织学变化包括心肌细胞肥大、排列紊乱，其周围结缔组织增多。

限制性心肌病以单侧或双侧心室充盈受限和舒张容量下降为特征，但心室收缩功能和心室壁厚度正常或接近正常。本病可为特发性，也可伴有其他系统性疾病如淀粉样变。组织学上可有间质纤维化。

致心律失常性右室心肌病（ARVC）是一种原因不明的心肌疾病，病变主要累及右心室（RV），以 RV 心肌不同程度地被脂肪或纤维脂肪组织替代为特征。ARVC 最常见的表现是室性心律失常，以反复发生持续或非持续性室性心动过速（VT）为特征，可从室性早搏到 VT 甚至心室颤动。VT 为左束支阻滞型，可由情绪激动或劳累诱发。非 VT 发作期，患者可有渐进性心悸、气短和晕厥等症状。部分病人以猝死为首发症状。

不定型心肌病包括不完全符合上述任何一组的心肌病，如弹性纤维组织增生症、非致密性心肌病、收缩功能不全但心室仅略扩张者、线粒体疾病等。有些患者有多种可累及心肌的疾病存在，如既有淀粉样变，又有高血压病等。

围生期心肌病是指首次发病在围生期的心肌病，WHO/ISFC 工作组将其归类为特异性心肌病，认为该病是一组混杂的疾病。

克山病（Keshan disease）是一种主要发生于我国部分地区，原因尚未明确的心肌病，但其发病有明显的地方性，因此，通常亦将其归为特异性心肌病。

第二节　心肌病流行病学和临床表现的性别差异

一、流行病学

心肌病的发病率和患病率在世界不同地区有显著差异。例如，在非洲很多地区，心肌病是当地人群心力衰竭的主要原因。但在工业化国家，心肌病远较缺血性心脏病少见。20 世纪 80 年代美国的一项研究显示，扩张性心肌病和肥厚性心肌病的患病率分别为 36.5/10 万和 19.7/10 万，而近年日本的一项研究中，两者则分别为 14.0/10 万和 17.3/10 万。迄今为止，我国人群中心肌病流行病学资料很少。1992 年的一项调查研究发现，我国 60 岁以下人口中扩张性心肌病的年发病率约为 13/10 万，高于西方国家报道的 5～8/10 万。而且临床资料显示，近年来，扩张性心肌病发病率在我国有逐渐增高的趋势。

但在不同人群中的研究均显示，无论是扩张性心肌病还是肥厚性心肌病，女性患病率似乎均明显较男性为低。男性扩张性心肌病的患病率约为女性的 2.5 倍，而肥厚性心肌病患病率亦为女性的 2 倍以上。这种发病率和患病率的性别差异自出生后即存在。Steven 等对美国儿童的一项研究发现，男性和女性心肌病的发病率分别为 1.32/10 万和 0.93/10 万。这种性别差异的机制尚不清楚。

二、临床表现和预后

许多研究显示，慢性心力衰竭病人，无论是由缺血性心脏病或非缺血性心脏病引起者，女性病人预后均较男性病人为佳。Framingham 研究中，女性和男性心力衰竭病人 1 年死亡率分别为 36% 和 43%，而 NHANES-I 研究，两者分别是 23.8% 和 54.4%，均提示男性心力衰竭病人 1

年死亡率显著高于女性病人。FIRST 研究发现，由非缺血性心脏病引起的心力衰竭病人，男性与女性比较，其死亡的相对危险度为 3.08，而由缺血性心脏病引起者，其相对危险度为 1.64。与此相似，BEST 研究亦显示，心肌病引起的心力衰竭病人中，女性病人预后亦明显较男性病为佳。

导致男女两性心力衰竭病人预后差异的原因尚未完全明了。已有研究显示，出现心力衰竭后，雌雄两性在心肌细胞肥大程度、方式等方面均存在显著不同。多年以前，Pfeffer 等即在高血压大鼠模型中观察到心肌细胞适应性方面的性别差异。Lorell 及 Weinberg 等报道，在压力负荷增加引起心肌肥厚时，雄性大鼠左室血管紧张素转换酶活性的上调程度，显著高于雌性大鼠。多项临床研究也观察到类似的差异。Carrol 等报道，性别可影响主动脉狭窄病人左室适应性改变的性质，患主动脉狭窄的老年女性病人，与男性病人相比，其左室收缩功能得到更好的代偿，左室扩张和肥厚性改变更轻。Echeverria 等对 50 例心力衰竭病人的超声心动图检查发现，女性病人的左室功能优于男性病人。

目前认为，肥厚性心肌病是一组遗传异质性疾病。本病除遗传上的异质性外，其表型异质性也很明显，主要表现在心肌肥厚程度、肥厚方式、外显率、发病年龄及是否出现心力衰竭和猝死等方面。不同的基因突变可能是造成表型差异的主要原因，但修饰基因和环境因素也对本病的临床表型起着重要的作用，性别即可能是其中的一个重要因素。Dimitrow 等观察到，女性肥厚性心肌病病人，其临床症状出现较晚，考虑雌激素能延缓本病临床症状的出现。他们还对 129 例（其中男性 72 例，女性 57 例）肥厚性心肌病病人进行超声心动图检查，结果发现，女性病人无论收缩末期或舒张末期左室容量均显著较男性病人为低，但两性病人的左室缩短分数则相似。其后，他们进一步研究发现，在老年病人中，女性左室缩短分数及左室流出道压力阶差均高于男性。他们认为，男女两性肥厚性心肌病病人，其左室收缩功能指标随年龄增加而渐趋明显。但国内的一项研究未能证实 Dimitrow 等的发现。惠汝太等对 100 例（男 63 例，女 37 例）无血缘关系的肥厚性心肌病病人的临床资料进行分析，结果发现，男女两组病人在发病年龄、晕厥、胸痛或胸闷等症状出现的频率、心电图改变、最大左室壁厚度、左室舒张末内径、收缩期二尖瓣前向运动等临床表型方面，均未见明显差异。上述研究结果的差异，可能与研究人群存在的差异有关。

第三节　原发性心肌病合并妊娠

原发性心肌病合并妊娠，在临床上虽然不多见，但对母婴均有不良影响并随时威胁着母子的生命。因为在正常妊娠的最初三个月后，血容量增加，左室舒张末期容量升高 10%，心搏出量增加 45%，如在原有心肌病的基础上妊娠，必然会加重左室收缩功能损害。

一、原发性肥厚型心肌病合并妊娠

原发性肥厚型心肌病主要特征为室间隔及左室壁心肌肥厚，影响主动脉瓣开启致左室流出道狭窄，左心搏出量减少。发病高峰年龄在 15～40 岁。临床过程不尽相同，大多数病人病情稳定，但部分可表现为进行性充血性心力衰竭，或出现其他并发症（如心律失常，栓塞，心内膜感染）。猝死可发生于任何阶段，总死亡率为每年 1%～6%。

肥厚型心肌病合并妊娠后，随母婴代谢的增加，可使心脏负担加重，越到妊娠晚期症状越明显。有时可因交感神经兴奋，使心肌收缩加强，加重心室流出道梗阻，心排血量骤减而引起重要器官缺血，导致晕厥，甚至猝死。

二、原发性扩张型心肌病合并妊娠

原发性扩张型心肌病临床预后差，很容易发生充血性心力衰竭及合并各种心律失常、房室传导阻滞、附壁血栓及血栓栓塞。一旦合并妊娠，上述并发症更易发生。对于原发性扩张型心肌病妊娠妇女而言，妊娠性血流动力学负荷是引发充血性心力衰竭的高危因素，可导致孕妇死亡，同时胎儿死亡率和血栓栓塞发生率也高，所以原发性扩张型心肌病是妊娠的禁忌证。

三、原发性心肌病合并妊娠的处理

患原发性心肌病的妇女,一旦妊娠,应及早就医,加强妊娠期的监护。应注意避免劳累,尽量减轻心脏负担,避免情绪激动,防止猝死。

1. 如果发生心衰,与一般心衰抢救原则相同,但血管紧张素转换酶抑制药只能在产后应用,产前禁止使用。对肥厚型心肌病,不宜使用正性肌力药物,如洋地黄、毒毛旋花素,交感神经兴奋药及钙剂,也不宜用血管扩张药。扩张型心肌病的心肌损害广泛,对洋地黄耐受力差,易出现中毒反应,需掌握好用量,并加强监测。

2. 伴有心律失常者可按类型选择用药,对肥厚型心肌病心悸者可用β受体阻滞药或钙拮抗药如异搏定,以减弱心肌收缩力,减轻流出道梗阻,胺碘酮抗心律失常效果较好。妊娠期应尽量避免做室间隔手术治疗。伴严重房室传导阻滞应及时安置起搏器,若药物不能控制突发性室性心律失常,可选用置入性心脏起搏器(ICD)。

3. 原发性心肌病合并妊娠时分娩方式的选择应考虑尽量减轻心脏负担,以不经历产程疲劳为宜。分娩时,为了减少心室容量和加重左心室流出道梗阻,尽量避免仰卧位,催产素可以缩短第二产程,显著减少失血,但要小心其扩张外周血管效应。分娩过程中,产妇用力会减少静脉回流,损害左心室功能,多数学者主张产钳助产,以免产妇用力。只有出现产科指征或心功能失代偿时才需剖宫产。

剖宫产通常在全麻下进行,不主张用硬膜外麻醉,理由是硬膜外麻醉可以扩张血管致血压骤降,左心室搏出量减少,而增加发生猝死的可能性。如果采用硬膜外麻醉,应对血压下降采取预防措施。

四、原发性心肌病产后处理

由于有原发基础病变,及有可能发生并发症,故产后仍应对病人严密观察。产后禁用麦角胺和前列腺素等子宫收缩药物,以免引起心脏血管强烈收缩,心搏出量减少而发生意外。为防止细菌性心内膜炎,主张于产程及产术(后)应用抗生素。对分娩前应用β阻滞剂者应特别注意观察新生儿窒息、宫内发育迟缓、低血糖、出生后立刻发生呼吸困难、心动过缓及低血压的问题。注意胺碘酮(Amiodarone)可能会引起胎儿甲状腺功能减低。

五、原发性心肌病合并妊娠的预后

虽然有肥厚型心肌病初产猝死的报道,但没有确切的证据表明是由妊娠所引起。即使妊娠期间左心室功能不稳定者,也可于产后恢复正常。因此肥厚性心肌病无明显心力衰竭及其他严重并发症者,没有必要对胎儿进行流产。但家族性肥厚性心肌病,可通过常染色体显性遗传至胎儿,使心功能不全发病率增高,一旦出现心律失常和传导障碍,常导致猝死。

对扩张型心肌病已有症状、心室扩大严重或心室功能差者,一旦合并妊娠,其预后要较虽患有扩张型心肌病但无症状合并妊娠的孕妇预后差,可导致心衰,甚至死亡。因此对心脏明显扩大的扩张型心肌病不主张受孕。一旦妊娠,应考虑采取多种途径,终止妊娠。

(吴海云　程蕴琳)

参 考 文 献

1 O'Meara E, Clayton T, McEntegart MB, et al. Sex differences in clinical characteristics and prognosis in a broad spectrum of patients with heart failure: results of the Candesartan in Heart failure: Assessment of Reduction in Mortality and morbidity (CHARM) program. Circulation,2007; 115: 3111−3120

2 Richardson P, McKenna W, Bristow M, et al. Report of the 1995 World Health Organization/International Society and Federation of Cardiology Task Force on the Definition and Classification of cardiomyopathies. Circulation. 1996; 93: 841−842

3 Codd MB, Surgrue DD, Gersh BJ, et al. Epidemiology of idiopathic dilated and hypertrophic cardiomyopathy: a populationbased study in Olmsted County. Minnesota, 1975−1984. Circulation 1989;80;564−572

4 Lipshultz SE, Sleeper LA, Towbin JA, et al. The incidence of pediatric cardiomyopathy in two regions

of the United States. N Engl J Med 2003;348:1647—1655

5 Pfeffer JM, Pfeffer MA, Fletcher P, et al. Favorable effects of therapy on cardiac performance in spontaneously hypertensive rats. Am J Physiol, 1982;242:H776—H784

6 Lorell B, Weinberg E. Gender effects on ACE expression during cardiac growth. Circulation. 1997;96 (supplement I):I-630

7 Carroll JD, Carroll EP, Feldman T, et al. Sexassoci-ated differences in left ventricular function in aortic stenosis of the elderly. Circulation. 1992;86:1099—1107

8 Echeverria HH, Bilsker MS, Myerburg RJ, Kessler KM. Congestive heart failure: echocardiographic insights. Am J Med. 1983;75:750—755

9 张慧敏,邹玉宝,惠汝太等. 性别对肥厚性心肌病表型的影响. 中国分子心脏病学杂志. 2007,7:13

10 马文珠,张寄南,主编. 心肌疾病. 江苏科学技术出版社, 2000,南京.

第38章 肥厚型心肌病

Chapter 38

肥厚型心肌病（hypertrophic cardiomyopathy，HCM）是一种常染色体显性遗传病。其特征为弥散性或节段性肥厚不伴左室扩张、左室高动力腔径，排除全身性和其他原因的心脏病，如高血压病、主动脉瓣狭窄左室肥厚。左室壁大于15mm诊断左室肥厚，13～14mm时要与职业运动员的左室肥厚相区别。据估计一般人群发病率为0.1%～0.2%，但这一数值可能比实际发病率偏低，因为许多患者没有临床症状而未被诊断。心肌肥厚常常伴随左心室流出道的血流动力学梗阻，左心室充盈和舒张功能不全以及运动诱发的心肌灌注不良。患者常有严重症状，易发生房性和室性心律失常以及猝死。HCM主要有三种类型：①梗阻型，安静时压力阶差＞30mmHg；②隐匿型梗阻，负荷后压力阶差＞30mmHg；③无梗阻型，安静和负荷后压力阶差均低于30mmHg。HCM患者压力阶差＞50mmHg可作为外科手术和乙醇消融的指征。

一、病　因　学

目前认为遗传因素是主要病因，其依据是本病有明显的家族性发病倾向，常合并其他先天性心血管畸形，有些患者出生时即有本病，本病患者中可见到HLA抗原的遗传基因型。家族性病例以常染色体显性遗传形式传递，发病的形式可为无症状的心肌不对称性肥厚，也可有典型的梗阻症状。Matsumori发现本病HLA$_{DRW4}$检出率高达73.3%，对照组检出率极低。HLA$_{DR}$系统是遗传基因之一，对免疫反应有调节作用，说明本病与遗传有关。遗传缺陷引起发病的机制有以下设

想：①儿茶酚胺与交感神经系统异常，其证据为本病易伴发神经嵴组织疾病、甲状腺功能亢进或胰岛素分泌过多、高血压，用β受体阻滞药有效。嗜酪细胞瘤患者并存肥厚型心肌病者较多，人类静脉滴注大量去甲肾上腺素可致心肌坏死，动物实验中静脉滴注儿茶酚胺可致心肌肥厚。因而有人认为肥厚型心肌病是内分泌紊乱所致。②胎儿期室间隔不成比例的增厚与心肌纤维排列不齐，在出生后未正常退缩。③房室传导过速导致室间隔与左室游离壁不同步激动和收缩。④原发性胶原异常引起异常的心脏纤维支架，使心肌纤维排列紊乱。⑤心肌蛋白合成异常。⑥小冠状动脉异常，引起缺血，纤维化和代偿性心肌肥厚。⑦室间隔在横面向左凸而在心尖心底轴向左凸（正常时均向左凹），收缩时不等长，引起心肌纤维排列紊乱和局部肥厚。至于无家族或遗传证据的散发型病例，其发病机制尚不清楚。

二、病　理　改　变

病变以心肌肥厚为主，心脏重量增加。心肌肥厚可见于室间隔和游离壁，以前者为甚，常呈不对称（非同心）性肥厚，即心室壁各处肥厚程度不等部位以左心室为常见，右心室少见。室间隔高度肥厚向左心室腔内突出，收缩时引起左心室流出道梗阻者，称为"肥厚型梗阻性心肌病"，旧称"特发性肥厚型主动脉瓣下狭窄"；室间隔肥厚程度较轻，收缩期末引起左室流出道明显梗阻者，称为"肥厚型非梗阻性心肌病"。前乳头肌也可肥厚，常移位而影响正常的瓣膜功能。心肌高度肥厚时，左心室腔减小。不成比例的心肌肥厚常使

室间隔的厚度与左心室后壁厚度之比≥1.3，少数可达 3。有一种变异型肥厚型心肌病，以心尖区的心肌肥厚较著。此型的心包下冠状动脉正常，但心室壁内冠状动脉数增多而管腔狭窄。

显微镜下见心肌细胞排列紊乱，细胞核畸形，细胞分支多，线粒体增多，心肌细胞极度肥大，细胞内糖原含量增多，此外，尚有间质纤维增生（见彩图 38-1）。电镜下见肌原纤维排列也紊乱。2/3 患者二尖瓣叶增大增长，与二尖瓣前叶相对处的左室内膜壁上有一纤维斑块是二尖瓣与室间隔碰击所致。各年龄均可发生本病，但心肌肥厚在 40 岁以下者比 40 岁以上者严重，此种肥厚与年龄的关系原因未明。随病程发展，心肌纤维化增多，心室壁肥厚减少，心腔狭小程度也减轻，呈晚期表现。

三、病 理 生 理

1. 左室流出道梗阻　在收缩期，肥厚的心肌使心室流出道狭窄。在非梗阻型，此种影响尚不明显，在梗阻型则比较突出。心室收缩时，肥厚的室间隔肌凸入心室腔，在左心室，使处于流出道的二尖瓣前叶与室间隔靠近而向前移位，引起左心室流出道狭窄与二尖瓣关闭不全，此作用在收缩中、后期较明显。左心室射血早期，流出道梗阻轻，射出约 30% 心搏量，其余 70% 在梗阻明显时射出，因此，颈动脉波示迅速上升的升支，下降后再度向上成一切迹，然后缓慢下降。流出道梗阻在收缩期造成左心室腔与流出道之间压力差，流出道与主动脉间无压力差。有些患者在静息时流出道梗阻不明显，运动后变为明显。

2. 舒张功能异常　肥厚的心肌顺应性减低，扩张能力差，使心室舒张期充盈发生障碍，舒张末期压可以升高。舒张期心腔僵硬度增高，左室扩张度减低，由此心搏量减少，充盈增高且压迫心室壁内冠状动脉。快速充盈期延长，充盈速率与充盈量均减小。

3. 心肌缺血　由于心肌需氧超过冠状动脉血供，室壁内冠状动脉狭窄，舒张期过长，心室壁内张力增高等引起心肌缺血。

虽然肥厚型心肌病时左室收缩力呈增强趋势，但越来越多的证据表明心肌肥厚是针对左室收缩功能减退而发生的一种代偿性反应。该症的主要病变是肌小节蛋白功能异常，至少这些患者有明确的遗传缺陷。磁共振成像研究进一步证实肥厚型心肌病存在左室壁收缩不良的部位。这样，与引起后负荷增加的一些病理状态（如高血压）不同，肥厚型心肌病时收缩功能受损的心肌会误将正常的血压辩认为负荷过重。并且，由于左室内心肌肥厚与收缩功能受损的分布并不均衡，左室收缩力的节段性差异亦可成为维持左室肥厚的一种刺激。需氧增多以及心肌内血管分布异常所致心肌缺血可引起心肌重构。肥厚型心肌病时左室壁增厚可使心室张力降低并使左室收缩功能在中短期内亢进。但远期则可发生心肌细胞坏死、纤维化、心肌细胞能量耗竭以及舒张功能异常，并导致心力衰竭。因此，左室收缩力亢进是一种假象：肥厚型心肌病时左室射血分数增高反映了左室室壁过度增厚和心室容量减少所致室壁张力降低。

四、临 床 表 现

起病多缓慢。约 1/3 有家族史。症状大多开始于 30 岁以前。男女同样罹患。

主要症状为：①呼吸困难，多在劳累后出现，是由于左心室顺应性减低，舒张末期压升高，继而引起肺静脉压升高、肺淤血之故。与室间隔肥厚伴存的二尖瓣关闭不全可加重肺淤血。②心前区痛，多在劳累后出现，似心绞痛，但可不典型，是由于肥厚的心肌需氧增加而冠状动脉供血相对不足所致。③乏力、头晕与昏厥，多在活动时发生，是由于心率加快，使原无舒张期充盈欠佳的左心室舒张期进一步缩短，加重充盈不足，心排血量减少。活动或情绪激动时由于交感神经作用使肥厚的心肌收缩加强，加重流出道梗阻，心排血量骤减而引起症状。④心悸，由于心功能减退或心律失常所致。⑤心力衰竭，多见于晚期患者，由于心肌顺应性减低，心室舒张末期压显著增高，继而心房压升高，且常合并心房颤动。晚期患者心肌纤维化广泛，心室收缩功能也减弱，易发生心力衰竭与猝死。

常见的体征为：①心浊音界向左扩大。心尖冲动向左下移位，有抬举性冲动。或有心尖双搏动，此是心房向顺应性降低的心室排血时产生的搏动在心尖搏动之前被触及。②胸骨左缘下段心尖内侧可听到收缩中期或晚期喷射性杂音,向心尖而不向心底传播,可伴有收缩期震颤,见于有心室流出道梗阻的患者。凡增加心肌收缩力或减轻心脏负荷的措施如给洋地黄类、异丙肾上腺素、亚硝酸异戊酯、硝酸甘油、做 Valsalva 动作、体力劳动后或期前收缩后均可使杂音增强;凡减弱心肌收缩力或增加心脏负荷的措施如给予血管收缩药、β受体阻滞药、下蹲、紧握手掌时均可使杂音减弱。约半数患者同时可听到二尖瓣关闭不全的杂音。③第二心音可呈反常分裂,是由于左心室射血受阻,主动脉瓣延迟关闭所致。第三心音常见于伴有二尖瓣关闭不全的患者。

五、辅助检查

X 线检查示心脏大小正常或增大,心脏大小与心脏及左心室流出道之间的压力阶差成正比,压力阶差越大,心脏亦越大。心脏左心室肥厚为主,主动脉不增宽,肺动脉段多无明显突出,肺淤血大多较轻,常见二尖瓣钙化。X 线或核素心血管造影可显示室间隔增厚,左心室腔缩小。心导管检查示心室舒张末期压增高。有左室流出道梗阻者在心室腔与流出道间有收缩期压力差,压力

阶差与左心室流出道梗阻程度呈正相关。心血管造影,室间隔肌肉肥厚明显时,可见心室腔呈狭长裂缝样改变,对诊断有意义。核素心肌扫描则可显示心肌肥厚的部位和程度。

(一)心电图表现

有关肥厚型心肌病心电图改变已有较多报道,并且心电图可以发生在心肌肥厚之前主要表现有:①ST-T 改变见于 80% 以上患者,大多数冠状动脉正常,少数以心尖区局限性心肌肥厚的患者由于冠状动脉异常而有巨大倒置的 T 波(图38-2)。②左心室肥大征象见于 60% 的患者,其存在与心肌肥大的程度与部位有关。③异常 Q 波的存在。V5、V6、I、aVL 导联上有深而不宽的 Q 波,反映不对称性室间隔肥厚,不须误认为心肌梗死。I、aVL、V4、V5、V6 导联均有异常 Q 波是由于肥厚的室间隔引起较大的向右的心室起始除极向量所致,V1、V2 为 RS 波形,R 波较高,为上述各导联 Q 波的相应变化。有时在 II、III、aVF、V1、V2 导联上也可有 Q 波,其发生可能与左室肥厚后心内膜下与室壁内心肌中冲动不规则和延迟传导所致(图38-3)。④左心房波形异常,可能见于的 1/4 患者。⑤部分患者合并预激综合征。

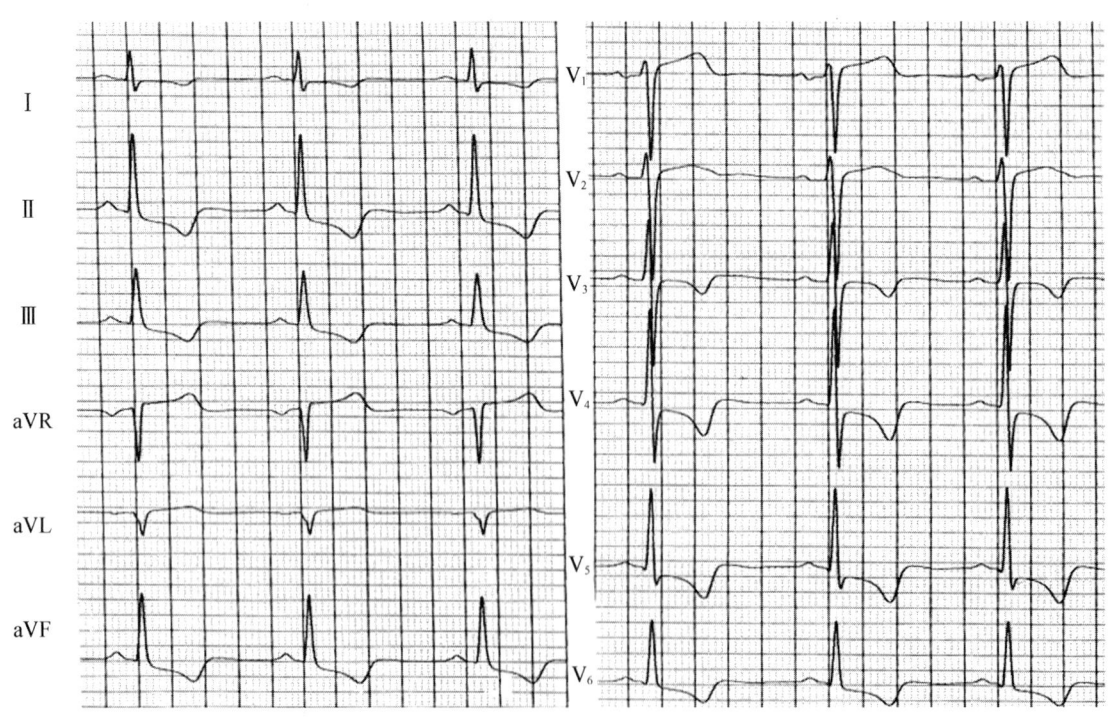

图 38-2　心尖肥厚型心肌病心电图改变

V3~6、II、III 和 aVF 可见倒置的 T 波

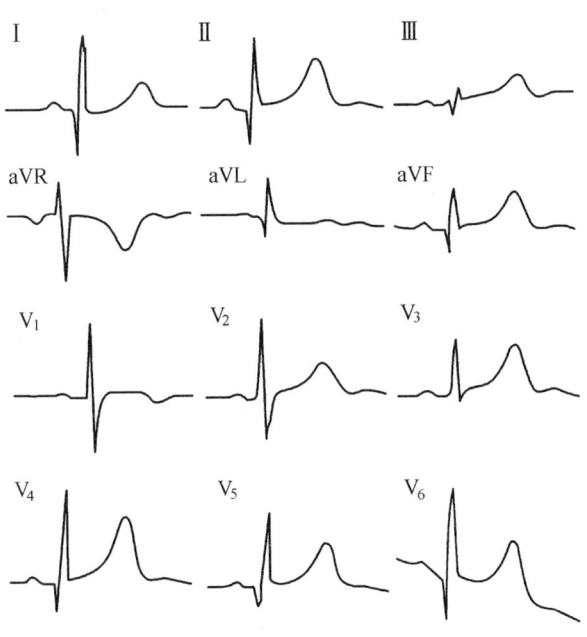

图 38-3　室间隔肥厚型心肌病心电图改变

Ⅰ、Ⅱ、aVF、aVL、V₅、V₆ 导联可见深而不宽的 Q 波

有学者对 80 例肥厚型心肌病的心电图进行分析,发现有 T 波倒置者 60 例,占 75.95%,而伴 ST 段下降者仅 9 例,占 11.39%,这与冠心病心电图不同。3 种心肌肥厚类型心电图作比较分析,左室肥厚以全心性为最多(80.0%),异常 Q 波分布无明显差别。T 波 V₅ 倒置以非室间隔肥厚型最多,有 16 例(50.0%),而以全心性最深,平均倒置 1.04 mV,高于心尖肥厚型(0.80 mV)。总之,各型肥厚型心肌病心电图变化无明确的规律性,且常早于结构改变。不伴典型心绞痛的固定性或逐渐加深的单纯 T 波倒置,有或无左室肥厚,应高度怀疑肥厚型心肌病。

肥厚型心肌病在超声心动图上可以明确地看到肥厚心肌。肥厚心肌在病理组织切片上看到的仅仅是心肌细胞体积增大、细胞内纤维组织增多、排列结构改变。细胞在形态和排列上的改变必然会造成细胞之间电位差的变化,导致了心电图上 QRS 电位差的变化。肥厚型心肌病组患者在心电图各胸导联上均存在着不同程度 R 波升高,R 波明显处负向 T 波也明显即为其证明。但负向 T 波与心肌肥厚部位无一定的相应关系。肥厚型

心肌病组患者与对照组相比各对应部位[123]I-MIBG的摄取率明显低下。同时不仅是肥厚心肌细胞才有病变存在,而非肥厚心肌也存在着一定的变化,不是真正正常的心肌。另有报道,淀粉样性心脏病也有负向 T 波,也有心肌的[123]I-MIBG摄取率低下。有报告在心肌梗死灶的周边部位能看到负向 T 波,该部分心肌的[123]I-MIBG 的摄取率低下,即[123]I-MIBG 摄取率低下的范围较坏死心肌范围大。

众所周知,[123]I-MIBG 是用于检测交感神经活性的,在心脏便可作为其交感神经活性的指标,故[123]I-MIBG 摄取率低下便反映了该局部心肌交感神经活性的低下或无神经。在肥厚型心肌病中其交感神经活性低下已被证实。这说明肥厚型心肌病组的心肌肥厚部位与交感神经活性低下不相对应。有文献报道,[123]I-MIBG 的摄取率与心肌局部单相活动电位持续的时间有关,故推测明显 R 波与负向 T 波与肥厚心肌的心肌细胞复极速度相关(即与其支配的交感神经相关)。负向 T 波并不只存在于肥厚型心肌病中,在心肌梗死灶的周边部位也能看到,且该周边部分心肌的[123]I-

MIBG 摄取率也低下,即心肌 ^{123}I-MIBG 摄取率低下的范围较坏死心肌范围大。故肥厚型心肌病的负向 T 波不能仅由肥厚心肌解释,也就是说肥厚型心肌病的负向 T 波为肥厚心肌和交感神经活性低下 2 种机制所共同引起。

(二)超声心动图表现

肥厚型心肌病根据左室流出道有无阻塞分为梗阻性、非梗阻性和隐匿性心肌病。梗阻性肥厚型心肌病由于二尖瓣或腱索延长及虹吸作用向前移动,导致左室流出道狭窄或梗阻;隐匿性肥厚型心肌病一般情况下无左室流出道受阻,仅在药物或其他因素影响下才出现阻塞现象;非梗阻性肥厚型心肌病除室壁增厚外,无左室流出道梗死。

1. **主要超声特点为** ①不对称性室间隔肥厚,室间隔厚度与左室后壁厚度之比大于 1.3∶1,此征过去比较重视,但现在发现也可见于其他疾病如高血压、主动脉瓣狭窄等。用二维法测左室增厚的程度更为有用。②二尖瓣前叶在收缩期前移。③左心室腔缩小,流出道狭窄。④左心室舒张功能障碍,包括顺应性减低,快速充盈时间延长,等容舒张时间延长。运用多普勒法可以了解杂音的起源和计算梗阻前后的压力差。

2. **肥厚型心肌病按肥厚的部位不同分类** ①室间隔中上部肥厚型,此型最多见,为非对称性肥厚,表现为室间隔基部肥厚,突入左室流出道,致其狭窄、梗阻;②心尖肥厚型,表现为室间隔下 1/3 明显肥厚,多伴有心尖部左室后壁增厚,心尖部心腔狭小,呈铲形,严重者心尖部闭塞;③前侧壁肥厚型,室间隔增厚不明显,左室前部及外侧壁连接处增厚;④左室后壁肥厚型,左室后壁明显增厚,可同时有室间隔低位肥厚;⑤均匀肥厚型,室间隔及左室后壁均增厚;⑥右室流出道狭窄型,表现为室间隔前上部肥厚,肥厚的心肌突向右室流出道,导致其狭窄,左室无明显变形,此型少见。后五型均无左室流出道梗阻。

3. **二维和 M 型超声心动图**

(1)正常情况下,室间隔厚度与左室后壁厚度之比约为 0.95,肥厚型心肌病的室间隔呈瘤样或纺锤样增厚,一般为 19~30mm,甚至更高,室间隔厚度与左室后壁厚度之比大于 1.3,一般在 1.5 以上,而继发性左室肥厚,其比值在 0.98 左右。

(2)肥厚的心肌呈毛玻璃样或粗糙斑点状强回声,这可能与心肌内异常荧光物质沉积有关,失去正常纤细而平行排列的心肌纹理特征。

(3)M 型超声见二尖瓣收缩期前向运动,呈 SAM 征,表现为二尖瓣曲线 CD 段向室间隔呈弓背样隆起的驼峰样改变波形,与室间隔完全接触者为完全梗阻,未完全接触者为不全梗阻,此为梗阻性肥厚型心肌病特征性表现。

(4)主动脉瓣收缩中期提前关闭现象:在有流出道梗阻的病人中,由于流出道压差的存在,血流在左室流出道受阻,收缩早期主动脉瓣开放正常,收缩中期提前关闭,收缩晚期再次开放,收缩末期再次关闭,使右冠瓣活动曲线呈"M"形,无冠瓣则呈"W"形。

(5)左室流出道狭窄:正常左室流出道内径为 26~40mm,梗阻性肥厚型心肌病左室流出道内径多<20mm,非梗阻性肥厚型心肌病左室流出道内径多为 20~25mm。梗阻性肥厚型心肌病时,左室流出道可在 C 点测内径 1,SAM 最高点测内径 2,左室流出道内径=(内径 1+内径 2)/2。

(6)左房不同程度增大:由于心室硬度增加,左室顺应性减低,左房灌注阻力增强,导致左房内径增大。肥厚的心肌多向心室内突入,导致心室腔变小,形态异常,失代偿期左室则扩大。

(7)由于心肌细胞排列紊乱,肥厚的心肌收缩运动减弱,M 型超声显示肥厚的室壁运动搏幅减低,室壁增厚率减低,而正常心肌运动幅度正常或代偿性增强,致使总体收缩功能增强,射血分数、左室内径缩短分数增加。由于舒张功能减退,表现为左室舒张期顺应性下降,左室充盈受限,M 型超声见二尖瓣曲线 EF 斜率减慢,E 峰常与室间隔相撞。

4. **频谱多普勒超声心动图**

(1)根据简氏柏努利方程计算,若左室与流出道之间压差>30mmHg 时,提示有左室流出道梗阻。

(2)二尖瓣舒张期血流 A 峰可大于 E 峰,E 峰流速积分和充盈分数减低,左室顺应性减低。

(3)主动脉血流呈双峰波形,主动脉血流速度正常或轻度升高;流速在收缩早期迅速上升后又迅速下降,至收缩中期再次缓慢上升,再缓慢下降,第二峰明显小于第一峰。

（4）在左房内可探及二尖瓣反流的频谱，由于二尖瓣前叶前移及心肌肥厚引起乳头肌位置改变，导致二尖瓣反流。

5. **彩色多普勒血流显像**　正常左室流出道内血流为纯红色或纯蓝色血流束，左室流出道梗阻时，左室流出道血流流速加快，出现混叠，流出道血流呈五色花彩状。依肥厚的部位不同，彩色血流束的起源也不同，并沿左室流出道向主动脉瓣口及瓣上延伸，在升主动脉内射流信号明显减弱，狭窄越重，色彩混叠越严重，彩色血流最窄的部位即为梗阻部位。合并二尖瓣反流时，左房内出现以蓝色为主的多色镶嵌反流束，反流方向多指向左房后壁（见书末彩图 38-4）。

6. **与病理变化的关系**　肥厚型心肌病的超声心动图的主要特点是室间隔、心尖部或左室游离壁呈非对称性肥厚，心肌肥厚段回声多而杂，有如凹凸不平的毛玻璃状，其间掺杂着大小不一、亮度不等的斑点状回声群，与组织学的心肌结构异常纤维化及心肌内异常荧光物质沉积有关。而非肥厚段回声反射纤细，无上述现象。Maron 和 Robert 对肥厚型心肌病以及其他原因所致的肥大心脏和正常心脏心肌组织进行心肌纤维结构紊乱的分布及其半定量比较研究证实，以肥厚型心肌病心肌纤维结构紊乱检出率为最高，因此对确诊肥厚型心肌病有重大意义。肥厚型心肌病的尸检心脏及心脏活检的病理有如下特点。①大体所见：心脏重量明显增加，心尖圆钝，外形呈球形，室间隔、心尖部或左室游离壁明显增厚，IVS/LVPW＞1.3，一般在 1.5 以上，肥厚的心肌切面质地粗糙，灰白色条纹交织，乳头肌增粗，心内膜增厚。②光镜下所见：心肌细胞异常肥大、核大浓染、形态怪异。左室各壁肌束走行紊乱，心肌纤维肥大粗细不等。心内膜增厚，纤维化。结缔组织增厚，冠状动脉分支管壁有的增厚。③电镜下所见：细胞核变大，奇形怪状，核膜的皱褶和迂回增加，并有深度凹陷，可见核内包涵物，核内小管。胞浆内细胞器突入核膜，溶酶体增多，线粒体嵴融合、呈微细管泡样，甚至空泡化，心肌细胞变性，肌原纤维排列紊乱、溶解，肌节破坏，可见细胞断裂缺损。UCG 作为一种无创检测手段，广泛应用于肥厚型心肌病的临床诊断，具有良好的特异性和敏感性，尤其是结合其病理改变，能更为准确地提供肥厚型心肌病诊断的依据，是研究肥厚型心肌病形态学特征的首选方法。

7. **早期识别肥厚型心肌病**　最近一项研究表明，一种简单的显像技术可识别携带有致肥厚型心肌病基因的高危患者。肥厚型心肌病可导致心肌肥厚患者的早期猝死。肥厚型心肌病是一种常染色体显性遗传疾病，只要双亲中一方是患病基因的携带者，其子女就可患病。肥厚型心肌病是年轻患者猝死最常见的原因，每 500 人中就有 1 人患此病，包括职业运动员。该病的特点是左心室扩大。目前已发现引起肥厚型心肌病的 140 余种基因变异，涉及 10 个基因。其中最常见的基因变异发生在 β 肌球蛋白重链，它是心肌的重要组成成分。肌球蛋白是负责心肌收缩的蛋白之一。许多发生了基因变异的患者直到后期才出现心肌肥厚，因此及早识别这些患者可以及早地开始预防和治疗。有心肌肥厚表明有肥厚型心肌病，但并非所有的病人都将发生心肌肥厚，因此需要寻找一种能早期诊断此病的方法。Solomon 等采用一种相对新的显像技术，称为组织多普勒显像技术（DTI），它是一种实时、非介入性的超声显像技术，可显示在收缩和舒张期心肌活动的速度。研究者发现，肥厚型心肌病患者心脏舒张期的速度减慢。研究者对 3 组患者进行了研究，包括 18 例有左心室肥厚，同时有与心肌病发生相关的 β 肌球蛋白基因缺陷的患者；18 例存在基因缺陷但没有心肌肥厚的患者及 36 例健康人。年龄范围是 24～36 岁。结果显示，存在 β 肌球蛋白基因突变的患者，无论是否存在左心室肥厚，其左心室射血分数均明显增高，舒张早期血流速度均明显减低。研究者认为，流速在 13.5 cm/s 以下识别基因缺陷患者的准确性为 86％。结合射血分数大于 68％ 和心脏舒张早期血流速度低于 15 cm/s，预测突变基因型的准确性为 100％，敏感性为 44％。只采用流速来诊断隐匿的肥厚型心肌病的敏感性不够，联合使用心脏舒张早期血流速度和心肌射血分数预测无肥厚型心肌病表现的基因变异价值较高。

（三）磁共振表现

有学者对经磁共振检查确诊的 80 例肥厚型心肌病进行分析，发现以局限性心肌肥厚为多见，共 70 例，占 87.50％，平均厚度 22.98±5.64

(14～40)mm,其中单纯室间隔肥厚者 31 例,占38.75%,平均厚度 22.66±5.85(15～35)mm,与后壁厚度的比值为 2.96±0.97(1.88～5.83);游离壁肥厚 20 例,占 25.00%,平均厚度 20.65±4.07(14～27)mm;心尖部肥厚 11 例,占13.75%,平均厚度 28.27±5.90(20～40)mm;室间隔＋游离壁肥厚 6 例,占 7.50%,平均厚度22.33±3.14(18～27)mm;心尖部＋游离壁及乳头肌肥厚各 1 例,各占 1.25%,厚度分别为 25mm和 10mm。全心性肥厚 10 例,占 12.50%,平均厚度 25.60±6.93(15～38)mm。80 例中 69 例做了超声心动图检查,结果与磁共振检查一致者共25 例,占 36.23%,且多为室间隔肥厚型(23 例)。为便于分析分型与流出道狭窄的关系,将各型组合成全心肥厚、室间隔或合并室间隔肥厚及游离壁(包括心尖部)肥厚三个类型。各类型心肌肥厚的临床表现及有关检查所见比较结果为:症状(胸闷、胸痛、气短、心悸、头晕及晕厥)、体征(心脏杂音:喷射性或往返性、肺动脉瓣关闭音亢进、第 4心音及心律失常)、X 线胸片(肺淤血、肺动脉段凸出、心脏/胸廓比率)在各型间均未发现明显差别。心电图 T 波倒置者 60 例,占 75.95%(60/79),而ST 段下降者仅 9 例,占 11.39%(9/79),与冠心病心电图变化规律不同。左室肥厚型以全心肥厚型心肌病多见(80.00%);非室间隔肥厚型 T 波V_5倒置最多(50.00%),T 波倒置最深者多出现在全心肥厚型心肌病,而不是心尖肥厚型。异常Q 波在各型间的分布无显著性差异。

(四)侵入性检查

人们在完善危险分级和阐明猝死机制上不断努力,因为这有助于治疗。有一项研究评价了几个调查报告,包括一个对 155 例肥厚型心肌病患者进行危险分级的电生理(EP)方案。此前,在少数临床表现各异的肥厚型心肌病患者应用不同EP 方案进行的研究,曾使人们对 EP 研究在肥厚型心肌病的价值产生疑问。

研究发现约 2/3 的患者窦房结功能异常,20%的患者 AV 结传导延迟或加速,30%的患者希-蒲传导系统异常。最常诱发的心律失常是心房折返性心动过速和心房纤颤。采用标准化程序刺激方案可在 43%的患者诱发持续性室性心动过速(VT)。其中大约 75%为多形性 VT,约

25%为单形性。重要的是,持续 VT 的诱发与心脏停搏和晕厥史关系密切。这些在猝死高危患者获得的发现促使人们进行了一项前瞻性研究。该研究在 230 例患者对有关血流动力学和 EP 异常的治疗策略进行了评估。还利用多变量 logistic回归分析研究了临床、Holter、血流动力学和 EP参数与继发性心脏事件(猝死、置入除颤器放电、心脏停搏、晕厥)的关系。该研究,164 例患者因心脏停搏、晕厥或晕厥前兆就诊,66 例没有意识受损症状,动态 ECG 监测显示 115 例患者有非持续性 VT。有 2 个变量可独立预测继发性心脏事件(猝死、晕厥和置入除颤器放电):①心脏停搏或晕厥史;②EP 研究中至少 3 个期前刺激诱发了VT。EP 研究期间可诱发 VT 者,在第 1 年和第5 年,未发生心脏事件患者所占百分比分别为94%和 48%,而未能诱发 VT 的患者则分别为100%和 92%。较弱的 EP 刺激方案(≤2 额外刺激)同样可鉴别无意识障碍的高危猝死患者。然而这只能代表少数无症状患者。相反,非持续性 VT(24～48h Holter 记录中 25%的患者出现)只能在具有晕厥前兆、晕厥和心脏停搏患者预测预后。

这些结果表明了 EP 研究在评价肥厚型心肌病患者继发性心脏事件危险性高低方面的价值。这些危险性评估研究表明,所有有意识障碍的肥厚型心肌病患者都应进行以下试验:①48h Holter 监测;②运动铊闪烁成像(以鉴别可逆性心肌缺血);③进行心导管和 EP 研究,判定有无左室梗阻和心律失常,并对观察到的心律失常对血流动力学影响作出评价。与此相反,对无症状的肥厚型心肌病患者,这些研究只适用于对危险分级具有特殊需求的患者,例如飞行员或运动员以及有猝死家族史或预激综合征的患者。

六、诊　　断

有心室流出道梗阻的患者因具有特征性临床表现,诊断并不困难。超声心动图检查是极为重要的无创性诊断方法,无论对梗阻性与非梗阻性的患者都有帮助,室间隔厚度≥18mm 并有二尖瓣收缩期前移,足以区分梗阻性与非梗阻性病例。心导管检查显示左心室流出道压力差可以确立诊断。心室造影对诊断也有价值。临床上在胸骨下段左缘有收缩期杂音应考虑本病,用生理动作或

药物作用影响血流动力学而观察杂音改变有助于诊断。

肥厚型心肌病虽有相应的症状、体征以及心电图、X线胸片、血流动力学等所见,但确诊多依靠磁共振或超声心动图检查,一般认为前者优于后者。有学者对经磁共振检查确诊的80例肥厚型心肌病进行分析,以磁共振检查为诊断基础,部分须与冠心病作鉴别者辅以冠状动脉造影或放射性核素心肌显像等检查。其中对69例患者做了磁共振与超声心动图诊断的比较,结果超声心动图检出率较低,仅36.23%,特别对游离壁和心尖肥厚型的诊断限制尤为明显,这可能与超声心动图检查人员的技术手法、经验有关,实际应与磁共振检查的结果相似。

肥厚型心肌病的临床症状无特异性。有学者对80例肥厚型心肌病进行分析,较常见的症状有胸闷、胸痛、心悸及气短,需指出的是,无1例有典型心绞痛症状,这点与冠心病的鉴别有重要意义。约半数患者有心脏杂音,多数在心尖区,而胸骨右缘第2肋间喷射性杂音仅2例。18例(23.68%)X线胸片有肺淤血症,多为轻中度,可能反映左室舒张功能异常。34例(44.74%)心影扩大,心/胸比率最大者达0.66,心影正常不能除外肥厚型心肌病的诊断。

肥厚型心肌病的血流动力学、临床表现、预后及治疗与心肌肥厚的部位、类型关系密切,如全心性与局限性,局限于室间隔、游离壁及心尖,梗阻性与非梗阻性,心腔闭塞与非闭塞等。有学者对80例肥厚型心肌病进行分析,发现以局限性肥厚为多,占87.50%。伴流出道狭窄者29例,占36.25%,不仅发生于室间隔肥厚型(56.76%,21/37),也常见于全心型(70.00%,7/10),前者室间隔平均厚度24.12±5.53(17～35)mm,后者26.57±6.90(18～38)mm。

七、鉴别诊断

1. 临床鉴别 本病应与以下疾病鉴别:

(1)冠状动脉粥样硬化性心脏病:肥厚型心肌病与冠心病均有心绞痛,心电图ST-T改变,异常Q波及左室肥厚,因而两病较易误诊。鉴别点:①杂音:肥厚型梗阻性心肌病在胸骨左下缘或心尖内侧可闻喷射性收缩期杂音。乏氏动作使杂音增强,两腿上抬则杂音减弱。可伴有收缩细震颤。冠心病合并室间隔穿孔时或伴乳头肌功能不全时,亦可有收缩期杂音。但系反流性杂音。冠心病心绞痛患者含化硝酸甘油3～5min缓解。肥厚型心肌病心绞痛,硝酸甘油无效,甚或加重。②超声心动图显示,肥厚型心肌病患者室间隔厚度>15mm,室间隔左室后壁比值>1.5:1。而冠心病主要表现为室壁节段性运动异常。③心导管检查及冠脉造影可明确诊断。

(2)室间隔缺损:杂音也在胸骨左下缘,但为反流性杂音,全收缩期,心尖区多无杂音,超声心动图、心导管检查及心血管造影可以区别。

(3)主动脉瓣狭窄:主动脉瓣狭窄的收缩期杂音多在胸骨右缘第2肋间,杂音向颈部传导,大多伴有收缩期细震颤,并常有主动脉瓣区收缩期喷射音,主动脉第二心音减弱。还可能有舒张早期杂音。X线检查升主动脉有狭窄后扩张。生理动作或药物作用对杂音影响不大。左心导管检查显示收缩期压力差存在于主动脉瓣前后。超声心动图可以明确病变部位。

(4)风湿性二尖瓣关闭不全:杂音相似,但多为全收缩期,血管收缩药或下蹲使杂音加强,常伴有心房颤动、左心房较大。

2. 心肌肥厚的鉴别诊断 心肌肥厚并非肥厚型心肌病所特有,临床上一些其他疾病,如高血压、主动脉瓣狭窄、心肌肿瘤等亦可有心肌肥厚,有时也呈非对称性增厚,需结合病史及其他特征性超声改变加以鉴别。

(1)肥厚型梗阻性心肌病的心肌肥厚为非对称性的,室间隔厚度与左室后壁厚度之比>1.3,一般在1.5以上,而继发性左室肥厚,其比值为0.98。肥厚的心肌回声增强、不均匀,呈斑点状、毛玻璃样改变。肥厚的心肌运动幅度及收缩期增厚率减低,二尖瓣CD段SAM现象,主动脉瓣收缩中期半关闭现象(+)。可有左房扩大,代偿期左室腔缩小,失代偿期则扩大。左室流出道变窄,梗阻性心肌病可探及收缩期高速射流,彩色多普勒可见LVOT内五彩射流束,狭窄越重,色彩混叠越严重。另外临床要除外高血压的病史。左室流出道内未见膜样狭窄,主动脉瓣正常。

(2)高血压所致的心肌肥厚,首先具有血压高的病史,由于血压持续升高,左心后负荷增加,心室做功增加,导致心肌肥厚。左心室呈向心性对称性肥厚,室间隔与左室后壁均增厚,多为均匀性增厚,也可有轻度非对称性,即室间隔增厚较为明显,但室间隔与左室后壁厚度之比一般小于1.3。左房扩大,左室内径早期正常,晚期扩大。M型超声显示室间隔与左室后壁运动搏幅增高,晚期时,心室离心性肥大时,各室壁的搏幅则有所减低,左室流出道不狭窄。合并房室瓣或半月瓣反流时,彩色多普勒可探及反流束。

(3)主动脉瓣狭窄,可为先天性主动脉瓣畸形,老年性退化性病变及风湿性瓣膜病变,最主要的病变特点是主动脉瓣叶增厚,回声增强、变形,失去正常开放时的三角形、关闭时的Y字形。主动脉瓣开放受限,面积变小。彩色多普勒示主动脉瓣上收缩期充满五彩镶嵌湍流束,频谱多普勒于瓣上可记录到频带增宽的内部充填的高速的湍流频谱,一般在2.0m/s以上。主动脉瓣狭窄使左室射血阻力增加,左室压力负荷增加使室壁代偿性增厚,多呈对称性肥厚,其肥厚程度与瓣口狭窄成正比。

(4)心肌肿瘤主要表现为心肌内异常强回声团块致使心肌某壁段异常增厚。正常心肌回声弱而均匀,内外膜光滑连续,回声略高于心肌。良性肿瘤的特征是心肌纹理排列规律,回声强而较均匀,呈圆形或椭圆形。心内、外膜回声仍保持完整、连续。肿瘤边缘清晰,可推挤心内膜向心腔内弧形凸出。多见于心肌横纹肌瘤,肿物周边及其内一般无血流信号。恶性肿瘤的特征是心肌排列紊乱、分布不均匀,致心肌厚度不均,强回声中常伴有大小不等的出血或坏死的回声减低区。心内、外膜回声与肿瘤回声联系紧密或出现中断。肿瘤边缘不清,可向邻近组织浸润性生长。M型超声示心肌肿瘤时无论是收缩期还是舒张期,肿瘤区局部运动明显减弱或消失。肿物其内及周边时可见动脉为主的血流信号。累及心包脏层可出现心包积液(多为血性)。

二维超声可显示心脏肿瘤的形态、大小、部位及回声特征,基本可以对由于肿瘤的占位性病变所致的心肌肥厚作出判断。

3.SAM现象的诊断问题 SAM(systolic anterior movement)现象产生的机制可能是:

(1)左室流出道狭窄,血流速度加快,流出道相对负压,吸引二尖瓣前叶及腱索前向运动,即Venturi效应;

(2)由于肥厚的室间隔收缩运动减弱,左室后壁代偿性运动增强,后基部的有力收缩迫使二尖瓣前叶进入血液几乎排空的左室流出道;

(3)由于乳头肌排列紊乱,当心脏收缩时,肥厚的室间隔挤压绷紧的腱索,腱索后移,而二尖瓣前叶上翘前移。

SAM现象不仅为肥厚型心肌病提供了一条重要的诊断依据,也为左室流出道梗阻的机制提供了一种解释方法,在非梗阻性心肌病,不存在或仅有轻微的SAM。而梗阻型心肌病,其SAM贴靠室间隔。二尖瓣前叶与室间隔接触的时间越长,流出道梗阻就越严重。

除了二尖瓣前叶外,二尖瓣后叶、腱索都可发生收缩期向前移位。二尖瓣的SAM往往可引起左室流出道梗阻,而腱索的SAM则不引起梗阻。

SAM虽然与梗阻有关,但在某些病例二尖瓣前叶与室间隔接触时间较长,仍无血流动力学的梗阻。其原因可能是瓣叶与室间隔的不完全性接触所致,同时无SAM现象也不能排除流出道梗阻,由于超声束仅能显示左室流出道的一部分,某一区域的室间隔与二尖瓣的不均匀性接触难以显示。

鉴于上述原因,SAM现象并不是肥厚型心肌病所特有的,SAM还可见于许多无肥厚型心肌病的病人,如主动脉瓣关闭不全、主动脉瓣狭窄、D型大动脉转位,低血容量状态、二尖瓣脱垂、淀粉样心肌病、甲状腺功能减退、心包积液、高血压等。不过在这些情况下,SAM程度很轻,一般不与室间隔相接触。如果假性SAM是由于左室后壁向上运动造成的,则二尖瓣前叶的运动速度低于左室后壁的运动速度。

八、治 疗

由于病因不明,预防较困难。超声心动图检出隐性病例后进行遗传资料分析可作研究。为预防发病应避免劳累、激动、突然用力。凡增强心肌收缩力的药物如洋地黄类、β受体兴奋药如异丙肾上腺素等,以及减轻心脏负荷的药物如硝酸甘油等使左心室流出道梗阻加重,尽量不用。如有二尖瓣关闭不全,应预防发生感染性心内膜炎。

1. 一般治疗　治疗的目标为缓解症状和控制心律失常。现用的治疗包括：①β 受体阻滞药使心肌收缩减弱，减轻流出道梗阻，减少心肌氧耗，增加舒张期心室扩张，且能减慢心率，增加心排血量。普萘洛尔应用最早，开始每次 10mg，每日 3 或 4 次，逐步增大剂量，以求改善症状而心率、血压不过低，最多可达 200mg/d 左右。但近来发现 β 受体阻滞药治疗不能减少心律失常和猝死，也不改变预后。②钙拮抗药既有负性肌力作用以减弱心肌收缩，又改善心肌顺应性而有利于舒张功能。维拉帕米 120～480mg/d，分 3 或 4 次口服，可使症状长期缓解，对血压过低、窦房功能或房室传导障碍者慎用。地尔硫䓬治疗亦有效，用量为 30～60mg，3/d。β 受体阻滞药与钙拮抗药合用可以减少副作用而提高疗效。③抗心律失常药用于控制快速室性心律失常与心房颤动，以胺碘酮为较常用。药物治疗无效时考虑电击。④对晚期已有心室收缩功能损害而出现充血性心力衰竭者，其治疗与其他原因所致的心力衰竭相同。对诊断肯定、药物治疗效果不佳者梗阻性心肌病患者考虑手术治疗，做室间隔肌纵深切开术和肥厚心肌部分切除术以缓解症状。近年来试用双腔永久起搏器做右心室房室顺序起搏以缓解梗阻型患者的症状，但有待积累经验。

约 1/3 的肥厚型心肌病患者发生左室流出道梗阻，无症状的成年患者可能无需治疗。然而，梗阻是决定临床预后的重要因素，受累患者常诉胸部不适、心悸气短以及与运动或姿势相关的轻度头晕或晕厥。这些症状首先应用维拉帕米或 β 受体阻滞药治疗。药物难以控制症状的严重病例可行左室肌切开和切除术或二尖瓣置换术。然而，这些大手术常伴有较高的死亡率与并发症发生率。

所有这些方法都不能预防猝死。它们的主要目的是缓解症状并改善运动耐力。这些方法并不相互排斥。因此，DDD 起搏无效的患者可行心脏手术治疗。同样，已进行了心脏手术治疗的肥厚型心肌病患者，如果还有梗阻症状，亦可成功地运用 DDD 起搏治疗。

2. 电起搏治疗　有几个研究中心证实 DDD 起搏也可降低左室流出道梗阻并改善这些患者的症状。实际上，右室起搏可改变左室的收缩模式，从而使收缩期左室流出道扩大，使左室流出道血流速度降低。继之，这将减少收缩期的前向运动，进一步降低左室流出道的梗阻和二尖瓣反流。长期起搏还可改变心肌电生理和血流动力学特性。这些变化在起搏暂时中断时是明显的。DDD 起搏的长期效果是令人鼓舞的。

中央梗阻性肥厚型心肌病的治疗比常见的左室流出道梗阻性肥厚型心肌病更为困难。该型肥厚型心肌病患者进展快，发生室性心律失常和猝死的危险性较高。有关心脏手术以及 DDD 起搏对此类患者作用的报道很少。

肥厚型心肌病患者的猝死大多为室性心律失常所致。安全有效地控制这些患者的心律失常是非常必要的。Ⅰ 型和 Ⅱ 型抗心律失常药并不能降低肥厚型心肌病患者的病死率。胺碘酮治疗可使有症状的肥厚型心肌病患者猝死率增高，它仅对 30% 的病例可抑制持续性 VT 的发生，使 50% 的患者更易诱发 VT（致心律失常作用），并可使一些患者发生传导阻滞。

置入型除颤器对易发生室颤的肥厚型心肌病患者是一种安全有效的方法。下述病例可考虑除颤器治疗：①心脏停搏存活者；②有晕厥或晕厥前兆，而且 EP 研究可诱发持续性 VT 的非梗阻性肥厚型心肌病患者；③无意识受损症状但在 EP 研究中易诱发持续 VT（≤2 个期前刺激）的患者；④经适当药物治疗仍反复发生晕厥的年轻心肌缺血患者。有一项研究显示，在上述危险评估方案的基础上置入除颤器，3 年内除颤器适时、成功放电者为 20%。

3. 经皮室间隔消融术　采用经皮室间隔消融术代替心脏外科手术的研究尚在进行之中。该法通过血管成形术导管把乙醇灌入左前降支冠脉的一或几个间隔支，其目的是使造成左室流出道梗阻的近端间隔部分坏死或变薄。初步研究显示该法可使左室压力阶差下降 70%，临床症状和运动耐力都明显改善。患者一般对经皮室间隔消融术具有很好的耐受性。然而，这种方法可合并院内传导异常和需置入起搏器的传导阻滞，可发生室性心律失常和死亡。它的长期效果还不清楚。经皮室间隔消融术的潜在副作用可能包括迟发性心律失常和左室功能不全，尽管这些合并症还未见报道。

日本 Takayama 等人的研究发现,血清脑钠尿肽(BNP)水平可以反映梗阻性肥厚型心肌病患者的心室内压力阶差,测定血清 BNP 水平可以预测经皮腔内间隔支消融术(PTSMA)对血流动力学的影响。BNP 对梗阻性肥厚心肌病患者的病理生理学作用尚不清楚,Takayama 等进行的该项前瞻性研究旨在确定血清 BNP 与 PTSMA 治疗后左室压差降低的关系。15 例梗阻性肥厚型心肌病患者(男 5 例,女 10 例;年龄 38~78 岁),因药物不能控制症状而接受 PTSMA 治疗。PTSMA 治疗前和治疗后 3 个月和 6 个月行连续多普勒超声心动图检查,以评价左室解剖结构和左室内压差的变化,同时用放射免疫法测定血清 BNP 浓度。在心肌回声对比增强指导下对目标间隔支行 PTSMA。结果显示,所有患者的 1~2 支间隔支接受了 95% 乙醇消融,手术顺利完成,无 1 例需要安装永久起搏器。2~6 个月心室内压差从治疗前的(117±31)mmHg 下降到(52±29)mmHg,症状也明显改善。PTSMA 治疗前血清 BNP 水平较高,治疗后明显下降[从(643±427)pg/ml 降至 324±217pg/ml,$P=0.052$]。而且,血清 BNP 水平下降与压差降低正相关。

4. 围手术监护　肥厚型梗阻性心肌病的主要病理生理改变特点为心室壁及室间隔增厚或乳头肌肥大使流出道狭窄,心排血受阻。梗阻发生在心室收缩期,与瓣膜狭窄引起的固定性梗阻不同,梗阻程度随每次心搏而变化。由于心肌病理性增厚,心室舒张顺应性降低,妨碍左室充盈。而此类病人舒张期下降延长到舒张期中期,使心室充盈时间缩短。术中应加强心肌保护,尽量避免心脏负荷过重,充分的左心引流,避免心室纤颤及心室壁张力升高等因素,即可减少心肌氧耗及心内膜下血流减少,减轻原本肥厚心肌氧供需之间的矛盾。另外,凡增加心肌收缩力、减少心室容量、降低血压的因素均加重流出道梗阻。因此,围 CPB 期如何避免恶化流出道梗阻的因素,如何做好术中心肌保护处理是关键。

(1)以适度麻醉抑制心肌收缩力,避免应激反应。此类病人左室收缩功能多数较正常人强,收缩期心室强烈收缩常使左室腔闭合,射血分数达 0.8 以上者很常见,对麻醉药、阻滞药和钙拮抗药的耐受力较强。麻醉偏浅状态,心肌收缩力增强,则势必加重流出道梗阻而发生循环意外。

(2)维持前后负荷,避免使用血管扩张药。前负荷下降可缩小左室腔容积而加重流出道梗阻,后负荷降低不仅可反射性增强心肌收缩力,而且增大左室-主动脉之间的压力阶差,也加重流出道梗阻,因此必须维持较高的前负荷和后负荷。由于左室顺应性下降,左心充盈压差别很大,中心静脉压(CVP)的绝对值对左室舒张末压(LVEDP)的判断意义不大,但动态变化对血容量估计仍有意义。虽然肺毛细血管压(PCWP)也不能反应此类病人的 LVEDP,但优于 CVP。但用血管扩张药来降低 PCWP,以求达到"正常值",则可能会促发低血压,加重流出道梗阻。所以在 CPB 前并行和后并行期,特别是在停机后还血过程中除应正确估计液体的出入量外,应综合心率、血压、CVP、PCWP 等动态变化来调节液体入量,以维持稳定的血流动力学原则,不要机械地以 CVP 和 PCWP 的绝对值来估计前负荷。

(3)维持"满意"的心率和血压,避免使用增加心肌收缩力的药物。术中"满意"的心率,应维持在术前或略低于安静时的水平。手术过程中心率增快除与麻醉偏浅,不能有效地消除不良反射有关外,也与某些药物有关。心率增快可降低舒张压力时间指数和张力时间指数的比率,减少肥厚心肌氧供,进一步加剧原已存在的氧供需之间的矛盾,同时使舒张期缩短,心室充盈减少,恶化流出道梗阻,因此应极力避免,一旦出现心率增快,必须立刻治疗。

5. 诱导心脏肥厚逆转的理论策略　心脏肥厚的临床表现多种多样(即使相同的基因突变亦如此),且其表现与肌小节无直接联系,这反映了调节因素的重要性。人们已对数种涉及心脏肥厚发生与维持的机制进行了研究。

血管紧张素转化酶(ACE)基因位于染色体 17q23,在 intron16 具有插入型(I)/缺失型(D)多形性。D 等位基因与血浆 ACE 活性增高有关,可能是由于它紧密连接着调节 ACE 基因的另一个重要位点。研究显示 DD 表型与猝死危险性增加和肥厚型心肌病更严重的左室肥厚有关。然而,进入这些研究的肥厚型心肌病患者是由不同遗传缺陷引起的,而且大多数为高外显突变。目前已对许多肥厚型心肌病家族做了估价以了解 ACE

基因是否能改变心脏病表型的表达,这些家族的肥厚型心肌病是由 β-肌球蛋白突变引起的,疾病的外显率低。结果表明,D 等位基因与循环激素的变化和心脏肾素-血管紧张素活性有关,后者是造成心脏不同肥厚的原因。ACE 抑制药和血管紧张素受体拮抗药在改善非梗阻性肥厚型心肌病的左室肥厚、心肌缺血和左室收缩功能不良中的作用正在研究之中。

大多数肥厚性刺激引起细胞内 Ca^{2+} 增加。有人提出肌小节突变也会增加细胞内 Ca^{2+}。细胞内 Ca^{2+} 和钙调蛋白的增加可激活神经钙蛋白(Ca^{2+}-钙调蛋白依赖型蛋白磷酸酯酶)。神经钙蛋白激活后可使 NF-AT3(激活 T 细胞的核心因子)去磷酸化,后者是转录因子家族成员之一。经脱磷酸 NF-AT3 转移至细胞核,在该部位与 GA-TA4(一种心脏锌指转录因子)紧密结合,从而引发心脏蛋白的转录。在心肌病转基因动物模型研究中,心肌肥厚与肌小节功能不良有关(肥厚型心肌病由原肌球蛋白、肌球蛋白和胎儿原肌球蛋白引起),用神经钙蛋白抑制药(环孢霉素或藤霉素)治疗可防止心脏病的进展。然而,肾素-血管紧张素系统或神经钙蛋白抑制药对肥厚型心肌病患者的有效性仍需进一步研究证实。

九、预　　后

病程发展缓慢,预后不定。可以稳定多年不变,但一旦出现症状则可以逐步恶化。猝死与心力衰竭为主要的死亡原因。猝死多见于儿童及年轻人,其出现和体力活动有关,与有无症状或有否梗阻有关,心室壁肌厚程度高,有猝死家族史,有持续性室性心动过速者为猝死的危险因子,猝死的可能机制包括快速室性心律失常、窦房结病变与心传导障碍、心肌缺血、舒张功能障碍、低血压,以前二者最重要。心房颤动的发生可以促进心力衰竭。少数患者有感染性心内膜炎或栓塞等并发症。

肥厚型心肌病猝死危险增高的临床指征主要有:与不良预后有关的遗传缺陷;有晕厥或心脏停搏史;年轻患者;心肌缺血,尤其是有意识受损和(或)运动诱发低血压的年轻患者;疾病进展到左室壁变薄和射血分数下降;电生理研究可诱发持续性室性心律失常;有意识受损,动态 Holter 监测期间出现阵发性室性心动过速。

有研究报道肥厚型心肌病还会增加孕期死亡的危险性,尽管女性肥厚型心肌病患者的绝对死亡危险性很低,但是她们较普通人群中的女性更易于在怀孕期间死亡。Autore C 等比较了 100 例肥厚型心肌病妇女和意大利普通人群之间的孕期死亡率。在包括 40 例女性的亚群中,研究人员评价了肥厚型心肌病相关性发病率。共有 2 例肥厚型心肌病女性在怀孕期间死亡。然而这 2 例病人均被视为高危患者,医师强烈建议避免妊娠。研究人员估计肥厚型心肌病女性孕期死亡的可能性是普通人群的 17.1 倍。在无症状性肥厚型心肌病中,疾病在孕期很少发展。与之相比,12 例有症状的病人在怀孕期间有 5 例出现了疾病发展。研究人员指出,尽管肥厚型心肌病病人较无病者孕期更容易死亡,但是该研究结果表明其绝对死亡率很低,而且可能主要局限于那些危险性特别高的女性。另外,如果怀孕前没有症状,孕期也很少出现疾病发展。

总之,尽管肥厚型心肌病可伴发严重并发症和死亡率,但最近的研究资料显示,277 例肥厚型心肌病中,45 例(13%)已经死亡,其中 16 例死因与肥厚型心肌病无关(癌症、自杀、意外事故或严重冠状动脉粥样硬化性心脏病所致急性心肌梗死)。另外 29 例死亡可能或明确与肥厚型心肌病有关。其中 17 例系突然意外死亡,4 例死于进行性加重的心力衰竭,5 例死于心房纤颤所致脑卒中,3 例死于心肌切开-切除术后并发症。肥厚型心肌病死亡的平均年龄为 56 岁(7～87 岁);21 例(72%)考虑为过早死亡,发生于 75 岁以前。另外 8 例(28%)死亡年龄 76～87 岁,已达到统计学的预期寿命。该病不像先前报道的那样预后不良,并且与普通人群比较,肥厚型心肌病并未显著降低患者的预期寿命。与肥厚型心肌病相关的突然、意外死亡 1/3 发生于至少 60 岁的患者,这与认为这些死亡主要限于年轻患者的传统观点不同。另一方面,童年诊断肥厚型心肌病者每年死亡率约为 1%,死于心力衰竭或因终末期疾病须行心脏移植者不足 5%,大约 70% 的病例临床稳定甚至改善。而且几乎有 20% 的患者达到 75 岁或更长的寿命。这表明肥厚型心肌病患者的寿命与正常人基本相同。

(孟庆义)

参 考 文 献

1　谢文丽，刘文玲，胡大一，等. 中国汉族家族性肥厚型心肌病中首次发现 MYH7 基因 Ile736Thr 突变. 中华心血管病杂志，2004，32（12）：1087－1089

2　王志民，邹玉宝，宋　雷，等. 超声心动图检查调查 8080 例成人肥厚型心肌病患病率. 中华心血管病杂志，2004，32（12）：1090－1094

3　徐国林，张任坤，张春丽. 心尖肥厚型心肌病的超声随访及诊断. 中华心血管病杂志，2004，32（2）：102－104

4　张寄南，曹克将. 肥厚型心肌病诊断与治疗. 中华心血管病杂志，2005，33（6）：491－494

5　Pryn A, Bryden F, Reeve W, et al. Cardiomyopathy in pregnancy and caesarean section: Four case reports. International Journal of Obstetric Anesthesia, 2007, 16(1): 68－73

6　Adabag AS, Kuskowski MA, Maron BJ. Determinants for Clinical Diagnosis of Hypertrophic Cardiomyopathy. The American Journal of Cardiology, 2006, 98(11): 1507－1511

7　Kelly BS, Mattu A, Brady WJ. Hypertrophic cardiomyopathy: electrocardiographic manifestations and other important considerations for the emergency physician. The American Journal of Emergency Medicine, 2007, 25(1): 72－79

8　Harris KM, Spirito P, Maron MS, et al. Prevalence, clinical profile, and significance of left ventricular remodeling in the end-stage phase of hypertrophic cardiomyopathy. Circulation, 2006, 114(3): 216－225

9　Ho CY, Seidman CE. A contemporary approach to hypertrophic cardiomyopathy. Circulation, 2006, 113(24): e858－862

10　Ha JW, Ahn JA, Kim JM, et al. Abnormal longitudinal myocardial functional reserve assessed by exercise tissue doppler echocardiography in patients with hypertrophic cardiomyopathy. Journal of the American Society of Echocardiography, 2006, 98(70): 1314－1319

11　Castro MG, Huerta C, Reguero JR, et al. Mitochondrial DNA haplogroups in Spanish patients with hypertrophic cardiomyopathy. International Journal of Cardiology, 2006, 112(2): 202－206

12　Oki T, Tanaka H, Yamada H, et al. Diagnosis of cardiac amyloidosis based on the myocardial velocity profile in the hypertrophied left ventricular wall. Am J Cardiol, 2004, 93(7): 864－869

13　Olivotto I, Maron MS, Adabag AS, et al. Gender-related differences in the clinical presentation and outcome of hypertrophic cardiomyopathy. J Am Coll Cardiol, 2005, 46(3): 480－487

14　Petersen SE, Selvanayagam JB, Wiesmann F, et al. Left ventricular non-compaction: insights from cardiovascular magnetic resonance imaging. J Am Coll Cardiol, 2005, 46(1): 101－105

15　Nistri S, Olivotto I, Betocchi S, et al. Prognostic significance of left atrial size in patients with hypertrophic cardiomyopathy (from the Italian Registry for Hypertrophic Cardiomyopathy). Am J Cardiol, 2006, 98(7): 960－965

16　Sherrid MV, Barac I, McKenna WJ, et al. Multicenter study of the efficacy and safety of disopyramide in obstructive hypertrophic cardiomyopathy. J Am Coll Cardiol, 2005, 45(8): 1251－1258

17　Nagueh SF, Mahmarian JJ. Noninvasive cardiac imaging in patients with hypertrophic cardiomyopathy. Journal of the American College of Cardiology, 2006, 48(12): 2410－2422

18　Nistri S, Olivotto I, Betocchi S, et al. Prognostic significance of left atrial size in patients with hypertrophic cardiomyopathy (from the Italian Registry for Hypertrophic Cardiomyopathy). The American Journal of Cardiology, 2006, 98(7): 960－965

19　Thaman R, Elliott PM, Shah JS, et al. Reversal of inappropriate peripheral vascular responses in hypertrophic cardiomyopathy. J Am Coll Cardiol, 2005, 46(5): 883－892

20　Van Dockum WG, Beek AM, Ten Cate FJ, et al. Early onset and progression of left ventricular remodeling after alcohol septal ablation in hypertrophic obstructive cardiomyopathy. Circulation, 2005, 111(19): 2503－2508

21　Veselka J, Duchonova R, Prochazkova S, et al. Effects of varying ethanol dosing in percutaneous septal ablation for obstructive hypertrophic cardiomyopathy on early hemodynamic changes. Am J Cardiol, 2005, 95(5): 675－678

第39章 扩张型心肌病

Chapter 39

2006 年 AHA 对心肌病提出了新的定义和分类。新定义为：心肌病是一组异质性心肌病，由各种不同原因（常为遗传原因）引起，伴有心肌机械和（或）心电活动障碍，常表现为不适当心室肥厚或扩张，可导致心血管死亡或心功能不全，该病可局限于心脏本身，亦可为全身系统性疾病的部分表现。心肌病分为两大类，即原发性心肌病和继发性心肌病。原发性心肌病是指病变仅局限在心脏的心肌，根据发病机制，原发性心肌病又可分为遗传性、遗传和非遗传混合性及获得性 3 种。其中扩张型心肌病属于混合性心肌病。

一、病因和发病机制

扩张型心肌病（dilated cardiomyopathy，DCM）是一种病因和发病机制尚待探明，临床以心腔扩大并收缩功能减退为主的心肌疾病。

目前根据扩张型心肌病的可能病因将其分为：病毒性心肌炎发展的 DCM、免疫功能参与的 DCM、家族因素与 DCM 及遗传和分子因素致 DCM、X 综合征相关的 DCM、线粒体病变心肌病、人类免疫缺陷病毒（艾滋病病毒）心肌病、中毒性心肌病（乙醇和阿霉素等）、β-受体失调相关的 DCM 等。尽管 DCM 的病因十分复杂，但近年来众多学者通过大量的基础和临床研究，把 DCM 的病因学和发病机制集中在 3 个方面，即：

（一）家族性及遗传性因素

流行病学调查发现 DCM 有一定的家族倾向，男性 DCM 患者有家族史者为 4%，而女性 DCM 患者有家族史者为 12%。据一组研究报道，在 40 例 DCM 家族中连续发病 2 例以上者 10 个家族，其家谱分析常染色体和易变性外显子绝大多数一致，等位基因分离分析提示家族性扩张型心肌病为常染色体显性基因传递。Limas 等利用基因分型研究家族性 DCM，结果提示人类白细胞抗原-DQB1（HLA-DQB1）基因可能是家族性 DCM 的易感基因。同时，研究还发现抗 β 受体阳性者 55% 为 HLA-DQB1 * 0602 基因型，阴性者 18% 为 HLA-DQB1 * 0602 基因型，二者共占 HLA-DQB1 * 0602 基因型的 73%，而其他基因型者仅 27%。间接免疫荧光组织化学染色检测器官特异性抗心肌抗体显示，家族性 DCM 患者及家属中检出抗心肌抗体阳性者分别为 48% 和 24%，而非家族性 DCM 患者及家属中检出抗心肌抗体阳性者分别为 30% 和 15%，但无论是家族性或非家族性 DCM 患者和家属，其抗心肌抗体阳性检出率均明显高于正常人群（3.5%）。

（二）病毒性心肌炎及其他细胞损害

研究发现，无论是临床急性病毒性心肌炎或是亚临床型的病毒感染，都可能在体内触发自身免疫反应（主要是细胞免疫，也有体液免疫），造成心肌损害，最终发展成 DCM。O'Conell 等连续观察 400 例急性病毒性心肌炎，随访 7 年，结果发现 12.5% 的病例出现类似 DCM 的临床表现。实验研究也表明，柯萨奇-B（Coxsackie B）病毒和脑心肌炎病毒引起的心肌炎，可导致类似 DCM 的心脏病理生理改变，提示病毒性心肌炎可能是 DCM 的又一主要发病因素。

病毒进入心肌细胞后除通过抑制宿主细胞蛋白合成而直接造成靶细胞损伤外，还通过激活机体免疫系统，使巨噬细胞、杀伤细胞（K 细胞）、自然杀伤细胞(NK细胞)和T淋巴细胞等在抗体依赖的细胞介导细胞毒作用下造成靶细胞的直接损害。B淋巴细胞虽然通过中和抗体抑制活动性感染,但与病毒抗原结合,在补体参与下又导致心肌细胞溶解。另外,病毒诱导的自身免疫反应在病毒被清除后还持续存在。研究发现,急性病毒性心肌炎恢复期患者血清中持续存在一些特异性心肌自身抗体,如抗心肌抗体、抗β受体抗体、抗线粒体内膜固有蛋白抗体等。这些抗体具有细胞特异性,反映了体内自身免疫反应的持续存在和心肌的持续性损伤。细胞因子如白介素-1(IL-1)和肿瘤坏死因子-α(TNF-α)均可导致心肌细胞坏死和细胞浸润,使病毒性心肌炎加重,也是促使病毒性心肌炎发展成为DCM的重要因素。

病毒性心肌炎发展为DCM的机制虽有诸多学说,尤其是病毒感染后诱发的自身免疫反应是其主要因素已得到广泛认同,但也有学者认为病毒感染后心肌内微血管痉挛或阻塞导致的心肌损害在病毒性心肌炎发展为DCM的过程中起着很重要的作用。

(三)免疫反应异常

自身免疫反应是特发性扩张型心肌病发病机制的另一重要学说。研究证实,在DCM患者血清中存在抗心肌抗体,而这种抗心肌抗体具有器官特异性,文献报道在DCM患者血清中这种器官特异性抗心肌抗体检出率为26%～38%,而在其他心脏病和正常人则为阴性。近年来,不少学者通过氨基酸序列分析,发现心肌细胞线粒体ADP/ATP载体蛋白与柯萨奇-B3病毒外壳蛋白有同源性,而柯萨奇-B3和B4病毒的单克隆抗体与心肌肌球蛋白也能发生交叉反应。因此认为,DCM的发生可能与持续性病毒感染和自身免疫反应有关。

细胞免疫反应参与DCM的发病过程。研究发现,DCM患者心肌组织内存在大量记忆性T细胞,证明细胞免疫介导了心肌细胞的损伤。

细胞免疫介导的心肌损伤主要是通过各种细胞因子的作用来实现的,IL-1、IL-2、IL-2R、IL-6和肿瘤坏死因子(TNF)是参与DCM发病过程的主要细胞因子。研究发现,DCM患者血清IL-1活性增加,IL-1能促进T、B细胞增殖,促进T细胞IL-2、γ-干扰素分泌,IL-2R和HLA-Ⅱ类抗原表达,促进B细胞产生抗体;IL-1能刺激成纤维细胞增殖,促进心肌细胞纤维化形成;IL-1还可抑制心肌收缩力。另外,TNF能诱导各种细胞HLA-Ⅱ类抗原表达;刺激成纤维细胞增殖,促进心肌细胞纤维化形成;并具有抑制心肌收缩力、降低心肌膜电位、降低血压等多种效应。

体液免疫反应也参与DCM发病过程。实验研究证实,在培养的心肌细胞中加入DCM患者抗血清和补体,可产生细胞毒性损害。抗体依赖补体介导心肌损害主要是通过靶细胞表面的抗原-抗体复合物经补体(C1～C9)激活进入细胞膜,引起细胞破裂溶解;抗ADP/ATP载体抗体介导心肌细胞毒性损害是通过抗体引起单个心肌细胞膜钙电流增加和钙超负荷,最终导致心肌细胞损害。同时,抗ADP/ATP载体抗体还可通过干扰心肌细胞能量代谢而损伤心肌;抗β受体抗体可影响β受体功能,并引起心肌细胞毒性反应。抗β受体抗体在实验鼠心肌细胞产生正性变时效应,但该抗体可引起慢性交感刺激持续存在,从而进一步影响β受体功能。抗β受体抗体具有β激动药样活性,β受体阻滞药能够分离该抗体与受体的结合,从而产生有益的效应。

二、病理及病理生理学

DCM的病理改变主要表现为全心扩大,尤其心室扩张更显著,而往往左心扩张又甚于右心。有些病例心室壁厚度虽有增加,但由于心室已有严重扩张,故心室肌肥厚的程度常比预期要低。扩张型心肌病时左心室肥厚的发生显然具有保护性或有益的作用,据此可望减轻收缩期室壁应力,从而防止心腔进一步扩张。心脏瓣膜本身均属正常。在两侧心室内可见有瘢痕形成。由于心室收缩力差,心腔内有附壁血栓形成,可存在于任何部位,但最多见于心尖部,也常见于心耳中,可见到血栓机化。一般病人的冠状动脉无变化。组织学检查:显微镜下可呈现广泛的间质和血管周围纤维化,左室心内膜下尤多累及。偶尔可见小范围的坏死区及细胞浸润区,但在典型情况下,后两者并非主要表现。心肌细胞大小变化多端;有些心肌细胞变得肥大,而另一些则变得萎缩。通常心室壁内血管正常。超微结构也无特异性,肌原纤维仍平行排列,线粒体增多且大小不等,有T管扩张及细胞内出现脂质小粒等,这些变化也可出现于其他病因的心脏病。核增大,核膜折叠、变形。间质增宽,有水肿、胶原纤维增多,间质及血管周围可有巨噬细胞、淋巴细胞的灶性浸润,但不像心肌炎伴有心肌损伤或坏死等。常见有纤维化,为心肌细胞周围的细小病灶,病灶也可较大而不能与慢性心肌缺血所形成的纤维化区别。本病的心壁内小动脉及毛细血管正常,但偶可见管壁水肿。心内膜心肌活检:光镜可见心肌细胞呈不同程度肥大、变性,主要是核肥大、畸形及深染。肌原纤维减少,出现核周空泡或泡质内出现大小、形态不一的空泡,较重者有肌原纤维溶解,心肌细胞空化,心肌间质有不同程度增生。心肌细胞可有不同程度的排列紊乱。心内膜正常或程度不等的纤维化及少量附壁血栓形成。电镜下见到心肌细胞膜发生明显的指状突起伸入细胞间质,隆起的肌膜下含肥大的线粒体或呈空泡状,内含絮状物质。细胞核大而畸形,核膜皱褶呈锯齿状,线粒体明显增多且大小不等,部分线粒体形态异常。肌质网明显扩张,横管扩张。糖原颗粒明显减少,溶酶体增多。肌纤维结构模糊,Z 线增宽,M 带消失。粗丝增粗,细丝稀疏,有时见肌节消失、肌原纤维排列紊乱且纵横不一,常以 Z 线为中心向四周放散。但是,这些组织学变化属非特异性,在其他心脏病(先天性心脏病、风湿性心脏病等)也可见到上述变化。因此,应结合临床进行诊断,临床如考虑为扩张型心肌病,活检组织有以上形态学改变,则为一有力支持,并有助于排除一些继发性心肌病,但活检组织形态正常并不能排除本病,这与所取标本数量和部位有关。由于心肌纤维化使心肌收缩力减弱,射血分数降低,收缩期末容积增大,引起心室腔内淤血。由于左右心室扩大,舒张期末压增高,引起静脉系统淤血。由于瓣环扩张,产生二尖瓣关闭不全。晚期由于肺部动脉反复栓塞,继发肺动脉高压。心肌纤维化病变累及传导系统,加上心衰时神经体液机制紊乱,常合并各种类型心律失常。

三、临床表现

本病可发生于任何年龄,应注意患者近期有无上呼吸道感染史;有无发热性疾病及四肢关节肿痛史;有无长期大量饮酒史;有无用过对心肌有毒性损伤的药物,如阿霉素等;有无代谢性疾病,如甲状腺功能亢进等;有无纵隔照射史;有无缺血性心脏病的危险因素及有关症状,如心绞痛;家族中有无心肌病病人。对女性病人还要仔细询问妊娠情况,特别是有无围生期心肌病的情况。也要注意病人居住过的地区,如有关克山病的地区。

病程初期症状轻,进展缓慢。有些病人是在体格检查或因其他疾病就诊时才被发现有心脏扩大或心电图异常。有时病人心脏已扩大但尚无症状,可因意外的心脏负荷增加后而突然出现症状,如手术或感染等。另有一些病人则可能因心律失常或晕厥而就诊。

患者早期临床症状为疲倦无力,尤其是活动后明显并常伴有心慌或心悸。随着病情进一步发展,患者可因肺淤血而出现不同程度的呼吸困难、端坐呼吸、夜间阵发性呼吸困难甚至肺水肿。临床出现右心衰竭症状时提示病情已进入后期,但扩张型心肌病病变可侵及双侧心腔,故右心衰竭并非完全继发于左心衰竭,而可能同时是右心受累及所致。约半数病人诉胸部不适,部分有胸痛,可能是由于冠脉微循环储备力下降,造成心内膜下心肌缺血所致。扩张型心肌病患者也常并发肺栓塞,从而造成胸痛或咯血。心悸是扩张型心肌病患者最常见的临床症状,少数患者可有晕厥史。

早期扩张型心肌病患者临床体征可不明显,心脏听诊可闻及第三和(或)第四心音,可检出心律失常,早期多为室性或房性期前收缩,随着病情发展可出现心房颤动、非持续性室性心动过速、复杂型室性心律失常以及心脏传导阻滞等。当左心功能不全致严重肺淤血时,肺部可闻及湿性啰音。随着病情进展,渐渐出现颈静脉怒张、肝脏增大、下肢水肿及多浆液腔积液等。心脏叩诊显示心浊音界向左下移位,心尖搏动亦减弱,心率增快,可有心律不规则,心尖区或三尖瓣区可闻及反流性吹风样收缩期杂音。肺动脉高压者,肺动脉瓣第 2 心音亢进。

四、辅助检查

1. **实验室检查**　常有血沉加速,严重肝淤血时血清球蛋白增高、谷丙转氨酶和胆红素升高,偶有血清心肌酶活性增加。

2. **心电图**　多见各种类型的心律失常,如房

性期前收缩、室性期前收缩或心动过速、心脏传导阻滞等,可有广泛导联的 ST 段和 T 波改变。部

分患者可出现病理性 Q 波(图 39-1)。

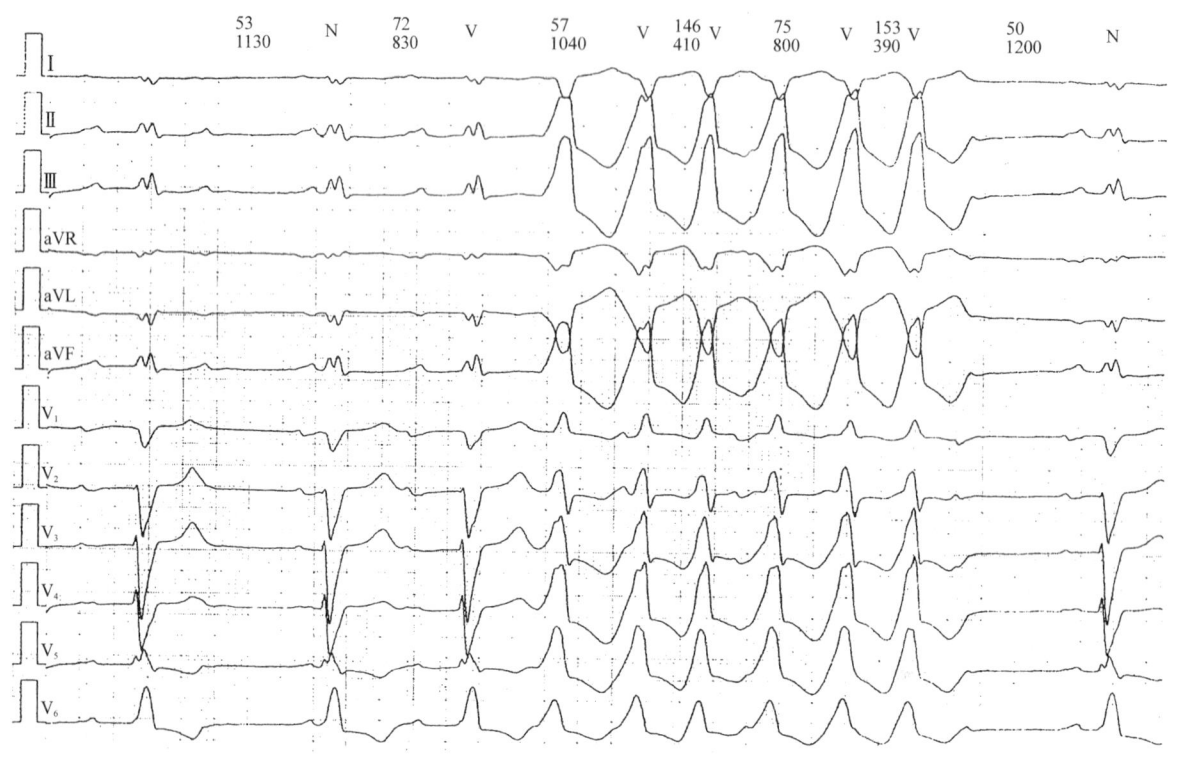

图 39-1　扩张型心肌病心电图改变

室内传导阻滞,伴短阵室性心动过速

3. **胸部 X 线检查**　X 线检查可见心脏增大,呈中度至高度增大,以左室增大最为显著,心脏冲动减弱,可见肺静脉增宽和肺淤血表现。

4. **MRI 检查**　MRI 检查可见心腔扩大,室壁运动呈弥漫性减弱,左、右心室射血分数降低。

5. **心脏核素检查**　心脏核素检查,尤其是心血池扫描可明确心腔扩大程度,心室收缩功能减弱及射血分数降低的程度。

6. **超声心动图**　超声心动图是扩张型心肌病最具诊断价值的辅助检查方法,通常扩张型心肌病在超声心动图检查表现有以下几个方面:

(1)二维超声心动图检查:各检查观察面均可见到明显扩大的心腔,通常以左心腔扩大为主,室间隔向右室膨出,左室呈球形扩大,左心房也有扩大,合并二尖瓣反流时,左房扩大更明显。左心室壁收缩活动普遍减弱,左室舒张末期容量、收缩末期容量均明显增加,左室射血分数下降,随着病情加重,射血分数下降越明显。如合并心室血栓形

成,可在左心室心尖部观察到血栓回声,多为附壁不活动性血栓。多数病人右室大小正常。但右室型心肌病病人则表现为以右心室扩大为主(见彩图 39-2)。

(2)M 型超声心动图检查:由于心室和房室环扩大,二尖瓣及其装置后移,左室流出道增宽,二尖瓣前叶运动幅度减小,二尖瓣前叶距室间隔距离增宽(EPSS)明显增大。二尖瓣前后开放曲线形成钻石样外形。同时由于左房压增高,二尖瓣关闭延迟,在 AC 段可见到 B 点平台。

(3)多普勒超声心动图检查:由于心腔扩大,心室收缩和舒张功能受损,心室间血流速度减慢。二尖瓣血流速度改变可能反映左室舒张功能受损程度,早期由于心肌弛张功能受损,可表现为 E 峰下降,DT 时间延长,A 峰增高。当左室收缩功能进一步受损时,左室舒张末压和左房压均增高,则出现限制性充盈改变。在合并二尖瓣反流时,彩色多普勒超声均可见到反流血流频谱。反流速

度一般不快,彩色反流频谱多位于心房中心部位。

7. 心导管检查 可直接测定心房、心室、肺动脉和肺动脉楔嵌压,同时还可通过 Fick 法计算心排血量。通过心室造影检查,可观察室壁运动情况和计算心室射血分数。另外,通过心导管还可进行心肌活检,研究心肌病理改变(图 39-3)。

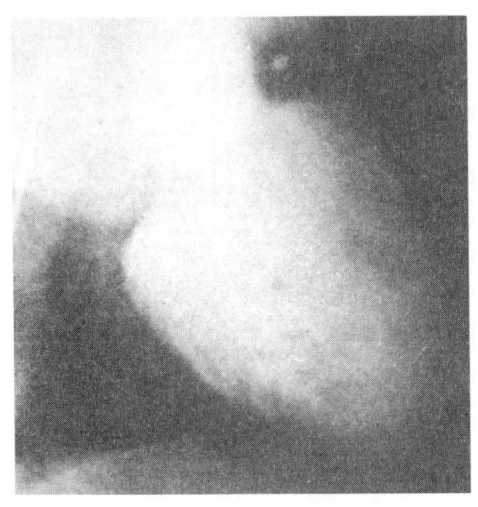

图 39-3 扩张型心肌病左室造影图
可见心腔明显扩大呈球形,收缩功能减弱

8. 6min 步行距离 6min 步行距离是在特定的情况下,测量规定时间内步行的距离,用于判断心力衰竭的程度和患者的运动耐量。虽然心力衰竭患者在 6min 内步行的距离可能受到医师诱导或患者主观能动性的影响,但此方法安全、简便、易行,已逐渐在临床中应用。6min 步行距离不但能评定患者的运动能力,而且可预测患者预后。SOLVD(studies of left ventricular dysfunction)试验亚组分析显示,6min 步行距离短的与距离长的患者相比较,在 8 个月的随诊期间死亡率前者为 10.23%,后者为 2.99%($P=0.01$);心力衰竭的住院率,前者为 22.16%,后者为 1.99%($P<0.0001$),提示 6min 步行距离短的患者预后差。

五、治 疗 原 则

扩张型心肌病预后较差,临床确诊者 5 年死亡率 35%,发生临床心力衰竭后死亡率更高,死亡中一半为猝死。近年来针对拮抗神经内分泌激素和肾上腺素系统的治疗取得了一定的进展,使本病患者的死亡率有所下降,生存时间有所延长。

由于目前对于扩张型心肌病的病因尚不明确,因此尚无针对病因的治疗,临床仍主要根据患者的临床症状给予综合治疗。

1. 针对病因的可能治疗尝试 有研究者认为扩张型心肌病的发病可能与病毒感染有关,因此建议给予干扰素、转移因子等治疗,但目前有限的临床应用经验尚不能确定其有效性。由于本病可能与免疫反应相关,因此有学者建议给予肾上腺皮质激素治疗。但激素可能导致机体免疫功能继发性抑制,易继发细菌感染而造成不良后果,故其远期疗效尚难确定。

2. 拮抗神经内分泌激素过度激活

(1)β 受体阻滞药的应用:心衰病人长期交感神经过度兴奋,可致①周围血管收缩,使循环阻力增加,从而使心室后负荷增高,导致心室肥厚和心室扩大;②心肌的需氧量增加,促进心肌细胞死亡;③去甲肾上腺素刺激心肌细胞的生长,促进氧化过程,引起细胞凋亡;④心肌内钙离子过度负荷,削弱心肌舒张功能;⑤交感神经兴奋,使心律失常更容易发生。

β 肾上腺素受体阻滞药,像血管紧张素转化酶抑制药一样。通过影响神经内分泌系统起作用,β 肾上腺素受体阻滞药通过抑制交感神经可防止心衰病情的发展。其治疗心力衰竭的可能机制:①拮抗交感神经系统,阻断内分泌激活,减少去甲肾上腺素的过度刺激,有利于降低心肌细胞的超常增生、肥厚以及过度氧化,有可能延缓心肌细胞的死亡和凋亡;②使 β 受体上调,介导传导信息传至心肌细胞;③通过减慢心率增加心肌收缩力;④改善心肌松弛,改善心室舒张功能,增加心室充盈;⑤提高心室的电稳定性,减少心律失常的发生;⑥抑制心室不良重构。目前有证据用于心力衰竭的 β 受体阻滞药有选择性 β_1 受体阻滞药,如美托洛尔、比索洛尔,兼有 β_1、β_2 和 α_1 受体阻滞药,如卡维地洛、布新罗尔。

β 受体阻滞药在心力衰竭中的应用要点:

①β 受体阻滞药治疗应常规用于临床病情稳定的左室收缩功能不全的患者(射血分数<40%)和正在接受血管紧张素转化酶抑制药的患者,有水钠潴留的心衰患者须应用利尿药和地高辛等标准治疗,病情稳定后及早应用。

②对左室收缩功能障碍,且没有症状的患者,

在包括血管紧张素转化酶抑制药标准治疗的同时，可考虑应用β受体阻滞药治疗。

③为了保证病人的安全，在应用β受体阻滞药治疗前，可先给予标准治疗稳定一段时间，开始应用β受体阻滞药时，需要对患者有一个详细的基本临床评估(临床状态稳定，患者没有出现急性失代偿或容量负荷过重的情况，4d内未静脉用药，已无液体潴留并体重稳定)。

④β受体阻滞药应用时，应从小剂量开始，每增加剂量和有症状恶化时均需重新临床评估，患者在开始应用β受体阻滞药或逐渐加药过程中，若出现心衰的恶化或其他不良反应，可联合应用药物，或减少β受体阻滞药的用量或暂时退出治疗。

另外，应告知患者：症状改善常在治疗2～3个月后才出现，即使症状不缓解，也能防止疾病的进展；不良反应常发生在治疗的早期，一般不妨碍长期用药。

β受体阻滞药不能应用于"抢救"急性心力衰竭，包括难治性心力衰竭需静脉给药者。NYHA心功能Ⅳ级心力衰竭患者，需待病情稳定(4d内未静脉用药，已无液体潴留并体重稳定)后，在严密监护下由专科医师指导应用。应在血管紧张素转化酶抑制药和利尿药基础上加用β受体阻滞药，必要时地高辛也可应用。

β受体阻滞药的禁忌证包括：支气管痉挛性疾病、心动过缓(心率＜60/min)、二度及以上房室传导阻滞(除非已安装起搏器)、有明显液体潴留，需大量利尿者，暂时不能应用。

β受体阻滞药的起始和维持治疗：起始治疗前患者须无明显液体潴留，体重恒定，利尿药已维持在最合适剂量。应用时从小剂量开始。每2～4周剂量加倍。达最大耐受量或目标剂量后长期维持，不按照患者的治疗反应来确定剂量。

(2)血管紧张素转化酶抑制药(ACEI)：充血性心力衰竭最主要的表现是左心室收缩力降低不能维持正常的血压或脏器灌注，从而造成一系列机体病理生理变化，尤其是肾素-血管紧张素系统激活可造成外周血管阻力和心脏负荷的显著增加。其外周血管阻力增加是因为：①血管紧张素Ⅱ生成增加；②去甲肾上腺素反射性释放增多；③血管内皮功能异常，使缩血管物质内皮素的产生增加。循环阻力的增加使肾血流量下降，进一步影响盐的排出并促进肾素分泌。虽然心力衰竭时心脏产生的心钠素、脑钠素和血管内皮产生的前列腺素等舒血管因子的分泌也增加，但由于受体下调等原因，并不能使血管舒张，总的外周阻力是增加的；心脏负荷的增加则是因为心衰时心肌收缩力下降且室壁张力明显增加，尤其是在劳累时外周血管阻力进一步增加，进而影响心肌收缩力。

目前治疗心力衰竭的理念已发生了根本性的转变：从改善短期的血流动力学/药理学措施转变为拮抗神经内分泌激素以逆转发生心力衰竭的病理基础心室重构，因此拮抗神经内分泌激素药物开始广泛的应用于心力衰竭的治疗，成为治疗心力衰竭的一个新的里程碑。许多大规模的临床试验(如MERIT-HF、COPERNICUS、CAPRICORN、GISSI-3、TRACE、ISIS-4等)都已证实了他们在治疗心力衰竭中的益处。

血管紧张素治疗心力衰竭的主要机制如下：①抑制肾素血管紧张素转化酶；②作用于激肽酶Ⅱ，抑制缓激肽的降解，提高缓激肽水平；③逆转心肌肥厚和心血管重塑；④增加运动耐量，提高生活质量。

目前认为，收缩性心力衰竭患者必须应用血管紧张素转化酶抑制药，包括无症状性心力衰竭，左心室射血分数＜45％的患者，除非有禁忌证或不能耐受者。

必须告知患者：①疗效在数周或数月后才出现，即使症状未改善，仍可降低疾病进展的危险性；②不良反应可能早期发生，但不妨碍长期治疗。血管紧张素转化酶抑制药可无限期、终身应用，一般与利尿药合用，如无液体潴留时也可单独使用，一般不用补充钾盐。服用血管紧张素转化酶抑制药前，应注意以下情况：血压、肾功能，血清钾及钠水平，是否在服用利尿药，有无循环血容量不足的表现等。

血管紧张素转化酶抑制药禁忌证或须慎用的情况：对血管紧张素转化酶抑制药有致命性不良反应的患者，如血管神经性水肿、无尿性肾衰或妊娠妇女，应绝对禁用。以下情况须慎用：①双侧肾动脉狭窄；②血肌酐水平显著增高［＞225.2μmol/L(3mg/dl)］；③高血钾症；④低血压(收缩压＜90mmHg)；低血压患者须经其他处理，待血流动力学稳定后再决定是否应用血管紧张素转化酶抑制药。

血管紧张素转化酶抑制药的剂量必须从小剂量开始,如能耐受则每隔3～7d剂量加倍。滴定剂量及过程需个体化,用药前须注意利尿药的最合适剂量,必要时先停用利尿药1～2d。起始治疗后1～2周应监测肾功能和血钾,以后定期复查。血管紧张素转化酶抑制药的目标剂量或最大耐受量不根据患者治疗来决定,只要患者能耐受,可一直增加到最大耐受量,即可长期维持应用(表39-1)。

表39-1 常用血管紧张素转化酶抑制药的参考剂量

药物	起始剂量	目标剂量
依那普利	2.5mg,1/d	10mg,2/d
培哚普利	2mg,1/d	4mg,1/d
雷米普利	1.25～2.5mg,1/d	2.5～5mg,2/d
贝那普利	2.5mg,1/d	5～10mg,2/d
福辛普利	10mg,1/d	20～50mg,1/d
西拉普利	0.5mg,1/d	1～2.5mg,1/d
赖诺普利	2.5mg,1/d	5～10mg,1/d
卡托普利	6.25mg,3/d	25～30mg,3/d

血管紧张素转化酶抑制药有两反面的不良反应:①与血管紧张素Ⅱ抑制药有关的不良反应包括:低血压、肾功能恶化、钾潴留;②激肽积聚有关的不良反应,如咳嗽和血管性水肿。③血管紧张素Ⅱ[angiotensin(Ang)Ⅱ]受体拮抗药:与血管紧张素转化酶抑制药不同,血管紧张素受体拮抗药可阻断经血管紧张素转化酶和非血管紧张素转化酶途径产生的AngⅡ和AngⅡ1受体结合。因此理论上此类药物对AngⅡ不良作用的阻断比血管紧张素转化酶抑制药更直接、更完整。应用血管紧张素受体拮抗药后血清AngⅡ水平上升与AngⅡ2受体结合加强,可发挥有利的效应。血管紧张素受体拮抗药对缓激肽的代谢无影响,因此不能通过提高血清缓激肽浓度发挥可能对心力衰竭有利的作用,但也不会产生可能与之有关的咳嗽不良反应。

临床应用建议:血管紧张素受体拮抗药治疗心力衰竭有效,但其疗效是否相当或优于血管紧张素转化酶抑制药尚未定论,当前仍不宜以血管紧张素受体拮抗药取代血管紧张素转化酶抑制药

广泛用于心力衰竭治疗。对应用过血管紧张素转化酶抑制药和能耐受血管紧张素转化酶抑制药的心力衰竭患者,仍以血管紧张素转化酶抑制药为首选。当不能耐受血管紧张素转化酶抑制药不良反应的患者可用血管紧张素受体拮抗药代替。

3. 洋地黄类药物 长期以来,洋地黄对心力衰竭的治疗过分归因于正性肌力作用。最近研究表明,洋地黄可通过降低神经内分泌系统的活性起到治疗作用。地高辛是惟一被美国FDA确认能有效地治疗慢性心力衰竭的洋地黄制剂,目前应用最为广泛。

洋地黄的药理学特性包括①钠泵抑制:决定洋地黄的心肌细胞效应。钠泵被抑制时,靠近细胞膜的细胞内钠浓度会暂时升高,通过钠-钙交换机制引发钙内流。最终使细胞内钙离子升高,心肌收缩力增强。②副交感神经活化:导致窦房结节律减慢和房室传导抑制。房室结受抑制程度部分取决于迷走神经的张力。③交感神经活性的抑制:在洋地黄治疗慢性心衰中有重要作用。洋地黄抑制交感神经放电,在血流动力学改变前发挥作用。④肾脏肾素释放受抑制是因为地高辛降低了具有排钠作用的肾脏钠泵活性。肾素分泌减少引起血管扩张,有助于抵消地高辛的直接收缩血管作用。

洋地黄治疗慢性心力衰竭,可有效缓解患者临床症状,提高患者生活质量,但多数临床研究并未显示能改善长期生存率。洋地黄类制剂可应用于心力衰竭的各阶段,但轻度心力衰竭者不建议应用洋地黄治疗。对于中-重度心力衰竭,洋地黄联合利尿药、ACEI,甚至β受体阻滞药,已经成为其基本治疗手段。

地高辛常用量为0.125～0.25mg/d。70岁以上、肾功能减退者宜用0.125mg/d,每日1次或者隔日1次。在治疗心力衰竭时很少需用较大剂量(0.375～0.5mg/d),开始治疗时也不需要给负荷量。

虽然有学者主张应用地高辛血清浓度测定指导选择地高辛的合适剂量,但尚无证据支持这一观点。

洋地黄的不良反应包括心律失常、胃肠道症状、神经精神症状。

4. 环磷酸腺苷依赖性正性肌力药物

(1)环磷酸腺苷依赖性正性肌力药物的静脉应用。主要包括：①β-肾上腺素能激动药，如多巴酚丁胺；②磷酸二酯酶抑制药，如米力农。这两种药物均能通过提高细胞内 cAMP 水平而增加心肌收缩力，而且兼有外周血管扩张作用，短期应用均有良好的血流动力学效应，但不主张长期应用。

(2)临床应用建议：①对心衰患者不主张长期使用非洋地黄类正性肌力药物，因会增加死亡率，只有在难治性严重心力衰竭时才选用。②可用于各种原因引起急性心衰，如心脏手术后心肌抑制所致急性心衰。③慢性心力衰竭患者病情急剧恶化，对利尿药、地高辛和血管扩张药联合治疗无效时可短期应用，有助于病情稳定和争取下一步治疗机会。④终末期心力衰竭患者争取下一步治疗机会，是等待心脏移植供体的一种有效治疗方法。⑤推荐剂量：多巴酚丁胺 $2\sim5\mu g/(kg\cdot min)$；米力农 $50\mu g/(kg\cdot min)$ 负荷量，继以 $0.375\sim0.75\mu g/(kg\cdot min)$ 维持。

5. 利尿药　在心力衰竭的治疗中，利尿药作为一线药物可有效地控制肺循环和体循环的淤血症状及体征。利尿药通过抑制肾小管特定部位钠或氯的重吸收遏制心力衰竭的钠潴留，减少静脉回流而减轻肺淤血，降低前负荷而改善心脏功能。常用的利尿药有襻利尿药，如呋塞米(速尿)；作用于远曲肾小管的噻嗪类，如氯噻嗪和氯噻酮，以及保钾利尿药如螺旋内酯、氨苯蝶啶等。所有利尿药均能增加尿量和钠排量，但其药理学特性各异。襻利尿药增加钠排泄可达钠滤过负荷的 $20\%\sim25\%$，且能增加游离水的清除。除肾功能严重受损(肌酐清除率<5ml/min)者外，一般均能保持其利尿效果。相反，噻嗪类增加尿钠排泄的分数仅为钠滤过负荷的 $5\%\sim10\%$，使游离水的排泄趋于减少，而且，肾功能中度损害(肌酐清除率<30ml/min)时就失效。因此，襻利尿药是多数心力衰竭患者的首选药物。

(1)心力衰竭时利尿药的应用要点：所有心力衰竭患者，有液体潴留的证据或原先有过液体潴留者，均应给予利尿药。NYHA 心功能 I 级患者一般不需要应用利尿药。

①利尿药缓解症状较其他药物迅速。利尿药可以在数小时或数天缓解肺部和周围水肿，而其他药物的临床作用可能需要数周或数月才能显效。

②在治疗心力衰竭的药物中，利尿药是惟一一种可以减少液体潴留的药物。

③利尿药不能单独用于心力衰竭的治疗，单独使用利尿药不可能保持心力衰竭病人长期稳定，利尿药可以和地高辛、血管紧张素转化酶抑制药和 β 受体阻滞药联合使用，可减少临床失代偿的危险性。

④利尿药通常从小剂量开始逐渐加量，呋塞米(速尿)疗效与剂量呈正相关，一旦病情控制，即可以以最小有效剂量长期维持。但仍应根据液体潴留情况随时调整剂量。

每日体重的变化是最可靠的监测利尿药效果和调整利尿药剂量的指标。通常每天体重减少 $0.5\sim1.0kg$ 为宜。

适当使用利尿药是应用其他药物治疗心力衰竭的基础。利尿药剂量太小可能引起液体潴留，将削弱血管紧张素转化酶抑制药的治疗反应，并增加 β 受体阻滞药作用的危险，相反，利尿药过量，可导致血容量不足，增加血管紧张素转化酶抑制药和血管扩张药发生低血压的危险性，并增加血管紧张素转化酶抑制药或血管紧张素受体拮抗药发生肾功能不全的危险性。合理使用利尿药是治疗心力衰竭的基石。出现利尿药抵抗时(常伴有心力衰竭的恶化)，可用以下方法：①静脉给予利尿药，如呋塞米持续静脉滴注($1\sim5mg/min$)；②两种或两种以上的利尿药合用；③应用增加肾血流的药物(如短期应用小剂量的多巴胺或多巴酚丁胺。

(2)利尿药的不良反应：电解质的丢失，神经内分泌的激活，低血压和氮质血症。

6. 醛固酮拮抗药　已证实人体心肌有醛固酮受体，而研究证实在心力衰竭患者应用 ACEI 的过程中存在醛固酮逃逸现象。醛固酮除引起低钾、低镁外，可导致自主神经功能失调，交感神经激活而副交感神经活性降低。而且，醛固酮可促进 I 型、Ⅲ 型胶原纤维的增生，促进心肌重塑，特别是心肌纤维化，从而促进心力衰竭的发展。醛固酮逃逸现象的存在，决定了在血管紧张素转化酶抑制药的基础上加用醛固酮受体拮抗药，能进一步抑制醛固酮的有害作用，可望有更大益处。

临床应用建议：对于左室收缩功能障碍接受

标准治疗的严重心力衰竭患者,应考虑服用小剂量的醛固酮拮抗药,如螺内酯,但应注意高钾血症或疼痛性乳腺增生症的发生。一旦发生应停药。轻度至中度心力衰竭病人使用螺内酯的疗效尚不清楚。

7. 血管扩张药 长效及短效硝酸酯类药物都可通过降低心脏负荷来缓解急慢性心衰的症状。它们对静脉的扩张作用强于小动脉,最适于肺毛细血管嵌入压增高或肺淤血的病人。对于各种原因(包括急性心肌梗死)引起的急性肺水肿,硝酸甘油都有明显的疗效,但也有血压下降、心动过速或心动过缓等危险。每 5~10min 重复舌下含服硝酸甘油 0.8~2.4mg 可以降低左室充盈压,增加心排血量,在 15~20min 可缓解呼吸困难,减少肺内啰音。静脉滴注硝酸甘油是一种更好的给药方式,其剂量可依临床和血流动力学反应快速调整,对于急性心肌梗死的病人,可能需要较大的剂量(有时 >200μg/min)。对于严重的充血性心力衰竭,硝酸酯可作为单一的血管扩张药也可以与 ACEI 或肼屈嗪联合应用。大剂量硝酸异山梨醇酯(60mg,4/d)与肼屈嗪合用在降低死亡率方面优于安慰剂,但不如 ACEI 类药物。因此当病人不能耐受 ACEI 时,可选用硝酸酯—肼屈嗪联合治疗,但缓解肺部症状时只需选硝酸酯。

8. 纠正心律失常 绝大多数扩张型心肌病患者可合并各种心律失常,而室性心动过速、室颤是本病患者常见猝死的主要原因之一。由于抗心律失常作用的有限性和药物的毒副作用,并不是每一个患者都需要抗心律失常治疗。通常,无症状性、非持续性室性和室上性心律失常不主张抗心律失常药物治疗。而持续性室性心动过速、室颤、曾经猝死复生或室上性心动过速伴快速室率或血流动力学不稳定者,应予积极处理。

钠通道阻滞药,临床试验证明这类药物可增加心衰猝死危险,通常不宜长期应用。Ⅱ类:β受体阻滞药,临床研究证明,这类药物可降低心衰患者的猝死并使总死亡率降低,这可能与降低了已升高的血清儿茶酚胺浓度有关。Ⅲ类:延长动作电位时间,具有钾通道阻滞作用的一类药物。已用于心衰心律失常治疗研究的药物有胺碘酮、Sotalol 及 Dofetilide 三种。相对Ⅰ类及Ⅲ类中其他药物而言,胺碘酮可抑制心律失常且并不增加死

亡危险,并具有潜在的对预后有益作用,因此是心衰心律失常药物治疗中较好的选择。通常剂量为 0.2g,每日 3 次,口服 5~7d;然后 0.2g,2/d,5~7d;随后用 0.1~0.2g,每日 1 次维持。

任何心衰合并心律失常患者,均应注意寻找和去除各种可能引起心律失常的原因,如心衰未控制、心肌缺血、低钾、低镁血症等,另外,药物的致心律失常作用,特别是各种正性肌力药和部分抗心律失常药物等。

9. 抗凝治疗 充血性心衰时,心脏扩张且心腔血流缓慢,以及促凝因子活性增高,这可能大大增加了血栓栓塞事件的危险性。临床研究提示,心衰时血栓栓塞事件的年发生率在 1%~3%。目前大多数研究未能证实抗血栓药物可以减少心力衰竭死亡危险或血管事件的发生。但是,充血性心衰合并房颤则必须使用抗血栓治疗。

许多失代偿期心力衰竭病人需要住院及卧床休息。随机对照研究证实这些病人使用低分子肝素可以减少深静脉血栓的发生,至少在大剂量使用时有效。目前的研究尚未证实该治疗可以减少肺梗死的发生,尽管有降低死亡率的趋势。目前尚无使用普通肝素以及使用或不使用肝素的对照研究。目前,大多数学者认为,严重心力衰竭卧床的病人应当预防性使用低分子肝素。

目前,多数学者建议心衰时的抗凝治疗可参照下列原则:①心衰伴房颤,心衰伴过去血栓栓塞史,这些患者必须长期抗凝治疗,可常规方法口服华法林,并调整剂量,使 INR 保持在 2~3;②极低 EF 值、显著心腔扩大、心腔内有血栓存在者可考虑抗凝治疗;③抗血小板治疗常用于预防冠状动脉事件,而对心力衰竭患者预防血栓栓塞无益。

10. 心力衰竭的非药物治疗

(1)骨髓干细胞移植:近年来,采用自体细胞和生长因子修复组织的再生医学迅猛发展,移植自体细胞修复衰竭心肌已经成为可能和现实,有些学者称之为"细胞心肌成形术",目前采用较多的是骨髓干细胞移植。骨髓源性干细胞具有获取方便、进行自身移植不会发生免疫排斥、也不存在伦理问题等优点。大量的动物实验和小样本的临床试验亦证实,骨髓源性干细胞移植治疗缺血性心脏病是一种有效而安全的方法。但要广泛应用于临床仍有许多问题亟待解决,如移植中采用的

细胞表型和途径的多样性，何者为最安全有效；移植后细胞在不同状态心肌环境中的分化方向如何；移植细胞与宿主细胞之间能否建立有效的心电偶联；是否会诱发心律失常；心肌梗死发生后进行细胞移植的最佳时期有待于明确；另外，对于非缺血性心脏病导致的心衰患者，骨髓干细胞移植是否有效尚缺乏动物实验的依据。

（2）心力衰竭的基因治疗：但在如何寻找理想的载体，最大限度的减轻免疫和炎症反应，如何调节性释放靶基因，如何提高靶基因对心肌细胞转染的稳定性，如何避免靶基因整合到宿主细胞后诱发肿瘤的潜在危险等方面尚未完全解决，因此目前尚无大规模的临床试验。

（3）心力衰竭的起搏器治疗：房室传导阻滞和心室内传导阻滞，由于房室和心室电活动以及机械运动失调，可以诱发或加重心力衰竭。1990年Hochleitner等报道一组应用DDD起搏器治疗扩张型心肌病伴有慢性充血性心力衰竭的病人，为起搏治疗充血性心力衰竭首开先河。但是长期观察获益却甚微，已经被淘汰。右室双部位起搏可以使房室同步化和增加心室运动的协调性，适应治疗心脏扩大和心功能Ⅲ级或Ⅳ级的病人，尤其是PR间期延长、心室内传导延迟或有安装DDD和VVI起搏器者。虽然有右室双部位起搏可以增加EF和改善心功能的报告，遗憾的是临床资料尚少，可靠性有待进一步评价，还不宜在我国广泛应用。

慢性心力衰竭病人大约有1/3合并心室内传导阻滞。CHF合并CLBBB的病人行双心室同步起搏（CRT），同时电刺激左右心室，使双心室的舒张和收缩次序尽量恢复其一致性，治疗药物难治性心衰。InSync、Mustic、Path-CHF和Miracle等多中心临床研究都发现CRT缩短心电图QRS波，协调双心室收缩和舒张，增加心脏的收缩力和顺应性；改变舒张期心室充盈，增加收缩期射血，减少二尖瓣反流，明显改善血流动力学；临床症状缓解、缓解心力衰竭、提高病人生活质量是CHF的可靠辅助治疗手段之一。心脏同步化治疗心力衰竭在某些患者已成为Ⅰ类适应证，2006年关于心脏同步化治疗的相关指南已经出台。

（4）心脏移植：对内科治疗无效，心力衰竭难以纠正，已属于终末期心脏，可考虑心脏移植。心脏移植手术已被患者广泛接受，手术成功率在95％以上，5年生存率可达76％，最长存活者达30余年。目前，也有学者主张对于此类难治性心力衰竭患者主张先行二尖瓣环成形术、Batista心肌成形术、心脏辅助装置等。

心力衰竭的治疗原则：

（1）全部慢性左心功能不全的患者包括无症状患者，均须应用ACEI类药物，并且终身服用。ACEI推荐剂量较大，从小剂量开始，逐步递增至最大耐受量或靶剂量，如卡托普利150 mg/d，依那普利20 mg/d等。同时应注意监测血钾、肾功能等

（2）所有有症状的心衰患者，均应长期使用利尿药，且根据病情适当调整剂量和品种，并辅以足量ACEI类药物。可联合用药（如螺内酯与噻嗪类利尿药）或静脉短期加强用药。

（3）洋地黄可用于全部心室扩大的收缩功能障碍的心力衰竭，包括窦性心律的心力衰竭和舒张功能障碍合并收缩功能障碍者，应用目的在于改善心衰症状，洋地黄应与利尿药、ACEI和β-受体阻滞药联合应用。

（4）除非合并心绞痛或高血压，对慢性心衰患者一般不主张应用钙拮抗药。

（5）β受体激动药和磷酸二酯酶抑制药，仅限于应用在终末期心衰和准备行心脏移植的患者；低剂量多巴酚丁胺或米力农静脉滴注，可短期用于难治性心衰患者。

（6）在轻中度心衰患者中，β-受体阻滞药可先于ACEI应用；尽量在心衰患者住院期间开始使用β-受体阻滞药；不要等到ACEI滴定到靶剂量后再使用β-受体阻滞药；临床实践中β-受体阻滞药在慢性心衰中的适用范围还有扩大的空间，包括收缩压略低于100mmHg、合并慢性阻塞性肺疾病、实施血运重建术、合并可能影响预后的其他严重疾病等；中国的比索洛尔心衰研究和COLA研究证实，中国人对β-受体阻滞药的耐受性和安全性与白种人相似，即使在＞70岁的老年人中。

（7）心衰合并无症状心律失常时不必治疗。

（8）除非合并房颤和（或）有血栓栓塞病史，心衰患者不必常规抗凝治疗。

（9）鼓励适量运动，注意限盐，限液量。

（10）有瓣膜病变及心脏机械并发症的心衰患者，须评估有无手术治疗指征。

（11）不能耐受 ACEI 者，可使用沙坦类（ARB）或者肼屈嗪加硝酸酯类药物。

（12）合理使用非药物疗法、三腔起搏、心脏辅助装置或手术治疗。

（杨庭树　付振红）

参 考 文 献

1　黄榕翀，姚　康，李延林，等. 经冠状动脉骨髓单个核细胞移植治疗原发性扩张型心肌病的安全性与疗效近期观察，中华心血管病杂志，2006，34（2）：111—113

2　刘兴斌. 美国心脏协会科学论述－心肌病最新的定义和分类建议. 心血管病进展，2006，27（3）：367—371

3　杨英珍，陈瑞珍. 扩张型心肌病发病机制和治疗的研究新动向. 中华心血管病杂志，2006，34（3）：196—197

4　Perrot A, Sigusch HH, Nägele H, et al. Genetic and phenotypic analysis of dilated cardiomyopathy with conduction system disease: Demand for strategies in the management of presymptomatic lamin A/C mutant carriers. European Journal of Heart Failure, 2006, 8(5):484—493

5　Karvounis H, Dalamaga EG, Papadopoulos CE, et al. Improved papillary muscle function attenuates functional mitral regurgitation in patients with dilated cardiomyopathy after cardiac resynchronization therapy. Journal of the American Society of Echocardiography, 2006, 19(9): 1150—1157

6　Portig I, Wilke A, Freyland M, et al. Familial inflammatory dilated cardiomyopathy. European Journal of Heart Failure, 2006, 8(8): 816—825

7　Izawa H, Murohara T, Nagata K, et al. Mineralocorticoid receptor antagonism ameliorates left ventricular diastolic dysfunction and myocardial fibrosis in mildly symptomatic patients with idiopathic dilated cardiomyopathy: a pilot study. Circulation, 2005, 112 (19):2940—2945

8　Kadish A, Dyer A, Daubert JP, et al. Prophylactic defibrillator implantation in patients with nonischemic dilated cardiomyopathy. N Engl J Med, 2004, 350 (21):2151—2158

9　Flevari P, Parissis JT, Leftheriotis D, et al. Effect of Levosimendan on ventricular arrhythmias and prognostic autonomic indexes in patients with decompensated advanced heart failure secondary to ischemic or dilated cardiomyopathy. The American Journal of Cardiology, 2006, 98(12): 1641—1645

10　Paraskevaidis IA, Adamopoulos S, Tsiapras D, et al. Prognostic usefulness of echocardiographic dobutamine in younger (14 to 25 years) and older (40 to 55 years) patients with idiopathic dilated cardiomyopathy. Am J Cardiol, 2004, 93 (2):251—255

11　Richard P, Villard E, Charron P, et al. The genetic bases of cardiomyopathies. Journal of the American College of Cardiology, 2006, 48(9): A79—A89

12　Felix SB, Staudt A. Non-specific immunoadsorption in patients with dilated cardiomyopathy: Mechanisms and clinical effects. International Journal of Cardiology, 2006, 112(1):30—33

13　Sugioka K, Hozumi T, Takemoto Y, et al. Related Articles, Early recovery of impaired coronary flow reserve by carvedilol therapy in patients with idiopathic dilated cardiomyopathy: a serial transthoracic Doppler echocardiographic study. J Am Coll Cardiol, 2005, 45 (2):318—319

14　Tissue Doppler Imaging for Prediction of Response to Cardiac Resynchronization Therapy in Patients With Heart Failure Secondary to Ischemic or Idiopathic Dilated Cardiomyopathy. The American Journal of Cardiology, 2007, 99(1): 68—74

15　Witteles RM, Tang WH, Jamali AH, et al. Insulin resistance in idiopathic dilated cardiomyopathy: a possible etiologic link. J Am Coll Cardiol, 2004, 44 (1): 78—81

16　Wojnicz R, Nowak J, Szygula-Jurkiewicz B, et al. Adjunctive therapy with low-molecular-weight heparin in patients with chronic heart failure secondary to dilated cardiomyopathy: one-year follow-up results of the randomized trial. Am Heart J, 2006, 152 (4):713. e1—7

17　Wojnicz R, Wilczek K, Nowalany-Kozielska E, et al. Usefulness of atorvastatin in patients with heart failure due to inflammatory dilated cardiomyopathy and elevated cholesterol levels. Am J Cardiol，2006，97 (6)：899—904

18　Yamaguchi A，Adachi H，Kawahito K，*et al*. Left ventricular reconstruction benefits patients with dilated ischemic cardiomyopathy. Ann Thorac Surg，2005，79 (2)：456—461

第40章 心包疾患

Chapter 40

随着诊疗技术的发展,恶性肿瘤、晚期肾病及结缔组织病患者的寿命明显延长,人们对心包疾病的认识不断加深。现代的治疗手段,如心脏手术,创伤性心血管检查技术以及某些药物的应用,如普鲁卡因胺、苯妥因、肼屈嗪(肼苯哒嗪)及抗凝药物等,使心包疾病增多。而超声心动图、超高速计算机断层摄影术的广泛应用,又使得以往不易发现的一些心包疾病早期得以诊断,使得发病率明显增高,本文将着重讨论妇女常见心包炎的诊治及其进展。

一、病 因

女性一生中,心脏疾患的发生和男性有许多不同之处。青春期女性心肌炎和风湿性心脏病明显高于男性;妊娠时由于心脏负荷增加,其心功能不全的机会明显增加;绝经后雌激素的显著下降导致脂类代谢紊乱,出现血脂升高、血液黏稠度增加,更容易引起动脉硬化、冠心病、心包疾患等。心包炎常分为急性心包炎和慢性心包炎。前者包括纤维素性心包炎、心包渗液和急性心脏压塞,后者主要有缩窄性心包炎。

急性心包炎的病因有:恶性肿瘤、非特异性、尿毒症和细菌感染约占总数的一半以上。其他包括抗凝治疗、主动脉夹层瘤、诊断性技术操作、结缔组织病、心包切除术后、创伤、放射线照射后、药物、黏液瘤、乳糜心包、心肌梗死后、真菌感染及获得性免疫缺陷综合征性心包炎。近年来,随着抗肿瘤治疗和诊断技术的发展,病人生存时间的延长,心脏转移的发生率可能将逐渐增高,而女性生殖器官肿瘤的心包转移,已成为女性心包炎一大特点。

缩窄性心包炎是各种心包疾病的最终结果,一般是继发于急性心包炎,但多数病例的急性期阶段症状不明显,至症状明显而就诊时心包已成缩窄,因此很多患者病因常不能肯定。常见病因中以结核性为最多见,但近年来非特异性心包炎的发生逐渐增多。多数学者认为缩窄性心包炎的病因只能结合病史及临床特点来考虑。

二、临床表现

(一)症状

急性心包炎的主要表现为胸痛、心包摩擦音及急性心脏压塞引起的一系列表现。胸痛很常见,特发性心包炎常位于心前区或胸骨后,可放射至左肩及左臂、疼痛呈胸膜性,它随深呼吸、平卧位或在床上转身而加重,坐位或身向前倾时减轻,疼痛可持续数天,因此容易与缺血性心脏病作鉴别。急性心脏压塞时可表现为急性循环衰竭,如静脉压升高、血压下降、心率增快或出现休克。

缩窄性心包炎由于心脏被致密厚实的纤维化心包所包围,在心脏舒张期不能充分扩展,以致产生一系列循环障碍病症,临床表现为静脉回流障碍、心排血量减少和肺淤血,症状有气促、腹胀、下肢水肿,心悸、胸闷等,而气促、活动后胸闷在几乎所有患者中可以出现。

(二)体征

1. 纤维素性心包炎 心包摩擦音最常见,在胸骨左缘第3~4肋间听诊最清楚,有时也可在心前区听到。绝大多数呈双期,即收缩期与舒张期,也可呈三期性(收缩期,舒张期及收缩前期),声音很像脚踩在干雪上，深呼气时加重，摩擦音可为一过性，仅持续数小时，也可存在数天。

2. 心包渗液

（1）心尖冲动减弱、消失或位于心浊音界左缘的内侧。

（2）心浊音界向两侧扩大，相对浊音界消失，叩诊呈实音。

（3）Dressler 征：胸骨下半部出现实音。

（4）Ewart 征：在心包渗液较多时，在背部左肩胛骨下区可出现浊音、语颤增强和支气管呼吸音。

3. 急性心脏压塞　当心包腔内积液急剧增加，心脏舒张时限制心室充盈，心每搏量及心排血量下降，体循环及肺循环静脉压增高，即引起心脏压塞症候群。患者出现呼吸困难、心动过速及奇脉、血压正常或迅速下降，也可升高。当心包积液缓慢增加时，血压往往正常。如液体迅速增加，尤其是血性液体，多数患者血压偏低，心音有时较低，也可正常。心尖冲动常常摸不到，通常无心脏杂音及奔马律。

（1）颈静脉怒张为其最常见的体征。

（2）Kussmaul 静脉征阳性：吸气时静脉扩展及静脉压升高。

（3）Rotch 征：胸骨右缘第 3～6 肋间出现实音。

（4）Auerbrugger 征：在 Traube 鼓音区出现实音。

（5）心包叩击音：位于胸骨左缘第 3～4 肋间、第 2 心音后 0.06～0.12s 的附加音，响而具有拍击性质，系心包渗液限制心室舒张，使血流突然中止，引起室壁振动而产生。

（6）奇脉是指在心包渗液的患者中，颈静脉或桡动脉搏动在吸气时变小或消失，而在呼气时复原的一种情况。这种情况可用手触知，或用血压计充气到收缩压以下 5～10mmHg 处，于吸气时出现动脉音减弱或消失，或吸气时收缩压降低 10% 或 12mmHg 以上。奇脉实际上是吸气时较明显的动脉血压下降而已。正常人吸气时也有极轻微的动脉血压下降。当然奇脉也可见于阻塞性支气管病变、肥胖、紧张性腹水等情况中。奇脉的发生原理还存在争议。根据近年来动物实验和临床血流动力学监测等研究表明在心脏压塞时吸

气使右心回流增加，左室充盈降低而产生奇脉。

4. 缩窄性心包炎　体征以颈静脉怒张、肝大、胸腔积液和腹水为多见，许多患者可能出现顽固性胸腔积液和腹水。其他还有外周静脉压升高、脉压低于 30mmHg、下肢水肿、心音低钝，而奇脉、心包叩击音、心包摩擦音较少见。

三、心电图改变

急性心包炎的心电图改变主要由于浅层心肌弥漫性受累，50%～70% 患者有典型心电图改变。根据病变过程可分为 4 个阶段：①除 aVR、V1 导联外，多数导联出现一过性 ST 段抬高，无对应性 ST 段压低；②ST 段回到等电位线，随后发生 T 波改变；③T 波倒置；④T 波恢复正常（图 40-1）。

急性心包炎患者 90% 以上为窦性心律，偶尔可发生房颤或房扑，后者常见于有器质性心脏病的患者，有学者报道 44 例急性心包炎中，19 例（43%）心电图不典型，8 例肢体导联无 ST 段改变，7 例无任何改变。由此可见无典型 ST 段改变，或无任何异常心电图改变也不能排除急性心包炎的诊断。

对 ST 段抬高患者应注意鉴别诊断。首先为早期复极综合征，它也可产生 ST 段抬高，鉴别要点是早期复极的 ST 段抬高，肢体导联很难超过 1～2mm，心前区导联 <2～3mm，且 T 波正常或电压增高。而急性心包炎的 T 波则常常为电压降低，如 J 点高达 T 波的 25%，常提示急性心包炎而不是早期复极。系列观察时，早期复极常没有动态变化。其次应鉴别的是急性心梗早期或变异性心绞痛引起的 ST 段抬高，通常这种 ST 段抬高是局限于某些导联，而不是广泛性的，常有对应导联 ST 段的压低，ST 段抬高时就可出现 T 波倒置，并出现病理性 Q 波等。而变异性心绞痛者，它是冠脉痉挛引发的，一旦痉挛解除，疼痛消失，ST 段随即恢复到等电位线。ST 段抬高偶尔可见于高钾血症，称为损伤分离电流。心脏压塞时偶可出现电交替现象。心包腔积液可导致 QRS 波电压降低。

如果出现中等以上心包积液，心电图变化以低电压（主要为肢导联低电压）最为常见，其次为 ST 段抬高，两者发生率均随积液的增多而提高，电交替现象则较少见。3 项心电图改变中，低电

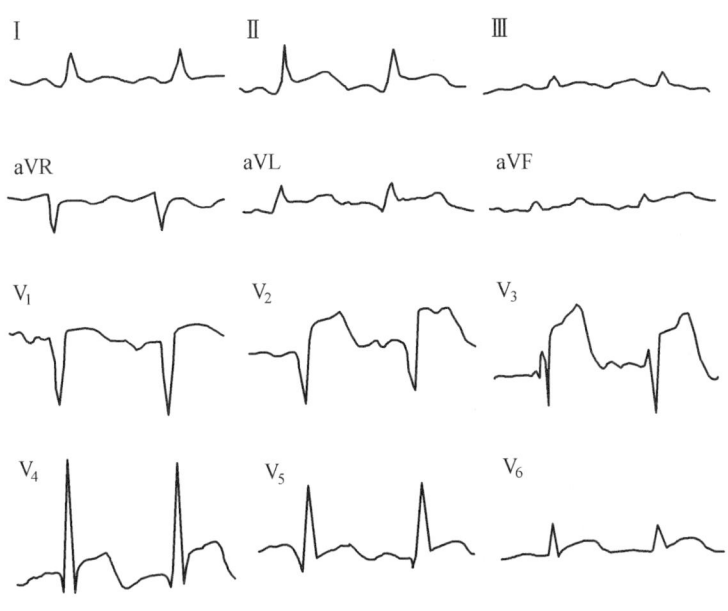

图 40-1 急性心包炎心电图改变

除 aVR 导联外的所有导联,ST 段呈弓背向下抬高;aVR 导联 ST 段压低

压与心包积液的关系最为密切。然而,低电压与 ST 段抬高的敏感性和正确诊断率随积液量的增多虽有提高,但总体诊断价值较低。因此,任何一项心电图改变均不能可靠判断有否心包积液。

缩窄性心包炎由于心包增厚、纤维化伴有不同程度的钙化,心电图多表现为低电压,也有表现为左室高电压,ST-T 改变。

四、影像学改变

(一)X线改变

1. 急性心包炎的积液仅数百毫升时,胸片可正常;成人渗液少于 250ml 时,X 线检查可无异常发现。

2. 积液达 300ml 或更多时,心脏阴影才能普遍的向两侧增大,并有上腔静脉明显扩张,及心肝角呈锐角等征象。肺部一般无明显充血征。

3. 当渗液超过 1 000ml 时,心脏增大,可呈烧瓶样(图 40-2)。

4. 在短期内心脏迅速增大而无明显肺充血时,应该考虑心包积液。可能还并有左侧胸腔积液或双侧积液,尤其是急性特发性心包炎较为多见。

5. 心包脏层脂肪线。在一般常规后前位上,心包脏层脂肪线为位于心尖部的密度低下阴影。

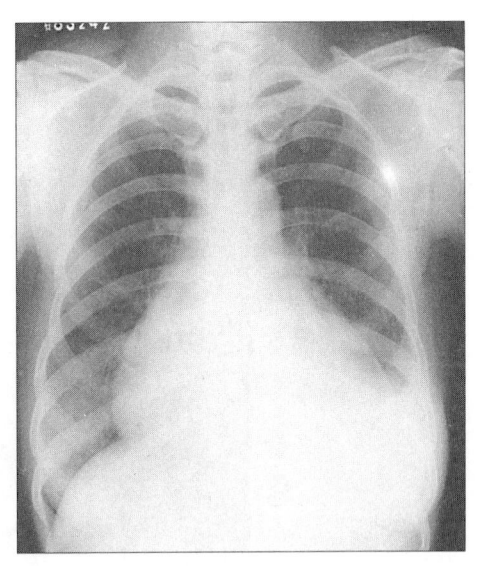

图 40-2 急性心包炎的正位胸片

上腔静脉影增宽;心影呈烧瓶状

当心包膜增厚或渗液使阴影增大时,因心包脏层脂肪线的位置保持不变,使该线与心界边缘分离而内移。一般认为心包脏层脂肪线向内移位超过 1cm 以上,则肯定为心包积液。在 0.2～1cm,则有心包膜增厚的可能。

缩窄性心包炎的 X 线平片征象是心包钙化,并多见于心脏前缘和后缘,侧位片较正位片易发现(图 40-3)。其他 X 线表现有上腔静脉增宽、心影边缘僵直不规则、肺淤血等现象。胸片可同时观察心脏、大血管形态和肺野,为本病的诊断和鉴别诊断提供依据。

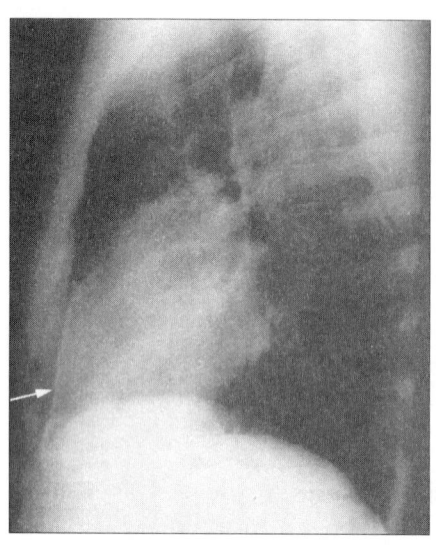

图 40-3　缩窄性心包炎的 X 线胸片(左侧位)
心脏前缘可见钙化(箭头所指)

缩窄性心包炎右心导管检查的特点为:①右房和右室及肺毛细血管嵌楔压升高,平均舒张压相等;②右房压力曲线呈 M 或 W 形,Y 段较深,X 段正常或略深;③右室收缩压轻度升高,舒张期充盈呈急速下降,继而出现高原波形。

(二)超声心动图

为检查心包渗液的正确、安全和可靠的方法。超声心动图一般可检出 50～100ml 的心包积液。少量积液,仅于心脏收缩期,在左室后壁与肺反射区之间出现暗区;积液量增多,则于心脏收缩期和舒张期均有暗区;大量积液,可见右室前壁前方及左室后壁后方同时出现大片暗区(图 40-4)。

超声诊断缩窄性心包炎意义较大的表现是心包增厚回声增强、心包黏连、室壁舒张活动受限制、下腔静脉和肝静脉增宽。如心房增大心室不大甚至缩小,室间隔舒张期矛盾运动等结合临床也有一定参考价值。超声可反复多次,诊断率随检查次数增多而提高,能全面观察心脏情况,有助排除如心脏瓣膜病和心肌病等其他心脏病。近来有文献提出了以下一些超声心动图诊断特点:

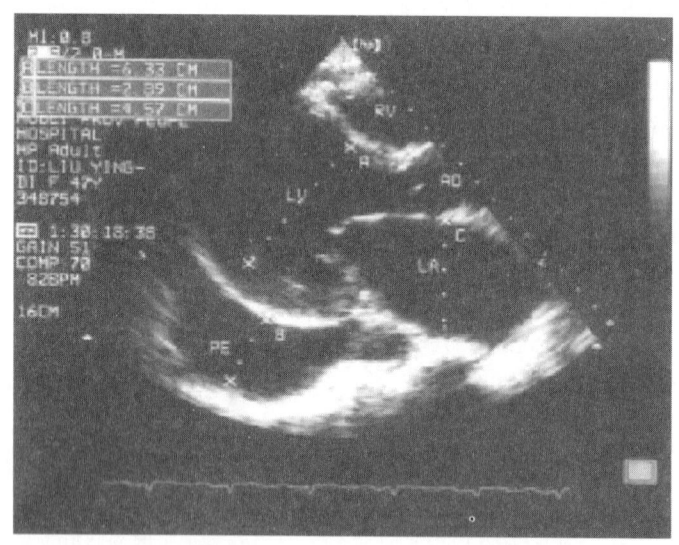

图 40-4　左心室长轴切面示右心室侧壁前,左心室后壁后心包腔
内液性暗区

(PE:心包积液)

(1)心包增厚,可呈双线或多条平行线,但这与增益有关,并不可靠。

(2)左室后壁舒张运动平坦,运动<1mm。

(3)室间隔运动异常。

(4)心室舒张期扩张幅度逐渐减小至消失。

(5)上下腔静脉和肝静脉扩张,伴呼吸波动受限。

(6)双房或单房扩大。

(三)心包穿刺

对于大量心包积液既有诊断意义又是治疗手段。大量心包积液往往需要多次穿刺并进行病理检查才能确诊。若为肿瘤性心包积液生长迅速，为避免填塞，往往需要多次穿刺、引流、注药，但反复多次穿刺可损伤冠状血管、划破心房或心室。近年来采用心包穿刺留置单腔静脉导管持续引流术后为中-大量心包积液诊断治疗带来便利。另据报道，纤维心包镜检查在光导直视下吸取的活检组织，病理诊断阳性率较高，适用于中、大量心包积液，以及高度怀疑肿瘤而反复心包穿刺不能诊断者。

(四)CT和超高速CT

CT检查主要根据心包增厚、粘连和钙化诊断缩窄性心包炎。CT分辨力高，不受病人肥胖、肺气肿或大量胸腔积液等因素的影响，多层次断面摄影能更清晰观察心包和心包局部病变。特别在胸片和超声诊断困难时CT能作出诊断或鉴别诊断。有资料提示X线和超声检查与手术结果对照，诊断率分别为66.67%和73.53%。联合应用两者，结合临床表现可提高诊断率。如有条件做CT检查，其诊断率可更高(图40-5)。

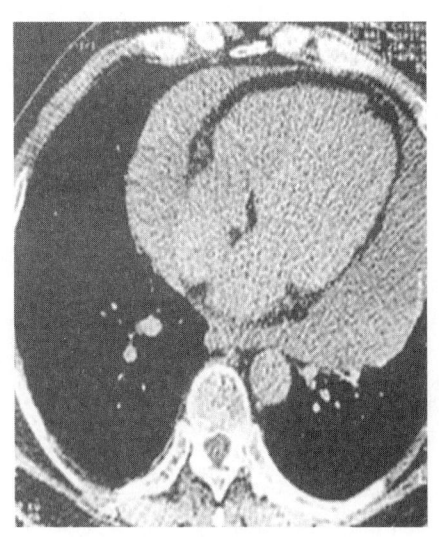

图40-5 心包积液CT表现
心包腔内可见大量液体

超高速CT能对心脏形态、结构、功能和血流做出全面而准确评价，可以清楚显示心包和心腔结构，对缩窄性心包炎的诊断和鉴别诊断具有重要价值。缩窄性心包炎超高速CT主要表现:①心包普遍性非均匀性增厚;②心脏变形，心室间隔扭曲，心室壁舒张运动明显受限，外缘如刀削样变，而心室间隔运动活跃。③心室舒张末期容积明显下降，射血分数正常，舒张早期充盈分数升高。

(五)放射性核素扫描

静脉注射^{113m}In淋洗液，通过扫描机或γ照相机可显现心脏血池显影的外周有明显的放射性空白区，心脏血池影与肺血管影和肝影之间呈现放射性空白区。

五、特殊类型的急性心包炎

(一)感染性心包炎

感染原经过不同途径进入心包腔，它们包括菌血症和附近脏器感染，如肺炎、开放性创伤、外科手术、感染性心内膜炎、肝囊肿破裂穿过膈肌或经食管感染等。许多感染性疾病可侵犯心包。某些患者(如肺炎球菌肺炎)侵犯心包呈隐匿性，因积极治疗肺炎可无任何临床表现，然而另一些患者，可发生心脏压塞或心包腔积脓。化脓性心包炎，尤其是合并免疫缺陷或曾有心脏手术史者，常常需要心包腔引流。

引起感染性心包炎的病原有:

(1)病毒性疾病，包括柯萨奇A与B、爱柯病毒、流感病毒、腺病毒、爱勃司坦病毒、水痘病毒、鹦鹉热病毒、艾滋病病毒、流行性腮腺炎病毒及感染性单核细胞增多症等病毒;

(2)分枝杆菌，包括结核杆菌、鸟型结核分枝杆菌、细胞内分枝杆菌;

(3)原虫，包括弓状体病，溶组织阿米巴原虫，克鲁斯锥虫病;

(4)真菌感染，组织胞浆菌、球孢子菌、酵母菌、念珠菌及曲霉菌;

(5)细菌感染、如葡萄球菌、链球菌、革兰阴性菌、脑膜炎球菌、肺炎球菌、沙门菌、布氏杆菌、弯曲杆菌、流感杆菌、莱母病;

(6)立克次体感染;

(7)寄生虫感染，包括旋毛虫病、微丝蚴、棘球病;

(8)厌氧菌，包括梭状胞杆菌，厌氧性链球菌;

(9)混合性感染，包括诺卡菌、放线菌、支原体菌、鹦鹉热性病性淋巴肉芽肿等。

（二）结核性心包炎

在发展中国家，结核性心包炎仍是最常见的心包炎之一。至少1/3病例无肺结核病史。心包活检是确诊的最好方法。结核菌素试验的阳性率约为90％，而艾滋病合并结核者阳性率仅达50％。结核性心包炎常常有胸痛、发热、乏力等症状。常伴有胸腔积液，血沉增快，可发生心脏压塞或缩窄性心包炎。

（三）特发性心包炎

特发性或非特异性心包炎在特殊型中占第2位，一般认为系病毒引起，其真正由病毒所致的仅占15％～20％。绝大多数有呼吸道病史，90％以上患者以胸痛起病，可有发热及全身不适，也可无症状的隐匿性进展，待胸片发现心影增大经超声心动图检查可确诊。偶见胸腔积液，以左侧为多，或因肺泡浸润出现原发性肺炎样改变而诊断。个别患者可发生心肌炎或心脏压塞。绝大部分患者为窦性节律或窦性心动过速，血沉常增快。特发性心包炎病程一般为1～3周，也可达6周或以上，15％～32％患者有间歇期，甚至长达15年。

（四）转移瘤所致心包炎

它是最常见的心包积液原因，有学者在1 950例尸检资料中对234例心包积液在50ml的患者进行了分析，其中癌肿性占29.5％，肺癌占34.8％，消化系统癌占39.1％，其他还有乳腺癌和肾癌等一些少见的癌症。女性患者尸检资料显示，宫颈癌心脏转移为0.3％～7.0％，卵巢恶性肿瘤为0.9％，而宫体癌非常少见。恶性肿瘤病人发生心包积液多为恶性心包积液，发展迅速，如不及时处理，很快出现心脏压塞，导致患者死亡。应用二维超声心动图、CT或磁共振以及心包穿刺等技术可明确心包积液诊断。

（五）尿毒症性心包炎

它占住院急性心包炎中的第5位，晚期肾病患者有14％～20％并发尿毒症性心包炎，主要诊断是发现心包摩擦音，出现心脏压塞征或手术中、尸检时发现心包炎。有报道234例心包炎中，肾小球肾炎尿毒症13例（5.6％），典型的可出现整个心脏完全被很长的纤维素覆盖的"绒毛心"。这类患者，胸膜性疼痛明显少于特发性心包炎者，大约为37％。也可发生心脏压塞或缩窄性心包炎。

（六）药物及治疗措施引起的心包炎

原因包括：

（1）抗凝及溶栓药物，如用华法林、醋硝香豆素（新抗凝）或溶栓药物用于未被认识的急性心包炎患者，可能发生致死性心脏压塞；

（2）诱发类似红斑狼疮综合征的药物，如普鲁卡因胺，苯妥英钠（大仑丁），肼屈嗪（肼苯达嗪），烟碱酸酰肼；

（3）X线照射；

（4）二甲麦角新碱（Methysergide）；

（5）米诺地尔（长压定）；

（6）食管静脉曲张的内镜硬化治疗；

（7）中心静脉插管，包括静脉给高营养剂；

（8）插入心脏起搏导管；

（9）诊断性心脏穿刺；

（10）自动除颤器的置入。

（七）结缔组织病所致心包炎

急性风湿热或类风湿关节炎患者，急性心包炎伴积液较常见。它也可发生于硬皮病，系统性红斑狼疮，韦格内肉芽肿病，及多发性结节性动脉炎。30％系统性红斑狼疮患者有心包炎，其中6％可能是首发症候，随后可能出现心脏压塞或缩窄性心包炎。大约40％硬皮病患者，超声心动图可查出心包积液。硬皮病可引起缩窄性心包炎或限制型心肌病。类风湿关节炎患者，超声心动图常常发现有心包积液，但在临床上成人患者仅2％诊断为心包炎。可发生心包炎的还有皮肌炎、强直性脊柱炎、赖特（Reiter）综合征，白塞（Behcet's）病以及家族性地中海热。

（八）急性心肌梗死所致心包炎

有学者报道234例心包积液中，循环系统疾病引起的心包积液有58例（24.8％），其中急性心肌梗死21例（0.9％）。据一组330例急性心肌梗死在第3天时检查，83例有心包积液，38例有心包摩擦音。这种早期心包炎常常是无痛的，通常不会导致合并症。梗死后综合征（Dressler's）常发生于急性心肌梗死后10d～2个月，特征是胸痛、发热、心包摩擦音，且时常有心包积液，偶发也可引起心脏压塞。梗死后综合征的发生率1％～3％，发生率似乎有下降趋势。

（九）心包切除术后综合征

这种综合征常出现在心脏手术后10d～2个

月,症状有胸痛及发热,多数仅有一次发作,也可出现多次发作。常可听到心包摩擦音,也常发生心包积液,偶可发生心脏压塞,大约50%病例出现典型心电图改变,其发生率为5%~30%。

(十)回归性(Relapsing)心包炎

有学者报道了39例该类心包炎,其中31例为特发性心包炎,5例为心脏手术或胸部创伤后,2例有心肌梗死史,1例过量抗凝药治疗后。29例于第一次发作时做了心电图,16例有典型改变。某些病例仅有一次发作,而另一些则有多次复发,5例反复发作长达9~15年,4例首次发作时发生心脏压塞,但未见以后再发。复发时的症状较初发时轻,一般伴胸痛、发热及全身不适。通常无心包摩擦音,心包积液及典型心电图改变。仅1例发生心功能不全,无死亡或发生缩窄性心包炎病例。

(十一)肾移植后心包炎

过去对肾移植后心包炎认识不够,所以鲜见报道。Sever等对1 497例肾移植患者资料统计,共发生34例36次。发病率为2.4%。由于他们的资料来自回顾性统计分析,倘若采用超声心动图进行前瞻性研究,包括无症状的心包渗出患者在内,其实际发病率可能会更高。有报道80例次肾移植中共发生2例,发病率2.5%。肾移植术后心包炎的诊断,仍然依据症状、体征、胸片、心电图和超声心动图,有的尚需心包穿刺液培养,但超声心动图仍是简便、敏感的诊断手段。

1. 发病原因 心包炎是急慢性肾衰最常见的心脏并发症之一,曾经认为该病是临近死亡的信号。其病因涉及:

(1)生化学说:肾病伴严重的生化紊乱,当氮潴留时常引起化学性心包炎;

(2)感染学说:临床上许多心包炎患者在发病前有病毒和细菌感染;

(3)出血学说:毛细血管、血小板功能及凝血机制异常,可产生自发的出血倾向。

肾移植后,由于手术和药物导致的高分解代谢以及免疫抑制药增加感染机会均是促使心包炎发生的重要原因。肾移植术后由于大剂量应用免疫抑制剂,降低了机体的免疫功能,Bouwele等报道1例肾移植后化脓性心包炎合并心脏压塞的患者,提示肾移植后细菌性心包炎的存在。

另外,肾移植术后病毒感染日益受到重视,巨细胞病毒(CMV)最常见,有资料记载感染率高达为60%~96%。尽管由CMV感染的心包炎不常见,但Sever报道仍是引起肾移植后心包炎的重要原因。

2. 治疗 肾移植术后心包炎的治疗目前尚无统一认识。多于发病后不久死亡,说明病情凶险,预后极差。业已证明,肾衰竭过程中接受激素治疗能诱发心包炎,对已发生的心包炎一般禁用全身激素治疗。肾移植术后,尤其是早期,患者不可避免地将接受全身激素治疗,以协同免疫抑制状态,这无疑给治疗心包炎带来难以克服的困难,也是致死的主要原因。如减少激素用量,但又担心诱发排斥反应,显得十分棘手,经心包穿刺只能暂时缓解症状,收效并不明显,提示这一常规治疗手段不一定适合该类患者,除非大量心包积液有造成心脏压塞之虞,否则不要轻易采用,以免加重心包出血。因此最好采用心包插管引流。对合并移植肾衰竭者,是否需要强化透析,从治疗透析相关心包炎的经验体会到,这一步骤十分危险,无益于减轻心包积液,而应采用体外肝素化透析渡过以减轻心包渗出。

由于肾移植患者易感染,对合并心包炎者更应常规应用强效抗生素。另外移植后结核菌复燃的机会高,且缺乏有效的诊断手段,对怀疑结核感染者应及时给予抗结核治疗,抗结核有效还有助于结核性心包炎的诊断。对治疗心包炎的其他常用药物(如吲哚美辛)可酌情应用,但应考虑药物与免疫抑制剂的配伍,以防止不良反应及降低免疫抑制。肾移植术后心包炎病情险恶,重在预防,对肾移植早期出现肾衰、细菌感染者应常规超声心动图检查,这一步骤对确定无症状心包渗出十分有益。

(十二)甲减性心包炎

甲状腺功能减退多见于女性。原发性甲减患者几乎近半数可并发心包积液,这是因为长期甲状腺素缺乏,心肌等组织细胞内 Na^+K^+-ATP 酶活性受到抑制,导致细胞内水钠潴留,毛细血管通透性增加,局部淋巴回流减慢和黏多糖尤其是透明质酸堆积,以及循环血中心房利钠肽减少,共同造成组织黏液性水肿和多浆膜腔积液,而多浆膜腔积液一般以心包积液为首发,积液中蛋白质含量明显增高而细胞数相对较少为其主要特点。

六、治　疗

急性心包炎患者,需住院治疗以消除症状,明确诊断,防治合并症。其治疗主要包括药物治疗和心包穿刺等,必要时可行心包切除术。

(一)一般治疗

1. 感染性心包炎　根据病原选择抗生素。如经积极治疗仍无效,应行心包引流,偶尔需行心包切除术。结核性心包炎应用异烟肼,300mg/d,利福平600mg/d,乙胺丁醇15mg/(kg·d)治疗9个月,如用吡嗪酰胺(PZA),30mg/(kg·d),共8周,治疗时间可缩短至疾病转阴后6个月。

2. 非特异性心包炎　胸痛时可应用阿司匹林650mg 每1/4h~1/6h,吲哚美辛(消炎痛 Indomethacin)25~50mg 3/d,或用索米痛片(去痛片)治疗;疼痛严重者,可肌注哌替啶(度冷丁)50~100mg,1/6h~1/8h,或吗啡5~10mg,1/6~1/8h。泼尼松10~20mg 3/d 可使症状消除,4~5d后减至2/d,4~7d后减至5~10mg 2/d,继而逐渐减量直至停药。

3. 回归性心包炎　除止痛剂外,采用小剂量泼尼松(强的松)(2~5mg/d)长期(6~12个月)治疗可能有效,无效者应考虑心包切除。

4. 尿毒症性心包炎　尿毒症性心包炎需用血液透析治疗。肾上腺皮质激素可能有效。可在心包腔内注入氟羟松泼尼松龙。如心包腔不断积液伴填塞时,应行心包切开引流。

5. 其他原因的心包炎　结缔组织病引起的心包炎也用皮质激素治疗。风湿热者应加用青霉素。药物所致心包炎应首先停药,并可考虑采用皮质激素。癌肿性心包炎可用四环素注入心包腔或行心包切除。

(二)心包穿刺术

进行心包穿刺有助于了解心包渗液的性质,帮助查明病因,解除心包压塞的症状。结合血流动力学检查,可查明静脉压升高的原因。如为单纯性心包渗液,抽液后心包压与静脉压均有降低。在充血性心力衰竭时,静脉压升高远胜于心包腔的压力,且左室舒张末期压力也较右室为高。亚急性心包缩窄伴渗液时,于抽液后心包腔压力虽下降,但静脉压仍示升高,且左右心室的舒张末压

几乎相等。

心包穿刺抽液的指征:

1. 急性心脏压塞并血压迅速下降的急症处理;

2. 因发热、血白细胞增高及临床表现怀疑为化脓性心包炎;

3. 诊断性心包穿刺:当患者持续发热心包积液不能消除或进行性增加,以及2~3周后心包炎病因仍未确诊者。

近年来由于B超等影像学的发展,心脏压塞的诊断、治疗更为确切、方便、安全。解除心脏压塞内科常用的方法是进行心包穿刺抽液,或经针芯送入导管引流。用超声手段监测及引导进针,成功率在90%以上。因为超声检查能够初步估计积液量的多少,选择穿刺部位,监视进行径路和深度,避开心脏、肝脏和肺等重要脏器。总之,超声引导下心包腔穿刺,既安全又方便,必要时可放入一引流导管,但首次抽液一般以80~150ml为宜,也可反复进行心包穿刺。

有学者报道B超引导下进针近乎在直视下进行穿刺,可以考虑选择其他类型的穿刺针,传统的心包穿刺针,针尖平、钝,不锐利,很难刺入皮肤和穿透心包,尤其是癌变的心包多有增厚,变韧,用力掌握不当难免损伤心肌。可改用大号腰穿针(拔去针芯,后接橡皮管),穿刺顺利,从效果上看病人痛苦减少,乐意接受。

(三)心包切开术

适用于穿刺失败,积液不能定位或反复出现渗液者。大多用于外伤性心包积血和化脓性心包炎等。由于该手术既能采取到活检组织,又较安全,其适用范围正在逐步扩大。

(四)外科手术治疗

缩窄性心包炎采用心包剥脱术,缓解心脏压迫,恢复心功能。手术时机选择至关重要,过早,由于纤维层不成熟,心包脏层与纤维层之间层次不清,不易剥离,易致术中出血及术后复发;过晚,易损伤心肌和冠脉血管,而残留较多纤维组织,无法松解下腔静脉冷冻状态钙化灶,疗效不佳,且心脏长期受纤维组织的束缚,易致心肌组织萎缩、变性或水肿、纤维化。

关于心包剥脱范围,早期有作者认为无需松解腔静脉周围的狭窄。目前认为应按左右室-左

右室流出道-右房-上下腔静脉入口顺序。对心包严重钙化,不强调完全剥离。在剥离过程中发现心包粘连严重,不过分剥离,只解除左右室面、心尖,疏通上下腔静脉入口即可。

(五)经颈静脉途经肝内门体分流术并发心脏压塞

经颈静脉途经肝内门体分流术(TIPS)是近年应用于临床治疗门脉高压症的新技术,一般认为其安全性高,有极少数病例可并发肝脏、胆道损伤及腹内出血,并发心脏损伤和心脏压塞者罕见。但是有个别报道 TIPS 可并发心脏损伤。

一般而言,TIPS 的操作是在导丝保护下使长导管鞘越过右心房而至肝静脉,一般不应损伤心脏。但是如果肝脏因大量腹水而明显上抬,肝右静脉开口与右心房后下壁相距很近。在操作过程中,送入硬质导管至肝右静脉时,完全有可能损伤右心房。因此,对于存在大量腹水及肝静脉与右心房距离很近的病例,在操作时应格外小心,可先用软质导管或软头导丝寻找肝静脉,然后在导丝保护下将导管鞘送入肝静脉。

(钱远宇 张 薇)

参 考 文 献

1 秦丽萍. 尿毒症性心包炎 43 例临床分析. 黑龙江医药, 2002, 25 (2):57

2 韦育林,李楚强,谷小鸣. 缩窄性心包炎的临床和超声心动图表现. 广东医学, 2002, 23 (10):1065 — 1066

3 Brucato A, Brambilla G, Moreo A, *et al*. Long-term outcomes in difficult-to-treat patients with recurrent pericarditis. The American Journal of Cardiology, 2006, 98(2): 267 — 271

4 Prendergast B. Pericardial disease. Medicine, 2006, 34(8): 302 — 306

5 Layton BD, Pratt JW. Radiation pericarditis and breast reconstruction: A Surgical Dilemma. Current Surgery, 2006, 98(2): 110 — 113

6 Cardenas G, Carlos Torres J, Zamora J, *et al*. Isolated heart function after ischemia and reperfusion in sucrose-fed rats: influence of gender and treatment. Clin Exp Hypertens, 2006, 28 (2):85 — 107

7 Spodick DH. Evaluation and management of acute pericarditis. ACC Current Journal Review, 2004, 13 (11): 15 — 19

8 Goldstein JA. Cardiac tamponade, constrictive pericarditis, and restrictive cardiomyopathy. Current Problems in Cardiology, 2004, 29(9):503 — 567

9 Sauleda JS, Miralda GP, Soler JS. Diagnosis and management of acute pericardial syndromes. Revista Espanola de Cardiologia, 2005, 58(7): 830 — 841

10 Imazio M, Demichelis B, Parrini I, *et al*. Management, risk factors, and outcomes in recurrent pericarditis. The American Journal of Cardiology, 2005, 96 (5): 736 — 739

11 May M, Lawlor DA, Brindle P, *et al*. Cardiovascular disease risk assessment in older women- can we improve on Framingham?: British Women's Heart and Health prospective cohort study. Heart, 2006, 27: 977 — 979

12 Bergman M, Vitrai J, Salman H. Constrictive pericarditis: A reminder of a not so rare disease. European Journal of Internal Medicine, 2006, 17(7):457 — 464

13 Mulcahy R. Are we practicing evidence based cardiology? Ir Med J, 2006, 99 (2):37 — 39

14 Perik PJ, Van Der Graaf WT, De Vries EG, *et al*. Circulating apoptotic proteins are increased in long-term disease-free breast cancer survivors. Acta Oncol, 2006, 45 (2):175 — 183

15 Chowdhury UK, Subramaniam GK, Kumar AS, *et al*. Pericardiectomy for constrictive pericarditis: a clinical, echocardiographic, and hemodynamic evaluation of two surgical techniques. The Annals of Thoracic Surgery, 2006, 81(2): 522 — 529

第 41 章 感染性心内膜炎

Chapter 41

第一节 概 述

感染性心内膜炎(infective endocarditis,IE)指因细菌、真菌和其他微生物(如病毒、立克次体、衣原体、螺旋体等)直接感染而产生心瓣膜或心室壁内膜的炎症,伴赘生物形成。它有别于由于风湿热、类风湿、系统性红斑狼疮等所致的非感染性心内膜炎。过去将本病称为细菌性心内膜炎(bacterial endocarditis),由于不够全面现已不沿用。感染性心内膜炎最常累及心脏瓣膜,也可发生于间隔缺损部位或腱索与心壁内膜。动静脉瘘、动脉导管未闭或主动脉缩窄的感染,虽属动脉内膜炎,但临床与病理均与心内膜炎类似。

感染性心内膜炎一般多见于青壮年,在美国,每年发病人数为 $15\ 000\sim20\ 000$ 人。目前,死亡率排在感染性疾病的第 4 位(继尿路感染、肺炎、腹内感染)。平均发病年龄为 45 岁左右。男性发病率高于女性,性别比为 $2.5:1.6$,发病率占内科住院病人总数的 $0.5\%\sim1.0\%$,心脏直视手术并发感染性心内膜炎者为 $1.5\%\sim2.5\%$,人造心脏瓣膜置换术后并发本症者为 $3\%\sim5\%$ 。抗生素使用之后,感染性心内膜炎(IE)的病死率从 100% 降到 $5\%\sim15\%$ 。但发病率不减反而增加。增加的原因:老龄化、人工瓣膜、先天性心脏病生存率增加、检查方法灵敏度增加、IE 再发率增加、致病菌的毒性改变、预防措施不得力、静脉注射毒品者增加、二尖瓣脱垂发病率增加。病死率取决心脏解剖、临床情况、感染细菌的种类及数目等因素。

根据病程,感染性心内膜炎可分为急性和亚急性。这种分类用于未治疗的病人。急性者起病急,全身中毒症状严重,进展迅速,多在发病后数天至 6 周内死亡;亚急性者起病潜隐,中毒症状较少,进展相对缓慢,病程常超过 $6\sim8$ 周。随着抗生素的广泛应用,感染性心内膜炎的典型发病过程已较少见,急性和亚急性者之间常有重叠。根据瓣膜种类,可分为自体瓣膜、人工瓣膜心内膜炎。根据病原微生物的不同,可分为链球菌、葡萄球菌、肠球菌心内膜炎。还可根据瓣膜种类分为机械瓣膜、人工瓣膜心内膜炎。静脉药物依赖者心内膜炎,累及右心心内膜炎等属特殊类型。

第二节 病因和诱因

一、致病微生物

非静脉注射毒品引起感染性心内膜炎病人常见致病菌中链球菌占 $50\%\sim70\%$,A 型溶血性链球菌、草绿色溶血性链球菌、葡萄球菌占 25% ,金黄色葡萄菌、肠球菌占 10% 。急性者主要由金黄色葡萄球菌引起,少数由肺炎球菌、淋球菌、A 族链球菌和流感杆菌所致。亚急性者草绿色链球菌最常见,表皮葡萄球菌和其他细菌较少见。感染性心内膜炎也可由其他细菌、真菌、分枝杆菌、立克次体、衣原体和病毒等引起。

静脉注射毒品的感染性心内膜炎病人,最常见的致病菌是从皮肤来的金黄色葡萄球菌,占 50%～60%;其次是链球菌、肠球菌,占 20%;革兰阴性杆菌,特别是假单胞菌(Pseudomonas)与沙雷菌占 10%～15%,真菌占 5%。

人工瓣膜(PVE)病人感染性心内膜炎分成早期与晚期两种,早期是围手术期感染,或通过导管或通过静脉输液。最常见 40%～50% 为葡萄球菌(其中表皮葡萄球菌占 5%～30%、金黄色葡萄球菌占 20%～25%),其次是革兰阴性产气菌 20%、真菌 10%～20%。晚期 PVE 往往是血液中一过性菌血症引起,如牙科、泌尿生殖系、胃肠道的医疗操作技术引起。致病菌与一般感染性心内膜炎致病菌相似。

二、易患人群

主要易患人群包括手术者、心导管检查或治疗者(如漂浮导管置放、主动脉内气囊反搏术、起搏器安装)、先天性心脏病(如室缺、动脉导管未闭、法洛四联症)、后天性心脏病(如风湿性心脏病、主动脉瓣关闭不全和冠心病等)、泌尿生殖器和消化道器械检查和治疗(如膀胱镜检查)、支气管镜检查和治疗、拔牙等口腔手术及操作、人工心脏瓣膜置换、人工血管置换。静脉吸毒者导致的感染性心内膜炎越来越多见。60%～80% 感染性心内膜炎病人都有原发瓣膜病变,如二尖瓣脱垂、主动脉瓣与二尖瓣的退行性变、先天性心脏病、风湿性心脏病。最常见的是风湿性心脏病,过去占 80%,现在占 30%。近年来发生于原无心脏病变者日益增多,尤其见于接受长时间经静脉治疗、静脉注射麻醉药成瘾、由药物或疾病引起免疫功能抑制的患者。人工瓣膜置换术后的感染性心内膜炎也有增多。

三、发病机制

个体与特定细菌之间的相互作用涉及血管内皮、止血机制、宿主免疫系统、心脏解剖异常、微生物的表面特征和菌血症。急性感染性心内膜炎主要累及正常心脏瓣膜,病原菌来自皮肤、肌肉、骨骼或肺等部位的活动性感染灶,循环中细菌量大,细菌毒力强,具有高度侵袭性和黏附于内膜的能力;亚急性者与以下因素有关:

1. **血流动力学因素**　亚急性细菌性心内膜炎主要易患个体是器质性心脏病患者,首先为心脏瓣膜病,尤其二尖瓣和主动脉瓣;其次为先天性心脏病,如室间隔缺损、动脉导管未闭、法洛四联症和主动脉缩窄。这些疾病的血流动力学异常包括:存在血液反流;血液反流经过狭窄的瓣口或异常的小通道;血液反流发生于两心腔或血管腔之间,且存在较大压力阶差。赘生物常位于血流从高压腔经病变瓣口或先天缺损至低压腔产生高速射流和湍流的下游,如二尖瓣关闭不全的瓣叶心房面,主动脉瓣关闭不全的瓣叶心室面和室间隔缺损的间隔右心室侧。高速射流冲击心或大血管内膜处可致局部损伤,如二尖瓣反流面对的左心房壁,主动脉反流面对的二尖瓣前叶有关腱索和乳头肌,未闭动脉导管射流面对的肺动脉壁的内皮损伤,均易于感染。本病在脉压小的部位少见。

2. **暂时性菌血症**　各种感染或皮肤黏膜的损伤(如手术、器械操作等)常导致暂时性菌血症。菌血症在特定的条件下导致心内膜感染和赘生物形成。

3. **细菌感染无菌性赘生物**　菌血症和非细菌性血栓性心内膜炎同时存在,在血栓性心内膜炎的基础上发生感染。

第三节　病理生理和并发症

一、病　　理

本病的基本病理变化为在心瓣膜表面附着由血小板、纤维蛋白、红细胞、白细胞和感染病原体沉着而组成的赘生物(见彩图 41-1)。后者可延伸至腱索、乳头肌和室壁内膜。赘生物底下的心内膜可有炎症反应和灶性坏死。以后感染病原体被吞噬细胞吞噬,赘生物被纤维组织包绕,发生机化、玻璃样变或钙化,最后被内皮上皮化。但心脏各部分的赘生物愈合程度不一,某处可能被愈合,而他处的炎症却处于活跃期,有些愈合后还可复发,重新形成病灶。当病变严重时,心瓣膜可形成深度溃疡,甚至发生穿孔。偶见乳头肌和腱索断裂。

本病的赘生物较风湿性心内膜炎所产生者大而脆,容易碎落成感染栓子,随体循环血流播散到身体各部产生栓塞,尤以脑、脾、肾和肢体动脉为多,引起相应脏器的梗死或脓肿。栓塞阻碍血流,或使血管壁破坏,管壁囊性扩张形成细菌性动脉瘤,常为致命的并发症。如脑部的动脉滋养血管栓塞而产生动脉瘤,往往可突然破裂而引起脑室内或蛛网膜下隙出血导致死亡。弥漫性脑膜炎较脑脓肿为多见。

本病常有微栓或免疫机制引起的小血管炎,如皮肤黏膜瘀点、指甲下出血、Osler 结和 Janeway 损害等。感染病原体和体内产生相应的抗体结合成免疫复合物,沉着于肾小球的基膜上,引起局灶性肾小球肾炎或弥漫性或膜型增殖性肾小球肾炎,后者可引起肾衰竭。

二、病 理 生 理

1. 心内感染的局部破坏作用 赘生物导致瓣叶毁损、穿孔、腱索断裂,可引起进行性充血性心力衰竭;大的赘生物尤其在二尖瓣者,可引起功能性瓣膜狭窄和血流动力学紊乱;感染的局部扩散,可形成瓣周组织脓肿,可导致化脓性心包炎、乳头肌断裂、室间隔穿孔,累及传导系统表现为各种心律失常。

2. 赘生物栓塞性感染 11%～43%的病人发生赘生物栓塞。动脉栓塞导致组织器官梗死,偶可形成脓肿,脓毒性栓子栓塞动脉血管壁的滋养血管引起动脉管壁坏死,感染性栓子也可直接破坏动脉壁。赘生物脱落还可形成细菌性动脉瘤。

3. 感染的远处血源性迁徙 感染性心内膜炎病人可导致迁移性感染。一般在抗生素治疗之前发生,任何器官或组织都可受到血源性感染。迁移性脓肿常较小,呈粟粒状。

4. 免疫系统激活 持续菌血症可激活细胞和体液介导的免疫系统。循环免疫复合物沉积于肾小球基膜导致肾小球肾炎,局部免疫反应引起风湿样表现和一些外周表现,如 Osler 结节。此外,脾大、微血管炎、腱鞘炎等均为免疫系统被激活的表现。

第四节 诊断和治疗

一、临 床 表 现

感染性心内膜炎典型的临床表现,有发热、杂音、贫血、栓塞、皮肤病损、脾大和血培养阳性。

(一)症状

发热最常见,热型多变,以不规则者为最多,可为间歇型或弛张型,伴有畏寒和出汗。亦可仅有低热者。体温大多为 37.5～39℃,也可高达 40℃以上。3%～15%的患者体温正常或低于正常,多见于老年患者和伴有栓塞或真菌性动脉瘤破裂引起脑出血或蛛网膜下隙出血以及严重心力衰竭、尿毒症时。此外尚未诊断本病前已应用过抗生素、退热药、激素者也可暂时不发热。

1. 急性感染性心内膜炎 常发生于正常的心脏,在静脉注射麻醉药物成瘾者发生的右侧心脏的心内膜炎也多倾向于急性。病原菌通常是高毒力的细菌,如金黄色葡萄球菌或真菌。起病往往突然,伴高热、寒战,全身毒血症症状明显,常是全身严重感染的一部分,病程多为急骤凶险,易掩盖急性感染性心内膜炎的临床症状,由于心瓣膜和腱索的急剧损害,在短期内出现高调的杂音或原有的杂音性质迅速改变。常可迅速地发展为急性充血性心力衰竭导致死亡。

在受累的心内膜上,尤其是真菌性的感染,可附着大而脆的赘生物,脱落的带菌栓子可引起多发性栓塞和转移性脓肿,包括心肌脓肿、脑脓肿和化脓性脑膜炎。若栓子来自感染的右侧心腔,则可出现肺炎、肺动脉栓塞和单个或多个肺脓肿。皮肤可有多形瘀斑和紫癜样出血性损害。少数患者可有脾大。

2. 亚急性感染性心内膜炎 大多数患者起病缓慢,只有非特异性隐袭症状,如全身不适、疲倦、低热及体重减轻等。少数起病以本病的并发症形式开始，如栓塞、不能解释的卒中、心瓣膜病的进行性加重、顽固性心力衰竭、肾小球肾炎和手术后出现心瓣膜杂音等。

（二）体征

1. 心脏杂音　80%～85% 的自体瓣膜心内膜炎有心脏杂音，急性者更易出现杂音强度和性质的变化，或出现新杂音（尤以主动脉关闭不全多见），腱索断裂或瓣膜穿孔是感染性心内膜炎新的杂音的重要原因，常提示预后不良。除心瓣膜的进行性损坏之外，贫血等因素导致的心率加快和心排血量变化也可引起杂音强度的变化，三尖瓣感染者不易闻及杂音的变化。老年患者心脏杂音常被误认为老年退行性瓣膜病而忽视。约有 15% 的患者开始时没有心脏杂音，而在治疗期间出现杂音，少数患者直至治疗后 2～3 个月才出现杂音，偶见治愈后多年一直无杂音出现者。在亚急性感染性心内膜炎中，右侧心瓣膜损害不常见，2/3 的右侧心脏的心内膜炎，特别是侵犯三尖瓣者，赘生物增殖于心室壁的心内膜以及主动脉粥样硬化斑块上时，也可无杂音，但后者罕见。

2. 周围体征　周围表现如皮肤瘀点、片状出血、Roth 斑、Osler 结、Janeway 结节、杵状指等多为非特异性表现，由于抗生素的广泛应用，现在已不多见。瘀点是毒素作用于毛细血管使其脆性增加破裂出血或由于栓塞引起，常成群也可个别出现。其发生率最高，但已由应用抗生素前的 85% 下降到 19%～40%。多见于眼睑结合膜、口腔黏膜、胸前和手足背皮肤，持续数天，消失后再现，其中心可发白，但在体外循环心脏手术引起的脂质微小栓塞也可出现眼结合膜下出血，因而有人认为中心为灰白色的瘀点要比黄色者重要。全身性紫癜偶可发生。甲床下出血的特征为线状，远端不到达甲床前边缘，压之可有疼痛。Osler 结的发生率已由过去 50% 下降至 10%～20%，呈紫或红色，稍高于皮面，小者 1～2mm，大者可达 5～15mm，多发生于手指或足趾末端的掌面、大小鱼际或足底可有压痛，常持续 4～5d 才消退。Osler 结并不是本病所特有，在系统性红斑狼疮性肾病、伤寒、淋巴瘤中亦可出现。在手掌和足底出现小的直径 1～4mm 无痛的出血性或红斑性损害，称为 Janeway 损害。杵状指（趾）现已很少见。视网膜病变以出血最多，呈扇形或圆形，可能有白色中心，有时眼底仅见圆形白点称为 Roth 点。

3. 贫血　50%～70% 的患者可出现进行性贫血，多表现为正常细胞、正常色素性贫血，无网织红细胞增生。多为轻中度贫血，后期可达重度贫血，主要由于感染抑制骨髓所致。

4. 脾大　见于 30% 的感染性心内膜炎患者，急性者少见，其质地柔软，一般为轻中度肿大，可伴轻度压痛。发生脾栓塞时，则疼痛剧烈。少数病例脾大严重可达脐水平。脾大是感染性心内膜炎与风湿性心脏病鉴别诊断的重要依据之一。

5. 骨关节与肌肉疼痛　较常见，约 1/2 亚急性者可出现骨骼及关节压痛，其特点是孤立的单关节疼痛和不对称性单侧肌肉痛，可出现于病程的早期，抗生素治疗后数周才渐消失。骨关节肌肉疼痛可由骨髓炎，关节炎或骨膜出血等引起，也可由局部血管栓塞所致。晚期可以发现杵状指（趾），占 10%～20%。

二、并　发　症

（一）心脏并发症

1. 心力衰竭和心律失常　心衰是最常见的并发症，主动脉瓣受损者最常发生（75%），其次为二尖瓣（50%）和三尖瓣（19%）。早期发生者通常是严重主动脉瓣，二尖瓣关闭不全或腱索断裂所致。如在感染控制后出现充血性心力衰竭，可能是瓣膜病变所致心室前后负荷过重，心肌损伤，包括心肌炎，间质性心肌纤维化等所致。如治疗延误或抗生素无效，充血性心力衰竭有很高的病死率。心力衰竭是本病的首要致死原因。主动脉瓣反流引起的心力衰竭可由病变累及二尖瓣造成严重的二尖瓣关闭不全而加剧，甚至演变成难治性心力衰竭，病死率可高达 97%。

当感染累及心肌、侵犯传导组织时，可致心律失常。多数为室性过早搏动，少数发生心房颤动。发生在主动脉瓣的心内膜炎或发生于主动脉窦的细菌性动脉瘤，则感染可侵袭到房室束或压迫心室间隔引起房室传导阻滞和束支传导阻滞。

2. 心肌脓肿　常见于急性者，可发生于心脏任何部位，以瓣周组织特别是在主动脉瓣环常见，可致房室和室内传导阻滞。心肌脓肿常见于金葡菌和肠球菌感染，特别是凝固酶阳性的葡萄球菌。

可为多发性或单个大脓肿。心肌脓肿的直接播散或主动脉瓣环脓肿破入心包可引起化脓性心包炎、心肌瘘管或心脏穿孔。二尖瓣脓肿及继发于主动脉瓣感染的室间隔脓肿，常位于间隔上部，均可累及房室结和希氏束，引起房室传导阻滞或束支传导阻滞，宜及时做外科手术切除和修补。

3. 急性心肌梗死　大多由冠状动脉栓塞引起，以主动脉瓣感染时多见，少见原因为冠状动脉血栓形成或细菌性动脉瘤。

4. 化脓性心包炎　不多见，主要发生于急性者。

5. 心肌炎。

（二）动脉栓塞

是仅次于心力衰竭的常见并发症。临床诊断出的栓塞有 15%～35%，急性者较亚急性者多见，较大赘生物栓塞发生率高。受损瓣膜上的赘生物被内皮细胞完整覆盖需 6 个月，故栓塞可在发热开始后数天起至数月内发生。早期出现栓塞的大多起病急，病情危险。有效的抗生素治疗可迅速降低栓塞发生率。任何部位均可发生栓塞。最常见部位是脑、肾、脾和冠状动脉。心肌、肾和脾脏栓塞不易察觉，多于尸检中发现，而脑、肺和周围血管栓塞的表现则较明显。

较大的脾栓塞时可突然发生左上腹或左肋部疼痛和脾大，并有发热和脾区摩擦音。偶可因脾破裂而引起腹腔内出血或腹膜炎和膈下脓肿。肾栓塞时可有腰痛或腹痛、血尿或菌尿，但较小的栓塞不一定引起症状，尿检查变化亦不多，易被漏诊。脑血管栓塞的发生率约 30%，好发在大脑中动脉及其分支，偏瘫症状最常见。肺栓塞多见于右侧心脏心内膜炎，如果左侧心瓣膜上的赘生物小于未闭的卵圆孔时，则可到达肺部造成肺梗死。发生肺栓塞后可有突发胸痛、气急、发绀、咳嗽、咯血或休克等症状，但较小的肺梗死可无明显症状。在 X 线胸片上表现为不规则的小块阴影，亦可呈大叶楔形阴影，要注意与其他肺部病变鉴别。冠状动脉栓塞可引起突发胸痛、休克、心力衰竭、严重的心律失常甚至猝死。四肢动脉栓塞可引起肢体疼痛、软弱、苍白而冷、发绀，甚至坏死。中心视网膜动脉栓塞可引起突然失明。本病痊愈后 1～2 年仍有发生栓塞的可能，然而并不一定就是复发，须密切观察。

（三）肾脏

大多数患者有肾损害。包括肾动脉栓塞和肾梗死和免疫复合物所致继发性肾小球肾炎以及肾脓肿。

氮质血症或明显的肾功能衰竭常是弥漫性肾小球肾炎所致，在治疗初期可进一步加剧；但常随有效的抗生素治疗而改善。充血性心力衰竭加肾衰竭是感染性心内膜炎死亡率增高的重要原因之一，此时应尽早争取手术治疗。

（四）神经系统

30%～40% 的患者有神经系统受累的表现，有时症状明显，可掩盖感染性心内膜炎的诊断。脑栓塞常见，占其中 50%，主要累及大脑中动脉及其分支。5% 的感染性心内膜炎病人可发生颅内出血，由脑栓塞或细菌性动脉瘤破裂引起。中毒性脑病可有脑膜刺激征。脑脓肿多为微小病灶，大脓肿少见。化脓性脑膜炎不常见。后三种情况主要见于急性患者，尤其是金黄色葡萄球菌心内膜炎。

（五）细菌性动脉瘤

是一种细菌所致侵袭性动脉炎，占 3%～5%，以真菌性动脉瘤最为常见。多见于亚急性者，一般见于病程晚期。细菌性动脉瘤最常发生于主动脉窦，其次为脑动脉、已结扎的动脉导管、腹部血管、肺动脉、冠状动脉等。不压迫邻近组织的动脉瘤本身几乎无症状，可在破裂后出现临床症状。不能缓解的局限性头痛提示脑动脉有动脉瘤，局部压痛或有搏动性包块提示该处有动脉瘤存在。颅内动脉瘤易致脑出血，是抗凝治疗时最担心发生的问题。

（六）转移性脓肿

多见于急性患者，亚急性者少见，多发生于肝、脾、骨骼和神经系统。

三、实验室检查

（一）血、尿常规检查

70%～90% 的亚急性感染者有正常细胞正常色素性贫血，偶可有溶血现象。白细胞计数正常或轻度升高，分类计数轻度左移。血小板减少仅见于少数病人。血沉几乎都升高（平均 55mm/h），但伴心力衰竭、肾衰竭和 DIC 者可不升高，血沉不升高不利于感染性心内膜炎的诊断。

即使肾功能正常,50%的病人有蛋白尿和镜检血尿,并发急性肾小球肾炎、间质性肾炎或大的肾梗死时,可出现肉眼血尿、脓尿以及血尿素氮和肌酐的增高。肠球菌性心内膜炎常可导致肠球菌尿,金黄色葡萄球菌性心内膜炎也可导致菌尿,因此做尿培养也有助于诊断。红细胞管型和大量蛋白尿提示弥漫性肾小球肾炎。

(二)血培养

阳性血培养是诊断本病的最直接的证据。在近期未接受过抗生素治疗的患者血培养阳性率可高达95%~100%,多数阳性结果出现在用药前第一次采集的标本。

未治疗的亚急性患者,应在第 1 天间隔 1h 采血 1 次,共 3 次。若次日未见细菌生长,重复采血 3 次后开始抗生素治疗。已用过抗生素者,停药 2~7d 后采血。急性者应在入院后 3h 内,每隔 1h 采血 1 次,共 3 次后开始治疗。

根据新指南:血培养通常在体温升高时进行,均经静脉穿刺取血,不需经动脉采血;应在 24h 内分别采血 3 次;如果患者已经接受抗生素治疗,应首先停药,并在停用抗生素至少 3d 后再行培养;血培养应包含需氧菌和厌氧菌。在人造瓣膜置换、较长时间留置静脉插管、导尿管或有药物依赖者,应加做真菌培养。观察时间至少 2 周,当培养结果阴性时应保持到 3 周,确诊必须 2 次以上血培养阳性。并周期性做革兰染色涂片和次代培养。必要时培养基须补充特殊营养或采用特殊培养技术。2.5%~64%的病人可有阳性结果。2周内用过抗生素或采血,培养技术不当常降低血培养的阳性率。先前应用过抗生素的患者应至少每天抽取血培养共 3d,以期提高血培养的阳性率。每次取血应用更换静脉穿刺的部分,皮肤应严格消毒。每次取血 10~15ml,在应用过抗生素治疗的患者,取血量不宜过多,培养液与血液之比至少在 10:1 左右。因为血液中过多的抗生素不能被培养基稀释,影响细菌的生长。罕见情况下,血培养阴性患者,骨髓培养可阳性。培养阳性者应做各种抗生素单独或联合的药物敏感试验,以便指导治疗。

(三)免疫学检查

亚急性者刺激机体体液免疫系统,产生特异性及非特异性抗体,40%~50%的类风湿因子阳性,经抗生素治疗后,其效价可迅速下降。有时可出现高 γ 球蛋白血症或低补体血症,常见于并发肾小球肾炎的患者,其下降水平常与肾功能不良保持一致。约有 90%的患者循环免疫复合物 CIC 阳性,且常在 100μg/ml 以上,比无心内膜炎的败血症患者高,具有鉴别诊断的价值,血培养阴性者亦然。但要注意系统性红斑狼疮、乙型肝炎表面抗原阳性患者及其他免疫性疾病中 CIC 血清水平也可>100μg/ml。

其他检查尚有真菌感染时的沉淀抗体测定、凝集素反应和补体结合试验。金黄色葡萄球菌的胞壁酸抗体测定等。

(四)心电图检查

一般无特异性。在并发栓塞性心肌梗死、心包炎时可显示特征性改变。在伴有室间隔脓肿或瓣环脓肿时可出现不全性或完全性房室传导阻滞,或束支传导阻滞和室性期前收缩。颅内细菌性动脉瘤破裂,可出现"神经源性"的 T 波改变。

(五)计算机化 X 线断层显像(CT)或螺旋 CT

对怀疑有较大的主动脉瓣周脓肿时有一定的诊断作用。但人造瓣膜的假影及心脏的搏动影响了其对瓣膜形态的估价,且依赖于造影剂和有限的横断面使其临床应用受限。磁共振显像(MRI)因不受人造瓣膜假影的影响,当二维超声心动图不能除外主动脉根部脓肿时,可起辅助作用,然而费用较贵。

(六)超声心动图

可提供心脏基础情况及心功能方面资料,大多数赘生物可以通过超声发现,尤在血培养阴性的感染性心内膜炎中起着特别重要的作用,能探测到赘生物所在部位、大小、数目和形态。经胸超声即可诊断出 50%~75%的赘生物,食管超声可检出<5mm 的赘生物,敏感性高达 95%以上。未发生赘生物,不除外心内膜炎。超声检查可见的其他异常有瓣叶增厚、瓣叶穿孔、粘连、瓣膜反流,室间隔或瓣周脓肿。

经胸壁二维超声心动图对早期诊断生物瓣 PVE 很有价值,对机械瓣 PVE 则略差。因为它能将前者的瓣膜形态很好显示出来,易于检出生物瓣上的赘生物(尤其猪瓣),而对机械瓣的赘生物则因其超声回声表现为多条且多变反射而难以确定。且不能检出直径<2~3mm 的赘生物。对

瓣膜上稀松的钙化或假性赘生物有时较难鉴别。

近来发展的经食管二维超声心动图显著地优于经胸壁二维超声心动图。90%的病例可发现赘生物(见书末彩图41-2),能检出更小的直径在1～1.5mm的赘生物。不受机械瓣造成的回声的影响,更适用于肺气肿、肥胖、胸廓畸形,大大地提高了诊断率。还能探测瓣膜破坏的程度或穿孔,腱索的断裂,连枷的二尖瓣或三尖瓣,感染性的主动脉瘤和因感染的主动脉瓣反流引起二尖瓣前叶心室面内膜损害所致的二尖瓣瘤,以及各种化脓性心内并发症,如主动脉根部或瓣环脓肿、室间隔脓肿、心肌脓肿、化脓性心包炎等。并有助于判定原来的心脏病变,对瓣膜反流的严重程度和左室功能的评估,可作为判断预后和确定是否需要手术的参考。

(七)心导管检查和心血管造影

对诊断原有的心脏病变尤其是合并有冠心病者很有价值外,尚可估价瓣膜的功能。有人通过心导管在瓣膜的近、远端取血标本,测定细菌计数的差别,认为可确定本病感染的部位。但心导管检查和心血管造影可能使赘生物脱落引起栓塞,或引起严重的心律失常,加重心力衰竭,须慎重考虑,严格掌握适应证。

(八)放射性核素^{67}Ga(稼)心脏扫描

对心内膜炎的炎症部位和心肌脓肿的诊断有帮助,但需72h后才能显示阳性,且敏感性特殊性明显差于二维超声心动图,且有较多的假阴性,故临床应用价值不大。

四、诊　　断

(一)诊断标准

采用改良的Duke诊断标准(表41-1)。

依据患者临床表现,全面评估病情变化,灵活地适用Duke诊断标准,则对感染性心内膜炎诊断的敏感性与特异性均达90%以上。

总之,Duke诊断标准是目前诊断感染性心内膜炎的基本标准。临床医师和试验者们需不断努力,不断提高Duke诊断标准的敏感性和特异性。

虽然本病的"经典"临床表现已不十分常见,且有些症状和体征在病程晚期才出现,加之患者多曾接受抗生素治疗和细菌学检查技术上的受限,给早期诊断带来困难,但原则上对患有心瓣膜病、先天性心血管畸形或人造瓣膜置换术的患者,有不明原因发热达1周以上都应怀疑本病的可能,并立即做血培养,如兼有贫血、周围栓塞现象和杂音出现,应考虑本病的诊断。临床上反复短期使用抗生素,发热时常反复,尤在有瓣膜杂音的患者,尤应警惕本病的可能,及时进行超声心动图检查,对诊断本病很有帮助。阳性血培养具有决定性诊断价值,并为抗生素的选择提供依据。

表41-1　感染性心内膜炎改良Duke诊断标准

确诊	可能
2项主要标准或1项主要与3项次要标准或5项次要标准	1项主要加1项次要标准或3项次要标准
主要标准	次要标准
血培养阳性	有临床易患因素:反流性心脏杂音,人工瓣等心脏病变,静脉
为IE的典型致病菌	毒品成瘾者或过去患过IE
≥2次持续性阳性(采血间隔至少>12h)	发热≥38℃
超声心动图	血管病变:败血性栓塞,Osler小结,球结膜瘀斑等
摆动性团块(赘生物)	免疫学反应:肾小球肾炎、类风湿因子阳性与CRP增高
脓肿	超声心动图异常,但不符合主要诊断标准条件
人工瓣裂开	微生物学证据(仅1次血培养发现典型致病菌)
新出现的瓣膜反流	

　　典型致病菌包括草绿色链球菌、牛链球菌、肠球菌、葡萄球菌或HACEK菌群(嗜血杆菌、放线杆菌、金格拉杆菌与埃肯菌属)

对不能解释的贫血、顽固性心力衰竭、卒中、瘫痪、周围动脉栓塞、人造瓣膜口的进行性阻塞和瓣膜的移位、撕脱等均应注意有否本病存在。在肺炎反复发作,继之以肝大,轻度黄疸最后出现进行性肾衰竭的患者,即使无心脏杂音,亦应考虑有右侧心脏感染性心内膜炎的可能。

黄坚毅将近 20 年 141 例感染性心内膜炎分为 1980～1989 年组(Ⅰ组)53 例和 1990～1999 年组(Ⅱ组)88 例。对其发病年龄、基础心脏病、致病菌、临床表现及住院死亡原因进行对比分析。研究发现感染性心内膜炎≥40 岁发病的明显增多($P<0.05$);风湿性心瓣膜病所占比例显著下降($P<0.01$);无器质性心脏病所占比例则明显增加($P<0.01$);草绿色链球菌感染明显减少($P<0.05$),而金黄色葡萄球菌(金葡菌)感染则明显增加($P<0.05$);杵状指(趾)、脾大明显减少($P<0.05$);超声心动图赘生物检出率明显提高($P<0.01$);因脑栓塞死亡明显减少($P<0.05$),而急性左心衰死亡则明显增多($P<0.05$)。

(二)特殊类型的感染性心内膜炎

1. 人造瓣膜感染性心内膜炎　在心脏手术后并发的感染性心内膜炎中,人造瓣膜心内膜炎(prosthetic valve endocarditis, PVE)的发病率占 2.1% 左右,较其他类型心脏手术者高 2～3 倍。双瓣膜置换术后 PVE 较单个瓣膜置换术后 PVE 发生率高,其中主动脉瓣的 PVE 高于二尖瓣的 PVE,这可能由于主动脉瓣置换手术的时间较长、跨主动脉瓣压力阶差大、局部湍流形成有关。对术前已有自然瓣膜心内膜炎者,术后发生 PVE 的机会增加 5 倍。机械瓣和人造生物瓣 PVE 的发生率相同约 2.4%。机械瓣早期 PVE 发生率高于人造生物瓣。PVE 的病死率较高,约 50%。早期 PVE(术后 2 个月以内)病死率又高于后期 PVE(术后 2 个月后)。前者病原体主要为葡萄球菌,占 40%～50%,包括表皮葡萄球菌、金黄色葡萄球菌。类白喉杆菌、其他革兰阴性杆菌、真菌也较常见。自从术前预防性给予抗生素治疗后,发生率有所下降。后期 PVE 与自然瓣心内膜炎相似,主要由各种链球菌(以草绿色链球菌为主)、肠球菌、金黄色葡萄球菌引起,其中表皮葡萄球菌比早期 PVE 的表皮葡萄球菌对抗生素敏感。真菌(最常见为白色念珠菌,其次为曲霉菌)、革兰阴性

杆菌、类白喉杆菌也非少见。

人造瓣膜心内膜炎的临床表现与天然瓣膜心内膜炎相似,但作为诊断依据的敏感性和特异性不高。因为术后的菌血症、留置各种插管、胸部手术创口、心包切开综合征、灌注后综合征和抗凝治疗等均可引起发热、出血点、血尿等表现。95% 以上患者有发热、白细胞计数增高约 50%,贫血常见,但在早期 PVE 中皮肤病损很少发生。脾大多见于后期 PVE 中。有时血清免疫复合物滴定度可增高,类风湿因子可阳性,但血清学检查阴性者不能除外 PVE 的存在。

约 50% 的患者出现反流性杂音。人造生物瓣心内膜炎主要引起瓣叶的破坏,产生关闭不全的杂音,很少发生瓣环脓肿。而机械瓣的感染主要在瓣环附着处,引起瓣环和瓣膜缝着处的缝线脱落裂开,形成瓣周漏而出现新的关闭不全杂音及溶血,使贫血加重,瓣环的弥漫性感染甚至使人造瓣膜完全撕脱。当形成瓣环脓肿时,容易扩展至邻近心脏组织,出现与自然瓣心内膜炎相似的并发症。在 PVE 的早期,瓣膜尚无明显破坏时,可无杂音,因而不能因未闻新杂音而延误诊断。当赘生物堵塞瓣膜口时可引起瓣膜狭窄的杂音。体循环栓塞可发生于任何部位,在真菌性 PVE 中(尤其是曲霉菌引起者),栓塞可能是惟一的临床发现。皮肤片状出血在早期 PVE 中不具有诊断意义,因为手术时经过人工心肺机转流后亦可见到。PVE 的其他并发症与天然瓣心内膜炎一样,也可有心功能不全、栓塞、心肌脓肿、菌性动脉瘤等。人造瓣膜关闭音强度减弱、X 线透视见到人造瓣膜的异常摆动和移位,角度大于 7°～10° 及瓣环裂开所致的双影征(stinson's sign)。二维超声心动图发现赘生物的存在都有助于诊断。血培养常阳性。若多次血培养阴性,须警惕真菌或立克次体感染及生长缓慢的类白喉杆菌感染的可能。PVE 的致病菌常来自医院,故容易具有耐药性。

2. 葡萄球菌性心内膜炎　起病多数急骤,病情险恶,故多呈急性型,仅少数为亚急性型。通常由耐青霉素 G 的金黄色葡萄球菌引起。较易侵袭正常的心脏,常引起严重和迅速的瓣膜损害,造成主动脉瓣和二尖瓣反流。多个器官和组织的转移性感染和脓肿的出现,在诊断中有重要意义。

3. **肠球菌性心内膜炎** 多见于前列腺和泌尿生殖道感染的患者，它对心脏瓣膜的破坏性大，多有明显的杂音，但常以亚急性的形式出现。

4. **真菌性心内膜炎** 由于广谱抗生素、激素和免疫抑制药应用增多，长期使用静脉输液，血管和心腔内导管的留置，心脏直视手术的广泛发展以及有些国家静脉注射麻醉药物成瘾者的增多，真菌性心内膜炎的发病率逐渐增加，约50%发生于心脏手术后。致病菌多为念珠菌、组织胞浆、曲霉菌属或麴菌。真菌性心内膜炎起病急骤，少数较隐匿，栓塞的发生率很高。赘生物大而脆，容易脱落，造成股动脉、髂动脉等较大动脉的栓塞。发生在右侧心内膜炎可以引起真菌性肺栓塞。巨大赘生物若阻塞瓣膜口，形成瓣膜口狭窄，可出现严重的血流动力障碍。真菌性心内膜炎可出现皮肤损害，如组织胞浆菌感染者可出现皮下溃疡，口腔和鼻部黏膜的损害，若进行组织学检查，常有重要的诊断价值。曲霉菌属的感染，尚可引起血管内弥散性凝血。

5. **累及右侧心脏的心内膜炎** 见于左向右分流的先天性心脏病和人造三尖瓣置换术后、尿路感染和感染性流产。行心脏起搏、右心导管检查者和正常分娩也可引起。近年来有些国家由于静脉注射麻醉药成瘾者增多，右侧心脏心内膜炎的发病率明显增加，为5%~10%。药物依赖者大多原无心脏病，可能与药物被污染、不遵守无菌操作和静脉注射材料中的特殊物质损害三尖瓣有关。细菌多为金黄色葡萄球菌，其次为真菌，酵母菌、铜绿假单胞菌、肺炎球菌等，革兰阴性杆菌也可引起。右侧心脏感染性心内膜炎多累及三尖瓣，少数累及肺动脉瓣。赘生物多位于三尖瓣、右心室壁或肺动脉瓣。赘生物碎落造成肺部炎症、肺动脉分支败血症性动脉炎和细菌性肺梗死。若金黄色葡萄球菌引起者，梗死部位可转变为肺脓肿。因为临床表现主要在肺部，故脾大、血尿和皮肤病损少见。患者可有咳嗽、咳痰、咯血、胸膜炎性胸痛和气急。可有三尖瓣关闭不全的杂音，由于右房和右室间的压力阶差很小（除在有器质性心脏病伴肺动脉高压者外），三尖瓣收缩期杂音短促且很轻，很柔和，易与呼吸性噪音混合或误认为血流性杂音，但深吸气时杂音强度增加则高度提示有三尖瓣反流存在。累及肺动脉瓣者可听到肺动脉瓣反流所致的舒张中期杂音。心脏扩大或右心衰竭不常见。胸部 X 线表现为两肺多发性结节状或片段状炎症浸润，可引起胸腔积液。肺脓肿或坏死性肺炎还可导致脓气胸。右侧心脏心内膜炎最常见的死亡原因是肺动脉瓣关闭不全和由反复发作的败血症性肺动脉栓塞引起的呼吸窘迫综合征。不能控制的败血症，严重右心衰竭和左侧瓣膜同时受累是少见的死亡原因。若及早诊断，早期应用抗生素或手术治疗，及时处理并发症，单纯右侧心脏感染性心内膜炎的预后良好。起搏器导线引起的 IE 属于威胁生命的 IE，有较高的致残率与死亡率。应该充分意识到，几乎所用起搏器导线引起的 IE 患者都需要彻底移除整个起搏器系统，同时给予充足疗程的抗生素治疗。

6. **HIV 阳性感染性心内膜炎** HIV 阳性的患者感染心内膜炎的途径有两种：①静脉用药；②中心置管。S aureus 是常见的致病菌。HIV 阳性患者为静脉药物依赖者，感染常累及三尖瓣。HIV 阳性患者如不是静脉药物依赖者，感染累及二尖瓣及三尖瓣的比例相同。HIV 阳性和 HIV 阴性静脉药物依赖者比较如下：①TEE 发现赘生物的比例两者相仿（60%）。②S aureus 感染的比例两者相仿（80%）。③AIDS 患者发病率和死亡率高于 HIV 阴性患者。

HIV 阳性的感染性心内膜炎患者治疗时应注意以下两点：①药物剂量，AIDS 阳性患者慎用大剂量抗生素。②药物选择，AIDS 患者应选用中长效药物。慎用短效药物。

7. **感染性心内膜炎的复发与再发** 复发是指抗生素治疗结束后 6 个月内或治疗时期感染征象或血培养阳性再现，复发率 5%~8%。早期复发多在 3 个月以内。可能由于深藏于赘生物内的细菌不易杀尽之故，或在治疗前已有较长的病程，或先前的抗生素治疗不够充分，因而增加了细菌的抗药性和有严重的并发症，如脑、肺的栓塞。亦可能由于广谱抗生素应用出现双重感染。

在最初的发作治愈 6 个月以后，感染性心内膜炎所有的心脏表现和阳性血培养再现称为再发。通常由不同的细菌或真菌引起。再发的病死率高于初发者。

五、鉴别诊断

由于本病的临床表现多样,常易与其他疾病混淆。以发热为主要表现而心脏体征轻微者须与伤寒、结核、上呼吸道感染、肿瘤、胶原组织疾病等鉴别。在风湿性心脏病基础上发生本病,经足量抗生素治疗而热不退,心力衰竭不见好转,应怀疑合并风湿活动的可能。此时应注意检查心包和心肌方面的改变,如心脏进行性增大伴奔马律、心包摩擦音或心包积液等。但此两病也可同时存在。发热、心脏杂音、栓塞表现有时亦须与心房黏液瘤相鉴别。本病以神经或精神症状为主要表现者,在老年人中应注意与脑动脉硬化所致脑血栓形成、脑出血及精神改变相鉴别。

六、治疗及预后

(一)治疗

及早治疗可以提高治愈率,但在应用抗生素治疗前应抽取足够的血培养,根据病情的轻重推迟抗生素治疗几小时乃至 1~2d,并不影响本病的治愈率和预后。而明确病原体,采用最有效的抗生素是治愈本病的最根本的因素。由于 IE 的赘生物内无血管分布,人体血液中的防御功能难以发挥作用,因此临床上需要能有效控制病原体的生长、杀菌能力强的抗生素作为主要的治疗药物。临床上采用高浓度、长时间(>6 周)、单一抗生素或两种抗生素交替使用则有助于杀灭耐药菌株。近年来由于广谱抗生素的广泛应用,致病病原体谱已明显改变,几乎所有已知致病病原体都可引起 IE。国外有学者荟萃近年来的有关文献,概括总结了 14 大类,其相关菌株多达百余种。链球菌导致 IE 的发病率虽有下降但仍占优势;葡萄球菌、肠球菌、表皮葡萄球菌、革兰阴性杆菌与真菌、立克次体等发病率明显增高。

1. 药物治疗

(1)抗生素:一般认为应选择较大剂量的青霉素类、链霉素、头孢菌素类等杀菌剂,它们能穿透血小板-纤维素的赘生物基质,杀灭细菌,达到根治瓣膜的感染、减少复发的危险。抑菌剂和杀菌剂的联合应用,有时亦获得良好的疗效。疗效取决于致病菌对抗生素的敏感度,若血培养阳性,可根据药敏选择药物。由于细菌深埋在赘生物中为纤维蛋白和血栓等掩盖,需用大剂量的抗生素,并维持血中有效杀菌浓度。有条件时可在试管内测定患者血清中抗生素的最小杀菌浓度,一般在给药后 1h 抽取,然后按照杀菌剂的血清稀释水平至少 1:8 时测定的最小杀菌浓度给予抗生素。疗程亦要足够长,力求治愈,一般为 4~6 周。

对疑患本病的患者,在连续送血培养后,立即用静脉给予青霉素 G 每日 600 万~1 200 万 U,并与链霉素合用,每日 1~2g 肌注。若治疗 3d 发热不退,应加大青霉素 G 剂量至 2 000 万 U 静脉滴注,如疗效良好,可维持 6 周。当应用较大剂量青霉素 G 时,应注意脑脊液中的浓度,过高时可发生神经毒性表现,如肌阵挛、反射亢进、惊厥和昏迷。此时须注意与本病的神经系统表现相鉴别,以免误诊为本病的进一步发展而增加抗生素剂量,造成死亡。如疗效欠佳宜改用其他抗生素,如部分合成青霉素,苯唑西林(oxacillin)、阿莫西林(aspoxicillin)、哌拉西林(氧哌嗪青霉素,piperacillin)等,每日 6~12g,静脉给予;头孢噻吩(cephalothin)6~12g/d 或万古霉素(vacomycin)2~3g/d 等。以后若血培养获得阳性,可根据细菌的药敏适当调整抗生素的种类和剂量。为了提高治愈的百分率,一般主张静脉或肌内间歇注射,后者引起局部疼痛,常使患者不能接受。因此亦可将青霉素 G 钾盐日间做缓慢静脉滴注(青霉素 G 钾盐每 100 万 U 含钾 1.5mmol/L,当予以极大剂量时应警惕高钾的发生),同时辅以夜间肌注。

对临床高度怀疑本病,而血培养反复阴性者,可凭经验按肠球菌及金黄色葡萄球菌感染,选用大剂量青霉素和氨基糖苷类药物治疗 2 周,同时做血培养和血清学检查,除外真菌、支原体、立克次体引起的感染。若无效,改用其他杀菌药物,如万古霉素和头孢菌素。

①草绿色链球菌:草绿色链球菌也称溶血性链球菌。心脏病患者中约 80% 可发生链球菌感染性心内膜炎,而且儿童最多见,是造成二尖瓣损害的最常见病原体(46%)。引起者仍以青霉素 G 为首选,多数患者单独应用青霉素(每日 1 000 万~2 000 万 U,共 4 周)已足够。对青霉素敏感性差者宜加用氨基糖苷类抗生素,如庆大霉素(gentamycin)12 万~24 万 U/d;妥布霉素(tobramycin)3~5mg/(kg·d)或阿米卡星(丁胺

卡那霉素），1g/d。青霉素是属细胞壁抑制药类，和氨基糖苷类药物合用，可增进后者进入细胞内起作用。这种治疗方案已证明仅有 1%～2% 的复发率。头孢曲松钠（每日单用 2g）也是一种有效的抗溶血性链球菌的抗生素。对青霉素过敏患者可选用红霉素、万古霉素[15mg/（kg·d），共 4 周]或第一代的头孢菌素。但要注意的是有青霉素严重过敏者，如过敏性休克，忌用头孢菌素类，因其与青霉素可出现交叉过敏反应。

②肠球菌：肠球菌为一种寄生于正常人消化道内的革兰阳性球菌，至少有 12 种，是院内感染的第二大类病原体。治疗不能仅使用单一抗生素，因这类细菌对各种抗生素均有耐药性，故需要联合用药。对青霉素 G 的敏感性较差，每日需用 200 万～4 000 万 U。因而宜首选氨苄西林（ampicillin）6～12g/d 或万古霉素和氨基糖苷类抗生素联合应用，疗程 6 周。头孢菌素对肠球菌作用差，不能替代其中的青霉素。近来一些产 β-内酰胺酶对氨基糖苷类药物耐药的菌株也有所报道，也出现了对万古霉素耐药的菌株。可选用喹诺酮类的环丙沙星（环丙氟哌酸）、舒巴坦-氨苄西林和泰能等药物。

③金黄色葡萄球菌性：在瓣膜病与瓣膜手术后所有的葡萄球菌性感染性心内膜炎中 20% 由金黄色葡萄球菌感染所致，也是注射毒品所致感染性心内膜炎中最常见的病原菌。青霉素耐药菌株可选用第一代头孢菌素类、万古霉素、利福平（riforpin）和各种耐青霉素酶的青霉素，如苯唑西林（oxacillin）等。治疗过程中应仔细地检查是否有必须处理的转移病灶或脓肿，避免细菌从这些病灶再度引起心脏病变处的种植。也可联合用药如：庆大霉素加利福平，环丙沙星加利福平。若非耐青霉素的菌株，仍选用青霉素 G 治疗，1 000 万～2 000 万 U/d 和庆大霉素联合应用。

④表皮葡萄球菌：表皮葡萄球菌是血培养污染中最常见的细菌，也是瓣膜修补或置换术后感染性心内膜炎最常见的感染菌。侵袭力低，但对青霉素 G 效果欠佳，抗生素治疗推荐敏感的万古霉素、利福平、氨基糖苷类及氯唑西林钠（邻氯青霉素钠）。

⑤淋球菌：淋球菌感染所致感染性心内膜炎 1%～3%，易患因素有女性、妊娠、补体缺乏等。治疗上不仅需要注射抗生素，还应密切观察并发症。注射青霉素可使 80% 的患者治愈。未发现耐青霉素菌株，头孢曲松钠被认为很有效。

⑥革兰阴性杆菌：革兰阴性杆菌引起的心内膜炎病死率较高，但作为本病的病原菌较少见。据报道革兰阴性杆菌感染所致感染性心内膜炎由 20 世纪 60 年代的 1.7% 上升至目前的 7%。在瓣膜手术后发病率较高，近年来在院内感染者中增加，耐药菌株增加。治疗上主要是抗生素联合应用，与外科手术治疗结合。一般以 β-内酰胺类和氨基糖苷类药物联合应用。可根据药敏选用第三代头孢菌素，如头孢哌酮（cefoperazone 先锋必）4～8g/d，头孢噻肟（cefotaxime）6～12g/d，头孢曲松（ceftriaxone，菌必治）2～4g/d。也可用氨苄西林和氨基糖苷类联合应用。

⑦铜绿假单胞菌：治疗铜绿假单胞菌所致的感染性心内膜炎，应尽早换瓣，延长抗生素联合用药时间。抗生素宜选择对铜绿假单胞菌敏感的 β-内酰胺类抗生素（哌拉西林、替卡西林）与一种氨基糖苷类抗生素（妥布霉素、庆大霉素、阿米卡星）联合应用。也可选用第三代头孢菌素，其中以头孢他啶（ceftazidine）最优，6g/d。可选用哌拉西林（piperacillin）和氨基糖苷类合用或多糖菌素 B 100mg/d，多糖菌素 E150mg/d。如肾功能不全，也可用环丙沙星替换氨基糖苷类抗生素。

⑧沙雷菌属：沙雷菌属可用哌拉西林（氧哌嗪青霉素）或氨苄西林加上氨基糖苷类药物。厌氧菌感染可用 0.5% 甲硝唑（metronidazole，灭滴灵）1.5～2g/d，分 3 次静脉滴注，或头孢西丁（cefoxitin）4～8g/d。也可选用头孢哌酮（对厌氧菌属中的弱拟杆菌无效）。

⑨真菌性心内膜炎：真菌性心内膜炎死亡率高达 80%～100%，药物治愈极为罕见。最常见的两种真菌为白色念珠菌（占 80%）和曲霉菌（占 10%）。治疗为药物与外科手术联合应用。应在抗真菌治疗期间早期手术切除受累的瓣膜组织，尤其是真菌性的 PVE，且术后继续抗真菌治疗才有可能提供治愈的机会。药物治疗以两性霉素 B（amphotericin B）为优，0.1mg/（kg·d）开始，逐步增加至 1mg/（kg·d），总剂量为 1.5～3g。两性霉素 B 的毒性较大，可引起发热、头痛、显著胃肠道反应、局部的血栓性静脉炎和肾功能损害，并

可引起神经系统和精神方面的改变。5-氟胞嘧啶
(5-FC,flurocytosine)是一种毒性较低的抗真菌
药物,单独使用仅有抑菌作用,且易产生耐药性。
和两性霉素 B 合并应用,可增强杀真菌作用,减
少两性霉素 B 的用量及减轻 5-FC 的耐药性。后
者用量为 150mg/(kg·d)静脉滴注。氟康唑(大
扶康)第 1 天 400mg,以后每日 100mg(6 周)。

⑩立克次体心内膜炎可选用四环素 2g/d 静
脉给药治疗 6 周。

⑪静脉药物依赖者:如患者疑为毒品使用者,
可先用万古霉素与庆大霉素,因为金黄色葡萄球
菌对青霉素类药普遍有抗药性。

(2)抗凝:虽然赘生物基本是个血栓,但还可
能脱落成栓子。抗凝无助于减少栓塞、预防赘生
物生长,相反的倒有应用肝素后,使颅内小血管瘤
破裂、栓塞、栓子并发症的报道。人工瓣膜病人感
染性心内膜炎时,使用抗生素与华法林是安全的。
因此目前的做法是完全不用肝素,除非有大块肺
动脉栓子。使用华法林时,剂量尽量小,达到
2.5~3.5U 为宜。

血小板是感染性心内膜炎的心脏赘生物中的
必不可少的组成成分。学者们曾推测,阿司匹林
(ASA)以其抗血小板作用也可能减少赘生物和
血栓事件。Kopferwasser 实验表明,阿司匹林通
过抗血小板和抗细菌作用减少实验性金黄色葡萄
球菌心内膜炎、赘生物的细菌密度、细菌的经血液
散播和血栓性事件发生的频率。

感染性心内膜炎复发时,应再治疗,且疗程宜
适当延长。

2. 手术治疗　近年来手术治疗的开展,使感
染性心内膜炎的病死率有所降低,尤其在伴有明
显心衰者,死亡率降低得更为明显。

自然瓣心内膜炎的手术治疗主要是难治性心
力衰竭;其他有药物不能控制的感染,尤其是真菌
性和抗生素耐药的革兰阴性杆菌心膜炎;多发
性栓塞;化脓性并发症如化脓性心包炎、瓦氏窦菌
性动脉瘤(或破裂)、心室间隔穿孔、心肌脓肿等。
当出现完全性或高度房室传导阻滞时,可给予临
时人工心脏起搏,必需时做永久性心脏起搏治疗。

人造瓣膜心内膜炎病死率较自然瓣心内膜炎
为高。单用抗生素治疗的人工瓣膜心内膜炎死亡
率为 60%,采用抗生素和人造瓣再手术方法可使

死亡率降至 40% 左右。因此一旦怀疑人工瓣膜
心内膜炎宜数小时内至少抽取 3 次血培养后即使
用至少两种抗生素治疗。早期人工瓣膜心内膜炎
致病菌大多侵袭力强,一般主张早期手术。后期
人工瓣膜心内膜炎大多为链球菌引起,宜内科治
疗为主。真菌性人工瓣膜心内膜炎内科药物治疗
仅作为外科紧急再换瓣术的辅助手术,应早期做
再换瓣术。耐药的革兰阴性杆菌人工瓣膜心内膜
炎亦宜早期手术治疗。其他如瓣膜功能失调所致
中、重度心衰,瓣膜破坏严重的瓣周漏或生物瓣膜
的撕裂及瓣膜狭窄和新的传导阻滞出现。顽固性
感染、反复周围栓塞都应考虑更换感染的人造瓣。

绝大多数右侧心脏心内膜炎的药物治疗可收
到良效,同时由于右心室对三尖瓣和肺动脉瓣的
功能不全有较好的耐受性,一般不考虑手术治疗。
对内科治疗无效,进行性心力衰竭和伴有铜绿假
单胞菌和真菌感染者常须外科手术,将三尖瓣切
除或置换。

为了降低感染活动期间手术后的残余感染
率,术后应持续使用抗生素 4~6 周。

3. 有并发症的治疗

(1)充血性心力衰竭及心律失常:心衰是感染
性心内膜炎最常见的并发症,发病率可达 15%~
65%。轻、中度心衰,如果血流动力学改变不明
显,可以在抗感染治疗的基础上适当采用强心、利
尿、扩血管、吸氧等治疗措施。但当血流动力学障
碍明显,尽管有活动性感染存在,也应行换瓣术。
重度心衰常规治疗 24~48h 无效者,应急诊行手
术。感染累及心肌与传导系统可出现心律失常,
以期前收缩多见,也可出现传导阻滞。高度房室
传导阻滞须考虑临时心脏起搏。

(2)栓塞:由于抗生素与早期换瓣术的应用,
栓塞的发生率有所下降。栓子可以是感染性的,
导致转移性脓肿形成,也可以是非感染性的,仅致
血管闭塞。栓塞可发生在任何血管,严重者影响
相关脏器功能,则需手术。

(3)细菌性动脉瘤:发生率为 15%~25%。
通常为多发,可涉及到任何血管,小的损伤通过药
物治疗可以消退,较大的尤其是发生在脑动脉的
动脉瘤,一经发现应尽早手术。

(4)心脏其他并发症:心肌脓肿大多由毒力强
的致病菌引起,如金黄色葡萄球菌,以抗生素治疗

为主。主动脉瓣损害、冠状动脉细菌性动脉瘤形成、冠状动脉周围脓肿压迫等，均可导致急性冠状动脉内血栓形成，引起急性心肌梗死，此时不宜采用溶栓治疗，应首选机械性扩张如 PTCA。10%的急性感染性心内膜炎患者可发生化脓性心包炎，多由金黄色葡萄球菌所致；少数毒力低的致病菌可引起无菌性心包渗液，心包穿刺治疗即可。金黄色葡萄球菌导致的化脓性心包积液，常须行心包剥离术。总之，感染性心内膜炎的并发症可能会累及任何器官，心脏并发症多见，心衰仍是致死的首要原因。尽管有许多有关感染性心内膜炎并发症的探讨和治疗新进展，但处理好这些问题仍需继续努力。

4. 门诊治疗 门诊治疗因其费用低，患者活动不受限而备受上班族的青睐。一般来说，门诊治疗适用于那些血流动力学稳定，依从性好，能定期随访，有一定的自我护理知识，一旦发生意外（如各种并发症等），能立即来诊的患者。口服抗生素是主要的治疗途径。如果条件允许，可皮下埋置微泵控制用药。但是，埋置微泵前，一定要综合评估效益风险。栓塞的高危人群，HACEK 感染的患者慎用微泵。

（二）监测、随访

细心的临床观察，及时的监测都是治疗过程中必不可少的重要环节。除常规观察病人病情变化，尚应注意下列情况：①每日记录心电图，及时发现病变侵犯瓣周而引起传导系统功能障碍。②突然出现脉压增宽提示发生急性主动脉瓣关闭不全，应考虑早期手术治疗。③每日仔细听诊心脏杂音变化，特别是有否新出现的反流性杂音。④突然出现神经系统症状或体征，应想到脑血管或脑膜并发症。⑤应每周检测肾功能，一旦出现肾功能不全即应调整抗生素剂量或更换抗生素。⑥并用庆大霉素者应定期监测血清药物浓度并警惕前庭神经与听力受损。⑦抗生素治疗 1 周后应重复血培养；合适抗生素治疗后，病人发热仍可持续数天。50%的病人治疗后 3d 内退热，75%的病人 1 周末退热，90%的病人在 2 周内退热。金黄色葡萄球菌、革兰阴性杆菌或真菌感染性心内膜炎，治疗后退热慢。⑧正确治疗后 1 周热度不退者，除可能系治疗失败外，尚应考虑感染向瓣周扩散、心肌脓肿、转移性脓肿形成、药物热、合并医院内

感染或肺栓塞等其他原因。此外，静脉通路尤其是深静脉置管引起感染亦应排除。⑨感染性心内膜炎患者抗凝治疗一般属禁忌，因可增加有脑栓塞病人的脑出血的危险。但对机械瓣感染性心内膜炎患者，多数专家主张继续抗凝治疗，亦有人建议用肝素替换华法林治疗，以便一旦发生出现并发症或须行外科手术时可立即中止抗凝治疗。对出现新的抗凝适应证患者，如病情允许应在抗生素治疗 1 周后再实施抗凝治疗。因为栓塞事件的发生及其继发的出血多发生在治疗开始后的 1 周内。

（三）预后

预后取决于感染菌的种类、瓣膜类型、瓣膜部位、病人年龄与并发病。预后不良的标志有：心衰、肾衰、血培养阳性、革兰阴性菌感染、真菌感染、人工瓣膜脓肿。预后好的标志有：年轻、早期诊断、早期治疗、青霉素敏感的链球菌感染、年轻静脉注射毒品而感染的三尖瓣链球菌感染（90%痊愈率）。链球菌感染的瓣膜有 90%痊愈率，肠球菌感染有 75%～90%痊愈率，金黄色葡萄球菌感染有 30%～60%痊愈率，多瓣膜病变病死率较高。主动脉瓣受累病死率较二尖瓣病死率高。左心瓣膜病变病死率比右心高。左心因金黄色葡萄球菌的感染性心内膜炎病死率为 25%～40%。人工瓣膜的心内膜炎预后最差，早期病死率为41%～80%，晚期为 20%～25%。

七、预　防

有心瓣膜病或心血管畸形及人造瓣膜的患者应增强体质，注意卫生，及时清除感染病灶。在做牙科和上呼吸道手术或机械操作，低位胃肠道、胆囊、泌尿生殖道的手术或操作，以及涉及到感染性的其他外科手术时，都应预防性应用抗生素。

1990 年美国心脏病学会在"感染性心内膜炎处理指南"中提出氨苄西林取代青霉素作为预防用药。在牙科操作前 1h 用氨苄西林 3g 口服，手术后每 6h 1.5g 口服，如病人对氨苄西林过敏，可用红霉素或克林霉素代替。胃肠内镜术前术后不必用药预防。高危病人（如人工瓣膜）在牙科、口腔上、呼吸道做任何医疗操作前后，都应预防用药。人工瓣膜的病人应当用氨苄西林、万古霉素、庆大霉素作为预防用药。

（朱海燕　沈　洪）

参 考 文 献

1　景　涛，何国祥. 感染性心内膜炎诊断及治疗的研究. 临床心血管病杂志，2002，18（6）：285—287

2　马锦玲，孟庆义. 不明原因发热的诊断进展. 中华老年多器官疾病杂志，2005，4（4）：311—314

3　赵光红，曹青. 7 例疑似感染性心内膜炎患者艾滋病的早期临床识别及护理对策. 中华护理杂志，2006，41（6）：542—543

4　Lagouche A，Thuny FT，Deharo JCD，et al. Pacemaker lead infective endocarditis：prognostic value of echocardiography. European Journal of Echocardiography，2006，7：S176

5　Anguera I，Del Rio A，Miro JM，et al. Staphylococcus lugdunensis infective endocarditis：description of 10 cases and analysis of native valve，prosthetic valve，and pacemaker lead endocarditis clinical profiles. Heart，2005，91（2）：e10

6　Chang BC，Lim SH，Yi G，et al. Long-term clinical results of tricuspid valve replacement. The Annals of Thoracic Surgery，2006，81（4）：1317—1324

7　Jassal DS，Neilan TG，Pradhan AD，et al. Surgical management of infective endocarditis：early predictors of short-term morbidity and mortality. The Annals of Thoracic Surgery，2006，82（2）：524—529

8　Thiene G，Basso C. Pathology and pathogenesis of infective endocarditis in native heart valves. Cardiovascular Pathology，2006，15（5）：256—263

9　Fabri J，Jr.，Issa VS，Pomerantzeff PMA，et al. Time-related distribution，risk factors and prognostic influence of embolism in patients with left-sided infective endocarditis. International Journal of Cardiology，2006，110（3）：334—339

10　Anguera I，Miro JM，Evangelista A，et al. Periannular complications in infective endocarditis involving native aortic valves. The American Journal of Cardiology，2006，98（9）：1254—1260

11　Isidro AM，Amorosa V，Stopyra GA，et al. Fungal prosthetic mitral valve endocarditis caused by Scopulariopsis species：case report and review of the literature. J Thorac Cardiovasc Surg，2006，131（5）：1181—1183

12　Fariñas MC，Pérez-Vázquez A，Fariñas-Álvarez C，et al. Risk Factors of prosthetic valve endocarditis：a case-control study. The Annals of Thoracic Surgery，2006，81（4）：1284—1290

13　Van de Veire NR，Ascoop AK，De Pauw M，et al. Right sided infective endocarditis：Tempus fugit! European Journal of Echocardiography，2006，7（3）：235—238

14　Watkin RW，Lang S，Lambert PA，et al. The serological diagnosis of staphylococcal infective endocarditis. Journal of Infection，2006，53（5）：301—307

15　Rahimtoola SH，Valvular heart disease/Cardiac Surgery. Journal of the American College of Cardiology，2006，47（11）：D37—D40

16　Shapira N，Merin O，Rosenmann E，et al. Latent infective endocarditis：epidemiology and clinical characteristics of patients with unsuspected endocarditis detected after elective valve replacement. Ann Thorac Surg，2004，78（5）：1623—1629

17　Singh SM，Joyner CD，Alter DA. The importance of echocardiography in physicians' support of endocarditis prophylaxis. Arch Intern Med，2006，166（5）：549—553

18　Kaiser SP，Melby SJ，Zierer A，et al. Long-Term outcomes in valve replacement surgery for infective endocarditis. The Annals of Thoracic Surgery，2007，83（1）：30—35

19　Bashore TM，Cabell C，Fowler VJ. Update on infective endocarditis. Current Problems in Cardiology，2006，31（4）：274—352

第九篇

DIJIUPIAN

血管疾病

第42章 主动脉夹层

Chapter 42

一、概　　念

(一)定义

主动脉夹层(aortic dissection)是指主动脉腔内的血液经内膜裂口进入主动脉壁,在主动脉壁中层的中1/3和外1/3之间形成壁间血肿。这种剥离性血肿可沿主动脉或其分支血管延伸,主要剥离方向一般是沿着动脉的纵轴与血流方向平行。既往曾将主动脉夹层称为夹层动脉瘤,但严格地说,主动脉夹层既不是真性动脉瘤,也不是假性动脉瘤。因为真性动脉瘤的血管壁各层都是扩张的,而假性动脉瘤是指位于血管旁的有包膜的血肿并与血管腔相交通,其囊样结构的瘤壁不是由血管壁的成分组成。

(二)历史

1761年,Morgagni首次清楚地描述主动脉夹层。1802年,Maunoir首先应用夹层(dissection)这个名词作为定义。1838年,Pennock在美国杂志上首次报道主动脉夹层病例。1920年,Krukenberg提出血管壁营养血管的破裂可能是导致主动脉夹层的原因之一。

1935年,Gurin等首先尝试对主动脉夹层进行手术治疗。1955年,DeBakey等开创主动脉夹层的现代外科治疗,方法是切除内膜撕裂部位、闭塞假腔或直接移植人造血管。1965年,Wheat等尝试采用降压疗法治疗主动脉夹层获得成功。

1970年,Prokop等证实dp/dt在主动脉夹层的扩展中起重要作用并奠定了"低压疗法"的基础。1972年,McFarland等提出内外科治疗主动脉夹层的适应证并报道了其相应的近远期疗效。1999年,Nienaber等及Dake等首先报道采用血管内覆膜支架(endovascular stent-graft)治疗B型主动脉夹层的技术。

(三)分类

主动脉夹层的临床分类方法主要有两种,即根据病程分类和根据解剖分类。

1. 根据病程分为急性和慢性　急性主动脉夹层指自症状出现后2周以内的夹层病变,慢性主动脉夹层指自症状出现后2周以上的夹层病变。一般而言,安全渡过主动脉夹层急性期的病人预后较好。

2. 根据解剖部位分类　应用较广泛的传统解剖分类方法是DeBakey分类法,根据主动脉内膜撕裂的部位和剥离性血肿的范围将本病分为三型(图42-1)。

Ⅰ型和Ⅱ型的内膜撕裂处位于升主动脉,常常在主动脉瓣膜上方几厘米。Ⅰ型的血肿可继续扩展超出升主动脉,Ⅱ型则为血肿局限于升主动脉。Ⅲ型主动脉夹层的血肿起源于降主动脉,最常见的部位是左锁骨下动脉发出处远端的附近,血肿常顺行扩展到降主动脉,很少逆行扩展到主动脉弓和升主动脉。由于Ⅰ型和Ⅱ型表现相似,

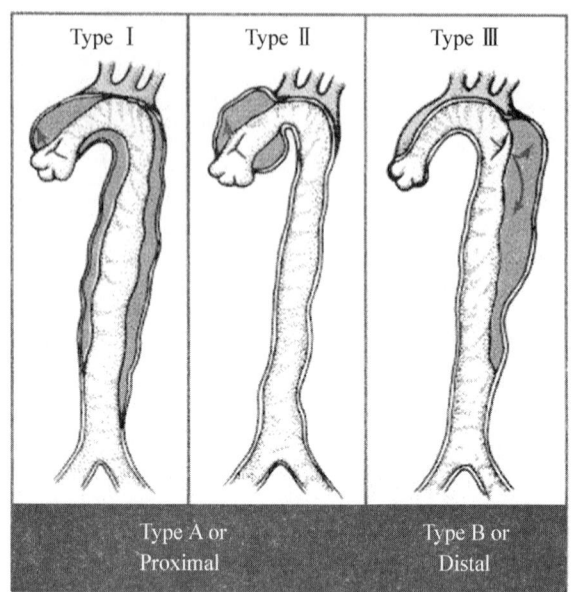

图 42-1　主动脉夹层 DeBakey 分型及 Stanford 分型

（引自 Zipes，Braunwald's Heart Disease. 7th ed. 2005）

又统称为近端（proximal）型或上升型夹层，Ⅲ型则称为远端型（distal）或下降型夹层。

美国斯坦福大学 Daily 等提出的 A、B 两型解剖分类方法更为简单实用。A 型指累及所有升主动脉的夹层，主动脉弓或远端的主动脉可以受到影响，也可以不受影响，内膜撕裂可以发生在主动脉全程的任何部位。B 型指累及升主动脉以外的夹层，以局限于左锁骨下动脉开口远端主动脉的夹层居多。提出这种分类方法的主要根据是，病变累及到升主动脉与否是影响预后和治疗方式选择的决定性因素。

另外，由于影像学的进展，Svensson 等于 1999 年将主动脉夹层依据病理及发病因素分为 5 级。1 级：自发性主动脉夹层伴有真假腔之间的内膜撕裂片。2 级：中膜层断裂伴有壁内出血或血肿形成。3 级：断续/细小夹层而无撕裂部位的血肿偏心性膨胀。4 级：斑块破裂、溃疡。即主动脉粥样硬化斑块穿透性溃疡，通常在外膜下有环绕的血肿。5 级：医源性和创伤性夹层。

二、流行病学

主动脉夹层为一种相对少见的疾病。近年来，随着人口老龄化，其发病率在逐渐增高。由于影像学检查技术的进步，特别是无创性检查技术的进展，主动脉夹层的检出率亦在明显增加。据估计，美国的人群发病率约为 2.9/10 万人·年，即每年约有 7 000 人发病。我国尚无本病的人群发病率资料，但在大型医院中，已有了许多数十例以上的病例报道。病人发病的年龄高峰在 60 岁至 70 多岁之间，但有报道，女性的发病高峰年龄则在 80 岁左右。

本病的发病率存在较明显的性别差异。报道的男女发病比在 1.5:1～5:1。Meszaros 等对一组人进行了 27 年的观察，在总共 84 例病人中，有 27 例为女性，男女比为 1.55:1；新近一项主动脉夹层国际注册研究（IRAD registry）的 1 078 例病人中，女性占 32.1%，但 75 岁以上的病人，男女例数相似（图 42-2）。广东省人民医院 2004～2005 年收治的 123 例主动脉夹层病人，男性 97 例，而女性为 26 例。沈阳军区总医院行介入治疗的 46 例 B 型主动脉夹层中，女性只有 10 例。对主动脉夹层两性发病率差异的机制尚不清楚。

三、病因和发病机制

主动脉夹层的确切病因尚不清楚。目前的共识是，本病的两个基本发病因素是动脉壁中层囊性变和动脉高血压。约 70% 的主动脉夹层病人有高血压病史。另外，许多疾病与本病的发生有关，如马方综合征、特纳（Turner）综合征、埃勒斯一当洛斯（Ehlers-Danlos）综合征、二叶主动脉瓣、主动脉缩窄等。

本病的基本病理特征为动脉中层弹性纤维局部断裂或坏死，基质有黏液样变和囊肿形成，即所谓中层囊性坏死。夹层撕裂最常发生于升主动脉，因此处经受血流冲击最大。夹层发生后，主动脉壁分裂为 2 层，其间积有血液和血块，使病变部位主动脉明显扩大，呈梭形或囊状。病变可向主动脉远端延伸，可达髂动脉及股动脉，亦可累及主动脉的各分支，如无名动脉、颈总动脉、锁骨下动脉及肾动脉等。冠状动脉很少出现撕裂，但主动脉根部的夹层可压迫或堵塞其开口。

本病主要发病机制如下：①主动脉壁中层变性使血管壁各层之间的结合力下降；②心搏动引起的血管壁搏动使弯曲应力作用于病变主动脉段；③高血压流体力学作用于病变主动脉段；④上

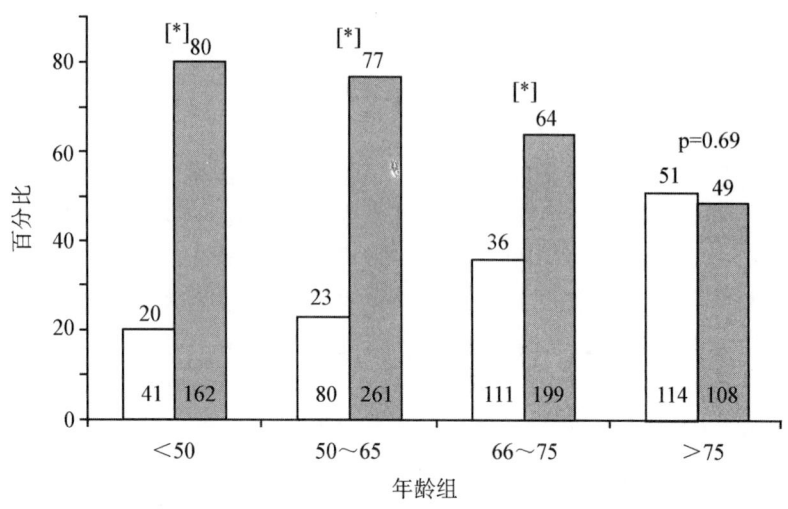

图 42-2 急性主动脉夹层国际注册研究(IRAD)中不同年龄组男女病人例数比较

(引自:Nienaber. Circulation，2004;109：3014－3021)

□女性 ■男性

述因素综合作用的结果引起内膜撕裂、血肿剥离进入内膜中层并不断延伸、血肿破溃入腔道或组织结构之中。

女性妊娠与主动脉夹层：40 岁以下女性病人的主动脉夹层,近一半发生于妊娠时期,通常在妊娠晚期或分娩后早期。其原因尚不完全清楚,可能与妊娠后期血容量增加、心排血量增多及血压升高有关,但这些因素不能解释为何分娩后早期本病的风险亦增高。但新近也有研究者认为,妊娠并不会明显增加主动脉夹层的风险。

四、临床表现

1. 症状 急性主动脉夹层最为常见的临床症状是疼痛,发生率为 90％以上。表现为突然发生的持续性、撕裂性、难以缓解的剧烈胸部或背部疼痛,有向其他地方如颈部或腰骶部移行的特点,常伴有血管神经性反应如大汗、烦躁、恶心、呕吐和晕厥等。

根据疼痛发生和移行的位置可大致判断主动脉夹层的部位。前胸部的剧痛常提示主动脉近端剥离,颈部、咽喉部、颌腭部或牙齿的疼痛常提示夹层发生于升主动脉或主动脉弓,肩胛间区疼痛常提示夹层发生于主动脉胸段,而后背部疼痛常提示夹层发生于主动脉远段如胸主动脉下段或腹主动脉上段。

主动脉夹层其他少见的表现有晕厥、卒中、截瘫、伴有或不伴有缺血性疼痛的无脉症,伴有或不伴有胸痛的充血性心力衰竭。极少数主动脉夹层可以无症状或仅有轻度非特异性症状。慢性主动脉夹层则多因发生主动脉瓣关闭不全或心力衰竭而被发现。

2. 体征 取决于夹层的发生部位和波及范围。最常见的体征是血压变化,可以表现为高血压、低血压或休克。高血压是由于本身的高血压病和发病时儿茶酚胺增高引起,多见于远端型夹层;而低血压则多见于近端型夹层,其发生原因包括心包填塞、重度主动脉瓣反流及夹层破裂出血。

外周脉搏减弱或无脉症也是主动脉夹层常见的临床体征之一,其发生机制主要是血肿压迫相应的动脉分支引起,因此发生的部位也与受累动脉的分布有关。

另一个较常见的体征是主动脉瓣关闭不全,其原因包括主动脉根部增宽使主动脉瓣叶分离、剥离性血肿的不对称压力使主动脉瓣叶对合不全以及瓣环支撑结构断裂造成连枷瓣现象等。

其他体征包括肢体感觉障碍、颈上神经节受压(Horner 征)、喉返神经受压(声带麻痹和嘶哑)、上腔静脉受压(上纵隔综合征)、气管或支气管受压(咳嗽和咯血)、浆膜腔积血、肠系膜血管受压、肾动脉闭塞、卒中等。

3. 主动脉夹层临床表现的性别差异 IRAD研究显示,与男性病人相比,女性病人突发的胸痛不明显,而充血性心力衰竭及意识障碍更为常见。女性病人就诊时间较男性病人要晚。女性病人夹层破裂或濒临破裂的现象,如冠状动脉堵塞、胸腔积液、主动脉周围血肿及心包积液更为常见,假腔内血栓形成亦更明显。女性病人住院期间的并发症如心包填塞更多见,但下肢缺血较男性病人少见。手术治疗的女性病人住院死亡率高于男性,可能主要是因为女性病人就诊较晚所至。

妊娠合并主动脉夹层的病人,可能有先兆子痫病史,也易见于合并主动脉缩窄、马方综合征等结缔组织病者。

五、辅助检查

1. X线平片　主动脉夹层的X线胸片表现复杂多变,主要异常表现有如下几种:①主动脉影增宽,分为绝对增宽和动态对比增宽;②双主动脉阴影,常表现为"双主动脉结";③假腔X线可透性造成双影轮廓;④主动脉轮廓不规则,可表现为结节状、分叶状、成角或僵直征等;⑤主动脉轮廓边缘模糊;⑥主动脉内膜钙化移位;⑦头壁动脉异常,表现为纡曲、延长和阴影;⑧心脏轮廓不正常,常由于心脏扩大和心包积液引起;⑨气管和食管移位;⑩左脊柱旁线移位;⑪胸膜异常,多表现为胸腔积液;⑫肺部异常,少见;⑬纵隔异常,常表现为纵隔增宽;⑭上述表现进行性改变(图42-3)。

2. 主动脉造影　分为直接征象和间接征象两种。

(1)直接征象:①内膜瓣,在主动脉造影片上显示一条薄的、细线状放射透亮区;②双腔。表现形式为薄的内膜片将真假腔分开、两腔显影密度不同、两个腔分别显影。

(2)间接征象:①真腔受压;②主动脉增厚;③溃疡样突出;④导管位置异常;⑤主动脉瓣关闭不全;⑥分支异常(图42-4)。

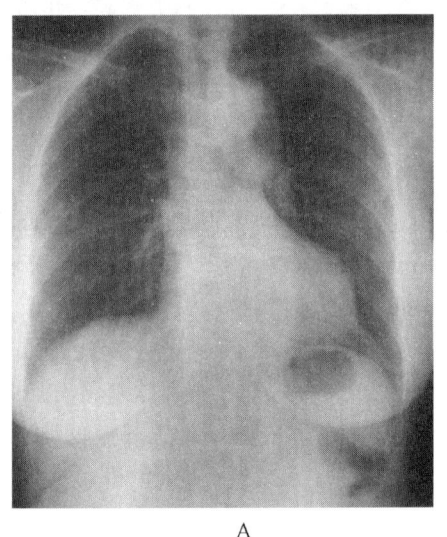

A   B

图42-3　主动脉夹层病人胸部X线改变

A. 发病前3年的胸片,示主动脉影正常;B. 发病后胸片,示主动脉结影显著增大

(引自:Zipes. Braunwald's Heart Disease. 7th ed. 2005)

3. 超声诊断　超声诊断主动脉夹层的标准如下:①主动脉腔内摆动的内膜瓣;②主动脉根部扩大(大于42mm);③主动脉根部前壁和后壁增宽(前者大于21mm,后者大于13mm);④主动脉根部壁层保持平行运动;⑤主动脉瓣叶运动异常;⑥并发症如主动脉瓣反流、心包积液、胸腔积液。

超声诊断包括经胸超声心动图诊断和经食管超声心动图诊断。前者诊断效果受肺气肿、肋间隙狭窄、肥胖及机械通气等方面的影响,其敏感性

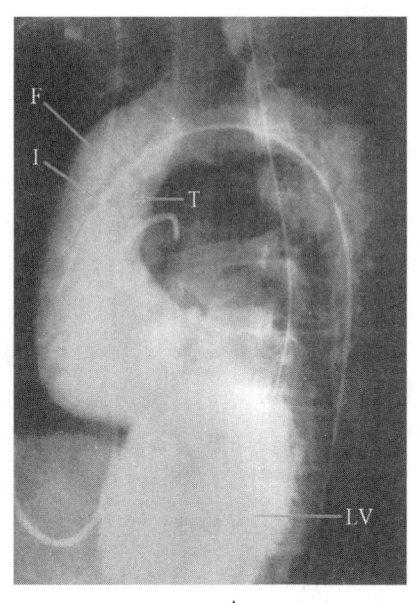
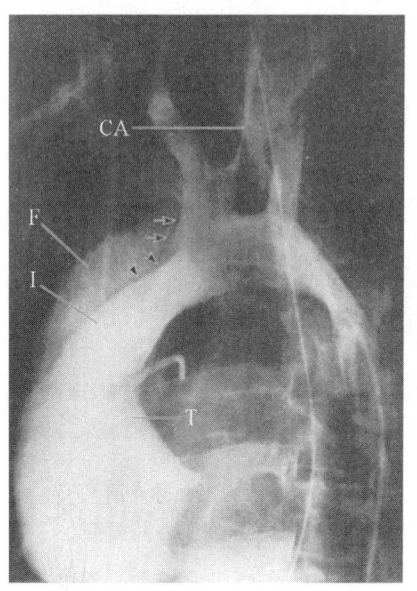

图 42-4　主动脉造影左侧位片显示近端型夹层

A. 主动脉根部扩张,真腔(T)和假腔(F)间由一内膜瓣(I)分开,内膜瓣显示为一条薄的、细线状放射透亮区;B. 真腔密度显著高于假腔

(引自:Zipes. Braunwald's Heart Disease. 6th ed. 2001)

只有 60%～80%,而特异性在 60%～90%。由于经胸超声心动图诊断敏感性太低,近年来已逐渐被经食管超声心动图所取代(图 42-5)。经食管超声心动图克服了经胸超声心动图的局限性,敏感性和特异性显著提高,可达 95% 以上,并可在床边进行,但对主动脉弓近端及降主动脉远段夹层容易漏诊。

4. CT诊断　CT检查快速、简便、无创。与普通 CT 相比,螺旋 CT 诊断主动脉夹层的敏感性和特异性均显著提高,目前在许多医院被作为急性主动脉夹层的首选检查手段,并常常被用于治疗后的随访。其主要不足是需要应用造影剂,且不能提供主动脉瓣是否存在反流的信息。CT 诊断主动脉夹层的根据有:①发现主动脉内膜片;②发现主动脉真、假腔;③内膜钙化移位离开主动脉外形轮廓;④主动脉内腔变宽;⑤相关并发症如胸腔积液和心包积液等(图42-6)。

5. 磁共振(MRI)诊断　目前被认为是诊断主动脉夹层的"金标准",是成熟而有效的无创性诊断技术,其敏感性和特异性均可达 98%。MRI

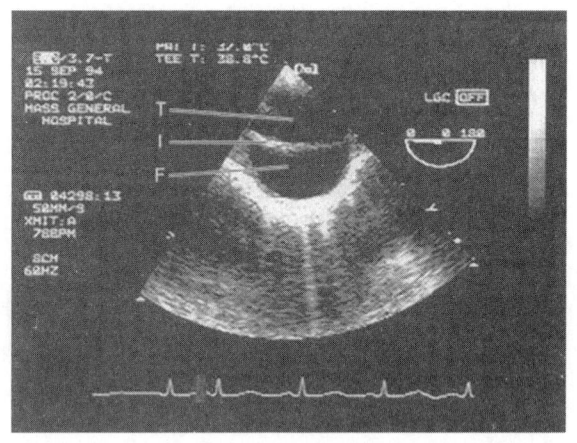

图 42-5　以食管超声心动图显示胸主动脉夹层病变

胸主动脉扩张,在真腔(T)与假腔(F)之间可见内膜瓣

可以准确地提供主动脉夹层的形态结构变化、破口的位置、受累血管分支及血流动态等方面的资料。然而,MRI 对伴有血流动力学不稳定的病人使用有困难,故主要用于慢性病人或病情稳定的急性病人,也可用于随访中并发症的评估。

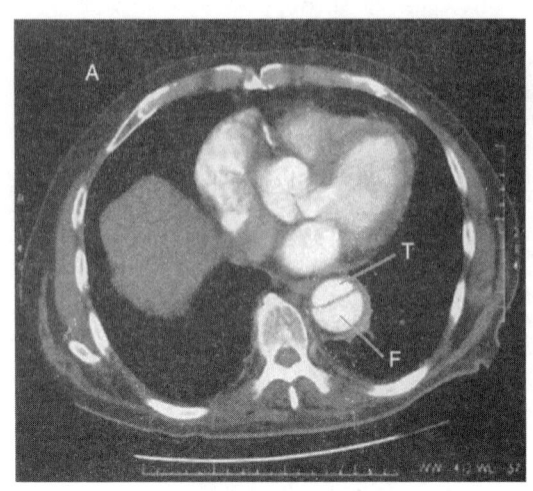

图 42-6　增强螺旋 CT 示胸主动脉夹层

胸主动脉真腔(T)与假腔(F)之间可见内膜瓣(I)

六、诊断和鉴别诊断

及时正确的诊断是有效治疗主动脉夹层的基础。当高血压病人突然出现剧烈胸背部疼痛,伴有主动脉瓣关闭不全、单个肢体脉搏明显减弱或消失,应想到主动脉夹层的可能。

主动脉造影、超声心动图(特别是经食管超声心动图)、CT 及 MRI 均可用于本病的诊断。如前所述,这些方法各有其优缺点,应根据病人的个体情况及所在医院的设备条件选用。目前,在大的医疗中心,对急性主动脉夹层,多数以增强螺旋 CT 作为首选的诊断方法,也有相当部分医疗中心以经食管超声心动图作为首选的诊断技术。对考虑手术者,亦可选用主动脉造影。

诊断主动脉夹层应考虑到:夹层的部位、程度和范围;破口部位;假腔内血栓;分支血管受累情况;主动脉瓣关闭不全;心包积液及冠状动脉受累情况等。

主动脉夹层主要应与急性冠状动脉综合征鉴别。另外,临床上常需与本病鉴别的疾病还包括肺栓塞、急性胸膜炎、急性心包炎及无夹层的主动脉动脉瘤等。

七、治　疗

(一)一般处理

1. 收住监护病房。

2. 监测动脉血压。

3. 静脉注射 β 阻滞药稳定心率,降低左室射血速率(dp/dt)。

4. 静脉点滴硝普钠控制血压水平。

5. 监测每小时尿量。

6. 床旁胸片和心电图。

7. 在 1～2h 使血压稳定下降至安全水平,疼痛明显减轻或消失,为进一步处理做准备。

(二)急性期分型处理

1. A 型　一经确诊,条件允许情况下,应及时进行主动脉造影,采用手术治疗。

2. B 型　对这类病人仍以内科治疗为主,其主要措施包括:① 继续用 β 阻滞药稳定心功能状态;②继续用硝普钠控制血压水平;③ 严密监测血压、心率、尿量等;④对症处理。

B 型病人如果出现下列情形,应考虑手术治疗:①有主动脉破裂征象(大量胸腔积血,出血性休克);② 夹层有破裂趋势(主动脉造影发现急性主动脉囊状动脉瘤、夹层以小时计急剧扩展、胸腔或心包积血、加强药物治疗不能缓解疼痛);③ 主动脉重要分支闭塞,引起重要器官(如肾脏、腹腔脏器或下肢)供血障碍。

近年来,介入性血管内治疗越来越广泛地用于主动脉夹层的治疗。目前介入性方法主要包括 2 种:① 经皮主动脉内膜开窗术(PTF),即在真假腔之间的内膜片上开窗,使假腔内血流通过开窗的破口返回真腔。主要用于主动脉夹层分支血管缺血并发症;② 经皮主动脉腔内覆膜支架置入术,为在真腔内置入覆膜支架,封堵夹层破口,使假腔内血流失去交通,逐渐形成血栓。该法为目前使用最多的介入性方法。

介入性治疗目前主要用于 B 型主动脉夹层。对 A 型主动脉夹层,亦已有介入治疗与手术治疗联合应用的报道。

(三)慢性期分型处理

对慢性 A 型主动脉夹层一般主张药物保守治疗。但当出现下列情况时,应考虑手术治疗:①夹层在短时间内迅速扩大。②合并主动脉瓣明显关闭不全。

对慢性稳定性 B 型夹层原则上终身药物治疗。当出现下列情况时,应考虑手术治疗或介入性治疗:①夹层发展成局限的囊性主动脉瘤。②血肿损害一侧髂动脉或股动脉造成间歇性跛行。

(四)妊娠合并主动脉夹层的处理

妊娠合并急性主动脉夹层,孕妇的病死率可高达25%以上,胎儿的病死率更高。治疗的目标应是尽可能既维护孕妇的生命,又保护胎儿。选择治疗方法时应综合考虑孕妇的病情以及孕期。胎龄在28周以内者,对A型主动脉夹层,如不进行手术治疗,其病死率可高达80%以上,因此,应积极手术治疗。胎龄在3个月以内,体外循环可使胎儿畸形率显著增加,是否保留胎儿应征求病人及家属的意见。胎龄在3个月以上者,这种风险显著降低,可考虑保留胎儿。对B型主动脉夹层,可考虑尽可能内科治疗,待产后酌情手术或介入治疗。如胎龄在32周以上,有手术指征者,可同时进行夹层手术及剖宫产术。对胎龄在28~32周者,若孕妇血流动力学不稳定,或存在子宫或其他器官缺血表现,或胎儿窘迫现象,则应立即行夹层手术及剖宫产术。

(王士雯　卢才义)

参 考 文 献

1　Nienaber C A, Fattori R, Mehta RH, et al. On Behalf of the International Registry of Acute A: Gender-Related Differences in Acute Aortic Dissection. Circulation, 2004,109: 3014—3021

2　Ince H, Nienaber C A. Diagnosis and management of patients with aortic dissection. Heart, 2007, 93: 266—270

3　Ahmad F, Cheshire N, Hamady M. Acute aortic syndrome: pathology and therapeutic strategies. Postgrad Med J, 2006,82: 305—312

4　Tsai T T, Nienaber C A, Eagle K A. Acute Aortic Syndromes. Circulation,2005,112: 3802—3813

5　Svensson L G, Crawford E S, Hess K R, et al. Dissection of the aorta and dissecting aortic aneurysms: improving early and long-term surgical results. Circulation, 1990,82(Suppl Ⅳ): Ⅳ—24

6　胡盛寿. 阜外心血管外科手册. 北京:人民卫生出版社,2006

7　林明裕,陈泗林.123例主动脉夹层的临床分析.临床荟萃,2007,22:191—192

8　Jing Q M, Han Y L, Wang X Z, et al. Endovascular stent-graft for acute and chronic type B aortic dissection: comparison of clinical outcomes. J Geriatric Cardiol, 2007,4:12—17

9　Oskoui R, Lindsay J. Aortic dissection in women<40 years of age and the unimportance of pregnancy. Am J Cardiol, 1994,73:821—822

10　Dinis da Gama A. The surgical management of aortic dissection: from uniformity to diversity, a continuous challenge. J Cardiovasc Surg, 1991,32:141—153

11　Fuster V, Halperin J L. Aortic dissection: a medical perspective. J Card Surg, 1994,9:713—728

12　Nienaber C A, von Kodolitsch Y, Nicolas V, et al. The diagnosis of thoracic aortic dissection by noninvasive imaging procedures. N Engl J Med, 1993,328: 1—9

13　Glower D D, Fann J I, Speier R H, et al. Comparison of medical and surgical therapy for uncomplicated descending aortic dissection. Circulation, 1990, 82 (Suppl Ⅳ): Ⅳ—39

14　Dake M D, Kato N, Mitchell R S, et al. Endovascular stent graft placement for the treatment of acute aortic dissection. N Engl J Med, 1999,340:1546—1552

15　Nienaber C A, Fattori R, Lund G, et al. Nonsurgical reconstruction of thoracic aortic dissection by stent graft placement. N Engl J Med, 1999,340:1539—1545

16　Kato M, Bai H Z, Sato K, et al. Determining surgical indications for acute type B dissection based on enlargement of aortic diameter during the chronic phase. Circulation, 1995,92(Suppl Ⅱ): Ⅱ—107

17　Masuda Y, Yamada Z, Morooka N, et al. Prognosis of patients with medically treated aortic dissections. Circulation, 1991,84(Suppl Ⅲ): Ⅲ—7

18　Chavan A, Hausmann D, Dresler C, et al. Intravascular ultrasound-guided percutaneous fenestration of the intimal flap in the dissected aorta. Circulation 1997,96:2124—2127

19　Hagan P, Nienaber C A, Das S, et al. Acute aortic dissection: presentation, management and outcomes in 1996—results from the International Registry for Aortic Dissection (IRAD). J Am Coll Cardiol, 1998,31 (Suppl A):217A

20　Zeebregts C J, Schepens M A, Hameeteman T M, et al. Acute aortic dissection complicating pregnancy.

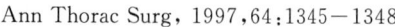

Ann Thorac Surg, 1997,64:1345—1348

21 Elkayam U, Ostrzega E, Shotan A, *et al*. Cardiovascular problems in pregnant women with Marfan syndrome: diagnosis and treatment. Ann Intern Med,
1995,123: 117—122

22 Fabricius A M, Autschbach R, Doll N, *et al*. Acute aortic dissection during pregnancy. Thorac Cardiovasc Surg, 2001,49:56—57

第43章 周围血管疾病

Chapter 43

第一节 大动脉炎

大动脉炎（Takayasu's disease）是指主动脉及其分支和肺动脉的慢性进行性非特异性炎症，以引起不同部位的狭窄和闭塞为主，少数病人因炎症破坏动脉壁的中层，致动脉扩张或动脉瘤，因病变的部位不同，其临床表现也不同。病变位于主动脉弓部及其分支者曾称为高安病或无脉病，在胸降主动脉者，表现为不典型主动脉狭窄，在肾动脉可引起肾血管性高血压，影响冠状动脉可引起冠心病或心肌梗死。本病常为多发病变，表现一组特异病变，由于少数病人可产生扩张性病变，故目前统称为大动脉炎。

一、流 行 病 学

大动脉炎是一种较常见的血管疾病，自 1908 年日本眼科医师高安（Takayasa）首先发现一例 21 岁女性病人，其眼底视盘周围有动静脉吻合，1952 年被 Caccamise 和 Whiteman 命名为高安病，本病在亚洲地区如日本、韩国、中国、印度、泰国等国家报道较多，其次在南美洲如墨西哥、非洲及前苏联欧洲地区多，而西欧国家较为罕见，在我国据报道约有 1 300 例，实际上存在的大动脉炎则更多，男女比例约为 1∶3.2，日本统计约为 5 000 例，男女比例约为 1∶10。年龄最小为 3 岁，最大为 79 岁。

二、病因与发病机制

本病女性好发，男女比例约为 1∶3.2。病因迄今尚未明确，有梅毒、动脉硬化、结核、血栓闭塞性脉管炎、结缔组织病、先天性异常、巨细胞动脉炎、风湿病、类风湿病、内分泌异常、代谢异常和自身免疫等学说。

1. **自身免疫学说** 一般认为本病为链球菌、结核菌、病毒或立克次体等感染后，体内免疫过程所致，其表现特点为：①血沉快；②血清蛋白电泳可见 γ 球蛋白和 α_1、α_2 球蛋白增高；③"C"反应蛋白和抗"O"及抗黏多糖酶异常；④胶原病于本病并存；⑤主动脉弓综合征与风湿、类风湿病性动脉炎相类似；⑥激素治疗有明显疗效。但是这些特点并非本病免疫学的可靠证据，血清抗主动脉抗体的滴度和抗体价均较其他疾病明显增高，其主动脉抗原位于主动脉的外膜和中膜，血清免疫球蛋白示：IgG、IgA 和 IgM 均增高，以后两者增高为特征。

2. **内分泌异常** 本病多见于年轻女性，故分析可能与内分泌因素有关，Numano 等观察女性大动脉炎患者在卵泡和黄体期留 24h 尿标本，发现雌激素的排泄量比正常女性明显增高，在家兔的实验中注射雌激素可以导致主动脉及其分支产生类似大动脉炎的病理改变，临床上，大剂量使用雌激素可以损害血管壁，如前列腺癌患者服用此药可使血管疾病和脑卒中的发生率明显增高，长期服用避孕药可造成血栓形成，故 Numano 认为雌激素分泌过多和营养不良因素相结合，可能为本病发病率高的原因。

3. **遗传因素** Numano 曾报道在日本有 10

对近亲患有大动脉炎,特别是孪生姐妹,为纯合子,我国已发现有孪生姐妹患此病。在对大动脉炎进行 HLA 分析时发现,A9、A10、A25、Aw19、A30、B5、B27、B40、B51、Bw60、DRJ、DRw、DQW3 出现频率较高,有统计学意义,但抗原不够集中,日本对大动脉炎进行了 HLA 分析,发现 A9、A10、B5、Bw40、Bw51、Bw52 出现频率高,特别是 Bw52 最高,并对 124 例病人进行了 20 年的随访,发现 Bw52 反应了大动脉炎的严重程度,需要激素剂量较大,并对激素有抗药性,发生主动脉瓣关闭不全、心绞痛和心衰的并发症均较 Bw52 阴性者发展快。这提示 HLA 抗原基因不平衡具有重要的作用。

三、病 理

本病可发生于颈动脉、主动脉、锁骨下动脉、椎动脉、肾动脉、腹腔动脉、肠系膜上动脉、肠系膜下动脉、肝动脉、脾动脉、冠状动脉、肺动脉等,约 84% 的病人累及 2～13 支动脉,其中以头臂动脉(尤其以锁骨下动脉)、肾动脉、胸腹主动脉及肠系膜上动脉为好发部位,腹主动脉伴肾动脉受累者约占 80%,单纯肾动脉受累者约占 20%,单侧与双侧受累相似;其次为腹腔动脉和髂动脉;肺动脉受累较常见,约占 50%,常呈多发性,其病变程度较轻,病变常累及动脉全层,主要为弥漫性纤维组织增生,呈广泛而不规则的增生或变硬,管腔有不同程度的狭窄,常合并血栓形成,病变以主动脉分支入口处较严重,有时可使冠状动脉开口处或近段狭窄,少数受累动脉在局部血流动力的影响下形成动脉扩张或动脉瘤。多见于胸腹主动脉和右侧头臂动脉,部分内膜有钙化,中层常见散在灶性破坏,其间可有炎症肉芽组织和凝固性坏死,滋养血管的中层和外膜有明显增厚,其管腔有狭窄或闭塞,动脉各层均有以淋巴细胞和浆细胞为主的细胞浸润,中层亦可见上皮细胞和朗罕巨细胞。

四、临 床 表 现

在局部症状或体征出现前数周,少数病人可有全身的不适,易疲劳、发热、食欲缺乏、恶心、出汗、体重下降和月经不调等症状,当局部症状和体征出现后,全身症状将逐渐减轻或消失,多数病人则无上述症状。根据病变部位可分为以下类型:

(一)头臂动脉型

1. 症状 颈动脉和椎动脉狭窄和闭塞,可引起脑部不同程度的缺血,出现头昏眩晕、头痛、记忆力减退,单侧或双测视物有黑点,视力减退、视野缩小甚至失明,嚼肌无力和咀嚼肌腭部肌肉疼痛,少数病人因局部缺血导致鼻中隔穿孔,上腭及耳壳溃疡,牙齿脱落及面肌萎缩。脑缺血严重者可有反复晕厥,抽搐、失语、偏瘫和昏迷,尤以头部上仰时,脑缺血症状更易发作。少数病人由于局部血压或氧分压低或颈动脉与周围组织发生粘连,故颈动脉窦较为敏感,受外界压力的影响,当头部急剧位置改变或起立时,可产生颈动脉窦性晕厥。上述缺血可出现单侧或双侧上肢无力,发凉、酸痛、麻木,甚至肌肉萎缩。少数病人可发生锁骨下动脉窃血综合征,由于一侧锁骨下动脉或无名动脉狭窄 50% 以上或闭塞时,可使同侧椎动脉的压力降低 1.33kPa(10mmHg)以上,使健侧椎动脉的血流经患侧椎动脉逆流入病变以远的锁骨下动脉,当患侧上肢活动时,血流可增加50%～100%,引起虹吸或窃血现象,加重脑部缺血,而发生一过性脑缺血。

2. 体征 颈动脉、桡动脉、肱动脉搏动减弱或消失,两侧上肢收缩压差 > 1.33kPa(10mmHg),约半数患者于颈部或锁骨上部可听到二级以上的血管收缩期杂音,少数伴有震颤,如有侧支循环形成,则血流通过扩大弯曲的侧支循环时,少数病人可有连续性血管杂音。

(二)主、肾动脉型

1. 症状 伴有高血压时可出现头痛、头晕、心慌,由于下肢缺血,出现无力、发凉、酸痛、易疲劳和间歇性跛行等症状。合并肺动脉狭窄者,则出现心慌、气短。少数病人发生心绞痛或心肌梗死,系病变累及冠状动脉引起。

2. 体征

(1)高血压:高血压为本病的一种重要的临床表现,尤以舒张压升高明显,肾动脉狭窄越严重,舒张压越高,其发生原理可能为胸降主动脉严重狭窄,使心排出血液大部分流向上肢而引起的节段性高血压及(或)肾动脉狭窄引起的肾性高血压,主动脉瓣关闭不全引起的收缩期高血压。

(2)血管杂音:约 80% 的病人可于脐上部闻及高调的收缩期或收缩及舒张期双期血管杂音,

无论单侧或双侧肾动脉狭窄,半数以上的腹部血管杂音为Ⅰ~Ⅱ级,可向左或向右传导,杂音位于脐上2~7cm及脐两侧2.5cm的范围内,杂音强度于肾动脉狭窄程度不成平行关系,根据动物实验,发现狗的腹主动脉狭窄达60%时才出现血管杂音,狭窄达73%时杂音最响,若达到78%以上时杂音减弱或听不到,一般认为肾动脉和腹主动脉管腔狭窄<60%,狭窄远近端收缩压差<4kPa(30mmHg)者,无功能意义。

(3)上下肢收缩压差:反应主动脉有狭窄情况存在。

(三)广泛型

具有上述两种类型的特征,属多发性病变,多数病人病情较重。

(四)肺动脉型

本病合并肺动脉受累并不少见,约占50%,上述3种类型均可以累及肺动脉,而在各类型中合并或不合并肺动脉受累者无明显差异。尚未发现单纯肺动脉受累者。肺动脉高压为一种晚期的并发症,约占1/4左右,多为轻度或中度,而重度者少见。临床上出现心悸、气短较多,但症状均较轻,肺动脉瓣区可闻及收缩期杂音和肺动脉瓣第二音亢进,肺动脉狭窄较重的一侧呼吸音减弱,应与其他肺血管性疾病,如肺动脉血栓栓塞症或原发性肺动脉高压等进行鉴别。

(五)动脉瘤型

发生于全身不同部位而有相应的表现。

五、实验室检查

1. 化验及免疫学检查

(1)红细胞沉降率增快、"C"反应蛋白和抗链球菌溶血素"O"增高是反映本病活动性的重要指标。约有43%的患者血沉快,可快至130mm/h,其中发病10年以内者,多数血沉增快。>10年者,病情趋于稳定,血沉恢复。

(2)血清蛋白电泳:常有α_1、α_2及γ蛋白增高,白蛋白降低。

(3)血清抗主动脉抗体测定:对大动脉炎的诊断具有一定的价值,血清抗主动脉抗体滴度≥1:32为阳性,≤1:16为阴性,大动脉炎患者阳性率达91.5%,滴度≥1:64者占65%,假阳性占8.5%。

2. 胸部X线检查

(1)心脏改变:约1/3的病人有心脏扩大改变,主要是轻度左心室扩大,重度扩大少见。原因为高血压致后负荷增加,主动脉瓣关闭不全或冠状动脉受累致心肌损害。

(2)胸主动脉的改变:常为升主动脉或弓降部的膨隆、凸出、扩张,甚至瘤样扩张,可能系高血压的影响或大动脉炎的表现,与病变类型及范围有关。尤以中下段变细内收及搏动减弱等是提示降主动脉广泛狭窄的重要特征。

3. 心电图检查 约半数患者为左心室肥厚、左心室劳损或高血压,少数表现为冠状动脉供血不足或心肌梗死表现。

4. 眼底检查 无脉病眼底为本病的一种特异性改变,发生率约为14%。可分为3期。第1期:血管扩张期,视神经乳头发红,动静脉扩张,淤血,静脉管腔不均,新生毛细血管小、出血,小血管瘤,虹膜玻璃体正常。第2期:吻合期,瞳孔散大,反应消失,虹膜萎缩,视网膜动静脉吻合形成,周边血管消失。第3期:并发症期,表现为白内障,视网膜出血和剥离。

5. 肺功能检查 肺功能改变与肺动脉狭窄和肺血流受损有一定关系,通气功能下降及双侧肺血流受损为多,而弥散功能障碍少见,肺顺应性降低。

6. 血流图检查 可检查头部和四肢血流量,并可同时测定动脉管腔的大小。

7. B超检查 可探查主动脉及其分支狭窄或闭塞(颈动脉、锁骨下动脉、肾动脉等),但对其远端分支探查较困难。

8. 分侧肾静脉肾素活性测定 正常人两侧肾静脉肾素活性较肾动脉血约高25%,若患侧肾素活性较健侧增高50%,则可诊断为肾动脉狭窄。目前多数学者以RVRR≥1.5以及健侧肾静脉与远端下腔静脉血浆肾素活性(PRA)相等作为单侧肾动脉狭窄的特征。

9. 血管造影

(1)数字减影血管造影(DSA):是一种数字图像处理系统,为一种较好的筛选方法,操作较简便,病人负担小,反差分辨率高(图43-1)。

(2)选择性肾动脉造影:可观察肾动脉狭窄的部位、范围、程度、远端分支、侧支循环及胸腹主动

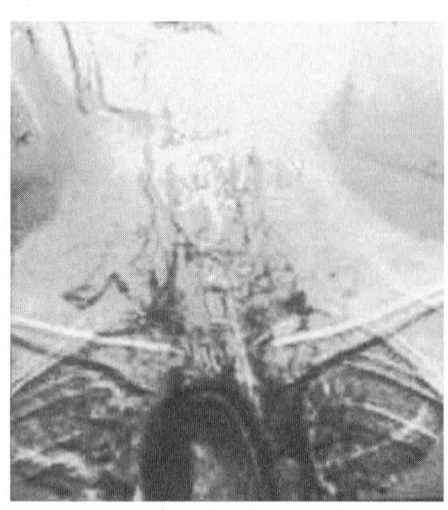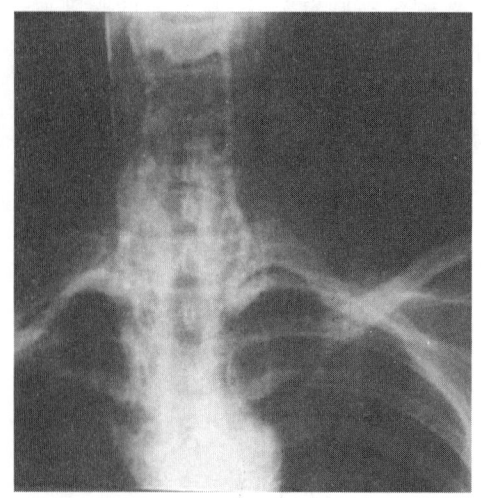

图 43-1　大动脉炎四血管病变的动脉造影所见

脉情况。

（3）冠状动脉造影：近年来对本病常常累及冠状动脉而建议行冠状动脉造影。

六、诊　　断

大动脉炎临床表现典型者诊断并不困难，但不典型者须与其他病变相鉴别，凡年轻人尤其是年轻女性具有以下 1 种以上的临床表现者，应怀疑或诊断本病：

1. 单侧或双侧肢体出现缺血性症状，伴有动脉搏动减弱或消失，血压降低或测不出或两侧肢体收缩压差＞1.33kPa（10mmHg），或下肢收缩压较上肢收缩压低于 2.67kPa（20mmHg）者。

2. 脑动脉缺血症状：伴有单侧或双侧颈动脉搏动减弱或消失以及颈部血管杂音者，但有些年轻人脉压增大，心率增快，于右侧颈部可闻及轻度血管杂音，应与之鉴别。

3. 近期发生的高血压或顽固性高血压，伴有上腹部二级以上的高调的血管杂音。

4. 无明显低热、血沉快，伴有血管性杂音、四肢脉搏或血压有改变者，并可累及肺动脉或冠状动脉并引起相应的临床症状者。

5. 无脉病眼底改变者。

本病多发于青年，但中年亦可罹患此病。有怀疑者应进一步进行实验室检查及辅助检查方能明确诊断，但仅血管造影发现肾动脉狭窄尚不能肯定是高血压的原因，还必须看肾动脉狭窄是否

引起肾脏缺血而导致肾素-血管紧张素系统活性增高。分侧肾动脉肾素活性测定对血管性高血压的诊断及估计手术预后很有价值。

七、鉴别诊断

大动脉炎是指主动脉及其分支和肺动脉的慢性进行性非特异性炎症，以引起不同部位的狭窄和闭塞为主，少数病人因炎症破坏动脉壁的中层，致动脉扩张或动脉瘤。好发于年轻女性，一般于 40 岁以前发病，发现单侧或双侧肢体出现缺血性症状，尤其是左上肢无脉或脉弱，两侧收缩压差＞1.33kPa（10mmHg），颈或腹部或背部可闻及血管杂音，由于受累部位不同，临床表现不同，活动时常表现为血沉增快，C 反应蛋白阳性，发热，局部动脉疼痛，故在诊断上必须与下述各种疾病进行鉴别。

1. 肾动脉肌纤维发育不良症（FMD）：本病好发于年轻女性，病变常累及肾动脉远端及其分支，可呈串珠样改变，以右肾动脉受累较多见，主动脉很少受累，上腹部很少能听到血管杂音，缺少大动脉炎的临床表现。

2. 动脉硬化。

3. 先天性主动脉缩窄。

4. 胸廓出口综合征：以桡动脉搏动减弱，可随头颈及上肢活动而搏动变化。上肢静脉常出现滞留现象及臂丛神经受压引起的神经痛，颈部 X 线示颈肋骨畸形。

八、治　疗

目前对大动脉炎的治疗主要有内科治疗和外科治疗。

(一)内科治疗

针对活动期和稳定期的治疗如下。

1. 活动期治疗　目前认为激素对本病活动期的治疗是有效的,包括发热、疼痛、血沉增快、C反应蛋白阳性。可于短期内改善症状,缓解病情,血沉恢复正常,有人根据血沉增快的程度分为两组:①20～40mm/h;②>40mm/h。前者可不用激素治疗,后者有应用指征。一般服用泼尼松,1/d,顿服30mg,维持3～4周后逐渐减量,每2～4周减少5～10mg,以后每2～4个月减少2.5mg,以血沉不增快为减量的指标,剂量减到每日10～5mg时,应维持一段时间。少数病人每日服用5mg达15～20年,病情稳定,未发现任何副作用,说明长期小剂量服用激素对控制病情活动是有帮助的,如用泼尼松无效,可以改用地塞米松治疗,病情危重者可以静脉滴注氢化可的松每日100mg治疗,但合并结核或其他感染或恶性高血压者,则不易长期应用此药。雷公藤多苷片具有抗炎和免疫抑制作用,其抗炎和免疫抑制作用与皮质激素相似,而无皮质激素的副作用,对皮质激素耐药、依赖及禁忌的大动脉炎患者可以替代,与皮质激素合用可以提高疗效,减少激素的剂量和副作用,按1～1.5mg/(kg·d),分2～3次口服,长期服用应注意白细胞减少的副作用,孕妇忌服用。除按活动期治疗外,伴有脑或肢体缺血表现者应并用扩张血管药改善微循环,以及应用抗血小板及抗高血压等药物治疗。

2. 稳定期治疗

(1)扩张血管和改善微循环治疗:口服环扁桃酯(抗栓丸),每次2～3粒,3/d,曲克芦丁(维脑路通)0.2～0.3g,3/d;甲巯咪唑20mg,3/d;706代血浆250～500ml,1/d,2～3周为1个疗程,可使血浆黏度下降,减少红细胞聚集,延长凝血时间。

(2)抗血小板药物:阿司匹林50mg/d;双嘧达莫(潘生丁)25mg,3/d,或用噻氯匹定(抵克力得)。

(3)抗高血压药物:对不适于手术或肾动脉成形术的患者,可服用降压药,本病对一般的降压药物反应不佳,虽然转化酶抑制药降压有效,但有些

学者不主张应用它来治疗肾性高血压,特别是双侧肾动脉狭窄或单功能肾(自然或人工移植)或治疗前有肾功能损害的患者应慎用,由于肾动脉狭窄后肾脏灌注压降低,通过AngⅡ使出球小动脉收缩来调节肾小球的滤过率(GFR),若服用卡托普利(巯甲丙脯酸)则GFR失去上述的自身调节,可发生肾功能不全;若合并利尿药,GFR更下降,更促进肾功能不全。停用上述药物后肾功能可恢复治疗前水平,故单侧肾动脉狭窄患者无手术或扩张指征时可应用卡托普利(巯甲丙脯酸)治疗,但应密切观察尿蛋白、血肌酐,注意肾功能变化。

(4)经皮穿刺肾动脉成形术:1964年Potter及Judking首先应用经皮血管内成形术(PTA)治疗血管病,1978年Gruntzi用以治疗肾动脉狭窄所致的高血压,为肾血管性高血压的治疗开辟了一条新的途径。有人认为用本法治疗的肾血管性高血压获得痊愈或改善者达80%～100%,但作者早期11例经验,尽管治疗均成功,但均较快复发,有1例在两年中施(PTA)4次,最后仍改为腹主动脉-肾动脉架桥术,这与病变的基础与动脉硬化不同有关。

(二)外科治疗

1. 头臂动脉型

(1)胸外途径的转流术:胸外途径转流手术创伤小,并发症少,死亡率低,手术效果满意,临床上较常应用。可采用自体静脉或人工血管作移植材料。有2支以上血管阻塞时可采用序贯转流。其常用术式有①锁骨下动脉-颈总动脉转流术:适用于颈总动脉或锁骨下动脉起始部狭窄或闭塞者,但不宜以颈总动脉-锁骨下动脉转流术解决上肢无脉。必须牢记脑供血十分重要。②颈总动脉-颈总动脉转流术:适用于一侧颈总动脉狭窄或闭塞。③腋动脉-腋动脉转流术:适用于锁骨下动脉或无名动脉狭窄或闭塞,尤其适用于产生锁骨下窃血综合征者,可有效改善患侧上肢缺血及由椎动脉引起的窃血现象。④锁骨下动脉-颈动脉-颈动脉序贯式转流术:适用于无名动脉和左颈动脉起始部的狭窄或闭塞,而其远侧动脉通畅者。⑤锁骨下动脉-锁骨下动脉-颈动脉转流术:适用于无名动脉通畅而左锁骨下动脉和左颈总动脉起始部狭窄或闭塞或无名动脉起始或分叉处狭窄或闭塞而左锁骨下动脉通畅者。

（2）胸内途径转流术：即进胸施行升主动脉与主动脉弓各个分支之间的转流手术。适用于主动脉弓的分支有多发性病变，特别是无名动脉、左颈总动脉以及左锁骨下动脉均被累及时，为改善脑或上肢的血供，应行此手术。在大动脉炎病人，当就诊时颈部4根血管常已均发生阻塞（图43-1），而不是单根或局限性病变而无法架桥。笔者自1984年开始为造影无流出道病例探查颈内动脉，发现绝大部分病例的颈内动脉仍通畅，从而为此类严重病例施行升主动脉-颈内动脉架桥提供了

依据。根据头臂干阻塞部位和范围的不同可选择不同的转流方式，如升主动脉-双侧颈内动脉架桥（图43-2a）、升主-锁骨下-颈总动脉架桥（图43-2b，包括椎动脉成形术）、升主-锁骨下-颈总动脉架桥术（图43-2c），后者为最常用式式。手术后病人脑缺血，尤其是视力明显改善，唯缺血后再灌注损伤问题有待解决。术后降颅压以致对严重病例在术前行预防性开颅等措施也已采用。作者尚提出升主动脉-颈内动脉分期架桥术，可减少风险，也可见脑血流量的逐渐增加。

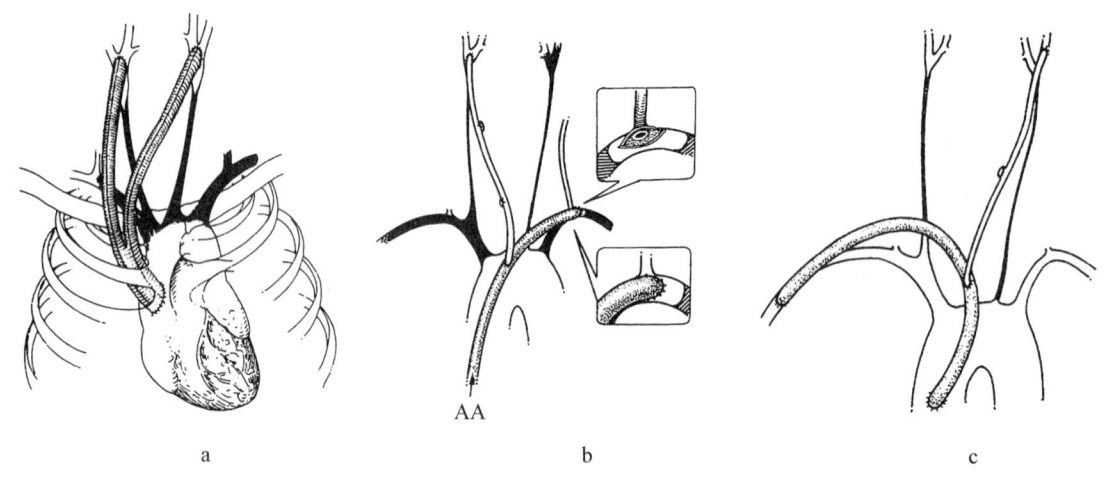

a b c

图43-2 各种胸内架桥术式

2. **主-肾动脉型** 以肾性高血压为主。手术目的在于缓解高血压，防止肾脏萎缩和肾功能丧失。①降主动脉-腹主动脉转流术：适用于胸、腹主动脉狭窄或闭塞，有明显上肢高血压及下肢缺血表现者；②升主动脉-腹主动脉转流术（图43-3左）：适用于胸、腹主动脉长段狭窄或闭塞，无法行降主动脉-腹主动脉转流术者；③升或降主动脉-腹主动脉＋肾动脉架桥术：适用于胸主动脉和（或）腹主动脉阻塞性病变合并肾动脉狭窄者（图43-3右）；④腹主动脉-单或双肾动脉旁路移植术：适用于单纯肾动脉狭窄者；⑤脾-肾动脉转流术：适用于单纯左肾动脉狭窄者，自远端切断脾动脉，行脾动脉-左肾动脉吻合术；⑥肝动脉-肾动脉架桥术：适用于单纯右肾动脉狭窄者；⑦自体肾移植术；⑧双肾功能严重受伤时只能考虑行肾移植术。

3. **广泛型** 视具体病变部位设法选择合适的转流手术。

4. **肺动脉、冠脉型** 因肺血管病变常为多

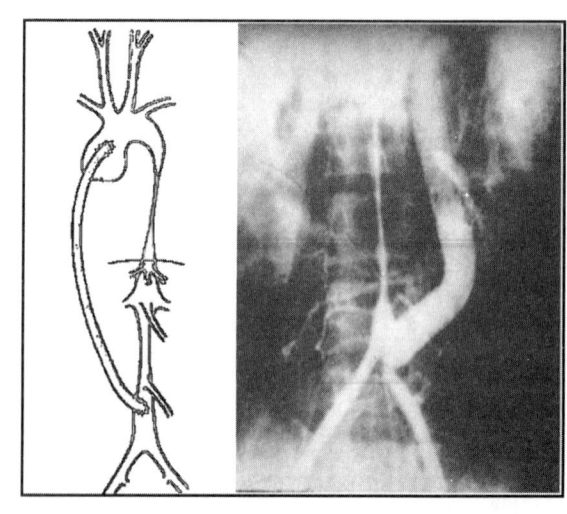

图43-3 左图示升主动脉-腹主动脉架桥术；右图为造影示降主动脉-腹主动脉架桥和人工血管-左肾动脉架桥术

发,且大多累及远端,一般难以外科治疗。心肌缺血者经造影后如能手术应争取行冠状动脉旁路移植术,因病人大多年轻。

5. 动脉瘤型 尽量在病情稳定时进行手术。

九、预 后

本病预后主要取决于高血压程度和冠状动脉供血情况。

1. 并发症 本病属于慢性进行性血管病变,受累动脉的侧支循环形成较丰富,故大多数患者预后较好。可参加一般工作。并发症的发生率约为15%,其中90%只有一种并发症,10%产生两种以上的并发症,以发病后5年内发生的并发症最多(70%),主要有:脑缺血、视力障碍、失明、脑出血、卒中、偏瘫、心衰、主动脉瓣关闭不全、心绞痛、心肌梗死、肾衰、主动脉夹层、动脉瘤破裂和鼻中隔穿孔等。

2. 死因 病死率10.4%左右,大约2/3患者死于原有的并发症。

第二节　急性动脉栓塞

急性动脉栓塞(acute artery embolism)系指栓子自心脏或近侧动脉壁脱落,或自外界进入动脉,被血流冲向远侧,阻塞动脉血流而导致相应肢体或内脏器官缺血以至坏死的一种病理过程。此病起病急骤,发病后肢体以至生命均受到威胁,及早诊断和正确治疗至为重要。

一、病 因

动脉栓塞的栓子可由血栓、动脉硬化斑块、细菌性纤维素凝集物、空气、肿瘤组织、异物(如弹片)、折断的导丝、导管、羊水和脂肪等组成,但以左心房血栓最为常见。血栓来源有下列几方面:

1. 心源性 是血栓最常见的来源,占86%～91%。以风湿性心脏病、二尖瓣狭窄、心房颤动和心肌梗死占多数。2/3～3/4的病人在发生肢体动脉栓塞前均有心房颤动的发生。

2. 血管源性 比较少见,为5%～10%。动脉瘤、动脉硬化、动脉壁炎症或创伤时,在病变部常有血栓形成,血栓或斑块或碎片脱落时便形成栓塞。动脉壁粥样硬化斑块脱落可产生栓子和微栓子,其临床表现多不明显,最常见是微栓子产生一个足趾的缺血、坏疽,通常称为“蓝趾综合征”。当右心房压力超过左心房时,静脉系统血栓可经未闭的卵圆孔而到达体循环形成动脉栓塞,称为“反常栓塞”。

3. 医源性 随着心脏血管手术和介入治疗的广泛开展,医源性因素也成为动脉栓塞的一个重要原因。大多数发生在动脉造影操作部位的血管,如腹主动脉、髂动脉、股腘动脉。人工心脏瓣膜血栓所发生的栓塞也日益引起人们的注意,因为人工心脏瓣膜病人的寿命不断延长,尽管有长期抗凝治疗的条件,病人仍将面临外周动脉栓塞的危险,特别是行二尖瓣瓣膜置换术和有主动脉人工机械瓣瓣膜的病人尤其如此。

4. 肿瘤性 颇罕见。心脏黏液瘤是周围动脉栓塞的罕见原因。另外,作者见一例下肢动脉栓塞由绒毛膜上皮细胞癌引起。

5. 原因不明 有5%～10%的病人经仔细检查仍不能发现血栓的来源。称为“隐秘性血栓”,随着影像技术的提高,隐秘性血栓的诊断会逐渐减少,有时的确很难鉴别原位的血栓形成和栓塞。

二、病 理 生 理

1. 栓塞动脉的变化 栓子几乎总是停留在动脉分叉和分支开口处。在动脉栓塞中,发生在下肢者常在90%以上,其中以股总动脉发病率最高,其次是髂总动脉、腹主动脉和腘动脉。上肢动脉的发病顺序则是肱动脉、腋动脉和锁骨下动脉。急性动脉栓塞的自然病程一般取决于栓塞的部位、管腔阻塞的程度、继发血栓的范围以及侧支循环的代偿能力。栓塞发生后,动脉腔呈部分或完全性阻塞,其远端动脉及侧支发生痉挛,通过交感神经舒缩中枢反射引起远端血管及其邻近侧支动脉强烈痉挛,使患肢缺血更为严重。痉挛程度愈剧,缺血愈是严重。动脉本身的滋养血管也可发生痉挛造成动脉壁血供障碍,血管内皮细胞从而受到损伤,内弹力层可增厚、断裂,内皮下层水肿,内膜退行性变,血小板、纤维蛋白黏附于动脉内膜上,从而促使继发性血栓的形成。而栓塞近端动脉的继发性血栓则是由于血流滞缓,正常的轴流发生紊乱,血液中有成分沉积,血液发生凝固而成血栓。继发性血栓常发生于栓塞后 8～12h。伴行静脉也可继发血栓形成,一旦发生,提示肢体发生更为严重的循环障碍,预后不佳。

2. 受累肢体的变化　由组织缺氧所致疼痛和麻木为肢体动脉栓塞的最早临床表现,至感觉消失时,组织很可能已发生坏死。肌肉坏死时释出磷酸肌酸激酶(CPK)和溶菌酶(Lysozyme)等物质会加剧组织坏死。厌氧代谢引起组织酸中毒和细胞钠泵障碍,使细胞外钾浓度升高。一般在组织缺血后 4～8h 就可发生坏死,但可因栓塞部位、受累动脉痉挛程度、形成继发性血栓的范围和侧支循环状况而异,后者是最重要的因素。

3. 心血管系统和全身影响　多数病人有心血管系统疾病,动脉栓塞后更加恶化了原来的心血管功能紊乱状态,一般栓塞动脉管径越大,阻塞越明显,对心脏的影响也越大。严重者可致血压下降、休克、严重心律失常以至心脏骤停。这与再灌注损伤有关,病变广泛时可引起肌源性代谢性肾病或肌病肾病性代谢综合征。

三、临床表现

动脉栓塞的肢体常有特征性的所谓“5P”征:疼痛(pain)、无脉(pulselessness)、苍白(pallor)、麻木(paresthesia)和运动障碍(paralysis)。

1. 疼痛　绝大多数病人的主要症状是患肢剧烈疼痛。疼痛部位开始在栓塞处,以后逐渐向远处延伸。随栓子的移动,疼痛部位可以改变,患肢活动时疼痛加剧。疼痛的主要原因是组织缺血,但栓塞部疼痛则与局部血管压力骤增和血管突然被扩张有关。

2. 动脉搏动消失或减弱　栓塞部位的动脉可触及条索感和压痛,栓塞以远的动脉搏动消失。偶尔,因栓塞不完全,使部分血流仍可通过栓塞部,在远端动脉存在减弱了的动脉搏动。此时,栓塞近侧动脉可出现弹跳状强搏动,或为水冲脉,并非好征兆。当动脉痉挛严重或形成继发性血栓时,栓塞近端的动脉搏动也可减弱。

3. 苍白、厥冷　由于组织缺血,皮肤乳头层下静脉丛血液排空而呈蜡样苍白。若血管内尚积聚少量血液,则在苍白皮肤间呈现散在的青紫斑块。肢体周径缩小,浅表静脉萎瘪,在皮下出现蓝色线条。皮肤厥冷,肢端尤甚,皮温可降低 3～4℃。

4. 麻木、运动障碍　患肢远端呈袜套感,为感觉丧失区,这是由于周围神经缺血所引起的功能障碍。近端有感觉减退区,再近端可有感觉过敏区。感觉减退区平面低于动脉栓塞平面。患肢还可有针刺样感觉。肌力减弱,甚至麻痹,可出现不同程度的手足下垂,提示为桡神经或腓总神经的缺血性损伤。有感觉消失和麻痹时,常表示已(或将)出现肌肉坏死。

四、诊　　断

有器质性心脏病、动脉硬化,尤其是有心房纤颤或急性心梗,或有动脉栓塞病史的病人,如突然发生肢体剧烈疼痛、肢端苍白和无脉者,急性动脉栓塞的诊断基本成立。皮肤温度降低的平面比栓塞平面要低。感觉和运动障碍的出现较前三者为晚。临床上不难判断栓塞的部位:如有双下肢剧烈疼痛,腹主动脉远端(相当于脐部)不能触到搏动,则腹主动脉骑跨栓塞的可能性很大。如腹主动脉搏动良好,则双髂动脉栓塞的可能性很大。在一侧下肢剧痛、肢端无脉的病人,当股动脉搏动不可触及时,常为同侧髂动脉栓塞;当髂动脉搏动好时常为股动脉栓塞。上肢病变可依此类推。超声多普勒血流仪可更准确地判断动脉栓塞的部位。此外,动脉病变远侧的节段性动脉收缩压明显降低,以至测不到;血流波幅也明显低平。但此法难以明确栓塞远端动脉通畅度、侧支循环状况、有否继发血栓形成和有否动脉硬化性病变。而选择性肢体动脉造影和连续摄片法 MRA 和 DSA 的应用可了解上述情况。但动脉造影需一定的条件和有一定的时间要求。因而在急性动脉栓塞病例造影仅限于病程较长、疑有多发性栓塞或疑有患肢动脉硬化性狭窄或血栓形成而有可能须行血管重建术的有条件的病例。当 CPK 明显升高时,提示很可能已发生肌肉坏死。有部分病人,肢体动脉栓塞是其“静止性心肌梗死”的首发临床表现,因此取栓前行心电图检查、心肌酶谱检查和超声心动图检查是必要的。

五、鉴别诊断

1. 动脉血栓形成　发生在动脉原有病变(如动脉硬化、糖尿病、动脉瘤、动脉炎等)或外伤、缝合、吻合或移植后或动脉造影后继发血栓形成的病例,其临床表现虽与动脉栓塞酷似,但它具有下列特点:

(1)病史中有慢性缺血症状,如肢体麻木、发凉和小腿或臀股部间歇性跛行等;

(2)肢体有慢性缺血体征如毛发脱落、趾(指)甲增厚变形和肌肉萎缩等;

(3)X线平片显示血管壁钙化或骨质稀疏;

(4)常有其他部位动脉硬化征象;

(5)发病过程较栓塞为缓;

(6)皮肤温度变化的界线和差异在急性动脉栓塞病人更明显;

(7)有近期心房纤颤,或急性心肌梗死或心房附壁血栓等栓子来源的病史提示急性动脉梗阻。当诊断有困难时应行动脉造影。

2. 急性髂股静脉血栓形成　即股青肿,偶尔可与动脉栓塞相混淆。急性髂股静脉血栓形成时,动脉痉挛、血液滞缓,使患肢苍白或发紫、发凉、脉弱;但缺血现象多在12～24h后改善,动脉搏动恢复、患肢转暖。再者患肢肿胀、感觉正常、浅静脉充盈等与动脉栓塞病例迥然不同。虽病情不断加剧者仍可导致患肢坏疽,但呈湿性。

3. 血栓闭塞性脉管炎　为慢性病变,常伴患肢静脉炎。

4. 其他

(1)动脉痉挛:常由外伤或手术刺激或过度吸烟所致,交感神经阻滞或扩血管药物常有效;麦角中毒者也通过动脉痉挛而有急性动脉缺血的表现,有服药史,以硝普钠治疗有效。

(2)动脉受压综合征:有慢性小腿或足部间歇性跛行表现,多发生在20～40岁的年轻人。

(3)休克病人肢端可以发紫、发凉,但当周身病变改善后肢端缺血状态常随之好转。

(4)动脉压迫性病变:如急剧增大的动脉瘤、肿瘤或髁上骨折的断端等压迫动脉也可引起肢端急性缺血。

(5)肢体动脉可因挫伤、裂伤或横断导致急性缺血,但外伤史为鉴别诊断提供了重要线索。

六、治　疗

治疗的早晚与肢体的存活有密切关系。发病6h以内治疗者,肢体存活率可达95%;12h以内者存活率约为80%;而12～48h者存活率约为60%。因此,一旦诊断明确应立即进行治疗。动脉栓塞常伴有心血管疾病,发生此病后又加重心血管系统的紊乱,重者可并发心力衰竭,故治疗原则是既要解除肢体急性缺血,又要兼治原发疾病和避免由再灌注损伤引起的血流动力学和代谢变化。一个完整的治疗是迅速确立动脉栓塞的诊断,确定栓子的来源,尽早全身抗凝和去除血栓。

目前治疗急性动脉栓塞的主要方法有三种,分别是溶栓治疗、经皮穿刺导管介入性机械性血栓切除术和外科手术血栓切除术。它们均有各自的优缺点,治疗方法的选择主要根据肢体的临床情况、血栓蔓延的程度和病人的全身情况,有助于判断预后。

非手术治疗仅用于不适宜手术或不能手术的病例,包括局部处理和抗凝和溶栓治疗以及解除血管痉挛的治疗。溶栓剂仅能溶解新鲜血栓,对机化或硬化斑或肿瘤性栓子无效。但对发病3d以内的血栓效果甚好,对7d以上者效果较差。高压氧舱可增加血氧饱和度,对改善肢体缺血有一定帮助。

其他治疗:超声血栓消融仪已进入临床,近期效果良好,但远期效果有待确认。

血管架桥移植术:经上述处理仍不能解决动脉阻塞时,只要阻塞远端有通畅动脉,便可行相应血管移植术以解决髂动脉阻塞。

颈或腰交感神经节切除术:有助于解除上、下肢动脉痉挛,因而能促进肢体侧支循环的建立。

截肢术或取栓术加截肢术:当病人来院时肢体已经坏疽,须预防感染的扩散和改善患肢血液循环。待坏疽与健康组织间的界限明确后行截肢或截趾术。但当病人已有湿性坏疽或虽尚无坏疽平面形成,但肢体缺血已导致周身情况恶化而威胁生命时,也应立即截肢。

第三节　雷诺综合征

雷诺综合征(Raynaud's syndrome,RS)系由寒冷或情绪因素诱发的一种以双手皮肤发作性苍白、发绀和潮红为特征的病理生理改变。此征由指动脉的发作性痉挛所引起,多见于年轻女性,好发于双手和手指,也可涉及双足和足趾。1862年Maurice Raynaud首先报道了25例由指动脉痉挛引起的发作性手指缺血性疾病,故称为雷诺病。1901年Hutchinson认为有许多病因可致该病,而提出雷诺现象。后人认为以雷诺综合征命名更为合适。

一、与雷诺综合征相关的疾病(表43-1)

表 43-1　与 RS 有关的疾病

1. 胶原组织疾病
   - 硬皮病
   - 红斑性狼疮
   - 类风湿关节炎
   - 皮肌炎
   - 多发性肌炎
   - 大动脉炎
   - 药物诱发性血管炎(麦角、β受体阻滞药、细胞毒剂、避孕药)
   - 过敏性血管炎
   - 舍格伦综合征(Sjögren syndrome)
2. 动脉硬化闭塞症
3. 神经损伤
   - 腕管综合征
   - 胸廓出口综合征
   - 尺神经受压症
   - 冷损伤
   - 创伤性神经损伤
4. 职业损伤
   - 锯业工作者
   - 气锤工作者
   - 钢琴家
5. 其他
   - 冷球蛋白血症
   - 巨球蛋白血症
   - 冷凝激素症
   - 氯乙烯病

二、病　　因

病因不能查清者属于特发性 RS,其诱因包括:

1. **寒冷刺激**　病人对寒冷刺激特别敏感,畏寒是病人的首要主诉。此病的发病率在寒冷地区较高。一些研究表明,在丹麦哥本哈根和美国波特兰寒湿地带,年轻女性人群的发病率可高达20%～25%。

2. **神经兴奋**　病人多属交感神经兴奋类型,中枢神经多属紊乱状态,血管运动神经中枢很不稳定。交感神经异常兴奋已构成了小动脉对寒冷刺激敏感的基础。1978年Nielubowicz等人提出,RS可能由于指小动静脉间吻合的开放所致,而它又与颈神经干或末梢混合神经损伤有关。在其报道的107例病人中,颈椎 X 线摄片异常者占93.6%,而对照的106例中只有10%。

3. **内分泌紊乱**　女性病例占大多数,有些病人症状在月经期间加重,在妊娠期间减轻。曾有学者报告丙酸睾酮、甲基雄烯二醇等可改善症状。1982年Nielsen等报告,病人血中肾上腺素和去甲肾上腺素含量常较正常人高3倍。

4. **其他因素**　包括遗传因素和RS病人的血液黏度常增高。

三、病　理　生　理

雷诺综合征的确切发病机制目前尚不完全清楚。近年来发现的血小板和花生四烯酸代谢产物的相互作用可能是局部血管血流及其反应性的主要调节机制。而在雷诺综合征血中抗血纤维蛋白酶(α_2-Antiplasmin)降低,产生高血纤维蛋白血症而形成高血黏状态,亦成为其发病原因之一。

由RS引起的典型皮肤颜色变化是指端苍白、青紫和潮红。首先是双手和手指的苍白,系由指动脉指小动脉的痉挛所致,此时毛细血管和乳头下血管丛血流量明显减少,直至血流停滞引起毛细血管的缺氧麻痹,此时肤色便转为发绀。当寒冷刺激解除,指动脉痉挛得以恢复,血管呈一时性缺血后扩张,肤色便转为潮红。此后肤色转为正常。动脉造影证实：在苍白区不仅仅有末梢动脉痉挛，且桡动脉、尺动脉和骨间动脉也有痉挛改变。在发绀期间动静脉之间的吻合支广泛开放，进一步导致末梢皮肤缺血。在寒冷刺激下，手指血管可处于极度痉挛状态，以微循环显微镜可观察到甲皱毛细血管稀少、短小和血流停滞等改变。在温暖季节病人不易发病，但在 18～20℃ 时便可诱发。RS 病人的血液黏度和红细胞凝集均有增高。Porter 发现 RS 病人的血小板 α_2 肾上腺受体增高和血清 α_2 减少。即或在特发性 RS 病人，由于指动脉长期和频繁的痉挛发作，桡动脉内膜可增厚、管腔可狭窄以致阻塞，从而可产生指尖溃疡。

四、临床表现

其临床特点是在寒冷刺激和精神紧张时，手指皮肤出现典型的发作性苍白、发绀、潮红性改变。当手指苍白和发绀时，指端伴麻木、刺痛、发凉和感觉迟钝。转为潮红时肤温升高，可伴有轻度烧灼样胀痛。肤色正常时症状消失。但不少病人可没有上述典型的肤色规律性变化。有典型的 3 种肤色表现者占 65%，2 种肤色改变者占 22%，1 种肤色改变者（苍白或发绀）占 13%。因此不能仅根据典型的肤色改变来诊断 RS。RS 肤色变化尚还有其他特点：①可先从 1 只小指开始，其顺序多为第 4、第 5、第 3 和第 2 手指，拇指因血流丰富，只有在病情严重时才出现肤色改变；②从手指的末节开始，逐渐向全指和手掌扩展，但很少超过掌面；③多发生在手指，且呈对称性。在 Johnston 报告的 43 例中，有 17% 的病人在发病后 6～24 年出现手指皮肤硬化症（sclerodactylia），表现为皮肤变薄、紧缩、硬韧伴关节失灵或僵硬，以至静息痛和指端溃疡。RS 患者常伴有中枢神经失调现象，易于兴奋和情绪激动、多疑、郁闷、伤感、失眠、多梦、痛无定处和浑身不适等神经综合征。

五、诊　断

对所有 RS 病人均需仔细询问病史，检查时注意有无结缔组织病的症状和体征，尤其是关节炎、关节痛、肌痛、皮疹、脱发和指端皮肤硬化。发生在年轻女性的，由寒冷和情绪因素引起的发作性、对称性、间歇性指端颜色皮肤变化，基本可诊

为 RS。注意有无吞咽困难、黄色瘤、毛细血管扩张、指端肿胀、手指紧缩和口咽、会阴溃疡，以除外硬皮病和贝赫切特综合征。询问有无心绞痛、心肌梗死、一过性脑缺血（TIA）病史，查有无周围动脉搏动减弱或消失，以除外大动脉炎，有无血管杂音和动脉硬化表现。腕管综合征病人容易治愈，更需加以除外。冷损伤、反复创伤（如捶击综合征）、药物经动脉注射引起周围动脉阻塞，药物诱发（如麦角中毒）和环境因素（如重金属和氯乙烯）以及有无颈肋和锁骨异常也加以注意。

无创血管诊断法：如 Doppler 血流仪、光电体积描计器等，可测出指动脉压力和描计其波形。可用不同方法实施冷水试验，一般令患者双手浸入 4℃ 冷水 1min 后看是否诱发皮肤变化，阳性率约为 75%。局部降温试验是在室温 20℃ 时测手指皮肤温度后，将双手浸入 4℃ 冷水中 2min 观察皮肤温度恢复时间，超过 25min 者为阳性。（图 43-4）显示了肢端温度与血压的关系，随着温度的降低，正常人血压仅轻度降低，而患痉挛和阻塞型雷诺综合征病人的动脉压在降温到一定程度时血压突然降低。微循环检查可见 RS 病人发作时甲皱毛细血管襻明显减少，管径细管襻短血流慢以致淤滞。动脉造影可在冷刺激前后做，称为冷性血流动力学血管造影（cryodynamic angiography），如造影发现指动脉痉挛时，可在动脉内注射妥拉唑林后看指动脉痉挛是否缓解。造影结果常可显示指动脉管腔缩小，晚期指动脉内膜粗糙、管腔狭窄并阻塞，但掌弓血管及其近端血管常无病变。实验室检查包括血尿常规、心电图、超声心

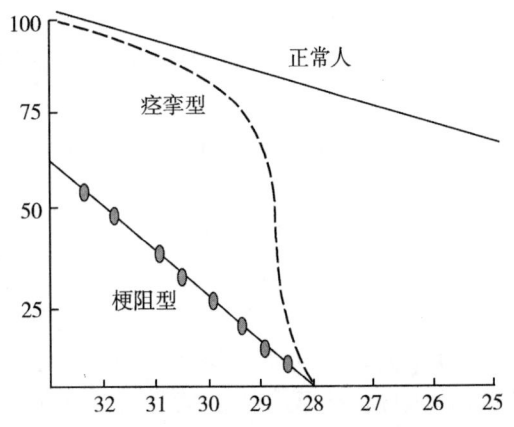

图 43-4　温度降低后的肢体血压改变曲线

动图、血沉、抗链"O"、C反应蛋白、Schirmer试验、X线胸片和双手摄片、肢体体积描计检查、肢体阶段性动脉压测定、手指冷刺激试验。必要时做食管钡剂、钡灌肠、皮肤及肌肉血管活检、肌电图、神经传导速度检查。手足发绀症、网状青斑、红斑性肢痛症应加以鉴别。

六、治　疗

首先要尽量设法发现原发病变，积极予以治疗，同时采取缓解动脉痉挛性药物，对神经质病人加以劝慰，解除其思想负担，给谷维素、溴剂或地西泮、利眠宁等调整中枢神经或精神，避免情绪激动和创伤。御寒保暖，避免接触冰冷物体，有吸烟习惯者应戒烟。有明显职业原因病人，应调换工作或职业。经上述措施，约10%的病人可以得到自然缓解，40%～60%的病人经过治疗，病情可好转。

(一)药物治疗

对于雷诺综合征病人除针对原发性疾病的治疗外，为缓解血管痉挛性发作常需采用药物治疗。目前，随着对雷诺综合征发作的病理过程的不断认识，药物学治疗常针对一种或几种血管痉挛的可能机制。

1. α-肾上腺素阻滞药，可阻断交感神经节后α1受体，抑制血管收缩，如哌唑嗪是目前治疗雷诺综合征副作用小的有效药物，给药1周内发作次数可减少50%。

2. β-受体兴奋药可缓解平滑肌痉挛，改善皮温，常用奥西那林(间羟喘息定)和间羟叔丁肾上腺素。

3. 肾上腺素能阻滞药如利舍平和胍乙啶可影响肾上腺素能神经递质的摄取、存储和释放，从而阻断交感神经末梢冲动的传导，使周围血管扩张。但易导致直立性低血压，应用受到限制。

4. 钙离子通道阻滞药可松弛血管平滑肌和减轻动脉血管痉挛，在血管扩张的同时有周围血管阻力降低和血流增加，对本病治疗有效的药物主要有硝苯地平和硫氮䓬酮。

5. 周围血管扩张药通过松弛血管平滑肌，增加血流量，治疗雷诺综合征。常用罂粟碱和环扁桃酯(抗栓丸)等。

6. 其他：如依前列醇(前列环素)和5-羟色氨受体抑制药丝胺缩酮、卡托普利等。

局部用药：常用2%硝酸甘油油膏外涂，常可扩张周围血管，解除血管痉挛，改善指(趾)温度和血运，从而改善症状。

(二)手术治疗

约有80%的病人经过内科治疗可以缓解。若内科治疗无效，可考虑采取手术治疗。目前手术方法包括：胸交感神经节切除术和指(趾)神经末梢切除术。虽然胸交感神经节切除术可以使40%～60%的病人症状得到缓解，但其复发率较高，往往于术后2～5年复发，对于激发性雷诺综合征病人效果不佳。故认为其适应证为：①病程在3年以上者；②症状严重而影响正常工作生活者；③长期内科治疗无效者；④经免疫学检查证明无免疫学异常者。指(趾)神经末梢切除术取得了较好的效果，其方法是切除指动脉的交感神经纤维和外膜，以切断交感神经的旁路支配。

第四节　下肢深静脉瓣膜功能不全

下肢深静脉瓣膜功能不全(deep valve incompetence，DVI)分为原发性和继发性两类，同属下肢慢性静脉功能不全(chronic venous insufficiency，CVI)范围，均有下肢静脉高压及由此引起的一系列临床表现，但两者的起因、病理及病理生理改变不同，因而治疗策略不尽相同。原发性DVI无深静脉血栓形成病史，常可行深静脉瓣膜修复术，是近代静脉病学中的重要发展之一。

一、病因与病理生理

静脉瓣膜关闭不全的确切病因尚未阐明，但可归纳为瓣膜和静脉壁结构异常及遗传因素三个方面。

瓣膜结构异常有三种类型。

1. 先天性　瓣膜发育缺陷，如单叶瓣、小瓣膜或干脆瓣膜缺如。

2. 继发性　血栓形成后再通过程中，瓣膜遭受损害。

3. 原发性 无继发性瓣膜损害的病因,但潜在病因包括长期站立或坐位、重体力劳动、慢性咳嗽及便秘等都可使瓣叶长期受逆向血流冲击而损害。静脉逆流常始于瓣膜游离缘的裂隙,随着病程进展,瓣膜变薄,伸长,撕裂,最后可能发生瓣膜增厚、萎缩。

静脉壁结构异常的主要表现为胶原纤维异常、静脉管腔扩大。在长期静脉回流超负荷时,静脉腔随之扩大,由于瓣膜的强度与张力均强于静脉壁,后者最先受到损害,静脉扩张自瓣膜附着部开始逐渐扩展,最终造成静脉管腔普遍性扩大,瓣膜相对短小而更显关闭不全。因而在下肢静脉造影中可以出现瓣窦与静脉管径相近的直筒状外形。以下因素与静脉壁结构异常有关:①女性激素,妊娠期出现的静脉曲张与血清孕酮水平增高成比例,分娩后可自行消退,使用激素类避孕药可使静脉壁松弛扩张;②静脉壁中某些酶的异常,如β-葡萄糖苷酸酶(β-glucuronidase)增高、静脉内皮细胞分泌的内皮源性收缩因子(endothelial-derived contracting factor)降低,均可影响平滑肌细胞的功能,降低静脉壁收缩功能。

双亲有静脉功能不全病史的,后代发病率高达90%;单亲有发病史的,后代发病率为25%(男孩)~62%(女孩);无家族史的后代发病率仅20%。因此遗传因素与先天性静脉壁及瓣膜结构异常有关。

原发性瓣膜功能不全发生在大隐静脉时,形成原发性大隐静脉曲张,如累及下肢深静脉,则构成原发性下肢深静脉瓣膜功能不全,均引起下肢静脉高压。主干静脉高压向皮肤微血管传递,直接影响皮肤微循环,造成氧弥散及代谢交换障碍,由于毒性代谢产物释放,引起淤血性皮炎、皮下脂肪硬化、静脉性溃疡及水肿等症状。最近的研究认为:白细胞嵌入微循环可导致微血管内血栓形成和血流滞流,最终引起静脉性溃疡。

二、临床表现

本病是一种慢性进展性疾病,症状随着病程迁移而逐渐加重。主要临床表现为下肢水肿、浅静脉曲张、疼痛和皮肤改变。

1. 水肿 常见于踝周,久站后可波及小腿中段,具有指陷性和肢体抬高后消退的特点。至皮下组织出现纤维性改变后,水肿可为非指陷性。

2. 浅静脉扩张或曲张 初发部位多见于小腿内侧,可伴有内踝区小静脉扩张。久站或月经期曲张静脉更为明显,妊娠期可加重。病情进展可累及整个隐静脉系统。

3. 疼痛 大多数患者有不同程度的疼痛,以小腿沉重或胀痛为多见。久站或久走后出现,抬高患肢可缓解;遇热及潮湿环境及月经期可加重。伴有髂-股静脉阻塞时,可出现静脉性间歇性跛行、皮肤感染、继发性皮炎及活动性溃疡,可引起局部疼痛。

4. 皮肤改变 皮肤及皮下组织是静脉功能不全病程进展中受损的终端组织,表现为①色素沉着:多见于足靴区,呈深浅、大小不一的褐色或黑褐色斑块。②皮肤脂质硬皮病(lipodermato-sclerosis):多见于足靴区,皮肤硬化、固定、表面发亮,皮下脂肪增厚变硬,与深层组织粘连。急性期可有局部疼痛、烧灼感或有淋巴液渗出。③白色萎缩:由毛细血管供血障碍使局部皮色苍白,通常见于溃疡愈合区及其周围,常伴多发、疼痛、难愈合的浅表小溃疡,周围皮肤则有明显的色素沉着及扩张的毛细血管。④湿疹:由静脉高压与白细胞聚集活化引起的非特异性炎症,常伴局部皮肤变薄、干燥。⑤静脉性溃疡:常由皮肤创伤、感染、曲张静脉破裂出血所引起。多见于足靴区,而非足背及趾部。发生率随年龄递增,可表现为活动性溃疡或愈合了的溃疡瘢痕。

按照上述4项症状与体征的不同程度,可以将本病分为如下3级:

Ⅰ级:踝部轻度水肿,周径比对侧增加<1cm;久站后下肢沉重感;浅静脉扩张;不伴有皮肤改变。

Ⅱ级:踝部中度水肿,周径比对侧增加>1cm;明显的下肢沉重感;浅静脉曲张范围广泛;伴有轻度皮肤色素沉着及脂质硬皮病。

Ⅲ级:明显水肿并累及小腿,周径比对侧增加>2cm;短时间活动后即出现小腿胀痛或沉重感;伴有明显的皮肤色素沉着和脂质硬皮病、湿疹样皮炎或伴有静脉性溃疡(活动性或已愈合)。

三、诊 断

除了有肢体明显水肿的病例须与淋巴水肿鉴

别外,以下肢静脉曲张为主症者,均应依次作出诊断与鉴别诊断:①原发于隐静脉;②原发于隐静脉,伴有大腿或(和)小腿交通静脉功能不全;③原发性深静脉瓣膜功能不全;④继发性深静脉瓣膜功能不全引起静脉逆流或(和)血栓形成后深静脉回流障碍。多种特殊检查,尤其在联合应用时,有助于作出诊断与鉴别诊断。检测方法有以下几种:

1. 下肢活动静脉压测定(ambulatory venous pressure,AVP) 用以测量静息态与活动后的下肢静脉压力的变化。可对静脉逆流及其范围、是否伴有流出道障碍作出初步判断。

2. 光电容积描记仪(photoplethysmography,PPG) 用以检测有无静脉逆流。

3. 空气容积描记仪(air plethysmography,APG) 用以测量下肢容积,反应了血流量的变化,用于诊断静脉系统疾病。

4. 超声多普勒仪(Doppler) 为最简单的探测下肢静脉血流方向、看有无逆流的仪器。

5. 超声多普勒血管显像(Duplex scanning)
检测静脉血流状况:有无静脉逆流或阻塞;鉴别原发性静脉逆流或继发性静脉血栓形成;判别病变在深静脉、浅静脉或交通静脉。观察静脉的形态及瓣膜活动,计算静脉逆流的时间、速度及逆流量,从而对瓣膜功能不全作定量诊断。

6. 下肢静脉造影检查 它是一种有创检查方法,可显示下肢静脉瓣膜的形态和功能,作出定位诊断,分为顺行及逆行造影两种:

(1)下肢静脉顺行造影(ascending venography):可显示下肢深静脉全貌。在关闭不全病例,做 Valsava 动作时,造影剂自瓣叶游离缘间裂隙束状逆流或瀑布状直泻而过。在继发性深静脉瓣膜功能不全病人中,可以发现深静脉狭窄或阻塞部位、范围和侧支形成状况。

(2)下肢静脉逆行造影(descending venography):经侧股静脉穿刺置导管于髂外静脉,取头高足低60°斜立位,持续推注造影剂并观察逆向显影的情况,以判断下肢深静脉瓣膜功能。

深静脉瓣膜逆流分为5级:0级为无逆流;1级为轻度逆流(股静脉上段1~2个瓣膜);2级为逆流至股静脉远侧;3级为明显逆流(越过腘静脉瓣膜);4级为重症(瀑布状)逆流,直至小腿深静脉。

7. 其他检查 对于近端静脉阻塞性病例,为确定或排除由盆腔疾病(如盆腔脏器或腹膜后肿瘤)压迫所致,应做 CT 检查。直接或间接法淋巴系统造影或核素淋巴显像技术有助于鉴别。

四、治 疗

分非手术和手术治疗两种。非手术治疗主要是长期穿弹性长袜等支持疗法,要减少长期站立的时间。

手术治疗为瓣膜重建术。分为股浅静脉腔内瓣膜成形术、股浅静脉腔外瓣膜成形术、股浅静脉壁环形缩窄术、静脉瓣膜移位术、带瓣静脉段移植术和腘静脉外肌襻代瓣膜术等几种术式。

自 Kistner 提出原发性下肢深静脉瓣膜功能不全、设计直视下经股浅静脉腔内瓣膜成形术以来,对于非血栓形成所致的下肢深静脉瓣膜关闭不全的概念、诊断方法、手术治疗等方面均获迅速发展。目前形成的较为一致的看法有以下几个方面。

深静脉瓣膜重建术的适应证:有严重下肢静脉高压临床表现,非手术治疗无改善,有明显色素沉着或静脉性溃疡、因工作或生活习惯或气候环境条件不能长期应用弹性长袜等支持疗法者。以疼痛和(或)水肿为主要症状的患者,手术与否应慎重考虑,因疼痛症状的个体差异很大,水肿虽可在术后减轻,但却难以完全解除。笔者对腘静脉外肌襻代瓣膜术持有颇大的保留态度。

手术效果。瓣膜重建术后静脉性溃疡的5年愈合率约为60%,术后约有20%的病例溃疡早期复发或不愈合。瓣膜重建部位静脉逆流早期复发,表示手术失败,其中半数为手术本身未能重建完整的瓣膜失去功能,另有半数原因不明。前者说明术式选择与手术操作的准确性直接影响手术效果,后者提示某些病例可能需要修复第2对瓣膜,以降低早期失败与复发率。因此,手术要注意矫枉过正,当术后引起继发血栓形成时反而加重病情。

第五节　淋　巴　水　肿

淋巴水肿（lymphedema）是指人体某部位由于淋巴系统缺陷引起的淋巴液潴留导致的淋巴性肿胀。临床上往往对此病认识不足，有时简单地认为无法治疗而使大量患者丧失了早期治疗的时机。如果早期能消除病因，积极治疗，常可得以恢复。

一、病因及分类

临床上分为原发和继发性淋巴水肿。原发性淋巴水肿系由于淋巴系统解剖或功能上的先天性异常所致。

1. 原发性淋巴水肿　根据发病年龄又可分为：

(1) 先天型：水肿于出生时出现，占原发性淋巴水肿的 10％～15％，如 Milory′s 病。

(2) 早发型：在青春期发病，多在 35 岁以前，约占原发性淋巴水肿的 80％。

(3) 迟发型：一般在 35 岁以后出现，占原发性淋巴水肿的 10％～15％。女性发病比男性高 3 倍，左下肢多见，上肢很少受累。

再根据淋巴管造影分类如下：

(1) 淋巴管发育不良型，约占原发性淋巴水肿的 92％，多发生于迟发型原发性淋巴水肿的女性青年，常与青春期或妊娠有关。

(2) 淋巴管增生型，约占 8％左右。常为双侧增生伴淋巴管增粗。

2. 继发性淋巴水肿　常由手术、外伤、放射、感染（丝虫病、结核、淋巴肉芽肿、放线菌病等）、炎症和肿瘤等引起。较原发性淋巴水肿为多，其中寄生虫所致的淋巴水肿是最常见的原因。

二、病理生理

淋巴水肿是由于淋巴管不能将组织间隙的液体正常地转送至静脉循环所致。这种淋巴管功能不全导致淋巴滞流状态，并形成富含蛋白的水肿液，即淋巴液积聚。在早期淋巴水肿，组织间液的积聚只造成柔软的凹陷性水肿。当病情进展，组织间液浓缩，加剧皮下组织的炎症和纤维化，并不断累及正常的淋巴管，导致瓣膜功能不全，管壁通透性下降，同时富含蛋白的淋巴液极易感染，约有 25％的淋巴水肿病人伴有淋巴管炎反复发作。这又进一步加重了皮下组织纤维化的速度。

三、临床表现

临床表现常因病因不同而有差别，其共同表现为：从踝部开始并逐渐加重的凹陷性水肿，持续数月，不伴其他症状；肢体直径增加使肢体重量增加，患肢疲劳；随着病程延长，肢体变硬，并发展为非凹陷性水肿伴橘皮样改变，皮肤变硬并胶化，重者表现为象皮肿。原发性淋巴水肿常在出生时、青春期或中年时发病。女性常在月经期或妊娠时发病。继发性水肿可在某些诱因下发病，常见为手术、外伤、放射、感染（丝虫病、结核、淋巴肉芽肿、防线菌病等）、炎症和肿瘤等。

四、诊　　断

绝大多数淋巴水肿病人根据病史、体格检查就明确诊断。实验室检查包括鉴别性的白细胞计数。丝虫病时查嗜酸细胞，夜间取血涂片查血丝虫。对诊断不明确的病人可行淋巴闪烁造影术，用以提供淋巴管功能性检查。

五、治　　疗

淋巴水肿治疗比较困难，有效的治疗应在皮下组织纤维化以前，采用引流淋巴的方法。治疗方法繁多，主要以非手术治疗为主。

当伴有感染时，要积极控制感染，链球菌为常见的病原菌。通过机械的方法来减少组织间液容积，主要方法有空气压迫泵疗法、压迫气囊疗法和绷带压迫疗法。在药物治疗上，苯丙吡喃酮类药物可以增加淋巴水肿肢体组织间液中巨噬细胞降解蛋白速度，移出多余蛋白，从而减轻肢体水肿。肢体高热烘绑疗法也取得了比较满意的效果。

手术治疗：只有在非手术治疗运用到最大限度后才用手术疗法。目的是引流或切除淋巴水肿的皮肤和皮下组织，减少反复感染的频度。手术只是缓解性的，不能达到治愈的目的。但在皮下组织明显纤维化前，静脉回流正常时，应用淋巴

707

管-静脉吻合术常能达到缓解病情的目的。

第六节　手足发绀症

手足发绀症(acrocyanosis)是一种原因未明的手足紫蓝的血管功能性疾病,其病因和病理生理不明。1896 年 Crocq 和 1900 年 Cassiter 先后报道,称为手足窒息病。

一、病　　因

病因未明。此病可发生于任何年龄,尤以青春期女性多见,至 25 岁左右症状明显缓解,故考虑与内分泌失调有关。此外,还可能与血管神经运动中枢功能紊乱有关。

二、病 理 生 理

病理生理不明。多数学者同意 Lewis 和 Candis 的见解,皮肤小动脉在寒冷条件下处于痉挛或张力增高状态,使在正常环境温度下也导致毛细血管及其小静脉的继发性扩张,于是血流缓慢、血氧浓度降低,使皮肤呈现紫蓝色。微循环显微镜检查可见甲皱血管襻多而弯曲并失去正常张力状态。

三、临 床 表 现

患者手足皮肤呈紫蓝色,以双手明显,常已有数年肤色改变病史。肤色改变对称而较持久,皮肤明显发凉,症状一般在寒冷季节加重,温热季节减轻。肢体下垂时加重,上举时减轻,但肤色不变,桡尺动脉搏动常正常。肢端一般不发生营养性改变。患者畏寒明显,冬天易并发冻疮。个别患者并发关节炎、指端肥大症和卵巢功能不良等。

四、诊　　断

根据上述临床特点加组胺试验,后者可致指(趾)光斑和明显条纹,而雷诺综合征则无此反应。

五、治　　疗

设法解除患者思想顾虑,无需特殊治疗。寒冷季节注意保暖,防止冻疮。可用血管扩张药,如长效妥拉唑林 80mg,每 12h 口服 1 次或试用利舍平(利血平)0.25~0.5mg,每日口服 1 次,如无明显副作用,才可应用,但疗效有待进一步论证。如伴有多汗症,可用 654-2,必要时可行胸或腰(涉及下肢者)交感神经节阻滞术,有疗效者可考虑行交感神经节切除术。一般认为以此术治疗本病的效果较治疗雷诺综合征为好。目前国外较流行胸腔镜交感神经切断术治疗本病。

第七节　网状青斑

网状青斑(livedo reticularis)指的是以皮肤上出现斑块状蓝色改变为特征的一种血管痉挛性疾病,是局部细小静脉内血液滞留的一种表现。见于正常儿童和成年女性,是正常人的一种生理现象,但又是全身性疾病中的一种皮肤特征。

一、分　　类

1. 原发性网状青斑

(1)间歇性网状青斑(大理石纹样皮肤):多见于婴儿,受寒时皮肤出现紫红色纹理较细的网状青斑。除肢体畏寒和发凉外无其他不适。遇温热时症状可消退。

(2)持续性网状青斑(特发性网状青斑):紫红色斑纹明显,范围较广,在温热环境中不易完全消失。

2. 继发性网状青斑(网状青斑综合征)　下列疾病可呈现网状青斑。

(1)小动脉供血障碍性疾病:如动脉硬化症、多发性小动脉血栓、结节性动脉周围炎、颞动脉炎、甲状旁腺功能亢进、高钙血症、系统性红斑狼疮和类风湿性动脉炎。

(2)血液黏滞性增高性疾病:如红细胞增多症和血小板增多症;寒冷诱发的蛋白血症如冷凝激素血症、冷纤维蛋白血症、冷球蛋白血症、巨球蛋白血症;纤维蛋白溶解降低或纤维蛋白沉积增加。

(3)静脉回流障碍性疾病:如免疫及蛋白复合

物沉积性病变(药疹、结缔组织病)、浅静脉炎、皮肤血管炎和持久性隆起性红斑等。有内毒素损害(全身或局限性过敏反应Ⅰ型 Shwartzman 反应)、结核、菌血症(脑膜炎双球菌、链球菌等)、病毒感染和急性出血坏死性胰腺炎。

(4)物理性损伤:如辐射热损伤、烧伤、冻伤等。

(5)小血管疾病:如先天性血管畸形与发育缺陷、毛细血管扩张综合征、屈侧网状色素异常症、血管萎缩性皮肤异色症和异色皮肌炎等。

各种继发性网状青斑各有原发病的全身和局部表现,故与原发性网状青斑和雷诺综合征不难鉴别。

二、病理生理

其基本改变是小动脉的器质性或功能性疾患,伴有毛细血管和小静脉病变。

三、临床表现

网状青斑多发于外露的肢体部位,如手、前臂、踝部和小腿,但也可累及整个下肢,少数患者也可发生于颜面部和躯干。发作时可有肢体冷感、发胀和感觉异常。在寒冷季节发作频繁。温热季节较少见。肢体下垂时,体征明显,肢体上举和用手抚摸时,斑纹可减弱或消失。长期频繁发作或继发于某些疾病者(如热损伤),斑纹消失不全或持续存在,乃血红蛋白不断渗出所致。特别是继发于结节性动脉周围炎、结节性红斑和结缔组织病的网状青斑,可持久存在且高出皮面呈索条纹。

四、治 疗

原发性网状青斑无需特殊治疗。注意保暖,避免寒冷刺激。若用热疗(红外线或蜡疗)可使静脉更加扩张,血红蛋白渗出增多,斑纹变得更加明显,故不拟采用。继发性网状青斑应注重于原发病的治疗,网状青斑的局部病损应避免刺激,必要时可用血管扩张药(妥拉唑林和烟酸等),降低血液黏度药物(低分子右旋糖酐等)和活血化淤药(复方丹参)等。

(汪忠镐)

参 考 文 献

1 邓小虎,黄烽.大动脉炎 159 例回顾性临床分析.中华风湿病学杂志,2006,10 (1):39—43

2 Barwell JR, Davies CE, Deacon J, et al. Comparison of surgery and compression with compression alone in chronic venous ulceration (ESCHAR study): randomised controlled trial. Lancet, 2004, 363 (9424): 1854—1859

3 Koening C L, Langford C A. Novel therapeutic strategies for large vessel vasculitis. Rheumatic Disease Clinics of North America, 2006, 32(1): 173—186

4 Del Giudice P, Durant J, Dellamonica P. Hand edema and acrocyanosis: "puffy hand syndrome". Arch Dermatol, 2006, 142 (8):1084—1085

5 Fred A. Weaver, S. Ram Kumar, Albert E. Yellin, et al. Renal revascularization in Takayasu arteritis-induced renal artery stenosis. Journal of Vascular Surgery, 2004, 39(4): 749—757

6 Gohel MS, Barwell JR, Earnshaw JJ, et al. Randomized clinical trial of compression plus surgery versus compression alone in chronic venous ulceration (ES-CHAR study)-haemodynamic and anatomical changes. Br J Surg, 2005, 92 (3):291—297

7 Gotway MB, Araoz PA, Macedo TA, et al. Imaging findings in Takayasu's arteritis. AJR Am J Roentgenol, 2005, 184 (6):1945—1950

8 Matsuura K, Ogino H, Matsuda H, et al. Surgical outcome of aortic arch repair for patients with takayasu arteritis. The Annals of Thoracic Surgery, 2006, 81(1): 178—182

9 Arnaud L, Kahn J E, Girszyn N, et al. Takayasu's arteritis: An update on physiopathology. European Journal of Internal Medicine, 2006, 17(4): 241—246

10 Reilly A, Snyder B. Raynaud phenomenon. Am J Nurs, 2005, 105 (8):56—65

11 Rodriguez T, Malvezzi M, Chatenoud L, et al. Trends in mortality from coronary heart and cerebrovascular diseases in the Americans: 1970-2000. Heart, 2006, 92 (4):453—460

12 Qiao T, Liu C, Ran F. The Impact of Gastrocnemius Muscle Cell Changes in Chronic Venous Insufficiency.

European Journal of Vascular and Endovascular Surgery, 2005, 30(4): 430—436

13 Weyand CM, Goronzy JJ. Medium-and large-vessel vasculitis. N Engl J Med, 2003, 349 (2):160—169

14 Wang S M, Hu Z J, Li S Q, et al. Effect of external valvuloplasty of the deep vein in the treatment of chronic venous insufficiency of the lower extremity. Journal of Vascular Surgery, 2006, 44(6): 1296—1300

15 Wigley FM. Clinical practice. Raynaud's Phenome-non. N Engl J Med, 2002, 347 (13):1001—1008

16 Schmidt W A, Gromnica-Ihle E. What is the best approach to diagnosing large-vessel vasculitis? Best Practice & Research Clinical Rheumatology, 2005, 19(2): 223—242

17 Huang Y, Jiang M, Li W, et al. Endovenous laser treatment combined with a surgical strategy for treatment of venous insufficiency in lower extremity: A report of 208 cases. Journal of Vascular Surgery, 2005, 42(3): 494—500

第44章 女性深静脉血栓

Chapter 44

深静脉血栓(deep venous thrombosis,DVT)是指纤维蛋白、血小板、红细胞等血液成分在深静脉血管腔内形成凝血块(血栓),多见于外科术后、外伤、晚期癌肿、昏迷或长期卧床的患者。DVT多发生于下肢深静脉,在女性常发生于产后或术后5～14d,其最初血栓来源于小腿腓肠肌静脉丛或盆腔静脉丛,以后血栓延伸形成髂股静脉血栓。下肢深静脉血栓形成主要与血流缓慢、血管壁损伤、血液黏滞度增高等因素有关。

一、发病因素

女性发生深静脉血栓形成主要以妊娠、产后、剖宫产术后及盆腔肿瘤术后多见,约占95%以上。由于引起深静脉血栓形成的原因不同,其深静脉血栓形成的机制也有一定的差别。

1. **妊娠期** 由于生理性获得性易栓因素的存在和血流动力学的改变,DVT的发病率较高,英国学者统计妊娠期DVT的发病率为0.05%～0.1%,在我国妊娠期DVT的发病率与国外报道相仿。发病原因:

(1)妊娠期血流动力学发生改变,血容量生理性增加,静脉血管扩张,血流速度下降,这种变化是由孕酮和雌激素介导的,在妊娠3个月后这种变化逐渐明显。此外,妊娠增大的子宫压迫髂静脉和下腔静脉,造成下肢静脉血流淤滞,使下肢静脉系统易发生血栓。

(2)妊娠期凝血和纤溶系统发生生理性变化,从妊娠中期开始,几乎所有凝血因子均有不同程度增加,至分娩时达到高峰,其中[凝血]因子Ⅰ、因子Ⅷ、因子Ⅶ增加最为明显,因子Ⅶ水平超过正常参考值的10倍,[凝血]因子Ⅰ在分娩时达到4～8g/L,因子Ⅷ的水平为正常的100%～130%。另一方面,妊娠期某些抗凝血成分,如蛋白S(PS)和蛋白C(PC)活性降低,其中PS可降低50%～70%。随着孕月的增加,纤溶系统中纤溶酶原激活剂(PA)增加的同时,纤溶酶原激活物抑制剂(PAI),包括Ⅰ型和Ⅱ型亦明显增加,总的表现出纤溶的降低。上述凝血因子的增加,抗凝血成分的减少以及纤溶活性的降低导致妊娠晚期孕妇处于一种生理性、获得性易栓状态,这在生理情况下有利于孕妇产后快速、有效的止血,但是也导致了DVT的发病率升高。

(3)遗传性易栓症(inherited thrombophilia)一词最初由Egeberg于1965年在报道1例遗传性抗凝血酶-Ⅲ(AT-Ⅲ)缺陷时提出的,目前其含义已经扩大到除AT-Ⅲ以外的其他遗传性抗凝血因子或纤溶活性缺陷而易发生血栓的一类疾病。这类疾病包括AT-Ⅲ缺陷症、遗传性蛋白C缺陷症、遗传性蛋白S缺陷症、活化蛋白C辅助因子-Ⅱ缺陷症、遗传性肝素辅助因子-Ⅱ缺陷症、先天性异常纤溶酶原血症、纤溶酶原活化剂移植过多、异常凝血因子Ⅰ蛋白原血症、家族性富含组氨酸糖蛋白增多症、遗传性高同型半胱氨酸血症等,是一组常染色体显形遗传病。易栓症患者处于一种病理性遗传性的血液高凝状态,发生深静脉血栓的概率明显高于非易栓症患者,多在50岁以下发病,常无明显诱因且有反复发生深静脉血栓的特点。近年来对妊娠期DVT的研究中发现首次发生DVT的患者中,遗传性易栓症发生率为20%,而在复发DVT的病人中,遗传性易栓症发生率为 50%。

2. 剖宫产术后 DVT 是剖宫产术后严重并发症之一。行剖宫产术的孕妇,由于妊娠期生理性获得性易栓因素的存在和血流动力学的改变,在麻醉时静脉壁平滑肌松弛使内皮细胞受牵拉而胶原暴露,术时出血输血,术后取半卧位或膝下垫枕呈屈曲状,造成下肢和盆腔静脉血流缓慢,加之手术后有肠胀气及伤口疼痛使呼吸浅慢以致下肢和盆腔静脉回流障碍,从而进一步导致发生DVT。故剖宫产术后并发 DVT 机会较阴道分娩高。此外,妊娠合并糖尿病,充血性心力衰竭,严重的静脉曲张,静脉血栓形成史以及血凝异常疾病均可增加围手术期发生 DVT 的风险。

3. 子宫切除术后 DVT 的病因主要为静脉血流缓慢、血液高凝状态及静脉内膜的损伤,前两者为主要原因。手术中由于麻醉的作用使下肢肌肉完全麻痹,失去收缩功能,同时周围静脉扩张,血流减慢;术后卧床休息,且因伤口疼痛使下肢活动受限,肌肉处于松弛状态,致使静脉回流缓慢淤滞;手术创伤引起血小板溶解减少,从而使血液呈高凝状态,最终导致 DVT 发生。子宫肌瘤合并早孕而行子宫切除术的患者,妊娠时胎盘产生大量雌激素,能促进肝脏产生各种凝血因子,致使血液呈高凝状态,从而促使发生DVT,且妊娠期比非妊娠期血栓形成的机会高 5倍。

4. 妇科肿瘤术后 国外报道,外科手术后DVT 发生率为 30%~50%,而在妇科恶性肿瘤手术后的发生率为 7%~45%。我国目前尚无确切的统计,但近年来研究发现,妇科肿瘤术后,特别是恶性肿瘤术后 DVT 的发生率明显增高,由于血栓脱落引起肺栓塞致使术后并发症的发生率和死亡率亦升高。很多研究表明,妇科恶性肿瘤术后的患者是并发 DVT 的高危人群。其DVT 形成的可能原因:

(1)血流改变:肿瘤患者多为中老年,手术时多体型偏肥胖,麻醉后周围血管扩张,手术后卧床,活动少,血流淤滞,是血栓形成的重要条件。

(2)静脉血管壁的损伤:妇科恶性肿瘤手术范围大,特别是腹膜后淋巴结清扫,使髂血管壁及其周围支持组织受损,故髂部血管血栓多见,

同时肿瘤组织本身出血坏死后产生大量内源性和外源性的凝血活酶,促使血栓形成。

(3)高凝状态:肿瘤患者,特别是恶性肿瘤患者,血液处于高凝状态,实验室检查为抗凝血酶第Ⅲ因子、蛋白 C 缺乏;纤溶系统紊乱,如静脉壁内皮细胞纤溶酶缺乏,出现抗心磷脂抗体、狼疮抗凝物等。这些因素使得妇科恶性肿瘤患者术后更易并发 DVT。

二、DVT 的诊断

1. 临床表现 特征性的临床表现有:患侧下肢肿胀、疼痛及不明原因的低热等,特别是中老年、肥胖、妊娠、产后、剖宫产术后及盆腔肿瘤术后以及长期卧床的患者出现上述临床表现时,应高度怀疑 DVT 的发生。肢体肿胀疼痛常见于腓肠肌,前后位压迫时疼痛增加,称 Luke's 征,屈膝、足关节背屈,腓肠肌部位疼痛,称 Homan's 征,单侧肢体的肿胀、水肿常提示本病。

妊娠妇女 DVT 的表现与非妊娠者相似,常见于左下肢,表现为肢体肿痛、活动受限、浅静脉扩张,时有发热和肢体颜色的改变,但应注意妊娠后期孕妇下肢生理性肿胀可能会掩盖部分DVT 患者的症状,需注意鉴别。

2. 辅助检查 以往 DVT 的诊断主要依靠临床表现,有时诊断相当困难,即使有经验的医生也很难确诊。临床一旦疑诊 DVT 即应进行辅助检查以进一步明确诊断。肢体容积描记、Duplex 超声等无创检查方法是诊断妊娠妇女 DVT 的首选辅助检查方法,可明确诊断且对胎儿无影响。如果认为需要进行下肢深静脉造影或怀疑肺栓塞而需行肺灌注扫描也是允许的,因为对胎儿产生放射损伤的放射剂量为 50 000Gy,而单纯胸片的放射量为 10Gy,肺灌注扫描一次的放射量为 10~350Gy,下肢深静脉造影或肺动脉造影的放射量为 2 210~3 740Gy。尽管上述常用放射性检查方法的放射线量均低于胎儿安全上限值,但在实际操作中还应注意尽量选用放射量小的方法,避免对盆腔部的直接照射以及避免用于 12 周前的胎儿。

(1)多普勒血管超声检查(DVUS):随着超声技术的发展,血管多普勒超声已成为临床诊断DVT 的主要方法。虽然这种非创伤性检查方法

的诊断准确性不如 X 线静脉造影,但综合应用时可检出 90%～95%。尤其对有症状的近端 DVT 非常有效。超声检查可通过直接观察血栓、探头压迫观察或挤压远侧肢体试验和多普勒血流探测等技术,可以发现 95% 以上的近端下肢静脉内的血栓。静脉不能被压陷或静脉腔内无血流信号为 DVT 的特定征象和诊断依据。采用多普勒超声检查时,检查者还可以对肢体的各段血管进行听诊,听诊部位取腹股沟、大腿中部或腘窝。如果临床表现有血栓形成,而超声检查为阴性,并不能除外 DVT,彩超血流显像是检查静脉血栓形成的新方法,诊断准确率可接近静脉血管造影。彩超血流显像目前已成为筛选静脉闭塞性疾病的首选方法。

(2)放射性核素下肢静脉显像(RDV):是一种无创性方法,诊断的准确性达 80%～90%,灵敏度在 90% 以上。该方法可同时进行包括下腔静脉、腘静脉或股静脉等下肢深静脉造影(确定有无血栓形成)和肺灌注显像,因此,特别适用于怀疑 PTE,但无下肢 DVT 症状和体征的患者,有助于提高 PTE 诊断的正确性。RDV 常与肺灌注扫描联合进行。另适用于对造影剂过敏者。

(3)CT 静脉造影:目前常采用间接性 CT 静脉造影术(indirect CT venography,CTV),这种方法在完成 CTPA 扫描后,而在原来注入造影剂后 2.5min 到 3min(150～180s)做下肢静脉横断位扫描。CTV 由 LOud 等于 1998 年首先提出,可以同时获得 PTE 及 DVT 的情况,在进行 CTPA 的同时不需另外添加造影剂,使下肢静脉、盆腔静脉及下腔静脉迅速显影。CTV 作为一种快速单一的检查方法,将为 DVT-PTE 的诊断提供有价值的线索。

(4)MR 静脉造影(MRV):为无创性检查,可同时显示双下肢静脉,并能准确地确定盆腔和下腔静脉的血栓,并有潜在的鉴别急慢性血栓的功能。对有症状的急性 DVT 诊断的敏感性和特异性可达 90%～100%。MRI 在检出盆腔和上肢深静脉血栓方面有优势,对无症状的 DVT 具有很好的临床应用前景。

(5)X 线静脉造影(contrast venography CV) CV 是诊断 DVT 的"金标准",可显示静脉堵塞的部位、范围、程度及侧支循环和静脉功能状态,其诊断敏感性和特异性接近 100%。但其有创性限制了临床推广应用。

(6)肢体电阻抗容积描记(IPG):对有症状的近端 DVT 具有很高的敏感性和特异性,对无症状的下肢静脉血栓敏感性低。

3. 通过以上手段可基本明确 DVT 诊断,同时可行血浆蛋白 S、蛋白 C、抗凝血酶Ⅲ(AT-Ⅲ)和抗心磷脂抗体(PA)等检查,可作为机体是否存在高凝状态、易栓症或遗传性危险因素的指标,即达到病因诊断。

三、DVT 的预防

1. 妊娠期 DVT 的预防　在妊娠期特别是妊娠晚期,指导孕妇睡眠时采取左侧卧位,防止子宫压迫下腔静脉,阻碍静脉回流,产前产后休息时要抬高双腿。英国的一项研究结果表明:协助患者抬高双腿,可保持血流最佳状态,对某些发生血栓栓塞危险性低的患者,可免去肝素或阿司匹林的应用。进行活动指导:早下床可有效预防深静脉血栓形成,向产妇解释早下床及早期肢体活动的重要性和必要性。鼓励其早下床,以促进血液循环。剖宫产术后 2h,可协助患者在床上进行肢体的屈伸运动,做深呼吸,以促进血液回流。24h 后鼓励并协助其下床活动,但活动量要根据其具体情况而定。

2. 子宫切除术后 DVT 的预防　①鼓励患者术后早期下床活动。术后 24h 应开始做下肢抬高训练,不能下床者,应鼓励并督促患者在床上主动屈伸下肢做跖屈和背屈运动,内外翻运动,足踝的"环转"运动。不能活动者,应每日被动自下而上按摩下肢比目鱼肌和腓肠肌,也可穿弹力加压长袜,减少静脉淤滞和增加回流,有助于预防 DVT。②对于高凝状态的患者,手术后可静脉输注低分子右旋糖酐和复方丹参或口服肠溶阿司匹林、双嘧达莫(潘生丁),以降低血液黏稠度和防止血小板聚集。③防止静脉内膜损伤。血管内膜损伤后,内膜下有胶原纤维显露,使血小板附着释放出组织活酶,激活内外凝血系统而形成静脉血栓。临床常见的原因是静脉注射有刺激性的药物,如高渗液体、某些抗生素、抗癌药物以及在同一静脉处反复穿刺。因此,应提高静脉穿刺技术,避免在同一条静脉处反复穿刺,并且持续滴注不应超过

48h。④药物疗法:低分子肝素是预防DVT的首选药。一般剂量3 000～5 000U,皮下注射,1/d。对DVT的高危患者,口服阿司匹林也可预防DVT的发生。

3. 盆腔肿瘤术后DVT的预防 由于血栓使得患盆腔恶性肿瘤的妇女,术后并发症发生率和死亡率升高。因此,手术前后应采取预防性治疗。其治疗方法:于手术后第1天(术后约20h)给予速避凝100U/kg,脐周皮下注射,10～12d为1个疗程。监测指标:①临床指标:治疗组观察患侧下肢的周径、皮温、色泽,多普勒检查血流变化及有无新血栓形成。②实验室指标:于治疗前、治疗第3天、第10天,分别在注射速避凝后3h测定抗凝血因子Xa(抗-FXa)、APTT以及凝血酶时间(TT);并于治疗前和治疗的第10天分别测定血常规。对术前有高危因素的恶性肿瘤患者,特别是老年人,应穿弹力袜,运动下肢,术后及早下床活动,以增加下肢静脉血液回流速度;尽量避免下肢静脉输液,以避免静脉炎的发生而诱发DVT。

四、DVT的治疗

一旦发生DVT,急性期治疗目的在于预防PTE,减轻血栓后并发症,缓解症状。其次应积极治疗DVT,对降低死亡率和致残率十分有效。近年来DVT的急性期治疗主要是非手术疗法:溶栓、抗凝、滤器置入以及其他介入治疗手段,偶尔需手术治疗。

1. 一般治疗 急性DVT,需卧床休息1～2周并抬高患肢,使血栓紧黏附于静脉内膜,减轻局部疼痛,促使炎症反应消退。在此期间,避免用力排便以防血栓脱落导致PTE。

2. 抗凝治疗 是最基本的治疗手段。

(1)适应证:①静脉血栓形成后1月内;②静脉血栓形成后有肺栓塞可能时;③血栓取除术后。

(2)禁忌证:①出血倾向;②流产后;③亚急性心内膜炎;④溃疡病。

(3)常用的药物有肝素、低分子量肝素和华法林等。

①普通肝素(UFH):静脉注射:先以80U/kg的负荷剂量静脉推注,继以18U/(kg·h)的剂量进行维持;6h复查APTT,根据APTT调整用量,使APTT在正常对照1.5～2倍范围内;皮下注射先经静脉以250U/kg给一负荷量,或直接静脉注射5 000U,然后皮下注射17 500U(或250U/kg),每12h 1次,根据APTT调整用量。不良反应有出血和肝素诱发的血小板减少症。普通肝素已经被证实不通过胎盘,在乳汁中也未发现。目前普通肝素仍是妊娠妇女DVT最常用的治疗药物,其标准的治疗方法是以负荷剂量静脉给药5～10d,监测激活全血凝固时间(APTT),使其达到正常人的1.5～2.5倍,然后改用普通肝素皮下注射维持,并继续监测APTT。肝素抗凝治疗应持续整个妊娠期,分娩后可改用华法林替代肝素抗凝,抗凝治疗至少需要持续到产后6周。

②低分子肝素(LMWH):LMWH与UFH比较,抗因子Xa活性更强,具有较好的抗血栓效果,无需实验室监测。皮下注射,每日1～2次,按体重给药;LMWH不通过胎盘屏障,孕妇使用较安全。LMWH抗凝效果用抗因子Xa水平评估,使其在0.5～1.5U/ml之间。极度肥胖(体重>100kg)、极度消瘦(体重<40kg)及肾功能不全患者按体重给药的剂量要减少;内生肌酐清除率<30ml/min时应慎用。低分子肝素的应用是近期妊娠妇女DVT治疗领域最突出的进展。低分子肝素是由普通肝素以酶解方法裂解而来的一些分子质量在3 000～7 000ku的组分,目前临床使用的均是进口产品,如法安明、速避凝等,由于不同厂家工艺及方法不同,不同商品名的低分子肝素的结构、电荷密度,与AT-Ⅲ、纤维粘连蛋白、富含组氨酸糖蛋白的结合,以及和细胞之间的相互作用不尽相同。目前它们还没有统一的标化标准,其共同点是抗因子Xa的作用强于抗因子Ⅱa,皮下注射生物有效性达80%～100%,生物半衰期为3～5h。低分子肝素与普通肝素药理作用的主要区别是:a. 低分子肝素抗因子Xa与抗因子Ⅱa的作用之比为2～4:1,普通肝素为1:1;b. 低分子肝素的皮下注射生物利用率为90%,抗因子Xa作用可持续24h,普通肝素皮下注射只有14%～20%被吸收,抗因子Xa作用只持续0.68h;c. 低分子肝素能抑制血小板活化因子所引起的白三烯B4增高,引起血小板活化减少,并发出血较普通肝素少;d. 低分子肝素释放内源性

纤溶酶原活化剂作用较普通肝素强,因此低分子肝素可加强 rt-PA 和前尿激酶的活性;e. 长期应用普通肝素可引起骨质疏松,而低分子肝素至今未发现这种不良反应。低分子肝素与血小板第 4 因子、富含组氨酸糖蛋白的相互作用小;f. 低分子肝素与鱼精蛋白的结合速度不如普通肝素快,普通肝素与鱼精蛋白结合后其活性被中和,低分子肝素与鱼精蛋白结合后仍有抗因子Ⅹa 作用。由于低分子肝素的上述特点,近来被广泛的用于妊娠期 DVT 及肺梗死的治疗,常用的方法为200U/kg,1/d,皮下注射,或100U/kg,2/d。已经有大量的文献证明低分子肝素治疗妊娠妇女 DVT 有给药方便,不需要监测,减少出血并发症,降低骨质疏松及肝素诱导的血小板减少症等优点。

③华法林:主要通过抑制维生素 K 依赖的凝血因子合成而发挥抗凝作用,同时也可抑制维生素 K 依赖的抗凝血因子蛋白 C、蛋白 S,长期抗凝治疗的成本-效益比最佳。应用华法林最初的4~5d 必须用肝素重叠使用,一般情况下,首次剂量 5mg,以后每日剂量根据国际标准化比值(INR)调节,当连续 2d 测定的 INR 达到 2.5(2.0~3.0),或 PT 延长至 1.5~2.5 倍时,即可停用肝素,单独口服华法林治疗。应用华法林必须注意与其他药物相互作用以及含维生素 K 食物的摄入,定期监测 INR。需要注意的是维生素 K 拮抗药可通过胎盘,已经有确切证据证明在妊娠早期应用华法林有致畸胎作用,在妊娠后期的应用也可引起严重的甚至致命的出血或胎盘剥离,因此在妊娠期 DVT 的治疗中应尽量避免使用口服抗凝药物。

④水蛭素:是一种直接抑制凝血酶活性的肽类,可抑制血栓形成过程中纤维蛋白的沉积,可用于伴有肝素诱导血小板减少症的 DVT 患者。

抗凝治疗的疗程:对有症状的小腿 DVT,疗程 6~12 周;由于术后或某些内科疾病,导致的下肢近端 DVT,在危险因素去除后再继续抗凝 3~6 个月;没有明确原因的(特发性)DVT,疗程需 6 个月或更长;复发性 DVT,或危险因素持续存在如恶性肿瘤、易栓症、抗心磷脂酶抗体综合征或 Ⅴ因子缺乏、慢性栓塞性肺动脉高压、深静脉血栓后综合征、下腔静脉滤器置放后均应终身抗凝。

3. 溶栓治疗 溶栓治疗可使 45% 的血栓明显或完全溶解,而抗凝治疗仅达到 4%。溶栓可最大限度地维护瓣膜的正常功能。对急性 DVT的溶栓治疗,尚存争议。大多数 DVT 患者不推荐常规应用静脉溶栓治疗。新发生的大面积髂股血管 DVT 患者,经足量肝素治疗仍存在因静脉闭塞继发肢体坏疽危险的患者,可考虑溶栓治疗。美国药品食物管理局批准的方案为,链激酶:25万 U 负荷量,继以每小时 10 万 U 持续静脉滴注,维持 24~48h。为预防过敏,用药前半小时肌注25mg 异丙嗪(非那根)或静注 5mg 地塞米松;近期内有链球菌感染者不宜用。尿激酶:负荷量4 400U/kg,溶于100ml 生理盐水或 5% 的葡萄糖液中,30min 连续滴完,随后以 2 200U/(kg·h)的剂量维持,连续 12~24h。rtPA:负荷量100mg,静滴 2min,需同时使用肝素。溶栓后改用肝素或华法林继续抗凝治疗。抗凝治疗时间3~6 个月,溶栓时应置入临时下腔静脉滤器,10~14d 取出。国内尚缺乏自己的标准治疗方案。此外,溶栓治疗的另一危险的并发症是颅内出血,发生率 1%~2%,尤其是老年人和有潜在出血危险的患者。

对比增强 CT 显示(图 44-1),(图 44-1a)重组组织型纤溶酶原激活物(rtPA)治疗前,肾静脉下方下腔静脉内存在大血栓(白色箭头)。(图 44-1b)治疗后 1 个月静脉持续通畅。

目前研究表明:对髂股静脉的血栓,全身溶栓效果欠佳。而局部给药溶栓逐渐得到大家认同。传统的局部给药方式是深静脉穿刺插管,溶栓剂通过静脉插管滴注至血栓旁,可反复抽吸溶液及血块直至通畅。但是其缺点仍然明显:①给药范围比较局限,仅对中央型比较适合,对周围型、混合型来说药物分布范围明显不够。②穿刺操作有一定难度性和复杂性。③尿激酶在局部停留时间短,并且以较高浓度回流,容易发生出血等并发症。

近年来有报道显示,采用阻断大隐静脉近端自其远端浅静脉给药具有明显的优点。①局部用药量小,降低了医疗费用,减轻了患者经济负担。②浅静脉给药溶栓剂要通过交通支流向深静脉,再通过狭窄的静脉血管回流,而不似深静脉穿刺给药,溶栓剂以较高浓度骤然回流,引起出血等并

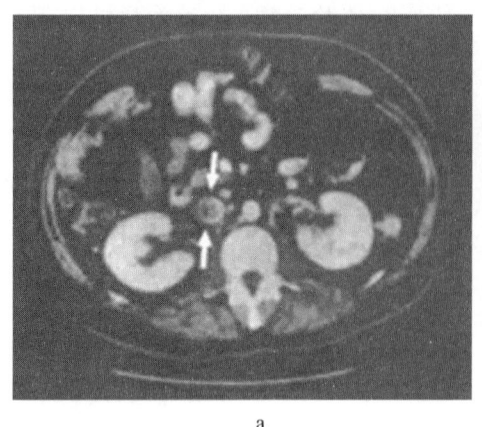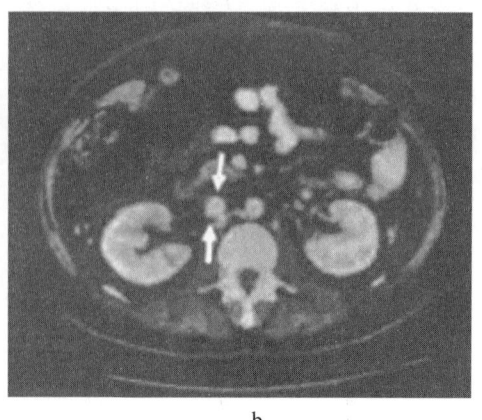

a　　　　　　　　　　　　b

图 44-1　计算机断层摄影扫描
a. rt-PA 治疗前　b. rt-PA 治疗后

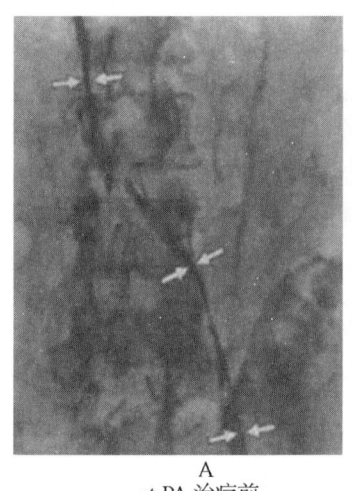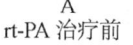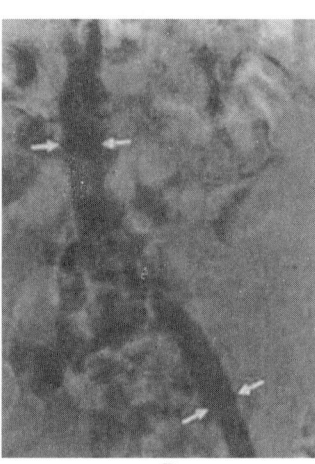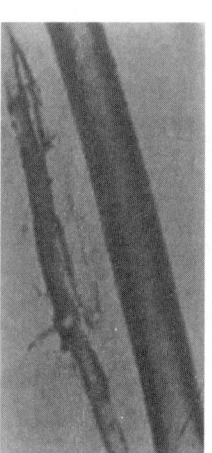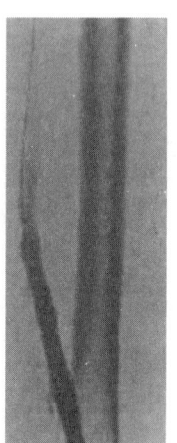

A　　　　　　　　B　　　　　　　　C　　　　　　　　D
rt-PA 治疗前　　　　rt-PA 治疗后　　　　rt-PA 治疗前　　　　rt-PA 治疗后

图 44-2　静脉造影

A. 静脉造影显示,重组组织型纤溶酶原激活物 rt-PA 治疗前,由于下腔静脉和左髂静脉广泛血栓形成使注入的造影剂呈薄带状(箭头)。B. 当天经第二次 rt-PA 治疗后,血栓清除。C. 静脉造影显示,rt-PA 治疗前左侧股浅静脉内血栓形成。D. 当天经第二次 rt-PA 治疗后充盈缺损消失

发症。③浅静脉穿刺简单方便,而且不会出现深静脉穿刺所出现的血肿形成、导管滑脱折断、感染等并发症。④对起病时间长的患者溶栓效果也比较理想。血栓形成后 1~2d,机化过程就已经开始,血栓机化中的新生内皮细胞被覆于因血栓干涸而产生的迷路状裂隙表面,可以部分沟通血管,使已经阻断的血管上下游血流部分沟通。因为阻断了大隐静脉近端,尿激酶不能经浅静脉回流,只能通过交通支进入深静脉,直接作用于血栓表面、迷路状裂隙及其远端淤血部位,溶栓剂滞留于此,

分布面积较广,滞留时间长,不仅溶解已形成的多发性血栓,而且防止因近端血栓形成后,远端血液淤积而形成的新鲜血栓。采用经浅静脉到达深静脉局部溶栓治疗 DVT 效果较好,不仅对新鲜血栓有效,而且对病程在 1 周内,甚至更长时间者均有可能溶栓。

然而对于女性深静脉血栓患者,由于其生理以及发病特点在妊娠期,目前临床常用的溶栓药物如:链激酶、尿激酶、rt-PA 等并无明确证据证明有致畸胎作用,其中链激酶(可能还用其他溶

栓药)已被证明不通过胎盘,并且在国外已经有妊娠妇女应用链激酶溶栓治疗后安全生产的报道,但是溶栓药物的主要副作用是引起生殖道出血,发生率约8%,且出血较为严重。因此应谨慎采用链激酶溶栓治疗。病人分娩前应禁忌使用溶栓药物,除非发生了致死性的大面积肺栓塞。

4. 预防性的滤器植入术 DVT合并PE的原因,大多是来源于下肢静脉的栓子的脱落,而大剂量溶栓或手术治疗DVT更容易导致栓子的脱落。下腔静脉滤器的问世使DVT治疗中防止PE进入一个新的阶段。下腔静脉滤器目前有永久滤器和临时滤器2种。永久滤器由于终生放置,植入后常见以下并发症:滤网上血栓的形成、滤器的移位、滤器腐蚀了血管壁、下腔静脉的堵塞以及下肢静脉回流不佳等。衡量利弊,永久滤器的使用有更严格的适应证。下肢静脉的栓子的脱落,往往出现在大剂量溶栓或手术治疗的过程中,治疗后血栓已经取出、溶解,不能溶解的血栓往往机化,与血管壁紧密粘连,栓子脱落的可能性很小,临时下腔静脉滤器能在发生PE的高危阶段起很好的预防作用。临时滤器克服了永久滤器终生放置带来的并发症,具有更好的安全性。Carliu等在200例下肢严重创伤的患者中行滤器置入术,其中122名为已明确有DVT和(或)PE患者,即治疗性手术;78例为无明确上述疾病的患者,即预防性手术。发现在预防组中,无1例后期发生DVT或PE,可见对于有高危因素的患者,可以考虑预防性的滤器植入术。

5. 介入治疗 髂股静脉的血栓,通过导管将溶栓药物送到血栓局部可达到更理想的效果。对侧支循环建立不佳者,可采用静脉放置支架的方法。对急性DVT,为预防PTE的发生,原则上均有放置下腔静脉滤网的指征,特别是反复发作PTE的患者。有抗凝或溶栓禁忌者也可考虑介入治疗,但当出血危险性消失时,应重新考虑抗凝治疗。

6. 手术治疗 对未超过48h的广泛性髂股静脉血栓形成伴动脉血供障碍而肢体趋于坏疽者(股青肿),可手术取栓。早期快速摘除急性静脉血栓可防止静脉壁和内膜的损伤,避免发展为栓塞后综合征,术后应辅以抗凝治疗。对髂股静脉的DVT选择血栓切除术,可使早期和远期的血管再通率达到接近80%,而抗凝治疗仅达30%。

在慢性期,当侧支循环建立缓慢不足以代偿阻塞静脉的回流功能,引起下肢肿胀、色素沉着、皮炎及溃疡等症状时,可采用手术的方法如原位大隐静脉移植术等,加强侧支循环,克服血液回流障碍。但发病一年之内,一般不做任何静脉重建手术。

(黄先勇)

参 考 文 献

1 曹泽毅. 中华妇产科学(下册). 北京:人民卫生出版社, 1999. 1348

2 何建国, 程显声. 肺血栓栓塞症的流行病学. 中华医学杂志, 2002, 82 (24):1730-1731

3 Pereira A C, Louren D M, Maffei F H, et al. A transcobalamin gene polymorphism and the risk of venous thrombosis. The BRATROS (Brazilian Thrombosis Study). Thrombosis Research, 2007, 119(2): 183-188

4 Calderwood CJ. Thromboembolism and thrombophilia in pregnancy. Current Obstetrics & Gynaecology, 2006, 16(6): 321-326

5 Hron G, Kollars N, Binder B R. Identification of patients at low risk for recurrent venous thromboembolism by measuring thrombin generation. Journal of Vascular Surgery, 2006, 44(6): 1375

6 Greer IA. Venous thromboembolism and anticoagulant therapy in pregnancy. Gend Med, 2005, 2 Suppl A:S10-17

7 Negus J J, Gardner J J, Tann O, et al. Thromboprophylaxis in major abdominal surgery for cancer. European Journal of Surgical Oncology, 2006, 32(9): 911-916

8 Weichman K, Ansell J E. Inferior vena cava filters in venous thromboembolism. Progress in Cardiovascular Diseases, 2006, 49(2): 98-105

9 Kuhajda MC, Cornell CE, Brownstein JN, et al. Training community health workers to reduce health disparities in Alabama's black belt: The pine apple heart disease and stroke project. Fam Community

Health, 2006, 29 (2):89—102

10 Spring M A, Gutowski K A. Venous thromboembolism in plastic surgery patients: Survey results of plastic surgeons. Aesthetic Surgery Journal, 2006, 26(5): 522—529

11 Mandalà M, Falanga A, Piccioli A, et al. Venous thromboembolism and cancer: Guidelines of the Italian Association of Medical Oncology (AIOM). Critical Reviews in Oncology/Hematology, 2006, 59(3): 194—204

12 Nicklas BJ, Cesari M, Penninx BW, et al. Abdominal obesity is an independent risk factor for chronic heart failure in older people. J Am Geriatr Soc, 2006, 54 (3):413—420

13 Hacking N M, Hellewell A, Sadler P. Prevention of deep vein thrombosis and pulmonary embolus. Anaesthesia &intensive care medicine, 2006, 7 (112): 449—452

14 DuraiRaj R, Fogarty S. A Penetrating inferior vena Caval Filter. European Journal of Vascular and Endovascular Surgery, 2006, 32(6): 737—739

15 Sammartino A, Cirillo D, Mandato VD, et al. Osteoporosis and cardiovascular disease: benefit-risk of hormone replacement therapy. J Endocrinol Invest, 2005, 28 (10 Suppl):80—84

16 Nelson S M, Greer I A. Thrombophilia and the risk for venous thromboembolism during pregnancy, delivery, and puerperium. Obstetrics and Gynecology Clinics of North America, 2006, 33(3): 413—427

17 Kahn S R, Panju A, Geerts W, et al. Multicenter evaluation of the use of venous thromboembolism prophylaxis in acutely ill medical patients in Canada. Thrombosis Research, 2007, 119(2): 145—155

18 Watson KE. Women and Heart Disease. JAMA, 2006, 295 (12):1454

第45章 肺栓塞

Chapter 45

肺栓塞(pulmonary embolism,PE)是以各种栓子阻塞肺动脉系统为其发病原因的一组疾病或临床综合征的总称。根据引起肺栓塞的栓子不同,PE分为肺血栓栓塞症、脂肪栓塞综合征、羊水栓塞、空气栓塞等。肺血栓栓塞症是PE中的最常见类型,占PE中的绝大多数,通常临床上所称的PE即指肺血栓栓塞症。随着妊娠期和产后保健工作的广泛开展,妊娠高血压综合征对孕产妇的危害逐渐得到控制,而肺栓塞(包括PTE和羊水栓塞)则逐渐成为孕产妇死亡的重要原因。

第一节 肺血栓栓塞症

肺血栓栓塞症(pulmonary thromboembolism,PTE)为来自静脉系统或右心的血栓阻塞肺动脉或其分支所致疾病,以肺循环和呼吸功能障碍为其主要临床和病理生理特征。

肺动脉发生栓塞后,若其支配区的肺组织因血流受阻或中断而发生坏死,称为肺梗死(pulmonary infarction,PI)。

引起PTE的血栓主要来源于深静脉血栓形成(deep venous thrombosis,DVT)。PTE常为DVT的并发症。深静脉内的血栓栓子脱落后随血液循环进入肺动脉,嵌顿在肺动脉内阻断血流形成PTE(图45-1)。一项大宗注册登记病例显示,49.1%的PTE患者同时患DVT。Girard等对PTE患者进行下肢静脉造影,发现同时患有DVT者达到了81.7%。DVT并发PTE率与DVT部位有关,腓静脉、股静脉、盆腔静脉DVT并发PTE率分别为46%、67%和77%。

PTE与DVT共属于静脉血栓栓塞症(venous thromboembolism,VTE),为VTE的二种类别。

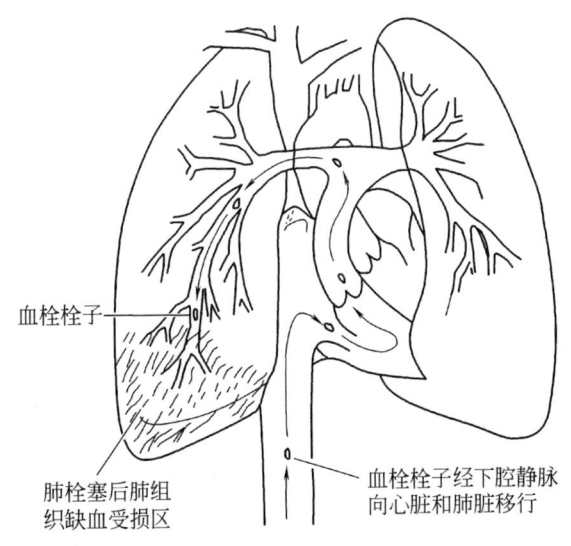

血栓栓子

肺栓塞后肺组织缺血受损区

血栓栓子经下腔静脉向心脏和肺脏移行

图45-1 肺血栓栓塞症形成图

一、流行病学

必须明确,PTE是一个发病率高、病死率也高的呼吸系统疾病,已成为重要的医疗保健问题。西方国家总人群中DVT和PTE的估计年发病率分别为0.10%和0.05%。据估计,美国每年发生DVT-PTE 60万例,死亡5万~10万例,占医院死亡人数的 5%～10%。法国 1998—1999 年的一项调查资料表明,每年 VTE、DVT、PTE 发病率分别为 0.18%、0.12‰、0.06%,VTE 每年新发病例为 1.36/1 000;随年龄增加 VTE 发病率增加,至 75 岁时达每年 1%。Goldhaber 等对 112 822 名 30～50 岁,进入研究时没有心血管疾病或癌症的妇女进行长达 16 年随访中,PTE 年发病率仅为 5/10 万～61/10 万。该项研究中的 PTE 诊断以患者自行报告为依据,而且入选研究时除外了具有心血管疾病和癌症两大 PTE 危险因素,可能会造成 PTE 在妇女中发病率较低的结论。我国尚缺乏完整的 PTE 流行病学资料。长期以来,我国医学界存在一个错误的认识,认为 PTE 在国人中少见。但在中国医学科学院阜外医院连续 900 余例心血管疾病尸检资料中,肺段以上 PTE 占 100 例(11.0%)。随着肺栓塞防治工作在国内的推广,近年来 PTE 的检出率明显增加。以首都医科大学附属北京朝阳医院资料为例,1997 年以前,该院每年的住院患者中诊断 PTE 者不足 10 例,从 1999 年开始,PTE 住院病例数成倍增加,2002 年达到 216 例。(图 45-2 和图 45-3)。由此可见,PTE 在我国并不少见。

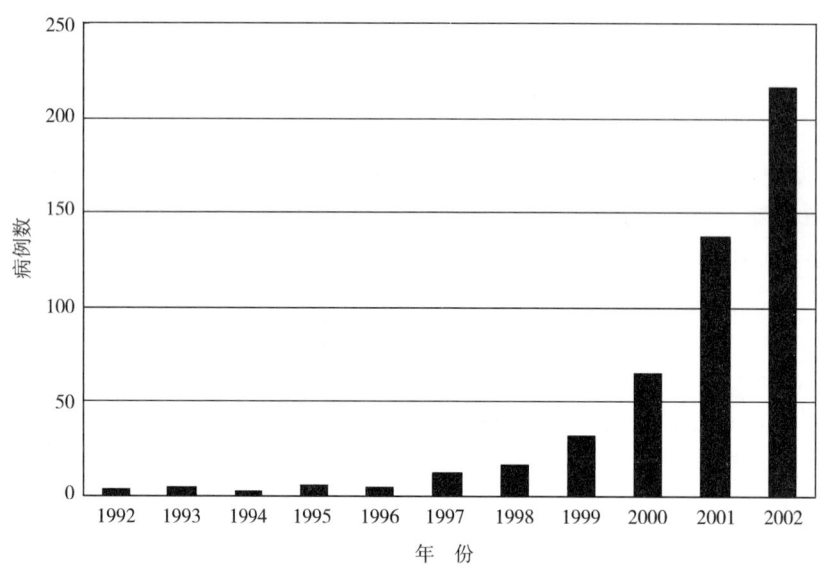

图 45-2 北京朝阳医院历年 PTE 住院病例数

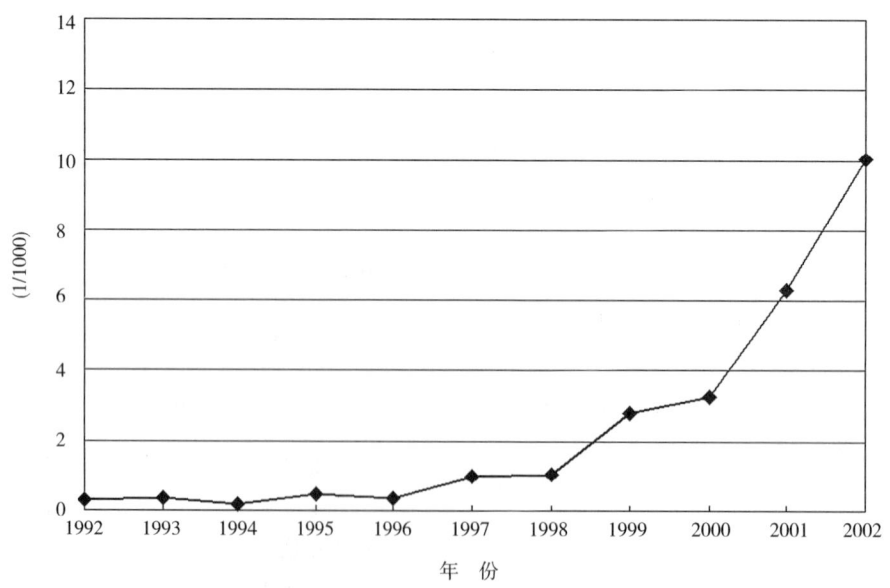

图 45-3 北京朝阳医院历年 PTE 住院病例占全院住院病例数比例

PTE 的危害性在于高误诊率和高病死率。国外尸检资料显示,70% 大块 PTE(major PTE)患者生前被误诊。有资料表明,未经治疗的 PTE 总病死率可达 30%。7 个国家 52 家医院 2 454 例 PTE(其中 2 349 例接受不同的 PE 治疗措施)资料显示,3 个月内患者的病死率为 17.4%,其中血流动力学稳定患者病死率为 15.1%,血流动力学不稳定患者病死率则达到 58.3%。另一项多中心调查资料显示,1 001 例大块 PTE 患者住院期间总病死率达 22%,其中血流动力学稳定患者的病死率仅 8.1%,血流动力学不稳定患者的病死率为 15.2%,血流动力学不稳定伴有心源性休克(cardiogenic shock)者病死率 24.5%,循环衰竭需进行心肺复苏者病死率 64.8%。在我国,PTE 还是慢性血栓栓塞性肺动脉高压的重要原因之一。

二、危 险 因 素

自然界任何事物都存在着对立的两个方面,两者保持平衡,共同维持环境稳定,任何一方异常造成双方平衡失调都会导致不良后果。生理情况下,血管内的血液凝血与抗凝血功能维持动态平衡,血液呈流体状态。当血管内凝血功能超过抗凝功能时,便会发生血管内凝血形成血栓。19 世纪,德国病理学家魏尔啸(Virchow)提出了著名的血栓形成三要素,即血液高凝状态、血流淤滞和血管壁损伤。任何造成凝血功能亢进、激活凝血反应、抗凝功能下降的因素均可促进血管内血栓的形成。因 PTE 是 VTE 的一种类型,导致 VTE 的危险因素即是 PTE 的危险因素。VTE 的危险因素见表 45-1。

表 45-1 VTE 的危险因素(括号内数字为该人群中发生 VTE 的百分率)

原发性	继发性	
抗凝血酶缺乏	创伤/骨折	血小板异常
先天性异常纤维蛋白原血症	髋部骨折(50%~75%)	克罗恩病(Crohn's disease)
血栓调节因子(thrombomodulin)异常	脊髓损伤(50%~100%)	充血性心力衰竭(12⁺%)
高同型半胱氨酸血症	外科手术后	急性心肌梗死(5%~35%)
抗心脂抗体综合征	疝修补术(5%)	恶性肿瘤
(anticardiolipin antibodys syndrome)	腹部大手术(15%~30%)	肿瘤静脉内化疗
	冠脉旁路移植术(3%~9%)	肥胖
纤溶酶原激活物抑制因子过量		
凝血酶原 20210A 基因变异	脑卒中(30%~60%)	因各种原因的制动/长期卧床
Ⅻ因子缺乏	肾病综合征	
Ⅴ因子 Leiden 突变(活性蛋白 C 抵抗)	中心静脉插管	长途航空或乘车旅行
		口服避孕药
纤溶酶原缺乏	慢性静脉功能不全	真性红细胞增多症
纤溶酶原不良血症	吸烟	巨球蛋白血症
蛋白 S 缺乏	妊娠/产褥期	置入人工假体
蛋白 C 缺乏	血液黏滞度增高	高龄

上述危险因素可以单独存在,也可以合并存在,拥有危险因素越多,越容易发生 PTE。但并非所有 PTE 患者都能找到危险因素,临床上约 10%~20% 的病例不能找到危险因素。不同地域、不同年龄的患者,VTE 的危险因素构成不尽相同,外伤多见于年轻患者,恶性肿瘤则多见于老年患者。美国对 10 多万 30~50 岁妇女 16 年肺栓塞高危因素随访研究发现,肥胖、大量吸烟、高血压是妇女发生肺栓塞的危险因素,体重指数 $\geqslant$ 29.0kg/m² 、吸烟 15~34 支/d、吸烟 $\geqslant$ 35 支/d、高血压的妇女发生肺栓塞的相对危险性分别为

2.9、1.9、3.3 和 1.9,高胆固醇血症、糖尿病未能入选危险因素。在表 45-1 所列的危险因素中,妇女特有的危险因素是妊娠、产褥期、口服避孕药。最近认为妇女绝经后激素替代治疗也可能是 PTE 的危险因素。

WHO 的病例对照研究表明,口服避孕药者发生 VTE 的危险性是不服药者的 3~4 倍,其危险性在口服避孕药后 4 个月时增高,停药后 3 个月消失。WHO 另一项不同避孕药对静脉血栓性疾病的影响研究表明,口服孕二烯酮(gestodene)、去氧孕烯(地索高诺酮)、左炔诺孕酮(左旋

甲炔诺酮)者发生 VTE 的危险性分别是不服药者的 10.2、7.3 和 3.4 倍。V 因子 Leiden 突变者口服避孕药发生 VTE 的危险性高。丹麦 1994～1998 年对服用避孕药妇女进行的病例对照研究发现,服用避孕药者发生 VTE 危险性是不服药者的 3～7 倍。

绝经后口服激素替代治疗的妇女发生 VTE 危险性增加。美国 2002 年完成的研究(HERS)表明,50～79 岁绝经健康妇女服用激素替代治疗者发生 VTE、DVT、PTE 的危险性分别是不服药者的 2.11、2.07、2.13 倍。2 763 例 <80 岁患有冠心病的绝经妇女随机分成两组,一组每天服用含雌激素(estrogen) 0.625 mg 和醋甲孕酮(medroxyprogesterone acetate)2.5 mg 的复合制剂,另一组服用安慰剂对照,结果服药组发生 DVT 和 PTE 危险性分别是对照组的 1.98 和 2.86 倍;DVT 和 PTE 年发生率分别为 4.5/1 000 和 2.0/1 000,对照组则分别为 2.2/1 000 和 0.7/1 000。英国的研究表明,口服雌激素替代治疗的绝经期妇女发生 VTE 的危险性是不服药者的 2～3 倍,每年每 1 万服药者发生 VTE 比不服药者多 1～2 人。口服雌激素或联合口服孕激素增加 VTE 危险性的机制可能是这些激素类药物降低服药者(尤其 V 因子 Leiden 突变者)对抗凝物质活化蛋白 C 的敏感性。

三、病 理 生 理

PTE 病理生理改变的基础是肺动脉机械阻塞及其由此引起的神经体液因素改变导致肺动脉阻力增加。栓子阻塞肺动脉及其分支后,机械阻塞直接导致肺动脉阻力增加。PTE 时肺血管阻力增加程度与栓子大小和数量有关,但不一定成正比,神经体液因素(尤其是血浆中内皮素、血栓素 A_2)是肺动脉收缩的重要因子,也导致肺动脉阻力增加。肺动脉阻力增加的后果是肺动脉压升高、右心功能不全、体循环血压下降,以及肺通气/血流(V/Q)比例失调、肺萎陷、肺不张和肺梗死等一系列病理生理改变。此外,PTE 患者的病理生理改变还与栓塞前的心肺功能有关。栓塞前心肺功能较差者,病理生理改变往往较严重。PTE 的病理生理改变主要包括血流动力学和呼吸功能两个方面。孕妇发生 PTE 时对胎儿的影响尚不确定。

1. 血流动力学改变

(1)肺循环血流动力学改变:肺动脉机械阻塞导致肺动脉阻力增高、肺动脉压升高;而神经体液因素使肺动脉收缩,肺动脉压进一步升高。患者平均肺动脉压往往 >20mmHg,达到 40mmHg 时可发生急性右心功能衰竭(即急性肺源性心脏病)。

(2)对心脏的影响:肺循环阻力增高导致肺动脉压升高,右心室后负荷增加,早期右心代偿性收缩力增强。若病情进一步发展,肺动脉压明显升高,则右心室后负荷明显增加,右心室腔扩大,三尖瓣相对关闭不全,导致右房舒张期充盈压升高,右心前负荷增加,心排血量下降,右心功能进一步恶化。如果 PTE 得不到及时有效治疗,PTE 长期存在或反复发生,肺动脉压持续升高,可以出现右心室壁肥厚。右心室功能不全和三尖瓣反流导致右心室前负荷增加,继而使右房压升高,可引起未闭合的卵圆孔开放,产生心内右向左分流。

PTE 对左心功能也有影响。肺循环阻力增加和右心室功能不全使左心回心血量减少,左心排血量减少。同时,右心室扩大导致室间隔左移,也使左室功能受损,导致心排血量下降。心排血量下降使主动脉内血压降低,冠脉灌注压下降,心肌血流减少。心肌缺血可诱发各种类型的心律失常。上述因素综合作用可引起体循环低血压或休克。

(3)对体循环的影响:早期由于交感肾上腺素能神经兴奋,体循环压一过性升高。当左心排血量明显减少时,可导致体循环低血压。巨大血栓阻塞肺动脉主干可导致体循环压力突然下降,发生一过性脑缺血,产生晕厥。

2. 呼吸系统改变

(1)低氧血症:PTE 发生低氧血症的机制包括:①栓塞部位肺血流减少,肺泡无效腔量增大;栓塞部位肺泡上皮 II 型细胞合成肺泡表面活性物质减少,发生肺泡萎陷和肺不张。两者共同导致通气血流比例失调。②肺动脉阻塞后肺内血液分流,或潜在动脉导管和卵圆孔未闭重新开放,形成血液右向左分流,回流到左心的混合静脉血增多,血氧饱和度下降。③神经体液因素引起支气管痉挛,肺泡通气减少。低氧血症是上述机制共同作用的结果。

(2)肺泡出血:肺动脉阻塞后远端毛细血管通透性增高,可出现间质和肺泡出血。肺泡出血多见于原有心脏疾病患者。

(3)肺梗死:如存在基础心肺疾病或病情严重影响肺组织的供血供氧,可能导致肺梗死。由于肺组织同时接受肺动脉、支气管动脉和肺泡内气体三重供氧,故肺动脉阻塞时较少出现肺梗死。

四、临床表现

(一)症状

1. 呼吸困难及气促 是PTE最常见的症状,70%~90%的患者都会出现。其特点是突然发生,活动后明显。栓塞范围较小时呼吸困难可以在数分钟后自行缓解,栓塞范围较大时伴有焦虑。发生原因是通气血流比例失调和一些介质的释放使呼吸道痉挛,导致低氧血症;神经反射也可产生呼吸困难。呼吸困难可以是慢性PTE的惟一症状,如果下肢DVT反复脱落引起新的PTE,症状可以相应反复发作。

2. 胸痛 发生率40%~70%。85%的胸痛为胸膜炎性胸痛,非大面积PTE比大面积PTE更多发生胸膜炎性胸痛,其原因是前者栓塞部位靠近胸膜更容易导致肺梗死以及栓塞导致的炎性反应容易累及胸膜。固定性胸膜炎性胸痛多由于肺梗死引起。4%~12%患者出现心绞痛样疼痛,与心肌低灌注有关。

3. 晕厥 发生率11%~20%,可以是PTE的惟一或首发症状。大块血栓阻塞肺动脉后肺动脉阻力明显增加,影响肺血流量和右心室功能,导致左心回心血量减少和左心室排血量下降,发生一过性脑缺血。多见于大面积PTE。

4. 焦虑 发生率36%~51%。由严重呼吸困难、胸痛引起,栓塞面积较大者常见。

5. 咳嗽 发生率20%~37%。由肺泡内渗出物刺激引起或继发肺部感染引起。

6. 咯血 发生率3%~30%。常为小量咯血,大咯血少见。发生机制与胸痛相同,较小栓子栓塞外周肺动脉后,造成肺梗死和出血所致。因此,较少见于大栓子阻塞较大肺动脉(肺段以上)的患者。

7. 心悸 发生率10%~18%。为心律失常所致。

需注意,临床上出现所谓"肺梗死三联征"(呼吸困难、胸痛及咯血)者不足30%。临床上约30%患者完全没有症状。

(二)体征

1. 呼吸急促 是最常见的体征。肺动脉栓塞后产生低氧血症,呼吸频率代偿性增快;PTE刺激肺内受体反射性呼吸加快。无基础心肺疾病者,70%~80%的PTE患者呼吸频率>20/min。

2. 心动过速 指心率>100/min,多见于大面积PTE,是机体对低氧血症的代偿性反应。发生率30%~40%。

3. 低血压 血压下降甚至休克是病情严重的征象,是诊断大面积PTE的依据,预后较差。

4. 发热 多为低热,30%~54%患者体温>37℃;7%~20%患者>38℃。体温较高而且外周血白细胞升高时应考虑存在感染。

5. 肺部啰音 约50%患者可以出现肺部细湿啰音,5%可闻及肺部哮鸣音。

6. 颈静脉充盈 PTE时右心压力升高,静脉血回流受阻,致颈静脉扩张。发生率12%~30%,特异性较高。

7. 其他 其他少见的体征包括发绀(11%~16%)、胸腔积液的相应体征(24%~30%)和肺动脉瓣听诊区第二心音亢进或分裂(23%)等。此外,合并DVT者可以出现相应改变,如患肢肿胀、周径较健侧增粗>1cm、疼痛或压痛、浅静脉扩张、皮肤色素沉着等。

(三)临床综合征

根据PTE的临床特点,可以将临床表现分为三个综合征。

1. 急性肺心病 表现为突然发作的呼吸困难、发绀、右心功能衰竭或伴有体循环血压下降,常见于血管床被阻塞60%~70%者。

2. 肺梗死/肺出血 胸膜痛和呼吸困难是最常见表现,部分患者有咯血、胸腔积液,多见于肺亚段以下肺动脉栓塞患者。

3. 急性不明原因呼吸困难 呼吸困难是其主要症状,查体可有呼吸加快和心率加快。胸片和心电图往往正常。需与充血性心衰鉴别,合并DVT是诊断PTE的重要证据之一。

五、辅 助 检 查

1. 血浆D-二聚体(D-dimer) D-二聚体是交联纤维蛋白降解产物,是血管内血栓形成的标志物。凡是血栓性疾病，血浆 D-二聚体都可以升高。此外，血浆 D-二聚体升高还可以见于感染、恶性肿瘤、外伤等。用 ELISA 法检测，以 $500\mu g/L$ 为界值，D-二聚体升高诊断 PTE 敏感性达 $92\% \sim 100\%$，其特异性 $40\% \sim 43\%$。由此可见，D-二聚体诊断 PTE 的特点是高敏感性和低特异性，亦即 D-二聚体升高不一定是 PTE，若 D-二聚体正常则 PTE 的可能性很小。因此，D-二聚体常用作为排除诊断的指标，若血浆 D-二聚体 $\leqslant 500\mu g/L$，基本上可以除外急性 PTE。血浆 D-二聚体浓度与 PTE 的发生部位有关，肺段或肺段动脉以上的 PTE，D-二聚体浓度较高，D-二聚体（$> 500\mu g/L$）诊断 PTE 的敏感性达 92%；亚段肺动脉以下的 PTE，D-二聚体诊断 PTE 的敏感性仅

50%。

2. 血气分析　血气分析对诊断 PTE 无特异性，但可以为诊断 PTE 提供帮助。大面积 PTE 患者 PaO_2 往往低于 $80mmHg$，肺泡动脉氧分压差 [$P(A-a)O_2$] 增大，部分患者 $PaCO_2$ 低于正常。

3. 心电图　PTE 典型心电图改变为 $S_I Q_{III} T_{III}$，即标准肢体导联 I 的 S 波和标准肢体导联 III 的 Q 波变深，标准肢体导联 III 的 T 波倒置或变平。其他表现还有 V1-3 导联 T 波倒置，肺型 P 波，完全性或不完全性右束支传导阻滞。心动过速常见，无特异性。70% 患者有心电图异常，但是典型 $S_I Q_{III} T_{III}$ 改变者不足 30%。动态观察心电图变化更为重要，若新近出现 $S_I Q_{III} T_{III}$ 或不完全性右束支传导阻滞，则 PTE 可能性很大。见图 45-4。

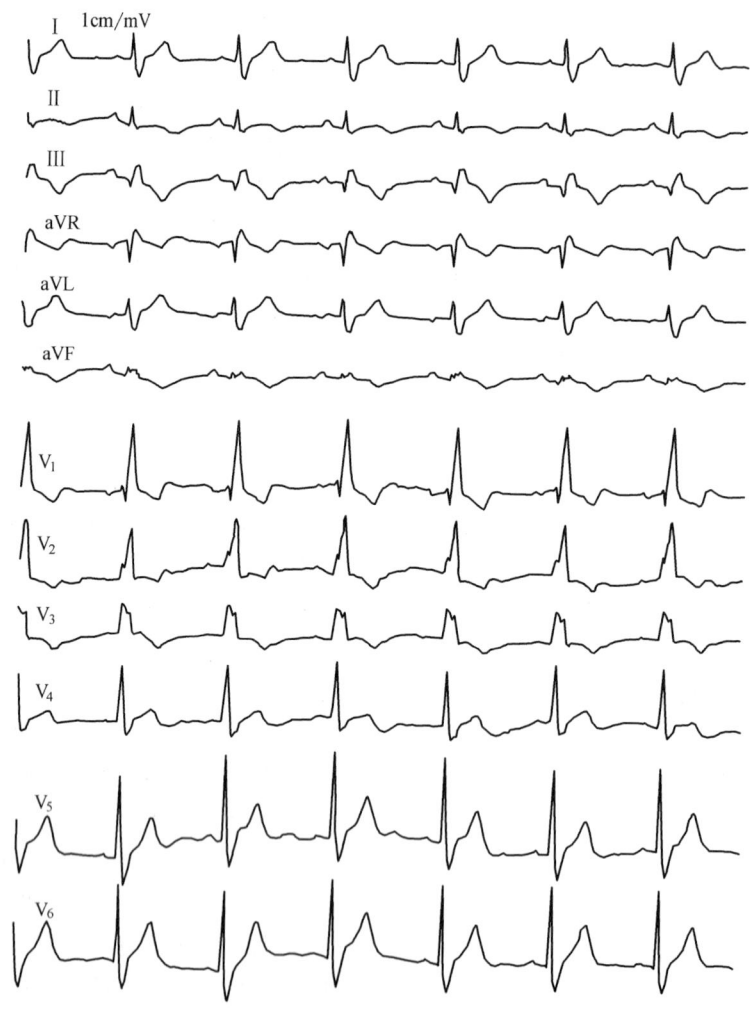

图 45-4　PTE 心电图改变

呈典型 $S_I Q_{III} T_{III}$ 改变，即标准肢体导联 I 的 S 波和标准肢体导联 III 的 Q 波变深，标准肢体导联 III 的 T 波倒置。V_{1-3} 导联 T 波倒置。完全性右束支传导阻滞

4. 胸部 X 线检查 大部分 PTE 患者 X 线胸片正常,少数可表现为肺纹理稀疏、胸腔积液、底部朝外的三角形楔形影、患侧膈肌抬高、肺不张、肺实变等。由于肺动脉压增高,可以显示右肺下动脉干增粗、外周肺血管突然变细等肺动脉高压影像改变。有肺心病时,则有右心室扩大。胸部 X 线诊断 PTE 特异性差,主要临床意义是除外其他肺部疾病(图 45-5)。

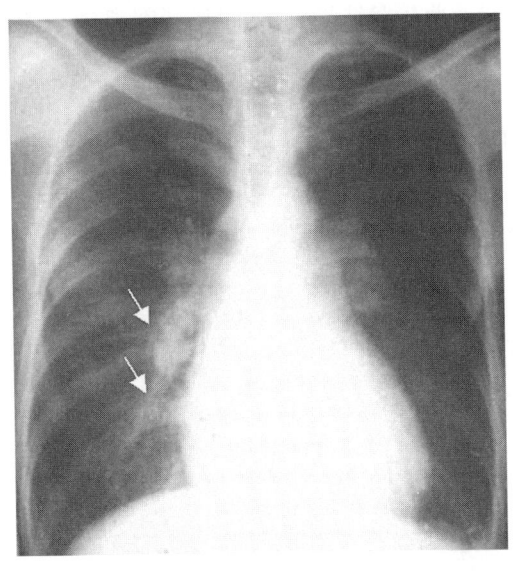

图 45-5 两上肺肺纹理明显稀少。右肺下动脉近端增粗(右肺上方箭头所指),远端突然变细(下方箭头所指处)

5. 肺动脉造影 敏感性和特异性均达 95%,是诊断 PTE 的"金标准"。表现为栓塞血管腔内充盈缺损或完全阻塞,外周血管截断或枯枝现象。肺动脉压增高时,中央肺动脉扩张。肺动脉造影为有创性检查,可并发血管损伤、出血、心律失常、咯血、心衰等。致命性和严重并发症的发生率分别为 0.1% 和 1.5%,应严格掌握其适应证。近年来由于 CT 血管造影技术的开展,肺动脉造影在 PTE 诊断中的应用较以前减少。但肺动脉造影时可以测定肺动脉血流动力学参数,为 CT 肺血管造影所不能。

6. CT 肺血管造影(CTPA) CTPA 诊断肺段动脉以上 PTE 的敏感性和特异性分别为 96%~100% 和 92%~96%;亚段肺动脉 PTE 的敏感性和特异性则较低。PTE 的 CT 直接征象是各种形态的充盈缺损(图 45-6)。肺动脉充

缺损形态有助于急性和慢性 PTE 的鉴别,急性 PTE 充盈缺损为中心性充盈缺损(又称为轨道征),慢性 PTE 表现为附壁杯口状充盈缺损。如果血管完全阻塞,则很难判断是新鲜血栓还是陈旧血栓。间接征象包括病变部位肺组织有"马赛克"征(图 45-7)、肺出血、肺梗死继发的肺炎改变等。CTPA 诊断 PTE 敏感性和特异性高,可与肺动脉造影媲美,而且 CTPA 为无创性检查,效益/风险比值高,已在临床上广泛应用。

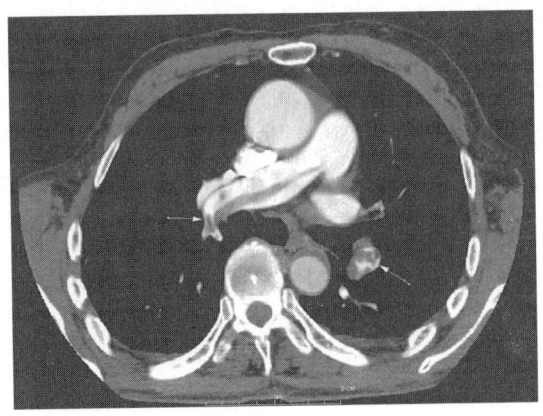

图 45-6 CTPA

右肺动脉干中央长条充盈缺损,左肺下叶动脉结节状部分性充盈缺损

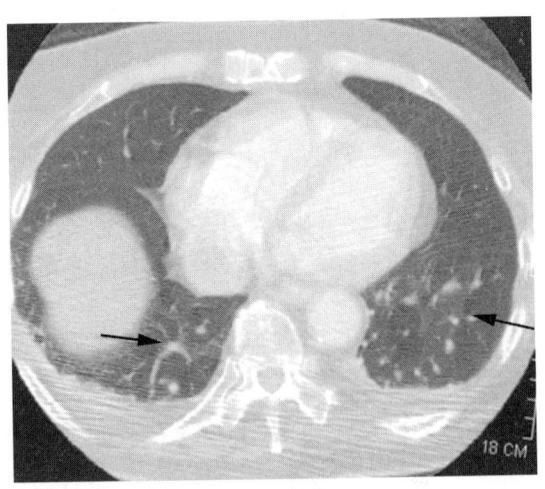

图 45-7 CT 平扫

两肺下叶后基底段局部呈马赛克征,为肺栓塞的间接表现

7. 肺通气灌注显像 包括肺通气显像和肺灌注显像两部分。肺通气显像的原理是经呼吸道吸入放射性惰性气体或气溶胶微粒后,用放射性

显像装置探测两肺的放射线分布。放射线气体或气溶胶在肺内的分布与肺局部通气量呈正比。当气道某部位被阻塞时,则阻塞部位以下的通气及其所属肺泡通气量减少或完全没有气流,出现放射性稀疏或缺损区。肺灌注显像是通过外周静脉内注入直径 $20\sim90\mu m$ 的核素标记的蛋白微粒,此微粒大于肺毛细血管直径,当放射线微粒随血流流经肺毛细血管时,放射性颗粒在肺毛细血管内暂时嵌顿。嵌顿的放射线微粒量与血流量成正比。通过体外测定肺脏放射线分布反映肺脏局部的血流量。当肺动脉狭窄或栓塞时,该动脉支配区的肺血流减少或无血流,放射性颗粒不能随血流进入该区域,相应区域出现放射性分布稀疏或缺损。PTE 典型征象呈肺段或肺叶分布的肺灌

注缺损而通气显像正常,即肺通气灌注显像不匹配(图 45-8,图 45-9)。当肺核素显像正常时,可以可靠地排除 PTE。肺通气灌注显像分高度可能、中度可能、低度可能、极低度可能和正常 5 种表现。由美国国立心肺血液研究所(NHLBI)组织及赞助完成的肺栓塞诊断前瞻性研究(PIOPED)资料表明,肺通气灌注显像呈高度可能时诊断 PTE 的敏感性和特异性分别为 41% 和 97%。此研究结果提示,以肺通气灌注显像呈高度可能诊断 PTE,具有敏感性低特异性高的特点,亦即肺通气灌注显像呈高度可能时可以诊断 PTE,但漏诊率高。中度可能和低度可能不能确诊 PTE,需做进一步检查;极低度可能时,如果临床征象不支持 PTE,则可以除外 PTE 诊断。

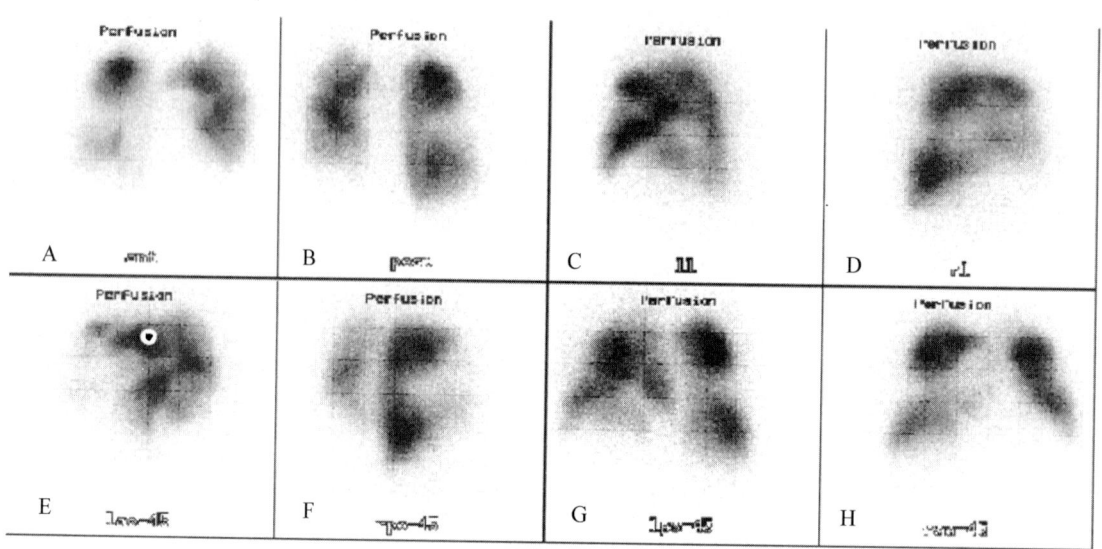

图 45-8 肺灌注显像。A～H 分别为正位、后位、左侧位、右侧位、左前斜位、右后斜位、左后前斜位和右前斜位。右肺前段、内侧段、外侧段、背段、前基底段和左肺下舌段、前基底段、外基底段和后基底段灌注缺损

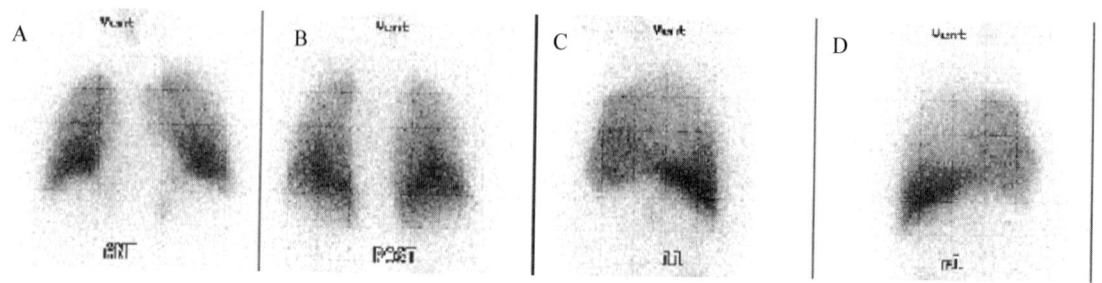

图 45-9 肺通气显像。A～D 分别为正位、后位、左侧位和右侧位。两肺通气显像正常

8. **超声心动图** 急性 PTE 最常见改变为肺动脉和右心室扩张。对于严重的 PTE 病例,超声心动图检查可以发现右心室前壁局部运动幅度降低(<5mm);右心室和(或)右心房扩大;室间隔左移和运动异常;近端肺动脉扩张;三尖瓣反流速度增快;下腔静脉扩张,吸气时不萎陷。这些征象提示肺动脉高压、右室高负荷和肺源性心脏病,是 PTE 的间接征象,提示或高度怀疑 PTE,但尚不能作为 PTE 的确定诊断标准。超声心动图是划分次大面积 PTE 的依据。右心室壁厚度可以作为鉴别急性 PTE 和慢性 PTE 的参考,如果右心室游离壁增厚(>5mm),提示慢性肺源性心脏病,对于明确该病例存在慢性栓塞过程有重要意义。超声检查在右心和肺动脉内观察到血栓回声是 PTE 的直接征象,可以诊断 PTE;若在右心房或右心室发现血栓,同时患者临床表现符合 PTE,可以做出 PTE 诊断。近年来开展的经食管超声检查可以直接探测到肺动脉内的血栓栓子,检出率可达到 70%,但该项检查为半有创性操作。血管内超声检查诊断 PTE 尚处于试验阶段。

9. **肢体血管超声检查** 肢体超声检查诊断有症状的 DVT 敏感性和特异性分别为 92%～100% 和 80%～100%;对于无症状的 DVT,特异性较高(97%),敏感性较低,为 62%～75%。肢体超声检查诊断单纯性腓静脉血栓敏感性较低,为 40%～80%。DVT 的血管超声检查表现:①静脉腔内强弱不等的实性回声。②加压管腔不变瘪或部分变瘪。③脉冲和彩色多普勒在病变处不能探及血流,或显示血流充盈缺损。④形成慢性血栓时,可见静脉周围有侧支循环形成。

10. **磁共振成像(MRI** 在大血管的 PTE,MRI 可以显示栓塞血管的近端扩张,血栓栓子表现为异常信号。对外周的 PTE 诊断价值有限。

六、诊 断

在 PTE 死亡病例中,大多数是未能得到及时治疗者,且多死于发病后 2h 内。因此,及时、正确诊断 PTE 是降低 PTE 病死率的关键。

(一)诊断方法

1. 根据临床情况疑诊 PTE

对存在危险因素,特别是并存多个危险因素的病例,需有较强的诊断意识。

临床症状、体征,特别是在高危病例出现不明原因的呼吸困难、胸痛、晕厥和休克,或伴有单侧或双侧不对称性下肢肿胀、疼痛等对诊断具有重要的提示意义。

心电图、X 线胸片、动脉血气分析等基本检查,有助于初步诊断,结合 D-二聚体检测(ELISA 法),可以建立疑似病例诊断。超声检查对于提示 PTE 诊断和排除其他疾病具有重要价值,若同时发现下肢深静脉血栓的证据则更增加诊断的可能性。

2. 确诊 PTE 对疑似病例尽快进行相关检查确诊。疑似病例具备以下条件之一者可以诊断 PTE。

(1)螺旋 CT/电子束 CT 发现肺动脉内有血栓的直接证据。

(2)MRI 发现肺动脉内血栓的直接证据。

(3)肺动脉造影发现 PTE。

(4)肺通气灌注显像呈高度可能。

(5)超声检查发现肺动脉干内有血栓信号。

3. 寻找 PTE 的成因和危险因素

DVT 是 PTE 最常见原因,因此对某一病例只要疑诊 PTE,即应同时作 DVT 相关检查明确是否两者并存,并对两者的发病联系做出评价。

大部分 PTE 患者都存在危险因素,消除危险因素是防治 PTE 的重要措施。诊断 PTE 后,应积极寻找引起 VTE 的危险因素,包括原发性和继发性危险因素。

(二)临床分型

1. 大面积 PTE(massive PTE) 临床上以休克和低血压为主要表现,即体循环动脉收缩压<90mmHg,或较基础值下降幅度≥40mmHg,持续 15min 以上。须除外新发生的心律失常、低血容量或感染中毒症所致血压下降。此型占 PTE 的 5%～10%。

2. 非大面积 PTE(non-massive PTE) 不符合以上大面积 PTE 标准的 PTE。此型患者中,一部分人的超声心动图表现有右心室运动功能减弱或临床上出现右心功能不全表现,归为次大面积 PTE(submassive PTE)。约 50% 的 PTE 患者超声心电图检查有右心室功能不全表现。

七、治 疗

(一)急性 PTE 的治疗

1. 一般处理

对高度疑诊或确诊 PTE 的患者,应进行严密监护,监测呼吸、心率、血压、静脉压、心电图及血气的变化,对大面积 PTE 可收入重症监护治疗病房(ICU);为防止栓子再次脱落,要求绝对卧床休息,保持大便通畅,避免用力;对于有焦虑和惊恐症状的患者应给予安慰并可适当使用镇静药;胸痛者可给予止痛药;对于发热、咳嗽等症状可给予相应的对症治疗。

2. 呼吸循环支持治疗

对有低氧血症的患者,采用经鼻导管或面罩吸氧。当合并严重的呼吸衰竭时,可使用经鼻/面罩无创性机械通气或经气管插管行机械通气。应避免做气管切开,以免在抗凝或溶栓过程中局部大量出血。应用机械通气中需注意尽量减少正压通气对循环的不利影响。

对于出现右心功能不全,心排血量下降,但血压尚正常的病例,可给予具有一定肺血管扩张作用和正性肌力作用的多巴酚丁胺和多巴胺;若出现血压下降,可增大剂量或使用其他血管加压药物,如间羟胺、肾上腺素等。对于液体负荷疗法需持审慎态度,因过大的液体负荷可能会加重右室扩张并进而影响心排血量,一般所予负荷量限于 500ml 之内。

3. 溶栓治疗

溶栓治疗的目的是溶解肺动脉中的血栓栓子,直接解除肺动脉机械性阻塞,降低肺动脉压和肺血管阻力,改善血流动力学,逆转右心室功能不全。溶栓治疗可以降低急性大面积 PTE 患者病死率。

(1)适应证:大面积 PTE 和无禁忌证的次大面积 PTE;对于血压和右心室壁运动均正常的病例不推荐溶栓治疗。溶栓的时间窗一般定为发病后 14d 以内,但鉴于可能存在血栓的动态形成过程,PTE 常反复发作,手术和尸检病例显示在陈旧血栓表面常有新鲜血栓,故而对 PTE 溶栓的时间窗不作严格规定。溶栓应尽可能在 PTE 确诊的前提下慎重进行。对有溶栓指征的病例宜尽早开始溶栓。

(2)绝对禁忌证 活动性内出血;近期自发性颅内出血。

(3)相对禁忌证 2 周内的大手术、分娩、器官活检或不能压迫止血部位的血管穿刺;2 个月内的缺血性卒中;10d 内的胃肠道出血;15d 内的严重创伤;1 个月内的神经外科或眼科手术;难于控制的重度高血压(收缩压>180mmHg,舒张压>110mmHg);近期曾行心肺复苏;血小板计数低于 $10 \times 10^9/L$;妊娠;细菌性心内膜炎;严重肝肾功能不全;糖尿病出血性视网膜病变;出血性疾病等。

对于大面积 PTE,因其对生命的威胁极大,上述绝对禁忌证亦应被视为相对禁忌证。

(4)溶栓方案

①尿激酶:12h 溶栓方案:负荷量 4 400U/kg,静注 10min,随后以 2 200U/(kg·h)持续静滴 12h;2h 溶栓方案:20 000U/kg 持续静滴 2h。

②链激酶:负荷量 250 000U,静注 30min,随后以 100 000U/h 持续静滴 24h。链激酶具有抗原性,故用药前需肌注苯海拉明或地塞米松,以防止变态反应。

重组组织型纤溶酶原激活剂(rt-PA)50～100mg 持续静滴 2h,也可以用总剂量的 10% 作为负荷量在 10min 内静脉推注,余量于 110min 内静脉点滴。

有文献报道,rt-PA 起效快,用药后 2h 既可降低肺动脉高压;尿激酶 2h 方案的起效时间快于 12h 方案。各种溶栓药物和不同溶栓方案的病死率和 PTE 复发率相近,尚不能肯定某一药物或某一方案显著优于其他药物或其他方案。

使用尿激酶、链激酶溶栓期间不要同时使用肝素;若以 rtPA 溶栓,是否需停用肝素则无特殊要求。

溶栓治疗结束后,每 2～4h 测定一次凝血酶原时间(PT)或活化部分凝血激酶时间(APTT),当其水平低于正常值的 2 倍,即应重新开始规范的肝素治疗。

溶栓后及时复查血气分析和心电图,并与溶栓前比较,症状减轻、血流动力学改善、血气分析和心电图好转是溶栓有效的表现。溶栓后 24h 可以复查 CTPA、肺通气灌注显像、超声心动图、肺动脉造影等,以评价溶栓效果。rt-PA 治疗后 2h 即可降低肺动脉压,UK 和 SK 治疗后 12～24h

肺动脉压下降。溶栓后1～2周可以明显改善肺灌注,约2/3的急性PTE患者可以完全溶解栓子。

溶栓治疗的主要并发症为出血,发生率20%～30%,颅内出血、眼底出血和各部位大出血等发生率1%～2%。并发颅内出血者,死亡率达50%。高龄和舒张压升高是颅内出血的高危因素。用药前应充分评估出血的危险性与后果,必要时应配血,做好输血准备,并留置外周静脉套管针,以方便溶栓中取血监测,避免反复穿刺血管。溶栓过程中及溶栓后均需注意观察神志、皮肤黏膜、血管穿刺处以及外周血红细胞和血红蛋白等改变,及时发现和处理出血并发症。

4. 抗凝治疗 抗凝治疗是PTE和DVT的基本治疗方法,其目的是防止血栓再形成和复发。机体自身纤溶机制也可以部分或全部溶解已形成的血栓。常用药物有普通肝素(以下简称肝素)、低分子肝素(LMWH)和华法林(Warfarin)。抗血小板药物的抗凝作用尚不能满足PTE或DVT的抗凝要求。临床疑诊PTE时,即开始使用肝素或低分子肝素抗凝治疗。应用肝素或低分子肝素前应测定基础APTT、PT及血常规(含血小板计数,血红蛋白),注意是否存在抗凝的禁忌证,如活动性出血、凝血功能障碍、血小板减少和未控制的严重高血压等。

(1)肝素:2 000～5 000U或按80U/kg静注,继之以18U/(kg·h)持续静滴。在开始治疗后的最初24h内每4～6h测定APTT,根据APTT调整剂量,尽快使APTT达到并维持于正常值的1.5～2.5倍。达稳定治疗水平后,改每天上午测定APTT 1次。肝素用量调整方法见表45-2。

表45-2 根据APTT监测结果调整静脉肝素用量的方法

APTT	初始剂量及调整剂量	下次APTT测定的间隔时间(h)
治疗前测基础APTT	初始剂量:80U/kg静推,然后按18U/(kg·h)静滴	4～6
APTT<35s(<1.2倍正常值)	予80U/kg静推,然后增加静滴剂量4U/(kg·h)	6
APTT35～45s(1.2～1.5倍正常值)	予40U/kg静推,然后增加静滴剂量2U/(kg·h)	6
APTT46～70s(1.5～2.3倍正常值)	无需调整剂量	6
APTT71～90s(2.3～3.0倍正常值)	减少静滴剂量2U/(kg·h)	6
APTT>90s(>3倍正常值)	停药1h,然后减少剂量3U/(kg·h)后恢复静滴	6

(2)低分子肝素:根据体重给药(anti-Ⅹa U/kg或mg/kg。不同低分子肝素的剂量不同,详见下文),1/d～2/d,皮下注射。对于大多数病例,按体重给药是有效的,不需监测APTT和调整剂量,但对过度肥胖者或孕妇宜监测血浆抗Xa因子活性(plasma anti-Ⅹa activity)并据以调整剂量。各种低分子肝素的具体用法:

①达肝素钠(dalteparin,法安明):200 anti-Ⅹa U/kg皮下注射,1/d。单次剂量不超过18 000U。

②依诺肝素钠(enoxaparin,克赛):1mg/kg皮下注射,1/12h;或1.5mg/kg皮下注射,1/d,单次总量不超过180mg。

③那屈肝素钙(nadroparin,速碧林):86 anti-Ⅹa U/kg皮下注射,1/d,连用10d;或171 anti-

Ⅹa U/kg皮下注射,1/d。单次总量不超过17 100U。

④亭扎肝素钠(tinzaparin):175 anti-Ⅹa U/kg皮下注射,1/d。

不同厂家制剂需参照其产品使用说明。

低分子肝素与普通肝素的抗凝作用相仿,但低分子肝素引起出血的发生率低,可用于在院外治疗PTE和DVT。除无需常规监测APTT外,在应用低分子肝素的前5～7d内亦无需监测血小板数量。当疗程长于7d时,需开始每隔2～3d检查血小板计数。低分子肝素由肾脏清除,对于肾功能不全,特别是肌酐清除率低于30ml/min的病例须慎用。若应用,需减量并监测血浆抗Ⅹa因子活性。建议肝素或低分子肝素需至少应用5d,直到临床情况平稳。对大面积PTE或髂股静脉血栓,肝素约需用至10d或更长。

(3)华法林:在肝素/低分子肝素开始应用后的第1～3天内加用口服抗凝剂华法林,初始剂量为3.0～5.0mg/d,与肝素需重叠应用4～5d,当连续两天测定的国际标准化比率(INR)达到2.5(2.0～3.0)时,或PT延长至1.5～2.5倍时,即可停止使用肝素/低分子肝素,单独口服华法林治疗。口服华法林期间应根据INR或PT调节华法林的剂量,维持INR在2.0～3.0之间,INR>3.0并不能提高抗凝效果,反而增加出血副作用。治疗早期,每周查INR或PT 1～2次,以后随治疗时间逐渐延长复查间期,可以4周复查1次。抗凝治疗的疗程一般为3～6个月,如果PTE危险因素持续存在或DVT反复发作,则疗程延长。避孕药物影响华法林的抗凝效果,临床上需注意。

5. 肺动脉血栓摘除术　适用于经积极的保守治疗无效的紧急情况,要求医疗单位有施行手术的条件与经验。患者应符合以下标准:

(1)大面积PTE,肺动脉主干或主要分支次全堵塞,不合并固定性肺动脉高压者(尽可能通过血管造影确诊);

(2)有溶栓禁忌证者;

(3)经溶栓和其他积极的内科治疗无效者。

6. 经静脉导管碎解和抽吸血栓　用导管碎解和抽吸肺动脉内巨大血栓或行球囊血管成型,同时还可进行局部小剂量溶栓。适用于肺动脉主干或主要分支大面积PTE并存在以下情况者:

(1)溶栓和抗凝治疗禁忌;

(2)经溶栓或积极的内科治疗无效;

(3)缺乏手术条件。

7. 静脉滤器　为防止下肢深静脉大块血栓再次脱落阻塞肺动脉,可于下腔静脉安装滤器。

适用于:下肢近端静脉血栓,而抗凝治疗禁忌或有出血并发症;经充分抗凝而仍反复发生PTE;伴血流动力学变化的大面积PTE;下肢近端静脉大块血栓溶栓治疗前;伴有肺动脉高压的慢性反复性PTE;行肺动脉血栓切除术或肺动脉血栓内膜剥脱术的病例。

对于上肢DVT病例还可应用上腔静脉滤器。

置入滤器后,如无禁忌证,宜长期口服华法林抗凝;定期复查有无滤器上血栓形成。

由于安装静脉滤器后需长期抗凝,而且规范治疗的DVT发生脱落导致PTE的几率不高,因此,应严格掌握静脉滤器的适应证。

(二)慢性血栓栓塞性肺动脉高压的治疗

内科治疗无效,肺血栓动脉内膜剥脱术是目前治愈慢性血栓栓塞性肺动脉高压的惟一方法。肺动脉主干或主要分支的血栓伴肺动脉压显著升高的病例,可考虑行此手术。

八、预　　防

由于大多数PTE都是由DVT引起,所以,PTE的预防主要是预防DVT。预防DVT的措施包括消除危险因素和药物预防。制动是多种PTE危险因素中的共同特征,手术后的患者宜尽早活动。主要的预防措施包括加压弹力袜、间歇序贯充气泵和静脉滤器;药物预防措施,包括皮下注射低分子肝素和口服华法林。Cyrkowicz报道,在妇科手术前2h皮下注射低分子肝素(那屈肝素,nadroparin),1/d,共用5～7d,或用至患者术后能下床活动时为止,能够降低DVT和PTE的发生率。

第二节　妊娠期肺血栓栓塞症

妊娠是PTE的危险因素。妊娠妇女发生VTE的危险性是同龄非妊娠妇女的3～5倍,产妇发生有临床意义的PTE约为1‰,每10万产妇中有1人死于PTE。DVT与PTE发生时间有所不同,DVT多发生在分娩前,而PTE多发生在分娩后。魏尔啸的静脉血栓形成三要素即血液高凝状态、静脉血液淤滞和血管壁损伤在孕妇都存在。妊娠期由于体内激素分泌变化,导致血管张力下降,血管扩张,血流减慢;增大的子宫和胎头进入盆腔口压迫髂静脉使下肢静脉尤其是左下肢静脉血流淤滞。妊娠后期血浆中凝血因子Ⅱ、Ⅶ、Ⅷ、Ⅹ、纤维蛋白原水平增高,活化蛋白C抵抗,抗凝物质水平如蛋白S下降,纤维蛋白溶解活性下降等,导致血液凝固性增高。分娩时胎盘剥离或剖宫产可能损伤血管内皮。此外,孕期和产褥期长期卧床也是发生 DVT 的危险因素。吸烟和既往患有 DVT 的孕妇发生 PTE 的危险性分别是非吸烟者的 2.4 倍和无 DVT 病史者的 9.4 倍。

在美国和欧洲国家,PTE 占孕产妇死亡原因的 12%~15%;在新加坡,PTE 是孕产妇死亡的常见原因,占孕产妇死因的 19.6%。国内尚未见 PTE 相关的统计资料。

一、诊　断

由于妊娠期子宫增大,对肺脏的呼吸功能产生一定影响,孕妇可以出现气短,少数孕妇甚至出现胸痛。因此,根据临床症状诊断妊娠期的 PTE 极不可靠。资料显示,42 750 例次分娩的孕产妇中,临床怀疑 PTE 者 121 例次,除了 1 例在肺通气灌注显像检查过程中死于大面积肺栓塞和 7 例在检查前即开始抗凝治疗外,余 113 例次中仅 2 例肺通气灌注显像结果为 PTE 高度可能。上述 113 例次检查前未接受抗凝治疗者中,8 例在检查后接受抗凝治疗(其中 1 例肺通气灌注显像为高度可能),1 例死于原发性肺动脉高压,104 例次未接受抗凝治疗者随访 0.5~108 个月,均未发现 VTE。

由于妊娠期的特殊性,所以非妊娠期的 PTE 诊断方法在妊娠期应用时往往有所顾忌。PTE 诊断方法对胎儿的危害主要是放射线所致的肿瘤、胎儿畸形、宫内生长迟缓和宫内胎儿死亡。妊娠期 PTE 的诊断方法需注意以下几点:①超声检查包括肢体血管超声检查和心脏及其大血管超声检查宜作为首选检查手段,如果超声检查证实右心房、右心室内血栓或肺动脉血栓,即可诊断 PTE;临床征象高度怀疑 PTE、超声检查有明确 DVT 时,也可以诊断 PTE。②肺通气灌注显像检查宜减少放射性核素剂量,缩短扫描时间。此项检查对孕产妇及其胎儿的危害相对较小。宜先做灌注显像检查,如果正常,则没有必要做通气显像检查,以减少放射线对胎儿的损害。多数文献报道孕产妇疑 PTE 而进行肺通气灌注显像检查者,孕产妇、胎儿及婴幼儿不良事件发生率与其他孕产妇没有差异。个别文献报道肺通气灌注显像有增加胎儿畸形的微弱作用。③肺动脉造影和 CT 肺动脉造影对胎儿的安全性不肯定。④血浆 D-二聚体水平随妊娠时间增加而略有升高,临床上检测时应予注意。⑤如果需进行放射线检查,应对孕妇的腹部进行保护。

二、治　疗

1. 妊娠期 PTE 的溶栓治疗问题　妊娠期 PTE 的溶栓治疗必须充分考虑孕妇和胎儿的安全,妊娠合并大面积 PTE 溶栓治疗并发大出血(major bleeding)率为 1%~2%,胎儿死亡和早产发生率均为 6% 左右。妊娠合并 PTE 是否溶栓治疗取决于患者的血流动力学状况,若合并有血流动力学不稳定,可以进行溶栓治疗。SK 和 rt-PA 均不通过胎盘,妊娠时可以使用。但是,在分娩时不主张使用溶栓剂,除非患者濒临死亡。一般应在分娩前 24h 停用肝素。UK 能通过胎盘,在妊娠期使用的安全性尚缺乏明确证据。妊娠期 PTE 溶栓治疗的方案与非妊娠患者相同。

2. 妊娠期 PTE 的抗凝治疗问题　华法林能够通过胎盘,妊娠期前 3 个月和最后 6 周禁用。普通肝素和低分子肝素均不通过胎盘,对胎儿较安全。临近分娩,可以用普通肝素替代低分子肝素,因为普通肝素的抗凝作用在需要时能更容易用药逆转。分娩前 6h,停用肝素;分娩后 12h 即可继续抗凝治疗。肝素、低分子肝素、华法林均不分泌到乳汁中,因此,哺乳期的 PTE 患者都可以使用。妊娠期肝素抗凝治疗方案同非妊娠期。

第三节　羊 水 栓 塞

羊水栓塞(amniotic fluid embolism,AFE)是孕妇围生期和产后一种突发性严重并发症,临床上以血流动力学改变、血氧下降和凝血为特点。1926 年 Meyer 首次报道在一位心肺衰竭的孕妇肺组织中发现羊水成分,直至 1941 年 Steiner 等报道 8 例分娩过程中突然死亡孕妇的临床特征和病理改变之后,AFE 才得以承认是一种独立疾病。

一、流行病学

AFE 在产妇中发生率并不高,但病死率高,一旦发生,孕产妇预后较差。产妇中,AFE 的发生率各家报道不一,为 1/8 000～1/80 000。美国加利福尼亚州 1994—1995 年 1 094 248 例单胎产妇中,53 例发生羊水栓塞,平均每 20 646 例产妇发生 1 例 AFE。无论是国内还是国外,AFE 都是产妇死亡的重要原因。在美国,羊水栓塞占所有产妇死亡原因的 7.5%～10%;在英国,则占 8.6%;在法国,AFE 是产妇的第三位死因,占产妇死亡原因的 13%。而在新加坡,羊水栓塞是产妇死亡的首位原因,占全部产妇死亡原因的 31.4%。国内北京市 1989—1993 年间因羊水栓塞死亡的孕产妇 29 例,死亡率为 5.9/10 万,占同期孕产妇死亡数的 15.5%,是仅次于产科出血的孕产妇第二位死因。山东省部分地区 1997—2001 年间的资料也显示,羊水栓塞 56 例,死亡率 4.59/10 万,占孕产妇死亡原因的 17.3%,也是仅次于产科出血的第二位死因。

发生 AFE 的高危因素至今仍不清楚。既往曾有人认为产程过长和难产是导致 AFE 的高危因素,但是临床资料并未发现 AFE 产妇的这两项因素发生率高于普通产妇。目前认为,胎膜破裂和胎盘剥离可能是发生 AFE 的高危因素。一项注册资料显示,78% 的 AFE 产妇有胎膜破裂,其中 2/3 为人工破膜,1/3 为自然破膜。约 13% 的羊水栓塞产妇有胎盘剥离。

二、发病机制

临床发现,一些孕产妇的血液循环中含有羊水成分但没有任何 AFE 的症状。一些妊娠 20 周的孕妇引产时发生 AFE,甚至在妊娠 3 个月时进行吸宫术引产的孕妇也有发生 AFE 的报道。妊娠 20 周之前,羊水量很少,羊水进入母体后,其有形成分难以形成机械性阻塞的栓子。动物实验也证实,用羊水的上清液或无细胞成分的胎盘提取液注入动物体内,也能引起 AFE 表现。因为发生 AFE 的始动因素是异物(即胎儿的各种物质成分)进入母体循环,机械性阻塞不是 AFE 的主要发病机制,而且 AFE 的临床表现与过敏性休克相似,因此 Clark 等建议将 AFE 改称为妊娠类过敏性休克综合征(anaphylactoid syndrome of pregnancy)。但是,AFE 也有许多现象无法用过敏性疾病解释:一是 AFE 没有皮疹等过敏性疾病常有表现;二是 AFE 较少有过敏性疾病常有的支气管痉挛;三是过敏性疾病的发生是已致敏机体对再次进入的抗原发生反应的结果,而 AFE 既可以发生于经产妇,也可以发生于初产妇。此外,检测 AFE 孕产妇血清中的肥大细胞脱颗粒标志物类胰蛋白酶(tryptase)和尿中组胺浓度,均未能发现 AFE 组高于对照组的孕产妇。目前认为 AFE 与羊水中的某些活性物质(前列腺素和白三烯等)进入母体血液循环以及羊水进入母体血液循环后引起内源性介质释放有关。内源性介质主要包括白三烯、前列腺素、内皮素、组胺、缓激肽、血栓素等。羊水中的活性物质和内源性介质引起心血管的强烈反应,继而发生一系列病理生理改变。无论是羊水中的活性物质还是内源性递质,花生四烯酸的代谢产物白三烯和前列腺素的作用最重要。

1. **循环衰竭** 最早改变是肺动脉高压。羊水中含有多种具有血管活性作用的物质,与羊水进入母体循环后刺激释放的内源性介质共同作用,导致肺动脉痉挛。肺动脉痉挛和羊水机械性阻塞共同作用,使肺动脉阻力增加,肺循环血液减少,左心房压力下降,心排血量减少。此外,血压下降导致心肌缺血和一些内源性介质对心肌的抑制作用,也导致心排血量减少。心排血量减少的后果是血压下降。肺动脉阻力增加还可导致急性肺心病和肺通气血流比例失调,从而导致右心功能障碍和低氧血症的一系列表现。动物实验中,注入羊水到血液循环 30min 即可出现血流动力学改变。

羊水中的一些血管活性物质可以导致血管通透性增高、水肿形成和支气管痉挛。

2. **弥散性血管内凝血(DIC)** 产妇的血浆中组织因子浓度高于非妊娠妇女,而其羊水中组织因子浓度是血浆中组织因子浓度的 40 倍;产妇血浆中组织因子途径抑制物浓度则只有非妊娠妇女的 57% 左右。羊水中还含有其他促凝物质。当羊水进入母体循环后,组织因子激活外源性凝血系统,诱发血管内凝血的级联反应,导致严重的 DIC。

Davies 将 AFE 的病理生理改变总结如图 45-10。

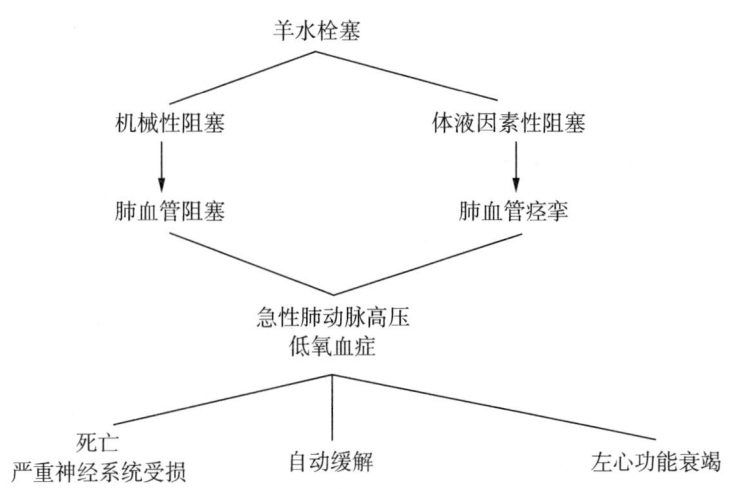

图 45-10 羊水栓塞病理生理改变

(Davies. Can J Anaesth，2001，48：88-98.)

三、临 床 表 现

绝大多数 AFE 发生于分娩过程中或产后即刻发生，部分发生于分娩 24h 之后，另有少数 AFE 发生于早中期引产、腹部外伤后等。美国 46 例 AFE，30 例（70％）发生于胎儿娩出前的分娩过程中。典型 AFE 表现为突然发生的呼吸困难和低血压，继之出现心脏停搏；如果患者存活时间超过症状出现后 1h，50％ 患者出现 DIC。AFE 的主要临床表现包括急性心肺功能衰竭、急性呼吸窘迫、低血压、出血、癫痫样发作和胎儿窘迫等五个方面。Gilbert 等分析 53 例 AFE 患者的主要临床表现，DIC 发生率 66％，出血 72％，休克 47％。现将美国 46 例和上海市 75 例 AFE 的临床症状及体征发生率分别总结于表 45-3 和表 45-4。

北京市 29 例 AFE 死亡病例中，13 例（44.8％）表现为急性发病过程，在出现 DIC 前即死亡，而另 13 例起病即表现为凝血功能障碍，没有呼吸困难和发绀等临床表现。Clark 等总结的全美 46 例 AFE 病例中，8 例在出现凝血功能障碍之前死亡。因此，临床上需注意不典型表现的 AFE。

表 45-3　美国 46 例羊水栓塞临床症状体征发生率

症状或体征	病例数	％
低血压	43	100
胎儿窘迫	30	100
肺水肿或 ARDS	28	93
心跳呼吸停止	40	87
发绀	38	83
凝血障碍	38	83
呼吸困难	22	49
癫痫样发作	22	48
子宫低张力	11	23
支气管痉挛	7	15
一过性高血压	5	11
咳嗽	3	7
头痛	3	7

（注：因一些症状体征受检病例数不一致，故各项症状体征的病例数与百分率的结果可能不同）

表 45-4　上海市 75 例 AFE 临床表现。

临床表现	例数	％
DIC	51	68
发绀	29	39
面色苍白	24	32
气急	17	23
烦躁	16	21
胸闷	14	19
心慌	6	8
发冷	6	8
抽搐	6	8

四、诊 断

AFE症状凶险,病情进展迅速。国内资料约半数死亡病例的死亡时间在症状出现后1h内;美国的注册资料中,36%死亡病例死于症状出现后1h内,63%死于2h内。因此,强调早期诊断AFE。Clark等采用以下标准作为AFE的临床诊断:

(1)急性发生的低血压或心脏停搏。

(2)急性低氧血症:呼吸困难、发绀或呼吸停止。

(3)凝血功能障碍:有血管内凝血因子消耗或纤溶增加的实验室证据,或临床上表现为严重的出血,但是无其他的原因可以解释。

(4)上述症状发生在分娩、剖宫产、刮宫术过程中或是产后30min内。

(5)无法用其他疾病来解释上述症状和体征。

实验室检查可以发现有低氧血症和DIC的改变,胸部X线检查、心电图和肺通气灌注显像检查可以有肺栓塞改变,但这些改变都是非特异性。因羊水进入母体循环不一定发生AFE,母体血液循环中找到胎儿鳞状上皮或毳毛不能确诊AFE。如果没有AFE临床表现,即使是在孕产妇肺组织中找到胎儿的成分如细胞碎屑、胎粪等,也不能作为AFE的确诊依据。目前,检测母体血清及肺组织中的神经氨酸-N-乙酰氨基半乳糖(Sialyl-Tn)抗原和血浆粪卟啉锌(zinc coproporphyrin)是诊断AFE的主要实验室指标。Sialyl-Tn抗原和粪卟啉锌都是胎粪的特征成分,AFE时母体血中这两种成分的水平升高。

AFE的诊断是排除性诊断,需与以下疾病鉴别:

(1)其他类型的肺栓塞

(2)感染中毒性休克(septic shock)

(3)急性心肌梗死

(4)失血性休克

(5)过敏性休克

(6)吸入性肺炎

(7)子痫抽搐

(8)胎膜早破

(9)输血反应

五、治 疗

AFE尚无特异治疗方法,目前的治疗措施主要针对其三个病理生理改变,即:①纠正低氧血症;②循环支持治疗;③防治DIC。早期诊断和积极地心肺复苏是AFE治疗的关键。

1. 纠正低氧血症 根据低氧血症程度和病情,可以采用面罩吸氧、无创正压机械通气,若发生急性呼吸窘迫综合征,应及时气管插管进行机械通气。开始时可以采用高浓度氧,使动脉血氧分压维持在60mmHg或血氧饱和度在90%以上。

2. 循环支持治疗 如果心脏停搏,应积极进行心脏复苏术。出现休克时,给予抗休克治疗,包括补充血容量、血管活性药物、糖皮质激素等。若有心功能衰竭,可以应用强心药物毛花苷C(西地兰)。有酸中毒时,需补充碳酸氢钠。血管活性药物可以用多巴胺,稀释后静脉点滴或用注射泵静脉注射,从5μg/(kg·min)开始,根据血压调整静脉点滴速度。糖皮质激素可以用氢化可的松500～1 000mg/d,或同等效价的甲泼尼龙(甲基强的松龙)。

3. 防治DIC 早期使用肝素,晚期使用抗纤溶药物。具体用法用量同普通DIC。

4. 其他治疗 吸入氧化亚氮、吸入依前列醇(前列环素)、持续血滤技术(Continuous hemodiafiltration)也有用于治疗AFE的个案报道。

5. 产科处理 张振均等总结上海市75例AFE的处理经过发现,经积极治疗后,及时终止分娩者存活率较高,而发生AFE后仍等待自然分娩的22例均死亡。因此,一旦发生AFE,应根据子宫情况选择不同的措施及时终止分娩。宫颈未开或未开全时,可行剖宫产;如宫颈已开全则可以手术助产。产后DIC出血时,行子宫切除术。

六、预 后

AFE孕产妇预后不佳。一宗较早期的大样本病例报道,AFE病死率高达86%。Clark等总结美国5年间AFE注册病例资料,AFE病死率61%,而且存活者中,仅15%治愈后没有神经系统受损。美国加利福尼亚洲1994—1995年53例羊水栓塞中仅14例(26.4%)死亡,作者认为他们的 AFE 病死率之所以较低,推广重症监护治疗和多学科协作是其中原因之一。国内上海市 75 例 AFE 中,死亡 54 例(68%)。

AFE 对胎儿的预后也有影响。在 Clark 等报道美国 46 例 AFE 病例中,有 28 例诊断 AFE 时宫内胎儿是活胎,最终 22 例胎儿存活,但这 22 例胎儿中仅 11 例没有神经系统损害。总之,AFE 的预后至今仍未明显改善。

(秦志强 王 辰)

参 考 文 献

1 陈艳明,王士雯. 老年肺栓塞的诊断进展. 中华老年多器官疾病杂志,2006,5 (2):153—156

2 盖铭英. 肺栓塞与妊娠. 中华医学信息导报,2005,20 (13):19

3 江雪芳,田丰莲,王 顾. 羊水栓塞致孕产妇死亡 56 例分析. 实用医学杂志,2002,18:964

4 中华医学会呼吸病分会. 肺血栓栓塞症的诊断与治疗指南(草案). 中华结核和呼吸杂志,2001,24:259—264

5 Geibel A, Olschewski M, Zehender M, et al. Possible gender-related differences in the risk-to-benefit ratio of thrombolysis for acute submassive pulmonary embolism. The American Journal of Cardiology, 2007,99(1): 103—107

6 Aronow WS. The prevention of venous thromboembolism in older adults: guidelines. J Gerontol A Biol Sci Med Sci, 2004,59 (1):42—7

7 Becattini C, Agnelli G, Pesavento R, et al. Incidence of chronic thromboembolic pulmonary hypertension after a first episode of pulmonary embolism. Chest, 2006,130 (1):172—175

8 Dias-Junior CAC, Gladwin MT, Tanus-Santos JE. Low-dose intravenous nitrite improves hemodynamics in a canine model of acute pulmonary thromboembolism. Free Radical Biology and Medicine, 2006,41 (12): 1764—1770

9 Gleeson FV, Turner S, Scarsbrook AF. Improving the diagnostic performance of lung scintigraphy in suspected pulmonary embolic disease. Clinical Radiology, 2006, 61(12): 1010—1015

10 Fortuna GM, Figueiredo-Lopes L, Dias-Junior CAC, et al. A role for matrix metalloproteinase-9 in the hemodynamic changes following acute pulmonary embol-ism. International Journal of Cardiology, 2007, 114 (1): 22—27

11 Goldhaber SZ, Turpie AG. Prevention of venous thromboembolism among hospitalized medical patients. Circulation, 2005, 111 (1):e1—3

12 Hron G, Kollars M, Binder BR, et al. Identification of patients at low risk for recurrent venous thromboembolism by measuring thrombin generation. JAMA, 2006, 296 (4):397—402

13 Kearon C, Ginsberg JS, Julian JA,et al. Comparison of fixed-dose weight-adjusted unfractionated heparin and low-molecular-weight heparin for acute treatment of venous thromboembolism. JAMA, 2006, 296 (8): 935—42

14 Kline JA, Runyon MS, Webb WB,et al. Prospective study of the diagnostic accuracy of the simplify D-dimer assay for pulmonary embolism in emergency department patients. Chest, 2006, 129 (6):1417—23

15 Kyrle PA, Minar E, Bialonczyk C, et al. The risk of recurrent venous thromboembolism in men and women. N Engl J Med, 2006, 350 (25):2558—63

16 Stein PD, Woodard PK, Weg JG, et al. Diagnostic pathways in acute pulmonary embolism: recommendations of the PIOPED II investigators. The American Journal of Medicine, 2006, 119(12): 1048—1055

17 Stein PD, Fowler SE, Goodman LR,et al. Multidetector computed tomography for acute pulmonary embolism. N Engl J Med, 2004, 354 (22):2317—27

18 van Belle A, Buller HR, Huisman MV,et al. Effectiveness of managing suspected pulmonary embolism using an algorithm combining clinical probability, D-dimer testing, and computed tomography. JAMA, 2006, 295 (2):172—179

第46章 特发性肺动脉高压

Chapter 46

第一节 概 论

肺动脉高压（pulmonary arterial hypertension，PAH）是指以肺血管阻力进行性增高，并导致右心室衰竭及死亡为特征的一组疾病。主要包括了特发性肺动脉高压（idiopathic pulmonary arterial hypertension，IPAH）和其他疾病相关性肺动脉高压，如结缔组织疾病（connective tissue disease，CTD）、先天性体-肺循环分流、门静脉高压、人类获得性免疫缺陷病毒（human immunodeficiency virus，HIV）感染。

1951 年 Dresdale 等首先提出了原发性肺动脉高压（primary pulmonary hypertension，PPH）和继发性肺动脉高压的概念，此后对肺动脉高压的研究逐渐增多。1973 年世界卫生组织（WHO）主办了第一届原发性肺动脉高压国际研讨会，当时会议回顾了十分有限的原发性肺动脉高压的研究，并就此病诊断治疗等未来发展方向达成共识。1998 年 WHO 在法国 Evian 召开了第二次原发性肺动脉高压国际研讨会，制定了肺动脉高压临床分类标准。新标准以病因为中心，具有很强的临床实用性，利于疾病的预防和治疗。2003 年 WHO 在意大利的威尼斯又举行了第三次肺动脉高压专家工作组会议，根据近年研究成果以及对肺动脉高压认识的深入，对分类标准做了进一步修改，并以"特发性肺动脉高压"这一概念取代了"原发性肺动脉高压"。

一、肺动脉高压的相关概念

（一）肺循环高压（pulmonary hypertension，PH）

是指包括肺动脉高压、肺静脉高压、混合性肺动脉高压的总称，整个肺循环，任何系统或者局部病变而引起的肺循环血压增高均可称为肺循环高压。诊断标准是：在海平面状态下，静息时右心导管检查肺动脉收缩压＞30mmHg，和（或）肺动脉平均压＞25mmHg，或者运动时肺动脉平均压＞30mmHg。此外，诊断肺动脉高压，除了上述肺循环高血压的标准之外，尚需包括肺毛细血管嵌顿压（PCWP）＜15 mmHg。

（二）肺动脉高压（pulmonary arterial hypertension，PAH）

是指肺动脉压力增高而肺静脉压力正常，主要原因是肺小动脉原发病变而导致的肺动脉阻力增加，需要肺毛细血管楔压正常才能诊断，目前被划分为肺循环高血压的第一大类。

（三）特发性肺动脉高压（idiopathic pulmonary arterial hypertension，IPAH）

是指没有发现任何原因，包括遗传、病毒、药物而发生的肺动脉高压，也需要排除肺静脉压力增高。

二、肺动脉高压的分类

肺动脉高压的分类方法主要有以下 3 种。

（一）根据病因分类

根据引起肺动脉高压的病因是否明确，将肺

动脉高压分为病因不明的原发性肺动脉高压（primary pulmonary hypertension，PPH）和病因明确的继发性肺动脉高压（secondary pulmonary hypertension，SPH）。

（二）根据血流动力学分类

动脉血压的形成是由于循环系统内有足够的血液充盈（包括血流量和心脏射血）和存在外周血管阻力。肺血管内血液充盈或（和）外周肺血管阻力发生改变，就会影响肺动脉压。在血流量充足的情况下，影响肺系统内血液充盈的因素是心脏射血量。在肺循环系统，外周阻力组成除了肺动脉阻力之外，还包括肺动脉楔压（PAWP）。因此，从血流动力学角度来说，导致肺动脉高压的 3 个因素是肺血管阻力升高、心排血量增加或肺动脉楔压升高。按肺动脉高压时的血流动力学特点，肺动脉高压分为 3 类。即：①毛细血管前性肺动脉高压，由肺动脉阻力增加引起，见于 PPH、肺栓塞等；②高动力性肺动脉高压，由心排血量增加引起，见于先天性心脏病、甲状腺功能亢进等；③毛细血管后性肺动脉高压，由肺动脉楔压增高引起，见于二尖瓣狭窄、左心心力衰竭等，又称被动性肺动脉高压。某些肺动脉高压，其发生因素有 2 个或 2 个以上，称为多因性肺动脉高压。

（三）世界卫生组织的分类

2003 年 WHO 在意大利的威尼斯举行了第 3 次肺动脉高压会议，对分类标准做了进一步修改，将肺循环高压分为 5 类，肺动脉高压是其中的第 1 类。肺动脉高压又分为：特发性 PAH、家族性 PAH、危险因素或相关疾病所致 PAH、肺静脉或肺毛细血管病变所致 PAH 以及新生儿持续性 PAH（表 46-1）。

表 46-1　肺循环高压的临床分类（WHO 2003 年）

1. 肺动脉高压（PAH）
　1.1 特发性肺动脉高压（idiopathic pulmonary arterial hypertension，IPAH）
　1.2 家族性肺动脉高压（familial pulmonary arterial hypertension，FPAH）
　1.3 危险因素或相关疾病所致肺动脉高压（APAH）
　　1.3.1 结缔组织病
　　1.3.2 先天性体-肺分流性疾病
　　1.3.3 门静脉高压
　　1.3.4 HIV 感染
　　1.3.5 药物或毒物
　　1.3.6 其他：甲状腺病、糖原过多征、Gaucher 病、遗传性出血性毛细血管扩张症、血红蛋白病、骨髓组织增生性疾病，脾切除术
　1.4 肺静脉或肺毛细血管病变
　　1.4.1 肺静脉闭塞症（pulmoanry veno－occlusive disease，PVOD）
　　1.4.2 肺毛细血管瘤（pulmonary capillary hemangiomatosis，PCH）
　1.5 新生儿持续性肺动脉高压（PPHN）
2. 与左心病变有关的肺循环高压
　2.1 左心房或心室疾病
　2.2 左心瓣膜病
3. 呼吸系统疾病和（或）低氧血症相关性肺动脉高压
　3.1 慢性阻塞性肺疾病
　3.2 间质性肺疾病
　3.3 睡眠呼吸障碍
　3.4 肺泡低通气综合征
　3.5 长期高原生活
　3.6 新生儿肺病
　3.7 肺泡-毛细血管发育不良
4. 慢性肺动脉血栓和（或）栓塞所致
　4.1 近端肺动脉血栓堵塞
　4.2 远端肺动脉堵塞
　4.3 非血栓性的肺栓塞：肿瘤、寄生虫、异物
5. 混合型
　5.1 结节病
　5.2 肺朗格汉斯细胞组织细胞增多症
　5.3 淋巴管肌瘤病
　5.4 肺血管受压（淋巴结肿大、肿瘤、纤维素性纵隔炎）

目前我国采用威尼斯世界卫生组织肺动脉高压会议对肺循环高血压的诊断分类原则,诊断肺动脉高压患者需要严格遵守上述诊断标准,按照本分类原则明确患者具体诊断分类。废弃使用"原发性肺动脉高压","无法解释的肺动脉高压","继发性肺动脉高压"等诊断名词。

第二节　特发性肺动脉高压

一、特发性肺动脉高压的定义

特发性肺动脉高压(IPAH)是指原因不明的肺血管阻力增加引起持续性肺动脉压力升高,导致平均肺动脉压力在静息状态下＞25mmHg,在运动状态下＞30mmHg,排除所有引起肺动脉高压的继发性因素。

二、流 行 病 学

欧美普通人群中 IPAH 的年发病率为 1/100 万～2/100 万,尸检资料显示其患病率为 1 300/100 万。90％以上的患者为 IPAH,只发现 6％～10％的病例是家族性的。IPAH 患者一般在出现症状后 3 年内死亡,根据美国的统计资料,1979－1996 年,黑人的 IPAH 死亡率显著高于白人;但不论是白人还是黑人,其 IPAH 的死亡率都逐年升高。虽然病死率不等同于发病率,随着医学的进步,死亡率不降反升说明 IPAH 发病率也可能是越来越高。目前我国无 IPAH 的确切发病率资料,我国居民属有色人种,其发病率是否高于欧美尚不清楚,总的趋势是近年来国内文献报道的 IPAH 病例数增多。目前还不清楚国内外这种 IPAH 病例数或死亡率逐渐升高的原因是缘于诊断技术的提高还是缘于发病率的真正升高。

IPAH 可发生于任何年龄,但以 30～40 岁最常见,一项资料显示,诊断 IPAH 时患者的平均年龄为 36 岁。女性多于男性,男女之比为 1:2～3。妊娠期 IPAH 患病率尚未见报道,目前妊娠期 IPAH 文献多是个案报告。

三、病因及发病机制

IPAH 的病因尚不清楚。可能与下列一些因素有关。

1. 遗传因素　IPAH 有家族聚集性,6％～10％为家族性发病。曾有文献报道,一个家族中有 18 人(女性 16 人,男性 2 人)患有 PPH。家族

性 IPAH 的易感基因位于 2q33。2000 年 9 月,国际 IPAH 协作组 Lane 等发现转化生长因子 β 超家族中的 Ⅱ 型成骨蛋白受体(bone morphogenetic protein receptor typeⅡ, BMPR Ⅱ)基因是部分西方白种人群家族性 PPH 的致病基因。BMPR Ⅱ 作为细胞信号分子,具有丝氨酸/苏氨酸激酶活性,能与Ⅰ型受体结合并使之磷酸化,激活下游 Smads 信号系统,控制 DNA 转录水平,调节细胞分裂和生长。BMPR Ⅱ 基因突变可导致 BMPR Ⅱ 基因表达未成熟或无功能的 BMPR Ⅱ 蛋白,丧失激酶活性而阻断 Smads 信号传导,导致血管内皮细胞和平滑肌细胞过度增殖,血管阻力增加。可是尽管 BMPR2 的基因突变在多个大的 FPAH 家族已被发现,但此突变和肺动脉高压发生之间的确切关系仍不明确,因为 BMPR2 突变者中仅有 20％发病,显然还有其他因素参与发病。

2. 药物　包括食欲抑制药芬氟拉明、氨苯唑林、芬特明;中枢兴奋剂苯丙胺、甲基苯丙胺以及雌激素等。20 世纪 60 年代晚期至 70 年代早期,欧洲 IPAH 发病率急骤升高,在观察的 582 例肺动脉高压患者中,62％的患者曾服用食欲抑制药氨苯唑啉(aminorex)。流行病学调查发现,此次肺动脉高压发病率急骤升高的时间是在氨苯唑啉进入市场后 2 年,而在该药撤离市场 2 年后,肺动脉高压发病率很快下降。在氨苯唑啉服用者中,肺动脉高压发病率为 1‰,是普通人群的 500 倍。氨苯唑啉相关性肺动脉高压的临床表现、血流动力学改变以及组织学改变都与 IPAH 相似,30％的患者停用氨苯唑啉后,临床症状显著改善。由此证实肺动脉高压发病率增高与氨苯唑啉有关。服用食欲抑制药者虽然 IPAH 的发生率显著高于普通人群,但也仅为 1‰,说明食欲抑制药是否引起 IPAH 与个体易感性有关。

苯丙胺类减肥药芬氟拉明和右芬氟拉明也与 IPAH 有关,尤以右芬氟拉明明显。服用芬氟拉明类减肥药者,发生 IPAH 的风险是未服药者的

6.3 倍,若服药 3 个月以上,则为 23.1 倍,而且芬氟拉明及其衍生物相关性 IPAH 对血管扩张药效果差。由于芬氟拉明和右芬氟拉明的不良反应明显,1997 年,这两种减肥药撤出全球的市场。国内也有食欲抑制药导致 PPH 的报道。

口服避孕药物和绝经后激素替代治疗也可能是 PPH 的危险因素。有研究发现原本无临床表现的家族性 IPAH 者在服用上述两种药物治疗后可在短时间内发展为 IPAH。

芬氟拉明主要通过刺激中枢 5-羟色胺的释放和抑制大脑对 5-羟色胺的重吸收发挥食欲抑制作用。芬氟拉明与 IPAH 的关系有:①升高血中 5-羟色胺浓度。正常情况下,血小板和肺血管内皮细胞都有强大的储存 5-羟色胺的能力,芬氟拉明可以抑制血小板和内皮细胞重吸收 5-羟色胺,从而使血中 5-羟色胺浓度升高。5-羟色胺是很强的肺血管收缩因子并能引起血小板聚集,也是一促进平滑肌细胞增殖的因子。②作用于 5-羟色胺受体。芬氟拉明衍生物直接作用于肺血管壁上的 5-羟色胺受体,促使平滑肌细胞收缩和增殖。③阻断钾离子通道。芬氟拉明直接阻断动脉平滑肌细胞的钾离子通道,使平滑肌细胞膜除极化,继而激活电压门控的钙离子通道,钙离子进入细胞增多,导致平滑肌细胞收缩。

3. 感染　Cool 等报道一组 16 例 IPAH 患者,用免疫组化方法和聚合酶链反应(PCR)技术检测肺组织中人类疱疹病毒 8(human herpesvirus 8)感染,结果 10 例(62%)阳性,而 14 例继发性肺动脉高压患者中仅 1 例阳性。Cool 等认为,人类疱疹病毒 8 可能与 IPAH 有关。人类疱疹病毒 8 对表达血管内皮生长因子的组织细胞如肺微血管内皮细胞具有高亲和力,促进内皮细胞增长。另外,已经发现人类免疫缺陷病毒(HIV)感染引发 IPAH 是通过抑制肺动脉平滑肌细胞的钾离子通道(Kv)使其功能缺陷而实现的。最新肺动脉高压分类将此类归属于 HIV 相关性肺动脉高压。

由于 IPAH 的病因不明,IPAH 的发病机制也不十分明确。除了上述血管平滑肌学说之外,血管内皮功能失调也是 IPAH 的重要发病机制之一。各种因素导致血管内皮损伤后,致使血管舒张因子如一氧化氮、依前列醇(前列环素)等合成减少,血管收缩因子如内皮素-1、血栓素合成释放增加,引起血管收缩、血管内皮增殖等改变,肺血管阻力增高,形成肺动脉高压。

四、病　　理

IPAH 特征性的病理改变是肺小动脉管壁增厚,可涉及中层、内膜和外膜,还有肺小动脉闭塞、向心性内膜增厚的改变(书末彩图 46-1)。肺动脉高压与肺动脉管壁增厚、管腔狭窄和原位血栓形成的联合效应有关。根据血管改变的特点,WHO 将 IPAH 病理组织类型归纳为以下 3 种:

1. 丛源性动脉病　肺小动脉广泛的中层肥厚,同心性内膜纤维化和丛状损害。

2. 微血栓形成　为分布不均不规则的轻度中层肥厚和偏心性内膜增厚,血管内腔有纤维分隔,无丛状损害,肺毛细血管和肺静脉无影响。

3. 肺静脉阻塞性病变　内膜纤维增生并有静脉管腔阻塞,毛细血管明显充血,肺泡间隔增宽,含铁血黄素沉着。

五、临 床 表 现

最常见的症状是呼吸困难,其特点是活动后呼吸困难,进行性加重。美国国立卫生研究院注册登记资料 187 例 IPAH 患者的症状中,60% 在首次就诊时有呼吸困难,注册登记时则 90% 有呼吸困难。其他症状有:乏力(首次就诊 19%,注册登记时 47%)、胸痛(5%,47%)、头晕(5%,41%)、晕厥(8%,36%)、下肢水肿(3%,37%)、心悸(5%,33%)。另有 10% 的患者有雷诺现象,其中 95% 为女性患者,提示预后较差。PPH 主要体征有:P_2 亢进(93%)、右室第 3 心音(23%)、右室第 4 心音(38%)、三尖瓣反流性收缩期杂音(40%)、肺动脉瓣反流性舒张期杂音(13%)。

六、辅 助 检 查

1. 心电图　最常见表现为右心室肥大和电轴右偏,部分病例出现肺型 P 波、右束支传导阻滞、期前收缩、阵发性房颤等,少数病例 ECG 正常。

2. 超声心动图和心脏彩色多普勒检查　右室增大约见于 75% 的患者,部分病例有三尖瓣反流、肺动脉瓣反流和室间隔矛盾运动等。心脏彩色多普勒检查可以估测肺动脉压。

3. X线胸片及胸部CT检查 肺动脉主干增粗最常见（约为90%），其他表现有肺门血管影增大（约84%）、外周血管影减少、右心房和心室增大等（图46-1、46-2）。

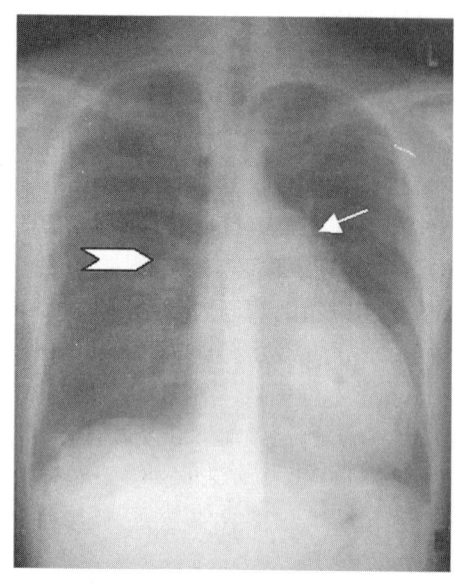

图 46-1 X线胸片
右下肺动脉增粗（粗箭头），外周肺野血管减少。心脏肺动脉段隆起（细箭头）

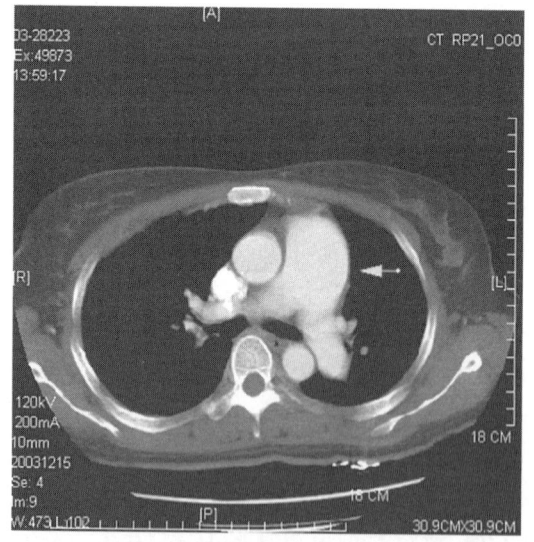

图 46-2 特发性肺动脉高压 CT 肺动脉造影
肺动脉主干显著增宽（箭头所指），大于旁边的升主动脉直径。外周血管影减少

4. 血气分析 可以表现为低氧血症和慢性呼吸性碱中毒，与通气灌注比例失调有关。

5. 肺功能测定 肺功能改变主要为轻度限制性通气障碍与弥散功能减低，部分重症患者可出现残气量增加及最大通气量降低。肺功能改变与肺动脉高压严重程度无关。

6. 肺通气灌注显像 可呈弥漫性稀疏或基本正常。但当 IPAH 的病理改变呈血栓性肺动脉病变及肺静脉闭塞性病变时，亦可能呈现不同程度的灌注缺损。当肺通气灌注显像呈灌注缺损不能与慢性血栓栓塞性肺动脉高压鉴别时，应进行肺动脉造影。IPAH 肺动脉造影的特点外周肺动脉纤细，与肺血栓栓塞症表现为肺动脉截断或充盈缺损不同。

7. 血清抗核抗体 少数 IPAH 患者抗核抗体呈低滴度阳性。

以上各项特殊检查的 IPAH 改变均无特异性，不能作为 IPAH 的诊断依据，而主要是用于除外其他疾病。

七、诊 断

出现症状时，IPAH 的平均肺动脉压多在45mmHg 以上。早期诊断早期治疗有助于改善患者的预后。但是，由于 IPAH 是一少见病，其临床表现没有特异性，IPAH 往往得不到及时诊断。美国国立卫生研究院的注册登记病例从发病到确诊的平均时间是 2 年，国内张济富等报道的59 例 IPAH 则平均为 4 年。

右心导管术是惟一能够准确测定肺血管血流动力学状态的方法，是一项有创性检查，而且操作复杂，需要一定的设备。有条件的单位可以做此项检查。右心导管术意义：① 测定 PAWP。IPAH 是毛细血管前性肺动脉高压，临床诊断肺动脉高压时，肺毛细血管楔压必须＜15mmHg。为了完成肺毛细血管楔压的测量，目前推荐使用带有球囊的漂浮导管来完成右心导管检查。②准确测定肺动脉压。③进行混合静脉血的血气分析有助于排除分流性先天性心脏病。④进行血管扩张药反应试验，指导治疗。肺活检不是必备的诊断手段，只有临床资料不能确诊时才考虑采用。肺活检有助于判断 IPAH 的预后，丛状病理改变者和静脉闭塞性病变者预后较血栓性病变者差。必须注意，IPAH 是一除外性诊断，在诊断 IPAH

前,应注意查找引起肺动脉高压的各种原因,除外继发性肺动脉高压。IPAH 的诊断步骤见图 46-5。

肺动脉高压功能分级:1998 年法国第二次世界卫生组织肺动脉高压会议上,提出了对肺动脉高压患者的活动耐量应该有一个统一的分级评价标准,因此,WHO 强调肺动脉高压患者的右心功能评价标准类似于纽约心功能评级标准,参照纽约心脏协会(New York Heart Association,NY-HA)的分级方法,PAH 分为 4 级(表 46-2)。

表 46-2　PAH 功能分级

Ⅰ级:	肺动脉高压患者体力活动不受限制,普通体力活动不会引起呼吸困难、疲劳、胸痛或头晕
Ⅱ级:	肺动脉高压患者体力活动轻微受限,休息时没有不适感,普通体力活动能够引起呼吸困难、疲劳、胸痛或头晕
Ⅲ级:	肺动脉高压患者体力活动显著受限,休息时没有不适感,轻度体力活动即可引起呼吸困难、疲劳、胸痛或头晕
Ⅳ级:	肺动脉高压患者任何体力活动都可以引起症状,有右心衰竭的体征,休息时可能有呼吸困难和(或)疲劳,任何体力活动都会加重不适感

八、治　疗

1. 氧疗　低氧血症引起肺动脉收缩,加重肺动脉高压。PPH 患者应进行夜间氧饱和度(Sat O_2)检测,呼吸空气的条件下,若 Sat O_2<90%,应给予氧疗,使 Sat O_2 维持在 90% 以上。

2. 抗凝治疗　抗凝的目的一是预防深静脉血栓形成(DVT),因 IPAH 患者活动减少,易于发生 DVT。由于 IPAH 时血管壁弹性降低,血管容积储备下降,即使是较小深静脉血栓栓子脱落造成的肺栓塞,也可能致命。抗凝治疗的另一目的是防治肺动脉的原位血栓形成。肺动脉原位血栓形成是 IPAH 的重要病理改变,抗凝治疗有益于改善 IPAH 预后。

抗凝治疗一般选用华法林口服,3mg/d 开始,根据国际标准化比值(INR)调整剂量,使 INR 维持在 2~3,主张长期服用。对于严重右心室衰竭、肝功能异常者也可用肝素,可参照治疗肺栓塞的剂量。

因阿司匹林抑制环氧化酶活性,减少前列环素的产生,故不推荐用于 IPAH。

3. 血管扩张药　IPAH 的发病机制除了血管收缩外,肺动脉内膜和中膜病变多是不可逆的,因此,血管扩张药的效果并不十分满意,只有 20%~30% 的患者对血管扩张药反应较好。血管扩张药在降低肺血管阻力继而降低肺动脉压的同时,也使心排血量下降,体循环血压降低。体循环

血压下降,则造成心肌缺血,心功能减退。肺循环血流量减少还可以加重通气灌注比例失调,使原有低氧血症加重。因此,在决定长期用血管扩张药治疗之前,应做血管扩张药反应试验指导用药。在血管扩张药治疗期间,注意观察血压变化等不良反应。但是,部分患者在不同时间进行血管扩张药反应试验可以有不同的结果,因此,如果血管扩张药治疗没有显著不良反应,可以用血管扩张药治疗。IPAH 的药物治疗流程(图 46-4)。

(1)钙离子通道阻滞药(CCB):阻滞细胞膜上的钙通道而减少 Ca^{2+} 内流,从而抑制血管平滑肌收缩使血管舒张。满足下列条件:急性血管反应试验阳性和对长期 CCB 治疗能持续保持反应的患者可应用 CCB。其他患者不宜采用。常用药物有硝苯地平和地尔硫䓬,初始剂量为血管扩张药反应试验阳性剂量的半量,每 6~8h 1 次。

(2)依前列醇(前列环素):主要有静脉注射的 epoprostenol(依前列醇)、皮下注射制剂 trepros-tinil、口服制剂 beraprost(贝雷普罗)和吸入制剂 iloprost(依洛前列素)。依前列醇为 FDA 批准第一个用于治疗 PPH 的依前列醇类药物。需持续静脉注射,技术条件要求高,费用昂贵。

(3)吸入氧化亚氮(NO):NO 具有扩张血管、抑制血小板聚集和抑制血管平滑肌增生的作用。能有效降低肺动脉压,对体循环压无影响。

(4)内皮素受体拮抗药:有扩张血管和抗血管增生作用。内皮素受体分受体 A 和受体 B 两种,

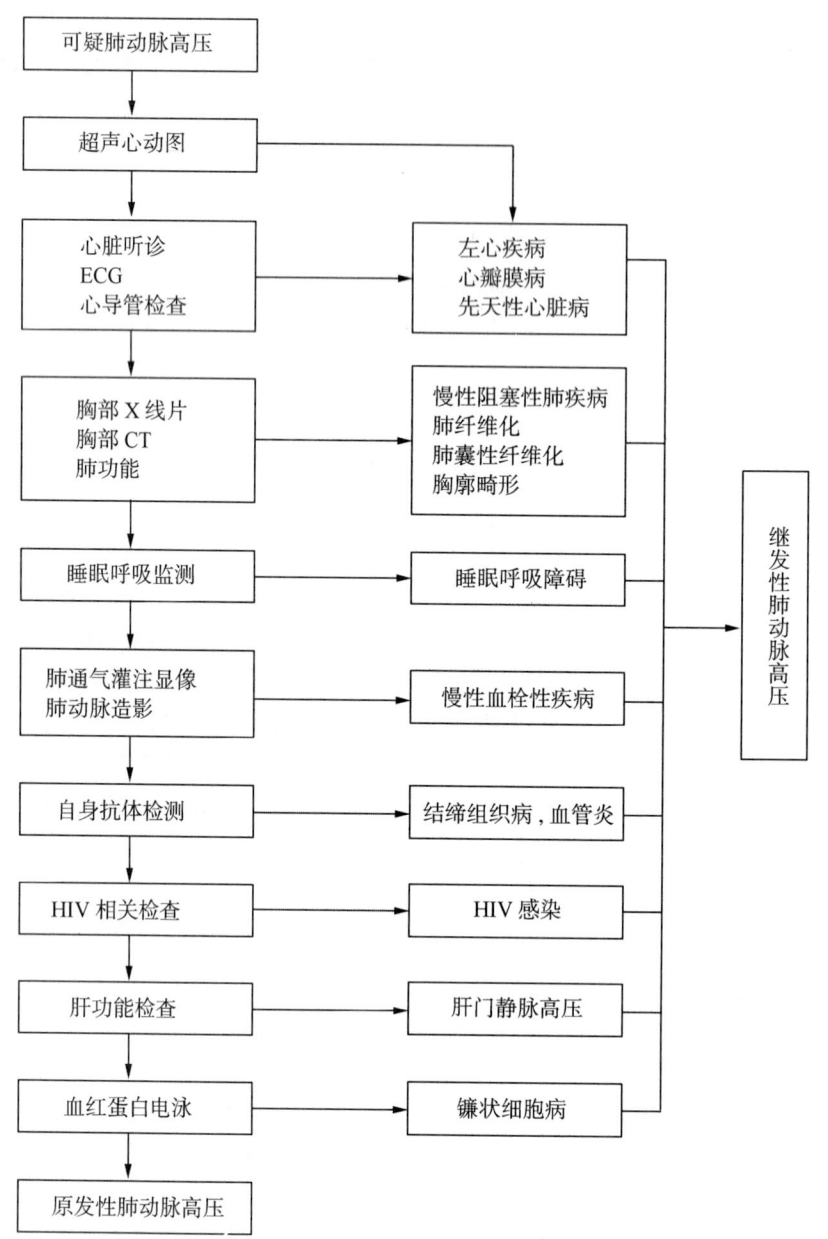

图 46-3 IPAH 诊断流程图

受体 A 参与血管收缩和血管平滑肌细胞增生作用,受体 B 则主要参与内皮素的清除作用。波生坦(bosentan)是内皮素受体 A 和受体 B 拮抗药,125mg 口服,2/d,能够改善患者的活动耐力。Sitaxsentan 是选择性受体 A 拮抗药。

4. 肺移植 药物治疗无效而且 NYHA Ⅲ 或 Ⅳ 级的 IPAH,平均肺动脉压>55mmHg,CI<2.0L/(min·m²),有条件时可以考虑肺移植。肺移植术后 1 年、3 年和 5 年的生存率分别为 83%、

70% 和 54%。

九、预 后

IPAH 预后极差。美国国立卫生研究院注册登记病例的 IPAH 自然病程为确诊后中位生存时间 2.8 年,英国的一组病例则是 3.4 年。近年来,由于治疗措施的进步,IPAH 患者的预后好转,但总的来说仍未有根本的改善。

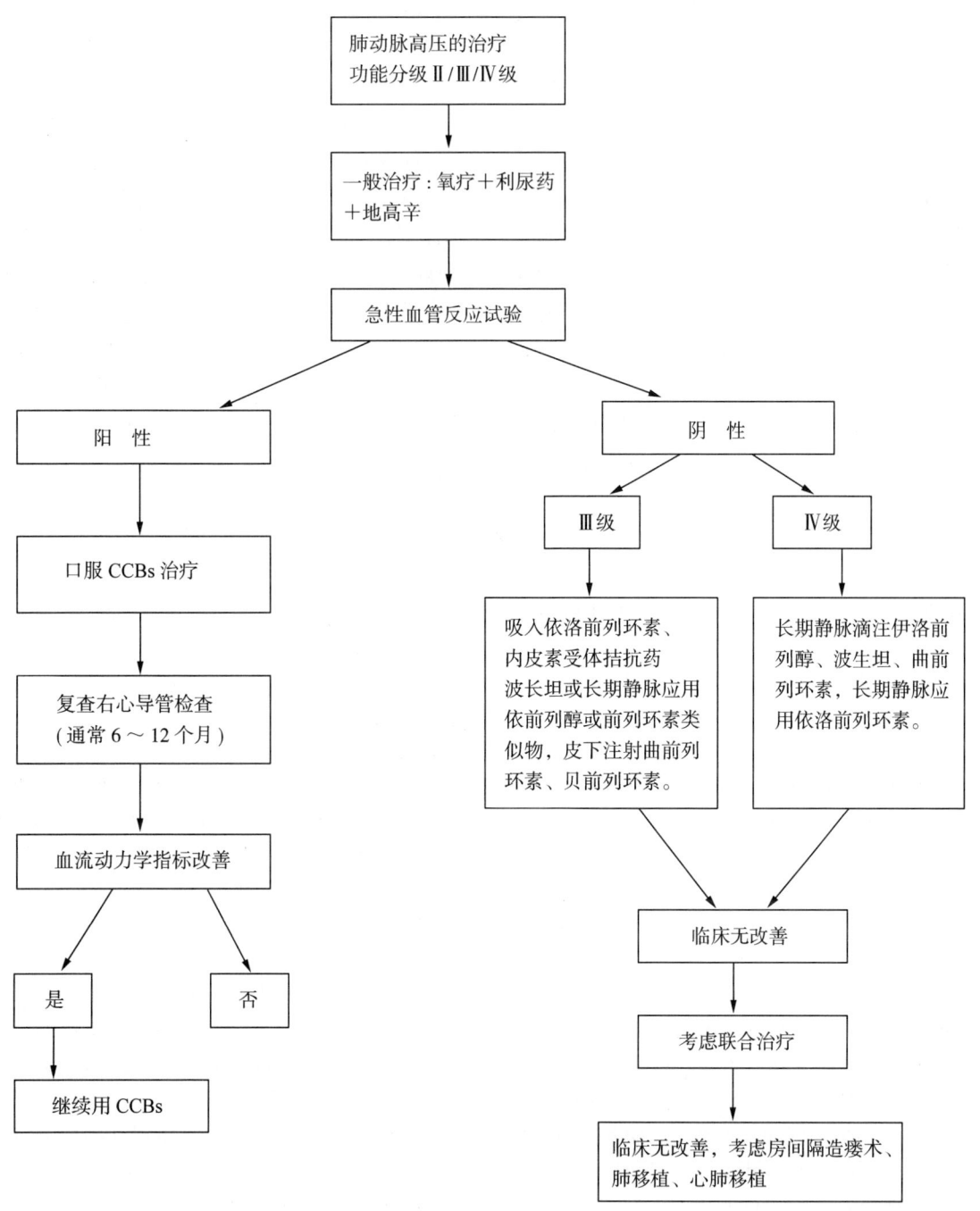

图 46-4　IPAH 的药物治疗流程

第三节　妊娠合并特发性肺动脉高压

妊娠时血容量增多,心脏负荷增大,需氧量增加。正常情况下,妊娠时心排血量增加 30%～50%,血容量增加 40%～50%,氧耗量增加 20%。

分娩时子宫的强烈收缩使体循环血容量再增加 500ml,心排血量和氧耗量也进一步增加。IPAH 患者右心功能往往受到不同程度的影响,肺动脉弹性减退,心脏和肺循环难以代偿妊娠需要。尽管有 IPAH 患者成功怀孕、分娩的报道,但通常怀孕和分娩会加重肺动脉高压和低氧血症,使病情突然恶化甚至死亡。IPAH 妊娠者死亡率约为50%,可发生于妊娠期、分娩时或分娩后。故指南强烈推荐,育龄期妇女都应采取适宜的方法避孕。若怀孕应及时终止妊娠。对于何种避孕方法是最佳选择,目前尚无确切定论。若采用激素药物避孕,应考虑到对凝血功能的影响。雌激素类避孕药增加血栓形成的危险性,加重肺动脉高压,应该禁用或用含低剂量雌激素类避孕药。

IPAH 患者早期妊娠,可以行人工流产终止妊娠。若妊娠晚期才诊断 PPH,产妇应该提前住院等待分娩。分娩时 IPAH 处理原则同非妊娠IPAH。围生期应加强监护,置入心导管严密监测血流动力学改变。IPAH 患者分娩时应该多学科协作处理,呼吸内科医师、心血管内科医师、妇产科医师、麻醉科医师和有经验的护理人员共同参与诊疗。文献报道经阴道分娩的 IPAH 患者死亡率较剖宫产低。剖宫产的麻醉方式宜用硬膜外麻醉。主要治疗药物有依前列醇持续静脉注射、吸入 NO 和肝素抗凝。血管扩张药物的用量根据血流动力学监测结果调整,肝素的用法用量同肺血栓栓塞症。分娩时应注意止痛,必要时可以用硬膜外麻醉止痛。

(秦志强　王　辰)

参 考 文 献

1　杨跃进,华伟,高润霖. 阜外心血管内科手册. 第一版. 北京:人民卫生出版社,2006

2　Borges AC, Knebel F, Eddicks S, et al. Right ventricular function assessed by two-dimensional strain and tissue doppler echocardiography in patients with pulmonary arterial hypertension and effect of vasodilator therapy. The American Journal of Cardiology, 2006, 98(4): 530—534

3　Walker AM, Langleben D, Korelitz JJ, et al. Temporal trends and drug exposures in pulmonary hypertension: An American experience. American Heart Journal, 2006, 152(3): 521—526

4　Rashid A, Ivy DD. Pulmonary hypertension in children. Current Paediatrics, 2006, 16(4): 237—247

5　Bendayan D, Hod M, Oron G, et al. Pregnancy outcome in patients with pulmonary arterial hypertension receiving prostacyclin therapy. Obstet Gynecol, 2005, 106 (5 Pt 2):1206—1210

6　Bildirici I, Shumway JB. Intravenous and inhaled epoprostenol for primary pulmonary hypertension during pregnancy and delivery. Obstet Gynecol, 2004, 103 (5 Pt 2):1102—1105

7　Liu C, Liu K, Ji Z, et al. Treatments for pulmonary arterial hypertension. Respiratory Medicine, 2006, 100(5): 765-774

8　Hoeper MM, Oudiz RJ, Peacock A, et al. End points and clinical trial designs in pulmonary arterial hypertension: clinical and regulatory perspectives. J Am Coll Cardiol, 2004, 43 (12 Suppl S):48S—55S

9　Ghofrani HA, Voswinckel R, Reichenberger F, et al. Hypoxia- and non-hypoxia-related pulmonary hypertension - Established and new therapies. Cardiovascular Research, 2006, 72(1): 30—40

10　Johnson BA, Ades A. Delivery room and early postnatal management of neonates who have prenatally diagnosed congenital heart disease. Clin Perinatol, 2005, 32 (4):921—946

11　Ruiz MJ, Escribano P, Delgado JF, et al. Efficacy of sildenafil as a rescue therapy for patients with severe pulmonary arterial hypertension and given long-term treatment with prostanoids: 2-Year Experience. The Journal of Heart and Lung Transplantation, 2006, 25 (11):1353—1357

12　Hoeper MM, Lee, SH Voswinckel R, et al. Complications of right heart catheterization procedures in patients with pulmonary hypertension in experienced centers. Journal of the American College of Cardiology, 2006, 48(12): 2546—2552

13　McLaughlin VV, Presberg KW, Doyle RL, et al. Prognosis of pulmonary arterial hypertension: ACCP evidence-based clinical practice guidelines. Chest, 2004, 126 (1 Suppl):78S—92S

14　Voswinckel R, Enke B, Reichenberger F, et al. Favorable effects of inhaled treprostinil in severe pulmonary hypertension: results from randomized controlled pilot studies. Journal of the American College of Cardiology，2006，48(8)：1672－1681

15　Barst RJ，Langleben D，Badesch D，*et al*. Treatment of pulmonary arterial hypertension with the selective endothelin-A receptor antagonist sitaxsentan. Journal of the American College of Cardiology，2006，47(10)：2049－2056

16　Rubin LJ. Diagnosis and management of pulmonary arterial hypertension：ACCP evidence-based clinical practice guidelines. Chest，2004，126（1 Suppl）：4S－6S

17　Runo JR，Loyd JE. Primary pulmonary hypertension. Lancet，2003，361（9368）：1533－1544

18　Schnader J. Top ten list in pulmonary vascular disease. Chest.，2005，127（2）：652－654

19　Haworth SG. Role of the endothelium in pulmonary arterial hypertension. Vascular Pharmacology，2006，45(5)：317－325

20　Raja SG，Danton MD，MacArthur KJ. Treatment of pulmonary arterial hypertension with sildenafil：from pathophysiology to clinical evidence. Journal of Cardiothoracic and Vascular Anesthesia，2006，20（5）：722－735

21　Simonneau G，Galie N，Rubin LJ，*et al*. Clinical classification of pulmonary hypertension. J Am Coll Cardiol，2004，43（12 Suppl S）：5S－12S

22　Motte S，McEntee K，Naeije R. Endothelin receptor antagonists. Pharmacology & Therapeutics，2006，110(3)：386－414

23　Torjesen I. Pulmonary hypertension：deserving of attention. Circulation，2006，114（13）：f149－50

24　Mooi WJ，Grünberg K. Histopathology of pulmonary hypertensive diseases. Current Diagnostic Pathology，2006，12(6)：429－440

第**47**章 胶原性血管疾病

一、血管炎性疾病

血管炎是一组异质性疾病,由于原发于血管壁的炎性细胞浸润和(或)血管坏死,而引起的全身性疾病。

(一)分类

血管炎的分类多年来较为混乱,最新的分类为1994年Lie的分类方法:

1. 原发性血管炎

(1)影响大中小的血管:大动脉炎(Takayasu血管炎)、巨细胞动脉炎和中枢神经系统局限性血管炎;

(2)主要影响中等以及小血管:结节性多动脉炎、变应性肉芽肿性血管炎(Churg-Strauss综合征)和韦格纳肉芽肿病(Wegner's granulomatosis,WG);

(3)主要影响小血管:显微镜下多血管炎、过敏性紫癜和皮肤白细胞破碎性血管炎;

(4)其他:Burger病、Cogan病、川崎病和白塞病等。

2. 继发性血管炎 包括继发于其他弥漫性结缔组织病的血管炎、药物引起的血管炎、感染性血管炎、器官移植后血管炎、荨麻疹性血管炎和癌肿相关的血管炎。

(二)发病机制

血管炎的发病机制可以是多方面的,疾病的不同阶段有不同的机制发挥作用。造成血管损伤的机制大致归纳为:

1. 由病原体直接攻击引起 人免疫缺陷病毒可以直接引起嗜酸细胞性血管炎,结节性动脉炎,肉芽肿性血管炎。

2. 直接针对血管成分的免疫反应 针对基膜抗体可以引起肺肾出血综合征。抗内皮细胞抗体可使川崎病患者的血管内皮细胞损伤并进一步发生溶解。

3. 间接的免疫反应引起血管损伤 免疫复合物是引起血管炎的重要环节。不同的免疫复合物侵犯的大、中、小血管差异较大,乙型肝炎病毒免疫复合物与结节性多动脉炎相关。而肉芽肿性血管炎与细胞介导的免疫反应有关。

(三)结节性多动脉炎(polyarteritis nodosa,PAN)

1. 病因和发病机制 本病分为两类:一类与乙型肝炎病毒感染相关(30%～40%),认为是免疫介导的疾病,部分病例受累的动脉管壁除有HbsAg及其抗原—抗体复合物外,循环中亦可检出,这些患者可有肝功能不同的损害。另一类虽然血管壁未能检测免疫球蛋白和补体,但并不能除外细胞介导的免疫机制。PAN可有高γ球蛋白血症,血清补体前段成分降低,病变血管壁有γ球蛋白、抗原抗体免疫复合物沉积。以上都说明PAN病因和发病机制存在免疫异常。

2. 病理 结节性多动脉炎(PAN)为中小口径的肌型动脉的节段性、坏死性动脉炎,容易发生在动脉的分支处并进一步向远端扩散。受累脏器可继发缺血改变。

3. 临床表现 患者临床表现取决于血管炎病变所累及的器官和病变严重程度,临床表现异质性,轻者仅有局部症状和体征,严重者全身多器官损害呈现暴发性坏死性血管炎表现。

(1)一般情况:全身症状有不规则发热、疼痛、乏力、不适感、出汗、体重减轻、肌痛、肢端疼痛、腹痛、关节痛。

(2)消化系统:发生率50%,可有消化系统轻重不等的临床表现。呕吐、腹痛、肠道出血、脂肪泻、肠梗阻、肠出血、肠套叠、胆囊坏死、胰腺炎、胆囊炎肠穿孔。肝脏受累占50%,表现有肝炎、肝坏死等轻重不等的症状。

(3)中枢神经系统:发生率40%,局限性或多部位脑或脑干症状,外周神经炎60%以上的发生率,表现有单神经炎、多神经炎以及皮肤神经病。

(4)心脏表现:心脏损害发生率达36%~65%。

①冠状动脉病变及心肌病变:PAN主要累及具有肌层的中等大小的动脉,也可累及小动脉,但不累及毛细血管,多分布于肾动脉及冠状动脉等。冠状动脉的重度病变多见于动脉管炎刚进入心肌附近,心肌梗死的发生率为6%,但一般无明显的心绞痛以及心电图的典型表现。动脉中外层先有局灶性坏死,并逐渐扩展至内层。坏死区有淋巴细胞、单核细胞和嗜中性粒细胞浸润,伴有纤维素物质沉积。随病变进一步演变,坏死区组织为肉芽肿所取代而逐渐纤维化。血管内膜增厚,管腔狭窄,血栓形成乃至闭塞。病变持续和反复发作,急性、亚急性和愈合期的改变可同时存在。心肌内大中小动脉累及后,心肌因供血不足或中断,形成大小不等的坏死区,即为心肌梗死。尸检材料心肌梗死占80%,但临床上能诊断者占7%左右。心腔增大在PAN中常见,其重量超过正常平均重量一半以上者,尸检占65%左右,其中有75%同时合并高血压。

心力衰竭是PAN累及心脏的突出临床表现。60%的患者可有呼吸困难,肺部啰音,可以是PAN的首发症状,也是PAN的主要致死原因之一。由心肌梗死和高血压引起,分别占20%和30%,2种同时存在引起的占45%。

②高血压:高血压是PNA的常见并发症,血压在21.3/13.3kPa(160/100mmHg)或以上者占60%~70%。高血压可出现在PAN发病前甚至数年,但多数出现在PAN的病程中,由肾动脉病变引起肾脏缺血而致高血压。少数PAN可因肺部肉芽肿导致肺动脉高压,最后死于原发性右心衰竭。

③心包炎:心包炎约占PAN的20%,其中半数是尿毒症的一种表现,很少是较大范围的急性透壁性心肌梗死引起,尚有一部分原因不明,可能系PAN本身引起。

④心肌炎和心内膜炎:心肌炎和心内膜炎罕见,尸检为2%~3%,一般无临床表现

(四)白塞病(Behcet's Disease,BD)

白塞病又名贝赫切特综合征,是一种全身性自身免疫疾病,其临床以口腔溃疡、外阴部溃疡及眼部病三联征反复发作为主要表现。可以侵及全身多器官,如皮肤、关节、静脉、动脉、心脏、胃肠道、肺、肾以及多种系统。

1.病因和发病机制 早在1937年就认为微生物在BD的发病中有着重要的作用,链球菌抗原在BD中的致病作用长期以来一直受到关注。HLA-B*5101为主要的HLA-B51的主要亚型,与BD有高度的相关性,肿瘤坏死因子(tumor necrosis factor,TNF)基因及淋巴毒素基因位于紧靠HLA-B51部位,应用微卫星技术及限制性片段长度多肽性分析技术对BD患者TNF位点及HLA-B51之间的基因片段进行了研究,结果显示BD与MHC-Ⅰ类分子相关基因A(MHC class Ⅰ related genes,MICA)有强的相关性,MICA位于第6染色体46kb着丝点紧靠HLA-B区域。非特异性免疫高活性是BD的重要特征之一。它可发生在器官及细胞水平。在BD患者的外周血及组织标本中均可见T细胞活性增加,可能的抗原驱动外周血$CD4^+$和$CD8^+$T细胞的改变,伴随寡克隆T细胞受体Vβ亚群增加,$γδ+T$细胞在外周血及组织浸润中均可发现,同时具有早期T细胞活性标记的CD29及CD69均有高表达,正像许多的自身免疫病一样,BD的Th1型细胞的增殖也为重要的表现。

2.病理 本病以血管炎为特征性的病理改变。累及全身大、中、小动静脉血管,病理学特点是:血管周围淋巴细胞、单核细胞浸润、血管壁可见免疫球蛋白以及补体的沉积。大静脉血栓形成,大动脉由于变性、坏死形成动脉瘤。血管炎渗出以及增生性的改变,其中渗出性的改变表现为管腔充血、管壁水肿,内皮细胞肿胀,纤维蛋白沉积;增生性改变表现为内皮细胞和外膜细胞增生,

管壁增厚,肉芽肿形成。

3. 临床表现 发病年龄高峰 25～35 岁,女性略多于男性,本病有多种亚型,患者大多慢性起病,病程中急性发作。

(1)一般情况:全身症状有不规则发热、乏力、体重减轻、头痛、腹痛、关节痛。

复发性口腔溃疡:口腔阿弗他溃疡,是最常见和最早出现的症状,有学者认为是本病的必备症状,常常表现为痛性溃疡。

(2)复发性外阴溃疡:发生率为 75%,女性常见于外阴和阴道,男性多在阴囊和阴茎。男性疼痛程度重于女性。

(3)眼部症状:发生率为 60%～80%,是本病致残的主要原因,眼部症状包括前后色素膜炎,视网膜血管炎,葡萄膜炎以及视神经病变。临床表现视物模糊、视力减退、眼球疼痛、畏光流泪。

(4)皮肤改变:发病率为 56%～100%。皮肤改变呈多样性,有结节性红斑,痤疮样毛囊炎以及非特异性皮肤变态反应(针刺反应)。针刺反应对白塞病的诊断较为特异。

(5)关节表现:发病率为 31%～61%,大小关节均可受累,非对称性、一过性、极少引起关节变形,骶髂关节偶有受累,很少累及脊柱。

(6)消化系统:消化系统任何部位均可受累,出现轻重不等的临床表现。呕吐、腹痛、肠道出血、急腹症。

(7)中枢神经系统:发生率 30% 可表现有脑膜脑炎型,脑干型,精神症状型,治疗效果差,是白塞病的严重并发症及主要死亡原因。部分患者有外周神经炎的表现。

(8)心血管补充表现:心血管补充损害发生率达 36%～65%,

①心脏:冠状动脉受累,造成心肌缺血,灶性坏死,心肌纤维化,心肌顺应性下降,心脏扩大,心功能受损。心脏的血管炎可以影响到心肌、心瓣膜,亦可累及传导系统,出现各种传导阻滞和其他心律失常。少数病例可闻及瓣膜杂音,以主动脉瓣的二尖瓣关闭不全多见,偶可发生瓣膜脱垂,出现相应症状。如心慌、心悸、心绞痛、心律失常。肾血管性高血压可加重左心室负荷以致左室肥厚,肺间质纤维化可引起肺心病。少数病例可发生心包炎,但多为亚临床型。

②静脉:以血栓性静脉炎最为多见,其发生率为 12%～27%;有报告高达 46.1%。静脉早期为炎症性充血,血管通透性增加,嗜中性粒细胞、淋巴细胞、浆细胞和红细胞等有形成分和纤维蛋白及其他浆液成分渗出,管壁增厚,管腔狭窄,血栓形成,管腔闭塞。浅层血栓性静脉炎多见于下肢,好发于大隐静脉,其次为腹部、上肢和面部。深部血栓性静脉炎可同时累及上、下腔静脉以致上下腔静脉阻塞综合征;肝静脉血栓形成可现 Budd-Chiari 综合征,有腹水;脾静脉阻塞致脾肿大;腔静脉阻塞后,支气管静脉回流受阻,可发生咯血,胸腔积液;偶有门静脉受阻,可发生食管胃底静脉曲张破裂出血。陈寿坡等报道的 31 例白塞病中有 3 例明显的血栓性静脉炎。1 例为上腔静脉阻塞,另 1 例上下腔静腔均有阻塞。

③大动脉:大动脉可被侵犯而发生动脉炎或动脉瘤。动脉瘤可累及周围动脉和主动脉,动脉炎使动脉壁弹力纤维破坏,管壁失去坚韧性,动脉滋养血管也可遭受损害,造成动脉壁营养缺乏而加重了管壁的损害,因而动脉壁易破裂而形成动脉瘤。动脉炎易发生血栓,累及四肢可出现无脉症;累及肾动脉则出现缺血性肾病,肾性高血压,累及肺动脉可发生肺梗死和咯血。

(五)大动脉炎

大动脉炎又称 Takayasu 病,大多在 20～30 岁起病,多为女性。为大动脉及其主要分支的慢性进行性非特异性炎症。因不同部位的狭窄和闭塞引起不同的临床表现。

1. 流行病学 本病多见于女性,男女比例为 1:3,发病年龄为 5～45 岁,30 岁以内发病占 90% 以上。

2. 病因和发病机制 目前病因不明,主要的学说包括:

(1)自身免疫学说:自身免疫机制参与本病的发病,目前认为与链球菌、结核菌、病毒等感染后体内的免疫过程有关。血清抗主动脉抗体较其他疾病明显增高,血清免疫球蛋白增高。对大动脉炎患者的尸检发现体内有活动性结核病变存在,其中多为主动脉周围淋巴结结核性病变。

(2)内分泌异常:本病女性多见,故认为可能与内分泌因素有关,女性大动脉炎患者在卵泡期及黄体期 24h 尿中雌激素排泄水平较健康妇女明显增高。在临床上,大量应用雌激素容易损害血管壁,如前列腺癌患者服雌激素可使血管疾病以及脑卒中的发生率增高。长期服用避孕药容易导致血栓形成。故 Numano 等认为雌激素分泌过多与营养不良相结合可能成为本病的重要致病原因。

(3)遗传因素:在日本 Numano 曾经报道姐妹、母女、孪生姐妹同患大动脉炎。

(4)体液免疫异常:大动脉炎患者体内可以检测到高于正常水平的免疫球蛋白、类风湿因子、抗内皮细胞抗体,提示体液免疫介导致病的可能,同时在患者大动脉炎症组织内可见天然杀伤细胞的标记物以及 γδ-T 细胞,说明细胞免疫的存在。

3. 病理　本病有两个临床阶段,即早期的疾病活动期以及慢性阻塞期,早期动脉病变由中层的淋巴细胞浸润和有巨细胞存在的外膜组成,慢性阻塞期的病变呈节段性,病变动脉的动脉壁增生导致血管腔的阻塞,晚期可并发动脉瘤形成,狭窄后扩张和钙化,个别可因升主动脉扩张而导致主动脉瓣关闭不全。大动脉炎患者80%以上病变侵犯2～9支动脉,其中以头臂动脉(尤以左锁骨下动脉)胸腹主动脉、肾动脉、以及肠系膜上动脉为好发部位。病变以主动脉分支入口处较为严重,有时可使冠状动脉开口处或其他段狭窄。部分内膜有钙化,中层常见散在灶性破坏,其间可有炎症肉芽组织凝固性坏死,外膜中滋养血管的中层和外膜有明显的增厚,其管腔有狭窄和闭塞。动脉各层有淋巴细胞浸润,中层可见上皮样细胞和郎汉斯巨细胞。

4. 临床表现

(1)头臂动脉型:病变累及主动脉弓及其分支者属Ⅰ型,可称头臂型或主动脉弓型。病变局限于主动脉及其分支,尤其主动脉弓及其分支,肺动脉也受累。尸检有1/3病例显示主动脉瓣病变,主动脉瓣环扩张,瓣叶扭曲,边缘增厚,可形成主动脉瓣关闭不全。早期血管内膜、中层外 1/3 有细胞浸润的肉芽肿性炎症和血管内皮细胞增生,继以弹力纤维和平滑肌坏死断裂纤维化,内膜增厚,管腔狭窄或堵塞,可有血栓形成。动脉壁薄弱处在压力和血流冲击下可形成动脉瘤。如病变主要在主动脉弓,则可因颈动脉闭塞而引起视觉障碍、头晕、晕厥、偏瘫、颈动脉搏动消失,眼底可见视网膜贫血;如累及锁骨下动脉而出现患侧上肢乏力、麻木、发冷、沉重感、间歇性疼痛,患侧桡动脉减弱或消失称为无脉症。累及冠状动脉开口处,则可有心绞痛,甚至发生心肌梗死。病变累及主动脉瓣可出现主动脉瓣关闭不全,主动脉瓣区出现舒张期杂音。心力衰竭多继发于肾性高血压、主动脉瓣关闭不全和肺动脉高压。

(2)胸主、腹主动脉型:病变侵犯胸主动脉及腹主动脉及其分支者属Ⅱ型;如病变累及腹主动脉和髂总动脉,则出现下肢麻木、发冷、乏力、间歇性跛行,下肢血压低,脉搏减弱或消失;在腹部或背部可闻及血管杂音。累及肠系膜动脉则出现肠功能紊乱,甚至肠梗阻;累及肾动脉开口处或其近端的主动脉,则出现肾血管性高血压。约1/4患者于背部脊柱两侧或胸旁可闻及收缩期杂音。大约80%的患者于上腹部可闻及二级以上高调收缩期杂音。

(3)广泛型:为Ⅰ型和Ⅱ型的合并,为多发病变,病情严重。

(4)肺动脉型:属Ⅳ型,累及了肺动脉。多为与其他几型合并存在,罕见单纯肺动脉受累,肺动脉高压常为一种晚期并发症。累及肺动脉则引起气促、心悸、肺动脉高压,于肺动脉瓣区可闻及收缩期杂音。

5. 辅助检查

(1)实验室及免疫学检查:血清抗主动脉抗体,此抗体对诊断大动脉炎有一定的价值。血 α1、α2、γ 球蛋白增加,血沉,C 反应蛋白为反映疾病活动的重要指标。血象检查:白细胞增高也提示炎症活动。30%的患者有贫血表现,推测与疾病活动以及女性激素增高对造血功能的影响有关。

(2)胸部 X 线检查:心脏扩大多为左心室轻度扩大,升主动脉或弓降部的膨隆,凸出、扩张甚至瘤样扩张。降主动脉尤其是中下段变细内收,搏动减弱,是提示胸降主动脉广泛狭窄的重要指征。

(3)心电图:左室肥厚、左室劳损、左室高电压。可有冠状动脉供血不足和心肌梗死的表现。个别患者由于肺动脉高压出现右室高电压表现。

(4)眼底检查:本病特异性的表现为眼底的尢脉征。

(5)其他检查:肺功能检查、血流图检查、超声检查以及血管造影。

(六)变应性肉芽肿性血管炎(Churg-Strauss 综合征)

本病为一累及中小口径血管的系统性血管炎,以血管外肉芽肿形成以及嗜酸细胞血症为其特点,影响最为多见的呼吸系统,其他系统也可不同程度受累。心脏受累常为死亡的主要原因。50%的患者可以出现心电图的异常改变,25%的患者出现心力衰竭,病变累及冠状动脉出现心肌供血不足的表现,病理改变提示心肌肉芽肿型浸润,以及冠状动脉血管炎。胞浆型抗中性粒细胞胞浆抗体(c-ANCA)滴度明显升高有助于本病诊断。

(七)韦格纳肉芽肿病(Wegner's granulomatosis,WG)

韦格纳肉芽肿病是以呼吸道坏死性肉芽肿,肾小球肾炎和累及其他器官的血管炎为主要特征的全身性系统性疾病。本病开始时常为局限性的器官受累,逐渐进行性,速度不等的发展为上下呼吸道坏死性肉芽肿性血管炎,周身性血管炎以及局灶性坏死性肾小球肾炎的典型"三联征"。

1. 病因及发病机制 病因不清,发病机制推测与下列因素有关:

(1)自身免疫:某种目前还不清楚的致病因素引起免疫反应,绝大多数患者是呼吸道为首发症状,通常为鼻窦炎或鼻炎症状,继而发展为肾小球肾炎,推测疾病的发展过程首先进入呼吸道,诱发炎症反应,以后逐渐发展到其他组织的血管炎。治疗中免疫抑制剂使用有效提示免疫因素在疾病发展过程中的作用。

(2)遗传易感性:HLA-DR2 阳性者发病率较高。

(3)抗中性粒细胞胞浆抗体的作用:胞浆型抗中性粒细胞胞浆抗体(c-ANCA)滴度明显对本病的诊断具有较高的特异性。几乎存在于活动期全身多脏器受累的患者。

2. 病理 WG 的主要病理表现为坏死性病理损伤,病变发生于小动脉、小静脉、毛细血管以及周围组织,血管壁有炎性细胞浸润,包括多量多核聚细胞和少量嗜酸细胞,结核样结节少见,血管腔常易闭塞,在周围病变组织进程中形成伴有栅

栏样组织细胞排列的坏死性肉芽肿。肺、肾最常被累及的脏器。心脏受累在尸检报告中为 30%,心包炎和心肌炎也有报道。

3. 临床表现

(1)呼吸系统:慢性鼻窦炎、慢性鼻炎、鼻溃疡是疾病最早期表现。鼻黏膜溃疡、口腔溃疡或破坏性鼻窦炎提示 WG 的可能。肺浸润是最常见的肺部放射学所见。部分患者可有胸腔积液以及肺不张的表现。

(2)泌尿系统:病程初期症状不明显,但 85%的患者最终出现肾脏受累,

(3)心脏:可出现心律失常、冠状动脉炎、心肌梗死的表现。

(4)其他:患者可以出现眼部受累以及皮肤损害,眼部可表现不同解剖部位的损害。20%的患者出现神经系统损害,绝大多数的患者有不同程度的关节痛,但不留有关节畸形的后遗症。

4. 实验室检查 一般检查常表现有血小板增高,C 反应蛋白增高,高球蛋白血症,其中以 IgA 增高更具有临床意义,提示疾病活动,胞浆型抗中性粒细胞胞浆抗体(c-ANCA)滴度明显升高对本病诊断具有特异性,滴度与疾病活动有关,

(八)显微镜下多血管炎(microscopic polyarteritis,MPA)

本病为一系统性、坏死性血管炎,临床和组织上影响小血管,病理表现与肉芽肿形成无关,常具有节段性、坏死性肾小球肾炎。平均发病年龄 50 岁,常常为非特异性的临床表现,几乎 100%的患者有肾小球肾炎,可表现为急进性肾小球肾炎,50%的患者可以出现肺部受累,症状轻重不一,肌痛、关节炎或关节痛、皮疹、腹痛临床上均有报道。实验室检查活动期炎性指标增高,75%的患者血清中核周型抗中性粒细胞胞浆抗体(p-ANCA)滴度明显升高有助于本病诊断。肾活检提示节段性、血栓性、坏死性肾小球肾炎,部分患者累及小动脉以及小静脉,几乎没有免疫复合物沉积。

(九)川崎病

川崎病又称 Kawasaki 病,是一种血管炎性疾病,以冠状动脉病变突出,多累及婴幼儿。急性期的临床特征为发热、结膜炎、四肢皮肤盘状红斑、口腔黏膜溃疡及颈淋巴细胞肿胀。1%~2%患者在恢复期可发生猝死。

川崎病的心血管病变的表现,包括心肌炎、心包炎、冠状动脉狭窄和动脉瘤、心肌梗死以及二尖瓣关闭不全,其中最突出的为冠状动脉病变。Hiraishi 等前瞻性研究了 39 例川崎病的临床资料,疾病的早期有 50.6% 的病例出现心肌炎,少数可同时伴心包炎和(或)心内膜炎,部分病例病变在 1 个月内消退;有 14% 的病例在疾病的中期出现冠状动脉瘤,其中一半病例病变在 4 个月内消退。Karo 的 20 例川崎病中有 12 例用冠状动脉造影从急性期追随 4 年,发现 7 例冠脉瘤中 2 例消退,1 例乳头肌功能不全合并心肌梗死。Nakanishi 等对 30 例川崎病伴冠状动脉狭窄≥90% 的患者进行临床分析;平均发病年龄(2.9±1.9)岁,病变在右冠者 12 例。左前降支者 6 例,双支病变者 10 例。另 4 例为左主干病变。临床对照结果说明有冠状动脉明显狭窄的川崎病患者可有左室功能受损,室壁运动不正常和二尖瓣关闭不全;右冠状支病变病情轻于左冠和多支病变。其结局为进行性心力衰竭或猝死。

二、抗磷脂综合征(anti-phospholipid Syndrome,APS)

抗磷脂综合征的主要临床表现为反复的血管性血栓形成,自发流产、血小板减少、并伴有血清狼疮抗凝物和抗磷脂抗体阳性。女性多见,继发于系统性红斑狼疮(SLE)最为多见。

1. 病因和发病机制病因不清、临床表现的相关机制有

(1)内皮细胞与血小板在致病中的作用,抗磷脂抗体与内皮细胞及血小板膜的磷脂成分结合,干扰依前列醇的合成及释放,使血栓素释放增多,使血管收缩、血流减慢,抗血小板的凝集功能减弱导致血栓形成。

(2)免疫反应机制:患者血清抗体水平与疾病活动性有关、血小板减少程度有关,提示抗磷脂抗体与内皮细胞、血小板结合相互作用有关,患者体内补体 C4 水平降低,有学者认为疾病活性与补体的激活有关。

(3)凝血机制:抗磷脂抗体阳性的患者体内血管性假性血友病因子(VMF)增高,二者的相互作用是血栓形成的重要原因之一。有学者认为抗磷脂抗体可以作用于凝血抑制物而致病。

(4)抗磷脂抗体与蛋白以及蛋白供辅因子结合,与 β2GP1 的结合,与胎盘抗凝蛋白的结合,导致抗凝能力的下降,导致血栓形成以及流产。

2. 临床表现

(1)血栓形成:表现多部位多血管的血栓形成,短期内进行性多脏器(>3 个)血栓形成,导致相应脏器功能衰竭和死亡,称为恶性血管阻塞综合征。

(2)自发流产和死胎:自发流产和死胎的危险性与抗磷脂抗体滴度有关。

(3)血小板减少:是 APS 的重要临床表现。

(4)其他:网状青斑,肢端慢性溃疡,坏疽均为动静脉血栓引起,APS 患者心脏瓣膜尤其是二尖瓣常常累及。

3. 实验室检查　抗磷脂抗体是重要和特异的指标。患者可有狼疮抗凝物阳性。一般检查项目指标与血管炎病相同。

三、雷诺现象(雷诺综合征)

雷诺综合征(Raynaud's syndrome)以往称之为雷诺病或雷诺现象,是血管神经功能紊乱所引起的肢端小动脉痉挛性疾病,以阵发性四肢肢端对称性的间歇性发白,发绀和潮红为其特点,发生雷诺现象时,某些临床特点有助于区分雷诺现象的原发和继发。

1. 发病情况　本病少见,多见于女性尤其是神经过敏者,男女比例为 1:10。发病年龄多在 20～40 岁之间。

2. 病因和发病机制　主要为肢端小动脉的痉挛,可能与下列因素有关:中枢神经系统功能失调,交感神经功能亢进;多为女性发病且在月经期加重,提示与内分泌因素有关;血循环中的肾上腺素水平增高;肢体小动脉的解剖缺陷,对环境变化表现出过度的生理反应;患者有家族史提示与遗传有关;物理因素;药物因素;继发于免疫结缔组织病;其他系统疾病如:血液系统疾病、变异性心绞痛;影响神经血管机制的因素,如周围神经炎,胸廓出口综合征,腕管综合征,拐杖使用不当等,同时也报道肺动脉高压引起雷诺现象。就病因而言将雷诺现象分为原发性和继发性,根据动脉的病变状况分为梗阻型(62.6%)和痉挛型(37.4%)。

3. 病理 本病初期肢端动脉对寒冷刺激表现出过度的反应,其后由于长期的血管痉挛,使动脉内膜增生,血流不畅,局部组织缺氧,血管弹力膜断裂和肌层增厚,使管腔狭窄,血流减少,少数患者可有血栓形成管腔闭塞,伴有局部组织的营养性改变,严重者可以发生(指)趾端溃疡。

4. 临床表现 本病的发作过程先是指趾动脉发生痉挛,或功能性闭塞,其后毛细血管和小静脉痉挛,局部皮肤出现苍白,由于动脉痉挛较小静脉缓解快,从而造成毛细血管内血液淤滞,缺氧,出现发绀,血管痉挛解除后,局部循环恢复,出现反应性充血,皮肤表现潮红,然后转为正常色泽。最常见双手受累,起病缓慢,冬季常见,病程进展缓慢。

原发性雷诺病多见于女性,40 岁前发病多见,发作过程多表现为三种颜色的变化,症状多为对称性,多为情绪激动和寒冷刺激诱发,很少发生缺血性或坏疽性改变,诊断原发雷诺病需要排除其他潜在的病因。治疗的重点为防止寒冷刺激以及避免其他缩血管因素,小剂量硝苯地平(心痛定)或 α 受体阻滞药可使症状缓解。

继发雷诺多在 40 岁以后发病,男女均可见,症状可为双侧或单侧,常同时伴有缺血性改变以及全身症状,治疗继发雷诺现象的根本是寻找病因。

四、原发性红斑性肢痛症(primary erythermalgia)

(一)发病情况

本病少见,国内广州报告 433 例中女性与男性之比为 13:1,发病年龄有两个高峰,儿童以及>40 岁者。

(二)病因和发病机制

1. 病因 有人认为是血管运动中枢的某些障碍引起,受累部位常为对称性发作,有学者认为是由于两侧肢体的浅表和深部动脉的血流增加,使皮肤循环血量增加,皮肤发红而温度升高,扩张

的小血管压迫和刺激神经末梢,引起烧灼样疼痛。也有学者认为,本病与周围循环中的五羟色胺增高有关。一些有害因子如慢性炎症、紫外线、物理和化学物质的刺激都可使皮肤血管的紧张性消失而诱发本病。个别患者有家族史提示与遗传有关。

2. 病理 本病常无明显的病理变化,不伴有局部组织的器质性异常和营养性改变。发作常常取决于皮温。皮温升高到临界温度以上常引起发作,诱发发作的临界温度相对恒定。血管扩张和其后的充血是皮温升高的原因。皮肤痛觉纤维对热或血管壁扩张张力的异常敏感是导致症状发生的主要原因。

3. 临床表现 起病急,常在温热环境中肢体下垂、站立或运动时引起发作或症状加重,夜间发作较白昼为重,发作时呈双组对称性,阵发性剧烈疼痛,疼痛多为烧灼样,偶尔为刺痛或胀痛,皮肤潮红充血,皮温增高伴有出汗,疼痛通常在趾端,手部症状少见,每次发作持续几分钟或几小时,发作间歇期,肢端常留有轻度麻木,疼痛。但不发生溃疡和坏疽。

(三)实验室检查

①皮肤临界温度试验:将足或手浸泡在 32～36℃水中,出现症状或症状加重为阳性。②甲皱微循环检查显示毛细血管襻轮廓模糊,扩张,其内压力增高,热刺激后加重。

(四)诊断和鉴别诊断

本病 60% 为原发性,继发性多见于风湿性疾病,血液系统疾病,糖尿病。

(五)治疗

①避免热环境,治疗原发病。②药物治疗:口服阿司匹林可以预防疼痛;血管收缩剂如:麻黄碱 25mg,3/d;β 受体阻滞药如:普萘洛尔口服 10～30mg,3/d。必要时给予普鲁卡因 0.25～0.5% 局部套式封闭。

(黄 烽)

参 考 文 献

1 邓小虎,黄 烽. 大动脉炎 159 例回顾性临床分析. 中华风湿病学杂志,2006,10(1):39－43

2 高瑞通,孙 阳,郑法雷. 抗磷脂综合征的肾损害. 中华肾脏病杂志,2005,21(6):320－323

3　中华医学会风湿病学分会. 结节性多动脉炎. 中华风湿病学杂志，2004，8（7）：436－437

4　Alves JD，Ames PR. Atherosclerosis，oxidative stress and auto-antibodies in systemic lupus erythematosus and primary antiphospholipid syndrome. Immunobiology，2003，207（1）：23－28

5　Schroh AM，Domínguez P，Laghezza LB，et al. Kawasaki disease：heart disease during childhood. Revista Espanola de Cardiologia，2006，59（4）：387－390

6　Savage COS. Medium vessel vasculitides. Medicine，2006，34（11）：464－467

7　Dadlani GH，Gingell RL，Orie JD，et al. Coronary artery calcifications in the long-term follow-up of Kawasaki disease. American Heart Journal，2005，150（5）1016. e1－1016. e8：

8　Hirono K，Foell D，Xing Y，et al. Expression of myeloid-related protein-8 and -14 in patients with acute kawasaki disease. Journal of the American College of Cardiology，2006，48（6）：1257－1264

9　Malik IS，Harare O，AL-Nahhas A，et al. Takayasu's arteritis：management of left main stem stenosis. Heart，2003，89（3）：e9

10　Mulcahy R. Are we practicing evidence based cardiology? Ir Med J，2006，99（2）：37－39

11　Scheuble A，Belliard O，Robinet S. Symptomatic left ventricular dysfunction and Behcet disease. Report of 2 cases . Arch Mal Coeur Vaiss，2003，96（2）：131－134

12　Terashima M，Awano K，Honda Y，et al. Images in cardiovascular medicine. "Arteries within the artery" after Kawasaki disease：a lotus root appearance by intravascular ultrasound. Circulation，2002，106（7）：887

13　Eide TO，Aasarød K，Skomsvoll JF，et al. Resection and graft replacement of thoracoabdominal aortic aneurysm in a patient with Takayasu's disease. EJVES Extra，2004，8（5）：107－110

14　Chanseaud Y，Tamby MC，Guilpain P，et al. Analysis of autoantibody repertoires in small- and medium-sized vessels vasculitides. Evidence for specific perturbations in polyarteritis nodosa，microscopic polyangiitis，Churg-Strauss syndrome and Wegener's granulomatosis. Journal of Autoimmunity，2005，34（2）：169－179

15　Sato Y，Tani S，Kunimasa T，et al. Multidetector-row computed tomography diagnosis of coronary artery aneurysms and collateral vessel after Kawasaki disease in an adult. Cardiovascular Revascularization Medicine. 2006，7（4）：243－245

第**48**章 脑血管疾病

Chapter 48

我国人群流行病学调查表明,脑血管疾病已成为危害中老年人健康和生命的主要疾病,城市居民脑血管病死率已上升至第一、二位,农村脑血管病死率升至第二位。全国每年新发脑卒中约200万人;每年死于脑血管病约150万人。脑卒中也是致残的重要原因,其康复治疗已日益成为沉重的财政负担。心血管医师应加强学习,与神经科医师一道,共同承担起脑卒中高危患者的筛查、预防和脑卒中患者救治的重任。本章重点介绍与心血管系统关系较密切的缺血性脑血管病、出血性脑血管病及高血压脑病。

第一节　缺血性脑血管病

缺血性脑血管病约占所有脑血管病的70%,具有"三高一低"特点,即发病率高、致残率高、复发率高、死亡率低。几乎所有患者均遗留不同程度的残疾,严重影响病人的生活质量。近年来,有关缺血性脑血管病的病理生理研究特别强调钙超载、兴奋性氨基酸的神经毒性、磷脂膜降解和脂类介质的毒性作用,自由基与再灌流损伤、乳酸堆积及脑水肿等导致神经元死亡的连锁机制。活化的白细胞,特别是中性粒细胞,聚集于缺血区,也是造成神经细胞受损的重要因素。依据疾病发展过程的不同时期和病变的严重程度,缺血性脑血管病可分为短暂性脑缺血发作和脑梗死,后者又可分为脑血栓形成、脑栓塞和腔隙性脑梗死。虽然脑梗死理论上分类明确,但临床上有时难以鉴别,所以,临床上不能完全区别时,常常依据影像学所见诊断脑梗死。

一、短暂性脑缺血发作

短暂性脑缺血发作(transient ischemic attack,TIA)是由颅内血管病变引起的一过性或短暂性、局灶性脑或视网膜功能障碍,临床症状一般持续10~15min,多在1h内,不超过24h。不遗留神经功能缺损症状和体征,结构性影像(CT、MRI)检查无责任病灶。TIA患者男性高于女性,平均发病年龄55岁,占急性脑血管病的10%,预后好,不存在后遗症和死亡危险,但有一部分患者可能演变为脑梗死,所以有人称之为脑梗死的先兆,可见其早期诊断和治疗的重要性。

(一)病因与发病机制

有关短暂性脑缺血发作的病因及发病机制目前尚不完全清楚,但是多数学者认为TIA发作系多因素所致,常见的病因及发病学说如下。

1. 微栓子学说　微栓子学说的依据是发现TIA患者常有一过性黑矇,检查患者眼底时发现视网膜动脉有白色栓子;病理解剖时在大脑中动脉内可见到纤维-血小板或胆固醇结晶等微栓子;超声及血管造影可发现颈动脉颅外段有溃疡斑,手术剥除血管内膜消除溃疡斑块后,可终止TIA发作,以上现象促成微栓子学说。微栓子可来源于颅外动脉或心脏,但以前者为多,特别是颈内动脉起始部的动脉粥样硬化斑块及其发生溃疡时附壁血栓凝块的碎屑,这些由纤维素、血小板、白细胞及胆固醇结晶构成的微栓子随血液进入脑中造成微栓塞,出现局部缺血症状,但因栓子很小,又易破裂,或经酶的作用而分解,或因栓塞远端血管缺血扩张,使栓子向血管更远端移动,以致血供恢复,症状消失。

2. 血流动力学改变 动脉粥样硬化引起颈内动脉或椎-基底动脉严重狭窄或闭塞,血管弹性差,自身调节能力减弱,平时靠侧支循环尚可维持该处的血液供应,一旦血压降低,如心律失常、心肌梗死、严重脱水等使脑血流量减少,靠侧支循环供血区即可发生缺血症状,但血压回升,侧支循环恢复后,神经症状又可消失。此外,当出现锁骨下动脉盗血综合征时,亦可引起 TIA。

3. 颈椎学说 主要引起椎-基底动脉供血不足,因为椎动脉通过颈椎横突孔经枕骨大孔进入颅内以及椎旁存在颈交感链,当颈椎骨质增生或畸形时,可导致短暂性脑缺血发作。DSA 及 MRA 用于临床后,对椎动脉颅外段也有不少研究,可以发现这些动脉是否狭窄或受压。椎动脉粥样硬化时,不但管腔狭窄还可出现血管纡曲,合并颈椎病时,尤其是突然转头或过伸,即可压迫椎动脉出现 TIA。

4. 血液成分改变 红细胞增多症引起红细胞在脑微循环中淤集、严重贫血携氧不足、白血病时过多的白细胞堆积、高凝状态引起微血管阻塞等均可出现 TIA。

5. 脑动脉痉挛学说 20 世纪 60 年代以前人们认为 TIA 是血管痉挛引起,到了 80 年代,又有人认为动脉硬化较重时,血管不容易出现痉挛,故有争议。但越来越多的临床和动物实验均证实脑血管可以发生痉挛,如蛛网膜下腔出血、脑血管造影、外科手术、脑栓塞时均有血管痉挛发生。目前有作者认为部分 TIA 发作可能是某种刺激因素使脑动脉痉挛,如动脉粥样硬化管腔狭窄、管壁不平时可形成湍流,如湍流加速,即可刺激血管壁引起血管痉挛,血流平稳湍流减慢,痉挛消失。

还有心脏源学说、脑动脉壁异常等,以上几种学说无一能解释所有 TIA 的发生,因此认为不同病例有不同的发病机制。

(二)临床表现

TIA 好发于中老年人,大多数患者有高血压病、高血脂症、糖尿病及心脏病史。发作突然,历时短暂,一般起病后 2～5min 发展至高峰,一次发作持续数秒至 24h 不等,一般为 5～20min,半数在 10min 以内症状消失。症状可完全恢复,不留神经功能缺损,但常反复发作,每次发作出现的局灶症状基本相同。神经功能障碍取决于脑缺血发作的部位。

1. 颈内动脉系统 TIA 以发作性偏侧或单肢轻瘫最常见,约占 50%,此外尚可出现偏身感觉障碍、偏盲及病理反射,主侧半球病变常出现失语、失算、失读、失写等。如出现发作性偏瘫,并有偏瘫对侧短暂性视力模糊或失明(一过性黑矇),则可考虑为视力障碍侧颈内动脉 TIA。大脑前动脉 TIA 可表现为短暂性精神障碍、人格障碍及情感障碍等,一般无肢体瘫痪。

2. 椎-基底动脉系统 TIA 最常见的症状为发作性眩晕(约占 50%),伴有恶心呕吐,很少出现耳鸣。大脑后动脉供血不足可出现一侧或两侧皮质性盲或视野缺损。如小脑、脑干受累则可出现复视、眼震、共济失调、平衡障碍、吞咽困难、构音障碍及交叉性瘫等。少数患者可仅有猝倒发作(drop attack),表现为突然出现四肢无力而跌倒,但意识清楚,常可立即站起,可能是脑干网状结构缺血使肢体肌张力减低所致。短暂性意识障碍及短暂性全面遗忘症(transient global amnesia, TGA),可能是部分老年患者的惟一表现,其特点为突然出现短暂性意识障碍或记忆丧失,清醒后无其他神经系统异常。

(三)辅助检查

一般情况 CT 及 MRI 检查无明显异常,TIA 发作期 PET 和弥散加权的 MRI 可见片状缺血改变,但不主张常规应用 MRI 进行筛查。颈动脉超声应作为 TIA 患者的一个基本检查手段,常可显示动脉硬化斑块。经颅彩色多普勒超声和经食管超声可分别检查脑内血管和心脏的病变。

(四)诊断与鉴别诊断

本病的诊断要点为:①多发生在 50 岁以上的高血压和(或)动脉硬化患者,男多于女。②突然发病,历时数分钟至数小时,但多不超过半小时,可反复刻板样发作,间歇期没有任何神经系统症状。③局灶性神经功能缺失症状可表现为运动障碍、感觉障碍、偏盲或语言障碍等。一般无意识障碍。④症状和体征应在 24h 内完全消失,不留任何神经损害。⑤脑 CT 或 MRI 多无相应的脑内缺血灶。⑥DSA 或 TCD 可发现相应的供血动脉狭窄、动脉附壁血栓或血管畸形等。

由于 TIA 发作持续时间比较短，病人来诊时，大多均已恢复正常，诊断主要依靠病人及陪伴提供的病史，无客观的检查指标支持诊断，因此，做出诊断之前必须注意与以下疾病相鉴别。

1. 癫痫　各种类型局灶性癫痫发作的临床表现与 TIA 确有相似之处，如额叶的 Jackson 癫痫、顶叶的感觉性癫痫与颈内动脉系统短暂性脑缺血发作表现相似，无张力性癫痫发作以及岛回或顶叶的眩晕发作与椎-基底动脉系统 TIA 的猝倒发作和眩晕症状也很相似。但癫痫患者常有特征性脑电图异常，脑电 Holter 检查阳性率比较高，如有局灶性癫痫放电波则可确诊为癫痫，如在脑电检查过程中，病人有发作则更有鉴别意义，脑电无异常者，则可排除癫痫而考虑短暂性脑缺血发作的可能。脑 CT 或 MRT 检查发现脑内有局灶性非梗死性病灶者，也可支持癫痫诊断。其实脑缺血也是部分老年癫痫病人的常见病因，此时鉴别诊断更加困难，须全面分析和考虑。

2. 梅尼埃病　主要表现为眩晕、恶心、呕吐和眼震，不易与椎-基底动脉系统的短暂性脑缺血发作相区别。但梅尼埃病发生的年龄较轻，可多次反复发作达数年或数 10 年之久；发作时，眩晕持续时间较长，可达 2～3d 才逐渐缓解，多伴有耳鸣和听力下降，甚至耳聋，除眼震外无神经系统定位体征。而以眩晕为主要表现的椎-基底动脉系统 TIA 多发生在中老年人，眩晕症状相对较轻，常伴有神经系统定位体征。

3. 晕厥　晕厥主要是因为迷走神经兴奋性增高、颈动脉体过敏、心动过缓、位置性低血压、强烈的情绪变化或低血糖等原因引起，临床表现为站立位或坐位时出现一过性意识丧失、面色苍白、出冷汗、脉细、血压下降，平卧 5～15 min 病人意识逐渐恢复，无神经系统定位体征，晕厥病人常伴有心脏疾病（如阿-斯综合征）或其他慢性基础疾病。椎-基底动脉系统的 TIA 也可表现为突发性意识丧失，但多与体位无关，血压正常或偏高，部分病人可见脑干体征。

4. 癔症　病人多因精神受刺激或情绪激烈波动后出现癔症发作，临床表现各种各样，如不语、抽搐、瘫痪、呼之不应等，但检查没有任何神经系统定位体征，有时也不易与短暂性脑缺血发作相鉴别。癔症多发于年轻女性，症状多变，不像 TIA 反复刻板样发作。

5. 低血糖　糖尿病患者偶因进食过少或降糖药用过量时出现低血糖反应，表现为一过性意识障碍、精神障碍或肢体偏瘫等，类似于 TIA 发作。老年患者常伴有糖尿病，出现以上情况必须鉴别，快速测定血糖常可明确诊断，必要时静脉推注 50％葡萄糖溶液 50ml，试验治疗，低血糖者症状很快恢复。

（五）治疗

TIA 是卒中的高危因素，需要对其进行积极治疗，整个治疗应尽可能个体化。

1. 控制危险因素　由于 TIA 是因心脏、血管病变所引起，而这些病变的原因大多数是内科疾病如高血压、高血脂、糖尿病、心脏病等所致。因此，在治疗短暂性脑缺血发作的同时，应积极地治疗这些内科疾病。

2. 药物治疗

（1）抗血小板聚集药物：对 TIA 尤其是反复发生 TIA 的患者应首先考虑选用抗血小板药物，已证实对有脑卒中危险因素的患者能有效预防卒中。常用药物有阿司匹林、氯吡格雷、噻氯匹定。首选阿司匹林，常用剂量为 50～325mg/d。对于阿司匹林不能耐受的患者考虑应用氯吡格雷 75mg/d。如使用噻氯匹定，在治疗过程中应注意检测血常规。

（2）抗凝药物：治疗 TIA 已经有几十年历史，但目前没有有力的临床试验支持其为 TIA 的常规治疗。对于伴发房颤和冠心病的 TIA 患者，推荐使用抗凝治疗（感染性心内膜炎除外）。另外，TIA 患者经抗血小板治疗，症状仍频繁发作，可考虑选用抗凝治疗。

（3）降纤药物：TIA 患者有时存在血液成分改变，如纤维蛋白原含量明显增高，或频繁发作可考虑选用巴曲酶或降纤酶。

3. 外科及介入治疗　对反复发作的 TIA 药物治疗效果不好，且病因明确为颈部大动脉病变，如动脉硬化斑块所致动脉狭窄或闭塞等，可以考虑手术治疗。

（六）预后

对于频繁的短暂性脑缺血发作，如不积极治疗而任其发展，则有1/3的病人在5年内发生脑梗死，1/3在反复发作后留有脑功能的损害，另有1/3病人可以完全缓解。由此可见，TIA作为神经内科急症，应该积极抢救治疗。

二、脑梗死

脑梗死发病率为110/10万人口，约占全部脑卒中的60%～80%。血管壁病变、血流成分和血流动力学改变是引起脑梗死的主要原因。结构性影像（CT）分型：①大梗死，超过一个脑叶，横断面最大径5cm以上；②中梗死，梗死灶少于一个脑叶，横断面最大径3.1～5cm；③小梗死，横断面最大径1.6～3cm；④腔隙性梗死，横断面最大径1.5cm以下。

（一）病因与发病机制

1. **动脉粥样硬化** 动脉粥样硬化是脑血栓形成最常见的原因。长期高血压、高脂血症、糖尿病等，可引起动脉粥样硬化并加速其发展。动脉硬化导致内膜破坏，基膜裸露，TXA_2与PGI_2平衡被打乱，血小板易于在暴露的胶原纤维上发生黏附、聚集和释放反应，引发凝血链激活，最终导致血栓形成，血管腔完全闭塞。

2. **血液流变因素** 脑血管中血流的改变，如切应力、湍流、涡流分离可引起脑血栓形成。

3. **血液成分改变** 在血管壁病变的基础上，血液成分的改变可使血液凝固性增高，促进脑动脉血栓形成，如真性红细胞增多症、血小板增多症、高脂血症、高蛋白血症、严重脱水等。

4. **血流动力学异常** 在动脉粥样硬化的基础上，当血压下降、血流缓慢、脱水、严重心律失常及心脑血流量减少，可导致血栓形成。

（二）病理

梗死区病理演变过程：①脑组织缺血的早期（1～3h），肉眼观察无明显变化，但缺血区细胞毒性水肿已经开始。②缺血6～12h，肉眼可见局部苍白，轻度肿胀，光镜下可见血管和神经细胞周围水肿。③缺血24～48h，肉眼观察水肿更加明显，呈灰褐色。④缺血3d时，肉眼可见梗死区水肿明显，中线移位，镜下可见神经细胞脱失、坏死，血管结构破坏，水肿加重，星形细胞坏死、增生并存。⑤缺血7d时，梗死区中央坏死明显，镜下可见梗死区所有组织成分均崩解破坏。⑥缺血3周时，坏死区呈豆腐渣样液化、破碎，边界清楚。⑦缺血3～4周后，坏死组织被吞噬细胞吞噬和消除，同时逐渐出现新生毛细血管及胶质细胞增生等机化与修复现象。⑧2～3个月后，中央坏死区液化形成囊腔，周边囊壁形成。小的病灶变为胶质瘢痕，大的病灶变为卒中囊。

（三）临床表现

本病好发于中老年人，男性多于女性，1/4患者有TIA发作史。本病通常在夜间睡眠、休息等安静状态下血流缓慢时发病，症状可于数小时甚至数日达到高峰。依病程和病情分为以下4种类型。①急性型：约占30%，起病后症状体征迅速达到高峰，表现为完全性卒中。②亚急性型：约占30%，症状体征逐渐加重或呈阶梯式加重，数小时甚至数日发展为完全性卒中。③缓慢进展型：约占30%，起病缓慢，症状体征在2周或2周以后逐渐加重，酷似脑肿瘤。④无症状型：约占10%，多因头痛、头晕来诊，影像学检查时发现脑有梗死灶，可查出较轻的体征，但无明显的定位症状。

依据梗死灶的部位、病灶的大小及侧支循环的完善程度，脑血栓形成的好发部位及其临床特征如下：

1. **颈内动脉系统主要分支闭塞后的症状和体征** ①颈内动脉主干闭塞：病灶对侧不同程度偏瘫、偏身感觉障碍，优势半球受累可有失语，眼动脉受累时出现一过性视力丧失、Horner征阳性。患侧颈内动脉搏动减弱或消失，颈部可听到收缩期血管杂音。少数病人伴有颅压增高及意识障碍。②大脑中动脉闭塞：主干闭塞时病灶对侧偏瘫、偏身感觉障碍和同向偏盲，又称"三偏征"，面部及上肢障碍较下肢重。优势半球受累可有失语。若梗死面积大，起病急，侧支循环代偿差，可出现颅压增高及昏迷。皮质支闭塞时偏瘫及偏身感觉障碍以面部及上肢为主，优势半球受损伴失语，非优势半球受损出现体象障碍。深穿支闭塞出现对侧上下肢偏瘫、一般无感觉障碍及偏盲。③大脑前动脉闭塞：前交通支近端闭塞时通常无症状，远端闭塞出现对侧下肢运动及感觉障碍，因旁中央小叶受累可有尿急、尿失禁。深穿支闭塞时，出现中枢性面瘫、舌瘫及上肢轻瘫。由于额叶受损,可出现精神症状,如淡漠、欣快或情绪不易控制等精神错乱,个别病人在病灶对侧上肢出现强握、摸索现象,吸吮反射阳性,亦可有智能及行为异常。

2. 椎-基底动脉系统主要分支闭塞后的症状和体征　①椎-基底动脉主干闭塞:眩晕、复视、眼球震颤,构音障碍,吞咽困难,交叉瘫及共济失调等症状。严重者可出现四肢瘫痪、延髓麻痹、瞳孔针尖样缩小及昏迷,通常迅速死亡。②小脑后下动脉闭塞:又称延髓背外侧综合征或 Wallenberg 综合征,表现为突发眩晕、恶心、呕吐、眼球震颤、吞咽困难、病灶侧软腭及声带麻痹,共济失调、面部痛、温觉障碍、Horner 征阳性、对侧半身痛。③大脑后动脉闭塞:又称顶枕综合征,对侧同向偏盲及一过性视力障碍,优势半球受累可有皮质性感觉障碍,并出现失读、失写、失认等症状,非优势半球受累,则有体象障碍。深穿支闭塞时,因累及丘脑及上部脑干,出现丘脑综合征,病变对侧偏身感觉障碍(感觉异常、感觉过度、丘脑痛等),并有手足徐动、震颤、舞蹈病等锥体外系症状,亦可有动眼神经麻痹,小脑性共济失调。④脑桥基底部梗死:可出现闭锁综合征(locked-in syndrome),病人意识清楚,因四肢瘫及两侧面瘫、延髓麻痹,不能言语,不能进食,不能做各种动作,只能用睁眼或闭眼来表达自己的意愿。

(四)辅助检查

1. 头颅 CT 扫描　脑血栓形成的首选检查,虽然 CT 平扫不能早期发现病灶,但是可以早期排除脑出血,结合病史大多数即可确诊。脑血栓形成后的 24h 内,脑 CT 扫描大多数显示仍为正常。在 24h 以后,可逐渐显示出梗死区为低密度影,边界不清。在 72h 后,绝大多数能显示出大脑半球的梗死灶,其表现为低密度影,边界不清;如梗死面积大者还可伴有明显的占位效应改变,如同侧脑室受压和中线移位,此种改变可持续 1~2 周。目前多层螺旋 CT 脑灌注成像已经可以超早期显示脑缺血病灶,有报道最早可在出现症状 30min 后显示病灶,但对脑干和小脑的病灶显示存在一定困难。

2. MRI　优于 CT 扫描,对脑梗死的检出率高达 95%,其优点是能检查出大脑半球更小的病灶,小脑和脑干病灶,以及较早期的梗死病灶,如采用弥散加权 MRI 检查能显示发病后半小时的缺血性病灶呈长 T_1 和 T_2 信号。

3. DSA　可发现血栓形成的动脉闭塞部位、动脉狭窄及脑动脉硬化程度等,同时可以进行介入治疗。近年来 MRA、多层螺旋 CT 及其应用软件发展很快,血管成像几乎完全可以替代 DSA 的诊断功能,并且没有创伤,临床应用前景很好。

4. 腰椎穿刺检查　颅压和脑脊液常规、生化大多数为正常。但大块脑梗死者颅压可增高,伴出血性梗死时脑脊液呈血性或黄变。

5. 多普勒超声　三维 B 超检查可协助发现颈动脉粥样硬化斑块的大小和厚度,有无管腔狭窄及其严重程度。经颅多普勒超声可了解颅内脑动脉情况,但结果不一定可靠。

6. 脑电图　双侧不对称,病变侧出现慢波,但无特异性。

7. 心电图　部分可显示出心肌供血不足或心律失常。

(五)诊断与鉴别诊断

脑血栓形成的临床诊断依据主要有以下几点:①中老年人多见。②常伴有动脉硬化、高血压、糖尿病及心脏病等。③静态发病,多于晨起睡醒后。④病后症状常在几小时或几天内达到高峰。⑤表现为偏瘫、失语、感觉障碍、共济失调等局灶症状与体征。⑥病前可有 TIA 发作史。⑦脑脊液多正常,压力不高。⑧脑 CT 扫描可见与症状相对应部位的低密度影。⑨MRI 显示梗死区呈长 T_1 和长 T_2 信号。

脑血栓形成应与以下疾病鉴别:①脑出血常于活动中起病,发病较脑血栓形成快,多有血压增高、头痛、呕吐等颅压增高的表现及不同程度的意识障碍等,相对容易鉴别。但出血量少时,意识清楚,可无头痛及颅高压的症状和体征,脑脊液正常,临床特征不易与脑梗死鉴别,但脑 CT 扫描发现高密度血肿影可以确诊。②脑栓塞多在动态下发病,起病急剧,临床症状多于数秒或数分钟内达高峰,可有头痛、恶心、呕吐等颅高压表现,且多有心脏病史,如心房纤颤、细菌性心内膜炎、心肌梗死等容易引起栓子脱落的原发病。③颅内占位性病变如慢性硬膜下血肿、脑肿瘤及脑脓肿等,多起病缓慢,有颅高压及局灶性神经功能缺损症状。头颅 CT 或 MRI 显示病灶周围水肿明显,有明显占位效应可予鉴别。

(六)治疗

脑梗死的治疗应该根据不同的病因、发病机制、临床类型、发病时间等，进行个体化治疗。通常按病程可分为急性期(1个月)、恢复期(2～6个月)和后遗症期(6个月以后)。重点是急性期的分型治疗，腔隙性脑梗死不宜脱水，主要是改善脑循环；大、中梗死应积极抗脑水肿降颅压，防止脑疝形成。在<6h的时间窗内有适应证者可行溶栓治疗。

1. 病因治疗 对高血压、动脉粥样硬化、高血脂、糖尿病等采取积极有效的防治措施，才能从根源上控制脑血栓形成。

2. 一般处理 ①卧床休息，保持呼吸道通畅，必要时吸氧；注意体液和电解质平衡，保证营养，发病48h后仍不能进食者应留置胃管，一方面可用于鼻饲，另一方面可用于监测有无胃出血。②加强护理，防治呼吸道及泌尿道感染。③控制血压，使血压保持其平日血压稍高水平。④监测体温，如果病人体温增高，应及时查明原因后针对病因治疗，同时采取降温措施。⑤防治脑水肿，酌情使用脱水药或利尿药，防止脑疝形成。⑥监测血糖，高血糖会使脑梗死症状加重，而卒中后往往又容易出现高血糖，故急性期不宜注射大量葡萄糖溶液。

3. 溶栓治疗 是世界公认的有效治疗方法，但仅适用于超早期及进展性卒中患者，有严格的适应证，并有一定的风险，应在有一定抢救条件的医院由有治疗经验的医师操作进行。

4. 抗凝治疗 虽然脑梗死急性期应用抗凝剂已应用多年，但一直存在争议。新指南建议：一般急性脑梗死患者不推荐常规立即使用抗凝剂。使用溶栓治疗的患者，24h内不宜使用抗凝剂。但是在下列患者若无禁忌证(如出血倾向、有严重肝肾疾病、血压>180/100mmHg)时，可考虑应用：心源性梗死(如人工瓣膜、房颤、心肌梗死伴附壁血栓、左心房血栓形成等)患者，容易复发卒中；缺血性脑卒中伴有蛋白C缺乏、蛋白S缺乏、活性蛋白C抵抗等易栓症患者；症状性颅外夹层动脉瘤患者；颅内外动脉狭窄患者；卧床的脑梗死患者可使用低剂量肝素或相应剂量的低分子肝素预防深静脉血栓形成和肺栓塞。

5. 降纤治疗 能降解血栓纤维蛋白，增加纤溶系统活性，抑制血栓形成、降低血液黏度，帮助溶解血栓。临床使用的制剂有巴曲酶(batroxobin)，精纯抗纤酶、降纤酶等。

6. 扩容 对一般缺血性脑梗死患者，目前尚无充分证据支持扩容可改善预后，但对脑血流灌注低所致的急性脑梗死如分水岭梗死可酌情使用，但应注意可能加重脑水肿、心衰等并发症。

7. 抗血小板聚集药 无禁忌证不溶栓的患者在卒中后尽早(最好48h内)开始使用阿司匹林，推荐剂量150～300mg/d，分2次服用，4周后改为预防剂量。溶栓患者应在溶栓24h后使用阿司匹林，减少出血的危险。

8. 神经元保护剂 目前神经元保护剂有如下种类：①自由基清除剂，抗自由基的药物很多，如巴比妥类药物，二甲亚砜、超氧化物歧化酶、地塞米松以及抗氧化剂维生素E、维生素C及甘露醇等。②兴奋性氨基酸受体拮抗药及γ-氨基丁酸受体激动药。③脑代谢活化剂，临床常用者如胞磷胆碱、吡拉西坦(乙酰胺吡咯烷酮、脑复康)、都可喜(Duxil)、神经节苷脂(GM-1)、银杏叶制剂以及脑组织注射液、脑多肽、爱维治等，可酌情选用，但都缺乏临床大规模研究。

9. 中医药治疗 主要是活血化瘀，通经活络的药物，如复方丹参注射液、血栓通注射液、川芎嗪注射液等。没有大样本随机对照研究。

10. 非药物性疗法 如体外反搏、高压氧舱治疗等，可酌情选用。

11. 外科手术和介入治疗 大脑中动脉近端、颈内动脉颅外段或颅内段闭塞，以及椎动脉严重狭窄或闭塞的病人，根据病情可做动脉内膜切除术或颅外-颅内动脉吻合术。近年来，随着介入放射学的进展，为治疗脑梗死提供了新方法，如经皮颅外颈动脉、椎动脉扩张术，同时安放支架以保持血管通畅等。

12. 康复期治疗 主张早期进行系统、规范及个体化的康复治疗，有助于神经功能早期恢复，减少并发症，降低致残率，提高生活质量。

(七)预后

脑血栓形成患者的恢复程度取决于病变的部位和大小，局部侧支循环开放的程度，治疗是否及时合理，有无并发症，是否开展早期康复治疗等。

总体看来预后不容乐观,病死率为 20%~30%,致残率 30%~50%,复发率 40%~50%,可见预防性治疗非常关键。

三、脑 栓 塞

脑栓塞(cerebral embolism)是指脑动脉被异常的栓子阻塞造成阻塞血管远端的脑组织缺血性坏死,称为脑栓塞。脑栓塞与心血管疾病关系最为密切,有资料显示,心源性栓子占所有脑栓塞栓子来源的 70%。栓子以血栓栓子为主,约占所有栓子的 90%,其次为脂肪、空气、癌栓、医源性栓子等。脑栓塞的发生率占急性脑血管病的 20%。

(一)病因与发病机制

1. 病因 按栓子来源可分为心源性、非心源性及原因不明性 3 种类型。

(1)心源性脑栓塞:心源性栓子是脑栓塞最常见的病因,可引起脑栓塞的心血管疾病如下:①风湿性心脏病是引起脑栓塞最常见的原因,占脑栓塞病人的 50% 以上,但近年来随着风湿病逐渐得到控制及抗凝疗法的应用,发生率有下降的趋势。②心肌梗死或心肌病的附壁血栓是公认的脑栓塞的栓子来源。③20% 的亚急性细菌性心内膜炎患者以脑栓塞为首发症状。此病的菌栓除了引起脑栓塞外,还可引起脑炎、脑脓肿、脑膜炎及细菌性动脉瘤。④非细菌性血栓性心内膜炎患者 10% 可出现脑栓塞。⑤心房黏液瘤易破碎成为栓子,27%~55% 的左房黏液瘤患者发生脑栓塞。⑥其他心脏病如二尖瓣脱垂、先天性心脏病、心力衰竭等也可引起脑栓塞。⑦慢性心房纤颤是脑栓塞最常见的直接原因。⑧心脏手术及人工瓣膜也是脑栓塞的病因之一。

(2)非心源性脑栓塞:是指心脏以外的栓子,常见的原因如下:①动脉粥样硬化斑块脱落是老年人脑栓塞最常见的原因之一;②脂肪栓塞见于骨折,尤其是长骨骨折、长骨手术造成脂肪进入血管引起脑栓塞;③空气栓塞主要见于肺叶手术、人工气胸、大静脉穿刺、潜水减压等,使空气栓子进入血液循环形成脑栓塞;④恶性肿瘤的癌栓及寄生虫栓子也可造成脑栓塞;⑤血管手术或介入治疗偶尔也可引起脑栓塞;⑥对妇女来说,剖宫产、人工流产偶因操作不当可导致羊水栓塞,产科手术、输卵管通气等操作也可造成空气栓塞。

(3)原因未明性脑栓塞:部分脑栓塞不能确定栓子来源。

2. 发病机制 栓子阻塞动脉后出现以下病理生理变化:①受阻动脉供血区血流中断,相应部位的脑组织缺血、缺氧导致缺血性变性、坏死及水肿。②栓子作为一个激惹物,可使局部脑血管或整个血管床弥漫性痉挛,进一步加重脑缺血损害的范围。③栓塞局部可继发血栓形成,从而扩大脑缺血损害的范围。

(二)病理

脑栓塞的病理改变与脑血栓形成基本相似。与脑血栓形成相比脑栓塞病情进展迅速、梗死区广泛、多发、易出血,如为炎性栓塞,在脑梗死的基础上,还可伴发脑炎、脑脓肿、局限性动脉炎及细菌性动脉瘤。寄生虫所引起的栓塞在栓塞部位可发现虫体或虫卵。癌性栓子可引起多发性小梗死或单一的大块梗死,脂肪及空气栓塞引起脑内多发性小栓塞。

(三)临床表现

可发生于任何年龄,但以 20~50 岁的青壮年居多,女性多于男性。2/3 患者在动态下发病,缺乏先兆,病情常在数秒至数分钟内发展到高峰,个别病人于发病后数天内病情呈阶梯式进行性加重,这与栓塞反复发生或继发出血有关。部分病人有短暂的意识障碍、头痛、头晕和抽搐。脑栓塞的临床表现取决于被栓塞的动脉,约 80% 的脑栓塞发生于颈内动脉系统,表现为对侧中枢性面瘫、舌瘫,对侧上下肢偏瘫或单瘫,偏瘫以对侧下面部及上肢为重,下肢较轻,有时伴轻度感觉障碍和局限性癫痫发作。主侧半球受累可出现各种形式的失语。约 20% 的脑栓塞发生于椎-基底动脉系统,表现为眩晕、复视、眼震、共济失调、交叉瘫、四肢瘫、发音及吞咽困难甚至昏迷。较大的动脉栓塞可引起大块脑梗死,病后 3~5d 病情加重,甚至因高颅压脑疝而死亡。少量空气栓塞症状在短期内可完全消失,大量空气栓塞病情危重,甚至在短时间内引起死亡。

脑栓塞除神经系统表现以外,可有与栓子来源有关的原发病表现,部分病人有脑外栓塞的证据及其相应的临床症状与体征。

(四)辅助检查

脑栓塞的 CT 及 MRI 表现与脑血栓形成相

似,但常为出血性梗死,而且不同动脉供血区可有多处皮层性梗死。DSA 可显示颅内血管发育的情况、闭塞血管的部位及栓子与动脉粥样硬化斑块的影像。脑脊液检查多数正常,但大块脑梗死时压力增高,出血性脑梗死时脑脊液为血性,感染性栓子引起脑栓塞时脑脊液中的白细胞数、蛋白质增高,脂肪栓塞者,在脑脊液中可发现脂肪球。心电图检查可发现心律失常、心肌损害等。心脏超声有助于检查心腔内有无血栓。胸部 X 线检查有助于了解心脏及肺部情况。脑电图多无特异性改变。

(五)诊断与鉴别诊断

脑栓塞的临床诊断依据主要有以下几点:①急性动态起病,神经症状于数秒或数分钟达到高峰;②多无前驱症状;③发病初期,可伴有一过性意识障碍或抽搐;④有颈内动脉系统或椎-基底动脉系统的症状和体征;⑤有栓塞、心脏病病史并发现栓子来源;⑥有其他脏器栓塞的证据;⑦颅脑 CT 和 MRI 发现脑内梗死灶,常为出血性或多发性皮层梗死。

脑栓塞应注意与其他急性脑血管病鉴别诊断:①脑血栓形成,患者起病年龄较脑栓塞患者大,常于安静或睡眠中起病,逐渐进展达高峰,病前常有短暂性脑缺血发作史,颅脑 CT 和 MRI 为单发病灶,继发出血较少见。②脑出血和蛛网膜下腔出血,颅脑 CT 有特征性高密度病灶可给予鉴别。

(六)治疗

脑栓塞治疗应包括 3 个方面,即脑梗死的治疗、原发病的治疗及预防复发。急性期的一般处理原则与脑血栓形成基本相同。但应注意以下几点。

1. 急性期(48h 内)不主张使用较强的抗凝药和溶栓药,抗凝治疗前,须先复查颅脑 CT 以排除梗死后出血。发病早期(2~3h 内)应用较强的血管扩张药,如罂粟碱静脉滴注可以缓解脑血管痉挛,有利于栓子的迁移及缩小梗死范围。大血管栓塞后脑水肿明显,常出现高颅压甚至脑疝,必要时需颅骨开窗减压挽救生命。

2. 多数心源性脑栓塞可用抗凝疗法,目的是预防新血栓或新栓子的形成,防止栓塞部血栓的继续扩大,促使血栓溶解。目前常用药物为低分

子肝素和华法林,具体用法同脑血栓形成的治疗。

3. 对于病因明确的脑栓塞应积极进行病因治疗,如细菌性心内膜炎应积极抗感染治疗;新近发生的房颤应尽可能复律;空气栓塞者应采取头低位及左侧卧位,如系减压病可立即行高压氧治疗;脂肪栓塞患者,可用扩容药、血管扩张药、5% 碳酸氢钠溶液 250ml 静滴,每日 1 或 2 次,也可用小剂量肝素或氢化可的松静滴,以上药物均有助于脂肪颗粒的溶解。

4. 防止复发是脑栓塞治疗的重要环节,对心源性脑栓塞伴有房颤的患者,发病后应绝对卧床至少 4~6 周,以防止栓子再次脱落,平时应口服抗凝药、抗血小板药如华法林、小剂量阿司匹林肠溶片、噻氯匹定、氯吡格雷等。骨折病人应减少活动,稳定骨折部位。剖宫产等妇产科手术应遵循操作规程,避免失误。有手术适应证的脑栓塞患者应择期手术消除栓子的来源,防止脑栓塞复发。

(七)预后

脑栓塞的病死率为 20%,多由于大块脑梗死或出血性脑梗死引起的脑水肿、高颅压脑疝而致死。脑干梗死或合并肺部感染或严重心功能不全等均可导致患者死亡。如栓子来源不能消除,则多数患者可能复发。存活的病人多遗留不同程度的神经功能障碍。

四、腔隙性脑梗死

腔隙性脑梗死(lacunar infarct)是指脑组织深部穿动脉闭塞所致的缺血性微小梗死,吞噬细胞将梗死后的坏死组织清除后形成一腔隙,故称之为腔隙性脑梗死,约占脑梗死的 20%~30%。以往只有尸检时才能发现脑部的腔隙梗死灶,近年来随着 CT 及 MRI 等神经影像学技术的应用,使得临床诊断腔隙性脑梗死成为可能。

(一)病因与发病机制

高血压小动脉硬化是引起腔隙性脑梗死的主要原因,考虑长期高血压使小动脉及微小动脉壁出现节段性脂质透明样变、纤维蛋白样坏死及微动脉瘤,造成管腔闭塞引起脑梗死。但是临床上尚有部分患者无高血压病史,所以,糖尿病和高血脂也被认为是促成腔隙性脑梗死的第二位原因。其他如微栓塞、血流动力学异常及血液成分异常也可能参与部分腔隙性脑梗死的形成。

(二)病理

腔隙性脑梗死好发于脑深部,尤其是基底核区、丘脑、脑桥,部分也可发生在放射冠,但脑皮质和脊髓极少见到。脑梗死后坏死组织被巨噬细胞吞噬移走,即形成一圆形、卵圆形或狭长形的腔隙,腔内有纤细的结缔组织小梁,也可见吞噬细胞或微动脉瘤。腔的直径多为 3~4mm,小者可为 2mm,大者可达 15~20mm。病变血管多见于豆纹动脉、丘脑穿通动脉和基底动脉的旁正中动脉分支,可为透明变性、玻璃样脂肪变性、玻璃样小动脉坏死、血管壁坏死及小动脉硬化等。

(三)临床表现

腔隙性脑梗死多见于中老年人,男性多于女性,多有高血压病及糖尿病史。发病形式多样,常于活动中急性起病,部分为进行性或亚急性起病,更有部分患者没有发作史,也没有症状,仅在影像检查时发现腔隙梗死灶,所以有人称之为无症状性脑腔梗。1965 年以来,Fisher 对该病的病因、病理及临床表现做了全面系统的总结,并归纳出 21 种综合征,其中临床较多见者有如下 5 种。

1. **纯运动性轻偏瘫** 最常见,约占腔隙性脑梗死的 60%,锥体束的任何部位受损均可出现轻偏瘫不伴有失语、感觉障碍或视野缺损,症状较轻,持续时间也较短。

2. **纯感觉性卒中** 发生率仅次于纯运动性轻偏瘫,表现为偏身感觉异常或缺失,病变在对侧丘脑腹后外侧核。

3. **构音障碍-手笨拙综合征** 构音障碍,吞咽困难,病灶对侧中枢性面瘫、舌瘫,手的精细动作不灵便,指鼻试验欠稳准,有时可出现锥体束征,病灶位于脑桥基底部、内囊前肢或膝部。

4. **共济失调性轻偏瘫** 一侧共济失调和肌无力,下肢较上肢重,可伴有锥体束征,病灶多在对侧辐射冠纤维汇集至内囊处,或脑桥基底部的皮质脑桥束受损。

5. **感觉运动性卒中** 病变对侧肢体感觉、运动障碍均较明显,意识清楚、无失语、失用及失认等表现。多因丘脑腹后核及内囊后肢受损所致。

(四)辅助检查

颅脑 CT 可发现大脑半球的腔隙性梗死灶,多为直径 5~15mm 的低密度影,但 CT 不易发现脑干和小脑的病灶。MRI 优于 CT,尤以显示后颅凹病灶更有优势。其特点为小病灶检出率高,检出阳性的时间早,而且能显示出较多病灶,且无骨质伪影,腔隙性梗死灶在常规 MRI 下显示为长 T_1 和 T_2 斑片状病灶,呈圆形、椭圆形或裂隙状。

(五)诊断与鉴别诊断

长期患有高血压病及糖尿病的中老年人突然出现神经系统定位症状,颅脑 CT 或 MRI 影像学检查显示存在与神经功能缺失相一致的腔隙性病灶即可确诊。本病应与小灶性脑出血、胶质瘤、脱髓病等相鉴别。

(六)治疗

急性期应按脑梗死治疗,平时应针对病因有效控制高血压、糖尿病、高血脂、心脏病等预防发作,血小板聚集抑制剂、钙离子拮抗药、血管扩张药及活血化瘀等中药均可酌情选用。

(七)预后

初发或病灶微小的病人预后良好,多数病人可在短期内恢复,但发生于丘脑、脑干等重要部位的腔隙灶或多发性腔隙梗死以及表现为腔隙状态者预后均不良。腔隙性脑梗死有复发的危险,反复发作者预后不佳。

第二节 出血性脑血管病

出血性脑血管病是因颅内血管破裂引起的一类疾病,血液外流并淤积于脑实质或空腔内产生相应的临床症状和体征。出血的血管可以是动脉、静脉或毛细血管,但以动脉最为常见。在出血性脑血管病中高血压性脑出血最为常见,其次是蛛网膜下腔出血。高血压动脉硬化是前者的主要病因,也是老年人蛛网膜下腔出血的原因之一。

本节重点介绍以上两种常见疾病,外伤性脑出血不在此介绍。

一、脑 出 血

脑出血常指非外伤性脑实质内出血,又称脑溢血或出血性脑卒中,占急性脑血管病的 20%~30%。脑出血中 80% 发生于大脑半球,其余 20%

发生于脑干和小脑,但后者的死亡率占脑出血的2/3。脑出血的主要原因是高血压导致脑动脉硬化造成的脑血管突然破裂出血,所以又称为高血压动脉硬化性或高血压性脑出血。引起脑出血的血管主要是脑内动脉,也见于脑内静脉或毛细血管。脑出血的死亡率为40%,是急性脑血管病中死亡率最高的临床类型。

(一)病因与发病机制

高血压动脉硬化是脑出血最常见和最主要的病因,但其确切的发病机制仍不十分清楚。一般认为单纯的高血压或血管病变都不足以引起脑出血,可能是在原有高血压病和血管病变的基础上血压突然升高导致血管破裂出血,是综合因素作用的结果。从血管病理来看,常见的病因有微动脉瘤、脑动静脉畸形(AVM)、烟雾病(moyamoya病)、淀粉样脑血管病、特异性动脉炎等动脉解剖变异。血液因素有抗凝、抗血小板或溶栓治疗、白血病、血栓性血小板减少症等。其他原因有梗死性出血、颅内肿瘤等,另有原因不明的脑出血。

(二)病理

高血压性脑出血好发于基底核区,约占脑出血的70%,其中壳核出血最常见,其次为丘脑。另外,脑叶、脑干及小脑出血各占10%左右。脑出血后的病理变化主要为脑组织受压、水肿、移位、软化及坏死等。随着病程进展血肿周围组织发生一系列的病理变化,在血肿形成30min后出现海绵样变性,6h后邻近的脑实质随时间的变化由近及远出现坏死层、出血层、海绵样变性及水肿等。基底核大量出血也可因中线移位,同侧脑室受压变形而使对侧脑室扩大,第三脑室受压闭塞,导致严重的高颅压,甚至脑疝。脑出血还可以破入脑室和蛛网膜下腔引起脑脊液循环障碍。

(三)临床表现

脑出血一般多见于中老年,尤其多发生在没有系统治疗或血压控制不好的高血压病人,男性略多于女性。脑出血常在体力活动或情绪激动时突然发病,多数病人症状于数分钟内达高峰,少数患者病情在发病数小时后仍继续进展,影像学观察发现血肿有增大并与神经功能障碍的加重相关,发病时多有血压明显升高。临床表现轻重差别很大,主要决定于出血部位和出血量,也与机体反应、全身情况等多种因素有关。意识障碍是判断病情轻重的主要指标。

1. **壳核出血**　为高血压性脑出血最常见类型,多由豆纹动脉破裂引起。由于壳核出血经常波及内囊曾称之为内囊出血。血肿向内囊压迫可导致典型的对侧偏瘫、偏身感觉障碍及偏盲,部分患者出现凝视麻痹,优势半球可有失语。

2. **丘脑出血**　主要为丘脑膝状体动脉或丘脑穿通动脉破裂出血,为第二个常见的出血类型。丘脑出血的症状和病情的轻重取决于出血量的大小,典型症状是偏身感觉障碍,另有丘脑性失语、丘脑性痴呆、体象障碍等。

3. **脑叶出血**　即皮质下出血,多为因大脑皮质动脉破裂引起。老年人常为高血压动脉硬化或脑血管淀粉样变性引起,青壮年多由先天性脑血管畸形所致。小量出血者,症状轻,酷似腔隙性脑梗死。大量出血呈现各种脑叶功能受损的征象,如额叶表现为精神异常、摸索、强握等;颞叶为幻视幻听、感觉性失语等;顶叶为单下肢感觉障碍、失用、体象障碍等;枕叶为皮质盲。出血破入蛛网膜下腔者,脑膜刺激征明显,易误诊为原发蛛网膜下腔出血。

4. **脑桥出血**　为脑干出血的最常见部位,多由高血压致基底动脉的旁中央支破裂引起。典型的脑桥出血临床表现为突然头痛、呕吐、眩晕、复视、眼震、眼球不同轴、交叉性感觉障碍、交叉性瘫痪、偏瘫或四肢瘫等。严重者可立刻昏迷、四肢瘫痪、针尖样瞳孔,数小时内死亡。小的基底部出血可引起"闭锁综合征",表现为四肢瘫痪,不能说话和张口,仅能以睁眼和眼球垂直运动示意。也有小量出血者,症状轻微,预后较好。

5. **小脑出血**　主要因小脑上动脉、小脑下动脉或小脑后动脉破裂所致。多发生于一侧半球,突然站立和步态不稳、肢体共济失调、构音障碍(吟诗状)、眼球震颤,伴头痛、头晕或眩晕、恶心、呕吐等,有的患者可以并存脑桥体征。血肿压迫脑干可引起昏迷甚至死亡。小量出血者症状轻,恢复快。

6. **脑室出血**　多为继发性,也可原发,症状随出血部位、脑室积血量以及是否阻塞脑脊液通路而异,并非都预后不良。但已经脑室铸型者,或伴有脑室扩大和颅压高者病死率高。脑室出血大多由于基底核出血后破入侧脑室,有的还流入蛛网膜下腔。小脑出血和脑桥出血也可破入到第四脑室。第三脑室出血极少见。

（四）辅助检查

1. 颅脑CT 可明确出血部位、范围和脑水肿的程度以及脑室系统情况，怀疑脑出血者应首选颅脑CT检查，脑出血CT扫描示血肿灶为高密度影，边界清楚，CT值为75～80H；在血肿被吸收后显示为低密度影。

2. 颅脑MRI 对急性期脑出血的诊断CT优于MRI，但MRI检查能更准确地显示血肿演变过程，可以更好地鉴别瘤卒中、发现AVM及动脉瘤。

3. 脑血管造影（DSA） 可清楚地显示血管走行，发现动脉瘤、血管畸形等，对中青年非高血压性脑出血，或CT和MRI检查怀疑有血管异常时，应进行脑血管造影检查，脑血管造影可清楚地显示异常血管及显示出造影剂外漏的破裂血管和部位。

4. 腰穿检查 一般不作为常规检查，但没有CT条件时可协助诊断。脑脊液压力一般均有增高、血性脑脊液的阳性率为60%左右，但阴性不能排除小量出血。而且，对大量地脑出血或脑疝早期，腰穿要慎重以免诱发脑疝。

5. 脑电图 出血在大脑半球，脑电图常呈广泛性异常，多为慢波，以病侧半球较突出，但特异性不强。

6. 心电图 约半数以上的脑出血病人合并有不同程度的心律失常或心肌缺血甚至心肌梗死。心电图检查可以早期发现并及时治疗。

（五）诊断与鉴别诊断

中老年人活动中或情绪激动时突然发病，出现不同程度的头痛、呕吐、意识障碍、血压升高等症状，以及偏瘫、偏身感觉障碍、失语等局灶体征，病程发展迅速，结合既往有高血压动脉硬化病史，应考虑脑出血的可能，颅脑CT见到出血病灶可以确诊。在无CT的情况下，本病应与以下疾病鉴别：①原发性蛛网膜下腔脑出血；②脑栓塞；③高血压脑病；④内科疾病所致的昏迷（如低血糖昏迷、药物中毒等）。

（六）治疗

1. 一般治疗 包括绝对卧床休息，尽量减少搬动，保持呼吸道通畅，间歇吸氧，有头痛及烦躁不安者，酌情给予止痛、镇静药。每日输液量应控制在1 500～2 500ml为宜，注意水及电解质平衡。维持营养，病后第3日仍不能进食者只要无消化道出血就应胃管鼻饲饮食。

2. 控制脑水肿、降低颅压、防止脑疝 常用的药物有：①20%甘露醇125～250ml，快速静滴，20min内滴完，每4～8h1次，必要时静脉推注，心、肾功能不全者慎用。②利尿药较适用于合并心功能不全的病人，须注意易导致电解质紊乱。常用呋塞米（furosemide，速尿），成人每次20～40mg，肌注或静注，每日2～4次。③复方甘油注射液或甘油果糖注射液，常用500ml静滴，每日1或2次，速度控制在每分钟2ml为宜。甘油降颅压作用较恒定，不会发生反跳，对心、肾功能无损害，但见效较慢需要注意。④胶体脱水剂可使血液胶体渗透压增高而起脱水作用，对脑水肿伴有低蛋白血症者更适宜，使用时不加稀释直接静滴。常用20%白蛋白50ml或10%白蛋白100ml静滴，每日1次，由于价格较昂贵，不宜作为常规使用，但以上药物效果不佳时可以选用。⑤尽量不用类固醇，因其副作用大，且降颅后效果不如高渗脱水药。

3. 控制血压至适当范围、防止进一步脑出血 脑出血患者的血压调控应遵循以下原则：①脑出血患者不要急于降血压，因为脑出血后的血压升高是对颅压升高的一种反射性自我调节，应先降颅压后，再根据血压情况决定是否进行降血压治疗。②血压≥200/110mmHg时，在降颅压的同时可慎重平稳降血压治疗，使血压维持在略高于发病前水平或180/105mmHg左右；收缩压在170～200mmHg或舒张压100～120mmHg，暂时尚可不必使用降压药，先脱水降颅压，并严密观察血压情况，必要时再降压药。血压降低幅度不宜过大，否则可能造成脑低灌注。收缩压＜165mmHg或舒张压＜95mmHg，不需降血压治疗。③血压过低者应升压治疗，以保持脑灌注压。

4. 抗感染治疗 对于严重瘫痪和意识障碍者，发病后应积极使用抗生素防治感染。一般可先选用青霉素预防治疗，如有明显感染的迹象，应酌情选用更强的抗生素。

5. 止血药 一般认为对脑出血的治疗意义不大，但对点状出血、渗血，特别是合并上消化道出血或有凝血功能障碍者,有可能发挥疗效,时间不超过1周。常用氨甲苯酸、6-氨基己酸、酚磺乙胺(止血敏)、卡巴克洛(安络血)等。

6. 保护脑组织的功能　脑出血急性期使用冰帽、冰毯、冷敷等物理降温措施及药物治疗,可降低脑组织代谢,提高脑细胞对缺氧的耐受力。脑代谢活化剂如细胞色素C、辅酶A、胞磷胆碱、神经节苷脂(GM-1)、脑组织注射液等,可酌情选用。

7. 手术治疗　颅压过高,内科脱水治疗效果不佳可能危及生命时应考虑手术治疗,有效降低颅压避免脑疝形成。一般认为无严重的心肺及肾脏疾病,生命体征平稳者,如病情需要,可手术治疗。现在多认为年龄已不是决定手术治疗的主要因素。不同部位脑出血的手术指征不同,如下指标可供参考:①脑叶出血量>40ml或血肿波及、压迫脑功能区时应手术治疗。②壳核出血量为30~50ml,内科保守治疗后症状仍有进行性加重,意识障碍逐渐加深或出现脑疝时,应手术治疗。血肿量超过50ml时,应手术治疗。③小脑出血量超过15ml应考虑手术治疗。如血肿量超过20ml或有脑干受压症状时,应急诊手术清除血肿,否则随时可能发生脑疝引起死亡。④丘脑出血量>10ml,且临床症状进行性加重时,可考虑手术治疗。常用的手术方法有血肿清除、颞下减压、脑室引流等,血肿清除术有两种,开颅清除血肿和穿刺吸除血肿。目前比较广泛应用的是颅骨钻空微创血肿清除术。

8. 康复治疗　早期将患肢置于功能位,如病情允许,危险期过后,应及早进行肢体功能、言语障碍及心理的康复治疗。

(七)预后

近年来由于诊断水平及治疗技术的进步,脑出血的死亡率有所下降,国内报告为35%~52%。死亡原因多为脑疝、呼吸循环衰竭等各种并发症。年龄大小、出血量多少以及出血部位是影响预后的主要因素。

二、蛛网膜下腔出血

血液自破裂的血管流入蛛网膜下腔称之为蛛网膜下腔出血(subarachnoid hemorrhage, SAH),临床上可分为外伤性和自发性两种。自发性蛛网膜下腔出血又可分为继发性和原发性两种。继发性蛛网膜下腔出血是指脑实质内的出血穿破脑组织流入蛛网膜下腔所致。原发性蛛网膜下腔出血是因为脑表面或蛛网膜下腔的血管破裂,大量血液直接流入蛛网膜下腔引起,本文重点介绍原发性蛛网膜下腔出血。

(一)病因与发病机制

1. 病因　动脉瘤是引起蛛网膜下腔出血的主要病因,约占50%,其中先天性动脉瘤最为常见,多见于30岁以上的成年患者,其次为动脉硬化性动脉瘤,多见于老年患者。脑动静脉血管畸形(AVM)约占15%,青少年多见。烟雾病(moyamoya)主要见于儿童,约占10%。其他少见的病因如各种感染引起的动脉炎、结缔组织病、抗凝治疗、妊娠并发症、颅内静脉系统血栓、脑梗死、血液疾病、肿瘤破坏血管等,约占15%。另有10%的患者病因不明。

2. 发病机制　以上各种原因的最终结果都是造成动脉壁病变,管壁变薄,在此病理变化基础上可引起自发血管破裂,或在血压突然增高时血管被冲破而出血。

(二)病理

蛛网膜下腔出血后血液主要流入蛛网膜下腔,脑沟、脑池、脑底等处可见血凝块及血液积聚。动脉瘤裂口正对着脑组织时,可继发脑内血肿。个别病例血液可直接破入或逆流入脑室,形成脑室内积血,出现不同程度的脑室扩张。有时可发现破裂的动脉瘤或畸形的血管。如为感染性原因引起的蛛网膜下腔出血,还可出现脑膜炎性反应,甚至形成脑脓栓、脓肿等,有的出现坏死性血管炎。白血病引起的出血者可见脑膜、脑组织及血管周围大量幼稚白细胞浸润。恶性肿瘤引起的出血者血块中可找到癌细胞。

(三)临床表现

发病年龄与病因有关,各年龄组均可发病,但以青壮年为多见。多在突然用力、剧烈运动或情绪激动时发病,表现为突然出现剧烈和难以忍受的头痛,向枕后或颈部放射,常伴有恶心和喷射性呕吐。症状多在数分钟至数十分钟内达高峰。可有短暂的意识障碍及烦躁、谵妄等精神症状。少数患者发病早期出现一过性局部或全身性抽搐。个别患者病前可有头痛、头晕、视力改变、动眼神经麻痹等前驱症状。大量蛛网膜下腔出血时患者剧烈头痛、呕吐,随即昏迷,出现去脑强直,甚至很快呼吸停止而猝死。脑膜刺激征是蛛网膜下腔出血患者的主要体征。表现为颈项强直、Brudzinski征及Kernig征阳性,有时脑膜刺激征可能是部分患者的惟一临床表现。脑膜刺激征出现的时间、强度及消失的时间决定于积血的部位、出血量的多少及病人的年龄,所以需要注意的是部分老年病人少量出血可能没有脑膜刺激征。部分患者出现视网膜和玻璃体积血也是蛛网膜下腔出血的重要根据之一,如伴有视盘水肿则提示病情严重。少数病人出现轻偏瘫、感觉障碍、失语等,多因出血破入脑实质内或脑水肿所致,也可因血块压迫或脑血管痉挛引起。

(四)辅助检查

1. 颅脑CT检查 是快速、相对安全和阳性率较高的检查方法,应作为蛛网膜下腔出血的首选检查。其结果有助于治疗方法的选择以及病情的动态观察。CT检查越早阳性率越高,在出血前5d内可见蛛网膜下腔、桥池、枕大池、大脑前后纵裂、侧裂及脑沟回的表面充满血液,有时可见脑室内也有血液,一般量较少,现多认为与蛛网膜下腔出血量较多反流入脑室有关。如有多排螺旋CT可进行血管成像(CTA)进一步明确病因并指导治疗。

2. 腰穿脑脊液检查 是确诊蛛网膜下腔出血的重要依据,但对病情危重、颅压过高者容易导致脑疝发生,所以有条件的医院应首选颅脑CT扫描,如已明确蛛网膜下腔出血者可不必进行腰穿检查。部分患者CT检查不能明确诊断,且有意识障碍、视盘水肿等高颅压表现,如须做腰穿明确诊断时,宜先脱水治疗后再行腰穿,应用7号腰穿针慎重操作,见有均匀血性脑脊液流出即可确诊。出血7~14d时可见脑脊液黄变,镜下有大量皱缩红细胞,脑脊液细胞学检查可见吞噬了血红蛋白、含铁血黄素或胆红素的巨噬细胞,这一特点有助于判断出血的时间。

3. 脑血管造影 既有助于明确病因,又可以同时进行血管内介入治疗,所以临床上一旦明确蛛网膜下腔出血,如病情允许应尽早行血管造影(DSA)检查,以确定病因必要时介入治疗。造影时机应避开脑血管痉挛和再出血的高峰期,即出

血3d内或3周后进行为宜。磁共振脑血管成像(MRA)主要用于有动脉瘤家族史或破裂先兆者的筛查,动脉瘤患者的随访以及急性期不能耐受DSA检查的患者。

4. 心电图检查 部分病人,尤其是中老年患者发病早期可见心肌缺血改变,甚至出现心肌梗死须引起重视。

(五)诊断

蛛网膜下腔出血的诊断依据有如下几点:①活动中突然发病,数分钟内病情发展到高峰。②有剧烈头痛和呕吐,发病初期不伴有发热症状。③脑膜刺激征阳性,一般无其他神经系统定位体征,部分患者可见动眼神经麻痹。④颅脑CT检查见脑沟、脑池、脑裂呈高密度影,并可排除其他部位的脑实质或脑室出血。⑤腰穿可见均一血性脑脊液。⑥眼底检查可见玻璃膜下出血。如果颅脑CT出血征象不明显,可考虑进一步腰穿检查为诊断提供依据。

蛛网膜下腔出血应注意与下列疾病进行鉴别:①颅脑外伤后硬膜下出血,CT影像表现与蛛网膜下腔出血有明显区别。②各种原因引起的脑膜炎,脑脊液的改变和细胞学特征有助于鉴别诊断。③脑实质出血引起的继发性蛛网膜下腔出血,主要依靠颅脑CT影像所见进行鉴别。

(六)治疗

1. 一般治疗 绝对卧床4~6周,尽可能多睡眠。避免一切可以引起情绪变化的因素,如生气、烦躁、兴奋、疲劳等。避免一切可引起高血压、高颅压的因素,如输液反应、突然用力、便秘、剧烈咳嗽等。检查和搬动患者时,动作尽量轻,并应进行必要的对症治疗,如止痛、镇静、通便、止咳等。

2. 脱水降颅压治疗 脱水剂一般首选20%甘露醇,其他如呋塞米(速尿)、10%甘油、白蛋白均可选用,具体用法参考脑出血的治疗。

3. 止血治疗 蛛网膜下腔出血后常有继续出血和再出血问题,所以止血治疗和预防再出血尤其重要。药物应选择抗纤维蛋白溶解剂,以延长血凝块再溶解的时间,预防蛛网膜下腔出血后再出血。临床上常用的药物有:①6-氨基己酸,又称氨基己酸,EACA。每次6~10g静脉滴注,每日2次。②氨甲苯酸,又称抗血纤溶芳酸、止血芳酸、对羧基苄胺、PAMBA,其作用机制与6-氨基

已酸相同,但止血作用较前者强 4～5 倍。每次常用 100～200mg 静脉滴注,每日 2 或 3 次,持续 3 周以上。③氨甲环酸,又称止血环酸,其止血作用比氨甲苯酸强。每次常用 250～500mg 溶于葡萄糖或生理盐水 500ml 中静滴,也可肌内注射,每日 1～2 次。④其他类型的药物如酚磺乙胺(止血敏)、卡巴克洛(安络血)、巴曲酶(立止血)、维生素 K_3 等可酌情选用。

4. 预防血管痉挛及脑梗死　主要应用钙离子拮抗药尼莫地平(进口品种尼莫地平),可口服或静脉给药。

5. 调控血压　去除疼痛等诱因后,如果收缩压>180mmHg,可在血压监测下使用短效降压药使血压下降,保持血压稳定在正常或者起病前水平。

6. 外科治疗　脑血管造影时如发现动脉瘤且适合介入栓塞者可同时进行介入治疗,不适合介入治疗者可考虑手术结扎动脉瘤,但应争取在复发高峰期和血管痉挛高峰期前手术。发生急性阻塞性脑积水时应积极进行脑室穿刺引流和冲洗,清除血块。部分患者颅压过高,内科脱水治疗效果不佳,可能危及生命时应考虑颞下减压治疗以避免脑疝形成。

(七)预后

蛛网膜下腔出血的预后与病因、出血部位、出血量、有无再出血及并发症有关。颅内动脉瘤破裂最为凶险,发病最初 24h 死亡率约 25%,脑血管畸形和动脉硬化引起的蛛网膜下腔出血预后相对较好。首次发病后,如果患者 3 周左右症状及体征基本消失,无再发出血及并发症可以痊愈。首次发病存活的患者中,约有 1/3 再发出血,第一次再发出血的患者约 2/3 死亡,第二次再发出血者,死亡率高达 90% 以上。

第三节　高血压脑病

高血压脑病(hypertensive encephalopathy)是一种突发的、重度而持久的高血压,伴中枢神经系统功能障碍的临床综合征。原因是高血压诱发脑部小动脉发生持久而严重痉挛后出现被动性或强直性扩张,脑循环发生急性障碍,导致脑水肿和颅压增高,引起一系列临床症状。如果能及时降低血压,可使病情逆转,否则可导致严重脑损害,甚至死亡。一般认为血压下降 12h 内大脑功能可恢复,这一特点与脑出血和脑梗死不同,高血压脑病是高血压的一个严重合并症。

(一)病因与发病机制

任何引起血压突然或极度升高的原因都可在原疾病的基础上诱发高血压脑病,多在体力劳动或精神紧张、用脑过度时发病。常见于急进型高血压、急慢性肾炎、妊娠高血压综合征,偶可因嗜铬细胞瘤、库欣综合征、服用单胺氧化酶抑制药(MAOI)作为抗抑郁剂的患者同时服用酪胺(奶油和各种乳酪)激发血压升高、或长期服用降血压药突然停药而诱发等,国外有学者报道服用环孢霉素及小剂量甘草制剂亦可诱发此病。主动脉缩窄和原发性醛固酮增多症很少发展成为高血压脑病。

高血压脑病的发病决定于血压增高的程度和速度。其发病机制目前主要有以下几种学说:

1. 自动调节崩溃学说　正常情况下,血压波动时,可通过小动脉的自动调节维持恒定的脑血流量即 Bayliss 效应。这种效应仅限平均动脉压在 8.0～21.3kPa(60～160mmHg)范围内。当平均动脉压迅速增高到 21.3kPa 以上时,即可引起自动调节机制破坏,使脑血管由收缩变为被动扩张,脑血流量增加,造成过度灌注,血-脑脊液屏障损伤,血管内液体外渗,迅速出现脑水肿致颅内压增高,毛细血管壁变性坏死,出现点状出血及微梗死。

2. 自动调节过度或小动脉痉挛学说　认为血压迅速升高,自动调节过强,小动脉痉挛,血流量减少,血管壁缺血变性,通透性增加,血管内液及血细胞外渗引起水肿、点状出血及微血栓形成。

3. 其他　还有人认为高血压脑病是急性过度升高的血压迫使血管扩张,通过小动脉壁过度牵拉破坏血-脑脊液屏障,继发血管源性水肿所致。

(二)病理

高血压脑病的主要病理改变为脑水肿。脑重

增加,脑回变平,脑沟变浅,脑室变小。严重者可出现天幕疝及枕骨大孔疝。镜下可见小动脉壁呈急性纤维素样坏死,管腔内微血栓形成导致血管闭塞。毛细血管壁变性或坏死,血-脑脊液屏障结构被破坏。血管周围有明显渗出物,组织细胞间隙增宽,部分神经细胞变性坏死,可见胶质细胞增生,有时可见小灶性梗死或出血,甚至可见较大的梗死灶。

(三)临床表现

多呈亚急性起病,一般12~48h达高峰。血压的突然升高可引起一系列临床症状:①意识障碍,如精神错乱、谵妄、嗜睡、昏迷等;②严重的头痛、恶心、喷射性呕吐;③视力障碍,视网膜性和皮质性失明,视盘水肿,视网膜出血及渗出;④癫痫,可为部分性癫痫发作、全面性强直阵挛发作或癫痫持续状态;⑤局限性神经症状,如一过性偏瘫、半身感觉障碍、失语等。头痛、癫痫和意识障碍构成了高血压脑病三联征。

本病患者如不经治疗,则昏迷进行性加重,可于数小时内死亡;若给予积极治疗可使症状缓解,缓解后可遗留有痴呆等智能低下的表现。

高血压脑病发病时,舒张压通常在16.0kPa(120mmHg)水平,有时可高达21.3kPa(160mmHg),平均动脉压常为20.0~26.7kPa(150~200mmHg)。妊娠毒血症的妇女及急性肾小球肾炎的儿童,动脉收缩压高于24.0kPa(180mmHg),舒张压不高于14.7kPa(110mmHg),即可发生高血压脑病;有引起弥漫性脑部损害的其他疾病(如尿毒症)者,发生高血压脑病的阈值更低。

眼底检查常有Ⅲ、Ⅳ度高血压性视网膜病变。有的病人仅有严重的视网膜小动脉痉挛而无出血、渗出或视盘水肿。长期高血压病人伴有左心室肥大,常伴心功能早期失代偿。脑脊液无色透明,通常压力增高,蛋白质定量正常或稍高。脑电图显示各种非特异性异常。高血压脑病CT及MRI检查可见脑水肿,脑室变小,还可出现斑点状出血,偶见较大脑实质出血,但脑部结构基本正常。

(四)诊断与鉴别诊断

高血压脑病可根据病史、临床表现及检查做出诊断;本病应用降血压药物治疗后其症状和体征很快恢复可作为诊断的标准之一。应注意与高血压合并的脑出血、脑梗死及蛛网膜下腔出血鉴别。此外肾性高血压患者应与尿毒症脑病,合并糖尿病患者应与糖尿病昏迷或低血糖(用胰岛素后)昏迷鉴别。

(五)治疗

高血压脑病发病急、变化快,如不及时治疗,可因脑疝、颅内出血或癫痫持续状态导致死亡。及时充分降低血压,症状可于数小时或1~2d内完全恢复。治疗原则是尽快降低血压,控制抽搐,减轻脑水肿,降低颅压。同时也应对靶器官的损害和功能障碍予以处理。

1. 迅速降低血压

(1)硝普钠(sodium nitroprusside)　硝普钠是强有力的血管扩张药,能直接松弛血管平滑肌,既能扩张动脉又能扩张静脉,通过降低外周阻力而迅速降压。通过调节点滴速度可使血压满意地控制在预期水平,即刻发挥作用,停药后作用只维持1~2min,血压迅速回升。应在严密血流动力学监测下避光静脉滴注,开始剂量为25μg/min,因为对硝普钠的反应个体间有很大差异,所以在滴注过程中,尤其是开始点滴宜每5~10min测血压1次,以调整最佳剂量,视血压和病情可逐渐增至200~300μg/min。在临床要求的时间内将血压降至160~180/100~110mmHg为宜。持续静脉点滴一般不宜超过3d,以免发生硫氰酸钠中毒,使用时须临时配制新鲜药液,滴注超过6h须重新配制。

(2)乌拉地尔(Urapidil)　近年来,国外尤其是欧洲不少学者推荐首选乌拉地尔。多种药物的比较研究结果显示,乌拉地尔治疗高血压危象的有效率最高达96%。该药属于尿嘧啶类的选择性α₁受体阻滞药,具有外周和中枢双重降压作用。外周作用为阻滞突触后α₁受体,扩张血管,降低外周阻力而使血压下降;中枢作用则通过激动中枢5-HT₁ₐ受体,降低心血管中枢的交感反馈调节,抑制交感神经张力而使血压下降。乌拉地尔降压作用强,起效快,维持时间短,无反射性心率加快的不良反应。当血压降到一定程度后,可兴奋延髓血管中枢而不致血压过低。还有轻度增加肾血流量的作用,不增加肾素活性,故对肾功能无不良影响,对肝功能也无损害。用于高血压危象的治疗,可将乌拉地尔注射液 25mg 稀释于 10ml 生理盐水中,静脉缓慢推注,5min 后若效果不理想,可重复注射 25mg。10min 后可用乌拉地尔 50mg 溶于 250ml 生理盐水或 5% 葡萄糖溶液内静脉滴注。也可直接采用静脉滴注的方法控制血压。同样,要注意个体差异,宜在血压监测下,调整剂量(滴速),按病情需要,使血压在一定时间内达到预期水平。目前的临床资料显示乌拉地尔疗效确切,安全性好,应用范围较广,适用于高血压危象的急救。

(3)硝酸甘油　静滴时作用迅速,除使冠状动脉扩张外,还降低心室前、后负荷,降低血压,开始剂量为 $5\sim10\mu g/min$,逐渐增加,部分患者可按需要将剂量调至 $30\mu g/min$ 或更高,停药后数分钟内作用即消失。不良反应有心动过速、面红、头痛、呕吐等。

(4)硫氮䓬酮和尼莫地平也有用来治疗高血压脑病的报道。

(5)口服降压药　用于高血压危象的口服降压药须起效较快,据近期文献报道,可供选择的口服降压药有硝苯地平控释片(或缓释片)、卡托普利(captopril)、依那普利(enalapril)、可乐定(clonidine)、拉贝洛尔(labetalol)等。

①硝苯地平与硝苯地平控释片(或缓释片):关于口服或舌下含化短效的硝苯地平的研究很多,多数是肯定的报道,但最近 JNC Ⅵ 报告中强调了否定的意见。Damarceno 等报道了一项硝苯地平及其缓释片治疗高血压危象的随机、安慰剂对照其降压作用及安全性的研究,其结果显示。用药 3h 短效硝苯地平降压作用较缓释片快而明显,并伴有心率加快。与安慰剂相比,两者血压下降幅度最大时均达 30% 左右,但降压高峰时间缓释片明显延迟[(283±31)min,硝苯地平为(100±14)min,$P<0.01$]。用药 4h 后硝苯地平组的降压作用已基本消失,需再次给药;而缓释片降压作用平稳,维持时间等于或接近 12h。此外,脸红和头痛的不良反应短效硝苯地平发生率高。提示硝苯地平急速降压可能有潜在的危害,而由于缓释片有效、较快、平稳地降压,并能维持 12h,因此硝苯地平缓释片用于高血压危象的治疗更可取。最初剂量建议为 10mg。

②卡托普利和依那普利:卡托普利是国内最

常用的血管紧张素转换酶抑制药(ACEI),国外对依那普利治疗高血压危象的报道也不少。卡托普利口服吸收迅速,舌下含服 $25\sim50mg$,15min 起效,$30\sim60min$ 降压作用明显,持续 3h 左右,继续服用降压作用可增强,每日 $2\sim3$ 次。依那普利较卡托普利起效慢,$1\sim2h$ 发挥降压作用,4h 达血药高峰浓度,半衰期 11h,但维持时间较长,作用也较强。一般剂量为每次 $5\sim10mg$,每日 2 次。两者的不良反应均较少而轻,但对患有双侧肾动脉狭窄和严重肾功能不全者慎用或禁用,必要时也可换用其他种类对肾脏无损害的 ACEI 制剂,妊娠期和哺乳期妇女慎用。

③其他口服降压药:可乐定系中枢 α 受体拮抗药,开始服用 0.2mg,以后每小时加服 0.1mg,直至总量 0.8mg,$0.5\sim2h$ 起效,维持 $6\sim8h$,能安全有效地降低高血压,主要不良反应是精神抑郁作用和停药后血压易反跳。拉贝洛尔系 α、β 受体阻滞药,常用剂量 $200\sim400mg$,$0.5\sim2h$ 起效,作用维持 $8\sim12h$,每日 2 次,也能有效地降压,无心率加快的副作用。但心动过缓、传导阻滞、有支气管哮喘病史者应慎用。

2. 抗脑水肿降低颅压　如果血压已降到预期水平,仍有颅内压增高时,要及时静注或快速静滴 20% 甘露醇或 25% 山梨醇 250ml,每隔 $4\sim6h$ 重复 1 次,也可用 10% 甘油 500ml 静滴;呋塞米(速尿)$40\sim80mg$ 入 50% 葡萄糖 $20\sim40ml$ 静注;必要时静注地塞米松。

3. 控制抽搐　抽搐严重者首选地西泮 $10\sim20mg$ 静脉缓慢注射,必要时 30min 后再重复 1 次,直至抽搐停止。亦可用苯巴比妥钠 0.2mg 肌注或 10% 水合氯醛 $20\sim30ml$ 保留灌肠。

4. 其他

(1)并发脑血管意外的治疗:虽然降压速度和水平目前仍有争议,但一般认为不宜急剧降压,若 SBP 高于 180mmHg,DBP 高于 105mmHg,可应用静脉药物,但须密切监测血压,以免造成神经系统的损害。并发脑出血时一般 SBP 降至 150mmHg 为宜;蛛网膜下腔出血者 SBP 降至 $140\sim160mmHg$ 即可;缺血性脑血管病除非血压过高,一般不予降压,待病情稳定数日后再使血压逐渐降至正常水平。

(2)并发左心衰或急性肺水肿的治疗:静脉滴

注硝普钠或乌拉地尔、硝酸甘油,往往能收到降压和改善心功能的明显效果。其他措施可按急性肺水肿处理,如给予吗啡。毛花苷C(西地兰)、速尿、高流量吸氧等。注意避免使用具有心肌抑制作用的β受体阻滞药和钙拮抗药。

(3)并发急性心肌梗死(AMI)的治疗:优先选择的药物为硝酸甘油或硝普钠,但应避免血压下降过快、过低而引起反射性心动过速和交感神经兴奋。一般将血压控制在140/90mmHg以下,以降低心肌耗氧量、改善冠脉灌注、挽救濒死的心肌、防止梗死面积的扩大。近期报道使用无内源性拟交感活性的β受体阻滞药,如美托洛尔(metoprolo1)、比索洛尔(bisoprolo1)可减少再梗死和心脏性猝死的危险。ACEI同样有效,特别左心室收缩功能不良者,ACEI可预防继发的心衰和降低死亡率。如果β受体阻滞药无效或禁忌,维拉帕米(vezapamil)或地尔硫䓬(diltiazem)可用于下面两种情况:无Q波性心肌梗死及心肌梗死后左心室功能未受损者,因为有证据表明他们在一定程度上能减少心血管事件的发生和死亡率。患者宜在ICU内监护,除降压外,应予以吸氧、溶栓疗法、止痛、及时处理严重的心律失常等并发症。

(4)先兆子痫和子痫的治疗:不宜将血压降得过低,以免影响胎儿血供。子痫前期存在小动脉痉挛和血液浓缩的恶性循环,利尿药可加重该恶性循环,应避免使用。在子痫发生前应终止妊娠。若发生子痫,立即静注乌拉地尔,给予安定10～20mg静注或肌注。当DBP仍高于115mmHg时,首选阿替洛尔(aqtenolo1)50～100mg。每日2次。钙拮抗药可抑制子宫平滑肌收缩,影响产程,不宜使用;利舍平可通过胎盘影响胎儿,也应避免使用;禁用硝普钠。子痫发生后应延缓分娩,以子痫停止24～48h分娩为宜。妊娠高血压综合征患者应及早终止妊娠。

(5)合并肾功能不全的治疗:除血液透析外,药物首选具有利尿、降压作用的呋塞米(furosemide)40～80mg,每日1～2次。也可选用能保持肾血流量(RBF)、肾小球滤过率(GFR)、肾功能和降低肾血管阻力的药物,如钙拮抗药、ACEI和α受体阻滞药,多与利尿药合用。急性肾功能衰竭时慎用硝普钠,以免引起硫氰酸钠中毒。β受体阻滞药可降低RBF和GFR而导致肾功能减退,也应避免使用。降压不宜过低,一般不低于150/90mmHg为宜,以防RBF减少,影响肾小球滤过功能,加重氮质血症。

(6)伴主动脉夹层动脉瘤:立即监护,绝对卧床,选用乌拉地尔或硝普钠(加α受体阻滞药)静滴迅速降压,不仅能减轻或缓解胸痛,还可防止主动脉壁的进一步剖裂,争取手术机会,酌情给予阿替洛尔、美托洛尔或比索洛尔和利尿药。肌注哌替啶(度冷丁)或地西泮(安定)以镇静止痛。应尽快争取手术治疗。

(7)嗜铬细胞瘤所致高血压危象的治疗:首选α受体阻滞药酚妥拉明(phentolamine)5～10mg快速静脉注射,并用25～50mg加入5%葡萄糖500ml内静脉滴注维持,也可用硝普钠及β受体阻滞药。一般待血压降至180/110mmHg后逐渐减量,口服拉贝洛尔维持降压效果。β受体阻滞药不宜单独使用,特别是分泌肾上腺素的肿瘤,因可引起α受体兴奋血管收缩,导致严重的高血压。

(六)预后

高血压脑病的预后取决于治疗是否及时和有效,如果能及时控制血压,可使病情逆转,使病人完全恢复正常状态,否则可导致严重脑损害,甚至于死亡。

(彭超英)

参 考 文 献

1 Molyneux AJ. Ruptured intracranial aneurysms-clinical aspects of subarachnoid hemorrhage management and the international subarachnoid aneurysm trial. Neuroimaging Clinics of North America, 2006, 16 (3): 391－396

2 Verhoeven B, Hellings WE, Moll FL, et al. Carotid atherosclerotic plaques in patients with transient ischemic attacks and stroke have unstable characteristics compared with plaques in asymptomatic and amaurosis fugax patients. Journal of Vascular Surgery,

2005，42(6)：1075－1081

3　Brobeck BR，Forero NP，Romero JM. Practical non-invasive neurovascular imaging of the neck arteries in patients with stroke, transient ischemic attack, and suspected arterial disease that may lead to ischemia, Infarction, or flow abnormalities. Seminars in Ultrasound, CT, and MRI, 2006, 27(3)：177－193

4　Luo CB，Teng M，Chang FC. Endovascular embolization of ruptured cerebral aneurysms in patients older than 70 years. Journal of Clinical Neuroscience, 2007, 14(2)：127－132

5　Sherman DG. Prevention of venous thromboembolism, recurrent stroke, and other vascular events after acute ischemic stroke：The role of low-molecular-weight heparin and antiplatelet therapy. Journal of Stroke and Cerebrovascular Diseases, 2006, 15(6)：250－259

6　Mark DG，Pines JM. The detection of nontraumatic subarachnoid hemorrhage：still a diagnostic challenge. The American Journal of Emergency Medicine, 2006, 24(7)：859－863

7　Dalen JE. Aspirin to prevent heart attack and stroke：what's the right dose? The American Journal of Medicine, 2006, 119(3)：198－202

8　Jung JY，Kim YB，Lee JW，et al. Spontaneous subarachnoid haemorrhage with negative initial angiography：A review of 143 cases. Journal of Clinical Neuroscience, 2006, 13(10)：1011－1017

9　Hakan A，Koroshetz WJ，Benner T，et al. Transient ischemic attack with infarction：A unique syndrome? International Congress Series, 2006, 1290：45－55

10　Ishimori ML，Cohen SN，Hallegua DS，et al. Ischemic stroke in a postpartum patient：understanding the epidemiology, pathogenesis, and outcome of moyamoya disease. Seminars in Arthritis and Rheumatism, 2006, 35 (4)：250－259

11　Vergouwen MDI，Vermeulen M，Roos Y. Effect of nimodipine on outcome in patients with traumatic subarachnoid haemorrhage：a systematic review. The Lancet Neurology, 2006, 5(12)：1029－1032

12　Bernhardt P，Schmidt H，Hammerstingl C，et al. Patients at high risk with atrial fibrillation：A prospective and serial follow-up during 12 months with transesophageal echocardiography and cerebral magnetic resonance imaging. Journal of the American Society of Echocardiography, 2005, 18(9)：919－924

13　Barnes RW，Toole JF，Nelson JJ. Neural Networks for ischemic stroke. Journal of Stroke and Cerebrovascular Diseases, 2006, 15(5)：223－227

14　Dutta T，Karas MG，Segal AZ. Yield of transesophageal echocardiography for nonbacterial thrombotic endocarditis and other cardiac sources of embolism in cancer patients with cerebral ischemia. The American Journal of Cardiology, 2006, 97(6)：894－898

15　Randell T，Niemelä M，Kyttä J，et al. Principles of neuroanesthesia in aneurysmal subarachnoid hemorrhage：the Helsinki experience. Surgical Neurology, 2006, 66(4)：382－388

16　Janardhan V，Biondi A，Riina HA，et al. Vasospasm in aneurysmal subarachnoid hemorrhage：diagnosis, prevention, and management. Neuroimaging Clinics of North America, 2006, 16(3)：483－496

其他心脏疾病

第49章 心脏肿瘤

Chapter 49

心脏肿瘤属于少见心脏病。一般将心脏肿瘤分为原发性肿瘤和继发性肿瘤两大类，连续性尸体解剖资料显示继发性心脏肿瘤阳性率明显高于原发性心脏肿瘤。最近报道原发性心脏肿瘤尸体解剖阳性率为0.056％，继发性心脏肿瘤的尸解阳性率为1.23％。所谓继发性心脏肿瘤是指心脏以外各种恶性肿瘤通过不同途径扩散转移到心脏的结果。由于继发性心脏肿瘤多为全身转移的一部分，难以根治，预后不良。原发性心脏肿瘤与继发性心脏肿瘤不一样，多数为良性，占所有原发性心脏肿瘤的75％，原发性恶性心脏肿瘤仅占所有原发性心脏肿瘤的25％。原发性良性心脏肿瘤如能得到及时治疗，远期预后良好，因此学习掌握原发性良性心脏肿瘤的诊断和治疗知识更具临床意义。

就临床表现而言，心脏肿瘤无特异的临床症状和体征，根据心脏肿瘤的位置、生长速度、大小、性质以及累计心腔、心肌和心包的范围不同而表现为不同程度的心腔流入道或流出道血流受阻、心律失常、心包积液、心肌收缩舒张受限、心力衰竭、瘤栓脱落导致外周栓塞等非特异性临床表现。由于心脏肿瘤无特异性临床表现，加之早期心脏影像诊断学水平较低，在20世纪上半叶心脏肿瘤很难得到生前诊断。1934年Barnes等曾发表依靠心电图在生前间接诊断心脏肿瘤的报道。1952年Goldberg等最早证实了心血管造影对左心房内肿瘤的诊断价值。1955年Crafoord等首次做出生前诊断左心房黏液瘤并成功地进行了手术摘

除的报道。实际上直到1970以后，由于M型和二维超声心动图以及CT和MRI等医学影像学技术的迅速发展，心脏肿瘤的生前诊断问题才真正得到解决。从性别角度看，心脏肿瘤的总体患病率男性高于女性，但个别类型的心脏肿瘤，如黏液瘤的患病率女性高于男性。根据本书以妇女心血管病为重点，原发性心脏肿瘤特别是原发性良性心脏肿瘤的诊断和治疗更有临床意义，原发性心脏肿瘤患病率最高者为心脏黏液瘤，各种类型心脏肿瘤的临床表现、诊断和治疗方法有许多共性，本节将在阐明心脏肿瘤整体轮廓的基础上以原发性心脏肿瘤特别是心脏黏液瘤为叙述的侧重点。

一、原发性心脏肿瘤

原发性心脏肿瘤较继发性心脏肿瘤少见。虽然原发性心脏肿瘤属于少见病变，仍包括良性和恶性两大类及众多不同亚型。美国报道，原发性心脏肿瘤根据良性和恶性类别和亚型不同，其患病率相差很大。原发性心脏肿瘤绝大多数为良性肿瘤，及时发现和治疗，预后良好，反之，延误诊治有丧失生命之虑，故应予以足够重视。原发性良性心脏肿瘤的构成比存在年龄差异，成人以心房黏液瘤最多见，儿童以心室横纹肌瘤最多见（表49-1）。

原发性心脏恶性肿瘤以不同类型的肉瘤最多见（表49-2），其中又以血管肉瘤和横纹肌肉瘤更多见。

表 49-1　成人及儿童心脏原发性良性肿瘤构成比　（%）

肿瘤类型	成人	儿童
黏液瘤	45	15
脂肪瘤	20	—
乳头状弹性纤维瘤	15	—
血管瘤	5	5
纤维瘤	3	15
海绵状血管瘤	5	5
横纹肌瘤	1	45
畸胎瘤	<1	15

引自 Allard MF, *et al*. Primary cardiac tumours. // Goldhauber S, Braunwald E, eds. Atlas of heart diseases. Philadelphia：Current Medicine，1995：15.1 - 15.22.

表 49-2　心脏原发性肿瘤分类和大致构成比

良性(75%)	恶性(25%)
黏液瘤(50%)	肉瘤(20%)
横纹肌肉瘤(20%)	血管肉瘤
Lambl 赘疣	血管内皮肉瘤
纤维瘤	卡波西肉瘤
脂肪瘤	横纹肌肉瘤
血管瘤	平滑肌肉瘤
淋巴管瘤	骨肉瘤
间皮瘤	软骨肉瘤
畸胎瘤	神经肉瘤
甲状腺瘤	淋巴瘤
化学受体瘤	浆细胞瘤
神经鞘瘤	间叶细胞瘤
瓣膜囊瘤	
粒细胞鸡胚瘤	

引自 Silverman NA. Ann Surg,1980,191:127

（一）心脏黏液瘤(cardiac myxoma)

在所有原发性心脏肿瘤中，患病率最高的是心脏黏液瘤，占所有原发性心脏肿瘤的40%～50%。目前根据临床特征和实验室研究又将心脏黏液瘤分为两种，一种占心脏黏液瘤的90%以上，表现为心脏单发黏液瘤，无其他系统的伴随病变，即通常所见的典型心脏黏液瘤。另一种约占所有心脏黏液瘤的7%，具有家族遗传倾向，这些具有家族遗传性的心脏黏液瘤往往伴有心外的其他异常。早期根据所伴发的各种临床表现，将其命名为不同综合征，如 LAMB 综合征（L = lentigines＝着色痣，A = atrial myxomas＝心房黏液瘤，M = mucocutaneous myxomas＝黏膜与皮肤黏液瘤，B = blue nevi＝蓝痣），又如 NAME 综合征（N = nevi＝痣，A = atrial myxoma＝心房黏液瘤，M = myxoid neurofibroma＝液瘤样神经纤维瘤，E =ephelides＝雀斑）。

1. 病因　常见的单发性心脏黏液瘤的病因迄今尚不清楚，有人推测组织间叶细胞伴黏多糖产生过多可能是黏液瘤发生的原因。Dijkhuizen 报道，虽然心脏黏液瘤患者的细胞染色体数目正常，但由于无性繁殖系的重新整理导致某种致癌基因的异常可能是心脏黏液瘤的发病原因。

现在将具有遗传倾向并伴有心外异常病理改变的心脏黏液瘤归类为广义的 Carney 染色体组异常，又称 Carney 综合征（因 Carney 医师最先描述了其家族遗传性）。现认为这是一种常染色体显性遗传病，可能与 17 号染色体的 q2 基因缺失有关，其遗传的外显性不同。Carney 染色体组异常包括心脏黏液瘤、皮肤黏液瘤、皮肤多发斑点状色素沉着以及高内分泌状态。

2. 发病率（部位、年龄和性别）　英国的统计资料显示心脏黏液瘤发病率约为每年 1 例/100 万人。美国统计数据显示发生黏液瘤的频率 7 例/万人，尸体解剖的阳性率为 0.01%～0.5%。国内阜外医院一组 192 例原发性心脏肿瘤中，黏液瘤 148 例（77%）。沈阳军区总医院一组 100 例原发性心脏肿瘤中，黏液瘤 97 例（97%），其中左心房黏液瘤占 87.5%。有人统计国内报道的单发心脏黏液瘤 607 例，其中左房黏液瘤 566 例，占 93.2%，上述比率远高于国外文献左房黏液瘤占原发性心脏肿瘤 75% 的报道。

心脏黏液瘤除好发于左心房外，也可见于心脏的其他心腔，可以是单独发生的，也可以在同一个病例的多个心腔同时发生。北京阜外医院 1975—1995 年间的 265 例次（实有患者 262 例，其中 1 例复发 1 次，1 例复发 2 次）心脏黏液瘤手术并经病理检查证实，其中心脏黏液瘤位于左心房 236 例，占 89%；右心房 16 例，占 6%；右心室 6 例，占 2.2%，左心室 1 例；左心房加左心室 2 例，右心房加右心室 1 例；双心房 2 例，双心房兼右心室 1 例。

国外黏液瘤患者的年龄为 3 个月～83 岁，但平均年龄 51 岁，多见于中年人。国内阜外医院

148例中,40岁以上者80例,占54.05%;同济医科大学心血管研究所34例中,40岁以上者24例,占70.6%;沈阳军区总医院病例组平均年龄为42.5岁。上述资料说明心脏黏液瘤的发病年龄多数在40岁以上。

典型心脏黏液瘤的性别分布以女性居多。国外报道76%为女性;国内阜外医院病例组男女之比为1:1.27;同济医科大学心血管病研究所病例组女性病例占73.5%;沈阳军区总医院病例组女性病例占62%。上述资料提示单发性心脏黏液瘤在女性的患病率明显高于男性。

需另外指出的是Carney染色体异常综合征的心脏黏液瘤男女比例无明显差别,而且可见于任何年龄,据美国统计Carney综合征的心脏黏液瘤约占所有心脏黏液瘤的7%。

3. 病理改变 电子显微镜显示,肿瘤细胞具有细胞间连接区域,有散在染色质的单个细胞核、粗面内质网、游离的核糖体、线粒体、高尔基复合体和胞浆碎片。扫描电镜见黏液瘤被内皮覆盖,并有内皮线状裂隙,上述显微结构说明黏液瘤属真性肿瘤,但关于黏液瘤细胞的起源有多种学说。肉眼观察多数黏液瘤外表有光泽,呈浅黄色,部分瘤体呈半透明胶冻状,质地柔软,富有弹性,部分心脏黏液瘤组织质地脆弱,易脱落引起栓塞。70%的黏液瘤形态不规则,主要有分叶状、葡萄状、菜花状,少数为卵圆形(图49-1)。大多数肿瘤表面呈大小不一的结节,有的结节间切迹极深,50%以上肿瘤表面有许多米粒至黄豆大小的乳头

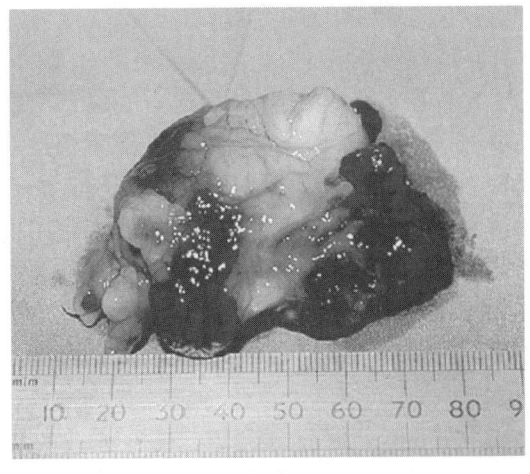

图49-1 心脏黏液瘤肉眼观察

状小突起。黏液瘤多有粗细不等(直径0.4～2.2cm)、长短不一的蒂,蒂的长短与肿瘤的活动度有关。心房黏液瘤蒂多附着于房间隔卵圆窝附近,少数在房室瓣环的心房面。心室黏液瘤则附着于室间隔或心室游离壁上。瘤蒂与心壁之间有纤维组织相接。瘤重多在20～100g,有报道最大瘤重达500g。黏液瘤的切面可见有质地较硬的肿块(纤维变形或大片坏死区)、斑片状出血区以及充满血凝块的小囊腔。

组织细胞学研究表明,黏液瘤外被有一层内皮样细胞,内部充以弥漫、均匀的无定形的淡蓝色黏液样基质,其中有少量黏液瘤细胞,大多为梭形或星芒状、圆形、不规则形,呈散在或团索状排列,间质疏松,网状纤维和小血管丰富,含少量胶原和弹力纤维。肿瘤细胞核多为单核,较小,呈椭圆形、长梭形或多角形,着色较深。胞浆嗜伊红、淡染,多有不等量的白细胞、浆细胞等炎性细胞浸润。肿瘤中心部分和距离蒂较远的部位可有坏死灶。瘤蒂富有血管并有大量胶原纤维增生,有人测得瘤组织的平均比重为0.87。心脏黏液瘤多为单发,可发生于不同心腔,但以左心房最多见。心脏黏液瘤也可为多发性,可发生于多个心腔,也可在同一心腔内有多个瘤体。

极少数心脏黏液瘤为恶性,又称心脏黏液肉瘤,肿瘤细胞明显增多,形态不一性显著。胞核大、染色深、多见核分裂相。瘤细胞浸润到小血管形成瘤栓。肉瘤浸润破坏正常心壁组织,并出现瘤组织转移和种植。手术切除后易复发。

4. 临床表现 原发性心脏肿瘤的临床表现总体讲无特异性,主要决定于其位置、大小、生长速度、有无坏死和变性、内分泌功能、碎片(瘤栓)脱落以及相应的全身表现。例如从位置角度而言,心腔内肿瘤可能导致以下继发改变:①肿瘤的占位效应。由于肿瘤瘤体有一定体积,在心腔内占据了相应血流量的容积,为了维持正常的心排血量,机体发生相应调节反应,出现心腔容量扩大,最终出现维持静息状态下回心血量和每搏量不变的结果。②血流通道受阻。当肿瘤影响过房室瓣或半月瓣的血流时,必然会出现类似瓣膜狭窄的临床表现。同理,当肿瘤阻挡大静脉与心房连接入口的血流时,将出现相应的肺循环或体循环淤血表现。③容量负荷增加。心房内活动肿

瘤,舒张期甩入心室,收缩期甩回心房,等于同等血容量通过房室瓣口,加之此种状态下多伴有房室瓣关闭功能不全,存在一定量的反流,因而将出现相应房室的前负荷增加表现。④当左、右某一心腔内肿瘤栓子脱落可能导致体循环或肺循环的栓塞。由上述分析可以想见,不同类型、部位、大小、性质的心脏肿瘤可能出现具有一定共性而又不尽相同的心脏病临床症状,例如晕厥、心绞痛、呼吸困难、水肿、腹水、心脏静脉回流受阻或泵血功能减退、心律失常、梗阻性肥厚性心肌病样改变以及肺动脉高压等。通过上述分析也可以理解部分心脏肿瘤可能无明显心脏病临床症状,仅仅因为继发的其他系统表现如卒中或外周肢体血栓而就医。

(1)心脏表现:单发性心脏黏液瘤的临床表现符合上述基本规律,不同部位的黏液瘤其临床表现不尽相同。所有报道一致显示单发性心脏黏液瘤绝大多数位于左心房,位于左心房以外者仅10%左右,单发性黏液瘤在不同心腔内发生率由高到低的顺序依次为左心房、右心房、右心室、左心室。除前面已经述及资料外,还有作者统计了国内文献所报道的606例单发心脏黏液瘤在不同心腔的分布比率:发生于左心房为566例(占93.3%),发生于右心房为31例(占5.1%),发生于右心室为5例(占0.8%),发生于左心室为4例(占0.6%),另外还有1例发生于肺动脉(占0.1%)。

①左心房黏液瘤:较小的黏液瘤往往无明显临床表现。当左心房内黏液瘤瘤体较大且瘤蒂较长时,可能随心脏的舒张活动到达二尖瓣口,甚至通过二尖瓣口部分甩入左心室。这种情况下,由于二尖瓣口血流受阻,临床表现往往酷似风心病二尖瓣狭窄。临床出现心悸、胸闷、头晕、咳嗽、咯血、劳力性呼吸困难、体循环栓塞以及低热等症状。体格检查,听诊可闻及心尖区第一心音亢进和隆隆样舒张期或收缩期前杂音。有时在舒张早、中期还可闻及"肿瘤扑落音",现认为所谓"肿瘤扑落音"见于具有较大摆动性的黏液瘤,当黏液瘤在房室之间来回甩动,撞击心室壁时产生此种具有诊断意义的心音。但缺乏经验的医师可能会把这种异常心音当作第三心音或室性奔马律的额外音。另外,个别患者可只有心尖区收缩期杂音。

在听诊时需注意的是与典型风湿性心脏病不同,左心房黏液瘤患者的上述听诊异常往往为间歇性且与体位变化有关,同时可能伴有与体位变换有关的临床症状的出现或缓解,例如一些患者可能于坐位或站位时出现心尖区低调舒张期杂音及同时出现心悸、呼吸困难甚至发绀、晕厥等二尖瓣口血流受阻的症状和体征,当变换姿势为卧位或其他体位时上述杂音和(或)症状明显减轻甚至消失。当患者无风湿热史而有间歇性心脏杂音、症状和体征有体位变化诱发或缓解、与常见心衰矛盾的体位性呼吸困难(坐位时出现呼吸困难,躺平时气急消退)时应考虑心房黏液瘤的可能,应进一步做心血管影像学检查以明确诊断。左心房黏液瘤除上述表现外,还可能因为左房扩大压迫食管出现进食困难,因肿瘤堵塞肺静脉导致明显肺淤血和反复咯血。

②右心房黏液瘤:常因瘤体阻塞三尖瓣表现为三尖瓣狭窄的症状,亦可导致三尖瓣反流,临床出现右心衰竭的症状,患者常主诉腹胀,食欲减退,全身乏力,下肢水肿。体检常可发现外周水肿、腹水、肝大、颈静脉扩张甚至外周性发绀等。听诊可闻及三尖瓣区舒张早期隆隆样杂音,也可合并收缩期吹风样杂音。若杂音随呼吸或体位而改变,应高度怀疑右房黏液瘤的存在。右房黏液瘤如不能得到正确诊断和治疗,右心衰常呈进行性加重。如果患者右心房压力明显增高,可能通过卵圆孔出现右-左分流,出现气喘、中心性发绀、杵状指(趾)等表现。由于右心房黏液瘤缺乏特异性临床表现,可能被误诊为埃布斯坦综合征、缩窄性心包炎、三尖瓣狭窄、类癌综合征、上腔静脉阻塞综合征和心肌病。

③右心室黏液瘤:可能引起右心室充盈或血液泵出障碍,临床常表现为右心功能不全。除类似右心房黏液瘤出现颈静脉扩张、肝大、下肢水肿、腹水等征象外,还可能由于右室流出道严重阻塞发生晕厥及猝死。体检可在胸骨左缘闻及收缩期杂音和舒张期杂音。当瘤体波及肺动脉瓣口时,可出现酷似肺动脉狭窄或关闭不全的临床表现。

④左心室黏液瘤:系4个心腔中最少见的黏液瘤。早期常无症状或只表现为心律失常。当瘤体占据一定的左心室腔容积和通路时,将影响左

心功能,出现乏力、气促、胸痛甚至晕厥或左心衰。体检可发现收缩期杂音和随体位改变而变化的杂音和血压的变化。左心室肿瘤的表现可酷似主动脉瓣和瓣下狭窄、心内膜弹性纤维组织增生症、冠状动脉疾病。应结合上述病变的各自特点加以鉴别。

(2)栓塞现象:黏液瘤的组织疏松、脆弱,瘤体的碎屑或肿瘤表面的血栓或并发亚急性细菌性心内膜炎赘生物的脱落都是造成栓塞的原因,其中前两种原因更常见。基于左、右心黏液瘤的患病率不同,左侧心脏黏液瘤栓塞发生几率明显高于右侧,约为6:1。一般左侧发生体栓塞,右侧发生肺栓塞。但右心房黏液瘤脱落的栓子偶可通过未闭卵圆孔或房间隔缺口进入左心,发生体循环栓塞。这是由于右心房黏液瘤引起三尖瓣口血流受阻,最终导致右心房压力增高,卵圆孔重新开放或右向左分流加重,故脱落栓子能进入左房。反之,左房黏液瘤栓子脱落以相似的机制进入右心房,偶尔发生肺动脉栓塞。黏液瘤栓塞偶尔亦可发生肿瘤远处种植。

体循环栓塞根据栓塞的解剖部位而表现不同,可大致分为脑、内脏和肢体三个区域。如果为脑栓塞,轻者仅出现一过性晕厥,重者可发生昏迷、瘫痪、肢体坏死甚至终身残疾或死亡。需警惕年轻患者出现脑栓塞症状而以前并无脑血管疾病且心电图为窦性心律者,应高度怀疑心内肿瘤的存在,并与感染性心内膜炎或二尖瓣脱垂等其他可能引起脑栓塞的心源性原因相鉴别。如出现肠系膜动脉栓塞则表现为急腹症,如出现肢体栓塞则表现为相应肢体缺血性剧痛和青紫。较少见的尚有肿瘤栓子栓塞冠状动脉引起心肌梗死的病例报道。

肺循环栓塞由于肿瘤栓子大小不同,故栓塞范围差异极大,症状轻重也差异悬殊,可表现为一过性胸闷、咳嗽,也可表现为大面积肺梗死和肺动脉高压出现咯血、呼吸困难甚至发绀。上述栓子大小与栓塞面积和部位不同可能导致的同一脏器栓塞症状轻重缓急的差别,同样适用于其他脏器。需注意多个系统同时出现栓塞产生的症状可能酷似全身性血管炎或感染性心内膜炎,特别是出现发热、关节痛、体重下降、血沉增快等更易引起混淆。

一旦出现栓塞表现,在治疗过程中应注意在可能的情况下对取出的栓子做组织学检查,常可对心内肿瘤做出定性诊断。因此注意对栓子的发现并进行检查非常重要。尤其在某些病例出现瘀斑时,对皮肤和肌肉的活检,可证实血管内肿瘤栓子的存在。

(3)全身表现:一部分患者由于黏液瘤自身的出血、变性、坏死、炎性浸润,可引起发热、乏力、食欲下降、消瘦、关节痛、荨麻疹、狼疮样皮疹、轻至中度贫血、体重下降甚至呈恶病质。有资料综合黏液瘤对血流动力学影响所导致的非特异性表现,结果显示黏液瘤患者以活动性头晕、疲乏、气促为最常见症状。有人认为以上这些常见的全身症状可归为胶原性血管疾病的表现,但亦有人认为上述某些症状可能与黏液瘤分泌的炎性因子前体白介素-6有关。还需注意有少数黏液瘤病例的全身表现是由于合并细菌性或真菌性感染而导致。

(4)其他特殊表现:Carney综合征患者,除心脏黏液瘤外,往往伴有明显皮肤色素沉着,可见于面部、躯干、嘴唇、巩膜。色素沉着可波及口腔和生殖器黏膜表面。而且黏液瘤除了发生在心脏,还可发生于乳腺、睾丸、甲状腺、大脑或肾上腺。另外还可能发生非黏液性肿瘤,如垂体腺瘤、沙样黑色素沉着神经鞘瘤(psammomatous melanotic schwannoma)以及睾丸细管中的Sertoli细胞瘤。患者可能出现某种内分泌亢进的表现,包括继发于原发性色素小结样肾上腺皮质增生的库欣综合征、甲状腺和垂体功能异常等。

5. 心电图、X线检查、实验室检查

(1)心电图表现:心脏肿瘤无特异性心电图改变,左心房黏液瘤病例可有P波振幅增高及二尖瓣型P波。如伴肺动脉高压可有右心室肥厚的心电图改变。心脏扩大、心肌受到侵犯时可引起房性或室性心律失常以及ST段和T波异常。

(2)X线透视或胸片:X线透视或拍摄X线胸片虽然可以间接观测由于心脏肿瘤导致的相应心血管腔扩大、形态改变、肺部血液循环大致状态,但不能直接观测心脏内部解剖结构,不能直接确定有无肿瘤等占位性病变,因而缺乏特异性诊断价值。

（3）实验室检查：黏液瘤患者有时可见白细胞增多、血沉增快、血清蛋白异常（白蛋白降低，球蛋白增高）、肝功能异常。黏液瘤患者可能存在贫血，但也有患者由于黏液瘤产生红细胞生成素，因而出现红细胞增多、血细胞比容增加、血小板增加等。国内一组有血沉记录的 243 例心脏黏液瘤患者资料中血沉增快者 192 例（79％），一般在 30～70mm/h，平均 32.2mm/h。免疫学检查发现，黏液瘤患者出现症状时，抗心肌抗体效价增高，肿瘤切除后效价降低。

6. 心血管影像学检查　由于所有心脏肿瘤均缺乏特异性的临床表现，心电图、X 线透视或摄片以及常规实验室检查对心脏肿瘤诊断也缺乏特异性，心血管影像学在心脏肿瘤的诊断中所具有的重要地位就显得尤为突出。20 世纪 50 年代以前除极个别报道外心脏肿瘤难以做出生前诊断，几乎都是尸检发现。1952 年，Goldberg 等首次报道应用心血管造影检查出左心房黏液瘤。心血管造影是通过显示心腔内充盈缺损而直接判断心腔内占位病变，虽然提高了诊断的敏感性和特异性，但属于有创性检查，特别重要的是这种检查有使肿瘤破溃、脱落进而引起栓塞甚至猝死的危险，因此限制了其在心脏肿瘤诊断方面的应用。

无创伤性心血管疾病影像诊断技术的出现和发展对心脏肿瘤的诊断起了很大的作用。1959 年，首次应用 M 型超声波诊断 1 例心脏肿瘤，以后在相当长的时间里由于 M 型超声心动图在左心房黏液瘤与二尖瓣狭窄的鉴别诊断方面具有无创、便捷、安全、准确的优点，一直发挥着重要的作用。M 型超声心动图通过分析二尖瓣和左心房一维方向上的时间运动曲线能够较准确判断左心房黏液瘤的有无及其对瓣膜功能的影响（图 49-2，图 49-3），但是这种方法难以对黏液瘤的大小、形态和确切附着部位做出准确诊断。

20 世纪 70 年代末期实时二维灰阶超声心动图的出现克服了 M 型超声的缺陷，二维超声心动图可以从不同角度全面观察肿瘤的全貌、大小、附着点、活动度、对瓣膜功能的影响、心室壁和心腔形态大小的变化（图 49-4，图 49-5，图 49-6），从而将心脏肿瘤的诊断水平大大向前推进了一步，使绝大部分心脏黏液瘤病例在术前得到正确诊断。

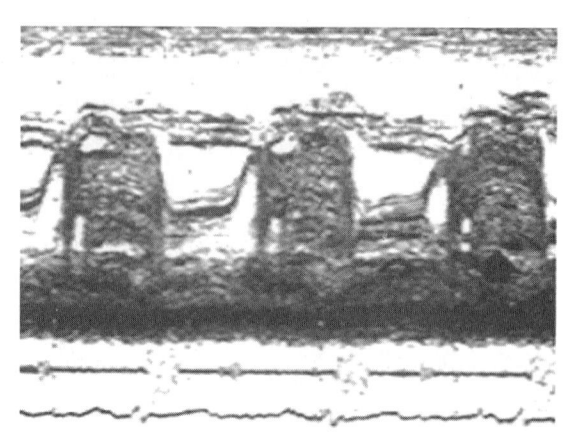

图 49-2　左房黏液瘤 M 型超声Ⅲ区观察

超声取样线通过二尖瓣前叶瓣体处，见舒张期二尖瓣前叶运动曲线呈城墙样改变以及其后方的肿瘤回声，同时见左房与升主动脉内径的比率增大，说明舒张期黏液瘤甩入二尖瓣口并导致一定程度的狭窄

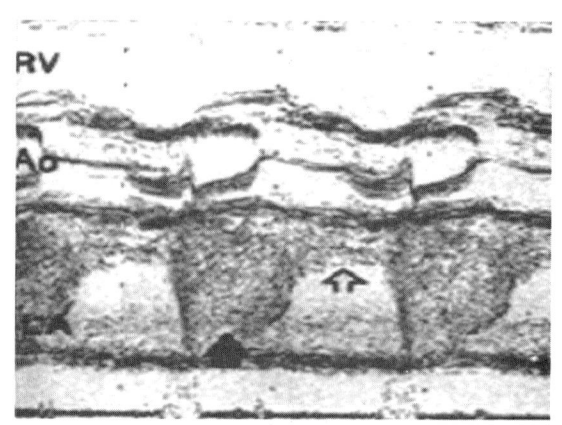

图 49-3　左房黏液瘤 M 型超声Ⅳ区观察

超声取样线通过主动脉根部及左房，见收缩期左心房内肿瘤回声及舒张期肿瘤甩入二尖瓣口时残留在左房房间隔部位的蒂

实际上自从二维超声心动图的普及应用以来，凡接受了此项检查的患者完全消除了心脏黏液瘤与风湿性心脏瓣膜病混淆的可能。需注意的是心房内黏液瘤有时需要与心房内血栓相鉴别（表 49-3），根据表内鉴别点一般不难将黏液瘤与血栓鉴别开来，但偶有将心房活动性血栓与心房黏液瘤混淆的报道，还要警惕极特殊的心耳内黏液瘤可能与心耳内血栓相混淆。

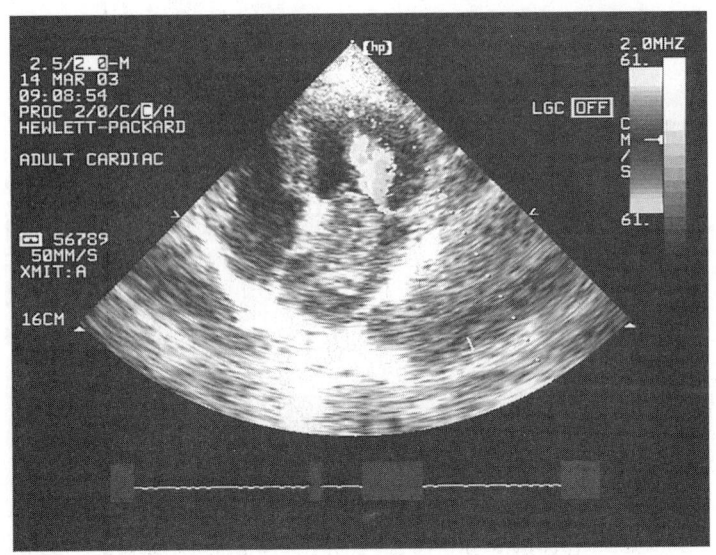

图 49-4　左房黏液瘤二维超声观测

收缩期见左房内与房间隔关系密切的长约 3.7cm 略低密度椭圆形团块样回声

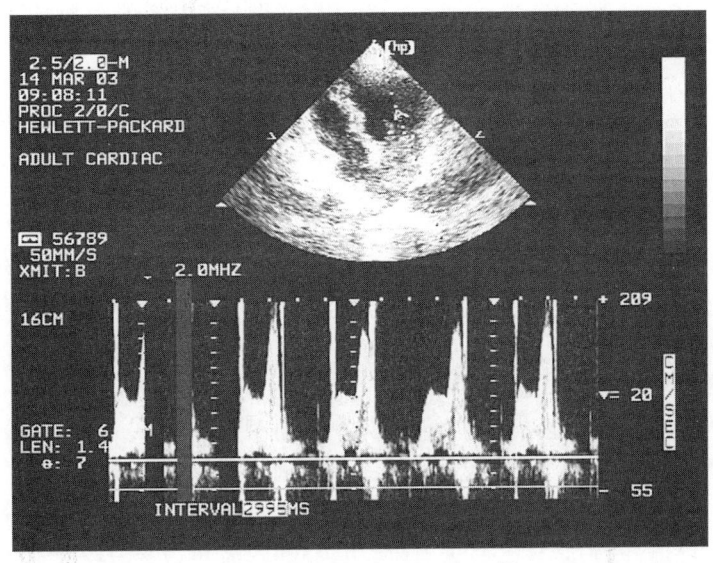

图 49-5　左房黏液瘤二维及彩色多普勒超声观测

舒张期见上述团块样回声向二尖瓣口摆动,导致左心室充盈受阻,二尖瓣口出现五色相间湍流

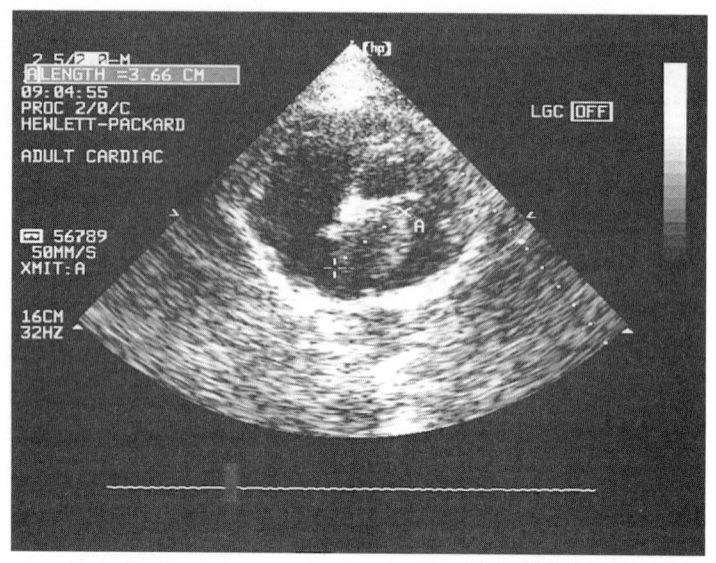

图 49-6　左房黏液瘤脉冲多普勒观测

脉冲多普勒取样容积放置于二尖瓣口呈现湍流处，见舒张期过二尖瓣口血流速度明显加快，舒张晚期流速达到 2m/s

表 49-3　心房黏液瘤与左心房血栓超声心动图鉴别点

鉴别点	心房黏液瘤	心房附壁血栓
蒂的有无	多有蒂	无蒂（偶为索条状）
附着部位	多位于房间隔卵圆窝附近	左心耳、后壁
形态	多为圆或椭圆、随运动有形变	无定形、基底宽广
回声性质	低回声、密度不均、一光点	等或高回声、密度均匀、偶有分层
活动度	多活动度大	少数有轻微活动度
二尖瓣结构	无器质性病变	多伴中度以上狭窄
左房内烟雾状回声	无	经食管超声可见
左房扩大	轻度	明显且多伴房颤
其他	偶见瘤体内钙化、小囊	偶见球状非附着性

随着科学技术的发展，各种新的能够用于心脏肿瘤诊断的影像学方法不断出现，包括放射性核素门控血池扫描、数字减影心血管造影、电子计算机体层扫描、核磁共振成像等均已被证实对诊断心脏肿瘤有重要的价值，特别是核磁共振有助于对心房黏液瘤与心房血栓的鉴别诊断。但综合考虑以下多种因素，包括各种影像学检查的安全性、经济性、便捷性，对心脏内部结构观察的实时性和分辨率，对继发的心脏瓣膜功能、心腔容量以及心功能变化的评估，床旁应用和反复随访的可行性，二维超声心动图仍被认为是诊断心脏肿瘤首选的影像学方法。欧洲多中心对 154 例心脏肿瘤的研究显示不同影像学方法诊断心房黏液瘤的成功率：经胸超声心动图为 95.2%，经食管超声心动图为 100%，心血管造影为 78.4%，CT 或核磁共振为 70%。在明确心房黏液瘤附着部位的诊断能力方面，心血管造影为 8.1%，经胸超声心动图为 64.5%，经食管超声心动图为 95.2%。同一组患者中对非黏液瘤的 22 例心内肿瘤的诊断成功率，经胸超声为 90.9%，经食管超声为 100%，CT 或核磁共振为 88.9%，心血管造影为 50%。

7. 治疗和预后　在体外循环心内直视手术开展以前，只有少数心脏肿瘤切除成功的报道，而且局限于心脏表面或心包的肿瘤。在体外循环技术未被应用于临床之前，有人试图摘除心腔内肿瘤但告失败。1954 年，Carfood 首次在体外循环下施行心内直视手术，成功地切除了 1 例左心房黏液瘤，从而为随后成功地施行外科手术切除各种心脏肿瘤奠定了基础。心脏黏液瘤尚无有效的药物治疗方法，一旦明确诊断应尽快手术治疗，心脏黏液瘤通过手术切除绝大多数获得根治，虽然术后少数病人(国内外文献综合统计 1％～5％)可能复发，复发原因不外乎极少数黏液瘤为恶性或虽为良性但本身有复发倾向(如 Carney 综合征的心脏黏液瘤切除后可在远离切除部位的其他地方复发)、普通黏液瘤手术治疗时未将黏液瘤的蒂摘除干净、手术过程中瘤体破碎导致瘤细胞种植到其他部位。为避免手术后复发，应注意手术过程(包括插管建立体外循环过程)操作要轻巧，力争完整取出肿瘤，特别是瘤蒂附着处要切除干净，必要时切除部分房间隔或房壁组织，然后行补片修复术。

如果心脏黏液瘤合并感染或明显心力衰竭，一时难以接受手术，则应给予药物治疗，纠正上述并发症，创造手术条件。心脏黏液瘤如不及时手术切除，随着肿瘤体积长大，迟早将出现肺淤血与全身静脉淤血的症状并逐渐加重。如二尖瓣口完全阻塞可发生猝死。右心房黏液瘤发生肺栓塞可产生严重的肺部症状。如肺栓塞反复发生，可致肺动脉高压和右心衰竭。左心房黏液瘤可发生体循环栓塞而产生偏瘫、肢体废用及其他血管的严重阻塞。在严重的心脏并发症或栓塞发生之后，发热、关节痛、疲倦等全身症状可使病人一般情况恶化，可予以相应对症治疗。

(二)横纹肌瘤(rhabdomyoma)

1. 病因　最近研究认为横纹肌瘤的病因可能是位于染色体 9q34 和 16p13 的两种基因位 TSC1 和 TSC2 突变，导致 DNA 链排列紊乱和不等交叉，TSC 基因区段失去杂合性，但这些损伤在生长过程中为自限性，横纹肌瘤多在 2 岁以内自行消失。故提出一种假说，心横纹肌瘤可能是由于心脏正常复制过程部分出现凋亡或失效而产生。

2. 患病率　横纹肌瘤占所有原发性心脏肿瘤的 20％，其患病率居于所有原发性心脏肿瘤的第二位。此肿瘤的最大特点是以婴幼儿多见，国外资料显示每 4 万个存活新生儿就有 1 例心脏横纹肌瘤患者，80％的横纹肌瘤发生在 1 岁以内，这也是儿童最常见的原发性心脏肿瘤。各家报道横纹肌瘤在儿童的患病率有一定出入，儿童患病率为 39％～69％不等。相对而言，横纹肌瘤在成人极少见，Mcallist 等总结美国武装部队总医院 533 例尸检原发性心脏肿瘤构成比，横纹肌瘤占婴儿的 58.3％，仅占成人的 0.002％。

3. 病理　心脏横纹肌瘤起源于心肌细胞，因此也可以说是错构瘤。在组织学上肿瘤的主要细胞为横纹肌细胞，以肌纤维、少量的糖原微粒凝集物游离在细胞中为特征。横纹肌瘤细胞中央有一深锯齿形的胞核，周围有线粒体和肌小节围绕，剩余细胞浆充满糖原粒池、随机定位的肌纤维和小线粒体，显微镜下呈向四周呈放射状排列的细纤维，故又称为"蜘蛛样细胞"。

横纹肌瘤可以单发和多发，但 90％为多发。横纹肌瘤多数发生于左、右心室且左、右心室的发生几率相等，仅有 30％患者累及单侧或双侧心房。心室横纹肌瘤主要见于室间隔，少数位于心室壁，肿瘤本身不累及瓣膜。

4. 临床表现　无特异性且差异很大，可以从无症状到急性心衰或猝死，主要取决于肿瘤的部位和大小。肿瘤位于心室壁内可出现多种心律失常，最常见的为室上性心动过速，有人认为可能因肿瘤形成的房室旁道引起折返激动所致；其次是不同程度的房室传导阻滞和房室交界性异位搏动。横纹肌瘤的猝死多为心室纤颤所致。心脏横纹肌瘤多数体积不大，如果瘤体位于瓣口附近导致局部室壁较厚或瘤体较大突入心室腔，可引起约 50％的患者流入道或流出道梗阻，出现相应的瓣膜区舒张期或收缩期杂音。当室壁受累面积较大必然出现心肌受累，因此，心力衰竭是横纹肌瘤常见表现：心悸、乏力、气促、食欲缺乏、少尿、水肿、精神萎靡。查体可见心动过速、心脏扩大、舒张期奔马律、肺部啰音、末梢循环差、肝大、向心性水肿、胸腔积液、腹水、口吐白沫、发绀。另外根据不同资料统计，横纹肌瘤有 35％～80％合并有结节性硬化症，表现为皮肤黑色素过少斑、癫痫发作，部分患者还可伴有肾损害(多囊肾、肾错构瘤)和眼损害(视网膜星型细胞错构瘤)。

5. 辅助检查　心电图表现为 P-R 间期缩短、S 波加深、T 波倒置、S-T 段压低、房室肥大以及各种心律失常。X线胸片见部分患者心脏增大，肺纹理根据左心衰或右心衰出现增多或减少。以上改变均无特异性。

现认为最实用和具有诊断价值的心脏影像学检查方法为超声心动图、磁共振（MRI）、电子束CT（EBCT）。超声心动图不仅能明确肿瘤有无、位置和大小，还可以明确肿瘤引起的血流动力学和心功能状态。二维超声心动图多表现为室间隔、心室壁内单发或多发、密度均匀、边界清楚的强回声团块并导致局部心肌增厚。部分患者瘤体可突向心腔，但与心肌直接相连，无真正包膜、无蒂、无活动性。当瘤体突入心腔引起心腔窄小或累及瓣膜功能，多谱勒超声心动图可探及局部血流性质和速度异常。

MRI具有无需对比剂、无X线辐射、多轴面成像的优点，但早期的MRI分辨率较低，伪影亦较多。近年来该技术发展较快，较新的磁共振技术在确定肿瘤扩张范围及其与周围组织关系方面较超声心动图更精确。但相对于超声心动图而言，磁共振有以下缺点：需要心电门控，不适用于有心律失常患者；由于检查装置所限不适用于急诊状况；由于检查费时，不合作患儿需深度镇静用药；检查费用昂贵；不宜作为反复检查随访的方法。

心血管造影可根据肿瘤染色诊断和鉴别心肌、心包肿瘤，提供冠状动脉和瓣膜的形态学改变，缺点是心房肿瘤多靠再循环观察，常受限制，对小的、壁内肿瘤易漏诊，加上导管创伤及可致瘤栓栓塞，现已较少采用。常规CT诊断心脏肿瘤虽在20世纪80年代初见个别报道，但因扫描时间长，心脏、呼吸运动伪影明显而应用不多。新一代的EBCT以极短的扫描时间克服了心脏运动伪影，实现了电影CT，结合各种三维重建技术，不但能够清晰显示肿瘤的位置、附着部位、大小，展示瘤体及瓣膜在心动周期中的运动情况，进行心功能评价，而且受操作者熟练程度影响较小，同时在显示冠状动脉钙化与大血管、肺部和胸腔病变方面具明显优势，密度分辨率远高于心血管造影、超声心动图和MRI，能够精确显示、测定不同组织构成的CT值，并据此进一步推断肿瘤的病理学基础，结合临床，做出定性诊断。

综上所述，超声心动图在检测心腔内肿瘤，特别是黏液瘤的位置、附着点、大小、动度与显示瓣膜及血流动力学变化方面，有较高的敏感性与准确性。对非黏液性特别是心室壁内的或附壁无活动性的团块样占位病变难于定性，很难与血栓、钙化、赘生物、纤维团块、心内膜下血肿相鉴别。而最近发展的EBCT和MRI可以弥补超声心动图的不足，故对于壁内心脏肿瘤等占位病变应结合临床选择多种心血管影像学技术检查，综合判断为宜。

6. 治疗和预后 由于心脏横纹肌瘤有自发性消退的倾向，尤其是较小的病变在症状解除后常在2岁之前自行消失，所以对心脏横纹肌瘤一般主张采取保守治疗，只有少数患者当横纹肌瘤引起明显血流受阻或心律失常时才主张手术治疗，而且手术治疗的目标主要是解除血流受阻，横纹肌瘤的彻底切除并非必要，而且可能有害。年龄或是否伴有结节性硬化症并非手术禁忌。需注意的是，当患儿出现抽搐等症状而使用促肾上腺皮质激素类药物进行治疗后，心脏横纹肌瘤可能会迅速增大。

（三）心脏脂肪瘤（cardiac lipoma）

国外资料心脏脂肪瘤占所有原发性心脏肿瘤的8.4%～10%，国内资料约占原发性心脏肿瘤的2.3%。心脏脂肪瘤的病因尚不十分清楚，现将心脏脂肪瘤大致分为3种病理表现形式：典型的心脏脂肪瘤（lipoma）或孤立性脂肪瘤（solitary lipoma）；浸润性脂肪瘤（infiltrating lipoma）或脂肪瘤样浸润（lipomatous infiltration）；脂肪瘤样肥厚（lipomatous hypertrophy）或称房间隔脂肪瘤样肥厚（lipomatous hypertrophy of interatrial septum）；还有发生于瓣膜等比较特殊部位的脂肪瘤，如房室瓣脂肪瘤（lipomatous hamartoma of artiolventricular valve）。已经明确皮肤脂肪瘤的成因与涉及HMGIC（high-mobility-group）高活动组蛋白基因的染色体12q15的重整有关；有学者报道，心脏脂肪瘤虽无上述异常，但发现染色体2和19的p13或q13等其他部位的异常与累及心脏的脂肪瘤有关。也有学者从浸润性脂肪瘤无明确包膜、与心肌无明确界限等病理特征考虑，认为浸润性心脏脂肪瘤属于脂肪在心脏的局限性堆积的结果，并非真正的心脏肿瘤，并将其划归为错构瘤范畴。

典型的心脏脂肪瘤由成熟的脂肪瘤细胞兼少量有黏液样变的纤维基质、肌纤维、小血管和淋巴管组成。组织成分均匀,表面光滑,有薄层纤维组织包膜。多数心脏脂肪瘤较小、单发、无蒂、无活动性;少数较大、多发;部分有蒂和活动性。心脏脂肪瘤多位于心包脏层下或心包膜处,常无症状。少数位于心壁、心间隔甚至瓣膜上。国内阜外医院384例尸检,原发性心脏肿瘤中共有心脏脂肪瘤9例(2.34%),其中位于心脏表面4例,心室腔面3例,房间隔和瓣膜上各1例。病理检查为孤立性脂肪瘤4例,浸润性脂肪瘤4例,心包脏层脂肪瘤样肥厚1例。男女比例为6:3。年龄6~46岁,平均32.5岁。瘤体重量4~590g。9例中仅1例位于右心室腔面的为多发性。国外Rajen等复习文献,73例心脏脂肪瘤发生于心脏任何部位,多见于左心室,其中1/2发生在心内膜下并突向心腔,1/4发生于心肌内,1/4发生于心包脏层膜下。

较小的位于心表面的脂肪瘤一般无症状,有时难与心表脂肪鉴别。心腔面脂肪瘤特别是浸润性者往往影响心电传导,可引起室速、传导阻滞等心律失常,临床表现为心悸、晕厥甚至猝死。有蒂并且突入心腔或罕见位于瓣膜上的心脏脂肪瘤可能影响血流动力学,出现心脏杂音和血流受阻的相应症状。过度肥胖可造成心脏间隔非瘤样脂肪沉积,厚达2~3cm,其中房间隔脂肪瘤样肥厚多见于60岁以上肥胖者。脂肪瘤样间隔肥厚可能累及心脏传导系统而并发心律失常,以往报道的病例主要为房性心律失常和心脏传导阻滞。

因瘤体内脂肪细胞与纤维组织密度相差较大,典型的心脏脂肪瘤的超声心动图表现为边界清楚、瘤体内有较强均匀致密光点的团块样回声,视蒂的有无和突入心腔程度,有不同的活动度。浸润性脂肪瘤表现为密度增高但与心肌无明显分界的不活动团块样回声,局部心肌有不同程度增厚。脂肪瘤样房间隔肥厚的超声特征为围绕卵圆窝的哑铃状致密回声光团。呈球形增厚的房间隔一般>15mm。因脂肪瘤组织性质与正常心肌有较大区别,CT和磁共振对脂肪瘤的定性诊断很有帮助,现主张在超声初查技术上予以综合的影像学检查。

无症状的心脏脂肪瘤长期随访预后良好,可

不予治疗。对有心律失常患者可予以手术切除,但需注意:对孤立性脂肪瘤可以彻底摘除者治疗效果理想,对浸润性脂肪瘤难以彻底摘除者手术疗效欠佳。如果脂肪瘤样房间隔肥厚出现在体格肥胖的患者身上,如有心律失常,减肥治疗是有益的。

(四)乳头状弹力纤维瘤(papillary fibroelastoma)

心脏乳头状弹力纤维瘤的患病率是成人原发性良性心脏肿瘤中仅次于黏液瘤和脂肪瘤的。如果从发生于心脏瓣膜上的角度统计,乳头状弹力纤维瘤则排在第一位,因为该肿瘤的绝大多数(84%)生长在心脏瓣膜组织上。不同作者统计所有发生于心脏瓣膜上的肿瘤的构成比,乳头状弹力纤维瘤占73%~88%。其他发生于瓣膜的心脏肿瘤还有黏液瘤、脂肪瘤、纤维脂肪瘤、肉瘤、血管内皮瘤、错构瘤、瓣膜血性囊肿等。乳头状弹力纤维瘤的男女患病率相等。发病年龄6~92岁,平均60岁。

乳头状弹力纤维瘤是一种无血管的小肿瘤,0.1~1.5cm大,由正常心内膜组织衍生而来,衬有一层高弹性的内皮组织细胞,内部成分含有纤维结缔组织、弹性纤维和平滑肌细胞的黏多糖基质。瘤体带有小蒂,并因表面具有乳头状叶片而呈现"海葵"外表特征。有报道说典型的乳头状弹力纤维瘤主要见于主动脉瓣或二尖瓣,也有报道说四个瓣膜的患病率相等。约16%的乳头状弹力纤维瘤发生于瓣膜以外的部位,包括心室壁心内膜面、心房壁心内膜面、乳头肌以及腱索等部位。多数乳头状弹力纤维瘤为单发,仅7.5%为多发。虽然手术切除的报道多为左心乳头状弹力纤维瘤,但尸体解剖统计认为左、右心乳头状弹力纤维瘤发生率无明显差异。

乳头状弹力纤维瘤生前可以无症状,在没有超声心动图检查手段之前,这种病例多在尸检时或心外科手术中意外发现。生前诊断者多由于发生血栓事件进一步追踪进行经胸或经食管超声心动图检查而发现。乳头状弹力纤维瘤的常见临床表现有一时性缺血事件、卒中、心绞痛、心肌梗死甚至猝死。上述表现主要由来自瘤体乳头的碎屑或围绕肿瘤形成的血栓脱落入血液循环而引起,因为特殊的乳头状表面容易导致血小板凝集。另外曾有报道,主动脉瓣上悬挂的乳头状弹力纤维瘤脱垂至冠状动脉开口处引起间歇性心脏缺血症状。

目前典型的乳头状弹力纤维瘤主要通过二维超声心动图获得诊断,但经胸超声心动图有时图像欠清晰,可能将瓣膜上乳头状弹力纤维瘤误认为瓣膜赘生物。现认为经食管超声心动图是最可靠的诊断方法,而且可以对肿瘤摘除手术进行监护,评价手术前、后瓣膜功能的状况。近年来的尸检和临床研究表明乳头状弹力纤维瘤易引起心脑血管栓塞事件,因此主张对明确诊断的患者应该施以外科治疗,即使对无症状者也应该进行手术治疗。实践证明手术治疗对预防严重血栓性并发症是有效的,手术可能造成的瓣膜损害是可以修补矫正的。乳头状弹力纤维瘤摘除后尚无复发的报道。

(五)原发性恶性心脏肿瘤

在原发性心脏肿瘤中恶性肿瘤占 1/4,其中肉瘤占所有原发恶性肿瘤的 80%,余者主要为间皮细胞瘤、淋巴瘤。肉瘤的好发年龄为 30～50岁,绝大多数发生在右心房。病情进展迅速,表现多样,可因局部浸润、心腔阻塞、远处转移而使病人很早死亡。部分病例可出现心律失常,如阵发性室上性心动过速、室性期前收缩等,与心肌或房室传导系统受肿瘤细胞侵犯有关。其他临床表现与心脏良性肿瘤相似。

在多种类型的肉瘤中血管肉瘤是最常见的恶性肿瘤,多见于男性患者,30%～40%起源于右房肌并渐侵犯心包,临床上可有充血性心衰、心包积液及胸痛表现,早期偶尔也有发热、体重减轻等非特异性症状。超声心动图常显示其基底较宽并邻近下腔静脉开口。局部瘤体突入心房腔和浸润心包脏层、心内膜、胸膜及纵隔都很常见。易发生肺转移并使预后极差。化疗几乎无效。

横纹肌肉瘤由心肌细胞发展而来,患病率仅次于血管肉瘤,可发生于心脏各腔室,女性多见,缺乏特异性症状。与血管肉瘤相比,不累及心包,右室壁最易受累且极易发生血液性播散。少数病人可部分浸润至心包脏层。MRI 跟踪随访显示化疗有效,但预后仍然很差。

其他相对少见的肉瘤包括纤维肉瘤、组织细胞肉瘤,纤维肉瘤源于间质成纤维细胞,可发生于双侧心腔,常多发并侵犯心腔和心包,有典型的纺锤形细胞可与纤维样组织细胞肉瘤相区别,但二者预后都很差(表49-4)。

表 49-4 常见心脏原发性恶性肿瘤

肿瘤	发生率	部位	肿瘤形态	其他
血管肉瘤	7%	80%在右心室	可侵及心脏及心包	心脏扩大
横纹肌肉瘤	5%	发生在各心腔	多个,质软,肿瘤侵犯瓣膜、心肌及心腔	
纤维肉瘤	3%	各心腔	多个小的结节	

原发性心包肿瘤以恶性肿瘤多见,主要为原发性心包间皮细胞瘤,属中胚层上皮细胞恶性肿瘤,分化程度低,病因尚不太清楚。常以剧烈夜间持续性胸痛为首诊原因,心包穿刺液为鲜红色血性,其内可见大量间皮细胞,心包积液顽固,心包内或静脉注入抗肿瘤药物效果均不佳。恶性肿瘤患者尸检,心包恶性间皮瘤不足心脏肿瘤的2%,属于罕见病变。但需注意的是国内报道心脏间皮瘤占原发性恶性心脏肿瘤的比率似较国外为高,在国内几组病例报道中心脏间皮瘤的构成比都大于或等于血管肉瘤和横纹肌肉瘤。据统计本病发生于男性多见,男女之比为2:1,发病年龄 12～77 岁,平均 47 岁。国内曾有婴幼儿发病的报道。绝大多数心脏间皮瘤位于心包,但偶有发生于右心房等其他部位的报道。心包恶性间皮瘤临床症状复杂隐匿,常表现为胸闷气短、心包积液、心界扩大、颈静脉扩张、下肢水肿等,往往被误诊为渗出或缩窄性心包炎、冠心病、心肌病、心衰或纵隔肿瘤等而延误治疗。当临床出现心脏扩大、右心衰竭症状,尤其有迅速增长的血性心包积液时,应考虑本病的可能。心包原发性恶性间皮瘤大体及组织形态与发生于胸、腹膜的间皮瘤相似。肉眼观可分为弥漫型和局限型两种。弥漫型生长的间皮瘤表现为心包弥漫

不规则增厚,多伴明显出血和渗出;局限型者表面光滑,边界清楚。世界卫生组织曾将弥漫性恶性间皮瘤(DMM)分为上皮型、肉瘤型和混合型。国内有学者根据瘤细胞排列方式、分化不同及一种瘤细胞成分至少占50%以上者,将其分为11种类型。由于间皮瘤细胞形态学复杂,其鉴别诊断尤为重要,借助组化、免疫组化及电镜技术可提高诊断准确性。目前对本病的治疗效果不佳。局限型常采用手术切除后辅以放、化疗综合治疗;弥漫型完全包裹心脏不适手术者,可行开窗引流后心包腔内灌注化疗来缓解症状,减轻痛苦,尽量延长患者存活时间。因心包部位特殊,其预后比发生于胸、腹膜者更差,多数患者于术后1年左右死于心包填塞、心力衰竭或附近脏器侵犯转移。

只累及心脏或心包的心脏原发性淋巴瘤十分少见。因免疫抑制或缺陷,近年来发病有增多趋势。因为主要表现为难治性心衰,因而临床上很少被确诊。治疗包括手术与放射治疗,但成功率实在太低。

总之,心脏原发性恶性肿瘤的临床表现无特异性,起病急、进展快是其特征。国内报道3组原发性心脏恶性肿瘤病例的病程15 d~4年,平均12.3个月~2.5年。新近发生、迅速发展的难治性心力衰竭、心包积液,术后常见复发或出现转移是心脏及心包恶性肿瘤的特征。原发性心脏恶性肿瘤病理学表现有以下特点:①多发于右心系统;②边界不清,肿瘤无蒂,附着面广;③活动度较小或无活动度;④可直接浸润周围组织,可远处转移,常伴心包积液;⑤血管肉瘤、横纹肌肉瘤、纤维肉瘤、恶性组织细胞瘤主要见于心肌和心内膜;间皮瘤主要见于心包,往往最先发现心包积液。

原发性心脏恶性肿瘤的心电图检查仅能提供间接的诊断依据,可出现房室增大、心律失常、心肌损害、导联低电压等表现。X线胸片早期可无改变,当引起血流动力学改变或出现解剖学异常和心包积液时可出现心影增大、肺纹理改变等征象。有报道认为,采取心包抽液注气后立即摄胸片等方法,对心包肿瘤的定位诊断有重要意义。超声心动图和MRI对本病的诊断价值较高。超声心动图能够准确显示心脏及心包肿瘤大小、部位、形态,有时根据声像图特点还可判断肿瘤性质。超声心动图心脏肿瘤定位诊断率达97%。定性诊断符合率各家报道出入较大,本病的最后确诊仍依靠瘤组织的病理学检查。超声心动图以其简便可靠、易重复的特点,可作为原发性心脏及心包恶性肿瘤患者首选的辅助检查方法。MRI和CT检查可清楚地显示心脏及心包肿瘤的位置、大小、形态、范围及其与邻近心脏结构的关系,显示有无侵犯邻近血管及纵隔结构等。在心脏肿瘤与周围组织的关系方面MRI和CT更具帮助。心包穿刺液细胞学检查,对诊断具有重要参考价值。

原发性心脏及心包恶性肿瘤的治疗,一般认为如为改善患者症状、提高生活质量或延长生存期,可考虑手术切除;为估计肿瘤的性质、范围和治疗的可能性,可手术探查。大多数患者在诊断明确时,多广泛浸润或并发远处转移,仅能做姑息切除或无法手术切除。确诊患者术后生存期最长为4年,预后极差。早发现,早手术治疗,可能改善预后。术后放疗可延长生存期,化疗效果则难以肯定。

二、继发性心脏肿瘤

(一)概述

根据不同资料报道,继发性心脏肿瘤的患病率是原发性心脏肿瘤的5~40倍不等,是心脏以外其他组织器官的恶性肿瘤转移心脏的结果。对患有心外原发性恶性肿瘤患者进行尸体解剖,显示心脏继发性肿瘤的发生率为1.5%~20.6%,平均为6%。继发性心脏肿瘤多位于心包脏层,其次为心肌,累及心内膜和瓣膜者较少见。发生心脏转移的同时往往还有其他部位的转移。总之,心外原发性癌肿病人90%以上没有心脏方面的表现,如果发生心脏转移则以心包积液、心脏增大较为常见。当心外癌肿患者出现进行性加重的心律失常、心脏增大、心衰时应怀疑本病。

(二)转移途径

心脏转移性肿瘤可分为邻近脏器种植和远处转移两大类,从具体机制上可分为直接浸润、血行播散、淋巴种植等3种途径:①邻近脏器种植、浸润。肺癌和乳腺癌可以局部浸润和(或)淋巴管逆行引流到心包引起心包积液,肺癌还可侵犯肺静脉、左心房造成类似二尖瓣狭窄的临床表现。肾癌则倾向于侵犯下腔静脉和右心房。②远处转移。恶性黑色素瘤易通过血液途径发生心脏转移，并且常累及四心腔，虽然在黑色素瘤患者中发生心脏转移者占一半，但可能没有明显心脏功能障碍的临床证据，仅在尸检时发现"炭心"。白血病和淋巴瘤也常常累及心脏，前者大量沉积在心肌细胞间引起血性心包积液，后者通过淋巴管道扩散可在心肌中形成孤立性转移灶，一般较少引起心脏方面的相关表现。

（三）临床表现

继发性心脏肿瘤的临床表现无特异性，可归纳为以下几方面：①心包受累。以心包积液和心包填塞等心包炎的症状和体征为主，特别好发于肺癌和乳腺癌；也好发于霍奇金病、非霍奇金淋巴瘤以及白血病尤其是急性骨髓性白血病。需注意肺癌、霍奇金病、非霍奇金淋巴瘤可出现放疗诱发的心包炎，鉴别点在于后者发生于放射治疗后1年内。②上腔静脉综合征。由于肿瘤阻塞上腔静脉而产生，是肺癌和恶性淋巴瘤的一种已知并发症，肿大的淋巴结或肿瘤本身可侵犯或压迫上腔静脉，引起呼吸困难、颈静脉扩张、面部和手臂水肿、眼球突出、头痛和晕厥。相同机制，如发生下腔静脉堵塞可出现下肢水肿、充血性肝大、低血压。③心律失常。室上性心动过速、颈动脉窦晕厥、房室传导阻滞等改变可以因肿瘤侵犯心脏引起，也常常由恶性肿瘤同时存在的电解质紊乱、贫血、缺氧等其他因素导致。④心脏扩大和充血性心力衰竭。心脏扩大（相关X线片证据）和充血性心力衰竭的发生，可能是某些恶性肿瘤心脏受累的惟一临床表现。⑤难以解释的心脏杂音。由于肿瘤侵入颈动脉和肺动脉管腔或对上述血管造成外部压迫，可以产生"不明原因"的全收缩期或收缩晚期杂音。⑥细菌性和非细菌性心内膜炎。非细菌性心内膜炎常伴随各种类型的恶性疾病而发生，尤其是腺癌、白血病和淋巴瘤。发病机制不明，可能与肿瘤引出的免疫复合物有关，自从Loffler描述"纤维性心壁心内膜炎"伴有嗜酸性粒细胞增多以来，这种联系已被人们重视。⑦冠心病表现。除同时发生动脉粥样硬化外，癌肿患者可由瘤栓、冠状动脉口受到外部压迫、肿瘤导致的凝血异常产生的血栓而出现心绞痛或心肌梗死。

（四）多角度统计分析

Silvestri等统计分析了4 769例尸检资料，其中1 148例男性和780例女性患有心外肿瘤。其中162例有继发性心脏肿瘤，占所有患肿瘤病人的8.4%。间皮瘤、黑色素瘤和肺癌是男性患者最常见的心脏继发性肿瘤，转移率分别为100%、50%和31%。黑色素瘤、肺部和肾脏肿瘤是女性最常见的心脏继发性肿瘤，转移率分别为45%、26%和20%。在男性肺癌患者中，低分化小细胞癌的37%和腺癌的33%有心脏转移。在女性肺癌患者中，鳞状细胞癌的43%、低分化小细胞癌的33%发生心脏转移。从心包受累角度分析，肺部腺癌的82%、肺部低分化小细胞癌的74%、间皮瘤的100%以及乳腺癌的73%发生了心包转移。从心肌受累角度分析，肺部低分化小细胞癌的62%、泌尿系统肿瘤的60%、黑色素瘤的45%发生了心肌转移。

Lam等统计分析中国香港大学病理科20年共12 485例尸体解剖资料，其中发现154例（1.23%）心脏继发性肿瘤。其中男性继发性心脏肿瘤按原发病变的构成比高低顺序是肺癌（31.7%）、食管癌（28.7%）、淋巴瘤（11.9%）、肝癌（6.9%）、白血病（4.0%）、胃癌（4.0%）；而女性继发性心脏肿瘤按原发病变的构成比高低顺序是肺癌（35.9%）、淋巴瘤（17.0%）、乳腺癌（7.5%）、胰腺癌（7.5%）。在本组病例中以肺癌、食管癌和淋巴瘤为最多见的原发病灶。其中肺癌的组织学分型以腺癌明显居多。而心脏累及部位以心包的脏层和壁层最多见，其次为心肌和心内膜。作者认为本组病例中的食管癌和肝癌累及心脏的比率较其他已报道的资料高可能与香港地区食管癌和肝癌的患病率较其他地区高有关。

Abraham等统计连续14年3 314例尸体解剖，有806例（24.3%）存在恶性肿瘤，其中95例（11.8%）累及心脏。累及心脏肿瘤的来源按由高到低的顺序分别为肺瘤、淋巴瘤、乳腺肿瘤、白血病、胃癌、黑色素瘤、肝癌、结肠癌。

有资料专门统计了继发性心脏肿瘤的组织学构成比，结果显示鳞状细胞癌、腺癌（这两种组织学类型的癌肿在临床病变中主要见于肺癌）和淋巴瘤是转移到心脏的最常见肿瘤。这一组资料中有245例继发性心脏肿瘤。统计分析结果显示，上述 3 种组织学类型的肿瘤共计 182 例 (74.3%),占所有心脏转移性肿瘤的 2/3 以上(表 49-5)。

表 49-5 245 例心脏转移性肿瘤的组织学构成

组织学诊断	例数	构成比(%)	组织学诊断	例数	构成比(%)
鳞状细胞癌	96	39.2	皮肤肿瘤	8	3.3
腺癌	57	23.3	白血病	6	2.4
淋巴瘤	29	11.8	胸腺肿瘤	5	2.0
肉瘤	14	5.7	其他肿瘤	18	7.4
间皮瘤	12	4.9			

引自:钱远宇,等.临床心血管病杂志,2002,18:392—394

继发性心脏肿瘤超声心动图检出的 226 例心脏转移性肿瘤累及部位以心包和右心多见(表 49-5)。在所有病例中,有一半以上患者存在心包异常。肿瘤分布于右侧心脏者明显多于左侧心脏。其中 48 例发现 2 个或 2 个以上的肿物,同时在右房和下腔静脉探及肿块的患者有 13 例,明显高于同时累及右房和右室者。另外 3 例于二尖瓣探及肿物(2 例位于前叶,1 例位于后叶),1 例于三尖瓣探及,1 例于主动脉瓣探及,肺动脉瓣未发现肿物。有 4 例转移到主动脉,3 例转移到肺动脉,21 例转移到下腔静脉,6 例转移到上腔静脉。

表 49-6 226 例心脏转移性肿瘤的部位分布

组织学诊断	例数	构成比(%)	组织学诊断	例数	构成比(%)
心包	125	55.3	左房	9	4.0
右房	31	13.7	左室	11	4.9
右室	21	9.3	瓣膜、大血管	39	17.3

引自:钱远宇,等.临床心血管病杂志,2002,18:392-394

总之,不同地区和医院、不同作者、不同统计分析角度所得到的结果不完全一致,但都显示继发性肿瘤的发病率明显高于原患性肿瘤,肺癌是最常见原发病灶,心包是最易受累的部位。

(五)临床诊断

继发性心脏肿瘤与原发性心脏肿瘤相同,其临床诊断主要依赖于超声心动图、CT 和磁共振。目前,心脏超声心动图已成为临床常用的心脏肿瘤诊断方法,它能从各个层面和角度来展示心脏的空间立体结构。它可以显示心肌变厚、心肌结构异常、局部运动异常以及心肌肿瘤浸润等病变情况。所以对各种癌症患者都应考虑做心脏超声心动图检查。有学者主张对无心脏病临床表现的癌肿患者超声心动图应作为一项常规检查,不仅仅是发现可能的心脏继发性肿瘤,还有助于对放疗和化疗前后的心功能状态的监护,有助于治疗方案的妥善制定。已有充分资料证明超声心动图能较好地探明可疑心脏肿瘤患者是否存在心脏肿物或心包渗出等异常。CT 和磁共振显像资料可进一步用于明确病变范围。而外科手术、心包穿刺或经静脉介入活检等病理学手段则用于心脏转移性肿瘤的确诊和定性。

(六)治疗

对于继发性心脏肿瘤,手术是可选治疗方法,理论上应尽可能完全切除肿瘤侵犯的心肌,但很少患者能这样做,因为涉及到重建心腔、瓣膜置换及其他相关过程。术后需配合化疗、放疗。许多资料显示心肌肿瘤多属高度恶性肿瘤,手术虽然可明确肿瘤性质,解除机械梗阻,延长病人生命,争取时机进一步采取放疗和化疗或其他治疗措施,但由于继发性心脏肿瘤病人体质较弱,虽经手术成功切除肿瘤也很难承受放疗和化疗,除非早期发现并能及时彻底清除体内所有肿瘤病灶,一般预后差,多于 2 年内死亡。

(李　越)

参 考 文 献

1　韩劲松,安君,阎德民. 原发性心脏肿瘤 232 例临床分析. 中华外科杂志,2006,4402:87—89

2　李巅远,吴清玉,胡盛寿. 心脏非黏液性原发肿瘤的外科治疗(附 22 例报告),中华心血管病杂志,2002,30 (2):101—102

3　王绪健,王锦艳,张延安,等. 心脏黏液瘤的外科治疗—附 51 例报告. 中华肿瘤防治杂志,2006,13 (7):528—529

4　Siwinska AM, Bobkowski W, Mrozinski B, et al. 1 120Diagnostic value of echocardiography for primary cardiac tumors in infancy and childhood:a 20-year experience. European Journal of Echocardiography, 2006,7:S196

5　Bakaeen FG, Reardon MJ, Coselli JS, et al. Surgical outcome in 85 patients with primary cardiac tumors. Am J Surg, 2003, 186 (6):641—647

6　Gowda RM, Khan IA, Nair CK, et al. Cardiac papillary fibroelastoma:a comprehensive analysis of 725 cases. Am Heart J, 2003, 46 (3):404—410

7　Jani JC, Massad M, Kpodonu J, et al. High-grade pelvic osteosarcoma with intravascular extension to the right side of the heart:a case report and review of the literature. Arch Pathol Lab Med, 2005, 129(2): 241—243

8　Tian JT, Cheng LC, Yung TC, et al. Multiple cardiac inflammatory myofibroblastic tumors in the right ventricle in an infant. The Annals of Thoracic Surgery, 2006, 82(4): 1531—1535

9　Kelly SJ, Lambie NK, Singh HP. Inflammatory myofibroblastic tumor of the left ventricle in an older adult. Ann Thorac Surg, 2003, 75 (6):1971-1973

10　Dursun M, Yilmaz S, Akyol Y, et al. Making "ghost tumors" visible by contrast medium administration: MR imaging findings of pediculated mobile intracardiac tumors. European Journal of Radiology Extra, 2006,60(1): 19—22

11　Reardon MJ, Malaisrie SC, Walkes JC, et al. Cardiac autotransplantation for primary cardiac tumors. The Annals of Thoracic Surgery, 2006, 82 (2): 645—650

12　Pandya UH, Pellikka PA, Enriquez-Sarano M, et al. Metastatic carcinoid tumor to the heart:echocardiographic-pathologic study of 11 patients. J Am Coll Cardiol, 2002, 40 (7):1328—1332

13　Park BJ, Bacchetta M, Bains MS, et al. Surgical management of thoracic malignancies invading the heart or great vessels. Ann Thorac Surg, 2004, 78 (3):1024—1030

14　Ohashi T, Asakura T, Sakamoto N, et al. Giant cardiac fibroma. The Annals of Thoracic Surgery, 2006, 82(4): 1512—1513

15　Yoon DH, Roberts W. Sex distribution in cardiac myxomas. Am J Cardiol, 2002, 90 (5):563—565

16　Roy N, Blurton DJ, Azakie A, et al. Immature intrapericardial teratoma in a newborn with elevated alphafetoprotein. Ann Thorac Surg, 2004, 78 (1):e6—8

第50章 糖尿病性心脏病

Chapter 50

随着对糖尿病认识的逐渐深入,尤其是近些年来循证医学的开展,大量临床资料显示糖尿病不是一个独立的疾病,常合并多种代谢性异常,是代谢综合征的基础病。糖尿病引起的病理生理变化也常常受到其他代谢异常的影响。作为糖尿病死亡原因中仍排列第一的心血管事件,其发生率和病死率是否能减少,也常被列为评价糖尿病相关治疗终点效益的主要指标。

糖尿病人群中半数以上是老年人,总体上性别分布无明显的差异。年龄的增长也是心脏病变的危险因素。尤其在女性患者,进入老年后,甚至起始于更年期,心脏病变的发生率即显著增加,由原来低于男性增加到显著高于男性,且病死率也明显增加。近来有报道,一组≤65岁因急性冠状动脉事件住院的女性患者被随访5年,对死亡预测最强的因子是糖尿病。主要原因仍考虑与绝经后缺乏雌激素的保护作用有关,但近年来雌激素替代治疗对心血管保护作用的研究结果不尽一致。一个对65岁以上行PTCA 24h后死亡原因的追踪研究分析,老年女性病死率显著高于男性,尤其是因非心血管事件,如肾功能衰竭、低血压、出血性脑卒中、血管损伤等,提示老年女性同时患其他脏器疾病的危险性更高。

糖尿病对心脏的损害是多方面的,但至今为止,"糖尿病性心脏病"尚没有一个公认的确切定义。多数人认为糖尿病的心脏损害包括糖尿病心肌病变、糖尿病心脏自主神经损害和冠状动脉粥样硬化性心脏病(冠心病)三部分,前两项与糖尿病的直接影响更密切,冠心病受同时存在的胰岛素抵抗和代谢异常影响更多。糖尿病引起心脏损

害的病理生理改变主要见于:葡萄糖的利用障碍导致心肌细胞能量代谢紊乱并影响其功能,高血糖改变血液流变学、血流动力学及血管内皮功能所致的血管病变,包括大血管和微血管病变。以下分别论述。

一、糖尿病心肌病变

与自主神经损害和冠心病相比,糖尿病心肌病变是影响最广泛的心脏损害,几乎涉及每一个糖尿病患者,包括心肌细胞受损和心肌的微血管病变,后者也是颇具糖尿病特色的心脏损害。

(一)病因

糖尿病的心肌细胞受损主要源于胰岛素抵抗和(或)胰岛素缺乏引起的葡萄糖利用障碍及同时和(或)随后发生的脂肪过多分解。

(二)病理生理

葡萄糖的利用障碍:因胰岛素缺乏或相对不足,影响心肌细胞对葡萄糖的摄取和利用,更多的依赖由脂肪分解而来的非酯化脂肪酸供能,同时影响糖原和蛋白质的合成及糖原和脂肪酸的利用。心肌细胞脂肪小滴及糖原沉积,线粒体肿胀,肌原纤维明显减少,心肌细胞能量不足(ATP、AMP的磷酸化障碍),细胞体积代偿性增大。在实验型糖尿病大鼠模型和糖尿病病人心脏尸检病理中均可见:糖尿病组心重/体重比值明显高于正常对照大鼠,心肌细胞体积增大,心肌细胞内PAS阳性颗粒和小脂滴沉积,间质纤维化加重;电镜下可见心肌细胞肌纤维丝断裂、润盘排列不规则。心肌病变首先影响心肌舒张能力降低,以后收缩能力降低。上述病变并非糖尿病特有,在

原发性高血压患者尸检病理和动物模型中可见类似改变。糖尿病合并高血压,将加重心肌的损害。

糖尿病大鼠模型的心肌组织中可见到微血管的多样改变。微血管瘤形成、微血管内微栓塞、内皮细胞变形不规则、微血管基底膜增厚等是糖尿病微血管损伤的特征性改变(图 50-1~4)。

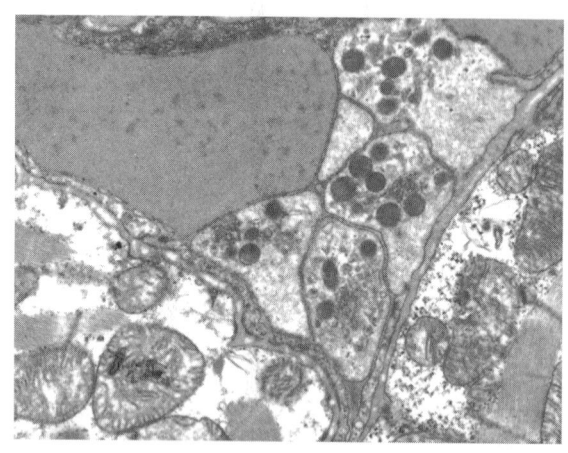

图 50-1 糖尿病大鼠心脏血小板聚集堵塞血管

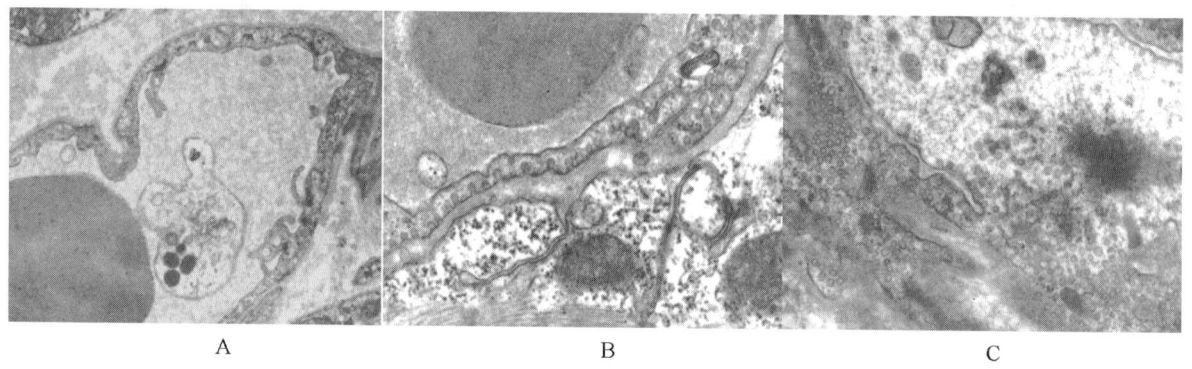

A   B   C

图 50-2 糖尿病大鼠心肌微血管基底膜增厚
A. 对照;B. 糖尿病 3 个月;C. 糖尿病 6 个月

(三)临床表现

糖尿病初期对心肌的损害主要表现为心脏轻度增大,患者一般无症状,仅多普勒超声心动图可查见二尖瓣口 E 峰下降、A 峰升高及 E/A 比率<1.0 等非糖尿病特有的左心室舒张功能下降指标。类似改变在部分新诊断的 2 型糖尿病患者甚至在糖耐量低减患者即能查见。以后逐渐发展到影响心脏收缩功能,可出现类似扩张性心肌病的临床表现,如易疲乏无力、运动后呼吸困难、不典型胸闷胸痛等,查体可见心界扩大、心音低钝、肝大、踝部水肿,少数老年人可闻及肺部局限性细小水泡音。但单纯心肌病变在糖尿病患者很少见,大多数是与心脏其他病变共存,表现为心肌梗死后心衰早发、多发,易存留慢性心功能不全,心源性猝死发生率高,尤其在老年糖尿病患者中,"泵衰竭"的发生率远高于非糖尿病老年人。一些无明确心脏病史的糖尿病患者可在急性呼吸系统、消化系统、脑血管急症治疗过程中发生心功能不全。

(四)诊断与鉴别诊断

糖尿病心肌病变的诊断依据可参考以下条件:

1. 糖尿病病史。

2. 症状与体征。易疲劳,运动后呼吸困难、胸闷、胸痛,心界扩大、第一心音低钝、肝大、踝部水肿等。

3. 胸部 X 线片。晚期可见心影增大,重者有肺淤血表现。

4. 多普勒超声心动图。早期显示左心室舒张功能减低,晚期可见心室腔增大,室壁运动减弱,左心室射血分数<50%。

因缺乏特异性,临床上做出糖尿病心肌病变的诊断较困难。上述条件需除外其他心脏、呼吸系统病变引起者方有意义。尤其在糖尿病早期,合并存在的其他血管病变(原发或继发高血压、大动脉炎)、代谢异常甚至年龄因素,均可程度不同地影响心脏舒张功能。晚期或者其他时期糖尿病患者就治其他疾病时发生不能解释的心功能衰

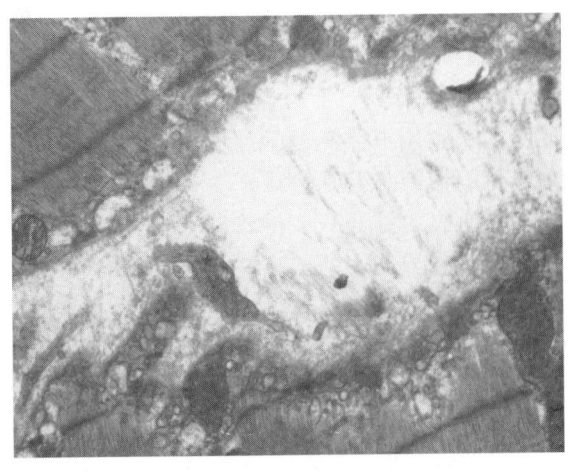

图50-3　糖尿病大鼠心肌间质局灶性纤维化

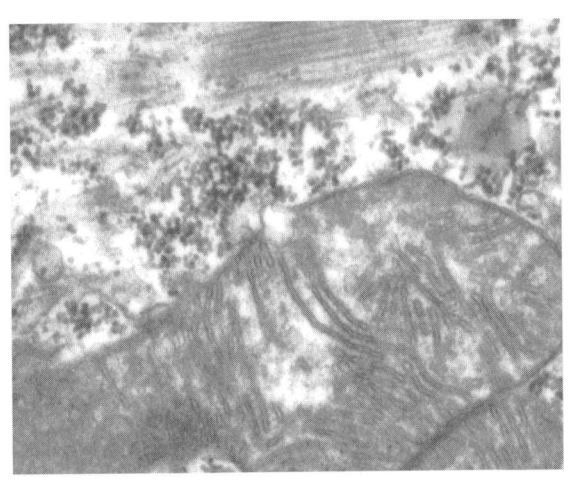

图50-4　糖尿病心肌糖原颗粒沉积

竭,需考虑存在与糖尿病有关的心肌病变。

(五)治疗

1. 糖尿病的综合治疗　糖尿病心肌病变多不是独立存在,也受到其他代谢异常的影响。治疗时需积极控制各项有关指标,尽可能达到接近正常人水平,纠正糖、脂代谢紊乱,尤其是控制血压,有利于减缓心肌病变的发生和进展。

2. 心肌的保护性治疗　动物实验和近来循证研究均有资料显示,血管紧张素转换酶抑制药(ACEI)、血管紧张素受体拮抗药(ARA)的治疗能有效降低心肌组织和细胞内肾素-血管紧张素醛固酮系统(RAAS)活性,改善心肌细胞损伤程度,降低心血管事件发生频度,降低病死率。ACEI和ARA应用时尚需兼顾肾脏功能和血清

钾的指标,剂量不宜过小,提倡使用长效制剂。

3. 改善微循环　根据患者实际情况,选择扩张血管、抗凝、软化血管的药物。

4. 心力衰竭的治疗　与其他疾病引起的心力衰竭治疗相同,参见本书相关章节。

(六)预后

糖尿病心肌损害与血糖控制水平关系密切,晚期出现糖尿病心肌病变相关的心力衰竭往往伴有糖尿病自主神经病变和(或)冠心病,合并有其他脏器的严重糖尿病并发症,尤以肾脏病变、缺血性脑血管病和下肢广泛大血管粥样硬化多见,预后多不良。

二、糖尿病心脏自主神经病变

糖尿病心脏自主神经病变往往与其他脏器的糖尿病自主神经病变同时存在,多见于糖尿病病程较长、血糖水平控制差的患者,患病率为20%~40%,低于心肌病变和冠心病。

(一)病因及病理生理

目前研究显示,遗传易感性、糖尿病微血管病变引起神经营养血管供血不足及葡萄糖利用障碍所致末梢神经山梨醇、果糖等代谢产物聚集、肌醇缺乏,是引起自主神经病变的主要因素。病变主要累及自主神经的周围支。

心脏自主神经主要参与调控心率快慢。心脏自主神经病变是指减慢心率的迷走神经和增加心率的交感神经因上述病变受累,导致生理性心率调节功能异常的一组临床病症。因迷走神经节前纤维多长于交感神经,节后纤维少而短,对缺氧的耐受性差,故往往先于交感神经出现病变。

(二)心脏自主神经功能测定

1. 瓦尔萨尔瓦动作反应指数　受试者口含与血压计相连的吹气管,持续用力吹气使血压计压力达到40mmHg,维持15s即松口放气,间隔1min后重复吹气动作,共3次。用心电图纪录上述动作过程中R-R间距,3次吹气过程中各自最长R-R间距/最短R-R间距的平均值为瓦氏动作反应指数,≥1.21为正常反应,1.11~1.20为临界值,≤1.10为异常反应。该项试验需憋气用力,有出血倾向的增殖期视网膜病变者不宜进行。

2. 深呼吸时心率变化　受试者静坐(卧)休息后以每分钟6次的慢频率有规则的深呼吸

1min,不能憋气。用心电图记录上述动作过程中 R-R 间距,测量出每次呼吸周期内最长和最短的 R-R 间距,折算成心率,其中最快心率和最慢心率的差值为评价指标。60 岁以下正常人深呼吸时心率变化应该 ≥15/min 为正常,11~14/min 为临界值,≤10/min 为异常。老年人由于存在生理性自主神经功能减低,均以 ≤10/min 为异常。

3. 立卧位心率变化 受试者静卧休息完全放松后快速(3s 内)站立,连续用心电图记录平卧起立后 30 次以上心脏搏动的 R-R 间距,测量出起立后心脏搏动 15 次左右最短 R-R 间距和 30 次左右最长 R-R 间距,折算成心率,可以最快心率和最慢心率的差值为评价指标:≥15/min,11~14/min 为临界值,≤10/min 为异常。也可以按 30/15R-R 间距比值为评价指标:≥1.04 为正常反应,1.01~1.03 为临界值,≤1.00 为异常反应。

4. 心率变异性 监测 24h 动态心电图,用时域分析法计算 R-R 间期的差值、标准差、变异系数等,可观察到受试患者昼夜心率差值缩小甚至消失。频谱分析法通过分析将心率变化信号转换为不同频率成分的功率谱,高频段(0.15~0.4Hz)反映迷走神经调节功能,低频段(0.01~0.09Hz)反映交感神经调节功能,较时域分析法和上述传统方法更易检出心率变异的调节异常。

(三)临床表现

心脏自主神经病变主要累及心率的调控,由于常为迷走神经受损在先,交感神经活性相对过强,患者最先出现的症状多为静息状态下持续存在的心率增快,常 >90/min,甚至为窦性心动过速,这种增快的心率不易被 β-受体阻滞药纠正。随着病情发展,一旦交感神经受损后,心率可有所降低,但高于原有基础心率,相对固定,几乎不受体位、情绪变化的影响,称之为固定心率。此外,迷走神经受损后,夜间心率增快,使昼夜心率的差值缩小甚至消失。

心脏自主神经的病变一般进展缓慢,对于逐渐增快的心率,患者不易察觉,多数人无明显感觉,检查指标异常可不与症状同步出现。自主神经受损在影响心率调节的同时往往也影响血压的调节,站立时低血压引起的头昏、目眩等症状可掩盖心动过速或固定心率时相似的临床症状。心脏

自主神经受损的同时,其他外周神经和脏器病变往往也有不同程度的受累,只因心跳快就诊者极少。固定心率多见于病程长的 1 型糖尿病患者。因存在心率调节异常,发生猝死的机会明显增加。

(四)诊断与鉴别诊断

心脏自主神经病变的诊断,依据临床表现和评价心率变异能力的试验检查结果综合评价。

(五)治疗

1. 糖尿病综合治疗 同上所述,须严格控制血糖、血脂、尿酸和血压,力争综合达标,有利于减缓神经病变的进展。

2. 改善神经供血和营养状态 改善微循环,加用神经保护药物,如甲基维生素 B_{12}(弥可保,初用 500μg,肌内注射,每周 3 次,连续 1 个月,以后改为口服,500μg,3/d)、维生素 B_1(20mg,3/d)等。

(六)预后

病变累及交感神经出现直立性低血压时,往往预后不良。早有报道出现直立性低血压 2.5 年后病死率约 50%,5 年后病死率高于 60%,其中约 1/4 的患者为猝死。

三、冠 心 病

冠心病是糖尿病大血管病变最常见的组成部分。冠心病并非糖尿病特有,但糖尿病的确是引起冠状动脉粥样硬化的主要病因之一。随着糖尿病患病率的增加,冠心病的患病率也明显增加,两个病同步出现患病年轻化的趋势。性别易感性也相似,均为 55 岁以前男性患者为多,55 岁以后女性患病率增长迅速。两个病有诸多共同的致病因素,胰岛素抵抗不仅是糖尿病的病理基础,也是冠心病的促发因素。临床资料显示,新诊断的中年 2 型糖尿病患者中冠心病患病率为 9%,新诊断的老年 2 型糖尿病患者中冠心病的患病率 >50%,两病又同时对老年人的健康构成威胁。

糖尿病合并冠心病的临床特点是:①心肌梗死发生率高,且初发症状可不典型,"无痛性"心肌梗死的发生率远高于正常人群;②合并心肌梗死时的治疗更复杂;③心肌梗死后发生严重心律失常和心力衰竭的比例增加,病死率高;④再梗死的发生率高;⑤PTCA 后病死率增加,尤其在老年女性糖尿病患者。

就病因而论,遗传易感性和后天促发因素不仅是糖尿病也是血管病变的致病因素。与其他糖尿病慢性合并症一样,尽管总的来说,严格控制血糖对减缓合并症的发生有益,也有血糖控制水平与血管病变发生不平衡的现象,冠心病即如此。一些研究已经提示高血压对糖尿病患者心脏病变的危害比血糖更显著。除了相互影响之外,糖尿病的高危人群与冠心病的高危人群也有相互交叉:有两病家族史者、老年人、绝经后女性、肥胖者、脂代谢异常者、高血压者、正在吸烟者、出生时低体重(<2.5kg)或巨大胎儿、尿微量白蛋白阳性或血液高凝状态者,均为两病的易感人群。

对高危人群及早控制后天促发因素的影响,是防止糖尿病和冠心病的最积极措施。存在的问题是,目前人们对糖尿病的警觉程度远远不如冠心病,防病意识也差,还有待于业内和各界人士的共同努力。

冠心病的临床表现、诊断、治疗,本书中有专门章节详述,在此不再重复。

新一代降糖药胰岛素增敏药对抑制细胞炎性因子、内皮细胞趋化因子活性、减缓动脉粥样硬化的形成有积极作用,适用于尚无心功能不全的糖尿病合并冠心病患者。如:文迪雅(罗格列酮)4～8mg,1/d,或吡格列酮15～30mg,1/d。

(田　慧)

参 考 文 献

1　郑　辉,于德民.糖尿病心肌病的发病机制和诊断.国际内分泌代谢杂志,2006,26(2):116—119

2　中国心脏调查组.中国住院冠心病患者糖代谢异常研究—中国心脏调查.中华内分泌代谢杂志,2006,22(1):7—10

3　Abuissa H,Jones PG,Marso SP,et al.Angiotensin-converting enzyme inhibitors or angiotensin receptor blockers for prevention of type 2 diabetes:a meta-analysis of randomized clinical trials.J Am Coll Cardiol,2005,46(5):821—826

4　Gazzaruso C,Solerte SB,De Amici E,et al.Association of the metabolic syndrome and insulin resistance with silent myocardial ischemia in patients with type 2 diabetes mellitus.Am J Cardiol,2006,97(2):236—239

5　Hu G,Jousilahti P,Qiao Q,et al.The gender-specific impact of diabetes and myocardial infarction at baseline and during follow-up on mortality from all causes and coronary heart disease.J Am Coil Cardiol,2005,45(9):1413—1418

6　Huxley R,Barzi F,Woodward M.Excess risk of fatal coronary heart disease associated with diabetes in men and women:meta-analysis of 37 prospective cohort studies.BM.2006.332(7533):73—78

7　Lansky AJ,Costa RA,Mooney M,et al.Gender-based outcomes after paclitaxel-eluting stent implantation in patients with coronary artery disease.J Am Coll Cardiol,2005,45(8):1180—1185

8　Lansky AJ,Pietras C,Costa RA,et al.Gender differences in outcomes after primary angioplasty versus primary stenting with and without abciximab for acute myocardial infarction:results of the Controlled Abciximab and Device Investigation to Lower Late Angioplasty Complications(CADILLAC)trial.Circulation,2005,111(13):1611—1618

9　Okin PM,Devereux RB,Gerdts E,et al.Impact of diabetes mellitus on regression of electrocardiographic left ventricular hypertrophy and the prediction of outcome during antihypertensive therapy:the Losartan Intervention For Endpoint(LIFE)Reduction in Hypertension Study.Circulation、2006,113(12):1588—1596

10　Sukhija R,Aronow WS,Kakar P,et al.Relation of microaibuminuria and coronary artery disease in patients with and without diabetes mellitus.Am J Cardiol,2006,98(3):279—281

11　Tang WH,Maroo A,Young JB.Ischemic heart disease and congestive heart failure in diabetic patients.Med Clin North Am,2004,88(4):1037—1061

第51章 甲状腺毒性心脏病

Chapter 51

甲状腺毒性心脏病(hyperthyroid heart disease)是由于甲状腺功能亢进(甲亢)时过量的甲状腺激素对心脏直接毒性作用或间接影响引起一系列心血管系统症状和体征的一种内分泌代谢紊乱性心脏病,多以心律失常为主要症状。甲状腺毒性心脏病是毒性结节性甲状腺肿的突出临床表现,也可发生于任何甲亢患者,且随年龄增大,发生率也增加,甲亢患者患病率为10%～22%。60%的甲状腺毒性心脏病在甲亢治疗以后,心脏病随之自行缓解。

一、概　述

甲亢(hyperthyroidism),是甲状腺激素增多,使全身组织、器官代谢亢进、兴奋性增高为主要表现的疾病,可累及循环、神经、消化等多个系统。

甲亢时对心血管可产生明显的影响,升高的甲状腺激素直接作用于心肌和周围血管,加强交感-肾上腺髓质系统、儿茶酚胺等作用,并通过血流动力学改变和肾素-血管紧张素-醛固酮系统对心脏的结构和功能产生影响。因此约90%甲亢患者可有心悸等心脏表现,但并不等于甲状腺毒性心脏病。甲亢未及时治疗,甲状腺激素持续增多,心脏病变明显加重,而出现以下情况时,方能考虑甲状腺毒性心脏病:心脏扩大,有各种心律失常,出现心力衰竭、心绞痛或心肌梗死,而又无其他原因心脏病能解释时;经抗甲亢治疗后心脏异常可以消失或明显好转。

但需要注意的是,随着甲亢患者年龄的增大,可合并其他心血管疾病,而甲亢往往可以加重这些疾病。因此需要区别是甲亢引起的心脏病变,还是其他的心脏病变,或是同时存在。

60%甲状腺毒性心脏病患者在甲亢治疗以后,心脏病随之自行缓解。但也有些患者在甲亢治疗或好转以后,经过一段时间,心脏的异常才消失或好转,这与甲状腺激素对心脏的滞后影响有关。

但新近越来越多的证据表明,甲亢引起的心血管疾病,特别是心房纤颤(房颤)导致的脑血管疾患,使甲亢患者的病死率和致残率呈现上升趋势。因此,正确认识甲状腺毒性心脏病,并给予积极治疗,对改善患者的预后及提高生活质量十分必要。近年来,随着分子生物学等领域的进展和研究的不断深入,对甲状腺毒性心脏病发病机制的认识和干预治疗措施的完善已经有了长足发展。

二、甲亢及甲状腺毒性心脏病妇女发病情况

甲亢是内分泌系统的多发病、常见病。过去在人群中观察到甲亢的患病率大约为0.5%,但近年来有所增多。国内外多家报道均是女性多于男性。但报道不同,有的报道女性与男性患病率之比为10:1～7:1,有的则约为5:1。国外的一组资料显示1 000个妇女中有19人患甲亢,而男性则为0.6‰。妇女每年的甲亢发病率估计为2‰～3‰。我国有一组流行病学调查显示甲亢总患病率为3%,女性是4.1%、男性为1.6%。这些虽不能说明人群总体发病情况,但确实并不少见,女性多于男性,而且任何年龄均可发病,但多见于青春期后的青、中年女性,直至绝经期后仍可以发病。一般男性发病年龄较大。有的作者认为

女性在发育后发病可能与卵巢激素有关。妊娠也为易感因素,30％年轻妇女在 Graves 病发病前12 个月内有妊娠史。对于男女发病人数的差别,有人认为可能与 X 性染色体上的基因有关。关于 60 岁以上老年人甲亢的患病率各家报道不一,但老年患者男女比例仍为 1:4～5。

在甲亢患者中 10％～22％ 发生了甲状腺毒性心脏病,且多见于 40 岁以上的人,尤其是老年人。有报道显示甲亢患者心衰的患病率约为6％,年龄＞60 岁、病程长者更易发生。国内一组5 658 例甲亢患者中有甲状腺毒性心脏病 658 例(11.6％);另一组 724 例甲亢患者中,甲状腺毒性心脏病 176 例(24.3％),其中男性 39 例,女性137 例,男女比例为 1:3.5。因此在妇女心脏疾病中甲状腺毒性心脏病并不少见,需予以重视。

三、甲状腺激素对心脏作用的机制

甲状腺激素对心脏的活动有明显影响。三碘甲状腺原氨酸(T_3)可以增加肌质球蛋白 α 重链基因转录,抑制血浆球蛋白 β 重链基因转录,提高心肌收缩力。还可增加肌质网内 Ca^{2+}-ATP 酶的转录,提高心肌的舒张期张力;改变 Na^+-K^+-ATP 酶基因异构体表达;增加 β 肾上腺素能受体数量和 G 蛋白浓度。因此,甲状腺激素对心肌有显著增加收缩力的效应和变时效应,影响心脏收缩速率。甲亢时,可使心脏搏动加快、加强。甲状腺激素使血管平滑肌舒张,降低外周血管阻力,以致小血管扩张,动脉收缩压增高而舒张压正常或稍低,脉压增宽;同时,心肌收缩力增强,使心排血量增多,但组织由于耗氧量增加而相对缺氧。甲状腺激素对心脏的正性肌力作用与心室肌肌球蛋白重链的合成从 β 转化成 α 形式有关,增加了易活动的肌球蛋白同工酶的水平。另外,由于外周阻力血管张力减低,使动脉灌注量增多,导致肾素-血管紧张素-醛固酮系统(RAAS)激活,进而刺激肾脏重吸收钠,引起血容量和前负荷增加;而且,甲状腺激素还能够促进红细胞生成素分泌增多,致使心排血量进一步增加。但是,由于心肌组织长期处于相对缺氧、容量负荷过重以及心动过速,使得心肌因过度耗竭而心力衰竭。至今,甲亢导致心脏发生异常改变的确切机制仍未完全阐明。

心脏是甲状腺激素作用的主要靶器官。甲状腺激素直接作用于心肌,增加心脏细胞中腺苷酸环化酶的活性和钠泵活性,加强心脏对交感神经反应,使心脏可利用的能量不足,心肌发生器质性改变。

(一)心律失常

甲亢时,甲状腺激素可加强心脏对儿茶酚胺的敏感性,可增加 $β_1$ 肾上腺素受体的 mRNA 水平,上调 β 肾上腺素受体,并通过抑制心肌单胺氧化酶和儿茶酚胺甲基转化酶活性,使得心肌收缩力增强,心率增速,传导加快;同时,甲状腺激素可直接改变心肌细胞膜上 Na^+、K^+、Ca^{2+} 离子通道的特性,使细胞内 K^+、Ca^{2+} 离子水平发生变化,从而发挥对心肌的变力和变率作用。

甲亢时心律失常常见,由于心肌细胞 Na^+-K^+-ATP 酶活性增强,促进 Na^+ 外流、K^+ 内流,影响心肌细胞电生理;有研究发现,甲状腺激素通过在转录和转录后水平调控 Na^+-K^+-ATP 酶、Na^+-Ca^{2+} 交换器以及电压门控 K^+ 通道等基因编码的表达,影响离子的跨膜转运,继而改变心肌组织电化学和机械反应的整合效应。Colzani 等[10]观察发现,高甲状腺激素可以延长 Q-T 间期,导致发生心律失常的危险性增加。实验甲亢时,最显著的电生理异常是单个心房肌细胞的动作电位时间缩短,心房的电兴奋性增高,房颤即有可能随之发生。

甲亢时,房性心律失常要明显多于室性心律失常,其原因可能与心房和心室肌细胞对甲状腺激素的敏感性不同有关。Golf 等人报道,右心房心肌细胞与 β 受体的亲和力是左心室心肌细胞的2 倍。与此相符,动物实验亦证实,与心室相比,心房中的去甲肾上腺素水平明显增高。$β_1$ 和 $β_2$ 受体是心肌组织中主要的两种 β 受体亚型。Stiles发现,右心房和左心室 $β_2$ 受体分布分别为 26％ 和14％;另外,心房组织各种门控电压 K^+ 通道的表达要显著高于心室组织(约 30％)。因此,甲状腺激素通过影响这些受体的表达和功能,来改变激动的产生和传导,进而产生致心律失常作用。

甲亢引起病窦综合征的机制不清,可能是由于甲状腺激素刺激窦房结发生非特异性炎症或水肿及窦房结部位自身免疫性炎症所致。也可能是大量甲状腺激素使心房肌细胞不应期缩短引起房颤,心脏经超速抑制后心肌细胞膜电位低,激动产生及传导性能差,使已抑制的窦房结固有节律进一步抑制,致窦房结传导时间延长。甲亢引起的病态窦房结综合征在甲状腺功能恢复正常后可愈,少数病例则因窦房结病理性改变已属不可逆性而无法恢复正常。极少数患者尚可出现房室传导障碍,可能与心肌传导系统内淋巴细胞浸润、水肿甚至灶性坏死和纤维化有关。经抗甲亢治疗,传导阻滞可以恢复。也有人认为这可能与低血钾有关,血钾水平纠正,传导阻滞随之消失。

(二)心脏扩大

甲状腺毒性心脏病心脏结构改变主要是右室、左房扩大,室间隔及左室后壁厚度增加,左室舒张末期内径增加。临床病理及动物实验均证实:久病未治的甲亢,心脏可出现心室明显扩张,心脏重量增加,心肌细胞肥大,心肌纤维之间过度分离,提示"心脏水肿"。这些改变在甲状腺功能正常后可改善或逆转。

心脏结构改变的机制:高甲状腺激素水平直接促进心肌细胞蛋白质的合成和心肌细胞生长而引起心肌肥大,其中对心脏的直接效应包括2类。①核外作用:促进氨基酸和葡萄糖向细胞内转运;使细胞膜上 Ca^{2+}-ATP 酶活性增强,心肌细胞 Ca^{2+} 外流加速;甲状腺激素作用于线粒体促进氧化磷酸化,ATP 产生增多。由于线粒体氧化磷酸化加速,氧和其他多种营养物质消耗增加,久之不但使心肌处于相对缺氧状态,而且造成各种营养物质如钾离子、磷酸根离子的缺乏,肌糖原减少,心肌呈局限性或弥漫性炎症表现,心肌脂肪变性和肥大,导致心室扩大。②核内作用:通过 T_3 与特异性核受体蛋白结合所介导,现已证实核内 T_3 受体即心肌细胞成红细胞增多症 A(C-erb-A)原癌基因产物 C-erb-A 蛋白。T_3 与其受体结合后通过调控特异性基因转录、翻译或影响细胞浆中 mRNA 稳定性,促进或抑制特异的心肌调控或结构蛋白的合成。

甲亢时心肌 β 受体上调,心肌组织对内源性儿茶酚胺的敏感性增加,通过 β 受体介导,而导致心肌肥厚。

甲亢时 RAAS 的激活也对心血管系统产生不利的影响,血管紧张素Ⅱ与心肌细胞或血管平滑肌细胞膜上高亲和力的血管紧张素Ⅱ受体结合,通过细胞内信号传导系统刺激核内 c-fos 基因转录,c-fos 蛋白可促进心肌或血管平滑肌细胞的生长,导致心肌肥大。

高甲状腺激素还可促进心钠素(ANF)的合成和释放,甲亢时血浆 ANF 显著升高,正常情况下,ANF 与 RAAS 的作用互相拮抗,故甲亢时血浆 ANF 的升高可能是机体为维持内环境稳定,针对 RAAS 激活而产生的一种代偿性调节反应。

甲亢时,由于代谢旺盛,产热过多,散热加强,皮肤毛细血管扩张,全身循环血量增加,心脏长期处于容量负荷过重状态,可致心脏扩大。

(三)心力衰竭

甲亢不仅能加重原有心脏病导致的心力衰竭,亦可单独引起心律失常、心室扩大、心力衰竭甚至导致猝死。其发生机制可能与下列因素有关。

甲状腺激素增强参与心脏收缩过程各种酶的活性,如肌质网 Ca^{2+}-ATP 酶、肌凝蛋白酶、Na^+-K^+-ATP 酶;此外还增加心肌细胞膜上的肾上腺素受体,促进肾上腺素刺激心肌细胞内 cAMP 的生成,结果导致心肌收缩力增强;甲亢患者静息时尽管心肌收缩和舒张均增强,但已接近其最大极限,运动耐力下降,心肌耗氧量增加。

甲状腺激素使外周血管扩张,心脏排血量增加,同时由于循环时间缩短,血容量增多,增加了心脏负担;由于心脏负荷长期过量,导致心脏扩大,心排血量增加,但相对于循环血量的增加,机体仍处于充血状态。

甲状腺激素的毒性作用、交感神经兴奋性增高和迷走神经兴奋性损害以及 RAAS 激活,使心肌肥大,心率增快,并造成心动过速,特别是房颤时,心房、心室活动失调,心室充盈减少,心排血量下降;而长期过度的心肌肥大,可使心功能失代偿。

甲状腺激素调节酶的活性及其与儿茶酚胺的协调作用,增加了心肌糖原分解代谢,降低糖酵解过程,致使心脏可利用的糖原及高能磷酸物质不足,心肌可发生器质性损害;尽管甲亢时 ATP 产生增多,但更多的能量不是用于心脏作功而是转化为热能,能量的这种无效利用也是导致心衰的原因之一。

血浆 ANF 的利尿、利钠及抗 RAAS 作用可减轻心脏负荷,甲亢时,ANF 的升高若不足以对抗已经激活的 RAAS,则可诱发心力衰竭。由于甲亢患者心脏代偿功能是有限的,在过多的甲状腺激素长期持续作用下,心脏的收缩力会逐渐减弱,心肌收缩储备功能降低,最终出现心功能不全。

总之,甲亢病人长期的高动力循环状态,心肌舒缩储备能力下降和 ATP 利用能力下降,交感-肾上腺髓质系统和 RAAS 等神经内分泌改变,加上快速型心律失常的心排血量下降等,可导致心脏结构和功能的变化,最终发生心力衰竭。

四、甲亢患者一般心脏表现

甲亢可有许多临床表现,如疲乏、失眠、怕热、食欲亢进、体重减轻、腹泻、震颤、月经失调、烦躁、皮肤潮湿等,而心血管症状是其重要的临床表现。甲亢患者可有心动过速、心排血量增加、血循环加速、收缩压升高、舒张压降低、脉压增大等高动力循环状态表现,但其血管扩张,外周血管阻力降低。患者可以有心悸、胸闷、气促等症状。体征可以有窦性心动过速,在一项包括 880 名甲亢患者的调查研究中,静息时心动过速是仅次于甲状腺肿的最常见症状。患病率高达 80% 的心动过速多为窦性,心率一般为 90～120/min,休息和睡眠时心率仍快,并与代谢增高程度明显相关。另外,由于心肌收缩力加强,使心前区搏动增强,第一心音亢进,心尖区可出现轻至中度收缩期杂音,肺动脉瓣第二心音增强,亦可出现第三心音,偶尔在胸骨左缘第 2～3 肋间可闻及收缩期刮擦音(称为 Means-Lerman Scratch),与过强的心脏搏动对心包、胸膜相互摩擦有关。脉压增大产生相应的周围血管征。甲亢时总血容量增多和舒张期心肌松弛加强使左室舒张末容积增加;心肌收缩力增加和外周血管阻力的下降使左室收缩末容积减少,因而心脏每搏量增加,而心率加快又促使心排血量增加。

但需注意极少数老年病人表现身体衰弱、乏力、精神淡漠、抑郁等,上述的心脏表现也不典型,仅少数老年人甲亢有心率增快。这可能是由于甲亢时虽然甲状腺激素分泌增加,但组织对甲状腺激素的反应能力减弱以及衰老变化等因素所致。如果未及时诊断、治疗,则将逐渐出现心律失常、

心力衰竭等临床表现。

五、甲状腺毒性心脏病的临床表现

甲状腺毒性心脏病患病率虽然随病程的延长而增高,但与病情严重程度不完全相关。

(一)心律失常

甲亢患者除有窦性心动过速外,10%～15% 的患者可出现各种心律失常。心律失常以房性期前收缩为多,但常可发展成房颤。房颤是甲状腺毒性心脏病最常见的一种心律失常,约 10% 甲亢患者发生阵发性房颤,6% 发生持续性房颤,尤以 40 岁以上者为多见。也有的报道在甲亢患者中,房颤发生率约 15%(9%～22%),而首次出现房颤者 15% 是由甲亢引起。老年人不明原因房颤,约 10% 与甲亢有关。房颤的发生率占甲状腺毒性心脏病的 50%～90%。Auer 等人对 23 638 名甲亢患者观察发现,尽管亚临床型甲亢患者血浆甲状腺激素水平低于甲亢患者,但两者房颤的发生率却近似,比健康组增加 5 倍。此外,房颤在结节性甲状腺肿患者中远较弥漫性者多见,多数为阵发性房颤。长期阵发性房颤是甲亢所致房颤的特点,也可渐进性进展为持续性房颤。甲状腺毒性心脏病房颤的特点为心室率甚快(可达 160～180/min),用强心苷治疗效果常不明显,只有给予足量抗甲亢药物,合用 β 受体阻滞药,合用或不合用强心苷,才能使心室率下降。但老年人房颤时心室率常在 100/min 以下,可能与老年人心脏 β 受体数目随年龄增大而减少有关。由于房颤能够引起心力衰竭、栓塞等不良事件,所以对其关注程度亦日趋明显。其他心律失常有室性期前收缩、心房扑动、阵发性室上性心动过速,极少数患者可出现程度不等的房室传导阻滞、房内传导阻滞、室内传导阻滞、右束支传导阻滞、病态窦房结综合征等。

(二)心脏扩大

甲状腺毒性心脏病时心脏扩大,早期表现为肺动脉段突起,继之可有右心室、左心室、全心扩大,同时病程越长,病情越重,年龄越大,或合并有房颤者,越易发生心脏扩大,但扩大的心脏经合理治疗均能完全恢复正常大小,少数病程长、心脏病变严重者可遗留永久性心脏扩大。由于甲状腺毒性心脏病血流速度加快以及心脏扩大可导致心瓣

膜相对关闭不全、二尖瓣反流,部分病人可在心尖区闻及收缩期 2/6～3/6 级杂音。此外,甲亢时,肾上腺素对心脏的刺激增加,由于儿茶酚胺过多,引起心肌局限性炎症及退行性变,因而影响二尖瓣功能,造成二尖瓣脱垂,出现喀喇音及收缩期杂音。少数病人还可出现周围血管征。

(三)心力衰竭

甲状腺毒性心脏病心衰属高动力循环状态心力衰竭,以右心衰多见,这与长期高动力循环状态、肺循环紊乱有直接关系,由于甲亢时高动力循环状态使回心血量增多,肺动脉压升高,右心室负荷量增加较左心室为著,而且右室的代偿能力较左室低,因而常先出现右心室功能不全,且发生率随年龄增长而明显增多。除右心室肥大外,左心室、左心房也肥大,左心衰或全心衰也可发生,有相应的临床表现。左心房肥大除反复心律失常如房颤外,还与甲状腺毒性心脏病合并二尖瓣脱垂有关。甲亢单独引起心力衰竭不常见,但病程长、病情严重的甲亢患者可以出现心肌收缩力降低,使心功能减退,心排血量减少,尽管其绝对值仍不低,但已不能满足机体的需要,属高心排血量心力衰竭,并表现出心衰的症状和体征,如可闻及第三心音和出现肺充血等,当病情进一步加重时,则心排血量可随之降低。此外,老年甲亢患者以及合并其他器质性心脏病的甲亢患者,容易发生心力衰竭。

(四)心绞痛

由于甲亢患者基础代谢率高,心动过速,心脏负荷重,需氧量剧增,造成心肌供血和氧供需失衡,心脏自主神经调节不平衡,副交感神经对心脏的抑制作用降低,易导致冠状动脉痉挛和异常的乳酸反应,从而出现心肌明显缺氧而发生心绞痛,心电图可出现缺血性 ST-T 改变,但冠状动脉造影常正常,易误诊为冠心病。甲亢也有引起心肌梗死的报道。但老年甲亢患者可以合并冠心病。

(五)老年性甲状腺毒性心脏病的特点

老年甲状腺毒性心脏病因甲亢表现不明显,有时易误诊或漏诊,多有以下特点:①老年甲状腺毒性心脏病出现的心律失常,85%～100%表现为心动过速,但心率轻度或中度加快,即使在安静或睡眠时亦是。房颤是最常见心律失常,在甲状腺毒性心脏病心律失常中发生率 50%～90%,可以为快速型、阵发性,心室率往往超过 130/min,对洋地黄制剂反应差;但房颤的心室率也可以在 100/min 以下。甲亢控制后 60% 恢复为窦性心律。②心力衰竭属于高心排血量,常于心律失常后发生或加重,甲亢时由于肺动脉和右心室的收缩压及平均压明显增高,故易出现右心衰竭。因左心室潜力较大,虽心动过速及心排血量增加,左心衰竭少见。③心血管除上述表现外,大部分患者心尖搏动增强,血压波动大,脉压大,X 线提示肺动脉扩张,波动增强,上腔静脉阴影增宽,心脏扩大以右室扩大为主,彩色多普勒检查提示高血流量状态,甲亢控制后可恢复正常,少数遗留永久性扩大。④老年甲亢易出现淡漠型甲亢,以高龄、女性为多,有嗜睡,神情淡漠,反应迟钝,呈抑郁状态,消瘦、腹泻、食欲减退等表现。⑤部分老年甲状腺毒性心脏病仍可有甲状腺肿大、血管杂音、突眼、眼裂增宽、肌肉震颤、四肢温暖等表现。

六、诊断

甲亢患者诊断除临床表现外,尚需有实验室检查依据,三碘甲状腺原氨酸(T_3)、甲状腺素(T_4)、游离 T_3(FT_3)、游离 T_4(FT_4)浓度升高,促甲状腺激素(TSH)水平降低,促甲状腺激素释放激素(TRH)兴奋试验异常;甲状腺 [131]I 摄取率升高,高峰前移,抑制试验异常,也可以行 B 超、CT、核素扫描等检查。甲状腺毒性心脏病的心电图改变包括左室肥大、ST-T 改变及各种心律失常。当心脏扩大时胸部 X 线检查可以发现,超声心动图可检查各房室的大小及功能状态。

甲状腺毒性心脏病有别于其他的心脏疾病,在甲亢治愈后,心脏病也会自然缓解,所以,甲状腺毒性心脏病的正确诊断至关重要。

美国纽约心脏协会提出甲亢性心脏病的诊断标准为:①房性心律失常,心脏扩大或心力衰竭。②伴甲亢的临床体征和生化证据。③特殊治疗后,以上表现消失。

国内学者提出的诊断标准是:①甲亢诊断明确;②阵发性或持久性心房颤动、心房扑动、心脏增大或心力衰竭;③排除其他原因心脏病;④甲亢控制后心脏表现明显改善或消失。

临床实践提示,遇有下列情况,应该想到本病的可能:①患者有无法解释的与代谢率呈正相关的心动过速;②心力衰竭患者,应用洋地黄制剂及利尿药效果不佳;③不明原因的房颤、心房扑动等心律失常,而抗心律失常药物疗效不佳者。遇有上述情况,应及时检查甲状腺功能、甲状腺吸碘率,行甲状腺扫描检查。此外,诊断过程中还应注意除外同时存在的其他原因而引起的心脏改变。

七、鉴 别 诊 断

(一)冠状动脉粥样硬化性心脏病(冠心病)

当甲亢出现心绞痛时,特别是老年患者,易误诊为冠心病心绞痛。甲状腺毒性心脏病和冠心病患者都可以出现胸闷、心前区压榨性疼痛感。但甲状腺毒性心脏病多见于女性,很少出现典型心绞痛的发作,体型偏瘦,合并房颤时其房颤波常粗大;冠心病多为 40 岁以上男性,多有典型心绞痛的发作,合并高脂血症多见,房颤波多纤细、振幅低。

另外,当老年甲亢以房颤为主要表现时最易误诊为冠心病。两者的区别在于后者由于窦房结缺血,心室率相对较慢,即使合并心力衰竭心率较快时,经洋地黄治疗后心室率可很快下降,而前者如不控制甲亢,仅单纯使用洋地黄类药物,则心室率不易控制,且易发生心脏中毒反应。此外,甲状腺毒性心脏病房颤虽对洋地黄类药物反应差,但多数可逆,在甲亢控制后多可自动消失。

(二)风湿性心脏病

由于心肌舒缩力增强,心前区搏动增强,第一心音亢进,心尖区出现 1/6～3/6 级收缩期杂音,易误诊为风湿性二尖瓣病变。而且,甲亢时因循环血量增多,心脏负荷加重,左心室扩大造成二尖瓣相对狭窄或关闭不全可出现杂音,特别是高血流量于舒张期快速通过二尖瓣口时可出现短促的舒张期杂音易误诊为风湿性心脏病。但本病杂音多见于舒张早、中期,杂音时间短促,甲亢控制后杂音可消失,而风湿性心脏病舒张期杂音多呈雷鸣样,舒张晚期逐渐加重,可有震颤及开瓣拍击音。由于脉压增大,舒张负荷过重及肺循环阻力增加则使右心负荷过重,虽然甲状腺毒性心脏病左右心室均有扩大,但因右心室储备能力差,故发生心衰时以右心衰竭多见,此时易误诊为风湿性心脏病心衰。

(三)扩张型心肌病

甲亢时的心脏增大提示有"心肌水肿"表现,而且高甲状腺激素所致的高动力循状态、心脏负荷过重以及甲状腺激素直接促进心肌细胞蛋白质合成和心肌细胞生长均可导致心脏增大,从而误诊为扩张型心肌病。但甲状腺毒性心脏病增大的心脏经合理治疗均能完全恢复正常大小,这点应与心肌病相鉴别。

(四)高血压心脏病

老年人常有多种疾病并存,同时患有甲亢、原发性高血压的患者,因甲亢症状不明显而易被漏诊。甲亢时心排血量增加,静脉血回流量增多,心率加快,收缩压增高,舒张压正常或偏低,长期高动力循环状态,造成心脏肥大,心功能减退,则易误诊为高血压心脏病。

(五)肺源性心脏病

甲亢时身体耗氧量增加,有时尚因肌病造成呼吸肌无力,可出现胸闷、气急、呼吸困难。老年慢性支气管炎、肺气肿,如甲亢时表现右心衰,有时也易误诊为慢性肺源性心脏病心力衰竭。

在对上述疾病进行鉴别时,必须考虑到甲状腺毒性心脏病有甲亢的临床表现,就不难进行鉴别了。鉴于很多老年人原来可能就有冠心病、高血压心脏病、心脏瓣膜病、肺源性心脏病等,因此还应注意甲状腺毒性心脏病与之并存。这就需要结合临床情况进行诊断。

八、治　　疗

甲亢不但可以加重或恶化原有的心脏病,而且可以单独引起心脏增大、房颤、充血性心力衰竭,并成为甲亢患者的主要死亡原因。甲状腺毒性心脏病的心肌病变是可逆的,其治疗包括两个方面,即在治疗心脏病的同时积极控制甲亢症状,其中关键是控制甲亢,而对心脏病变则进行对症处理。大多数患者在甲亢得到满意的治疗之后,心脏病变可减轻或自行消失。Sgarbi 等人在给予亚临床型甲亢患者甲巯咪唑治疗后发现,与未用药对照组相比,用药组患者心率下降、房性和室性期前收缩明显减少,而且超声心动图结果显示,患者左室质量减轻,室间隔和左室后壁厚度降低,心室舒张功能显著改善。由此表明,早期予以控制甲亢,可以阻止甲亢性心脏病的发展。甲状腺毒性心脏病治疗的关键是甲亢本身的治疗。

针对甲亢可用抗甲状腺药物、甲状腺次全切除及^{131}I治疗。药物：甲硫氧嘧啶或丙硫氧嘧啶300～450mg/d，或甲巯咪唑(他巴唑)或卡比马唑(甲亢平)30～40mg/d，分2～3次服用。症状好转后可减至最小维持量，前两种药物50～100mg/d，后两种药物5～10mg/d，维持1.5～2年，但需注意药物副作用。

对甲状腺毒性心脏病，尤其是伴有器质性心脏病的甲亢，为了防止复发，多数学者主张以^{131}I治疗为宜。由于^{131}I治疗后短期内甲状腺激素释放可使心脏病恶化，故先用抗甲状腺药物使症状及病情基本控制后，停药5～7d再行^{131}I治疗，治疗后3～5d酌情继续使用抗甲状腺药物短期维持。放射治疗需预防甲状腺功能低下。手术治疗可行甲状腺次全切除术，但仍需在药物治疗的基础上进行。

甲亢时大量甲状腺激素使心肌β受体上调，交感神经张力增加，心肌耗氧明显增加，因此，β受体阻滞药可降低交感神经张力，减少心肌耗氧，减轻心脏负荷，β受体阻滞药有助于控制甲亢病情，减轻甲状腺激素对心脏的毒性作用，减慢心率，因此，甲亢时可以应用。

甲状腺毒性心脏病伴心力衰竭属高排血量心力衰竭，常于心律失常后发生或加重。有报道长期未治甲亢患者可出现可逆性扩张性心肌病变和"低排血量心衰"。甲亢时由于肺动脉压、右心室收缩压及平均动脉压明显升高，易出现右心衰，而左心潜力较大，发生左心衰少见。甲状腺毒性心脏病时心衰的处理要注意心衰的常规治疗。甲亢患者代谢率增快，廓清率提高，因而对利尿药和洋地黄类药物有某种程度抵抗，同时对洋地黄类药物耐受性较差，尤其合并电解质紊乱和感染时，故宜选用排泄快、剂量适当的制剂，防止洋地黄类药物中毒。当甲状腺毒性心脏病心力衰竭伴心动过速者在用洋地黄类药物基础上加用β受体阻滞药时，可发挥协调作用，迅速控制心率和纠正心衰，但两者合用时，洋地黄类药物量应减少。普萘洛尔的剂量30～90mg/d，也可以用美托洛尔，用药后心功能可以改善。因此甲状腺毒性心脏病心力衰竭治疗中用适当剂量的β受体阻滞药是有益的。应该指出，甲亢合并心力衰竭并非手术禁忌

证，在充分准备的情况下手术是相当安全的，且甲状腺切除后患者的心脏情况可很快改善。

房性心律失常是甲亢最常见的心律失常。甲亢房颤主要是大量甲状腺激素使心肌细胞Na$^+$-K$^+$-ATP酶活性增强，心房肌细胞动作电位缩短，心房电兴奋增高，房颤阈值降低所致，房颤的治疗主要在于甲亢本身的治疗，也可用β受体阻滞药控制心室率。只要甲亢未控制，就不能用电复律方法恢复或维持窦性心律，甲亢控制后60%房颤可转为窦性心律。甲状腺功能正常后15周仍有持续性房颤，如伴有其他器质性心脏病，或虽未发现心脏病，但持续房颤者，应做心律转复，包括电转复或药物转复。药物转复可用奎尼丁等。虽有应用胺碘酮治疗甲亢房颤疗效满意的报道，但可导致碘甲亢，不宜用于甲亢患者。有报道，房颤转复后分别有56.7%和47.6%维持窦性心律10年和14年。

伴发房颤的甲亢患者是否需要抗凝治疗，仍存在争议。应对每一位患者发生栓塞的危险性与抗凝治疗后引起出血等并发症的风险性进行权衡。在对610名甲亢患者进行回顾性分析后发现，年龄是栓塞事件的主要独立危险因素。另有研究显示，11 354名甲亢患者中，有288人发生房颤，其中6人出现体循环血栓栓塞现象。在这6人当中，有5人年龄超过50岁，且房颤时间＞6个月；有4人出现心力衰竭。对于年轻的甲亢伴房颤患者，没有其他基础心脏病、高血压、或独立的栓塞危险因素，其抗凝治疗的风险要明显大于受益。而对于老年患者，特别是伴有基础心脏病或慢性房颤患者，则建议给予抗凝治疗。

甲亢心绞痛发生率为0.5%～20%，心肌梗死极少见。心绞痛发作时可应用钙拮抗药，必要时可使用硝酸酯类药物。由于甲状腺毒性心脏病的心绞痛多与冠状动脉痉挛有关，因此不宜单独应用β受体阻滞药。伴发甲亢的冠状血管闭塞可能是潜在冠状动脉硬化、栓塞或甲状腺激素对冠状动脉的直接损伤。由于甲状腺激素长期对心肌的直接作用，可发生心肌病。这些情况仍在控制甲亢的基础上采用相应的治疗。

总之，甲状腺激素对心血管系统可以产生直接或间接作用，引起心脏损害。由于甲状腺毒性心脏病的心脏表现缺乏特异性，尤其当甲亢表现

缺如或不典型时,易误诊或延迟诊断,而且甲状腺毒性心脏病发病年龄也是冠心病等心脏病多发年龄。因此,在临床中凡遇到无法解释的心动过速、原因不明的房颤而常规剂量洋地黄类药物治疗时心室率难以控制、不明原因的心衰或伴体重下降、

难以解释的心绞痛等均应考虑甲状腺毒性心脏病可能;其根本治疗在于控制甲亢,恢复正常的甲状腺功能。

(沈潞华 彭 晖)

参 考 文 献

1 孟存良,缴 涛,吴雅伦. 甲状腺功能亢进合并窦性心动过缓二例. 中华心血管病杂志,2006,34(4):348

2 王建春,邵建华,刘 军,等. 老年人亚临床甲状腺功能亢进与心房颤动. 中华老年心脑血管病杂志,2006,8(03):177—179

3 Auer J,Berent R,Eber B. Subclinical thyroid dysfunction and the heart. Ann Intern Med,2003,139(10):865—866

4 Biondi B,Palmieri EA,Filetti S,et al. Mortality in elderly patients with subclinical hyperthyroidism. Lancet,2002,359(9308):799—800

5 Cappola AR,Fried LP,Arnold AM,et al. Thyroid status,cardiovascular risk,and mortality in older adults. JAMA,2006,295(9):1033—1041

6 Cohen J,Schattner A. Right heart failure and hyperthyroidism:a neglected presentation. Am J Med,2003,115(1):76—77

7 Franklyn JA,Sheppard MC,Maisonneuve P. Thyroid function and mortality in patients treated for hyperthyroidism. JAMA,2005,294(1):71—80

8 Frost L,Vestergaard P,Mosekilde L. Related Articles,Hyperthyroidism and risk of atrial fibrillation or flutter:a population-based study. Arch Intern Med,2004,1 64(1 5):1675—1678

9 Komiya N,Isomoto S,Nakao K,et al. Electrophysi-ological abnormalities of the atrial muscle in patients with paroxysmal atrial fibrillation associated with hyperthyroidism. Clinical Endocrinology,2002,56:39—44

10 Osman F,Franklyn JA,Daykin J,et al. Heart rate variability and turbulence in hyperthyroidism before. during,and after treatment. Am J Cardiol,2004,94(4):465—469

11 Sgarbi JA,Villaca FG,Garbeline B,et al. The effects of early antithyroid therapy for endogenous subclinica

12 Sheffield JS,Cunningham FG. Thyrotoxicosis and heart failure that complicate pregnancy. Am J Obstet Gynecol,2004,190(1):211—217

13 Sgarbi JA,Villaca FG,Garbeline B,et al. The effects of early antithyroid therapy for endogenous subclinical hyperthyroidism in clinical and heart abnormalities. J Clin Endocrinol Metab,2003,88(4):1672—1677

14 Shimizu T,Koide S,Noh JY et al. Hyperthyroidism and the management of atrial fibrillation. Thyroid. 2002,1 2(6):489—493

15 Waish JP,Bremner AP,Buisara MK,et al. Subclinical thyroid dysfunction as a risk factor for cardiovascular disease. Arch Intem Med,2005,28,165(21):2467—2472

第52章 慢性肺源性心脏病

Chapter 52

肺源性心脏病(cor pulmonale)简称肺心病,系指各种不同病因导致肺功能或结构改变引起肺动脉高压,继而导致右心室肥厚和(或)扩张的一种心脏病,随着时间延长,可能导致右心衰竭。按疾病发生发展的缓急,肺心病可分为急性肺心病和慢性肺心病两类,前者的主要病理改变为右心室扩张;后者则主要为右心室肥大。

绝大多数急性肺心病见于肺血栓栓塞症,少数见于空气栓塞、脂肪栓塞、羊水栓塞及虫卵栓塞等类型的肺栓塞,各种栓子阻塞肺动脉导致机械性阻塞和广泛肺动脉痉挛,引起肺血管阻力骤然增大,肺动脉压力急剧升高,右心室急性扩张或右心衰竭,发生急性肺心病。肺栓塞导致急性肺心病的病理生理、临床表现和诊断处理参见肺栓塞章节。此外,急性肺心病尚见于急性呼吸窘迫综合征。本节只阐述慢性肺心病。

一、流行病学

慢性肺心病是一较常见的中老年疾病。在西方工业化国家,心、脑血管疾病患病率近年逐步下降,而慢性阻塞性肺疾病(COPD)却不降反升,不少COPD患者晚期发展成慢性肺心病。我国曾在20世纪70年代进行全国范围内的呼吸系统疾病普查,慢性肺心病患病率为0.48%,地区分布特点是北方高于南方,西北高于东南,农村高于城市,山区高于平原。至20世纪90年代初期,我国"八五"国家攻关课题对北京市房山区、湖北省潜江地区、辽宁省沈阳市远郊区、县农村50个自然村≥15岁的102 230名村民进行了COPD和慢性肺心病调查,慢性肺心病患病率为0.44%,若以≥15岁居民人口数统计,慢性肺心病患病率为0.67%。2 020例COPD患者中有452例(22%)患有慢性肺心病。

二、病　因

慢性肺心病是一种继发性疾病,肺动脉高压是慢性肺心病发病的先决条件。理论上来说,凡是能够引起肺动脉高压的疾病都可以导致慢性肺心病,但是,国外文献未将原发性肺动脉高压、肺血栓栓塞症和肺血管床疾病作为慢性肺心病的病因。导致慢性肺心病的疾病分三大类。

(一)阻塞性肺疾病

指呼吸道气流受限性疾病,是慢性肺心病最常见病因。此类疾病的特点是病变累及部位以支气管为主,存在呼吸道气流受限。COPD、哮喘等属于此类疾病。

(二)限制性肺疾病

指能够导致肺容积减小、肺脏扩张受限的疾病,包括肺实质性疾病和胸廓疾病。

(三)呼吸驱动不足性疾病

系指由于呼吸驱动功能低下导致肺换气功能异常的疾病,此类疾病肺和胸廓的组织结构正常。

现将慢性肺心病的病因总结于表52-1。

表 52-1　慢性肺心病病因

阻塞性肺疾病
　　COPD
　　哮喘
　　支气管扩张症
　　肺囊性纤维化
　　闭塞性细支气管炎
限制性肺疾病
　　神经肌肉疾病:肌萎缩性侧索硬化症
　　　　肌病、双侧膈肌麻痹等
　　脊柱后侧凸(kyphoscoliosis)
　　胸廓成形术
　　肺结核后遗症
　　结节病
　　尘肺
　　药物相关性肺疾病
　　外源性过敏性肺泡炎
　　结缔组织病
　　特发性间质性肺纤维化
　　继发性间质性肺纤维化
呼吸驱动不足性疾病
　　中枢性肺泡低通气
　　肥胖性低通气综合征(pickwickian 综合征)
　　睡眠呼吸暂停综合征

COPD 是导致慢性肺心病最常见的疾病,国外统计占慢性肺心病的 80%～90%;我国 20 世纪 70 年代普查结果,85%的慢性肺心病继发于 COPD。

三、发病机制

如前所述,肺动脉高压是发生慢性肺心病的先决条件。而低氧血症是引起肺动脉高压的重要原因。慢性肺动脉高压的形成机制主要有以下几个方面。

1. 长期缺氧导致肺血管收缩,肺动脉管壁张力持续增高,直接刺激管壁增生。同时,缺氧使肺内产生多种生长因子,刺激肺细小动脉平滑肌细胞增殖肥大,非肌型微动脉肌化,细胞间质增多,内膜纤维化,此即所谓肺细小动脉重塑(remode-ling)。肺小动脉重塑导致血管壁增厚硬化,管腔狭窄,肺动脉阻力增高,是形成肺动脉高压最主要机制。

2. 缺氧、高碳酸血症、酸中毒等使血管收缩

因子释放增多,导致肺血管收缩。缺氧也可能使肺血管平滑肌细胞膜对 Ca^{2+} 通透性增强,细胞内 Ca^{2+} 浓度升高,平滑肌收缩。肺血管收缩引起肺动脉压增高。红细胞增多导致血黏度增高也是肺动脉阻力增高、肺动脉压升高的原因之一。上述因素中,以缺氧引起肺血管收缩的意义最大。这些因素导致的肺动脉高压具有可逆性,故又称为功能性因素,是临床上治疗慢性肺心病的目标之一。

3. 一些疾病,如肺纤维化、COPD,使肺血管床减少,肺血管受压,也使肺动脉阻力增加,肺动脉压升高。单纯肺血管床减少 70% 以上才导致肺动脉压升高,因此,在肺动脉高压中的意义有限。

北京朝阳医院王辰等对尸检 49 例慢性肺心病急性发作期的病例进行病理观察,发现 90% 的患者存在多发性肺细小动脉原位血栓形成。这些肺细小动脉原位血栓形成对 COPD 并发肺动脉高压可能有一定的意义。有人认为慢性肺心病肺细小动脉原位血栓形成继发于 COPD 慢性反复外周气道炎症。

肺动脉高压使右心负荷增加,为克服升高的肺动脉阻力,右心发挥其代偿功能,发生右心室肥大。肺心病早期,右心室功能尚能代偿,但随着病情的进展,肺动脉压持续升高,或 COPD 急性加重期低氧血症加重,肺动脉压显著升高,超过右心室的负荷,右心功能失代偿,右心排血量下降,发生右心室功能衰竭。疾病晚期,左心室也常常受累,发生不同程度的心肌细胞肥大、变性等。

四、临床表现

如前所述,慢性肺心病是继发性疾病,因此,慢性肺心病患者都有原发病的相应表现。慢性肺心病本身的临床表现主要是右心肥大和功能衰竭所引起的症状、体征。

(一)症状

心悸、活动后呼吸困难见于有心律失常和心功能不全者。右心功能不全引起消化器官淤血,往往有不同程度的食欲减退、恶心、呕吐、腹胀、腹泻等。

(二)体征

心脏体征:望诊剑突下心脏搏动增强;叩诊右

心界扩大,但 COPD 患者肺气肿明显时,右心界可以正常甚至缩小;听诊剑突下第一心音增强(强于心尖部第一心音),肺动脉瓣第二音 P_2 亢进肺($P_2 > A_2$),三尖瓣听诊区收缩期杂音。

体循环淤血体征:颈静脉扩张,肝颈反流征阳性;肝大压痛;下肢水肿;严重者出现腹水。

肺心病患者的临床表现往往是上述症状体征的不同组合。P_2 亢进见于肺动脉压较高的患者,三尖瓣听诊区收缩期杂音则见于疾病较晚期右心室扩大的患者。下肢水肿是右心衰竭较好的体征,但也见于高碳酸血症和(或)低氧血症导致功能性肾功能不全引起的继发性醛固酮增多症。

五、辅 助 检 查

(一)胸部 X 线检查

右下肺动脉干扩张增粗,横径≥15mm,肺动脉段凸出,是肺动脉高压的表现。右心室增大。胸片诊断肺动脉高压和右心室增大的敏感性低(图 52-1)。

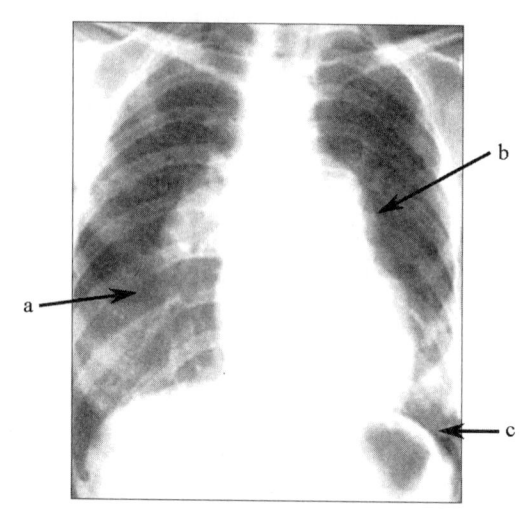

图 52-1　慢性肺源性心脏病 X 线胸片正位
右下肺动脉增宽(a),肺动脉段凸出(b),心尖上凸(c)

(二)心电图

心电图诊断右心室肥大敏感性低,但特异性较高。诊断标准见后。

(三)超声心动图及多普勒超声检查

可以测定右心室流出道内径、右心室内径、右心室前壁厚度、右心室与左心室内径比值、肺动脉干内径等,用以诊断肺心病。多普勒超声检查可以估测肺动脉压。由于 COPD 患者存在肺脏过度充气,60%~80% 的患者不能获得可靠的超声心动图检查结果。

(四)磁共振显像(MRI)

MRI 能很好地显示右心室的影像,故可能是测量右心室大小和功能的最好方法。MRI 测得的 COPD 患者右心室游离壁体积与肺动脉压之间有良好的相关性。但 MRI 检查费用昂贵。

(五)放射性核素检查

放射性核素心室显像可以测定右室射血分数(RVEF),RVEF<40%~50% 时提示右心室收缩功能不全。但该项检查受肺动脉压影响较大,检查结果可信性不大。

六、诊　　断

1977 年我国修订的慢性肺心病诊断标准:

(一)慢性胸肺疾病或肺血管病变

主要根据病史、体征、心电图、X 线,并可参考放射性同位素、超声心动图、心电向量图、肺功能或其他检查结果判定。

(二)右心功能不全

患者主要表现为颈静脉扩张、肝大压痛、肝颈反流征阳性、下肢水肿及静脉高压等。

(三)肺动脉高压、右心室增大的诊断依据

1. 体征　剑突下出现收缩期搏动,肺动脉瓣第二音亢进,三尖瓣区心音较心尖部明显增强或出现收缩期杂音。

2. X 线诊断标准

(1)右肺下动脉干扩张:①横径≥15mm;②或右肺下动脉横径与气管横径比值≥1.07;③或经动态观察,较原右肺下动脉干增宽 2mm 以上。

(2)肺动脉段中度突出或其高度≥3mm。

(3)中心肺动脉扩张和外围分支纤细形成鲜明对比。

(4)圆锥部显著突出(右前斜位 45°角)或"锥高"≥7mm。

(5)右心室增大(结合不同体位判断)。

具有上述(1)~(4)中的一项可提示,具有两项或以上者可以诊断,具有(5)者可诊断。

3. 心电图诊断标准

(1)主要条件:①额面平均电轴≥+90°。②$V_1 R/S≥1$。③重度顺钟向转位($V_5 R/S≤1$)。④

$R_{V_1} + S_{V_5} > 1.05mV$。⑤aVR R/S 或 R/Q≥1。⑥$V_{1\sim3}$ 呈 Qs 或 Qrqr(需除外心肌梗死)。⑦肺型 P 波。P 电压≥0.22mV 或电压≥0.2mV 呈尖峰型,结合 P 电轴>+80°;或当低电压时 P 电压>1/2 R,呈尖峰型,结合电轴>+80°。

(2)次要条件:①肢体导联低电压。②右束支传导阻滞(不完全性或完全性)。

具有 1 条主要条件的即可确诊,具备两条次要条件的为可疑肺源性心脏病心电图表现。

徐希胜等分析 1977 年全国肺心病心电图诊断标准,发现该诊断标准的敏感性为 57.14%,特异性接近 80%。

4. 超声心动图诊断标准(1980 年全国肺源性心脏病会议修订)

(1)主要条件:① 右心室流出道内径≥30mm。②右心室内径≥20mm。③右心室前壁的厚度≥5,或前壁搏动幅度增强者。④左/右心室内径比值<2。⑤右肺动脉内径≥18mm 或肺动脉干≥20mm。⑥右心室流出道/左心房内径比值>1.4。⑦肺动脉瓣曲线出现肺动脉高压征象者(a 波低平或<2mm,有收缩中期关闭征等)。

(2)参考条件:①室间隔厚度≥12mm,振幅<5mm,或呈矛盾运动征象者。②右心房增大,≥25mm(剑突下区)。③三尖瓣前叶曲线 DE、EF 速度增快,E 峰呈高尖型,或有 AC 间期延长者。④二尖瓣前叶曲线幅度低,CE<18mm,CD 段上升缓慢、延长、呈水平位或有 EF 下降速度减慢,<90mm/s。

说明:①凡有胸肺疾病的患者,具有上述 2 项条件者(其中必具 1 项主要条件)均可诊断肺源性心脏病;②上述标准仅适用于心前区探测部位。

七、鉴别诊断

1. 冠状动脉粥样硬化性心脏病(简称冠心病)　慢性肺心病和冠心病均多见于老年人。冠心病常有肥胖、原发性高血压、高脂血症、糖尿病等冠心病高危因素,可以有典型的心绞痛或心肌梗死症状。体检、X 线及心电图检查以左心室肥大为主要征象,可资鉴别。当冠心病与慢性肺心病两者共存时,鉴别诊断较困难,应详细询问病史,注意体格检查和有关的心、肺功能检查来加以鉴别。

2. 原发性心肌病　本病无慢性呼吸系统疾病等慢性肺心病的原发疾病,临床表现以全心增大为主。扩张型心肌病的充血性心衰控制后心界可以缩小,此为扩张型心肌病的特征。胸部 X 线表现为全心扩大,无肺动脉高压影像学改变。心电图和超声心动图是鉴别诊断的主要手段。

八、并 发 症

(一)肺性脑病

是指呼吸衰竭造成缺氧和二氧化碳潴留所导致的精神神经障碍综合征,常见于 COPD 所致的慢性肺心病,其他类型疾病引起的肺心病少见。可因感染、高浓度吸氧、不当使用利尿药和镇静药诱发。轻者出现睡眠倒错(白天嗜睡、夜间失眠)、神志恍惚、淡漠、精神异常或兴奋,无神经系统异常体征。重者谵妄、昏迷、癫痫样抽搐,反射消失或出现病理性神经系统体征。

肺性脑病诊断标准(1980 年全国肺心病会议修订):①慢性阻塞性胸肺疾患伴发呼吸衰竭[$PaO_2 < 6.67kPa(50mmHg)$,$PaCO_2 > 9.33kPa(70mmHg)$]及因缺氧而引起的精神神经症候群(除外脑动脉硬化、电解质紊乱、碱中毒、感染性脑病)。②临床分级。轻型:神情恍惚,精神异常,淡漠嗜睡,兴奋多语,但无神经系统异常体征。中型:谵妄,躁动,语无伦次,肌肉抽动,各种反射及瞳孔对光反射均迟钝,但无上消化道出血及 DIC 表现。重型:昏迷或癫痫样抽搐,对各种刺激无反应,各种反射均消失,出现病理性神经体征,瞳孔扩大或缩小,且合并上消化道出血、休克、DIC 表现。

(二)水、电解质紊乱和酸碱平衡失调

由于慢性肺心病患者常常食欲减退、进食少以及不当利尿等,易发生各种类型的电解质紊乱,以低钠、低氯血症较多见。低钠血症指血清钠离子浓度<135mmol/L,分为稀释性低钠血症和缺钠性低钠血症。前者是由于体内水潴留造成的相对低钠血症,晨尿钠离子浓度往往正常;缺钠性低钠血症是由于体内钠减少所致,晨尿钠离子浓度往往低于 20~25mmol/L。低钠血症严重者由于血浆渗透压过低,可以发生低渗性脑病,表现为乏力、恶心呕吐、表情淡漠、神志恍惚、嗜睡,甚至昏迷等,需与肺性脑病相鉴别。

因大多数慢性肺心病继发于COPD,酸碱平衡失调最常见类型是呼吸性酸中毒,常常发生混合性酸碱平衡失调,包括二重酸碱平衡失调和三重酸碱平衡失调。混合性酸碱平衡失调中,以呼吸性酸中毒合并代谢性碱中毒常见。

(三)上消化道出血

多为应激性溃疡所致。发生机制可能与低氧血症致胃肠黏膜细胞代谢障碍、高碳酸血症刺激胃酸分泌增多、右心功能衰竭致胃肠道淤血、药物刺激以及弥散性血管内凝血等有关。

(四)弥散性血管内凝血

较少见。可能与缺氧、感染、低血压等有关。表现为机体各部位的出血,常见为注射部位、上消化道、躯干及四肢皮肤、黏膜出血。

(五)休克

与感染、失血、心衰等有关。早期表现脉压减小,心率增快。后期血压下降、四肢厥冷、发绀等。

九、治　疗

(一)原发病的治疗

针对引起慢性肺心病的不同疾病采取不同的措施,例如COPD急性加重期抗感染治疗、结缔组织病的糖皮质激素治疗、睡眠呼吸暂停综合征的无创机械通气治疗等,是治疗慢性肺心病的基本措施。

(二)纠正缺氧

缺氧是引起肺动脉高压的主要原因,积极正确的氧疗有利于缓解缺氧导致的肺动脉痉挛,减低肺动脉阻力,降低肺动脉压,减轻右心负荷,纠正心功能不全。氧疗方法因原发病和病情而异。

保持呼吸道通畅是纠正缺氧的前提。气道分泌物较多者,可以给予祛痰药。氨溴索(沐舒坦)除了祛痰作用外,尚有抗炎和抗氧化作用,保护肺组织,可以口服、雾化吸入或静脉点滴给药,是较好的祛痰药之一。肺部呼气相哮鸣音往往提示存在气道痉挛,可以使用支气管扩张药,如沙丁胺醇气雾剂(万托林)或特布他林气雾剂(喘康速)吸入等。气道阻塞严重时,应考虑建立人工气道。

氧疗是纠正低氧血症的重要措施。氧疗是指通过增加吸氧浓度纠正缺氧状态的治疗方法。氧疗方法包括鼻导管或鼻塞给氧和面罩(简单面罩和文丘里面罩)给氧。鼻导管给氧氧浓度的计算

公式为:氧浓度(%)＝21＋4×给氧流速(L/min)。氧疗的目标是维持$PaO_2 \geqslant 60mmHg$或血氧饱和度$(SpO_2) \geqslant 90\%$。对于COPD存在Ⅱ型呼吸衰竭的患者,因其长时间的CO_2潴留,呼吸中枢化学感受器对CO_2刺激呼吸的作用发生适应,此时呼吸运动主要靠低氧血症对颈动脉体化学感受器的刺激作用得以维持,因此对这种患者进行氧疗时,应予以低浓度(<35%)持续吸氧,控制PaO_2于60mmHg或血氧饱和度(SpO_2)于90%左右,以免由于解除低氧血症对呼吸的刺激作用,造成呼吸抑制。

有研究表明,长程氧疗(long-term oxygen therapy,LTOT)能降低慢性肺心病患者的肺动脉阻力,继而降低肺动脉压,并降低患者的致残率和病死率。LTOT的方法是每天吸氧15h以上,氧流量2L/min。

(三)改善心功能

1. 利尿药　能够减轻心脏负荷,改善心功能,但有人认为,慢性肺心病患者用利尿药的作用可能是消除水肿、减轻肝脏淤血和腹水等。应用利尿药需注意以下事项:①一般选用较温和的利尿药,例如氢氯噻嗪12.5～25mg,口服,2/d,短期使用。②避免发生电解质紊乱。不当利尿常发生低钾血症和低钠血症。③利尿过猛可以发生心室充盈压下降,导致心排血量降低。

2. 强心苷　强心苷治疗左心室收缩功能不全性心衰具有较好的效果,但较少用于单纯性右心衰竭的治疗。强心苷治疗慢性肺心病的右心衰竭疗效不佳,而且由于慢性肺心病患者常常有低氧血症,容易发生强心苷的毒性反应。强心苷的适应证为:①感染已被控制,呼吸功能改善,但利尿药不能取得良好疗效而反复发生水肿的心力衰竭患者。②以右心衰竭为主要表现而无明显感染的患者。③出现左心功能不全或慢性肺心病合并左心功能不全。强心苷宜选用起效迅速、排泄快的短效制剂,一般用常规剂量的1/2～2/3,例如毒毛花苷K 0.125～0.25mg或毛花苷C 0.2～0.4mg加于葡萄糖溶液中静脉缓慢推注。用药前应注意纠正缺氧和低钾血症。

3. 血管扩张药　理论上,血管扩张药可以减轻心脏前、后负荷,降低心肌耗氧量,有利于纠正心功能不全。但血管扩张药在扩张肺动脉的同

时,也往往会扩张体循环动脉,造成血压下降。而且,在肺泡通气没有得到改善的情况下应用血管扩张药扩张肺动脉,可能会加重通气/血流比例失调,降低 PaO_2。此外,COPD 所致肺心病患者的肺动脉压往往只有轻、中度升高。因此,慢性肺心病患者应用血管扩张药的效果有限。常用的血管扩张药有血管紧张素转换酶抑制药、钙通道阻滞药、前列腺素、α肾上腺素受体阻滞药、氧化亚氮等。用法同原发性肺动脉高压,但是剂量应小于原发性肺动脉高压的治疗。张洪玉等研究比较硝普钠、卡托普利、地尔硫䓬、维拉帕米、氧化亚氮等药物治疗 COPD 所致肺心病急性发作期肺动脉高压的疗效,未发现各药之间的疗效有显著差异。

(四)抗凝治疗

慢性肺心病急性加重期血浆纤溶酶活性降低,肺动脉血栓形成发生率高。北京朝阳医院用小剂量肝素静脉点滴治疗 COPD 所致的慢性肺心病患者取得了较好的效果。肝素 50mg 溶于 5% 葡萄糖溶液 250ml 静脉点滴,30~40 滴/min,连用 7d。注意监测出血等副作用。

(五)并发症的治疗

1. 纠正水、电解质紊乱 低钠血症需根据其性质分别对待。稀释性低钠血症需严格限制水摄入,同时要采取边补钠边利尿的治疗原则。对缺钠性低钠血症应立即停用利尿药,补充氯化钠。纠正低钠血症不宜过快,轻症患者补充 0.9% 氯化钠溶液,血钠水平 <120mmol/L 时可以输注 3% 氯化钠溶液。补钠量根据血钠水平计算,补充钠离子量(mmol)=(142−血钠测定值)×体重(kg)×0.6,换算成氯化钠,17mmol 钠离子 =1g 氯化钠。第一天补充计算量的 1/2,并补充当天钠离子生理需要量(氯化钠 4.5g/d),以后视病情决定补钠量。补钠速度宜低于 50mmol/h。

低氯血症可以用氯化钠、氯化钾或盐酸精氨酸补充。每20g盐酸精氨酸可以补充 Cl^- 96mmol。

当存在低钾血症时,可以口服氯化钾或静脉点滴稀释后的氯化钾,每天 4~6g,使血钾浓度维持在 4.0mmol/L 左右。

2. 纠正酸碱平衡失调 酸碱平衡失调的处理以治疗原发病或以纠正引起酸碱平衡失调的原因为主。呼吸性酸中毒以控制肺部感染和改善肺通气(包括祛痰药和支气管扩张药等)为主。当 pH<7.20 时,可以考虑补碱。补碱量不宜过大,否则发生医源性碱中毒,影响氧解离曲线,加重组织缺氧。呼吸性酸中毒可以先输注 5% 碳酸氢钠溶液 50~100ml,pH 值达到 7.30 或 HCO_3^- 达到 18mmol/L 即可。代谢性酸中毒时的补碱量计算公式:HCO_3^- 补充量(mmol)=(24−HCO_3^- 测定值)×体重(千克)×0.3,HCO_3^- 补充量换算成碳酸氢钠,12mmol HCO_3^-=1g 碳酸氢钠。先补计算量的 1/2,根据血气分析结果调整治疗,pH 达到 7.30 时即可。

(六)机 械 通 气

无创气道正压通气(NIPPV)具有操作方便、易于管理、疗效肯定和并发症少等优点,已广泛应用于各种呼吸系统疾病所致低氧血症。对于病情严重的呼吸衰竭,则需气管插管建立人工气道,进行机械通气。

十、预 防

慢性肺心病是多种疾病的晚期并发症,治疗效果有限,因此应积极预防肺心病的发生,主要是防治引起慢性肺心病的各种疾病。程显声等完成的"九五"国家攻关课题结果表明,积极戒烟、改善环境卫生、避免有害气体吸入和加强卫生宣教工作等对减低慢性肺心病的患病率和病死率均有积极作用。

(秦志强 王 辰)

参 考 文 献

1 程显声,徐希胜,张珍祥,等. 1992~1999 年慢性阻塞性肺疾病、肺心病社区人群干预结果. 中华结核和呼吸杂志,2001(240):579−583

2 杜敏捷,王 辰,曹大德,等. 慢性阻塞性肺疾病合并肺纤维化的病理学研究. 中华结核和呼吸杂志,1999,22 (1):30−33

3 Carter R, Holiday DB, Stocks J, *et al*. Predicting oxygen uptake for men and women with moderate to

severe chronic obstructive pulmonary disease. Arch Phys Med Rehabil, 2003, 84 (8):1158—1164

4　Carter R, Holiday DB, Stocks J, et al. Peak physiologic responses to arm and leg ergometry in male and female patients with airflow obstruction. Chest, 2003, 124 (2):511—518

5　Loganathan RS, Stover DE, Shi W, et al. Prevalence of COPD in women compared to men around the time of diagnosis of primary lung cancer. Chest, 2006, 129 (5):1305—1312

6　Ninot G, Fortes M, Poulain M, et al. Gender difference in coping strategies among patients enrolled in an inpatient rehabilitation program. Heart Lung, 2006, 35 (2):130—136

7　Reardon JZ, Lareau SC, Zu Wallack R. Functional status and quality of life in chronic obstructive pulmonary disease. Am J Med, 2006, 119 (10 Suppl 1):32—37

8　Rivera-Fernandez R, Navarrete-Navarro P, Fernandez-Mondejar E, et al. Six-year mortality and quality of life in critically ill patients with chronic obstructive pulmonary disease. Crit Care Med, 2006, 34 (9):2317—2324

9　Sidney S, Sorel M, Quesenberry CP Jr, et al. COPD and incident cardiovascular disease hospitalizations and mortality: Kaiser Permanente Medical Care Program. Chest, 2005,128 (4):2068—2075

10　Stenfors N. Physician-diagnosed COPD global initiative for chronic obstructive lung disease stage IV in Ostersund, Sweden: Patient characteristics and estimated prevalence. Chest, 2006, 130 (3):666—671

11　Stoller JK. Clinical practice. Acute exacerbations of chronic obstructive pulmonary disease. N Engl J Med, 2002, 346 (13):988—994

第53章 艾滋病与心脏

Chapter 53

人免疫缺陷病毒（HIV）感染的特点是获得性的、不可逆的免疫抑制，使患者易产生多发机会性感染、恶性肿瘤及多器官系统进行性功能障碍。HIV特异性地感染并逐渐耗尽人体CD_4淋巴细胞，导致免疫抑制。HIV也可感染其他类型的细胞，包括单核细胞/巨噬细胞、内皮细胞、神经胶质细胞、肠上皮细胞，可能还有神经元细胞。在研究初期，认为HIV感染一般不累及心脏，心血管疾病在HIV感染中并不十分常见。1983年，Autran等人首先报道了HIV感染患者中卡波西肉瘤累及心脏组织。其后，由于HIV感染的早期诊断、对机会性感染的有效治疗、抗病毒治疗效果的提高、较好的支持护理，延长了患者的寿命，对疾病症状有了较好的了解，改进了胸部X线和超声心动图诊断技术，在越来越多的HIV感染患者中发现了心脏疾病。研究表明，HIV有心脏趋向性，一些尸检和超声心动图检查均发现与HIV感染相关的心脏病。1990年Anderson和Virmani指出，美国每年有2 800～5 000名HIV感染患者出现与AIDS相关的心脏病，并有374～3 465名患者将死于并发症。欧洲一份尸检研究报道，HIV感染的死亡者中，9.1%死于心脏病。随着HIV感染和AIDS患病率的快速上升，心脏并发症的患病率也将增加。超声心动图检查表明，HIV感染患者，特别是在因病住院的患者中，心脏病的流行远远多于尸检所见。

HIV感染可以影响到心脏的任何部分，包括心肌、心内膜和心包（表53-1）。已报道的与HIV感染相关的心血管疾病主要有心肌炎、心肌坏死、心肌病、动脉病、心内膜炎、心包炎、心包积液、右心室壁运动异常。最常见到的是伴有或不伴有心包积液的心包炎、局灶性心肌炎、右心室壁运动异常，偶尔也会发生继发于肺动脉高压的右心室扩张。超声心动图和尸检的研究显示，在40%～50%的HIV感染患者中发现有此类疾病。

心脏受累及的HIV感染者的临床表现各异，且与AIDS病病程的不同阶段、免疫缺陷程度和治疗HIV疾病使用的药物，如齐多夫定（AZT）和高活性抗反转录病毒治疗（HAART）的蛋白酶抑制药（PI），及预防、治疗机会性感染和肿瘤的药物（如五胅、辅三噁唑、α-干扰素）有关。心血管功能障碍是HIV感染的重要并发症。Herskowitz及其同事在其超声心动图的研究中指出，CD_4^+细胞数少于$100/mm^3$的患者，左心室功能障碍的发生率较高。然而，具有显著症状的心肌病则非常少见，心脏病的临床症状常被HIV感染的系统表现所隐蔽。重要的临床综合征包括心包积液或出血引起的心包填塞、扩张性心肌病、其他类型的心力衰竭、顽固性室性心动过速或突然死亡、传染性或非传染性血栓心内膜炎引起的系统性血栓栓塞病。心血管疾病可发生在HIV感染的任何阶段，但更常见于疾病的晚期。

HIV感染患者的心肌炎、心肌病、心包病的病因和发病机制在很多情况下尚不十分清楚。细菌、真菌、其他病毒和原生物引起机会性感染，脉管炎、缺氧、儿茶酚胺过剩、营养不良、直接HIV感染、自身免疫、肿瘤的并发症及其治疗均可能是HIV感染患者心脏疾病的病因。

由于各种生理和客观因素，妇女更易受HIV

攻击而被感染,受到 AIDS 相关心脏病伤害的机会更多。但在临床表现和治疗方面,除了妊娠期妇女的特殊生理状态外,尚无太多的证据表明 AIDS 相关心脏疾病与性别有关。

一、心肌疾病

与 HIV 感染相关的心肌疾病有 3 种表现形式:第一是心肌炎;第二是扩张性心肌病;第三是增生性改变替代或侵犯心肌层。

心肌炎是淋巴细胞浸润心肌,伴有临近肌细胞坏死和(或)退化,无与冠状动脉疾病相关的典型缺血性损伤。Kaul 等人报道,46％的 HIV 感染者出现心肌炎。心肌炎的病因尚未完全确定。80％的 HIV 感染相关的心肌炎患者未发现特异性病原,其余 20％的患者中存在一种或多种机会性病原体。病理检查常揭示条件致病菌的存在,淋巴细胞浸润(淋巴细胞性心肌炎)伴有或不伴有心肌纤维的坏死以及非炎症性心肌细胞坏死。急性心肌炎可能发展为威胁生命的充血性心力衰竭和心律失常。扩张性心肌病表现为严重的心功能异常,常迅速发展,导致死亡。此病变既可为原发性,也可能继发于系统性疾病。

在临床上,心肌炎病人可出现发热、上呼吸道感染或类流感样症状,随后可能会产生呼吸困难、心悸、胸痛、头晕、晕厥、血压降低、心率加快、颈静脉扩张、脉搏消失、肺部啰音、心脏杂音。心电图(electrocardiogram,ECG)检查显示心律失常,包括室性期前收缩或房室传导阻滞、ST 段抬高、T 波倒置。实验室检查示肌钙蛋白 I(cTnI)、肌球蛋白升高,伴有或不伴有 CK-MB 升高。cTnI 单独阳性表示心肌小面积的微小损伤(微小坏死)。微小坏死可能是继发于心肌炎、心包炎或抗病毒药物诱发的自身免疫性炎症。心肌指标的测定可快速检测心肌损伤,且具有高敏感性和特异性。

肺部 X 线片检查,通常表现心影增大,左心房、右心室扩张以及肺部淤血。心电图检查显示心率失常。心室的扩张,在心电图中表现为左心室肥大或非特异性的 ST-T 改变。超声心动图是探测心室大小、评价左心室功能最好的无创伤性检查手段。心肌的浸润性淋巴瘤或心包脏层下的卡波西肉瘤浸润也可在超声心动图中显示。动态心电图(Holtermonitor)可诊断由局灶性浸润传导系统所致的心律失常,如心动过缓、异位心律。螺旋 CT 扫描或磁共振图像有助于心脏肿瘤的检测。心肌炎病人,血清免疫球蛋白水平升高,有些病人可检出抗心肌细胞的自身免疫抗体。心肌内膜活检对心肌炎的诊断十分有用。HIV 感染患者中,心肌炎与心肌梗死难于区分。详细的临床史、物理学检测、心电图检查、超声心动图(echocardiography)检查以及 HIV 特异性治疗的危险因素的分析有助于心肌炎的鉴别诊断。

静脉免疫球蛋白治疗可以改进临床症状,通过竞争 Fc 受体等作用抑制心脏自身抗体(抗 α-肌质球蛋白自身抗体)。对左心室功能降低的 HIV 感染患者,可采用免疫调节治疗。对营养不良的患者,特别是厌食或有消耗性疾病或腹泻综合征的患者,应补充营养,如硒、肉碱或多种维生素。

在 AIDS 患者中,机会性细菌、真菌和病毒感染、直接 HIV 感染、非特异性心肌炎以及肿瘤的形成,均可累及心脏。

1. 细菌、真菌等病原体机会性感染　有关 AIDS 患者因机会性感染而累及心脏的报道已越来越多(表 53-1)。HIV 患者中出现的机会性感染、肿瘤及其他病症是因为机体缺乏免疫监测所致。一般认为 HIV 相关心脏疾病的发病机制之一是肺孢子虫、弓形虫、组织胞浆、新型隐球菌、结核杆菌和鸟分枝杆菌的隐性感染和既往感染的再复发。但心脏受累的情况并不普遍,通常心肌被累及只是血液系统感染时的伴随感染,受损不广泛且无组织损伤。多发性感染发生率较高,常见的病原体包括鼠弓形虫、结核分枝杆菌和新型隐球菌。鼠弓形虫和结核分枝杆菌是明显趋向于感染心肌和心包的病原体。Hoffman 及其同事报道,尸检中 12％的 AIDS 患者有心脏弓形虫病。曲霉菌也可引起心肌病。心肌损伤一般无症状,直至尸检时才被发现。治疗感染性心肌炎通常采用抗生素。

2. 病毒性心肌炎　在 HIV 感染患者组织学检测中发现单核细胞炎性浸润。巨细胞病毒(CMV)、单纯疱疹病毒(HSV)、柯萨奇病毒和 HIV 本身均可能为其病原体。有人报道在患者心肌中发现有 CMV 感染特异的核内包涵体,但 DNA 原位杂交技术则显示很多感染的细胞,包括肌细胞均未证明有 CMV 感染。肌细胞感染对细胞和体液介导的心脏损伤是必需的。CMV 感染可引起与炎症改变无关的组织坏死,因此,可能 CMV 或包括 HIV 在内的其他病毒是无炎症心肌坏死的病原体。柯萨奇 B 病毒和 Epstein-Barr (EB)病毒也与免疫抑制患者中的心肌炎有关。

3. HIV 心肌炎 HIV 本身可引起无炎症反应的心肌退化变性心肌病。Ho 及其同事提出,HIV 可通过直接感染最终导致细胞溶解而损伤肌细胞。自分泌(autocrine)和旁分泌(paracrine)因子、淋巴因子或其他由反转录病毒感染淋巴网织内皮细胞而释放的酶可能是其病原体。组织培养、DNA 斑点杂交、原位杂交和聚合酶链反应(PCR)证明,在心脏组织中存在 HIV。但是,没有心肌病组织病理学的直接证据,因此很难将心肌中存在 HIV 与心肌炎的诱发相联系。Flomenbaum 及其同事报道,肌细胞中与线粒体相关的大量多层膜小体是 HIV 感染与心肌病相关的特异性膜病变。

4. 淋巴细胞性心肌炎 心肌炎的组织学检查发现,通常为非特异性炎性浸润,无明显的肌细胞损伤。Anderson 等人报道,在他们的 HIV 感染患者中心肌炎的患病率高。其组织学改变为:伴有单核细胞浸润的局灶性和中度心肌炎,伴有心肌纤维坏死的淋巴细胞浸润,不伴有心肌纤维坏死的淋巴细胞浸润。在这些病例中难以排除 HIV 或机会性病毒为其病因。Herskowitz 等通过对 28 名左心室功能障碍的患者心肌内膜活检和随后的组织学检查、免疫过氧化物酶染色和针对 CMV 及 HIV-1 基因序列的原位杂交证明,在有症状的 HIV 相关原发性心肌病中,趋心病毒感染和心肌炎可能是重要的病因。治疗淋巴细胞性心肌炎可使用 AZT。

5. 自身免疫与心脏 自身免疫反应可引起心肌损伤。心肌损伤可能与因 T 细胞功能改变而引起的高丙种球蛋白血症造成的超敏反应有关。在 HIV 感染患者血清中确实存在高浓度的免疫复合物,但与直接心肌损伤的关系尚未确定。Cotton 等人报道,在心脏肌肉的肌纤维上结合大量 HIV 蛋白(非完整病毒)。这说明心肌细胞是 HIV 的靶细胞,但 HIV 感染与 HIV 相关心脏病之间的直接关系仍需进一步研究。Herskowitz

等假设,HIV 相关心肌病的自身免疫机制与抗肌质球蛋白抗体类似。病毒基因改变肌纤维细胞的表面,使细胞表面蛋白变为免疫原,刺激进行性自身免疫反应。一系列实验显示,在非 HIV 感染的心肌病患者及大部分 HIV 感染的心肌病患者中,存在对 B 细胞受体、腺苷酸易位子(ANT)及重链肌质球蛋白的心脏自身抗体。而在无心肌病的 HIV 患者中则无这些自身抗体。免疫组化、免疫病理和血清学研究指出,大部分炎性细胞是 CD8 阳性,并表达特别大量的 I 类和 II 类组织相关抗原标志物、IL-1 及其他细胞因子,它们可能诱发心脏特异的自身免疫。但很难说这些免疫反应仅仅是针对 HIV 产生的,HIV 感染相关心脏病的发病机制尚有待研究。

6. 无炎症心肌坏死 患者长期受过量儿茶酚胺刺激可能会导致心肌坏死。引起瞬时、局部缺血及坏死的微血管痉挛是心肌坏死特别是充血性心脏病另外的发病机制。微血管痉挛也可能是 HIV 感染相关的心肌炎的恶化因素。

7. 血管损伤(动脉病) 在 HIV 感染患者中有几种类型的动脉血管损伤,包括伴有和不伴有动脉瘤形成的动脉病、纤维钙化损伤及与伴有冠状动脉血栓形成的卡波西肉瘤相关的内皮增生。Joshi 等报道,在 HIV 感染的儿童中发现动脉病,有炎性和纤维钙化性两种类型的损伤。炎性损伤包括脑和心肌的脉管炎或血管周围炎。纤维钙化性损伤包括伴有弹性组织断裂的内膜纤维化以及伴有管腔狭窄的血管中层纤维化。这在包括心脏在内的很多器官,小动脉和中等大小的动脉中均可见。在 1 例病人中见到三个右冠状动脉的三个动脉瘤,与腔内血栓形成及心肌梗死有关。左冠状动脉有类似的纤维钙化性损伤,但不严重,未形成动脉瘤。损伤没有显示管壁炎症或坏死。纤维钙化性动脉病的发病机制尚不清楚。根据其临床病理学和免疫学特性,似乎与川崎病和婴儿期自发性动脉钙化不同。在儿童中的观察显示,当 HIV 病人的存活期较长时,可能动脉病的患病率升高且病情也更严重。在接受 PI 治疗的患者中,冠状动脉病的患病率增高。尽管 PI 治疗在临床上有利于对 HIV 本身的抑制,但在 60%HAART 患者中出现并发症,如脂肪代谢障碍、胰岛素抵抗、高水平低密度脂蛋白和高水平三酰甘油。发病机制包括：HIV感染,持续和非继发的抗原刺激,内源或外源弹性蛋白酶。

8. 药物引起的心肌炎或脉管炎　用于治疗HIV感染和肿瘤并发症的许多药物能引起各种心脏问题。某些药物诱发伴有功能障碍的心脏和血管结构的变化。另有些药物则有直接的毒性作用,引起急性或慢性心肌炎。五脒可引起严重的室性心律失常,包括尖端扭转型室性心动过速。静脉用药,特别是注入太快时,可引起直立性低血压。磺胺甲氧吡咯/三甲氧苄二胺嘧啶通过对肾小管的作用,也可引起尖端扭转型室性心动过速和低血钾症。用于治疗肺孢子虫病的药物,在HIV感染和非HIV感染者中均不引起心肌炎或充血性心衰。用于治疗严重真菌感染的两性霉素B可引起心律失常、低血压、高血压、电解质异常及心脏停搏。

滥用可卡因与心肌炎和扩张型心肌病相关。静脉药物滥用是否是HIV感染患者心肌炎或心肌功能障碍的另一个危险因素尚未被肯定。Cho及其同事观察到,伴有HIV感染的静脉药物滥用患者中,自发性心肌炎和扩张型心肌病的患病率高于同性恋患者。Turnichy等通过实验得出结论认为,静脉药物滥用对心肌病是独立的危险因素。长春新碱、长春碱、doxrubicin和α-干扰素是治疗卡波西肉瘤的化疗药物。已确定心肌病是doxrubicin引起的并发症。高血压和心肌梗死与长春碱治疗有关。α-干扰素对心血管的不利影响是低血压、高血压和心动过速,在高剂量和延长使用时会产生扩张型心肌病,伴有深度心肌功能障碍,停药后症状缓解。AZT能引起心肌和骨骼肌线粒体改变。抑制HIV复制的反转录酶抑制药AZT和双脱氧次黄嘌呤核苷(didanosine)可诱发心肌病。AZT可引起儿童心肌功能障碍。

9. 营养不良　AIDS患者在疾病晚期常出现恶病质和营养问题,如硒和维生素B缺乏可引起心肌功能障碍。营养不良的儿童患者普遍缺硒。有报道严重消瘦的患者并发心脏萎缩。

二、心脏肥大与原发性心肌病

在HIV感染患者的尸检中,普遍发现右心室肥大和功能障碍。其最可能的原因是缺氧引起的肺动脉高压,其次与肺孢子虫病及其他间质肺病有关。HIV感染可引起原发性肺动脉高压,HIV并不直接感染肺部血管,而是通过自身免疫致病。

充血扩张性双心室心肌病是HIV感染的重要表现。通过临床病理学研究已证实HIV感染与扩张性心肌病相关。通过超声心动图检查,在很多HIV感染患者中发现有扩张性心肌病。最普遍的是受损的左心室破裂缩短及左心室扩张。超声心动图的研究估计,30%～40% HIV感染患者有心肌病。Horskowitz及其同事用二维超声心动图检查HIV感染患者中左心室功能障碍的流行率和发病率。他们报道,低钾血流行率为14.5%,每年发病率为18%。大部分为CD4计数低下者,有些产生有症状的心衰竭。DeCastro等人也报道,与无症状HIV患者比较,约10% AIDS患者发展为急性左心室功能障碍,发病机制主要与急性心肌炎相关。

原发性心肌病的发病机制尚未确定。在大量病例中心肌炎为其病因,其次包括HIV在内的感染因子也是病原。其它机制包括儿茶酚胺过量、血管痉挛、缺氧、自身免疫反应和营养不良特别是缺硒。

在原发性心肌病患者中病理改变包括心脏重量增加、双心室或四室扩大和心肌呈苍白色。电镜检查显示,局部肥大和局部萎缩,伴有肌原纤维成分的渗出和萎缩的肌细胞空泡的形成。局部炎性浸润包括淋巴细胞、组织细胞,偶尔也有心肌间质组织中的浆细胞。电镜检查显示,肌原纤维的丢失、脂肪沉积和线粒体数增加。

原发性心肌病的临床表现:在AIDS流行的早期,对临床心脏病的报道很少,但以后的研究报道患者中发现了有症状的心脏功能障碍。充血性心衰竭的发作常预示疾病的晚期。呼吸困难是HIV感染最普遍的代表症状之一,仅次于肺病。随着心脏功能障碍流行的增多,应考虑心肌病。胸部X线片检查对心脏功能障碍不敏感,但可以查出心脏肥大。心电图通常是非特异的,HIV阳性患者心电图信号的晚期电位通常是正常的或间歇性的,而与收缩异常无关。心电图研究显示,约30%～40%的心脏异常,常为室内隔水平上的部分异常。超声心动图如检查出扩张性心肌病,表示疾病的预后不好,50%患者在6个月内死亡。

虽然心肌病的病因通常尚不清楚,但HIV感染患者充血性心衰竭的治疗与非 HIV 感染患者标准心衰治疗方案相同。对于机会性感染和形成肿瘤的患者的治疗可进行一些改变。静脉内治疗应给低剂量，并且应避免使用心脏毒性药物如道诺霉素等。有收缩功能障碍和液体潴留症状的患者，应接受利尿和醛甾酮拮抗药（如血管紧张素转换［ACE］的抑酶制药）的混合治疗。ACE-抑制药是一般心衰治疗药物，HIV 感染患者可能会因为腹泻或脱水引起的低系统血管阻力而难于接受。地高辛可用于有持续症状或快速房纤维颤动的患者。脑病对 HIV 病人中扩张性心肌病的临床病程有负面影响，有脑病的患者比无脑病的患者更易死于充血性心力衰竭。由于当前所采用的治疗，HIV 感染的肺病患病率和病死率有所减少，因此可以预言，心脏衰竭的患病率和病死率将会相对增加。

三、心脏肿瘤

已报道在 HIV 感染患者中有两种肿瘤：卡波西（Kaposi's）肉瘤和恶性淋巴瘤，其中卡波西肉瘤更多见累及心脏。

1. **卡波西肉瘤**　1983 年，Autran 等人首先报道了 HIV 感染患者中卡波西肉瘤累及心脏组织。卡波西肉瘤可能是来源于内皮细胞的肿瘤。心脏发生卡波西肉瘤通常是广泛扩散的过程。卡波西肉瘤伴有心包膜损伤，较少伴有心肌损伤，少有心包膜和心肌一起被累及的情况。冠状动脉外膜及大血管也可能形成肿瘤。Cammarosano 和 Silver 分别报道在尸检中发现，21 名 HIV 感染患者中 4 人（20％）及 18 名 HIV 感染患者中 5 人（28％）有卡波西肉瘤。仅有少数有心包脏层卡波西肉瘤的患者为致死性心脏压塞及心包膜狭窄。在所有发现卡波西肉瘤的 HIV 患者中，甚至在广泛心肌累及的患者中均未发现临床心脏功能障碍。

2. **恶性淋巴瘤**　心脏恶性淋巴瘤虽然不多，但曾有报道在 HIV 感染患者中发现，预后极差。这些非霍奇金淋巴瘤大部分为高等勃基特（Burkitt）样细胞（小的和非裂解的）、网织细胞肉瘤，或免疫胚细胞肉瘤。大部分病例中它们来源于 B 细胞，在免疫球蛋白染色时显示大部分为单克隆的。在某些病例中，增殖细胞中显示有 EB 病毒基因组。心脏原发淋巴瘤极少见（在 125 例心脏恶性肿瘤中仅 5.6％），转移淋巴瘤比原发淋巴瘤更常见。已报道的发病机制包括：①慢性抗原刺激；②对损伤的免疫监测；③潜在的致瘤疱疹/EB 病毒科病毒的再激活；④对损伤的免疫调节；⑤免疫抑制、细胞毒性或其他药物的致癌作用；⑥遗传易感性；⑦白介素-6 的产生。心脏淋巴瘤有两种病理特点：其一为扩散性浸润，它使心脏呈大而苍白状；其二为心包膜、心肌和心内膜形成局部节结。心肌组织切片可见瘤形成的斑状浸润，也可见强有丝分裂活性。

3. **临床特点及治疗**　心脏淋巴瘤的临床表现包括心脏肥大、心包积液、充血性心衰，或进行性心阻塞。少见突然死亡，且一半以上患者无心脏功能障碍的临床症状。[67]Ga 和血液混合同位素研究有助于诊断。超声心动图和心电图的检查结果是非特异的。有报道用环磷酰胺、阿霉素、长春新碱和泼尼松治疗淋巴瘤。化疗及 α-干扰素治疗卡波西肉瘤的效果不明显。

四、心内膜疾病

1. **非细菌性血栓性心内膜炎**　是 HIV 感染者中最常见的心内膜损伤，也称 Marantic 心内膜炎，可包括任何血管，但左侧损伤更普遍。多发生于患有严重消耗综合征的 HIV 病人中，主要特征为松脆的赘生物，此赘生物可形成栓塞或继发感染，二尖瓣瓣膜及四个瓣膜均有赘生物的患者中可出现系统性阻塞，伴有大脑梗死。除脑之外，肺、肾、脾和心肌也会出现系统栓塞。在组织学上，赘生物在纤维蛋白孔中含有血小板，在栓塞病血管内有弥漫性凝血。

2. **感染性心内膜炎**　艾滋病患者由于免疫功能缺陷，易被细菌、真菌等微生物引起感染性心内膜炎。细菌主要有金黄色葡萄球菌、肺炎双球菌，真菌有新型隐珠菌，白色念珠菌，曲霉菌。细菌性心内膜炎临床特征是发热、出汗、厌食、全身不适、体重减轻。在静脉嗜毒者中，三尖瓣瓣膜最易感染。三尖瓣或肺瓣膜上可形成赘生物，伴有肺栓塞和随之产生的脓毒性肺梗死。在 X 线胸片中出现多处浊斑。系统性栓塞常累及冠状动脉、肾、肠末端及中枢神经系统。心率改变（即房室阻滞）可能表示在房室结顶端存在脓肿。右心膜损伤会导致胸痛、呼吸急促,左侧心脏的损伤表现出周围组织的栓塞或因主动脉瓣、二尖瓣关闭不全引起的心力衰竭。真菌性心内膜炎可有颅内动脉中的动脉瘤、心肌脓肿或大脑栓塞。

根据临床、超声心动图和细菌培养的结果进行诊断。胸腔超声心动图(TTE)可检测较大的瓣膜结块。食管超声心动图(TEE)检测小叶穿孔或瓣膜带裂开。TTE 或 TEE 可指导抗体治疗持续时间和手术时间。

心内膜炎体格检查:瘀点、条纹状指甲下出血、Osler 结节、Janeways 病变、脾脏肿大及心脏杂音。实验室检测:贫血、白细胞通常不增高、血尿、蛋白尿,胸部 X 线片检查可见肺部浸润或心衰。超声心动图是重要的诊断方法,普通超声心动图检查赘生物的敏感性 > 75%。

感染性心内膜炎的治疗可先采用广谱抗生素,包括静脉滴注万古霉素每 12h 15mg/kg(最多 1g)、静脉滴注青霉素 1 000 万 U,分 2~4 次给药和肌内注射庆大霉素每 8h 1mg/kg 的联合治疗方案有明显的杀菌作用。也可包括抗金黄色葡萄球菌的新青霉素。

五、心包疾病

心包疾病是 HIV 感染患者常见的心血管症状,常使患者存活期缩短,预示 AIDS 病的终期阶段。超声心动图和尸检结果显示,心包积液的流行率为 10%~59%。某些病人特别是晚期病人,其心包积液可引起病毒性心包炎、尿毒症、充血性心衰竭或心包填塞。急性心包炎的临床症状可以有发热、咳嗽、呼吸困难、放射至左肩的胸痛(常为钝痛)。如反复发作可进展为慢性心包炎和心包积液。体检表现:呼吸急促、心包摩擦音(左胸骨边界,通常坐起或斜靠加重)、心尖搏动的消失或减弱、心音减弱及 Ewart 征。大量积液时,左侧肩胛骨与脊柱间叩诊为浊音,听诊为管状呼吸音。心包填塞的临床症状有呼吸急促、低血压、奇脉、颈静脉怒张、心音遥远。引起心包炎、心包积液的病原可分为感染性和非感染性。感染性病原包括病毒、细菌、真菌及原生物(CMV、HSV、EBV、柯萨奇病毒、腺病毒、结核分枝杆菌、胞内鸟分枝杆菌、金黄色葡萄球菌、星型诺卡菌、红球菌、单核细胞增多性利斯特菌真菌、沙眼衣原体、新型隐球菌、荚膜组织胞浆菌和鼠弓型虫)。非感染性病因主要为肿瘤,如卡波西肉瘤、淋巴瘤。积液可能是在胸膜和腹膜表面产生的浆液积液。毛细管渗漏综合征似乎是由于在 HIV 疾病晚期细胞因子(如-肿瘤坏死因子[TNF-α])的升高所引起。

超声心动图是心包积液、心包填塞的极好诊断方法,特异性和灵敏度都很高。计算机断层扫描或磁共振对卡波西肉瘤引起的心包膜增厚的诊断比超声心动图更准确。X 线胸片检查,在心包大量积液时,可见典型的"水瓶"样心脏,少量积液时通常正常。心电图检查可显示出典型的心包炎时的 ST-T 改变,大量心包积液时表现 QRS 低电压。

产生心包积液的 HIV 感染患者,约有 42% 其心包积液可自行消失。但即使积液消退,病死率也会增加。无临床症状的少量心包积液不需要治疗,无临床症状的大量心包积液可使用抗炎药物。心包填塞时,可进行心包穿刺以紧急缓解血流动力学的损害。结核性心包炎常采用引流性心包切开术或心包切除术。

六、心 律 失 常

心动过速和心动过缓在 HIV 感染患者中均可观察到,常由器质性改变或药物的副作用所致。

1. 心内膜(感染性心内膜炎)、心肌(心肌炎、扩张性心肌病)和心包(感染性和生瘤心包炎及心肌心包炎)的结构改变均可引起心律失常。有心肌炎的 HIV 患者中最常见的心律失常是室性异位搏动。扩张性心肌病的 HIV 患者中最常见的是心动过缓(如左束支阻塞和(或)房室阻塞)。其原因是传导系统的纤维性破坏。

2. 药物的副作用 机会性感染、肿瘤治疗和(或)预防、抗反转录病毒药物的副作用可引起心律失常。Ganciclovir、两性霉素 B、三甲氧苄氨嘧啶、磺胺甲噁唑和五咪可引起 torsade(TdP),它能导致室颤和心跳骤停。TdP 与心室活动潜伏期(心电图的 QTC 间期)延长有关。电解质的异常改变(如低血钾、低血镁、低血钙)、营养不良和(或)慢性腹泻,或利尿药引起的电解质不平衡可以进一步引起 QTC 间期的延长。中枢神经系统刺激药物如可卡因的滥用可引起心肌炎、心肌梗死和扩张性心肌病。儿茶酚胺的刺激引起室性心律失常导致周期性微血管痉挛。

心律失常的治疗可采用电复律法。药物治疗可用普鲁卡因胺,它对室性心动过速(VT)及室上性心动过速(SVT)有效。

表 53-1　与 HIV 相关的心脏病

心肌病	机会性感染
	细菌(结核分枝杆菌,鸟分枝杆菌,金黄色葡萄球菌,荚膜组织胞浆菌,诺卡放线菌)
	真菌(新型隐球菌,白色念珠菌,曲霉菌,球孢子菌)
	原生物(弓形虫,卡氏肺囊虫)
	病毒性心肌炎
	巨细胞病毒,单纯疱疹病毒,柯萨奇 B 病毒
	直接 HIV 感染
	淋巴细胞性心肌炎
	无炎症心肌坏死
	微血管痉挛,儿茶酚胺过剩
	营养不良
	缺氧性损伤
	毒性损伤
	抗 HIV 药物,机会性感染用药
	动脉病
	心肌肥大和心肌病
	伴有肺部感染引起的肺动脉高压的右心室肥大或扩张,肺栓塞,与 HIV 感染相关的肺动脉病,双心室扩张(充血性心肌病)
	肿瘤
	卡波西肉瘤,淋巴瘤
心内膜疾病	非细菌性血栓性心内膜炎(Marantic 心内膜炎)
	细菌性心内膜炎
	真菌性心内膜炎
心包疾病	感染性
	细菌(结核分枝杆菌,鸟结核分枝杆菌,诺卡菌属)
	病毒(单纯疱疹病毒,HIV,巨细胞病毒)
	真菌(荚膜组织胞浆菌,隐球菌)
	非感染性
	尿毒症
	肿瘤
	卡波西肉瘤,淋巴瘤
	纤维蛋白性心包炎
	自发性心包病

七、心脏瓣膜病变

消耗性(maarantic)心内膜炎是非细菌性、非血栓性、常见的慢性消耗性疾病,在艾滋病病人尸检中常发现,一个病人可有 1～4 个瓣膜同时受累形成消耗性赘生物。消耗性心内膜炎由于常造成血栓栓塞而受到医学界的关注。在无禁忌证的前提下,抗凝治疗是主要依赖的方法。合并感染性心内膜炎的艾滋病病人,原因仅仅与滥用静脉毒品有关,最常见的受累器官是心耳,应给予适当的抗生素治疗。对于没有进展的艾滋病病人,倘若合并有心内膜炎的并发症,则需外科手术治疗。

（貌盼勇）

参 考 文 献

1　童裕维，唐小平. 静脉药瘾并 HIV 感染者感染性心内膜炎 13 例临床分析. 中华心血管病杂志，2004，32 (7)：584—586

2　Dalakas MC. Inflammatory, immune, and viral aspects of inclusion-body myositis. Neurology, 2006, 66 (2 Suppl 1)：S33—38

3　Dosios TJ, Theakos NP, Angouras DC, et al. AIDS-related cardiac tamponade：is surgical drainage justified? Ann Thorac Surg, 2004, 78 (3)：1084—1085

4　Hammer SM. Clinical practice. Management of newly diagnosed HIV infection. N Engl J Med, 2005, 353 (16)：1702—1710

5　Hsue PY, Waters DD. What a cardiologist needs to know about patients with human immunodeficiency virus infection . Circulation, 2005, 112 (25)：3947—3957

6　Katz AS, Sadaniantz A. Echocardiography in HIV cardiac disease. Prog Cardiovasc Dis, 2003, 45 (4)：285—292

7　Peter AA, Seecheran S. Images in cardiology：Multiple ventricular thrombus in HIV cardiomyopathy. Heart, 2005, 91 (9)：1248

8　Rangasetty UC, Rahman AM, Hussain N. Reversible right ventricular dysfunction in patients with HIV infection. South Med J, 2006, 99 (3)：274—278

9　Rivera J, Hillis LD, Levine BD. Reactivation of cardiac Chagas' disease in acquired immune deficiency syndrome. Am J Cardiol, 2004, 94 (8)：1102—1103

10　Simon V, Ho DD, Abdool Karim Q. HIV/AIDS epidemiology, pathogenesis, prevention, and treatment. Lancet, 2006, 368 (9534)：489—504

11　Smith DT, Sherwood M, Crisel R, et al. comparison of HIV-positive patients with and without infective endocarditis：an echocardiographic study-the Emory Endocarditis Group experience. Am J Med Sci, 2004, 328 (3)：145—149

12　Xie L, Gebre W, Szabo K, et al. Cardiac aspergillosis in patients with acquired immunodeficiency syndrome：a case report and review of the literature. Arch Pathol Lab Med, 2005, 129 (4)：511—515

第54章 妇女胶原性疾病心血管系统表现

Chapter 54

近20年来,风湿性疾病在内科领域已经逐渐占据重要的地位,随着免疫学理论与技术的突飞猛进,对风湿性疾病的病理学、流行病学和临床表现也有了进一步的认识。风湿性疾病是一种全身性疾病,不仅影响关节和骨骼、肌肉系统,同时还可影响许多脏器,心、脑、肾等脏器受累已成为风湿性疾病危及患者生命的主要原因。风湿性疾病多达百余种,目前尚无世界统一的分类方法,本节所述妇女胶原性疾病与冠心病主要是指弥漫性结缔组织病这一大类。

弥漫性结缔组织病简称结缔组织病,是风湿性疾病中的一类,曾经称之为胶原病,这类疾病属于自身免疫性疾病,常常是由于各种原因使机体免疫系统丧失了对机体自身抗原的免疫耐受,以致其淋巴细胞对自身组织出现免疫反应并导致机体组织损伤,病理改变的基础是血管和结缔组织的慢性炎症。由于心血管系统富含结缔组织,各种风湿性疾病均可累及心血管系统,其损害可以是原发的,也可以是继发的;可以是疾病的首发表现,有些成为疾病的临终表现。症状时轻时重,有些病例仅仅在尸体解剖时才发现。在疾病谱逐渐变化的今天,自身免疫病的诊治成为医学中的常见问题。风湿性疾病是一种非器官特异性自身免疫病,它的慢性过程和器官损害造成医疗中的许多难点,尤其合并心血管病变时,进一步加重了不良预后,对于这类弥漫性结缔组织病累及心脏病变若能早期诊断积极治疗将能获得较好的预后。以往对风湿性疾病合并心血管系统病变的研究相对较少,对妇女风湿性疾病的心血管系统疾病的研究则更鲜有报道。然而,对于临床医生理解和处理这类心血管疾病实属必要。本章节将系统介绍几种妇女常见的同时容易累及心脏的弥漫性结缔组织病。

一、概　　述

发病情况:风湿病是一个涉及多学科、多系统的疾病,在我国发病率并不低,我国对16岁以上人群进行的初步流行病学调查显示,类风湿关节炎发病率为0.32%~0.36%,系统性红斑狼疮发病率为0.07%~0.10%。系统性硬化症在美国的发病率为2~14/百万人口,国外学者FOX等根据圣地亚哥标准对干燥综合征病人进行的回顾性临床资料的统计认为,其患病率为0.08%。北京协和医院按照哥本哈根标准在北京郊区成年人调查得出的患病率为0.77%,按圣地亚哥标准的患病率为0.29%。类风湿关节炎患者中,女性约3倍于男性,系统性红斑狼疮育龄期女性与同龄男性发病率相比为9:1,而在绝经期男女之比约为3:1,系统性硬化病患者女性与男性之比为3~5:1,而在干燥综合征女性与男性之比为8~9:1。美国的流行病学资料显示,特发性炎性肌病发病率为5.5~8.9/百万人口,其中,女性为男性的2倍,尤其与其他结缔组织病重叠出现的炎性肌病女性约10倍于男性。在过去的20年中,男性心血管疾病的病死率持续下降,而女性的病死率却保持不变。由于风湿性疾病发病人群以女性为主,故每年由于风湿性疾病并发心血管疾病死亡的女性远远多于男性。

发病机制与病理改变:多数弥漫性风湿性疾病侵犯多系统,在受损的靶组织出现炎症性反应,表现为局部组织大量的淋巴细胞、巨噬细胞和浆细胞浸润与聚集。血管病变是风湿性疾病的常见和共同的临床表现，也以血管壁的炎症为主，造成血管壁的增厚，甚至管壁狭窄，导致局部组织器官缺血，弥漫性结缔组织病的广泛组织损害和临床表现与此病理改变相关。

二、系统性红斑狼疮

(一)病因

系统性红斑狼疮(systemic lupus erythematosus,SLE)病因未明，多数学者的观点认为环境因素(如药物、毒物、饮食、感染等)作用于一定遗传背景的机体(包括组织相容抗原、细胞因子、细胞受体、细胞因子受体以及性激素等)，诸多因素相互作用而导致疾病的发生。

(二)发病机制

SLE 具体的发病机制仍然未完全清楚,SLE的免疫异常可以出现在多个方面和多个水平,其中,以 T 淋巴细胞和 B 淋巴细胞的高度活化和功能异常最为突出。多数学者认为 T 辅助淋巴细胞的功能亢进促进了 B 淋巴细胞的高度活化,从而针对机体自身抗原表达众多的自身抗体,这些自身抗原包括细胞核的可溶性(多种核糖核蛋白)和非可溶性自身抗原(组蛋白和 DNA)、细胞膜成分(红细胞以及血小板的膜成分)以及细胞内其他成分(磷脂),这些抗体与相应的自身抗原结合,形成免疫复合物沉积在相应的靶器官以及靶细胞从而导致相应的细胞组织器官损伤。故免疫复合物的形成以及沉积是 SLE 的主要发病机制。SLE患者 T 淋巴细胞和 B 淋巴细胞的功能在很大程度上受细胞因子的影响。

(三)病理改变

SLE 是一种免疫复合物病,病理改变主要为弥漫性血管炎,是许多脏器组织受损的病理基础。尸检资料显示几乎均有心脏病变。随着 SLE 患者生存期延长及诊断手段的改进,一半以上病例生前可以诊断,为致死的主要原因之一。SLE 患者以 10～50 岁者常见,年轻女性较多。

(四)心脏病变

SLE 患者的心脏改变可以侵及心脏的所有结构。

1. 心包炎 为 SLE 最常见的一种心脏病,

临床诊断为 20%～30%,超声心动图的检出率达57%,心电图显示 T 波改变占 75%,尸检占 SLE病例的 80%。病理改变示心包局限性或弥漫性炎症病变,其中以单核细胞为主,可伴有渗出液。慢性病例则心包上有愈合的纤维组织,使心包粘连增厚,但很少引起缩窄性心包炎,急性期心包面上常有免疫球蛋白、补体成分、苏木素小体沉积,说明炎症是由免疫复合物介导的,而单核细胞为主提示为细胞免疫的作用。

急性心包炎可反复发作。积液可多可少,积液多时,偶可引起心脏填塞,需要反复抽液。心包积液清亮或浑浊呈淡茶色或咖啡色,其中,白细胞增加,以单核细胞为主,可含大量免疫活性物质,如狼疮细胞、抗核抗体、抗 DNA 抗体、类风湿因子,但补体水平低。心包炎多发生在发病后的数月或数年,也可作为 SLE 的首发症状出现。表现为胸骨后或左胸疼痛,与呼吸体位有关,有时可闻及心包摩擦音。超声心动图对诊断有很大帮助。

2. 心肌病变 多为亚临床型,病变程度与全身病变一致,临床诊断率为 10%～30%,心肌病变远较心包炎发病率低,尸检检出率远较心包炎为低。有人在 SLE 患者中测得抗心肌抗体,认为可能与 SLE 的心肌病变有关,也有在尸检中证实心肌细胞以及组织内有免疫复合物沉积,认为补体激活后产生了炎症和心肌损害。心肌的病理改变主要为心肌间质胶原纤维发生变性,间质水肿,偶有纤维坏死和细胞浸润、心肌动脉内膜增厚以及玻璃样变。临床心肌炎表现为无明显原因的心前区不适、心动过速,心力衰竭或心脏扩大,心肌病可有心率增快、奔马律,心脏扩大,有时可伴发热,多出现于严重的活动性 SLE 患者。心电图提示 P-R 间期延长、ST 段改变。超声心动图可以发现心脏增大或肥厚,左、右心室舒张压增高,心排血量下降,心肌病可影响心脏的收缩功能,但临床上可无心脏功能不全的表现。

3. 心内膜 SLE 心脏病变的特征性心内膜改变已于 1924 年由 Libman 和 Sacks 所描述,但是当时并未认识到它是全身疾病的一种局部表现,直至 1941 年 Klemperer 等对 SLE 的病理改变做了全面的研究。Libman-Sacks 瓣膜炎为疣状生物,从针头大至直径 3～4mm 大,可以分散,也可以聚合。是由退行性瓣膜组织所构成,含有颗粒样嗜碱细胞碎片、免疫复合物、单核细胞、纤维素和血小板微血栓,常突出于内膜面,伴瓣膜部分纤维化。可出现于内膜的任何部分,但常累及房室瓣的边缘和二尖瓣的底侧面,并可向腱索和乳头肌部位伸延。瓣膜可因炎症和纤维化而增厚,主动脉瓣较少累及。虽然 SLE 常损害心内膜,但对瓣膜功能影响不大。只有在愈合期有明显的瘢痕引起了瓣膜变形,才需要换置瓣膜。临床上诊断 SLE 心瓣膜病者并不多,而心脏有收缩期杂音者占 16%～44%,往往不伴瓣膜病变,可以由贫血、发热、心率快和(或)心肌病变所引起。1%～3%的 SLE 患者有舒张期杂音,代表了二尖瓣和主动脉瓣病变。Cervera 等用超声心动图检查 70 例 SLE,瓣膜不正常者占 44%,二尖瓣病变占 33%,伴轻至中度关闭不全,仅 3 例显示了非感染性疣状生物。另有学者报道 3 例主动脉瓣关闭不全中,1 例有 Libman-Sacks 内膜炎,1 例为主动脉炎和全心炎,另 1 例主动脉瓣黏液变性,呈多孔状,犹如马方综合征。

有人研究抗磷脂抗体在 SLE 患者中是增高的,认为抗磷脂抗体与血小板膜上的磷脂结合,激活了血小板或抑制了内皮细胞合成前列环素而促进了内膜的病变。二尖瓣或主动脉瓣关闭不全是在愈合的、静止的非感染性心内膜炎上产生的。感染性心内膜炎可以在受损的瓣膜上发生。所以发热或出现新的杂音应做超声心动图和血培养以除外此并发症。

4. 冠状动脉病变　SLE 患者冠状动脉病变导致心肌梗死的病例国外曾经有报道。Klemperer 等描述典型的 1mm 以下直径的小冠状动脉病变,内膜纤维增厚,内皮细胞变性坏死,呈节段性动脉炎和周围动脉炎,导致动脉管腔阻塞和远端小范围的心肌灶性纤维化。较大的冠状动脉炎可发生血栓形成,引起心肌梗死。Bulkley 尸检发现使用激素治疗 1 年以上者冠状动脉左主干粥样斑块形成狭窄>50%者达 42%,而治疗不到 1 年者无 1 例左主干狭窄>50%,认为这与高血压加重有关。Grogor 等报道的 64 例 SLE 患者中,用糖皮质激素 6 个月以上的一组血清三酰甘油、载脂蛋白 β 和抗心磷脂抗体均较用糖皮质激素 6 个月以下者为高,因此,动脉粥样硬化的发生率高。Asanuma 研究显示 SLE 患者合并冠状动脉粥样硬化的发生率与血中的同型半胱氨酸增高的水平有较高的相关性。

5. 传导系统　SLE 的炎症反应或小血管病变可累及房室结和窦房结,可引起心律失常,如不同程度的传导阻滞、心房纤颤、心房扑动。活动性 SLE 孕妇的婴儿可发生完全性传导阻滞,乃由于不正常的抗体或小的免疫复合物,通过胎盘达胎儿体内引起先天性心脏阻滞。心电图检查可显示有阵发性室上性、室性心动过速或房颤、各种传导阻滞,这些改变约占 SLE 患者的 34%～70%。母亲患有亚急性皮肤型红斑狼疮时,所生的婴儿可以发生先天性心脏传导阻滞。

6. 高血压　20 世纪 50 年代报道占 SLE 病例的 7%～10%,最近则上升到 25%～49%。发生率上升的原因,认为与长期用糖皮质激素或肾脏病变的病例生存时间延长有关,血压增高是狼疮性肾病的一种表现。通常肾病越重,血压越高。高血压病程长者可致左心室增厚和发生心力衰竭。

三、类风湿关节炎

(一)病因

类风湿关节炎(rheumatoid arthritis,RA)目前病因未明,虽然尚未发现导致本病的直接感染因子,但一些病毒、支原体、细菌可能通过某些途径影响 RA 的病情发展。分子生物学技术研究显示,HLA-DR4 某些亚型的 β_1 链第三高变区的氨基酸排列有相同的片段,称之为 RA 共享表位。

(二)发病机制

RA 可能是由于某些未知的抗原对具有敏感性的某些遗传背景的个体刺激产生免疫反应而发生的,环境抗原在局部关节引起反应后,释放足量细胞因子,使局部的抗原呈现细胞大大增强,从而使原隐匿的抗原暴露,得以呈递给被消灭的或逃逸的免疫耐受的免疫活性细胞。RA 滑膜组织中有大量的巨噬细胞、树突状细胞、B 细胞、内皮细胞以及可能活化的 T 细胞都可以起抗原呈递功能。同时 RA 滑膜组织的凋亡系统的紊乱,抑制滑膜组织的正常凋亡,从而使 RA 患者的滑膜炎症得以持续。

(三)病理

RA 患者的基本病理改变是滑膜炎症,在急性期滑膜表现为渗出性和细胞浸润性,滑膜下层有小血管扩张、内皮细胞肿胀、细胞间隙增大、间质水肿和嗜中性细胞浸润,病变进入慢性期,滑膜肥厚,形成许多绒毛突起,凸向关节腔内或侵入到软骨和软骨下骨。

血管炎可发生在患者关节外的任何组织,它累及中小动脉和(或)静脉,管壁有淋巴浸润、纤维素沉着,内膜有增生导致血管腔的狭窄和闭塞。

(四)心脏表现

RA 的心脏病变包括:①心包炎;②心肌炎;③心瓣膜病变;④心脏传导障碍;⑤冠状动脉炎。其心血管病变的发病率由于病变类型多而缺乏足够的尸检材料,临床表现少又非特异,至今无确切的统计。RA 有 80%的患者发生在 20~50 岁,以女性较多。Cathcart 等对 254 例 RA 的分析表明,合并心血管病变者占 34.8%,使 RA 患者的寿命缩短。

1. 心包炎 心包炎是 RA 心脏损害最多的一种表现,占风湿性疾病的首位。超声心动图检查应用于临床后,其检出率明显增高,Bernstein(1974)用超声心动图检查 55 例 RA 患者,20 例(36%)有心包炎,心包炎由类风湿的炎症反应所致,可反复发作,程度轻而常无临床症状。如临床出现胸痛、心包摩擦音,超声心动图有相应改变易确诊。Cathcart(1962)报道 RA 临床上能诊断的心包炎仅 2%。在重症患者可有较大量的心包积液,多由心包的广泛血管炎引起,可先于关节病变出现,心包积液一般 100~200ml,也可达 500~1 000ml,多为淡黄色,清亮或浑浊决定于其中的纤维素、细胞和碎片的多少。一般含细胞不多,但蛋白增高,糖和补体含量较血清低,γ 球蛋白(IgG)、LDH 增高,RF 可阳性。类风湿性心包炎发生慢性缩窄性心包炎者罕见。

2. 心肌损害 RA 的特征病变为结节性肉芽肿或尚未形成肉芽肿的淋巴细胞、浆细胞和组织细胞的浸润,常累及心肌和心瓣膜,这些病变的范围直接与病情严重程度有关。心肌损害的检出率占 RA 尸检病例的 4%~30%,多数为局灶性,少数为弥漫性,所以,各家报道的尸检检出率差异很大。除心肌有结节性肉芽肿或多种细胞浸润外,亦可有血管炎,病程长者可继发淀粉样变性。心肌损害严重者可影响心功能,偶可导致充血性心

力衰竭。国内一组 170 例 RA 患者中无 1 例发生心力衰竭。仅 8.2%心电图呈心肌损害表现。

3. 心瓣膜病变 类风湿肉芽肿可侵犯瓣膜环和其基底部,但肉芽肿很小,很少影响瓣膜的功能,除非肉芽肿多而大,使瓣膜发生畸形,则产生关闭不全和相应的杂音,特别具有广泛皮下结节和病程长者易发生。偶有肉芽肿穿破瓣膜,加重关闭不全,或肉芽肿造成的冠状窦瘤破裂入右心房。肉芽肿愈合使瓣膜增厚钙化。受损的瓣膜依次为二尖瓣、主动脉瓣、三尖瓣、肺动脉瓣。严重的关闭不全可导致充血性心力衰竭。RA 合并瓣膜病变者尸检材料 Cruirshanks 报道为 5%,Sokoloff 报道为 10%,但临床上诊断者仅有 1%。

4. 冠状动脉炎 RA 动脉炎常累及小血管,管壁有圆形细胞浸润、水肿、纤维化和内膜增生。冠状动脉炎常见于严重的 RA 病例,但较少有心肌缺血的表现。RA 冠状动脉炎累及小冠状动脉分支,随着病情的演变可出现动脉管腔狭窄而出现心肌缺血或心肌梗死。尸检材料约 20%RA 患者合并冠状动脉炎。Davis 和 Engleman 比较了62 例的 RA 组与相匹配的对照组,尸检材料发现 RA 组的心肌梗死发病率和病死率均较对照组低,但脑梗死和肺栓塞无明显差别,而冠状动脉粥样硬化 2 组相似。提示 RA 组有降低血栓形成的倾向,考虑与长期使用阿司匹林等非甾体抗炎药有关。

5. 心脏传导阻滞 Cathcart 等比较 RA 病例组与匹配的对照组心电图改变,在 RA 组一度房室传导阻滞明显增多。RA 合并三度房室传导阻滞致阿-斯综合征和 4 个瓣膜均有病变并有完全性左或右束支传导阻滞(complete right or left ventricular bundle branch block, CRBBB or CLBBB)的病例均有报道。尸检示类风湿结节或血管炎在心脏内分布较广泛或局限于房室结及其附近的希氏束以及束支传导系统。由轻度的不全性传导阻滞逐渐或突然进行到严重的完全传导阻滞并不少见。传导阻滞也可自行消失,安装起搏器是严重传导阻滞的指征。

四、系统性硬化

(一)病因

系统性硬化(systemic sclerosis,SSc)目前病

因未明,可能与多个致病因素有关,包括遗传因素以及环境因素,本病在女性患者发病率较高,尤其是育龄期女性,推测性激素可能是致病的因素之一。

(二)发病机制

1. 纤维化病变　组织内过度纤维化是 SSc 的特征,这个变化可能与成纤维细胞的异常有关。硬皮病患者局部的成纤维细胞高表达转化生长因子(TGF-β)以及血小板源生长因子(PDGF),其他的细胞因子如表皮生长因子以及 IL-1 等对 SSc 的成纤维细胞的异常生长和代谢起了一定的作用。

2. 血管病变　血管损伤在 SSc 是最早出现的病变,SSc 的中心病变使血管内皮细胞发生肿胀、增生,继之血管形成、管腔狭窄、组织缺血,同时内皮细胞分泌许多细胞因子,导致成纤维细胞的增殖以及纤维化,进一步加重内皮细胞的病变。

3. 自身免疫病变　近年来,在 SSc 患者的血清中发现大量的特异性自身抗体,其靶抗原是细胞核代谢过程中的重要成分,这些自身抗体大多属于抗核抗体谱范围,包括有抗 SCL-70(抗异构酶抗体)、抗着丝点抗体和抗核仁抗体等。

4. SSc 患者不仅 B 淋巴细胞功能发生紊乱,而且 T 淋巴细胞在周围血循环中也有明显的异常,SSc 患者有 T 和 B 淋巴细胞的免疫异常,内皮细胞和成纤维细胞是免疫失调后主要受损部位。

(三)病理

SSc 患者的特征性病理改变是胶原的增殖和组织的纤维化,早期炎症细胞浸润,后期以纤维化为主,微小动脉和小动脉内有内皮细胞增生,血管腔变窄,SSc 的肾脏损害主要表现在肾脏入球小动脉和叶间动脉,除有内皮增生外,同时还并发血管壁的纤维化,以致肾皮质缺血坏死和肾小球受累。其他组织脏器的病理改变也表现有早期血管炎症以及后期的组织纤维化。

(四)心脏表现

SSc 的心脏病变包括心包炎、心肌炎、心瓣膜病变、心脏传导障碍、冠状动脉炎和肉芽肿性主动脉炎。其心血管病变的发病率由于病变类型多而缺乏足够的尸检材料,临床表现少又非特异性,至今未有确切的统计。

1. 心包炎　SSc 病例约有 11%～16% 可发生心包炎和(或)心包积液,心包炎通常属慢性粘连型,程度轻,不影响心脏舒张功能,临床无症状或出现下肢水肿、气短。偶尔出现胸痛、心包摩擦音等急性心包炎的表现。个别患者可以出现心包填塞、缩窄性心包炎。超声心动图有相应改变易确诊。Smith 等用超声心动图检查 59 例 SSc 患者,有 22 例检出心包积液,而临床上仅 7 例有症状。很少出现大量心包积液。CREST 综合征(calcinosis,皮肤钙质沉积;Raynaud's phenomenon,雷诺现象;esophageal dysfunction,食管功能低下;sclerodactyly,肢端硬化;telangiectasia 毛细血管扩张)患者比单纯性硬皮病患者出现心脏合并症的危险性更大,尤其是心包炎。

2. 心肌损害　心肌可发生局限性或弥漫性纤维化,严重者心肌纤维化可达整个心肌的 10% 以上。心肌纤维增粗、增大。伴局灶性坏死,各房室腔增大,顺应性差,张力不均而发生心功能异常。此外,心肌小动脉内膜增厚挛缩,导致管腔狭窄和闭塞,造成继发性心肌缺血,最后出现心力衰竭。表现有呼吸困难、端坐呼吸、夜间阵发性呼吸困难、心悸、心前区疼痛,SSc 的心力衰竭难以控制,呈进行性加重,反复发作。心肌受损见于弥漫性皮肤损害者,心功能不全见于 10% 的 SSc 患者。

3. 心内膜和心瓣膜病变　心瓣膜很少累及,偶有房室瓣增厚或痊愈的非特异性生物心内膜。有报道二尖瓣游离壁多个小结节引起二尖瓣狭窄的病例。

4. 心脏传导阻滞　心肌的病变累及传导系统引起传导障碍。15% 的 SSc 患者出现心律失常,可以表现右束支传导阻滞、左束支传导阻滞、结性心律、多源性室性期前收缩、心房纤颤。

5. 冠状动脉病变　SSc 患者由于出现微小动脉内皮细胞增生以及管腔狭窄,可有心肌缺血的表现。RA 冠状动脉炎累及小冠状动脉分支,随着病情的演变可出现动脉管腔狭窄而出现心肌缺血或心肌梗死。

6. 肺动脉高压　SSc 患者可合并肺纤维化及肺血管阻力增加,导致肺动脉高压,有心室肥厚,最终可出现右心室衰竭,又称为肺源性心脏病。

7. 继发性高血压　半数 SSc 患者有肾脏病变,可并发继发性高血压和肾功能衰竭,这些都可加重心脏的负荷。

五、炎性肌病[多发性肌炎(polymyositis,PM)/皮肌炎(dermatomyositis,DM)]

(一)病因

PM/DM 目前病因未明,可能与多个致病因素有关,包括感染因子、遗传因素、环境因素以及恶性肿瘤都可能是本病的诱因。本病在女性患者发病率较高,尤其是与其他结缔组织病重叠出现的炎性肌病在女性约 10 倍于男性。

(二)发病机制

PM/DM 是一种自身免疫病,免疫异常表现在多个方面。

1. 细胞免疫异常　无论是在周围血还是皮肤肌肉组织局部都可发现淋巴细胞和巨噬细胞的异常增多。

2. 体液免疫异常

(1)补体:DM 的肌肉损伤多继发于小血管的损害,这些小血管的病变与膜攻击复合物有关。而后者是补体代谢的最末几个成分,在补体激活的经典途径和旁路途径中都可以形成。

(2)免疫球蛋白:DM/PM 血中可见免疫球蛋白增高,肌肉组织内可见免疫球蛋白沉积,

(3)自身抗体:本病可见多种自身抗体,它们对本组疾病的诊断、分类、临床表现以及预后都有很大的帮助。

(三)病理

肌炎的特征性病理改变是受累肌肉组织有炎症细胞的浸润,和肌纤维的退行性或坏死性病变,在 PM 淋巴细胞多聚集肌细胞内或肌内膜周围,而在 DM 出现在小血管周围。

(四)心脏表现

一般认为皮肌炎很少发生心血管病变,但心肌也可发生横纹肌相类似的组织学改变,灶性或广泛的肌纤维变性坏死,炎性细胞浸润,间质纤维化,因而影响心功能。一组患者的尸检报告显示:25% 的 PM 患者心肌间质和血管周围单核细胞浸润,少数出现纤维化,心电图和超声心动图检测发现 30% 出现异常,心电图表现以 ST 段以及 T 波改变最为多见,其次为心传导阻滞、心房纤颤、期

前收缩,个别发生心脏扩大、心力衰竭,偶有合并心包炎的报道,致命的心律失常以及心力衰竭很少见,一旦出现预后较差。弥漫性肺纤维化可发展为肺心病;肾脏病变可发展为肾性高血压。

六、原发性干燥综合征

(一)病因

原发性干燥综合征(primary Sjögren's syndrome)目前病因未明,可能与多种致病因素相互作用有关,包括感染因子、遗传因素、环境因素以及内分泌因素都可能参与本病的发生、发展和延续。

(二)发病机制

PSS 是一种自身免疫病,突出特点是患者的血清免疫球蛋白增高,血中出现多种自身抗体。包括器官特异性抗体(如抗唾液腺上皮细胞抗体)以及非器官特异性抗体(如抗核抗体、抗 SS-A 抗体、抗 SS-B 抗体)。唇腺活检研究显示,唇腺组织间质内可见大量淋巴细胞聚集成灶,浸润细胞通过单克隆抗体研究显示大部分为 T 细胞,尤其是 T 辅助细胞,几乎所有浸润细胞皆表达 HLA-DR,说明皆已被活化。

(三)病理

本病的共同病理特征是淋巴细胞和浆细胞的进行性浸润,不仅影响泪腺、唾液腺还可以影响其他外分泌腺以及机体其他器官。主要病理改变是在柱状上皮细胞组成的外分泌腺体间出现大量的淋巴细胞浸润。包括单核细胞、巨噬细胞的浸润。有时淋巴细胞成灶状分布,淋巴细胞>52 个聚集称为一个灶。另一主要的病理变化为血管炎,主要使由于冷球蛋白血症、高球蛋白血症或免疫复合物引起。它们形成了本病并发肾小球肾炎、周围和中枢神经系统病变和雷诺现象的病理基础。

(四)心脏表现

干燥综合征患者心肌本身的血管可出现雷诺现象和炎症反应,造成心肌缺血,灶性坏死。仅少数患者有心绞痛,但大多临床症状不典型,生前难以诊断。部分病例可由于心肌炎或心肌病造成心脏扩大、心力衰竭、各种心律失常。少数患者可发生心包炎。母亲有抗 Ro 和抗 La 抗体时所生的婴儿有发生心肌炎或传导系统纤维化的危险,进一步导致先天性心脏传导阻滞。如果超声检查发

现胎儿有完全性心脏传导阻滞,那么对母亲积极的皮质激素治疗是有益的。

七、血清阴性脊柱关节病

血清阴性脊柱关节病(seronegative spondyloarthropathies,SpA)包括强直性脊柱炎(AS)、赖特(Reiter)综合征/反应性关节炎、银屑病关节炎、炎性肠病相关性关节炎、幼年发病的 SpA 以及尚不能满足现有分类标准而称为分类未定的 SpA (undifferentiated spondyloarthropathies,uSpA)等一组疾病。本组疾病的共同特征是:①有家族聚集倾向;②与 HLA-B27 有不同程度的关联,其中,以强直性脊柱炎和赖特综合征尤为密切;③各种脊柱关节病之间在临床上常有以下表现的单独出现或重叠存在,如银屑病样皮疹或指甲病变,眼炎,口腔、肠道和生殖器溃疡,尿道炎、前列腺炎,结节性红斑,坏死性脓皮病及血栓性静脉炎;④炎性外周关节炎常为病程中的突出表现;⑤无类风湿皮下结节;⑥类风湿因子阴性;⑦有 X 线片证实的骶髂关节炎;⑧病理变化集中在肌腱端周围和韧带附着于骨的部位,而不在滑膜;也可发生在眼、主动脉瓣、肺实质和皮肤。

各种血清阴性脊柱关节病的病因和发病机制均未完全明了,尽管均与 HLA-B27 密切相关,但 B27 本身既非完全必要亦不能完全解释疾病的发生。

(一)强直性脊柱炎

1. 病因　迄今未明,一般认为遗传因素和环境因素相互作用导致疾病的发生,大部分患者与 HLA-B27 相关。

2. 发病机制　发病机制不清,HLA-B27 分子参与强直性脊柱炎发病的可能学说包括:

(1) B27 分子多肽序列与细菌多肽序列之间的"分子模拟"。

(2) B27 分子作为自身抗原引起自身免疫应答。

(3)B27 分子可能在胸腺水平起作用,即当机体暴露于某一特定细菌抗原时,选择引起致关节炎的特异性 CD8[+] T 细胞库。

(4) B27 分子与某种特异的细菌多肽结合并递呈给 CD8[+] 细胞而导致关节炎。

(5) B27 分子可能仅仅是一个与 B27 基因出现连锁不平衡的疾病易感性标志。

3. 病理　关节囊、肌腱、韧带和滑膜附着点炎症,关节外的主要表现有虹膜睫状体炎、主动脉根炎、心传导系统异常,病理改变分别为虹膜睫状体、主动脉根和主动脉瓣、房室结等处纤维结缔组织结构炎症。骶髂关节炎是强直性脊柱炎的病理标志,也常是其最早的病理表现之一。骶髂关节炎的早期病理变化包括软骨下肉芽组织形成,组织学上可见滑膜增生和淋巴样细胞及浆细胞聚集、淋巴样滤泡形成,以及含有 IgG、IgA 和 IgM 的浆细胞。骨骼的侵蚀和软骨的破坏随之发生,然后逐渐被退变的纤维软骨替代,最终发生骨化强直。脊柱的最初损害是椎间盘纤维环和椎骨边缘连接处的肉芽组织形成,纤维环外层可能最终被骨替代,形成韧带骨赘,进一步发展将形成 X 线所见的竹节样脊柱。脊柱的其他损伤包括弥漫性骨质疏松、邻近椎间盘边缘的椎体破坏、椎体方形变及椎间盘强直。其他脊柱关节病也可观察到相似的中轴关节病理学改变。

强直性脊柱炎的周围关节病理显示滑膜增生、淋巴样浸润和血管翳形成,但缺少类风湿关节炎常见的滑膜绒毛增殖、纤维原沉积和溃疡形成。在强直性脊柱炎,软骨下肉芽组织增生常引起中央软骨破坏。其他慢性脊柱关节病也可见到相似的滑膜病理,但赖特综合征的早期病变则突出表现为更显著的多形核白细胞浸润。

肌腱端炎是在韧带或肌腱附着于骨的部位发生的炎症,在强直性脊柱炎常发生于脊柱和骨盆周围,最终可能导致骨化,这是脊柱关节病的另一病理标志,在其他脊柱关节病则以外周如跟腱附着于跟骨的部位更常见。

4. 心脏表现　强直性脊柱炎并发心脏病变的发生率 10 年病程者为 3.5%,30 年病程者为 10%,病情较重,有明显的全身表现和严重的周围关节炎者,则发生率高,心脏病的特点为主动脉病变和心脏传导阻滞。病变主要包括升主动脉炎、主动脉瓣关闭不全和传导障碍。其危险性随着年龄、病程和髋、肩以外的外周关节炎的出现而增加。主动脉炎可以表现为轻度纤维化造成的慢性血流动力学改变,也可以表现为主动脉瓣甚至二尖瓣关闭不全,出现进行性加重的心功能不全。有人观察到主动脉瓣关闭不全在强直性脊柱炎发病15年时的发生率仅为3.5%,而到发病30年时的发病率则上升至10%。心脏传导异常在15年的发生率是2.7%,到30年时的发生率上升到8.5%。某些患者可因完全性心脏传导阻滞而出现阿-斯综合征,需要置入起搏器治疗。

(1)主动脉病变:直至20世纪50年代末,对AS心脏和主动脉病变的特征才有了较全面的了解,主动脉瓣环扩大、主动脉瓣叶纤维增厚瘢痕形成,并有不同部位的局限性炎症,瓣叶陷入左心室腔,主动脉窦扩大,主动脉中层的弹力纤维和肌纤维退行性变,全层有片状炎性灶,以主动脉瓣环附近明显。瓣叶致密的纤维组织增殖可延伸到主动脉瓣下的心内膜并累及二尖瓣前叶基部和室间隔上方,破坏房室结、希氏束和束支的近端。

主动脉关闭不全是瓣叶增厚、缩短、移位和主动脉根部扩大所致。二尖瓣关闭不全较轻且少见,由左心室扩大和二尖瓣前叶基部纤维增厚引起。在主动脉关闭不全出现前,较多患者有活动性心脏炎的症状,如心前区痛、心包摩擦音、心率快、心脏增大、P-R间期延长。这些症状常发生在活动性周围关节炎和(或)脊柱炎时,伴发热、血沉快的病期。早期主动脉瓣关闭不全的体征为A_2亢进,舒张期杂音不明显,因病变进行缓慢,数年以后才于主动脉瓣区出现舒张期杂音,A_2消失。临床和尸检材料提示心血管病变在某些AS病例可先于关节病变。以后自行消退。多普勒超声心动图对临床前期主动脉病变的发现提供很敏感的诊断方法。

(2)心脏传导阻滞:由炎症或增殖的纤维组织延伸至传导系统引起不同部位、不同程度的传导阻滞包括一度、二度、三度房室传导阻滞、束支传导阻滞、分支传导阻滞、预激综合征(WPW)。传导阻滞可间歇出现,即使完全性房室传导阻滞如因炎症引起,也能自行消退而恢复窦性心律。传导阻滞与病程、周围关节的受损有关,病程在30年以上、有周围关节炎者其发生率分别为8.5%和15.5%。

(3)心肌病变:心肌病变为非特异性,包括纤维组织增殖、血管周围淋巴细胞浸润和黏液素底物增加,可致左心室肥厚扩大。Riberio报道的25例AS患者,有5例左心室扩大,左心室收缩功能差。Brewerton用超声心动图检查30例男性

AS,16例有早期舒张功能不正常。Could等比较21例AS患者和24例正常人超声心动图的左心室充盈峰值速度和达到充盈峰值的时间,休息和运动时,前者比后者均慢,提示左心室顺应性差。这些改变与心肌内存在过多的结缔组织有关。

主动脉瓣关闭不全和二尖瓣关闭不全可增加左心室负荷,加上心肌本身的病变,最终导致左心室肥厚扩大,少数患者可发生顽固性进行性心力衰竭和全心衰竭。严重的完全性房室传导阻滞,阻滞部位较低,心率过慢,可发生阿-斯综合征而致死。对严重的主动脉瓣关闭不全可进行人工瓣膜置换术,完全性房室传导阻滞则需要安装起搏器。

(4)心包炎:尸检可发现心包腔有慢性纤维组织沉着。临床上心包炎的表现往往不明显。Wilkinson分析的222例中仅有2例。AS的早期有活动性周围关节炎,病情急而严重者可出现胸痛和心包摩擦音,往往伴随早期赖特综合征。

(二)赖特综合征

赖特综合征是以尿道炎、眼结膜炎、关节炎为特征性三联征的一种自身免疫病。临床上多表现为隐匿性和非特异性,易被漏诊。80%的患者HLA-B27阳性,其发病原因不清楚,细菌性痢疾、非特异性腹泻、尿道炎可以是首发症状。在Paronen报道的344例该综合征中,有16例心肌炎、3例心包炎、4例兼有心肌炎和心包炎,心脏病变的发生率为6.7%。Good报道110例中有10%合并心脏病变。

赖特综合征的心脏受累常不明显。急性期的心脏病变有心包炎、心肌炎,心尖部杂音及奔马律,心电图改变可有P-R间期延长、T波平坦,也可出现二三度房室传导阻滞,这些改变持续时间不长。大系列病例的随诊,偶有发生心衰者。瓣膜病变少见,尸检材料有报道主动脉瓣增厚边缘卷曲,主动脉根部扩张,造成主动脉瓣关闭不全。

八、复发性多软骨炎

(一)病因及发病机制

复发性多软骨炎(relapsing polychondritis, RP)RP至今病因未明。结缔组织的主要成分是胶原,软骨基质中主要含2型胶原,Rodgers等用不同的方法证明了RP患者血清中有2型胶原抗

体。当抗体阳性时,疾病处于早期或活动期,除体液免疫外,对软骨的细胞介导免疫也显示有致病意义。病变处的免疫组织化学研究显示,浸润细胞主要是 HLA-DR＋的抗原呈递细胞以及 CD4$^+$细胞。同时内源性的软骨基质蛋白酶可能成为潜在的、重要的破坏软骨基质的酶。

(二)病理

本病的主要病理特征是透明蛋白和弹性软骨蛋白的破坏和丢失,伴有炎性细胞主要为淋巴细胞、浆细胞以及中性粒细胞的浸润,纤维软骨连接处模糊不清,受损软骨碎裂成小岛形。

RP 常累及主动脉,其中层常有斑片样的纤维素性坏死,炎性细胞浸润,胶原减少,弹性纤维成碎片样改变。血管周围有淋巴细胞包绕,形成套状结构,血管的内膜以及外膜发生纤维化,主动脉环扩大,主动脉瓣膜增厚,病变严重时主动脉弹性组织可缺乏,当肌纤维层破坏后,容易形成动脉瘤。RP 可累及中动脉(如冠状动脉)和小动脉,动脉中层发生纤维素性坏死。

(三)心脏表现

发生率为 30％左右,严重时可以引起死亡,由于主动脉环以及降主动脉进行性扩张和二尖瓣的破坏导致主动脉不全瓣膜病变,可以发生在疾病的早期或疾病数年之后,胸主动脉、腹主动脉、主动脉以及锁骨下动脉发生动脉瘤在临床上也有报道。RP 除影响较大的血管外,还可影响中等血管引起炎症,如冠状动脉、锁骨下动脉、椎动脉、肠系膜动脉导致相应部位的动脉炎。RP 可以发生心肌炎、心内膜炎、心肌梗死以及心脏传导系统紊乱。有学者认为 RP 是一种血管炎性疾病。

几种结缔组织病的心脏表现见表 54-1。

表 54-1　几种结缔组织病的心脏表现

疾病	心包	心肌	心内膜	冠状动脉
系统性红斑狼疮	++	+	++	+/-
类风湿关节炎	+	++	0	++
系统性硬化症	+	++	0	++
炎性肌病/多发性肌炎	++	++	+/-	+/-
强直性脊柱炎	0	+/-	++	0

(黄　烽)

参 考 文 献

1　邓小虎,黄 烽. 大动脉炎 159 例回顾性临床分析. 中华风湿病学杂志, 2006, 10 (1):39－43

2　Abou-Raya A, Abou-Raya S. Inflammation:A pivotal link between autoimmune diseases and atherosclerosis. Autoimmunity Reviews, 2006, 5(5): 331－337

3　Asanuma Y, Oeser A, Shintani AK, et al. Premature coronary－artery atherosclerosis in systemic lupus erythematosus. N Engl J Med, 2003, 349 (25): 2407－2415

4　Lin CC, Ding HJ, Chen YW, et al. Usefulness of technetium-99 m sestamibi myocardial perfusion SPECT in detection of cardiovascular involvement in patients with systemic lupus erythematosus or systemic sclerosis. International Journal of Cardiology, 2003, 92(2－3):157－161

5　Meune C, Allanore Y, Pascal O, et al. Myocardial contractility is early affected in systemic sclerosis:A Tissue Doppler echocardiography study. European Journal of Echocardiography, 2005, 6(5): 351－357

6　Wang L, Feng G. Rheumatoid arthritis increases the risk of coronary heart disease via vascular endothelial injuries. Medical Hypotheses, 2004, 63(3): 442－445

7　Ciurzynski M, Bienias P, Glinska-Wielochowska M, et al. Non-invasive diagnostic and functional evaluation of cardiac involvement in patients with systemic sclerosis. European Journal of Echocardiography, 2006, 7: S204

8　Gonzalez-Gay MA, Gonzalez-Juanatey C, Martin J. Rheumatoid Arthritis:A Disease Associated with Accelerated Atherogenesis. Seminars in Arthritis and Rheumatism, 2005, 35(1): 8－17

9　Gin PL，Wang WC，Yang SH，*et al*．Right heart function in systemic lupus erythematosus：insights from myocardial doppler tissue imaging．Journal of the American Society of Echocardiography，2006，19（4）：441—449

10　Perik PJ，Van-Der-Graaf WT，De-Vries EG，*et al*．Circulating apoptotic proteins are increased in long—term disease—free breast cancer survivors．Acta Oncol，2006，45（2）：175—183

11　Escárcega RO，García-Carrasco M，Fuentes-Alexandro S，*et al*．Insulin resistance，chronic inflammatory state and the link with systemic lupus erythematosus-related coronary disease．Autoimmunity Reviews，2006，6（1）：48—53

12　Keating RJ，Bhatia S，Amin S，*et al*．Hydroxychloroquine-induced cardiotoxicity in a 39-year-old woman with systemic lupus erythematosus and systolic dysfunction．Journal of the American Society of Echocardiography，2005，19（9）：981．e1—981．e5

13　Topaloglu S，Aras D，Ergun K，*et al*．Systemic lupus erythematosus：An unusual cause of cardiac tamponade in a young man．European Journal of Echocardiography，2006，7（6）：460—462

14　Maione S，Cuomo G，Giunta A，*et al*．Echocardiographic alterations in systemic sclerosis：A longitudinal study．Seminars in Arthritis and Rheumatism，2005，34（5）：721—727

15　Thorburn CM，Ward MM．Hospitalizations for coronary artery disease among patients with systemic lupus erythematosus．Arthritis Rheum，2003，48（9）：2519—2523

16　Thomas E，Symmons DP，Brewster DH，*et al*．National study of cause—specific mortality in rheumatoid arthritis，juvenile chronic arthritis，and other rheumatic conditions：a 20 year followup study．J Rheumatol，2003，30（5）：958—965

17　Molad Y，Levin-Iaina N，Vaturi M，*et al*．Heart valve calcification in young patients with systemic lupus erythematosus：A window to premature atherosclerotic vascular morbidity and a risk factor for all-cause mortality．Atherosclerosis，2006，185（2）：406—412

第十一篇

妊娠

第55章 妊娠合并瓣膜性心脏病

Chapter 55

第一节 概　　述

有心脏瓣膜疾病的妇女妊娠时会出现许多临床问题,心脏瓣膜病变对孕妇和胎儿的危险性临床较难估计。这类病人的危险性与瓣膜病变的类型和程度及其对心脏功能的损害有关。伴有轻度的二尖瓣和主动脉瓣狭窄的妇女和正常健康妇女的妊娠几乎一样对孕妇和胎儿均没有明显的影响。而伴有中到重度病变者,妊娠则变得非常艰难,同时伴有主动脉瓣和二尖瓣狭窄者瓣膜病变程度与母婴孕期的危险性明显相关,有些妇女分娩后可能出现严重的急性肺水肿。胎儿因为胎盘供血不足,或母亲应用治疗心脏病的药物影响胎儿的正常发育,使得胎儿出现发育迟缓或出生时低体重或畸形。美国 LAC＋USC 医疗中心和高危产科诊疗中心比较了 66 例有心脏瓣膜疾病的妊娠妇女和 66 例健康妊娠妇女,结果发现有心脏瓣膜疾病的孕妇更容易出现充血性心力衰竭、心律失常、更多需要心脏病药物治疗(包括增加已用药物的剂量或住院治疗),同时她们的胎儿更易出现早产、宫内发育不正常或出生时低体重。详见表 55-1。

表 55-1　合并心脏瓣膜疾病与健康妊娠妇女母婴危险性比较

	心脏瓣膜病妇女	健康妇女
母亲健康问题		
充血性心力衰竭	38％	0％
心律失常	15％	0％
开始或增加心脏药物治疗	42％	2％
需要住院	35％	2％
胎儿健康问题		
早产	23％	6％
宫内发育迟缓	21％	0％
出生时体重	(2 897±838)g	(3 366±515)g

该研究结果提示应该密切监视和随访伴有中到重度的二尖瓣或主动脉瓣狭窄的妊娠患者的母婴变化

一、病　　因

随着人们生活及营养水平的提高和医疗条件的改善,以及青少年期积极治疗链球菌感染,预防风湿热的工作更加普及完善,急性风湿热的患病率正在下降,由此导致的风湿性瓣膜疾病的发病率也大大减少,妊娠合并风湿性心脏病的发病率也在逐渐减少。但是风湿性心脏瓣膜疾病仍然是目前妊娠期心脏瓣膜疾病的主要病因,其他病因有二尖瓣脱垂、主动脉瓣二叶化畸形及累积心脏瓣膜的其他先天性心脏病。

二、妊娠时的生理改变

为了正确理解妊娠期瓣膜性心脏病的病理生理,评价和处理妊娠妇女的瓣膜心脏病,深入地认识妊娠和分娩时以及产后早期心血管系统的生理变化是十分重要的。妊娠时心血管系统的生理变化是多方面的,表现在血容量、心排血量、心率、血压、血流动力学及心功能等方面的改变。

(一)血容量和心率的变化

妊娠过程中,心血管系统的主要变化之一是血容量的变化,早在妊娠第 6 周血容量就开始增加。一般来说,妊娠期间循环血容量增加 40%～50%,通常血容量增加在妊娠 32～34 周达最高峰,此时心脏负担亦最重。以后逐渐减轻,产后 4～6 周恢复正常。血容量的增加加重了孕妇循环负荷,并可能使有潜在性心功能不全的孕妇出现循环血量超负荷。妊娠时心率也有轻度增加,平均增加 10～20/min,心率在妊娠 10～14 周开始增加,在妊娠 40 周达峰值。

心排血量(CO)是指心脏每搏排血量(SV)与心率(HR)的乘积,亦称为每分排血量($CO = SV \times HR$)。在妊娠早期中期每搏排血量比心率增加得更快,此时每搏排血量增加是心排血量增加的主要因素,随着妊娠进展,心率增加逐渐成为心排血量增加的重要因素。

(二)妊娠时血压的变化

由于子宫的低阻力循环和内源性雌激素及催乳素等激素的效应,全身血管阻力下降,妊娠妇女在妊娠过程中收缩压轻度下降,舒张压明显下降,脉压增大。血压下降始于妊娠早期 3 个月,在妊娠中期达最低值,在妊娠晚期 3 个月开始回升,在妊娠末期恢复到妊娠前血压水平。

平卧位时妊娠子宫的压迫引起的下腔静脉阻塞,血液回流受阻可以引起心脏前负荷突然降低,导致伴有头晕目眩和虚弱的低血压,这些症状可因体位的改变迅速消失。

(三)妊娠时的心脏功能

对健康孕妇进行右心导管检查,发现孕妇右心室舒张末期压力与妊娠期有关,妊娠早期,右室舒张末期压力在正常范围,妊娠 20～35 周时,部分孕妇右室舒张末期压力增高,肺动脉压力轻度升高。

近年来许多研究者用超声心动图对妊娠血容量负荷对左室的影响进行了评价。有资料显示,妊娠时左室容积虽然增大,但左室功能指标如射血分数、左室短轴缩短率及平均周径缩短率并无显著变化。

(四)分娩期的心血管变化

分娩期心脏负担的增加更为明显,第一产程每次宫缩时,增加了周围血循环的阻力和回心血量。临产后,每次宫缩有 300～500ml 血液自宫壁进入中心循环,使心排血量增加约 20%,平均动脉压增高约 10%,致左心室负荷进一步加重。第二产程除宫缩外,腹肌与骨骼肌亦收缩,周围循环阻力更增,加上产时用力屏气,肺循环压力显著增高,同时腹压加大,使内脏血涌向心脏,故心脏负担此时最重。第三产程胎儿娩出后子宫缩小,血窦关闭,胎盘循环停止。存在于子宫血窦内的大量血液突然进入血循环中,使回心血急剧涌向心脏,易引起心衰;另一方面,由于腹内压骤减,大量血液都淤滞于内脏血管床,回心血量严重减少,造成周围循环衰竭。产后 1～2d,组织内潴留的水分进入血循环,致体循环血量有再度短暂的增加,心脏负荷又有所加重。

由于上述原因,心脏病孕妇在妊娠 32 周时、分娩期及产后 3d 内心脏负荷最重,易发生心力衰竭。因此,对心脏病合并妊娠者,在处理上应倍加注意。

妊娠也与高凝状态有关,是由于蛋白 S 的活性相对降低、血液停滞和静脉压增高引起。雌激素可妨碍胶原在大中型肌肉动脉内层的沉积。在妊娠期循环中的弹性蛋白酶可以分解弹性薄膜,减弱大动脉的内膜,血管壁的减弱可以使有或无结缔组织疾病者容易出现动脉夹层。

三、妊娠期的症状和物理检查

正常妊娠可出现类似瓣膜性心脏病的症状,表现为劳力性呼吸困难、端坐呼吸、乏力、下肢水肿、晕厥先兆等。

正常妊娠的物理检查可以发现:静息时心率稍有增快、类似水冲脉(但不是真正的水冲脉)、脉压比较大,收缩压峰值处于正常低水平,四肢末梢是温暖的。与非妊娠者相比静脉压通常升高,尚不能确定其异常范围。甲状腺可有增大,并不一定有甲状腺功能亢进的临床症状。随着妊娠的进展,因为膈肌的抬高,肺活量降低,心前区心脏搏动增强,第 1 心音增强伴有明显的分裂,第 2 心音可出现生理性分裂,在妊娠的晚期阶段也可出现固定分裂。80% 的孕妇可以听到第 3 心音,第 4 心音极少听到,90% 在胸骨左缘的中间或上部可以容易听到不超过 3 级的柔和收缩中期杂音,合并贫血时,收缩期杂音增强。有时仔细听诊可以听到反映静脉哼鸣音或乳内动脉杂音的连续性杂音。颈部的静脉哼鸣音在右侧的锁骨上窝最容易听到,让下颌移向听诊器方向或用手指压迫同侧的颈静脉可以消除这种杂音。乳内动脉杂音是在充血的乳房上听到的收缩期或连续性杂音,压迫听诊器的胸件通常可以消除这种杂音,仰卧位可以听到,站立时减弱或消失,在妊娠晚期或产后早期容易听到。心脏舒张期杂音不常见,妊娠时血容量和心排血量的增加,可使狭窄性心脏瓣膜病的杂音(如二尖瓣狭窄,主动脉瓣狭窄)增强,相反因为全身血管阻力的降低,主动脉瓣或二尖瓣反流的杂音减弱。如果临床体检发现的比较响的第 4 心音,舒张期杂音,3/6 以上的收缩期杂音,第 2 心音固定分裂和开瓣音等,应该疑及心脏异常,进行超声心动图检查。

四、超声心动图检查

超声心动图是对心脏形态、大小、活动以及瓣膜结构形态进行评价的检查手段。具有直观准确、无创和可重复等优点,避免了具有放射性的心导管、动脉造影或 X 线检查的危害。妊娠期进行超声检查对母体和胎儿是安全的。可用于对正常妊娠期心血管生理功能的连续评价,并可对妊娠合并心脏病的血流动力学检测。检查方法已由早期的 M 型超声心动图发展到目前的二维和多普勒血流超声心动图。

二维超声心动图检查可了解或证实正常妊娠时有轻度的心室增大,多普勒检查可发现肺动脉瓣和三尖瓣轻度反流,这些均属于正常范围的改变,为生理性二尖瓣反流。

五、妊娠合并瓣膜性心脏病的临床表现

根据病情轻重可有疲劳、乏力、呼吸困难、心悸、咳嗽、咯血、发绀等症状,体征主要是在各病变瓣膜区出现典型病理性杂音。如单纯二尖瓣狭窄在心前区可出现第 1 心音亢进,舒张期由弱渐强的隆隆样杂音,若合并二尖瓣关闭不全心尖区可闻及收缩期吹风样杂音等。当心脏功能失代偿,出现功能明显受损的一系列体征,如水肿,肝、脾大,胸水,腹水,心包积液等。

六、诊　　断

主要根据上述症状、体征,如需要可进行必要的特殊检查如心电图、超声心动图、X 线检查及心导管术、心血管造影检查等。孕期为了减少对母婴的损伤,尽量考虑用无创伤诊断方法,近年彩色多普勒血流显像技术广泛应用于妊娠心脏病的诊断,不但可以对心脏瓣膜解剖结构、血流动力学方向提供诊断依据,同时也可确定心内其他结构及功能异常,以诊断可能合并存在的病症,成为当前最佳的无创伤性诊断方法。

七、处　　理

参照美国心脏病协会和心脏病学会 2006 年关于对妊娠合并心脏瓣膜疾病的处理指南及国内专家的文献,对妊娠合并心脏瓣膜疾病的总的处理原则如下:

(一)妊娠适应证

心功能在 Ⅰ～Ⅱ 级,以往无心衰者允许妊娠。

心功能在 Ⅲ 级或 Ⅲ 级以上,6 个月内有风湿活动;近期有心内膜炎;风心病合并房颤;严重风心病伴肺动脉高压或合并其他内科疾病如慢性肾炎、高血压、糖尿病者,一般不宜妊娠。

临床经验已经显示有一些心脏状态很难承受妊娠引起的生理变化,大部分专家认为,有些心脏病诸如发绀性心脏病、埃森曼格综合征或严重的肺高压患者,不应该妊娠。

母亲和胎儿均有比较高危险性的心脏瓣膜疾病列于表 55-2,低妊娠危险性的瓣膜病列于表 55-3。

表 55-2 妊娠造成母亲和(或)胎儿高危的心脏瓣膜损害

1. 严重的主动脉瓣狭窄有或无临床症状
2. 主动脉瓣反流 NYHA 心功能分级Ⅲ～Ⅳ的症状
3. 二尖瓣狭窄 NYHA 心功能分级Ⅱ～Ⅳ的症状
4. 二尖瓣反流 NYHA 心功能分级Ⅲ～Ⅳ的症状
5. 主动脉瓣和(或)二尖瓣疾病导致严重的肺高压(肺动脉压力＞75％体循环压力)
6. 主动脉瓣和(或)二尖瓣疾病有严重的左室功能不全(EF＜0.40)
7. 机械瓣膜需要抗凝
8. Marfan 综合征伴/不伴主动脉瓣反流

NYHA. 纽约心功能分级；EF. 射血分数

表 55-3 妊娠母亲和(或)胎儿低危的心脏瓣膜损害

1. 无症状的主动脉狭窄伴有比较低的平均跨瓣压差(＜25mmHg 和主动脉瓣膜面积＞1.5cm^2)，
   同时左室收缩功能正常(EF＞0.50)
2. NYHA 心功能Ⅰ或Ⅱ级的主动脉瓣反流,同时左室收缩功能正常
3. NYHA 心功能Ⅰ或Ⅱ级的二尖瓣反流,同时左室收缩功能正常
4. 二尖瓣脱垂伴/不伴轻到中度的二尖瓣反流,同时左室收缩功能正常
5. 中度的二尖瓣狭窄(二尖瓣有效瓣口面积＞1.5cm^2,跨瓣压差＜5mmHg)不伴有严重的肺动脉高压
6. 中到重度的肺动脉瓣狭窄

(二)妊娠期使用的相关药物

对患有瓣膜性心脏病妇女妊娠用药的问题应根据每个病人的具体情况,应用多学科的知识进行综合分析,包括有关避孕、母亲和胎儿的危险性及长期预后评价等方面。很多有瓣膜性心脏病的孕妇在医师的指导下,通过精细的药物调整,使血容量和全身负荷状态处于理想状态,即可能成功地渡过妊娠和分娩。同时也不能忽视最简单的处理如卧床休息和避免仰卧位。对有症状或严重的瓣膜病变,应尽可能在妊娠前给予手术治疗,应该尽量避免用药。常用心血管药物对妊娠的影响见表 55-4。

表 55-4 常用心血管药物对妊娠的影响

药物	潜在的胎儿副作用	安全性
华法林	通过胎盘屏障,胎儿宫内出血,胚胎病,中枢神经系统发育不正常	不安全
肝素	没有报道	可能安全
洋地黄	低体重儿	安全
奎尼丁	毒性剂量可以引起早产和损害胎儿第 8 脑神经	安全
普鲁卡因胺	没有报道	安全
丙吡胺	可以引起子宫收缩	*
利多卡因	血液中高水平和胎儿酸中度可以引起中枢神经系统抑郁	安全
美西律	胎儿心动过缓,宫内发育迟缓,低 Apgar 评分,新生儿低血糖 新生儿心动过缓,新生儿甲状腺功能亢进	*
氟卡尼	有一个报道胎儿死亡	*
普罗帕酮	没有报道	*
腺苷	没有报道,在妊娠的最初 3 个月应用	安全
胺碘酮	宫内发育迟缓、早产,甲状腺功能减退	不安全
钙通道阻滞药	胎儿窘迫,由于母体低血压	*
β受体阻滞药	宫内发育迟缓,出生时无呼吸,心动过缓、低血糖,	安全

（续　表）

药物	潜在的胎儿副作用	安全性
	高胆红素血症,β_2受体阻滞药可以引起子宫收缩	
肼屈嗪	没有报道	安全
硝普钠	高剂量时潜在的硫氰酸盐,在动物研究中造成胎儿死亡	潜在的不安全
硝酸酯类	胎儿心率减慢和心动过缓	*
	颅骨成骨不全,宫内发育迟缓,早产,低出生体重	不安全
ACEI	羊水过少,新生儿肾功能衰竭,贫血和死亡,手足挛缩	
	动脉导管未闭	
利尿药	损害子宫血流和胎盘低灌注的危险,血小板减少,黄疸,	潜在的不安全
	低钠血症,心动过缓	

ACEI. 血管紧张素转化酶抑制药；* 表示没有足够的资料来证实该药物的安全性

（三）孕期处理

1. 产前检查　根据孕妇的心功能状况,决定产前检查的次数和是否需要住院治疗等。一般妊娠 20 周前,每 2 周检查 1 次,孕 20 周后每周随诊 1 次。要求产科医师、心血管内科医师密切合作,共同随诊。

2. 密切监护注意心功能　初次就诊以及每次复诊都要认真评估病人的心功能状态,如怀孕早期发现心功能在Ⅲ级或以上,估计孕妇难以允许继续妊娠者,应劝说病人,在妊娠 3 个月内做治疗性流产；如妊娠中期心功能状况明显下降而不允许继续妊娠时,也应终止妊娠,方法可采用经腹或阴道剖宫取胎术较为安全,不主张采用药物引产,因引产可并发感染和宫缩本身可以增加心脏负荷。

3. 避免心脏额外负荷　妊娠生理变化不可避免地加重心脏负荷,要准备好防治妊娠并发症的措施,以避免心脏额外负荷,防止心衰发生。

(1)休息:在病人能承受的范围内限制体力活动,每晚要保证 9h 睡眠,中午卧床休息 1h；卧床休息应取侧卧位,避免平卧以防仰卧位低血压综合征发生。尚需注意避免心理和思想压力。

(2)饮食:应注意合理营养,低盐饮食(每日食盐量 3～4g),怀孕 20 周后应预防性使用铁剂,防止体重过度增长、水肿及贫血。

(3)预防感染:尽量避免出入公众场所,尤其避免与有呼吸道感染的病人接触,一旦有感染症状,应及时治疗,及早应用广谱抗生素以防感染累及心脏。

(4)积极处理妊娠合并症:如水肿、贫血、心动过速、甲亢、高血压等。

4. 住院指征

(1)心功能Ⅰ～Ⅱ级者,于预产期前 2 周入院待产。

(2)心功能Ⅲ～Ⅳ级者或孕期发现心功能下降至Ⅲ～Ⅳ级或有早期心衰症状者均应立即入院治疗直至妊娠结束。

(3)孕期出现任何合并症,可考虑住院治疗。

（四）分娩期处理

1. 分娩方式选择

瓣膜性心脏病不是剖宫产指征,但也不是手术禁忌证。心功能Ⅰ～Ⅱ级者可经阴道分娩。当存在产科指征或心功能Ⅲ～Ⅳ级者应行剖宫产术。瓣膜置换术后,心功能Ⅰ级,无产科并发症者,可经阴道分娩；心功能Ⅱ级、体质好无产科并发症可考虑阴道分娩；心功能Ⅱ级,但体质较弱或合并有产科并发症者以剖宫产为宜。

瓣膜置换术后剖宫产优点:①心脏瓣膜置换术后妊娠属高危妊娠,应列为剖宫产的适应证；②有利于控制华法林与肝素交替使用的时间；③缩短产程,减轻产妇心脏负担；④产妇血流动力学的监测、意外的处理,在手术室比在产房更周密、及时、全面。总之,心脏瓣膜置换术后的产妇经阴道分娩适应证宜谨慎,剖宫产适应证宜放宽。

2. 心电监护　妊娠合并心脏病,临产或手术时有条件者均应进行心电监护,包括血压、脉搏、心电图、血氧饱和度。心功能Ⅲ级或以上者应同时行颈内静脉插管监测,观察中心静脉压变化,并应有心内科医师协同进行临床处理。没有条件者应设法转至有条件的医院,以密切观察心电及心功能变化,及时给予处理。

3. **阴道分娩处理**　①临产或临产后预防性使用抗生素,首选青霉素。②心功能Ⅱ级以上者,自临产或临产前 1～2d,开始给予洋地黄保护心功能,如地高辛 0.25mg,每日 1 次,口服。③临产后应给氧气吸入。④第一产程:可适当慎用镇静和镇痛药,如异丙嗪、地西泮(安定)等。⑤第二产程:分娩时采取半坐位,避免仰卧,下肢尽量低于心脏水平,以免回心血量过多加重心脏负担。尽量缩短第二产程,避免用力屏气,可行低位产钳或胎吸助产,胎儿娩出后腹部应加沙袋。⑥第三产程:预防产后出血,对宫缩乏力所致产后出血,可采用双手压迫按摩子宫法止血。慎用缩宫素(催产素),禁用麦角新碱。产后立即用吗啡或哌替啶等镇静药,使产妇保持安静。

4. **剖宫产分娩处理**　①剖宫产前 1d 即开始预防性使用抗生素。②洋地黄治疗中的待产妇,术前 2～3d 酌情减量(减少体内洋地黄累积),以便术中、术后可充分快速应用洋地黄制剂。③手术以连续硬膜外麻醉为妥。④术中注意减少出血,缩短手术时间。

5. **产褥期处理**　①产后至少继续住院观察 2 周,待病情稳定后方可出院。②继续使用抗生素,至产后 1 周。③心功能Ⅰ～Ⅱ级可以母乳喂养。心功能Ⅲ级或以上,不宜母乳喂养时,可用皮硝或生麦芽回奶,但不宜用雌激素制剂回奶,因其有水钠潴留之弊。

第二节　妊娠合并瓣膜性心脏病各论

一、急性风湿热

急性风湿热在妊娠妇女中较少见,但均较为严重。

急性风湿热在发达国家已较少见,但在发展中国家仍然是导致风湿性心脏病的主要病因。β溶血性链球菌是导致风湿热的主要病原,值得注意的是只有当链球菌感染咽部后才发生风湿热,并在免疫机制作用下损害心脏。风湿热最常见于青春期之前的儿童,在妊娠时容易复发。妊娠时内分泌的变化将影响或掩盖风湿热的症状、体征,而许多普遍使用的实验室检查标准并不可靠,因妊娠本身可引起测定值的变化。曾有链球菌感染史的孕妇容易发生风湿热,而且曾患风湿热的患者发生风湿性心瓣膜病的危险性也很高。因此,对该类人群应提高警惕。如果符合修订的 Jones 标准中的两项主要标准或一项主要标准加上两项次要标准,且近期有链球菌感染(抗"O"滴度升高)则可诊断风湿热。

修订的 Jones 诊断风湿热标准:

(1)主要标准:心脏炎、多关节炎、舞蹈症、环形红斑、皮下结节。

(2)次要标准:风湿热感染史;发热;急性期反应有血沉加速、C 反应蛋白阳性;PR 间期延长;关节痛;抗"O"滴度升高。

妊娠与风湿热的相互影响,一个曾有风湿热病史的妇女妊娠时,极有可能再次发生风湿热,并多在妊娠早期发生,而且在妊娠的各个阶段均可能再次发生。伴有心脏炎和心力衰竭的风湿热对孕妇可能是致命的,有学者报道,舞蹈症(Sydenham's chorea)的发生率在妊娠期增高,而且可以引起早产以及母亲和胎儿死亡。因为这些问题易发生在妊娠期复发风湿热的妇女,因此,对有风湿热感染史的孕妇有必要继续预防性应用抗生素,以防止链球菌感染。有学者建议育龄妇女及妊娠期均应使用抗生素预防治疗。最有效的预防措施见表 55-5,表 55-6。

表 56-5　风湿热的二级预防

抗菌药物	剂量	用药途径
长效青霉素 G	120 万 U 每 3～4 周 1 次 或	肌内注射
青霉素 V	250mg 每天 2 次 对青霉素过敏的病人	口服
红霉素	250 mg 每天 2 次	口服

表 55-6　曾患过风湿热的二级预防疗程

分类	疗程
风湿热伴有心脏炎并遗留有瓣膜疾病	最后一次发作后最少 10 年 最少到 40 岁,有时需终身预防
风湿热伴有心脏炎但未遗留有瓣膜疾病	10 年或到成年(按较长的执行)
风湿热不伴心脏炎	5 年或到 21 岁(按较长的执行)

但在妊娠期应用磺胺嘧啶类药物应慎重,因该类药物可能致畸形。

如果妊娠期发生风湿热,一旦确诊,应及时给予青霉素治疗。关节炎症状可用阿司匹林 $100mg/(kg \cdot d)$ 治疗。但在分娩前 7d 应停止服用阿司匹林,以减少出血的危险。舞蹈症患者可用肌肉松弛药如安定类药物,但应对胎儿进行监护,特别是分娩时。一般来说,曾患风湿热的妇女妊娠不会受到严重影响,除非患严重的风湿性心脏病。在育龄妇女中进行抗生素预防风湿热的复发是十分重要的。

二、二尖瓣狭窄

二尖瓣狭窄是妊娠妇女中最常见的慢性风湿性瓣膜病变,风湿性二尖瓣狭窄的自然病程通常有 20～25 年的无症状期,其首发症状常在妊娠时表现出来。妊娠期二尖瓣狭窄的较少见的原因包括先天性瓣叶联合部融合或降落伞式二尖瓣和左房黏液瘤。

(一)病理生理

在风湿性心脏病合并妊娠中,以二尖瓣狭窄时对心肺血流动力学的危害较大,与二尖瓣狭窄有关的症状是由二尖瓣的跨瓣压力阶差增高引起,妊娠期心排血量增加进一步增大跨瓣压差。二尖瓣狭窄使从左心房进入左心室血流受到机械性梗阻,此时血流只能通过异常增高的左房与左室压力阶差(跨瓣压)来推动。正常成人瓣口面积为 4～6cm²,舒张期房室间无明显跨瓣压差,当瓣口面积 ≤2cm²(轻度狭窄),左房压轻度增加,跨瓣压差和湍流发生。当瓣口面积减少到 1cm² 时,要保持静止时正常心排血量约需 2.6kPa(mmHg)左房与左室的压力阶差。跨瓣压差增加,左房压进一步升高。左房压增高引起肺静脉、肺毛细血管和肺动脉压被动性升高,当肺毛细血管压升高超过 4.0～4.7kPa(mmHg)时,可致肺泡性肺水肿。持续性肺动脉高压可最后导致右心室功能衰竭。孕期血容量增加、心排血量增加、迫使左房和肺毛细血管压力进一步升高;运动、发热或情绪应激引起的心率加快,使舒张期充盈时间缩短,通过二尖瓣的血流更加减少,血液淤积在左房及肺静脉使左房压力进一步增加;左房压力的升高也使妊娠妇女更易于出现房性心律失常,左房收缩力的丧失以及高心室率反应可以导致肺水肿。临产子宫收缩、分娩时屏气均使心脏负荷进一步增加,胎儿、胎盘娩出后,子宫缩复和胎盘分流关闭使回心血量显著增加,左房压骤升,这些因素均可使二尖瓣狭窄患者在妊娠期容易发生肺水肿。

(二)临床表现及诊断

妊娠妇女二尖瓣狭窄的症状表现为左心衰竭和右心衰竭,取决于瓣膜病变的严重程度和病程,左心衰竭的症状更常见,包括端坐呼吸、阵发性夜间呼吸困难、活动后呼吸困难等,只有二尖瓣病变时间长时才会出现右心衰竭的症状,包括周围性水肿和腹水,而这些症状在妊娠期很难确认是否与瓣膜性心脏病有关。体格检查会发现二尖瓣狭窄典型的听诊发现包括开瓣音和收缩期前增强的舒张期隆隆样杂音。发现颈静脉怒张、肝脏增大、肺动脉瓣听诊区第 2 心音增强和右心抬举性搏动也支持二尖瓣狭窄的诊断。在妊娠期,超声心动图检查为首选的检查方法,不但可以确立二尖瓣狭窄的诊断,还可用于估测狭窄的严重程度。同时亦可用于测定肺动脉压,评估右室功能,有无二尖瓣反流及其程度,超声心动图检查能直接观察二尖瓣瓣叶及其瓣下装置的结构形态及活动状态,对决定是否能够成功的实施经皮二尖瓣球囊扩张术具有重要的意义。有创的诊断方法很少用于妊娠期妇女的二尖瓣狭窄。

(三)治疗

1. **药物治疗**　既往有急性风湿热和风湿性心脏炎的年轻妊娠妇女应该像非妊娠妇女一样继

续接受青霉素预防治疗,大部分妊娠期二尖瓣狭窄都可以采用药物治疗,左心房前负荷(即血容量)的增加可能加剧左房衰竭的发展,应该谨慎地限制食盐和水的摄入。利尿药的应用可缓解肺静脉和体循环静脉的过度淤血。但是必须小心避免造成明显的血容量不足,引起低血压、心率加快和子宫胎盘的低灌注,β受体阻滞药主要的适应证是用于治疗或预防心动过速,以保证舒张期的充盈。尽管非选择性β受体阻滞药普萘洛尔已经应用了数十年,对于改善症状效果显著,但一些专家仍推荐应用心脏选择性 β_1 受体阻滞药如美托洛尔或阿替洛尔,以防止 β_2 肾上腺素阻滞对子宫肌层的活动造成的潜在有害影响。地高辛对交感神经兴奋引起的心率增快疗效较差。

2. 球囊瓣膜成形术 经皮二尖瓣球囊扩张术(PMBV)虽是一种有创操作,但临床应用证明是安全的,现已广泛应用,但对伴有中度到重度的二尖瓣反流、二尖瓣钙化,或左房内血栓,PMBV则为禁忌。应该注意的是,尽管 PMBV 是相当安全的操作,因需要 X 线下操作,仍应慎用于孕妇在妊娠早期 3 个月,以防止 X 线对胎儿早期发育的影响。怀孕之前有症状的严重二尖瓣狭窄病人,不能承受妊娠带来的血流动力学负荷,如果二尖瓣病变程度符合经皮二尖瓣球囊扩张的指征,可考虑在怀孕前行经皮球囊二尖瓣扩张术。严重二尖瓣狭窄的病人在妊娠过程中出现 NYHA 心功能Ⅲ～Ⅳ级的症状,也应该行经皮二尖瓣球囊扩张术。对于个别二尖瓣狭窄患者,在妊娠过程中出现药物不能控制的反复性发作的或持续性心力衰竭,根据近十年的球囊二尖瓣分离术的经验,在荧光透视下(在腹部和盆腔防护的条件下暴露时间<1～2min)或者在超声引导下进行二尖瓣球囊扩张,有个别中心的报告,疗效较好,很少发生母体和(或)胎儿的并发症,但报告的病例数很少。目前认为,妊娠期经皮二尖瓣球囊分离术应在有经验的心血管介入治疗中心进行,且仅适于积极的药物治疗,不能控制症状的病人。

3. 外科手术

早期的研究发现,瓣膜直视分离术和瓣膜置换术的孕妇死亡率为 5% 左右,胎儿死亡率为 20%～30%,有很多因素(如麻醉药的应用、手术时的低温等)对母婴的预后均有负面影响,随着体外循环技术的发展,母婴的安全性有了一定提高,近期的一个对 168 例孕妇实施瓣膜直视分离术的研究显示没有孕妇死亡,胎儿的死亡率为 1.8%,人工二尖瓣置换术目前在不能进行 PMBV 或瓣膜直视分离术的妊娠病人,是一个可考虑的选择。

(四)分娩

分娩后心排血量明显增加,为了防止患者心力衰竭的加重,对孕妇的处理应该小心谨慎。大多数二尖瓣狭窄孕妇经阴道分娩是可行的,但在伴有中到重度二尖瓣狭窄的孕妇,应进行密切的血流动力学监测,对重症病人最好应进行有创血流动力学监测,准确观察心脏功能的改变,以便及时处理。吸氧可以减轻肺动脉压力,限制液体的入量,适当使用利尿药,选择硬膜外麻醉等均可减轻心衰症状,有利于安全分娩。使用缩宫素和进行子宫按摩可以减少过度失血的危险。

三、二尖瓣关闭不全

单纯性二尖瓣关闭不全,一般能较好承受妊娠引起的心脏负荷增加,很少发生肺水肿和心力衰竭,可能是由于妊娠时外周血管阻力降低,降低心脏后负荷,从而减少了二尖瓣反流量。对妊娠期二尖瓣反流的病因,近些年来发生了变化,过去,风湿热是致二尖瓣关闭不全的主要原因;与腱索断裂有关的二尖瓣脱垂现已成为妊娠妇女二尖瓣反流最常见的原因。其他引起二尖瓣反流的病因包括 Libman-Sacks 心内膜炎(利-萨心内膜炎播散性红斑狼疮合并疣状心内膜炎)、感染性心内膜炎、Marfan 综合征、弹力纤维假黄瘤、Ehlers-Danlos 综合征(埃-当综合征,关节伸展过度、皮肤松垂、创伤愈合差、瘢痕薄)和扩张性心肌病等。

(一)病理生理

左心室收缩时,部分左心室内血流经二尖瓣反流入左心房,左心房压力升高,容量增加而导致左房扩张,舒张期左心室除接受来自肺循环的血液外,尚须接受上次收缩时反流至左心房的血液,最终左心房左心室都扩大以增加代偿功能。左室扩大导致的二尖瓣瓣环扩张和收缩运动的不协调,则进一步加重二尖瓣关闭不全。严重二尖瓣关闭不全时,可出现显著的左房扩大,左房内压力升高及肺静脉淤血。甚至引起肺高压和右心衰竭。妊娠时全身血管阻力降低,心脏后负荷减轻,二尖瓣反流有所降低,左室的后负荷减低,收缩期室壁张力也减小。这也可能是妊娠期孕妇二尖瓣反流的临床症状较轻的原因。

(二)临床表现及诊断

二尖瓣反流的症状包括劳力性呼吸困难、端坐呼吸和夜间阵发性呼吸困难。因为妊娠期的生理变化尤其是血容量增多和全身血管阻力降低,对因二尖瓣脱垂所致的反流的病人并不出现其特有临床体征,触诊心尖搏动外移,听诊心尖部可闻及全收缩期杂音,向腋下放散。严重二尖瓣关闭不全的孕妇由于心力衰竭和心脏扩大可出现心房纤颤。多普勒超声心动图是诊断慢性二尖瓣关闭不全十分有用的工具。超声心动图检查直接观察二尖瓣的形态结构(二尖瓣脱垂时二尖瓣在 M 型超声上表现为二尖瓣 CD 段曲线呈吊床样改变);测量和评价左室大小及功能,左房大小和左心耳是否有血栓;观察二尖瓣瓣下结构的形态和功能(包括腱索和乳头肌);估测二尖瓣反流的程度,估测肺动脉压力。

(三)治疗

二尖瓣反流通常可以药物治疗,药物治疗包括利尿药用于少数肺循环淤血的病人,血管扩张药的治疗用于有高血压者,血压正常或偏低者则不可使用。ACE I 类对胎儿的发育有较多的不良影响,孕妇应用不安全。一般认为肼屈嗪的应用是安全的,如果左室收缩功能受损,可以应用硫酸肼屈嗪,利尿药和地高辛。

但是在极少数情况下,由于腱索断裂伴发急性严重恶化的二尖瓣反流,常要手术治疗。对需要二尖瓣处理的手术者,通常建议行二尖瓣修补手术,尽量避免抗凝治疗。二尖瓣人工瓣膜置换术只是作为最后的选择,如可能应选用生物瓣,这样可以避免抗凝治疗。

大多数情况下,母亲和新生儿都能比较好地耐受二尖瓣反流,但是如果肺动脉压力超过 50mmHg,则母婴发生并发症的危险性将增加。

四、主动脉瓣狭窄

有症状的主动脉瓣病变在妊娠中不如二尖瓣病变多见,在美国先天性主动脉瓣二叶畸形是妊娠妇女主动脉瓣狭窄的最常见原因。但在发展中国家,风湿性心脏病仍然是主动脉瓣狭窄最常见的病因。在妊娠过程中,伴有主动脉瓣二叶畸形的妇女,由于性激素对结缔组织的作用导致主动脉囊性中层坏死,易于罹患自发性主动脉夹层,通常在妊娠最后 3 个月。

(一)病理生理

成人主动脉瓣口面积≥3.0cm²。当瓣口面积减小一半时,收缩期无明显跨瓣压差;≤1.0cm²时左室收缩压明显升高,压差显著增大。主动脉瓣跨瓣压力阶差导致血流动力学的变化,主动脉瓣狭窄时为了维持正常的收缩期室壁应力和左室心排血量,通过进行性左室肥厚以适应左室收缩压的升高,左室肥厚使左室舒张期顺应性降低引起左室舒张末压进行性升高。后者增加左房后负荷,左房代偿性扩大以使心搏量维持正常,此时左室舒张末压增高,肺静脉、肺毛细血管淤血,导致左心衰竭,后期导致左室收缩功能减低。主动脉瓣跨瓣压差的增高主要是由左室每搏量的增加和外周血管阻力的降低引起。跨瓣压差增加产生的临床效果取决于左室肥厚的程度和左室收缩功能状况。当左室的代偿机制不能满足妊娠晚期心排血量增加的需要时,可出现临床症状,常见于中到重度主动脉瓣狭窄的孕妇。

(二)临床表现与诊断

临床表现取决于主动脉瓣狭窄的程度,当主动脉瓣口面积≥1.0cm²,病人一般没有症状,能较好地耐受妊娠,但在严重的主动脉瓣狭窄时,则出现左心衰竭的症状如劳力性呼吸困难。晕厥或先兆晕厥较少见,很少出现急性肺水肿,但可出现心律失常。主动脉瓣狭窄的临床症状和正常妊娠表现相似,临床诊断并不容易。体格检查的异常发现与疾病的严重程度有关,可表现为心尖搏动增强并向左侧移位,胸骨右缘可闻及收缩期喷射性杂音,并向颈动脉放射,可以听到第 4 心音,提示左室舒张功能不全,脉搏上升慢,振幅低而持续(细脉或迟脉)提示明显血流动力学影响的主动脉瓣狭窄。

超声心动图检查可确定诊断,多普勒血流检测能准确测定主动脉瓣压力阶差,并能估测有效瓣口面积。二维超声心动图可测量左室内径、左室壁和室间隔厚度、左室射血分数等。这些指标有助于预测母婴在妊娠期生长和分娩时的安全性。如果射血分数<50%,妊娠期发生心力衰竭

的危险性比较高,如果临床检查显示严重的主动脉瓣狭窄,无创性检查资料不能得出确切结论或需要经皮球囊瓣膜成形术,则需要进行心导管检查。如果母亲患有先天性主动脉瓣狭窄,需要进行胎儿超声心动图检查,因为胎儿患有同样畸形的危险性是15%。

(三)治疗

无症状或左室收缩功能正常的轻中度主动脉瓣狭窄患者通常能够通过药物治疗和密切监视安全度过整个妊娠期。应避免剧烈的运动,避免使用强大的血管扩张药和利尿药以保证最大的心排血量及胎儿和胎盘灌注。对于射血分数比较低的病人应在密切监测血药浓度的条件下使用地高辛。

对重度的主动脉瓣狭窄(压力阶差>50mmHg)或有症状的病人应该建议延迟怀孕,直到主动脉瓣狭窄减轻。严重主动脉瓣狭窄的妊娠病,如无症状或症状较轻,在妊娠期间可采用保守的方法,如卧床休息、吸烟和β受体阻滞药。对严重主动脉瓣狭窄并伴有症状的患者在分娩前可考虑行经皮主动脉瓣球囊分离术或者换瓣手术(取决于主动脉瓣病变的形态学检查)。文献报道此项操作成功率高,在有经验的介入中心报告,非妊娠病人主动脉瓣球囊扩张术的死亡危险性,大约为5%,但在妊娠病人,对孕妇和胎儿还是有一定的危险,在术前应向病人及家属讲明情况,同时应谨慎进行操作,严格控制适应证。

(四)分娩

除非有产科适应证施行剖宫产,应该首选阴道分娩。最重要的是避免过度的血管扩张和保持出入量平衡以保证足够的心排血量。采用低位硬膜外麻醉以最大限度地减少血管扩张效应。对既往有心内膜炎的患者应用抗生素预防性治疗。总之母婴的预后都比较好,但是也有证据显示有20%的患有严重主动脉瓣狭窄的孕妇选择治疗性流产。

五、主动脉瓣关闭不全

(一)病理生理

妊娠时出现的主动脉瓣反流可以是急性的也可以是慢性的,主动脉夹层、细菌性心内膜炎或人工主动脉瓣功能衰竭是引起急性主动脉瓣反流的原因,这种情况下左室来不及适应容量负荷的突然增加,因此常常发生肺水肿,甚至心源性休克。急性主动脉瓣关闭不全即使在妊娠期也应实施急诊换瓣手术,另外一个需要急诊手术的是主动脉近端的夹层分离伴有主动脉瓣反流。Marfan综合征,二叶化主动脉瓣和高血压加上有害的激素对结缔组织的作用都是主动脉夹层的易患条件。在妊娠妇女中,慢性主动脉瓣关闭不全通常与风湿性心脏病或二叶化主动脉瓣有关。左室容量负荷的逐渐增加允许左室通过增加左室舒张末期内径来适应。这种适应机制在左室收缩功能受损之前可以维持足够的前向血流。因此,如同二尖瓣关闭不全,慢性主动脉瓣关闭不全也可以很好地耐受妊娠。

(二)临床表现与诊断

慢性主动脉瓣关闭不全的病人通常表现为呼吸困难,运动耐量降低和胸痛,部分病人因为心律失常和左室功能不全表现为晕厥。因为妊娠时外周血管扩张,降低了左室的前负荷,所以妊娠妇女能够很好地耐受主动脉瓣反流。但是如果主动脉瓣反流伴有左室收缩功能不全时,则不能很好地耐受妊娠过程。体格检查可发现典型的高动力循环表现,如收缩压增高,舒张压降低,脉压增大,颈动脉搏动增强,水冲脉以及心尖搏动弥漫有力,向左下移位,胸骨左缘舒张早期杂音和第2心音柔和是主动脉瓣关闭不全的特征性改变。但这些高动力状态也可见于正常妊娠时。

经胸超声心动图是诊断本病最敏感可靠的方法,多普勒血流检查可以判断主动脉瓣反流的严重程度。经食管超声心动图可用于探查细菌性心内膜炎的赘生物和升主动脉夹层改变。通常不需要心导管检查。磁共振检查有助于诊断主动脉夹层。胎儿超声心动图检查用于那些母亲患有先天性主动脉瓣疾患和Marfan综合征者。

(三)治疗

单纯的轻中度主动脉瓣反流,由于孕期心率加快,舒张期缩短,虽然血容量增加,而由主动脉回流至左室的血量趋于减少,所以多数病人能耐受妊娠时血流动力学的变化。无症状的病人只需孕期严密监视就能安全度过。有症状者通常药物处理,一般应用利尿药。亦可联合应用血管扩张药如肼屈嗪、硝酸盐类。地高辛可能对左室收缩功能受损的病人有益。妊娠期禁用血管紧张素转化酶抑制药。有症状和（或）有心力衰竭表现的妇女在整个妊娠及分娩中需要仔细监视，严格注意血容量状况和血压。妊娠过程中一般不需要进行主动脉瓣手术，仅在有反复发作的心功能Ⅲ～Ⅳ级症状的病人，应慎重考虑，严格控制手术适应证。对症状较轻的病人，不应考虑手术治疗，应该注意的是妊娠期主动脉瓣反流，左室大小或收缩功能状态不能单独作为决定手术的因素。

六、肺动脉瓣狭窄

肺动脉瓣狭窄可以独立存在，亦可与其他先天性心脏病伴存。Noonan 综合征是一种常染色体显性遗传疾病，其表型差异很大，多系统受累，心血管系统受累的表现多样，但肺动脉瓣狭窄的发生率最高，约 1/3 病人有房间隔缺损，约 10% 的病人出现室间隔缺损和动脉导管未闭。Noonan 综合征的肺动脉瓣即使没有血流动力学异常，也有发育不良、瓣叶增厚，有时由于肺动脉的发育不良或瓣下漏斗部发育异常表现为右室流出道血流受阻。对有肺动脉瓣狭窄的病人应该考虑到 Noonan 综合征的可能。其他引起肺动脉瓣狭窄的先天畸形还有法洛四联症等。只有中到重度的肺动脉瓣狭窄才会出现症状，无症状病人和轻度肺动脉瓣狭窄的病人可以很好地耐受妊娠。一般而言，发绀性先天性心脏病的病人对妊娠负荷的耐受能力远不如非发绀性心脏病者。

(一)病理生理

肺动脉狭窄使右室血流流出受阻，右心室后负荷增加，右心室向心性肥厚，肺动脉血流量减小，肺动脉压力下降。

(二)临床表现与诊断

轻度肺动脉瓣狭窄病人可长期无临床症状，多于体检时发现心脏杂音而提示诊断。中到重度肺动脉狭窄的病人随着生长发育，瓣膜纤维化逐渐加重，可出现疲乏、呼吸困难、头晕、晕厥或右心衰竭表现。体检可见显著的颈静脉 a 波、心前区抬举性搏动、P_2 减弱、S_2 分裂，典型的肺动脉瓣狭窄的杂音为胸骨左缘第 2 肋间粗糙的喷射样递增递减型收缩期杂音，吸气时增强，多伴有收缩期震颤，收缩早期喷射性喀喇音，表明瓣膜无严重钙化活动度尚可。

通过临床检查即可以做出诊断，超声心动图能进一步证实肺动脉狭窄诊断。患有肺动脉瓣狭窄的孕妇，其胎儿先天性心脏病的发生率大约 20%，因此对高危胎儿应该进行胎儿超声心动图检查。

(三)治疗

单纯肺动脉瓣狭窄对成功妊娠没有明显影响。如果有明显症状，可考虑在超声引导下行经皮瓣膜球囊扩张术治疗。

七、三尖瓣病变

三尖瓣病变可以是先天性的（Ebstein 畸形、三尖瓣闭锁）也可以是后天获得的（心内膜炎，黏液瘤性变性或增殖，良性肿瘤）。某些三尖瓣病变只是复杂先天性心脏病综合征的一部分，其处理方法取决于相关病变的特征。单纯三尖瓣反流不是一个严重的问题，应该注意防止过度使用利尿药引起的低血容量和低灌注，以及可能对孕妇和胎儿带来的不良反应。

下面主要介绍 Ebstein 畸形。

(一)病理生理

这种畸形是由三尖瓣瓣叶下移造成的。三尖瓣由前瓣、后瓣和隔瓣组成，有三尖瓣下移畸形时，隔瓣和后瓣向下移向右室。一般前瓣的位置很少移动，但瓣叶增大状如篷帆，由于三尖瓣瓣叶下移，使得部分右心室变成功能化右心房，称为房化右心室，余下的右室称为功能右室，病理生理改变的程度主要取决于功能右室的大小。如果功能右室较大，则右室每搏量减少不明显，右房血液潴留不多，右房压升高也不明显，即使有房间隔缺损存在，也只是左向右分流，病人不出现发绀。当右室的有效容积明显变小时，右室每搏射血量大大减少，使肺血流量减少，左心回心血量减少，同时右心房容量及压力增大；由于三尖瓣叶下移不一致，瓣叶变形及瓣环扩大，导致三尖瓣关闭不全，这是使右房扩大的另一个原因。当右房压高于左房压时，可经房间隔缺损或卵圆孔未闭产生右向左分流，病人出现发绀。

(二)临床表现和诊断

大部分患有 Ebstein 畸形的孕妇可有不典型胸痛、呼吸困难和心悸等症状。体格检查可发现三尖瓣区和剑突下有收缩期杂音，吸气时增强。

心电图可见右束支传导阻滞、房颤或预激综合征的 δ 波。超声心动图检查显示三尖瓣瓣叶的位置异常,房间隔缺损和三尖瓣反流。动态心电图检查可发现室上性折返性心律失常。对胎儿也应进行超声心动图检查。

由于病理生理改变差别悬殊,能否妊娠须视病情轻重而定。原则上有以下临床表现者不宜妊娠:①妊娠前心功能Ⅲ~Ⅳ级;②曾发生过右心衰;③妊娠前已出现发绀;④合并房间隔缺损并已产生右向左分流;⑤确诊或疑诊细菌性心内膜炎尚未治愈。没有上述表现的 Ebstein 畸形一般能较好地耐受妊娠和分娩过程,很少发生产科并发症。根据文献统计,右心衰的发生率低于 1%。但也有一些情况需要重视,如自发性流产的发生率可达 17%,还可出现胎儿宫内生长停滞,且妊娠和分娩过程可能诱发 Ebstein 畸形病人出现发绀,或经房缺出现右向左分流,从而增加母亲和胎儿的危险性。

(三)治疗

单纯三尖瓣疾病对妊娠影响不大,它常与其他瓣膜病共存。孕妇应该避免剧烈运动尤其是出现发绀或右心衰竭的征象。在妊娠中晚期出现右心衰的症状和体征,应限制体力活动,适当减少钠盐的摄入,必要时给予利尿药,以减少体循环血容量,减轻右心前负荷。但是使用血管扩张药和地高辛没有益处。妊娠前存在有症状的心律失常和房室旁路者应该在妊娠前考虑行射频消融治疗。

八、Marfan 综合征

Marfan 综合征是一种遗传性结缔组织疾病源于第 15 号染色体上的微纤维蛋白基因异常,是常染色体显性遗传。通常累及眼睛、骨骼和心血管系统。自发性主动脉夹层和(或)破裂是与妊娠有关的最可怕的心血管并发症。夹层可以发生于主动脉的任何部位,但最常起源于升主动脉。主动脉根部增宽超过 4.0cm,认为是显著的高危组。但是主动脉内径正常也不能保证不发生这种灾难性的并发症。主动脉根部增宽可伴或不伴有反流,听诊可有心脏杂音,也常伴有二尖瓣脱垂。

患者 Marfan 综合征的妇女不建议怀孕。患有 Marfan 综合征并打算怀孕的妇女,均应该进行经胸的超声心动图检查,认真地评价其升主动脉根部的直径。如果主动脉根部直径≥5.0cm,应该在妊娠前进行修补。通常是带瓣膜人工血管置换,并将冠状动脉开口再植入。如果在妊娠中首次发现主动脉根部增宽>4.0cm,多数专家推荐中止妊娠,并迅速行主动脉修补。主动脉夹层和破裂最可能发生在妊娠最后 3 个月或者是在分娩时,必须给予特别关注。给予充分的止痛治疗,以防止分娩时血压过高或血压上升过快对管壁的冲击。适当的产科助产以缩短第二产程,全身麻醉和剖宫产能更好地控制血流动力学变化。强烈推荐妊娠中预防性应用 β 受体阻滞药。已经证实在非妊娠的青少年和成年人 β 受体阻滞药可以减慢主动脉扩张的速度,降低累积的心血管并发症的发生。最后,应该指出的是 Marfan 综合征患者如果体检或超声心动图检查没有发现明显的心血管异常,则可以安全地度过妊娠并能经阴道分娩。

九、心内膜炎的预防

美国心脏病协会风湿热、心内膜炎和川崎病委员会认为:心脏瓣膜病病人经阴道分娩或剖宫产后,如无并发症或无细菌感染时,不需要常规使用抗生素预防治疗。对机械瓣膜置换后的高危病人,可选用抗生素治疗。对既往有心内膜炎病史者、复杂先天性心脏病者或外科重建的体肺循环通道者,多数医师则主张常规应用抗生素。

十、心脏瓣膜置换人工瓣膜的选择及抗凝治疗

(一)人工瓣膜的选择

瓣膜性心脏病病人妊娠前或妊娠中如果瓣膜有修复可能,优先行瓣膜修复术。否则,考虑瓣膜置换术。但是,选择何种人工瓣膜是一个值得考虑的问题。生物瓣膜在年轻病人易发生老化,在妊娠过程中瓣膜老化加速,虽不需要长期抗凝治疗,但是病人有可能发生早期瓣膜功能衰竭,甚至需要再次换瓣的危险。机械瓣膜虽然耐用,但是必须长期抗凝,使妊娠复杂化。对于主动脉瓣病变,可以考虑同种瓣膜移植或肺动脉瓣自体移植。与机械瓣膜相比,生物瓣膜置换者胎儿的预后相对较好(表 55-7)。

表 55-7　机械瓣或生物瓣置换后的妇女妊娠结果分析

研究	妊娠的例数	婴儿安全出生率(%)	血栓栓塞并发症	
			瓣膜血栓(%)	栓塞(%)
机械瓣膜				
Hanania	95	53	11	9
Sbarouni	151	73	9	5
Born	35	63	8	3
生物瓣膜				
Hanania	60	80	0	0
Sbarouni	63	83	0	0
Born	25	100	0	5

随着心脏瓣膜置换术的广泛开展,瓣膜置换术后妊娠、分娩者随之增多,其过程中出现的临床问题日益受到人们的关注。

(二)瓣膜置换术后妊娠安全性的评价

因为妊娠增加了心脏负担,过去对置换瓣膜术后妇女能否妊娠持消极态度,目前认为瓣膜置换术后能否妊娠关键在于术后心功能改善的程度。术后心功能如为Ⅰ～Ⅱ级,则病人能安全度过妊娠与分娩期。有学者认为术后心功能如为Ⅰ～Ⅱ级者,孕产妇病死率为零,术后心功能Ⅲ～Ⅳ级者,孕产妇病死率为5%～6%。邓群锋等对瓣膜置换术后10例患者的妊娠和分娩进行了随访研究,10例瓣膜置换术后心功能均为Ⅰ～Ⅱ级,包括7例合并房颤者,均安全度过妊娠与分娩期。对心功能Ⅲ级或合并房颤者选择妊娠应慎重。瓣膜置换术后妊娠是高危妊娠,在妊娠与分娩过程中,必须严密监测心功能的变化及产科情况,同时应比普通产妇提前入住妇产科待产。在整个孕、产期间,若有必要,应与心内、心外科医师密切合作,对心功能及产科出现异常变化者进行合理的治疗。

(三)妊娠时机及分娩方式的选择

心脏瓣膜置换术后,心功能的改善及身体的恢复至少要1年时间。罗征祥等报道,瓣膜置换术后2年妊娠较理想。二尖瓣膜置换者适宜妊娠时间要比主动脉瓣膜置换者更晚些,因为前者心功能改善需要较长时间。邓群锋等认为,瓣膜置换术后2年半以上妊娠为妥,而且宜迟不宜早。他们报告的10例患者中,6例经阴道分娩,4例行剖宫产。他们认为瓣膜置换术后,心功能Ⅰ级、无产科并发症者,可经阴道分娩;心功能Ⅱ级、体质

好无产科并发症可考虑阴道分娩;心功能Ⅱ级,但体质较弱或合并有产科并发症者以剖宫产为宜。剖宫产优点:①心脏瓣膜置换术后妊娠属高危妊娠,应列为剖宫产的适应证;②有利于控制华法林与肝素交替使用的时间;③缩短产程,减轻产妇心脏负担;④产妇血流动力学的监测、意外的处理,在手术室比在产房更周密、及时、全面。总之,对心脏瓣膜置换术后的产妇进行剖宫产指征宜放宽。

(四)抗凝剂的使用

由于机械瓣膜的存在及抗凝剂的使用,使孕产妇增加了血栓形成及出血的危险性,同时妊娠期血液中大多数凝血因子含量的增加,使孕妇血液处于高凝状态,在妊娠末期更加明显。有学者认为,在妊娠20～30周Ⅳ因子与Ⅶ因子较妊娠前增加4～8倍。所以,妊娠分娩期更应重视抗凝治疗。

1. **抗凝治疗**　机械瓣置换术后怀孕的妇女仍需要接受抗凝治疗,但应注意很多问题。华法林或肝素均可引起母亲和胎儿血栓或出血的危险性。例如,尽管通过检测血清 INR 或 aPTT 已经充分抗凝的人工机械瓣孕妇仍有4%～14%发生血栓栓塞的现象。

(1)华法林:华法林能通过胎盘,可能增加自发性流产、早产和死产的发生率,并可能导致胎儿畸形(胚胎病)和中枢神经系统发育异常。华法林生产商认为妊娠期应慎用华法林。华法林导致胚胎病的发生率,报道各异,从<5%到67%,但近期的报道结果估计4%～10%。其发生率与剂量有关,在妊娠的第6周到第12周应用发生胚胎病的危险性最高。分娩可能并发胎儿脑出血,尤其

是使用产钳助产时。

（2）肝素：肝素不通过胎盘一般认为更安全。但其长期应用易发无菌性溃疡、骨质疏松、血小板减少症和出血。肝素既往一直作为首选的抗血栓药，但有临床资料分析发现，在高危的孕妇皮下注射肝素血栓栓塞的发生率相当高（12%～24%），包括胎儿瓣膜血栓，但是这些研究结果遭到一些质疑，其中有很多因素的影响，如高龄病人多，肝素用量不足和（或）缺乏精确的凝血指标监测等。但是目前剂量调整的皮下注射肝素的有效性还没有最后确定。

选择抗凝剂必须慎重，华法林对母亲和胎儿均有一定的危险性，对于多数妇女来说，应用华法林有4%～10%的危险出现胚胎病是不能接受的，因而这些孕妇可能在妊娠的前3个月甚至整个妊娠期都不愿意服用华法林。应用肝素则可导致母亲出血或人工瓣膜血栓的危险性。在怀孕前应该考虑这些问题。许多专家认为，孕妇抗凝的危险性的讨论和对有生育能力的妇女做机械瓣膜置换术一样都是相对禁忌，需根据具体情况做出决定。

低分子肝素比普通肝素具有更高的生物利用度，容易注射，不需要实验室凝血指标的监测，以及血小板减少症和骨质疏松的发生率降低等优点。低分子肝素也不通过胎盘，虽然已经用于治疗孕妇的深静脉血栓，但是尚没有足够的资料证明可有效地用于机械瓣膜置换术后的病人。根据一个人工瓣膜的高危病人抗栓治疗的随机对照试验结果，有专家建议在华法林和肝素治疗中加用小剂量阿司匹林。双嘧达莫（潘生丁）对胎儿有害，不应考虑选择用作抗血小板药物。对于产后哺乳者华法林和肝素均不是禁忌抗凝药。

2. 2006ACC/AHA 关于人工机械瓣膜的妊娠病人抗凝治疗指南

（1）必须接受持续抗凝治疗并且经常监测。

（2）需要长期华法林抗凝的妇女准备妊娠时，一定要监测妊娠试验以决定随后的抗凝治疗，妊娠后可以不中断抗凝。

（3）妊娠6～12周期间要停用华法林，接受持续静脉肝素，调整肝素或低分子肝素剂量。

（4）妊娠36周时均应充分讨论选择持续静脉肝素或调整经皮肝素剂量、调整低分子肝素剂量

或华法林。如果持续应用肝素，致命性危险较低，但是母体人工瓣血栓危险性、体循环栓塞、感染、骨质疏松和肝素诱导的血小板减少相对较高。

（5）接受剂量调整的低分子肝素时，低分子肝素应当2/d皮下注射，维持注射后4h抗Xa水平在0.7～1.2U/ml。

（6）接受剂量调整的肝素，APTT 至少应为对照组的2倍。

（7）接受华法林治疗，INR 值应为3.0（范围2.5～3.5）。

（8）计划分娩前2～3周时，应终止华法林，改为持续静脉肝素治疗。

十一、妊娠期心瓣膜手术

（一）经皮二尖瓣球囊扩张术

二尖瓣球囊扩张术是一种安全、有效和简便的替代开胸手术的治疗方法。其优点是：无需全身麻醉，避免了麻醉对孕妇本身和胎儿的危险和不利影响；不需要体外循环，手术简便、安全；手术中出血量极少，避免了血流动力学的不稳定对孕妇和胎儿的不良影响；放射线对胎儿有致畸形作用，但多发生在妊娠20周之内胎儿器官形成阶段，多发生于接触较大剂量放射线时，通常＞0.1Gy。处于子宫内的胎儿受到散射的X射线照射。在二尖瓣球囊扩张术中，通常接受放射剂量为0.005Gy，经皮二尖瓣球囊扩张术一般可选择在妊娠中晚期进行，可避开对放射线敏感的妊娠早期，故放射线的危险性相对较小。为了更进一步保护胎儿免受X射线的影响，手术过程中对孕妇的横膈至耻骨联合间区域采用铅衣遮挡，并尽量减少透视时间。浙江医科大学陶谦民等报告，对5例二尖瓣狭窄的孕妇成功地施行了二尖瓣球囊扩张术，X线透视时间为（15±2）min，术后临床症状和心功能明显改善，心尖部舒张期杂音明显减轻或消失，术后48h后重复行M型和二维超声心动图检查，二尖瓣瓣口明显扩大。1例原有轻度二尖瓣反流的病人反流无加重，其余4例未出现二尖瓣反流。随访5个月～4年，全部患者在妊娠和分娩过程中心功能稳定，均为足月顺产，婴儿生长发育正常，未发现任何因接触放射线所致不良反应。出生后随访也未发现任何因接触放射线而引起的异常病症。

(二)妊娠期心瓣膜疾病体外循环手术

近有统计表明孕妇心脏疾病已降至 1.5%。对少数内科治疗无效,需在孕期进行心脏手术治疗者,其心脏手术的生命危险与正常妇女相似,死亡率为 3%,但胎儿死亡率却高达 19%。Seikh 等报道孕妇体外循环(cardiopulmonary bypass,CPB)手术后,胎儿死亡率为 9.5%～29%。Pomini 等分析从 1958—1992 年间已报道的 69 例孕期 CPB 手术结果,孕妇死亡率为 2.9%,胎儿死亡率为 20.2%,统计近期的 40 例病人,孕妇死亡率为 0%,胎儿死亡率为 12.5%。除特别紧急情况外,心脏手术一般避免在妊娠早中期进行。研究表明,此时手术可导致较高的胎儿畸形率;应尽量选择在分娩后,进行 CPB 心脏手术,以保证母婴安全。Paulus 认为 CPB 对孕妇并不构成更多的危险,但其与许多胎儿潜在的并发症有很大关系,原则上手术干预应被推迟到妊娠中期以后。

1. 术中孕妇及胎儿监测 CPB 期间为保证母婴的充分氧供,尽可能减轻胎儿的应激反应,防止胎盘血管阻力的升高,应采用常温、高流量、较高平均动脉压和搏动灌注。术中孕妇监测项目包括:血压、心电图、周围血氧饱和度、食管温度探测、呼气末二氧化碳分压及神经肌肉传导阻滞监测;动脉导管准确监测患者动脉压;肺动脉导管监测肺动脉压并间接了解左房压;食管超声(TEE)监测术中瓣膜置换等操作是否满意;温度探头监测 CPB 中温度变化;分娩力测量计;脑电图(EEG):在低温 CPB 期间监测患者大脑的功能状态;还需对胎心率监测,以便及时估计孕妇和胎儿的氧供是否足够。

2. CPB 对孕妇血流动力学的影响 Khandelwa 等报道 1 例孕妇 CPB 期间,胎儿在 CPB 前、中、后期血流动力学变化,并与孕中期胎儿的正常值进行比较。患者孕 9 周由于主动脉瓣反流而行主动脉瓣替换术。CPB 使用非搏动灌注,流量 3.5～4.0L/(m² · min),平均动脉压 10.24～11.97kPa,温度 34～35℃,血流速度和波形通过超声多普勒记录,计算搏动指数(PI),术前胎儿血流动力学在正常范围。子宫动脉 PI 为 3.9(正常值 0.5～1.5)。阻断升主动脉后心动过缓,胎心率降至 120～75/min,脐动脉 PI 由 1.7 升至 7.1,并且在心脏舒张期血流消失。大脑中动脉 PI 由

2.0 降至 0.92,降主动脉 PI 由 2.22 增至 3.55。CPB 期间,阻断升主动脉后子宫动脉血流为非搏动性。作者认为 CPB 期间虽然采用了高流量,高平均动脉压,常温 CPB 手术胎儿的结果仍不满意。

3. CPB 对孕妇子宫功能的影响 CPB 中胎儿心率减慢是由于子宫收缩所致。增加流量后胎儿反应和心率减慢可以逆转。胎儿发生此反应的原因,其一是患者胎盘的血管阻力过高,另外是胎儿应激反应所致的代谢性酸中毒,采用合适的 CPB 方法得到改善。另外子宫收缩性改变还与 CPB 可能使血中黄体酮的浓度下降,在 CPB 过程中可加用黄体酮及 β₂ 受体激动药,可在 CPB 预充液中一次加入黄体酮 25mg。早期控制子宫收缩,对子宫进行监测,可能避免 CPB 期间胎儿损伤。

4. 孕妇心血管手术的类型

(1)二尖瓣血栓切除:孕期手术切除二尖瓣血栓常伴有很高病死率,可能严重危及孕妇和胎儿生命。Fleyfel 等报道 1 例 32 岁病人发生两次二尖瓣血栓。第一次发生在妊娠 20 周,患者由于发生心源性休克,在 CPB 支持下切除血栓,主动脉阻断 32min,CPB 持续 45min,灌注压力 9.3kPa。病人于孕 28 周时又因二尖瓣血栓发生心源性休克,考虑到再次手术的危险性太高,采用第二代溶栓药物重组组织型纤维蛋白溶酶激活剂(rt-RA)静滴治疗,单次使用,剂量为 50mg,用后患者再未发生异常,直至顺利分娩。

(2)主动脉瓣手术:Khandelwa 等报道 1 例孕 19 周因主动脉瓣反流而行主动脉瓣置换术。孕期有严重的主动脉瓣狭窄未能缓解,在分娩前通过外科手术处理瓣膜损害,能降低孕妇的危险性,但 CPB 往往对胎儿造成严重的威胁。Banning 等报道 2 例患者在妊娠中期成功地进行了主动脉瓣球囊扩张术,均顺利分娩,1 年后随访婴儿均健康。作者及其他学者均认为球囊扩张是减轻孕期主动脉瓣狭窄的重要方法。

(3)大血管手术:Golden 等报道 1 例 25 岁女性,儿童时患风湿热,现为第 6 次妊娠。孕 14 周时发生显著的心脏舒张期杂音,进一步诊断为升主动脉根部动脉瘤,中、重度主动脉瓣反流,轻度左室肥大,由于主动脉瘤突然破裂的危险性很大,

病死率高,决定让病人流产,然后进行手术,但病人拒绝流产。于孕 17 周在搏动灌注 CPB 和轻度低温下完成了主动脉瓣替换和升主动脉瘤切除,术后妊娠过程均平稳,孕足月时经阴道自然娩出一健康男婴。Mul 等报道 1 例 Marfan 综合征病人孕 29 周大动脉破裂,在深低温停循环下行主动脉根部置换,手术期间胎心率不佳,但其后恢复,连续超声心动图显示胎儿大脑进行性萎缩。患者于孕 38 周娩出重 2 305g 的女婴,有严重的四肢痉挛及神经系统障碍。作者认为孕期 CPB 手术后可出现胎儿脑萎缩。

孕妇进行心脏外科手术对母体和胎儿都存在着很大的危险性。虽然这类病例较少见,但治疗中的危险性很大。随着医疗技术和人们对医疗要求的不断提高,应该不断积累经验,进一步提高孕妇心脏外科水平,以确保母亲和胎儿的安全。

妊娠病人心脏瓣膜手术的实施是艰难而复杂的。即使在理想的条件下包括应用可以提高高流率和温暖的灌注液的心肺旁路技术,胎儿窘迫、发育迟缓或胎死宫内的发生率仍很高,如果可能应尽量延迟手术,直到胎儿可以存活,同时实施剖宫产将胎儿娩出。否则手术仅限于药物不能控制的反复发生心功能不全,尤其是出现低心排血量综合征者。对于瓣膜病变手术的选择,应该首选瓣膜修补而不是瓣膜置换。

患有心脏瓣膜病的妊娠妇女给心内科医师在妊娠期医疗监护方面带来了巨大挑战,仔细的病史采集和物理检查加上必要的辅助检查(主要是超声心动图),有助于医师对病人的正确估计和恰当处理,最终使母婴较顺利地度过妊娠分娩。

（智　光　赵玉英）

参 考 文 献

1　Bonow RO, Carabello BA, Kanu C, et al. ACC/AHA 2006 guidelines for the management of patients with valvular heart disease: a report of the American College of Cardiology/American Heart Association Task Force on Practice Guidelines (writing committee to revise the 1998 Guidelines for the Management of Patients With Valvular Heart Disease): developed in collaboration with the Society of Cardiovascular Anesthesiologists: endorsed by the Society for Cardiovascular Angiography and Interventions and the Society of Thoracic Surgeons. Circulation, 2006, 114 (5): e84—231

2　Carpenter AJ, Camacho M. Valvular heart disease in women: the surgical perspective. J Thorac Cardiovasc Surg, 2004, 127 (1):4—6

3　De Santo LS, Romano G, Della Corte A, et al. Mitral mechanical replacement in young rheumatic women: analysis of long-term survival, valve-related complications, and pregnancy outcomes over a 3707-patient-year follow-up. J Thorac Cardiovasc Surg, 2005, 130 (1):13—19

4　Elkayam U, Bitar F. Valvular heart disease and pregnancy part I: native valves. J Am Coll Cardiol, 2005, 46 (2):223—230

5　Elkayam U, Bitar F. Valvular heart disease and pregnancy: part II: prosthetic valves. J Am Coll Cardiol, 2005, 4 6(3):403—410

6　Kovacs AH, Sears SF, Saidi AS. Biopsychosocial experiences of adults with congenital heart disease: review of the literature. Am Heart J, 2005, 150 (2): 193—201

7　Kucharczyk-Petryka E, Mamcarz A, Braksator W, et al. Mitral valve prolapse at pregnancy-is it a real clinical problem? Pol Arch Med Wewn, 2005, 114 (5): 1084—1088

8　Lavoie JP, Leduc L, Mercier LA. Embolic myocardial infarction in a pregnant woman with a mechanical heart valve on low molecular weight heparin. Can J Cardiol, 2004, 20 (9):917—919

9　Lupton M, Oteng-Ntim E, Ayida G, et al. Cardiac disease in pregnancy. Curr Opin Obstet Gynecol, 2002,14 (2):137—143

10　Milewicz DM, Dietz HC, Miller DC. Treatment of aortic disease in patients with Marfan syndrome. Circulation, 2005, 111 (11):e150—157

11　Radford DJ, Walters DL. Balloon aortic valvotomy in pregnancy. Aust N Z J Obstet Gynaecol, 2004, 44 (6):577—579

12　Reimold SC, Rutherford JD. Clinical practice. Valvular heart disease in pregnancy. N Engl J Med, 2003,

349 (1):52—59

13 Silversides CK, Colman JM, Sermer M, *et al*. Cardiac risk in pregnant women with rheumatic mitral stenosis. Am J Cardiol, 2003, 91 (11):1382—1385

14 Tehrani H, Masroor S, Lombardi P, *et al*. Beating heart aortic valve replacement in a pregnant patient. J Card Surg, 2004, 19 (1):57—58

15 Uebing A, Steer PJ, Yentis SM, *et al*. Pregnancy and congenital heart disease. BMJ, 2006, 332 (7538):401—406

第56章 妊娠高血压的病理生理

Chapter 56

一、妊娠期妇女血压的正常变化

妊娠发生后,约在受精后第3周,当绒毛内血管形成时就建立起胎儿胎盘循环,如同在母体与胎儿之间形成动静脉短路,外周血管扩张,而使外周血管阻力减小,故妊娠期虽然心排血量(cardiac output)增多,但在妊娠早期及中期孕妇血压偏低,在妊娠16～20周(也有报道在22～28周)降至最低,收缩压和舒张压均可下降1.3kPa(10mmHg)左右,一般以舒张压下降最明显,最多可降低2.27kPa(17mmHg);在妊娠晚期血压开始逐渐升高至原来水平,而舒张压上升更多,收缩压几乎不受影响。舒张压因外周血管扩张、血液稀释及胎盘形成动静脉短路而轻度降低,使脉压稍增大。24h动态血压监测表明,正常孕妇的血压也存在昼夜节律,以夜间最低。

孕妇正常时,在妊娠期的各个阶段,任何时候连续两次(相隔6h)测量血压,血压不应达到或超过18.7/12kPa(140/90mmHg),或与基础血压相比不超过4/2kPa(30/15mmHg),超过者应属病理状态,在妊娠20周以前发现的,要考虑可能合并有各种原因引起的慢性高血压;但也有一部分原发性高血压患者合并妊娠时,血压于妊娠早、中期时明显下降,妊娠晚期恢复,增加了与妊娠期特发性高血压鉴别的困难。而在妊娠20周以后发现的,可能即为妊娠期高血压,除了已知在妊娠20周以前的血压正常,在产后12周内也能恢复到正常水平才可确定诊断;血压升高,若同时伴有尿蛋白和(或)自觉症状,即为先兆子痫,在此基础上发生抽搐,即为子痫;于妊娠20～24周应测平

均动脉压,平均动脉压=(收缩压+舒张压×2)/3,应<11.3kPa(85mmHg),若>11.3kPa于妊娠晚期容易发生妊娠期高血压。在产后一定时间内不能恢复到正常水平,就有可能遗留形成慢性高血压。

孕妇体位改变可影响血压的测定值,取坐位时血压较高,仰卧位时较低,向左侧卧位时更低。妊娠对上肢肘前静脉压无影响。下肢静脉压于妊娠晚期升高,股静脉压于仰卧位、坐位或站立时均明显升高,从妊娠前0.098kPa(10mmH$_2$O)增至0.196～0.294kPa(20～30mmH$_2$O),系因妊娠后盆腔血液回流至下腔静脉的血量增加,增大的子宫在骨盆入口上方压迫下腔静脉、以及胎头在骨盆侧壁处压迫髂静脉,使血液回流受阻。侧卧位时能解除子宫的压迫,改善静脉回流。由于下肢、外阴及直肠静脉压增高,加之妊娠期静脉壁扩张,孕妇容易发生下肢、外阴水肿或静脉曲张和痔。孕妇若长时间处于仰卧位姿势,能引起回心血量减少,心搏量随之减少使血压下降,称为仰卧位低血压综合征。孕妇的中心静脉压一般无改变,为孕妇做中心静脉压测量时要注意:①应从上腔静脉进行测量,而下腔静脉因受增大子宫的压迫,测定值常偏高而使结果不准确;②仰卧位时由于下腔静脉受压迫,回心血量减少,可使中心静脉压降低。

因此,一般孕妇测量血压可采用坐位、侧卧位(15°～30°),无论哪种体位,其肱动脉必须与心脏处于同一水平。听诊时,以Korotkoff第5音(消失音)消失为舒张压。有时由于第4音与第5音之间相差太大,第5音甚至在0左右才消失,这时

可以第 4 音(变音点)代表舒张压。

二、妊娠期妇女血压升高的后果及其流行病学

妊娠妇女在妊娠 20 周以前或未孕前血压即升高;或在未孕前血压持续较高,妊娠后血压仍高;或在非孕期血压曾下降至正常,而在妊娠期血压又升高,至产后 42d 血压仍不下降者;以上情况均属于妊娠合并慢性高血压,后者可能为原发性高血压或由肾脏病变引起的肾性高血压,以及内分泌器官(如甲状腺、肾上腺等)病变引起的继发性高血压等。孕前或孕早期的血压监测以及病史的采集,对于区分妊娠 20 周前血压升高的性质尤为重要。而在妊娠 20 周以后,妊娠妇女表现有血压升高、蛋白尿、和(或)水肿,严重时出现抽搐、昏迷、心肾功能衰竭,甚至发生母婴死亡,称为妊娠高血压综合征(pregnancy-induced hypertension syndromes,PIH,简称妊高征),目前我国有关妊娠期高血压的命名和诊断标准已和国际接轨,统一命名为先兆子痫-子痫(preeclampsia-eclampsia,PEE)。这是妊娠期妇女所特有的疾病。如果妊娠合并慢性高血压的妇女发生血压进一步升高,同时出现蛋白尿、自觉症状等一系列症候群时,即称为慢性高血压合并先兆子痫或子痫。据我国 1988 年进行的 25 个省市的有关妊娠高血压综合征流行病学资料,妊娠妇女中约有 9.4% 发生了不同程度的妊娠高血压综合征,其中轻度妊娠高血压综合征 4.7%,中度妊娠高血压综合征为 2.6%,先兆子痫 1.7%,子痫 0.2%,子痫中产前、产时、产后之比为 49∶31∶20;比美国报道的 7% 略高,国外其他文献近年报道发生率为 3.2%~12.6%,由于命名及分类标准不同,所以报道的发生率有差异。它是引起围生期孕产妇和胎、婴儿发病率和死亡率增高的重要原因之一。

三、妊娠期妇女血压升高的病因学

妊娠妇女发生先兆子痫-子痫的病因至今尚不清楚,因而尚不能完全预防其发病。多年来国内外许多研究进行了多方面的探索,提出了各种学说,但每种学说仅能说明发病的部分机制。因此,有人认为先兆子痫-子痫是多因素综合作用的结果。目前较为公认的病因学说有以下几个方面:

1. **子宫-胎盘缺血学说**　该学说最早在 1918 年由 Young 提出,并得到较普遍的接受,妊娠期为了适应子宫-胎盘循环的需要,血流量较大,以放射性核素 ^{24}Na 测定胎盘血流量为 600ml/min,子宫血流量为 800ml/min。临床上先兆子痫-子痫易发生于初孕妇、多胎妊娠、羊水过多等异常状态下,这是由于过度膨胀的子宫机械性张力明显增高,影响了子宫的血液供应,造成子宫-胎盘单位缺血、缺氧所致。此外,全身血液循环不能适应子宫-胎盘单位需要的情况,如孕妇合并有严重贫血、各种原因导致的慢性高血压、糖尿病等,其结果也能导致子宫-胎盘血流量减少、减慢,引起子宫缺血缺氧、血管痉挛、血压升高等而发病。有学者认为子宫-胎盘单位缺血并非疾病的原因,而是血管痉挛的结果。也有人研究发现,先兆子痫-子痫患者的胎盘缺血与体内自由基大量产生有关。氧自由基增加使脂质过氧化物作用增强,导致组织和细胞结构功能受损。

2. **神经内分泌学说**　肾素-血管紧张素-醛固酮-前列腺素系统的平衡失调可能与先兆子痫-子痫的发生有一定关系,血管紧张素转化酶(ACE)可能起主导作用。过去认为本病患者的血液循环内有大量肾素,从而使血管紧张素Ⅱ(AgⅡ)含量增加。AgⅡ使血管收缩,血压升高,并促使醛固酮的分泌增加,从而增加肾小球回收钠离子。然而,近年来已证实先兆子痫-子痫患者血浆内肾素及 AgⅡ 含量均较正常孕妇低,特别是重症患者的含量更低。因此认为,先兆子痫的发病可能与机体对 AgⅡ 的敏感性增强有关。

前列腺素(PG)与先兆子痫发病有关。除已确认前列腺素 E_2(PGE_2)具有对抗 AgⅡ 在血管壁肌纤维的作用而使血管扩张,及前列腺素 F_{2a}(PGF_{2a})具有较强的血管收缩作用外,近年来又发现两种新的前列腺素类似物,即前列环素(prostacycline,PGI_2)及血栓素 A_2(thromboxane,TXA_2)对先兆子痫的发病可能具有重要意义。PGI_2 具有抑制血小板凝集及增强血管扩张作用;而 TXA_2 则具有诱发血小板凝集及增强血管收缩作用。正常妊娠时,二者含量随妊娠进展而增加,但处于平衡状态。先兆子痫时,PGI_2 量明显下降,TXA_2 量增多,从而使血管收缩、血压

升高,并可引起凝血功能障碍。而且 PGI₂ 的减少先于先兆子痫临床症状的出现,提示 PGI₂ 的减少可能参与先兆子痫的发生。

3. 免疫学说 近年来免疫学的迅速发展,使先兆子痫-子痫发病与免疫问题的关系方面有了较大的进展。免疫学说认为,先兆子痫病因是胎盘某些抗原物质免疫反应。通过研究发现,母亲血浆的 IgG、补体均低,而夫妻间组织相容性抗原(HLA)不相容增高,血中的血清黏蛋白也增加。胎盘提取抗原对淋巴细胞有很强的致敏作用,而本病中的低体重儿以男性较多,此也说明胎儿-胎盘系统对母体诱导出较强的免疫应答反应。另外,由本病所见到的胎盘血管床和蜕膜血管的动脉粥样硬化样病变,与移植脏器被排斥时的血管病变极其相似。这种血管病变很可能与母体的免疫攻击有关,临床上可作为胎盘功能不全的一种表现。当胎儿娩出后,则先兆子痫及子痫患者即可康复,可以认为先兆子痫属于一种母胎之间免疫不协调状态。另有人认为精子内有 HLA 存在,如胎儿遗传得到组织相容性抗原者,这些抗原处于免疫惰性(immunologic inertia)状态,故能支持母体免疫系统以接受胎儿性异体移植物(fetal allograft),若为组织不相容性抗原,则进入母体,引起抗原抗体反应,而导致本症。据报道,先兆子痫患者 HLA 抗体的检出率明显高于正常妊娠组,其 HLA 抗体阳性率分别为 91.9% 及 21.26%,提示这种 HLA 不相容可能与先兆子痫的发生有一定关系。

4. 慢性弥散性血管内凝血(DIC)学说 妊娠期在正常情况下,特别是妊娠后期,即血液处于生理性高凝状态时,血浆纤维蛋白原可由300mg/dl上升到达 600 mg/dl,而凝血因子 Ⅱ、Ⅶ、Ⅷ、Ⅸ、Ⅹ 也较非妊娠期为高,血小板黏附度增加,纤维蛋白溶酶活性受抑制。先兆子痫时,特别是重症患者有出血倾向,各种凝血因子有不同程度的减少及纤维蛋白原降解产物(FDP)明显增高,先兆子痫患者血浆中 FDP 为正常孕妇的 5 倍,子痫病人的血中 FDP 可达正常孕妇的 30 倍之多。肾脏病理检查发现,肾小球血管内皮细胞及基膜均有前纤维蛋白沉着,它是介于纤维蛋白原和纤维蛋白的中间产物以及胎盘梗死区域广泛等慢性 DIC 所致的改变。但 DIC 是本病病因还是结果,尚难判明。

5. 其他 近年对先兆子痫病因的研究又有新进展,如内皮素、钙、心钠素、微量元素,以及血液流变学变化等,其中以血浆内皮素及缺钙与先兆子痫的关系较为密切。

血浆内皮素是血管内皮细胞分泌的一种多肽激素,是强有力的血管收缩因子。当机体的内皮细胞损伤及凝血系统激活时,则可影响内皮素的合成和释放。在正常状态下,血浆内皮素与 TXA₂ 一同调节血管收缩效应;但这种效应为内皮细胞舒张因子及 PGI₂ 所减弱。因此内皮素、TXA₂ 与内皮细胞舒张因子、PGI₂ 均在体内成比例释放,以维持机体的动态平衡,控制机体的血压与局部血流。如果血管内皮细胞受损,患者体内调节血管收缩的内皮素及 TXA₂ 合成过多,而调节血管舒张的血管内皮细胞舒张因子和 PGI₂ 却减少,使血管收缩与舒张的调节处于失衡,则可导致出现先兆子痫的表现。

缺钙可引起高血压是因机体缺钙时可刺激甲状旁腺(PTH)分泌,当 PTH 升高则激活细胞膜上的腺苷酸环化酶形成环磷酸腺苷,进而刺激细胞内的线粒体库释放 Ca²⁺ 进入胞浆,导致细胞内 Ca²⁺ 水平增高。PTH 又具有使细胞膜通透性增加的作用。细胞内 Ca²⁺ 具有引起平滑肌机械性收缩作用,从而使周围血管收缩,血压升高。孕期补钙可使先兆子痫的发生率下降。因此,认为缺钙可能是发生先兆子痫的一个重要因素。此外,尿钙排泄量的检测可作为先兆子痫的预测试验。

四、妊娠期妇女血压升高的相关危险因素

妊娠妇女发生先兆子痫-子痫,其病因除了以上的学说外,根据流行病学调查发现,先兆子痫发病还可能与下列因素有关:①精神过分紧张或受刺激致使中枢神经系统功能紊乱;②寒冷季节或气温变化过大,特别是气压高时;③年轻初孕妇或高龄初孕妇;④有慢性高血压、肾炎、糖尿病等内外科严重合并症病史的孕妇,其先兆子痫的发病率较高,且病情多较复杂;⑤营养不良,如低蛋白血症者,特别是伴有中、重度贫血者;⑥体型矮胖者,即体重指数[体重(kg)/身高²(cm²)]>0.24者;⑦子宫张力过高,如羊水过多、双胎或多胎、糖尿病巨大儿及葡萄胎等;⑧遗传因素。从临床观

察可知,家庭成员中有高血压史,尤其是孕妇之母有先兆子痫史者,其先兆子痫的发生率明显高于无家族史的孕妇。其遗传方式,目前多认为可能为单基因隐性遗传。单基因可能来自母亲、胎儿,也可能由两基因共同作用。

（王良义）

参 考 文 献

1　曹泽毅. 中华妇产科学. 北京:人民卫生出版社,1999:366—388

2　王良义. 妊娠与高血压. 北京:人民军医出版社,2000:281—302

3　乐　杰. 妇产科学(第 5 版). 北京:人民卫生出版社,2002:34—49

4　Gader AMA, Al-Mishari AA, Awadalla SA, et al. Total and free tissue factor pathway inhibitor in pregnancy hypertension. International Journal of Gynecology & Obstetrics, 2006, 95(3):248—253

5　Carroll AJ, Thorne SA. Heart disease in pregnancy. Medicine, 2006, 34(8):307—311

6　Sambrook AM, Small RC. The treatment of hypertension in pregnancy. Anaesthesia & intensive care medicine, 2005, 6(3):106—108

7　Bodurka DC. What's new in gynecology and obstetrics. J Am Coll Surg, 2005, 201 (2):265—274

8　Villamor E, Cnattingius S. Interpregnancy weight change and risk of adverse pregnancy outcomes: a population-based study. Lancet, 2006, 368:1164—1170

9　Karalis I, Nadar SK, Yemeni EA, et al. Platelet activation in pregnancy-induced hypertension. Thrombosis Research, 2005, 116(5):377—383

10　Herrera JA, Shahabuddin AKM, Ersheng G, et al. Calcium plus linoleic acid therapy for pregnancy-induced hypertension. International Journal of Gynecology & Obstetrics, 2005, 91(3):221—227

11　Kati MH. Tihtonen, ublic Education of the American Heart Association Council on High Blood Pressure Research. Circulation, 2005, 111 (5):697—716

12　O yama-Kato M, Ohmichi M, Takahashi K, et al. Change in pulse wave velocity throughout normal pregnancy and its value in predicting pregnancy-induced hypertension: A longitudinal stud y. American Journal of Obstetrics and Gynecology, 2006, 195(2):464—469

13　Tayebjee MT, Karalis I, Nadar SK, et al. Circulating matrix metalloproteinase-9 and tissue inhibitors of metalloproteinases-1 and -2 levels in gestational hypertension. American Journal of Hypertension, 2005, 91(3):325—329

14　Pickering TG, Hall JE, Appel LJ, et al. Recommendations for blood pressure measurement in humans and experimental animals: part 1: blood pressure measurement in humans: a statement for professionals from the Subcommittee of Professional and P. Lancet, 2006, 368 (9542):1164—1170

15　Ray JG, Vermeulen MJ, Schull MJ, et al. Cardiovascular health after maternal placental syndromes (CHAMPS): population-based retrospective cohort study. Lancet, 2005, 366 (9499):1797—1803

16　Chen XK, Yang Q, Smith G, et al. Environmental lead level and pregnancy-induced hypertension. Environmental Research, 2006, 100(3):424—430

第57章 妊娠合并慢性高血压

Chapter 57

妊娠合并慢性高血压是产科常见的合并症之一。部分合并高血压的妇女孕期血压控制良好，但也有在孕期血压升高或合并子痫前期，给母婴带来不利影响，甚至危及母婴生命。本章主要讨论慢性高血压患者孕前、孕期及分娩期的处理。

一、血压水平分类及高血压定义

2005年中国高血压防治指南修订委员会根据我国近年来的心血管流行病学和循证医学的进展，参考国内、外最新研究报告和指南，对1999年《中国高血压防治指南》进行了修订（表57-1）。

表 57-1 血压水平的定义和分类

类　别	收缩压（mmHg）	舒张压（mmHg）
正常血压	<120	<80
正常高值	120～139	80～89
高血压：	≥140	≥90
1级高血压（轻度）	140～159	90～99
2级高血压（中度）	160～179	100～109
3级高血压（重度）	≥180	≥110
单纯收缩期高血压	≥140	<90

若患者的收缩压与舒张压分属不同的级别时，则以较高的分级为准。单纯收缩期高血压也可按照收缩压水平分为1、2、3级（引自2005年《中国高血压病防治指南》）

二、妊娠合并慢性高血压的诊断

妊娠合并慢性高血压是指怀孕前就有高血压，或者孕前血压不详而在妊娠20周以前出现高血压。大多数慢性高血压孕妇，孕中期血压下降，但这种下降是暂时的，在妊娠晚期血压回升甚至超过孕早期。产妇怀孕前如有明确的高血压史，诊断不难，如孕晚期就诊，产前血压状况不明，需与先兆子痫及子痫鉴别，有时鉴别相当困难，甚至需要在产后根据血压的恢复情况来判定。慢性高血压患者一般年龄较大，多在怀孕前已有高血压

病史，妊娠早期基础血压已较高。在高血压早期，无肾脏损害时，尿中一般不出现蛋白、管型，肾功能正常。眼底检查常以动脉变细为主。血生化检查尿酸一般不高。而先兆子痫为孕期特有的疾病，孕前无高血压病史，常于20周以后发病，发病机制为全身小动脉的痉挛，可出现高血压、蛋白尿、水肿等一系列症状和体征。眼底检查可见血管痉挛变细，严重时甚至出现视网膜水肿或出血、渗出，有时出现视网膜脱离。尿蛋白量与病情轻重有关，一般不出现管型。血生化检查可见尿酸增高，产后血压逐渐恢复正常。如产后12周血压

尚不恢复,慢性高血压诊断成立。大多数高血压患者,血压增高是惟一的临床表现,但也有一些患者出现合并症,如缺血性心脏病、肾功能损害等,一旦出现并发症,妊娠的风险明显增高。研究表明肥胖妇女患高血压的比例是非肥胖妇女的10倍,而且更易合并先兆子痫。

三、孕前咨询及早孕评估

高血压患者怀孕前应接受孕前咨询,由有经验的产科医师及心血管专家共同商定是否能耐受妊娠和分娩。医患之间进行充分的交流,让其了解孕期可能出现的问题。

要搞清她们的一般健康状况、日常活动、饮食、有否不良嗜好等。确定高血压的持续时间、血压水平、是否服用降压药物及种类等。检查评估心肝肾肺等重要脏器的功能,眼底检查对判断高血压的程度也很有帮助。

心功能检查:行心电图和超声心动图检查,明确有无心律失常或左心室肥厚,两者提示高血压持续时间长或控制不良,孕期易出现心功能不全或充血性心力衰竭。

肾功能评估:化验检查血肌酐、尿素氮及尿蛋白。如肌酐升高、出现尿蛋白,孕期危险会进一步增加。国外研究报道,如果孕前肌酐＞123.8μmol/L(1.4mg/dl),孕期胎儿丢失的危险增加,肾功能会进一步恶化。总之,肾功能越差,孕期越易出现合并症,是判断能否妊娠的重要指标。

应对休息、轻体力活动、中体力活动后的身体状况进行评估。对长期慢性高血压患者还要注意肺功能的测定,孕期还要对心肺功能进行再评估,以尽早识别肺充血和早期心功能的下降。

下列情况应尽量避免妊娠:虽经积极治疗,舒张压仍≥14.7kPa(110mmHg);需要多种药物控制血压;肌酐≥176.8μmol/L(2mg/dl)。这些患者孕期危险性明显增加。

绝对禁忌:严重原发性高血压患者,以前有过脑血管出血或栓塞、心肌梗死或心衰等应严禁妊娠,如为早孕期,则应人工流产,终止妊娠。

对于确定可以怀孕的妇女,要选用对胎儿无副作用的药物口服,例如血管紧张素转化酶抑制药对胎儿有致畸作用,准备怀孕时应停用。具体

用药原则见后。

四、妊娠对高血压的影响

妊娠期由于血流动力学的改变,孕32～34周血容量增加达高峰,平均增加约35％;分娩期血流动力学变化更大,每次子宫收缩,心排血量增加20％,动脉压增高1.33～2.67kPa（10～20mmHg）,第二产程除子宫收缩外,腹肌及骨骼均参与工作,使周围阻力更为增加,产妇屏气,使肺循环压力及腹压增高,内脏血液涌向心脏,加重心脏负荷,严重高血压及高血压性心脏病,易发生心力衰竭。

妊娠期高血压患者脑出血的危险性增高。慢性高血压患者孕期易合并先兆子痫及子痫,血压更加增高,加重了高血压病患者的病情。在正常情况下的血压变化,脑循环能自动调节小动脉水平的脑血管阻力,以维持恒定的脑血流。血压上升时,脑血管收缩;血压下降时,脑血管扩张,以保证脑血流。当平均动脉压＞17.3kPa(130mmHg)时,这种自动调节就会失控,可导致脑出血。故高血压患者合并先兆子痫及子痫时,脑卒中的危险明显增加。

五、慢性高血压对妊娠的影响

1. 对母体的影响　一般来讲,只服用一种药物,且血压控制良好的孕妇孕期大多数相对安全,但胎盘早剥、合并先兆子痫及子痫仍比血压正常的孕妇多。胎盘早剥比正常孕妇高2～3倍。合并先兆子痫及子痫的比例各家报道差别较大,在4％～40％。高血压病程越长(＞4年)、怀孕早期血压越高或前次孕期发生过先兆子痫及子痫,则此次合并先兆子痫及子痫的概率越高,Jain报道合并高血压时孕产妇死亡率为230/10万活产,而无高血压的孕产妇死亡率为10/10万活产。先兆子痫及子痫是我国孕产妇死亡的主要原因之一,原发性高血压合并先兆子痫及子痫更增加孕产妇的危险性。其引起孕产妇死亡的主要原因为脑血管意外和心力衰竭。

2. 对胎儿和新生儿的影响　高血压患者妊娠时,早产、死胎、胎儿发育受限及围生儿死亡率明显增高。McGowan等(1996年)报道原发性高血压病孕妇小于胎龄儿的发生率增高,为

10.9%,而正常对照组仅为4.1%;孕20周以前已有严重高血压者,小于胎龄儿发生率、早产率及先兆子痫发生率最高。

六、孕 期 处 理

孕妇应在高危门诊由产科及心脏科医师共同管理。

(一)一般处理

1. 休息与睡眠　高血压患者妊娠期更应注意休息及保持足够的睡眠时间。晚上睡眠10～12h,中午休息1～2h,不做重体力劳动,防止精神紧张与情绪激动。

2. 饮食　注意饮食调节,以进食低动物脂肪为宜,避免进食富含胆固醇的食物。肥胖者宜控制食量及总热量,适当减轻体重。

3. 限盐　高钠可使交感神经活性升高,影响机体小动脉自身调节,使外周阻力升高、血压升高。限盐时还可减少降压药物的用量。高血压患者妊娠期更应低盐饮食,每天控制在1.5～3.0g。

4. 镇静药的应用　可减轻精神紧张和部分症状。对有症状或经常失眠的孕妇可选用地西泮(安定)或苯巴比妥(鲁米那)等口服,但避免长期服用,孕前3个月内慎用。

5. 加强对母儿的监护　注意血压变化,最好可以在家自我监测血压。注意体重的变化,每周测体重1次。每周体重增加在0.3～0.5kg,整个孕期体重增加不超过12～15kg。尤其肥胖者,不应超过12kg。定期血、尿常规及心肝肾功能检查,自数胎动、B超监护胎儿情况,B超生物物理评分,孕32周后每周做胎心监测1或2次(图57-1)。

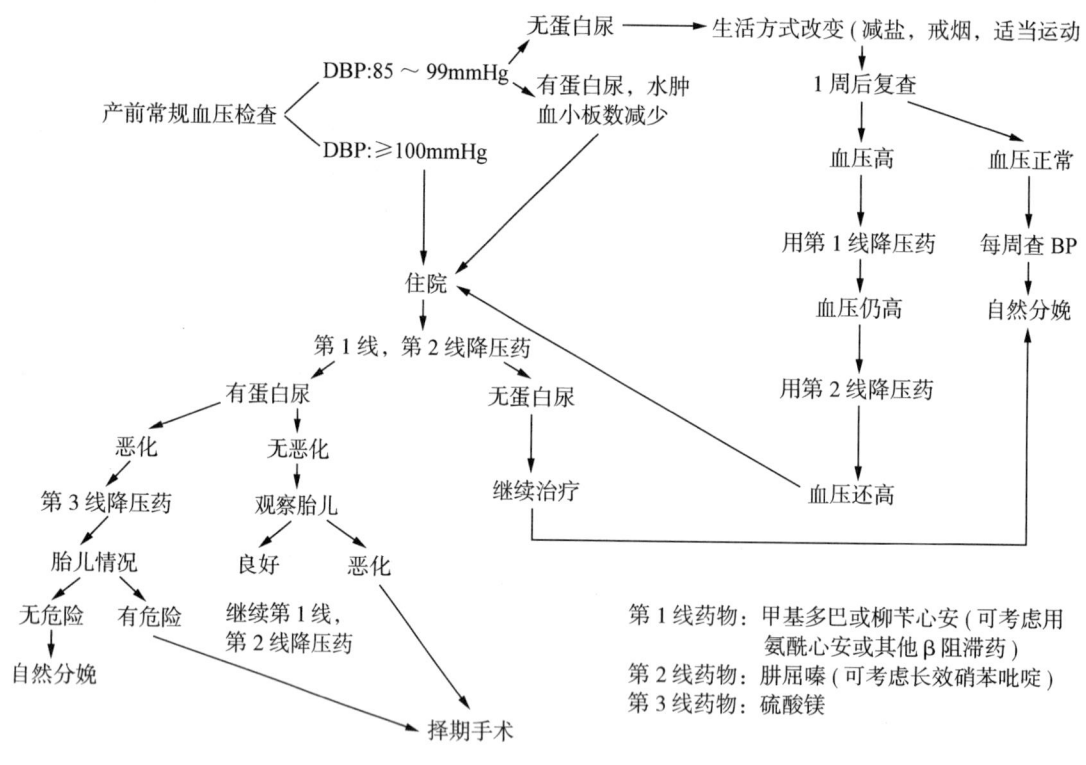

图57-1　妊娠高血压处理流程图
[引自:高血压杂志 2005,13(3):181]

(二)降压药物治疗原则

对于孕期持续降压治疗尚有争议,可供借鉴的经验有限。理论上讲降压治疗药物使母体血压降低的同时,有可能降低胎盘灌注,从而可能危害胎儿。多数研究表明如果不合并先兆子痫,大多数未经降压治疗的孕妇妊娠结局良好。一旦合并先兆子痫则预后不良,治疗既不能降低先兆子痫的发病率,也无证据表明能改善围生儿预后。Sibai等报道治疗组的胎儿生长受限是未治疗组的4倍,但值得注意的是孕期合并轻度慢性高血压研究资料尚少,这些结论还有待于进一步研究证实。新近的较大样本的研究表明无论是甲基多巴、拉贝洛尔还是硝苯地平缓释药,治疗并未使母婴预后变坏,因此孕前已经开始进行降压治疗的也没有必要停止治疗。特别强调当舒张压超过13.3kPa(100mmHg)时应当给予降压治疗。

服用降压药物要注意下列问题:

1. 降压的速度与程度　除高血压急症外,降压以逐渐降低为好。因多年高血压患者循环系统和压力感受器已适应高血压水平,血压骤然下降对孕妇及子宫内胎儿均为不利。

2. 药物的选择　理想的药物是能逆转高血压特征性血流动力学改变(即总周围阻力增高与心排血量下降),而不影响压力感受器的反射机制,并对母体和胎儿无明显的不良反应。

3. 常用降压药

(1)肾上腺素能阻滞药:如盐酸拉贝洛尔(labetalol,柳安苄心定)、甲基多巴(methyldopa)、可乐定(clonidine)、美托洛尔(metoprolol)、阿替洛尔(atenolol)、酚妥拉明(regitine)。国外较常应用的有拉贝洛尔(柳安苄心定)和甲基多巴、阿替洛尔等。有报道阿替洛尔与低出生体重有关并有引起早产的倾向。Haddad 等认为甲基多巴可以作为孕期治疗轻中度高血压的首选药物。

(2)钙拮抗药:常用的为双氢吡啶类钙拮抗药,如硝苯地平、尼莫地平等。Smith 等复习了1975—1997 年用硝苯地平治疗孕期高血压的资料,认为硝苯地平是孕期治疗严重高血压的有效药物。应用的缓释药临床资料很少,但研究显示对妊娠结局至少无不利影响。

(3)利尿药:通常不作为孕期一线治疗药物,尤其在孕 20 周以后。高血压患者妊娠期往往合并有先兆子痫,此时孕妇血液浓缩血容量减少,利尿药有可能增加血液浓缩,故利尿药只用于全身水肿、脑水肿、血容量过高或有左心衰竭者。

(4)血管紧张素转化酶抑制药:在非孕妇常作为一线用药,降压效果良好,不良反应较少,主要不良反应为严重干咳。中晚期应用可引起胎儿肾衰,孕期禁用。

(5)血管舒张药:常用的有硝普钠、肼屈嗪(hydralazine)等。硝普钠扩张外周血管,降低外周血管阻力,降压作用产生快,通过调整滴速使血压维持在需要的水平。适用于重症急性高血压。硝普钠还能降低心脏的前后负荷,也适用于高血压合并急性心力衰竭的处理。因此药含有氰化物和氰酸盐,可通过胎盘毒害胎儿,故以短暂应用为好,一般不超过 24～48h。应用时要防止血压骤降。肼屈嗪有片剂和针剂,肠外用药主要用于治疗急性严重高血压和产后立即降压。由于口服降压作用缓和,不良反应较多,不作为一线降压药。

(6)硫酸镁:原发性高血压合并先兆子痫时应在一般治疗的基础上应用硫酸镁解除小动脉痉挛,预防子痫发生。具体用法见相关章节。

(三)分娩时的处理

1. 终止妊娠的时间　视病情轻重酌情掌握,原则是尽量母婴平安,但当胎儿的存活严重危及到母体健康甚至生命时,要终止妊娠。

轻度原发性高血压,孕期血压控制良好,无其他母婴合并症,妊娠可达足月;合并重度先兆子痫或子痫经治疗无好转或出现胎盘早剥则不论孕周应立即终止妊娠。即使母体暂无危险,但出现明显胎儿生长受限,继续妊娠可能发生胎死宫内,而出生后尚有生存可能者也应及时终止妊娠。对于二级高血压或合并轻度先兆子痫孕满 37 周后也应及时终止妊娠。

2. 终止妊娠的方式

(1)轻中度原发性高血压患者,无其他合并症,妊娠足月,宫颈已成熟者可经阴道分娩;需引产终止妊娠者,可人工破膜,静脉滴注缩宫素,经阴道分娩;在分娩过程中,应加强监护,适当应用镇痛药如哌替啶(度冷丁)或应用硬膜外麻醉镇痛。如血压明显升高,或有胎儿窘迫,应放宽剖宫产指征。

(2)严重原发性高血压患者,有明显动脉硬化或肾功能减退者,不宜经阴道分娩,以选择性剖宫产较为安全。麻醉选择硬膜外麻醉较为安全。

3. 产后监护　产后仍应加强监护,注意一般状况以及血压变化。脑水肿、心衰、肺水肿和肾衰在产后 24～36h 发生率尤其高。慢性高血压的孕妇或合并重度先兆子痫及子痫者,产后出血率高,要注意预防,一旦发生产后出血,在原来血液浓缩的基础上,对出血的耐受性差,单纯靠补充晶体液或胶体液维持血容量和肾灌注是困难的也是很危险的,应适当输血,但需注意输血的速度,防止心衰。为保证产妇休息与睡眠,原发性高血压较重者产后不宜哺乳。

（卢彦平）

参 考 文 献

1 曹泽毅. 中华妇产科学. 北京:人民卫生出版社, 1999:469—474

2 August P, Helseth G, Cook EF, et al. A prediction model for superimposed preeclampsia in women with chronic hypertension during pregnancy. Am J Obstet Gynecol, 2004, 191 (5):1666—1672

3 Banga FR, Bolte AC, Dekker GA, et al. Ketanserin in women with chronic hypertension and underlying thrombophilia. Obstet Gynecol, 2004, 103 (5 Pt 2): 1084—1087

4 Damron DP. Chronic hypertension in pregnancy. Obstet Gynecol, 2002, 100 (6):1358

5 Ganzevoort W, Rep A, de Vries JI, et al. PETRA—investigators. Prediction of maternal complications and adverse infant outcome at admission for temporizing management of early-onset severe hypertensive disorders of pregnancy. Am J Obstet Gynecol, 2006, 195 (2):495—503

6 James PR, Nelson-Piercy C. Management of hypertension before, during, and after pregnancy. Heart, 2004, 90 (12):1499—1504

7 Kaaja RJ, Greer IA. Manifestations of chronic disease during pregnancy. JAMA, 2005, 294 (21): 2751—2757

8 Kinzler WL, Smulian JC, Ananth CV, et al. Noninvasive ultrasound assessment of maternal vascular reactivity during pregnancy: a longitudinal study. Obstet Gynecol, 2004, 104 (2):362—366

9 Lydon-Rochelle MT, Holt VL, Cardenas V, et al. The reporting of pre-existing maternal medical conditions and complications of pregnancy on birth certificates and in hospital discharge data. Am J Obstet Gynecol, 2005, 193 (1):125—134

10 Uebing A, Steer PJ, Yentis SM, et al. Pregnancy and congenital heart disease. BMJ, 2006, 332 (7538):401—406

11 Yingling DR, Utter G, Vengalil S, et al. Calcium channel blocker, nimodipine, for the treatment of bipolar disorder during pregnancy. Am J Obstet Gynecol, 2002, 187 (6):1711—1712

12 Zeeman GG. Obstetric critical care: a blueprint for improved outcomes. Crit Care Med, 2006, 34 (9 Suppl):S208—214

13 Zeeman GG, Alexander JM, McIntire DD, Devaraj S, Leveno KJ. Homocysteine plasma concentration levels for the prediction of preeclampsia in women with chronic hypertension. Am J Obstet Gynecol, 2003, 189 (2):574—576

第58章 子痫及先兆子痫

Chapter 58

妊娠期的高血压疾病的诊断名称至今未得到统一认识,在 20 世纪 80 年代前,国内教科书称之为妊娠中毒症(toxemia of pregnancy)但从未发现毒素,称"中毒症"不妥,故在 1983 年以后采用了妊娠高血压综合征(pregnant induced hypertension),但近年来在应用中发现有一定局限性,《中国高血压防治指南(2005 年修订版)》对妊娠期合并高血压进行了分类。本章主要讲述严重先兆子痫、子痫,这些情况可以迅速发展,需要紧急处理。

一、妊娠期高血压疾病的分类及诊断

(一)妊娠高血压综合征

妊娠 20 周后,孕妇发生高血压、蛋白尿及水肿称为妊娠高血压综合征。

高血压:BP≥140/90mmHg,或血压较孕前或孕早期血压≥25/15mmHg,至少 2 次,间隔 6h。

蛋白尿:单次蛋白尿检查≥30mg,至少 2 次,间隔 6h,或 24h 尿蛋白定量≥0.3g。水肿:体重增加>0.5kg/周为隐性水肿。按水肿的严重程度可分为(＋):局限踝部及小腿,(＋＋):水肿延及大腿,(＋＋＋):水肿延及会阴部及腹部。

(二)妊娠高血压(gestational hypertension)

仅有高血压,伴或不伴有水肿,不伴有蛋白尿。

(三)先兆子痫(preeclampsia)

是多系统受累的情况,主要因母体异常发生在肾、肝、脑及凝血系统,由于胎盘血流减少可引起胎儿生长迟缓或胎死宫内。

(四)轻度先兆子痫

有高血压并伴有蛋白尿的存在。

(五)重度先兆子痫

BP≥160/110mmHg;尿蛋白 3.0g/24h;伴有头痛,视物不清,恶心,呕吐,右上腹疼痛;眼底不仅有痉挛还有渗出,或出血;肝,肾功能异常,或有凝血机制的异常;伴有心衰或(及)肺水肿的存在。

(六)子痫

妊娠高血压综合征的孕产妇发生抽搐。

二、先 兆 子 痫

(一)病因

先兆子痫病因经过近一个世纪的研究,仍不清楚。该病是妊娠特有的疾病,胎儿是半个同种一体,而妊娠成功有赖于母儿之间免疫平衡,一旦平衡失调即可发生排斥现象,造成防护性免疫减弱和排斥性免疫增强,使滋养细胞功能受损和胎盘浅着床,从而引起胎盘缺血和代谢障碍,表现为胎盘源性细胞毒性因子增强,造成血管内皮损伤,血管活性物质平衡失调导致全身小动脉痉挛,最终发生先兆子痫。因此遗传因素和免疫调节网络的确立和阐明,可能是最终揭示先兆子痫病因和发病机制的关键。其他还有认为与凝血及纤溶平衡失调,钙平衡失调等因素有关。

(二)病理生理

1. **基本病理生理变化**　发病初期以血管痉挛性收缩为主,全身小动脉痉挛是本病的基本病变,导致内皮细胞损伤,血管活性因子失衡,引起毛细血管通透性增加,白蛋白血管外渗漏,出现蛋白尿;血浆蛋白下降,血液胶体渗透压下降,组织间的胶体渗透压增高;血管内外液体交换失衡,血液浓缩,间质水肿。若未获恰当的处理血管痉挛性收缩日益加重,造成血管内皮细胞损伤、毛细血管渗漏、白蛋白漏出、尿蛋白增加、胶体渗透压下降、血管内液体交换失衡、血液浓缩、血容量减少、母体各器官灌注量不足、血液黏度增加、血小板激活,可以发生出血和凝血、血液流变学和血流动力学的改变,从而使重要脏器(脑、心、肝、肾等)受损,发生一系列相应的临床症状。

2. 器官的病理生理变化

(1)脑部的变化:由于脑血管痉挛、缺血,特别是当平均动脉压(MAP)≥18.7kPa(140mmHg)时,则脑血管自身调节功能丧失;同时毛细血管的完整性破坏,导致脑水肿、甚至脑出血、抽搐、昏迷,其严重程度与抽搐的次数呈正相关。

(2)心血管的变化:①心脏方面,动脉血管收缩阻力增加导致心脏前负荷及心排血量降低和左心室负荷升高。严重者即使心脏无原发病亦可导致心力衰竭。②血液学方面,正常妊娠时,血管扩张因子、血管收缩因子及抗凝因子、促凝因子处于动态平衡状态。在先兆子痫患者中,以上因子失去平衡,内皮细胞损伤,胶原暴露,血小板凝集,红细胞破坏,继之则发生微血管性溶血及血小板减少,病人可表现为凝血功能障碍。

(3)肝的变化:由于周身血管痉挛缺氧,因而肝细胞内的线粒体所含的谷丙转氨酶释放入血,所以患者常有血清 GPT 升高的表现。少数病人也可有血清总胆红素升高,出现黄疸;重症者在门静脉区毛细血管出血,可致肝被膜下血肿,肝区压痛、反跳痛,甚至肝被膜破裂、出血、死亡;死亡率高达70%。

(4)肾脏功能受损:肾脏损害是先兆子痫最早的表现,因在人体器官中肾脏耗氧最多,肾脏对低氧状态特别敏感,而肾小球供氧主要靠输入和输出小动脉,小动脉痉挛收缩后,毛细血管内皮细胞受损,蛋白漏出,蛋白尿阳性,肾小球滤过率下降。尿酸是核蛋白的代谢产物,正常情况下难以从肾脏排出,当肾小球滤过率稍有下降,血尿酸即可升高,随着先兆子痫的发展,尿素氮和肌酐均可升高,肌酐是一种无阈物质,从肾小球滤出,肾小管不再吸收,血肌酐升高提示肾小球滤过率极度减退,严重时可出现少尿与无尿。

(5)子宫胎盘的变化:先兆子痫患者子宫胎盘血流灌注低下,胎盘灌注量不足,严重血管痉挛性收缩,可致胎盘血管急性粥样化、底蜕膜出血、胎儿生长发育受阻、胎盘早剥、胎死宫内。

(6)视力障碍:视网膜水肿可致视网膜脱离而失明,大脑后动脉严重的血管痉挛性收缩也可致视觉皮质中枢受损而失明,表现为瞳孔对光反射正常,无眼球运动障碍的皮质盲。

(三)先兆子痫临床表现和并发症

先兆子痫是一种多器官的疾病过程,具有经典的三联征,即高血压、蛋白尿和水肿,按症状轻重分为轻、重度,见表58-1。严重先兆子痫临床特点是渐进或暴发性,多个器官系统均可受累。在神经系统,严重头痛、视觉障碍渐进的反射亢进是迫近抽搐大发作(子痫)的警告信号。严重血管痉挛和增加的周围阻力加重了心血管系统的负担,因此可能发生肺水肿。血液系统紊乱包括:血管容量下降、血液黏度增加和血液浓缩。有可能发生凝血性疾病,出现溶血、肝酶升高、血小板减少所谓的 HELLP 综合征和弥散性血管内凝血(DIC)。肾脏的表现包括肾小球滤过率下降,甚至发展成少尿和急性肾功能衰竭。AST 和 ALT 升高反映了肝细胞受损。肝胞膜下出血可导致右上腹痛,或更为罕见的因肝胞膜破裂而引起严重腹腔内出血。产科并发症包括胎儿生长受限(FGR)、胎盘早剥甚至胎儿或孕妇死亡。

(四)诊断

1. 先兆子痫的好发因素　年轻初产及高龄初产;体型矮胖者,体重指数>0.24;营养不良重度贫血;精神紧张,过度劳累;有原发性高血压、慢性肾炎、糖尿病合并妊娠;双胎、羊水过多、葡萄胎;季节变化大,如冬季及初春,寒冷和气压升高;有先兆子痫家族史。

2. 临床表现　妊娠20周后出现高血压和蛋白尿时即能够诊断,可以有水肿,也可以无水肿。高血压的定义是持续血压升高收缩压≥18.7kPa(140mmHg)或舒张压≥12.0kPa(90mmHg)。相隔≥6h至少出现2次。蛋白尿的定义是24h尿液中蛋白含量超过300mg,或在至少相隔≥6h的2次随机尿液检查中,蛋白浓度为0.1g/L(定性+)。如果水肿为全身性(发生在脸和手部而非局限于脚和踝部)而且明显,可以支持诊断。但水

表 58-1　先兆子痫的临床体征

轻度：BP≥18.7/12.0kPa(140/90mmHg)，妊娠 20 周以后出现，
　　　尿蛋白≥300mg/24h 或＋。
重度：收缩压≥21.3～24.0kPa(160～180 mmHg)，或舒张压≥14.7kPa(110 mmHg)
　　　24h 蛋白尿＞5g
　　　血清肌酐升高
　　　少尿，24h 尿＜ 500ml
　　　肺水肿
　　　抽搐大发作(子痫)
　　　微血管病理性溶血
　　　血小板减少
　　　肝细胞功能障碍(血清转氨酶-AST、ALT 升高)
　　　胎儿宫内生长受限或羊水过少
　　　症状提示显著的末梢器官受累(头痛、视觉障碍、上腹部或右上腹痛)

肿是先兆子痫的不可靠指标。1/3 的先兆子痫妇女从无水肿，而在大量健康的晚孕妇女中可以见到非重力性水肿。通常认为体重迅速增加是全身液体潴留的表现，可能也是支持先兆子痫的证据。

3. 辅助检查

(1)血液：Hb、BPC、HCT；尿酸、尿素氮、肌酐、二氧化碳结合力；肝功能；凝血功能；电解质；胎盘功能：HPL、E_3、SP_1。

(2)尿检：尿蛋白及 24h 尿蛋白定量；镜检注意有无红细胞、白细胞及管型，尿比重＞1.020 为尿液浓缩。

(3)眼底检查：轻者无变化，重者可由正常眼底动静脉比例的 2:3，变为 1:2 或 1:3，且有反光增强，伴有视网膜水肿，渗出及出血，患者可有视力模糊或突然失明。

(4)心功能检查：心电图或超声心动图。

(5)胎盘功能及胎儿安危：B 超；生物物理评分；胎心无负荷试验(NST)试验。

(6)脑 CT 或核磁共振(MRI)检查、脑血流图检查，有助于脑出血诊断处理。

(五)治疗

1. 妊娠期高血压及轻度先兆子痫的处理

(1)休息左侧卧位，保证夜间 8～10h 及中午 1h 睡眠时间。

(2)睡眠不佳时酌情用镇静药。

(3)密切监测母、胎状态

2. 严重先兆子痫的处理　目的：为防止子痫发生，减少母婴并发症，降低母婴死亡率。

(1)休息：血压达到或超过 160/110mmHg 或有其他严重先兆子痫体征的病人，应收入院、卧床休息、严密监护、左侧卧位。

(2)镇静：适当使用抗惊厥药和有较强的镇静作用的镇静药，对控制病情可起到良好的效果，可选用苯巴比妥(鲁米那)、地西泮(安定)、哌替啶(度冷丁)等制剂。

(3)解痉：严重先兆子痫病人的最终治疗目的是防治抽搐；硫酸镁解痉为首选药物，其作用机制尚不清，可能是作用于神经与肌肉接合点；抑制中枢神经细胞的电活动。扩张脑血管、改善脑血流，降低大脑中动脉搏动指数(PI)及平均血流速度，防止脑细胞水肿、损害及抽搐。

硫酸镁应用指征：

①预防先兆子痫发展成子痫；

②控制子痫抽搐及防止再抽搐。

应用硫酸镁注意事项：

①硫酸镁应用总量 25～30g/d，可以肌注及静脉内滴注；

②尿量≥25ml/h；

③膝反射存在；

④呼吸≥16/min；

⑤备葡萄糖酸钙抢救用；

⑥肾功能不全时要减量或停用；

⑦有条件时监测血镁浓度。

(4)降压：降压目的是防止孕妇脑出血，但不

要降得太低,以免影响胎盘灌注,对胎儿不利,一般舒张压不低于 12.0kPa(90mmHg)。

降压药的应用指征:

①血压≥21.3/14.7kPa(160/110mmHg);

②如有原发高血压妊娠前已用降压药,须继续使用。

各类降压药的选择:

① 硝苯地平(心痛定,nifedipine):钙离子通道拮抗药,可使全身血管扩张,血压降低也可抑制血小板聚集改善微循环,对胎儿无不良影响,不良反应有心悸、头痛,与硫酸镁有协同作用。

②肼屈嗪(肼苯达嗪,hydralazine,apresoline):扩张小动脉平滑肌,使血管扩张血压下降;对胎儿无不良影响,副作用有心悸、头痛、潮热。

③柳安苄心定(拉贝洛尔 labetalol):是惟一的能同时阻滞 α、β 受体的药物,通过降低全身血管阻力使血压下降,不影响子宫胎盘的循环。副作用有头皮刺痛、呕吐、心动过缓,注意有二度以上房室传导阻滞者禁用。

④硝普钠(sodium nitroprusside):强效血管扩张药,释放 NO,用于高血压危象和心力衰竭。副作用:产生氰化物,短期应用对胎儿无不良影响,硫氰化物可使胎儿中毒,可出现恶心、呕吐、肌肉抽搐。

⑤硝酸甘油(nitroglycerin):扩张心血管平滑肌,增加冠状动脉血流,半衰期短,易调节,可用于紧急情况下的降压。

⑥甲基多巴(methyldopa):是中枢降压药,抑制交感神兴奋,降压作用缓和。特点是不减少肾血流量和肾小球滤过率。不良反应:嗜睡、便秘、口干、心动过缓。

⑦酚妥拉明(regitine):为 α 受体阻滞药,对嗜铬细胞瘤有特效,能降低肺动脉压和外周阻力,用药后 10～20min 起作用,高峰时间为 60min,持续 4～6h。

⑧卡托普利(开博通,captopril):血管紧张素转化酶抑制药,降血压同时降母儿肾血流,导致羊水过少、胎儿畸形,孕期禁用。

(5)扩容剂应用指征:一般不主张应用扩容剂,对严重低蛋白和贫血,可以考虑用。

(6)密切监测母胎状态:为了母婴安危主要了解胎儿储备功能,胎儿宫内缺氧情况的估计。首先要求孕妇自我监护胎动,正常情况下,早、中、晚各测 1h 胎动,孕妇可感到每小时有胎动 3 次以上,如 1d 胎动少于 6 次,提示胎儿宫内缺氧。其次利用胎心电子监护仪,综合判定,无宫缩时,可行胎心无负荷试验(NST),自然宫缩时可行宫缩应力试验(CST)及缩宫素激惹试验(OCT)。另外可利用 B 超,了解胎儿宫内情况,当羊水指数<5 时,或脐动脉收缩期与舒张期血流峰值比(S/D)>3 时,提示胎儿缺氧严重,应立即结束分娩。还可利用尿雌三醇、孕二醇、胎盘催乳素及胎儿成熟度测定,结合病情、孕周,综合分析、判断,是否需要终止妊娠。

(7)适时终止妊娠:先兆子痫为妊娠特发性疾病,妊娠结束病情可以很快缓解,在考虑孕妇情况和胎儿成熟度的基础上尽快结束妊娠。20 世纪 50～60 年代受条件限制,保守治疗至 37 周以上,后来发现预后不好。80 年代积极控制病情后 24～48h 终止妊娠,但对妊周较小的围生儿存活率较低。90 年代末对远离足月(即 28～30 周以前发病)的严重先兆子痫患者行保守治疗,以提高围生儿存活率。但必须严格选择病人:①一定在三级医院,可以严密监测母儿状态,一旦有危险可立即终止妊娠;② 有新生儿重症监护病房(NICU),使 1 500g 以下的早产儿有存活机会。终止妊娠指征:

①先兆子痫积极控制 24～48h 后无明显好转者。

②先兆子痫治疗好转,但胎儿已成熟(≥37 周或羊水分析胎肺已成熟)。

③病程较长,伴有慢性高血压 FGR,且胎儿可存活者,(34～36 周或羊水分析胎肺已成熟)。

④血浓缩及高黏度不能纠正者。

⑤出现大量蛋白尿(尿蛋白≥5g/24h)治疗无效者。

⑥症状有反跳时,如主诉症状再现,体重迅速增加,尿量迅速增加者。

(六)预防

加强孕期保健,及早发现轻度先兆子痫。

三、子 痫

(一)病理生理

在重度先兆子痫的基础上进一步恶化,发生

抽搐,若病情未能有效控制,可以反复出现抽搐,预后与抽搐次数成正比。子痫是各个器官均受累。在中枢神经系统,脑血流调控失常,出现血浆渗出和局部脑水肿。引起抽搐的准确机制不清,但可能包括脑水肿、一过性血管收缩、缺血或微梗死。

(二)临床表现

子痫可以发生在不断加重的严重先兆子痫,或者也可以意外地发生在先兆子痫病情较轻的病人。子痫抽搐可以发生在产前(占70%)、产时(罕见)或产后(占29%)。子痫抽搐进展迅速,但分阶段。短暂的前驱症状是小抽搐、面部充血、口吐白沫、深昏迷,随后是张力相,深部肌肉僵硬,然后很快发展成典型的全身高张阵挛惊厥——有节率的肌肉收缩和舒张。这一过程可持续1~1.5min,其间患者没有呼吸动作。以后,抽搐停止,患者昏迷,但呼吸恢复。最后,意识恢复,但困惑、易激惹。

(三)处理

1. 严密监护

(1)注意病情变化,绝对保持安静,避免声、光、痛等各种刺激,治疗时操作必须轻柔。

(2)床边加护栏,以防抽搐时坠床。

(3)将压舌板插入白齿间,以防咬伤唇、舌。

(4)对昏迷者应派专人护理,头取侧卧位,禁食,放置保留尿管,了解尿量,及时检验血液及尿液、电解质、血气等变化。

(5)记录出入量及生命体征变化,常规检查眼底,保持呼吸道通畅。

(6)注意及时发现并发症,如肾功能衰竭、肺水肿、脑出血和心衰。

(7)了解产科情况:有无宫缩、胎心变化、胎盘早剥等情况。

2. 治疗

(1)镇痉:首选硫酸镁,首先静脉内缓慢推注4g,然后以1.5g/h速度滴入,24h内总量不超过30g。

(2)镇静:可选用安定,或巴比妥类,或冬眠类药物。

(3)利尿:降颅压选用甘露醇、呋塞米(速尿)等。

(4)酌情使用皮质激素。

(5)降压:舒张压≥14.7kPa(110mmHg)适当降压。

(6)根据相应器官受损处理:肾衰时及早血透,昏迷不醒时除外脑出血,肝衰时保护肝脏,DIC时对症处理,必要时用肝素治疗,呼衰时及早通气正压给氧。

(7)终止妊娠:子痫控制后6~12h,或经积极治疗仍不能控制抽搐,为挽救母、胎生命,可终止妊娠。

(高志英　翁霞云)

参 考 文 献

1 卫生部心血管病防治研究中心. 中国高血压防治指南. 高血压杂志, 2005, 13 No Suppl: 14

2 张 曦, 崔世红, 杨炜敏. 妊娠高血压综合征患者胎盘组织中血管内皮生长因子的表达. 中华妇产科杂志, 2001, 36 (1): 9—11

3 朱 宇, 张为远, 陈 沫. 正常及妊娠高血压综合征孕妇胎盘组织中去甲肾上腺素和多巴胺的研究. 中华妇产科杂志, 2002, 37 (3): 241—244

4 Alexander JM, McIntire DD, Leveno KJ, et al. Selective magnesium sulfate prophylaxis for the prevention of eclampsia in women with gestational hypertension. Obstet Gynecol, 2006, 108 (4):826—832

5 Bodurka DC. What's new in gynecology and obstetrics. J Am Coll Surg, 2005, 201 (2):265—274

6 Briley AL, Poston L, Shennan AH. Vitamins C and E and the prevention of preeclampsia. N Engl J Med, 2006, 355 (10):1065—1066

7 Coppage KH, Polzin WJ. Severe preeclampsia and delivery outcomes: is immediate cesarean delivery beneficial? Am J Obstet Gynecol, 2002, 186 (5): 921—923

8 Fujitani S, Baldisseri MR. Hemodynamic assessment in a pregnant and peripartum patient. Crit Care Med, 2005, 33 (10 Suppl):S354—361

9 Kaaja RJ, Greer IA. Manifestations of chronic disease during pregnancy. JAMA, 2005, 294 (21): 2751—2757

10 Lindheimer MD, Umans JG. Explaining and predic-

ting preeclampsia. N Engl J Med, 2006, 355 (10):
1056－1058

11 Milne F, Redman C, Walker J, et al. The pre-ec-
lampsia community guideline (PRECOG): how to
screen for and detect onset of pre-eclampsia in the
community. BMJ, 2005, 330 (7491):576－580

12 Schroeder BM. ACOG practice bulletin on diagnosing
and managing preeclampsia and eclampsia. American
College of Obstetricians and Gynecologists. Am Fam
Physician, 2002, 66 (2):330－331

13 Sibai B, Dekker G, Kuperminc M. Pre-eclampsia.
Lancet, 2005, 365 (9461):785－799

14 Sibai BM. Diagnosis and management of gestational
hypertension and preeclampsia. Obstet Gynecol,
2003, 102 (1):181－189

15 Scott JR. Preventing eclampsia: magnesium sulfate
regimens revisited. Obstet Gynecol, 2006, 108 (4):
824－825

16 Vidaeff AC, Carroll MA, Ramin SM. Acute hyper-
tensive emergencies in pregnancy. Crit Care Med,
2005, 33 (10 Suppl):S307－312

第59章 围生期心肌病

Chapter 59

围生期心肌病(peripartum cardiomyopathy, PPCM)是一种少见的特发性充血性心肌病,占特发性心肌病的 5%～10%,是一种伴左室收缩功能障碍的扩张性心肌病,临床上以充血性心力衰竭为主要表现,它通常发生在妊娠最后 1 个月至产后 5 个月内,其中 80% 发生在产后 3 个月内,可危及生命,但大多数患者预后良好。其病因尚不清楚。由于缺乏诊断 PPCM 的特异性检查,因此需要在排除其他引起左室扩大伴收缩功能障碍的疾病后方能确诊。

一、诊 断

早在 1849 年就有与妊娠有关的心力衰竭的描述,但直到 20 世纪 30 年代才认识到它是一种特发性心肌病。Demakis 等建立了 PPCM 的诊断标准,即:心力衰竭发生在妊娠最后 1 个月或产后 5 个月内,没有明确的病因,且在发病前没有心脏病。虽然这一标准被广泛应用,但近 30 年来循证医学表明这一标准需要修改以增加 PPCM 诊断的准确性。大多数 PPCM 患者在分娩前后 1 个月被诊断,但是也有报道 PPCM 在妊娠最后 3 个月发病,也有一些病例在妊娠第 2、第 3 阶段发病。这些资料表明对于在妊娠的任何时期出现由于左室收缩功能不全导致心力衰竭的患者应考虑是否存在 PPCM,而且伴有其他心脏病的患者可有典型的 PPCM 左心室收缩功能不全的表现。这些资料进一步提示 PPCM 的诊断不应排除同时伴有其他心脏病的患者。但同时,在诊断 PPCM 之前应仔细排除其他原因引起的心功能不全或充血性心力衰竭,如感染、中毒、代谢紊乱、缺血性或瓣膜性心脏病、主动脉缩窄或夹层,也应排除妊娠后期的并发症,包括妊娠毒血症、羊水或肺动脉栓塞,因为存在并发症时可有类似心衰的表现。在过去,所报道的 PPCM 是基于有心力衰竭的症状和体征以及 X 线胸片表现,而现在通过超声心动图可排除那些有心衰表现而心室大小和功能正常的患者。

目前诊断 PPCM 的修正标准包括在妊娠期间或产后 6 个月内出现心功能不全,明显的左心室功能受损,而无明确的心衰病因。

二、发 病 率

PPCM 的发病率很低,据报道该病在美国的发病率为 1/万,但在非洲部分地区发病率高达 1%。Hsieh CC 等于 1992 年报道了 10 年来收集的 36 882 例产妇资料,其中仅有 6 例被诊为 PPCM,发病率为 1:6 147,与大多数作者报道的数据相近。另外,有研究者收集了大量的临床资料,认为在排除潜在的心血管疾病后,发病率更低,仅为 1:15 000。由于以往资料大多数病例是黑人,所以认为 PPCM 与种族因素有关,但现在已发现许多其他种族的病例,如白种人、黄种人等。

三、病 因

目前,PPCM 的病因尚不明确,它是一种特发性充血性心肌病,与其他类型的扩张型心肌病相比,多发生在相对年轻的女性,而且大多数 PPCM 患者的左心室功能可完全恢复,再次妊娠可复发,有些患者会迅速恶化和早期死亡。

PPCM可能是多因素作用的结果,农村高于城市,有病毒感染(柯萨奇B族、ECHO、流感A等,但无直接证据)、心肌炎、遗传因素(有家族史)、妊娠毒血症、先兆子痫、产后高血压者发病率高,占22%,多发生于>30岁、年长经产妇,双胎妊娠(占报道病例的7%～10%)、多次妊娠的妇女,与营养不良(长期哺乳,缺乏蛋白质、水果、蔬菜及嗜酒)、内分泌紊乱有关,也与孕妇滥用可卡因、硒缺乏、急性感染性多神经炎和自身免疫系统疾病等有关。

早先一些学者研究围生期心肌病患者的心内膜活检标本时,发现心肌炎的发生率较高,提示围生期心肌病与心肌炎相关,如O'Connell等研究连续14例PPCM患者,发现经活检证实的心肌炎占29%,而特发性心肌病患者中心肌炎仅占9%。但晚近斯坦福大学的一项对有心内膜活检的34例PPCM患者的研究结果表明,心肌炎只占8.4%,发生率低于年龄、性别匹配的特发性扩张型心肌病患者。

Cenac等研究了38例PPCM患者病毒感染与发病的关系,PPCM与对照组在年龄、产次、种族和社会经济状况匹配,发现两组在ECHO、柯萨奇病毒的感染方面没有差异。有人报道血浆低硒是引起PPCM的一个危险因素,作者研究了35例PPCM患者,与36例乳母对照,采用中子激活和微粒诱导X线发射测血浆中硒浓度,发现患者血浆中硒浓度明显低于对照组($P<0.0001$)。另外40%的患者血浆硒浓度极低(45ng/ml以下),而对照组中无此现象。至于硒缺乏是诱发PPCM的病因,还是PPCM造成的结果,还有待于进一步研究。也有一些有家族史的PPCM病例报道,指出PPCM可能有家族倾向。

总之,PPCM在双胎妊娠、经产妇、年龄>30岁、美籍非洲妇女中发病率较高,虽然病因还不清楚,但该病特征是:同其他扩张性心肌病相比,它的发病年龄相对较轻,大部分患者的心脏大小和心功能都能恢复,并与妊娠有关。推测PPCM是由于营养缺乏、冠状动脉小血管病变、激素效应、毒血症、母亲对胎儿抗原的免疫反应或心肌炎的缘故。

四、病 理 特 点

PPCM患者心脏的病理改变与原发性扩张性心肌病的病理改变相似。心脏病理标本肉眼观,呈苍白色,心肌松弛,四个心腔均有不同程度的扩张,以左心室扩张最为显著;心内膜往往增厚,以左心室为主;瓣膜无显著变化;在两心室和左心房中常见附壁血栓,肺梗死常见,但肾、胰等梗死少见;很少有冠状动脉粥样硬化的表现。

光镜下可见心肌细胞分解,肌浆、闰盘消失,小血管周围细胞轻度浸润,主要为淋巴细胞,少部分为巨噬细胞,偶见多核白细胞,提示心脏的这种变化可能是心脏实质变性的一种反应,而不是炎性反应。如果患者病程较长,可见不同程度的心肌纤维,成纤维细胞占大多数,还可见间质水肿、出血和脂肪浸润。

取患者的心内膜和心肌活检标本,镜下可见两种类型的肌浆内沉积物。一种结构均匀,染色弥漫,呈颗粒状,几乎所有的心肌细胞均可见到,是PPCM患者所特有;而另一种形状不规则,嗜碱染色,在其他心肌病中也可见到。有些作者在活检标本中发现有心肌炎改变,Medei等在18例PPCM中发现14例有活动性心肌炎或临界性心肌炎的改变,发生率相当高,而Rizeq的研究结果表明心肌炎的发生率仅为8.8%(3/34),这可能与研究者的研究方法和去活检的时间不同有关。

五、病 理 生 理

妊娠常伴随血容量增加、代谢增加、相对贫血和血管阻力的改变伴轻度心室扩张、心排血量增加。这些生理变化随孕期增加而加重,对于孕前有亚临床型瓣膜病、心肌缺血、心肌病的患者,最后的妊娠期可发生血流动力学和症状失代偿。由于正常妊娠的许多症状和体征与充血性心力衰竭的早期症状相似,且PPCM发病率低,因而常常漏诊PPCM。基于这些原因,在妊娠晚期,当患者临床症状严重时或在产后6个月内,临床症状持续存在时,PPCM才被诊断。所以,无论在妊娠中还是产后早期,只要患者的心衰症状持续存在或有恶化表现,就应高度怀疑PPCM的诊断。

六、临 床 表 现

PPCM 最常发生在产褥期,产后 3 个月内发生率为 80%,3 个月后为 10%,妊娠晚期较少见,仅占 10%,在妊娠最后 3 个月之前发病者极少。临床表现个体差异大,起病突发或隐袭,以充血性心力衰竭为主要表现,25%～40% 的病人出现栓塞,以肺栓塞多见,有的患者以栓塞为首发症状,栓塞的发生率明显高于其他类型的心肌病,一半患者伴发右心衰竭。

1. 症状 临床上主要表现为充血性心力衰竭,呼吸困难、咳嗽、乏力、心悸、胸痛、腹痛、咯血、劳力性呼吸困难、端坐性呼吸困难或夜间阵发性呼吸困难、运动耐力下降。右心衰出现肝大、颈静脉怒张、下肢水肿。其中呼吸困难是常见症状,另外,咳嗽、端坐性呼吸困难、咯血、水肿也经常发生,常见的非特异性的乏力、心悸、胸痛、腹痛往往干扰最初的临床评价,因为正常妊娠可同样有一些非特异性症状,可影响美国纽约心脏病协会的心功能分级的准确性。

2. 体征 患者血压正常或升高、降低,有85% 以上的患者表现充血性心力衰竭的体征包括心脏扩大、心动过速、S_3,另外经常发现颈静脉压升高、肺动脉瓣区 S_2 亢进、二尖瓣和(或)三尖瓣反流引起的收缩期杂音、肺部啰音、周围水肿、腹水、肝大。

3. 辅助检查

(1)心电图:常显示窦性心动过速,电压正常或增高、低电压,可表现出非特异性 ST-T 改变,有时在胸前导联的 $V_1 \sim V_3$ 可见 Q 波。PR 间期、QRS 波群时间可以延长,提示室内传导阻滞和偶见束支传导阻滞以及心律失常。

(2)胸片:表现为心脏扩大,肺淤血、双侧肺浸润影,肺间质和肺泡水肿,经常有少量胸腔积液。透视下,心脏和大血管搏动均减弱。

(3)超声心动图:往往显示心脏 4 个腔室均扩大。左心室扩大明显,伴显著弥漫性收缩功能受损,室间隔可见异常运动,少量到中等量心包积液,经常可见右心室、双心房扩大和二尖瓣、三尖瓣反流和肺动脉瓣反流。

(4)血流动力学监测:PPCM 常常表现为窦性心动过速,左、右室的充盈压增高,心排血量降低。有些患者由于心源性休克和多脏器衰竭表现为急性血流动力学恶化。为了对 PPCM 患者进行全面的血流动力学评价和更好地指导治疗,应考虑进行血流动力学监测。

如果症状发生在妊娠期间,在分娩时和产后要密切进行血流动力学监护,如动脉压、中心静脉压,必要时插入 Swan-Ganz 漂浮球囊导管行肺动脉压力监测,可反复球囊充气监测肺毛细血管楔压以指导治疗。如果是在分娩后被诊为 PPCM,患者对常规药物治疗反应良好则可不做血流动力学监护。

(5)冠状动脉造影:虽然 PPCM 患者须做冠状动脉造影的较少,但如果患者的危险因素较多,临床医师可考虑做这项检查,其额外的危险性很小。

七、治 疗

PPCM 的治疗与其他充血性心力衰竭相似,除休息、吸氧、限盐外,主要的药物治疗有利尿药、强心药、血管扩张药,必要时给予静脉免疫球蛋白、抗凝治疗和心脏移植。

1. 强心药 地高辛的强心和心率控制作用特别有益于并发心房颤动的 PPCM 患者。尽管有发生地高辛副作用的个例报道,但总体来讲,妊娠妇女使用地高辛是安全的。此药可从乳汁分泌,新生儿可吸入少量的药物,但尚未见新生儿发生副作用。亦有少数应用多巴胺、多巴酚丁胺和米力农用于强心的病例,这些药物用于 PPCM 治疗尚须进一步观察。

2. 利尿药 利尿药是治疗心力衰竭的基础用药,可缓解劳力性和夜间阵发性呼吸困难等症状,是 FDA 推荐的 C 类用药,PPCM 患者限盐效果差时,可应用利尿药。利尿药对母体的副作用有胰腺炎、血容量减少、代谢性碱中毒、糖耐量减低、低血钾、低钠血症、高尿酸血症。有的研究者发现,在妊娠期间服用利尿药的患者的新生儿有出血素质和低钠血症。

3. 血管扩张药 血管扩张药主要用于减低周围血管阻力,减轻心脏左、右室的舒张末压,增加心排血量。目前已有大量资料表明血管紧张素转化酶抑制药(ACEI)可延长非妊娠心衰患者的生存率。但对于妊娠心衰服用这类药物后,对新生儿的肾功能可产生严重的副作用,在妊娠期间服用 ACEI 制剂的患者的新生儿可发生无尿性肾功能衰竭,导致新生儿死亡,因此在妊娠期间禁止使用这类药物。由于大多数 PPCM 患者发生在产后早期,故可不用考虑 ACEI 类药物致命的毒性作用。妊娠妇女可静脉使用硝普钠,但有些动物实验表明硝普钠可能有使胎儿中毒的潜在的危险性。当在妊娠期间需用血管扩张药时,可选择肼屈嗪,该药经胃肠外给药或口服用药治疗严重的妊娠高血压已有数十年历史,表明对母婴是非常安全的。

4. 抗凝治疗　妊娠妇女在妊娠晚期由于凝血因子Ⅱ、Ⅶ、Ⅷ、和Ⅹ、纤维蛋白原的浓度升高,血小板的黏附性增加,使之处于高凝状态,发生血栓栓塞并发症的危险性增高,这些变化可持续到产后 4~6 周。加之,由于 PPCM 患者长期卧床使患者易形成下肢深静脉血栓而导致肺栓塞;由于患者的心肌收缩力下降和心排血量降低,使心腔内的血液淤滞而使患者易形成心室血栓,导致体循环栓塞的发生,特别是脑栓塞引起死亡。目前,不提倡 PPCM 患者长期卧床休息。

一旦发现有血栓形成或栓塞,应积极抗凝治疗。口服抗凝药物如华法林是 FDA 的 D 类用物(妊娠期绝对禁忌),华法林可通过胎盘引起胎儿畸形。在分娩前,肝素是可选择的抗凝药物,鉴于肝素的半衰期短,可在分娩前不连续给药以预防孕妇出血。虽然肝素可引起抗凝血酶Ⅲ耗竭、血小板减少症和骨质疏松,但这些不良反应很少发生,尤其是 PPCM 患者,由于 PPCM 发生于妊娠晚期,而只需短期治疗。无论是华法林还是肝素均可分泌到乳汁,因此可对哺乳新生儿产生抗凝血效应。

5. 免疫治疗　一项小规模的回顾性研究表明使用静脉免疫球蛋白有益于 PPCM 患者左心功能不全的恢复,此后进一步的研究也证明了此项治疗有效。有的研究曾对活检示心肌炎的 PPCM 患者进行免疫治疗,但其临床症状的改善是否和这项治疗有关尚不十分清楚。进一步讲,大多数报告的病例是非特异性的活检发现,也不支持这类药物的使用。所以,在免疫抑制药和心肌炎治疗之间的关系明确之前,没有明确的理由对 PPCM 患者使用免疫抑制药。

6. 其他治疗　由于 PPCM 是可逆性的,临时给予患者主动脉内球囊反搏(IABP)治疗益于改善患者的血流动力学。也有报道对那些药物治疗无效并且心功能进行性恶化的 PPCM 患者,使用左心室辅助装置作为心脏移植前的过渡治疗。

迄今为止,PPCM 患者已成功地进行了心脏移植,良好结果可能归因于受体年轻、近期患心力衰竭和其他器官受损较少,也归因于侵入性措施如心肺旁路和心室辅助装置的成功应用,为患者等待供体心脏赢得了时间。考虑到 PPCM 患者可以自愈,所以,只有那些经过几个月的治疗,症状仍继续恶化和无改善的患者才应当考虑上述治疗措施。有 2 项年龄匹配的患 PPCM 和特发性心肌病妇女行心脏移植结果的对照研究表明,两组生存期均延长(Keogh 等研究表明,2 年生存率 PPCM 为 88%,特发性心肌病为 86%。Peter 和 Rickenbacher 的研究显示 5 年生存率分别为 60% 和 78%),故认为心脏移植切实可行,效果满意,加之新型高效的免疫抑制剂和抗生素的应用,进一步改善了心脏移植的预后,提高了疗效,但仍有许多患者在等待供体心脏时死亡。

八、预　后

在美国,Demakis 和 Rahimtoola 于 1971 年报道 PPCM 的死亡率为 48%,1986 年 O'Connell 等报道为 43%,死亡率均超过 40%,与之相比,Midei 等于 1990 年报道 18 例 PPCM 患者中只有 1 例患者和 2 例接受心脏移植的患者死亡。另外的研究报道死亡率在 12%~18% 的范围。近半数的患者因慢性充血性心力衰竭、合并感染、心律失常、血栓栓塞、多脏器功能衰竭等并发症死于产后头 3 个月。目前很少有关于胎儿预后的报道。

Ravikishore 等研究发现经过治疗无明显改善的 PPCM 患者与心功能明显改善的患者相比,年龄偏大[(30±6.8)岁:(24±3)岁,$P<0.01$],生产次数多[(3±1)次:(1.5±0.5)次,$P<0.001$],产后出现时间症状晚[(7.6±4)周:(3±1.3)周,$P<0.001$],超声心动图显示前者左心室舒张末期直径大[(7.0±8.4)cm:(3.0±0.8)cm,$P<0.001$],平均肺动脉压高[(38±4)mmHg:(28±6)mmHg,$P<0.001$],肺毛细血管楔压高[(24±2)mmHg:(20±2)mmHg,$P<0.01$],而

且所有心功能无改善的患者均有传导阻滞。报道提示如同其他类型的心力衰竭,预后与左心室的大小、起病时的左室功能不全的严重程度、肺动脉压、肺毛细血管楔压、高龄、产次多和诊断的时间相关。大约 50% 的患者左室功能和临床症状有显著改善,一般于诊断后 6 个月内完全和几乎完全恢复。其余患者要么恶化导致早期死亡或进行心脏移植,要么表现为持续性左心功能不全和慢性心力衰竭。心脏扩大、左心室功能恢复的患者其生存率明显改善。南非 97 例 PPCM 患者的一项回顾性研究表明,较晚诊断(产后 1 个月以后)的患者的预后比较早诊断的患者预后差。

九、对再次妊娠的影响

大多数作者认为持续性左心室功能不全的 PPCM 患者出现并发症和死亡的危险性较高,不要再次妊娠。而对于左心室功能恢复的 PPCM 患者再次妊娠是否安全的问题目前尚有争论。早期资料显示,左心室功能恢复的 PPCM 患者再次妊娠 PPCM 的复发率增高,但近来的很多研究者主张,当左心室功能恢复后,患者可以安全妊娠。Ostrzega 和 Elkayam 等近期有关 63 例 PPCM 后再次妊娠 67 次的资料显示,40 例左心室功能恢复的 PPCM 患者妊娠 43 次(A 组),23 例持续性左心室功能不全患者妊娠 24 次(B 组),正常预后

在 A 组为 74%,B 组为 37%;A 组左室功能不全占 23%,B 组占 54% 的患者;死亡率 A、B 组分别为 2% 和 8%。活产率 A、B 组分别为 93% 和 83%;流产的发生率 B 组较高(17%∶5%),A 组死产 2%,B 组无死产。由于是回顾性分析,这组资料的结果可能存在偏倚,但是可帮助医生和有 PPCM 病史的患者认识再次妊娠的危险性。更多的进一步前瞻性资料,将有助于肯定这项观察的结果。

Lampert 等的近期研究应用多巴酚丁胺负荷试验评价左室功能恢复患者的左心室收缩力储备功能。7 例 PPCM 恢复患者与年龄、种族和性别匹配的对照组相比,资料显示大多数左室功能恢复患者的收缩力储备显著受损。虽然收缩力储备受损和再次妊娠的安全性不能直接关联,但这些资料提示 PPCM“恢复”而多巴酚丁胺负荷试验异常的患者的左心室对血流动力学应激反应可能差些。基于以上资料,目前建议,考虑再次妊娠的 PPCM 恢复患者要当心,不鼓励那些持续左心功能不全的患者再次妊娠。另外,即使左心室功能恢复良好的 PPCM 患者也不能保证无事件妊娠,有 PPCM 复发的可能性,但是死亡的危险性似乎较低。

(张钧华　杨俊娟)

参 考 文 献

1　陈灏珠. Braunwald 心脏病学. 第五版. 北京:人民卫生出版社,2000

2　Carroll AJ, Thorne SA. Heart disease in pregnancy. Medicine, 2006, 34(8):307—311

3　Amos AM, Jaber WA, Russell SD. Improved outcomes in peripartum cardiomyopathy with contemporary. Am Heart J, 2006, 152(3):509—513

4　Abbas AE, Lester SJ, Connolly H. Pregnancy and the cardiovascular system. International Journal of Cardiology, 2005, 98(2):179—189

5　Amos AM, Jaber WA, Russell SD. Improved outcomes in peripartum cardiomyopathy with contemporary. American Heart Journal, 2006,152(3):509—513

6　Bültmann BD, Klingel K, N äbauer M, et al. High prevalence of viral genomes and inflammation in peripartum cardiomyopathy. American Journal of Obstetrics and Gynecology, 2005, 193(2):363—365

7　Elkayam U, Akhter MW, Singh H, et al. Pregnancy-associated cardiomyopathy: clinical characteristics and a comparison between early and late presentation. Circulation, 2005, 111 (16):2050—2055

8　Fett JD, Christie LG, Murphy JG. Brief communication: Outcomes of subsequent pregnancy after peripartum cardiomyopathy: a case series from Haiti. Ann Intern Med, 2006, 145 (1):30—34

9　Sliwa K, Fett J, Elkayam U. Peripartum cardiomyopathy. The Lancet, 2006,368(9536):687—693

10　Tidswell M. Peripartum cardiomyopathy Critical Care Clinics, 2004, 20(4):777—788

11 Mielniczuk LM, Williams K, Davis DR, Tang AS, Lemery R, Green MS, Gollob MH, Haddad H, Birnie DH. Frequency of peripartum cardiomyopathy. Am J Cardiol, 2006, 97 (12):1765—1768

12 Mielniczuk LM, Williams K, Davis DR, et al. Frequency of peripartum cardiomyopathy. The American Journal of Cardiology, 2006, 97(12): 1765—1768

13 Murali S, Baldisseri MR. Peripartum cardiomyopathy. Crit Care Med, 2005, 33(10 Suppl):S340—346

14 Whitehead SJ, Berg CJ, Chang J. Pregnancy-related mortality due to cardiomyopathy: United States, 1991—1997. Obstetrics & Gynecology, 2003, 102 (6): 1326—1331

15 Sliwa K, Fett J, Elkayam U. Peripartum cardiomyopathy. Lancet, 2006, 368 (9536):687—693

16 Sliwa K, Forster O, Zhanje F, et al. Outcome of subsequent pregnancy in patients with documented peripartum cardiomyopathy. Am J Cardiol, 2004, 93 (11):1441—1443

17 Mishra TK, Swain S, Routray SN. Peripartum cardiomyopathy. International Journal of Gynecology & Obstetrics, 2006, 95(2): 104—109

第60章 药物与妊娠

Chapter 60

一、概　述

妊娠是胚胎和胎儿在母体内发育成长的过程。卵子受精是妊娠的开始,胎儿及其附属物自母体内排出是妊娠的终止。围生期是指产前、产时和产后一段时期。这段时期对人的一生显得短暂,但孕妇却要经历妊娠、分娩和产褥期3个阶段,胎儿要经历受精、细胞分裂、繁殖、发育,从不成熟到成熟和出生后开始独立生活的复杂变化过程。因此在20世纪70年代一门新兴医学——围生医学(又称围产医学)得到迅速发展。它是研究在围生期内加强对围生儿及孕产妇的卫生保健,也就是研究胚胎的发育、胎儿的生理病理以及新生儿和孕产妇疾病的诊断与防治的科学。国际上对围生期的规定有多种。广义上来讲,应包括孕前、妊娠和分娩以及哺乳期全过程。尤其是在妇女用药的问题上,应该更为慎重和考虑周全。临床医师面对女性患者时,除了考虑到患者的病情,还要考虑该患者是否在妊娠期、哺乳期,有时还需考虑她是否有准备近期怀孕的打算。当然,在用药时除充分考虑药物对胎婴儿可能产生的损害外,母亲的生命安全具有最高的优先权。

本文除了介绍心血管系统药物与妊娠的关系外,其他药物的影响也一并列出,以备查考。

二、药物对不同发育期的胚胎的影响

胚胎发育分为下列3个时期:①胚泡植入前期(preimplantation period),从卵子受精至形成胚泡后植入或着床的时期,时间是2周;②胚胎期(embryonic period)是指胚泡着床后(第3周)至第8周这一阶段;③胎儿期(fetal period)是指妊娠第9周直至足月时期。在妊娠的不同阶段用药而引起的胚胎发育异常综合征群也相应地称为:主要作用是在妊娠头8周之内发生的导致的是胚胎病(embryopathy),8周以后导致的就是胎儿病(fetopathy)。

胚泡植入前期也被称为"全或无(all or none)"时期。受精卵经过卵裂后,细胞分成内外两个细胞团。当大多数细胞受到损害时,常常会导致胚胎死亡。如果仅有少量的细胞受到损害,胚胎有可能在不断的正常发育过程中得到代偿。但一些动物实验研究结果对以上的观念提出了疑问。动物实验研究表明,当内细胞团受到损害而使细胞数减少时,就能导致在体长或身材上产生剂量依赖性(dose-dependent)缩减。

胚胎期内胚胎完成器官发生,这是胚胎关于结构畸形形成的最为关键时期。例如,心脏的主要结构发育时期为3.5~6周,直到第8周才发育完成。如果在这个时期内服用了与心脏畸形有关的药物,就会导致心脏结构异常发育。但是一个妇女在妊娠10周时需要服用此类药物,就不必有此顾虑。其他重要器官发育时间大致为:中枢神经系统发育主要是在第3~5周,但直至足月才发育完善;耳的发育是在第4~9周,到12周时发育完成;眼的发育是在第4~8周,至孕足月发育完善;上肢发育在第4周的早些时候至第7周,8周时发育完善;下肢发育稍晚些,在第4周的晚些时候至第8周,进入第9周才发育完成;口唇发育是在第5~6周;牙齿发育在第6~8周,至20周时发育完成;外生殖器发育在第7~9周,至孕足月才发育完善;腭在第6～8周发育,第9周发育完成。由此可见,在胚胎期受到损害,往往会导致胎儿出生后的畸形。

胎儿期是器官功能发育成熟的重要时期,胎儿仍然是很脆弱的。例如,大脑在整个孕期都对环境因素的影响非常敏感,如乙醇。胎儿期心脏血流的改变能导致畸形,如左心发育不全或主动脉缩窄。任何在孕20～25周引起羊水量减少的因素能导致肺发育不全。

三、围生期的用药原则

围生期用药不当主要涉及到致死、致畸或致病和致胎儿发育不良3个问题,有的还可对出生后婴幼儿产生远期影响。近年来随着围生医学的迅速发展,进一步加强了围生期用药的研究工作,临床医师越来越重视妊娠期用药问题。但目前孕妇用药方面存在着两种不良倾向,一种是不了解药物对孕产妇及胎儿可能产生的特殊不良影响而滥用药物;另一种倾向是知道了某些药物的致畸作用,医师不敢开药,孕妇拒绝用药。这样,一些必须用药物治疗的疾病得不到及时有效的治疗,使病情恶化,殃及胎儿。因此,作为临床医务工作者必须熟悉各种药物的性能,及对孕产妇、胎儿的影响,做到慎重合理地用药。围生期用药应遵循以下原则:

(1)孕妇不可随意用药,可用可不用的药物一律不用。

(2)用药之前,权衡孕妇所患疾病和准备使用的药物可能导致对胎儿的伤害,分清轻重和利弊。

(3)必须用药时,应尽量挑选对孕产妇及胎儿无害或毒性小的药物,采用适当的剂量、用药途径及时间。最好经常测定孕产妇血浆中的药物浓度,并以此来调节药物剂量。即使有效药物浓度到达靶器官,又可保证胎儿体内药物浓度不至于太高。

(4)尽量避免使用新药,也不主张孕产妇自用偏方、秘方。使用各种成药时,必须弄清其药物成分。

(5)孕妇必须使用明显对胎儿有毒性的药物时,应注意观察药物反应,必要时使用对抗药物。

四、围生期心血管药物的合理选择

1. 强心药

(1)各种洋地黄制剂易通过胎盘进入胎儿体内,妊娠足月时母体、胎儿血浆中药物浓度相同。因此,母体洋地黄中毒,胎儿也可中毒,甚至死亡。由于孕期母体发生的生理性变化,洋地黄类药物要达到治疗水平必须增加剂量。另外,洋地黄有加强子宫收缩的作用,使用治疗量的产妇有产程缩短的倾向。

(2)异丙肾上腺素、多巴胺和多巴酚丁胺等受体激动药由于能加快心率,增加毛细血管通透性,从而诱发肺水肿,因此在使用过程中要严格限制输液速度。

2. 利尿药 妊娠期使用利尿药首选噻嗪类药物,氨苯蝶啶相对禁忌。使用噻嗪类利尿药的孕妇应经常测定血清电解质,注意补钾及监护胎儿生长,新生儿出生后需注意有无电解质紊乱及出血倾向。

3. 血管扩张药 肼屈嗪是常用的血管扩张药,其在降压的同时增加心、肺、肾和胎盘的血流量,用于妊娠高血压综合征、充血性心力衰竭和低排血量综合征的治疗。对母亲和胎儿的影响较小。但长期应用可出现抗核抗体阳性和与妊娠无关的类狼疮样综合征,故患有系统性红斑性狼疮者禁用此药。

硝普钠因其可能有致畸及氰化物蓄积中毒,特别是肾功能不良者,故应用仅限于静脉,用于其他降压药不能控制的恶性高血压合并左心衰竭者、短期应用并在用药后尽快娩出胎儿者。

血管紧张素转化酶抑制药卡托普利(巯甲丙脯酸)和依那普利,产前不用,产后可用。α肾上腺素能受体抑制药哌唑嗪、可乐定、α-甲基多巴、硝酸盐制剂、钙通道阻滞药硝苯地平(心痛定)等扩血管药物在妊娠期使用安全,分娩期使用硝苯地平(心痛定)等则要注意其松弛子宫的作用,及时做好预防措施,如胎儿娩出前后均可应用缩宫素、产后使用卡孕栓等,以防止出现子宫收缩乏力、产程延长和产后出血等并发症。

4. β-肾上腺素能受体阻滞药 围生期应用该类药物应遵循的原则为:

(1)避免在妊娠早期使用。

（2）使用最小的有效量。

（3）如有可能，最好在分娩前 2～3d 停止使用，以防止 β 受体阻滞药对子宫收缩的影响及新生儿的合并症，如低血糖、呼吸窘迫综合征及心动过缓等。

（4）选用具有 β 受体选择性阻滞、内源性拟交感活性的美托洛尔或 α 受体阻滞活性比 β 受体非选择性阻滞药更好，以减少由 β 受体调节的子宫松弛和周围血管扩张作用。

5. 抗心律失常药物 此类药物可通过胎盘并从乳汁分泌，有可能危及胎儿及新生儿，故应慎重选用。使用时注意用最小剂量。妊娠后持续使用此类药物，应权衡疾病及药物可能产生的不良反应，定期评估。对孕妇来说，没有一种绝对安全的抗心律失常药，相对安全的药物为：洋地黄、奎尼丁、利多卡因、普鲁卡因胺。后者长期使用有形成抗核抗体的倾向，对母体和胎儿可能有害，最好限于对奎尼丁无效或不能耐受者使用。美西律有使用安全的报告，但资料尚少，应慎用。丙吡胺有引起子宫收缩之可能，分娩前不宜采用。普萘洛尔（心得安）未发现有致畸作用，但由于其对胎儿的副作用，孕妇不宜长期使用。胺碘酮有孕期应用安全有效的报告，也有引起脑积水的资料。因为孕期给碘可以导致胎儿甲状腺肿及甲状腺功能减退，故应注意限于其他抗心律失常药物无效时谨慎使用。维拉帕米（异搏停）近来有成功治疗母亲及胎儿室上性心动过速的报告，未见有害作用。唯快速静脉注射可致低血压，孕期应用经验不足。

苯妥英钠一般不用，孕期服用可造成胎儿颜面畸形，并有智力及生长缺陷。少见的可发生腭裂及心脏畸形。

6. 抗凝药及抗血小板制剂 心血管药物中以抗凝药对母儿的危害最多。究竟哪种药最适合围生期应用仍在争论。

华法林能通过胎盘，可导致流产、死胎和早产等。若剂量≤5mg，发生的可能性降低。在妊娠 6 周内，应用华法林相对安全；6～12 周产生胚胎病的可能性增加。对长期应用华法林抗凝的患者，准备怀孕时，应用肝素和低分子肝素替代华法林。华法林在妊娠第二和第三周是相对安全的，但是在分娩之前几周需停用。

肝素不同过胎盘，对胎儿的影响较少，但是在高危孕妇即使皮下给予肝素或低分子肝素致死性血栓栓塞事件增加（12%～24%）。妊娠期间纤维原和Ⅷ因子增加，部分抵消了 APTT，增加肝素的剂量后，延长的 APTT 又可使分娩时的并发症增加。出血的并发症在低分子肝素中不常见。

低分子肝素较肝素有以下优点：①较少产生肝素诱导的血小板减少；②有较长的血浆半衰期，容易预测剂量；③给药方便，给药期间不需要实验室监测；④较少产生肝素相关的骨质疏松症；⑤出血的并发症较少；⑥不通过胎盘，对胎儿安全。随着妊娠月份的增加，大部分孕妇的体重亦增加，因此低分子肝素的剂量也应该改变。清晨给予低分子肝素 4～6h 后，应该测量抗 Ⅹa 水平，调整至 0.7～1.2U/ml。低分子肝素在妊娠并深静脉血栓中证实有效，但是在机械瓣孕妇中预防性应用低分子肝素的有效性目前尚有争议。

阿司匹林、消炎痛等前列腺素合成抑制药由于不良作用，有人主张孕期禁用，近年来多次报告使用小剂量阿司匹林（每天 40～150mg）能有效地预防妊娠高血压综合征，改善妊娠结局。吲哚美辛（消炎痛）在妊娠 34 周前用来防治早产，孕 34 周以后不用，因其可能造成胎儿动脉导管过早闭合。

五、按对妊娠的危险性等级的药物分类

危害等级的标准是美国药物和食品管理局（FDA）颁布的。大部分药物的危害性级别均由制药厂按上述标准拟定，有少数药物的危害性级别是由某些专家拟定的（在级别字母后附有"m"）。某些药物标有两个不同的危害性级别，是因为其危害性可因其用药持续时间不同所致。分级标准如下：

A 级：在有对照组的研究中，在妊娠 3 个月的妇女未见到对胎儿危害的迹象（并且也没有对其后 6 个月的危害性的证据），可能对胎儿的影响甚微。

B 级：在动物繁殖性研究中（并未进行孕妇的对照研究），未见到对胎儿的影响。在动物繁殖性研究中表现有副作用，这些副作用并未在妊娠 3 个月的妇女中得到证实（也没有对其后 6 个月有危害性的证据）。

C 级：针对动物的研究证明，它有对胎儿的不

良反应(致畸或杀死胚胎),但并未在对照组的妇女进行研究,或没有对妇女和动物并行地进行研究。本类药物只有在权衡了对孕妇的好处大于对胎儿的危害之后,方可应用。

D级:有对胎儿的危害性的明确证据,尽管有危害性,但孕妇用药后有绝对的好处(例如孕妇受到死亡的威胁或患有严重的疾病,因此需用它,如应用其他药物虽然安全但无效)。

X级:在动物或人的研究表明它可使胎儿发生异常。或根据经验认为在人,或在人及在动物,是有危害性的。孕妇应用这类药物显然是无益的。本类药物禁用于妊娠或将妊娠的患者。

在妇女妊娠的头3个月,药物最易对胎儿产生损害。妊娠的第4～8周,是胚胎重要器官形成

的关键时期,在此期间药物极易造成婴儿先天缺陷。为此在妊娠早期使用任何药物都要考虑是危险的。

成长中的胎儿继续以各种方式受到药物不良作用的损害。药物可以影响胎儿的大脑、神经系统、外生殖器官的发育。孕妇在妊娠的最后1周用药应特别注意,因为某些药物在胎儿中于分娩时会产生严重的不良反应,而且胎儿成为新生婴儿时,必须完全承担药物代谢和消除的负担。但此时婴儿的不完善代谢系统还不能迅速而有效地处理和消除药物,所以药物可在婴儿体内蓄积并产生药物过量的表现。对于早产儿,其代谢作用更不成熟,危险性就会成正比地增大。

(王良义)

参 考 文 献

1 张建平,王良义. 妇产科药物手册. 北京:科学技术文献出版社,2000:505—522

2 乐 杰. 妇产科学(第5版). 北京:人民卫生出版社,2002:95—98

3 Mohan AR, Bennett PR. Drugs acting on the pregnant uterus. Current Obstetrics & Gynaecology, 2006, 16(3): 174—180

4 Brown MA, Buddle ML, Farrell T, et al. Efficacy and safety of nifedipine tablets for the acute treatment of severe hypertension in pregnancy. Am J Obstet Gynecol, 2002, 187 (4):1046—1050

5 Schaefer C, Hannemann D, Meister R. Post-marketing surveillance system for drugs in pregnancy — 15 years experience of ENTIS. Reproductive Toxicology, 2005, 20(3): 331—343

6 Cooper WO, Hernandez-Diaz S, Arbogast PG, et al. Major congenital malformations after first-trimester exposure to ACE inhibitors. N Engl J Med, 2006, 354 (23):2443—2451

7 Dodd JM, Crowther CA, Robinson JS. Oral misoprostol for induction of labour at term: randomised controlled trial. BMJ, 2006, 332 (7540):509—513

8 Mattison D, Zajicek A. Gaps in knowledge in treating pregnant women. Gender Medicine, 2006, 3 (3): 169—182

9 Earing MG, Webb GD. Congenital heart disease and pregnancy: maternal and fetal risks. Clin Perinatol. 2005, 32 (4):913—919

10 Vocci F, Ling W. Medications development: Successes and challenges. Pharmacology & Therapeutics, 2005, 108(1): 94—108

11 Wacker JR, Wagner BK, Briese V, et al. Antihypertensive therapy in patients with pre-eclampsia: A prospective randomised multicentre study comparing dihydralazine with urapidil. European Journal of Obstetrics & Gynecology and Reproductive Biology, 2006, 127(2): 160—165

12 Fitzsimons HE, Tuten M, Vaidya V, et al. Mood disorders affect drug treatment success of drug-dependent pregnant women. Journal of Substance Abuse Treatment, 2007, 32(1): 19—25

13 Kashanian M, Akbarian AR, Soltanzadeh M. Atosiban and nifedipin for the treatment of preterm labor. International Journal of Gynecology & Obstetrics, 2005, 91(1): 10—14

14 Nelson KE, Eisenach JC. Intravenous butorphanol, meperidine, and their combination relieve pain and distress in women in labor. Anesthesiology, 2005, 102 (5):1008—1013

15 Scott WE. The pregnant and the parturient. Best Practice & Research Clinical Anaesthesiology, 2006, 20(4): 565—576

第十二篇

治 疗 学

第61章 强心苷的临床应用

Chapter 61

强心苷(cardiac glycosides)是一类有强心作用的苷类化合物,临床上用于治疗 CHF 及某些心律失常。

强心苷来源于植物,如紫花洋地黄和毛花洋地黄,又称洋地黄类(digitalis)药物。常用的有地高辛(digoxin)和洋地黄毒苷(digitoxin)。强心苷由糖和苷元结合而成。苷元由甾核与不饱和内酯环构成,糖的部分除葡萄糖外,都是稀有的糖,如洋地黄毒糖等。甾核上 C_3、C_{14}、C_{17} 位都有重要取代基。C_3 位 β 构型的羟基是甾核与糖相结合的位点,脱糖后此羟基转为 α 构型,苷元即失去作用;C_{14} 位必有一个 β 构型羟基,缺此则苷元失效;C_{17} 位联结 β 构型的不饱和内酯环,此环若是饱和或被打开,就会减弱或取消苷元作用。强心苷加强心肌收缩性的作用来自苷元,糖则能增强苷元的水溶性,延长其作用,一般以三糖苷作用最强。

常用的地高辛和洋地黄毒苷的作用性质基本相同,但因药代动力学性状有别,使作用程度上有快慢、久暂之分。洋地黄毒苷仅在 C_{14} 位有一极性基团羟基,其极性低而脂溶性高,所以口服吸收率较高,原形经肾排泄较少。地高辛在 C_{12}、C_{14} 位各有一羟基,极性略高,所以口服吸收率略差,原形经肾排泄略多。

洋地黄毒苷口服吸收稳定完全,其生物利用度高达 100%,地高辛生物利用度 60%~80%,个体差异显著。不同片剂产品的吸收率差异更大,变动在 20%~80%,这与地高辛原料颗粒大小有关。颗粒小,溶解度高,吸收率高,反之则低。经改进制备工艺中颗粒体积后,其生物利用度已经提高,差异缩小。中国药典规定地高辛片剂一小时的溶出度不得低于 65%。强心苷口服吸收后,部分经肝与胆管排入肠道而被再吸收,形成肝-肠循环。洋地黄毒苷-肝肠循环较多,与其作用持久有一定关系。

强心苷可通过胎盘,但是新生儿(儿童)对此药的毒性有抵抗力。孕妇注射洋地黄后,在胎儿体内出现 1% 的原形和 3% 的代谢物,但孕早期使用可能造成胎儿血洋地黄浓度很高。孕妇服用地高辛,新生儿地高辛浓度与母体相同,但没有不良反应。

一、药 理 作 用

(一)正性肌力作用(positive inotropic action)

加强心肌收缩性,这是对心肌细胞选择性的作用,可见于离体乳头状肌及体外培养细胞的实验中。这一作用是剂量依赖性的,对心房和心室、对正常心和已衰竭心都有效。正性肌力作用表现为心肌收缩最大张力和最大缩短速率的提高,使心肌收缩有力而敏捷。这样,在前、后负荷不变的条件下,心每搏做功增加,每搏排血量增加。从心动周期中左心室压力与容积的关系看,也能证实这一作用。衰竭心的压力容积环明显右上移位,说明其收缩末和舒张末容积都增大,等容收缩时压力发展较慢,每搏排血量减少。给予强心苷后则见压力容积环左下移位,舒张期压力与容积都下降,每搏排血量增加。

强心苷对正常人和 CHF 患者的心脏都有正性肌力作用,但它只增加患者心脏的每搏排血量而不增加正常心脏的每搏排血量。因为强心苷对正常人还有收缩血管、提高外周阻力的作用,由此限制了心排血量的增加。然而,在 CHF 患者中,通过反射作用,强心苷已降低了交感神经活性,因而这一收缩血管作用难以发挥,使每搏排血量得以增加。

强心苷对心肌氧耗量的影响也随心功能状态而异。正常心脏因加强收缩而增加氧耗量。CHF 患者,因心脏原已肥厚,室壁张力也已提高,需有较多氧耗以维持较高的室壁张力。强心苷的正性肌力作用能使心脏体积缩小,室壁张力下降,使这部分氧耗降低。降低部分常超过收缩加强所致的氧耗增加部分,因此总的氧耗有所降低。

(二)负性频率作用(negative chronotropic action)

减慢窦性心率,对 CHF 而窦性心律较快者尤为明显。这一作用由强心苷增强迷走神经传出冲动所引起,也有交感神经活性反射性降低的因素参与。这主要是增敏窦-弓压力感受器的结果。因 CHF 时感受器细胞 Na^+-K^+-ATP 酶活性增高,使细胞内高 K^+,呈超极化,细胞敏感性降低,窦弓反射失灵,乃使交感神经及 RAAS 功能提高。强心苷直接抑制感受器 Na^+-K^+-ATP 酶,增敏感受器,恢复窦-弓反射,增强迷走神经活性,并降低交感神经活性。减慢窦性心率对 CHF 患者是有利的,它使心脏获得较好休息、获得较多的冠状动脉血液供应,又使静脉回心血量更充分而能排出更多血液。但减慢窦性心率并非强心苷取得疗效的必要条件,临床上常在心率减慢之前或心率并不减慢的情况下,见到强心苷的治疗效果,如水肿减轻及呼吸急促的缓解等。

(三)对电生理特性的影响

这些影响比较复杂,有直接对心肌细胞和间接通过迷走神经等作用之分,还随剂量高低、不同心脏组织及病变情况而有不同。治疗量强心苷加强迷走神经活性而降低窦房结自律性,因迷走神经兴奋加速 K^+ 外流,能增加最大舒张电位(负值更大),与阈电位距离加大,从而降低自律性。与此相反,强心苷能提高浦肯野纤维的自律性。对此,迷走神经作用很小,强心苷直接抑制 Na^+-K^+-ATP 酶的作用发挥主要影响,结果是细胞内低 K^+,最大舒张电位减弱(负值减少),与阈电位距离缩短,从而提高自律性。

强心苷减弱房室结传导性是加强迷走神经活

性、减慢 Ca^{2+} 内流的结果。慢反应电活动的房室结的除极是 Ca^{2+} 内流所介导的。

强心苷缩短心房不应期也由迷走神经促 K^+ 外流所介导。缩短浦肯野纤维有效不应期是通过抑制 Na^+-K^+-ATP 酶,使细胞内低 K^+,最大舒张电位减弱,除极发生在较小膜电位的结果。

(四)对心电图的影响

治疗量强心苷最早引起 T 波变化,使其幅度减小,波形压低甚至倒置,S-T 段压低呈鱼钩状。随后还见 P-R 间期延长,反映房室传导减慢;Q-T 间期缩短,反映浦肯野纤维和心室肌 ERP 和 APD 缩短。P-P 间期延长则是窦性心率减慢的反映。中毒量强心苷会引起各种心律失常,心电图也会出现相应变化。

(五)对其他系统的作用

1. 对血管　强心苷能使动脉压升高,外周阻力上升。此作用与交感神经、肾上腺及排血量的变化无关,说明是直接收缩血管平滑肌所致。已证明强心苷能收缩下肢、肠系膜血管及冠状血管等。正常人用药后血管阻力升高约 23%,局部组织血流减少。CHF 患者用药后,因交感神经活性降低,其影响超过直接收缩血管的效应,因此血管阻力下降,心排血量及组织灌流增加,动脉压不变或略升。

2. 对肾　CHF 患者用强心苷后利尿明显,是正性肌力作用使肾血流增加所继发的。对正常人或非心源性水肿患者也有轻度利尿作用,是抑制肾小管细胞 Na^+-K^+-ATP 酶,减少肾小管对 Na^+ 重吸收的结果。

3. 对神经系统　中毒量强心苷可兴奋延髓后极催吐化学感受区而引起呕吐。严重中毒时还引起中枢神经兴奋症状,如行为失常、精神失常、谵妄甚至惊厥。中毒量强心苷还明显增强交感神经的活性,有中枢和外周两方面作用。这也参与了中毒量强心苷所致的心律失常的发病过程。

二、治疗心力衰竭的机制

(一)正性肌力作用机制

三方面因素决定着心肌收缩过程,它们是收缩蛋白及其调节蛋白、物质代谢与能量供应、兴奋-收缩耦联的关键物质 Ca^{2+}。已证明强心苷对前两方面并无直接影响,却能增加兴奋时心肌细

胞内 Ca^{2+} 量。这是强心苷正性肌力作用的基本机制。

从原发作用部位的亚细胞或分子结构看,强心苷只与细胞膜上 Na^+-K^+-ATP 酶相结合并抑制之。Na^+-K^+-ATP 酶就是强心苷的受体,它是一个二聚体,由 α 和 β 亚单位组成。α 亚单位是催化亚单位,贯穿膜内外两侧,分子量 112 000D,约含 1 021 个氨基酸残基。β 亚单位是一糖蛋白,分子量约 35 000D,可能与 α 亚单位的稳定性有关。

已知 α 亚单位有 8 个疏水性跨膜 α-螺旋段,H_1～H_8 分属于 N 端和 C 端 1/3,所余中央 1/3 则折叠成巨大的胞溶部结构域,其中包含 ATP 结合水解部位 501 位赖氨酸,ATP 水解成的磷酸则结合于 369 位天冬氨酸。

强心苷与酶的结合位点,曾认为在 N 端 H_1～H_2 间的胞外襻上,但未能最后确定,仅知此胞外襻能影响结合过程中的构象变化,使酶活性下降。体内条件下,治疗量强心苷抑制 Na^+-K^+-ATP 酶活性约 20%,使钠泵失灵,结果是细胞内 Na^+ 量增多,K^+ 量减少。胞内 Na^+ 量增多后,再通过 Na^+-Ca^{2+} 双向交换机制,或使 Na^+ 内流减少,Ca^{2+} 外流减少,或使 Na^+ 外流增加,Ca^{2+} 内流增加。对 Ca^{2+} 而言,结果是细胞内 Ca^{2+} 量增加,肌质网摄取 Ca^{2+} 也增加,储存增多。另也证实,细胞内 Ca^{2+} 少量增加时,还能增强 Ca^{2+} 离子流,使每一动作电位 2 相内流的 Ca^{2+} 增多,此 Ca^{2+} 又能促使肌质网释放出 Ca^{2+},即"以钙释钙"的过程。这样,在强心苷作用下,心肌细胞内可利用的 Ca^{2+} 量增加,使收缩加强。

在多种条件下,强心苷的正性肌力作用与 Na^+-K^+-ATP 酶的抑制之间显示了平行关系:如细胞内 Na^+ 增加,能使两种作用的发生速率都加快;细胞外 K^+ 增加则降低两作用的发生速率;减少细胞外 K^+ 使两种作用都能延长。另见强心苷对不同种类动物的这两种作用在强度上也有差异,但二种作用的差异也是相符的。这些平行关系为上述作用机制提供了有力的支持。

(二)非心肌组织 Na^+-K^+-ATP 酶的抑制

实验室的研究证明,强心苷是通过抑制心力衰竭心肌细胞膜 Na^+-K^+-ATP 酶,使细胞内 Na^+ 水平升高,促进 Na^+-Ca^{2+} 交换,细胞内 Ca^{2+} 水平提高,从而发挥正性肌力作用。但是长期以来,人们对强心苷治疗心力衰竭的作用过分归因于正性肌力作用。近年来发现强心苷的作用部分与非心肌组织 Na^+-K^+-ATP 酶的抑制有关,副交感传入神经的 Na^+-K^+-ATP 酶受抑制,提高了位于左心室、左心房和右心房入口处、主动脉弓和颈动脉窦的压力感受器的敏感性,抑制性传入冲动的数量增加,进而使中枢神经系统下达的交感兴奋减弱。此外,肾脏的 Na^+-K^+-ATP 酶受抑制,可减少肾小管对钠的重吸收,增加钠向远曲小管的转移,导致肾脏分泌肾素减少。

(三)神经内分泌系统的过度激活是促使心力衰竭进入恶性循环的重要因素

给中、重度心力衰竭患者静脉注射毛花苷 C 或地高辛,采用微神经电位图直接记录肌肉传出交感神经冲动的研究表明,强心苷有明显的交感神经抑制和外周血管扩张作用。在任何血流动力学作用出现前,即可观察到强心苷持续地降低交感神经活动。长期口服地高辛的神经内分泌作用也已得到证实。随机化、对照、多中心的 DIMT (Dutch Ibopamine Multi Center Trial)研究表明,心力衰竭患者予以地高辛 0.25mg/d 治疗 6 个月后,血浆去甲肾上腺素、肾素水平明显下降($P<$ 0.05),而副交感神经活性指标显著升高。上述研究表明,强心苷抑制心力衰竭时神经内分泌系统的过度激活,降低交感神经的兴奋性,增强副交感神经活性,是其治疗慢性心力衰竭的重要机制之一。

三、适 应 证

强心苷在心力衰竭合并心房颤动的治疗中,其使用价值得到了公认。PROVED、RADIANCE 研究评价了地高辛在心力衰竭伴窦性心律患者中的使用效果。两试验入选者均为窦性心律、左心室收缩功能障碍为主的轻、中度心力衰竭患者,采用随机化、双盲、安慰剂对照方法,观察经地高辛合用利尿药或血管紧张素转化酶抑制药(ACEI)治疗心功能已稳定的患者在中断地高辛治疗后的病情变化。结果均显示:地高辛治疗中断后可引起血流动力学恶化、左心室射血分数(LVEF)降低、运动耐量下降、生活质量评分降低,但恢复地高辛治疗后症状改善。目前规模最大、由302个中心参与的DIG(digitalis investiga-tion group trial)研究，为随机化、安慰剂对照试验，进一步证实了地高辛在窦性心律心力衰竭患者中的应用价值。该试验观察了6 800例窦性心律LVEF≤0.45%及988例窦性心律LVEF＞0.45%(舒张功能障碍为主)的轻、中度心力衰竭患者，在常规使用利尿药和ACEI的基础上加用地高辛或安慰药，随访28～58个月(平均37个月)。结果显示，地高辛虽不能降低心力衰竭患者的总病死率(P＝0.80)，但可减缓因心力衰竭恶化而死亡的趋势(P＝0.06)(因其他原因导致死亡轻度增加，该作用被抵消了)；还可改善运动耐量及左室功能，减少患者因心力衰竭加重的住院率28%(P＜0.001)；对LVEF＞0.45%的舒张功能不全者无不良后果，其效果与LVEF≤0.45%者相同。上述研究证实，地高辛不仅可用于心力衰竭伴窦性心律者，也可用于舒张功能不全者。一系列安慰剂对照试验结果显示，经1～3个月的地高辛治疗，可改善轻、中度心力衰竭患者的症状，提高生活质量，增强心功能和运动耐量，不论是窦性心律还是心房颤动，缺血性还是非缺血性心肌病，是否合并使用ACEI，均可受益。停用地高辛则可导致血流动力学和临床情况的恶化。没有证据表明地高辛可使无症状的左室收缩功能障碍(NYHA心功能I级)受益。目前认为，左心室收缩功能障碍为主的轻、中度心力衰竭患者(不论有无心房颤动)均应予强心苷治疗，舒张功能障碍为主的心衰及右心衰并房颤者可考虑给予强心苷治疗。心力衰竭治疗中使用强心苷的意义在于改善症状，提高生活质量，但尚无提高存活率和改善预后的有力证据。

四、用 法

强心苷中，地高辛是经过安慰剂对照试验评估和被美国FDA批准用于慢性心力衰竭治疗的惟一药物。目前多采用自开始即用固定的维持量给药方法，称为维持量疗法，0.125～0.25mg/d；对于70岁以上或肾功能受损者，地高辛宜用小剂量(0.125mg每日1次或隔日1次)。必要时，如为了控制房颤的心室率，可采用较大剂量(0.375～0.50mg/d)。合适的药物剂量是治疗的关键之一。已有证据表明，较低剂量的地高辛既

能改善心力衰竭患者的左室功能，又能纠正神经内分泌异常。而当地高辛剂量由(0.20±0.07)mg/d增加至(0.39±0.11)mg/d时，左室功能虽进一步增加，但神经内分泌异常及临床症状并未进一步改善。较大剂量的地高辛有诱发室性心律失常的倾向，DIG研究的资料还提示，即使地高辛血浆浓度在0.5～2.0ng/ml的治疗范围内，随血浆地高辛浓度增高，心力衰竭病死率增加。目前还不清楚大剂量地高辛对心力衰竭的治疗是否比小剂量更有效；但是，可以认为小剂量地高辛(0.125～0.25mg/d)更加安全。至于血清地高辛浓度的测定，尚无证据支持该法可在临床上指导地高辛剂量的选择，因为地高辛的放免测定法只有助于强心苷中毒而非地高辛疗效的评估。临床试验已证实停用地高辛后可使症状恶化。因此，如病因不能去除，又无强心苷中毒，原则上应长期应用地高辛，而且地高辛使用方便，价格低廉，疗效确切，安全可靠。地高辛一般在已使用利尿药和ACEI，但症状仍未控制的情况下联合应用，特别推荐用于心力衰竭伴快速心室率的房颤患者。尽管β受体阻滞药对控制运动时的心室率更有效，尽管传统上经常强调强心苷的不良反应多，但近来的临床报道指出大多数心力衰竭患者对地高辛具有良好的耐受性，地高辛的不良反应主要出现在大剂量用药时。这些观察结果提示地高辛的治疗量范围(治疗量与中毒量的比值)并非像以往所担忧的那么狭窄。至于长期使用地高辛，有研究显示即使血清浓度维持在一般认为的治疗剂量范围内，也可能增加心肌梗死或猝死的危险性，而临床上并无典型的强心苷中毒的征象。综上所述，地高辛是一种有效、安全、使用方便、价格低廉的心力衰竭治疗的辅助药物，对大部分患者是有效的，能改善心力衰竭患者的临床状况，而且不受基础治疗的影响。鉴于地高辛对心力衰竭病死率的下降没有作用，不存在推迟使用会影响存活率的可能性，因此地高辛的早期应用并非必要。建议先使用那些能减少死亡和住院危险的药物(ACEI和β受体阻滞药)，如果症状改善欠佳，应及早使用地高辛。如果可以确定患者对ACEI或β受体阻滞药的反应良好，并足以控制症状，此时才能停用地高辛。如果某患者仅使用地高辛，则应该加用ACEI或β受体阻滞药。尽管β受体阻

滞药对于控制运动时心室率的增加可能较为有效，但地高辛更适宜于心力衰竭伴有快速心室率的心房颤动患者。一般而言，急性心力衰竭并非地高辛的应用指征，除非伴有快速心室率的心房颤动。急性心力衰竭应使用其他合适的治疗措施（常为静脉给药），地高辛仅可为长期治疗措施的开始阶段发挥部分作用。尚不推荐地高辛用于无症状的左室收缩功能障碍（NYHA 心功能 Ⅰ 级）的治疗。

五、强心苷的影响与强心苷中毒的心电图表现

在临床上强心苷的用量要因人而异，并根据临床症状、体征、心电图等情况调整用量，否则容易发生强心苷中毒甚至死亡。而用量不足，则往往达不到治疗效果，使心力衰竭不能很好地控制。因此，在强心苷治疗过程中，及时准确地判定是否有强心苷中毒，是十分重要的。单靠心电图往往不能确定是否有强心苷中毒，但强心苷中毒可引起心电图的一些变化，有些变化具有特征性的诊断价值。强心苷影响与强心苷中毒在心电图表现上有所不同。

（一）强心苷的影响

1. 以 R 波为主的导联 ST 段呈斜形下降且斜形下降部分与基线成 45°左右的角。

2. T 波振幅降低、变平、双向或倒置。如果 ST 段凹面向上或斜形下移与倒置的 T 波融合在一起，分不出 ST 段与 T 波的连接点，倒置的 T 波达到最低点后急剧上升，终末部分高于基线呈负正双向。T 波负正双向不对称，此为典型的强心苷影响的 ST-T 改变。

3. Q-T 间期缩短。

（二）强心苷中毒

有人对 769 例中毒患者进行分析，各种心律失常的出现率为：室性期前收缩 45%，Ⅱ～Ⅲ度房室传导阻滞 23%，房室交界性心律失常 38%，伴房室传导阻滞的房性心动过速 13%，室性心动过速 10%，窦性阻滞、窦房阻滞、窦性停搏 3%。其主要症状为：

1. **窦房结冲动形成及传导紊乱**　轻度中毒可致窦性心动过缓，继续使用可出现窦性停搏或窦房阻滞。因此，在使用强心苷过程中，心率突然降低到 50/min，应考虑强心苷中毒。

2. **房性心律失常**　以房性心动过速伴房室传导阻滞最常见。心动过速是强心苷增强迷走神经活动，使心房肌的不应期显著缩短，传导性增加而所致。在抑制房室传导与缩短心房不应期的联合作用下，发生房性心动过速伴各种程度的房室传导阻滞。

3. **房室交界性心律失常**　强心苷所诱发的房室交界性心律失常，或是被动过速。强心苷偶可诱发双向性交界性心动过速，常是强心苷中毒特征，预后较差。

4. **室性心律失常**　由强心苷所诱发的室性心律失常大多是心室自律性增加的结果。其中室性期前收缩是强心苷中毒最常见的症状，室性心动过速进一步发展，可形成室颤而病死率极高。

5. **房室传导阻滞**　一度为强心苷中毒最常见、最早出现症状之一。二度比一度少见，常表现为呈文氏现象的 Ⅰ 型阻滞。

（三）中毒的治疗

解救上，对快速性心律失常者可用钾盐静脉滴注，轻者可口服。细胞外 K^+ 可阻止强心苷与 Na^+-K^+-ATP 酶的结合，能阻止毒性发展。苯妥英钠能控制室性期前收缩及心动过速而不抑制房室传导，它能与强心苷竞争性争夺 Na^+-K^+-ATP 酶而有解毒效应。利多卡因也有效。对中毒时的心动过缓或房室传导阻滞宜用阿托品解救。地高辛抗体的 Fab 片断对强心苷有强大选择性亲和力，能使强心苷自 Na^+-K^+-ATP 酶的结合中解离出来，解救致死性中毒有明确效果。它与地高辛的结合物可经肾排泄。每毫克地高辛需用 80mg Fab 拮抗之。

六、配 伍 禁 忌

强心苷与某些药物配伍使用时，可使其强心作用降低或使其毒性增加。因此，临床配合使用时应注意。

肾上腺素、异丙肾上腺素、麻黄碱及类似物：因为这些药物可以增加心脏的自律性，易致心律失常，还可能加重强心苷的毒性反应。

奎尼丁：奎尼丁与地高辛合用能使多数病人的血浆地高辛浓度上升 2～4 倍，易导致地高辛中毒。这是因为奎尼丁能取代地高辛与组织的结合，使地高辛从体内结合点释放到血液中，而且奎

尼丁还可抑制地高辛经肾排泄而增加地高辛的血浓度。

利舍平:两者合用容易引起强心苷对心脏的毒性反应,引起严重的心律失常,如心动过缓、传导阻滞等。这是因为它们能通过增强迷走神经活性而减慢心律及传导之故。另外,利舍平能使强心苷毒苷的排泄增加,故利舍平与强心苷合用时需加警惕。

维拉帕米、普鲁卡因胺、胺碘酮、丙吡胺、普罗帕酮:这些药与地高辛合用时可使地高辛血清浓度增加,从而增加强心苷中毒的发生率。

钙制剂:钙制剂也能增加强心苷的毒性作用,故在应用强心苷期间或停用后7d以内,忌用钙制剂。如确需同时使用钙制剂,可将强心苷的剂量酌情减少(如减少用量的1/3)。钙制剂可口服,也可在密切观察下缓慢静脉点滴,但绝不可静脉推注。

保泰松、苯巴比妥、苯妥英钠等:这些药物为肝微粒体药酶诱导剂,与强心苷合用能使强心苷在肝内的代谢加快,使得强心苷的作用时间缩短和作用减弱。故合用时宜增加强心苷(尤其是主要由肝脏清除代谢的强心苷毒苷)的用量。

考来烯胺:考来烯胺能阻止强心苷的肠道吸收,降低强心苷药在血中的浓度,而减弱强心作用。

氢氯噻嗪、呋塞米、依他尼酸等排钾利尿药:使用这些药物可引起低钾血症,使心肌对强心苷的毒性作用特别敏感而发生中毒,引起心律失常。因此,这两类药物合用时,应注意血钾浓度,及时补充钾盐或加用潴钾利尿药,如螺内酯、氨苯蝶啶。

新霉素:新霉素能干扰地高辛的吸收,在使用地高辛时应尽量避免应用新霉素。

琥珀酰胆碱:琥珀酰胆碱可致使用强心苷的病人出现心律失常或心脏停搏,故两者禁止合用。

七、急性心肌梗死时的应用

急性心肌梗死时血中儿茶酚胺浓度增高而心肌的应激性增高,常伴有低血钾,强心苷增加缺血心肌的应激性,可能导致或加重心律失常。强心苷可增加心肌收缩力和外周阻力,因而增加了心肌耗氧量,可使梗死面积扩大。大面积心肌梗死并发严重心衰者,存活心肌数量少,强心苷难以发挥有效的正性肌力作用。由于强心苷不能增加梗死心肌的收缩力,而非梗死心肌的收缩力增强,这可加重心肌的矛盾运动,反而使心排血量下降,增加心肌耗氧量。使梗死区心肌和非梗死区心肌的矛盾运动增强,有导致心脏破裂和附壁血栓脱落的可能。再发性急性心肌梗死,原已有瘢痕组织形成,强心苷加强非梗死心肌收缩的同时,有可能加重心肌损伤。目前多主张:急性心肌梗死发病6h内禁用强心苷。发病24h内发生心衰(除非伴室上性快速心律失常者),尽可能使用其他药物,如血管扩张药、利尿药等。对有室上性心律失常者,尽量选择其他抗心律失常药物,必要时可选用小剂量毛花苷C静脉推注,在短时间内使过快的心室率降低。发病24h后,确有充血性心力衰竭者,可试用非强心苷类强心药物或用强心苷常用剂量的1/2。

(张志强 孟庆义)

参 考 文 献

1 Ahmed A, Rich MW, Fleg JL, et al. Effects of digoxin on morbidity and mortality in diastolic heart failure: the ancillary digitalis investigation group trial. Circulation, 2006, 114 (5):397—403

2 Ahmed A, Aban IB, Weaver MT, et al. Serum digoxin concentration and outcomes in women with heart failure: A bi-directional effect and a possible effect modification by ejection fraction. European Journal of Heart Failure, 2006, 8(4):409—419

3 Gheorghiade M, Adams KF Jr, Colucci WS. Digoxin in the management of cardiovascular disorders. Circulation, 2004, 109 (24):2959—2964

4 Hagens VE, Rienstra M, Van Veldhuisen DJ, et al. Determinants of sudden cardiac death in patients with persistent atrial fibrillation in the rate control versus electrical cardioversion (RACE) study. Am J Cardiol, 2006, 98 (7):929—932

5 Hemels ME, Van Noord T, Crijns HJ, et al. Verapamil versus digoxin and acute versus routine serial cardioversion for the improvement of rhythm control

for persistent atrial fibrillation. J Am Coll Cardiol,
2006, 48 (5):1001－1009

6　Chun J, Chodosh O. Controversy in Heart Failure
Management: Digoxin Use in the Elderly. Journal of
the American Medical Directors Association, 2006, 7
(9): 581－586

7　Chirinos JA, Castrellon A, Zambrano JP, et al. Di-
goxin use is associated with increased platelet and en-
dothelial cell activation in patients with nonvalvular
atrial fibrillation. Heart Rhythm, 2005, 2(5): 525－
529

8　Adams KF, Patterson JH, Gattis WA, et al. Rela-
tionship of serum digoxin concentration to mortality
and morbidity in women in the digitalis investigation
group trial: A retrospective analysis. Journal of the
American College of Cardiology, 2005, 46(3): 497－
504

9　Hemels MEW, Van Noord T, Crijns H, et al. Vera-
pamil versus digoxin and acute versus routine serial
cardioversion for the improvement of rhythm control
for persistent atrial fibrillation. Journal of the Ameri-
can College of Cardiology, 2006, 48(5): 1001－1009

10　Mueller SC, Uehleke B, Woehling H, et al. Effect of
St John's wort dose and preparations on the pharmaco-
kinetics of digoxin. Clin Pharmacol Ther, 2004, 75
(6):546－547

11　Small R. Anti-arrhythmic drugs. Anaesthesia
&intensive care medicine, 2006, 7(8): 294－297

12　Small R. Drugs used in the treatment of congestive
cardiac failure and angina pectoris. Anaesthesia
&intensive care medicine, 2006, 7(9): 345－348

13　Sedrakyan A, Treasure T, Browne J, et al. Pharma-
cologic prophylaxis for postoperative atrial tachya-
rrhythmia in general thoracic surgery: evidence from
randomized clinical trials. J Thorac Cardiovasc Surg,
2005, 129 (5):997－1005

14　Eshaghian S, Horwich TB, Fonarow GC. Relation of
loop diuretic dose to mortality in advanced heart fail-
ure. The American Journal of Cardiology, 2006, 97
(12):1759－1764

15　Thomas SP, Guy D, Wallace E, et al. Rapid loading
of sotalol or amiodarone for management of recent on-
set symptomatic atrial fibrillation: a randomized, di-
goxin-controlled trial. Am Heart J, 2004, 147 (1):
E3

16　Aronow WS. Appropriate use of digoxin in treating
older nursing home patients with heart failure. Jour-
nal of the American Medical Directors Association,
2006, 7(9): 604－606

17　Hussain Z, Swindle J, Hauptman PJ. Digoxin use
and digoxin toxicity in the post-DIG trial era. Journal
of Cardiac Failure, 2006, 12(5): 343－346

第 **62** 章 降压药物的临床应用

Chapter 62

近 20 年来,抗高血压药物的研究取得了重大的进展,由于原发性高血压发病涉及多因素、多基因,没有一种降压药能对所有的高血压病人都有效,因此个体化治疗原则备受重视。新药开发朝着长效、高选择性、副作用小的方向发展。降压同时兼顾改善病人病理生理状况,预防或逆转靶器官损害,最大限度地降低心血管病的病死率和病残率,改善患者的生活质量。经过长期降压治疗试验没有发现性别差异对血压的影响,最近的一项老年人临床试验推荐男女采用相同的降压治疗。JNCⅥ指出降压治疗男女无差别,个别报道指出女性降压需特别小心。因此,根据患者的病情可首选 ACEI、血管紧张素Ⅱ受体阻滞药、利尿药、β受体阻滞药、钙拮抗药。α_1 受体阻滞药也可在一定范围内使用。

一、利 尿 药

应用利尿药治疗高血压已有 30 多年的历史,由于其安全有效,病人耐受性好,药源丰富,价格低廉,病人依从性好,因此以氢氯噻嗪为主的利尿药在抗高血压治疗中一直发挥着重要作用。根据国际大规模临床试验如美国退伍军人降压药协作研究、轻型高血压治疗试验研究(TOMHS)、瑞典老年高血压治疗试验研究(STOP)等均肯定了利尿药的降压疗效。美国 JNCⅥ 及 1999 年 WHO/ISH 高血压治疗指南均推荐小剂量利尿药作为一线降压药。

(一)分类及药理作用

根据利尿药作用于肾小管的部位不同,分为三类:①噻嗪类利尿药主要作用于髓襻升支粗段皮质和远曲小管前段;②髓襻利尿药主要作用于髓襻升支皮质和髓质部;③保钾利尿药主要作用于肾远曲小管及集合管皮质部。

所有利尿药在治疗早期,主要通过肾脏排钠排水,减少血容量和心排血量。长期应用后,血容量和心排血量恢复正常,则通过降低外周血管阻力而实现降压的目的。其机制目前尚不清楚,可能是利尿药抑制 Na^+ 进入平滑肌细胞使细胞内 Na^+ 浓度下降,Na^+-Ca^{2+} 交换减少,细胞内 Ca^{2+} 浓度降低,从而改变血管平滑肌的反应性和血管扩张,使血压下降。此外,在应用利尿药时,血容量减少,可激活 RAAS 系统,可部分地拮抗利尿药的降压作用。因此,血浆肾素基础水平低的原发性高血压患者,应用利尿药降压效果更好。

(二)常用药物特点及用法

1. 噻嗪类利尿药

(1)以氢氯噻嗪(双氢克尿噻)应用最广,其脂溶性高,吸收迅速完全,半衰期 11h,作用持续时间达 12~18h。很少经肝脏代谢,主要以原形从肾小管排泄。临床用于治疗轻、中度高血压的一线药物,成年人 12.5mg 每日 1 次,老年人以 6.25mg 每日 1 次,最大剂量每日不超过 25mg。研究证明单剂量氢氯噻嗪 12.5mg,晨起 1 次服用即可产生 24h 降压作用。

(2)氯噻酮与氢氯噻嗪类似,但半衰期长达 40~60h,作用时间可长达 48~60h,每次 25~50mg,每日或隔日 1 次即足以维持疗效。

(3)吲哒帕胺(钠催离)结构与噻嗪类相似,其利尿作用较弱,但有较强的血管扩张作用,能消除左心室肥厚,减少尿蛋白量。对血脂、血糖代谢无不良影响,对血钾影响较小。常规用法口服 1.25～2.5mg,每日 1 次。

2. 髓襻利尿药　常用药物呋塞米,利尿作用强,口服易吸收,起效快,作用维持时间短。剂量-效应呈线性关系,因此可以阶梯性增加剂量直至起效。不作为轻、中度高血压的基础治疗,仅适用于肾功能不全的高血压患者的治疗。半衰期仅 1～1.5h,起效时间 30min,1～2h 达血药高峰,作用维持 6～8h。髓襻利尿药一部分经肝脏代谢,大部分由肾排泄。

3. 保钾利尿药　常用药螺内酯,其利尿作用弱,起效慢,作用持续时间长。降压作用弱,不单独用于高血压的治疗,主要与噻嗪类利尿药合用,以减轻后者引起低钾的不良反应。服药后 2～3d 才能达血药高峰,停药后作用还可持续 2～3d。50％以原形从肾脏排泄,40％经肠道排出。

(三)临床应用评价

PROGESS 和 NESTOR 分别表明,吲哒帕胺可使发生痴呆、认知功能的危险性降低 34％和有效降低 2 型糖尿病高血压患者的微量蛋白尿。噻嗪类利尿药还有助于延缓骨质疏松患者的矿物质丢失。噻嗪类利尿药会影响糖代谢,而吲哒帕胺不会引起糖代谢紊乱。利尿药对脂肪代谢的影响,缺乏循证医学的验证。小剂量利尿药不会引起高血压患者血脂的严重紊乱。利尿药对人体代谢最严重的影响在于噻嗪类利尿药可竞争性抑制尿酸的分泌排出,使尿酸排出减少从而导致高尿酸血症。在尿酸升高的高血压患者中不宜使用利尿药,而在尿酸得到控制时可以小剂量使用。高血压指南指出:所有的利尿药均适用于充血性心力衰竭的患者,而噻嗪类利尿药宜用于老年单纯收缩期高血压;髓襻利尿药宜用于肾功能不全的患者;醛固酮拮抗药宜用于心梗后的患者。

二、α₁ 受体阻滞药

交感肾上腺素能受体包括 α、β 肾上腺素能受体,是高血压发病机制中的重要环节,α 肾上腺素能受体有突触前 $α_2$ 受体和突触后或血管性 $α_1$ 受体。非选择性 α 受体阻滞药,如酚妥拉明和酚苄明,阻断 $α_1$ 受体,同时阻断 $α_2$ 受体,对去甲肾上腺素释放的负反馈现象有抵消作用,降压过程中常引起心率加速等不良反应。目前已不作为抗高血

压药物。选择性 $α_1$ 受体阻滞药有选择性的阻滞血管平滑肌突触后膜 $α_1$ 受体的作用,可有效降压且不良反应少。这类药物长期应用能改善脂质代谢,对糖代谢无影响。因此,$α_1$ 受体阻滞药被推荐为高血压治疗的基本药物。该类药也适用于妇女高血压的治疗。

(一)分类及药理作用

$α_1$ 受体阻滞药对血管平滑肌突触后膜 $α_1$ 受体有高度选择阻滞作用,阻断儿茶酚胺对血管平滑肌收缩作用,而对去甲肾上腺素能神经末梢突触前膜 $α_2$ 受体的阻滞作用很弱。研究表明以哌唑嗪为代表的 $α_1$ 受体阻滞药,具有舒张小动脉、静脉血管的作用,使外周阻力下降,心排血量保持不变或轻度增加,使血压下降。其次,以乌拉地尔为代表的 $α_1$ 受体阻滞药,还同时激动延髓的 5-羟色胺-ⅠA 受体,起到抑制交感神经的反馈调节作用,它还可以轻度阻滞突触后膜 $β_1$ 受体,故降压的同时对心率、心排血量无明显影响,血浆肾素活性不增高,对肺动脉高压亦有降低作用。

(二)常用药物

1. 哌唑嗪　是典型的 $α_1$ 受体阻滞药。对 $α_1$ 受体亲和力比对 $α_2$ 受体高 1 000 倍。口服容易吸收,其生物利用度 44％～70％,口服后 1～3h 达血药浓度高峰,血浆蛋白结合率 90％,血浆半衰期 3～4h,一次口服降压作用可维持 4～6h。主要在肝脏代谢,90％以上随胆汁排泄,不足 10％的药物以原形经肾脏排泄。治疗高血压首次剂量 0.5mg/d,就寝时服用,以避免"首剂现象",然后每隔 2～3d 增加 1mg。治疗高血压推荐剂量范围每天 2～20mg,分 2～3 次服用。

2. 多拉唑嗪　是一长效的 $α_1$ 受体阻滞药,它的作用强度仅为哌唑嗪的 1/2,口服吸收好,其生物利用度 62％～69％,口服后 3～6h 血药浓度达高峰,血浆蛋白结合率 98％～99％,半衰期 19～22h。主要在肝脏代谢,代谢产物 60％通过粪便排泄,9％以原形随尿排泄。主要用于轻、中度高血压的治疗,推荐剂量 2～4mg,每日一次口服。开始剂量 1mg/d,就寝时一次服用,1～2 周后增加到 2mg,然后根据血压情况逐渐增加剂量,最大剂量不超过 16mg/d。

3. 特拉唑嗪　也是一长效的 $α_1$ 受体阻滞药,它的溶解度比哌唑嗪高 28 倍,口服吸收好,生物

利用度约为 90%，口服后 1～2h 达血药浓度高峰，血浆蛋白结合率 90%～99%，半衰期 12h。特拉唑嗪经肝脏代谢，代谢产物 60% 经粪便排泄，40% 经尿排泄。主要用于轻、中度高血压的治疗。初始剂量 1mg/d，就寝时服用，尔后每周增加 1mg，最大剂量每日不超过 20mg。常用剂量 1～5mg/d。

4. 乌拉地尔 中度选择性阻滞外周血管 α_1 受体，具有中枢、外周双重作用。口服吸收良好，生物利用度为 72%，口服后 4～6h 血药浓度达峰值，血浆蛋白结合率 80%。半衰期：口服为 4.7h，静脉注射为 2.7h。主要经肝脏代谢，50%～70% 原药及代谢产物经肾排泄。口服治疗轻、中度高血压。口服初始剂量 30mg，每日 1～2 次，尔后根据血压情况逐渐增加剂量。最大剂量可达 90mg，每日 2 次。静脉注射用于治疗重症高血压。初次负荷量 12.5～25mg，溶于 10ml 生理盐水，缓慢静脉注射，必要时 10～15min 可以重复 1 次。静脉滴注一般用 125mg 乌拉地尔加入 250ml 液体，以 6mg/min 速度滴注。每日 1 次，一般疗程 3～6d。

5. 酮色林 具有选择性 α_1 受体阻滞作用，又兼有 5-羟色胺-ⅠA 受体阻滞作用。口服吸收完全，生物利用度约 50%，口服后 0.5～2h 达血药浓度高峰，血浆蛋白结合率 95%，血浆半衰期 14h。主要经肝脏代谢，仅 2% 以原形经尿排出。治疗轻、中度高血压口服推荐剂量 20mg，每日 2 次。血压控制不满意，一周后增加 1 倍剂量。

（三）临床应用评价

α_1 受体阻滞药是治疗轻、中度高血压安全、有效的药物。降压效果与利尿药和 β 受体阻滞药相似，与二者合用则具有协同效应。TOMHS 研究表明，对轻度高血压患者，多沙唑嗪 2mg 连续使用 4 年以上，与氢氯噻嗪、醋丁洛尔、氨氯地平、依那普利组降压效果相同。与安慰剂组比，多沙唑嗪可以明显降低收缩压和舒张压。该药较少引起心动过速，不产生耐药，无不良代谢作用，对糖、脂类代谢有良好影响，可降低总胆固醇和 LDL 胆固醇，改善组织对胰岛素的敏感性，适用于伴有糖尿病、周围血管病、哮喘病和高脂血症的高血压患者。其主要不良反应是"首剂现象"，出现于首次应用时，表现为严重低血压、眩晕、晕厥、心悸等，

多见于用药后 30～90min。"首剂现象"以哌唑嗪较多见，特拉唑嗪、曲马唑嗪少见。其机制是内脏交感神经的收缩血管作用被阻滞后，静脉扩张使回心血量减少。合用 β 受体阻滞药、低钠饮食或此前曾用过利尿药者较易发生"首剂现象"。防止此种不良反应的方法：首剂减半，临睡前服用；或服用后平卧或半卧位休息 60～90min；在给药前至少 1d 停用利尿药。其他不良反应有头痛、嗜睡、心悸、鼻塞、乏力等，常可在连续用药过程中逐渐减少。

三、血管紧张素转换酶抑制药

ACEI 首先于 20 世纪 70 年代中期被合成，80 年代开始逐渐应用于临床，已成为当前治疗心血管疾病的重要药物之一，广泛用于高血压、心肌梗死及心力衰竭的治疗，被认为是继钙拮抗药之后又一类重要的心血管药。从 1981 年第一个口服有效的 ACEI 卡托普利批准应用以来，目前世界上批准上市的 ACEI 已有 20 种，正在研究的超过 80 种。ACEI 降压效果显著，不良反应小。鉴于妇女高血压尤其是绝经后妇女高血压存在一定程度的高胰岛素血症及胰岛素抵抗，肾素-血管紧张素参与其发病机制，ACEI 被推荐为首选治疗药物。

（一）ACEI 分类及药理作用

根据 ACEI 化学结构中 ACE 与 Zn^{2+} 结合的基团不同，分为三类：①含巯基类，如卡托普利、阿尔普利、佐芬普利；②含羧基类，如依那普利、赖诺普利、培哚普利；③含磷基类，如福辛普利。

根据药动学特点，ACEI 可分为三类：①非前体药。其本身具有生物活性，可直接吸收，但需进一步代谢转换才能发挥其药理作用，代谢产物及原形经肾排出，如卡托普利。②前体药。本身无活性，为药物前体，口服后在体内主要经肝脏和血液代谢转变为普利拉才起作用。这类药大部分通过肾脏排泄，如依那普利、培哚普利。部分药如贝那普利、福辛普利经肝、肾双通道排泄。③非代谢类。为水溶性，口服后不经肝脏代谢转换就可发挥其药理作用，以原型经肾排出。如赖诺普利。

药理作用包括：①ACEI 作用于循环系统的肾素-血管紧张素系统，抑制血浆中 Ang Ⅱ 生成，使外周阻力下降，血压下降。②由于肾素-血管紧

张素系统不仅存在于血液循环,而且许多组织局部存在肾素-血管紧张素系统,而肾素-血管紧张素系统的所有成分均存在于血管组织,因此许多血管床是局部产生 Ang I 的重要来源。所以 ACEI 治疗高血压,抑制组织中的肾素-血管紧张素系统更为重要。③ACEI 通过抑制血管紧张素转换酶,减少 Ang II 的生成,从而减弱了 Ang II 作用于神经末梢的突触前膜导致的去甲肾上腺素的释放效应,降低了交感神经对血管的张力,加强了副交感神经的张力,使其在舒张血管时不引起心率加快,有利于长期降压。④减少血管内皮细胞释放内皮素。内皮素是最强的缩血管药,ACEI 能减少高血压长期机械性张力刺激,减轻血管内膜的损害,破坏内皮细胞的正常功能而引起的内皮素的释放,使血管扩张,外周阻力下降。⑤ACEI 通过抑制与 ACE 结构相同的激肽酶 II 的活性,使缓激肽增多,从而促进前列腺素 NO 等舒血管因子的释放。⑥ACEI 通过减少 Ang II,使醛固酮分泌减少,肾血流量增加,而减少水、钠潴留。⑦ACEI 对动脉、静脉有直接扩张作用,因此能降低全身外周血管阻力,降低血压。

(二)常用药物

1. 卡托普利　是第一个被批准并广泛用于临床的 ACEI,属于非前体药,含有巯基,有直接抑制 ACE 的作用。口服吸收良好,但受进食影响,空腹服用吸收 60%～75%,饭后服用吸收 30%～40%。其生物利用度 75%～91%,血浆蛋白结合率 20%～30%,血浆半衰期 4～6h,服药后 0.8～0.9h 达血药高峰。自胃肠吸收后约 50% 在人体进行代谢,大部分在血中氧化为二硫化物,小部分在肝、肾甲基化。大约 50% 以原形经肾排泄,粪便中排泄 16%。肾功能障碍时排泄慢,血浆半衰期长,血药浓度高。治疗高血压常用量,肾功能正常时 12.5～25mg,每日 2 次,饭前 1h 口服。对肾功能减退者(肌酐清除率 30～50ml/min)和老年患者,首次可试服 6.25mg,尔后酌情逐渐加量。

2. 依那普利　是一含羧基的长效 ACEI。属于前体药,在体内通过代谢转变成二羧酸形式后才发挥其药理作用。抑制 ACE 作用比卡托普利强 5～10 倍,起效慢,作用时间长,一次给药 ACE 抑制可持续 24h。口服吸收快,不受食物影响,其

生物利用度 40%～60%,血浆蛋白结合率 60%,血浆半衰期 5h,服药后 2～6h 达血药高峰。主要经肾排泄,约 50% 以活性产物形式经尿排出,治疗高血压常规剂量 5～20mg,每日 2 次口服。

3. 培哚普利　属前体药,与依那普利类似。口服后抑制 ACE70% 的活性持续 24h,每日一次给药即可。口服吸收快,其生物利用度 60%～95%,血浆蛋白结合率 18%,终末半衰期 27～33h。代谢产物主要经肾排泄。治疗高血压常用量 4～8mg,每日 1 次服药。

4. 赖诺普利　属于非代谢类,含羧基的长效 ACEI。口服后不经过代谢,直接对 ACE 起到抑制作用。口服吸收慢,其生物利用度 25%,血浆蛋白结合率不足 10%,血浆半衰期 13h,终末半衰期 30h,服药后 5h 达血药高峰。主要经肾排泄,以原形经肾排出。治疗高血压初始剂量 5～10mg,每日 1 次口服,尔后根据血压情况逐渐调整剂量,可增加到 20～40mg/d。

5. 贝那普利　属前体药,与依那普利类似。对 ACE 抑制比依那普利、赖诺普利强。口服吸收快,其生物利用度约为 37%,血浆初始半衰期 3h,终末半衰期 24h,服药后 4h 达血药高峰。经肝脏代谢,肝、肾双通道排泄。可用于高血压合并肾功能不全者。治疗高血压常用量 10～20mg,每日 1 次。

6. 雷米普利　属于前体药,与依那普利相似的长效、抗高血压药。对心肌与血管组织亲和力强,对组织中的 ACE 抑制比依那普利强。口服经肠道吸收约 60%,其生物利用度 54%～65%,血浆蛋白结合率 73%,血浆半衰期 13～17h,服药后 2.5h 达血药高峰。代谢产物主要经肾脏排泄。治疗高血压从小剂量 1.25mg 开始,每日 1 次,可逐渐加量至每日 2.5～7.5mg。

7. 福辛普利　属于前体药,是目前唯一的含磷酸基的 ACEI。其亲脂性强。口服后主要在回肠吸收。其生物利用度 25%,血浆蛋白结合率 95% 以上,血浆半衰期 12h,服药后 3h 达血药浓度高峰。经肝、肾双通道排泄,因此肾功能障碍或因衰老肾功能低下时,可经另一通道排泄,较少引起蓄积,一般不需减量。治疗高血压常用量每日 10～20mg,1 次给药。

(三)临床应用评价

ACEI在治疗高血压中在降压效果上能与其他的一线药物相媲美。单药治疗轻、中度高血压,其降压效应相当于利尿药或β受体阻滞药。与其他降压药联合应用,可增加疗效。

ACEI不仅可降低血压,还具有靶器官保护作用。即使患者血压正常,ACEI也能明显降低心血管危险,可以有效的预防、逆转左心室肥厚及血管壁肥厚,改善左心室功能,显著降低心力衰竭病人的总病死率和住院率,提高生存率;对心肌梗死后的心脏保护作用也已获得肯定。ACEI对肾功能损害有预防及逆转作用。对糖尿病合并高血压的患者。ACEI可作为一线药物。ACEI可降低卒中的危险性,改善患者认知功能;同时具有抗动脉粥样硬化作用。此外,带有巯基的ACEI对心肌缺血再灌注损伤尚具有保护作用。

四、钙拮抗药

钙拮抗药自问世30多年来,已被广泛用于高血压、冠心病心绞痛、心律失常及脑血管病的治疗。目前钙拮抗药有几十种,新的钙拮抗药不断诞生,其研制开发的侧重点在于延长药物作用时间,以达24h降压,减少副作用,减少主要的心血管事件,保护靶器官。近20年来出现的新的二氢吡啶类药物,如氨氯地平、非洛地平、缓释及控释硝苯地平、拉西地平等钙拮抗药为妇女高血压的治疗提供了很好的选择。

(一)分类及药理作用

钙拮抗药包括一大族化学结构、功能、对组织选择性及钙通道选择性与结合位点都各异的药物。钙通道通常是指电压依赖性钙通道。而电压依赖性钙通道又分为高电压激活的钙通道(根据药理学作用又分为L、N、P、Q型)、低电压激活的钙通道(T型钙通道)及钙释放通道。其中L型通道广泛存在于心肌、血管平滑肌等组织,有相对较大的膜电位改变,是细胞兴奋时Ca^{2+}内流的主要途径。该通道在心脏兴奋-收缩耦联、冲动的传导及血管平滑肌张力维持等方面起着重要作用。目前临床应用的钙拮抗药均是作用于L型通道的,按照国际药理学联合会(IUPHAR 1992)分类,根据L型通道α_1单位上不同的结合点分为:I_a类(二氢吡啶类),包括硝苯地平、尼群地平、尼卡地平、尼索地平、氨氯地平、非洛地平、拉西地平、伊拉地平等药物;I_b类(地尔硫䓬类),包括地尔硫䓬、克伦地平、二氯呋利等;I_c类(苯烷胺类),包括维拉帕米、戈洛帕米、噻帕米;I_b类、I_c类亦称非二氢吡啶类。

钙拮抗药在血管平滑肌及心肌组织中细胞膜上特异L型通道水平,选择性阻滞Ca^{2+}内流而产生其药理作用及治疗效应。①对血管的作用:以二氢吡啶类最明显,扩张血管平滑肌,特别是扩张动脉平滑肌,使外周阻力下降,血压下降。第二代钙拮抗药有高度血管选择性,对冠状动脉、脑、肾、肠系膜及肢体血管均有扩张作用。对静脉的作用小于对动脉的作用,一般不增加静脉容量。还具有保护血管内皮细胞结构和功能完整、抗动脉粥样硬化、抑制血管平滑肌细胞增生的作用。②对心肌的作用:以非二氢吡啶类地尔硫䓬及苯烷胺类最明显。钙拮抗药通过抑制Ca^{2+}内流,延长房室结不应期,延缓传导,使心肌收缩力减弱。此外,研究表明钙拮抗药具有保护缺血时心肌细胞及抗心肌肥厚作用。③对血流动力学的作用因不同的钙拮抗药而异,二氢吡啶类尤其短效硝苯地平降低外周阻力的同时,引起交感神经兴奋,心率加快,心排血量增加。而长效二氢吡啶类较少引起反射性兴奋心脏,对心率及心排血量无明显影响。非二氢吡啶类由于抑制窦房结及房室结而减慢心率,但不减少心排血量。对区域血流的影响,不同的钙拮抗药也有差异。对冠状动脉均有扩张作用,对肾动脉亦有扩张入球小动脉而增加肾血流量的作用。

(二)常用药物特点及用法

1. 第一代钙拮抗药

(1)硝苯地平:对周围血管及冠状动脉扩张作用强,对心脏无明显作用,可因周围血管扩张引起交感神经反射性兴奋,出现心动过速。口服后在胃肠道吸收快而完全。舌下含服3min或口服30min出现降压作用。其生物利用度45%~70%,血浆蛋白结合率90%,舌下含服20~30min起效,口服1~2h达血药浓度高峰,作用持续6~8h,血浆半衰期4~11h。主要在肝脏代谢,经肾排泄,75%以代谢产物形式排泄,仅0.1%以原型形式排出。老年人、肝功能损害者半衰期延长。长效、控释及缓释制剂可单独用于轻、中度高血压的长期治疗,亦可与其他药物联合用于高血压的治疗。控释片,初始 20～30mg,每日 1 次,根据血压水平可逐渐加量,最大剂量不超过 90mg/d;缓释片 20mg,每日 1 次。短效制剂用于高血压急症的治疗,常规用量 5～10mg,每日 3 次,急用时可舌下含服。

(2)维拉帕米:对外周血管及冠状动脉有明显的扩张作用,但对房室传导、心率及心肌收缩力有抑制作用。对轻、中度高血压有效率约 80%。口服吸收完全,其生物利用度 20%,血浆蛋白结合率为 80%,服药后 1～3h 达血药浓度高峰,血浆半衰期 1～2h,但个体差异大。药物主要经肝脏代谢为活性代谢产物,约 70% 以代谢产物形式经肾排除,仅 4% 以原形形式排出。治疗高血压常规用量 40～120mg/d,分 3～4 次用药。治疗高血压危象可静脉注射,一次 5～10mg。

(3)地尔硫䓬:对小动脉、大动脉均有明显的扩张作用,对心脏有轻度的负性肌力、负性频率作用。降压作用不及硝苯地平和维拉帕米,但降压缓和、平稳。口服吸收迅速、完全,生物利用度为 40%,血浆蛋白结合率 80%,服药后 30min 达血药高峰,血浆半衰期 5h,经肝脏代谢为活性代谢产物,仅 1% 以原形经肾排泄,80% 以代谢产物形式排泄。治疗轻、中度高血压常用量 120～240mg/d,分 3～4 次给药。静脉注射常用于心房纤颤、心房扑动的治疗。

2. 第二代钙拮抗药

(1)尼群地平:与硝苯地平相似。其血管选择性约为硝苯地平的 10 倍。扩张外周血管作用较强,对冠状动脉作用较弱。对窦房结、房室结无明显影响。本药还具有明显的利尿作用。口服吸收良好,生物利用度 10%～20%,血浆蛋白结合率 98%,口服后 1～2h 达血药高峰,血浆半衰期为 6～15h。主要经肝脏代谢,肾排泄。主要用于高血压的治疗。Syst-china、Syst-Eur 等结果表明,尼群地平用于单纯收缩期高血压的治疗可减少卒中和心血管并发症的患病率。常规剂量 30mg/d,分 3 次口服。

(2)尼卡地平:对血管的选择性较强,对外周血管的扩张作用同硝苯地平,对冠状血管的作用更强,对脑血管也有较好的扩张作用。为水溶性。口服后在胃肠道迅速吸收,生物利用度 35%,血

浆蛋白结合率约为 97%,口服 0.5～1h 达血药高峰,血浆半衰期 8h。经肝脏代谢,主要以代谢物形式经肾排泄。治疗高血压起始剂量 20mg,每日 3 次,根据血压情况逐渐加量,最大剂量可用至 120mg/d。治疗高血压常规剂量 30～40mg,每日 2 次。

(3)尼莫地平:对外周血管和冠状动脉扩张作用弱,亲脂性比硝苯地平大,穿过血-脑脊液屏障的作用较硝苯地平强。对脑血管有较强的扩张作用。口服后在胃肠道迅速吸收,生物利用度 13%,血浆蛋白结合率 90%,口服后 1～2h 达血药高峰,血浆半衰期 2～9h。临床常用于脑血管痉挛性疾病。常用量 10～20mg,每日 3 次。

(4)尼索地平:有极高的血管选择性,比硝苯地平强 100 倍,扩张血管的作用为硝苯地平的 4～10 倍,负性肌力作用弱。并能降低外周阻力和心肌耗氧量,增加整个冠脉侧支循环,使缺血心肌和正常心肌血流量均增加。口服吸收良好,生物利用度仅 4%～8%,血浆蛋白结合率 99%,口服后 1～2h 达血药高峰,血浆半衰期 11.4～14h。治疗高血压常用量 10～20mg,每日 1 次。

(5)伊拉地平:在二氢吡啶中对钙通道亲和力最强,口服后 90%～95% 在胃肠道吸收,生物利用度 15%～24%,血浆蛋白结合率 95%,血浆半衰期 8h,口服后 2h 达血药高峰。主要经肝脏代谢,约 70% 经肾排泄。治疗高血压口服 2.5mg,每日 2 次,必要时可增加剂量至 5mg,每日 2 次。

(6)非洛地平:有较高的血管选择性,对外周血管、冠状动脉及脑血管均有扩张作用,作用强度与硝苯地平相似。对心率和房室传导无影响,无明显的负性肌力作用。口服吸收完全,生物利用度 18%,血浆蛋白结合率 99%,血浆半衰期 11～16h,口服后 1～2.2h 达血药高峰。在肝脏代谢,约 70% 经肾排泄。主要用于轻、中度原发性高血压的治疗,亦可用于重症原发性高血压病,其疗效已被 HOT 试验证实。口服从 5mg、每日 1 次开始,根据血压水平可逐渐加量,最大剂量每日不超过 20mg。维持剂量一般为每日 5～10mg。

3. 第三代钙拮抗药

(1)氨氯地平:对血管有高度选择性,为缓释剂型。极少出现快速血管扩张后的反射性心动过速。作用时间长,每日一次给药即可。耐受性好,

副作用轻,停药后有一定的后续效应。口服吸收完全,生物利用度60%～65%,个体差异小,血浆蛋白结合率98%,血浆半衰期长达35～50h,口服后6～12h达血药浓度高峰,且2剂间血浓度峰波动少。药物经肝脏代谢为无活性的代谢产物,10%以原形经肾排出,60%以代谢产物形式经尿排泄。治疗高血压从2.5～5mg,每日1次,根据血压情况,可增加到10mg,每日1次。连续服药7～10d,血药浓度达稳定治疗水平。

(2)拉西地平:具有高度血管选择性,高脂溶性,能透过细胞膜内脂质,然后向周围受体缓慢释放,缓慢扩张血管,平稳降压。对冠状动脉的扩张作用强于周围血管。无负性肌力作用。口服吸收快但少,生物利用度2%～9%,血浆蛋白结合率95%以上,血浆半衰期12～15h,口服后3h达血药浓度高峰。主要在肝脏代谢,肾脏排泄,70%以代谢产物形式随尿排出。治疗高血压常规用量4mg,每日一次。

(三)临床应用评价

钙拮抗药可有效降压,降低收缩压更为明显,且降压过程不减少心脏、脑、肾等重要生命器官的血流,对糖、脂类代谢无不利影响,已成为抗高血压治疗的一线药物,尤其适合于单纯收缩期高血压的治疗。相同药物及同一剂量治疗妇女高血压的降压作用较男性明显。Syst-China、Syst-Eur、STONE、HOT等试验证明以钙拮抗药为主长期治疗高血压可达最佳效果,并能降低心脑血管并发症和病死率。新的二氢吡啶类药如氨氯地平、非洛地平、控释/缓释硝苯地平、拉西地平等降压平稳,维持时间长,不良反应少,在抗高血压治疗中,一直发挥着重要作用。二氢吡啶类能引起反射性的心动过速,而维拉帕米与地尔硫䓬因抑制心脏传导系统而减慢心率,绝大多数钙拮抗药都有负性肌力作用而使心功能恶化。此外尚有头痛、踝部水肿等不良反应。

1995年关于钙拮抗药是否增加心血管事件危险甚至肿瘤及消化道出血的危险提出了质疑。短效的二氢吡啶类钙拮抗药,如硝苯地平,是否会增加冠心病的病死率和心肌梗死后再梗死的发生率一直存在争议。而长效的钙拮抗药则无此副作用,仍可作为一线降压药物。目前关于钙拮抗药增加肿瘤及消化道出血的危险已证实无充分证据。随着研究的深入,对钙拮抗药治疗高血压的利弊会做出明确的评估。

五、β受体阻滞药

β受体阻滞药的发现和临床应用被公认为近代药理学和药物治疗学的一项重大进展,已广泛应用于高血压、冠心病心绞痛、心肌梗死和心律失常的治疗。β受体阻滞药能有效降低妇女高血压患者的血压,改善其交感神经兴奋带来的危害,减少心脏事件及脑卒中的发生,降低病死率和改善预后。WHO/ISH和JNC Ⅵ均将其列为抗高血压的一线药物。目前β受体阻滞药已有40多种,其对β受体的选择、膜稳定性及内在拟交感活性不同,新近问世的新型β受体阻滞药除了对β受体有阻滞作用外,还兼有α₁受体阻滞、β₂受体激动和血管扩张的作用,为临床医师在临床应用提供了充分的选择余地。

(一)分类及药理作用

1. 分类 根据其内在拟交感活性、膜稳定性及对β受体选择性分类(表62-1)。

2. 药理机制 β受体阻滞的降压机制目前尚未明确,可能主要通过抑制心脏肾上腺素能受体兴奋,减慢心率、降低心肌收缩力、减少心排血量而降压。具有内在拟交感活性的β受体阻滞药对心排血量影响不大,主要是通过降低外周血管阻力而实现降压的。而无内在拟交感活性的β受体阻滞药引起心排血量迅速下降,总外周阻力增加,血压不变。如继续用药可使总外周阻力降低和心排血量保持在低水平,血压下降。β受体阻滞药尚可通过抑制肾小球旁细胞的β受体而减少肾素释放,降低肾素-血管紧张素系统(RAAS)的活性而起降压作用,对高血压合并冠心病心绞痛、高血浆肾素、围手术期及明显焦虑的患者降压作用明显。此外,还可通过阻断交感神经末梢突触前膜β受体释放去甲肾上腺素,减弱外周血管的收缩,起到降压的作用。

(二)常用药物特点及用法(表62-2)

表 62-1　β 受体阻滞药分类

类别和药名	心脏选择性	内在拟交感活性	膜稳定作用	β 受体阻滞作用强度
非选择性				
普萘洛尔（propranolol）	－	－	++	1
阿普洛尔（alprenolol）	－	++	+	0.3～1
纳多洛尔（nadolol）	－	－	－	2～9
吲哚洛尔（pindolol）	－	+++	－(±)	6
氧烯洛尔（oxprenolol）	－	++	+	0.5～1
波吲洛尔（bopindolol）	－	+	?	20～40
索他洛尔（sotalol）	－	－	－	0.3
喷布洛尔（penbutolol）	－	－	+	5～10
噻吗洛尔（timolol）	－	－(±)	－	6
选择性（β₁）				
醋丁洛尔（acebutolol）	+	+	+	0.3
普拉洛尔（practolol）	+	++	－	0.5
比索洛尔（bisoprolol）	++	－	－(±)	40
阿替洛尔（atenolol）	+	－	－	1
美托洛尔（metoprolol）	+	－	－(±)	1
α₁＋β 阻滞				
拉贝洛尔（labetalol）	－	－	+	0.5
卡维地洛（carvedilol）	－	－	－	4
β₁ 阻滞＋β 激动＋扩血管				
塞利洛尔（celiprolol）	+	++	－	1

表 62-2　常用口服 β 受体阻滞药药动学特点及推荐剂量

药物	生物利用度（%）	血浆半衰期（小时）	血浆蛋白结合率（%）	有效血药浓度（μg/ml）	主要清除途径	肾排泄（%）	活性代谢产物	推荐剂量（mg/d）	用法（次/日）
普萘洛尔	30	2～5	93	0.05～0.1	肝	＞90	有	30～90	3
纳多洛尔	20～35	10～24	30	0.02～0.17	肾	＞70	无	40～80	1
噻吗洛尔	55	4～5	10	0.005～0.01	肝,肾	65	有	20～40	2
阿替洛尔	50	6～10	＜5	0.2～0.5	肾	＞95	无	25～50	1
美托洛尔	50～75	3～4	12	0.05～0.1	肝	＞5	有	50～100	2
醋丁洛尔	40	3～6	84	0.2～2	肝	＞20	有	200～800	1
拉贝洛尔	30～40	3～6	30	0.04～0.19	肝	＜90	无	200～600	2
比索洛尔	＞90	15～20	30	0.36～0.78	肝	10～15	有/无	2.5～10	1

高血压危象时可用注射剂拉贝洛尔 20～160mg/h 静脉滴注,直至有效控制血压

（三）临床应用评价

β 受体阻滞药在抗高血压治疗中单独应用常可获得良好的效果。研究表明基线血压越高,血压下降幅度越大。中、重度高血压患者血压可下降约 20/12mmHg。单独应用 β 受体阻滞药与ACEI、钙拮抗药及利尿药降压效果相似。HAP-PHY 试验表明 β 受体阻滞药与噻嗪类利尿药对轻、中度高血压降压疗效相同,且非致死性冠心病、心肌梗死病死率及总死亡率无差异,总病死率降低。MAPHS 试验以美托洛尔为基础降压治疗,明显降低心血管事件的危险及心、脑血管疾病病死率。而且 β 受体阻滞药还具有逆转左室肥厚及抗动脉硬化的作用。其缺点是可能加重心力衰竭和传导阻滞,对糖、脂类代谢有不良影响,并延

缓胰岛素所致低血糖反应的恢复;可引起末梢血管收缩,运动耐量下降,生活质量降低等。非选择性的β受体阻滞药还能增加呼吸道阻力。选择性β₁受体阻滞药在一定程度上克服了上述缺点。第三代β受体阻滞药还能减少呼吸道阻力。对于糖耐量,美托洛尔与阿替洛尔影响较小,而具有内在拟交感活性的吲哚洛尔影响最小,也无末梢血管收缩作用。

六、血管紧张素Ⅱ受体阻滞药

RAAS在血压调节和电解质及体液平衡中起重要作用。RAAS中主要的升压物质血管紧张素Ⅱ(AngⅡ)的作用在成熟的组织中都是通过AT₁受体介导的。20世纪70年代出现的AT₁受体阻滞药沙拉新(saralasin)因其短效,无口服活性,有部分受体激动药特征,限制了临床应用。20世纪80年代以来,新型非肽类血管紧张素Ⅱ受体阻滞药,可口服,具有高度选择性,为高血压的防治提供了新途径。由于该药作用平稳,不良反应少,对糖、脂类代谢无不良影响,完全适合于妇女高血压的治疗。

(一)分类及药理作用

血管紧张素Ⅱ受体亚型至少有AT₁、AT₂、AT₃及AT₄4种,目前了解最多的是AT₁和AT₂受体亚型。AT₁受体主要分布在人体的心脏、血管、肾脏、脑、肺及肾上腺皮质。其作用包括:血管收缩、心肌收缩、口渴、醛固酮释放、精氨酸血管紧张素胺释放、儿茶酚胺释放、调节液体量和促进细胞增殖。AT₂受体主要分布在人胚胎组织中,也有一些分布在成年人的脑、肾上腺髓质、子宫和卵巢,具有调节组织生长、促进分化及可能介导内皮细胞合成氧化亚氮、扩张血管的作用。血管紧张素Ⅱ受体阻滞药的主要生理和药理学作用是通过AT₁受体亚型起作用的。目前已应用于临床或正进行临床试验的血管紧张素Ⅱ受体阻滞药都是AT₁受体阻滞药(ATRA1)共有12种,可分为三类,①二苯四咪唑类,以Losartan(氯沙坦,商品名科素亚)为代表,还包括Candesartan、Irbesartan、ICID8731、FX739、SC-52458、L-158641、L-158809、Dup532等;②非二苯四咪唑类,以Eeprosartan为代表,还有BIBR-2771等;③非杂环类,以Valsartan(缬沙坦,商品名代文)为代表。

这些阻滞药具有某些相同的药理学特点,即选择性阻断AT₁和AT₂受体亚型,其作用比值在10 000倍以上。其降压机制相似,通过阻断AT₁受体跨膜区的氨基酸的相互作用并占据其螺旋空间,阻滞血管紧张素Ⅱ与AT₁受体结合,从而在受体水平上直接阻断血管紧张素Ⅱ,发挥其降压作用。因此,长期应用不会引起药物蓄积和受体脱敏现象,亦不会影响自主神经对心率和血流动力学的调节,并能抑制血管紧张素Ⅱ介导的血管和心肌组织的重塑。

常用药物特点及用法

1. 氯沙坦(losartan,洛沙坦) 氯沙坦是第一个被批准的具有口服活性的AT₁受体阻滞药,对AT₁受体具有高亲和力、高选择性及高特异性,无激动药活性及ACE抑制性。氯沙坦的活性代谢产物EXP 3174与AT₁受体有很强的亲和力,对AT₁受体拮抗作用更强。氯沙坦的大部分效用都来自EXP 3174。氯沙坦和EXP 3174的主要药动学特性:口服吸收良好,不受饮食影响,其生物利用度33%,血浆半衰期2h,血浆蛋白结合率97.8%,氯沙坦及其代谢产物均由肾脏和经胆汁排泄。治疗轻、中度高血压常用量10～100mg,每日1次口服。

2. 缬沙坦(valsartan,CGP48933) 缬沙坦是一种非杂环类长效的AT₁受体阻滞药,在体内缬沙坦无活性代谢产物,不必代谢即可发挥作用。其药动学特性:口服吸收快,但是受饮食影响,饮食可使其吸收率减少40%。生物利用度23%,血浆半衰期9h,血浆蛋白结合率95%,可通过胆汁(70%)和肾脏(30%)排泄。治疗高血压80～160mg,每日1次口服。一般服药4周达降压最佳疗效。

3. 伊贝沙坦(irbesartan,SR47436,BMS186295) 伊贝沙坦是一种与氯沙坦同类,但比氯沙坦作用更持久的AT₁受体阻滞药,对AT₁受体的阻滞作用更强,对AT₁受体的亲和力较高,而不与AT₂受体结合。在体内不需要生物转化即有较强的AT₁受体阻滞作用。其药动学特点:口服吸收快,不受食物影响,生物利用度70%,半衰期11～15h,与血浆蛋白结合率90%。伊贝沙坦没有活性代谢产物,它主要通过胆汁清除,少部分经肾脏排泄。临床上治疗高血压150～300mg/d,

一次口服即可维持 24h 降压。与噻嗪类药合用增加降压疗效。

4. 坎地沙坦（candesartan cilexetil, TCV-116） 坎地沙坦也是一种长效 AT_1 受体阻滞药。是一种前体药物，在体内转化为活性代谢产物 TV11974。目前被认为是最佳的口服抗血管紧张素 II 活性药物。在兔主动脉中，坎地沙坦与 AT_1 的结合力比氯沙坦高 80 倍，比氯沙坦活性代谢物 EXP 3174 高 10 倍。其药动学特性：口服易吸收，不受食物影响，$1.5\sim2h$ 即可达血药浓度高峰，口服生物利用度 42%，血浆蛋白结合率 99.6%，其母体及活性代谢产物的半衰期分别是 $3.5\sim4h$ 和 $3\sim11h$。坎地沙坦经肾脏清除 60%，胆汁排泄 40%。临床治疗高血压 $4\sim16mg$，每日一次服用，其降压作用与氯沙坦 $50\sim100mg/d$ 相当。

5. 替米沙坦（telmisartan） 替米沙坦是目前作用最持久的口服 AT_1 受体阻滞药，与 AT_1 受体结合有高度选择性，且为不可逆性结合。其药动学特性：口服吸收快，不受食物影响，生物利用度 43%，其平均清除半衰期 24h。与血浆蛋白结合率 99%。替米沙坦具有直接活性，很少转化，几乎完全随粪便排泄。治疗高血压常用量 $40\sim80mg/d$，单次口服。

6. 依普沙坦（eprosartan, SK-108566, teveten） 依普沙坦是一种高选择性的 AT_1 受体阻滞药，口服吸收快，但受食物影响，依普沙坦与饮食同时服用时吸收率下降 25%，吸收时间延迟 1.5h。口服生物利用度 15%，其清除半衰期为 $5\sim7h$，与血浆蛋白结合率 98%。主要通过胆道（90%）和肾脏（10%）两条途径清除。由于该药只有少部分经肾脏排泄，因此对于肾功能不全的病人不必调整服药剂量。目前治疗高血压常规用量 $400\sim800mg/d$，分 2 次服用。

（二）临床应用评价

AT_1 受体阻滞药降压平稳，具有抑制左心室肥厚、肾脏保护作用和预防脑卒中的作用。单独应用治疗轻、中度高血压对收缩压和舒张压均有降压作用，与 ACEI、β 受体阻滞药、钙拮抗药以及利尿药相比，疗效相似。并且有良好的耐受性，可增加尿酸排泄，降低血尿酸。对血电解质、肌酐清除率、尿量或尿钠排泄无影响。与小量噻嗪类利尿药合用，可增加降压疗效。其不良反应轻微，理论上无咳嗽副作用，实际发生率远较 ACEI 低。特别适用于服用 ACE 抑制药出现干咳的患者。

七、雌激素替代治疗的可能性

鉴于妇女绝经期高血压存在与雌激素缺乏相关的病理机制，理论上绝经期后雌激素替代治疗高血压是必要的。因为雌激素可使体循环血管扩张，降低血压，同时改善大动脉顺应性，增加胰岛素敏感性，改善胰岛素抵抗，并能升高高密度脂蛋白胆固醇，降低低密度脂蛋白胆固醇。但是长期雌激素替代治疗是否增加子宫内膜癌、乳腺癌的发生率，仍是大家顾虑的问题。由于目前有关雌激素治疗高血压的研究尚少，所以长期接受激素替代治疗最好选用天然雌激素药物。伴发乳腺癌、子宫内膜癌的患者是绝对禁忌。因此激素替代治疗妇女绝经期后高血压有待于进一步深入研究，以对其安全性做出正确评价。

八、新型降压药

1. 肾素的抑制药 通过特异性阻断 RAAS 级联反应的起始限速步骤，阻断 Ang II 生成，发挥降压作用。抗肾素抗体是最早利用免疫方法提取的肾素抑制药，其降压作用与 ACEI 相当，但因具有抗原性，不能口服，限制了临床应用。肽类肾素拮抗药如依那克林（enalkiren）、雷米克林（remikiren），其口服生物利用度不够低，且易为蛋白酶水解，只能静脉给药，也限制了临床应用。而新合成具有口服活性的非肽类的肾素抑制药 Aliskiren 则克服了上述缺点，且能有效减少正常人血浆 Ang II 的水平和降低轻、中度高血压患者的血压。由于肾素抑制药特异性地作用于 RAAS 级联反应起始部位，使 RAAS 缺乏有效的可转换酶途径而阻断 Ang II 生成，因此肾素抑制药可能比 ACEI 更有效，有望成为新型的降压药物。

2. 内皮素受体阻滞药 内皮素是由内皮细胞产生的具有强烈血管收缩作用的多肽。内皮素受体有两型：ET_A 和 ET_B。ET_A 主要位于血管壁的平滑肌细胞，介导缩血管作用，而 ET_B 则位于内皮细胞，介导 NO 和依前列醇的释放，产生舒血管作用。内皮素受体阻滞药根据其对受体的选择性不同，可分为选择性 ET_A 受体阻滞药和非选择

性 ET_A/ET_B 受体阻滞药。可通过抑制内皮素水平升高而发挥降压作用。选择性 ET_A 受体阻滞药包括 BQ123、BQ153 和 Darusentan。Nakov 等首次将 Darusentan 用于临床进行多中心、双盲及平行对照研究，表明能显著降低高血压患者的收缩压和舒张压。非选择性 ET_A/ET_B 阻滞药如 Bosentan、Enrasentant 对 ET_A 受体具有很高的亲和力，能有效降低血压，还具有逆转左心室肥厚，保护心肌功能作用。但目前尚需大规模的临床试验以评估其安全性及有效性。

3. T-型钙通道阻滞药　T-型钙通道主要分布于动脉壁及心脏起搏细胞，与心脏及血管的重塑密切相关。目前新研制的选择性 T-型钙通道阻滞药脉搏地尔（mibefradil），对 T 通道的阻滞作用是 L 通道的 30～100 倍。能够舒张血管，降低血压；扩张冠状动脉，减慢心率，减慢传导，而无负性肌力作用。单独应用，与其他钙通道阻滞药相比，不良反应最小。但由于脉搏地尔与一些常用药物合用可产生致死性作用，因此目前已被停用。

有待于进一步研究 T-型钙通道的生理功能，开发理想的 T-型钙通道阻滞药。

九、基 因 治 疗

高血压是一种多因素、多基因疾病，传统的药物治疗高血压已经取得了很大的成功，然而远未达到治愈的目标，随着预期的人类基因组计划的完成，为使用基因工具治愈高血压提供了可能性。原发性高血压多有循环和（或）心血管组织局部的肾素-血管紧张素系统的激活。因此 RAAS 为靶基因治疗高血压可能成为长期控制血压的治疗策略。研究表明反转录病毒载体携带反义 AT_1 受体可有效预防高血压的发展。但目前高血压基因治疗仅限于动物实验阶段。随着分子生物学理论与实验技术的发展，探讨高血压发病的分子机制、针对目前基因研制开发新的降压药物将成为今后的发展方向。

（薛　浩　刘国树）

参 考 文 献

1　陈　瑾，胡大一，张　麟. 卡维地洛对心脏 β_1、β_2 和 α_1 受体自身抗体及心功能的影响. 中华心血管病杂志，2005，33（6）：498－501

2　杜凤和. 高血压伴糖尿病的降压治疗. 中华老年多器官疾病杂志，2004，3（3）：238－240

3　钱方毅. 血管紧张素受体阻滞剂的临床药理学. 中华老年多器官疾病杂志，2003，2（1）：16－20

4　Pessina AC, Ciccariello L, Perrone F, et al. Clinical efficacy and tolerability of alpha-blocker doxazosin as add-on therapy in patients with hypertension and impaired glucose metabolism. Nutrition, Metabolism and Cardiovascular Diseases, 2006, 16(2)：137－147

5　Arredondo A, Zúniga A. Epidemiologic changes and economic burden of hypertension in latin america：evidence from Mexico. American Journal of Hypertension, 2006, 19(6)：553－559

6　Lote C. The renin-angiotensin system and regulation of fluid volume. Surgery (Oxford), 2006, 24（5）：154－159

7　Doubeni C, Bigelow C, Lessard D, et al. Trends and outcomes associated with angiotensin-converting enzyme inhibitors. Am J Med, 2006, 119（7）：616. e9－16

8　East CE, Brennecke SP, King JF, et al. FOREMOST Study Group. The effect of intrapartum fetal pulse oximetry, in the presence of a nonreassuring fetal heart rate pattern, on operative delivery rates：a multicenter, randomized, controlled trial (the FOREMOST trial). Am J Obstet Gynecol, 2006, 194（3）：606. e1－16

9　Yetik-Anacak G, Catravas JD. Nitric oxide and the endothelium：History and impact on cardiovascular disease. Vascular Pharmacology, 2006, 45（5）：268－276

10　Flanigan JS, Vitberg D. Hypertensive emergency and severe hypertension：what to treat, Who to treat, and how to treat. Medical Clinics of North America, 2006, 90(3)：439－451

11　Little WC, Zile MR, Klein A, et al. Effect of losartan and hydrochlorothiazide on exercise tolerance in exertional hypertension and left ventricular diastolic dysfunction. Am J Cardiol, 2006, 98（3）：383－385

12　Liu J, Liu ZQ, Yu BN, et al. Beta1-adrenergic receptor polymorphisms influence the response to metoprolol monotherapy in patients with essential hypertension. Clin Pharmacol Ther, 2006, 80 (1):23—32

13　Weinberger MH, White WB, Ruilope LM, et al. Effects of eplerenone versus losartan in patients with low-renin hypertension. American Heart Journal, 2005, 150(3): 426—433

14　Neill US. You say estren, I say estrogen. Let's call the whole replacement off! J Clin Invest, 2006, 116 (9):2327—2329

15　Ouyang P, Michos ED, Karas RH. Hormone replacement therapy and the cardiovascular system lessons learned and unanswered questions. J Am Coll Cardiol, 2006, 47 (9):1741—1753

16　Stafilas PC, Sarafidis PA, Lasaridis AN, et al. An economic evaluation of the 2003 European Society of Hypertension-European Society of cardiology guidelines for the management of mild-to-moderate hypertension in Greece. American Journal of Hypertension, 2005, 18(9): 1233—1240

17　Tonstad S, Tykarski A, Weissgarten J, et al. Efficacy and safety of topiramate in the treatment of obese subjects with essential hypertension. The American Journal of Cardiology, 2005, 96(2): 243—251

18　Sweeney AT, Tangpricha V, Weinberg J, et al. Comparison of the effects of a new conjugated oral estrogen, estradiol-3beta-glucoside, with oral micronized 17beta-estradiol in postmenopausal women. Transl Res, 2006, 148 (4):164—170

第63章 抗血小板药物的临床应用

Chapter 63

抗血小板药物的临床应用十分广泛。妇女的月经周期及其生理特殊性对抗血小板药物的应用有一定的影响,因此,应注意掌握抗血小板药物临床应用的有关知识。

一、止血及血栓形成机制

止血及血栓形成机制复杂,但总结起来,分为三个阶段:血小板黏附,血小板聚集和释放,凝血及血块退缩。血管内皮细胞损伤(包括动脉粥样硬化斑块破裂)和血管内皮功能减退是引起血小板激活的第一步。以上情况使内皮下胶原组织暴露,血小板通过其细胞膜糖蛋白上 Ib 和 Ia/Ⅱa 受体和胶原组织相结合,称之为血小板黏附。血小板黏附后,在一些刺激因素作用下可进一步使血小板激活。这些刺激因素包括:胶原,血栓烷 A_2(TXA$_2$),二磷酸腺苷(ADP),凝血酶,肾上腺素。上述刺激因素使血小板内钙离子浓度增加,使血小板激活,引起血小板内肌球蛋白和肌动蛋白的收缩,导致血小板的变形和释放。血小板变形可使其糖蛋白上原来被遮盖的Ⅱb/Ⅲa 受体暴露,可与凝血因子Ⅰ相结合。由于1个分子的凝血因子Ⅰ可与多个血小板相结合,而1个血小板也可与多个凝血因子Ⅰ相结合,从而使血小板通过凝血因子Ⅰ"桥联"作用黏聚成团,称之血小板聚集。血小板激活可成为血栓形成的核心。血小板激活也促进了凝血系统激活。无论是内源性凝血系统或外源性凝血系统,其最后共同途径是凝血酶被激活,激活的凝血酶使凝血因子Ⅰ转变为纤维蛋白单体,从而使血液凝固和血栓形成得以完成。抗血小板药物是指可以抑制血小板黏附聚集、血栓形成的制剂,其显著的抗血栓作用,使抗血小板药物在许多心血管疾病、脑血管疾病以及周围血管疾病的防治中发挥积极的作用。

二、抗血小板药物的药理学

抗血小板药物可以抑制血小板黏附及血小板聚集,从而达到防止血栓形成的目的。抑制黏附是通过改变血小板膜、血小板黏附的血浆辅助因子,内皮下或动脉粥样硬化斑块中的黏附糖蛋白而实现的。抑制血小板聚集则是通过改变可以诱导其激活的激动物质,信息传递系统,GPⅡb/Ⅲa受体,或血小板聚集的血浆辅助因子等而实现的。若干抗血小板药物目前已广泛应用于临床,有些则正在研究之中。现根据其药理作用分述如下:

(一)花生四烯酸(AA)代谢途径抑制剂

血小板环氧化酶抑制药——阿司匹林:阿司匹林(aspirin)是研究最多、临床上应用最广泛的血小板抑制药,它可乙酰化环氧化酶,从而抑制血栓素 TXA$_2$ 的生成。阿司匹林通过乙酰化作用,可使前列腺素 G/H 合酶失活,此酶可催化前列腺素合成的第一步骤,即由 AA 转变为 PGH$_2$。前列腺素 G/H 合酶有两个同工酶,第1型在大多数组织及血小板中表达,与 PGI$_2$ 及 TXA$_2$ 的合成有关。阿司匹林对血小板前列腺素 G/H 合酶1的多肽链上 529 位点上丝氨酸残基上的羟基进行选择性乙酰化,导致其环氧化酶活性的不可逆丧失,结果由 AA 向前列腺素 G$_2$ 的转化减少,最终 PGH$_2$ 及 TXA$_2$ 减少,因这两种物质均由 PGG$_2$ 合成。前列腺素 G/H 合酶的第二个同工酶——第 2 型,与第 1 型共有约 62% 的氨基酸,仅在生长因子及炎性介质引起细胞激活后表达，阿司匹林乙酰化第 2 型前列腺素 G/H 合酶，可使 AA 转变为 1S-羟甘碳四烯酸(1S-hydroxyeicosa-tetraenoic acid 1S-HETE)以代替 PGG_2。

TXA_2 是作用强大的血小板聚集及血管收缩物质，可直接激活血小板，并可增强其他血小板激活物的作用。但 TXA_2 并非诱导血小板聚集所必不可少的物质，故阿司匹林为一作用较弱的相对性抗血小板制剂。TXA_2 的血管收缩作用在血管闭塞中起着一定作用，因而阿司匹林抑制 TXA_2 的作用也有助于改善这类疾病。阿司匹林抑制 TXA_2 的作用也可部分地抑制由 ADP、胶原或凝血酶诱导的血小板聚集。阿司匹林不能抑制表层血小板黏附于内皮下层及释放颗粒物质，故血小板促生长因子及其他致有丝分裂物质对平滑肌细胞增生的作用仍可发生(图 63-1)。

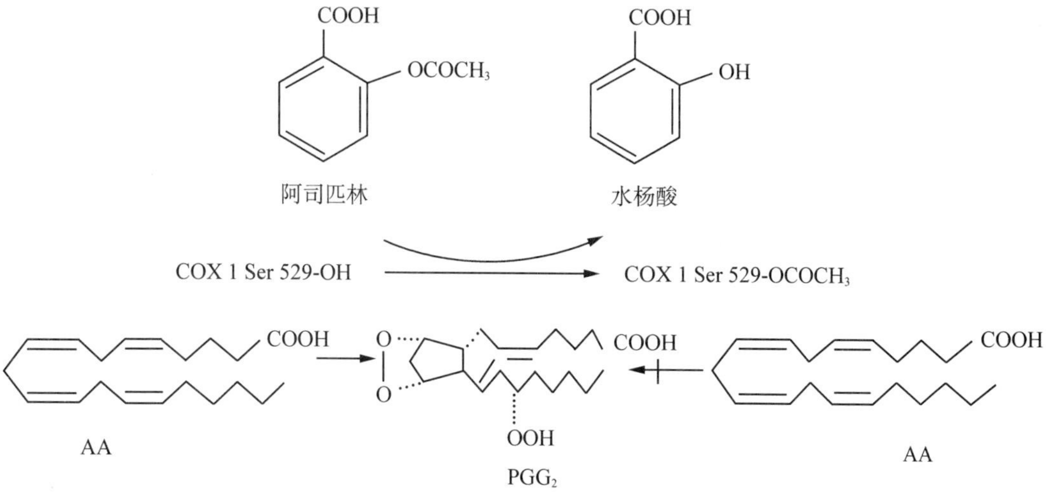

图 63-1　阿司匹林抗血小板作用机制

阿司匹林使血小板氧化酶 1(COX-1)多肽链第 529 位丝氨酸残基上的羟基乙酰化，使环氧化酶失活，导致 AA 不能转变为 PGG_2，最终阻断 PDH_2 和 TXA_2 的生物合成

血小板对阿司匹林极为敏感，一次口服 100mg 可使血清中 TXB_2(TXA_2 的水解产物)浓度在 1h 内降低 98%，每日只需 30mg 即可有效地消除 TXA_2 的生成。但由于阿司匹林既可抑制血小板生成 TXA_2，又可抑制内皮细胞生成的对血小板聚集有强大抑制作用的 PGI_2，因而使其抗血栓作用受到了限制。阿司匹林对血小板的作用是永久性的，血小板不能合成新的环氧化酶，阿司匹林的作用的时间，一般约为 10d，而其他组织则可从阿司匹林的抑制作用中迅速恢复，合成新的环氧化酶，如内皮细胞在应用阿司匹林数小时后其合成 PGI_2 的能力即可恢复。根据近年来对阿司匹林药理学研究及大量临床试验结果，目前主张每日应用 75～100mg。临床研究表明，这一剂量既可对发生心脑血管血栓形成的高危患者起到预防作用，又可防止 1/5～2/3 重要心血管事件的发生。如病情较紧急，可首次用 200～300mg 的负荷剂量，继之每日用 75～100mg，临床研究表明这一剂量与较大剂量同样有效，且更为安全。近 10 余年来的临床研究表明，作为一种重要的抗血小板药物，阿司匹林对冠心病引起的有关病症，如不稳定型心绞痛、心肌梗死以及一过性脑缺血的二级预防，对健康人、慢性稳定型心绞痛和糖尿病的一级预防，以及预防 PTCA 及支架放置(stenting)的急性闭塞和预防 CABG 移植血管的早期闭塞均有较好疗效。

(二)凝血酶抑制药

1. 肝素(heparin)　肝素是治疗血栓栓塞性疾病最有效的抗凝药，其抗凝作用主要是通过与血浆中的抗凝血酶Ⅲ(anti—thrombin Ⅲ)结合形成复合物，加强对凝血酶的抑制作用，对一些激活的凝血因子如Ⅹa、Ⅺa、Ⅻa、ⅩⅢa 均有抑制作用，并能防止凝血酶介导的Ⅴ、Ⅷ因子的激活，因而可阻滞凝血酶诱发的凝血作用的反馈性增强(图

63-2)。肝素-抗凝血酶Ⅲ复合物抑制Ⅹa因子最敏感，其作用远远超过对凝血酶的抑制，其最初的作用靶点是Ⅹa因子而非凝血酶，可阻断凝血酶形成的早期阶段。小量的Ⅹa因子能生成多量凝血酶，抑制1U的Ⅹa因子能防止50U凝血酶的生成，中和1U凝血酶要比中和1U Ⅹa因子所需肝素量多70倍。因而较小剂量的肝素即可使血栓形成的初级阶段受到抑制，如凝血酶已形成，则需较大剂量的肝素方能抑制血栓形成，从而为临床上应用小剂量肝素防治血栓形成提供了理论依据。

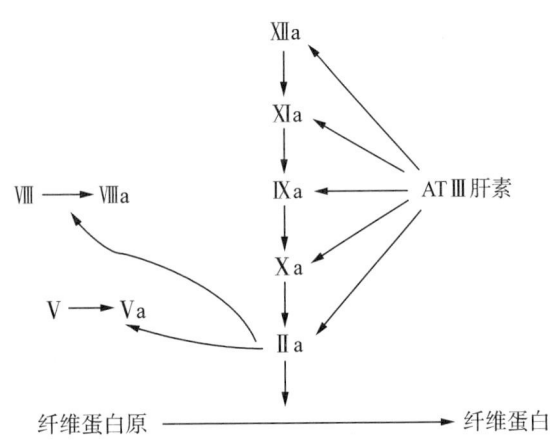

图 63-2 肝素的抗凝作用

肝素是作用强大的抗凝剂，其主要作用是抑制凝血酶，一般不将肝素列入抗血小板制剂，但由于凝血酶是一种作用强大的血小板激活物，因而也可以认为肝素是一种抗血小板制剂。尤其是在有过多凝血酶生成的病理情况下，最突出的例子是弥散性血管内凝血(DIC)。此时有大量凝血酶生成，导致血小板减少，肝素治疗可逆转血小板减少。在动脉疾患时，凝血酶在激活血小板方面也起着重要作用。因此，肝素的抗血小板作用使其在临床上可有效地应用于治疗不稳定心绞痛、AMI，预防心肌梗死及PTCA后的血栓形成。

肝素的不良反应及缺点使其应用受到一定的限制。肝素是辅助因子依赖性的，有多个抑制部位，除抑制凝血酶及Ⅹa因子外，还抑制其他凝血因子及酶，也抑制血小板。需实验室密切监测。不良反应多，有出血、变态反应、血小板减少、骨质疏松、皮肤坏死、脱发、醛固酮减少等。剂量反应

难以预测，应用一定量的肝素，可出现极不相同的抗凝作用；其危险/有益比例窄，若患者应用小于治疗量的肝素，易出现复发的危险，而剂量大有出血的危险。

2. 水蛭素(hirudin) 水蛭素是从医用水蛭 Hirudo medicinalis 的唾液分泌物中分离出的一组小的蛋白质，近年来已用 DNA 重组技术合成。水蛭素对凝血酶有特殊的亲和力和特异性，是已知作用最强大、最特异的凝血酶抑制药，可防止凝血酶诱导的血小板聚集。但对其他激动因子引起的血小板聚集无拮抗作用。与肝素不同，水蛭素无需与抗凝血酶Ⅲ复合物形成复合物即可抑制凝血酶，因而它能更有效地抑制凝血酶结合于纤维蛋白。水蛭素还可防止凝血因子Ⅴ、Ⅷ、ⅩⅢ的激活。现已制备出数种水蛭素衍生物，主要为α拟肽类同类物 Hirulog，其药理作用与水蛭素相似。水蛭素及 Hirulog 在不稳定心绞痛的治疗，PTCA 后突然闭塞及再狭窄的预防，矫形外科大手术时抗深静脉血栓形成的预防，以及溶栓疗法的辅助治疗中，均可作为肝素的替代物应用。水蛭素类药物的优点：可抑制凝血酶结合至血细胞凝集块或细胞外基质，而这些对肝素则相对有抗性；无需抗凝血酶Ⅲ作为辅助因子；激活的血小板释放血小板第4因子及其他物质可中和肝素，但对水蛭素无抑制作用。初步临床试验表明，水蛭素及 Hirulog 比肝素更为有效，且预测性强，出血并发症少，因而可能有临床应用价值，目前正在研究中。

重组水蛭素有更强的药理作用和更少的不良反应。Lepirudin 是重组水蛭素中最重要的和最常用药物。重组水蛭素通过抑制凝血酶诱导的血小板激活，具有明确的抑制血小板聚集的作用。重组水蛭素抑制凝血酶上凝血因子Ⅰ的结合位点，使凝血因子Ⅰ不能和凝血酶结合，从而直接抑制了凝血过程。其作用不需抗凝血酶Ⅲ和其他辅因子协助。

(三)选择性 ADP 抑制药——噻氯匹定(ticlopidine)

是一种选择性 ADP 抑制药，有三个机制可抑制血小板激活：减少 ADP 诱导的血小板聚集；减少血小板释放 5-HT；干扰血小板膜 GPⅡb/Ⅲa受体，因而具有抑制血小板聚集作用。噻氯匹

定与氯吡格雷（clopidogrel）均为 Thienopyridine 的衍生物，系生物前体（bioprecursors），在体外无活性，在体内是作用强大的抗血小板聚集物，通过特异地阻滞由 ADP 途径激活血小板 GPⅡb/Ⅲa 受体而起作用。由于这两种药物在化学上相关，其作用机制也相似，使 ADP 启动的［凝血］因子Ⅰ结合至 GPⅡb/Ⅲa 复合物上的作用受到极大的抑制。在动物模型，氯吡格雷抑制 ADP 诱导的血小板聚集作用为噻氯匹定的 40～100 倍，但在人血小板，此作用约为噻氯匹定的 6 倍。

噻氯匹定最严重的副作用是可引起骨髓抑制（中性粒细胞减少，全血细胞减少），其发生率为 2.4%，可导致严重感染，其他不良反应有腹泻、总胆固醇增高等。氯吡格雷的不良反应可参考大型临床试验 CAPRIE 中的评价结果。该研究中氯吡格雷的总体耐受性与阿司匹林（ASA）相当，与年龄、性别、种族无关。严重出血发生率为 1.4%。骨髓抑制较罕见。胃肠道不良事件发生率均明显低于阿司匹林。但氯吡格雷治疗的患者腹泻多，皮疹及瘙痒多见。

（四）增加血小板 c-AMP 水平的制剂

1. 双嘧达莫　双嘧达莫（dipyridamole）与阿司匹林合用曾广泛应用以抑制血小板功能。但近年来的研究表明：两药合用在血栓性疾病中的疗效并未超过单用阿司匹林。双嘧达莫作用机制尚未阐明，可能通过三种机制增加血小板 c-AMP 水平，从而抑制血小板聚集。①抑制磷酸二酯酶，阻止 c-AMP 降解。②增加血管内皮细胞 PGI_2 的生成，通过其介导的对血小板膜的作用，激活腺苷酸环化酶。③增加血浆腺苷的水平。单用双嘧达莫对血小板功能似无明显作用，但目前临床上在预防人工心瓣膜置换术或 CABG 后移植血管的血栓栓塞病变中仍联合应用阿司匹林，双嘧达莫及其他药物。

2. PGI_2 及 PGE_1　两药均可刺激腺苷酸环化酶，增加血小板 c-AMP，是作用强大的血小板聚集抑制药及血管扩张药。PGI_2 性质不稳定（在中性 pH 值时），并有引起显著低血压的倾向，因而其临床应用受到限制。作用时间短，药理作用在 30min 后消失。静滴 PGI_2 可强烈地阻止血小板与人工表面的相互作用，在体外循环时可保持血小板数目和功能。PGI_2 对缺血性心脏病及周围血管病的作用不肯定。

（五）血小板膜糖蛋白Ⅱb/Ⅲa 受体拮抗药

血小板在各种刺激因素的刺激下，其糖蛋白Ⅱb 和Ⅲa 结合成Ⅱb/Ⅲa 受体，并在细胞膜上表达。［凝血］因子Ⅰ、vWF 因子、纤维粘连蛋白和 Vitronectin 通过精氨酸、甘氨酸、门冬氨酸（RGD）系列连接到血小板 GPⅡb/Ⅲa 受体上。所有激活剂激活血小板的最终生物途径是粘连蛋白与 GPⅡb/Ⅲa 受体结合，将相邻血小板连接成一个整体。故抑制血小板聚集最有效途径是直接抑制 GPⅡb/Ⅲa 受体，其作用强于阿司匹林、氯吡格雷和噻氯匹定。1983 年首次发现 GPⅡb/Ⅲa 受体拮抗药（小鼠单克隆抗体 10E5），可完全阻滞由凝血酶和去甲肾上腺素诱导的血小板聚集。去掉小鼠抗体 7E3（与 10E5 相似的抗体）Fc 段，将其 Fab 段与人免疫球蛋白恒定区重组，形成嵌合体 C7E3，称为 Abciximab。以后又研制出多肽类及其他合成的血小板 GPⅡb/Ⅲa 受体拮抗药。非抗体类血小板 GPⅡb/Ⅲa 受体拮抗药模拟［凝血］因子Ⅰ上 RGD 序列来抑制血小板。

目前临床上静脉应用的药物包括单克隆抗体 Abciximab、肽类药 Eptifibatide 和非肽类药 Tirofiban、Lamifiban。口服应用的药物包括 Xemilofiban、Sibrafiban、Orbofiban 等。大规模临床试验已证实上述药物可明显改善患者的临床预后。

如限制合用肝素的用量（低剂量、经体重校正剂量）、早期拔除鞘管（2～6h），应用血小板 GPⅡb/Ⅲa 受体拮抗药的出血并发症并不增加，危及生命的出血如脑出血（ICH）的发生也不增加。与 Abciximab 合用，术中肝素 $70\mu g/kg$ 静脉推注、总量<7 000U，使 ACT>200s，安全有效。Eptifibatide、Tirofiban 与肝素合用的合适剂量不详，$100\mu g/min$、ACT>300s 效果可能较好。术后应用肝素无太多的好处。与溶栓药合用，ICH 发生率增高，很可能是溶栓药所致，其发生率尚需大规模临床试验确定。全量 GPⅡb/Ⅲa 受体拮抗药与低剂量溶栓药和低剂量肝素联合应用，与现行方案相比，有望减少 ICH 的发生率。如出血危及生命时需停止用药，应用 Abciximab 者还需输注新鲜血小板，使 Abciximab 在血小板间重新分布。治疗过程中如需行急诊 CABG 术，Eptifibatide、Tirofiban、Lamifiban 并不增加出血的发生率,而应用 Abciximab 者手术前需输注血小板。

其他并发症:血小板减少是较少见的并发症,但较严重,Abciximab 的发生率高于其他 3 种药物,其机制不明。故从用药 24h 开始即需要检验血小板数。

(六)抗血小板中药

我国自 20 世纪 70 年代开始,根据中医活血化瘀疏通血脉的理论,开展了中药抗血小板作用的研究,观察到冠心 II 号(丹参、川芎、赤芍、红花、降香)及冠通 4 号(赤芍、水红花子、党参、桂枝、降香)等方药具有抑制血小板聚集的作用。单味中药及其有效成分在试管内具有抑制血小板聚集作用,如丹参(丹参、阿魏酸)、红花(红花黄色素)、川芎(川芎嗪)、秃毛冬青(3,4-二羟基苯乙酮)、赤芍(赤芍精、没食子酸乙酯)、益母草、延胡索、党参、刘寄奴等。还观察到冠心 II 号可使家兔血小板 c-AMP 含量升高,川芎嗪、当归、赤芍总苷等抑制 TXA_2 样物质的生成而不影响 PGI_2 样物质的活性。此外,许多食品如木耳、生姜、大蒜、洋葱等有抑制血小板聚集的作用。

三、抗血小板药物在心血管疾病防治中的应用

(一)急性冠脉综合征

急性冠脉综合征(acute coronary syndrome, ACS)包括不稳定心绞痛、非 Q 波 MI、Q 波 MI 和心脏性猝死。心电图改变表现 ST 段抬高、ST 段下移和 T 波变化异常。ST 段抬高大多数为 Q 波型心梗,无 ST 段抬高的病人大多数最终诊断为非 Q 波心梗和不稳定心绞痛。在绝大多数成人中,ACS 可能是心脏性猝死或心绞痛的最主要原因。

典型的 ACS 是由于斑块纤维帽破裂所引起。大多数是由于炎性细胞侵入血管内膜下,从而削弱了斑块的稳固性,使之发生破裂。血流速率改变和涡流以及血管结构的改变,也可能是引起斑块破裂的重要原因。斑块表面出现糜溃也会伴有明显的全身炎症反应。血管堵塞的程度和持续时间以及有否侧支循环决定了心肌梗死发生的类型。

斑块糜溃和破裂后,血小板聚集在破溃斑块的表面(血小板黏附),黏附的血小板填充斑块破裂处并产生聚集。[凝血]因子 I 与血小板相互结合产生的纤维蛋白进一步激活凝血系统,部分血

管堵塞可产生缺血的临床症状,这种表现可延期发生,也可在静息时发生。在这个阶段中,血栓主要由血小板组成,治疗上应使用抗凝药物,如阿司匹林和血小板 GP IIb/IIIa 受体拮抗药,多数病例治疗后有效。此时纤维蛋白溶解治疗往往无效,并有可能因血栓的点状释放,血小板进一步聚集而使血管阻塞加重。

1. 阿司匹林 近年来已有多项大规模前瞻性随机有对照组的临床试验,证实阿司匹林治疗不稳定心绞痛有效,可显著减少顽固性心绞痛的发作及缺血性事件(心肌梗死及死亡)的发生。研究还表明,每日应用阿司匹林 75mg 的剂量(如瑞典 Wallentin 及 RISC 研究)。在中程(3 个月)及长程(1 年)期间,可使不稳定心绞痛患者发生心肌梗死及死亡危险显著减少,其疗效与其他两项试验每日应用 324mg 及 1 300mg 剂量阿司匹林疗效相仿。在 RISC 研究中,应用阿司匹林 75mg/d 治疗 3 个月的心肌梗死或死亡数为 14/189,而安慰剂组为 35/199。在 Cairns 等应用阿司匹林 1 300mg/d 治疗 24 个月后心肌梗死或死亡数为 8/139,安慰剂组为 18/139。在 Lewis 等应用阿司匹林 324mg/d 治疗 3 个月的心肌梗死或死亡数为 31/625,安慰剂组为 65/641。

抗血小板协作组(The Antiplatelet Trialists Collaboration)荟萃分析表明:抗血小板治疗能降低心梗后患者 25% 的再梗率和病死率。试验建议阿司匹林用量 75~325mg/d。低剂量的阿司匹林有效而不良反应更小。

阿司匹林单用或合用时的疗效,其发挥作用的机制是促进纤维蛋白溶解,还是防止再次阻塞,或是限制了微血管内血小板的活化,目前还不明确。有关对后期再阻塞的研究表明,阿司匹林在防止临床症状复发上要比其保持血管通畅效果明显。首剂应予 150~325mg 嚼服(非肠溶型阿司匹林),其后每日给予小剂量口服(70~160mg)。如果不能口服,则可静脉给药(250mg)。

在阿司匹林广泛应用于心梗患者前,有临床试验表明口服抗凝药能有效降低心梗后患者的再梗率和病死率。这些试验入选的患者是心梗后至少两周的患者。AFTER 试验比较了急性心梗后口服阿司匹林和传统的早期口服抗凝药疗效。结果表明传统的抗凝药和阿司匹林相比,无明显的

优势。但口服抗凝药对以下一些患者益处更大：大面积的前壁心梗、房颤或者超声心动图显示左室血栓形成者。口服阿司匹林加上小剂量或低浓度的抗凝药与单独口服阿司匹林相比，不能更好地预防新的缺血事件。口服阿司匹林加上中等或高浓度的抗凝药（INR＞2.0）与单独口服阿司匹林相比，可以更好地减少再灌注后心梗的再梗率。最近的两项对心梗后患者的研究表明（ASPECT-2 的病例数 = 993 和 WARIS-2 的病例数 = 3 640），联合使用口服抗凝药和阿司匹林可减少心梗后病死率、再梗率和卒中率。但是这会显著地增加非致死性出血的发生率。

目前对急性冠脉综合征患者、PCI 患者建议合用阿司匹林和氯吡格雷，减少缺血性事件。

2. 肝素 随机试验显示，肝素能降低 17％ 的病死率和 22％ 的再梗死危险。但最近一项分析表明，对可疑心梗病人在应用阿司匹林的情况下，应用肝素仅能减少 6％ 的病死率，极少有数据证明在应用阿司匹林、β 受体阻滞药、硝酸酯类和 ACEI 的情况下应用肝素有额外的益处。非选择性溶栓药物治疗合用肝素，效果也是模棱两可，且皮下和静脉应用肝素疗效相似。血管造影试验显示，使用 t-PA 时肝素能增加梗死血管的再通，但从总的临床结果来看，目前肝素只推荐用于接受选择性溶栓药物（t-PA）的病人。1999 年 ACC/AHA 指南中急性心肌梗死的处理推荐应用低剂量肝素，推荐剂量为 60U/kg，而后每小时静脉滴注 12U/kg（冲击量极限为 4 000U/kg，静滴剂量对＜70kg 体重的病人极限为 1 000U/h）。APTT 在 50～70s 被认为是合适的，出血率增加与缺血性心脏病强化肝素治疗使 APTT 延长（＞70s）有关。大面积前壁梗死或室内附壁血栓、严重左室功能不全、房颤和曾有过栓塞史、近期卒中的发生率增高的病人，肝素应用的时间应延长，某些病人可选用华法林。

低分子量肝素是普通肝素的降解产物。与普通肝素相比，它有很多优点：可很大程度上抑制凝血因子 Xa 从而减少了新血栓的形成，具有很高的预测血流动力学能力，很少与蛋白结合，很少激活血小板，引起血小板减少的发生率低，无需监测 APTT 等（表 63-1）。低分子量肝素已经在大量的非 ST 段抬高性急性冠脉综合征的患者身上进

行了研究，但只是最近才开始试验其与溶栓药合用。先前进行的一些临床研究证实，达特肝素（dalteparin）较普通肝素更能减少反复发作的缺血及室壁血栓形成的危险，当然，它也增加了出血并发症的发生率。最近进行的 3 项血管造影试验证实，依诺肝素（enoxaparin）与达特肝素能在一定程度上减少再梗死及（或）延缓梗死血管的开放。在一项评估新溶栓疗法安全性及疗效的试验（ASSENT-3 trial）中，首次对低分子量肝素进行了大规模的研究。将依诺肝素（首次静脉注射 30mg，随后每 12h 给药 1mg/kg）与溶栓药 Tenecteplase 合用 7d，同普通肝素比较，前者可减少院内再梗死、非院内顽固性缺血的发生；而脑出血的发生率并无增加，非脑源性出血的发生率仅轻度增加；使用依诺肝素的 30d 病死率也较低。然而，在 ASSENT-3 附加试验（ASSENT-3 PLUS trial）中，于院前给予同样剂量的依诺肝素，其脑出血的发生率较普通肝素明显增加，所增加的部分都集中在 75 岁以上的患者。在推荐依诺肝素（或其他低分子量肝素）与溶栓药联合用药的方案之前，必须进行大规模的试验，特别是针对老年患者的试验。

表 63-1 肝素和低分子量肝素主要特征比较

特征	肝素	低分子量肝素
单糖数	40～50	13～22
分子量（kDa）	5 000～30 000	4 000～10 000
平均分子量（kDa）	15 000	5 000
生物利用度	15％～20％	95％
抗 IIa 活性	＋＋＋	＋＋
抗 Xa 活性	＋＋＋	＋＋＋＋
抗 Xa/IIa	1	1.5～4
活化纤溶作用	＋	＋＋＋
致血小板减少	＋＋＋	＋
出血	＋＋	＋
被鱼精蛋白中和	＋＋	＋

在早先的一些试验中，溶栓的同时辅助应用凝血酶抑制药、水蛭素、Bivalirudin 及阿加曲班等，与合用普通肝素相比可改善冠脉的开放，并减少了出血并发症的发生率。然而，在两项大型的临床试验中，水蛭素与普通肝素相比，并未显示出其在溶栓治疗中的优势。最近进行了一项有关

Bivalirudin 与链激酶联合应用的多中心试验,与普通肝素相比,静脉给予 Bivalirudin 48h 后,其 30d 病死率没有减少,而再梗死的发生率则明显减少,同时非脑源性出血并发症的发生率在一定程度上有所增加(但不很显著)。Bivalirudin 在欧洲并未得到认可。

3. 重组水蛭素 重组水蛭素(lepirudin)通过抗血小板、抗凝作用可抑制血小板聚集和血栓形成,保持冠状动脉的通畅和血液的供应。在测定缺血综合征战略组织 I 研究中,将没有 ST 段抬高的急性冠脉综合征病人分为肝素组和 Lepirudin 组。肝素应用剂量为 5 000U 1 次静脉推注,再继以 15U/(kg·h)的剂量持续静脉滴注 72h。Lepirudin 应用剂量为 0.4mg/kg 1 次静脉推注,再继以 0.15mg/(kg·h)的剂量持续静脉滴注 72h。结果 7d 后肝素组死亡和心肌梗死发生率为 4.9%,Lepirudin 组为 2.6%($P=0.07$)。35d 后肝素组死亡和心肌梗死发生率为 8.6%,Lepirudin 组为 6.1%($P=0.15$)。7d 后 Lepirudin 组死亡、心肌梗死和顽固性心绞痛发生率低于肝素组($P=0.047$)。测定缺血综合征战略组织 II 研究是一个随机、双盲的试验,试验人数远超过测定缺血综合征战略组织 I 研究。5 058 例病人为肝素组,5 083 例病人为 Lepirudin 组。用药剂量同测定缺血综合征战略组织 I 研究相同。7d 后肝素组死亡和心肌梗死发生率为 4.2%,Lepirudin 组为 3.6%($P=0.077$),35d 后肝素组死亡和心肌梗死发生率为 7.7%,Lepirudin 组为 6.8%($P=0.06$)。7d 后肝素组需冠脉内介入治疗、冠脉旁路移植、主动脉内球囊反搏的发生率为 8.1%,Lepirudin 组为 6.8%($P=0.016$)。将测定缺血综合征战略组织 I 研究和测定缺血综合征战略组织 II 研究进行荟萃分析,7d 后肝素组死亡和心肌梗死发生率为 4.3%,Lepirudin 组为 3.5%($P=0.039$),35d 后肝素组死亡和心肌梗死发生率为 7.7%,Lepirudin 组为 6.7%($P=0.04$)。7d 后肝素组需冠脉内介入治疗、冠脉旁路移植、主动脉内球囊反搏的发生率为 8.2%,Lepirudin 组为 6.8%($P=0.009$)。在全球阻塞动脉应用链激酶和组织型纤溶酶原激活物 IIb 试验中,Lepirudin 应用剂量为 0.1mg/kg 1 次静脉推注,再继以 0.1mg/(kg·h)的剂量持续静脉滴注。结果 30d 后肝素组死亡和心肌梗死发生率为 9.8%,Lepirudin 组为 8.9%($P=0.058$)。以上研究结果均表明在治疗急性冠脉综合征时,Lepirudin 的作用略优于肝素。作为一种兼有抗血小板和抗凝作用的药物,重组水蛭素在急性心肌梗死的治疗中有着广阔的前景。在急性心肌梗死时,重组水蛭素可与溶栓药物、阿司匹林等合并应用。在水蛭素改善溶栓治疗研究 IV 中,重组水蛭素在早期恢复和维持病变冠状动脉通畅中,与肝素疗效相近。在水蛭素改善溶栓治疗研究 IV 研究中,Lepirudin 应用剂量为 0.5mg/kg,每日 2 次。结果 90min 后 Lepirudin 组和肝素组 ST 段抬高完全恢复正常发生率分别为 28% 和 22%($P=0.05$),180min 后 Lepirudin 组和肝素组 ST 段抬高完全恢复正常发生率分别为 52% 和 48%($P=0.18$)

4. 血小板 GP IIb/IIIa 受体拮抗药 在急性冠脉综合征中的应用,不稳定心绞痛和无 ST 段抬高的 AMI 患者应用 GP IIb/IIIa 受体拮抗药也可获益。最初应用单克隆抗体 7E3。Gold 等证实血小板上 87% 的 GP IIb/IIIa 受体,一次注射 7E3 0.05~0.2mg/kg,可使所有用药的不稳定型心绞痛患者的心绞痛症状消失≥12h,大多数患者(10/16)心绞痛消失 72h。

Simoons 等给 60 例顽固性不稳定心绞痛对各种药物疗效不佳的患者输注 7E3(在肝素及阿司匹林治疗基础上),剂量为一次静脉注射 0.25mg/kg,继之以 10μg/min 静脉点滴 18~24h,直至第二次冠脉造影及 PTCA 完成后 1h。结果复发性缺血、心肌梗死及需做急症 PTCA 或 CABG 者均减少。缺血事件发生率在治疗组为 3%,安慰剂组则为 20%。Schulman 等将 89 例不稳定心绞痛患者随机分为 3 组:小剂量整合素组[45μg/kg 静注＋0.5μg/(kg·min)静滴],大剂量整合素组[90μg/kg 静注＋1.0μg/(kg·min)静滴]或安慰剂组。患者均静脉注射肝素,安慰剂组也用阿司匹林。输注 24h 后,大剂量组可减少缺血性事件发生的数目及时间,而出血并无增加。Theroux 等报道加拿大 GP IIb/IIIa 受体拮抗药(Lamifiban)试验,对 365 名不稳定心绞痛患者进行前瞻性双盲试验,随机输注 1、2、4 或 5μg/min 的 Lamifiban 或安慰剂,治疗进行 72~

120h。对治疗期间或治疗后 1 个月的情况进行综合总结。所有患者均用阿司匹林,28% 患者用肝素,在治疗期间,Lamifiban 各剂量组综合可使死亡危险、非致命性心肌梗死、或需急症冠脉再通术者,从 8.1% 降至 3.3%(P=0.04),4 种剂量下降率分别为 2.5%、4.9%、3.3% 及 2.4%。治疗 1 个月后,死亡及非致命性心肌梗死,在安慰剂组发生率为 8.1%,在两个大剂量组则为 2.5%。最大剂量组可无需急症介入疗法。用药后血小板抑制 > 80%,出血时间显著延长,大出血(非致命性,也非脑出血)在安慰剂组发生率为 0.8%,Lamifiban 组为 2.9%。这一结果表明,Lamifiban 在输注 3~5d 期间,可保护不稳定心绞痛患者,防止严重缺血事件的发生。在 1 个月时可使死亡及心肌梗死的发生率减少。从而提示此药治疗不稳定型心绞痛是非常有希望的。Theroux 等还曾给 71 例不稳定型心绞痛患者输注非肽类 Tirofiban,结果也可减少顽固性心绞痛的发生率。血管造影方面的试验表明,GP Ⅱb/Ⅲa 抑制药与半量的溶栓药及减量的肝素合用,与单用全剂量的溶栓药相比较,可产生相同的或稍高一些的 TIMI-3 级血流量,并能够更完全地缓解 ST 段的抬高。这说明这种方法可改善组织的再灌注。关于这种联合用药法在临床方面的效果及安全性,有两项大型的试验进行了研究。结果表明,30d 病死率及脑出血发生率没有减少,而院内再梗的发生率降低;然而,非脑源性出血并发症(主要为自发性)的发生率却增加,特别是在年龄较大的患者。因此,不主张使用这种减量的溶栓药加阿昔单抗(或其他血小板糖蛋白 Ⅱb/Ⅲa 抑制药)的方法。至于这种方法对于某些特殊亚群的患者(如那些危险性较高或可能实施经皮冠脉介入疗法的患者)的疗效尚需进一步证实。

已进行的临床研究包括:PUBSULT、PRISMPLUS、PRISM 和 PARAGON。PUB-SULT 试验中,不稳定心绞痛患者 30d 死亡和 MI 的发生率在 Eptifibatide 组(14.2%)较安慰剂组(15.7%)下降(P=0.04)。96h、7d 和 6 个月的死亡和 MI 发生率也下降 1.2%~1.5%。PRISMPLUS 试验中应用阿司匹林、肝素和 Tirofiband 的不稳定心绞痛和无 ST 抬高的 AMI 患者 7d 和 30d 的病死率、MI 和顽固性心绞痛的发

生率较单纯应用阿司匹林和肝素者低,7d 时分别为 12.9% 和 17.9%(P=0.004),30d 时分别为 18.5% 和 22.3%(P=0.03),6 个月时绝对值仍下降 3.0%~3.2%。PRISM 试验比较不稳定,心绞痛患者应用 Tirofiban + 阿司匹林和肝素 + 阿司匹林疗效,前者 48h 的联合终点(死亡、MI 和顽固性缺血)发生率为 3.8%,较后者(5.6%)下降 32%(P=0.01)。应用 Lamifiban 治疗不稳定心绞痛未发现 30d 的联合终点下降,但低剂量的 Lamifiban 组 6 个月时显示出较好的临床效果。虽然上述临床益处并不依赖于介入治疗,但 PURSUIT 和 PRISM 研究显示联合应用介入治疗,临床效果会更好。Abciximab 和 Lamifiban 治疗不稳定心绞痛和无 ST 段抬高的 AMI 患者的大规模Ⅲ期临床试验正在进行,GUSTO Ⅳ 试验应用 Abciximab,PARAGON 试验应用 Lamifiban。

(二)慢性稳定型心绞痛

已有资料表明,阿司匹林对这类患者原有的冠脉狭窄病变无影响,但可使首次心肌梗死的发生率明显下降,可以起到心肌梗死一级预防的作用。如 Ridker 等(1991 年)报道 333 名男性慢性者应用阿司匹林,可使首次心肌梗死的危险性下降,至少与该试验中无症状的男子情况相似。在瑞典 Juul-Moiler 等(1992 年)的试验中,8 035 例慢型稳定性心绞痛而无心肌梗死病史的患者,随机应用每日 75mg 阿司匹林或安慰剂,阿司匹林组可使心肌梗死及猝死的发生率下降 34%(95% CI,24%~49%),继发事件下降率(包括总心血管事件,心血管病病死率,各种原因的病死率及脑卒中)从 22% 增至 32%。在这类中度危险人群中,应用阿司匹林治疗 4 年,每 1 000 例患者可防止 51 例次重要心血管事件。

(三)PCI

PCI 是一组经皮冠状动脉介入技术。包括 PTCA、冠状动脉支架置入术和粥样斑块销蚀技术(即斑块旋切、血栓旋切和激光)。目前大部分 PCI 涉及到 PTCA、冠状动脉支架置入术。经皮冠状动脉介入治疗自 1977 年问世发展至今,仍有 2%~8% 病例在 24h 内发生再闭塞,术后再狭窄的发生率亦高达 30%~40%,这些过程均与血小板的激活有关。冠脉内介入治疗后血管并发

症包括急性期（血管弹性回缩、斑块撕脱）、亚急性期（血栓形成）、中晚期（再狭窄）并发症。PTCA 可使冠脉内动脉粥样硬化斑块碎裂，内皮剥蚀，引起血小板聚集和血栓形成。其规模和冠脉壁损伤的程度有关，重者可致急性闭塞。再狭窄的发生机制可能为：冠脉扩张后残余管腔狭窄增重，产生局部高剪切力，冠脉深层损伤后暴露了胶原纤维，释放组织凝血激酶，使血小板聚集，凝血系统激活，血栓形成。此外，血管损伤后血小板、平滑肌细胞、内皮细胞及大吞噬细胞可释放生长因子，如血小板促生长因子（PDGF）、转化生长因子 β（TGF-β）、碱性成纤维细胞生长因子（b-FGF）等。生长因子具有强大的致平滑肌细胞及成纤维细胞有丝分裂作用。结果可形成大量结缔组织基质，导致内膜增生及冠脉狭窄。最后，聚集的血小板释放血管收缩物质 TXA_2，由于内皮损伤不能生成 EDRF，使血管收缩增强，进一步加重狭窄。

预防 PTCA 后急性闭塞的方案是：术前 1d 开始应用阿司匹林和氯吡格雷。所有患者于 PT-CA 开始前均应注射肝素 100U/kg 一剂，并继续静脉点滴[151U/(kg·h)]，持续数小时。肝素应用的长短，取决于手术完毕时是否有血栓或巨大血管壁夹层血肿。此外，对 PCI 中预防性应用血小板 GPⅡb/Ⅲa 受体拮抗药已进行了广泛研究。已进行的 EPIC、EPILOG、EPISTENT、CAP-TRUE、RAPPORT、IMPACT2、RESTORE 七个临床试验，对 15 000 余例患者进行了研究。首先进行的试验是 EPIC，应用的药物是 Abciximab，在高危血管成形术患者中应用 Abciximab 可使 30d 的主要缺血事件减少 35%，这种益处可持续 3 年。EPILOG、EPISTENT 两个研究的结果也表明，Abciximab 可使行冠状动脉介入治疗患者 30d 的联合终点（死亡、MI、再次血管重建术）绝对值下降 4.5%～6.5%，这种益处与介入治疗种类无关。CAPTURE 研究发现，顽固性不稳定型心绞痛患者在介入治疗前应用 Abciximab 不仅可使 30d 的联合终点下降 4.6%～5.4%，而且使术前 MI 的发生率由 2.1% 下降 0.6%。急性心肌梗死（AMI）患者行直接 PCI 前应用 Abciximab 也可使 30d 的联合终点显著下降（RAP-PORT 研究）。Tirofiban、Lamifiban 也可使冠心

病介入治疗围手术期的缺血事件减少，以 24～48h 内效果明显，但临床疗效不如 Abciximab，且 30d 的临床益处明显下降。以上研究还发现 GPⅡb/Ⅲa 受体拮抗药虽然在不稳定型心绞痛患者中效果最为显著，可使联合终点由 13.1% 下降至 3.8%，但对行 PTCA 术的各组，包括高危和低危患者，均有益处，优于阿司匹林和氯吡格雷，并且这种益处持续时间较长。EPIC 研究随访 3 年，治疗组病死率较对照组仍明显下降（12.7% 对 3.8%）。此外，GPⅡb/Ⅲa 受体拮抗药可使 6 个月时再次血管重建术的发生率下降，在 EPIC 研究中再次血管重建术的发生率在治疗组和对照组分别为 8.7% 和 10.6%。在 EPISTENT 研究中分别为 8.7% 和 10.6%。其中，糖尿病患者获益更大（16.6% 降至 8.1%）。故血小板 GPⅡb/Ⅲa 受体拮抗药可预防 PTCA 术后再狭窄。

重组水蛭素对降低亚急性期血栓形成，从而维持血管通畅有效。一个多中心研究比较 Lepi-rudin 和肝素在冠脉内介入治疗时的作用，61 例不稳定型心绞痛病人在冠脉内介入治疗时分别使用 Lepirudin 和肝素，结果 Lepirudin 组肌钙蛋白 T 水平明显下降。另一研究观察到另一重组水蛭素制剂 Desirudin［40mg 1 次静脉注射，再用 0.2mg/(kg·h) 的剂量静脉滴注 24h，再继以 40mg，2/d，sc×3d］比肝素组使早期血管事件发生率更加降低。

（四）冠脉旁路移植术（CABG）

CABG 大隐静脉移植血管闭塞是引起术后心脏病变及死亡的最重要原因，术后 1 个月远端缝合口的闭塞率为 8%～18%，12 个月为 16%～26%，10 年时闭塞率可高达 50%。早期闭塞（移植 1 个月以内）通常由于血栓形成，中期闭塞（1 年以内）多由于移植血管内膜增生，晚期闭塞（1 年后）则由于动脉粥样硬化斑块形成所致。

1. **移植血管的早期闭塞** CABG 大隐静脉移植血管的早期闭塞主要由于血栓形成。20 世纪 80 年代已有数项研究令人信服地证实，在 CABG 围术期开始应用抗血小板药物，可以减少移植血管血栓形成的发生率。阿司匹林、双嘧达莫及 Ticlopidine 均有效。治疗前或术后 48h 内开始使用方有效，否则无效。Goldman 等随机比较了 5 组治疗方案，术后 6～60d 做冠脉造影观察

移植血管通畅情况。与安慰剂组相比,阿司匹林(不论剂量大小)治疗2个月,移植血管通畅率均较高。双嘧达莫未见有额外的益处。苯硝唑酮未能改善移植血管的通畅率,阿司匹林组(术前用药)术中及术后出血者及再手术率均明显增高。但围术期病死率无变化,且移植血管在术后1年仍保持通畅。鉴于术前应用阿司匹林有使术中出血增多的可能,因而亦有主张术前应用双嘧达莫。该药可阻止体外循环泵对血小板的激活而不增加出血。若应用阿司匹林,可单独应用325mg/d,于术后立即开始,持续应用至少1年。术后加用双嘧达莫并不增加疗效。Limet等报道,术后10、180及380d做冠脉造影证实,术后第2天开始应用噻氯匹定250mg,3/d,可显著减少移植血管的闭塞率。

2. **移植血管的晚期闭塞** 目前的抗血小板药物皆不能防止血小板黏附至损伤的内皮上以及释放有丝分裂因子,因此均不能影响平滑肌细胞及内膜的增生。迄今为止,也无药物可以阻止移植血管的粥样硬化,因而对防止移植血管的晚期闭塞尚需进一步研究。

(五)人工瓣膜置换术

安装机械性人工心瓣膜的患者,长期存在栓塞的危险,因而需进行长程抗凝疗法,对具有高危血栓栓塞的患者,应加用双嘧达莫。有5项试验表明口服抗凝剂加双嘧达莫对降低血栓栓塞的发生率有效。阿司匹林(≥500mg/d)加抗凝剂的疗法应列为禁忌,因为此法易发生胃肠道出血。安装二尖瓣生物瓣后的患者,在术后1~3个月底进行口服抗凝治疗。阿司匹林主要适用于安装二尖瓣生物瓣而无发生栓塞危险因素者。安装主动脉瓣生物瓣膜者一般无需用药。

(六)脑血管疾病

1. **缺血性脑卒中** 大多数研究表明,抗血小板制剂在缺血性脑卒中再发的二级预防中有效。一项随机双盲有安慰剂对照的试验,对2 500名新近发生缺血性脑血管意外的患者随机给予阿司匹林325mg加双嘧达莫75mg 3/d,用药5年,治疗组脑卒中和病死率显著减少,病死率减少31%。对13项脑血管病(包括脑卒中及短暂性脑缺血发作)抗血小板治疗的随机试验进行综合分析表明,治疗组使脑卒中的发生率下降22%,血

管性病死率下降15%。加拿大-美国联合试验应用噻氯匹定,使缺血性脑卒中的再发率、MI发生率及血管性病死率综合下降30%。至于抗凝疗法,因对动脉粥样硬化性脑卒中有引起出血的潜在危险,不主张应用。

2. **短暂性脑缺血发作(TIA)** 曾有许多研究比较阿司匹林、安慰剂及其他抗栓疗法对TIA患者的疗效,有4项大规模试验证实阿司匹林可使脑卒中发生率及病死率下降。英国一项大规模试验(UK-TIA,1988年)显示阿司匹林可使TIA患者的脑卒中及病死率的综合发生率显著下降(18%),但脑卒中发生率及血管性病死率下降不明显。有报道表明(Hass,1989年),对可逆性脑缺血患者,噻氯匹定在预防脑卒中方面效果稍优于阿司匹林,但该药副作用较多,因而其应用受到限制。对TIA患者应用抗凝疗法仍有争议,因而目前对TIA患者只主张应用阿司匹林。

(七)其他

近十余年来抗血小板药物的研制及临床试验取得了重大进展,临床抗血小板药阿司匹林的抗血小板作用机制得到了进一步阐明,抗血小板药物已广泛应用于深静脉血栓、肺栓塞、急性呼吸窘迫综合征、脓毒症等疾病的治疗中,显示了其广阔的应用前景。

四、女性疾病特点与抗血小板药物的应用

心血管疾病是女性死亡的首要原因,此类死亡比其他原因所致死亡的总和还要多。每年,约有50万女性发生心肌梗死,有25万人死于冠状动脉疾病。由于高龄人群以女性为主,故每年死于心血管疾病的女性多于男性,在过去20年的治疗中,男性心血管疾病的病死率持续下降,而女性的心血管疾病病死率却保持不变。

男性和女性冠状动脉疾病的危险因素相同,但某一危险因素所占的相对比重却不同:年龄增高和冠状动脉疾病家族史增加了女性患冠状动脉疾病的危险。

(一)冠状动脉疾病

女性冠状动脉疾病患者的症状、心脏事件及猝死的出现时间均比男性晚10年。女性常出现非典型性心脏症状。标准的运动负荷ECG检查对女性的准确度低于男性。在核素心肌负荷试验

和超声负荷试验中,同样存在性别特异性生理反应和假象。对于女性病人,当冠状动脉疾病的可能性处于中等水平且静息 ECG 正常时,标准运动负荷 ECG 的敏感性和特异性是可以接受的。多项研究表明,AMI 女性患者的早、晚期病死率和并发症发生率高于男性。女性患者出现院内并发症(再梗死、脑卒中和心脏破裂)的危险性更高。女性患者接受冠状动脉造影者相对少,接受溶栓治疗的比例远低于男性。PTCA 及 CABG 术后,女性更可能存在残留心绞痛并服用抗心绞痛药物。

(二)糖尿病

与男性相比,糖尿病是女性冠状动脉疾病和心力衰竭更强力的危险因素,即使在更年期前,它也能完全抵消雌激素的保护作用。糖尿病可引起代谢紊乱,这会引起肥胖、高密度脂蛋白降低、三酰甘油升高、内皮及凝血功能异常、高血压危险性增加。糖尿病与其他危险因素具有协同的致病作用,特别是吸烟,这会显著增加心脏疾病的危险性;糖尿病是女性患者 PTCA 术后心脏事件及不良预后的独立危险因素。

(三)吸烟

吸烟对女性的危害比对男性更大,即使被动吸烟,也会使女性患心脏病的危险增加:吸烟与心脏病的危险直接相关,即使每天只吸 5 支烟,也会使冠状动脉疾病的危险性增高两倍。停止吸烟后,冠状动脉疾病的危险性会随之下降;对已确诊冠状动脉疾病的女性,继续吸烟会明显加速粥样硬化过程,并导致症状复发和再次手术。作为一个公共健康问题,目前的形势已非常严峻,因为有许多青年女性的吸烟率远高于男性。她们认为,吸烟是减肥方法的一部分:在西班牙裔女性和受教育年限≤12 年的女性当中,吸烟率正不断增加。大体上,男性已在停止吸烟方面取得了很大进展。强调这一点对于减少女性吸烟和心脏风险很重要。

(四)高血压

美国的原发性高血压患者中,约 60% 为女性。在 60 岁以前,男性的高血压患病率高于女性。黑人或西班牙裔女性>60 岁或白人女性>70 岁时,其年龄相关性高血压的发生率高于男性。当年龄>80 岁时,女性高血压的患病率较男

性高 14%。随着年龄的增长,女性和男性的血压均有增高的趋势,但在 60 岁以前,女性的收缩压和舒张压要低于男性。之后,女性收缩压的升高很快,并逐渐超过男性,因此,单纯收缩期血压高在老年女性比较多见。

虽然高血压的确切原因尚不清楚,但一些特殊类型的高血压易发生于女性。纤维肌肉发育不良性肾动脉狭窄所致的高血压在女性中高发(男:女=8:1),当 40 岁以下女性出现难以控制的高血压或孕妇出现重度高血压时,应怀疑有此病。现有的口服避孕药物常会引起血压增高,但它不属于一线的致病因素。这种血压增高常为轻度和中度的,一般无需停用避孕药。但是,在开始口服避孕药后,应对血压进行监测,以确认服药后出现高血压的患者。高血压和左心室肥厚是脑卒中和充血性心力衰竭的相对危险因素(对女性的预测作用更大)。Framingham 研究显示,左心室肥厚抵消了女性患者的存活率优势。虽然早期高血压治疗试验纳入的女性患者很少,但将其与后续的试验进行综合分析可发现,在降低心、脑血管事件相对危险性等方面,抗高血压治疗的疗效无性别差异。由于基础的事件发生率比较低,因此,女性患者绝对危险性的下降程度低于男性。现行的抗高血压治疗指南中未涉及性别差异,抗高血压治疗对女性同样有益,应与男性一样进行积极治疗。

(五)高脂血症

50 岁以前,女性低密度脂蛋白水平低于男性,但此后,男性的低密度脂蛋白水平保持稳定,而女性继续升高,最终超过男性。65 岁以上的女性,高密度脂蛋白减少仍是冠心病强有力的危险因素。

(六)女性特有的危险因素

口服避孕药是最有效的避孕方法之一,但在大剂量应用第一代避孕药的女性中,心肌梗死发生率和血栓发生率均明显升高。第一代避孕药与吸烟有明显的协同作用,这会使心肌梗死的发生率明显增加,其作用机制为促进血栓形成而非促进粥样硬化进展。开展关于口服避孕药对心血管系统作用的研究,其原因为:此人群由健康的年轻人构成,心血管事件发生率较低,避孕药的成分不断改变。当前,含雌激素较少的口服避孕药已很

少诱发心肌梗死；对不吸烟者及已戒烟者，口服避孕药只会轻度增加或根本不增加患者的危险性。有关脑卒中危险性的报道尚不充分，虽然不能除外微小脑卒中的可能性，但肯定不会出现明显的脑卒中。吸烟者（特别是35岁以下者）应戒烟，如有可能，应尽量采取其他的避孕措施。

　　口服避孕药可引起血压升高，部分女性病人会出现明显的高血压；此时，应停服避孕药并观测血压，直至血压恢复正常。大多数情况下，一经停用口服避孕药，血压会迅速回落。既往避孕药应用史不会增加心肌梗死和高血压的危险性。口服避孕药的女性发生下肢深静脉栓塞和肺栓塞的可能性升高。服用大剂量第一代避孕药者的患病率

是服用现代避孕药者的2倍，更年期前的女性很少发生血栓栓塞事件，而怀孕会增加血栓栓塞事件的发生率。妊娠相关性血栓栓塞事件的发生率要比口服避孕药发生率高3倍，因此，应将各种危险性综合起来考虑。总之，口服避孕药安全有效，对于年轻、不吸烟的女性，只会使危险性轻微增加。

（七）抗血小板药物的应用

　　女性患者服用抗血小板药物比例低于男性。选择治疗的时间也低于男性。所以，积极宣传教育，合理选择抗血小板药物是医务工作者和患者共同要面对的问题。

（王士雯　王志忠）

参 考 文 献

1　胡大一，赵明中. 老年急性冠脉综合征的抗血栓药物治疗. 中华老年多器官疾病杂志，2003，2（1）：66－69

2　中华医学会心血管病学分会，中华心血管病杂志编辑委员会. 阿司匹林在动脉硬化性心血管疾病中的临床应用：中国专家共识（2005）. 中华心血管病杂志，2006，34（3）：281－284

3　朱艳利，李　华，朱兴雷. 血小板糖蛋白Ⅱb/Ⅲa受体拮抗剂在冠心病中的应用进展. 心血管病学进展，2003，24（1）：52－55

4　Michelson AD, Frelinger AL Ⅲ, Furman M. Current options in platelet function testing. The American Journal of Cardiology, 2006, 98(10): S4—S10

5　Schmidt-Lucke C, Paar WD, Stellbrink C, et al. Quality of anticoagulation with unfractionated heparin plus phenprocoumon for the prevention of thrombo-embolic complications in cardioversion for non-valvular atrial fibrillation. Sub-analysis from the Anticoagulation in Cardioversion using Enoxaparin (ACE) trial. Thrombosis Research, 2007, 119(1): 27—34

6　Gibson CM, Kirtane AJ, Morrow DA, et al. Association between thrombolysis in myocardial infarction myocardial perfusion grade, biomarkers, and clinical outcomes among patients with moderate- to high-risk acute coronary syndromes: Observations from the Randomized Trial to Evaluate the Relative PROTEC-Tion against Post-PCI Microvascular Dysfunction and Post-PCI Ischemia among Antiplatelet and An-

tithrombotic Agents-Thrombolysis In Myocardial Infarction 30 (PROTECT-TIMI 30). American Heart Journal, 2006, 152(4): 756—761

7　Lev EI, Ramabadran RS, Guthikonda S, et al. Effect of ranitidine on the antiplatelet effects of aspirin in healthy human subjects. The American Journal of Cardiology, 2007, 99(1): 124—128

8　Gates S, Brocklehurst P, Ayers S, et al. Thromboprophylaxis and pregnancy: two randomized controlled pilot trials that used low-molecular-weight heparin. Am J Obstet Gynecol, 2004, 191 (4): 1296—1303

9　Niccoli G, Siviglia M, De Vita M, et al. A case of fatal stent thrombosis after Carbostent implantation: Is clopidogrel alone antiplatelet therapy a safe alternative to aspirin alone antiplatelet therapy? International Journal of Cardiology, 2007, 114(2): 279—281

10　Montalescot G, Sideris G, Meuleman C, et al. A randomized comparison of high clopidogrel loading doses in patients with non-ST-segment elevation acute coronary syndromes: the ALBION (Assessment of the Best Loading Dose of Clopidogrel to Blunt Platelet Activation, Inflammation and Ongoing Necrosis) Trial. Journal of the American College of Cardiology, 2006, 48(5): 931—938

11　Renda G, Tacconelli S, Capone ML, et al. Celecoxib, ibuprofen and the antiplatelet effect of aspirin in patients with osteoarthritis and ischemic heart disease. Clinical Pharmacology & Therapeutics, 2006, 80(3): 264—274

12 McQuaid KR, Laine L. Systematic review and meta-analysis of adverse events of low-dose aspirin and clopidogrel in randomized controlled trials. The American Journal of Medicine, 2006, 119(8): 624—638

13 Koertke H, Zittermann A, Wagner O. Self-management of oral anticoagulation therapy improves long-term survival in patients with mechanical heart valve replacement. The Annals of Thoracic Surgery, 2007, 83(1): 24—29

14 Izgi C, Cevik C, Ozkan M. Reconsidering anticoagulation issue of pregnant women with mitral stenosis. Am J Obstet Gynecol, 2006, 195 (2):627—628

15 Kim C, Kerr EA, Bernstein SJ, et al. Gender disparities in lipid management: the presence of disparities depends on the quality measure. Am J Manag Care, 2006, 12 (3):133—136

16 Mazzolai L, Hohlfeld P, Spertini F, et al. Fondaparinux is a safe alternative in case of heparin intolerance during pregnancy. Blood, 2006, 108 (5):1569—1570

17 Jabaren M, Desai DM, Arabi A, et al. Effect of clopidogrel plus aspirin on ST segments in patients with ST-elevation acute myocardial infarction. The American Journal of Cardiology, 2006, 98 (11): 1435—1438

18 Shannon MS. Anticoagulation. The Foundation Years, 2006, 2(6): 261—265

19 Pengo V, Prandoni P. Sex and anticoagulation in patients with idiopathic venous thromboembolism. Lancet, 2006, 368 (9533):342—343

20 Spaanderman ME, Schippers M, van der Graaf F, et al. Subclinical signs of vascular damage relate to enhanced platelet responsiveness among nonpregnant formerly preeclamptic women. Am J Obstet Gynecol, 2006, 194 (3):855—860

21 Stramba-Badiale M, Fox KM, Priori SG, et al. Cardiovascular diseases in women: a statement from the policy conference of the European Society of Cardiology. Eur Heart J, 2006, 23 (7):146—154

22 Hochholzer W, Trenk D, Frundi D. Whole blood aggregometry for evaluation of the antiplatelet effects of clopidogrel. Thrombosis Research, 2007, 119 (3): 285—291

23 Almsherqi ZA, McLachlan CS, Mossop P. Optimal antiplatelet treatment for percutaneous coronary intervention: Clopidogrel vs. ticlopidine. International Journal of Cardiology, 2007, 114(1): 101—102

24 Coleman JL, Alberts MJ. Effect of aspirin dose, preparation, and withdrawal on platelet response in normal volunteers. The American Journal of Cardiology, 2006, 98(6): 838—841

第64章 硝酸酯类药物的临床应用

Chapter 64

硝酸酯类药物的临床应用已有上百年的历史,其代表药物为硝酸甘油、硝酸异山梨酯(消心痛)和5-单硝酸山梨醇酯。在过去一个多世纪里,硝酸酯类作为减轻心绞痛药,因为它的安全、有效而著名。舌下含化硝酸甘油已广泛用于稳定型和不稳定型心绞痛。颊、口和局部用药剂型也用于长疗程时的治疗。因为硝酸酯类小剂量能降低前负荷,大剂量时能降低后负荷,所以硝酸酯类特别是大剂量时能潜在地引起低血压和反射性的心动过速。在20世纪70年代,硝酸酯类因为具有降低前负荷和后负荷的性质而作为一种血管扩张剂用于急性心肌梗死后充血性心力衰竭的治疗。然而半个世纪前人们已经认识到它在治疗心肌梗死中潜在地具有引起低血压和反射性心动过速的副作用。故1932年Prodger等人警告急性心肌梗死时舌下含服硝酸甘油会产生上述不良反应。在1966年Friedberg出版的《心脏病》一书中曾一度声明,因为上述这些原因,硝酸酯类禁用于急性心肌梗死。因此,如何合理有效使用硝酸酯类药物仍是目前临床上常遇到的问题。

一、药　理　学

1. 作用机制　硝酸酯类是外周和冠状动脉循环的强效血管扩张药,血管扩张程度取决于剂量。小剂量时产生最大的静脉扩张作用和增大血管容量,这些作用导致静脉回流、心室容积、心室充盈压、室壁紧张度、前负荷的减少。小剂量时也能扩张动脉输通血管,此效应导致收缩压降低,但几乎不减低舒张压和血管阻力。但大剂量时能最大限度地扩张动脉和小动脉,引起全身血管阻力

的增加。这些作用与收缩期射血阻力、收缩期心壁张力、后负荷相关。全身血管阻力明显降低时往往伴发反射性心动过速。

小剂量硝酸酯类能扩张正常的冠状动脉、偏心狭窄的冠状动脉、痉挛区和侧支血管,大剂量时也能扩张小冠状动脉。因此它能增加冠脉血流和心肌灌注,包括增加心包脏层动脉血管、狭窄血管的直径,减少冠状动脉痉挛,增加侧支血流。近来研究表明:硝酸酯类提高心肌灌注的其他机制还包括增加内皮舒张因子和依前列醇的活性,降低血小板黏附和血小板栓塞,增加冠状静脉和淋巴回流,增加去除缺血时血管收缩产生有害代谢物的能力。

硝酸酯类药物主要用于抗心绞痛和抗心肌缺血,其作用机制是通过最终释放氧化亚氮(NO)达到松弛血管平滑肌的作用。较小剂量的硝酸甘油即可扩张静脉系统,减少回心血流量,降低室壁张力,从而减少心肌耗氧量。该药还可通过扩张大的冠状动脉包括扩张已有狭窄病变的冠状动脉,使前向血流增加。但当冠状动脉严重狭窄>90%时(特别是同心性病变);硝酸甘油主要通过扩张侧支血管使缺血区血流增加。此类药物还具有较强的缓解冠状动脉痉挛的作用。

2. 常用药物　临床常用硝酸酯类药物的剂型有以下几类。

(1)速效类:硝酸甘油、硝酸甘油口腔喷雾剂、异山梨酯口腔喷雾剂等。硝酸甘油舌下含服通常1~2min起效,4~5min达峰浓度,30min后作用消失。与硝酸甘油相比,喷雾剂型起效更快,一般30s起效,3~4min达峰浓度,作用亦可持续

30min。喷雾剂型除起效快的优点外,调节使用剂量更方便,同时更适合有口腔干燥的患者。异山梨酯亦可口含使用,1～2min起效,6min达峰浓度,作用持续1～2h。

(2)中效类:异山梨酯和5-单硝酸山梨醇酯为中效和中长效制剂。异山梨酯生物利用度较低(30%～40%),口服后30min起效,作用可持续4～6h。由于该药生物利用度较低,故小剂量(每次用量<10mg)相当于安慰剂,有效使用剂量为10～40mg/次,最佳使用剂量为每次15～30mg。5-单硝酸山梨醇酯生物利用度为100%,口服后60min起效,作用可持续6～8h,使用剂量为每次20mg。

(3)长效类:硝酸甘油软膏、硝酸甘油皮肤喷雾剂、硝酸甘油贴片以及5-单硝酸山梨醇酯缓释制剂等。

3. 不良反应　硝酸酯类药物的主要不良反应是心悸、头痛,对于老年人初次含服硝酸甘油者应选择剂量小的硝酸甘油含片(每片0.3mg),以防发生低血压反应。

二、硝酸甘油用于治疗的理论基础

1. 为什么需静脉内给药　急性心肌梗死进展情况下,硝酸酯类减少心脏的前后负荷,增加心肌灌注。最终结果是心肌耗氧量减少和供氧量增加。这些作用将降低缺血性损伤,增加心室做功,减少梗死相关并发症。

急性心肌梗死早期改变血流动力学药物疗法的一个重要原则,是使用快速起效和短效的药物,所以理想的血流动力学效应能快速开始和终止。因为硝酸盐能快速起效和失效,所以和其他剂型相比,静脉内硝酸盐输注是急性心肌梗死的首选。静脉给药能得到精确的滴定剂量至获得理想的血流动力学效应。更重要的是它能快速地停药,如果发生严重低血压时也能快速逆转低血压反应。大多数硝酸盐用于急性心肌梗死的临床经验中曾经使用静脉内硝酸甘油;8例已发表的临床实验中7例采用静脉内给药。

2. 硝酸甘油可诱发低血压和心动过速　硝酸甘油引起低血压和心动过速,可增加缺血性损伤和梗死面积。这些副作用常常出现于大剂量用药时,这也是提倡小剂量用药的原因之一。

有学者在意识清醒的狗模型上,验证硝酸甘油是否能减小梗死面积,增加心肌灌注,而无明显后负荷降低。在冠状动脉结扎6h后静脉内输注硝酸甘油,结扎48h后测量梗死面积。小剂量给药只引起平均动脉压轻度降低(10%),血压范围在90～120mmHg。这点可作为一个监测药效的简易体征。本研究采用小剂量硝酸甘油,获得的低血压程度与持续性心动过速无关。侧支循环明显增加了结扎冠状动脉远端的心肌血流量,并且使前负荷降低51%,梗死面积明显减小。硝酸甘油静脉点滴过程中出现了短暂的心动过速,只持续15～90s。

还有学者在狗的模型上进行静脉内硝酸甘油输注,研究降低后负荷对侧支血流和梗死面积的影响。增加硝酸甘油剂量,降低平均动脉压至58mmHg水平(17%～45%)。结果表明增大硝酸甘油剂量降低后负荷,使平均动脉压降低至80mmHg以下时,侧支血流不再增加,而梗死面积增大了。上述发现说明较大剂量的硝酸甘油会引起静脉、动脉、小动脉、冠脉侧支血管的全面扩张。在上述条件下,血流自动调节的功能丧失,冠脉血流对灌注压力变化的感受很灵敏。临界灌注压水平以下,侧支血流急剧下降。在此模型上,大剂量硝酸甘油明显心动过速。上述两个动物实验表明:硝酸甘油的低血压效应会终止它增加心肌灌注、减小缺血性损伤和梗死面积的作用。

单独的心动过速也会通过一些机制损害缺血的心肌和减少硝酸甘油的有益作用。首先是心动过速和增加收缩力,这二者均增加心肌做功。心动过速还减少舒张充盈时间和心肌灌注。

因此,硝酸酯引起低血压和反射性心动过速的联合作用预计将会增加心肌耗氧量,减少心肌血流灌注,增加缺血性损伤和梗死面积。心动过速可能也会增加梗死区扩展。

动物实验中另一个重要发现是冠状动脉结扎后,前6h内静脉内硝酸甘油给药,7d后测量发现限制了梗死区扩展。这种心室几何形状的改善可能是心腔变小、心室壁压力减小、使梗死区变形的力减小和局部舒张降低的结果。

但是,必须认识到动物模型和人是有区别的。单一血管疾病模型常用狗。和慢性冠状动脉疾病患者的心脏一样,狗的心脏有丰富的侧支血管。

据测量,这些心脏特别是心内膜的侧支血管直径为 20～350μm。值得注意的是,这些侧支血管与人常规冠脉造影可见的心包脏层的侧支通道不完全等同。事实上,硝酸酯类药物增加侧支血流和限制梗死面积的能力,在有或没有丰富侧支血管的人中可能也不相同。

3. 临床效果　20 世纪 70 年代中期,人们开始在急性心肌梗死早期谨慎给予静脉内使用硝酸甘油。已报道了 8 组随机安慰剂对照的临床研究,其中只有 1 组研究是采用静脉内输注二硝酸异山梨酯 90min,而不是静脉内给硝酸甘油。上述所有研究证实:当小剂量给药时,静脉内给硝酸甘油治疗急性心肌梗死临床上是安全的。其主要益处为:①降低左室充盈压。②全面改善左室做功。③降低 ST 段抬高幅度。④减小左室容积。⑤减少肌酸激酶的释放。⑥减少二维超声心动描记术上左室局部和整体运动的反向运动。⑦改善心肌灌注和降低[201]Tl 心肌灌注扫描的放射性缺损分数。⑧减少梗死相关的并发症,包括梗死的扩展。⑨降低左室血栓的发生率。⑩减少梗死区扩展,降低梗死区扩展和心源性休克的发生率。⑪降低主要是前壁 Q 波型急性心肌梗死亚群的 12 个月病死率。⑫静脉内给硝酸甘油约降低了 35％的病死率。

还有研究表明:急性心肌梗死疼痛发作 2～6h 后进行冠脉再灌注治疗,静脉内给硝酸甘油是安全的,且硝酸甘油治疗与左室功能的较早恢复相关。

急性心肌梗死后小剂量静脉内给硝酸甘油治疗 48h,与心肌重构的早期和持续改善相关。此外急性心肌梗死后静脉内硝酸甘油治疗 48h 后,再进行经口、颊黏膜治疗 6 周,可进一步改善心肌重构和提高左室功能。

三、静脉内给硝酸甘油的剂量问题

小剂量静脉内给硝酸甘油治疗急性心肌梗死获得了最佳收益。动物实验和临床研究表明:没有一个固定的剂量。每个个体的剂量应该点滴至获得满意的冠状动脉血流量,进一步调整并维持最终点滴量。

采用此方法至少有 5 个原因:①病人对硝酸甘油的反应性和敏感性差异较大。②药物运输系统在吸收性质方面的不同。③急性心肌梗死进展过程中血流动力学不稳定,各阶段的血流变化也不同。④动物和临床实验用于获得特定血流动力学效应的输注速度在较大范围内变化。⑤输注速度(37.5～175μg/min)与达到降低 10％平均血压的硝酸甘油血药浓度相关性较小。

用于临床研究的输注目标有细微的差别。最常用的是降低 10％的平均动脉压为目标。但是有些研究比较复杂,提出了一些不同的输注目标。有学者采用降低 10％的平均动脉压但不低于 80mmHg 为停止输注标准。有的学者采用正常患者降低 10％平均动脉压,高血压(＞140/90mmHg)患者降低 30％平均动脉压,但仍不能低于 80mmHg 的标准。还有学者采用 5μg/min 的速度开始输注,并以 5～10μg/min 的增量速度增至目标水平或达到 200μg/min 的剂量。达到目标的平均速度是(45±34)μg/min(范围:4～192μg/min)。

输注硝酸甘油一般至少持续 48h。静脉内给硝酸甘油治疗急性心肌梗死的主要临床实验中,总的输注持续时间在 24～168h 范围内变化。急性心肌梗死发作后尽早用硝酸甘油治疗,最佳的终止时间大概是疼痛发作 14h 后。

有研究还发现治疗头 12h 内约有 9％的患者平均血压降至 75mmHg,虽然这些病人临床上病情稳定,但降低了硝酸甘油对梗死面积、局部功能、整体功能的好处。另有 10％患者当平均动脉压降至 80mmHg 以下时,因为临床上出现明显的低血压而减慢输注速度。值得注意的是部分患者对硝酸甘油敏感,特别是前壁急性心肌梗死的患者。

四、硝酸酯类药物的耐药性

使用硝酸酯类药物临床常需要考虑的问题是如何有效发挥其抗心绞痛疗效,又避免产生耐药性。关于硝酸酯类药物耐药性的发生机制,目前有多种解释:①认为此类药物在最终释放 NO 过程中必须有谷胱甘肽提供-SH 基,长时间给药时使-SH 基大量消耗,乃至耗竭。②硝酸酯类药物的低血压作用可通过激活神经激素途径使血浆儿茶酚胺、肾素和血管紧张素胺增加,导致钠潴留。③长期使用硝酸酯类药物时,对其有高亲和力的受体下调,因而对此类药物变得不敏感,而低亲和力的受体仍可对此类药物有反应,故需加大剂量才有作用。间歇性给药或通过提供无硝酸酯期进行逆转,有利于预防耐药发生。

有学者对154名长期小剂量静脉内输注硝酸甘油治疗急性心肌梗死的患者,进行了血管耐药的观察。耐药性定义为需要加大硝酸甘油剂量来维持血流动力学效应。有24%的患者出现了耐药性,且出现较早,在用药后11h内平均剂量增加30μg/min。12%的有胸痛和12%无胸痛的患者出现了耐药性。虽然耐药性较明显,但硝酸甘油在梗死面积、心功能、并发症方面的有益作用仍很显著。因此耐药性不是小剂量硝酸甘油治疗急性心肌梗死的用药禁忌。

1. 硝酸甘油用药方法 ①用5%的葡萄糖稀释的硝酸甘油10ml(0.8mg/ml)。②采用标准静脉内装置和持续性输液泵。③开始以5μg/min的速度输注。④每5~10min以5~10μg/min的速度增加输液至达到血流动力学目标,也就是正常患者平均动脉压降低10%,高血压患者(>140/90mmHg)平均动脉压降低30%,但都不低于80mmHg。⑤每次改变剂量5min后测血压,每隔30min测一次。可使用标准血压计袖套,也可用多普勒仪记录。⑥定期监测血压、心率、心电图、临床症状的一般变化。⑦如果出现下述变化应重新评估点滴量:收缩压变化超过30mmHg(向上或向下),或降至90mmHg以下;平均动脉压降至80mmHg以下;舒张压增加超过15mmHg;心率增加超过20%或降至50/min以下。⑧点滴至少持续24h,48h最适宜。⑨如果出现低血压,停止输液。重新开始时从最小剂量开始输注,点滴同前。⑩每5~10min以5~10μg/min的速度逐渐减少输注。

所有病例中,必须监测血压、心率、心电图和临床症状。平均动脉压通过下述公式计算:平均动脉压=(收缩压+2×舒张压)/3。对于危重病人和临床不稳定的病人,动脉血压、肺动脉楔嵌压、心排血指数等侵入性监测是必需的。

二维超声心动图对排除心包渗出、心脏压塞和右室梗死很有用。它也能用于反复探查其他梗死相关综合征,评估局部和整体的左室功能和功能障碍,估算心腔的大小和形状。

因为当停止输注硝酸甘油时,容量血管床内的净增血量回到血液循环中,所以硝酸甘油停止输注后至少第1个小时应密切监测病人,这很重要而且是必需的。

2. 其他用法 在预防硝酸酯类药物产生耐药性方面已有一些尝试,如同时给予提供-SH基的血管紧张素转换酶抑制药或加服利尿药,但目前认为最有效的预防方法是间断用药,在24h内保证血浆无硝酸酯类药物在8~12h。然而这种间断给药方法不适合不稳定型心绞痛,因无硝酸酯类药物的间歇期可造成心绞痛症状复发。目前已有研究提示冠状动脉循环对硝酸酯类药物的反应(耐药性)不如静脉系统敏感,也就是说当静脉系统对硝酸酯类药物已产生耐药性时,该药对冠状动脉循环的作用仍然存在。因此,在应用硝酸酯类药物时既不能不考虑耐药性问题,又不要把耐药性问题看得过于严重。

有学者对如何正确使用硝酸酯类药物提出如下看法:①一般来说,对于频发的不稳定型心绞痛患者,作用持续时间短的药物的疗效优于长效制剂,如异山梨酯和5-单硝酸山梨醇酯优于其长效制剂。②在药物的给药时间上,劳力型心绞痛患者应集中白天用药,如异山梨酯可采用3/d、4/d方法。5-单硝酸山梨醇酯可采用2/d,但不宜采用每12h 1次或每8h 1次,一则不符合劳力型心绞痛的发作规律,二则易产生耐药性。对于白天、夜间、清晨均有发作的患者应采用异山梨酯每6h 1次的用法,其中9:00,15:00,21:00,3:00的时间点给药最佳,只要使用剂量不高于30mg/次,一般不会产生明显耐药性。除特殊情况外,不宜采用每4h 1次的方法,因为易产生耐药性。如果初始剂量较低时,还可通过不断加大异山梨酯剂量的方法提高疗效。对于夜间发作不频繁的患者也可采用长、短效药物相结合方法,如白天异山梨酯3次,晚间服长效制剂,但不宜长期联合使用。如果患者仅有后半夜、凌晨发作,除异山梨酯每6h 1次服法外,还可采用睡前服长效制剂,以选择前12h释放量较多的制剂为佳。对于清晨起床后易出现心绞痛的患者,起床前先含异山梨酯5~10mg,5min后起床活动就可有效预防清晨心绞痛的发作。③在硝酸甘油或异山梨酯静脉点滴的使用上应注意以下方面:一般静脉持续点滴不宜超过48h,若超过48h可增加剂量或高、低浓度交替使用;如患者心绞痛主要集中在白天,则白天给予较高剂量,夜间给予低剂量或不给,反之亦然。④对于稳定型劳力型心绞痛患者,长期服硝酸酯类药物选择异山梨酯3/d、4/d或5-单硝酸山梨醇酯2/d或长效5-单硝酸山梨醇酯(缓释或控释片)1/d的服用方法。

五、禁 忌 证

静脉用硝酸甘油不能用于不明确的药物性高血压、低血压、不能纠正的血容量减少、颅内压增高、缩窄性心包炎或心包填塞。出现低血容量、前壁心肌梗死伴右室梗死时,低血压的危险更大。当有其他低血压诱因或同时使用三环类抗抑郁药时,这种危险性也会增加。

出现明显低血压时应停止输液并改变体位以增加静脉回流,也可静脉内给肾上腺素受体激动剂,例如甲氧明和去氧肾上腺素,但后者对病人来说不是必需的。

总之,急性心肌梗死时可以安全地小剂量静脉内给硝酸甘油,但必须严密监测血压以避免低血压。

(王志忠 王晓红)

参 考 文 献

1 Abrams J. Time course of the interaction between tadalafil and nitrates. J Am Coll Cardiol, 2004, 43 (11):2150

2 Larsen AI, Basran R, Anderson T, et al. Large and small vessel vasoconstriction following coronary artery stenting: Effect of intra coronary nitroglycerine and relation to LDL cholesterol. International Journal of Cardiology, 2006, 113(1): 61—65

3 Sohn DW, Kim YJ, Kim HK, et al. Assessment of coronary vasodilatation in response to nitroglycerin with transthoracic doppler echocardiography. Journal of the American Society of Echocardiography, 2006, 19(6):777—780

4 El-Demerdash E. Evidences for prevention of nitroglycerin tolerance by carvedilol. Pharmacological Research, 2006, 53(4): 380—385

5 Elkayam U, Bitar F. Effects of nitrates and hydralazine in heart failure: clinical evidence before the african american heart failure trial. Am J Cardiol, 2005, 96 (7B):37i—43i

6 George J, Kitzis I, Zandorf D, et al. Safety of nitrate withdrawal in angina-free and hemodynamically stable patients with coronary artery disease. Chest, 2003, 124 (5):1652—1657

7 Kasama S, Toyama T, Hatori T, et al. Comparative effects of nicorandil with isosorbide mononitrate on cardiac sympathetic nerve activity and left ventricular function in patients with ischemic cardiomyopathy.

Am Heart J, 2005, 150 (3):477

8 Ikeda N, Yasu T, Kubo N, et al. Nicorandil versus isosorbide dinitrate as adjunctive treatment to direct balloon angioplasty in acute myocardial infarction. Heart, 2004, 90 (2):181—185

9 Ishii H, Ichimiya S, Kanashiro M, et al. Impact of a single intravenous administration of nicorandil before reperfusion in patients with ST-segment-elevation myocardial infarction. Circulation, 2005, 112 (9):1284—1288

10 Petersson M, Friberg P, Lambert G. Decreased renal sympathetic activity in response to cardiac unloading with nitroglycerin in patients with heart failure. European Journal of Heart Failure, 2005, 7(6): 1003—1010

11 Levy PD, Compton S, Welch R, et al. EMF-2: A prospective, open label comparison trial of high-dose intravenous nitroglycerin versus nesiritide for the treatment of acute decompensated heart failure. Annals of Emergency Medicine, 2006, 48(4): S31

12 Arbel Y, Dvir D, Feinberg MS, et al. The association between right coronary artery morphology and endothelial function. International Journal of Cardiology, 2007, 115(1): 19—23

13 Chen Z, Stamler JS. Bioactivation of nitroglycerin by the mitochondrial aldehyde dehydrogenase. Trends in Cardiovascular Medicine, 2006, 16(8): 259—265

第65章 β受体阻滞药的临床应用

Chapter 65

β肾上腺素受体阻滞药（β受体阻滞药）被发现和临床应用已成为药理学和药物治疗学上重大进展之一，尤其在心血管病的治疗领域得到越来越多的应用。近年来，许多新型β受体阻滞药相继问世，除了对β受体有阻滞作用外，还具有 α_1 受体阻滞和激动 β_2 受体的作用，兼有直接扩张血管的作用，使临床医师在使用β受体阻滞药时有了充分的选择余地。

由于男女在性别上的差异，导致其心血管病的发病率也有所不同。目前虽然罕有文献报道β受体阻滞药在女性心血管疾病患者中存在临床应用方面的特殊禁忌证。但鉴于女性在生理上和心血管疾病发病中的特点，掌握药物适应证和剂量个体化原则，可以更大限度地发挥药物作用而避免其不良反应。

一、β受体阻滞药对循环系统的作用

研究β受体阻滞药对循环系统的作用，在动物实验时往往是在开胸正压人工呼吸的动物中进行，致使基础交感紧张性增高；或是由于这类药物具有内在拟交感活性，如没有严格控制动物体温，交感神经的基础紧张性增高会引起循环系统的显著改变。在人体研究过程中，同样会受到各种因素的影响，如在疾病情况下，体内儿茶酚胺释放往往会改变。因此，在研究β受体阻滞药对整体循环系统的效应时要考虑到交感紧张性的优势程度、内在拟交感活性和药物的剂量等因素，才能取得正确的结论。

（一）对心率的影响

心率受交感和副交感神经两个方面的对立作用所调节。β受体阻滞药对心房起搏细胞和心脏传导系统的作用与交感神经、肾上腺激活程度、迷走紧张性水平和心脏病理性改变等因素有密切关系，所以观察β受体阻滞药对心率的作用要视所用β受体阻滞药的类型、剂量和交感紧张性状态而定。具有内在拟交感活性的β受体阻滞药，对正常人静息状态下的心率，只有轻度减慢或不影响。这可能是由于拟交感活性弥补了静息时交感紧张性的低下。因心脏病引起交感紧张性增高的患者，静息时也出现明显心率减慢。临床研究结果表明，运动初期的心率增快是由于解除迷走神经的抑制，随着运动负荷加大，交感神经所起到的作用也增加，因此β受体阻滞药减慢心率也更明显，见表65-1。

表 65-1　普萘洛尔、美托洛尔和吲哚洛尔对正常人静息时和运动时心率的影响

药物	剂量(mg)	静息时心率	运动时心率
对照组	0	73 ± 0	163 ± 6
普萘洛尔	78 ± 32	61 ± 8	$115 \pm 8^*$
美托洛尔	81 ± 33	$58 \pm 6^*$	$116 \pm 8^*$
吲哚洛尔	7.5 ± 1.7	71 ± 10	$124 \pm 4^*$

$^*P < 0.05$

普萘洛尔抑制运动时心动过速的作用与剂量（或血药浓度）的对数值在一定范围内呈线性关系。而具有明显内在拟交感活性的药物如吲哚洛尔、普拉洛尔和氧烯洛尔，只在小剂量时呈线性关系；大剂量时，这些药物的拟交感活性更为明显，剂量与效应曲线变平。

非选择性β受体阻滞药普萘洛尔等药物，抑制异丙肾上腺素引起心率加快的作用远比选择性β₁受体阻滞药如普拉洛尔等更为有效。异丙肾上腺素兴奋心脏β₁受体和血管平滑肌β₂受体，由于β₂受体的兴奋，引起血管扩张，血压下降，反射性加快心率。选择性β₁受体阻滞药阻滞心脏β₂受体，对血管β₂受体的作用较弱，而非选择性β受体阻滞药对β₁和β₂受体同时阻滞，故减慢心率效果更明显。

（二）对血压的影响

非选择性β受体阻滞药和选择性β₁受体阻滞药，均降低血压，而β₂受体阻滞药基本无降压作用，表明阻滞β₁受体与降压密切相关。具有内在拟交感活性的β受体阻滞药的降压机制略有不同。无内在拟交感活性β受体阻滞药引起心排血量很快下降，总外周血管阻力（TPR）增加，但血压并不改变。如继续用药，致使TPR的降低和心排血量持续在低水平，因而血压下降。具有内在拟交感活性的β受体阻滞药，不明显减少心排血量，而TPR明显降低，血压立即下降，并在继续治疗中血压保持在低水平。还必须指出，β受体阻滞作用和降压效应之间存在分离现象。如静脉注射β受体阻滞药后数分钟内就可出现β受体阻滞，而降压效应需数小时或数天后才出现。这两种作用的时间分离现象，在停药后也可观察到，表现为心率的回复较快，而血压是逐渐回升。

有报道，β受体阻滞药通过阻断肾小球旁细胞β受体而抑制肾素释放，阻碍肾素-血管紧张素-醛固酮系统对血压的影响。因抑制肾素释放，可减少循环中Ang Ⅱ水平，相应减少突触后Ang Ⅱ受体的刺激，可减弱外周血管的收缩，而发挥其抗高血压作用。已有报道，普萘洛尔对高血浆肾素活性的高血压病人其降压作用较为明显，而对低肾素活性的病人降压作用较差。但近年来也有报道，β受体阻滞药的降压效果与血浆肾素活性的高低无平行关系，所以β受体阻滞药抑制肾素释放的重要性仍有争议。

已证实，在去甲肾上腺素能神经末梢有突触前膜β受体的存在。激动突触前膜β受体可增加NE的释放。使用β受体阻滞药可阻滞去甲肾上腺素能神经末梢释放NE，也可减弱对外周血管的收缩，起到降压的效果。

β受体阻滞药的降压机制比较复杂，可能不是通过一种机制，而是通过几方面的作用而共同实现的。

（三）对心功能的影响

多数β受体阻滞药对心肌收缩力具有奎尼丁样的抑制作用，认为是与膜的稳定性有关的"直接抑制作用"。对麻醉犬试验3种β受体阻滞药普萘洛尔（膜稳定作用）、普拉洛尔（内在拟交感活性）、4-羟基普萘洛尔（具有膜稳定作用和内在拟交感活性）对心功能的影响，发现普萘洛尔的减慢心率、降低dp/dt max和心排血量较普拉洛尔为强，而4-羟基普萘洛尔的作用居于普萘洛尔与普拉洛尔之间，认为心肌收缩力的抑制似与膜的稳定作用有关。但在另一试验中比较吲哚洛尔、普萘洛尔、普拉洛尔、阿替洛尔、美托洛尔的血流动力学作用，发现这5种药物都能减慢心率和降低心肌收缩力，普拉洛尔降低26%±6%，吲哚洛尔为30%±6%，普萘洛尔为41%±9%，美托洛尔54%±12%，阿替洛尔为57%±4%。这些药物中除普萘洛尔有膜稳定作用外，其他4种药无膜的稳定作用，但有负性肌力作用，无疑是由于阻滞β受体而引起的。上述实验中还发现具有内在拟交感活性的β受体阻滞药普拉洛尔和吲哚洛尔，对心肌收缩力的抑制较普萘洛尔为轻，提示影响心室功能与内在拟交感活性的关系更为密切。

给正常人静脉注射不同类型的β受体阻滞药，观察静息状态时的心率和心排血量变化。结果显示，选择性和非选择性β受体阻滞药对减慢心率和降低心排血量无明显差异，而具有不同强度的内在拟交感活性的β受体阻滞药对心率和心排血量的影响明显不同，如吲哚洛尔为非选择性而有较强内在拟交感活性，它的减慢心率和降低心排血量作用最轻。普拉洛尔和醋丁洛尔是β₁受体阻滞药，也有中等内在拟交感活性，对心率和心排血量的抑制作用与无内在拟交感活性的β受体阻滞药噻吗洛尔、阿替洛尔和普萘洛尔相比，使心排血量减低20%左右，增加总外周血管阻力20%～30%，阻滞24h后的心排血量仍保持原下降水平，而总外周血管阻力趋向正常水平。相反，有内在拟交感活性的吲哚洛尔增加心排血量，总外周血管阻力下降至正常水平以下。慢性高血压病人长期使用阿替洛尔或醋丁洛尔均可显著改善心脏射血指数,逆转心室肥厚,继而改善心泵功能。

以上资料充分说明β受体阻滞药产生的负性肌力作用和心排血量降低与β受体阻滞有关,但对血流动力学的影响似与β受体阻滞药的内在拟交感活性更为密切相关。

(四)对充血性心力衰竭心肌的作用

自β受体阻滞药应用于临床以来,由于它的负性肌力作用可能有加重心力衰竭的危险,而一直被禁用于严重心功能低下的病人。近十几年来,使用β受体阻滞药于充血性心力衰竭(CHF)病人,其心功能不全引起的症状及预后反有改善,这对CHF的治疗学概念也有所转变。

大量研究证实衰竭心肌β受体密度的降低是由于受体总数量减少,而不是细胞内受体重新分布所致。衰竭心肌表面受体的反应性明显降低,这种反应性降低称为β受体的脱敏作用,此脱敏作用与心衰的严重程度呈正相关。心衰时 β_1 和 β_2 受体都可发生脱敏作用,但β受体密度下调主要为 β_1 受体,而 β_2 受体密度则相对正常。在衰竭心室肌区域和小冠脉结合点处,受体密度均有下调,主要是心内膜下肌细胞β受体密度的选择性降低。衰竭心肌的心内膜下受体密度为心包脏层的 $63\% \pm 5\%$,而正常心肌则为 $115\% \pm 6\%$,提示衰竭心脏的β受体为室壁分布的非均一性下调,它的机制与心衰时血中儿茶酚胺的增高和心肌局部NE的释放有关。此外也与心衰时心内膜和心包脏层的血流量和代谢需要的差异有关。β受体阻滞药能对抗CHF时血中儿茶酚胺增高引起的内源性β受体密度下调,并能逆转β受体的脱敏作用。对充血性心肌病患者右室心内膜的活检表明,长期应用β受体阻滞药可使心肌β受体密度明显增加。

β受体阻滞药治疗充血性心力衰竭的可能机制:①促使衰竭心肌细胞的β受体密度上调,恢复心肌对儿茶酚胺的敏感性;②纠正由于交感支配不均造成心室壁局部异常运动,从而恢复心肌舒缩协调性,改善心肌弛缓性、充盈和顺应性;③抑制交感神经介导的血管收缩和肾素-血管紧张素系统及血管升压素的释放及其继发效应;④降低血中儿茶酚胺,改善由于儿茶酚胺持久增高引起

的代谢和心血管损害;⑤降低心肌氧耗、乳酸释放以及心脏做功,并纠正衰竭心肌中异常的细胞内 Ca^{2+} 的作用。

(五)对冠脉血流量的作用

已证明冠状动脉的近端和远端都存在α和β受体,大的冠状动脉以 β_1 受体占优势,和 β_2 受体的比例为 $1.5:1$,小的阻力血管主要是 β_2 受体。交感-儿茶酚胺系统扩张冠状动脉的作用方式有两种:一种是通过β受体而引起血管扩张;另一种是继发于心肌耗氧量的上升,调节冠状血管阻力,称为"代谢性冠状血管扩张"。以上两种冠脉扩张均可为非选择性β受体阻滞药阿普洛尔和氧烯洛尔所阻滞。选择性 β_1 受体阻滞药普拉洛尔、阿替洛尔、美托洛尔,能否消除通过β受体的扩张冠脉作用,取决于血管壁上的受体属于 β_1 抑或 β_2 亚型。

麻醉开胸狗,给予普萘洛尔后冠脉血流量减少,同时出现心肌收缩力、心排血量和心率的降低。采用清醒不开胸狗进行实验,冠脉血流量无显著减少。因此认为麻醉开胸狗的冠脉血流量明显减少是由于交感神经紧张性增高所致。使动物心率保持不变的情况下,比较给普萘洛尔前后因应激而引起冠脉血流量的变化,结果发现给药后冠脉血流量明显减少,认为是由于心肌需氧量减少所致。从现有资料来看,影响冠脉血流量的因素可归纳为3个途径:①继发于心肌需氧量的减少。心肌血流量与需氧量之间存在着一种精确的平衡。凡降低心率和心肌收缩力的药物可减少冠脉血流量。虽无直接证据证明β受体的阻滞是影响"代谢性耦联",但较多的实验证明β受体阻滞药减少血流量是继发于心肌耗氧量的降低。用起搏维持心率,给予普萘洛尔后,冠脉血流量下降较允许心率减慢者的下降为少,而 dp/dt max 仍明显降低。因此,认为β受体阻滞药减少冠脉血流量是继发于心率减慢和心肌收缩力减弱以及耗氧量降低而实现的。②冠状动脉收缩是通过冠状动脉的α受体。麻醉开胸犬,保持恒定的冠状动脉内灌注压,给予普萘洛尔后呈现冠状动脉的收缩、血流量减少。应用α受体阻滞药酚妥拉明等,可对抗普萘洛尔的收缩作用。另一实验是在给予普萘洛尔后,刺激星状交感神经纤维引起冠状动脉收缩。一些变异型心绞痛病人使用普萘洛尔,因

冠状动脉过度反应而恶化。这种冠状动脉收缩可能是普萘洛尔阻滞了β受体，而α受体在内源性儿茶酚胺作用下，没有β受体的相反作用，因而表现出明显的冠状动脉收缩；也可能因冠状动脉粥样硬化，血管内皮细胞释放 NO 介导血管舒张功能受损，而导致血管收缩。③与β受体无关的直接作用。用犬股动脉血恒定灌流冠状动脉左旋支，在动脉内注入右旋、左旋或消旋普萘洛尔，引起冠状动脉阻力平均增加 16%～19%，有时先出现短暂的阻力减低后再增加。预先用利舍平处理，也不改变这种作用，但出现这种作用的原因尚不清楚。

(六)对神经内分泌及心脏的保护作用

高血压、心肌缺血乃至心力衰竭等都是一系列处于交感神经(SNS)和肾素-血管紧张素-醛固酮系统过度激活状态的疾病，其中，神经体液因子扮演着重要角色。在疾病的初期，患者还处于无症状的左心功能降低时，其体内的神经内分泌活化就开始发生，并随着心力衰竭症状进展而进一步增强。神经体液因子的过度释放，尤其是去甲肾上腺素、儿茶酚胺等的浓度升高，结果使全身动脉压升高，左室后负荷增加，引起心脏和血管重构；同时，机体的代偿功能又将产生大量儿茶酚胺，使心肌代谢增加，心率加快，心肌耗氧量增加，加重左室重构，最终使心脏明显扩大，导致心力衰竭，成为一种恶性循环。

随着对 SNS、RAAS 的深入认识，人们在治疗观念上有了彻底的更新。20 世纪 80 年代出现了血管紧张素转换酶抑制药，继而又对β受体阻滞药进行了重新评价。β受体阻滞药不再是单纯"三负"作用，它可以有效拮抗 SNS、RAAS 及过度激活的神经体液因子，在心血管疾病的恶性循环链中起到重要的阻断作用，它不仅通过降低血压、减慢心率、降低心肌耗氧量来保护心肌，而且通过对儿茶酚胺的抑制，把儿茶酚胺引起的心脏和外周恶性循环导致的不良后果降至最低。另外，由于其独有的抗心律失常作用，在预防心性猝死方面有不可取代的地位。上述作用机制使β受体阻滞药一跃成为强有力的心脏保护药，成为心血管界关注的焦点。

二、β受体阻滞药在心血管病治疗中的应用

(一)在慢性心力衰竭治疗中的应用

1.β受体阻滞药在治疗慢性心力衰竭中地位的确立 β受体阻滞药在慢性心力衰竭治疗中应用，初始考虑基于衰竭的心脏是处于一种能量"饥饿"的状态，是能量需求过度增加而产生供应的相对缺乏，应用β受体阻滞药长期治疗就可通过下述机制改善心力衰竭患者的能量平衡：减慢心率，使心室舒张时间延长，舒张期血流充盈时间增加；长期治疗可使心肌肥厚趋于消退；改善非酯化脂肪酸的氧化过程；抑制心室重构过程。

20 世纪 90 年代中、晚期 3 个全球性大规模应用β受体阻滞药治疗心力衰竭的临床研究(C1B1S-Ⅱ、MERIT-HF 及 COPERNICUS)的问世，进一步证明β受体阻滞药能显著地改善生活质量并降低病死率，符合心力衰竭治疗的最高目标。随着β受体阻滞药被写入心力衰竭指南，奠定了其在治疗慢性心力衰竭中的地位。

上述 3 个大型临床实验共收纳了近 9 000 例心力衰竭患者，包括所有轻、中、重度的各种病因(缺血与非缺血性)的慢性充血性心力衰竭，NYHA Ⅱ～Ⅲ级患者，LVEF<35%～40%，病情稳定者，结果均因β受体阻滞药大大降低总病死率(34%～35%)和猝死率(41%～45%)，并明显改善预后而提前结束。而且也强调指出，治疗时应尽量用到靶剂量，这样才具有最强的降低心肌耗氧量的作用，发挥β受体阻滞药的最大效应。

2. 在慢性心力衰竭治疗中的适应证和不良反应 实践证明，β受体阻滞药适用于缺血性和扩张性、LVEF<40%，轻、中度(NYHA 分级：Ⅱ～Ⅲ级)CHF 患者。但失代偿期患者、依赖静脉注射正性肌力药物者以及支气管哮喘、阻塞性呼吸道疾病、严重心脏传导阻滞等症状者禁用。CHF 早期，关键是靠肾上腺素能的活性作用来保持心排血量和周围血管灌注。严重 CHF 患者服用β受体阻滞药，特别是那些能减弱心肌收缩力的β受体阻滞药时，不良反应会增加。治疗中常见的反应是低血压引起的头晕、疲劳、轻度头痛、心力衰竭恶化、心动过缓及传导阻滞等。对于那些靠肾上腺素能的活性作用来维持的 CHF 患者，如果减弱了这种神经活性则会促使心力衰竭

恶化。但＞90％的患者临床症状稳定，初始用量小，且递增剂量慢，都会有很好的耐受。美国心力衰竭研究计划中报道卡维地洛组引起的心力衰竭恶化的副作用低于安慰剂组，由于卡维地洛具有扩张血管作用，对那些水肿已消退或血压基线值低的患者，其引起的头晕、低血压发生率更高，但这种不良反应能逐渐减弱，且持续时间缩短。

总之，大规模临床试验结果显示，在 ACEI、利尿药和强心苷的常规治疗中，加用 β 受体阻滞药能明显改善 CHF 患者的症状，降低患者病死率及猝死率，提高患者生存率。而不同 β 受体阻滞药对心脏作用的差异也越来越多地被研究。

（二）在冠心病治疗和预防中的作用

心肌缺血是心肌的氧供应和需求之间的不平衡造成的。抗缺血治疗策略中的两方面是降低心肌耗氧量，增加心肌供血，以达到供需平衡，改善心肌缺血，而在冠心病常用 3 种药物（钙通道阻滞药、β 受体阻滞药和硝酸盐类）中，β 受体阻滞药具有最强的降低心肌耗氧量的作用。因此，β 受体阻滞药在冠心病（包括急性心肌梗死、心绞痛）治疗中同样处于十分重要的地位。此外，β 受体阻滞药的早期应用将拮抗儿茶酚胺的致心律失常作用；提高室颤阈；抗血小板聚集和减轻心脏血管损害；降低心肌再梗死率，改善梗死后左室重构。

1. 急性心肌梗死的早期治疗及二级预防20 世纪 80 年代以来，急性心肌梗死治疗的主攻方向是限制和缩小梗死面积，保存左心室功能，预防严重泵衰竭和心源性休克的发生。

β 受体阻滞药正是基于此种目的早在 20 世纪 70 年代就被用于急性心肌梗死的治疗。在梗死的最初几个小时，β 受体阻滞药可以通过减慢心率、降低体循环动脉压、减低心肌收缩力来减少心肌耗氧量。

挪威噻吗洛尔（Timolol）的试验，研究 β 受体阻滞药噻吗洛尔对急性心肌梗死后患者病死率和再梗死的影响。共入组 1 884 例患者，在起病 7～28d 开始接受治疗。结果显示：治疗 33 个月后，噻吗洛尔较安慰剂组累积病死率降低 45％（$P <$ 0.001）。研究结果指出，长期使用 β 受体阻滞药能降低急性心肌梗死存活者的病死率，包括心脏猝死引起的死亡。

斯德哥尔摩美托洛尔试验，301 例急性心肌梗死患者 48h 随机分组，分别接受安慰剂和美托洛尔治疗，研究心肌梗死存活者心脏性猝死的累积发生率，随访 3 年，结果显示美托洛尔组非致死性再梗死发生率危险较安慰剂组降低 42％，美托洛尔组的生存曲线在服药即刻即与安慰剂组生存曲线分离，这说明应用美托洛尔越早受益越快。

TIMI-II 研究急性心肌梗死入院患者，入院后立即静脉注射美托洛尔 15mg 后口服 50mg，每天 2 次，继而改为 100mg，每天 2 次，与那些急性事件后 6h 开始口服美托洛尔治疗的患者相比，其继发非致命性再梗死和再缺血的发生率降低。在早期（即症状发作后 2h）受治患者中，其复合终点指标（死亡或再梗死）在即刻静脉应用美托洛尔的患者中少于未静脉使用美托洛尔者。

Hjalmarson 等也发现急性心肌梗死患者入院后立即注射美托洛尔（每 5min 5mg 至总量 15mg），随之 100mg，每天 2 次，口服 3 个月，能减少室颤的发生，降低病死率。

1997 年，英国学者通过对 76 个有关 β 受体阻滞药影响急性心梗病死率的随机对照试验进行荟萃分析，评价 β 受体阻滞药的 4 个特点，即 β_1 选择性、内源性拟交感活性、脂溶性及膜稳定性，与急性心肌梗死疗效之间的关系。结果发现有 β_1 选择性和脂溶性、无内源性拟交感活性者能更有效地降低 1 周病死率、远期病死率及再梗死率。

故 1999 年公布的 ACC/AHA 急性心肌梗死治疗指南中指出：对急性心肌梗死发作 12h 内，并且无 β 受体阻滞药治疗禁忌证的患者，无论是否同时做溶栓治疗或直接做经皮腔内冠状动脉成形术（PTCA），以及无 ST 段抬高的 AMI 均应立即使用 β 受体阻滞药。它不仅可使住院期间死亡或非死亡性再梗死/心脏骤停的合并发生危险度下降，也可使远期病死率、猝死率明显降低，是急性心肌梗死后二级预防中不可缺少的药物，原则上应终身服用。

2. 有最显著的改善心肌缺血作用 TIBBS 比索洛尔全部缺血负荷研究，全部评价了比索洛尔（10mg，每天 1 次）和缓释硝苯地平（20mg，每天 2 次）对稳定型心绞痛患者心肌缺血发作和分布的作用。研究共收纳了 330 例稳定心绞痛患者，Holter 监测记录无痛性和症状性缺血发作的次数、时限及昼夜分布。结果显示早期缺血发作次数、48h 总缺血时间、总缺血负荷、晨间高峰缺血、发作次数均较缓释硝苯地平组明显减少（$P<0.001$）。随访 1 年，事件发生率显著低于缓释硝苯地平组。

在 TIBBS 的小样本亚组中比较了单独应用比索洛尔和硝酸异山梨酯降低稳定型心绞痛患者缺血发作的次数，结果显示单独用硝酸异山梨酯对清晨心肌缺血发作高峰无效，而比索洛尔可明显降低发作高峰。

上述临床研究进一步证明，在心绞痛治疗中 β 受体阻滞药具有较其他两类药（钙通道阻滞药和硝酸盐类）更优越的防治作用，是最基本的一线用药。

（三）高血压的治疗

高血压是冠心病的独立危险因子，是心脏病之首，并可与其他危险因子协同作用。因此，有效正确的抗高血压治疗能使心肌梗死和心力衰竭的总危险性降低。

β 受体阻滞药可与儿茶酚胺竞争，降低交感神经张力，提高血管平滑肌对扩血管药物的敏感性，使心率减慢，心排血量减少，产生降压作用。在 5 大类抗高血压药物中，只有 β 受体阻滞药（另外包括非二氢吡啶类）是可以降低心率的。心率的增快对心脏有潜在的害处，因此，降低心率对心脏有重要保护作用。笔者认为理想心率应为 $60\sim70/min$。对临床伴有心率增快的高血压（$>70/min$），应首选药物 β 受体阻滞药，在控制血压的同时减慢心率。

β 受体阻滞药是原发性高血压初始治疗的首选药物之一，对交感活性增强、静息心率较快的中、青年高血压或合并心绞痛患者，能减少其冠心病事件和病死率；对于老年高血压患者还能显著降低脑卒中的发病率及病死率。

MAPHY 研究在 3 234 例未经治疗的高血压患者中进行。采用随机、开放、平行对照设计的一级预防试验，评价美托洛尔作为起始治疗能否比噻嗪类利尿药更大幅度地降低病死率。在长达 10.8 年的随访后美托洛尔治疗组总病死率较利尿药组降低 22%，其中主要是由于死于冠心病和卒中者减少。亚组分析研究，美托洛尔治疗组降低心血管猝死率达 30%。

WHO/ISH 组织的 BPLT 临床试验协作研究（blood pressure lowering trialists' collaboration）纳入了 30 个大型临床研究，以便进一步全面评价有关高血压的治疗问题。2000 年公布了第一轮分析结果，其中对不同种类的降压药物效果比较分析发现：血管紧张素转换酶抑制药（ACEI）、钙通道阻滞药与传统的降压药物（β 受体阻滞药和利尿药）在得到相同降压益处的同时，对总病死率及脑血管事件发生率的降低无显著性差异。

在 20 世纪 60 年代，β 受体阻滞药已被证实能降低高血压患者心血管总病死率和猝死率。最新的美国国家联合委员会研究（JNC-VI）指出：原发性高血压治疗初始，如果无应用其他药物指征，应选用利尿药或 β 受体阻滞药，无效或不能耐受，再用 ACEI、钙通道阻滞药、α 受体阻滞药。大量随机对照临床实验表明，这 2 种药物能降低患者的发病率及病死率。

高血压和糖尿病是致命的组合，糖尿病患者中 40%～50% 合并高血压，而非糖尿病人群仅为 20%。高选择性 $β_1$ 受体阻滞药不但可以阻断 $β_1$ 受体，防治微血管和大血管并发症，而且还可将非选择性 β 受体阻滞药的不良反应降到最低。大型 UKPDS 研究发现阿替洛尔至少与卡托普利同样有效地降低 2 型糖尿病和高血压患者的主要心血管终点。在以下 7 个一级临床终点，两种药物无统计学显著差异：糖尿病相关的死亡、全因死亡、任何糖尿病相关的终点、心肌梗死、脑卒中、外周血管疾病和微血管疾病。而且所有终点均存在 β 受体阻滞药比 ACEI 有利的趋势。

（四）在其他方面的心脏保护作用

1. 心肌病　β 受体阻滞药对肥厚梗阻型心肌病（HOCM），可显著减轻左室流出道梗阻，改善心脏舒张功能，增加心搏量，改善劳力型心绞痛、呼吸困难及先兆晕厥，并降低猝死率。与非二氢吡啶类的钙通道阻滞药同样被视为 HOCM 的一线用药。

β 受体阻滞药首次用于心力衰竭治疗的研究报道是在扩张型心肌病中进行的。有报道称，小剂量美托洛尔可减少扩张型心肌病患者猝死发生率，长期口服对心功能也有改善。有资料表明卡维地洛可实质性地降低扩张型心肌病患者的病死率。

2. **介入性治疗和β受体阻滞药** 一项前瞻性、非随机化的研究证实,冠脉介入治疗前应用β受体阻滞药对心脏有保护作用,表现为介入治疗后心肌型肌酸激酶同工酶(CK-MB)释放减少,而且术后中期病死率降低。

3. **心脏手术** 准备进行较大血管手术的患者在术中及术后均应服用β受体阻滞药。有研究发现,大血管手术后的短期内心源性病死率为1.6%～3.3%,这反映了外周血管疾病和其他心脏疾病的潜在关系。DECREASE 研究针对围手术期使用β受体阻滞药能否减少血管手术高危患者心源性死亡和非致死性心肌梗死的发生。结果显示,随访 1 个月,比索洛尔治疗组较对照组发生心源性死亡和非致死性心肌梗死减少。随访 2 年,远期心源性死亡和心肌梗死发生减少。

综上所述,β受体阻滞药在心血管的各个方面都起着重要的作用,通过拮抗儿茶酚胺这一核心机制,对心脏疾病起着不容忽视的保护作用。它能减缓导致冠脉阻塞和随后的缺血性死亡和室性心律失常的过程;心绞痛和(或)高血压等危险患者服用后,能降低冠脉事件的发生率和(或)严重程度;在急性心肌梗死时具有即刻改善预后以及长期改善心肌梗死后患者预后的作用,有助于防止再梗死和以后的并发症,如心力衰竭和猝死。

从其临床角度来说,β受体阻滞药确实能称之为全面有力的心脏保护药物,其在各方面并不亚于 ACEI。在现今 ACEI 被称为首要心脏保护药物的年代,我们也不可忽视β受体阻滞药的重要作用,广大医师很有必要重新认识一下其在心血管病治疗中的地位,这将会给患者带来益处。

(黄先勇)

参 考 文 献

1 陈 瑾,胡大一,张 麟. 卡维地洛对心脏 β_1、β_2 和 α_1 受体自身抗体及心功能的影响. 中华心血管病杂志,2005, 33 (6):498—501

2 吴学思. β-受体阻滞剂在心力衰竭治疗中不可取代的作用. 中华老年多器官疾病杂志,2005,4 (4):256—258

3 Cleland JG, Charlesworth A, Lubsen J, et al. A comparison of the effects of carvedilol and metoprolol on well-being, morbidity, and mortality (the "patient journey") in patients with heart failure: a report from the Carvedilol Or Metoprolol European Trial (COMET). J Am Coll Cardiol, 2006, 47 (8):1603—1611

4 Opasich C, Boccanelli A, Cafiero M, et al. Programme to improve the use of beta-blockers for heart failure in the elderly and in those with severe symptoms: Results of the BRING-UP 2 Study. European Journal of Heart Failure, 2006, 8(6): 649—657

5 Gersony DR, McClaughlin MA. The effect of beta-blocker therapy on clinical outcome in patients with Marfan's syndrome: A meta-analysis. International Journal of Cardiology, 2007, 114(3): 303—308

6 Halonen J, Hakala T, Auvinen T, et al. Intravenous administration of metoprolol is more effective than oral administration in the prevention of atrial fibrillation after cardiac surgery. Circulation, 2006, 114 (1 Suppl):I1—4

7 Khan MN, Pothier CE, Lauer MS. Chronotropic incompetence as a predictor of death among patients with normal electrograms taking beta blockers (metoprolol or atenolol). Am J Cardiol, 2005, 96 (9): 1328—1333

8 Kramer JM, Hammill B, Anstrom KJ, et al. National evaluation of adherence to beta-blocker therapy for 1 year after acute myocardial infarction in patients with commercial health insurance. Am Heart J, 2006, 152 (3):454. e1—8

9 Gottlieb SS, Khatta M, Friedmann E, et al. The influence of age, gender, and race on the prevalence of depression in heart failure patients. J Am Coll Cardiol, 2004, 43 (9):1542—1549

10 Figulla HR, Krzeminska-Pakula M, Wrabec K, et al. Betaxolol is equivalent to carvedilol in patients with heart failure NYHA Ⅱ or Ⅲ: Result of a randomized multicenter trial (BETACAR Trial). International Journal of Cardiology, 2006, 113(2): 153—160

11 Yang H, Raymer K, Butler R, et al. The effects of perioperative β-blockade: Results of the Metoprolol after Vascular Surgery (MaVS) study, a randomized controlled trial. American Heart Journal, 2006,152

（5）：983—990

12 van Melle JP，Verbeek DEP，van den Berg MP，*et al*. Beta-blockers and depression after myocardial infarction：a multicenter prospective study. Journal of the American College of Cardiology，2006，48（11）：2209—2214

13 Mostaza-Prieto JM，Martín-Jadraque L，López I，*et al*. Evidence-based cardiovascular therapies and achievement of therapeutic goals in diabetic patients with coronary heart disease attended in primary care. American Heart Journal，2006，152（6）：1064—1070

14 Liu J，Liu ZQ，Yu BN，*et al*. Beta1-Adrenergic receptor polymorphisms influence the response to metoprolol monotherapy in patients with essential hypertension. Clin Pharmacol Ther，2006，80（1）：23—32

15 Emery M，López-Sendón J，Steg PG，*et al*. Patterns of use and potential impact of early β-blocker therapy in non-ST-elevation myocardial infarction with and without heart failure：The Global Registry of Acute Coronary Events. American Heart Journal，2006，152（6）：1015—1021

16 McCullough PA. Failure of β-blockers in the reduction of perioperative events：Where did we go wrong? American Heart Journal，2006，152（2）：815—818

17 Thürmann PA，Haack S，Werner U，*et al*. Tolerability of β-blockers metabolized via cytochrome P450 2D6 is sex-dependent. Clinical Pharmacology & Therapeutics，2006，80（5）：551—553

18 Adamson PB，Gilbert EM. Reducing the risk of sudden death in heart failure with β-blockers. Journal of Cardiac Failure，2006，12（9）：734—746

19 Poldermans D，Bax JJ，Schouten O，*et al*. Should major vascular surgery be delayed because of preoperative cardiac testing in intermediate-risk patients receiving beta-blocker therapy with tight heart rate control? J Am Coll Cardiol，2006，48（5）：964—969

20 von Känel R，Begré S. Depression after myocardial infarction：unraveling the mystery of poor cardiovascular prognosis and role of beta-blocker therapy. Journal of the American College of Cardiology，2006，48（11）：2215—2217

21 Sheldon R，Connolly S，Rose S，*et al*. Prevention of syncope trial（POST）：a randomized，placebo-controlled study of metoprolol in the prevention of vasovagal syncope. Circulation，2006，113（9）：1164—1170

22 Sheppard R，Behlouli H，Richard H，*et al*. Effect of gender on treatment，resource utilization，and outcomes in congestive heart failure in Quebec，Canada. Am J Cardiol，2005，95（8）：955—959

23 Sherwood MB，Craven ER，Chou C，*et al*. Twice-daily 0.2% brimonidine-0.5% timolol fixed-combination therapy vs monotherapy with timolol or brimonidine in patients with glaucoma or ocular hypertension：a 12-month randomized trial. Arch Ophthalmol，2006，124（9）：1230—1238

24 Mishra，TK，Swain S，Routray SN. Peripartum cardiomyopathy. International Journal of Gynecology & Obstetrics，2006，95（2）：104—109

25 Dziedzic T，Slowik A，Pera J，*et al*. Beta-blockers reduce the risk of early death in ischemic stroke. Journal of the Neurological Sciences，2007，252（1）：53—56

26 Yang H，Raymer K，Butler R，*et al*. The effects of perioperative beta-blockade：results of the Metoprolol after Vascular Surgery（MaVS）study，a randomized controlled trial. Am Heart J，2006，152（5）：983—990

第66章 肾素-血管紧张素转换酶抑制药的应用

Chapter 66

肾素-血管紧张素系统（RAAS）在血压调节及电解质和体液平衡中起重要作用。早在1954年Skeggs等首先发现血管紧张素转换酶，并且证明血管紧张转换酶可以使血管紧张素Ⅰ转变为血管紧张素Ⅱ。在1965年Ferreira从巴西具窍蝮蛇的蛇毒中分离出一种具有激活缓激肽、抑制血管紧张素转换酶（ACE），和明显降压作用的九肽物质——壬肽抗压素（teprotide）。但壬肽抗压素只能静脉使用，口服无效。直到1977年才由Ondetti首先介绍口服血管紧张素转换酶抑制药卡托普利（captopril）。在1982年卡托普利正式作为第一代ACEI用于治疗高血压，并获得良好的疗效。目前ACEI制剂广泛应用于心血管疾病各个领域，发展非常迅速，已有20多种制剂可供临床上选择应用。

RAAS中主要的升压物紧张素Ⅱ（AngⅡ）的作用在成熟的组织中都是通过AT₁受体介导的。20世纪70年代出现的AT₁肽类拮抗药沙拉新（saralasin）因其短效，无口服活性和有部分激动药特征，限制了临床应用。20世纪80年代以来，新型非肽类血管紧张素Ⅱ受体拮抗药（angiotensionⅡ receptor antagonist）可口服，具有高度选择性，为高血压的防治提供了新途径。该药作用平稳，副作用少，对糖、脂类代谢无不良影响。

一、ACEI药理学

1. 作用机制　ACEI作用的机制是抑制血管紧张素转换酶Ⅰ向转换酶Ⅱ转变，同时抑制缓激肽降解，激活环前磷脂酶经花生四烯酸连锁反应而生成舒张血管的前列腺素；它还使小动脉对其他加压物质反应减弱，副交感神经活性增强。转换酶的活性部位是锌，转换酶抑制剂与锌结合，发挥抑制转换酶的作用。

2. 药理作用　ACEI的药理作用尚未完全阐明，一般认为ACEI的主要药理作用包括：

（1）抑制ACE的活性，使血管紧张素Ⅰ转变为血管紧张素Ⅱ受阻，使循环和组织内的血管紧张素Ⅱ减少，醛固酮水平降低，使血管扩张，水钠潴留减轻。

（2）抑制激肽酶Ⅱ，使激肽降解灭活受阻，局部组织中激肽含量增加；此外，ACEI还能加强外源性激肽的活性作用，使血管扩张。

（3）ACEI使前列腺素合成增多，使前列腺素E及其代谢产物增加，促使血管扩张。

（4）ACEI直接扩张冠状动脉，增加心肌灌注。

（5）ACEI使交感神经介导的血管收缩作用减弱，增强副交感神经的兴奋性，对压力感受器影响较小，抑制去甲肾上腺素的释放。

（6）ACEI增加高密度脂蛋白水平，降低血清胆固醇和三酰甘油水平，减少脂质向血管内膜转移和抑制粥样斑块的活动，具有防止动脉粥样硬化的作用。

（7）某些ACEI制剂，如卡托普利，增加机体对胰岛素的敏感性，降低血胰岛素水平，改善组织能量代谢，促进葡萄糖的利用，减少胰岛素抵抗。

3. ACEI生理作用　目前在动物实验及临床研究中，可以发现ACEI有以下作用：

（1）降压、抗心肌肥厚作用。ACEI能降低心脏前后负荷，恢复心肌早期舒张功能，阻断血管的肌源性反馈调节,激活心脏抗肥厚机制。

(2)抗心肌纤维化作用。在治疗高血压大鼠中发现心肌胶原蛋白的密度减少,胶原蛋白的合成减少。因此,认为 ACEI 有抗心肌肥厚、抗心肌纤维化作用。而 ACEI 的抗肥厚和抗心肌纤维化作用可减少室性心律失常的发生,改善心肌的电生理学特性。

(3)抗血管内皮失调功能。ACEI 恢复血管内皮功能,减少单核巨噬细胞的浸润,使血管内皮及平滑肌功能恢复,对高血压患者有减轻和预防动脉粥样硬化的作用。

(4)抗蛋白尿作用。ACEI 可增加肾小球灌注,改善肾脏循环。

(5)改善细胞对胰岛素的敏感性。

(6)有清除自由基的作用。

4. 存在问题　ACEI 化学专一性差。由于 ACE 不仅使血管紧张素 Ⅰ 转化为血管紧张素 Ⅱ,还可使阿片受体和激肽类降解,因此寻找专一的血管紧张素 Ⅰ 转换酶抑制药是以后研究方向。现有药物不能通过血-脑屏障,对脑内肾素血管紧张素系统无作用。组织选择性差。由于心、肾等不同器官的肾素-血管紧张素系统作用不同,但目前尚无器官选择性的 ACEI。血管紧张素 Ⅰ 亦有活性,因此肾素抑制药似比 ACEI 好,但目前尚无肾素抑制药比 ACEI 更好的报道。

二、常用 ACEI 药物

1. 分类　ACE 的活性部位是锌,ACEI 与锌结合发挥抑制 ACE 的作用。以锌做配位体的药物有:①含巯基的卡托普利;②含羧基的依那普利;③含磷基的福辛普利。根据作用时间长短,可分为短效类的卡托普利,中效类的喹那普利,长效类的依那普利。

2. 常用药物　ACEI 的种类很多,主要有开博通(卡托普利)、依那普利(苯酯丙脯酸)、赖诺普利(lisinopril)等,后者为依那普利的赖氨酸衍生物,其比较见表 66-1。

(1)卡托普利:是第一个被批准并广泛用于临床的 ACEI,属于非前体药,含有巯基,有直接抑制 ACE 的作用。口服吸收良好,但受进食影响,空腹服用吸收 60%～75%,饭后服用吸收 30%～40%。其生物利用度 75%～91%,血浆蛋白结合

率 20%～30%,血浆半衰期 4～6h,服药后 0.8～0.9h 达血药高峰。自胃肠吸收后约 50% 在人体进行代谢,大部分在血中氧化为二硫化物,小部分在肝、肾甲基化。大约 50% 以原形经肾排泄,粪便中排泄 16%。肾功能障碍时排泄慢,血浆半衰期长,血药浓度高。治疗高血压常用量,肾功能正常时 12.5～25mg,每日 2 次,饭前 1h 口服。对肾功能减退者(肌酐清除率 30～50ml/min)和老年患者,首次可试服 6.25mg,尔后酌情逐渐加量。

表 66-1　三种 ACEI 的比较

	卡托普利	依那普利	赖诺普利
锌配位体	巯基	羧基	羧基
口服吸收	75%	60%	30%
生物利用度	70%	40%	25%
起效时间(h)	0.5～1	1～2	2～4
高峰时间(h)	0.8	1.4	7
作用时间(h)	3～4	12～24	24
终末半衰期(h)	2	>30	>30
蛋白结合度	30%	50%	不清楚
排泄途径	肾	肾	肾

(2)依那普利:是一含羧基的长效 ACEI。属于前体药,在体内通过代谢转变成二羧酸形式后才发挥其药理作用。抑制 ACE 作用比卡托普利强 5～10 倍,起效慢,作用时间长,一次给药 ACE 抑制可持续 24h。口服吸收快,不受食物影响,其生物利用度 40%～60%,血浆蛋白结合率 60%,血浆半衰期 5h,服药后 2～6h 达血药高峰。其主要经肾排泄,约 50% 以活性物形式经尿排泄,治疗高血压常规剂量 5～20mg,每日 2 次口服。

(3)培哚普利:属前体药,与依那普利类似。口服后抑制 ACE70% 的活性持续 24h,每日 1 次给药即可。口服吸收快,其生物利用度 60%～95%,血浆蛋白结合率 18%,终末半衰期 27～33h。代谢产物主要经肾排泄。治疗高血压常用量 4～8mg,每日 1 次服药。

(4)赖诺普利:属于非代谢类药,含羧基的长效 ACEI。口服后不经过代谢,直接对 ACE 起到抑制作用。口服吸收慢,其生物利用度 25%,血浆蛋白结合率不足 10%,血浆半衰期 13h,终末半衰期 30h,服药后 5h 达血药高峰。主要经肾排泄,以原形经肾排出。治疗高血压初始剂量 5～

10mg，每日 1 次口服，尔后根据血压情况逐渐调整剂量，可增加到 20～40mg/d。

（5）贝那普利：属前体药，与依那普利类似。对 ACE 抑制比依那普利、赖诺普利强。口服吸收快，其生物利用度约为 37%，血浆初始半衰期 3h，终末半衰期 24h，服药后 4h 达血药高峰。经肝脏代谢，肝、肾双通道排泄。可用于高血压合并肾功能不全者。治疗高血压常用量 10～20mg，每日 1 次。

（6）雷米普利：属于前体药，与依那普利相似的长效抗高血压药。对心肌与血管组织亲和力强，对组织中的 ACE 抑制比依那普利强。口服经肠道吸收约 60%，其生物利用度 54%～65%，血浆蛋白结合率 73%，血浆半衰期 13～17h，服药后 2.5h 达血药高峰。代谢产物主要经肾脏排泄。治疗高血压从小剂量开始 1.25mg 每日 1 次，可逐渐加量至每日 2.5～7.5mg。

（7）福辛普利：属于前体药，是目前唯一的含磷酸基的 ACEI。其亲脂性强。口服后主要在回肠吸收。其生物利用度 25%，血浆蛋白结合率 95% 以上，血浆半衰期 12h，服药后 3h 达血药浓度高峰。经肝、肾双通道排泄，因此肾功能障碍或因衰老肾功能低下时，可经肝排泄，较少引起蓄积，一般不需减量。治疗高血压常用量每日 10～20 mg，1 次给药。

三、ACEI 的临床应用

1. 应用范围

（1）高血压：原发性高血压，肾血管性和肾实质性高血压；尤其适合于伴有冠心病、糖尿病、高脂血症的高血压。ACEI 有明显的降压作用，Enalipril 的有效率达 74%；其优点是可使左室肥厚退缩，减少日后发生心力衰竭或其他心血管并发症的可能，且不影响左室功能。双侧肾动脉狭窄时，由于可使入球小动脉收缩，血流量减少，故最好不用。

（2）心力衰竭：有或无症状、左室收缩功能异常的患者。

（3）缺血性心脏病：冠心病、心绞痛、急性心肌梗死等。对缺血和再灌注心肌有保护作用，使冠状动脉扩张，清除氧自由基，缩小心肌梗死面积，减少并发症。

2. ACEI 与血小板功能 近来有学者观察卡托普利对血小板聚集和血栓素 A$_2$ 的作用，结果发现无论其来自肾上腺素还是 ADP 或胶原所诱导，均受抑制。卡托普利抑制血小板聚集和抑制血管收缩物质 TXA$_2$ 的释放是其保护心脏作用中的一个因素。

3. ACEI 与硝酸甘油耐受性 硝酸盐类在缺血性心脏病中较常用，但缺点之一为其耐药性。硝酸甘油与平滑肌中的巯基相互作用，产生 S 亚硝基硫醇，从而激活鸟苷酸环化酶，导致细胞内 cGMP 增多，结果平滑肌松弛，血管扩张。硝酸盐类耐药性的机制至今未明，但相信至少部分与巯基储备的缺失和利用减少有关。所以含巯基的卡托普利可恢复硝酸酯类的敏感性。

4. 在 ACEI 治疗中，换一种 ACEI 药物是否能减低咳嗽的发生率 在一项随机双盲的前瞻性比较研究中，患者在以前使用 ACEI 时都曾经有持续性干咳病史。这些患者虽服用福辛普利或依那普利治疗，两药剂量均可产生相近的抗高血压作用，但福辛普利组的所有患者咳嗽发生及频率以及干咳的累计评分值要显著低于依那普利组。此外，与依那普利组相比，福辛普利组患者夜间咳嗽的评分值也明显降低，提示依那普利治疗的患者更有可能会在晚上、睡眠期间或整天出现咳嗽。

对咳嗽亚组的分析表明，换用福辛普利者咳嗽的发生频率低于继续服用依那普利的患者。这说明在相当的有效剂量下，不同种类的 ACEI 引发患者出现咳嗽可能会各不相同。新近完成的一项研究结果发现，使用喹那普利出现咳嗽的患者转用福辛普利进行治疗后，咳嗽症状得以缓解，又重新使用喹那普利，咳嗽症状也随之再次出现。

所以，对于高血压或其他的临床适应证来说，患者在使用某一种 ACEI 进行治疗的过程出现咳嗽，与停用所有的 ACEI 相比，改用另一种 ACEI（福辛普利）治疗时，也可能会减轻咳嗽。

5. 咳嗽对老年肺炎患者有利 ACEI 的不良反应——咳嗽，对老年肺炎患者却是有利的一面。老年人的肺炎发病率较高，由于症状多不典型，故易转为重症，属难治性，占老年人直接死因的第一位。近来有研究表明，对老年医院中住院的老年患者进行的对照研究结果表明，服用血管紧张素转换酶抑制药可减少老年人肺炎的发病率。

日本学者冈石 1996 年 7 月—1997 年 6 月间以老年医院 55 例＞65 岁的肺炎患者为对象（平均年龄 81.8 岁，男 10 例，女 45 例），按用药分成 3 组：Ⅰ组单用 ACEI；Ⅱ组单用钙拮抗药，Ⅲ组未用降压药。又以性别、年龄相匹配的非肺炎患者 220 例作为对照组。在比较两大组的慢性并发症和用药后发现，与肺炎发病率明显增高的相关因素有卧床、低白蛋白血症、痴呆、既往肺疾病史。另一方面，与肺炎发病明显减低相关的因素是服用 ACEI 和抗酸药。研究还比较了各种降压药与肺炎发病危险的关系，经多元逻辑回归分析并校正后发现，如将未给降压药的肺炎发病病例作为 1.0，则按受 ACEI 者的相对危险为 0.35（95％可信区间 0.15～0.97）。由此可见，ACEI 是老年人肺炎的独立预防因子。

老年人的肺炎发病主要同防御感染能力低下和咳嗽、吞咽反射低下有关；而 ACEI 的不良反应——咳嗽是临床上棘手问题，但这对老年人肺炎来说却是有利的一面。

6. 用药原则

①应从小剂量开始；②为维持 24h 药物浓度，应将药物分次或一次服用；③剂量和效应一般成正比，但不完全是这样；④对 ACEI 的反应取决于体内肾素-血管紧张素-醛固酮系统活性，活性高的病人效果好；⑤用药个体化。ACEI 药动学和药效往往不呈一致关系，测定血药浓度意义一般不大；⑥联合用药可减少并发症；⑦肾功不全患者应减量，忌用于双侧肾动脉狭窄患者。

四、ACEI 与急性心肌梗死的治疗

1. 临床试验研究　近 10 年来，国际上先后完成了 9 个大型多中心随机对照临床试验，比较客观地评价了 ACEI 治疗心肌梗死的疗效，肯定了 ACEI 在预防或改善心肌梗死左室重塑（重构）上的作用，提高了病人生存率。这 9 个大型 ACEI 治疗心肌梗死试验，均是大样本，试验病人均在 1 000 例以上。①中国心脏研究（CCS-1）；②北欧依那普利生存研究（cooperative north scandinavian enalapril survival study，consensus-2，瑞典）；③心肌梗死长期生存评估研究（SMILE，意大利）；④心肌梗死干预试验-3（GISSI-3，意大利）；⑤国际心肌梗死生存研究-4（ISIS-4，英国）；

⑥左室功能不良研究（study of left ventricular dysfunction，SOLVD，美国）；⑦心室扩张生存试验（survival and ventricular enlargement following infarction，SAVE，美国）；⑧雷米普利心肌梗死研究（AIRE，英国）；⑨川哚普利心脏评估研究（TRACE，丹麦）。这 9 个试验研究规模很大，病例数最少为 1 556 例，最多达 58 050 例，9 个试验病人总数达 108 118 例，其中 ACEI 治疗组 54 072 例，对照组 54 046 例。

结果表明：①总病死率。除 Consensus-2 外，其余试验都表明 ACEI 可降低心肌梗死总病死率。②心力衰竭发生率。均表明 ACEI 可降低心肌梗死后心力衰竭发生率；除 ISIS-4 外，其他试验结果均有显著差异。③ CCS-1 治疗组室颤的发生率（2.9％）低于对照组（3.4％），差异接近显著（$P=0.08$）；其他心脏骤停事件也减少。④ISIS-4 显示治疗组心源性休克发生率为 4.6％，高于对照组（4.1％，$P<0.01$）；CCS-1 研究显示治疗组心源性休克发生率为 4.9％，高于对照组（4.4％，$P=0.11$）。⑤ISIS-4 显示治疗组高度房室传导阻滞发生率为 4.1％，高于对照组（4.5％，$P<0.001$）；CCS-1 显示治疗组高度房室传导阻滞发生率为 5.3％，高于对照组（5.0％，$P=0.65$）。⑥亚组病死率比较显示，急性期前壁梗死患者的病死率下降，而其他部位（下后壁、下壁、右室、非 Q 波性）心肌梗死病死率仅减少 1.5％，差异不显著。主要结论为 ACEI 在急性心肌梗死早期及后期使用都可以降低总病死率。ACEI 还降低心力衰竭事件的发生，早期使用轻度增加休克发生率。

2. 卡托普利的中国心脏研究　1997 年中国心脏研究的卡托普利对急性心肌梗死患者早期病死率和并发症影响的多中心临床试验表明，急性心肌梗死用药 4 周，治疗组总病死率较对照组减少 0.66％，即每治疗 1 000 例病人可能挽救生命 6 人，并显著减少心力衰竭事件。其机制是急性心肌梗死早期肾素-血管紧张素系统激活，血管紧张素Ⅱ可刺激左室重塑。卡托普利抑制循环及心肌组织血管紧张素Ⅱ生成，从而扩张血管，减轻心脏负荷；阻抑心肌梗死后左室重塑的发生或发展，减少室颤发生，进而减少心力衰竭事件。

卡托普利对前壁梗死者益处大，每治疗 1 000

例病人可挽救生命16人；尤其在发病6h内应用，其作用更大，每治疗1 000例病人可挽救生命40人，这似乎与溶栓疗效接近。卡托普利对下壁梗死作用不大。因此卡托普利对前壁与下壁梗死的作用存在差异。卡托普利对基础血压偏低者无益，而对血压正常或偏高者有益，这与其扩血管作用有关。卡托普利对心率缓慢者无益，但对心率正常或偏快者有益，心率≥100/min者，每治疗1 000例可挽救生命77人，这可能与其改善左心功能有关。治疗组用药后心率较对照组减慢，这可能与其增加迷走神经张力及改善心功能有关。

卡托普利治疗急性心肌梗死主要副作用是低血压，这主要是扩血管反应所致，其后果不像急性心肌梗死自然发生低血压那样严重，但在用药前及用药中仍需注意血压水平。总之，卡托普利早期治疗急性心肌梗死患者是安全和有益的，主要适用于前壁梗死，伴左心功能不全，血压正常或偏高，心率正常或偏快的患者。应从小剂量开始，视血压水平而渐加至目标量。急性期至少治疗4周，是否长期应用可根据左心功能等高危因素而定，对下壁梗死尤其血压不稳定者应慎用，对低血压、心动过缓（包括高度房室传导阻滞者）应禁用。关于卡托普利的用法，一般首剂6.25mg，2h后如无明显血压下降，予以第二剂12.5mg，如无低血压，则常规给药12.5mg，每日3次。

3. 适应证与禁忌证　ACEI治疗心肌梗死的适应证包括心肌梗死伴左心功能衰竭或临床心力衰竭，前壁梗死伴ST段抬高，大面积前壁梗死高危病人；对心率偏快，血压正常或偏高，未能溶栓治疗者也可考虑应用ACEI。AMI早期及后期应用ACEI均有益，早期应用好于晚期应用；3h内应用效果好于3h后应用者。给药方法为AMI早期初始用小剂量口服ACEI，密切观察血压，逐渐加至目标剂量。早期不宜静脉使用Enalapril。ACEI应在急性心肌梗死溶栓和抗血小板治疗后尽快使用，尽可能不与溶栓药及某些明显影响血压的药物同时使用，以免引起低血压。副作用主要是低血压，因此，选择病人时要注意血压水平，治疗过程中注意观察血压。

ACEI治疗心肌梗死相对禁忌证应该包括：①变态反应；②低血压，SBP< 13.3 kPa；③肾功不全；④休克。对于明显心动过缓、传导阻滞、下

壁或右室梗死伴血流动力学不稳定者应慎用。

五、血管紧张素Ⅱ受体阻滞药

1. 分类及药理作用　血管紧张素Ⅱ受体亚型至少有AT_1、AT_2、AT_3及AT_4 4种，目前了解最多的是AT_1和AT_2受体亚型。AT_1受体主要分布在人体的心脏、血管、肾脏、脑、肺及肾上腺皮质。其作用包括：血管收缩、心肌收缩、口渴、醛固酮释放、精氨酸血管紧张素胺释放、儿茶酚胺释放、调节液体量和促进细胞增殖。AT_2受体主要分布在人胚胎组织中，也有一些分布在成年人的脑、肾上腺髓质、子宫和卵巢。具有调节组织生长、促进分化及可能介导内皮细胞合成氧化亚氮扩张血管的作用。血管紧张素Ⅱ受体阻滞药的主要生理和药理学作用是通过AT_1受体亚型起作用的。目前已应用于临床或正进行临床试验的血管紧张素Ⅱ受体阻滞药都是AT_1受体阻滞药共有12种，可分为3类：①二苯四咪唑类，以Losartan（氯沙坦，商品名科素亚）为代表，还包括Candesartan、Irbesartan、ICID8731、FX739、SC-52458、L-158641、L-158809、Dup532等；②非二苯四咪唑类，以Eprosartan为代表，还有BIBR-2771等；③非杂环类，以Valsartan（缬沙坦，商品名代文）为代表。

这些阻滞药具有某些相同的药理学特点。即选择性阻断AT_1和AT_2受体亚型，其降压机制相似，通过阻断AT_1受体跨膜区的氨基酸的相互作用，并占据其螺旋空间而阻滞血管紧张素Ⅱ与AT_1受体结合，从而在受体水平上直接阻断血管紧张素Ⅱ，发挥其降压作用。因此长期应用不会引起药物蓄积和受体脱敏现象，亦不会影响自主神经对心率和血流动力学的调节，并能抑制血管紧张素Ⅱ介导的血管和心肌组织的重塑。

2. 常用药物

（1）氯沙坦（洛沙坦）：氯沙坦是第一个被批准的具有口服活性的AT_1受体阻滞药，对AT_1受体具有高亲和力、高选择性及高特异性，无激动剂活性及ACE抑制性。氯沙坦的活性代谢产物EXP 3174与AT_1受体有很强的亲和力，对AT_1受体拮抗作用更强。氯沙坦的大部分效用都来自EXP 3174。氯沙坦和EXP 3174的主要药动学特性：口服吸收良好，不受饮食影响，其生物利用度

33％,血浆半衰期 2h,血浆蛋白结合率 97.8％。氯沙坦及其代谢产物均由肾脏和经胆汁排泄。治疗轻、中度高血压常用量 50～100mg,每日 1 次口服。

(2)缬沙坦(valsartan,CGP48933):缬沙坦是一种非杂环类长效的 AT_1 受体阻滞药。在体内,缬沙坦无活性代谢产物,不必代谢即可发挥作用。其药动学特性:口服吸收快,但是受饮食影响,饮食可使其吸收率减少 40％。生物利用度 23％,血浆半衰期 9h,血浆蛋白结合率 95％,可通过胆汁(70％)和肾脏(30％)排泄。治疗高血压 80～160mg,每日单次口服。一般服药 4 周达降压最佳疗效。

(3)伊贝沙坦(Irbesartan,SR47436,BMS186295):伊贝沙坦是一种与氯沙坦同类,但比氯沙坦作用更持久的 AT_1 受体阻滞药,对 AT_1 受体的拮抗作用更强,对 AT_1 受体的亲和力较高,而不与 AT_2 受体结合。在体内不需要生物转化即有较强的 AT_1 受体拮抗作用。其药动学特点:口服吸收快,不受食物影响,生物利用度 70％,半衰期 11～15h,与血浆蛋白结合率 90％。伊贝沙坦没有活性代谢产物,它通过胆汁清除 80％,经肾脏排泄 20％。临床上治疗高血压 150～300mg/d,一次口服即可维持 24h 降压。与噻嗪类药合用增加降压疗效。

(4)康得沙坦(candesartan cilexetil,TCV-116):康得沙坦也是一种长效 AT_1 受体阻滞药,是一种前体药物,在体内转化为活性代谢产物 TV11974。目前被认为是最佳的口服抗血管紧张素Ⅱ活性药物。在兔主动脉中,康得沙坦与 AT_1 的结合力比氯沙坦高 80 倍,比氯沙坦活性代谢产物 EXP 3174 高 10 倍。其药动学特性:口服易吸收,不受食物影响,1.5～2h 即可达血药浓度高峰,口服生物利用度 42％,血浆蛋白结合率 99.6％,其自身及活性代谢产物的半衰期分别是 3.5～4h 和 3～11h。康得沙坦经肾脏清除 60％,胆汁排泄 40％。临床治疗高血压 4～16mg,每日一次服用,其降压作用与氯沙坦 50～100mg/d 相当。

(5)替米沙坦(telmisartan):替米沙坦是目前作用最持久的口服 AT_1 受体阻滞药,与 AT_1 受体结合有高度选择性,且为不可逆性结合。其药动学特性:口服吸收快,不受食物影响,生物利用度 43％,其平均清除半衰期 24h,与血浆蛋白结合率 99％。替米沙坦具有直接活性,很少转化,粪便排泄率 98％。治疗高血压常用量 40～80mg/d,单次口服。

(6)依普沙坦(eprosartan,SK-108566,teveten):依普沙坦是一种高选择性的 AT_1 受体阻滞药,口服吸收快,但受食物影响,依普沙坦与饮食同时服用时吸收率下降 25％,吸收时间延迟 1.5h。口服生物利用度 15％,其清除半衰期为 5～7h,与血浆蛋白结合率 98％。通过胆道(90％)和肾脏(10％)两条途径清除。由于该药只有少部分经肾脏排泄,因此对于肾功能不全的病人不必调整服药剂量。目前治疗高血压常规用量 400～800mg/d,分 2 次服用。

3. 临床应用　AT_1 受体阻滞药降压平稳,具有抑制左心室肥厚、肾脏保护和预防脑卒中的作用。单独应用治疗轻、中度高血压对收缩压和舒张压均有降压作用。与 ACEI、β 受体阻滞药、钙拮抗药以及利尿药相比,疗效相似。有良好的耐受性,可增加尿酸排泄,降低血尿酸。对血电解质、肌酐清除率、尿量或尿钠排泄无影响。与小量噻嗪类利尿药合用,可增加降压疗效。其不良反应轻微,理论上无咳嗽副作用,实际发生率远较 ACEI 低,特别适用于服用 ACEI 出现干咳的患者。

六、新型降压药

1. 肾素抑制药　通过特异性阻断 RAAS 级联反应的起始限速步骤,阻断 AngⅡ生成,发挥降压作用。抗肾素抗体是最早利用免疫方法提取的肾素抑制药,其降压作用与 ACEI 相当,但因具有抗原性,不能口服,限制了临床应用。肽类肾素抑制药如依那克林(enalkiren)、雷米克林(remikiren),其口服生物利用度低,且易为蛋白酶水解,只能静脉给药,也限制了临床应用。而新合成具有口服活性的非肽类的肾素抑制药 Aliskiren 则克服了上述缺点,且能有效减少正常人血浆 AngⅡ的水平和降低轻、中度高血压患者的血压。由于肾素抑制药特异性地作用于 RAAS 级联反应起始部位,使 RAAS 缺乏有效的可转换酶途径而阻断 AngⅡ生成,因此肾素抑制药可能比 ACEI 更有效,有望成为新型的降压药物。

2. 内皮素受体阻滞药　内皮素是由内皮细胞产生的具有强烈血管收缩作用的多肽。内皮素受体有两型:ET_A 和 ET_B。ET_A 主要位于血管壁的平滑肌细胞,介导缩血管作用,而 ET_B 则位于内皮细胞,介导 NO 和依前列醇的释放,产生舒血管作用。内皮素受体阻滞药根据其对受体的选择性不同,可分为选择性 ET_A 受体阻滞药和非选择性 ET_A/ET_B 受体阻滞药。可通过抑制内皮素水平升高而发挥降压作用。选择性 ET_A 受体阻滞药如 BQ123、BQ153 和 Darusentan。Nakov 等首次将 Darusentan 用于临床,进行多中心、双盲及平行对照研究,表明能显著降低高血压患者的收缩压和舒张压。非选择性 ET_A/ET_B 阻滞药如 Bosentan、Enrasentant 对 ET_A 受体具有很高的亲和力,能有效降压,还具有逆转左心室肥厚、保护心肌功能的作用。

3. T-型钙通道阻滞药　T-型钙通道主要分布于动脉壁及心脏起搏细胞,与心脏及血管的重塑密切相关。目前新研制的选择性 T-型钙通道阻滞药脉搏地尔(mibefradil),对 T 通道的阻滞作用是 L 通道的 $30\sim100$ 倍,能够舒张血管,降低血压,扩张冠状动脉,减慢心率,减慢传导,而无负性肌力作用。单独应用,与其他钙通道阻滞药相比副作用最小。但由于脉搏地尔与一些常用药物合用可产生致死性作用,因此目前已被停用。有待于进一步研究 T-型钙通道的生理功能,开发理想的 T-型钙通道阻滞药。

(孟庆义)

参 考 文 献

1　卢永昕. 血管紧张素转化酶抑制剂治疗心力衰竭的新观念. 中华老年多器官疾病杂志,2005,4 (4):253—255

2　吴　宁. 钙拮抗剂在慢性心力衰竭治疗中的地位. 中华心血管病杂志,2002,30 (7):445—446

3　Romén AV, Shamagian LG, Diéguez MAB, et al. Influence of sex on mortality in hospitalized patients with congestive heart failure and preserved or depressed systolic function. Revista Espanola de Cardiologia,2005,58(10): 1171—1180

4　Ishani A, Weinhandl E, Zhao Z, et al. Angiotensin-converting enzyme inhibitor as a risk factor for the development of anemia, and the impact of incident anemia on mortality in patients with left ventricular dysfunction. Journal of the American College of Cardiology,2005,45(3): 391—399

5　Westendorp B, Schoemaker RG, Buikema H, et al. Progressive left ventricular hypertrophy after withdrawal of long-term ACE inhibition following experimental myocardial infarction. European Journal of Heart Failure,2006,8(2): 122—130

6　Bhatt DL, Chew DP, Lincoff AM, et al. Effect of revascularization on mortality associated with an elevated white blood cell count in acute coronary syndromes. Am J Cardiol,2003,92 (2):136—140

7　Bosch J, Lonn E, Pogue J, et al. Long-term effects of ramipril on cardiovascular events and on diabetes: results of the HOPE study extension. Circulation,2005,112 (9):1339—1346

8　Butler J, Arbogast PG, Daugherty J, et al. Outpatient utilization of angiotensin-converting enzyme inhibitors among heart failure patients after hospital discharge. J Am Coll Cardiol,2004,43 (11):2036—2043

9　Doubeni C, Bigelow C, Lessard D, et al. Trends and outcomes associated with angiotensin-converting enzyme inhibitors. The American Journal of Medicine,2006,119(7): 616. e9—616. e16

10　Conti CR. Management of patients with acute myocardial infarction and end-stage renal disease. J Am Coll Cardiol,2003,42 (2):209—210

11　Thaker D, Frech F, Gil M. FDA adverse event reporting of ACEI and ARB associated angioedema. American Journal of Hypertension,2005,18(5): A116

12　Doubeni C, Bigelow C, Lessard D, et al. Trends and outcomes associated with angiotensin-converting enzyme inhibitors. Am J Med,2006,119 (7):616. e9—16

13　Tomiyama H, Motobe K, Zaydun G, et al. Insulin sensitivity and endothelial function in hypertension:A comparison of temocapril and candesartan. American Journal of Hypertension,2005,18(2):178—182

14 Healey JS, Baranchuk A, Crystal E, et al. Prevention of atrial fibrillation with angiotensin-converting enzyme inhibitors and angiotensin receptor blockers: a meta-Analysis. Journal of the American College of Cardiology, 2005, 45(11): 1832—1839

15 Kyrmizakis DE, Papadakis CE, Liolios AD, et al. Angiotensin-converting enzyme inhibitors and angiotensin Ⅱ receptor antagonists. Arch Otolaryngol Head Neck Surg, 2004, 130 (12):1416—1419

16 Latini R, Staszewsky L, Maggioni AP, et al. Beneficial effects of angiotensin-converting enzyme inhibitor and nitrate association on left ventricular remodeling in patients with large acute myocardial infarction: the Delapril Remodeling after Acute Myocardial Infarction (DRAMI) trial. Am Heart J, 2003, 146 (1):133

17 Al-Mallah MH, Tleyjeh IM, Abdel-Latif AA. Angiotensin-converting enzyme inhibitors in coronary artery disease and preserved left ventricular systolic function: a systematic review and meta-analysis of randomized controlled trials. Journal of the American College of Cardiology, 2006, 47(8): 1576—1583

18 Macín SM, Perna ER, Augier N, et al. Clinical characteristics and long-term outcome in patients with heart failure complicating acute myocardial infarction. Revista Espanola de Cardiologia, 2005, 58(7): 789—796

第67章 血小板糖蛋白(GP)Ⅱb/Ⅲa受体拮抗药的应用

Chapter 67

血小板的主要功能是参与止血和血栓形成，对于正常的止血和血栓形成来说，血小板的作用是极其重要的。急性冠脉综合征(ACS)是由各种原因导致血管内皮损伤，动脉粥样斑块破裂，诱发血小板激活、聚集而引起的急性临床综合征，包括急性心肌梗死(AMI)和不稳定型心绞痛(UA)。在急性冠脉综合征的发病机制中由血小板引发的血栓形成起到关键的作用。在血管成形术和支架术后的血管的再狭窄过程中，血小板也起到重要作用。尽管阿司匹林降低了冠脉综合征中心肌梗死和死亡的危险性，但许多经冠状动脉内介入术(PTCA)治疗的患者于术前、术中和术后给予阿司匹林和肝素等，急性冠脉综合征和缺血性事件的发生频率仍然很高，应用血小板糖蛋白(GP)ⅡbⅢa受体拮抗药能进一步减少这种可能性。

(一)作用机制

血小板聚集在血栓形成中发挥关键的作用。在正常情况下，血小板没有活性，当血管内皮损伤后，内膜下的蛋白暴露，血小板被激活，迅速黏附于损伤部位。血小板聚集的最后阶段是凝血因子Ⅰ与激活的血小板结合，完全靠GPⅡb/Ⅲa受体调节。凝血因子Ⅰ同时与2个血小板上的激活的GPⅡb/Ⅲa受体结合，在相邻的血小板之间形成横桥，引起血小板交联，从而进一步导致血小板聚集，这是各种致血小板聚集及血栓形成因素的最终共同途径，血浆中的凝血酶、胶原蛋白、二磷酸腺苷(ADP)、TXA$_2$等进一步引起血小板聚集。

在急性心肌梗死时，冠状动脉斑块的破裂和斑块内强烈的促血栓内容物的暴露，使血小板被激活，从而引发凝血过程。激活过程包括血小板

膜上的糖蛋白构象的改变，此种糖蛋白是黏附蛋白受体，可与纤维蛋白原结合而将血小板连接在一起，引起血小板的聚集。血小板聚集开始是有一富含血小板内核的白血栓，它形成一个纤维蛋白网并网络大量的红细胞和白细胞，最后形成红血栓并堵塞冠状动脉引起急性心肌梗死。

目前抗血小板药物主要分为4类：①抑制TXA$_2$诱导的血小板凝聚(以阿司匹林为代表)；②抑制ADP诱导的血小板凝聚(以噻氯匹定为代表)；③抑制凝血酶诱导的血小板凝聚(以水蛭素为代表)；④血小板GPⅡb/Ⅲa受体拮抗药。

(二)结构和功能

血小板GPⅡb/Ⅲa受体拮抗药是一类全新的抗血小板药物。GPⅡb/Ⅲa受体是血小板膜蛋白的一种，每个血小板表面有50 000~80 000个GPⅡb/Ⅲa受体，它是血浆或组织中多种黏附蛋白包括凝血因子Ⅰ、纤维结合素、血管假血友病因子等配体的共同受体，这些配体都含有一段独特的氨基酸序列：精氨酸-甘氨酸-门冬氨酸(RGD)，目前临床应用的GPⅡb/Ⅲa受体拮抗药都是基于这一序列而生产的。它通过与血小板膜上GPⅡb/Ⅲa受体结合，使其不能与纤维蛋白原结合，从而抑制血小板聚集。GPⅡb/Ⅲa受体拮抗药的作用靶位是血小板聚集的最后阶段，可显著减少血小板表面的具有功能的GPⅡb/Ⅲa受体，阻断其与凝血因子Ⅰ的结合，从而抑制血小板聚集。与GPⅡb/Ⅲa受体拮抗药相比，其他抗血小板药物只能使血小板活化过程中的一条途径灭活，尽管对特定途径的抑制较佳，但血小板仍可通过其他途径激活。最近的大量研究证实，血小板

糖蛋白（GP）Ⅱb/Ⅲa受体拮抗药不仅能改善急性冠状动脉综合征的长期预后，而且可以有效预防冠状动脉手术后的并发症。

（三）分类

目前临床上应用的主要有两类：单克隆抗体及其合成制剂。前者有阿昔单抗（abciximab），后者包括埃替米班（eptifibatide）、拉米非班（lamifiban）、Integrelin 和替罗非班（tirofiban），均为静脉制剂。口服 GPⅡb/Ⅲa 受体拮抗药的应用可能为不稳定型心绞痛病人或急性心梗后的病人提供长期治疗，以预防早期再形成血栓。目前已开

发出了 Xemilofiban、Sibrafiban 和 Orbofiban 等几种非肽类口服制剂。

第一个生产的血小板 GPⅡb/Ⅲa 受体拮抗药是阿昔单抗，它是 GPⅡb/Ⅲa 受体单克隆抗体的一个片段，是一个高亲和力、非选择性的抗血小板聚集药物。它与 GPⅡb/Ⅲa 受体的结合是不可逆的，因此，作用时间较长。以后又成功研制了特异性更强的血小板 GPⅡb/Ⅲa 受体拮抗药，如 Tirofiban、Lamifiban 等。与阿昔单抗不同的是这些药物分子量较小，仅是一个很短的多肽或小分子（表 67-1，表 67-2）。

表 67-1　GPⅡb/Ⅲa受体拮抗药比较

类型	名称	途径	应用
单克隆抗体	阿昔单抗	胃肠外	ACS，PCI
肽	Eptifibatide	胃肠外	ACS，PCI
小分子	Tirofiban	胃肠外	ACS
	Lamifiban	胃肠外	ACS（phase Ⅲ）
	Fradafiban	胃肠外	ACS（phase Ⅲ）
	Xemilofiban	口服	PCI（phase Ⅲ）
	Orbofiban	口服	ACS（phase Ⅲ）
	Sibrafiban	口服	ACS（phase Ⅲ）
	Roxifiban	口服	ACS（phase Ⅲ）
	Lotrafiban	口服	ACS，CBVD（phase Ⅱ）
	Lefradifiban	口服	ACS（phase Ⅱ）
	SR121787	口服	ACS（phase Ⅱ）

注：ACS. 急性冠状动脉综合征；PCI. 冠状动脉介入术；CBVD. 脑血管疾病

表 67-2　GPⅡb/Ⅲa受体拮抗药的特性

特性	阿昔单抗	Eptifibatide	Tirofiban
化学性质	抗体的 FAB 片段	肽	非肽
受体特异性	糖蛋白Ⅱb/Ⅲa玻基结合素 Mac-1	糖蛋白Ⅱb/Ⅲa	糖蛋白Ⅱb/Ⅲa
受体的活性	快速起始	快速起始	快速起始
	高亲和力	低亲和力	低亲和力
	缓慢分解	快速分解	快速分解
分子量	48 000 Da	832 Da	495 Da
血浆中的半衰期	10～26min	1.5～2.5 h	1.2～2.5 h
生物学的半衰期	12～24 h	2～4h	2～4h
清除	血浆蛋白酶	肾	肾（30%～60%）
			胆道（40%～70%）

(四)药效学和药动学

1. 阿昔单抗（abciximab） 1985 年 Coller 首次利用鼠源单克隆抗体(7 E3)抑制 GP Ⅱb/Ⅲa 与纤维蛋白原结合,有明显抑制血小板聚集作用,但有免疫源性,所以又利用其单克隆抗体的 Fc 段与免疫球蛋白结合,得到了复合物 c7E3 (abciximab),减免了免疫源性。阿昔单抗是血小板 GP Ⅱb/Ⅲa 受体的杂交鼠类单克隆抗体的 Fab 片段。注射后 2h 可以阻断血小板表面 80% 的 GP Ⅱb/Ⅲa 受体,24h 时降至 50%。消除相 T1β 为 7h。在 2h 内小于注射总剂量 24% 的阿昔单抗以游离血浆抗体的形式存在。

2. 埃替非班（ Eptifibaide） 从响尾蛇毒液中分离出 Barbourin 肽(一个 73 氨基酸钛),是一种蛇毒多肽,特点为通过黏合整联蛋白,阻止其在正常生理过程中的活性。其中含有 KGD(赖氨酸 2 甘氨酸 2 门冬氨酸)序列,对 GP Ⅱb/Ⅲa 的结合有高度特异性。$180\mu g/kg$ 注射后继续以 $2\mu g/(kg \cdot min)$ 滴注能达到 80% 以上血小板聚集的抑制。用药 4～6h 达到稳态浓度,血浆蛋白结合率约 25%。健康志愿者的消除 $T_{1/2}$ 为 1～1.5 h, PCI 术后病人的消除 $T_{1/2}$ 为 2.5～2.8 h。

3. 替罗非班（Tirofiban） 替罗非班是酪氨酸衍生物,一种非肽类 GP Ⅱb/Ⅲa 受体拮抗药,含有 R GD(精氨酸 2 甘氨酸 2 门冬氨酸)序列结构,占据 GP Ⅱb/Ⅲa 的交连位点,竞争性地抑制纤维蛋白原或 vWF 的介导。具有对 GP Ⅱb/Ⅲa 受体的高亲和力和特异性,同样,对血小板的抑制作用在停药后很快逆转。它从血浆中被清除也主要通过肾脏,对肾功能严重受损者(肌酐清除率< 30ml/min)需减小输注剂量。对严重肾功能不全出血危险增加者,可通过输血小板来降低出血危险。在给药 5 min 后对血小板聚集的抑制可达 93%～96%,$T_{1/2}$ 约为 2 h。肾功能严重减退者(肌酐清除率每分钟< 30ml)的清除率可下降 50%以上,65 岁以上的老年病人清除率约降低 26%。

4. 拉米非班（lamifiban） 拉米非班的消除 $T_{1/2}$ 约为 2 h,血浆蛋白结合率为 6%,总体清除速率约为 8 L/h。不与经细胞色素 P -450 代谢的药物发生相互作用。

5. Xemilofiba 口服 GP Ⅱb/Ⅲa 受体拮抗药 Xemilofiban 首剂的 T max 约为 4 h,稳态剂量的 T max 为 2 h,$T_{1/2}$ 约 4 h。其血浆浓度与剂量相关。初始剂量 10、15 和 20 mg 的 Cmax 分别为 13.96、17. 71 和 22.7μg · L。绝对生物利用度 13%。肾清除率为 90%。

6. Sibrafiban 口服 GP Ⅱb/Ⅲa 受体拮抗药 Sibrafiban 需要经体内代谢后起作用,它的 Cmax 呈剂量依赖性,Tmax 为 6h,$T_{1/2}$ 为 11h。

(五)临床试验

在 EPIC(阿昔单抗预防缺血并发症评估)研究中,489 例不稳定型心绞痛病人分为治疗组和对照组。治疗组使用阿昔单抗静脉推注和持续静脉滴注,对照组不用药。30d 后,治疗组死亡、非致死性心肌梗死和需要行急诊冠脉介入治疗的发生率为 4.18%,而对照组为 12.15%,发生率降低了 62%。6 个月后阿昔单抗的作用更加明显。治疗组死亡和非致死性心肌梗死发生率为 2.10%,而对照组为 16.16%,发生率降低 88%。

在 CAPTURE(阿昔单抗对经正规治疗无效的不稳定型心绞痛病人的抗血小板治疗)研究中,1 265例难治性不稳定型心绞痛病人分为两组,治疗组接受阿昔单抗静脉滴注 18～24h。结果 30d 后治疗组死亡、非致死性心肌梗死和需行急诊冠脉介入治疗的发生率为 11.13%,而对照组为 15.19%,发生率降低了 29%。

PRISM(缺血综合征应用血小板受体抑制治疗)的研究是第一个大型的观察替罗非班治疗不稳定型心绞痛和无 ST 段抬高心肌梗死的试验,共3 232例不稳定型心绞痛和非 Q 波型心肌梗死病人参加了该试验,发病至用药时间不到 24 h。采用多中心、随机、双盲、对照的方法。试验组静脉滴注替罗非班 0.16$\mu g/(kg \cdot min)$30min,随后以 0.115$\mu g/(kg \cdot min)$速度持续静脉滴注 48 h,而对照组使用肝素。两组均同时使用阿司匹林和抗心绞痛药物,但不使用噻氯匹定和溶栓药物。结果治疗组死亡、心肌梗死和难治性心肌缺血发生率为 3.18%,而对照组为 5.16%,发生率降低了 32%。

PRISM2PLUS(血小板受体抑制用于有不稳定体征、症状的缺血综合征的治疗)研究观察了 1 911例不稳定型心绞痛和非 Q 波型心肌梗死病人,发病至用药时间不到 12 h。也采用多中心、随机、双盲、对照的方法。共分为 3 组：第 1 组 773 例使用替罗非班，与此同时静脉滴注肝素；第 2 组 345 例病人仅使用替罗非班，第 3 组 797 例病人仅使用肝素。总用药时间＞70h。合并用药情况同 PRISM 研究。30d 后第 1 组死亡和非致死性心肌梗死发生率为 8.17％，而第 3 组为 11.19％。6 个月后第 1 组死亡和非致死性心肌梗死发生率为 12.13％，而第 3 组为 15.13％。提示合用替罗非班和肝素的作用优于单用替罗非班或肝素。

在 RESTORE(替罗非班对预后和再狭窄的随机疗效研究)中共收入 2 141 例病人，采用多中心、随机、双盲、对照的方法。全部病人均为不稳定型心绞痛或急性心肌梗死行冠脉内介入治疗者，症状开始至冠脉介入治疗 3d 之内。治疗组 1 071 例病人以替罗非班 10μg/ kg 一次静脉推注(在 30 min 内推注完)，后持续静脉滴注 36 h；对照组使用肝素。用药时间相同。结果治疗组 2d 内心肌梗死发生率为 4.12％，对照组为 5.17％。治疗组比对照组降低了 39％。治疗组 2d、7d 和 30d 内需要行冠脉内介入治疗的发生率较对照组分别降低 40％、30％和 24％。

CLS(加拿大拉米非班研究)收入 365 例不稳定型心绞痛病人。4 个治疗组使用不同剂量(1、2、4、5μg/ min)的拉米非班持续 72～120 h。第 5 组为对照组。结果 30d 后两个大剂量治疗组死亡和非致死性心肌梗死发生率为 2.15％，而对照组为 8.11％。

PURSUIT(不稳定型心绞痛中应用血小板 GPⅡa 受体拮抗药)研究观察了血小板 GPⅡa 受体拮抗药 Eptifibatide 的疗效。入选病人为 10 948例无 ST 段抬高的急性冠脉综合征病人。96 h 后治疗组死亡和非致死性心肌梗死发生率为 7.16％，而对照组为 9.11％。7d 后治疗组死亡和非致死性心肌梗死发生率为 10.11％，而对照组为 11.16％。30d 后两组死亡和非致死性心肌梗死发生率分别为 14.12％和 15.17％。

(六)临床应用

大量研究表明，血小板 GPⅡb/Ⅲa 受体拮抗药在治疗急性冠脉综合征中有着很好的疗效。

1. **不稳定型心绞痛(UA)**　UA 的主要发病原因是非闭塞性血栓形成，成分以血小板为主，研

究结果表明，GPⅡb/Ⅲa 受体拮抗药与肝素和阿司匹林合用，可以明显减少急性冠脉综合征患者缺血性意外的发生率。甚至有的试验表明，在 UA 的治疗中，GPⅡb/Ⅲa 受体拮抗药无论是否与肝素和阿司匹林合用，均可明显减少缺血性意外事件的发生。

2. **急性心肌梗死(AMI)**　心肌梗死的发生是因为粥样硬块的破裂，局部激活血小板及凝血过程导致血栓形成、血管闭塞。即使在采用溶栓治疗后，AMI 的急性期病死率并未有显著下降。研究表明，在溶栓治疗的初期，血小板仍然是过度活跃的。溶栓剂非但不能溶解血小板血栓，反而激活血小板，进而激活凝血系统。GPⅡb/Ⅲa 受体拮抗药强烈抑制血小板聚集，因此成为 AMI 的治疗重要手段。

3. **PTCA**　PTCA 等介入治疗措施解决的是病变血管的机械狭窄问题，而血小板激活、血栓形成的病理生理基础(内皮损伤、斑块活动进展)持续存在，球囊扩张对血管壁的压力可以引起斑块的破裂和内膜、中膜的损伤，从而使胶原、VW 因子和斑块的脂核暴露，这些成分均可以激活血小板和凝血系统，在球囊扩张几分钟之后即可出现血小板的沉积，并可能被支架的置入进一步加剧，因而抗血小板治疗是必需的，由此可以看出应用 GPⅡb/Ⅲa 受体拮抗药的必要性。急性心肌梗死合并心源性休克的患者在接受 PCI 治疗时，应用此药能提高患者恢复 TIMI3 级血流率，而且可以明显降低长期(2.5 年)死亡率。在 30d 时，死亡、再梗死明显下降。

总之，血小板糖蛋白受体拮抗药能减少接受 PCI 治疗急性心肌梗死患者的近期和远期缺血并发症。

(七)用药方法

1. **阿昔单抗**　其主要适应证为急性心肌梗死、不稳定性心绞痛以及用于减少 PTCA、放置支架、球囊血管成形术等冠脉介入术后的缺血性并发症。其剂量与用法是：于手术前 10 min 静脉注射 0. 25 mg/kg，之后维持静脉滴注 0. 125μg/ (kg·min)(最多为 10μg/min)至少 12 h。

2. **埃替巴肽**　用于预防患有不稳定性心绞痛或患有无 Q 波心肌梗死病人的早期心肌梗死，也可用于预防 PTCA 术后缺血性并发症的发生。

其剂量与用法是:对不稳定型心绞痛或无 Q 波 MI 病人,在确诊后尽早给予 180μg/kg 静注,继以 2.0μg/(kg·min)连续静滴至出院,最多 72 h。

3. 拉米非班 用于不稳定型心绞痛和无 Q 波 MI。其常用剂量与用法是:在静脉注射 150~750μg 后以 1~5μg/min 的速度维持静滴 48~72h。

4. 替罗非班 用于 PTCA 病人及不稳定型心绞痛或无 Q 波 MI 病人,但不用于无冠脉综合征的血管成形术。其剂量与用法是:在以 0.6μg/(kg·min)静注 30 min 后,以 0.15μg/(kg·min)速度维持静滴 48 h。

在上述 4 种拮抗药中,阿昔单抗是应用最早,也是临床研究最多的一个,其相对分子量较大,与 GP Ⅱb/Ⅲa 受体的亲和力大,对血小板的抑制作用不可逆。合成的 GP Ⅱb/Ⅲa 受体拮抗药的分子量较小,与 GP Ⅱb/Ⅲa 受体的亲和力弱,其抗血小板作用是可逆的,因而作用持续时间与阿昔单抗相比较短,对受体的特异性也较高。阿昔单抗是嵌合的人-鼠单克隆抗体,虽然已经减低了在人体中的免疫源性,但仍有 6% 的病人对阿昔单抗产生抗体。

(八)安全性

出血是 GP Ⅱb/Ⅲa 受体拮抗药最常见的并发症。出血并发症最常见部位是血管穿刺部位,其次是冠状动脉(指冠脉搭桥期间)、腹膜后、颅内和胃肠道。试验证实出血在很大程度上是因为过多和过长时间应用肝素。而且之后的有关试验,包括减低并根据体重调节肝素剂量的方案在内,均未发现严重出血发生率的增加,更重要的是没有颅内出血增多的报道。因此在应用 GP Ⅱb/Ⅲa 受体拮抗药过程中出血并发症的发生率低,应用的安全性较高。

在应用 GP Ⅱb/Ⅲa 受体拮抗药后,少数病人会发生血小板减少症(血小板计数 < 100×10⁹/L)。血小板减少的机制尚不清楚,可能由于骨髓功能减退所致血小板产生减少、免疫或非免疫机制所致血小板破坏过多。如发生血小板减少,应停用该药及其他可能致血小板减少的药物,如肝素。该类药物都有可能引起某种程度的血小板减少症,其发生率及严重程度与药物应用剂量及疗程长短有关,通常在停止用药或输入血小板后可以逆转。有报道,病人应用阿昔单抗后出现严重的急性血小板减少症的发生率约为 0.69%,而且可能需要输注血小板。由于这种严重的血小板减少症通常是急性发作,因此,在给予 GP Ⅱb/Ⅲa 受体拮抗药之后的最初 2~4 h 之内需要进行血小板计数,并在整个治疗过程中随访。

目前对口服 GP Ⅱb/Ⅲa 受体阻断药的安全性还不能做出全面的评价。口服 GP Ⅱb/Ⅲa 受体拮抗药是否确实能改善急性冠脉综合征病人的长期预后或作为 2 级预防用药,目前还缺乏足够有效的资料,因而不能做出最终的判断。其长期口服的应用范围、最适剂量、急性冠脉综合征的最佳疗程以及对受体的功能及调节影响还需要进一步研究。

总之,GP Ⅱb/Ⅲa 受体拮抗药是一类新颖、有效和有前途的抗血小板药物,由于其独特的作用机制,是目前所认识的最有效的抗血小板药物。它通过阻断血小板聚集的最终共同通路,彻底地抑制血小板聚集,而发挥抗血栓、抗缺血作用。一旦其有效性得到最好的发挥,将成为急性冠脉综合征治疗的一线药物。

(马锦玲 张 薇 田国祥)

参 考 文 献

1 王志坚,林文华,刘菁晶,等. 盐酸替罗非班治疗亚急性支架内血栓 2 例. 中华心血管病杂志,2006,34 (1):74—75

2 Sheikh A,Baig K. An audit of the use and complications of glycoprotein Ⅱb/Ⅲa inhibitors in percutaneous coronary intervention against national UK standards. Cardiovascular Revascularization Medicine,2006,7(4):237—239

3 Greer IA. Venous thromboembolism and anticoagulant therapy in pregnancy. Gend Med,2005,2 Suppl A:S10—17

4 White HD, Kleiman NS, Mahaffey KW,et al. Efficacy and safety of enoxaparin compared with unfractionated heparin in high-risk patients with non-ST-segment elevation acute coronary syndrome undergoing percutaneous coronary intervention in the Superior

Yield of the New Strategy of Enoxaparin, Revascularization and Glycoprotein Ⅱb/Ⅲa Inhibitors (SYNERGY) trial. American Heart Journal, 2006,152(6): 1042－1050

5　Januzzi JL, Cannon CP, Theroux P, et al. Optimizing glycoprotein Ⅱb/Ⅲa receptor antagonist use for the non-ST-segment elevation acute coronary syndromes: risk stratification and therapeutic intervention. Am Heart J, 2003, 146 (5):764－774

6　Exaire JE, Butman SM, Ebrahimi R, et al. Provisional glycoprotein Ⅱb/Ⅲa blockade in a randomized investigation of bivalirudin versus heparin plus planned glycoprotein Ⅱb/Ⅲa inhibition during percutaneous coronary intervention: Predictors and outcome in the Randomized Evaluation in Percutaneous coronary intervention Linking Angiomax to Reduced Clinical Events (REPLACE)-2 trial. American Heart Journal, 2006, 152(1):157－163

7　Marmur JD, Mitre CA, Barnathan E. Benefit of bolus－only platelet glycoprotein Ⅱb/Ⅲa inhibition during percutaneous coronary intervention: Insights from the very early outcomes in the Evaluation of 7E3 for the Prevention of Ischemic Complications (EPIC) trial. American Heart Journal, 2006,152(5): 876－881

8　Abdallah M, Karrowni W, Dakik HA. Utilization of glycoprotein Ⅱb/Ⅲa inhibitors in non-ST-elevation acute myocardial infarction in a tertiary referral medical center in a developing country. International Journal of Cardiology, 2007,114(2): 282－283

9　Mulcahy R. Are we practicing evidence based cardiology? Ir Med J, 2006, 99 (2):37－39

10　Zielinska M, Kaczmarek K, Goch JH. Left ventricle mural thrombus early after acute myocardial infarction in the era of primary percutaneous intervention and glycoprotein Ⅱb/Ⅲa inhibitors. European Journal of Echocardiography, 2006,7: S2

11　Jaffe R, Halon DA, Carmeli J. Prolonged intravenous eptifibatide infusion for prevention of coronary stent thrombosis. International Journal of Cardiology, 2007,114(3): 409－411

12　Fischell TA. "Bolus-only" glycoprotein Ⅱb/Ⅲa inhibitor use for elective percutaneous coronary intervention: Maybe less is more? American Heart Journal, 2006,152(5):812－814

13　Watson KE. Women and heart disease. JAMA, 2006, 295 (12):1454

第68章 心血管病药物治疗的性别差异

Chapter 68

过去 30 多年中，随着人们对心血管疾病性别特异性差异的认识程度加深，对这些疾病药物治疗间的性别差异也越来越引起重视。女性月经期间，特别是妊娠期间，用药有其特殊之处，这一点在医学界早有普遍的共识，本书中也有专门章节叙述。近 10 余年来，人们还认识到，在很多情况下，女性心血管病患者对药物治疗的反应，与男性患者存在显著的不同，其原因可能与两性间生理学、药物代谢动力学及药物效应动力学方面的差异有关。

第一节 女性药动学和药效学特点

与男性相比，女性平均体重较轻，体重指数（BMI）较小，各器官包括心脏的体积亦较小，因此，总体上女性的药物分布容积小于男性。然而，由于女性身体脂肪所占比例高于男性，对一些亲脂性的药物而言，女性分布容积可大于男性。由于雌激素具有水钠潴留作用，故女性在一个月经周期里，其组织内水含量可有波动。另外，女性肾小球滤过率较男性低。男性因睾酮的作用，肌肉代谢活动增高，其肌酐清除率亦较高。由于两性生理上的差异，也使两性在药动学和药效学方面产生差异，但目前研究较多的是药动学方面。

药动学是指药物的体内过程及体内药物浓度随时间的变化，包括药物的吸收、分布、生物转化及排泄过程。两性间药动学的差异，可引起多种药物的效应差异。在药物的吸收及与血浆蛋白结合方面，两性间的差异似乎不明显。例如，许多心血管药物，是由细胞色素酶 P450（CYP）系统代谢的。很多内分泌激素，包括雌激素和孕激素，也由这些酶所代谢。有研究显示，男性 CYP450 同工酶 CYP1A$_2$、CYP2D$_6$ 活性较高，而女性 CYP3A$_4$ 活性较高。肝活检组织中，女性 CYP3A$_4$ mRNA

表达高于男性，CYP3A$_4$ 水平为男性的两倍。由 CYP3A$_4$ 所代谢的主要心血管药物包括：阿托伐他汀、地尔硫䓬、雌二醇、洛伐他汀、尼莫地平、奎尼丁、维拉帕米及辛伐他汀等。研究 CYP450 系统活性的性别差异，对一些安全范围较小的药物，例如抗心律失常药的临床应用，有其临床意义。

药物在机体内的跨膜转运，是影响药动学的一个重要方面。以往的研究多侧重于药物理化性质对其跨膜转运的影响。近年发现体内存在多种转运蛋白（转运体）系统，对药物体内跨膜转运有重要意义，有时甚至起决定性作用。因此，药物转运体对药物的体内过程，即药物的吸收、分布、代谢和排泄及药物之间的相互作用有重要影响，并可影响或决定药物的动力学过程。药物转运蛋白的表达和活性，部分受影响遗传因素的影响，但性激素亦对其有作用。例如，有研究显示，孕激素可抑制体内一种重要的转运蛋白－p 糖蛋白的活性。但新近一项研究未发现两性间 p 糖蛋白在肝脏的表达存在差异。

遗传变异可影响药物代谢酶类和药物转运蛋白的活性，使其升高或降低，从而影响机体对药物的耐受性。例如有些药物酶类活性降低可导致药物相对过量而出现副作用。但迄今尚无资料显示男女两性在这种遗传变异性方面存在差异。

女性特有的生理过程,如月经周期、妊娠、绝经等亦可对药动学产生影响,主要是由于体内性激素浓度、身体水分含量等因素的变化有关。例如,妊娠期间,孕妇体内水分增多、肾脏血流量增加、肾小球滤过率增加,可影响药物的分布及排泄。还有研究显示,经期、妊娠及卵巢切除均可引起 CYP2D$_6$ 活性的改变,但其临床意义尚不明了。另外一个需考虑到的方面,是外源性激素如口服避孕药及激素替代治疗中的雌激素和孕激素与心血管药物的相互作用。雌激素和孕激素与许多心血管药物间有相互作用,可能与其对 CYP 酶类的抑制有关。

与男性相比,女性更容易发生药物不良反应。例如,在使用抗心律失常药物时,即使在相同药物浓度下,女性更容易发生 QT 间期延长。有统计显示,女性药物副作用的发生率较男性高50%~70%。造成这种差异的原因尚不完全清楚。激素水平、免疫因素,以及两性间药动学和药效学的差异均可能与之有关。

第二节 女性心血管病药物治疗特点

一、β阻滞剂

性激素可调节心脏和血管的β肾上腺素受体水平。雌激素缺乏时,心肌β受体水平上调,但其亲和力不变。补充雌激素和孕激素可阻断这种β受体的上调。这些研究资料提示,阻滞剂可能会存在与性别相关的药效学差异。

在药动学方面,有资料显示,无论心脏选择性或非选择性的β阻滞药均存在性别差异。例如,选择性β$_1$受体阻滞药美托洛尔主要由 CYP2D$_6$ 所代谢。女性 CYP2D$_6$ 酶活性较男性为低,因此美托洛尔自体内清除的速率较男性慢;而且,即使以体重标准化后,女性美托洛尔的周边分布容积(peripheral volume of distribution)也显著小于男性。因此,服用美托洛尔的女性病人,其血浆美托洛尔水平可较男性病人高1倍以上,使用口服避孕药的女性,其水平更高。使用非选择性β阻滞药普奈洛尔的病人,女性血浆药物浓度亦较男性高80%,其原因亦可能与男性 CYP2D$_6$ 活性较高有关。由于女性病人服用β阻滞药后其血浆药物浓度较高,因此,β阻滞剂对女性病人降低心率及收缩压的效果更为明显。

虽然如此,在心血管病防治上,β阻滞药并未显示对女性病人更为有效。新近对几项主要的心肌梗死二级预防临床试验资料的荟萃分析显示,在降低心血管性死亡率方面,β阻滞药对男性病人和女性病人效果相似。而对心力衰竭病人,β阻滞药似乎对男性病人更为有效。MERIT-HF(美托洛尔 CR/XL 应用于心衰的随机干预试研究)和 COPERNICUS(卡维地洛对累积生存率影响的随机、前瞻性研究)是二项β阻滞药治疗心力衰竭病人的大型临床试验。该二项试验的亚组分析显示,治疗组与对照组比较,女性病人与男性病人不同,其死亡率的降低并未达到统计学显著水平。但对 CIBIS Ⅱ 研究资料的事后分析(post hoc analysis)显示,比索洛尔可显著改善女性心力衰竭病人的预后,其获益甚至高于男性病人。不同研究结果之间的差异,可能与多数研究纳入的女性病人较少有关,也可能是与男性病人相比,女性心力衰竭病人年龄更大,合并疾病较多。对多项临床研究的汇总分析,仍显示β阻滞药可显著改善女性心力衰竭病人的预后。

二、血管紧张素转换酶抑制剂

雌激素可升高血浆血管紧张素 Ⅱ 水平,并通过负反馈调节机制,降低血管紧张素转换酶(ACE)和肾素的活性,也降低血管紧张素1型受体的表达。总体上,雌激素对肾素-血管紧张素系统(RAS)可产生抑制作用。因此,绝经前的女性,其 ACE 活性较绝经后的女性为低,但使用激素替代治疗的女性,这种差别则消失。内源性雌激素的心脏保护作用,部分地可能与其对 RAS 的抑制有关。但这种抑制作用,是否会对 ACEI 的药效学产生影响,目前尚不清楚。

血管紧张素转换酶抑制剂(angiotensin converting enzyme inhibitor,ACEI)是心力衰竭治

疗的关键药物,可降低心力衰竭病人的死亡率和再住院率。但有研究显示女性应用 ACEI 的获益可能小于男性,而且无症状左室功能障碍的女性患者并不能从 ACEI 治疗中获益。而 ACEI 对女性病人冠心病的预防作用,结果亦不一致。EU-ROPA 和 PEASE 试验评价了培哚普利在稳定性冠心病二级预防中的作用,EUROPA 试验中,治疗组女性心血管事件发生呈下降趋势,但未达到统计学显著水平。而 PEASE 试验则未能发现女性冠心病患者可从 ACEI 治疗中获益。HOPE 试验是冠心病的一级预防试验,结果发现,雷米普利使高危女性患者发生冠脉事件性死亡的危险下降 38 %。对血管紧张素 Ⅱ 1 型受体拮抗剂对心血管疾病的作用,目前的资料未显示两性间有差异。

ACEI 类药物最常见的副作用是咳嗽,女性病人其发生率是男性病人的 1.5～2.5 倍。其他的副作用,如神经血管性水肿、皮疹等,则两性间无显著差别。

三、钙通道阻滞剂

钙通道阻滞剂类药物是 CYP3A$_4$ 的作用底物,显著地受到肝脏首过作用的影响。女性 CYP3A$_4$ 活性高于男性,因此,女性对一些钙通道阻滞剂如硝苯地平的清除率较快,用药后血浆药物水平较低。虽然两性间在钙通道阻滞剂的药动学方面有些差异,但在药效学方面则基本相同。ACCT(氨氯地平心血管社区研究)研究资料显示氨氯地平对女性病人的降压作用较对男性病人更为显著,且与病人是否接受了激素替代治疗有关。但多项采用钙通道阻滞剂治疗高血压的临床试验,未发现两性在观察的终点事件上存在差异。

四、洋 地 黄 类

2002 年,Rathore 等发表了对 DIG 研究的事后分析,发现与男性心力衰竭病人不同,女性心力衰竭病人,地高辛组的死亡率显著高于安慰剂组(分别为 33.1% 和 28.9%)。其原因可能在于女性病人地高辛的相对过量。虽然女性病人地高辛的用量小于男性,但其血药浓度高于男性。对 DIG 研究的回顾性分析显示,无论男性或女性病人,地高辛血药浓度越高,死亡率越高。因此,女性心力衰竭病人,更应注意监测女性患者的地高辛血药浓度,使其在 0.8 ng/ml 以下。但也有研究者认为,女性心肌细胞钠离子泵数量低于男性,可能会使女性心力衰竭病人更容易出现致死性心律失常。HERS 试验研究激素替代治疗对心血管疾病二级预防的影响,结果发现,正在使用地高辛治疗的女性病人,同时接受激素替代治疗,可使其第 1 年冠脉事件的发生明显增高,但未使用地高辛的病人,则激素替代治疗并不增加这种风险。DIG 研究中的女性病人,大多数为绝经后女性,可能会有相当部分病人采用了激素替代治疗,也可能会是地高辛不良作用的一个原因,但这只是一种推测。

五、抗心律失常药物

很早以前,人们即注意到了男女两性在心肌细胞复极方面的差异。Bazett 于 1920 年报道了女性校正 QT 间期长于男性,但其具体机制目前尚不清楚。Ⅰ 类与 Ⅲ 类抗心律失常药物如奎尼丁和索他洛尔可造成 QT 间期延长,其重要的副作用是导致尖端扭转型室性心动过速发生,这种副作用在女性病人中更为常见。因此,对女性心律失常病人,应尽可能使用对 QT 间期无影响或影响小的药物。如使用延长 QT 间期的药物,更需注意 QT 间期的变化和监测心律失常情况。

目前胺碘酮是器质性心脏病心律失常药物治疗中较好的选择,但女性病人,使用胺碘酮后发生尖端扭转型室性心动过速的风险是男性的两倍以上。胺碘酮是脂溶性药物,女性体内脂肪较多将增加胺碘酮的容积分布,使药物的清除延缓。此外胺碘酮具有延长 QT 间期的作用。在心力衰竭患者应用胺碘酮的 GESICA 试验中,胺碘酮降低死亡率和再住院率的作用在女性明显弱于男性。虽然以往的试验显示胺碘酮可抑制心律失常且不增加死亡危险,并具有潜在的对预后有益作用,但是这些试验中纳入的女性病人很少。因此,其对女性病人的益处,可能需要进一步评价。

六、抗血小板和抗凝药物

1. 阿司匹林 对心血管疾病二级预防的汇总分析显示,服用阿司匹林同样可使女性患者获益,使心肌梗死病死率下降约 25 %。然而,关于阿司匹林在心血管疾病一级预防中的作用,目前尚不明确。HOT 研究中,每天服用 75mg 阿司匹林能将高血压患者心肌梗死的发生率降低 36%,但女性亚组虽有降低趋势,却未达到统计学差异。新近的一项大样本试验表明,长期服用小剂量阿司匹林能降低健康女性发生脑卒中的危险,并能使 65 岁以上女性心肌梗死的发生率下降 34%,但对 65 岁以下女性,小剂量阿司匹林不能减少心肌梗死或心血管病死亡的发生,其原因可能与女性血小板对阿司匹林的反应不同有关。睾酮可增强阿司匹林对血小板聚集的抑制作用,女性服用阿司匹林后血小板被抑制的程度弱于男性。此外,该研究发现,女性尿血栓素 B_2 浓度较高。而尿中血栓素 B_2 浓度升高,是阿司匹林抵抗和预测阿司匹林治疗患者发生心血管事件危险的标志之一。

2. 氯吡格雷　氯吡格雷治疗不稳定心绞痛的 CURE 试验显示,在降低心血管病死亡和心肌梗死或脑卒中预防方面,女性自氯吡格雷的获益不如男性。而研究介入治疗时使用氯吡格雷的 CREDO 试验的结果则相反,氯吡格雷使女性患者的主要终点事件(1 年的死亡、心肌梗死或脑卒中发生率)降低了 32.1%,优于男性(24.5%)。其他对氯吡格雷的相关临床研究,未进行女性亚组的分析。因此,目前对氯吡格雷药物作用的性别差异,尚不能得出明确的结论。

3. GPⅡb/Ⅲa 受体拮抗药　对进行介入治疗的女性 AMI 病人,应用 GPⅡb/Ⅲa 受体拮抗剂可使其获益。ESPRIT 研究发现,女性患者进行介入治疗的风险较高,依替非班治疗使死亡、心肌梗死和紧急血运重建总的发生率从 14.5% 下降至 6.10% 且这种受益在 1 年时仍存在,其获益甚至较对男性病人更为明显。后者从 9.3% 下降至 6.8%。然而,对 GPⅡb/Ⅲa 受体拮抗剂治疗急性冠脉综合征患者的试验进行汇总分析,结果显示,虽然男性患者死亡或心肌梗死率降低 19%,但女性患者事件发生率反而增加了 15%。分析其原因,可能是由于 GPⅡb/Ⅲa 受体拮抗剂只是对有明确的冠状动脉血栓或肌钙蛋白升高的病人有益,而女性急性冠脉综合征病人中,有一部分未发现明确的冠脉狭窄或肌钙蛋白升高。因此,对于不存在明确的冠脉狭窄或肌钙蛋白升高的女性急性冠脉综合征患者,GPⅡb/Ⅲa 受体拮抗剂可能具有负面作用,而在明确的冠状动脉血栓,尤其肌钙蛋白升高的情况下,GPⅡb/Ⅲa 受体拮抗剂有明显益处。

出血是 GPⅡb/Ⅲa 受体拮抗剂治疗主要的不良反应,在女性表现更明显。ESPRIT 试验显示,依替非班引起的大出血和小出血的发生率,在女性分别为 21.4% 和 51.5%,而男性则分别为 11.0% 和 21.1%。多数出血部位在股动脉穿刺处。

七、他汀类药物

男女两性他汀类药物的药动学,其差异很小。药效学方面也同样未发现明显差异。虽然有多项研究显示,多种他汀类药物,在相同剂量下,女性血浆药物浓度高于男性,但无明确的临床意义。大规模的心血管疾病二级预防研究证实,他汀类药物可显著减少心血管事件的发生。对女性冠心病患者,他汀类药物能使死亡率降低 26%,非致死性心肌梗死发生率降低 36%,总的心血管事件降低 21%。虽然在研究人群中,女性患者的比例不高,约占 25%,但结果均推荐他汀类药物的使用。

他汀类药物具有稳定动脉粥样斑块的作用。Prove IT TIMI 22 试验证实普伐他汀使急性冠脉综合征的女性患者短期内发生心血管事件的危险下降。NRMI 4 注册研究观察了急性心肌梗死 24h 内使用他汀类药物对住院期间死亡率的影响,结果发现,使用他汀类药物的患者死亡率为 4%,而未使用者为 15.4%。同时他汀类药物降低了心脏停搏、心源性休克、心脏破裂和恶性心律失常的发生率。虽然该研究未进行性别差异的比较,但是研究中 30%~40% 患者为女性。在他汀逆转斑块进展方面的研究方面,REVERSAL 和 ASTEROID 试验均显示他汀类药物同样能够减少女性冠心病患者的斑块。

关于他汀类药物在女性中的应用,美国国家胆固醇教育计划成人治疗组Ⅲ指出:对 45~75 岁的女性,他汀类药物治疗降低冠心病危险的作用强于雌激素替代治疗,用于二级预防时与男性相同,用于一级预防时根据患者具体情况调整。对大于 75 岁的女性,低密度脂蛋白(low density lipoprotein,LDL)升高和高密度脂蛋白(high density lipoprotein，HDL）降低是冠心病主要的危险因素，二级预防的研究显示他汀类药物具有显著降低危险的作用；在一级预防时主要用于有多个危险因素或亚临床动脉粥样硬化的高危患者。对 20～45 岁的女性，发生冠心病的危险与一些严重的危险因素，如家族性高胆固醇血症有关。青年时期升高的血胆固醇能够预测中年时期发生冠心病的危险，因此，对于青年女性同样需要控制危险因素，当 LDL 大于 130 mg/dL 时进行相关治疗。

小结

迄今为止，仅对部分心血管病药物进行了性别特异性的分析。多数情况下发现，男女两性在药动学方面存在差异。若使用固定剂量，而不采用体重进行调整，女性病人其血浆药物浓度常较男性病人为高。另外，女性病人用药时，还需考虑到激素和多种药物代谢酶类的影响。女性心血管病人用药的副作用高于男性病人，其原因可能与其较高的血药浓度有关。

虽然男女两性在药动学方面常存在差异，但多数情况下，对其药效学方面的影响并不大。男女两性在心血管病药物的一级和二级预防方面，其原则基本相同。但值得注意的是，大多数临床试验中入选的女性较少，由此得出的结论可能并不完全适用于女性病人。亚组分析和汇总分析对女性心血管疾病用药有很重要的指导意义。因此，今后的临床试验需要加强对女性患者的研究，以获得充实的证据而指导临床上合理用药。

（吴海云）

参 考 文 献

1　郑　刚，张承宗. 女性心血管疾病的临床证据和预防指南. 中国心血管杂志，2005，10：463－465

2　冯雪茹，刘梅林. 女性心血管疾病药物治疗的特点. 中国心血管杂志，2007，11：132－134

3　Kjeldsen SE，Kolloch RE，Leonetti G，et al. Influence of gender and age on preventing cardiovascular disease by antihypertensive treatment and acetylsalicylic acid. J Hypertens. 2000，18：629－642

4　Ridker PM，Cook NR，Lee IM，et al. A randomized trial of low dose aspirin in the primary prevention of cardiovascular disease in women. N Engl J Med. 2005，352：1293－1304

5　Burke JH，Goldberger JJ，Ehlert FA，et al. Gender differences in heart rate before and after autonomic blockade：evidence against an intrinsic gender effect. Am J Med 1996，100：537－543

6　Rathore SS，Wang Y，Krumholz HM. Sex-based differences in the effect of digoxin for the treatment of heart failure. N Engl J Med. 2002，347：1403－1411

7　Jochmann N，Stangl K，Garbe E，et al. Female－specific aspects in the pharmacotherapy of chronic cardiovascular diseases. Eur Heart J. 2005，26：1585－1595

8　Smellie WS，Coleman JJ. Pitfalls of testing and summary of guidance on safety monitoring with amiodarone and digoxin. BMJ. 2007，334：312－315

9　Nissen SE，Nicholls SJ，Sipahi I，et al. Effect of very high-intensity statin therapy on regression of coronary atherosclerosis：The ASTEROID Trial. JAMA. 2006，295：1556－1565

10　Kashuba AD，Nafziger AN. Physiological changes during the menstrual cycle and their effects on the pharmacokinetics and pharmacodynamics of drugs. Clin Pharmacokinet. 1998，34：203－218

11　Tabassome S，Mary－Krause M，Funck-Brentano C，et al.；on behalf of the CIBIS II Investigators. Sex differences in the prognosis of congestive heart failure：results from the Cardiac Insufficiency Bisoprolol Study (CIBIS II). Circulation 2001，103：375－380

12　Ghali JK，Pina IL，Gottlieb SS，et al. Metoprolol CR/XL in female patients with heart failure：analysis of the experience in metoprolol extended－release randomized intervention trial in heart failure（MERIT-HF）. Circulation 2002，105：1585－1591

13　Fischer M，Baessler A，Schunkert H. Renin angiotensin system and gender differences in the cardiovascular system. Cardiovasc Res 2002，53：672－677

第69章 激素替代治疗

Chapter 69

近几十年来,随着激素替代治疗得到越来越广泛的认可和应用,有关雌激素与绝经后妇女心血管疾病的关系也日益受到广大学者的关注,并积累了大量的资料。20世纪90年代前,流行病学调查及观察性研究显示,接受雌激素(ERT)或雌激素/孕激素(HRT)替代治疗的绝经后妇女,冠心病的发病危险明显降低,提示激素替代治疗可能有一定的心脏保护作用。由于心血管疾病是女性健康的第一杀手,雌激素对心血管系统的有利影响成为妇科内分泌专家及心脏病专家主张对绝经后妇女进行激素替代治疗的主要原因之一;冠心病也有成为激素替代治疗适应证的趋势。

然而最近几年,尤其是2002年后,随着几项大型前瞻性、安慰剂对照的随机临床试验结果的公布,这种观点受到越来越多的质疑。激素替代治疗(HRT)不仅对冠心病的一级及二级预防没有明确的益处,在治疗的早期还可能增加冠心病的发作。在心血管领域,目前对HRT的利弊尚无法定论,在此我们总结了近些年来有关ERT、HRT对心血管系统作用的临床及基础研究的资料,并从循证医学的角度分析激素替代治疗的利弊。

一、绝经与激素替代治疗

1. 有关绝经的几个概念　女性大约从40岁以后,卵巢功能逐渐衰退,并最终以月经的停止成为绝经标志。为更好地了解绝经变化,在此我们先介绍几个有关的概念。

(1)绝经前期(premenopause):指卵巢有活动的时期,包括自青春发育到绝经,也就是绝经前的整个生育期。

(2)围绝经期(peri-menopause):指妇女绝经前后的一段时期。包括临床特征、内分泌学及生物学开始出现绝经趋势的迹象(40岁左右),即从卵巢功能衰退征兆的出现起,一直到末次月经后一年。

(3)绝经(menopause):指妇女一生中的最后一次月经,只能回顾性地确定。

(4)自然绝经:指由于丧失卵泡功能而导致月经永久性停止。无其他明显的病理性和生理性原因,连续闭经12个月。

(5)手术绝经:指手术切除双侧卵巢(切除或保留子宫)或因医源性丧失卵巢功能(如化学治疗或放射治疗)后月经终止。

(6)过早绝经:理论上定义:绝经的年龄低于由参照人群估算的绝经年龄均值的2个标准差。临床应用定义:40岁以前绝经称为早绝经。

目前绝经年龄平均在48~51岁。

2. 绝经的生理变化　绝经是生理现象,是每位妇女生命过程中的一个正常事件。绝经本身不是一种疾病,是一种内分泌病理所引起的内分泌改变,具有内分泌病理四个经典的关联步骤:①内分泌腺-卵巢有形态改变;② 有内分泌激素的改变;③靶组织如泌尿生殖道有改变;④有临床症状并寻求医师帮助。

绝经后最明显而主要的内分泌变化是雌激素水平显著下降,使围绝经期或绝经早期妇女出现一系列的近期及远期改变。主要表现在:①更年期综合征:西方国家报道发生率50%以上,我国北京地区报道约60%,主要表现出精神神经症状、血管舒缩症状、心血管症状等三组症状,如烦躁、易激动、失眠、焦虑、多疑、记忆力减退、潮热、出汗等,严重时影响患者的人际交往、家庭关系及生活质量。②雌激素靶器官的萎缩或功能改变:包括老年性阴道炎、尿道炎、泌尿生殖系统萎缩、子宫脱垂、乳房萎缩等。③全身其他系统的变化:目前比较确切的是雌激素对骨代谢的影响,绝经后由于雌激素的缺乏导致骨转换加快、骨丢失增加,甚至出现骨质疏松及脆性骨折。

随着社会生活水平及医疗卫生水平的改善,人均寿命明显延长,绝经后期在女性生活中越来越重要,绝经后妇女占社会的比例也越来越多。无论从社会及个人角度,这些绝经相关疾病都越来越受到重视,这也是激素替代治疗(HRT)近几十年来不断受到重视、发展的原因之一。

3. 激素替代治疗的适应证及方法　19世纪初,人们即对更年期综合征有一定的认识,并认为干燥的动物卵巢可以治疗更年期综合征。1923年卵巢激素被认识,1932年开始知道雌激素可预防更年期综合征,20世纪40年代提出性激素可预防骨质疏松症。此后几十年,包括天然、合成、口服、皮贴、栓剂、霜剂等各种不同的雌激素制剂相继开发出来,激素替代治疗的方法也不断进展。到20世纪90年代,雌激素对可预防骨质疏松、心血管疾病、早老性痴呆等观念更加被认可,人们已不再讨论绝经妇女是否应该用雌激素,而是讨论雌激素可以预防什么疾病,如何安全地使用雌激素。

(1)HRT的适应证:激素替代治疗的最初目的是为了缓解妇女的更年期症状,改善其生理及心理状态,从而提高生活质量,因此HRT的主要适应证是绝经症状严重,影响生活质量。20世纪90年代后,随着对雌激素作用范围的认识,尤其是绝经后骨质疏松症与雌激素关系的认识,把需要防治绝经后骨质疏松症及需要预防冠心病也作为激素替代治疗的适应证。

(2)激素替代治疗的方法:非对抗性雌激素治疗　即单独给予雌激素。20世纪50～60年代的替代治疗基本采用这种方式。20世纪70年代,认识到雌激素可增加子宫内膜癌的风险,建议对有子宫的妇女应联合使用孕激素以保护子宫内膜。目前非对抗治疗仅用于子宫已切除的妇女。

对抗性治疗:对所有有子宫的妇女,都应采取对抗性治疗,即雌激素配伍孕激素联合使用,使子宫内膜萎缩,避免子宫内膜过度增生甚至癌变。根据雌孕激素不同的配伍方式,又有周期续贯、周期联合、连续联合等多种方式。

(3)常用的激素替代治疗药物

口服雌激素

①结合雌激素(conjugated equine estrogen):孕马尿中提取,商品名倍美力,有0.625mg、0.3mg、1.25mg几种剂量,常用剂量为0.625mg/d。是第一个天然雌激素,有关雌激素绝大多数的资料都来自该药。

②戊酸雌二醇:有1mg,2mg等剂量,1～2mg/d。

③尼尔雌醇:人工合成雌三醇衍生物,半衰期长,常用剂量每2周1～2mg。

经皮雌激素:不经胃肠道吸收,可直接进入大循环,没有肝脏的首过效应,与口服制剂相比对血脂有不同的影响。

雌二醇贴剂:每日向血内释放雌二醇25～100μg,常用剂量为25μg或50μg的剂量,每周2贴。

雌激素膏剂:涂于腹部或臀部。

孕激素制剂:

①孕酮:天然孕激素;注射剂不适合用于替代治疗;临床使用为微粒化孕酮,200mg/d,口服。

②安宫黄体酮(醋酸甲羟孕酮,MPA):17α羟孕酮类,激素替代治疗中最常用的孕激素,周期性激素替代治疗时,MPA 6～8mg/d,连续12～14d;连续联合时,2～2.5mg/d。

③其他:醋酸炔诺酮,醋酸环丙孕酮。

二、内源性雌激素对心血管系统的作用

随着对雌激素全身作用的认识,雌激素作用的靶器官已经不仅仅限于生殖系统,和骨组织、下丘脑、肝脏等组织、器官一样,人们逐渐将心血管系统作为雌激素作用的靶器官之一来认识雌激素的作用。

1. 雌激素受体的结构和功能　20世纪60年代,Jensen、Jacobson等首次描述了雌激素受体。1985年,雌激素受体被克隆。1996年,Kuiper等报道已克隆出另一种雌激素受体并将其命名为

ER-β,而将传统的雌激素受体类型称为 ER-α。到目前为止,人类血管内皮细胞、平滑肌细胞、心肌等组织,均已发现两种类型的雌激素受体。

雌激素受体与孕激素受体,同属固醇类激素受体超家族成员,属于表面核受体类。当它们和不同的配体结合后,受体蛋白发挥转录活性因子而起作用。传统雌激素受体 ER-α 包含 595 个氨基酸,中心为 DNA 结合位点,C 末端为激素结合区。激素和受体结合后,通过和受体伴随蛋白(如热休克蛋白 90)进行结构解离而激活受体。激素－受体形成同源二聚体与 DNA 结合,从而调节多种相关基因的表达。此外,ER 也可以和多种共同调节蛋白形成复合物,影响雌激素反应基因的转录活性。

ER-α 有两个独立的交互激活区,分别位于受体蛋白的氨基末端 A/B 区(AF-1)和 C 末端 E 区(AF-2),能够独立刺激雌激素反应基因的转录表达。对多数细胞微环境而言,发挥最大 ER 转录活性需要同时存在上述两个激活区,但对某些激活药而言,AF-1 和 AF-2 可以发挥不同的功能。当 ER 转录活性需要 AF-2 时,抗雌激素药物如三苯氧胺发挥雌激素拮抗药的作用;当不需要 AF-2 存在时,三苯氧胺可起到部分协同药的作用,即抗雌激素药物可以同时起到 AF-2 拮抗药和 AF-1 协同药的作用。这种依赖细胞微环境的不同作用机制可以部分解释选择性雌激素受体调节药的作用原理。

ER-β 编码基因位于 14 号染色体,与 ER-α 不同(位于 6 号染色体)。其分子量稍小,含 530 个氨基酸。两种亚型雌激素受体的 DNA 结合区有高度同源性(95%),激素结合区同源性为 53%。在两种受体均表达的组织中,不同的受体均具有功能性。两种亚型的 ER 在心血管系统中的作用并不清楚,在小鼠身上进行的实验表明,不论是敲除 ER-α 还是 ER-β 编码基因,都不能完全终止雌激素对血管壁损伤后平滑肌细胞增生指数及内膜增厚的影响。

2. 内源性雌激素对心血管系统的作用　内源性雌激素对心血管系统到底有什么样的作用,无法进行试验确切证明。有关内源性激素对心血管系统的作用,主要来自流行病学调查中心血管疾病或其危险因素的性别分布差异、绝经前妇女与绝经后妇女间差异的分析,这些差异表现在:

(1)绝经前女性与同龄男性心血管发病率的差异:与同龄男性相比,绝经前妇女冠心病的发病率非常低。绝经后女性的这种发病优势逐渐丧失,在发病曲线上表现为曲线较男性滞后 5～10 年。在 25～35 岁阶段,男女心血管发病率之比为 3:1;在 36～49 岁阶段,这一比例降至 1.7:1;在 80 岁时男女两性心血管病发病率基本相等。

(2)绝经前妇女与同龄绝经后妇女发病率的差异:众多流行病学调查表明,绝经后妇女心血管病发病率上升;同年龄段的绝经后妇女中发生心血管病者明显高于绝经前妇女;绝经早的女性较绝经晚的女性患冠心病的风险也更大。1976 年,Kannal 等报道了著名的 Framingham 研究,在 20 年的观察期间,虽然没有发现绝经前妇女和绝经后妇女心血管病发病率有明显差异,但对同年龄段妇女来说,绝经后妇女较未绝经妇女心血管事件明显增加;45～49 岁自然绝经、或 40～44 岁手术绝经的较同龄的未绝经妇女更易患冠心病。另一项著名的研究"护士健康研究"(The Nurses' Health Study)多次报道了连续随访过程中的不同时期的结果,既往报道没有发现自然绝经时间与心血管疾病间有明确关系,但 1999 年报道中仅对自然绝经而从未使用过激素替代治疗的妇女进行分析,结果表明绝经年龄早者冠心病的危险明显升高。Jacobsen 1997 年报道其随访 29 年的结果,评价了自然绝经年龄与缺血性心脏病病死率间的关系,结果与上述相似。另一项队列研究中对入组时 50～65 岁间的绝经后妇女随访 20 年,结果发现绝经早的妇女心血管疾病的病死率较绝经晚的妇女高。

(3)绝经后妇女低密度脂蛋白升高,高密度脂蛋白降低 :在 30 岁前,女性低密度脂蛋白较男性低,高密度脂蛋白较男性高,这可能是男女两性冠心病发病差异的原因之一。绝经后妇女脂蛋白的代谢向不利于心血管系统的方向发展,即低密度脂蛋白升高,高密度脂蛋白降低。

综上所述,流行病学的大量资料表明,内源性雌激素对绝经前妇女似乎呈心脏保护作用。就男女两性心血管疾病及脂蛋白的差异来说,即可能是雌激素的影响,也可能是男性雄激素的影响。一般认为,睾酮对男性心血管系统有危害作用,但也有一些观察性研究认为成年男性睾酮水平越高,高密度脂蛋白水平越高,而不是越低,患冠心病的可能性也越小。目前雄激素对心血管系统的真正作用我们了解得远不如雌激素清楚,临床资料也更倾向于内源性雌激素对心血管系统的保护作用。

针对妇女绝经后冠心病发病率急剧增加是否归因于雌激素水平降低这一观点,也有不同的看法,即绝经后冠心病的增加是否仅是年龄的影响。没有明确的证据表明在女性围绝经期的冠心病发病率年与年之间有明显的增加。年龄与冠心病发病率之间的半对数作图表明,冠心病发病率随年龄呈比例的增加是连续的,在平均绝经年龄附近没有明显的向上折角,表明冠心病发病率的上升仅仅是年龄的影响,而不是受绝经的影响。护士健康调查(NHS)的研究者们报告,排除年龄及抽烟状态两个因素后,自然绝经后冠心病发病率并没有增加。当然,该研究同时发现,与自然绝经不同,双附件切除造成手术绝经而又从未进行雌激素替代治疗者冠心病发病危险增加。但该研究中手术绝经的病人很少,多因素分析后发病率的增加已没有显著意义。而行子宫及双附件切除的妇女多因与子宫内膜过多增殖有关的月经过多或频发,这些人发生冠心病的危险性更高,可能与同时存在的一些代谢危险因素如中心型肥胖、高血压、脂代谢异常、糖耐量异常等有关。对于内源性雌激素对心血管系统的作用,我们仍有很多需要探索的东西。

三、雌激素替代治疗对心血管系统的作用机制

心血管系统作为雌激素的靶器官,雌激素对其有多方面的影响。这些作用通过雌激素受体介导,既有无需基因参与的快速作用,也有涉及基因表达的长期作用;既包括对冠状血管的直接作用,也包括对脂代谢及凝血因子等的间接作用。受以往观察性研究中雌激素可降低心血管疾病风险这一结果的影响,大多数有关雌激素对心血管系统作用机制的研究目的都是试图解释雌激素可能的有利作用;仅有少数研究结果可用于解释最近临床随机试验中相反的结果。可预测雌激素对心血管系统有保护作用的机制有:降低低密度脂蛋白LDL及脂蛋白 a($Lp_{(a)}$),增加高密度脂蛋白HDL 的水平;降低纤维蛋白原(Fib);促进纤溶(降低纤溶酶原激活物抑制药-1(PAI-1)、增加 D-二聚体水平),降低同型半胱胺酸水平;抗氧化作用;改善内皮细胞的功能(降低 E-选择素、增加血流介导的动脉扩张)。提示雌激素会增加心血管疾病风险的机制可能包括:三酰甘油浓度增加;凝血指标增加(血浆Ⅶ因子、凝血酶原片段Ⅰ+2);炎症指标 C 反应蛋白增加。(表 69-1)

表 69-1 雌激素对心血管系统的作用机制

	有利作用	不利作用
对血管的作用	促进血管扩张 促进一氧化氮合成 减少血管损伤 促进血管内皮细胞生长 抑制血管平滑肌细胞的增生	
对血脂的作用	↓LDL-C; ↓Lp(a) ↑HDL-C 抗氧化作用:↓LDL-C 的氧化	↑TG
对凝血功能及炎症反应的影响	↓Fib ↓PAI-1 ↑D-二聚体 ↓血小板黏附、聚集	↑Ⅶ因子 ↑凝血酶原片段 1 型 ↑CRP ↑MMP-9

1. 激素替代治疗对血管的直接作用　血管壁细胞已发现雌激素受体的表达，ER-α、ER-β 两种都有，但两种受体的确切作用仍不明确。动物实验中敲除 ER-α 或 ER-β 受体基因，都不能完全阻断雌激素对血管的作用。受早期观察性研究雌激素对心血管保护作用的影响，文献中报道的雌激素对血管的作用基本为有利于心血管系统的作用，包括：

（1）调整血管壁的张力，利于血管的扩张：雌激素可改善内皮细胞介导的动脉扩张。乙酰胆碱在正常动脉会诱导内皮细胞介导的血管扩张，而在已发生粥样硬化的动脉，则导致动脉收缩。冠状动脉内注射乙酰胆碱后测量冠脉直径的变化发现，雌激素缺乏的猴子表现为血管收缩，而不论是长期还是短期给予雌激素，实验动物都表现为动脉扩张。雌激素替代治疗的妇女，其已发生硬化的动脉和正常的冠状动脉也有类似的表现。

雌激素还可提高血流介导的动脉扩张。临床随机对照试验中采用超声多普勒测量发现，接受激素替代治疗的绝经后妇女，颈动脉及子宫动脉血流阻力在治疗后 2 个月开始下降，并持续至治疗的第 6~12 个月。

雌激素对血管壁张力的调整，最早期的作用主要通过不依赖基因转录的机制介导。雌激素可迅速激活血管内皮细胞内的一氧化氮合成酶，增加一氧化氮的合成；这一过程的确切机制仍不清楚，雌激素受体 ER-α 可能与一些膜通道相关联，而这部分细胞膜上含一氧化氮合成酶或其他信号蛋白。一氧化氮可降低血管平滑肌的增生速度，并直接松弛平滑肌细胞导致血管扩张。此外，生理浓度的雌激素还可快速开放位于血管平滑肌细胞膜上的钾离子通道，松弛平滑肌，导致血管扩张。

雌激素对血管壁张力的调节，后期作用依赖于雌激素介导的基因表达，调节内皮细胞产生的血管活性物质，包括一氧化氮、前列环素及内皮素-1，总的作用方向是使血管扩张。接受雌激素替代治疗的妇女，血浆一氧化氮水平增高、内皮素降低；体外研究发现，雌激素可增加内皮细胞合成一氧化氮，或增加一氧化氮合成酶的 mRNA。

（2）雌激素加速血管内皮细胞的生长，促进血管壁愈合；抑制平滑肌细胞的增生，减轻损伤后动脉壁反应。小鼠颈动脉损伤后，动脉壁厚度明显增加，平滑肌增生指数升高，而给予雌二醇治疗后，动脉壁厚度与未损伤鼠相同，平滑肌增生指数也明显下降。

（3）调节动脉壁细胞对血中低密度脂蛋白（LDL）的摄取和代谢：血管壁细胞中 LDL 的沉积和降解是动脉硬化过程的最初表现。动物实验显示，切卵巢猴子胃肠道给予生理剂量的 17-β 雌二醇和孕酮治疗 18 周后，冠状动脉中 LDL 沉积后的降解产物减少 70%，而血脂、脂蛋白等没有明显改变。表明雌激素诱导的动脉管壁 LDL 沉积下降并不是因血脂改变所致，而是雌激素对血管的直接影响。

2. 激素替代治疗对血脂的作用

（1）雌激素替代治疗对血脂的影响：

各种研究中雌激素对脂代谢的影响基本是一致的，即雌激素可降低低密度脂蛋白 LDL 及脂蛋白 a，增加高密度脂蛋白 HDL 及三酰甘油的水平。雌激素可能通过增加肝脏表面 LDL 受体的数量，加速血浆中 LDL 的清除；同时抑制肝脏脂肪酶的活性，减少对 HDL 的代谢，提高血浆 HDL 尤其是 HDL_2 的水平。此外，雌激素可抑制 LDL 的氧化。

脂代谢紊乱，尤其是 LDL 升高、HDL 降低，已经明确为冠心病的独立危险因素，因此，雌激素对血脂的影响，以往一向被认为是其心脏保护作用的主要机制。HERS、ERA 及 WHI 等试验中，虽然没有发现雌激素对心血管系统的有利作用，但激素替代治疗对血脂的影响与以往观察性研究的结果基本一致，HERS 第一年的结果显示，激素治疗组 LDL 降低 15% 左右，安慰剂组降低 5% 左右；激素治疗组 HDL 升高接近 10%，三酰甘油升高 10% 以上。与目前常用的降血脂药羟甲戊二酸辅酶 A 还原酶抑制剂（statin）相比，雌激素降低 LDL 的幅度不如该类药物，但对 HDL 及 Lp（a）的作用幅度更大；二者联合效果更好。

（2）雌激素对三酰甘油的作用是否增加冠心病风险：口服雌激素可增加血浆三酰甘油的水平，而三酰甘油的升高现已被确定为心血管疾病的独立危险因素之一。既往受雌激素对心脏有利作用这一主流观念的影响，人们对雌激素替代治疗后三酰甘油的升高并未给予足够的重视。认为雌激素治疗后三酰甘油的升高,主要是增加了大颗粒的极低密度脂蛋白,其中绝大部分最后可被肝脏清除,而不是转换为小颗粒的极低密度脂蛋白或低密度脂蛋白。因此雌激素所致的高三酰甘油血症没有明显的致粥样硬化危险。但随着对雌激素与冠心病关系的重新认识,人们怀疑高三酰甘油血症是否是雌激素致冠心病风险增高的机制之一,以往是否低估了三酰甘油对冠心病发病的作用。

(3)雌激素不同的剂量及给药方式对血脂的影响:雌激素有口服、皮贴等多种剂型,口服与经皮给药有不同的代谢过程。口服雌激素通过门脉系统进入肝脏,大部分被代谢,即经受首过效应。要达到相同的血药浓度,口服激素需要的剂量可能是经皮剂量的 10 倍左右,肝脏对多种蛋白的代谢受到的影响也越大,包括脂蛋白在内。文献中非口服雌激素制剂(皮贴)降低 LDL 及 Lp(a)的程度不如口服剂型,对三酰甘油或高密度脂蛋白也没有明显的影响。

(4)不同的孕激素制剂及配伍方式对血脂的影响:对有子宫的妇女,连续或周期性给予孕激素对保护子宫内膜、预防子宫内膜癌的发生必不可少。一般认为,19-去甲基睾酮类孕激素有雄激素样活性,对血脂有不利的影响,可削弱雌激素对血脂的有利作用。文献报道临床使用最多的是安宫黄体酮,属 17-羟孕酮类,雄激素活性较小,对其是否削弱雌激素的作用报道不一。ERA 研究中倍美力 0.625mg/d 与安宫黄体酮 2.5mg/d 连续联合治疗,与倍美力 0.625mg 组相比,对血脂没有明显的影响。而有些研究发现,安宫黄体酮不影响雌激素降低 LDL 的效果,但添加安宫黄体酮使雌激素升高 HDL 的作用减弱,而天然孕激素微粒化孕酮没有此作用。

3. 激素替代治疗对凝血功能及炎症指标的影响 雌激素对多种凝血因子产生影响,即表现出有利的作用,如抑制血小板在血管壁的黏附和聚集、降低纤维蛋白原,不利于血栓的发生;降低纤溶酶原激活物抑制药、增加 D-二聚体,促进纤溶;也有不利的作用,如Ⅶ因子升高。从实验室的角度无法预测雌激素对凝血系统究竟是利大于弊,还是弊大于利。但来自观察性研究及临床试验的数据均表明,激素替代治疗后静脉血栓性疾病,包括肺栓塞和深静脉栓塞均明显增加,与安慰剂组相比相对危险度达 2.11,表明至少在静脉系统,HRT 总的效应是增加血栓形成的风险。

粥样硬化可以看作血管壁组织的慢性炎症病变,斑块破裂导致的栓塞引起临床症状,因此雌激素替代治疗对炎症因子的影响也受到众多关注,研究结果仍无法确定雌激素对炎症反应的主导作用。研究较多的有 C 反应蛋白(CRP)、细胞因子及可溶性黏附分子。雌激素可明显升高 CRP、基质金属蛋白酶-9(MMP-9)水平,降低多种细胞黏附分子,如 E-选择素、血管黏附分子Ⅰ、细胞间黏附分子等的水平。这些结果的机制及临床意义仍不清楚。各种黏附分子的降低有可能减少白细胞黏附致血管壁的机会;而基质金属蛋白酶-9(MMP-9)激活后可降解不稳定斑块的纤维帽,导致栓塞。

4. 激素替代治疗对实验性动脉硬化模型的影响 雌性弥猴去势模型常用于评价激素替代治疗对心血管系统的作用。弥猴与人类的相似之处包括:有初潮、绝经,生育期月经周期 28d;绝经前雌性弥猴 HDL 高于雄性弥猴,冠状动脉损伤概率小;绝经后雌性弥猴 HDL 较绝经前下降,冠状动脉硬化进程加快。雌性弥猴切除卵巢造成手术绝经,喂饲适当的致粥样硬化饮食造成动脉硬化模型,并观察对激素替代治疗的反应。

Adams 等 1990 年报道,去势弥猴注射 17β雌二醇 30 周,与对照组动物相比,冠状动脉粥样硬化减少 50% 左右。1997 年这一实验组又观察了结合雌激素(CEE)单独或与安宫黄体酮(MPA)联合治疗的作用,CEE 治疗 30 周,冠状动脉硬化斑块面积较未治疗组下降 70% 多;CEE 与MPA 联合对粥样硬化没有明显的影响,斑块面积与未治疗的对照组相似。

四、激素替代治疗对绝经后妇女心血管系统发病率影响的临床证据

激素替代治疗对心血管系统的影响,来自基础实验的数据表明利弊参半;其综合作用到底如何,无法从这些数据进行预测,只能依靠大量的临床资料,尤其是大规模的前瞻性随机临床试验的结果来确定。

1. 早期观察性研究中雌激素具有心脏保护

作用的证据 到目前为止,支持雌激素替代治疗具有心血管保护作用最有说服力的证据来自一些大型的队列研究,比较了绝经后妇女中当前使用雌激素者与从未使用者之间冠心病的发病危险。这些研究显示的结果非常一致,在校正其他几个危险因素后,雌激素使用者冠心病危险可下降35%～50%。采用非对抗性雌激素替代治疗(ERT)及雌孕激素联合的对抗性激素替代治疗(HRT)的研究都有类似的结果。对健康妇女来说,长期激素替代治疗者与新近使用者冠心病发病危险均降低。

多数报道是以健康绝经后妇女为主要研究对象。其中绝大多数显示 ERT/HRT 具有心脏保护作用,心脏病风险明显降低。研究时间越早,显示的保护作用越明显,而稍后的研究保护作用似乎减轻。这些更早的研究主要采用非对抗雌激素,且剂量较大,而后期的研究更多的是采用对抗性替代治疗,雌激素大多数为 0.625mg/d 的结合雌激素或与此相当的剂量。

Barrett-Connor E 等对 1976－1996 年间进行的研究进行了荟萃分析(meta-analysis),雌孕激素联合与雌激素单独使用其心血管疾病保护作用相似,相对危险度分别为 0.66(95%CI:0.53～0.84)和 0.70(CI:0.65～0.75)。但是,该作者也注意到观察性研究存在的偏差可能使雌激素的有利效应夸大;同时,因雌激素明显增加子宫内膜增生及癌变、增加静脉血栓及胆囊疾病,长期使用增加乳腺癌的风险,笔者并不推荐对所有的绝经后妇女进行激素替代治疗。

在大量的观察性研究中,最有名的就是前面曾提到的"护士健康调查"(NHS)。NHS 开始于 1976 年,当时有 121 700 例 30～55 岁的女护士完成了一项邮寄的调查表,该调查是关于她们的绝经后激素替代治疗情况及疾病史。1985 年首次报道其研究结果,此后于 1991、1996 及 2000 年多次报道最新随访结果,该研究的主要结果基本一致:既绝经后妇女接受激素替代治疗者与未接受 HRT 者相比,冠心病风险下降(约 40%),这种保护作用在既往无心脏病史者似乎更明显。在最新的报道中,有 70 533 名绝经后妇女被随访长达 20年,其中非致死性心肌梗死 953 例,305 例冠心病死亡,767 例卒中(其中缺血性卒中 432 例,出血

性 174 例,其他或不明原因者 161 例),中风导致的死亡 119 例。总体来说,按年龄及主要心血管疾病危险因素进行校正后,正在接受激素替代者主要冠脉疾患的相对危险度为 0.61(95%CI:0.52～0.71)。但奇怪的是,长期接受激素替代者获得的心脏保护作用反而不如短期使用者明显,使用雌激素时间不足 1 年者冠心病相对危险度为0.4,而使用 10 年以上者为 0.7。与 NHS 早期报道相似的是,缺血性中风(不是出血性)在接受激素替代治疗者中危险性轻微上升,与从未使用者相比相对危险度为 1.26(CI:1.00～1.61)。

早期观察性研究中关于雌激素对冠心病二级预防作用的报道很少。由于受研究设计的影响,这些文章的作用有限,但也让人们看到一些意想不到的结果。引用较多的文章是 Sullivan 等1990 年报道的,已确诊有冠心病的妇女自己决定是否使用 HRT,对行冠脉造影的妇女进行为期10 年的雌激素使用及生存结果观察。10 年后,在观察期内曾使用 ERT 的妇女,不管冠脉硬化程度如何,总生存率超过 96%。而从未使用过 ERT的妇女中,冠脉正常的妇女生存率为 90%,冠脉呈中度和重度病变的妇女生存率分别下降至85%和 60%。这一结果表明对明确患有冠心病的绝经后妇女,激素替代治疗对改善生存率有益处,尤其是对于冠状动脉病变严重的患者,雌激素的保护作用更明显。

上述研究有一个明显的缺欠是随诊率太低。虽然入组的患者达 2 268 例,但只有 160 例完成随诊。同时未选用 HRT 的妇女面临的心血管疾患危险因素更多,如糖尿病、年龄更大、总体健康较差。Sullivan 采用比例风险模型对非 HRT 组较高的糖尿病、高脂血症进行校正,雌激素的保护作用依然有显著意义(P=0.011),但对实验设计上的这些偏差显然无法完全消除,因此结果不确切。

1997 年 Newton 等回顾总结了 726 例曾有过初次心肌梗死发作的妇女,雌激素与心梗的再发作及患者病死率之间的关系。当前雌激素使用者与以往使用者相比,上述两项指标的相对危险度均较低,而这两组与从未使用者相比也都更低。经校正,是否患糖尿病、充血性心衰对结果没有明显的影响。但这些结果并没有显著性,当前使用

者与从未使用者相比:心肌梗死的相对危险度为 0.64(95%CI:0.32～1.30),病死率的相对危险度为 0.50(95%CI:0.25～1.00),表明在初次心肌梗死发作后使用雌激素并不增加患者的心肌梗死再发作及死亡。

综上所述,来自观察性研究的证据在支持 ERT 具有心血管保护作用方面结果基本一致,不论是对健康妇女还是有冠心病史的妇女,激素替代治疗似乎都以对心血管系统有利的作用为主。

2.前瞻性随机对照临床试验的结果 观察性研究中内在的各种偏差,限制了研究结果的解释,对指导临床实践中 HER/ERT 的应用缺少可靠性。为明确 HRT/ERT 与心血管疾病的关系,必须以大型的前瞻性随机对照临床研究结果作为依据。1995 年以后,已有多项大型以心血管事件或与心血管系统相关的临床特殊检查指标为终点的研究结束。其中最重要而著名的两个研究为 HERS(The Heart and Estrogen/Progestin Replacement Study)及 WHI(The Women's Health Initiative),分别以 HRT 对冠心病的二级预防及一级预防的作用为主要研究目的。

HRT 在冠心病二级预防上的作用

HERS 研究:

①研究人群:已确诊冠心病的绝经后妇女,至少有下列病史:心肌梗死、心脏搭桥手术、血管成形术、冠状动脉造影狭窄超过 50%。平均年龄 66.7 岁,平均绝经 18 年。2 763 位妇女参加。

②分组及用药:随机分为安慰剂组或 HRT 组。用药为结合雌激素(倍美力)0.625mg/d,安宫黄体酮 2.5mg/d,连续联合治疗。

③随访及观察指标:平均随访 4.1 年,观察的主要指标为非致死性心肌梗死及冠心病死亡;次要指标包括心绞痛、充血性心力衰竭、中风及外周动脉疾病等。

④结果:虽然 HRT 对血脂有好的影响,但 HRT 组与安慰剂组之间各主要指标及次要指标均无显著差异。值得注意的是,在治疗的第一年 HRT 组主要心血管事件(非致死性心肌梗死＋心血管病死亡)发生率明显高于安慰剂组,此后两组间相对危险度呈下降趋势,在治疗的第 3～5 年 HRT 组心血管事件发生率低于安慰剂组,趋势

检验有显著意义。其他心血管事件如心绞痛、中风、心力衰竭等两组间无明显差异。

⑤结论及建议:冠心病患者使用雌激素早期对病情不利,后期可能有利。建议:患冠心病的绝经后妇女不宜行激素替代治疗来预防心血管事件的发生,但已开始 HRT 的妇女可继续使用。

⑥讨论:HERS 是第一个研究 HRT 对绝经后妇女 CHD 二级预防作用的大型随机临床对照试验,由于此前大量观察及回顾性研究均表明雌激素对心血管系统有保护作用,当 HERS 的结果发表后引起了广泛的震惊,它提醒临床医师对有心血管疾病的患者应慎行激素替代治疗,但又让人们对雌激素替代治疗对心血管系统远期可能有保护作用充满了期待,参加该试验的绝大多数妇女都听从了试验组的建议,即安慰剂组患者最好不要开始雌激素替代治疗,但 HRT 组者可继续进行。那么 HRT 组在试验后期表现出的心脏保护作用是否表明对这些患者继续进行激素替代治疗仍会获益?为解决这一问题,HERS 研究小组对参加 HERS 研究的患者继续进行了开放性随访,即 HERS II 研究。原计划随访 4 年,但根据每年一次随访结果分析后认为,即使完成 4 年的观察,也没有把握表明长期雌激素替代治疗对心脏具有保护作用,试验在平均随访 2.7 年后终止。最初在 HERS 研究中接受 HRT 治疗的妇女中有将近一半的患者完成了最后的随访,总治疗时间将近 7 年,与安慰剂组之间非致死性心肌梗死发病率及冠心病死亡无显著差异,HERS 研究中 HRT 组冠心病事件相对危险度逐渐下降的趋势没有持续下去,基本否定了 HRT 治疗在冠心病二级预防上的作用(表 69-2)。

ERA 试验:

①研究人群:经冠脉造影证实冠心病的绝经后妇女(冠脉造影测量显示至少有一处管腔直径狭窄 30%以上),目前未接受雌激素替代治疗(或停药 3 个月以上)。平均年龄 65.8 岁,平均绝经 20 年以上,309 位患者参加。

②分组及用药:随机分为 3 组 安慰剂组;结合雌激素(倍美力)组(0.625mg/d),倍美力与安宫黄体酮(2.5mg/d)连续联合治疗组。

表 69-2　HERS 及 HERSII 的主要结果［发病率为 1/(年·10 000 人)］

指标	时间	HRT 组	安慰剂组	相对危险度	95% 可信区间
CHD 死亡	第 1 年	12.4	8.0	1.56	0.73～3.32
	第 2 年	14.2	9.6	1.48	0.73～2.29
	第 3 年	13.8	12.8	1.07	0.55～2.08
	第 4 年	10.3	10.9	0.94	0.44～2.00
	第 5 年	16.7	15.8	1.06	0.56～1.98
	第 6～8 年	21.9	23.0	0.94	0.63～1.41
非致死性心肌梗死	第 1 年	31.3	21.3	1.47	0.91～2.36
	第 2 年	25.9	29.3	0.89	0.56～1.41
	第 3 年	16.4	23.4	0.70	0.40～1.24
	第 4 年	12.8	25.6	0.50	0.27～0.93
	第 5 年	25.9	21.4	1.21	0.70～2.10
	第 6～8 年	24.6	26.0	0.95	0.63～1.43

③随访及观察指标：平均随访 3.2 年，主要指标为冠脉造影狭窄处径线的变化，其他包括血脂、冠心病事件(非致死性心梗及冠心病死亡)等。

④结果：雌激素组、雌激素/孕激素组、安慰剂组冠状动脉最小直径平均值分别为(1.87±0.02)mm、(1.84±0.02)mm、(1.87±0.02)mm，3 组间没有显著差异。新狭窄病灶的出现各组间没有显著差异。按冠状动脉造影基础狭窄程度进行分层后分析，激素替代治疗组较安慰剂组对冠状动脉硬化的进程仍没有明显的减缓作用。

⑤结论及建议：雌激素单独或与孕激素联合均不能延缓冠状动脉粥样硬化的进程，对已有冠状动脉硬化的妇女不应采用激素替代治疗预防心血管疾病。

⑥讨论：ERA 是在 HERS 结束后进行的另一个以雌激素对冠心病二级预防作用为目的的多中心随机对照研究，以动脉粥样硬化的进展作为观察终点，并在研究中设立了非对抗性雌激素治疗组，回答了雌激素对心脏的有益作用是否被孕激素削弱的问题，进一步确定了 HERS 研究观察到的雌孕激素联合治疗对冠心病的阴性结果，并表明这种阴性结果并不是由于添加了孕激素安宫黄体酮、导致雌激素的有利作用被削弱或逆转所致。

HERS 及 ERA 的研究者们在讨论上述结果时，认为有以下几个可能的原因：①雌激素促炎症反应及促血栓形成作用超过其对血脂及血管的有益作用；②雌激素预防动脉粥样硬化形成的作用

更明显，而对已形成病变不能有效延缓进展，在去卵巢猴上的实验曾观察到这种现象。那么对健康妇女 HRT 是否具有保护作用，即对冠心病有一级预防作用，当时人们期待 WHI 能够回答这个问题。

3.HRT 在冠心病一级预防上的作用——WHI 研究。

(1)研究人群：WHI 研究中绝大多数为健康妇女。WHI 研究的主要部分为雌激素/孕激素连续联合治疗与安慰剂对照研究，在 40 个中心入组 16 608 例绝经后妇女，平均年龄 63.3 岁，曾患心肌梗死或行血管再通术等的患者不到全部病例的 3%。

(2)分组及用药：随机分为安慰剂组或 HRT 组。用药为结合雌激素(倍美力)0.625mg/d，安宫黄体酮 2.5mg/d，连续联合治疗。

(3)随访及观察指标：原定随访 8 年，在平均随访 5.2 年后，因安全问题提前终止。观察的主要指标为冠心病(非致死性心肌梗死及冠心病死亡)，主要副反应指标为浸润性乳癌；同时观察中风、肺栓塞、子宫内膜癌、结肠癌、骨折及因其他原因造成的死亡等多项指标，与冠心病及乳癌一起进行综合评价，计算雌激素替代治疗的利弊比。

(4)结果：2002 年 5 月 31 日，在平均随访 5.2 年后，数据及安全监督委员会建议停止该临床试验，因为统计结果显示治疗组浸润性乳癌已超过预先设定的警戒线，综合评价指标也表明激素替代治疗组危险超过获益。主要结果见表 70-3。

在心血管病方面,激素替代组冠心病(非致死性心肌梗死及冠心病死亡)较安慰剂组升高29%($P<$ 0.05),非致死性心肌梗死占大多数,而冠心病死亡数没有差异。Kaplan-Meier曲线表明两组间冠心病累计风险比在治疗后不久就出现差异,曲线在随访6年间没有汇合的趋势,治疗第1~6年冠心病的相对危险度分别为1.78,1.15,1.06,

0.99,2.38,0.78,趋势检验没有显著意义。如果不包括退出治疗或顺应性<80%的患者,仅对遵照试验要求完成用药的患者进行分析,使雌激素的效果得到最大的估计,则两组冠心病的相对危险度上升至1.59,浸润性乳癌相对危险度上升至1.49(表70-3)。

表70-3　WHI研究主要结果[发病率为1/(年・10 000人)]

指标	HRT组	安慰剂组	相对危险度	95%可信区间
CHD事件	0.37	0.30	1.29	1.02~1.63
非致死性心肌梗死	0.30	0.23	1.32	1.02~1.72
冠心病死亡	0.07	0.06	1.18	0.70~1.97
CABG/PTCA	0.42	0.41	1.04	0.84~1.28
脑卒中	0.29	0.21	1.41	1.07~1.85
静脉栓塞	0.34	0.16	2.11	1.58~2.82
浸润性乳癌	0.38	0.30	1.26	1.00~1.59
结肠癌	0.10	0.16	0.63	0.43~0.92
骨折	0.10	0.15	0.66	0.45~0.98
总死亡	0.52	0.53	0.98	0.82~1.18
综合指标	1.70	1.51	1.15	1.03~1.28

(5)结论及建议:对健康绝经后妇女来说,雌激素/孕激素联合治疗5.2年总的来说弊大于利,但对总体死亡没有影响。利弊分析的结果表明激素替代治疗不适合用于慢性疾病的预防,对健康妇女即不应该开始、也不应该继续以激素替代治疗来预防冠心病。

(6)讨论:WHI是一项评价绝经后妇女心血管疾病、乳腺癌、结肠癌、骨折等的一级预防措施对妇女健康影响的获益和风险的大型综合研究,包括2个独立的人群,一个是队列研究人群,一个是随机临床试验人群,入组时年龄50~79岁。前者包括94 000位妇女,主要目的是获取可反映美国同龄妇女远期趋势的健康习惯和疾病结果的纵向资料。随机试验包括3个部分,分别以低脂饮食、HRT及钙、维生素D补充为干预措施,共包括68 000位妇女。其中HRT部分又包括2个系列,有子宫的妇女接受倍美力/安宫黄体酮或安慰剂;子宫切除的妇女接受非对抗治疗(倍美力0.625mg/d)或安慰剂。

作为一项大型随机、双盲、安慰剂对照的临床试验,WHI的结果有相当的说服力,其影响力较

HERS更为巨大,甚至动摇了多年以来人们对HRT治疗的基本看法。它更明确地提出,HRT不应作为一般性的预防措施来预防慢性疾病。

2002年8月,Humphrey等对激素替代治疗与心血管病一级预防的关系进行荟萃分析,显示曾用HRT的妇女冠心病发病率的相对危险为0.87(95%CI:0.62~1.21),冠心病病死率的相对危险度为0.75(95%CI:0.36~1.45);如果对两组社会经济地位及其他冠心病主要危险因素进行校正,则HRT组冠心病发病率相对危险度为1.07(95%CI:0.79~1.48),与WHI的结果一致。

五、观察性研究及临床随机试验结果差异的分析

对于其他治疗措施,也曾见到观察性研究与临床随机试验的结果不符合的情况;但大多数情况下,随机试验及观察性研究的结果是一致的,即使对激素替代治疗来说,除了冠心病以外,有关激素替代治疗对其他疾病如脑卒中、静脉血栓、骨折、乳腺癌等问题,临床试验与观察性研究的结果

也很相似。例如,WHI 中在平均随访 5.2 年后雌孕激素联合治疗组浸润性乳癌的相对危险度为 1.26,治疗时间越长,增长越明显。而对 51 个观察性研究的综述结果也显示,雌孕激素联合治疗<5年时,乳癌风险增加 15%,使用时间越长,风险增加越大(使用超过 5 年时相对危险度为 1.53)。有人分析 HERS 及 WHI 的结果与以往绝大多数观察性研究的结果巨大差异的原因,可能即有试验方法学方面的,也有生物学方面的。

1. 方法学上的原因

(1)混淆偏差,或"健康使用者"效应:即雌激素使用者与未使用者在生活方式或其他与健康有关的因素存在差异,观察性研究对这些差异控制不完全所导致。在观察性研究中,选择激素替代治疗的妇女比未使用者总体来说更健康,这种不平衡可能导致即过高地估计了雌激素的保护作用,又低估了可能造成的危险。

但两种类型的研究有关激素替代治疗其他危险及受益的结果的一致性,表明在这些研究中这种混淆偏差并不大。尤其是脑卒中,与冠心病受相似的社会经济状态、生活方式及保健措施的影响。有些观察性研究对社会经济地位或文化程度进行校正后,仍发现激素使用者冠心病风险有下降。在著名的"护士健康调查"这项研究中,对文化程度、职业、丈夫的文化程度等进行校正对结果并没有很大的影响。但冠心病可能比其他疾病对这些混淆偏差更敏感,而观察性研究无法排除这些偏差。

(2)顺应性偏差:坚持使用雌激素的妇女往往对其他有利于健康的行为或措施也能坚持下去。有关冠心病的随机试验中曾注意到,坚持服用安慰剂的妇女比不能坚持服用安慰剂或活性药物的人冠心病发病率明显下降;而在观察性研究中,雌激素使用者一般能坚持服药,因此也更可能坚持服用其他如降压药或降血脂药,或经常对血压或血脂进行监测,这些对心血管系统都是有利措施。但这种顺应性偏差对脑卒中也应该有类似的影响,而观察性研究中雌激素使用者发生中风者并不少见,因此顺应性偏差只能部分解释上述差别。

(3)未能充分发现早期临床事件:观察性研究适合于评价长期暴露于某种措施的情况;队列研究一个明显的缺陷是不易发现治疗早期出现的一些临床事件。大多数研究仅收集了治疗前的基线情况,而治疗后立即出现的冠心病危险的升高没有被发现,Nurses' Health Study 中,每 2 年收集一次数据,但在这两年中开始激素替代治疗并发生心肌梗死的妇女,她们的资料都没有收集到,这些妇女都被看作未使用雌激素者来统计的,导致未使用雌激素者的冠心病发病率提高,高估了雌激素替代治疗对心脏的保护作用。WHI 及 HERS 都表明,雌激素替代治疗后冠心病危险的升高主要在治疗开始后不久出现(第一年相对危险度 1.78,总相对危险度 1.29);而其他疾病,相对危险度的升高发生的相对较晚,如中风(第一年相对危险度 0.95,总相对危险度 1.43)、乳癌(第一年相对危险度 0.62,总的为 1.26),因此观察性研究的这一缺陷可能只对冠心病的结果有较大的影响。

2. 生物学方面的原因　方法学上的差异无法完全解释随机临床试验与观察性研究结果的分歧,因此有必要从生物学角度分析其中原因,这对我们深入理解激素替代治疗对心血管系统的作用及可能影响因素更有帮助。

(1)激素种类:这一问题包括:所采用的是对抗性治疗还是非对抗治疗,即是否同时使用孕激素,是否孕激素削弱或逆转了雌激素对心血管的有利作用;加用孕激素的方式及种类,是周期性联合,还是连续联合。

仅有少数雌孕激素联合治疗的研究报告对冠心病有预防作用,而其中也只有少数妇女采用连续联合的方式,大多数采用的是周期治疗,每个月服用孕激素 10～14d。而 HERS 及 WHI 等临床随机试验中,替代方式均为雌孕激素联合治疗。而不管是周期性还是连续性添加孕激素(安宫黄体酮),都会削弱由雌激素所致的高密度脂蛋白升高的幅度。所有的激素替代治疗制剂都会增加 C-反应蛋白这一炎性因子的水平。这提示我们对不同的激素制剂、不同的剂量进行更深入的研究。

(2)研究人群的特点:有少数资料显示,激素对具有不同临床特点的妇女可能产生不同的作用。例如,观察性研究中因绝经后症状及骨质疏松选择进行激素替代治疗的妇女一般较瘦,内源性雌激素水平较低,因此易于从雌激素替代治疗获益。体重指数(体重千克数/身高米数的平方)被认为能反应绝经后妇女内源性雌激素的水平,曾有一个研究报道雌激素治疗后只有体重指数低的妇女显示出心脏保护作用;WHI参加者平均体重指数为28.5,而Nurses'Health Study中为24.3。

妇女的年龄及绝经年数也影响激素对与冠心病的关系。美国<35岁的女性,冠状动脉一般只有脂肪条纹及很小的粥样斑块,45~55岁这个阶段是冠状动脉粥样硬化病变发展最快的时期,这些病变一般在65岁前形成复杂斑块。在出现粥样硬化的后期,激素促凝及使斑块不稳定的作用显得更突出。因此,有可能激素替代治疗对较年轻的妇女表现为心脏保护作用,此时复杂斑块还没有形成;但对老年妇女,激素替代治疗不能阻止复杂斑块的进展,导致冠心病发作。一项心血管方面的研究显示,对已患心血管疾病的妇女,血流介导的血管扩张(可反应内皮细胞的功能)在雌激素使用者和非使用者中间没有差异;而没有心脏病或相关危险因素的女性,激素使用者血管扩张反应较非雌激素使用者提高40%。来自猴子的动物实验也证实这种假说。切除卵巢后两年(相对于人类绝经6年)开始雌激素或雌激素/孕激素治疗,冠状动脉的斑块范围没有明显的变化;而在切除卵巢后立即给予激素替代,则斑块的范围缩小50%。代表观察性研究的Nurses'Health Study,入组时年龄范围为30~55岁;80%以上的参加者是在绝经2年内开始的激素替代治疗;即使是年老妇女,大多数也是在绝经不久开始使用雌激素,在统计时已经采用激素替代治疗很长时间。而WHI及HERS的参加者平均年龄较大,分别为63及67岁,入组时至少绝经10年左右;即使是其中较年轻的妇女(50~59岁,占全部参加者的1/3),也是至少在绝经后6年开始使用雌激素,此时冠状动脉的硬化已进展到一定阶段,激素替代治疗不仅不会预防心血管事件的发生,在治疗的早期还可能因凝血倾向增加或斑块不稳定导致血栓形成。

3. 上述问题的启示 上述生物学原因的分析向我们提示下列一些有关激素替代治疗方向。

(1)绝经后早期开始ERT:如上所述,是否存在动脉粥样硬化对激素替代治疗的作用有重要影响,雌激素可能只对健康的动脉有保护作用。因此,对于健康妇女,是否可考虑在绝经后尽早开始激素替代治疗避免对心血管系统造成危害。

(2)采用小剂量雌激素;改变孕激素的配伍方式或孕激素的种类。雌激素的效果有剂量依赖性,且不同的组织、器官所需的最低雌激素浓度不同,应该有一个窗口剂量使雌激素既能发挥预防骨丢失及骨质疏松,又能使对子宫内膜及乳腺的刺激降到最低,同时减少中风、静脉栓塞性疾病的发生。

(3)ERT能否与选择性雌激素受体调节剂(SERM)联合:影响雌激素替代治疗被接受的不仅是可能增加心血管疾病的风险,更主要的是对雌激素相关肿瘤风险增加的恐惧。选择性雌激素受体调节剂具有对不同的组织发挥不同作用,即雌激素激动剂或雌激素拮抗药的特点。三苯氧胺是第一代的SERM,在乳腺作为雌激素的拮抗药可用于乳癌的治疗和预防,而对骨组织、子宫内膜、动脉系统,则有雌激素样作用雷洛西芬(raloxifene)是20世纪90年代合成新一代SERM,对骨组织及脂代谢呈雌激素样作用,而对子宫及乳腺表现雌激素拮抗药的作用。雷洛西芬治疗后,LDL轻度下降,HDL没有明显改变。雷洛西芬用于治疗绝经后骨质疏松妇女的一项随机试验中期结果表明,雷洛西芬对心血管系统既没有明确的保护作用,也没有明确的危险升高。能否将SERM与小剂量的雌激素联合应用,以减轻雌激素长期应用对乳癌的刺激,同时协同作用于骨组织、减少骨丢失,还需要大量的临床前资料作基础。

虽然大型随机临床试验为我们提供了有力的循证医学证据,但对雌激素替代治疗我们仍有很多需要解决的问题。HERS及WHI毕竟只为我们提供了一种药物(结合雌激素倍美力、孕激素安宫黄体酮)、一种剂量(0.625mg/d)、一种配伍方式(雌孕激素连续联合给药)、一种人群的激素替代治疗结果,不能推广到其他的药物及剂量;对于其他的剂量、其他的药物,仍需要大型的试验进行验证。当然,在目前的情况下,进行这种大规模的临床随机试验并不是指日可待的事情,而根据目前的证据,不应该为预防心血管疾病而开始或继续进行激素替代治疗;同时不管妇女的年龄如何,不赞成为预防任何慢性疾病而长期(5年以上)使用对抗性激素治疗。乳腺癌、静脉血栓及中风发病危险的增加对预防慢性疾病来说代价太大了。

(刘 慧 刘建立)

参 考 文 献

1 吕宝经，郭晋村，陆尚彪，等. 绝经后妇女冠心病患者雌激素、凝血及纤溶系统的变化. 中华心血管病杂志，2004，32(1):33—35

2 肖传实，王改玲，赵文燕，等. 不同药物对内皮前体细胞的动员. 中华心血管病杂志，2006，34(2):114—118

3 Arias RD. Cardiovascular health and the menopause: the gynecologist as the patients' interface. Climacteric, 2006, 9 Suppl 1:6—12

4 Chlebowski RT, Anderson GL, Geller M, et al. Coronary heart disease and stroke with aromatase inhibitor, tamoxifen, and menopausal hormone therapy use. Clin Breast Cancer, 2006, 6 Suppl 2:S58—64

5 Grady D, Herrington D, Bittner V, et al. Cardiovascular disease outcomes during 6.8 years of hormone therapy: Heart and Estrogen/progestin Replacement Study follow-up (HERS II). JAMA, 2002, 288 (1): 49—57

6 Grodstein F, Manson JE, Coldizt GA, et al. A prospective, observational study of postmenopausal hormone therapy and primary prevention of cadiovascular disease. Ann Intern Med, 2000, 1333:933—941

7 Grodstein F, Manson JE, Stampfer MJ. Hormone therapy and coronary heart disease: the role of time since menopause and age at hormone initiation. J Womens Health (Larchmt), 2006, 15(1):35—44

8 Gouva L, Tsatsoulis A. The role of estrogens in cardiovascular disease in the aftermath of clinical trials. Hormones (Athens), 2004, 3(3):171—183

9 Hsia J, Langer RD, Manson JE, et al. Women's Health Initiative Investigators. Conjugated equine estrogens and coronary heart disease: the Women's Health Initiative. Arch Intern Med, 2006, 166 (7): 759

10 LaCroix AZ. Estrogen with and without progestin: benefits and risks of short-term use. Am J Med, 2005, 118 (12 Suppl 2):79—87

11 Langer RD, Pradhan AD, Lewis CE, et al. Baseline associations between postmenopausal hormone therapy and inflammatory, haemostatic, and lipid biomarkers of coronary heart disease. The Women's Health Initiative Observational Study. Thromb Haemost, 2005, 93(6):1108—1116

12 Magliano DJ, Rogers SL, Abramson MJ, et al. Hormone therapy and cardiovascular disease: a systematic review and meta-analysis. BJOG, 2006, 113(1):5—14

13 Simon JA, Lin F, Vittinghoff E, et al. The relation of postmenopausal hormone therapy to serum uric acid and the risk of coronary heart disease events: the Heart and Estrogen-Progestin Replacement Study (HERS). Ann Epidemiol, 2006, 16(2):138—145

14 Stefanick ML. Estrogens and progestins: background and history, trends in use, and guidelines and regimens approved by the US Food and Drug Administration. Am J Med, 2005, 118 (12 Suppl 2):64—73

15 Yosefy C, Feingold M. Continuation of hormone replacement therapy during acute myocardial infarction after the women's health initiative study. Is it the time for change? Int J Cardiol, 2006, 107(3):293—298

第70章 口服避孕药物

一、概 述

20世纪50年代末口服避孕药的问世被誉为节育技术的一次革命,改变了整个节育技术、计划生育的形式。20世纪60年代以来,欧美不少药厂大力投资于避孕药的生产、品种之多达数百种。20世纪80年代起,口服避孕药的发展大致有4种趋向:①降低剂量以减少副反应,重点针对对心血管、肿瘤、代谢的影响;②改变剂型:针剂或释放系统,以期达到微量和长效的目的;③合成新的孕激素化合物,高活性的第二、三代口服避孕药,如去氧孕烯(desogestrel)、孕二烯酮(gestodene)、炔诺肟酯(norgestimate);④抗孕激素化合物的研制。

中国的口服避孕药研究开始于20世纪60年代初,由跨部门、跨学科的科学家和临床医师通力协作,成功研制出中国第一批低剂量的口服避孕药,命名为一号避孕药(复方炔诺酮)和二号避孕药(复方甲地孕酮),并在1967年通过鉴定,在临床使用过程中的不良反应明显减少。中国首创合成的甲地孕酮至今仍在国内使用,并从口服发展为针剂、阴道环等。从20世纪70年代开始,人们已经注意到长期使用口服避孕药的安全性问题。特别重视吸烟、心血管疾病、肿瘤与避孕药的关系。由于安全性的问题成为甾体避孕药发展史中一个热点问题,一时也成为发展中的障碍。由于对口服避孕药引起的一些严重反应的误传极多,使不少服药者产生顾虑,尤其对肿瘤和心血管、脂代谢方面的影响顾虑重重。因为安全性的问题也促进了口服避孕药向微量释放系统的发展:如阴道环、皮下埋植药、释药宫内节育器(IUD)、贴皮药等。这种缓释系统多数是单纯孕激素的制剂,可以减少由于雌激素带来的不良反应。当然这种制剂又带来新的问题,最主要的是子宫不规则出血。

甾体激素避孕药种类繁多,本文先简单介绍其化学结构、作用机制,着重介绍口服避孕药,以及对机体的全身性影响主要是心血管系统的安全性。

二、甾体激素避孕药的化学结构

甾体类激素的共有基本骨架为一甾环,即环戊烷多氢菲,一个由17个碳原子组成的环行结构,由3个六碳环及1个五碳环相互连接构成。甾体激素来源于胆固醇裂解。胆固醇是产生所有性甾体激素的母体物质。孕酮为21碳化合物。雄激素属19碳化合物。雌激素的结构为18碳甾体。

长期以来化学家们一直进行合成甾体激素的研究。在甾环不同位置上含碳基团的变化,即可产生不同的化合物,某些可增强口服活性,某些可改变其激素属性,从而产生了多种合成的性甾体激素。由于人工合成性激素比内源性性激素有较强或时间较长的作用,因之可以极小剂量发挥效应。激素避孕药是有效而可逆的避孕方法之一,它或有雌、孕激素配伍构成复方避孕药,或由单方孕激素组成。绝大多数复方避孕药为口服给药,少数也有注射。单方孕激素制剂现有多种,包括口服、长效注射、缓释系统如释药宫内节育器、皮下埋植、阴道环或透皮等。目前在避孕药中所应用的合成性激素可以分为下列几种：

（一）合成雌激素

1. **乙炔雌二醇** 简称炔雌醇（ethinylestradiol，EE）。是目前复方口服避孕药中最常用的雌激素成分。它在 C17 位上引入乙炔基在体内有较长的半衰期，因而可以有口服活性。炔雌醇口服后很快吸收，60～100min 达高峰浓度，药物能很快进入血循环而分布于全身组织。血浆中 99% 的炔雌醇呈结合型，为其硫酸盐与血清白蛋白的结合物。口服避孕药后 5d 中炔雌醇达到相对平稳浓度。炔雌醇的雌激素效应为口服雌激素中最强者，比己烯雌酚约强 10 倍，故用药剂量小。其不良反应与剂量成正比，在复方口服避孕药中的剂量从最初的 50～100μg/d 现已普遍降为 30～35μg/d，近年更有 20μg/d 的报道。

2. **炔雌醇 3-甲醚（mestranol）** 为炔雌醇的衍生物。

3. **炔雌醇环戊醚** 简称炔雌醚（quinestrol，CEE）为长效雌激素。口服后主要储存在脂肪组织，再缓慢释放入血，并代谢为它的活性代谢产物炔雌醇，而发挥其生物活性。为复方长效口服避孕药的雌激素成分。单次口服 3mg，血浆中炔雌醇平均达峰时间为 2～3h，血药峰值 1ng/ml。直至服药后 50d 血中炔雌醇水平仍可维持在150～200pg/ml。

4. **戊酸雌二醇（estradiol valerate）** 为经过酯化的雌激素，注射给药因吸收缓慢而长效。与注射孕激素配伍，组成每月一次的注射避孕针。口服后在肠道内易被水解形成雌二醇，无长效作用，现口服制剂多用于激素替代治疗。

5. **环戊丙酸雌二醇（estradiol cypionate）** 也是酯化的雌激素，具长效雌激素作用。微结晶水混悬液皮下或肌内注射吸收缓慢，作用时间比戊酸雌二醇延长，故也用于与注射孕激素配伍构成每月一次的注射避孕针，如与醋酸甲孕统配伍的复方醋酸甲孕酮避孕针（cyclofem）。

所有合成的雌激素均与内源性雌激素有相似的作用，可以影响下丘脑-垂体轴，并且也对生殖器官有直接作用。

（二）合成孕激素

黄体分泌的天然孕激素为孕酮，它是 21 碳类甾体，C3 位酮基，A 环 C4-5 间为双键。这种结构是发挥其生物活性所必需。C17 位的侧链对维持生物活性似无必要，如 19 去甲睾酮类，虽无 C17 的侧链，但孕激素活性反而更强。临床应用的人工合成孕激素按其化学结构可分为两大类。

1. **17a-羟孕酮类** 由孕酮衍生物而来。此类孕激素的结构特征为 A 环与 B 环之间存在一个甲基，由此可明显降低雄激素效应。

（1）甲地孕酮（megestrol acetate）：为合成的高效孕激素。孕激素活性比天然孕酮强 25 倍。不具有雌激素活性与雄激素样作用，但有明显抗雌激素作用。口服制剂也称妇宁片，它是我国口服避孕药 2 号中的孕激素成分。在国外的复方制剂中应用较少。

（2）氯地孕酮（chlormadinone acetate）：结构与甲地孕酮相似，具有抗雌激素作用而无雄性化作用。

（3）甲羟孕酮（medroxyprogesterone acetate；provera）与甲地孕酮差别在于 B 环无双键，为一高效孕激素，活性比天然孕酮强 20 倍，无雌激素及雄激素活性。口服制剂也称安宫黄体酮，其微结晶混悬液（DMPA，商品名狄波普维拉）肌内注射，由于吸收缓慢而用作长效避孕针剂，常用 150mg 一次肌注，可避孕 3 个月。

（4）环丙孕酮（cyproterone acetate）：与氯地孕酮不同处在于 A 环有一个三环。也为一强效孕激素，其孕激素活性比氯地孕酮强 3 倍，显著高于左炔诺孕酮（LNG）等 19 去甲基睾酮类。也具抗雌激素活性，能抑制下丘脑与垂体，使 FSH、LH 降低。它的抗雌激素作用较突出，能与睾酮竞争雄激素受体，所形成的环丙孕酮-雄激素受体复合物也能进入细胞核中，但不产生雄激素效应，从而阻断了雄激素作用。还可抑制合成雄激素所需要的酶，故血液中睾酮水平降低。与雌激素配伍的复方口服避孕药 Diane-35（商品名达英-35）。

（5）己酸孕酮（progesterone caproate）：为在 C17 位上形成较长酯链的化合物。制成油剂由于吸收缓慢而作用时间延长，肌注后作用比孕酮强 2 倍，并可维持 8d 以上。为我国避孕针 1 号中的孕激素成分。

2. **19 去甲基睾酮类（19-nortestosterone）** 将睾酮 C10 位上的甲基移去，此化合物的雄激素活性即被清除,而保留原有的孕激素活性,故称19去甲化合物。在C3、C17或C18位上增加甲基、乙炔基或醋酸酯后,可进一步增强其孕激素活性。

炔诺酮(norethisterone;norethindrone)改良睾酮结构制成,为此类化合物最主要的代表,它是一系列其他合成孕激素的亲代物质。炔诺酮为19去甲睾酮。在C17位引入乙炔基,可延缓肝脏的灭活作用。C17的羟基被醋酸酯化即为醋酸炔诺酮(norethisterone acetate);如C17羟基被庚酸酯化,即为庚酸炔诺酮(norethisterone enanthate);炔诺酮结构移去A环上的酮基,即为去氧炔诺酮(lynestrenol)。在炔诺酮的C环与D环之间(即C13位)引入乙(烷)基(-CH2-CH3)替代甲基,其孕激素活性增强,即成为第二代或第三代孕激素,包括炔诺孕酮(18甲基炔诺酮,norgestrel)、孕二烯酮、炔诺肟酯、去氧孕烯等。

某些化合物必须转换为生物活性形式才能发挥作用。孕激素类当今使用最多的左炔诺孕酮(LNG)与孕二烯酮本身即具生物活性,而去氧孕烯与炔诺肟酯必须转变为生物活性形式,即3-酮去氧孕烯与炔诺酮才有生物活性,故可视作为前体药物(prodrugs)。合成孕激素与天然孕酮有两个重要的共同特性:即抑制下丘脑-垂体系统以及直接作用于生殖器官。根据其来源,它们还部分表现有不同程度的雌激素、雄激素或抗雄激素效应。

三、甾体激素避孕药的作用机制

生育年龄妇女的性周期变化,正常是在中枢神经支配下,由下丘脑的促性腺激素释放激素(GnRH)促使垂体分泌促性腺激素FSH与LH。FSH与LH作用于卵巢,促使卵泡发育、生长、成熟、排卵并形成黄体。卵泡与黄体可分泌雌激素与孕激素,既作用于靶器官,又在周期的不同阶段反馈调节下丘脑。甾体避孕药的作用是多环节的,根据药物种类、剂量、制剂、给药途径、用药方法的不同,其作用环节也有所不同。主要的有两个方面:一个是中枢性抑制作用,通过干扰下丘脑、垂体系统抑制排卵;另一是通过对于生殖器官(特别是卵巢、子宫或内膜、宫颈)的直接作用防止妊娠或着床。

四、口服避孕药的种类和应用

(一)短效口服避孕药

1958年首次用雌、孕激素联合作为复方口服避孕药,1960年始有产品问世,至今复方口服避孕药已是发达国家应用最广泛的避孕方法之一,占避孕措施的25%～40%。全球估计有2亿妇女曾服用避孕药,约6 000万妇女正在服用。我国据1995年抽样调查,服避孕药人数约占节育措施的3%。目前最普遍应用的口服避孕药为含有雌、孕激素的复方制剂,雌激素成分以炔雌醇为主,孕激素成分则有不同,因而构成不同的配方与名称。

外源性激素的摄入,对机体有一定影响。一般认为雌激素主要是增加凝血因子,易促使血栓栓塞形成;孕激素主要是改变脂代谢,与心血管疾病发病可能有关。近30多年来的研究,不断减少甾体剂量与改进配方,使之对肌体的影响减至最小。目前雌激素的用量逐渐降低,孕激素则趋于含第三代孕激素的制剂。此外,为了减少甾体激素对肌体的负荷,将复方避孕药每个周期中雌、孕激素配比剂量,模拟月经周期中雌、孕激素的生理变化,分成两个(双相)或三个(三相)不同剂量。三相片是雌激素量在周期中期略高,孕激素则逐步增加,这样的配方每月摄入甾体激素总量比单相片少40%左右,而避孕效果不变,不良反应减轻,对肌体代谢影响减小。国内现也已有左炔诺孕酮的三相片。

1. 剂型 甾体避孕药根据成分配方及用法,可分为下列几类。

(1)单相片:整个周期中雌、孕激素固定剂量,连用21～22d,停药7d,再开始下一周期药物。

(2)双相片:大多数为前11片中孕激素剂量小,在后10片中增加。雌激素剂量则整个周期中不变。每个周期停药7d。

(3)三相片:可以有不同的组合。目前较多的是前6片含低剂量雌激素与孕激素,继之5片雌、孕激素剂量增加,最后10片孕激素量再次增加,而雌激素又减至开始水平。如LNG三相片。也有的为每7d一个剂量,如ortho-novum 7/7/7。

(4)序贯用药:前半周期仅用雌激素,从第6天或第7天起加用孕激素。

(5)微丸(minipill):主要指单纯孕激素的片剂。连续每天服用极小剂量的孕激素,不停药。现常用的孕激素为19去甲睾酮类衍生物,如炔诺酮、去氧炔诺酮、炔诺孕酮或左旋炔诺孕酮,剂量每片含孕激素约 0.03~0.50mg。

从上述这些种类的配方中,炔雌醇含量已减至 30~35μg/d,近年又研制了含 20μg 的制剂,据报道对代谢、凝血的影响有所减轻,可见减少雌激素含量是总的趋势。我国应用较多的是复方 18 甲与避孕药 1、2 号,三相片自国产制剂问世以来,使用者也有所增加。

2. 用法

(1)从月经第 5 天起每日 1 片,连服 21~22 片停药 7d,从第 8 天起重新服下一周期药物。一般停药后 1~2d 有撤退性出血,再从第 5 天起重新服用。国内的口服避孕药制剂一般每日 1 片,每个周期服 22 片,宜定时服用,如每晚临睡前。国外的制剂则均以 21 片为一周期包装,为了避免服药遗忘,还有制作了含 7 片空白安慰剂的包装,使服药妇女坚持连续用药。

(2)如有漏服或迟服应尽早补服,并应警惕有妊娠可能。如连续漏服 2 片,在想起后应立即补服 2 片,第 3 片可按正常时间服用。但必须告诉妇女加用其他避孕方法。如漏服药后发生突然出血,通常表示不会受孕。如漏服 3 片以上,即应停用本周期药物,待出血或停药 7d 后开始下一周期药片,并在此期间用其他避孕方法。

3. 效果　由于复方避孕药的主要机制是抑制排卵,所以避孕高效。若正确使用,有效率应达 99% 以上。若以失败妊娠的 Pearl 指数计算,一般为 0.03~0.5。由于需要每日服药,因之常会发生使用失败,即服药者遗漏服药或不规则服药影响效果,而非药物本身的失败。复方制剂超过规定时间 12h 则避孕效果可能受影响。服药后几小时内呕吐,也可能影响药物吸收而降低效果。另一种影响避孕效果的因素是同时服用其他药物,如巴比妥类、利福平及一些抗癫痫药,可因为诱导肝酶而加速避孕药代谢,或应用抗生素改变了肠道菌群而减少药物吸收,从而降低避孕效果。

4. 适用、慎用与禁用情况　复方口服避孕药适用于愿选择这个方法避免妊娠的妇女。由于药物对机体可能的影响,因之在下列一些情况需要

慎用或禁用。世界卫生组织(WHO)1996 年最新的《避孕方法选用的医学标准》一书中,避免了过去习用的"禁忌证"或"警告"等名称,将影响使用每种避孕方法适应证的情况归纳为下列四种之一:①使用避孕方法没有任何限制;②使用该方法优点一般超过理论上的危险;③使用该方法理论或事实上的危险;④使用该方法可以发生不能接受的危险情况。所列的各种情况具体而细致,为便于叙述及节省篇幅,在本节中将情况②与③合并列为慎用情况,需要认真随访。

(1)禁用情况

①血栓性静脉炎或血栓栓塞性疾病、深部静脉炎或静脉血栓栓塞史。

②脑血管或心血管疾病。

③高血压,血压 ≥ 160/100mmHg(21.3/13.3kPa)。

④已知或可疑乳腺癌。

⑤已知或可疑雌激素依赖性肿瘤。

⑥良、恶性肝脏肿瘤。

⑦糖尿病伴肾或视网膜病变,及其他心血管病。

⑧肝硬化、肝功损伤、病毒性肝炎活动期。

⑨妊娠。

⑩产后 6 周以内母乳喂养。

⑪原因不明的阴道异常出血。

⑫吸烟每日 ≥ 20 支,特别对年龄 ≥ 35 岁妇女。

(2)慎用情况

①高血压 < 160/100mmHg,需定期监测血压。

②糖尿病无并发血管性疾病,虽然服用避孕药可使糖耐量有轻度减退,但在严密监视下可以使用。

③高血脂症。因为是血管性疾病的危险因素,故应在监测下使用或选用对血脂影响较小的配方。

④良性乳腺疾病与复方避孕药无关,可以选用避孕药;乳腺肿块在育龄妇女多数为良性,可以选用避孕药,但应尽早进行检查。

⑤胆道疾病。最近报道可能与复方避孕药有微弱联系,故宜在监测下用药。

⑥胆汁淤积史及妊娠期胆汁淤积史,预示可

能服避孕药后发生胆汁淤积的危险增加,宜慎用。

⑦宫颈上皮内瘤变(CIN),避孕药促使 CIN 进展为浸润性病变的可能很小,但服药妇女应定期检测。

⑧年龄＞40 岁,由于心血管疾病危险随年龄而增加,服用复方避孕药可能增加危险。

⑨吸烟。吸烟本身即增加心血管疾病风险,年龄＜35 岁吸烟,服用避孕药宜加强监测。

⑩严重偏头疼,但无局灶性神经症状。

⑪服用利福平、巴比妥类抗癫痫药,因为这些肝酶诱导药可降低避孕药效果,宜鼓励选用其他避孕方法。

对于流产后、妊娠期有妊高征史、妊娠期糖尿病史、月经过多、盆腔炎、性传播疾病、异位妊娠史、肥胖、甲状腺疾病、子宫肌瘤、滋养细胞疾病、缺铁性贫血、良性卵巢肿瘤、子宫内膜异位症等在专家讨论中均列为可以使用复方避孕药而没有任何限制的情况。

5. 不良反应 不良反应的发生与配方中雌、孕激素种类、剂量有一定关系,妇女对各种激素的反应也不一致,往往更换制剂可能减轻不良反应。

(1)恶心、呕吐、头晕、乳胀、白带多等早孕反应,多由雌激素引起。常在服药第 1～2 周期发生,以后即可自行改善。症状严重者,可考虑更换制剂。

(2)乏力、嗜睡、体重增加等,可能与孕激素有关。

(3)色素增加,有的可见蝴蝶斑,特别是暴露阳光处的皮肤,这与雌激素引起的色素沉着有关。建议服药妇女避免日光浴,必要时可更换单纯孕激素制剂。

(4)个别妇女服药后可能出现体重增加、食欲亢进或痤疮等,多因雄激素作用引起,可以更换 17-羟孕酮类制剂如避孕药 2 号。

(5)阴道出血 在服药期间可能发生点滴出血,或者如月经量的突破性出血,如发生在前半周期,常提示雌激素剂量太小;如发生于后半周期,则常表明孕激素剂量不够,不足以维持子宫内膜。处理:可在前半周期出血时,每日加用小剂量炔雌醇 5～10μg/d,直至该周期结束;或在后半周期出血时每日加用 1 片避孕药(即每日 2 片)。若出血发生于近月经期,则可停药,于出血第 5 天再开始

服用下一周期药物,或更换避孕药制剂。

(6)月经过少或闭经 月经过少常见于单相片避孕药,系因子宫内膜受抑制。对于月经过多及贫血的妇女,月经过少是避孕药希望达到的效果。个别妇女在停药后不发生撤退性出血,即闭经。如果尿妊娠试验阴性,停药 7d 后仍可继续服用下周期的药物。若连续闭经 2 个周期,应停药观察,通常系由于雌激素不足,内膜萎缩所致。大多数情况停药后内膜可以自然恢复生长而月经复潮。停药超过 6 个月依然闭经,称为"避孕药后闭经",极为罕见,其原因可能是下丘脑-垂体系统阻断,可试用人工周期调节,使功能恢复。若妇女原有下丘脑-垂体-卵巢轴的功能不全,则往往难以恢复。

6. 注意事项

(1)服药妇女应定期随访体检,包括测血压及乳房检查、妇科检查、巴士涂片,以及早发现异常情况。

(2)吸烟妇女服药,严重心血管疾病的危险可明显增加,故应劝告妇女不要吸烟。

(3)服药期间若出现下肢肿胀疼痛、头痛等情况,应想到血栓栓塞性疾病或其他血管疾病。已有报道复方口服避孕药可能与脑血管意外(卒中)、心肌梗死、高血压、血栓栓塞有关,故有早期的症状出现时,医师与服药妇女均应引起警惕。对于择期手术的妇女,手术前至少停药 4 周。

(4)若有视力障碍、复视、视盘水肿、视网膜血管病变等情况,应立即停药并做适当检查以除外视网膜栓塞。

(5)服药妇女若出现右上腹疼痛,应考虑与避孕药有关的肝腺瘤,破裂时可发生休克,罕见还可能发生肝细胞癌。据报道这两类肿瘤虽然罕见,但与复方避孕药明确有关,应立即停药。

(6)服药期间避孕失败妊娠,宫内暴露性激素对发育中的胎儿有不利影响。女性胎儿可能发生生殖器官肿瘤,男性胎儿可能有泌尿生殖道的发育异常,并且先天畸形的危险增加,一般建议终止。停药后立即妊娠的妇女,出生婴儿畸形发生率并不增加。有少数报道自然流产率高,流产儿中三倍体或多倍体发生率增加。

(7)有心理抑郁的妇女服药应严密随访,若症状加重应停药观察。

（8）避孕药可引起液体潴留，可能会使某些疾病如抽搐、偏头痛、哮喘或心、肾功能不全加剧。

（9）有妊娠期黄疸史的妇女服避孕药可能出现黄疸复发，若有黄疸出现应该停药。

（10）口服甾体避孕药需经肝脏代谢，肝功损伤患者用药应特别谨慎。

（11）口服避孕药可能干扰正常色氨酸代谢而造成相对维生素 B_6 缺乏。

（12）口服避孕药可能抑制血清叶酸水平，所以停药后于短期内妊娠妇女应注意发生叶酸缺乏并发症。

（13）产后母乳喂养的母亲，服用复方避孕药可能减少乳量，并且在乳汁中检出少量避孕药中的激素。因之在婴儿断奶前，母亲不宜采用复方避孕药。对于不哺乳的母亲，则在产后检查时即可开始应用。

（二）长效口服避孕药

短效口服避孕药需要每天服用一次，容易发生遗忘或漏服，为方便使用，特别是为广大农村妇女，研制长效口服避孕药每月或每周一次适合需要。我国在 20 世纪 70 年代初期研制成功每月一次的复方长效口服避孕药，使用至今已有 20 余年，由于避孕效果好、服用方便、利于管理而深受欢迎。

1. 种类　长效口服避孕药的机制是基于长效雌激素的抗生育作用，配伍孕激素目的是对抗雌激素对子宫内膜的增生作用，使之转化为分泌期，并发生周期性撤退出血。长效雌激素主要为炔雌醚（CEE）。口服后很快吸收入血，并且可储存在脂肪组织中，逐渐缓慢释放以维持血中的高浓度而起长效作用。从脂肪中释放的炔雌醚，主要代谢为炔雌醇形式发挥雌激素作用，与它配伍的孕激素不同，构成不同种类的长效口服避孕药，在应用的早期曾有氯地孕酮、16-次甲基氯地孕酮、炔诺孕酮（18 甲基炔诺孕酮）等与 CEE 配伍。

根据 1974 年我国长效口服避孕药总结会议报道，26 省市 4 千余名妇女服用 347 178 周期，避孕效果达 98.3/100 妇女年，几种制剂效果近似。以后通过临床应用，由于服药早期出现类早孕反应较明显，及白带增多等不良反应，影响其可接受性，并顾虑其安全性问题，因而从配伍、剂量及服药方法等方面探讨改进，其中做了复方左旋 18 甲

基炔诺酮长效口服避孕药的临床观察，首次以生命表法报道其妊娠率与续用率。目前，全国所应用的长效口服避孕药主要为与炔诺孕酮配伍的复方制剂。随着化学的进展，具有生物活性的左旋炔诺孕酮（LNG）被发现，促进了进一步减量的研究。选用 LNG 配伍，孕激素用量可减少一半，减轻机体负荷，故在复方左旋 18 长效口服避孕药中选用 LNG6mg 与炔雌醚 3mg 配伍，其避孕效果不变而不良反应减轻。

将每片中雌激素从 3mg 减少至 2mg，孕激素量不变，通过 14 例 48 周期的尿雌、孕激素测定，观察对卵巢功能的影响。结果显示：服药前均有排卵，服药后则激素均处于卵泡期水平以下；若将炔雌醚减为 1.8mg，炔诺孕酮减为 10mg，在观察的 9 例 56 周期中，有 3 例在 4 个不同服药周期中雌、孕激素上升，表明有卵泡发育及排卵，其余各例在下次服药前均显示卵泡发育。说明炔雌醚 2mg 与炔诺孕酮 12mg 配伍为最低有效剂量。据 1997 年我国资料报道，10 783 名妇女服用 130 020 周期，有效率为 95.67/100 妇女年，效果略低于 3mg 的全量片，但不良反应明显减少。临床上也有先用全量片半年再转为半量片的经验。

2. 作用机制　长效口服避孕药的作用机制，主要是通过外源性甾体激素直接作用于下丘脑-垂体-卵巢性腺轴，抑制卵泡发育及排卵。这种抑制作用通过服药者的激素测定可以见到。在服药周期中 FSH 与 LH 高峰消失，雌二醇与孕酮处于卵泡早期水平。然而在该月中随着服药后相隔时间的延长，部分服药妇女可见不规则的 LH 峰及雌二醇的低水平波动，虽有 LH 峰，但孕酮在整个服药周期中处于低水平或稍微上升，显示无黄体形成。这种不完全的抑制，提示长效口服避孕药目前的配伍剂量在体内作用持续时间是有限的，停药后其所产生的抑制作用是可恢复的。

长效口服避孕药制剂是以外源性甾体激素抑制下丘脑-垂体-卵巢轴，使内源性性激素合成与分泌减少。长效雌激素抑制卵泡发育与排卵，孕激素则是对抗雌激素对内膜的增生作用，并可引起撤退性出血。

因之，复方长效口服避孕药对内膜的作用与短效避孕药有所不同。短效药从月经开始阶段应用，子宫内膜从一开始即受到外源性雌、孕激素的

同时作用,使内膜生长停滞或延迟,或使生长中的内膜转化分泌,呈早熟、早衰。停止服药后即发生撤退性出血。长效避孕药则不同,配方中的孕激素无长效作用,用药后内膜首先表现为孕激素作用,待孕激素撤退引起出血后,则受到长效雌激素影响,内膜表现以雌激素效应为主的增殖期改变。故临床上常于服药后 7～10d 有一次撤退性出血,而此后仍有一段外源性雌激素的避孕作用。

3. 给药方法 复方长效口服避孕药的用药方法与短效药不同。一般有两种服法:

(1)首次服药在月经周期第 5 天,第 2 次在第 25 天(即相距 20d),以后每 30d 1 片,也即按第 2 次服药日期每月 1 片。

(2)首次在月经周期第 5 天服 1 片,隔 5d 再加服 1 片,以后每月按第 1 次服药日期服 1 片。

4. 效果 根据 1974 年我国长效口服避孕药总结会议报道,26 省市 4 万余名妇女服用 347 178 周期,避孕效果达 98.3/100 妇女年。1979 年的我国资料 10 783 名妇女服用减量药(CEE2mg,炔诺孕酮 12mg)130 020 周期,有效率为 95.67/100 妇女年。

5. 月经变化与不良反应

(1)月经变化:大多数妇女在服药后 6～14d 发生撤退性出血。由于第 1 次服药是在月经周期第 5 天,所以服第 1 片后妇女会感到月经周期缩短。但只要按规定服药,一般周期规律,与服药前相似。经期持续天数与服药前对照周期相比,也无明显变化。但月经量则在服药后大多数妇女有所减少,并与服药周期高度相关,随服药周期的增加,经量逐渐减少。一般不需处理,短期闭经仍可按期服药,但如果连续闭经 2 个周期,则须行妇科检查以除外失败妊娠。如能排除妊娠,可在再次服药时同时加用孕激素类药物。连续闭经 3 个周期以上则需停药,等待月经自然来潮;也可选用短效避孕药做周期治疗,待月经恢复正常后重新开始服药。停药期间注意采用其他避孕措施。

(2)不良反应:长效药的不良反应与短效药相似,也以恶心、呕吐、头晕等类早孕反应为主,症状最早可在服药后 6～12h 出现,但多数于服药后 20h 左右。绝大多数反应较轻微,约持续半天。较重者可持续 2d 才消失。此类反应以服药的最初 3 个周期最为明显,以后则逐渐减轻,可能与机

体逐渐适应有关。为了避免或减轻反应,可调整服药时间。

白带增多是较常见的不良反应,占服药周期的 10%～20%。因为长效避孕药是以雌激素为主的避孕药,在雌激素的影响下,宫颈管的内膜腺体分泌旺盛,产生较多稀薄透明如蛋清样或水样白带,在月经来潮后更为明显。白带增多不随服药周期递增而继续增多,可给中药治疗。

其他不良反应如乳胀、皮肤痒、面部色素沉着、毛发脱落等,也偶有出现。服药期间对血压影响不大,约有 4% 可有血压轻度升高,少数服药者原有的高血压于服药过程中降至正常。

6. 适用、慎用与禁用情况 与短效口服避孕药相同,特别适合于不能放置宫内节育器、而服短效药又容易遗忘又不愿意打针避孕的妇女。鉴于长效口服避孕药一次摄入激素量较大,故宜严格选择服药对象,并加强随访。

7. 注意事项

(1)基本与短效口服避孕药相同。但服药方法不同,必须向服药妇女解释清楚。

(2)由于长效雌激素的作用,较多妇女停药后会有一个闭经阶段,平均 3 个月左右,待体内的外源性雌激素消除,月经可以自然恢复。服药时间长短与月经恢复无明显关系。

(3)大部分服药妇女生育功能可在短期内恢复。

(三)探亲避孕药

探亲避孕药是我国在 20 世纪 70 年代为适合当时国情而研究开发,适用于夫妇分居、两地工作者,每年 2～3 周的探亲假应用。利用较大剂量的孕激素对子宫内膜及(或)下丘脑-垂体-卵巢轴的抑制作用,避免妊娠发生。探亲药的优点是使用时间不受月经周期的限制,服药可以在月经周期的任何一天开始,并且效果比较可靠。

1. 种类 经过近 20 年的临床应用与筛选,目前被列入国家药典及 1992 年国家计划生育委员会等四部委联合发布的我国避孕节育药具和技术名录中,并且目前在市场上可得到的仅有下列 4 种:①炔诺酮探亲片,每片含炔诺酮 5mg;②甲地孕酮探亲片,每片含甲地孕酮 2mg;③速效探亲片,每片含炔诺孕酮 3mg;④C53 号探亲避孕片,每片含双炔失碳酯(anordrin)7.5mg。

2. 机制　探亲药的作用机制研究认为,环节可能是多方面的,而且不同的药物可能有不同的机制,取决于药物种类、用药时间长短及服药是在月经周期的哪一阶段。主要包括下列几个方面。

(1)对卵巢的作用　①抑制排卵;②使黄体退化。

(2)对子宫的作用　①宫颈黏液黏稠度增加;②子宫内膜形态学影响;③对子宫内膜功能的作用。

(3)对输卵管的作用　①影响卵子运输;②对输卵管形态学的影响。

双炔失碳酯无孕激素活性,其雌激素活性为炔雌醇的 2.8%。作用机制可能是减慢精、卵运行,或是在子宫内膜水平。

3. 用法　现有 4 种探亲片中,前 3 种探亲片不论月经周期时间,于探亲前 1d 或者当日中午起服用 1 片,此后每晚服 1 片,至少连服 10～14d。C53 号则在每次房事后即服 1 片,第一次于次日加服 1 片,以后每次房事后服 1 片。

不良反应　主要为孕激素过量的症状,可以有突破出血、周期紊乱(缩短或延长)及经期延长,尤其是探亲片接服短效避孕药时经期延长多见。由于不是长期使用,故对机体影响较小。常见有恶心、呕吐、眩晕、乏力等。其中以双炔失碳酯较明显,但一般症状不严重,无须治疗,并且这些不良反应也大都能为服药者所接受。

(四)低剂量孕激素避孕药

低剂量单纯孕激素避孕药(progestogen only pill,POP)也称微丸。药物仅含孕激素,无雌激素成分,且孕激素剂量比复方口服避孕药中的含量低得多,因而一些因外源性性激素引起的不良反应也明显减少。但是单纯孕激素避孕片的应用并不普遍,我国尚无此制剂,主要原因之一是与其他单纯孕激素避孕药相同,月经紊乱的发生率较高,包括经间出血、周期缩短、闭经等,不易使妇女接受。通常认为 POP 是哺乳妇女很好的避孕方法选择,也使用于愿用口服避孕药而有对雌激素有禁忌的妇女。

五、口服避孕药对心血管系统的影响

对心血管系统的影响是使用甾体避孕药的主要顾虑。其中口服避孕药应用的时间最长、范围最广。口服避孕药对心血管系统的影响分为间接和直接两种情况。

(一)口服避孕药对心血管系统的间接影响

主要是通过对凝血功能和脂代谢的影响而发挥作用。

1. 口服避孕药对凝血功能的影响,观察到的变化可分为 3 个方面:①使 TXA2(血栓烷 A2)增加及血小板聚集增加,而前者是很强的血小板聚集剂和血管收缩剂。②各种凝血因子的升高,可能增加血栓形成的危险。③抗凝系统的变化,复方避孕药中的雌激素主要是通过降低 ATsan(抗凝血酶)活性,使凝血酶消耗而导致"血栓前状态"。目前认为也不能轻视孕激素的影响。但全国服用长效避孕药 5 年以上妇女 2 600 例的临床检查,未发现血栓栓塞病例。服药 102 例与对照组间 7 项血凝参数测定,结果均在正常范围,两组间无统计学的显著性差异。但国外报道的有关资料较多,见下述。

总之,从凝血与纤溶系统改变,或从流行病学调查,显示甾体避孕药中的雌、孕激素类型、剂量、用药途径不同,对机体血凝有不同的影响。而机体在凝血与抗凝系统之间,总是产生一种平衡。炔雌醇超过 50μg 的配方,能增加某些凝血因子含量与活性,并使 ATsan 活性降低,使机体处于高凝状态。目前应用低剂量的雌、孕激素配方,对于血凝的影响可减少至最小,从而降低栓塞危险。而且停用避孕药后,血凝参数的改变即可恢复至正常。

2. 由于动脉粥样硬化、心肌梗死、脑卒中等心血管疾病与脂类代谢障碍有密切关系,因之甾体避孕药对脂代谢影响日益引起重视。大量流行病学调查提示,复方口服避孕药增加心血管疾病发病危险,而血液中 HDL-C 水平与心肌梗死、脑卒中等动脉栓塞性疾病密切相关。有研究认为心血管疾病的病死率与 HDL-C 含量有关,HDL-C 水平低者其病死率是 HDL-C 高者的 3 倍。

近年来的研究发现,复方口服避孕药中的孕激素量及其效应对血脂的影响更为重要。在复方避孕药中增加孕激素剂量,则 HDL-C 水平就相应降低,而雌激素剂量则与 HDL-C 水平呈正相关。复方长效口服避孕药中的孕激素主要为炔诺孕酮,可升高 TG 与 TC,雌激素可升高 HDL-C。

长效口服避孕药协作组报道 49 例服用长效药 5~13 年妇女的血脂测定，TG、TC 及 HDL-C 均明显高于对照组，其中 TG 的增加超过 HDL-C 的增加，故长期服药妇女应加强监测。

总之，复方避孕药中雌激素可以使 HDL-C 升高，也可使三酰甘油（TG）升高，而抗雌激素作用强的孕激素，既可对抗三酰甘油的升高，但也伴有 HDL-C 降低的问题。因此，应根据不同的孕激素效应，很好地平衡复方口服避孕药中的雌/孕激素比例，使之能最大限度地发挥有利的脂代谢影响，而降低孕激素在血脂方面的不利影响。

（二）口服避孕药对心血管系统的直接影响

30 多年前当口服避孕药上市后不久，即有关于其使用与心血管疾病关系的报道，包括脑卒中、心肌梗死与静脉血栓栓塞的病例。20 世纪 70 年代中期由于流行病学调查的报道，引起了人们的恐惧而曾影响了避孕药的广泛应用。随之而来的是意外妊娠与人工流产率的明显增加。近 20 余年鉴于甾体避孕药对心血管的不良作用报告，其含量、配方及使用范围都发生了变化，复方的片剂中的雌激素已减为每片 30~35μg，孕激素剂量也相应下降。并且随着孕激素对脂代谢影响的进一步了解，不断开发合成新的孕激素。从第一代孕激素（以炔诺酮为代表）到第二代（左旋炔诺孕酮），直至第三代孕激素（去氧孕烯、孕二烯酮、炔诺肟酯），其孕激素活性增强而雄激素活性降低。

鉴于过去的流行病学调查资料，大多为含较高雌激素剂量（50μg/d）的避孕药，并且数据主要来自北欧与美国等发达国家，缺乏广大发展中国家的资料，在 20 世纪 80 年代后期又进行了几个较大的流行病学调查，探讨现用的低剂量复方避孕药对心血管疾病的影响，其结果从 1995 年陆续发表。其中较有代表性的为 WHO 人类生殖规划处组织的，国际多中心以医院为基础的病例-对照研究。调查日期自 1989 年 2 月 1 日至 1993 年 1 月 31 日，历时共 4 年，在全世界 4 个地区 17 个国家 21 个中心进行。4 个地区中欧洲资料代表发达国家，非洲、亚洲与拉丁美洲的资料代表发展中国家。调查的病例有：卒中（出血性与缺血性）、急性心肌梗死、静脉血栓栓塞包括肺栓塞。对照是在同一医院按年龄 5 岁分组与住院时间配对。每一个病例选 3 个女性对照，统一问卷进行面对面调查。目的在于评估静脉血栓栓塞、急性心肌梗死、缺血性与出血性卒中，与使用复方口服避孕药之间的联系，并且进一步评估发达国家与发展中国家间的差异，与其他危险因子如年龄、高血压史、家族史、吸烟等的相关性。

1. **静脉血栓栓塞（VTE）** 最早在 1961 年首次报道一名 40 岁妇女服用 Enovid（每片含炔雌醇 3 甲醚 150μg 与异炔诺酮 10mg）发生肺栓塞。此后进行了一系列病例-对照研究，探讨静脉血栓栓塞与复方口服避孕药的关系。这些研究包括了不同的静脉血栓栓塞情况—致死性或非致死性；特发性或继发于手术、创伤或感染；肺栓塞或深部静脉栓塞或两者兼有。其相对危险度为 2~11。也有少数队列研究，其观察结果与病例-对照研究结果一致。到 1970 年左右，普遍同意本症的危险与雌激素剂量有关，认为应停止使用含高剂量雌激素的复方避孕药。并且逐渐认识到仅含炔雌醇 30μg 的制剂也同样可以有效地抑制排卵，最近更将炔雌醇减到 20μg/d。并且随着近年复方避孕药制剂剂量与成分的改变，倾向选用于年轻无心血管疾病危险因素的妇女，对于静脉血栓栓塞发生的危险应有所降低。

在 WHO 的多中心研究中（1995），共收集了深部静脉栓塞 1 217 例（其中深部静脉栓塞 1 011 例，肺栓塞 209 例）与对照 2 998 例。由于深部静脉栓塞确诊困难，将病例组有分为确诊、很可能、可能及其他 4 类。其中属于确诊的病例中，深部静脉栓塞占 42%，肺栓塞 25%。分析发现使用口服避孕药发生静脉血栓栓塞的相对危险在欧洲为 4.15，发展中国家为 3.25，证实了低雌激素剂量的配方使静脉血栓栓塞危险倾向降低。在开始使用避孕药的 4 个月内即可出现危险增加，停药 3 个月危险即不存在，而且危险性不受使用时间的影响，也不受年龄（<35 岁或>35 岁）、高血压史或吸烟的影响。然而体重指数（BMI）对静脉血栓栓塞为独立的危险因素，BMI>25 的相对危险性高于<25 者。一般说深部静脉血栓的危险小于肺栓塞。

但是在 WHO 的国际性研究中有一项意外发现，即复方口服避孕药中的孕激素成分影响静脉血栓栓塞的危险性。当将含第二代孕激素与含第三代孕激素配方的复方口服避孕药分别统计时,发现含去氧孕烯(DG)或孕二烯酮(GSD)的制剂,发生静脉血栓栓塞的危险比含左炔诺孕酮(LNG)的制剂高 2～3 倍,与该类孕激素在脂代谢参数方面有益的作用相矛盾。该结果又由另两项研究证实。在 WHO 的资料中,分析英国牛津地区使用 LNG、DG 与 GSD 的避孕药与未使用避孕药妇女相比较,经校正体重指数后,静脉血栓栓塞的危险分别为 2.6、5.3 与 5.7,含 LNG 配方危险性很低。

在这些结果发表之后,又有学者对于上述结论表示异议,认为含第三代孕激素的配方发生静脉血栓栓塞危险增高的研究中,不能除外偏倚或混淆因素,例如对已知有静脉血栓栓塞可能或其他心血管疾病高危因素的妇女,医师更倾向于优先给予含第三代孕激素的制剂;由于持续的选择过程,易感者已被剔除,而留下的为健康使用者"健康使用者效应",这些均可能影响危险性的估计。如德国 Heinemann(1996)认为这些结果完全可能因为开处方时的倾向,及对静脉血栓栓塞鉴别诊断的偏倚造成。作者调查了 102 位医师与 1 209 名患者及服药妇女,结果表明医师对肥胖、吸烟、酗酒、站立工作、深部静脉栓塞家族史等有高危因素妇女,更多地给予含第三代孕激素避孕药的处方。WHO 专家指出,妊娠、长期卧床制动及近期外科手术引起静脉血栓栓塞的危险比使用避孕药大得多,而且纵观全球,生育年龄妇女患静脉血栓栓塞危险很低,因使用复方避孕药造成的额外危险极小,仍应综合考虑。但是对第三代孕激素的价值尚待进一步评估,在获得更新的资料以前,仍以选用含低剂量的一般复方制剂更为适宜。

最近欧洲药品评估局(1996)发表声明,为医师对所有口服避孕药处方提供了有用的临床导则,将此问题作了阐述:深部静脉栓塞造成的病死率很低,在服用复方制剂中,死于血栓栓塞的危险不会超过 2～3/100 万服药妇女。因之,在第二代与第三代孕激素配方之间病死率的差异约 1/100 万。而这一点需与第三代孕激素的已知优点如周期控制较好、其他类型心血管疾病危险较低等综合考虑。

2. 心肌梗死 在 1980 年以前的研究是基于高剂量复方口服避孕药制剂,表明总的心肌梗死危险性增加 3～5 倍,而且与吸烟及年龄有关。在吸烟又使用口服避孕药妇女中,35 岁以前的心血管疾病死亡危险为 1/万;35～44 岁的妇女死亡危险增加到 1/2 000,但在不吸烟妇女中危险为 1/6 000;超过 45 岁服用避孕药吸烟或不吸烟妇女,该相应数字分别为 1/550 及 1/2 000。因之,对于超过 35 岁的吸烟妇女,应禁用复方口服避孕药,但对于不吸烟妇女,则不必列为禁忌。

较近的美国(1990)非致死性心肌梗死及英国(1991)致死性心肌梗死与复方口服避孕药关系的研究中,均发现未调整的相对危险度为 1.1,也就是说,服避孕药妇女冠状动脉心脏病的危险没有增加。但是在校正了其他危险因素后,相对危险均升到 2.0。英国的研究表明含有炔雌醇 50 μg 的复方口服避孕药发生心肌梗死的相对危险为 4.2。危险增加仅限于现在正服药妇女,停药后危险性未明显上升。

在 WHO(1995)的研究中,复方避孕药发生心肌梗死的相对危险在欧洲为 5.01,发展中国家为 4.78。危险度与吸烟、高血压史及是否经常检测血压明显相关。其中吸烟对于心肌梗死为一独立危险因素,如果同时服用避孕药,则产生显著的协同作用。如果妇女年轻、不吸烟、无高血压史及其他危险因素,又能经常测量血压,则服用避孕药不增加急性心肌梗死的危险性。波士顿药物监测规划协作组对心肌梗死的研究表明,与含 LNG 的复方避孕药相比,含有 DG 与 GSD 的复方避孕药发生急性心肌梗死校正后的相对危险为 0.7(95% CI 0.1～5.6),在所观察的 60 万妇女中,仅有 14 例急性心肌梗死的病例报道。评估低剂量 GSD 复方避孕药发生心血管疾病的病例-对照跨国研究中,在欧洲 6 个中心,与使用第二代孕激素的复方避孕药相比较,第三代孕激素避孕药使用者其发生急性心肌梗死的校正危险为 0.36,与现在不用避孕药妇女比较的相对危险为 1.1;而使用第二代孕激素避孕药与现在不用药者比较的相对危险为 3.1。从这些初步资料表明,在服用含第三代孕激素的复方制剂中,发生急性心肌梗死的危险性较低。

1985 年丁怀翌对上海市 10 所医院急性心肌梗死患者进行调查,未发现正在服避孕药病例。此可能与我国自 1969 年即推广微型口服避孕药、妇女吸烟、患高血压与糖尿病者少于国外有关。

3. **高血压** 数项研究证明复方口服避孕药可使大多数妇女血压升高。包括较高剂量的复方避孕药的研究认为,可使收缩压增加 4.5～9mmHg,舒张压增加 1.5～5mmHg。结论认为服用复方避孕药 5 年,妇女 4%～5% 将发生轻度高血压,而相比之下,不服避孕药妇女中,高血压患病率约为 2%,且既往先兆子痫-子痫史并不是危险因素。

1994 年有学者研究使用含炔雌醇 35µg 的复方避孕药,其舒张压约升高 1.0mmHg。该研究证实既往的报道,年龄、肥胖及家族高血压史均为高血压的独立危险因素。作者认为由于服用复方避孕药而引起的血压升高,是有统计学意义的,但其临床重要性有待进一步观察。其发病主要是通过肾素-血管紧张素-醛固酮系统(RAA 系统),钠代谢,血流动力学,交感神经系统等方面起作用。

(王良义)

参 考 文 献

1 孔秋英. 药物避孕. 见:乐 杰主编. 妇产科学(第 5 版). 北京:人民卫生出版社,2002:425－430

2 Benowitz NL, Lessov-Schlaggar CN, Swan GE, et al. Female sex and oral contraceptive use accelerate nicotine metabolism. Clin Pharmacol Ther, 2006, 79 (5):480－488

3 Cleland J, Bernstein S, Ezeh A, et al. Family planning: the unfinished agenda. Lancet, 2006, 368 (9549):1810－1827

4 Deguchi H, Bouma BN, Middeldorp S, et al. Decreased plasma sensitivity to activated protein C by oral contraceptives is associated with decreases in plasma glucosylceramide. J Thromb Haemost, 2005, 3 (5):935－938

5 Duke JM, Sibbritt DW, Young AF. Is there an association between the use of oral contraception and depressive symptoms in young Australian women? Contraception, 2007, 75(1):27－31

6 Ge Q, Tian Q, Tseng H, et al. Development of low-dose reproductive hormone therapies in China. Gynecol Endocrinol, 2006, 22(11):636－645

7 Gris JC, Nouvellon-Cochery E, Mares P. et al. Increased resistance to activated protein C in women taking third-generation oral contraceptives. Blood, 2004, 104 (6):1907

8 Landau SC, Tapias MP, McGhee BT. Birth control within reach: a national survey on women's attitudes toward and interest in pharmacy access to hormonal contraception. Contraception, 2006, 74(6):463－470

9 Mishell DR Jr, Guillebaud J, Westhoff C, et al. Recommendations for standardization of data collection and analysis of bleeding in combined hormone contraceptive trials. Contraception, 2007, 75(1):11－15

10 Moreau C, Bouyer J, Gilbert F, et al. Social, demographic and situational characteristics associated with inconsistent use of oral contraceptives: evidence from france. Perspect Sex Reprod Health, 2006, 38(4): 190－196

11 Mucci LA, Lagiou P, Hsieh CC, et al. A prospective study of pregravid oral contraceptive use in relation to fetal growth. BJOG, 2004, 111 (9):989－895

12 Myer L, Denny L, Wright TC, et al. Prospective study of hormonal contraception and women's risk of HIV infection in South Africa. Int J Epidemiol, 2006,[Epub ahead of print]

13 Nelson SM, Fleming RF. The preconceptual contraception paradigm: obesity and infertility. Hum Reprod, 2006.[Epub ahead of print]

14 Pei K, Xiao B, Jing X, et al. eekly contraception with mifepristone. Contraception, 2007, 75(1):40－44

15 Peterson HB, Curtis KM. Clinical practice. Long-acting methods of contraception. N Engl J Med, 2005, 353 (20):2169－2175

16 Raymond M. In retrospect: The birth of contraception. Nature, 2006, 444(7120):685

17 Weldin M, Hutchings J, Hayes M, et al. Expanding access to emergency contraception through state systems: the washington state experience. Perspect Sex Reprod Health, 2006, 38(4):220－224

18 Xu H, Bush LA, Pineda AO, et al. Thrombomodulin changes the molecular surface of interaction and the rate of complex formation between thrombin and protein C. J Biol Chem, 2005, 280 (9):7956－7961

第71章 心肺脑复苏

Chapter 71

一、复苏的概念和意义

复苏是指由于各种原因造成心脏停搏和呼吸骤停后,采取相应措施,使心脏搏动和呼吸恢复的过程。最早关于复苏的描述可以在《圣经》中找到:一个被认为已经死亡的小孩,通过口对口呼吸被救活。胸外按压的技术出现在19世纪中后期。将口对口呼吸和胸外按压结合起来,组成一套完整的复苏体系是在20世纪60年代。经过近半个世纪的发展,复苏的技术水平有了极大的提高,许多概念和设备都得到了更新。

在我们的日常生活和工作中,难免会遇到一些意外情况,包括溺水、一氧化碳中毒、外伤、呼吸道异物、电击、食物或药物中毒、心脏意外、卒中等。其共同的表现为:心脏停搏和(或)呼吸停止。面对这些患者,如果遇到掌握复苏技术的人员在场,那么他们的命运也许就会发生根本的改变。因此,普及复苏技术,决不单纯是医务人员的事,而是每一个有能力的公民都应该掌握的常识。在一些国家,复苏技术培训的普及率达到75%以上。我国这些年来对复苏工作也十分重视,社区的红十字会人员都已经接受比较正规的复苏培训。这就为进一步普及这项技术打下了良好基础。

二、开始复苏

心肺复苏何时开始,是有其适应证的。也就是说参加急救的人员首先要判断遇险的患者是否需要心肺复苏,需要什么样的心肺复苏。那么,判断的标准是什么呢?

首先需要判断的是患者的神智状况。具体方法可以是一面拍打、摇晃患者,一面高声呼唤患者的名字,或问:"你怎么了",观察他的反应。需要注意的是,对于可疑有脑和脊髓外伤的患者,不可随意晃动和搬动。其次是判断患者的呼吸情况。用手背放在患者的鼻子下面,来感觉患者的呼出气;用耳朵靠近患者的鼻子,听其呼吸音;掀起患者的衣服,观察胸腹部的呼吸动作等。通过这些方法可以比较准确地判断出患者的呼吸情况。对于循环的判断一般采用触摸脉搏的办法。常用的部位包括手腕部的桡动脉、颈部的颈动脉、大腿根部的股动脉等。也可以用手直接触摸胸部的心脏搏动,或用耳直接听心音等。

有一组统计资料显示:没有经过专门训练的人员,对于有否动脉搏动的判断有很大的误差。没有脉搏的患者会误认为有脉搏,而丧失抢救的机会;有脉搏的患者被错误的认为无脉搏,而错误地实施胸外按压。总的正确率只有65%,而错误率高达35%。即使是这样令人不满意的结果,也不能在规定的测试时间内完成。时间对于复苏成功的意义是不言而喻的。心脏停搏后,抢救措施每延误10s,病死率就升高7%~10%。正规复苏开始前的判断时间,应该是5~10s。因此,在现行的循环判断标准中,并不要求以颈动脉的搏动情况为准。只要患者无呼吸、无咳嗽、无活动,就可以判断为循环衰竭。但是作为从事医疗工作的专业人员,应该具备正确判断颈动脉搏动的能力。

在完成了是否需要复苏的判断之后,就要立即着手复苏。复苏的过程可以简单地概括为"ABCD"。根据目前的概念,"ABCD"可以分为两步。第一步，指的是在第一急救现场，它们分别指：A(air)气道开放；B(breath)呼吸，两次有效呼吸、C(circulation)循环，心脏按压；D(defibrillation)除颤，应用自动体外除颤器。第二步指的是所有急救设备就位后的处理，它们分别指：A 气道(气管内插管)、B 呼吸(插管定位、效果检查和呼吸机使用)、C 循环(开放输液通道，给药)和 D(differentiate diagnosis)鉴别诊断。

三、复苏操作

1. 体位　复苏的体位根据患者的情况分为两种。如果患者处于昏迷状态，但是依然保留有自主呼吸，就应该将患者置于侧卧位，又称之为恢复体位(图 71-1)。如果患者心脏停搏就应该将患者置于仰卧位。正确的侧卧位是：患者头部及身体转向一侧，身体下方的上肢伸向患者的前方，下肢保持伸直；身体上方的上肢，向患者的头部屈曲，手放在耳下，下肢屈曲，髋关节和膝关节均成90°。仰卧位比较简单，只是要注意使患者的上肢外展，以利身旁抢救人员的工作。

在体位的摆放中，有一点需要强调的，就是患者的头位。一定要始终保证患者的气道处于通畅的位置。

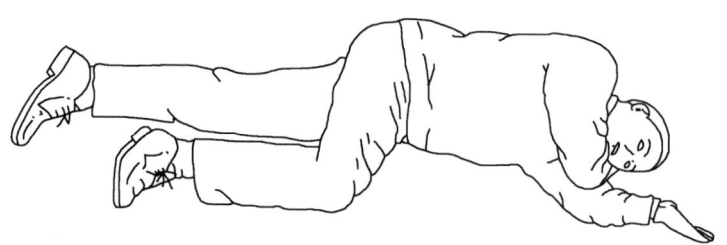

图 71-1　昏迷患者的恢复体位

2. 求助　在确认需要复苏，并且开始复苏的同时，一定要设法求助。只有配备了专业复苏设备的专业救助队伍到场，才能给予患者最完备的复苏。如果是在野外发生的意外，可拨打当地的急救电话。120 是我国所有地方的统一医疗救助电话号码。此外，在有些城市和地区还可以拨打其他电话，如 999、110、119 等。记住当地的求助电话是十分有用的。求助的人一定要保持冷静，尽可能详细地说明事发的地点、所发生的事件情况(如心脏意外、外伤、溺水、电击等)、事件所涉及的人数、患者的一般状况、目前正在采取的措施以及所具备的抢救条件等。如果可能的话，最好是能够听取即将出诊医师的处理意见。

如果意外发生在医疗机构内部，求助也是十分必要的。即使是在医疗机构中，也并不是每一个部门都具有完备的复苏条件，特别是一些辅助检查科室，如医学影像检查科室、门诊、注射室等。在医疗实践中难免会遇到在复苏设施不完备的地方出现意外情况。因此要求每一个医疗机构在加强人员复苏培训的同时，要尽可能多地配备复苏设施，因为医院是一个特殊的地方，前来就诊的患者可以说是意外发生的高危人群。

这一步骤在复苏的过程中被称之为"启动急救医疗服务系统"。

3. 人工呼吸　人工呼吸的第一步骤首先是要保持呼吸道的通畅。方法是将患者的头后仰，下颌上抬。稍用力托住患者的下颌角，以防止其舌根后坠，阻塞呼吸道，(图 71-2)。不论患者是处在侧卧位或者仰卧位，保持呼吸道通畅的要求和方法都是一致的。

呼吸的复苏是整个复苏过程中最重要的组成部分。人工呼吸操作是受到新生儿窒息时口对口呼吸的启发，采用口对口或者其他类似的改良方式。①口对口人工呼吸(图 71-3)：抢救者位于患者的一侧，一手捏住患者的鼻子，以免在吹入气体时气从鼻孔漏出。另一只手扶住患者的嘴，并使其张开。抢救者深吸一口气后，把嘴对准患者的嘴，用 1.5～2s 的时间把气体吹入患者肺部。同时注意观察患者的胸部起伏情况，确认人工呼吸的效果。应该保证有两次有效的呼吸后，再继续进行其他的复苏操作。②口对鼻呼吸：当患者口唇紧闭，无法进行有效的口对口呼吸时，可以采用

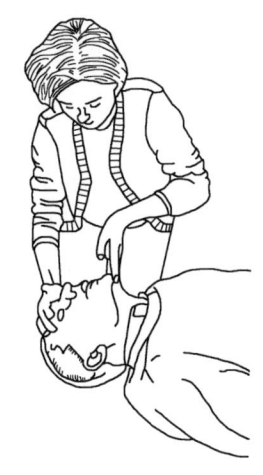

图 71-2　保持呼吸道通畅的方法

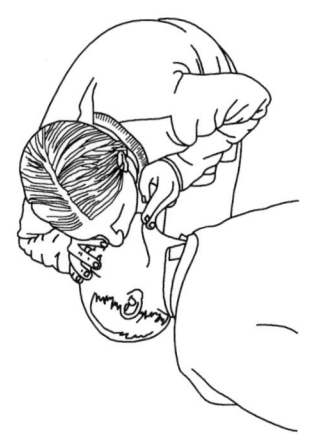

图 71-3　口对口人工呼吸

口对鼻的呼吸方法。此时,需要一手捂紧患者的嘴,以免漏气。另一只手扶住患者的鼻子,深吸气后,对准患者的鼻孔吹入。③口对面罩呼吸:在条件允许的情况下,可以将有气垫密封的面罩罩在患者的口鼻部,抢救人员通过面罩的进气孔吹入气体。这样还可以同时减少交叉感染的危险。④人工气囊通气:在有气管插管或面罩的条件下,采用气囊向患者肺内供气,是复苏中人工呼吸比较理想的条件。不但可以可靠地保证气体进入量,而且还可以提高供给气体的氧浓度。⑤如果患者的自主呼吸始终不能恢复,在转运到正规的医疗机构后,就应该采用呼吸机人工呼吸。这时的人工呼吸可以调节几乎所有的呼吸参数。这已超出了急症复苏的范畴,请参阅有关呼吸机调节的内容。

人工呼吸的频率在患者循环功能基本稳定,无需心脏按压的情况下,每分钟 10～20 次。2005 年颁布的《国际心肺复苏和心血管急救指南 2005》(以下简称《指南 2005》)建议将过去成人 CPR 按压/通气比为 15:2 的标准,以及婴儿和儿童 CPR 时按压/通气比为 5:1 的标准,改为对儿童和成人 CPR 时通气/按压比均按 30:2。突出强调了快速心脏按压的重要作用,只有心脏挤压出的血流增加,才可能使自主循环恢复的可能性增加。对确切心脏原因的猝死,最初几分钟内心脏按压的作用更大,且不可因要建立人工气道而影响有效的心脏按压。

在现场急救中,没有行气管内插管之前,各种人工呼吸操作都可能导致较多的气体进入患者胃内,引起腹胀、呕吐和误吸。这要引起急救人员的注意,因为它既影响人工通气的效果,又有可能导致或加重气道梗阻。因此在实施人工呼吸的同时,可以考虑同时按压患者的环状软骨。但这需要较多的人手。其方法是,用示指和拇指触摸到喉结下方的环状软骨下缘,以中等力量向后方压迫,使食管关闭。

对于口对口人工呼吸,在最新颁布的《指南 2005》中,有了新的规定。其内容是,如果急救人员不能进行口对口的人工呼吸,可以只做心脏按压。其理论依据是,有一些研究表明:单纯的胸外心脏按压,由于胸廓的被动压缩和弹力回复,基本可以达到口对口人工呼吸的换气水平。另一方面,这也是基于对急救人员的保护,有利于防止疾病的传播。由于口对口人工呼吸而感染疾病的报道远比人们想象的要少得多,在世界范围内,1960—1998 年,只有 15 篇相关报道,而 1998 年到 2000 年则没有报道。虽然在理论和实际中都存在交叉感染的危险,但由于其发生率低,并且参加突发事件抢救的人员都有着极强的责任感和同情心,因此在对急救受训人员的调查中,90% 以上表示如果需要的话,他们愿意为陌生人做口对口人工呼吸。所以,虽然《指南 2005》不强行要求做口对口人工呼吸,但是,在特定的场合、特定的情况下,我们还应该想到口对口人工呼吸仍然是一个值得考虑的选择。并且每次急救人员做人工呼吸的时间应维持在 1s 以上,并要看见胸部起伏,吹气前不需深吸气,这样可以避免过度吹气或过度用力。

人工呼吸时还要注意的一个问题就是呼吸道的异物。对于显而易见的气道异物，原则上应该尽量取出。但是有时气道异物的取出，在技术上是有一定要求的，有时甚至需要特殊的工具和设备。当抢救现场不具备这些条件时，正确的方法是，只要有气体可以进入气道，就继续复苏操作。不应该采取粗暴的、不科学的方法强行取出异物，否则既耽搁宝贵的抢救时间，又有可能造成气道不必要的损伤。即使是由于原发气道梗阻而引起的紧急事件，非专业人员也只需要行胸外心脏按压。理想的气道开放措施留待专业人员到场后解决。专业人员可以通过挤压腹部、异物取出钳甚至气管切开来达到开放气道的目的。

4. 心脏按压和电除颤 在复苏中，维持循环功能是最重要的环节之一。前面我们已经谈过循环的判断，一旦认为有循环衰竭，就要立即进行复苏抢救。最便捷和迅速的方法就是胸外心脏按压。

胸外心脏按压的部位可采用两乳头连线与胸骨交叉部这一最简捷的方法。急救者一只手掌贴放在按压部位，另一只手叠放在其上，肘关节伸直，双肩与手处于同一垂直线（图 71-4）。只有这样在向下按压时才不会因为出现分力而发生患者身体转动。按压的垂直幅度一般是 3～5cm。可以根据患者的体型有所调整。按压有效的指标应该是可以触摸到颈动脉或股动脉的搏动，但并不强调一定要触摸到搏动。用力和快速的按压，按压的频率为 100/min，每次按压后要使胸廓完全

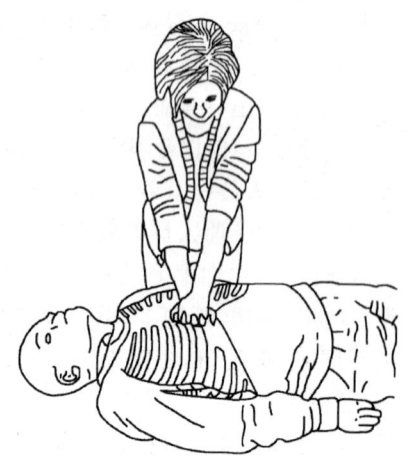

图 71-4 胸外心脏按压的姿势

恢复到正常位置，按压和放松的时间大致相等。有研究显示，随着按压频率的加快，有效心排血量应增加。但是按压过快，由于舒张期的缩短，心排血量反而会降低。因此，规定的按压次数为 100次，压下和放松的时间比例为 1∶1。即使是在放松期间，双手也不要离开患者胸壁。这样的操作可以产生相当于正常时心排血量 25%～30% 的心脏血流输出。胸外心脏按压的同时不要忘记人工呼吸。每按压 30 次，进行 2 次人工呼吸。

胸外心脏按压能够部分补偿循环衰竭的可能理由是：当心脏被按压时，由于心脏各瓣膜的生理功能，使血液沿正常血流方向前进；放松按压时，胸廓因弹性而扩张，胸内出现负压，大静脉血液被吸入胸腔返回心脏；反复按压推动血液流动而建立人工循环。另有研究认为，心脏在按压时只能起到血流的管道作用，而血液的流动是由于胸腔内压力的不断变化。按压时，二尖瓣因顺血流方向而开放，使血液前向流动；放松时胸腔内压力降低，静脉管腔开放，血液在此压力差下流入心脏。如此反复，以胸廓为基础完成辅助循环。

在一些特殊的情况下，可以考虑进行开胸心脏按压。开胸心脏按压无疑会对保证心排血量有所帮助，可能会为脑和心脏提供接近正常的血灌注量。有些报道表明，开胸心脏按压可以提高患者的存活率。但是如果开始此项操作时间过晚，将无济于事。并且开胸无论对于设备和人员都有较高的要求，事后还需要非常专业的护理，因此不推荐心脏停搏的患者常规开胸抢救。尤其不能把这一方法作为长时间复苏的最后努力。只是在胸部穿通伤、体温过低、胸廓畸形等情形下才考虑开胸复苏。

近年来陆续有关于利用体外循环技术进行心脏停搏患者抢救的报道，结果也比较令人满意。但是开始这样的措施所需要的时间问题是复苏能否成功的关键之一。与开胸类似的是，这项操作需要很高的技术装备和一流的抢救队伍。

由于心脏停搏的大多数原因是室颤，发生率大约是 75%。而电击除颤是治疗室颤的最有效手段，因此除颤在现代复苏中占有重要的地位。自动体外除颤仪也被列为复苏的必备设施，除颤仪的使用是复苏训练的必修内容，甚至非专业人员也可以根据需要随时使用除颤仪。由于室颤出

现循环衰竭后,除颤治疗每延迟1min,复苏成功率下降7%~10%。

有研究显示:在有效心脏搏动停止1min内,如果单纯采用复苏技术而不用除颤仪,复苏的存活率是40%~60%;如果同时应用自动体外除颤器,复苏成功率可达90%。早期电除颤是抢救患者生命的关键一环。

恰当的除颤能量要求能产生足够穿过心肌的电流,达到除颤的目的,同时又要尽量减少电流对心脏的损伤。如果除颤时所给能量或电流太小,就不能终止心律失常。能量或电流太大则会造成心脏损害。《指南2005》建议:需除颤时只给予1次电击,之后立即做5组30:2的CPR(约2 min)后再检查患者的心率。连续的3次除颤可影响有效的心脏按压,故新指南不提倡。一般推荐除颤能量为200J。在这种能量下,每次除颤的成功率为80%。

除颤波可以选用单相波或双向波。电极放置的标准位置是,一个电极位于胸骨右缘锁骨下方,另一个电极位于左侧乳头外,电极的中心在腋中线上。由于自动体外除颤器的普及,盲目除颤已经没有必要。除颤器的手握式电极带有心电监护功能,甚至还可以依靠内部的计算机程序来鉴别室颤。其检测室颤的准确率几乎是100%。

5. 药物的使用　在复苏中最常使用的药物之一是肾上腺素。其作用机制主要是通过激动肾上腺素能受体,收缩血管,提升血压。对于肾上腺素的用量问题也是目前一个讨论的焦点。推荐剂量是静脉推注。如果无效,间隔3~5min后再次使用,剂量不改变。主张较大剂量使用肾上腺素的依据是,随着剂量的增大,复苏患者血压的改善比小剂量组要好,可以改善冠状动脉灌注,加速自主循环恢复。但是,有证据表明,这些改善并不能最终反映在患者的存活及神经系统的恢复上,可能是由于大剂量肾上腺素的不良反应如心律失常、心功能不全、脑细胞的毒性和肺内分流等所致。

另一个与肾上腺素效果相似的药物是血管升压素。这本是抗利尿药物,但通过其血管收缩作用,也可以用来纠正循环衰竭。对于肾上腺素和血管升压素何者为优的问题,目前没有结论性的报道。两者可以替换使用。

多巴胺也是复苏中的常用药物。作为去甲肾上腺素的前体可以同时激动α受体和β受体,而且还有特异性多巴胺受体。因此,多巴胺对心脏、血管、肾脏、胃肠道等多种器官都有效应。复苏中常选用多巴胺治疗心动过缓和恢复自主循环后的低血压状态。推荐使用剂量为5~10μg/(kg·min)。2~5μg/(kg·min)小剂量的多巴胺还有一定的肾血管扩张作用。但有研究表明,这时的尿量增加并不表示肾小球滤过率的改善。因此认为,小剂量多巴胺不能够治疗急性肾功能衰竭的少尿期。当多巴胺的使用剂量增加到20μg/(kg·min),仍然不能够维持满意的循环状况时,就应该考虑换用其他药物。多巴酚丁胺是一种合成的儿茶酚胺类药物,作用和用法与多巴胺类似,两者经常同时应用。

对心脏停搏患者,在使用电除颤和肾上腺素治疗后,建议使用利多卡因和胺碘酮。胺碘酮通过静脉给药后,作用比较复杂。它可以作用于钠、钾和钙通道,并且对α受体和β受体有阻滞作用,主要用于房性和室性心律失常。特别是对有严重心功能不全的患者,静脉注射胺碘酮比其他抗心律失常药物更适宜。射血分数<0.40或有充血性心力衰竭征象时,胺碘酮可作为抗心律失常药物。在相同条件下,胺碘酮作用更强,比其他药物致心律失常的可能性更小。给药方法为,先缓慢静脉注射150mg(>10min),然后1mg/min持续静脉点滴6h,再减至0.5mg/min。必要时可以重复给药150mg。但每日最大剂量不超过2g。

利多卡因是治疗室性心律失常的常用药物。在没有除颤设备的情况下,若出现频发室性期前收缩,可以给予利多卡因。电除颤和给予肾上腺素后的室性心律失常,首选使用利多卡因。初始剂量1.0~1.5mg/kg,以后维持有效浓度。除颤或肾上腺素无效时,也可以给予大剂量的利多卡因。

碳酸氢钠是临床上用以纠正酸中毒的常用药物。在复苏时,由于呼吸和循环的停顿,必然会造成不同程度的组织酸中毒。酸中毒时,会使得机体对各种药物的反应性减退,影响复苏的成功。但更重要的是会严重影响患者复苏后的最终预后。因此,适当地使用碳酸氢钠是十分必要的。但是,对于碳酸氢钠的用量,总的原则应该是"稍酸勿碱"。现在的观点认为,复苏早期的酸中毒,主要是呼吸停止造成的呼吸性酸中毒。而碳酸氢钠在体内分解为二氧化碳和水,从而加重酸中毒。使氧解离曲线左移,抑制氧的释放。同时血浆中钠浓度增高,导致血渗透压升高。所以,在复苏中使用碳酸氢钠时一定要注意用量。首次剂量为1.0mmol/kg,静脉滴注,以后最好参考动脉血气分析调整剂量。

复苏过程中和复苏后还有许多其他的辅助性药物,比如硝酸甘油、腺苷、激素类药物等。对于这些药物的使用,都有一些成功经验的报道,可以根据复苏中的实际情况选择使用。

复苏时的给药途径也是一个值得关注的问题。静脉给药当然是最理想的选择。我们所谈到的给药剂量通常也都是指静脉途径给药时的情况。但在第一抢救现场,有时开放静脉给药途径并非容易,这时还可以有另外的选择。气管内给药是常用的另一途径之一。实验室数据和临床经验也证明这是一条有效的途径,其效果与静脉给药类似,但并不是所有药物都可以气管内给药。有些药物当采用气管内给药途径时,剂量要有所增加,使用时要注意。心内注射给药有利于提高心脏复苏成功率,以前曾经是复苏中的首选给药途径。但目前普遍认为不宜选用心内注射给药途径。在有效的胸外心脏按压时,静脉给药完全可以达到满意的体内药物分布。心内注射的缺点在于,给药时必须暂停胸外心脏按压;穿刺心脏可能造成心肌或血管的损伤;容易引起难以纠正的心律失常。因此,只有在不得已的情况下才采用。

6.复苏过程小结 总之复苏是一门既简单又复杂的学科。说它简单,是因为它需要被广泛地普及到民众之中,才能真正最大限度地发挥它应有的作用。基于这一点,要求它无论是在此技术操作上,还是在理论讲解上都应该简单易懂。说它复杂,因为它是人命关天的大事,现在已经成为一门非常专业的学科。全世界每年都在这一学科上投入大量的人力和物力,从事基础和临床的研究,并努力将这些研究成果推广。《国际心肺复苏和心血管急救指南2005》就是这些成果的具体体现。

复苏的过程可以简单概括为"ABCD"。A:采取各种措施保证呼吸道的通畅。B:保证有效地通气,可以是各种形式的人工呼吸或其他替代方法。C:纠正并维持循环,主要是采取心脏按压的方法。D:根据不同的病因和患者的状况,选择恰当的药物,以完善和补充复苏。

对于复苏的性别差异,有人针对急性心肌梗死做过专门的调查,发现年龄<64岁的女性患者不典型症状者多,既往心脏缺血病史者多,预后比男性差。而在另一项对院外心脏意外的复苏结果回顾中发现,女性患者明显优于男性,但作者认为还需要进一步的观察和研究。也有研究发现,在脑外伤的复苏中,在条件相同的情况下,女性的反应比男性好。

四、脑复苏的概念

心肺复苏的目的是为了挽救患者的生命,但生命的意义绝不仅仅是有效的呼吸和循环。没有思维和交流的个体不能够算作完全意义上的成功复苏。复苏的最终目的,不但要使患者有循环和呼吸,而且还要有正常的社会生活能力。有研究显示,在心肺复苏成功的病例中,大约有30%遗留有永久性的脑损害。因此,在现代的复苏概念中,把脑的复苏提高到极其重要的地位,称之为心肺脑复苏。没有成功的脑复苏,心肺复苏就没有实际意义。

在心血管意外事件中,由于呼吸和循环的一过性衰竭,全身各器官都会受到缺血和缺氧的影响。在所有受累及的器官中,脑组织是最脆弱的。脑组织是一个血供十分充分的组织。脑组织的重量只占体重的2%,但血流量却占到全身血流量的20%,占心排血量的16%。脑组织不同结构处的血流量有所不同,平均大约为70ml/(100g·min)。当脑组织的血流量下降到20ml,脑电图就会出现改变;血流降至5ml时,脑的耐受能力只有数分钟,超过时限,脑组织的损害就将会是不可逆的。动物实验表明:同步胸外按压时,所产生的平均动脉压为正常时的13.5%,脑血流量为正常的7.7%,1min后平均动脉压为正常的4.1%,3min后为正常的3.6%,脑血流量分别为正常的3.5%和2.35%。

脑组织失去血液供应也就失去了能量供应。没有能量供应的脑细胞将会发生一系列变化。细胞膜的钠-钾-ATP酶无法正常工作,造成钠离子在细胞内堆积,钾离子则由细胞内转移到细胞外,氯离子随钠离子进入细胞,在细胞内形成氯化钠,脑细胞内高渗,细胞水肿。

一过性循环衰竭后,还会对脑血流的自动调节有一定影响。这使得即使是在循环恢复后,脑组织的血流供应仍然无法满足。但是如果脑组织的损害并没有到如此严重的程度,而是处在可逆阶段,就需要我们尽全力做好脑的复苏。

五、脑复苏的方法

脑复苏的工作在心肺复苏的一开始就要给予重视。条件允许时应同时进行。条件不具备时,一旦有条件就立即进行。心肺复苏后脑组织是否永久性损害,有许多影响因素。其中主要包括:无血流的缺血时间、低血流的复苏时间和体温。近年来,对于脑复苏的研究虽然取得很大进步,但仍然缺乏突破性的进展,对于一些方法还存有争议,现对其中一些主要的措施做一介绍。

缺氧后脑水肿是复苏时直接需要面对的问题。脑复苏不成功的病例中,相当多的都表现为弥漫性缺氧性脑水肿。此时的脑水肿属于细胞性水肿,主要是由于能量代谢缺乏所导致细胞膜上的泵功能失常,细胞膜通透性改变,细胞内的水分潴留。常用的脱水治疗药物有甘露醇、呋塞米、白蛋白、甘油和皮质激素等。其中甘露醇的作用比较强,而且作用发挥快,可以按 0.5～1.0g/kg 体重给予。但是甘露醇也有较多的副作用,如肾功能衰竭等,应用中要予以注意。在缺血缺氧时间比较长的情况下,由于血-脑屏障的严重破坏,使有赖于血-脑屏障发挥作用的甘露醇效果不理想。呋塞米可以使全身各组织广泛性脱水,脑组织也不例外,但是对于体循环的影响比较大,特别是在复苏后血压仍然偏低的情况下无法使用。此时,可以和白蛋白并用,以期在维持循环容量的同时,达到组织脱水的目的。呋塞米的常用剂量 20～40mg,白蛋白的用量 10～40g。甘油的作用比较温和,持续时间也比较长,在非急症的病例可以考虑使用。激素单纯用于脱水的作用十分有限,但在考虑到合并其他需要激素治疗的损害时,可以尽早给予。有研究认为大剂量激素在复苏中有一定作用,但也有相反的看法。

低温可以降低组织代谢,在保护脑组织的措施中,头部降温是最简便易行的。低温可以降低组织的代谢水平,减少组织的氧消耗。温度每降低 1℃,代谢率就减少 10%。低温还可以抑制兴奋性神经递质释放,维持离子的体内平衡,减慢自由基与脂类氧化连锁反应,降低白三烯水平,减轻缺血后脑水肿。这种被动的保护措施在复苏中是有效的。但温度也不是越低越好,尤其是体温过低时,会对患者的循环造成不利影响,心脏指数降低,循环阻力增加。同时干扰其他器官和系统的功能,如肺炎、消化道出血、心律失常、凝血机制紊乱等。甚至有人认为,降温治疗仅推迟损害出现时间,不能改变已经产生的脑损害,最后结果无明显差别。但是目前,头部局部降温还是最普遍被采用的。全身的亚低温冬眠治疗时,一般体温控制在 33℃ 左右。即使是在院外发生的心脏意外,在转入医院后,立即进行低温治疗,效果也还是明显的。适度的低温,不但可以改善最终预后,而且可以降低治疗期间的病死率。

保证脑组织的灌注,是脑复苏的基础。针对脑血流自动调节受损的情况,应当在复苏后适当提高血压,以保证脑组织的血流灌注。为达到保证灌注的目的还可以采取血液稀释方法,在心脏功能允许的情况下,给予扩容。钙通道阻滞药也可以起到改善灌注的作用。此外,还有些使用肝素、皮质激素等的成功报道。

脑再灌注后的一个值得注意的问题就是再灌注损伤。再灌注损伤的基础主要是,由于一过性的缺血、缺氧,使脑组织受到损害,出现细胞水肿、血-脑屏障破坏、毛细血管内微栓子栓塞、组织变性等一系列改变。循环恢复后,加之脑血管自动调节的异常,会出现灌注不均。特别是当血压比较低时,有很多低灌注区。同时,有一部分产生过度灌注。再加上血管通透性增加,也可导致脑水肿。由于血管平滑肌细胞内的钙离子增加,使部分脑血管处于痉挛状态,又可引起低灌注,加重脑损伤,甚至引起脑再灌注衰竭。

在脑组织缺血时,体内抗氧化酶生成障碍,氧自由基清除减少。滞留在组织内的氧自由基可以使得蛋白及酶类变性,破坏 DNA;还可与细胞脂质膜发生反应,生成脂质自由基,导致细胞死亡。此外,钙离子内流、平滑肌痉挛、花生四烯酸释放、血栓素生成、白三烯等有害反应会大量出现,兴奋性氨基酸也会进一步加重脑组织的供血供氧障碍,由此造成的组织损害称之为再灌注损伤。再灌注损伤的严重程度往往会超过原发损害。可以应用自由基清除剂、控制血压、钙离子阻滞药等措施给予保护。但再灌注损伤的问题仍没有完全解决。

心肺复苏后对于脑组织的复苏还可以考虑采用高压氧的方法。高压氧治疗,通过极大地提高血液中物理溶解氧气的含量,加强对组织的氧供给,这无疑会对脑复苏有益处。高压氧治疗的机制包括:高压氧能改变脑细胞的供氧,使部分处于功能可逆状态的脑细胞恢复功能,通过轴索产生新的侧支,建立新的轴索联系,使神经功能得到恢复。高压氧可激活上行性网状激活系统,加速觉醒,促进意识恢复。同时,在高压氧下脑血管收缩,血流量减少,血管通透性降低,使脑水肿得以控制,打断缺氧、脑水肿、代谢障碍的恶性循环。但是高压氧治疗要有信心和耐心。绝不是经过一两次的治疗就有效,而是一个比较漫长的过程。同时要求在条件具备时,尽早开始治疗。所谓的条件具备,是指各项生命体征已经基本平稳,并且没有高压氧治疗的禁忌证。

脑保护药和神经营养药物的研究,一直是脑复苏研究的热点。但正如前面所述,这方面的工作缺乏突破性的进展。一些在动物试验中表现不错的药物,在临床实际应用中,结果并不能令人满意。目前使用比较多的有氨基酸的衍生物、神经系统蛋白的水解或合成物、能量代谢的中间产物、有害物质的拮抗物以及一些中药等。

神经节苷脂(GM-1)是目前比较热门的药物。它的有效成分是单唾液酸四己糖神经节苷脂钠。能够促进由于各种原因引起的神经系统损伤的功能恢复,包括外周神经系统和中枢神经系统。其作用机制可能是促进神经细胞的生存,促进神经元轴突的生长和突触的生成。它对于损伤后继发性神经退化有保护作用,改善脑血流,并通过改善细胞膜酶的活性减轻脑细胞的水肿。临床应用的表现也比较令人满意,特别是在神经系统损伤的早期使用,效果更易显现。用量每日 20~100mg,甚至更大量,每日一次。未见明显副作用。

三磷酸腺苷(ATP)是机体能量代谢的中间产物。外源性 ATP 进入机体后,可以直接参与能量代谢,为细胞提供代谢所需要的能量,从而改善缺血缺氧组织的能量供应失衡状态,恢复 Na^+-K^+-ATP 酶的活性,使停止活动的能量泵开始活动,恢复功能。减少钙离子内流和钾的外流,消除细胞水肿,改善微循环,并对细胞合成腺苷酸有启动效应,促进线粒体 ATP 的合成,有利于细胞生存及其功能的改善和恢复。

纳洛酮是目前研究比较多的药物。其作用机制可能在于:能逆转 β-内啡肽介导的心脏、肺、脑功能抑制;促进自主呼吸的恢复;增加脑缺血区血流量;减轻脑水肿;降低自由基损伤;保护细胞的正常结构;还可以增加部分再灌注心肌的局部血流量;抑制中性粒细胞、超氧阴离子;稳定溶酶体膜;对心肌细胞膜具有保护作用;从而降低细胞膜通透性,减轻再灌注损伤的程度等。临床报道中有不少成功的病例。

六、心肺脑复苏中的伦理学问题

心肺复苏虽然在近些年来取得了长足的进步,但是其成功率还不能令人满意。在世界范围内,院外心脏停搏、呼吸骤停的复苏成功率仍很低。美国除极少数地区以外,其复苏成功率亦不足 2%。尤其是相当一部分患者,在最初的复苏成功后,也就是循环和呼吸恢复后,仍然需要投入相当大的人力、物力和财力进行复苏后期的抢救,而最终的结果依然是致残率、病死率很高,无法保障患者的基本生活要求。因此,判断哪些患者需要积极的心肺脑复苏、哪些患者可以终止抢救,是一个比较棘手的问题。

建立一种可以准确判断最终预后的标准,是亟待解决的课题。只有明确患者抢救后的预后,才能谈到是否继续抢救。对于预后的评价,有过许多十分有意义的工作,其中研究比较多的是脑电的检查,主要包括脑电图和脑干诱发电位等。

脑电图是反映脑电活动的一项客观指标。有研究结果显示,脑电图的损伤严重程度与预后有密切关系。脑电图出现暴发-抑制活动(Ⅳ级)和平坦波(Ⅴ级)者预后差;脑电图为正常者或轻度异常者(Ⅰ级)预后比较好;脑电图为弥散性 θ(Ⅱ级)和 δ 活动(Ⅲ级)者预后虽差,但并非无望,预后估计价值比较低。脑电图对预后估计的准确性可达 80%~85%,特别是在复苏早期的评价和动态观察比较有意义。如果脑电的静息状态持续 24h，再结合临床上的患者状况和其他一些指标，就可以诊断为"脑死亡"。这种病例是完全无望恢复的。但是脑电图的评估一定要排除药物过量、低温等因素。

判断脑复苏预后的另一项有价值的检查项目是脑干诱发电位。该检查可以反映出脑干反射不同阶段传导路的完整性以及可能的损伤部位和严重程度。诱发电位的出现与刺激之间有确定的和严格的时间和相位关系，表现为各波潜伏期比较固定。潜伏期是诱发电位检查的重要参数。各种不同病变的潜伏期表现是有差异的。有研究结果显示，结合诱发电位的检查结果，可以提高昏迷患者预后的早期预测准确性。

还有其他一些用于脑循环状况的辅助检查，比如头颅 MRI、经颅多普勒超声、脑血管造影、脑组织氧饱和度测定、脑组织透析等。其中经颅多普勒超声检查由于其无创、简便等优势而受到人们的关注。它可以比较准确地反映出颅内大动脉的血流情况，包括血流速度、阻力、颅内压力等，从而在调整药物的使用上发挥作用，但是受到患者的条件、仪器的状况等，特别是使用人员的经验的限制。因此对结果的解释要十分慎重。其他一些检查或是有创或是技术尚不完善等而较少采用。

总之，对于脑功能预后的判断是一项非常复杂而又重要的工作。这一方面是由于脑的复杂性和密闭性；另一方面也是由于人的社会属性。同时这项工作也非常容易受到各种条件的限制。并不是所有的医疗单位都配备有完备的检查手段，检查人员的经验也至关重要。因此，这就需要我们认真、谨慎地对待，不可草率定论，在必要时可以邀请患者的亲属加入到复苏的现场。这样做有其利也有其弊，需要医务人员根据情况定夺。但就社会发展眼光来看，既然在生命之初，父亲的陪伴已经越来越多地为医护人员和家属所接受，那么，在生命的终点需要家人在场，也就是很自然的事情。

关于社会对复苏态度的认识，有调查显示，如果复苏的对象是年轻、健康患者，有 96％ 的人倾向于积极复苏治疗；如果复苏的对象是年龄较大、体质较差的患者，只有 27％ 的人倾向于积极复苏治疗；如果复苏的对象是高龄、多病的患者，98％

的人倾向于放弃复苏。这种假设情形下的态度，在一定程度上反映出社会对于复苏的认识，说明对预后不良的复苏持不支持意见。当然在亲属问题上也许会另当别论。作为一名医务人员，应该比患者家属更清楚每一次复苏的实际意义所在。对于能够从复苏中获得利益的患者，我们要不遗余力，全力抢救。而对于明知道预后不好的复苏，则应该充分与家属交流，使家属彻底理解可能的预后，避免不必要的人力和物力的浪费。现阶段我国还没有关于这方面的法律文件。因此，更要求从事复苏工作的人员，以全心全意为人民服务的态度，从患者的利益出发，尽量准确、客观地评价预后，如实告知家属，以便采取最合适的治疗方法。

七、脑死亡

脑死亡是指脑组织由于受到严重的损害，而导致脑功能不可逆性的丧失。临床上表现为患者对外界的一切刺激均没有反应，各种关于脑功能的检查全部显示为脑功能静止。

脑死亡的话题近年来在国内越来越多地受到大家的关注。这说明人们对于生活质量的要求在日益提高，是社会进步的表现。但是，目前国内还没一个统一的关于脑死亡的诊断标准。这主要是由于几个方面的原因。首先是各地区的医疗水平差异比较大。脑死亡的诊断必不可少的是要进行一系列的脑功能评价检查，但检查设备在许多医院没有配备，而且检查结果的解释需要有比较丰富实践经验的人员，否则就有可能出现误判。其次，社会上的大多数人对于脑死亡的接受程度尚不明朗。传统观念中只有心脏停止搏动才是死亡的概念早已深入人心。在笔者参加的一项非正式的调查中发现，中等教育程度的人可以被动接受脑死亡的诊断。也就是说，如果医师说患者已经死亡，他们就接受，而他们自己没有认识到脑死亡就是生命的终点。

能否接受脑死亡的诊断是人们对于生命认识的进一步提高。传统上的死亡概念经过数千年的流传，不是一朝一夕就能够轻易改变的。要使人们逐步认识到人的意义在于思维和创造，这也是人区别于其他生物的关键所在。要想使脑死亡的诊断逐渐在人们心中树立起来，就要使人们看到科学的力量。凡是诊断脑死亡的患者,就不可能有再恢复的希望。如果人们总在怀疑中接受脑死亡的诊断,必将会导致对这一诊断的不信任。因此,建立一套切实可行的脑死亡诊断标准是迫在眉睫的事情。

脑死亡的诊断首先是要有明确的昏迷病史,并且这种昏迷不是由于药物、低温、内分泌紊乱、中毒等可复性因素所致。体格检查表现为没有呼吸、脑干反射完全丧失。脑血流的检查显示脑血流停止。脑电生理的检查显示脑的电活动停止。并且这些检查需要在一定时间内重复进行,检查过程需要不止一名有经验的人员参加。

在建立脑死亡诊断标准的国家和地区,其标准的设立基本上都是围绕这些要求进行的。比如

德国的标准要求昏迷患者有6h以上的缺氧病史,重复检查间隔12h或者进行辅助检查,有2名医生参加,需要的辅助检查有脑电图、诱发电位、经颅多普勒、脑血管造影或核素脑血流检查。而芬兰只要求1名医师参加评估,可进行脑电图和脑血管造影检查。美国神经科学会的诊断指南要求:昏迷并明确昏迷的病因;除外干扰因素如低温、药物、电解质失衡、内分泌紊乱等;脑干反射消失;没有运动反应;呼吸停止;6h重复检查;当临床检查不可靠时可进行辅助检查。

我国目前还没有出台统一的脑死亡诊断标准。一些单位根据自己的经验做过脑死亡的临床诊断。这是一个医学发展的方向。

(凌　锋)

参 考 文 献

1 陈天狮,陈良安,解立新,等. 31例长期机械通气患者的死亡危险因素分析. 中华老年多器官疾病杂志, 2005, 4 (2):134

2 沈　洪,蒋　健. 中国心肺复苏关注的问题. 中国危重病急救医学, 2006, 18 (4):193—194

3 杨涵铭. 对"脑死亡判断标准"(成人)的建议. 中华急诊医学杂志, 2003, 12 (8):570

4 Abella BS, Alvarado JP, Myklebust H, et al. Quality of cardiopulmonary resuscitation during in-hospital cardiac arrest. JAMA, 2005, 293 (3):305—310

5 Weston C. Cardiopulmonary resuscitation. Medicine, 2006, 3 4(8): 312—315

6 Snyder DE, White RD, Jorgenson DB. Outcome prediction for guidance of initial resuscitation protocol: Shock first or CPR first. Resuscitation, 2007, 72 (1): 45—51

7 McIntosh D, Carpenter M. Cardiopulmonary resuscitation and post-resuscitation care. Anaesthesia &intensive care medicine, 2007, 8(1): 24—28

8 Feder S, Matheny RL, Loveless RS Jr, et al. Withholding resuscitation: a new approach to prehospital end-of-life decisions. Ann Intern Med, 2006, 144 (9):634—640

9 Kramer-Johansen J, Myklebust H, Wik L, et al. Quality of out-of-hospital cardiopulmonary resuscitation with real time automated feedback: A prospective interventional study. Resuscitation, 2006, 71 (3): 283—292

10 Enohumah KO, Moerer O, Kirmse C, et al. Outcome of cardiopulmonary resuscitation in intensive care units in a university hospital. Resuscitation, 2006, 71(2): 161—170

11 Morrison LJ, Visentin LM, Kiss A, et al. Validation of a rule for termination of resuscitation in out-of-hospital cardiac arrest. N Engl J Med, 2006, 355 (5): 478—487

12 Parfitt A. Resuscitation guidelines. Lancet, 2006, 367 (9507):283—284

13 Pickens JJ, Copass MK, Bulger EM. Trauma patients receiving CPR: predictors of survival. J Trauma, 2005, 58 (5):951—958

14 Bender R, Breil M, Heister U, et al. Hypertonic saline during CPR: Feasibility and safety of a new protocol of fluid management during resuscitation. Resuscitation, 2007, 72(1): 74—81

15 Suraseranivongse S, Chawaruechai T, Saengsung P. Outcome of cardiopulmonary resuscitation in a 2300-bed hospital in a developing country. Resuscitation, 2006, 71(2): 188—193

16 Wik L, Kramer-Johansen J, Myklebust H, et al. Quality of cardiopulmonary resuscitation during out-of-hospital cardiac arrest. JAMA, 2005, 293(3): 299—304

第72章 介入性心脏治疗技术

Chapter 72

一、概　述

在美国每年约有 250 万妇女因心血管疾病住院治疗，约 50 万人死于此病，其中约半数死于冠心病，心血管疾病严重影响了人类生存和生活质量。据统计，近年来我国心血管疾病患病率呈逐年上升趋势，女性也不例外。遗憾的是，到目前为止，我们对有关女性心血管疾病的有效防治策略、诊断性试验以及对药物、介入和外科治疗的反应等了解甚少。造成这种局面的主要原因是女性参加的临床试验不多，一些临床试验排除了育龄妇女和有伴发疾病的高龄女性。此外，一些患者及医师的观念及经济因素等也影响了女性参与临床试验。

心血管疾病的现代治疗手段主要包括药物治疗、介入治疗和外科手术治疗，本节主要介绍心血管疾病的介入治疗，尤其是结合近年来循证医学的研究成果，重点介绍女性心血管疾病介入治疗的特点。

心血管疾病的介入治疗手段主要应用于以下领域：冠心病的介入治疗、心律失常的射频消融治疗、先天性心脏病的介入治疗、其他如风湿性心脏瓣膜病的介入治疗、肥厚性梗阻型心肌病的介入治疗等。

二、心血管疾病的性别差异

在大多数情况下，女性患者对心血管疾病治疗手段的反应与男性相似。然而，上至生物学的差异，下至细胞学水平的差异，决定了女性患者在对某些治疗手段的反应上（效果和副作用方面）可能不同于男性，例如女性患者在使用抗心律失常药物、抗生素和抗组胺等药物时，将承受更大的

QT 间期延长的风险。同样，新近研究揭示在充血性心力衰竭患者使用地高辛时，女性有较高致死的风险，而男性则不然。

在过去的 30 年间，大量研究一致表明，冠心病在流行病学、预防学、临床表现及诊断和治疗等方面存在着明显的性别差异，尤其是近年来的资料表明，在冠心病再血管化治疗时女性往往伴有更高的病死率。事实上这种差异存在于多个方面，男性和女性之间在心脏表面冠状动脉病变程度与冠心病危险因素以及稳定或不稳定心绞痛的程度上存在差异，在充血性心力衰竭和左室收缩功能间的关系上存在差异。并且还观察到：与男性相比，较年轻的女性（非老年女性）再血管化治疗后，住院病死率高。预计随着再血管化手术技巧和手术方式的改良，尤其是不停跳外科冠状动脉旁路移植术、新型支架、新型抗凝辅助治疗的广泛采用，将使女性再血管化治疗结果明显改善。

越来越多的证据表明，接受有创性评价的女性比例明显低于同等症状甚至更轻症状的男性，在胸痛的评价上尤其如此，医师对女性患者接受有创性评价手段的态度，女性患者自身对有创性诊疗手段的选择差异以及文化和社会因素对女性患者接受有创性诊疗手段均会造成相应的影响。此外，在有创性诊疗手段使用方面，更应该致力于观察性别差异对临床预后的影响。

三、心血管疾病的介入治疗

（一）冠心病的介入治疗

自从 1977 年全世界首例经皮冠状动脉球囊成形术（PTCA）成功以来，该技术的使用日趋增多，适应证有了较大的拓展。最早时该技术主要

用于稳定的心绞痛病人造影提示的单支血管的局限性病变。目前随着操作器具的工艺改进、新的治疗装置的开发研制、操作者经验的积累以及辅助治疗药物的使用,同时随着包括冠脉内超声、血管镜及多普勒导丝等技术的采用,使我们对冠心病斑块形态和冠脉循环的生理有了深入的认识。对冠心病患者心血管生理、病理生理改变和机体对血管损伤反应的认识的加深,进一步提高了PCI技术的安全性和成功率,更加拓宽了PTCA为基础的冠心病介入诊疗技术的应用范围,增加了成功率,减少了并发症,使PTCA技术可较好地应用于不稳定型心绞痛、急性心肌梗死及多支血管病变等情况。目前全世界每年有超过百万例冠心病患者接受PCI治疗,其中支架的使用率超过60%。

1.PTCA技术的临床适应证和禁忌证

(1)适应证:①稳定型心绞痛。②不稳定型心绞痛。③心绞痛等同症状(即恶心、乏力、心律失常、头晕/晕厥)。④AMI。⑤下列情况下存在可逆性心肌缺血的证据。静息心电图改变;运动试验异常;运动核素或药物激发的核素试验异常;运动超声心动图异常;动态心电图监测。

(2)禁忌证:存在明显的伴发疾病(相对禁忌证)。

2.PTCA技术的造影适应证和禁忌证

(1)适应证:病变血管供血区域有存活心肌(直径>1.5mm)。

(2)禁忌证:①无保护左主干狭窄(不适宜外科手术的左主干体部或开口部病变除外)。②左主干等同病变(有桥血管保护或不适宜外科手术的理想病变除外)。③具有下列情况的慢性完全闭塞病变。闭塞近端无肉眼可见的断端;侧支循环丰富;小血管或是静脉桥血管的弥漫性病变;其他不适合PTCA治疗的冠脉解剖改变。

3.球囊成形术(PTCA)治疗的机制　Dotter和Judkins最初施行的PTCA是通过采用一纺锤形的结构对斑块直接施加压力实现的,但目前认为在PTCA时,斑块压缩机制只起部分的治疗作用,管腔的增大主要是由于球囊对血管壁的扩张作用实现的。实际上,球囊扩张造成血管壁向外伸展,血管内膜甚至中膜发生部分撕裂才是管腔增大的主要机制,球囊扩张造成斑块纵向移位也

有利于管腔的增大。与单纯球囊扩张相比,旋切装置及冠脉内支架的使用,部分程度上减少了早期和晚期的管腔丢失。

4.PCI的器具

(1)扩张球囊:扩张球囊是施行冠脉介入治疗的基本器具,它主要由3种不同的产品设计(OTW、mono-rail和fixed-wire)。同时,制作球囊的材料不同,其顺应性也不同。顺应性是反映球囊直径随球囊扩张压力的增加而发生不同程度增大的能力。

(2)旋磨装置:该装置顶端为嵌有细小金刚石的磨头,在体外驱动装置作用下,磨头以16万转/min速度旋转,选择性地将管壁上钙化或纤维化的组织磨碎成为比红细胞直径还要小的碎屑,随血流冲走或被巨噬细胞吞噬。然而术中也不可避免地会产生少数直径较大的颗粒,造成心肌梗死或受干预血管慢血流或无血流现象。

(3)旋切装置(DCA):该装置1987年用于临床,主要用于处理斑块负荷较大的质地较软的斑块组织,通常在旋切术后进一步选用支架置入,常见的相关并发症有远端栓塞、一过性冠状动脉分支受累、冠脉痉挛、无血流和非Q波心肌梗死等。该技术较普通球囊扩张技术的并发症要高,因此,近年来其使用频率明显减低。

(4)冠脉内支架:20世纪90年代以来,冠脉内支架使用频率越来越高。支架的材料有不锈钢和钽等,几何构形不同(有管状支架和缠绕支架之分),置入方式不同(球囊扩张和自膨胀型),表面处理不同(涂炭、药物涂层等)。

5.PCI治疗并发症　球囊扩张的早期注册研究显示:并发症发生率高于当今资料的比率。随着介入治疗器具的改进、术者经验的积累和辅助药物治疗的改进,目前PCI治疗相关的病死率和急诊CABG概率不足1%,术后非致命心肌梗死发生率介于5%～15%,再狭窄发生率30%～50%,是单纯球囊扩张的主要制约因素。

(1)急性并发症:

①急性血管闭塞。球囊扩张和(或)支架置入在改善管腔的同时,也会造成局部血管壁的损伤,后者在少数病人可造成急性血管闭塞。冠脉夹层通常继发于球囊扩张造成的血管损伤。动物实验和人体尸检结果显示,在球囊扩张术后即刻,约

50%的病人在球囊扩张局部会发生血管撕裂。小的撕裂可能是球囊扩张的部分作用机制，它们极少影响前向血流，因此多无重要意义。单纯PT-CA治疗后，急性血管闭塞发生率高达5%，通常是由于大的血管壁夹层压迫管腔、血栓形成，同时存在冠脉痉挛，或是以上几种情况同时存在。目前，随着冠脉内支架以及新型抗血小板药物的广泛使用，急性血管闭塞发生率明显减低。

②远端血管栓塞。冠脉斑块的碎屑或其固有血栓物质在球囊扩张时可发生脱落，造成远端血管栓塞，引起病人胸痛和术后酶学升高，发生率约占球囊扩张的5%。富含血小板的血栓形成的栓塞可造成远端血管痉挛和血管活性物质释放，引起无复流现象。临床上这种情况较难处理，冠脉内使用钙通道阻滞药或腺苷可能有效。隐静脉桥血管的闭塞性病变和急性心肌梗死的急诊介入治疗，发生远端栓塞的风险明显增高。

③冠脉穿孔。球囊扩张后发生冠脉穿孔的风险低于1%，通常发生在使用斑块祛除装置或球囊选择过大时。

(2)远期并发症——再狭窄：球囊扩张或支架置入后，血管壁会发生一系列改变。治疗后数分钟内，血小板和纤维蛋白便会在局部黏附。数小时至数天内，可发生炎性细胞浸润和血管平滑肌细胞向管腔迁移。血管平滑肌细胞变得肥大，并分泌大量细胞外基质，在内皮细胞和平滑肌细胞的相互作用下，血管壁发生重塑，既可造成管腔变小(负向重塑)也可造成管腔增大(正向重塑)。介入治疗后晚期的管腔丢失，取决于内膜增生和血管重塑相互作用的结果。6个月后修复过程变得稳定，再狭窄的风险明显减低。

研究显示：治疗后管腔直径或面积是预测再狭窄的主要危险因素，冠脉内支架通过扩大治疗后的管腔和减少负向重塑，可减低再狭窄发生率。球囊扩张后，造影发现的再狭窄发生率达50%，其中20%~30%需要血管重建治疗。新近研究显示：选择性或急诊介入治疗中使用支架，可使再狭窄发生率减半。

支架内再狭窄，特别是弥漫性支架内再狭窄是目前介入治疗所面临的主要挑战，血管内放射治疗及表面涂有西罗莫司的药物涂层支架可能会对支架内再狭窄的治疗有价值。

6. 冠心病再血管化治疗效果的性别差异

(1)临床、造影和再血管化治疗特征：事实上，几乎所有的单中心和大规模多中心注册研究均对不同性别间临床造影及再血管化治疗进行了比较。这些研究存在相适的基本特征，即与男性患者相比，接受再血管化治疗的女性往往有较高比例的高血压、糖尿病、高脂血症和外周血管疾病，并且不稳定型心绞痛的比例较高，且加拿大心血管学会分级(CCSC)多在Ⅲ~Ⅳ级。女性患者既往曾患心肌梗死和心功能不全的比例稍低于男性，但冠状动脉造影所见的心脏表面冠状动脉病变程度与男性相似甚至稍轻，这与既往人们印象中的女性冠心病患者接受冠状动脉造影比例低和相对较晚的观点不同。尽管目前对造影发现的冠状动脉病变严重程度与症状轻重和危险因素间性别差异的原因尚不完全清楚，女性患者受小血管功能紊乱、血管张力异常、内皮功能障碍等因素的影响不可忽视。尽管女性患者冠状动脉血管较细小，但在冠状动脉病变的形态和分布上，除女性更易发生开口部病变外，其他与男性相似。

当代冠状动脉血运重建治疗中，在校对了血管直径因素外，支架的使用率无性别差异。尽管血小板膜表面糖蛋白Ⅱb/Ⅲa受体拮抗药对男性和女性患者均同样有效，但可能是由于女性患者具有较高的出血并发症，女性患者接受该治疗的比例低于男性。

(2)住院病死率的差异：与男性患者相比，接受冠状动脉血管重建治疗的女性具有较高的住院病死率。对此现象最有说服力的解释是，这些女性患者中伴发左心室肥厚和高血压性心脏病的比例较高。多个随机试验和注册研究显示，尽管与男性相比，女性较少有既往心肌梗死病史，其左室功能相对较好，但女性中充血性心力衰竭发生率较高。BARI(Bypass Angioplasty Revascularization Investigation)试验的结论进一步证实了上述观点。BARI研究中，尽管在住院病死率和心肌梗死发生率方面，男性与女性相差不大，但不管是CABG还是PCI治疗后，女性心衰或肺水肿的比例均高于男性。

最令人费解的是新近研究发现，相对年轻的CABG后女性住院病死率高于男性，且这种性别间的差异有随年龄增加而减少的趋势。有趣的是,同样的现象也见于急性心肌梗死的住院患者,其具体原因不清,可能与缺乏正常保护因子、卵巢功能紊乱和雌激素受体异常等有关。

尽管男女冠心病患者介入治疗的手术成功率相近,但血管并发症和住院病死率,女性仍高于男性。其具体原因尚不完全清楚,但女性患者年龄偏高、伴发病多见、由于症状不稳定所致的急诊干预比例较高、血管相对细小以及伴有更高比例的高血压性心脏病可能与其相关。

事实上,大多数现代研究在对接受冠状动脉介入治疗的女性患者所具有的较高的危险进行校正后,PCI的住院病死率无性别差异,特别是将反映冠状动脉血管粗细的替代指标——体表面积加入到研究的多变量模型后更是如此。在行冠状动脉旁路移植术时,体表面积与住院病死率呈恒定的负相关,这在男性和女性都是如此。冠状动脉旁路移植治疗时,冠状动脉血管细小,将会增大操作难度,血管并发症会增多。在介入治疗时,对细小的冠状动脉,发生夹层和急性血管闭塞、支架等介入治疗器具与血管直径大小不匹配的几率增高。

(3)女性患者治疗结果的改善:由于大量数据库的建立,使我们能够动态观察女性治疗结果的改变,特别是当今CABG和PCI等血管重建治疗日益广泛地被用于伴有严重的心脏疾病和更复杂的冠状动脉病变的老年患者。与1985—1986年和1993—1994年动态注册资料比较,尽管1997—1998年的注册研究中,年龄更大、危险因素和伴发疾病更多,女性患者住院率和1年的病死率相似。此外,与1985—1986年期间注册资料相比,在对女性患者的基本情况进行校正后,可见到随后注册资料中1年病死率减低的趋势,心外科学会国家数据库(Society of Thorax Surgeons National Database)也发现同样的改变。可见,近20年来,女性患者血管重建治疗后的结果有逐年改善的趋势。

(4)理想的再血管化治疗策略:随着冠状动脉血运重建技术的改进和辅助药物的进展,使得外科和介入治疗在血运重建治疗领域有了飞速的发展,入选患者包括了具有更多危险因素的年老患者。尽管如此,校正后的女性围术期病死率仍高于男性。后者除了与天生的基本性别差异有关

外,可能还与目前我们尚无法完全并准确地理解女性所特有的生物因素有关。除了采用无创技术早期发现冠心病和使用药物涂层支架外,外科方面我们仍需要继续改进心肌保护和外科手术技巧,包括增加非停跳手术比例和采用微创伤技术等。希望由此进一步减少血管重建治疗中的性别差异,进一步从生物学和病理学角度,探讨两性在造影发现的疾病程度、症状轻重及危险因素的关系间的差异,以及这些差异对女性患者血管重建治疗病死率的影响。

对血管重建治疗远期预后的观察资料不多。与CABG患者校正后的5年生存率相比较,PCI患者校正后1年和4年的生存率在两性之间无明显差异。BARI研究中,接受CABG或球囊扩张治疗的女性患者中,5年生存率与男性相似,并且5年生存率在CABG和球囊扩张治疗间也无明显差异。

有趣的是,早期研究结果提示:与标准的外科血管重建治疗相比,接受非停跳手术的女性患者住院病死率降至既往标准外科手术方式时男性病死率的水平。尽管血小板膜GP Ⅱb/Ⅲa受体拮抗药和冠状动脉内支架在冠状动脉介入治疗中显示出较确切的治疗效果,但在介入治疗中,对支架将最终消除女性患者与男性患者间病死率差异的期盼仍为时过早。对接受支架和其他相关装置治疗的患者来讲,无论是在急性心肌梗死还是选择性手术时,两性间病死率的差异依然存在。

目前有关两性间血运重建治疗结果的差异无疑会继续存在,在我们为女性患者施行CABG和PCI时应谨慎小心。然而,性别应不再被视为决定血运重建治疗与否时的显著因素。

(5)正确看待有关的大规模临床试验结果:TACTICS-TIMI18(Treat Angina with Aggrastat and Determine Cost of Therapy with an Invasive or Conservative Strategy-Thrombolysis in Myocardial Infarction 18)研究发现:接受早期干预的女性非ST段抬高ACS患者得益与男性患者相似。然而在2个先前完成的临床研究中却得出了与其相反的结论,这两个研究分别是FRISC Ⅱ(Fragmin and Fast Revascularisation during Instability in Coronary Artery Disease Investigators)和 RITA-3(the Randomized Intervention

Trial of Unstable Angina Investigations. Interventional versus conservative treatment for patient with unstable angina or non-ST elevation myocardial infarction:the British Heart Foundation RITA 3 Randomized Trial)研究。它们的结论是早期干预对男性有益,对女性有害。

在 TACTICS-TIMI18 研究中,2 220 例 ACS(包括 MI 和 UAP)被随机分为早期干预组(常规冠状动脉造影 PCI 或 CABG 治疗)和保守治疗组(药物治疗,仅对有自发性或诱发的心肌缺血患者进行血运重建治疗)。1/3 为女性,女性患者年长于男性患者,且高血压和糖尿病患病率在女性患者较高,但既往心肌梗死和血运重建治疗在女性患者中较少见,女性患者无意义的冠状动脉狭窄发生率较高,且较少 TnT 水平升高。这些与其他研究和注册 ACS 患者组成相似。早期研究报道了 ACS 患者具有更多的非特异性心电图改变和不典型症状,女性更容易在轻微狭窄基础上发生冠状动脉痉挛,更容易发生心脏 X 综合征(冠状动脉血管扩张储备功能异常),然而相对年轻的女性患者发生 AMI 时,发生死亡的风险明显高于年龄匹配的对伴发病和治疗进行校正后的男性患者。

在 TACTICS-TIMI18 研究中,TnT 升高的女性患者同男性一样,可在早期干预中获益,获益程度还与其他危险分级的变量相关,如 ST 段压低和 TIMI 危险积分。

可见,对于女性非 ST 段抬高 ACS 患者早期干预治疗获益大小,主要取决于早期手术的危险及可能带来的早期和晚期心血管事件减少之间的权衡。对具有高危心血管事件危险的患者来讲,这种权衡的结局是只要手术风险不是非常大的话,倾向于早期干预,而对于一个低危患者来讲,患者不可能从早期干预治疗中获益较大,但却要求承受手术本身固有的风险。TACTICS-TIMI18 研究、FRISCⅡ研究及和 RITA-3 研究间结论的离散和差异可能与手术风险不同及手术获益不等有关。

(二)导管消融治疗心律失常

快速性心律失常传统的治疗方法是药物,仅能起到一时性缓解症状的作用,没有从根本上治疗其发生的病理生理基础。1982 年 Scheiman 等人报道经导管直流电消融治疗室上速取得成功,为快速心律失常的治疗开辟了一条新的途径。由于直流电消融损伤大,危险性大,应用受到限制。到了 1987 年 Lavergne 等首先将射频能量应用于临床导管消融,由于其损伤小,安全性明显超过了直流电消融,成功率又高,在临床上得到了广泛推广应用。经过 20 多年的发展,目前导管射频消融已成为一种成熟的治疗技术,许多医院都能独立开展该项技术。

1. 射频消融治疗的机制 心律失常的射频消融就是从体外通过导管将射频电流送达消融导管顶端的头部,与心内膜接触,导管顶端和患者的体表电极间构成电回路。由于消融导管顶端面积较小,其电流密度较大,会造成局部温度的升高。借助导管操作,将导管顶端贴靠在心内膜的不同部位,实现选择性破坏心律失常的发生灶和心律失常折返环路的目的,从根本上消除了心律失常发生和维持的电生理基础,彻底治疗了心律失常。能否消融成功的关键是要通过心脏电生理研究搞清心律失常的机制和发生部位,只有折返和病灶性的快速心律失常,消融效果才理想。如旁道引起的房室折返性心动过速、房室结双径路引起的房室结内折返性心动过速,消融效果理想。如果心律失常的机制没有完全研究清楚,消融治疗效果便差,如房颤。

2. 常见类型的心律失常的介入治疗

(1)房室折返性心动过速:房室折返性心动过速是传统的阵发性室上性心动过速的一种,占阵发性室上性心动过速的 30%~40%,其产生的电生理基础是房室环间存在多余的房室旁道。特定条件下,旁道与正常的房室传导系统组成折返环路,引起房室折返性心动过速。旁道的存在被认为是心脏在胚胎发育过程中房室分离,中心纤维体形成过程中心房和心室肌没有彻底断开而残留的小部分肌条。旁道的传导性可以是双向性,即有前传和逆传功能。其前传功能由于传导速度比正常的房室结传导快,产生心室预激,形成了心电图上的预激波。如果旁道仅有逆传功能,叫做隐匿性旁道。少数旁道表现出间歇性的前传功能称为间歇性显性预激。旁道可以存在于房室环之间的任何部位,约 90% 在左侧,10% 在右侧。在左侧房室环之间称为左侧旁道,在右侧称为右侧旁道,少数情况下,可存在多条旁道,它们可以同时存在于同侧房室环之间,也可以分别存在于两侧房室环之间。

房室折返性心动过速的产生机制:当适时的心房激动正好落在正常房室传导的可激动期,而旁道处于不应期时,那么该心房激动仅能通过正常房室传导系统前传,激动心室。当心室激动落在旁道逆传不应期之外时,激动又通过旁道逆传激动心房,随后形成单个心房回波。如果这个回波能继续通过房室结前传,再次激动心室,在房室间形成反复折返,就形成了房室折返性心动过速。这种通过正常房室传导系统前传和旁道逆传形成的房室折返性心动过速,叫做顺传型房室折返性心动过速,此型常见。如果心动过速发作时,不伴差异性传导,QRS波形态为室上性。反之,如果折返激动通过旁道前传和正常房室传导系统逆传,这种激动顺序引起的折返叫逆传型房室折返性心动过速,此型少见。房室折返性心动过速发作时,心电图表现为 QRS 宽大畸形,需要与室速鉴别。

射频消融治疗的效果及并发症:房室折返性心动过速的射频消融治疗效果是最好的,成功率可达99%以上,仅有极少数病例会由于旁道的位置特殊而失败。复发率低1%~3%,容易复发的病例是右侧旁道和左后间隔旁道。与消融有关的并发症是心脏穿孔和心包压塞,Ⅲ度 AVB 在旁道靠近希氏束时偶有发生。随着技术的提高,这些并发症发生率越来越低。导管刺激引起的心律失常如室性期前收缩、室速、房性期前收缩、房颤,一般表现为一过性良性过程,偶尔可引起室颤,但及时除颤能逆转,不致造成严重后果。故该治疗方法非常安全,已成为房室折返性心动过速的常规治疗方法。

(2)房室结折返性心动过速

房室结折返性心动过速的解剖基础和产生机制:房室结折返性心动过速是常见的阵发性室上速的常见类型,占40%~50%。房室结折返性心动过速过去叫阵发性交界性心动过速,其折返环位于房室交界区内部。从房室结的解剖结构上,房室结折返性心动过速与正常人没有区别,但从电生理现象和射频消融治疗的效果上看,存在房室结折返性心动过速患者的房室结存在两条或两

条以上电生理特性不同的传导径路。一般是在房室结区心房侧的前上方存在一组向上排列的纤维形成快径,后下方存在一组向下排列的纤维形成慢径。快径的传导速度比慢径快,不应期多比慢径长。当适时的房性期前激动正好遇到快径的不应期和慢径可激动期,冲动就会沿着慢径缓慢前传,激动心室。同时,当激动前传至结-希区(房室结下部)快径远端,并遇到快径已脱离不应期时,冲动就沿快径逆传激动心房,形成心房回波,连续折返就形成房室结折返性心动过速,这叫慢-快型房室结折返性心动过速,最常见。如果慢径的不应期比快径长,适时冲动就会经快径前传,从慢径逆传形成快-慢型房室结折返性心动过速。如果存在两条慢径,冲动可能经一条慢径前传,经另一条慢径逆传,形成慢-慢型房室结折返性心动过速,后两型较少见。

射频消融的效果与并发症:房室结折返性心动过速射频消融的成功率可达99%,复发率4%~6%。房室结折返性心动过速射频消融最常见的并发症是Ⅲ度 AVB,发生率1%~6%。如果术中发现及时,并采取积极治疗措施的话,多数Ⅲ度 AVB 表现为一过性,可在1~6d 内恢复。永久性Ⅲ度 AVB 伴有严重血流动力学障碍时需置入永久起搏器治疗。房室结改良治疗房室结折返性心动过速时,要特别注意防止Ⅲ度 AVB 发生。

(3)心房扑动、房速、窦房折返及不恰当窦性心动过速的射频消融

适应证:有耐药性,不能耐受药物或不愿长期接受药物治疗的房扑、房速、窦房结折返、不恰当窦速。

心房扑动、房速、不恰当窦性心动过速等快速心律失常都是射频消融治疗的适应证,这些心律失常由自律性增高或折返机制引起。通过激动标测最早激动点进行消融,病灶常位于肺静脉口、心耳部、卵圆孔周围 Crista Terminalis、冠状窦口周围以及心脏手术切口周围,典型房扑(锯齿状扑动波在Ⅱ、Ⅲ、aVF 呈负向)折返路径经过 CS、下腔静脉与三尖瓣口间的峡部慢传导区,消融靶点就在此区。其折返的方向在心房间隔部由下向上(从脚向头侧),右心游离部由上到下(从头侧到脚侧)。非典型房扑的病灶可能位于心房的其他部位。

治疗效果及其并发症:从 NASPE 及国内资

料分析,成功率75%～85%,并发症发生率1%～5%,没有死亡的并发症。

(4)房颤射频消融治疗

发病机制:房颤是临床上最常见的心律失常之一,90%以上由风湿性心脏病、高血压、心肌病、缺血性心脏病、甲状腺功能紊乱等引起。由于其发生机制复杂,目前还没有完全清楚,故在治疗上缺乏有效的办法。现在认为房颤的发生机制主要是折返机制。1962年Moe等提出多发折返小波学说,在此基础上,Allesse提出了主导折返的概念,并认为房颤为纯粹的功能性折返环,折返环的直径<1cm,折返环的中央为无特殊结构的不应组织。1996年Haissaguerre等提出了局灶型心房颤动的机制。

Rothberger曾提出房颤是由于异位兴奋灶以及快的频率发放冲动,使各处心肌不能同步兴奋所致。假如这种局灶型房颤机制的假说成立的话,那么将心房切割成小块,只有有自律性的小块心肌在跳动,而其他的心房肌块都应是静止的。然而实验发现,切割下来的许多小块心房肌仍在颤动,所以局灶机制不能解释心房颤动的机制。然而,近年来针对引起房颤的局灶性兴奋灶进行射频消融并达到了根治房颤的事实,在某种程度上证实了局灶型房颤机制假说。局灶型心房颤动的临床线索是在动态心电图检查时可见到阵发性心房颤动与频发房性期前收缩并存,且房颤多由房早诱发。局灶型房颤的产生机制可能是触发活动或自律性增高,而与折返无关。异位兴奋灶大部分位于肺静脉(95%),特别是在左上肺静脉,少数位于右房侧壁、房间隔及左房后壁。

异位兴奋灶主要位于肺静脉的机制尚不清楚。Nathan等发现左房心肌围绕肺静脉主干形成心肌袖(myocardial sheeves),且上肺静脉的心肌袖较为发达,可达13～18mm,这可能是肺静脉起源的局灶型房颤的解剖基础。Lin等的研究发现,局灶型房颤的患者上肺静脉较正常人扩大,猜测异位兴奋灶可能由这种机制引起。最近又注意到局灶型房颤与Marshall韧带的关系,Mashall韧带(或Mashall静脉)是左原始静脉进化中的遗迹。Doshi对犬的研究表明:Mashall肌束被酪胺酸羟化酶阳性的神经包围,即Marshall韧带有丰富的神经支配,Marshall韧带的消融能预防房颤

的发生。

消融治疗:心房颤动的治疗有姑息性和根治性治疗。绝大部分房颤由于其病因不能消除或病因不明确,发病机制复杂,无法根治,只能对症处理,控制由房颤引起的心率过快。控制的手段主要通过药物。近年亦采用导管消融进行房室结改良来控制心室率或房室传导阻断术加永久起搏器置入术,适应证主要是药物不能控制心率、不能耐受药物或不愿长期接受药物治疗的患者。

控制心室率:通过射频消融改良房室结,改变房室传导功能,达到控制心室率的目的,或完全阻断房室传导,通过置入起搏器来控制心室率。更多的学者倾向于后者,即完全阻断房室传导。这种方法较彻底,通过起搏器来控制心率,使心率更稳定且规则,更有利于消除因房颤引起的心率不稳定和不规则而致的症状。射频改良房室结、控制心室率的办法虽然可能避免置入永久起搏器,但改良的度很难把握,不是消融不足就是消融过头,且心律仍不规则。即使心室率得到控制,但心律不规则,患者仍会有较明显症状,因为患者的部分症状是因心律不规则引起的。

适应证:慢性持续性快速房颤,药物不能有效控制心室率、不能耐受药物和不愿接受药物治疗者。频发顽固性阵发性房颤,药物不能预防发作或发作时心率难控制者。

心房纤颤射频根治术:射频根治房颤的手术方式有两种,即仿迷宫消融术和局灶型房颤的消融术。这两种消融方式目前都尚未完全成熟。

仿迷宫消融术:就是用导管射频消融方法模仿外科迷宫手术根治慢性心房颤动。有一定疗效,在一组34例的报道中,成功率达80%。缺点:X线照射时间长,操作难度大,临床应用困难,目前处于技术探索阶段。

局灶型房颤的射频消融治疗:就是通过心电生理标测找到异位兴奋灶后,进行局灶性消融来根治房颤。目前取得了一定效果,解决了部分房颤。该治疗技术要求高,并发症多而重,疗效有待提高,方法有待完善。

适应证:年龄70岁以下的阵发性房颤,24h动态心电图显示频发房早而药物治疗无效,频繁发作者,非瓣膜性心脏病患者。

疗效:多数文献报道成功率多在80%以上,

失败的原因多数认为病例选择不好或房颤为非局灶型。并发症:肺静脉狭窄,较常见且严重,可导致肺动脉高压和肺水肿,发生机制与消融瘢痕收缩有关。其他并发症有心房穿孔、急性心包压塞、Bezold-Jarish 样反射(心动过缓-低血压综合征)、血栓形成等。

(5)室速的导管射频消融:总的来说,室速射频消融的成功率比房室结和房室折返性心动过速低,其原因可能是室速的起源点标测非常困难和室壁厚,所需消融能量大,室速灶必须局限于心内膜较窄的范围。射频导管消融治疗的室速包括特发性室速、非冠心病和冠心病室速。特发性室速最常发生于右室流出道,较少见的部位是右室流入道和左室间隔面。非冠心病室速是束支折返引起,可见于扩张型心肌病、肥厚型心肌病、右室发育不良心肌病。特发性室速的射频消融可达到治愈的目的。心脏扩大,心梗患者的室速消融治疗只是缓解症状,可能不能完全取代抗心律失常药物治疗。

①适应证:导管射频消融治疗 VT 的适应证是有症状的单形持续性室速,室速时血流动力学稳定。多形、频率很快、血流动力学不稳定的室速由于无法标测和不能耐受手术过程而不适宜消融治疗。有时,非持续性室速、频发室早症状明显的患者也可考虑射频消融治疗。寻找室速消融的有效标测方法有激动标测和起搏标测。

②疗效和并发症:NASPE 调查结果显示,429 例接受射频消融的患者总成功率为 71%。特发性室速的成功率较高,在 224 例的报道中,成功率 85%;其他室速的成功率较低,缺血性心脏病为 54%,心肌病 61%。严重并发发生率 3%,没有因手术引起死亡的报道。欧洲的调查 320 例接受射频消融的患者,并发症发生率是 7.5%,死亡 1 例。

(三)瓣膜性心脏病的介入治疗

随着介入心脏病学的发展,经皮球囊瓣膜成形术已广泛应用于治疗严重二尖瓣狭窄、肺动脉瓣狭窄和部分不适合外科手术的主动脉瓣狭窄等,本文主要介绍风湿性心脏病二尖瓣狭窄的介入治疗。

1. 病理解剖和病理生理 风湿性二尖瓣狭窄早期,主要是由于瓣叶交界的粘连融合,瓣叶可发生增厚和钙化,影响瓣膜的正常开闭。同时,瓣下的腱索和乳头肌等结构同样会受到风湿病变的侵袭,发生增粗、变短及融合。

正常成年人的二尖瓣口截面积是 $4\sim6cm^2$,上游与 4 个肺静脉开口的面积总和相当,下游与升主动脉的截面积相当($6\sim8cm^2$),当其减少至 $2cm^2$ 时称为轻度二尖瓣狭窄,此时血液从左心房至左心室有赖于相对增高的二尖瓣跨瓣压差;开口面积 $<1.5cm^2$ 时即可对血流动力学产生不利影响;二尖瓣口面积 $1cm^2$ 时,属重度狭窄。二尖瓣跨瓣压差达 20mmHg,如果左心室舒张正常,那么左心房平均压力需要在 25mmHg 左右才能使左心室充盈,保持静息时心排血量正常,左心房压力增高可依次导致肺静脉和毛细血管压力增高,从而导致劳力性呼吸困难。心房压力的增高和左心房增大可导致房颤。左心房和肺静脉压力增高既可逆传至肺动脉,使肺动脉压力被动升高,又可导致肺小动脉反射性收缩,引起肺动脉高压。此外,长期严重的二尖瓣狭窄和肺动脉高压还可导致肺血管床的器质性改变,加剧肺动脉高压。长期和严重的肺动脉高压可导致右心衰竭,出现右心室和三尖瓣扩张,产生继发性肺动脉瓣和三尖瓣反流。

治疗机制:风湿性瓣膜病二尖瓣狭窄的基本病理改变是一个或是两个瓣膜交界的粘连,即使是有轻度的瓣叶增厚甚至钙化,也可将其机械性地撕开。当粘连的交界部位撕开后,瓣口面积会显著增加,解除了二尖瓣的机械性梗阻,使原来异常的血流动力学状态变为正常或是得以显著改善。这些特征提示可以采用外科手术或是采用球囊导管进行扩张。

2. 经皮球囊二尖瓣成形术术式 即单球囊法(INOUE 法)、双球囊法和动脉逆行法。

单球囊法和双球囊法均需要房间隔穿刺。扩张球囊由股静脉、下腔静脉、右心房、房间隔、左心房送达二尖瓣。两项多中心注册登记资料显示应用两种方法均可显著减低二尖瓣跨瓣压差和左心房压力,增加心排血量。采用两种方法进行治疗,二尖瓣的面积由术前的 $(1.0\pm0.3)cm^2$ 分别增加至术后的 $(2.0\pm0.8)cm^2$ 和 $(1.8\pm0.6)cm^2$。多项对比研究也显示,采用两种技术均可显著降低跨瓣压力阶差,降低左心房压,增加心排血量;两种方法术后二尖瓣面积无明显差异。动脉逆行法是扩张球囊由股动脉逆行送达升主动脉、主动脉瓣、左心室后,再到达二尖瓣。Stefanadis等报道了156例患者采用动脉逆行法球囊扩张的结果,术后二尖瓣面积从(0.99 ± 0.24)cm^2增大至(2.20 ± 0.52)cm^2。156例患者扩张满意的为136例,16例患者扩张不满意或最终二尖瓣反流超过了2级,12例患者瓣口面积<$1.5cm^2$。

3. 经皮球囊二尖瓣成形术病例选择 主要依据超声心动图、二尖瓣面积、是否伴有二尖瓣反流、是否伴有主动脉瓣病变、肺动脉高压程度、是否存在左房血栓及患者情况等。

4. 妊娠伴心瓣膜病及其介入治疗 瓣膜性心脏病是育龄妇女中常见的心脏病(1%~2%),妊娠合并二尖瓣狭窄是临床上见到的特殊情况。鉴于孕妇体内发生的一系列重要的生理改变,应对此特殊人群予以特别关照。

(1)妊娠时体内的生理变化

①怀孕期间血容量增大40%左右,易发生水肿。

②由于心率增加,体循环和肺循环阻力的减低,导致孕妇心排血量增加。

③分娩时,心排血量将进一步增大60%~80%。孕妇发生心血管并发症的风险达13%。下列情况被认为是心血管并发症的独立危险因素:先前有心脏事件或心律失常;有发绀;左室流出道受阻(左室与流出道压差>30mmHg);左室收缩功能不全(EF<40%)。

产科并发症随上述危险因素增高而增高。有上述危险因素时,产科并发症风险为27%。≥2个危险因素时。

怀孕期间,母体常对反流性瓣膜病耐受良好,相反,瓣膜狭窄可导致严重的血流动力学障碍,存在二尖瓣和主动脉瓣狭窄时孕妇和胎儿病死率增加。Hameed和其同事前瞻性地观察了66例有瓣膜病的孕妇,其充血性心力衰竭、心律失常、服用心脏药物和住院事件发生早且频繁,且胎儿早产、宫内生长延缓和低体重儿发生率增高。

(2)伴有瓣膜性心脏病的处理:患有二尖瓣狭窄的孕妇,心率增快和每搏量减低会导致心脏舒张期充盈不佳及左房压力增高,房颤发生率增高。处理上用β受体阻滞药减慢心率,服用利尿药缓解体循环和肺循环充血,服用抗凝药物预防血栓栓塞并发症。当然,疗效最确切的治疗当属经皮二尖瓣球囊成形术了。

患有主动脉瓣狭窄的孕妇发生充血性心衰的风险明显增高,应尽早采用经皮主动脉瓣球囊扩张或外科手术治疗。

无论是在妊娠期或是在分娩期均有一定的危险性,因为在妊娠期间患者的血容量明显增加,此时若进行外科手术治疗,特别是在体外循环时,对胎儿具有较高的危险性。针对伴有二尖瓣狭窄的孕妇所进行的球囊扩张治疗研究不多,少量病例观察发现妊娠患者采用经皮球囊扩张治疗可取得较好的效果,母婴均可较好地耐受介入手术。二尖瓣球囊扩张治疗适应证的选择及技术操作上,妊娠患者与其他患者区别不大。但在妊娠后期,由于子宫增大及膈肌上抬,可能会造成一定程度的心脏转位,给操作带来一定困难。如果妊娠早期施行二尖瓣球囊扩张治疗,放射线也可能会给胎儿造成损害,因此对于这类患者应该尽可能在妊娠的5个月以后再施行球囊扩张治疗,或者对于有二尖瓣狭窄的育龄妇女在怀孕前预先施行经皮二尖瓣球囊扩张治疗。同时对于这类患者应该尤其注意减少X线暴露。

5. 并发症 经皮球囊二尖瓣成形术主要并发症有死亡、心包压塞、血栓栓塞、重度二尖瓣反流和房间隔缺损。

(四)肥厚梗阻型心肌病的介入治疗

相当数量的肥厚性心肌病患者,存在左室流出道梗阻,可导致患者心绞痛发作或晕厥。

对于这些人群,除了β受体阻滞药或钙通道阻滞药治疗外,外科治疗可达到改善生活质量的目的,但是外科治疗除了需要体外循环和伴有较高病死率外(5%),其对远期预后的改善作用尚缺乏前瞻性、随机、对照研究的证据。

1995年Sigwart首先采用以导管技术造成间隔部位局灶性心肌梗死的办法实现室间隔消融来缓解左室流出道梗阻,取得了较好的临床结果。该技术选择第一间隔支为干预血管,通过在第一间隔支选择性注射乙醇的办法,造成第一间隔支供血区域心肌坏死,使肥厚的室间隔变薄,收缩力减弱,达到治疗的目的。注射无水乙醇的量为2~5ml,CK峰值2 295U(345~14 960U)。常见并发症有：

胸痛。在注射乙醇时，几乎所有患者均会发生胸痛，持续1～2min后稍减轻。

心脏阻滞。一过性房室阻滞可达20％，少数可为永久性房室阻滞，需置入起搏器治疗。完全性左束支或右束支阻滞常见。

室性心律失常。室性期前收缩、室速多见，偶有室颤发生，少数可在术后数天内发生。

左前降支损伤。少数患者会发生前降支闭塞，可能与乙醇外溢有关。治疗后即刻左室压差可以从119mmHg（85～153mmHg）降为29mmHg（14～43mmHg），远期效果良好，心功能平均改善1～2级。

（胡大一 李田昌）

参 考 文 献

1 韩雅玲，王祖禄. 老年人心房颤动的径导管射频消融治疗. 中华老年多器官疾病杂志，2006，5（1）：4－6

2 卢才义，王士雯，刘玲玲，等. 老年和高龄冠心病人介入治疗安全性的探讨：1228例临床分析. 中华老年多器官疾病杂志，2005，4（2）：98－102

3 Abbott JD, Kip KE, Vlachos HA, et al. Recent trends in the percutaneous treatment of chronic total coronary occlusions. Am J Cardiol, 2006, 97 (12): 1691－1696

4 Ramondo A, Napodano M, Fraccaro C, et al. Relation of patient age to outcome of percutaneous mitral valvuloplasty. The American Journal of Cardiology, 2006, 98(11): 1493－1500

5 Argulian E, Patel AD, Abramson JL, et al. Gender differences in short-term cardiovascular outcomes after percutaneous coronary interventions. Am J Cardiol, 2006, 98 (1): 48－53

6 Bash D, Rosenberg S, Marrouche NF, et al. Improvement in quality of life post circular mapping guided pulmonary vein isolation in both normal heart and low ejection fraction patients. J Am Coll Cardiol, 2003, 41 (6 Suppl A): 93A

7 Cheng CI, Yeh KH, Chang HW, et al. Comparison of baseline characteristics, clinical features, angiographic results, and early outcomes in men vs women with acute myocardial infarction undergoing primary coronary intervention. Chest, 2004, 126 (1): 47－53

8 Kandzari DE, Leon MB, Popma JJ, et al. Comparison of zotarolimus-eluting and sirolimus-eluting stents in patients with native coronary artery disease: a randomized controlled trial. Journal of the American College of Cardiology, 2006, 48(12): 2440－2447

9 Friberg J, Scharling H, Gadsboll N, et al. Comparison of the impact of atrial fibrillation on the risk of stroke and cardiovascular death in women versus men (The Copenhagen City Heart Study). Am J Cardiol, 2004, 94 (7): 889－894

10 Liu XK, Jahangir A, Terzic A, et al. Age- and sex-related atrial electrophysiologic and structural changes. Am J Cardiol, 2004, 94 (3): 373－375

11 Mehilli J, Ndrepepa G, Kastrati A, et al. Gender and myocardial salvage after reperfusion treatment in acute myocardial infarction. J Am Coll Cardiol, 2005, 45 (6): 828－831

12 Rienstra M, Van Veldhuisen DJ, Hagens VE, et al. Gender-related differences in rhythm control treatment in persistent atrial fibrillation: data of the Rate Control Versus Electrical Cardioversion (RACE) study. J Am Coll Cardiol, 2005, 46 (7): 1298－1306

13 Wenger NK, Chaitman B, Vetrovec GW. Gender comparison of efficacy and safety of ranolazine for chronic angina pectoris in four randomized clinical trials. The American Journal of Cardiology, 2007, 99 (1): 11－18

14 Buszman P, Szkróbka I, Gruszka A, et al. Comparison of effectiveness of coronary artery bypass grafting versus percutaneous coronary intervention in patients with ischemic cardiomyopathy. The American Journal of Cardiology, 2007, 99(1): 36－41

15 Kim YH, Lee BK, Park DW, et al. Comparison with conventional therapies of repeated sirolimus-eluting stent implantation for the treatment of drug-eluting coronary stent restenosis. The American Journal of Cardiology, 2006, 98(11): 1451－1454

16 Zhang Z, Mahoney EM, Spertus JA, et al. The impact of age on outcomes after coronary artery bypass surgery versus stent-assisted percutaneous coronary intervention: One-year results from the Stent or Surgery (SoS) trial. American Heart Journal, 2006, 152 (6): 1153－1160

第**73**章 心脏起搏器的临床应用

置入性心脏起搏器是一种置入于体内的电子治疗仪器,通过发放电脉冲,刺激心脏激动和收缩达到治疗目的。自 1958 年第一台心脏起搏器置入人体以来,起搏器制造技术和工艺发展迅速,功能日趋完善。目前置入性起搏器治疗已成为一种常规治疗技术,为临床广泛应用。

早先的起搏器由于存在诸多问题,限制了它的广泛应用,如需开胸置入起搏导线;起搏阈值很快升高;导线容易折断、移位;电池寿命较短,稳定性差。为解决上述问题,不少学者及工程师做了不懈的研究。1962 年,Ekestrom 等经静脉将起搏电极放在右心室。置入心脏起搏器无需开胸手术。1964 年,出现了 R 波抑制型按需起搏器,避免了固定频率起搏器不同步性可能引起的严重室性心律失常。1978 年 Funke 置入了第一台双腔起搏器。20 世纪 80 年代以后,由于电子技术和传感器技术的快速发展及微处理器的广泛应用,起搏器的功能愈趋完善,出现频率适应性起搏、起搏参数的体外提取和程控、起搏器对心律失常事件和起搏器工作状态的监测和记录等功能,并可根据病人不同状况在一定范围内自动调整起搏参数,使起搏器能更好地适用于复杂的临床情况和不同的病人。

在应用起搏器成功地治疗心动过缓的同时,起搏器也开始应用到非心动过缓疾病。20 世纪 70 年代应用抗心动过速起搏器治疗心动过速,这项技术目前仍用在埋藏式心律转复除颤器(ICD)中。1995 年,Bakkor 等证实了双心室起搏的血流动力学益处,包括左心室充盈压下降、二尖瓣反流减轻、心排血量增加等。以后的临床应用和随访研究表明,对严重心力衰竭合并室内传导阻滞、特别是左束支传导阻滞,心室收缩不同步的病人,双心室起搏可使心室收缩再同步化,使病人心功能改善,活动耐量增加,生活质量提高。目前,这种治疗方式已获美国 FDA 批准。

总之,70 多年来无论是起搏器工程技术还是临床应用都得到了快速发展。1997 年对全世界起搏器的使用进行统计,以每百万人置入起搏器数计算,美国 571,法国 552,德国 440,加拿大 368,澳大利亚 345,以色列 293,日本 153,中国香港 100,新加坡 61。

人工心脏起搏技术在我国开展也有 40 余年的历史。1964 年我国开展了第一例经心包脏层起搏治疗。1973 年成功置入了第一台经静脉起搏器。中华医学会心电生理和起搏分会(CSPE)2002 年进行的全国起搏器使用调查提出的数据表明,我国大陆至少有 279 家医院开展了起搏器置入术。2001 年置入起搏器总数 10 857 台。每百万人 8 台,呈迅速发展态势。其中双腔起搏器占 35.4%,若加上 AAI(电极导线放置在右心耳)和 VVI(电极导线放置在右室心尖部)等各种生理性起搏器,则生理性起搏器占总数的比例达 43.1%。

随着心脏起搏工程技术的不断发展以及心脏起搏治疗在我国的广泛应用,迫切需要制定一份指导性文件以阐明当前国内外心脏起搏治疗的发展状态,规范置入性起搏器治疗,为临床医师提供实践指南。

第一节 概 论

一、置入型起搏器治疗适应证

不同医院和（或）医师对置入型起搏器治疗适应证认识有所不同。对某些心脏传导系统病变是否需要置入起搏器仍然存在着争议。同样的传导系统病变在不同的临床状态下是否需置入起搏器，观点也不一样。随着对心律失常机制认识不断加深以及起搏工程技术进步，心脏起搏治疗适应证也在不断拓展。除了对明确的病态窦房结综合征和房室阻滞有肯定的治疗效果外，一些非心动过缓型疾病，如充血性心力衰竭、肥厚性梗阻型心肌病甚至阵发性房颤等也开始列入临床起搏治疗适应证范围。而某些病变有时难以界定是否为心脏起搏治疗的绝对适应证。但是作为一种治疗，临床上需要有规范化的指南，其中首先是适应证。美国最早于1984年由ACC/AHA/NASPE组织工作组制定了起搏器应用指南，并分别于1991年和1998年重新修订。而2002年10月发表的最新指南又做了部分改动。不断修改及完善适应证的依据主要是两方面：一是心律失常机制及治疗包括起搏器治疗的研究及应用所取得的结果，一是起搏器工程技术的进步。以往美国以及其他一些国家应用的是1998年ACC/AHA制定的指南，现在正逐步开始采用2002年新的适应证标准。中华医学会心电生理和起搏分会（CSPE）以前未专门制定过心脏起搏治疗指南，一些比较大的医院目前参考1998年ACC/AHA/NASPE制定的指南，而中小型医院可能沿用传统的标准或有各自的标准。为此，2002年8月由CSPE组织在苏州召开置入型心脏起搏治疗指南制定工作，就现阶段我国应采用什么样的适应证标准提出建议。1998年ACC/AHA/NASPE制定的指南可以说是比较全面的，2002年新的适应证指南变化并不很多，但更新一些适应证。下面围绕2002年ACC/AHA/NASPE制定的最新指南并结合CSPE建议进行讨论。

置入型心脏起搏器治疗的适应证主要是"症状性心动过缓（symptomatic bradycardia）"。所谓"症状性心动过缓"是指由于心率过于缓慢，导致心排血量下降，重要脏器及组织尤其大脑供血不足而产生的一系列症状，如一过性晕厥、近似晕厥、头昏、黑矇等；长期的心动过缓也可引起全身性症状，如疲乏、活动耐量下降以及充血性心力衰竭等。ACC/AHA/NASPE将置入型心脏起搏器治疗的适应证按其需要程度分为以下三个类别。第Ⅰ类适应证：根据病情状况，有证据或专家们一致认为起搏治疗对患者有益、有用或有效。相当于我国的绝对适应证。第Ⅱ类适应证：根据病情状况，起搏治疗给患者带来的益处和效果证据不足或专家们的意见有分歧。在第Ⅱ级适应证中又进一步根据证据/观点的倾向性分为Ⅱa（倾向于支持）和Ⅱb（倾向于不支持）两个亚级。相当于我国的相对适应证。第Ⅲ类适应证：根据病情状况，专家们一致认为起搏治疗无效，甚至某些情况下对患者有害，因此不需要/不应该置入心脏起搏器。相当于我国的非适应证。

支持当前建议的证据又根据证据的来源情况分为A、B、C三个等级：级别A指从含有大数量个体的多次随机临床试验得出的数据；级别B指从含有较少量病人的有限次试验得出的数据或从设计较好的非随机的研究中分析得出的数据或登记的观察数据；级别C指专家的意见是建议的主要来源。

（一）病态窦房结综合征

病态窦房结综合征（简称病窦综合征）包括一系列心律失常：窦性心动过缓、窦性停搏、窦房传导阻滞、慢-快综合征，慢-快综合征可表现为阵发性室上性心动过速和心动过缓交替出现，患者症状可由于心动过速和（或）心动过缓引起，药物治疗心动过速可加重心动过缓，使治疗发生矛盾。病态窦房结综合征在临床上是最为常见的一种适应证，据我国统计资料，占心律失常总数的54%。置入起搏器对患者的生活质量肯定能带来好处，也能使部分患者的生存时间延长。在考虑是否应行起搏治疗时，应仔细评价上述心律失常与症状的关系，包括使用动态心电图等多种手段。心脏电生理检查可测得一些参数如窦房结恢复时间等来评价窦房结功能，但因其敏感性和特异性较差，临床意义不大,目前已很少采用。病窦综合征也可表现为窦房结变时性功能不良,对运动或应激无反应或反应低下。频率适应性起搏器可使该类患者在体力活动时,心脏的频率提高以适应生理的需求。对于运动员和长期有较大运动量的年轻人来说,平时的心率就比较慢,常低于50次,休息和睡眠时心率则更慢,但窦房结功能正常,也无症状,心率慢是由于增强迷走神经功能引起,一般不考虑起搏治疗。2002年ACC/AHA/NASPE修改后的适应证:

1. 第Ⅰ类适应证

(1)病窦综合征表现为症状性心动过缓,或必须使用某些类型和剂量的药物进行治疗,而这些药物又可引起或加重心动过缓并产生症状。

(2)因窦房结变时性不佳而引起症状者。

2. 第Ⅱ类适应证 Ⅱa:①自发或药物诱发的窦房结功能低下,心率低于40/min,虽有心动过缓的症状,但未证实与所发生的心动过缓有关。②不明原因晕厥,若合并窦房结功能不全或经电生理检查发现有窦房结功能不全。

Ⅱb:清醒状态下心率长期低于40/min,但症状轻微。

3. 第Ⅲ类适应证

(1)无症状的患者,包括长期应用药物所致的窦性心动过缓(心率低于40/min)。

(2)虽有类似心动过缓的症状,业已证实该症状并不来自窦性心动过缓。

(3)非必须应用的药物引起的症状性心动过缓。

(二)成人获得性完全性房室传导阻滞

房室传导阻滞(房室阻滞)分为一度、二度、三度(即完全性)阻滞。高度房室阻滞是指连续两个或两个以上P波被阻滞的严重二度阻滞。按解剖学分类,阻滞位置可以在希氏束上、希氏束内和希氏束下。依阻滞的严重程度不同,患者可以从没有症状到因过缓的心室率而出现晕厥等严重症状,严重的症状也可由于继发于心动过缓时的室性心动过速。房室阻滞患者是否需要心脏起搏器治疗,在很大程度上取决于患者是否存在与心动过缓相关的症状。根据临床试验的结果置入心脏起搏器,肯定能改善三度房室阻滞患者的生存率。对一度房室阻滞,起搏治疗的必要性难以下结论。

临床上有一种情况为长PR综合征,由于PR间期超过300ms,造成心室舒张期充盈减少,产生类似起搏综合征的临床表现,使用双心腔起搏纠正PR间期能改善患者临床症状。二度Ⅰ型房室阻滞若为窄QRS波,阻滞位置一般在房室结,进展为三度房室阻滞并不常见,一般不需起搏治疗。二度Ⅱ型房室阻滞多为结下阻滞,特别是宽QRS波者,易于进展为三度房室阻滞,预后较差,起搏治疗是必需的。因此,对房室阻滞是否需要起搏治疗,决定于阻滞位置及患者是否有症状。2002年ACC/AHA/NASPE修改后的适应证如下:

1. 第Ⅰ类适应证

(1)任何阻滞部位的三度和高度房室阻滞伴下列情况之一者:①有房室阻滞所致的症状性心动过缓(包括心力衰竭)。②需要药物治疗其他心律失常或其他疾病,而所用药物可导致症状性心动过缓。③虽无临床症状,但业已证实心室停搏≥3s或清醒状态时逸搏心率低于40/min。④房室交界区射频消融导致的三度房室阻滞。⑤心脏外科手术后发生的不可逆性房室阻滞。⑥神经肌源性疾病(肌发育不良、克塞综合征等)伴发的房室阻滞,无论是否有症状均列为第Ⅰ类适应证,因为传导阻滞随时会加重。

(2)任何阻滞部位和类型的二度房室阻滞产生的症状性心动过缓。

2. 第Ⅱ类适应证

Ⅱa:①任何部位无症状的三度房室阻滞,清醒时平均心室率高于40/min,尤其是合并心肌病和左室功能不全患者。②无症状的二度Ⅱ型房室阻滞,心电图表现为窄QRS波。若为宽QRS波则应列为第Ⅰ类适应证。③无症状性二度Ⅰ型房室阻滞,因其他情况行电生理检查发现阻滞部位在希氏束内或以下水平。④一度或二度房室阻滞伴有类似起搏器综合征的临床表现。

Ⅱb:①合并有左室功能不全或充血性心力衰竭症状的显著一度房室阻滞(PR间期>300ms),缩短AV间期可能降低左房充盈压而改善心力衰竭症状者。②神经肌源性疾病(肌发育不良、克塞综合征等)伴发的任何程度的房室阻滞,无论是否有症状,因为传导阻滞随时会加重。

3. 第Ⅲ类适应证

(1)无症状的一度房室阻滞。

（2）发生于希氏束以上以及未确定阻滞部位是在希氏束内或以下的二度Ⅰ型房室阻滞。

（3）预期可以恢复且不再复发的房室阻滞。

（三）慢性室内双分支和三分支阻滞

双分支和三分支系指心电图表现阻滞部位在房室结以下的右束支和左束支中的两个分支。交替性束支阻滞（也称为双侧束支阻滞）是指心电图上两侧的三个分支均有阻滞的证据，如在一连续记录的心电图分别可见到右束支和左束支阻滞图形，或一份心电图为右束支阻滞合并左前分支阻滞，另一份心电图为右束支阻滞合并左后分支阻滞。室内三支阻滞是指心电图记录到三个分支均有阻滞的证据，如交替性束支阻滞或两个分支阻滞合并Ⅰ度房室阻滞。这类患者出现症状或进展为三度房室阻滞时发生猝死机会较高。

反复晕厥是双分支和三分支阻滞常见的表现。尽管无肯定的证据，但起搏能降低猝死的发生率，且能减轻患者的症状。这一类患者有时症状是由合并的室性心动过速引起，必要时应行电生理检查加以评价。在这类患者中，电生理检查还具有另外一个重要性，那就是在双分支阻滞患者HV间期延长，进展为三度阻滞和发生猝死的机会增加，应考虑起搏治疗。下面是ACC/AHA/NASPE 2002年修改后的适应证：

1. 第Ⅰ类适应证

（1）双分支或三分支阻滞伴间歇性三度房室阻滞。

（2）双分支或三分支阻滞伴二度Ⅱ型房室阻滞。

（3）交替性束支阻滞。

2. 第Ⅱ类适应证

Ⅱa：①虽未证实晕厥由房室阻滞引起，但可排除系其他原因（尤其是室性心动过速）引起的晕厥。②虽无临床症状，但电生理检查发现HV间期≥100ms。③电生理检查时，由心房起搏诱发的希氏束以下非生理性阻滞。

Ⅱb：神经肌源性疾病（肌发育不良、克塞综合征等）伴发的任何程度的分支阻滞。无论是否有症状，因为传导阻滞随时会加重。

3. 第Ⅲ类适应证

（1）分支阻滞无症状或不伴有房室阻滞。

（2）分支阻滞伴有一度房室阻滞，但无临床症状。

（四）与急性心肌梗死相关的房室阻滞

急性心肌梗死伴发房室阻滞的患者，心脏起搏器的适应证在很大程度上取决于是否存在室内阻滞。与其他永久性心脏起搏适应证不同，伴发房室阻滞的心肌梗死患者不单以症状作为心脏起搏的主要条件，而且对需要临时起搏治疗者并不意味着将来一定做永久性起搏。急性心肌梗死伴发室内阻滞，除单纯性左前分支阻滞外，近期及远期预后多数不佳，且猝死发生率增加。因此，考虑永久性心脏起搏时必须注意传导异常的类型以及梗死部位、心电紊乱与梗死的关系等。至于心肌梗死前已存在的束支阻滞对急性心肌梗死后病死率的影响，观点尚不统一。而左束支阻滞合并高度或三度房室阻滞、右束支阻滞合并左前或左后分支阻滞，均属预后不良的表现。如果急性心肌梗死伴发的房室阻滞可望恢复或对远期预后无不良影响（如下壁急性心肌梗死时），则一般不需要置入永久起搏器。2002年ACC/AHA/NASPE修改后的适应证：

1. 第Ⅰ类适应证

（1）急性心肌梗死后持续存在的希氏束以下的二度或三度房室阻滞。

（2）房室结以下的短暂性二度或三度房室阻滞，伴束支阻滞者。如果阻滞部位不清楚则应进行电生理检查。

（3）持续和有症状二度或三度房室阻滞。

2. 第Ⅱ类适应证

Ⅱa：无。

Ⅱb：房室结水平的持续性二度或三度房室阻滞。

3. 第Ⅲ类适应证

（1）不伴室内阻滞的短暂性房室阻滞。

（2）伴左前分支阻滞的短暂性房室阻滞。

（3）单纯左前分支阻滞。

（4）持续性一度房室阻滞伴陈旧性或发病时间不明的束支阻滞。

（五）儿童、青少年和先天性心脏病患者的起搏治疗

儿童和青少年患者的永久性心脏起搏主要指征基本类同于成年人，包括下面几种情况：①有症状的窦性心动过缓；②心动过缓-过速综合征（包

括长 QT 间期综合征）；③先天性三度房室阻滞；④后天获得性或术后造成的二至三度房室阻滞。尽管上述情况与成年人相似，但考虑患儿心律失常是否行起搏治疗，下列一些情况应予认真注意：①相当一部分患者合并先天性心脏病或为先天性心脏病术后，其心脏循环状态不同于正常情况；②定义婴幼儿及儿童"心动过缓"频率标准应考虑到患儿的年龄；③先天性的传导系统病变即便有显著的心动过缓，可能无明显症状，尤其在婴幼儿，但确有不正常的病理生理学状态存在，如平均心率、QT 间期、心排血量和运动耐量等，应加以综合评价；④许多患儿与心动过缓有关症状为阵发性或短暂性，难以记录到，需反复多次动态心电图记录。

先天性三度房室阻滞患儿症状可不明显，现有的研究已表明置入起搏器可改善这类患儿的预后。对儿童常见的长 QT 间期综合征，起搏治疗对长间隙诱发的心动过速有预防作用。对于儿童的阵发性房性心律失常合并心动过缓，也是先天性心脏病术后常见的一种情况，使用抗心律失常药物治疗尤其是胺碘酮，导致心率进一步减慢，起搏治疗可起心律支持作用。复杂先心病术后合并的二度和三度房室阻滞预后较差，若传导阻滞持续 7～14d 则考虑置入起搏器治疗。2002 年 ACC/AHA/NASPE 修改后的针对儿童、青少年和先天性心脏病患者心脏起搏治疗适应证如下：

1. 第Ⅰ类适应证

(1) 二至三度房室阻滞合并有症状的心动过缓、心功能不全或低心排血量。

(2) 有窦房结功能不全症状，窦房结功能不全表现为与年龄不相称的窦性心动过缓。

(3) 术后二至三度房室阻滞持续超过 7d，预计不能恢复。

(4) 先天性三度房室阻滞合并宽 QRS 波逸搏心律、复杂室性期前收缩及心功能不全。

(5) 婴儿先天性Ⅲ度房室阻滞，心室率低于 50/min，或合并先天性心脏病，心室率低于 70/min。

(6) 心动过缓依赖性持续性室速，可合并或无长 QT 间期，起搏治疗证明有效。

2. 第Ⅱ类适应证

Ⅱa：① 慢-快综合征，需长期药物治疗（地高辛除外）。②先天性三度 AVB，一岁以上，平均心

率低于 50/min 或有 2～3s 的长间隙，或因变时功能不全，患儿有症状。③长 QT 间期综合征合并 2:1 二度房室阻滞或三度房室阻滞。④无症状窦性心动过缓合并复杂器质性心脏病，休息时心率低于 40/min 或有长于 3s 长间隙。⑤先天性心脏病患者，其血流动力学由于心动过缓和房室不同步受损。

Ⅱb：①暂时性术后三度阻滞，恢复窦律后残留室内双支阻滞。②先天性三度 AVB 婴儿和青少年，其心率可接受，窄 QRS 波，心功能正常。③青少年合并先天性心脏病，休息时心率低于 40/min 或有长于 3s 长间隙，但患者无症状。④神经肌源性疾病伴发的任何程度（包括一度）的房室阻滞，无论是否有症状，因为传导阻滞随时会加重。

3. 第Ⅲ类适应证

(1) 术后暂时性房室阻滞，其传导已恢复。

(2) 无症状的术后室内双分支阻滞，伴或不伴一度房室阻滞。

(3) 无症状的二度Ⅰ型房室阻滞。

(4) 青少年无症状的窦性心动过缓，心率高于高于 40/min，或最长间隙短于 3s。

(六) 颈动脉窦综合征及神经介导性晕厥

因颈动脉窦受刺激引起的心脏血管反应导致晕厥或先兆晕厥者谓之颈动脉窦综合征。该综合征可表现为：①心脏抑制反射，系由于迷走神经张力增高导致的窦性心动过缓或房室阻滞，或两者兼有；②血管抑制反射，系指继发于交感神经张力降低所导致的血管扩张和血压降低，此效应与心率变化无关；③混合型，同时合并心脏和血管抑制反应。对单纯心脏抑制反射的颈动脉窦综合征患者，永久性起搏可以有效地改善症状；对心脏和血管反射兼有的病人，在行起搏治疗前必须慎重考虑上述因素，旨在取得最佳的治疗效果。

正常人的颈动脉窦受到刺激时心率可以减慢，但最长间隙应短于 3s。若患者有晕厥或先兆晕厥症状，行颈动脉窦按摩出现窦性停搏和（或）房室阻滞，长间隙超过 3s，可诊断为颈动脉窦综合征。有研究表明，对老年人不明原因的晕倒应考虑本疾病的存在，一旦诊断明确，起搏有预防作用。

神经介导性反应所致晕厥（占晕厥的 10%～40%），系指各种临床情况下触发神经反射而导致

的自限性体循环低血压发作,其特征为心动过缓和血压下降。血管迷走性晕厥是该综合征最常见的一种临床类型。对该综合征的心脏起搏治疗尚存在较大争议。大约25%的患者主要是血管抑制性反射而无明显的心动过缓;另有较多的患者兼有血管抑制和心脏抑制。虽然已有资料表明心脏起搏治疗并不比药物治疗能更有效地防止晕厥发作,但若严格以倾斜试验结果为依据,其所提示患者的症状如主要是心脏抑制反射所致,则心脏起搏治疗可能对改善症状有益。最近的研究还表明,置入具有频率骤降反应(rate-drop response)功能的双心腔起搏器,其疗效更为显著。2002年ACC/AHA/NASPE修改后的针对颈动脉窦综合征及神经介导性晕厥的起搏治疗适应证如下:

1. 第Ⅰ类适应证　反复发作的颈动脉窦刺激导致的晕厥,或在未用任何可能抑制窦房结或房室传导药物的前提下,轻微按压颈动脉窦即可导致超过3s的心室停搏者。

2. 第Ⅱ类适应证

Ⅱa:①反复发作晕厥,虽诱因不明,但证实有颈动脉窦高敏性心脏抑制反射。②明显的有症状的神经-心源性晕厥,合并自发或倾斜试验诱发的心动过缓。

Ⅱb:无。

3. 第Ⅲ类适应证

(1)颈动脉窦刺激引起的高敏性心脏抑制反射,但无明显症状或仅有迷走神经刺激症状。

(2)反复发作昏厥、头昏或眩晕,缺乏颈动脉窦刺激引起的心脏抑制反射。

(3)场景性血管迷走性晕厥。回避场景刺激,晕厥不再发生。

(七)某些特殊情况的起搏治疗

1. 肥厚梗阻型心肌病(HOCM)　早期非随机研究表明,在HOCM患者使用双心腔起搏器和短房室延迟以保证右室心尖部起搏,可降低左室流出道的压力阶差,减轻或缓解流出道梗阻的症状。少量的长期随访研究支持双心腔起搏的远期疗效。随访观察中发现,即使停止起搏,流出道压差仍可保持在较低状态,其作用机制尚未完全明了。置入双心腔起搏器,使用短AV间期,改变了左室的激动顺序,而导致收缩顺序异常,室间隔激动和收缩延迟,在收缩期可以增加左室流出道

直径,减少二尖瓣前向运动,左室流出道梗阻随之得以减轻。疗效与选择合适的房室延迟(AV间期)有关,应保证为完全起搏,但不是AV间期越短越好,以保证左心房对左心室的充盈作用,达到最佳的血流动力学效果。虽然确有研究证实这种起搏治疗能降低左室流出道的压差,改善左心功能,但也有资料表明,并不能改善主观症状和运动耐量。最近有两个随机研究表明,50%的受试者主观症状改善,但不一定与流出道压差降低有关,说明有安慰剂的因素存在。另一个随机研究结果并没有发现对患者有明确好处。因此目前尚缺乏有力的前瞻性研究证明心脏起搏可以改变疾病的进程、改善生活质量或提高生存率。因此,即便对有症状的HOCM,目前不提倡常规置入双心腔起搏器,而只对流出道压差明显(休息或应激下>50mmHg)的患者,在其他治疗不满意的情况下考虑起搏治疗。2002年AHA/ACC/NASPE建议的适应证如下:

(1)第Ⅰ类适应证:HOCM合并符合窦房结功能不全及房室阻滞中的第Ⅰ级适应证的各种情况。

(2)第Ⅱ类适应证

Ⅱa:无。

Ⅱb:药物治疗困难伴有症状的肥厚型心肌病,在休息或应激情况下有明显流出道梗阻者。

(3)第Ⅲ类适应证:

①无症状或经药物治疗可以控制者。

②虽有症状但无左室流出道梗阻的证据者。

2. 特发性扩张型心肌病　早期的一些研究报道,对于难治性扩张型心肌病患者,置入双心腔起搏器,采用短AV延迟能使部分患者症状得到一定的改善。1998年ACC/AHA/NASPE指南中将特发性扩张型心肌病纳入特殊情况的起搏治疗讨论范围。从理论上讲,优化双心腔起搏的房室延迟(AV延迟)有利于房室机械性同步及心室充盈进一步完善。曾有临床报道,在心衰合并PR间期长于200ms的患者中,短AV延迟的双心腔起搏确能改善患者症状。曾有一项研究表明,平均PR间期为283ms的病人,使用短AV延迟起搏,心排血量增加可达38%。而它对PR间期不长的患者双心腔起搏没有帮助。可是2000年NASPE报告中对起搏治疗特发性扩张型心肌

病的疗效予以否定。目前尚没有长期的研究结果说明这种双心腔起搏对扩张型心肌病有任何好处，况且机制也不明了，因此并不建议对扩张型心肌病患者置入双心腔起搏器。

然而相当部分（30%～50%）的心衰患者合并有室内传导阻滞，使心室收缩不同步，导致心功能的进一步下降。这种室内传导阻滞可认为是增加病死率的独立危险因素。近年来开展的双心室起搏能有效纠正这种室内传导不正常状态，从而改善心功能。CRT治疗的适应证有5个标准：①窦性心律；②心功能Ⅲ～Ⅳ级；③EF≤35%；④经过合理药物治疗，QRS波时限不短于120ms；⑤无禁忌证。

3. 心动过速 随着经导管射频消融治疗阵发性室上性心动过速临床应用日益成熟，抗心动过速起搏器目前已无临床实用价值。但部分功能也应用在置入性心律转复除颤器（ICD）中。

在阵发性房颤尤其是合并窦房结功能不全的情况下，防治心动过速的起搏目前正在研究和初步应用中。由于房颤的产生机制并不完全清楚，临床上预防及治疗效果并不肯定。但已知房颤的发作与心房内传导系统病变有关，常常有某种触发因素，如房性期前收缩、长-短周期现象等。针对上述可能机制，目前临床上有两种主要的起搏技术试用于房颤预防。

（1）双心房起搏预防房性快速心律失常：主要用于有明确房内传导阻滞的患者。正常情况时，双侧心房的电活动有先后，但差别不超过100ms。当右房的电活动经Bachman束向左房的传导明显延缓时，称为房间传导阻滞。在体表心电图上表现为P波增宽，带有切迹或呈双峰，P波时限长于120ms。人群中房间传导阻滞少见，发生率约为1%，其中90%的病人伴有器质性心脏病及左房扩大。在需要置入永久性起搏器的病人中，房间传导阻滞的发生率达10%，而在病窦伴有慢-快综合征的病人中发生率高达32%。房间传导阻滞与房性快速性心律失常的发生有明确的因果关系，即房间传导阻滞的患者房性快速性心律失常发生率明显增高。这种房性快速性心律失常常表现为频繁反复的发作，而抗心律失常药物，包括胺碘酮在内，预防心律失常的效果不佳。而服用ⅠA或ⅠC类抗心律失常药物时，近一半患者的心

律失常可能加重，这与药物加重房间传导阻滞有关。

双心房同步起搏能消除房间传导阻滞，改变心房内激动传导顺序，也就去除了产生房颤的基础。该研究工作最早于1990年由法国的Daubert医师提出。早期的临床应用证明，对确有房间阻滞的患者具有一定的疗效，但尚缺少临床试验的结论。目前建议的双心房同步起搏临床试验适应证：阵发性房颤在半年内发作2次以上；合并房间阻滞即体表心电图P波时限长于120ms或心内记录房内传导时间长于100ms；合并心动过缓。1995年美国的Sakesena医师提出右心房双灶起搏预防房性快速心律失常，其原理与双心房同步起搏相似。由于目前尚缺乏更多的临床试验结果，对于疗效的定义尚不统一，冠状静脉窦起搏导线不成熟，因此限制了该技术的常规应用。

（2）应用起搏器的预防房颤程序功能：大多数起搏器公司新近研制出预防房颤功能，含有一种或多种能预防房颤的系统（algorithm），其原理是针对房颤的诱发及启动因素，使用一种或多种程序，在房颤发作先兆期间启动以达到预防房颤的目的。主要的程序包括动态心房超速抑制、心房起搏调制、房早后反应、运动后心律反应等。所有程序均可处于关闭、开启或部分开启状态，依患者房颤诱发特征而定。目前欧美有多个临床试验正在评价上述功能的预防房颤效果。和双心房起搏相比，该技术更适合那些不伴有房间阻滞的房颤患者。置入技术与一个普通双心腔起搏器一样，而对程控的要求更高些。2002年ACC/AHA/NASPE将起搏预防阵发性房颤的适应证定为Ⅱb级。合并窦房结功能不全的阵发性房颤患者，若症状明显，药物治疗困难，可考虑采用预防房颤的起搏治疗。

4. 长QT间期综合征 长QT间期综合征病人的危险是合并快速室性心律失常，主要表现为尖端扭转型室速（TdP）。其发生机制目前不是很明确，普遍认为是由于交感神经张力不平衡，表现为右侧交感神经活性降低，而左侧则增强。这种不对称的神经张力分布导致心肌复极的不正常，产生早期后除极（EAD），触发室性心动过速发作，可能导致晕厥和（或）猝死。心动过缓情况下，后除极的幅度增大，因此又常称之为具有心

动过缓依赖性。通过对其机制的认识,使用β受体阻滞药或外科手术切除左侧星状神经节来恢复交感神经张力平衡,控制心律失常的发生。某些病人由于并存窦房结功能不全,心率缓慢,不宜使用β受体阻滞药。外科手术又可能给某些病人造成明显的心动过缓而增加后除极的机会,对于这些病人可采用起搏治疗。起搏治疗不仅能提高心率,减少心动过缓依赖性心律失常,同时也使病人耐受较大剂量的β受体阻滞药。若 TdP 发作与患者心动过缓有关,起搏治疗肯定会对患者带来好处。但是唯一能肯定预防猝死的方法是置入心律转复除颤器(ICD)。2002 年 ACC/AHA/NASPE 用起搏治疗长 QT 间期综合征的适应证如下:

(1)Ⅰ类适应证:心动过缓依赖性持续性室速,可合并或无长 QT 间期,起搏治疗证明有效。

(2)Ⅱ类适应证:Ⅱa 先天性长 QT 间期综合征高危患者。

二、目前建议

1. ACC/AHA/NASPE 将适应证分为三类的方法是科学和可行的。对各种疾病的适应证标准大多依据临床试验的结果,因此认为也适合在我国应用。

2. 从 ACC/AHA/NASPE 制定的适应证中看出,心动过缓若产生症状即可考虑起搏器治疗。从这一点看出,改善患者生活质量是起搏器治疗的一个重要目的。与其他心律失常治疗相比较,对心动过缓的起搏治疗不需要在试用药物治疗后再采用,因此为首选治疗。

3. 心动过缓即便未引起症状,但有猝死可能的也应该列入起搏器治疗适应证。如停搏长于 3s,在患者睡眠时并不会产生症状,但因心脏停搏

或由之产生的快速型室性心律失常可导致猝死。

4. 因患者服用某些影响心率的药物导致症状性心动过缓或心搏长间歇,而患者又因病情不能停用这些药物时,也是起搏治疗的适应证。

5. 神经介导性晕厥在 1998 年 ACC/AHA/NASPE 归为Ⅱb 级适应证。但近年来起搏器加上了专门治疗神经介导性晕厥的功能(频率骤降反应),适用于有反复晕厥,经倾斜试验诊断明确,证明为心脏抑制导致晕厥者。该病在 2002 年定为Ⅱa 级适应证。

6. 病态窦房结综合征中心动过缓-过速综合征类型,患者症状可能多由反复发作的心动过速(房速、房扑及房颤)引起,药物治疗会加重心动过缓,不利于心动过速的控制。因此,即使患者无严重的与心动过缓有关的症状,也应置入双心腔起搏器,并可试用带有预防房颤功能的起搏器。强调该适应证的目的是预防患者转变为慢性房颤。但不主张治疗非心动过缓合并阵发性房颤患者中直接使用带有预防房颤功能的起搏器。

7. 对新近提出的适应证,如扩张型心肌病充血性心力衰竭使用双心腔起搏器,因大多临床试验业已证明对患者无帮助,故予以否定。而对合并室内传导阻滞的心力衰竭患者,无论是特发性扩张型心肌病还是缺血性心肌病,只要符合标准,在药物治疗不理想的情况下均可考虑 CRT 治疗。

8. 必须指出的是,随着我国对临床诊疗规范化的要求,各级医师应了解、熟悉起搏治疗的适应证,严格掌握适应证。在医疗实践中,直接治疗患者的医师要将患者作为一个整体来考虑,除了心律失常外,患者的一般情况、合并的疾病、心理状况和经济情况等均需要逐一考虑,最终决定是否置入心脏起搏器。

第二节 永久性心脏起搏器置入技术

起搏器临床应用的迅速发展,也反映在安装技术方面。早年埋置起搏器电极均采用开胸心包脏层方法,手术创伤大,技术要求高,给病人带来很大负担。1965 年经静脉埋置技术的问世,使起搏器的安装技术发生巨大变化,手术操作大大简化,使用起搏器的病人猛增,目前 95% 的起搏器

埋置均采用此法。1979 年锁骨下静脉穿刺技术的开始应用,更将起搏系统的安装技术向前推进一步。

一、设 备

安装心脏起搏器需具备一定条件和设备,包

括以下几方面。

（一）手术间

由于电极导线与心内相通，手术必须保证严格消毒无菌。手术地点：目前我国大多数单位采用的是在导管室或放射科，前者条件比较理想，而后者则比较差。

（二）人员

应配备一套专门从事该项工作的技术队伍，包括训练有素的心血管专科医师、技术员和护士。人员固定对提高手术质量、减少并发症大有好处。

（三）仪器

1. X 线机　要求 X 线机性能好，能从后前位和侧面观察心脏影像，带影像增强，电视屏幕，能照相。

2. 起搏分析仪　起搏分析仪是安装起搏器必不可少的装置，用于手术时的阈值测试，指导医师选择最佳的导线固定部位，保证术后起搏器有效工作。国内有少数单位用体外临时起搏器代替起搏分析仪，这是不妥当的，难以精确测定起搏系统参数，如心脏阻抗、P/R 波振幅等。

3. 心电图监护记录仪　可即时了解手术过程中患者心律变化和心脏起搏是否有效，保证病人安全。

4. 除颤器、麻醉机及急救药品　安装起搏器时，心内插入导线是一项有创性操作，心律失常意外（如室性心动过速、心室颤动）的发生率尽管甚低，但亦可发生。尤其对心功能差、心脏大、心肌应激性高的病人，危险性更大，必须配备抢救仪器和药品。

二、麻　醉

经静脉插入心内膜电极导线安装起搏器一般均采用局部麻醉，除非不能配合手术的年龄太小儿童和少数老年人。术前可给予少量镇静药（如地西泮），特别是对于精神紧张的病人。术中用 0.5%～1% 利多卡因局部麻醉，注意用药不要过量，2mg/kg 较适宜，浓度太大可发生窦性停搏及完全性房室阻滞的危险

三、埋　置　技　术

早年安装心脏起搏器均采用开胸方式，创伤大。自 1965 年开始采用经静脉心内膜插管安装

起搏器技术后，目前已极少采用开胸方式，本章重点亦放在静脉插管技术。

经静脉埋置起搏器技术的要点是：静脉选择，电极导线固定，阈值测试，起搏器埋置。

（一）静脉选择

较常见的可供导线插入的静脉共有 8 条，左、右各 4 条。浅静脉为头静脉和颈外静脉，深静脉为锁骨下静脉和颈内静脉。早期均采用切开头静脉或颈外静脉、颈内静脉技术。自 1979 年锁骨下静脉穿刺技术问世后，有些医师把它作为首选的插入方式，但也有不少医师提倡首选头静脉，因为没有严重并发症。只有在头静脉过细，难以插入导线，或存在畸形径路，导线难以进入上腔静脉情况下，才选择锁骨下静脉穿刺技术。不管采用哪种插入方式，对于一位专科医师来说，必须掌握静脉切开和静脉穿刺两套本领，这样在遇到疑难病例时才不会束手无策。

1. 头静脉　头静脉沿着前臂桡侧向躯干部走行，穿入锁骨的胸骨部近端至胸大肌锁骨附着处，并延续至胸三角沟腋静脉末端。于三角肌和胸大肌之间的三角沟纵行切开皮肤 3～5cm，钝性分离皮下组织和肌肉筋膜，在两肌肉的夹缝内镶嵌着薄薄的一层脂肪组织，头静脉即在此内。该处尚伴有一条小动脉和神经，局部应给予麻醉，小心分离，避免损伤神经，以免日后留下神经痛。头静脉粗细变化较大，10%～15% 的病人血管过细，不能插入导线，也有少部分病人血管很粗，可以插进两条导线。有些病人，导线通过皮下的锁骨下静脉分支进入颈外静脉系统，或进入胸壁静脉，难以达到心腔。

我们 2 500 例永久性起搏器患者约 60% 采用切开头静脉，多数选用右侧头静脉。右侧头静脉距右室近，中途行径短、阻碍较少。对于某些胸廓宽大患者，不会发生因路径长、电极导线长度不够以致与起搏器不能连接现象。少数有左侧上腔静脉的病人，采用右侧头静脉插管有利于医师操作。缺点是可能影响病人活动，因为大多数人均喜运用右上肢。此外，从右侧插入电极导线不像左侧有个自然弧度，易于进入右心腔。因此，不少单位均采用左侧插管。选用头静脉亦可内侧延长切口，同时用于埋置起搏器，不必做两个切口，但有时因过于靠外侧，影响病人活动，感到不舒服，故

也有主张两个切口。一个小切口用于寻找头静脉。另一个在内侧乳头上缘,再做一个切口,用于埋置脉冲发生器。由于头静脉紧靠胸大肌,电极导线穿越皮下隧道短,亦较方便。

头静脉插管几乎无并发症。如损伤血管,可迅即结扎而止血,且正常的静脉压和静脉瓣可防止空气进入血循环。

如头静脉太细,甚至难以容纳一条导线,可采用导引钢丝技术,给予头静脉一个切口,从此口插入一条钢丝,送入扩张管、套管和导管。改良的技术也可用于双腔起搏,当一条导线已进入头静脉,容纳不下第二条导线时,沿第一条导线的一边插入引导钢丝到达锁骨下静脉,然后顺钢丝再放入扩张管、套管和第二条导线。Furman 报道 61％病人可通过头静脉插入两条单极导线为双腔起搏所用。

2. 颈外静脉 位于颈部浅筋膜内,在胸锁乳突肌浅表面向下后斜行,至该肌后缘距锁骨约0.5cm 处进入深筋膜汇入锁骨下静脉。消瘦者术前低头侧位即可在皮肤表面显露颈外静脉的轮廓,预先用甲紫标记,在锁骨中点上 2～3cm 处做一约 3cm 横切口,切开皮肤,分离浅筋膜,在颈阔肌下面即可找到静脉。颈外静脉壁薄,容易撕裂损伤,需小心分离。一般来说,颈外静脉较粗,直径可达 10mm,能容纳两条导线。

从颈外静脉插管,需穿越较长皮下隧道,才能到达胸大肌表面与脉冲发生器连接。操作过程中由于牵拉导线,可能发生导线移位。导线通过锁骨可发生皮肤坏死,由于损伤血管引起出血,以及周围组织损伤导致骨刺形成。

早期我们选择颈外静脉是在头静脉过细,分支多,导线难以插进或找不到头静脉时,约占17％。现时已为锁骨下静脉穿刺代替。

3. 颈内静脉 颈内静脉深埋于胸锁乳突肌下的颈动脉鞘内,鞘的外侧是颈内静脉,鞘的内侧是颈总动脉,二者之间稍后方有迷走神经。皮肤切口与颈外静脉相同,但切口要延长至胸锁乳突肌,仔细分离周围组织,在胸锁乳突肌处寻找颈内静脉,暴露静脉前壁做一荷包缝合,用蚊式钳夹起静脉前壁剪一小口,插入导线,拉紧缝线,防止出血。导线进入右室或右房合适位置后即用缝线将导线固定在静脉上。如果血管损伤引起大出血,

也可结扎静脉。右侧颈内静脉与无名静脉几乎成一直线,直通上腔静脉,故经右颈内静脉插管很易到达心腔。切开颈内静脉插管法系在早期采用,目前如需用颈内静脉均采用穿刺技术,简易而节约时间。穿刺部位在胸锁乳突肌前缘中点或稍上方,或该肌后缘中下 1/3 交界处,也可在胸锁乳突肌二头之间的三角形间隙内,扪及动脉搏动处偏外侧进针。用 5ml 针管抽入 1％利多卡因 1ml 配以细针头,既用于局部麻醉,又可试穿颈内静脉,了解进针深度。当刺入静脉有回血即拔出,换用18 号穿刺针,沿原来进针部位刺入。掌握的原则是病人取头低位,头略偏对侧,在三角形间隙颈动脉搏动外侧,进针不要过深,麻药不要注入太多,以免局部水肿,混淆解剖位置。回血通畅,即可顺针芯插入导引钢丝,顺利进入右心房。如有阻力,则应抽出钢丝,再用注射器抽取回血以了解是否针头脱出静脉腔,需重新穿刺。力争一次穿刺成功,避免多次进针,发生血肿,破坏解剖标志。当导引钢丝插入右房后,还应操纵钢丝进入下腔静脉,证实确在静脉系统而非颈内动脉。万一引导钢丝由于头端弯曲,不能进下腔静脉,可操纵其进入心室,此时会发生室性期前收缩如呈 LBBB 图形,则系进入右心室。

4. 锁骨下静脉 自 1979 年开始用锁骨下静脉穿刺后,迅即成为世界上盛行的插管技术。锁骨下静脉穿刺送入导线,方法简单、迅速而可靠,尤其是需要插入多条导线时。

锁骨下静脉是腋静脉的直接延续,与颈内静脉会合形成无名静脉。锁骨下静脉后上方有同名动脉伴行,前面由肌肉和皮肤覆盖,无重要结构。锁骨下静脉可以直接穿刺送入导线,亦可借助于指引钢丝、扩张管和套管的方法引进导线。病人取头低脚高位(Trendelenberg posifion)或用泡沫塑料将脚抬高 30°～45°,以提高静脉压,使血管扩张,利于针头刺入静脉,并可避免空气进入引起栓塞。用布巾或袖筒垫于肩胛下,使肩胛骨展开,可抬高锁骨,容易通过锁骨下静脉。穿刺侧上肢保持内收位置,因上肢外展易使穿刺针进入动脉。穿刺成功与否取决于锁骨下静脉是否扩张充盈,而静脉萎陷则常导致穿刺失败,且损伤血管引起并发症。左锁骨下静脉穿刺优于对侧,成功率较高。穿刺部位在锁骨下第 1 肋骨下缘,相当于锁

骨中内 1/3 处。目前也有主张锁骨中点进针,过分靠内,电极导线在狭窄的锁骨和第 1 肋骨间隙通过时受挤压甚重,即所谓"锁骨下静脉挤压综合征",日后可能造成导线断裂。用 18 号穿刺针紧贴皮肤或与皮肤成 30°,针头方向指向胸骨上凹或喉结刺进皮肤。如病人身材高大,胸厚则进针需深些偏后。如病人胸壁薄,尤其有肺气肿则进针浅平一些。当针刺入静脉,可见回血通畅地进入注射器,有轻微的压力释放感。如不慎穿入动脉可将穿刺针后撤,局部压迫数分钟,不会发生不良后果。钢丝进入后,病人头转向导线插入侧,可使进入上腔静脉的通道更平坦。在插入扩张管时,病人应平静呼吸,避免咳嗽,防止空气进入静脉,发生空气栓塞。疼痛或向上肢放射的感觉异常,说明穿刺针刺入臂丛神经附近,必须后撤,避免由于扩张管导入产生进一步损伤。针头不要刺入骨膜或锁骨,因可造成疼痛性骨膜炎或骨刺形成。空气吸入说明刺入胸膜腔,此时应后撤针头,重新穿刺,严密观察病人由于气胸所致的呼吸困难征象。总的来说,锁骨下静脉穿刺技术的安全程度是与医师对锁骨下静脉和周围组织的解剖关系及病人胸壁厚薄、形状的了解程度相平行的。进针途径应随病人胸壁厚薄、形状和锁骨位置的不同而变,大多数病人的锁骨下静脉是容易进入的,但也有少数病人因解剖位置变异而带来穿刺困难。当锁骨前移,穿刺针向后不易接近静脉,由于锁骨和第 1 肋骨间空隙消失,难以使针头进入正常的穿刺区,通常采用的穿刺标志不能使用。此时通过在锁骨下侧缘进针可进入静脉。

一旦穿刺针进入静脉,即可顺针心插入头端带弯度的指引钢丝,在透视下顺序进入锁骨下静脉、上腔静脉、右心房和下腔静脉。此时可将针退出,于进针处切一小口,用蚊式钳稍加分离、扩张皮下组织,沿导引钢丝插入扩张管和套管,当全部进入锁骨下静脉,即可将扩张管和导引钢丝拔出,迅即插入起搏导线。此时应让病人保持平静呼吸,避免咳嗽。

如需插入两条起搏导线(心房和心室),可采用两种方式进入。

(1) 两条导线进入一根套管技术:两条导线通过一根套管进入上腔静脉,前提是管鞘的尺寸必须能容纳两条导管,为此应采用聚氨酯或改进

的硅胶管。一般来说,14 号的套管可容纳两条双极聚氨酯导线,一个 11～12 号套管可容纳两条单极聚氨酯管。当发生怀疑时,在起搏导线插入前,必须试验证实套管可接受两条导管进入。

扩张管和套管顺导引钢丝插入,以稳定的力量向前推送并轻轻旋转移动进入锁骨下静脉。左手捏紧扩张管和套管,右手施予压力向前推送,当扩张管、套管全部进入锁骨下静脉后,在给予套管向前推力的同时,撤除扩张管并证实套管确在血管腔内,用左手紧紧地捏住套管,避免空气进入或血液过度外溢。插入第一条导线,随后沿着第一条导线边缘再插入第二条导线。心房或心室导线孰先送入,可参照下述原则:①如患者病情很不稳定,需要尽快地放置导线,则心室导线应首先插入。②电极头面积大的导线应首先插入,特别是导线横截面积较电极头小时,因为这样可允许采用较小的导引器。③如果套管腔面积比导线明显大,则可随意先送一导线,或两条导线同时送入。在透视下证实两条导线均已进入右心房后,可撕去套管外鞘。

导线进入胸部筋膜处出血是常有的事,通过用手指压迫局部和让病人恢复头高脚低位即可终止。对某些出血不止的顽固病例,可用非吸收缝线于入口处施以牵引,不必结扎,即可使出血终止。

(2) 两条导线两个套管技术(保留钢丝技术):此技术采用一条导引钢丝,分别插入两个套管和两条导线于同一条锁骨下静脉。具体步骤如下:与单导线法一样,先穿刺锁骨下静脉,送入扩张管和套管至锁骨下静脉,此后撤出扩张管和导引钢丝,在套管内插入第一条导线,并再于此套管内放入导引钢丝,沿此钢丝送入同样型号的扩张管和套管于锁骨下静脉,此时再撤出扩张管和导引钢丝,送入第二条导线,两条导线分别送入各自心腔(心房和心室)。

在缺少保留钢丝需要导线更换时,可剪去欲取走的导线末端,导线体可作为"导引钢丝",被用来插入新的套管,用这种方法,旧导线可从套管内被撤出,新换的导线可从该套管内插入。移走旧导线,导线顶部的伞状头在往后拔时,因施加力量,可能划破套管鞘,但不会损伤锁骨下静脉壁。用这种方法也可能发生导线前进困难,系因导引

套管不在锁骨下静脉腔内。此时需后撤套管和导线,再重新锁骨下静脉穿刺。导引套管虽在锁骨下静脉腔内,如送进太多,由于抵触近端上腔静脉壁致锐角弯曲,难以下行,此时后撤导引套管使其变直,可以纠正。另外也可发生套管和导线大小不配,如导线太粗而套管直径小,则导线难以插入套管,必须撤去导线,在套管内放入导引钢丝,然后撕去套管鞘,重新插入大小合适的套管,再送入导线。

只要方法掌握恰当,锁骨下静脉穿刺是简单而安全的,但也可发生以下并发症:①损伤锁骨下动脉;②气胸;③损伤臂丛神经;④空气栓塞;⑤锁骨下骨刺形成;⑥血肿;⑦锁骨下静脉血栓形成。

穿刺针刺入动脉壁,不会有多大影响,如误认为进入静脉系统,且插入扩张管,不仅进入锁骨下动脉,甚至可达主动脉弓,这将造成灾难性后果。因此,在插入扩张管前,必须在透视下证实导引钢丝进入静脉,对个别怀疑的病例,可将导引钢丝直送达下腔静脉,以确实证明绝对在静脉系统。气胸、臂丛神经损伤,系由于穿刺针方向不正确,刺破肺脏和损伤神经。骨刺形成系因过度损伤锁骨或第1肋骨的骨膜,故针头不要刺入锁骨或第1肋骨。由于深部静脉通道与外界大气交通,可发生肺气栓,插管时病人应避免咳嗽和深呼吸。由于分离血管或穿刺静脉的损伤可发生静脉血栓形成,引起上肢水肿,但属于暂时性。

选择合适的静脉是保证手术成功的重要环节。当采用静脉切开技术时,如血管粗大可同时插入心房和心室导线,活动亦不受限,是最理想的插管方式,避免用病人两条血管插管。如血管不粗,勉强进入两条导管,活动受限,最好另辟一条血管,以免心房和心室导线固定时,互相牵拉而影响到位,并延长手术时间。采用静脉穿刺技术,最好一根套管可同时插入两条导线。

当需要两条导线送入心腔而锁骨下静脉穿刺不成功时,可选择以下几条途径。①头静脉插入两条导线:头静脉比较细小,送入两条导线会遇到困难,但确实有一些病人可成功地通过两条导线,特别是采用直径细小、光滑的聚氨酯导线时。有些医疗单位喜欢将头静脉作为首选的插管方式,系因其安全,无并发症。如不成功,还可进行锁骨下静脉穿刺。对某些静脉高压的病人应选用头静

脉,锁骨下静脉穿刺可能带来一定危险。②切开两条静脉:此法系直接切开头静脉和颈外或颈内静脉。此法的缺点是需要扩大外科切口,一条导线需经过锁骨上,有可能发生皮肤磨破、导线断裂和不适。该技术只是在其他方法失败后才用。③直接暴露腋静脉:腋静脉比较粗大,适合两条电极导线同时插入。④颈内静脉穿刺:可同时插入两条导线,方法简易而安全,但两条导线均需经过锁骨旁是其缺点。

5. 不常用的静脉插入途径

(1)腋静脉(axillary vein):腋静脉,通常称锁骨下静脉的胸腔外段,是锁骨下静脉从上纵隔和第1肋骨穿出之后的延续部分,静脉粗大,是置入电极导线的良好途径,可避免发生"锁骨下静脉挤压综合征"(subclavian crush syndrome phenomenon)。该静脉经前侧胸壁进入腋下,约在喙突水平,穿进胸三角沟,腋静脉被胸大肌和胸小肌覆盖,与胸三角沟平行,走行1～2cm。通常采用的头静脉,正巧在胸小肌上缘汇入腋静脉。腋静脉的体表位置是锁骨下间隙、胸三角沟和喙突组成的区域。

1987年Nichalls首先提出应用腋静脉。通过尸体解剖研究,Nichalls建立了寻找腋静脉的可靠标志。他指出"静脉开始的中点相当于锁骨下静脉中点的下方,此处为锁骨和第1肋骨间隙,可以触及,静脉向侧面延伸至喙突下缘三指。皮肤穿刺沿着胸小肌中缘相当于体表标志的静脉上缘,穿刺针指向前方第1肋骨,并向中后方移动,不要在第1肋骨和锁骨间通过"。Nichalls推荐上臂外展45°进针。有时,锁骨下静脉穿刺插入扩张管和套管感到很紧,移动困难,系因锁骨和第1肋骨间隙狭窄,即所谓"锁骨下静脉挤压综合征"。虽然勉强送入电极导线,日后也可能会发生导线折断,尤其是应用双极同轴电极导线。最近Byrd推荐选用腋静脉,并提出"安全引导技术"(safe introducer technique)概念。他给经皮穿刺锁骨下静脉定出一个安全区,如果在安全区内穿刺并不安全,则应改用腋静脉穿刺。Byrd报道213例成功行腋静脉穿刺。实际上腋静脉穿刺是改良的锁骨下静脉技术,用18号穿刺针在X线透视引导下,针头指向第1肋骨,垂直进针,并向侧面移动,直至穿刺进入腋静脉。应提醒的是针

头总是向前朝向胸腔,避免发生气胸。其后,Megney 等又提出腋静脉穿刺部位是在胸骨角和喙突之间连线的中点上,此点靠近第 1 肋骨侧缘。Belott 又将 Byrd 和 Megney 两人的方法加以改良,把胸三角沟作为主要界标。在比较瘦的病人,胸三角沟可以触及,它在前胸壁的凹陷亦可看到,可以在喙突或喙突水平下进针,针的行径与胸壁呈切线,平行于胸三角沟向中部前行 1～2cm。如果未进入静脉,在透视下看清第 1 肋骨,针头触及第 1 肋骨,向侧后移动,进行穿刺,直到进入腋静脉。

Varnagy 等采用肘前静脉插入 J 型导引钢丝技术分离头静脉和腋静脉,可以切开或穿刺,能提供较快的寻找静脉方法。Higano 等利用静脉造影帮助定位腋静脉,即将置入起搏器的前臂一侧静脉注入 10～20ml 造影剂,透视下可观察胸部静脉解剖,如具有影像设备,可以在造影剂消失后重复观看。Spencer 采用此技术给 22 例患者腋静脉定位,经皮入口处正是在锁骨下缘和第 1 肋骨侧缘。此技术安全而简单,避免直接锁骨下静脉穿刺和发生挤压综合征。

腋静脉入口也可通过多普勒(Doppler)和超声技术显示,Fyke 报道 59 例 100 条电极导线在 Doppler 指导下插入。Doppler 的造影剂沿着锁骨流动,可显示静脉,帮助定位穿刺。Gayler 等通过超声探头帮助针头直接穿刺腋静脉,45 例患者用此方法同时置入 ICD 和起搏电极导线。

(2)髂静脉:于腹股沟韧带上方 0.5～1.0cm,股动脉内侧与股壁成 60°穿刺进针,放入导引钢丝至下腔静脉,再放扩张管及电极导线,于脐部下方制作囊袋,埋置起搏器,该方法用于胸部肌肉少,如双侧乳腺切除术、广泛的胸肌放射损伤、上腔静脉阻塞综合征、左上腔静脉畸形等。电极导线需一定长度,一般 85cm。有一定的电极移位发生率。

(3)静脉变异:永久左上腔静脉:在胚胎发育阶段,左上腔静脉即闭锁汇进冠状窦。正常情况下,左无名静脉系左前心脏静脉和右前心脏静脉接合处。永久左上腔静脉,实际意味左无名静脉发育不良,当左前心脏静脉持续存在并引流入头臂静脉和窦房结静脉,最终发展成左上腔静脉。此种畸形发生率 0.5%,而这些病人中的 10%～

15% 右上腔静脉也缺如。在这种情况下,如需右心起搏,从静脉插入电极导线非常困难。此种畸形事先难以预料,对有永久左上腔静脉,又从左侧选取静脉插管的病人,电极导线首先进入冠状窦和右心房,构成一个大锐角通过三尖瓣,依靠右心房侧壁支撑顶成一个大环。这种操作十分困难,需采用 85cm 长的电极导线和螺旋电极固定,避免发生移位,如果不成功,则应考虑从右侧入手。如右上腔亦缺如则需通过下腔静脉或心包脏层途径。

经腹膜后下腔静脉途径:极少数病人,由于复杂先天性畸形,不能从上腔静脉插入电极导线,此时可采用经腹膜后下腔静脉途径送入电极导线。West 报道一例 48 岁男性先心病患者,存在大血管转位、功能性单心室、肺动脉瓣下狭窄和房室阻滞,由于右心房和上腔静脉没有交通,难以经上腔静脉插入心房和心室电极导线,心包脏层置入法亦无报道。于是他们采用腹膜后方法,经静脉右侧切口,从腹膜后将电极导线插入下腔静脉,双极主动固定的螺旋电极被置于右心房和右心室。静脉入口处予以固定并缝合止血,起搏器埋于前腹壁皮下囊袋。当传统的上腔静脉途径由于复杂的先天畸形不能采用时,可以试用此种不常见的方法。

经肝静脉途径:Fishberger 等报道经肝静脉插入电极导线,用于复杂先天畸形、不能通过上腔静脉送入电极导线的患者,避免开胸手术。

经胸壁埋置起搏器:Gibbons 等采用深部胸壁制作囊袋埋置起搏器治疗多处囊袋溃破的病人。他们有一例二尖瓣和三尖瓣换瓣(机械瓣)患者不能应用传统的右心室起搏,通过剑突埋置心包脏层电极导线。此后病人反复囊袋溃破,多处换置囊袋,最后起搏器放于左胸壁,于腋中线第 7 和第 8 肋骨骨膜下切除 7～8cm 部分制作囊袋,起搏器置于肋间隙,通过肌肉和皮下组织覆盖解决了问题。心包脏层螺旋电极置于左心室。Gibbons 等认为,对某些特异质病人,可能会发生囊袋溃破和感染的危险。采用此种胸壁制作囊袋的方法,通过胸部肋间肌、前胸膜、肋骨侧缘和胸壁外软组织的保护,防止起搏器受到挤压。因电极导线直接放在左心室,没有造成导线折断的应力点或屈折点。

6. 多部位心腔起搏技术 起搏器技术的快速发展,使更生理化、个体化治疗心动过缓成为可能。起搏治疗的适应证也有了新的涵义,不再限于传导系统病变或心动过缓。伴有或不伴有高位右房起搏的左房起搏成为改善血流动力学和(或)治疗房性心律失常的新课题。左房起搏合并右房起搏可达到双侧心房同步起搏,纠正心房电不同步性,使房室同步更佳。左心室和右心室同时起搏,可以恢复心室再同步,治疗伴有室内传导阻滞(多见 LBBB 型)的扩张型心肌病、心力衰竭病人。

有些病人需要双腔起搏,但却存在右房功能严重障碍,例如局部传导异常,表现为心耳和前侧壁碎裂的低振幅心腔内信号。这类病人由于不良的感知和起搏阈值,找不到满意的电极导线固定位置,使右房不适合用于起搏,常常选择 VVIR 起搏方式而放弃房室同步,并可发生起搏器综合征。如将电极导线送入冠状静脉窦作为左心房起搏,右心室作为传统方式,则可替代 VVIR,恢复 DDD(R)工作方式。利用冠状静脉窦作为左房起搏,可以建立有效的双腔起搏,但这种形式,由于心房导线感知 R 和(或)T 波,有时会发生起搏器介入性心动过速(PMT)。

房内传导阻滞是由于在 Bachman 束内右房到左房传导延迟或阻滞,实际是左房激动顺序延迟和颠倒。长的房内传导时间,可发生"DDD 起搏器综合征"。这是因为左房激动延迟,左房收缩与心室收缩同时发生,此时二尖瓣已经关闭,失去左房收缩对左室的充盈,导致左房扩张和肺静脉充血,产生与 VVI 起搏伴 1:1 逆传相似的结果。房内传导阻滞的病人容易发生房性心律失常,而双侧心房同步起搏由于心房恢复再同步,可以预防顽固的房性心律失常。

目前尚无理想的永久性左房电极导线,关键是冠状静脉窦内电极与组织的接触。最近 Medtronic 公司设计出一种非翼状头双极起搏电极,最远端的电极头成 45°,便于进入冠状静脉窦并可保证与冠状静脉窦壁有良好的组织接触。Daubert 等首先提出经皮穿刺锁骨下静脉,送入电极导线在 X 线透视和心内心电图指导下进入冠状静脉窦,尽可能将导线送至冠状静脉窦最远端,再轻轻后撤,找到一个导线接触稳定、起搏和感知阈值符合要求的最佳位置。有些病例需要给

以顺时针方向旋转,使电极头与冠状窦接触更紧。起搏阈值测试应在深呼吸和咳嗽情况下多次重复,最后固定位置可能是在冠状静脉窦的远端、中端或近端。在冠状静脉窦内记录心腔内信号很重要,应该是小 A 波、大 V 波,A/V>1;A/V<1 说明电极导线的位置不合适,可能紧贴左心室或进入冠状静脉窦分支。

右心房不适合起搏的病人,冠状静脉窦导线直接连于心房部分,起搏器程控为双极形式。右心房适合起搏的病人,第二条导线置于高位右心房或右心耳,通过一个 Y 形接头,将两条电极导线连至起搏器,高位右心房作为阴极,冠状静脉窦作为阳极,接头连到起搏器的心房部分(心房插座),最后构成的形式是具有心房起搏和感知功能的双房同步起搏。右心房和冠状静脉窦可以是单极或双极电极,均能在冠状静脉窦内保持电极和组织的良好接触。用双极的好处是其刚性强,能够改善与壁的接触。选择起搏方式需根据房室传导状况,没有房室传导异常的病人可程控为双极 AAT(R)工作方式,以保证双侧心房同步起搏。这种方式心房重新同步将是永久性的,并不限于窦性心律,在右侧和左侧房性期前收缩时亦如此。房室传导异常的病人,需要双侧心房同步 DDD 起搏方式,由三条导线组成,双心房和心室导线分别连接到起搏器的心房和心室部分,亦可通过特制的冠状静脉窦导线将其送达冠状静脉窦后分支心大静脉或心中静脉,代表左室起搏,实现双心室起搏目的。如果可能,制作两个皮下囊袋,一个为埋置起搏器用,另一个为放置 Y 形接头和电极导线用,位置深一些,避免磨破皮肤。阜外医院于 1998 年 6 月至 1999 年 8 月对 10 例病态窦房结综合征伴阵发性房颤、房性心动过速患者行三心腔起搏,采用右房、左房和右室方式(双房单室)。右房为阴极,左房(冠状窦)为阳极,将两条导线通过一个 Y 形接头连接 DDD 脉冲发生器的心房部分,将心室导线与 DDD 脉冲发生器的心室部分相连,达到双心房同步和房室同步的效果,随访 6 个月,患者未再发生快速性心律失常。于 1999 年 6 月至 2000 年 3 月对 18 例扩张型心肌病、心力衰竭(心功能Ⅲ~Ⅳ级)。左束支阻滞伴Ⅰ度 AVB 的病人行双室单房三腔起搏。右室心尖部和冠状窦静脉分支分别代表右、左两心室,两条导

线通过一个 Y 形接头连接到双腔起搏器的心室部分,右心耳导线仍接于双腔起搏器的心房部分,达到双室同步、房室顺序起搏效果。目前已有三个孔的三腔起搏器,不必再用 Y 形接头。

(二)电极导线固定

聚氨酯导线的问世,使固定技术有了很大改观,特别在细小、柔软而有韧性的导线固定时。一般来说,固定时施予的力量由导线体、导线头的力量综合组成。对粗大和直硬的硅橡胶管来说,施予的主要是导线体力量。相比之下,细小柔韧的聚氨酯导管,施予导线体的力量很小,几乎全部在导线尖端固定点的力量。

导线头的固定有被动性固定装置(翼状头、叉状头等),能可靠成功地使电极固定于肌小梁,而主动性固定装置(螺旋头),通过将力量传送至电极头端而起到固定作用。

有些聚氨酯导线(如双极导线和心房耳导线),是施予导线体和头端两种力量的综合,电极固定的牢靠性取决于导线的硬度和头端的造型。

1. 右室电极导线固定 细小柔韧带有被动固定电极头(如翼状头)的聚氨酯导线,可固定于右室任何具有肌小梁的部位,包括右室心尖部和心室部。较硬的双极聚氨酯导线,最好置于右室心尖部。

当需要插入多条导线时,如病情紧急,心率过慢,应首先送入心室导线起搏。心室导管的安置应包括以下几个步骤:①操纵导线通过三尖瓣;②证实导线在右心室,电极头位于稳定的部位;③阈值测试符合要求;④导线保持合适的张力。欲使导线通过三尖瓣进入右室,可采用 3 种方法。

(1)弯钢丝技术:这是最常用的一种固定导线方法,将导引钢丝前端做一适当弯度(约 30°),使导线尖端有一弧形弯曲。先用直导引钢丝从静脉进入右心房,改换弯钢丝,通过适当旋转推送,使导管越过三尖瓣进入肺动脉。此时撤去弯钢丝再换直导引钢丝,缓慢后撤导管到达右心室后,即可将导线弹至右室心尖部。

(2)直钢丝技术:当导线进入右心房后,抽出导引钢丝 2~3cm,使导管前端恢复柔软弹性,电极头顶住右房侧壁,施予导管体旋转力量,使之通过三尖瓣进入右心室,再将直导引钢丝送入 2~3cm,恢复导管直硬状态,向左前下移动,嵌顿于

右室心尖部。给予导线适当张力,留在心房一定弯度,保持宽松状态,以免在心脏跳动或膈肌运动时牵拉导线移位。

(3)转动体位法:导线进入右房中部后,让病人取右前斜位或左侧位,导引钢丝抽出 2~3cm,使导线前端恢复柔软状态。适当旋转导线,使导线头指向前方或与右房侧壁相顶触,导线前端自然形成弯度,借助血液的流动和重力作用,导线便可顺利通过三尖瓣进入右室心尖部。在实践中,我们体会这种方法易于使导线到达右心室,且能帮助术者正确定位,不至于把导线进入冠状静脉窦而误认为在右心室,通过患者的翻身活动又可检验电极头固定是否牢靠。唯此法对年纪大、体弱或因其他原因侧身有困难者不适合。

若心脏结构异常,则使手术发生困难。见于:①右心房扩大;②右心室扩张肥厚;③心脏向前旋转;④三尖瓣下移的艾勃斯坦畸形;⑤巨大房间隔缺损;⑥左上腔静脉;⑦缩窄性心包炎;⑧右室心尖部肌小梁萎缩,电活性减退。上述情况下,导线难以越过三尖瓣和(或)电极头不易于固定于右室心尖部。

有些病人(如右室明显扩大、前间隔或右室梗死),导线不易固定于右室心尖部,或达不到理想的起搏和感知阈值。此时采用主动性导线固定,可寻到一个稳定的固定位置,不一定是右室心尖部,也可置于右室流出道。大多数主动性固定的导线,采用的是螺旋电极,可从导线头伸出而固定于心肌。应用前应试验螺旋头确能完全伸出导线,有些主动性固定的导线,其螺旋一直伸于外面,必须用相反方向将其拧回去。此种导线也用于既往曾做过心脏外科手术,特别是切除右心耳的病人。

主动性固定的导线电极,一般来说可损伤组织,其结果是不能立即获得满意的起搏和感知阈值,需等待 5~10min 自动改善。如需调换新的固定位置,则必须将已伸出的螺旋钢丝缩回导线鞘内,否则有可能发生心包渗出或填塞的危险。此外亦不应使螺旋头过度压迫心肌壁,引起心壁穿孔。

2. 右心房电极导线固定 安置右心房导线通常是在固定右室导线之后进行,因为在右心房操纵心室导线,常会移动心房导线,所幸的是心室

导管系沿着心房后壁进入右心室,而心房导管是在右房前方固定,两者影响不大。

右心房壁平坦,肌小梁不发达,不易使电极固定,通过将电极放入右心耳、冠状静脉窦或采用螺旋电极直接拧入右房间隔面的方法可解决这一困难。

(1) 右心耳 J 型导线的特点和固定技术:心房 J 型导线由于成功率高而受到临床欣赏。从解剖结构观察,J 型导线的设计符合人的右心房特点,适合固定于右心耳。

当心室导线到位后,心房导线在直导引钢丝导引下插入后,使之位于右心房中上位置,三尖瓣之上。在 C 型臂右前斜位透视下,证实右心房导线位于前方,右房导线刚好位于右室导线弧线之上,靠近三尖瓣。如心房导线位于心室导线之下,当抽出导引钢丝恢复 J 型头时会钩住心室导线而导致移位。心房导线的钢丝应部分后撤,保持一种 L 型弯度而不是 J 型弯度。如果钢丝全部后撤,由于固有的弹性回缩,使心房导线呈环状或泪珠状,这种形态不可能钩住右心耳。在右前斜位(或侧位)透视下,心房导线头端保持在 L 型状态下,轻轻向上提拉转动导线,即可钩住右心耳。如心房导线已与心耳壁接触,则随着心房收缩,导线亦同步上下移动,此时即可全部撤出导引钢丝,证明右房导线已牢靠固定于右心耳。将导线 45° 顺钟向和逆钟向扭动,此时仅见导线体扭动而电极头仍固定不变。如导线体不扭动而电极头在各个方向转动,说明电极头未固定,需重新定位。在透视下让病人深呼吸和咳嗽时观察导线头活动情况,深吸气时 J 型头变直,深呼气时 J 型头弧度增加。给予导线体合适的张力,维持一定松弛度,如导线张力太大(松弛太少),则在深吸气时,导线容易被拉出右心耳,而如导线张力太小(过分松弛),在呼气时则易于脱出右心耳。

在斜位透视下观察导线的张力大小和导线头施予右心耳内膜面压力大小甚为重要。导管头 J 型弯曲较未插入前松弛是允许的,但要保证与心内膜面有紧密的接触。在阈值测试和心电图记录之后,导线与起搏器连接之前,应再一次核实导线头的位置,证实导线头方向确在前方中部,稍许朝向左,并随着每次心房收缩而左右移动。应从后前位和右前斜位(或侧位)两个角度观察右心房导

线头固定的位置,如发现导线头朝向右房侧壁应予纠正,避免刺激膈神经。

(2) 冠状静脉窦导线特点和固定技术:右心房导线的固定位置尽可能在右心耳。与右心耳相比,导线进入冠状静脉窦并获得稳定的位置是比较困难的,需具有一定技术。电极插入冠状静脉窦过深则左室起搏,过浅则电极不易嵌入,自由移动而脱出窦口。但当右心耳 J 型导线难以牢靠固定时,则需采用主动性固定导线或冠状静脉窦导线固定。冠状静脉窦有 5 条主要的静脉分支供安置起搏导管,对左房来说通常可获得最佳阈值并能良好固定的部位是靠近冠状静脉窦中端或远端,对左室来说电极导线应放于冠状窦静脉后分支、心中静脉或心大静脉。

冠状静脉窦导线为特殊设计的、尖端带有一定弯度的电极导线,可允许较大的导线牢固地嵌顿于管腔大而壁薄的冠状静脉内。现在用于临床的是 Medtronic 公司设计的 2188 型(用于心房)与 2187 型(用于心室)。2188 导线远端有两个 45° 弯曲,便于送入冠状静脉窦和固定。2187 导线远端有一弧形弯曲,且较纤细,便于送入冠状静脉窦分支。从左侧静脉(头静脉或锁骨下静脉)插入导线容易进入冠状静脉窦。为使电极顺利地置于静脉系统,导引钢丝应有合适弯度,使电极导线离开三尖瓣,方便地进入冠状静脉窦。为此,导引钢丝顶端应做成 2～3cm 的 60° 弯头,呈 J 型,且近端和远端的弧度方向一致。电极导线从右心房顺序进入冠状静脉窦和心大静脉,后前位透视是一个平滑的曲线弯度,位于左上,朝向右室流出道。侧位透视尤为重要,导线头应指向后方,与进入前方的肺动脉明显不同。此外,用力操作电极时无室性异位搏动,也强烈地指示导线是在冠状静脉窦而非右心室。左房起搏的电极导线应固定于冠状窦的中、远端。左室起搏的导线因需进入冠状窦静脉分支,故需先做冠状窦造影,了解其分支的解剖位置,便于插送电极导线。

在测试阈值时,应使病人在深呼吸时仍保持有效心房夺获,因为导线位置的很小变化也可增加阈值。总的来说,冠状静脉窦导线的埋置较右心耳 J 型导线的埋置困难,耗时较长。充血性心力衰竭的病人,冠状静脉窦口可被旋转、牵拉而变窄,手术时间会延长。导线在壁薄的冠状静脉窦,

如操作过猛可撕破血管,发生心包填塞。

(3)心房导线的主动性固定技术:心内膜螺旋电极是很有效的固定导线技术,其优点是螺旋电极并未深入心房组织,而是组织被吸附于螺旋电极内,达到牢固的固定效果。

主动固定型心房电极 J 型头用于固定右心耳,无弯度的直型用于固定右房侧壁或房间隔。一般采用锁骨下穿刺送入导线,先用直钢丝。待导线头进入右房后换成 J 型钢丝。在插入 J 型钢丝时会稍有困难,可涂以消毒的润滑剂,帮助向前推送。当导线头到达右心耳时,用附在导线上的弹簧工具,顺钟向旋转连接器 10～12 圈(各厂家生产的产品不一样),在透视下可见到电极头伸出保护套。在完成顺钟向 10～12 圈旋转后,可允许弹簧夹自动逆钟向回转 3～4 圈,以缓解施于导管的过度扭转,在透视下撤出导引钢丝并予以导线轻度牵拉,以保持其稳定性。给予导线的张力与被动性 J 型头导线固定相同,避免给予导线太大的张力,因为可引起早期外出阻滞。如阈值过高或从右房耳部记录的 P 波振幅太小时,可采用螺旋电极固定于右房的前壁或侧壁或房间隔等部位。如果右房侧壁被选作固定部位,则应给予 10V 电压的起搏,证明无膈神经刺激。通常急性起搏阈值较 J 型叉状电极稍高。在安置螺旋电极后 10～15min 测试,由于组织创伤会使阈值升高。一般说来,心内膜螺旋电极是安全和容易埋置的。发生外出阻滞、电极深入邻近组织和心房壁穿孔等并发症只是理论上叙及,实际发生率很低。

3. 特殊情况的处理

(1)电极导线缠绕三尖瓣:电极导线的翼状头或翅状头缠入三尖瓣常可遇到,此时导线不能向前推送和后撤,试图用力解脱导线,有时会撕裂三尖瓣。可插入一根弯钢丝至导线尖端,通过施于导线的前、后和旋转动作,翅状头可从三尖瓣松开。

有时因导引钢丝沾上血液而致推送困难,用力插入可能刺破导线的绝缘层,在数周或数月后,由于液体逐渐渗透入导线腔而发生电的短路。为避免发生此并发症,应保持钢丝和手套的清洁,不使血液沾上,可用消毒润滑油,也有人推荐用球状头钢丝,可减少导线绝缘层穿破发生率。

(2)静脉畸形:当存在先天性静脉畸形,如左上腔静脉和右上腔静脉缺如时,则使手术复杂化。大约 0.5％的人有左上腔静脉缺如,而在左上腔静脉缺如的人中 10％～17％缺少右上腔静脉。虽然术前通过 X 线和物理检查可发现此类血管畸形,但也有仅在手术时才意外发现,应按以下方法处理。

当使用左上腔静脉时,电极导线顺序从左上腔静脉进入冠状静脉窦,在右心房形成一个大的环状弯曲,操纵电极头进入右心室。如反复推送仍不能进入右心室,则应确定病人是否存在右上腔静脉缺如。通常操纵电极导线可进入右上腔静脉,有时可静脉注射 5～10ml 造影剂,显示与右侧相通,并见右上腔静脉显影,此时可按常规送管方法从右上腔静脉顺序进入右心房和右心室。如导线不进入右室入口和上腔静脉缺如,则需埋置心包脏层电极。

如采用右侧静脉遇到右上腔静脉缺如,则必须应用左上腔静脉。由于导线在右心房行径长,构成一大的环圈,故导线应比通常所用的要长,58cm 或 62cm 还不够,而需用 85cm 长导线。导线在右心房形成的大环圈,可造成在右心室固定不稳,为此可采用主动性固定方式。

4. 双腔起搏器的电极导线固定　双腔起搏器需置入心房和心室两条导线,现时所用的电极导线柔软而细,接头直径只有 3.2cm,尤其是单极导线。如头静脉比较粗,可同时容纳两条导线,是理想的插管方式。亦可锁骨下静脉穿刺,用 11 号套管可同时容纳进入心房和心室两条导线,比较方便。由于心房电极固定不如心室电极牢固,容易移位,故一般均采取先固定心室电极,后固定心房电极。在固定心室导线时,心房导线应该置于下腔静脉,如放于右房,可能在操纵心室导线时,心房导线与心室导线缠绕或者不慎回撤至静脉系统。当心室导线已固定,继之固定心房导线时,应该用左手按压心室导线经皮入口处,右手操纵心房导线,以免由于心房导线的牵拉而移动心室导线。

经静脉的心房和心室导线,欲保持其稳定性,固定于胸壁的措施是必要的,特别在采用穿刺技术时,导线必须紧紧地埋入胸部皮下组织。两条导线进入胸部的共同入口,用 8 号 2-0 非吸收缝线固定于皮下组织,目的是防止其后操作时导线移位,随后用 8 号缝线将每条导线分别通过护套缝于胸部皮下组织。操作时避免用手术器械夹导线,也不应该用缝线直接结扎导线,因为对导线绝缘层和导圈施予的压力会引起绝缘层破损。当过剩的导线盘绕埋于囊袋时,应避免过分用力弯曲导线。

(三) 附加手术项目的技术处理

心室按需型起搏器(VVI),由于失去房室同步,不符合生理需要。在起搏器综合征或病人心功能不全时,需改为生理性起搏方式(AAI 或 DDD)。此时需要在原有的心室导线基础上,增加新的导线。由于原存的起搏导线常可引起静脉血栓形成,会给手术处理带来困难。最好仍启用原来的导线系统,增加新的心室或心房导线总是需要开辟另外一条静脉。一般手术仍在同侧进行,可利用原来的囊袋,保留对侧为以后起搏备用。

大多数病例旧导线从头静脉插入,如再插新的导线(心房或心室),则需从颈静脉或锁骨下静脉插入。再从头静脉插入便是徒增无效的切口。锁骨下静脉穿刺为首选的最佳方法,于同侧静脉穿刺约 2/3 病人获得成功,对病人和原来的导线均不会造成损害。约 1/3 病人由于静脉系统血栓形成(原导线在静脉引起),使同侧锁骨下静脉穿刺不能送入导线。在这种情况下则需用对侧头静脉或锁骨下静脉,且需另做一新的起搏器囊袋。

在增加起搏系统附件时,原来的装备亦可采用。如果原起搏器具有多项程控功能,可将新置入的心房导线与起搏器相接,通过程控感知灵敏度和不应期即可达到心房起搏目的。术前必须了解导线和起搏器极性(单极或双极)及导线末端插入头的直径是否与脉冲发生器插入孔一致。如果接头直径不一致,则需借助相应的转接器(adaptor)使导线和起搏器相连接。如新采用的双腔起搏系统是单极,则原来的单极心室导线经阈值测试符合要求时,可以应用。如原采用的是双极,双腔起搏系统,现改用单极双腔起搏系统,则构成三个电极状态(即心房电极、心室电极和起搏器电极),此时需仔细观察是否会发生交叉感知(crosstalk),即心房起搏信号抑制心室输出。如原心室导线为双极,具有大的耦联(电极间距>

1.5cm),亦需进行交叉感知试验。如发生交叉感知,则必须重换一个电极间距<1.5cm 的双极心室导线。

增添新的导线系统肯定会给手术带来麻烦,但是可以解决。最重要的是术前必须了解导线与脉冲发生器接头的型号是否一致,如不一致可通过采用连接器解决。

(四) 阈值测试

阈值测试是埋置心脏起搏器的一个重要步骤,影响到术后起搏器的正常工作,因为心肌应激阈值是决定能否起搏的重要内在因素。阈值超过起搏器的有效输出强度就不能起搏,且在同一患者心腔内不同部位,阈值也不尽相同。阈值测试包括两个主要部分,即起搏阈值和感知阈值,借助起搏系统分析仪可以测到。最好起搏器、电极导线和分析仪是同属一个厂家生产的,便于对感知和起搏参数的比较。实际上各仪器之间的变异在大多数情况下相对来说是很小的。每例当导线进入右心房和右心室相应部位,即应进行阈值测试。双极导线远端电极与阴极相连,近端电极与阳极相连。单极导线电极头与阴极相连,另一电极夹皮下组织与阳极相连或起搏器囊袋的金属面与阳极连接。测试项目包括电压、电流、心肌阻抗、P波和 R 波振幅。如有条件也可测试斜率,即电压和时间变化率(dV/dt),反映类本位曲折。感知电压在边缘状态(即电压较低)的病人,测试斜率非常重要。如 R 波测量是 10mV,则感知一定很佳。有些病人 QRS 波振幅≤3mV,斜率亦低,表现为感知不足。而有些病人 QRS 波振幅虽只有 3mV,但斜率测试正常,却表现为感知正常。现今,多数起搏分析仪均具有同时测试心内心电图和斜率功能。如果条件不具备,也要测试电压。根据我们对一组病人起搏器安装术后的阈值动态观察,发现在安置电极后短期内,起搏阈值有不同程度升高,升高到一定程度后又逐渐回降,约 3 个月后趋于稳定。阈值上升至高峰时间一般在 2 周左右,可达埋置时的 2～4 倍,个别患者甚至升高到埋置时的 6 倍。目前应用的埋置起搏器,大多数输出电压为 5V,故手术时应力求寻找到电压输出阈值最小的部位,要求心房≤1.5V,心室≤1.0V,以免由于短期内阈值上升而致起搏失效。现时由于生理性起搏器的广泛应用,为节省能源、延长起搏器使用年限,采用激素缓释放导线电极,起搏阈值甚至仅为 0.2～0.5V,故起搏器出厂时的输出电压也设置在 2.5V 的较低水平。"强度-间期"(strength-duration)曲线有助于确定合适刺激参数,在手术中即可绘制出来,先脉宽(间期)固定,测试电压变化,再电压固定测试脉宽变化,也可采用无创方法测出"强度-间期"曲线。

如起搏器埋置后 4 周以内发生起搏失效,于排除了其他原因之后,应考虑起搏阈值升高所致,而这种升高还有回降之可能。如病情许可,可以观察一个短时期,待阈值升高达到高峰后自然回降,仍能起搏。在观察过程中可使用肾上腺皮质激素,对阈值回降有所帮助。心肌对输入的起搏脉冲有一定阻力,称为心肌阻抗或心脏起搏阻抗。心肌阻抗的正常值为 300～1 000Ω,一般要求在 300～700Ω。近来有一种高阻抗的导线用于临床,目的是降低输出能量,延长电池寿命,心脏阻抗可高达 1 800Ω。如果电阻太小,则考虑有短路,如太大则是电极接触不良或导线折断。假如起搏阈值电压为 1V,电流为 2mA,根据欧姆定律,电阻为 500Ω。

感知功能对于同步起搏器极为重要。多数按需型起搏器可感知 2～3mV,最低的心内有效电压应当为脉冲发生器感知功能的两倍,所以临床实际感知电压要求 R 波振幅≥5mV,P 波振幅≥2mV。导线电极的位置最好既能照顾起搏阈值,又要照顾到感知电压。因此,必须选择起搏阈值低、P 波与 R 波振幅高的心内膜部位安置电极。如找不到很理想的位置时,只能采用能照顾到两者的较合适部位。在测试上述参数时,脉冲宽度应固定在 0.5ms,与起搏器出厂时标准一致。起搏频率则视病人的心率而增减,以心率完全由起搏器控制为准。通过心电图或示波器连续观察心脏跳动,开始用较强的输出电压以引起心房或心室全部起搏,然后逐步降低刺激强度,一直降至示波器或心电图走纸上出现有个别起搏脉冲不能引起心房或心室除极,再适当提高刺激强度,至起搏脉冲又能全部使心脏应激,此时的刺激强度,即为该病人的起搏阈值。为检验导线电极安置的牢靠性,可让病人侧身、咳嗽、深呼吸,如导线头位置仍无移动,阈值也无变化,说明嵌顿良好,否则应重新调整导线头位置,并再次测试阈值。对双腔起

搏器除常规测试起搏输出和感知外,还应附加测试房室(AV)传导间期、室房(VA)传导间期、前向(AV)和逆向(VA)传导的文氏点。这些参数可以通过具遥测功能的起搏器体外程控测试出来。心房起搏频率可顺序增加至 90、110、130、150/min,测定 AV 传导功能,为程控起搏器的 AV 间期、上限频率和工作方式提供依据。

上述步骤完成后,也可描记一段心腔内心电图(并非必须做),把导线电极的尾端导线与心电图机的胸前导联相接,心电图的其他导联仍按常规接在四肢上,用胸前导联记录,即可见单极心腔内心电图。如果将导线电极的尾端与肢体导联任何一导联的正极相接,负极仍置于相应的肢体上,则可记录到双极心腔内心电图。若电极头与右心耳接触良好,心内心电图的特点是 P 波高大,R 波甚小甚至看不见。若电极头与右室心尖部接触良好,心内心电图特点是 P 波很小或看不见,R 波高大,QRS 波呈 rS 型,S 波深达 5～15mV,同时 ST 段抬高,呈损伤电流型,升高程度一般为 2～3mV,T 波直立。这种图形说明电极位置良好。当 QRS 波呈 Rs 或 RS 型,说明电极位置不好。如有高大的 P 波,而 QRS 波呈 RS 型,ST 段不抬高,则多数是电极放在冠状静脉窦。ST 段升高不明显并不说明电极头与心内膜接触不好,但 ST 段升得太高呈单向曲线,说明插入太深有穿孔危险。我们曾有一例,心腔内心电图 ST 段高达 11mV,术后第 2 天发生心肌穿孔。

描记心腔内心电图应特别警惕漏电,以免电流沿导线直接作用于心脏导致心室颤动。为此应该采用直流(电池)电源心电图机,并拔掉交流电源插头。如果只有交流电源式心电图机,应该确定无漏电现象后,方可应用,且在使用时必须接好地线。

(五)起搏器埋置

由于起搏器体积小,重量轻,埋置于胸前左侧或右侧。埋置起搏器囊袋的切口有两种方式。

1. 静脉插管与起搏器囊袋同为一个切口 此种手术方式往往采用锁骨下静脉穿刺插入电极导线。于锁骨下第 1 肋间做一约 5cm 横切口,分离皮下组织至胸大肌筋膜,做一与脉冲发生器大小相适应的囊袋,充分止血后置入脉冲发生器。也可选取头静脉插管并同时埋入起搏器。此手术

方式只用一个切口,导线与脉冲发生器直接相连,电极导线不需穿越皮下隧道,比较简易,为其优点。但对某些体瘦、胸大肌不发达的病人,由于起搏器埋置部位靠上或靠外,该处肌肉少,皮肤菲薄,日后也可能磨破皮肤,导致起搏器或导线外露,发生感染。

2. 静脉插管与脉冲发生器囊袋为二个切口

此种手术方式,静脉切口与脉冲发生器囊袋切口分开,一般选取头静脉插入电极导线,于乳房上方5～7cm做另一约5cm切口,切开皮肤、皮下组织,暴露胸大肌筋膜,用中、示指钝性剥离周围组织,做一与脉冲发生器大小合适的囊袋,注意彻底止血,防止形成血肿、继发感染。在静脉切口与脉冲发生器置入的切口之间做一皮下隧道,使导线与脉冲发生器连接,剩余之导线盘起后置于起搏器下面。我们认为采用两个切口较好,可避免埋置的起搏器过于靠上外侧,影响病人肩部活动,而且该处皮下组织较少,脉冲发生器长期刺激皮肤可能使皮肤被磨破。

脉冲发生器囊袋不宜过大或过小。囊袋过大有可能使脉冲发生器在内翻动,牵拉导线而移动,甚至使两个极面倒转造成起搏失灵;老年人因皮肤松弛容易发生。囊袋过小,脉冲发生器对周围组织压迫紧,甚至磨破皮肤,使脉冲发生器外露。脉冲发生器应置于胸大肌筋膜面,避免过深过浅。如脉冲发生器埋于胸大肌筋膜下,直接与肌肉接触,可刺激肌肉抽动,并容易渗血发生血肿。如脉冲发生器埋于皮下脂肪组织,因压迫皮肤,摩擦受伤导致持续性疼痛。如疼痛不能缓解,则需打开伤口,重新制作囊袋,将脉冲发生器放于胸大肌筋膜面。此外脉冲发生器在脂肪层可影响皮肤血运,甚至发生皮肤坏死。脉冲发生器完全埋置于囊袋内,其上缘应在皮肤切口之下2cm左右,避免高于切口或与切口平行,否则影响伤口愈合。脉冲发生器囊袋内不必放置引流条,除非渗血较多;也不必囊腔内注入抗生素。术后用沙袋压迫8～12h,适当给予3～5d抗生素预防感染,2～3d

即可下床活动。现今主张病人早期活动,不应限制病人手术同侧肩部运动,以免导致以后上臂活动受限和局部疼痛。良好的电极导线固定位置,不会因为适当运动而发生移位。

术前应停用一切活血药和抗凝制剂,以免囊袋内渗血形成血肿,继发感染。如渗血不易控制,可于表面撒一层止血粉,放置引流条,局部加压。

在整个手术过程中应有专人负责心电图监测,备有心肺复苏的抢救药品和器械,如体外除颤器、气管插管、麻醉机、吸引器等。为避免术中发生意外,对某些心肌应激性高、术前即有频发室性心律失常的病人,应予以有效的抗心律失常药物控制,术中尽量减少刺激心肌。有些心脏大、心功能不全的病人,术前应采取措施控制心力衰竭,待病情平稳、心功能改善后再给予永久性起搏器埋置。

四、心包脏层或心肌埋置技术

由于经静脉埋置手术的成功率很高,心包脏层埋置技术仅限于开胸手术,术中已放置永久性心包脏层导线或心内膜电极线反复脱位、不易固定的病人以及少数人工三尖瓣、三尖瓣闭锁、先天性畸形的病人。心包脏层心肌系统埋置占起搏器埋置不到5%。采用的手术切口主要有两种。

(一)剑突下和肋下

该法埋置心包脏层心肌电极不需正规开胸。通过左上腹切口切除剑突,暴露心脏膈面,可将电极放置于此处,可以是右心室或左心室。但此切口暴露左室有限,如需左室埋入电极,多主张左肋下切口。

(二)左侧开胸

用左侧开胸,左心室埋置电极方便。于左侧第5肋间做切口,沿左肋缘至左腋前线,经此切口可放电极于左室心肌。应注意避开膈神经以免刺激膈肌。

上述两种方法均需全身麻醉,有一定的外科并发症及较高的起搏系统故障发生率。

(王方正 张 澍)

参 考 文 献

1 《中国心脏起搏与心电生理杂志》编辑部,中国生物医学工程学会心脏起搏与电生理分会. 埋置心脏起搏器及抗心律失常器指南(修订版). 中国心脏起搏与心电生理杂志,2003,17(5):321-338

2 贾玉和，王方正，谷向军，等. 双心腔起搏治疗肥厚梗阻性心肌病患者的长期随访. 中华心律失常学杂志，2002，6：276—279

3 卢才义，王士雯，魏璇，等. 老年心血管病联合介入诊疗技术的临床应用. 中华老年多器官疾病杂志，2003，2 (3)：177—181

4 Biagini E, Schinkel AF, Elhendy A, et al. Pacemaker stress echocardiography predicts cardiac events in patients with permanent pacemaker. Am J Med, 2005, 118 (12):1381—1386

5 Bleeker GB, Schalij MJ, Holman ER, et al. Cardiac resynchronization therapy in patients with systolic left ventricular dysfunction and symptoms of mild heart failure secondary to ischemic or nonischemic cardiomyopathy. Am J Cardiol, 2006, 98 (2):230—235

6 Capucci A, Santini M, Padeletti L, et al. Monitored atrial fibrillation duration predicts arterial embolic events in patients suffering from bradycardia and atrial fibrillation implanted with antitachycardia pacemakers. J Am Coll Cardiol, 2005, 46 (10):1913—1920

7 Gasparini M, Auricchio A, Regoli F, et al. Four-year efficacy of cardiac resynchronization therapy on exercise tolerance and disease progression: the importance of performing atrioventricular junction ablation in patients with atrial fibrillation. J Am Coll Cardiol,

2006, 48 (4):734—743

8 Gribbin GM, Gallagher P, Young AH, et al. The effect of pacemaker mode on cognitive function. Heart, 2005, 91 (9):1209—1210

9 Jarcho JA. Biventricular pacing. N Engl J Med, 2006, 355 (3):288—294

10 Shen AY, Wang X, Doris J, et al. Proportion of patients in a congestive heart failure care management program meeting criteria for cardiac resynchronization therapy. Am J Cardiol, 2004, 94 (5):673—676

11 Sommer T, Naehle CP, Yang A, et al. Strategy for safe performance of extrathoracic magnetic resonance imaging at 1.5 tesla in the presence of cardiac pacemakers in non-pacemaker-dependent patients: a prospective study with 115 examinations. Circulation, 2006, 114 (12):1285—1292

12 Sweeney MO, Hellkamp AS, Lee KL, et al. Association of prolonged QRS duration with death in a clinical trial of pacemaker therapy for sinus node dysfunction. Circulation, 2005, 111 (19):2418—2423

13 Toff WD, Camm AJ, Skehan JD, et al. Single-chamber versus dual-chamber pacing for high-grade atrioventricular block. N Engl J Med, 2005, 353 (2): 145—155

第74章 心脏移植

Chapter 74

一、心脏移植的历史

心脏移植的诞生要追溯到 1905 年,具有创新精神的法国外科医生 Alexis Carrel 和同事首先为狗做了异位心脏移植。20 年后,Frank Mann 提出了同种异体心脏移植排斥的概念,并用此概念来解释狗异位心脏移植失败的原因。他将排斥过程描述为"供体和受体之间的生物不相容性",表现为排异的心肌大量的白细胞渗出。1946 年,前苏联的 Vladimir Demikhov 进行了第一例胸腔内同种异体心脏移植。1958 年,Goldberg 等在马里兰大学首先对试验性原位心脏移植进行了描述。但对现代标准的左心房和右心房的袖状吻合的描述是 Cass 和 Brock 于 1959 年进行的。1960 年,Lower 和 Shumway 发表了有关原位心脏移植的划时代的论文,该论文对手术技术、供心的保存以及受体的支持与保护进行了详尽的描述。在以后的研究中,Lower 等应用超声心动图来诊断排斥反应,并且间断应用硫唑嘌呤和甲泼尼龙使心脏移植后的成年狗存活了 250d。这些试验为临床首例原位心脏移植获得成功奠定了基础。Chritiaan Bernard 于 1976 年 12 月 3 日,在南非开普敦为一位即将死于终末期缺血性心脏病的 54 岁的男性患者实施了心脏移植手术。尽管这例患者 18d 后死于假单胞菌肺炎,但在随后的一年中有 17 个国家共进行了 100 余例心脏移植手术。由于这些早期病例最长仅存活 29d,因此除少数中心外大都弃用了这种手术。20 世纪 80 年代初期,由于环孢素的引入,大大改善了心脏移植

手术后生存率,也使得心脏移植进入第二次高潮。在发达国家,由于每年心脏移植病例有大幅度增长,女性患者接受心脏移植的人数也在逐年提高。1988～1992 年女性患者占心脏移植患者的 17％～19％,近几年该数字已超过了 20％。

我国心脏移植总体上发展较为缓慢,但目前已有多家医院正在积极开展这方面的工作,相信随着我国经济水平的不断提高,在社会各方面的积极支持下,我国的心脏移植滞后状态一定能够得到改善。

二、心脏移植受体

(一)受心者的选择

尽管有很多方法可用于对终末期心脏病的治疗,但心脏移植仍然是金标准方法。对终末期心脏病患者的评估和受心者的选择应通过多学科合作来完成,应做到公平、客观,应该将有限的供体心脏应用于可能在手术后获益最大的患者身上。由于目前心脏移植效果满意以及以环孢素为基础的免疫抑制治疗的引入,受心者的选择标准被放宽了,这使得供心短缺加剧、受心者的选择更加复杂化,甚至可能影响到心脏移植的效果。心脏移植受体选择的适应证列于表 74-1。

这些适应证是在不断发展变化的,各个心脏中心的选择标准之间存在着差异。从客观上来讲,应选择那些不能用药物或其他外科手段治疗的终末期心脏病患者,这些患者能够在手术后开始一种新的生活,并能够服从术后严格的药物治疗。

表 74-1 受体选择的适应证与合格标准

适应证
  1. 不能用药物或其他外科手段治疗的终末期心脏病
  2. 经最佳的(特定)治疗后,纽约心脏病学会(NYHA)心脏功能分级仍为Ⅲ级或Ⅳ级的患者
  3. 如果不进行心脏移植,预计1年存活率≤75%的患者
合格标准
  1. 年龄≤55～65岁(各中心有所不同)
  2. 除心脏病外身体健康
  3. 服从内科建议
  4. 生理学状态稳定,家属和亲友支持

(二)终末期心力衰竭的病因

明确病因和潜在的不可逆性终末期心脏衰竭是选择心脏移植受心者的关键。目前,绝大多数受心者是 NYHA 心功能Ⅲ或Ⅳ级的缺血性心肌病或特发性扩张型心肌病的患者。有文献报道,扩张型心肌病是接受心脏移植的女性患者的主要病因,已知的引起扩张型心肌病的原因包括感染(病毒)、炎症、中毒、代谢性原因和家族性遗传病。其他较为少见的心脏移植的疾病包括难以控制的心绞痛和恶性室性心律失常、心脏瓣膜病和先天性心脏病导致的心力衰竭、不能切除的心脏肿瘤、肥厚性心肌病和供体心脏阻塞性冠状动脉疾病(再次心脏移植)。由于对患者越来越多地采用"特定"(tailored)的内科治疗和高风险再血管化手术以及新的抗心律失常药物和仪器的出现,因此对晚期心力衰竭的"不可逆性"的理解也正在改变。目前,心脏移植的适应证主要依赖于主观的临床观察。根据已经出现的功能异常和医师对治疗方法知识掌握情况,患者就可被界定为达到了终末期心脏病的程度。

(三)受心者的评估

对受心者的评估应包括全面的病史询问和体格检查、常规的血液和生物化学检查、部分感染性疾病的血清学检查及运动试验测量最大氧耗量(VO_2)。尽管绝大多数候选受心者已经进行过心导管及冠状动脉造影检查,但应在进行心脏移植前重复这些检查,以排除不可逆性的肺动脉高压。复习冠状动脉造影电影以确定缺血性心脏病的患者不能进行其他手术治疗。所有的非缺血性心脏疾病的患者均应进行心内膜活检。

完整的常规术前检查还应包括:甲状腺功能、餐前和餐后血糖、肌酐清除率、电泳脂蛋白、病毒效价、真菌血清学检查、12 导联心电图、24h 动态心电图监测、心脏超声、肺功能检查、部分反应性抗体检测和 HLA 分型。还应对部分患者选择性地进行腹部超声、颈动脉和下肢动脉多普勒血流检查、食管胃十二指肠镜检查以及排除恶性肿瘤的检查。一旦被认定为心脏移植的候选者,应对其进行全面的评估(表 74-2)

(四)心脏移植的适应证

心脏移植适用于不能用药物或其他外科手段(如再血管化、球囊成形术和经导管消融技术)治疗的终末期心脏病患者。如果不进行心脏移植,预计1年存活率≤75%的患者也是心脏移植手术的适应证。由于目前尚无可以应用的客观标准,因此患者的生存时间主要依靠临床的主观判断。射血分数降低(<20%)、血钠降低(<135mmol/L)、肺毛细血管楔压增高(>25mmHg)、血浆去甲肾上腺素水平升高(>600pg/ml)、心胸比增大、最大氧耗量下降等[≤10ml/(kg·min)]均被建议用于预测预后和判断患者是否适合做心脏移植的指标。射血分数<20%的患者风险要大于射血分数≥20%的患者,最大氧耗量≤10ml/(kg·min)时预后较差,而峰氧耗量>14ml/(kg·min)时,一年存活率为94%。其中,最大氧耗量和左室射血分数是判断存活的最为重要的独立指标。

(五)心脏移植的禁忌证

年龄是排除性标准中最有争议的。受心者的年龄上限在55～65岁,但应注重患者的生理学状态而非实际年龄。经过精心挑选的老年患者,心脏移植后的生存率和生活质量与年轻的受心者相当。尽管老年患者存在隐匿的系统性疾病,可能对手术后产生不利影响,但与年轻患者相比,他们手术后较少发生排斥反应。

表 74-2 心脏移植受心者的评估

1. 一般情况
   (1) 全面了解病史和进行体格检查
   (2) 血液生化检查,包括肝、肾功能检查
   (3) 血液常规检查,包括中性粒细胞分类、计数,血小板计数;凝血酶原时间、部分凝血激酶时间、纤维蛋白原
   (4) 尿液分析
   (5) 3 次大便愈创树脂检查
   (6) 搜集 24h 尿,检测肌酐清除率和总蛋白
   (7) 女性患者进行乳房 X 线照相和 Papanicolaou 检查(妇科脱落细胞学检查)
   (8) 牙科检查
   (9) 心理社会咨询
   (10) 肺功能检查
   (11) 肺通气-灌注扫描
2. 心血管系统的有关检查
   (1) 心脏超声
   (2) 胸部 X 线检查
   (3) 运动试验测氧耗量(峰氧耗量 V_{O_2})
   (4) 左或右心导管
   (5) 心室放射性核素扫描
   (6) 心电图
   (7) 心肌活检适用于心肌炎、淀粉样变以及其他心脏疾病
3. 免疫学方面的检查
   (1) 血型和抗体筛查
   (2) 人类白细胞抗原(HLA)分型
   (3) 活性抗体组筛选
4. 感染性疾病的检查
   (1) 血清学检查
      ① 乙型肝炎五项,丙型肝炎
      ② 疱疹病毒组
      ③ 人类免疫缺陷病毒(HIV)
      ④ 巨细胞病毒 IgM 和 IgG 抗体
      ⑤ 弓形虫病
      ⑥ 水痘和风疹病毒抗体滴度
      ⑦ EB 病毒衣壳 IgM 和 IgG 抗体
      ⑧ 组织胞浆菌病(histoplasmosis)和球孢子菌病(coccidioidomycosis)的补体结合抗体
   (2) 尿病毒培养(巨细胞病毒和腺病毒)
   (3) 咽拭子病毒培养(巨细胞病毒、腺病毒和单纯疱疹病毒)
   (4) 皮肤检测腮腺炎病毒、脚癣、组织胞浆菌病和球孢子菌病的纯化蛋白衍生物

肺血管阻力(PVR)增高是少数几个原位心脏移植的绝对禁忌证之一。PVR 固定地＞6Wood 单位或跨肺压力阶差＞15mmHg 可视为手术的禁忌。手术前可借助心导管检查估价这些患者经过血管扩张治疗(吸氧、硝普钠、多巴胺、安力农或前列腺素 E_1)后肺动脉压的可逆性。如果经上述治疗后 PVR 不能下降 50%,则应立即应用正性肌力药物和血管扩张药,并于 48～72h 后重复心导管检查。PVR 固定地增高是指经前述治疗后没有明显下降,患者手术后早期可能出现致命性右心功能衰竭。这些患者只能等待做异位心脏移植或心肺移植。对于肺动脉压中度升高的患者,通常应选择较大的供心,以提供额外的右心室功能储备。

只有当糖尿病合并终末脏器损伤时(糖尿病肾病、视网膜病变和神经病)才被视作是心脏移植的禁忌证。由于近期(＜6 个月)肺梗死很可能导致肺空洞和肺脓肿,这些患者不适合行心脏移植手术。活动性感染[包括人类免疫缺陷病毒(HIV)]、不可逆的肝肾功能不全、活动性消化道溃疡、慢性肺病、严重的非心脏的动脉粥样硬化性血管疾病、恶性肿瘤、憩室炎均被视为手术的禁忌

证,因为术后应用皮质类固醇或其他免疫抑制剂可能加重这些疾病。表现为营养状态不良的恶病质增加了感染的风险,限制了患者术后早期的恢复。心脏移植的绝对禁忌证和相对禁忌证见表74-3。

表74-3 心脏移植的绝对禁忌证和相对禁忌证

绝对禁忌证
1. 严重的不可逆性肺动脉高压(>6Wood)
2. 全身感染未被控制
3. 不可逆的肝肾功能不全
相对禁忌证
1. 慢性阻塞性肺疾病
2. 周围血管和脑血管疾病
3. 消化道溃疡
4. 胰岛素依赖性糖尿病,终末脏器受损
5. 恶性肿瘤
6. 新近发生的和未治愈的肺梗死
7. 憩室炎和近期得过憩室炎
8. 可能限制患者存活或恢复的其他系统疾病
9. 恶病质
10. 酗酒和滥用药物
11. 有不服从治疗和精神疾病史,可能影响到长期治疗的配合
12. 缺乏社会心理的支持

三、心脏移植供心者的选择和处理

作为供心的来源,脑死亡的患者是有限的。而且在脑死亡的患者中,仅有10%～20%适合作为心脏移植的供心。通过公共教育和放宽供心选择的标准,相信可以增加供心的来源。

一旦确定为是供心的提供者,我们应该收集供心者的相关信息,包括身高、体重、血型、血清学和其他实验室检查数据以及导致死亡的原因和临床过程等,并将这些信息提供给心脏内、外科医师,以决定其是否适合作为供心者。大多数供心选择标准接纳丙型肝炎血清学阳性患者作为受心者,并有选择性地使用丙型肝炎血清学阳性患者的供心。目前还没有前瞻性报道认为这种选择是不明智的。应注意脑死亡者是否有明显的胸部外伤。了解过去相关的治疗史,包括心血管危险因素或影响心脏功能的用药及违禁药品。常规进行心电图、胸部X线、血气和超声心动图检查,必要时进行心导管检查。供心使用的绝对禁忌证见表74-4。

表74-4 供心使用的绝对禁忌证

1. HIV血清学阳性
2. 死于一氧化碳中毒,碳氧血红蛋白水平高于20%
3. 顽固性室性心律失常
4. 在呼吸机辅助呼吸的情况下氧合不足,动脉氧饱和度低于80%
5. 明确诊断过心肌梗死
6. 心脏有器质性疾病,包括心脏肿瘤
7. 心脏功能整体上严重减弱,经超声检查射血分数低于10%
8. 冠状动脉造影检查证实有严重的冠状动脉阻塞性疾病

相对禁忌证在每个移植中心各有不同。即使在同一中心内,相对禁忌证也根据不同受心者的需要而有所不同。虽然对于中度肺动脉高压的受心者应选择较大的供心,但在传统上,供心者和受心者体重上的差别不应超过±20%。近期研究证实,较小的供心对移植后的生存率和血流动力学没有影响,因此这种限制应该全面进行考虑。以前的供心者年龄限制是,男性<45岁,女性<50岁,但现在很多中心使用了老年供心。但有研究表明供心者年龄偏大是造成手术后死亡的危险因素。将老年供心移植于老年受心者是否合适尚存在争论。对血流动力学不稳定的供心者应用经食管超声和增加缩血管药物的用量可以改善对供心者的选择。

根据多中心研究结果,供心的缺血时间超过4～5h,心脏功能和存活率将受到显著影响。对供体器官保护方法的改进延长了供心的缺血存活时间。

供心者应在监护室中进行处置,首先应保证血流动力学的稳定。为减轻脑水肿,通常要保持相对较低的血容量。但由于创伤出血和脑死亡后血管舒缩张力消失或由于垂体功能失常所致的尿崩症,血容量会进一步下降。38%～87%的脑死亡患者会出现中枢性尿崩症,导致尿量大量增加。应通过快速输液以维持静脉压和血压(收缩压>100mmHg)。应用小剂量血管加压素可减少尿量。充盈压正常时的低血压可以用小剂量正性肌力药物治疗[多巴胺<10μg/(kg·min)]。

脑死亡患者可以出现甲状腺功能异常,并可导致心脏功能异常,这可能与循环中三碘甲状腺

原氨酸（T$_3$）水平降低有关。输注三碘甲状腺原氨酸是否有效还在进一步研究中，目前尚不能常规应用。

四、供心的切取

一个供心者可能提供多个脏器，为保证获取解剖完整的供体脏器，切取脏器医师组之间要相互配合。由切取供心的医师最终决定要切取的心脏是否适合心脏移植，通过视诊和触诊心脏后才能做出决定。很重要的是避免血流动力学的明显波动，麻醉医师要通过调整输液和血管活性药物的用量来维持血流动力学的稳定。右心室容量超负荷有时可导致不可逆的右心室衰竭，这可以通过直接观察心脏、测量中心静脉压和观察对利尿药的反应而做出判断。触诊心脏以排除冠状动脉疾病、瓣膜病和卵圆孔未闭等。游离上腔静脉、下腔静脉、肺动脉和主动脉，同时注射肝素。切取心脏的技术根据即将采用的心脏吻合技术的不同而有所差异。麻醉师将插入上腔静脉的插管撤出，用订书机式缝合器将上腔静脉缝闭（尽量远离上腔静脉入口）。紧贴膈肌切断下腔静脉后紧接着切开左上肺静脉，以分别降低左、右心的压力。在无名动脉开口远端阻断升主动脉，阻断钳近端插入灌注针加压灌注标准的冷心脏停搏液，或者用订书机式缝合器缝闭升主动脉，以便在心脏移植前继续对心脏进行灌注，用吸引器吸净术野内血液，心包内放置冰屑和冰盐水。

心脏完全停跳后，分别切断四个肺静脉，完整保留左心房。沿订书器缝合线切断上腔静脉。需要做上腔静脉吻合时，要尽量多保留上腔静脉。然后在阻断钳远端切断主动脉，在肺动脉分叉处切断主肺动脉，完成供心的切取。切取后的供心立即放入盛有4℃冰生理盐水的双层无菌塑料袋中，封好后置入有冰的保温器中，准备运输。

五、同种原位心脏移植手术技术

（一）手术前准备

在麻醉诱导前应保证有足够的静脉通路和连接好各种监测设备。肺动脉导管应撤到上腔静脉内，以免干扰受心者心脏的切除。手术前应开始应用免疫抑制治疗，手术当中应继续应用。麻醉诱导应等到供心组确认取得的供体心脏可用时再

开始进行。在消毒铺巾前置入经食管超声探头，它有助于在脱离体外循环时保证排净心脏内气体、估价容量负荷和心室壁运动状态以及几何构形。标准的消毒铺巾应包括双侧大腿，以备经股动、静脉建立体外循环。在多数情况下主动脉插管应选择在升主动脉远端，上、下腔静脉插管应靠右心房的后侧壁或直接经腔静脉插管，然后套腔静脉阻断带。当供心到达后开始切除受体心脏。

（二）受体心脏的切除

于紧靠主动脉插管处阻断升主动脉，沿右房室沟切开右心房，开始切除受体心脏。切口向后下延伸并切开冠状静脉窦，向上向后延伸至右心耳。在瓣叶交界水平切断主动脉和肺动脉。在主动脉和上腔静脉之间切开左房顶。将两个心房切口连接起来，并将左心房切口向左延伸直达左心耳基底部，切除左心耳。将切口顺左房室沟延伸至冠状静脉窦后方，完成受体心脏的切除（图74-1）。

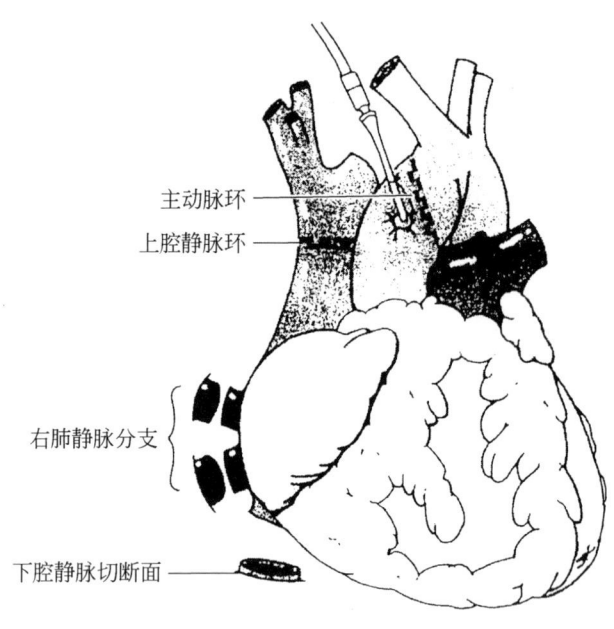

主动脉环
上腔静脉环
右肺静脉分支
下腔静脉切断面

图74-1 受体心脏的切除

（三）原位心脏移植手术的吻合技术

从下腔静脉开口至右心耳基底部剪开供心的右心房，如果有卵圆孔未闭，则将其缝闭。经肺静脉切开左心房，于左房耳基底部水平修整切缘，使其与受心者心脏的残留左心房切缘相匹配。用一根长的 3-0 双头针 prolene 线，从两心脏心耳基底部切缘开始进行连续缝合，吻合左心房。此时，心

包腔内应放入冰盐水或冰泥,以加强对供心的保护。首先从心房内侧向下缝合,然后沿上方的左房顶向右缝合,再向下缝合房间隔,完成左心房吻合。完成左心房吻合之前,经右上肺静脉置入左心引流管。右心房的吻合也应用3-0双头针prolene线,从靠近房间隔的下腔静脉处开始,沿房间隔向上直达右心房基底部。用同一缝线的另一根针从下向上缝合,与前一根针在心耳基底部会合。

修整主动脉和肺动脉残端,避免由于组织过多而发生屈曲。供心的主动脉可以剪成一个斜面以尽量和受心者较粗的主动脉相匹配。肺动脉吻合在主动脉吻合后进行,操作技术与主动脉吻合相类似。即用4-0双头针prolene线连续缝合,都从供体和受体的动脉左后缘开始,从动脉腔内做吻合,连续缝合一圈,在动脉腔外完成吻合。缝合时要注意针距和边距的均匀,以免发生吻合口瘘。当完成主动脉吻合后暂停左心吸引,使心脏充满血液,采用Tendelenburg体位,借助主动脉排气针彻底排除心内气体。给予机械通气后进行经食管超声检查,以确保左心内气体已排除干净和停止体外循环时左室前负荷足够。术后通常需要应用有变时性作用的药物,很少应用有变力性作用药物。缝合心室和心房临时起搏导线。切除右侧膈上心包以减轻术后心包渗出。如没有特殊原因,术后应尽早脱离呼吸机辅助呼吸,小剂量变时性药物在术后要支持48h。

以上所述是标准的原位心脏移植的手术方法,即双心房技术(biatrial technique)(图74-2),包括4个吻合口,即左心房、右心房、主动脉和肺动脉吻合口。近些年,有人对上述技术进行了改良,提出了双腔静脉技术(bicaval technique,包括5个吻合口)(图74-3)和全心脏移植技术(total heart transplatation,包括6个吻合口)(图74-4)。对世界上75%的心脏移植中心的最新调查显示,目前的双腔静脉技术是最为常用的技术。38%的中心仅用双腔静脉技术,13%继续沿用标准的方法,很多中心两种方法都用。大部分心脏中心都没有采用全心脏移植技术。对标准心脏移植技术进行改良的理由是,避免三尖瓣功能不良(83%),可以改善右心室做功(68%),减少心律失常和心脏阻滞的发生(25%)。尽管大家一致认为经过改良后心房的几何构形和功能可以得到改善,但是

多数研究发现,反映心脏总体做功情况的参数如心排血量和射血分数不受手术方法的影响。

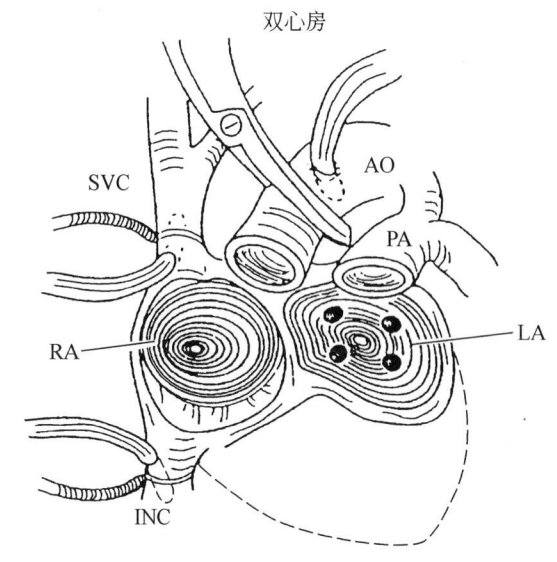

图74-2 双心房技术

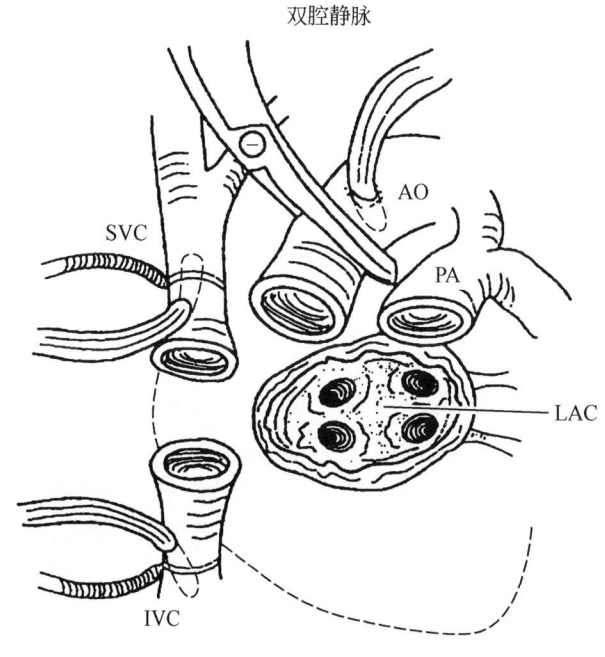

图74-3 双腔静脉技术

六、同种异位心脏移植手术技术

见图74-5。

手术采用胸骨正中切口,建立体外循环后,在受心者心脏的左心房上做切口,并沿房间沟向上、下延伸。此切口类似于经左心房的二尖瓣手术切

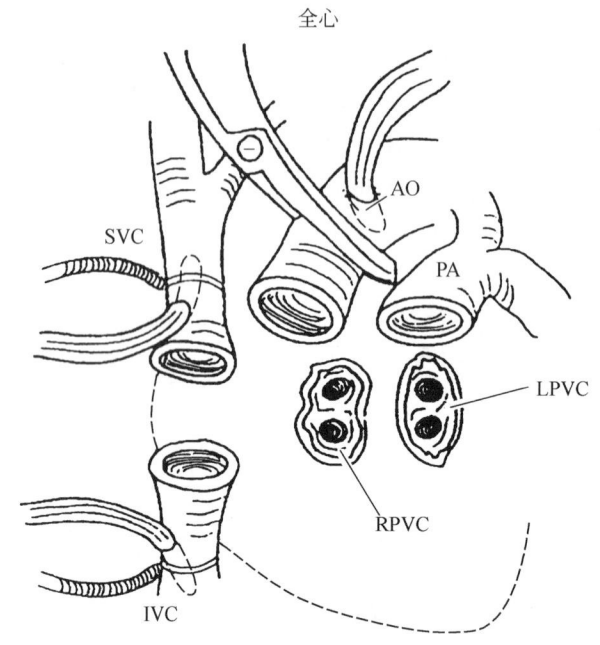

图 74-4 全心移植技术

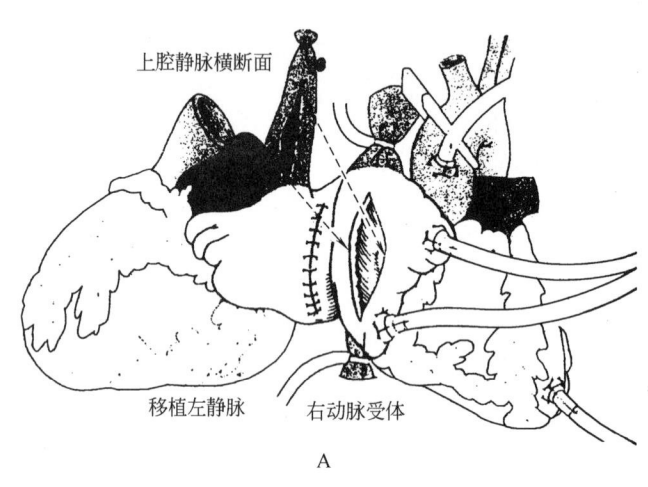

A

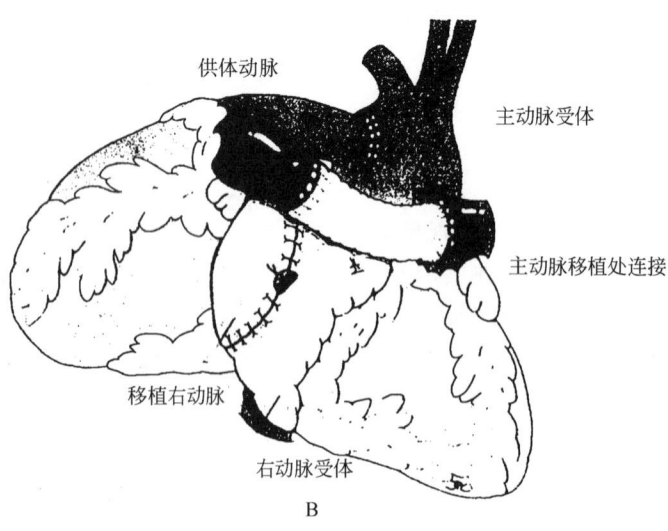

B

图 74-5 完全异位心脏移植

口。将供体心脏放入受心者右侧胸腔内,位于受压缩肺的前方,受心者心脏的右侧。将两个心房切口并列,用4-0双头针prolene线连续缝合,从两心房后切缘中点开始缝合结扎,向上、下两个方向进行,最后在前方中部汇合并结扎。由于后切缘在吻合完成后无法再进行检查,因此后切缘应缝合两道。在受心者右心房的侧壁做5cm长的切口,此切口应位于稍后方,以避免损伤受体的窦房结,并且向上方超过上腔静脉-右房交界部2～3cm,向下延伸至右心房3cm。从受心者右心房后切缘中点和供心右心房切口的最下端开始连续缝合,将两心脏的右心房进行吻合。供心的主动脉残端与受体的升主动脉做端-侧吻合。供心的主动脉残端通常修剪得紧靠其无名动脉。如果供心主动脉过长,供心将陷入右侧胸腔和右肺过多,反之则将导致心房切口的扭曲。用22mmDacron人造血管连接供心的主肺动脉和受心者主肺动脉前面的切口。这是由于供心的主肺动脉不够长。理想的情况下,为避免使用人造血管,连接管道应采用供心的右肺动脉或游离的一段供体主动脉。

异位心脏移植手术后通常需要正性肌力药物支持治疗,异丙肾上腺素通常是较好的选择,因为它有利于扩张肺动脉血管。要应用纤维支气管镜吸出呼吸道内的分泌物,这通常与右肺中叶和下叶受压有关。通过心脏超声检查和同步肺动脉压及体循环血压监测可以很容易发现,受心者的右心室和供心的左心室处于功能优势状态。

七、排斥反应和免疫抑制治疗

排斥和感染是造成心脏移植术后死亡的主要原因。目前应用的免疫抑制治疗方法是维持免疫抑制过度和免疫抑制不足之间的平衡,前者可导致感染,后者可导致急性排斥反应。排斥反应有三种形式,依据心脏移植术后发生时间和细胞机制的不同而各具特点。发生在心脏移植术后几分钟至数小时之内的排斥反应称为超急性排斥反应(hyperacute rejection),并且被认为是受心者体内预先形成的抗体介导的。抗体直接作用于血管内皮细胞上的具有组织依赖性的抗原。其基本病变表现为广泛的急性动脉炎和小动脉炎、微血栓形成及组织缺血性坏死。由于现在手术前交叉配型工作的有效性,这种排斥反应已很少见。

急性排斥反应(acute rejection)发生在心脏移植后几周至数月,是临床上最为常见的排斥反应。急性细胞排斥是T淋巴细胞介导的,涉及到主要组织相容性(MHC)Ⅰ类和Ⅱ类抗原表达细胞和激活的T淋巴细胞间的相互作用。根据细胞表面抗原的决定簇(determinant),可将T淋巴细胞分为几个亚群,如CD_4^+或CD_8^+ T细胞,这些抗原决定簇决定了细胞亚群的功能。CD_4^+亚群代表了"辅助/诱导"亚组,CD_8^+亚群代表了"细胞毒/抑制剂"功能亚组,这些功能性亚群的分类不是绝对的,但它们有助于确定这些亚群的MHC抗原分类的归属。

MHCⅠ类抗原存在于所有有核细胞当中,包括抗原表达细胞,而MHCⅡ类抗原主要分布在抗原表达细胞中,如巨噬细胞、树突细胞和B淋巴细胞。不同的细胞因子可诱导MHCⅡ类抗原在一些淋巴细胞和血管内皮细胞表面表达。当CD_4^+淋巴细胞与MHCⅡ类抗原共同出现在抗原表达细胞表面时,它就可以识别外源性抗原。另一方面,当CD_8^+淋巴细胞与MHCⅠ类抗原共同出现在抗原表达细胞表面时,它就可以识别外源性抗原。这些交互作用并不完善,但它比前述功能性亚群(辅助、细胞毒等)更加有效。

出现外源性抗原时可以激活CD_4^+和CD_8^+淋巴细胞,启动了由细胞因子介导的、有活性的T细胞、巨噬细胞和B淋巴细胞参与的链反应。当特异性T淋巴细胞亚群的激活为抗原特异性,而且属于某类主要组织相容性抗原时,由重要的细胞因子如IL-2释放所导致的瀑布样效应则是相对非特异性的,T细胞毒细胞、T抑制细胞、自然杀伤细胞、B淋巴细胞和巨噬细胞也可能参与了该反应。

目前应用的免疫抑制药在这一瀑布效应的各个环节对其进行干预,以减轻免疫反应。这是多种药物合用的基础。环孢素和新近研制的Tacrolimus作用于瀑布样效应的早期,通过限制钙依赖性细胞因子的基因转录因子来限制T细胞增生,这些细胞因子包括IL-2、IL-3和干扰素-γ。硫唑嘌呤的作用是非特异性的,具有抗代谢效应,可抑制淋巴细胞的增生。皮质类固醇作用于不同水平,通过抑制巨噬细胞释放IL-1和IL-6间接地影响IL-2的释放,大剂量应用可产生非特异性抗炎效应。兔抗人胸腺细胞球蛋白和 OKT$_3$ 都是人淋巴细胞表面抗原的特异性抗血清。这种抗血清与靶抗原之间的相互作用导致了特异性效应细胞从排斥反应中减少。由于这些抗血清的靶抗原是相对未分化的人 T 淋巴细胞,这些作用亦为非特异性的。常用的免疫抑制药和免疫抑制策略见表 74-5。

表 74-5 常用的免疫抑制策略

药物	剂量	备注
术前		
硫唑嘌呤	4.0mg/kg,每日	
环孢素	5.0～10.0mgkg,每日	由于急性肾毒性,很多心脏中心都不用
术中		
甲泼尼龙	500mg,静脉点滴	于心脏再灌注时应用
术后		
硫唑嘌呤	2.0mg/kg,每日	调整剂量,使 WBC>5×10^9/L
环孢素	2.5～5.0mg/kg,每日	经利尿后患者稳定(术后 24～36h),将血液中浓度调整至 500～700ng/ml
Tacrolimus	0.075～0.15mg/kg,每日	将血液中浓度调整至 15～20ng/ml
	0.0015 mg/kg,静脉点滴,每小时	
甲泼尼龙	125mg,静脉点滴,每 8h 1 次,3 次	
泼尼松	0.3～1.5mg/kg,每日	3～6 个月内停用
出现排斥反应时		
甲泼尼龙	1.0g/d,静脉点滴 3d	轻、中度排斥反应
抗胸腺细胞球蛋白	2.5mg/kg,每日,5～7d	严重或反复的排斥反应
OKT$_3$	5mg,静脉点滴,qd×14d	严重或反复的排斥反应
泼尼松	1mg/kg,每日,10d 后逐渐减量	OKT$_3$ 治疗结束后用类固醇加强
维持		
环孢素	2.5～5.0mg/kg,口服,每日	根据个人排斥反应病史和药物毒性反应,对剂量进行调节
Tacrolimus	0.1～0.2mg/kg,每日	根据个人排斥反应病史和药物毒性反应,对剂量进行调节
泼尼松	0.1～0.2mg/kg,每日	根据个人排斥反应病史和药物毒性反应,对剂量进行调节
硫唑嘌呤	1.0～2.0mg/kg,每日	根据个人排斥反应病史和药物毒性反应,对剂量进行调节

发生在移植后较晚期的(多为 1 年以后)排斥通常对强化免疫治疗无反应,这被称作慢性排斥反应(chronic rejection)。抗体的产生被认为是导致很多患者慢性排斥的原因。这一排斥反应可能加速供体心脏的冠状动脉粥样硬化病变,导致供心冠状动脉高度狭窄和闭塞、心肌缺血和梗死,最终可能因心肌梗死和心力衰竭而死亡,而目前对它的发病机制和治疗方法知之甚少(表 74-6)。

表 74-6 国际心肺移植协会心脏排斥反应分级标准

分类	组织活检所见
零度	活检组织内心肌细胞正常,无排斥反应证据
一度 A(轻度排异)	活检组织内一处或多处发现局限性心肌血管周围或间质淋巴细胞浸润,心肌细胞尚无损害
一度 B	弥漫性心肌血管周围或间质淋巴细胞浸润,或两者均有,但心肌细胞仍无损害
二度(中度排异)	仅局限于单个病灶呈现炎症性浸润,聚集多数浸润性淋巴细胞伴有或不伴有嗜酸性细胞,病灶中同时还存在心肌细胞构型变形并有心肌细胞损害
三度 A(重度排异)	多个病灶发现炎症性浸润,病灶中有更多的浸润性淋巴细胞伴有嗜酸粒细胞。这种炎症性浸润可在活检组织的一个区域发现也可出现在多个区域内
三度 B	在活检组织更多的区域中发现弥漫性的炎症性浸润。心肌细胞也有损害,同时有较多的浸润性细胞。但此型中尚未出现心肌间质出血
四度(严重排异)	弥漫性多形性炎症浸润,浸润中有淋巴细胞,嗜酸粒细胞。在整个活检组织中处处可见心肌细胞坏死,损害,同时还可发现心肌间质水肿、出血和血管炎

有报道显示性别对排斥反应和实际生存率有影响。有人认为女性患者心脏移植后效果较差。危险因素包括多次怀孕、男性供体移植到女性受心者体内、心脏移植后用皮质激素治疗。由于和男性相比，接受心脏移植的女性患者较少，因此这一结论的可靠性有待于进一步验证。有研究提示，接受心脏移植的女性患者排斥反应的发生率较高，而实际生存率与男性相当。也有些研究没有发现女性的排斥反应较男性高。还有研究发现女性受心者排斥反应的发生率较男性为高，但统计学上差异不显著。但是，女性的实际生存率明显下降，尤其是手术后早期（一年以内）。尽管心脏移植后的男性和女性患者在免疫指标上有差异，但也有可能是性激素的差异影响免疫活性。有些免疫相关性疾病对妇女来说是易感的，如系统性红斑狼疮、血小板减少性紫癜、类风湿关节炎等。有实验证实，基础的免疫反应如抗体产物对同种移植物的排斥在女性体内是较强的。

尽管在移植前，男女患者的易感性没有差别（已形成的 IgG 抗 HLA Ⅰ级和Ⅱ级抗体），但在移植后，女性较男性容易产生抗 HLA 抗体。在移植后第一年末，有 39% 以前不易感的女性患者产生了 IgG 抗 HLA 抗体，而男性患者仅有 28% 产生。

接受心脏移植的女性患者表现为在较短的时间内出现高级别的排斥反应，出现排斥反应的频率也增加。有研究表明，女性患者出现第一次高级别排斥反应的时间要短于男性，而且在第一年里排斥反应的发生率是男性的 1.5 倍。到移植后第一年末，有 45% 的女性患者出现第一次高级别排斥反应，而这一数字在男性患者中仅占 37%。同种心脏移植后出现排斥反应风险最大的是术前诊断为特发性心肌病的女性患者。

尽管女性受心者较早和反复出现排斥反应，但排斥不是导致死亡的直接原因，导致死亡的直接原因是感染，而这又与环孢素血中浓度直接相关，而且是男性受心者的 2 倍。有研究指出，女性受心者早期死亡的增加，主要是由于出现急性排斥反应后需要应用超量的免疫抑制药所致。这提示我们，急性排斥反应的早期诊断和处理以及应用特异性强、对全身影响小的免疫抑制药对于女性同种心脏移植的效果会产生重大影响。

八、移植后冠状动脉血管病变

通过对受心者进行严格的选择和对排斥反应成功的检测、预防和治疗，心脏移植后早期的存活率有了明显的改善，但移植后供心的冠状动脉血管病变仍然影响了长期疗效。目前，移植后供心的冠状动脉血管病变是导致心脏移植 1 年以后患者死亡的主要原因。

活检结果提示，实质上存活 1 年以上的所有患者均有血管内膜的改变，并且通常发展为血管的弥漫性狭窄和缺血性损伤。虽然起因不同，但这种导致移植后冠状动脉血管病变的效应与局灶性非移植心脏动脉粥样硬化的相类似。内皮细胞受损可能是它们的共同机制。受到刺激的内皮细胞和平滑肌细胞增生，导致了心包增生以及平滑肌细胞和巨噬细胞向内膜移动，进一步产生了富含脂质和少钙的向心性斑块。供心血管的组织学和免疫细胞化学分析显示，存在一个炎性反应阶段。在这一阶段中，内膜和平滑肌细胞在血管壁上增生。应用乙酰胆碱后供心血管扩张减弱提示，内皮细胞对血管扩张药的反应受损。由于高血压、吸烟、糖尿病和手术前患者有动脉粥样硬化病史不增加这种风险，因此，确定这一损伤的原因仍较困难。免疫抑制药可能是很重要的致病因素，因为这种血管病变不仅存在于移植后的心脏中，而且累及其他组织和器官。有很多试图发现排斥反应与冠状动脉病变关系的研究得出的结论不一致。组织相容性与冠状动脉病变的关系目前仍不清楚。这种损伤是由细胞介导还是由抗体介导，抑或是与Ⅱ类 MHC 抗原表达有关都未有明确的结论。

诊断移植后供体心脏动脉粥样硬化的经典方法是每年做一次冠状动脉造影。由于移植后供心表现为功能上的减退，因此，靠心绞痛诊断心肌缺血是不可靠的。由于动脉血管的病变是弥漫性狭窄，所以，依赖标准的冠状动脉造影进行诊断是有限的。有研究显示，血管内超声是一种比较敏感的诊断工具。由于病变较为弥散，因此，铊核素扫描也没有绝对的特异性。

由于发病机制未明，没有最佳的治疗方法。尽管再次心脏移植要比初次心脏移植的病死率高 30% 或以上，目前还是强调要通过再次移植来挽救患者生命。某些患者可以应用血管成形术进行治疗，但这远不是根治性方法。内科治疗，包括锻炼、应用降血脂药物、抗血小板药和其他抗凝药物、鱼油、钙通道阻滞药等，均不能改变病变进程。

九、心脏移植术后感染

随着临床经验的不断积累以及新抗生素和免疫抑制药（如环孢素）的出现，心脏移植术后死亡和感染的发生率较早期明显降低。但感染仍是心脏移植后的主要并发症，并且被认为是导致死亡的主要原因，接受心脏移植手术的女性患者在手术后早期的死亡大都由于感染所致。

感染是心脏移植术后的常见并发症，但是在手术1年以后较为少见，平均每4人年才出现一次严重感染。有研究指出，心脏移植术后早期死于感染的患者占16%，排在心脏并发症（40%）和排斥反应（19%）之后，列第3位。但它是导致晚期死亡的最主要因素，占死亡原因的39%。其中又以细菌性感染最为常见，占严重感染的35%，其次是病毒、真菌和原虫感染。严重的病毒感染常见于手术后1～6个月。严重的真菌感染常见于术后2个月内。原虫感染首先出现在手术1个月以后，在3～6个月时达到高峰。巨细胞病毒、疱疹病毒和细菌性感染在手术后6个月内的发病率几乎相等，但在手术2年或2年以后，细菌性感染的发病率较其他感染高10～20倍。

肺炎是最常见的感染，首先要通过对标本的革兰染色和培养来进行评估。如果标本不可用或怀疑是条件致病病原体，则要借助支气管镜和支气管肺泡灌洗来明确诊断。由于临床诊断水平和支气管肺泡灌洗的成功率的提高，目前直视下肺活检已很少应用。

85%～90%的心脏移植患者体内可以培养出巨细胞病毒（CMV），但只有18%的患者可出现发热和乏力等症状，而这些症状的出现与淋巴细胞增多、中性粒细胞减少、血小板减少和肝功能轻度异常有关。大约1/4的有症状患者可发展为侵袭性胃肠道病变和肺疾患。CMV感染复发对患者影响较小，但对于术前CMV血清学检查阴性以及缘于供心或输注血制品而受到初次感染的患者，病情则较为严重。应用更昔洛韦（ganciclovir）是一种较好的治疗方法。临床上已发现，CMV

状况的不匹配可影响心脏移植的效果。理论上，免疫抑制治疗的改善以及对CMV感染预防和治疗的改进，这个问题应该得到解决。有关CMV感染治疗的报道较多，大都涉及对该病毒感染率的控制，而很少涉及其对存活率的影响。应用三联免疫治疗的一组病例报告提示，女性受心者的CMV状态如果与供心者的CMV状态不匹配，会明显增加心脏移植的风险。CMV状态的不匹配本身就是容易发生排斥反应和存活率下降的标志，抑或是偶然与CMV感染有关而产生不良反应，目前还不得而知。目前已经意识到，其他各种感染、排斥反应的增多、移植心脏的动脉粥样硬化和心脏移植术后的死亡与CMV感染有关。在心脏移植过程中，供体心脏和血制品均可使受心者感染CMV病毒。

心脏移植时感染CMV的机制可能是①通过供体心脏或输血将CMV阳性血液传输给CMV阴性的受心者。②在受心者接受免疫抑制治疗的同时重新激活潜在的CMV感染。③给CMV阳性的受心者输注了不同毒株的CMV。供心者和受心者CMV血清学结果相匹配减少了CMV的原发性感染，因此提高了生存率。有报道显示，接受CMV阳性供体的心肺移植患者，其CMV肺炎和CMV胃肠道感染的发生率较高。在报道的5例肺炎患者中，有3例死亡，使供心者和受心者CMV状况匹配后，由于CMV感染所导致的并发症和病死率则明显下降。有报道显示，女性受心者接受CMV阳性供心后36个月内，排斥反应发生次数增多、存活率显著下降，并认为，不能排除是CMV阴性受心者初次感染CMV而导致的心脏移植术后效果不好。初次感染，尤其是受供体器官传染，比再次感染和潜在感染重新激活的结果更差。但是并非所有CMV阳性的供体器官都含有潜在的病毒，有研究报道，仅有60%CMV阴性的、接受CMV阳性供体器官的受体可能发生初次CMV感染。同样情况下，男性患者手术后效果比女性好，说明心脏移植效果存在性别上的差异。

单纯疱疹和带状疱疹病毒经常引起较轻的但较为棘手的皮肤黏膜感染。有一半的术后患者体内带有单纯疱疹病毒，其中又有一半患者将发生感染，常见的是口腔溃疡，于手术后3周内发生。

生殖器疱疹较为少见,如果出现,可用阿昔洛韦(acyclovir)口服治疗1周。

心脏移植术后淋巴细胞增生性病变可能与EB病毒感染有关。放疗和化疗效果均不满意,但减少免疫抑制药的用量效果较好。对于抗EB病毒抗体较高的患者可选用γ-干扰素和γ-球蛋白。

念珠菌病是术后最常见的严重真菌感染。它可合并肝、肾和心脏功能衰竭,也可引起食管炎。这种感染仍是个问题,但依然有望得到解决。因为它的诊断较为容易,毒性较小的抗真菌药物,如itraconanzol有助于治疗。

心脏移植术后还可出现卡氏肺囊虫肺炎和曲霉病等。

十、肾功能衰竭

当环孢素首先用于肾移植时,肾毒性就一直是它最主要的不良反应。早期的临床经验发现环孢素治疗可产生肾毒性,而且有相当一部分患者需要临时透析治疗。也许原因是多方面的,但很可能是由于环孢素诱导的出球小动脉血管收缩和轻微的肾小管细胞损伤所致。在某种程度上,肾毒性与用药剂量有关,但随着联合用药时环孢素剂量的减少,肾毒性的发生已处于一个平台期。肾衰的早期表现为少尿。BUN的升高与肌酐清除率不成比例,但它们的峰值均出现在术后4~5d。血容量不足可加重氮质血症,应用正性肌力药物和主动脉内气囊反搏的重症患者更容易出现肾毒性。减少环孢素的用量可使肾功能迅速改善。

晚期的肾毒性以血浆肌酐缓慢升高为特点。有研究证实,接受环孢素治疗的患者,有45%在手术后1年血浆肌酐超过1.7mg/ml,所有患者在手术后4年血浆肌酐均超过1.7mg/ml。在晚期减少环孢素的用量可以在一定程度上改善肾功能,但病理损害不能完全恢复。目前还没有方法可靠地阻止肾损伤的发生。但前列腺素E_1的同工异构体可以减少心脏移植术后环孢素肾毒性的发生。

十一、与免疫抑制有关的并发症

多毛症、手震颤、牙龈增生是长期应用环孢素的常见并发症,但应用tacrolimus则较少发生。多毛症可通过脱毛来处理。牙龈增生者要注意口腔卫生,有时需要牙龈切除。两种药物引起的手震颤通常较轻,并且可以很好耐受,通过应用小剂量普萘洛尔可以控制。

痛风是随访期出现的棘手并发症。高尿酸血症在应用环孢素后常见,由尿酸盐减少所致,应用利尿药控制血压时可以加重。抗感染治疗可以减轻症状。别嘌醇可以加重硫唑嘌呤所致的骨髓毒性。

高胆固醇血症和低密度脂蛋白水平升高可出现在移植后3个月时,可能与环孢素和类固醇药物聚集有关,而类固醇可能起主要作用。有研究报道,在术前没有糖尿病的366例接受心脏移植的患者中,术后有8%被诊断为糖尿病,而且大多需要胰岛素治疗。类固醇对高血糖的影响还不清楚,但已表现出这种趋势。有研究表明,心脏移植术后发生糖尿病与年龄、性别、种族、HLA-表型、类固醇或环孢素剂量和排斥反应均没有显著相关性。

骨质疏松症是皮质类固醇的另一种并发症,可引起骨折。高龄、妇女绝经后骨密度降低,增加了骨质疏松发生的可能性。调整饮食结构或补充钙剂和维生素可以控制其发生。

与其他胸心血管外科手术相比,心脏移植后容易发生腹部外科并发症。机会性感染和与应用类固醇有关的上消化道出血经常需要上消化道内镜检查。出现这种情况时可以进行手术治疗,这是一种快速、积极、适合免疫抑制患者的治疗方法。

十二、心脏移植和妊娠

从第一例肾移植后妇女怀孕并顺利产下一健康男婴以来(1958),有关实体器官移植术后妇女妊娠的研究报道越来越多,目前这种病例已有数千例。1976年,有人通过文献调查,制定了肾移植后妇女妊娠指南。该指南指出,脏器移植后的妇女妊娠应符合下列标准:①移植后至少两年内一般情况良好;②经妇产科检查,身材合适;③无蛋白尿;④没有严重的高血压;⑤没有排斥反应的证据;⑥近期尿道造影显示没有肾盂扩张;⑦血浆肌酐水平≤2mg(180μmol/ml);⑧药物治疗,泼尼松≤15mg/d,硫唑嘌呤≤3mg/(kg·d)。

有人报道了35例接受心脏移植患者的47次妊娠。其中包括35次初次妊娠和12次再次妊娠。初次妊娠的结果包括26例婴儿安全出生,其中包括一对双胞胎;另有4例自然流产;6例治疗性流产。再次妊娠的结果包括11例婴儿安全出生和2例自然流产。这一研究的数据来自多中心,是有关接受心脏移植的女性患者妊娠的最大数量的研究。初次妊娠组和再次妊娠组相比,出生婴儿的平均体重和早产方面没有明显差异。但在再次妊娠组,新生儿的并发症有增多的趋势。早产儿中的并发症常见,但未发现身体结构畸形。两组母亲的并发症是相同的。一位儿童在出生后18个月证实患有特发性扩张型心肌病,其他儿童还未发现患有已知的并发症。初次妊娠的母亲当中有7例死亡,3例由于自愿停服免疫抑制药,其余为急性排斥反应、猝死、移植心脏血管病变、隐孢子菌属脑膜炎各1例。再次妊娠组中惟一的一例死亡是由于移植心脏血管病变所致。

活检证实,有28次妊娠的17位母亲出现过排斥反应(初次妊娠 $n=17$;再次妊娠 $n=11$)。妊娠前平均每年出现0.8次排斥反应,妊娠期间有8位母亲出现过共12次排斥反应,其中5次发生在初次妊娠组,7次出现在再次妊娠组。三位出现排斥反应的孕妇应用了类固醇激素治疗,其他孕妇未用抗排斥反应治疗。在这8例妊娠前和妊娠后出现排斥反应的患者中,有两例死亡,分别死于急性排斥反应和移植心脏血管病变。

该研究认为,接受心脏移植的女性患者,当其心脏功能足够稳定,就可以很好地耐受妊娠。实体器官移植的女性患者妊娠是安全和成功的。

十三、预 后

正如简史中提到的,心脏移植在早期的病死率较高。1975～1981年,三年的存活率仅有40%。环孢素的发现明显改善了心脏移植术的效果。一份有26 704个病例的报道显示,心脏移植术后1和12年的存活率分别为80%和37%,导致死亡的高危因素包括以前做过心脏移植、手术前呼吸机依赖、年龄<5岁或>60岁。与供心有关的高危因素包括年龄>40岁、女性和供心缺血时间>3.5h。

与其他实体器官移植一样,心脏移植的未来依赖于对免疫抑药的更进一步研究,这种免疫抑制应特异性地作用于供心的活性内皮细胞受体和反应性宿主淋巴细胞。通过免疫抑制和其他方面的进一步改进减轻移植后冠状动脉病变对长期效果的影响。新的免疫抑制药加上对骨髓诱导耐受和可用于异种移植的转基因动物的研究,心脏移植会取得很大进展。

(蒙 革)

参 考 文 献

1 Chen JM, Davies RR, Mital SR, et al. Trends and outcomes in transplantation for complex congenital heart disease: 1984 to 2004. Ann Thorac Surg, 2004, 78 (4):1352—1361

2 Flaman F, Zieroth S, Rao V, et al. Basiliximab versus rabbit anti-thymocyte globulin for induction therapy in patients after Heart transplantation. The journal of heart and lung transplantation, 2006, 25(11):1358—1362

3 Gasink LB, Blumberg EA, Localio AR, et al. Hepatitis C virus seropositivity in organ donors and survival in heart transplant recipients. JAMA, 2006, 296 (15):1843—1850

4 Jayakumar KA, Addonizio LJ, Kichuk-Chrisant MR, et al. Cardiac transplantation after the Fontan or Glenn procedure. J Am Coll Cardiol, 2004, 44 (10):2065—2072

5 Haykowsky M, Eves N, Figgures L, et al. Effect of exercise training on VO_2 peak and left ventricular systolic function in recent cardiac transplant recipients. Am J Cardiol, 2005, 95 (8):1002—1004

6 Hershberger RE, Starling RC, Eisen HJ, et al. Daclizumab to prevent rejection after cardiac transplantation. N Engl J Med, 2005, 352 (26):2705—2713

7 Jeevanandam V, Russell H, Mather P, et al. Donor tricuspid annuloplasty during orthotopic heart transplantation: long-term results of a prospective controlled study. Ann Thorac Surg, 2006, 82 (6):2089—2095

8 Lewis EF, Tsang SW, Fang JC, et al. Frequency

and impact of delayed decisions regarding heart transplantation on long-term outcomes in patients with advanced heart failure. J Am Coll Cardiol, 2004, 43 (5):794—802

9 Li H, Tanaka K, Anzai H, *et al*. Influence of pre-existing donor atherosclerosis on the development of cardiac allograft vasculopathy and outcomes in heart transplant recipients. J Am Coll Cardiol, 2006, 47 (12):2470—2476

10 Lim DS, Mooradian SJ, Goldberg CS, *et al*. Effect of oral L-arginine on oxidant stress, endothelial dysfunction, and systemic arterial pressure in young cardiac transplant recipients. Am J Cardiol, 2004, 94 (6): 828—831

11 Newcomb AE, Esmore DS, Rosenfeldt FL, *et al*. Heterotopic heart transplantation: an expanding role in the twenty-first century? Ann Thorac Surg, 2004, 78 (4):1345—1350

12 Pancevski B. Swiss hospital investigates heart transplant "experiment". Lancet, 2005, 366 (9486):624

13 Petrakopoulou P, Anthopoulou L, Muscholl M, *et al*. Coronary endothelial vasomotor function and vascular remodeling in heart transplant recipients randomized for tacrolimus or cyclosporine immunosuppression. J Am Coll Cardiol, 2006, 47 (8):1622—1629

14 Pfeiffer P, Muller P, Kazakov A, *et al*. Time-dependent cardiac chimerism in gender-mismatched heart transplantation patients. J Am Coll Cardiol, 2006, 48 (4):843—845

15 Stavros G. Drakos, Abdallah G. Kfoury, Edward M. Gilbert, *et al*. Multivariate Predictors of Heart Transplantation Outcomes in the Era of Chronic Mechanical Circulatory Support. The Annals of Thoracic Surgery, 2007,83(1): 62—67

16 Tuzcu EM, Kapadia SR, Sachar R, *et al*. Intravascular ultrasound evidence of angiographically silent progression in coronary atherosclerosis predicts long-term morbidity and mortality after cardiac transplantation. J Am Coll Cardiol, 2005, 45 (9):1538—1542

17 Jeevanandam V, Russell H, Mather P,*et al*. Donor tricuspid annuloplasty during orthotopic Heart transplantation: long-term results of a prospective controlled study. The Annals of Thoracic Surgery, 2006, 82(6): 2089—2095

第75章 心脏围手术期监护

Chapter 75

心脏围手术期监护是围手术期监护的重要内容。女性病人术前的病理生理状态以及术中麻醉和手术的影响,使其围手术期的心脏功能及相关的血流动力学发生相应变化。从 20 世纪 60 年代,随着电子技术革命的开始,心血管压力直接监测开始在实验室采用,心电图应用得到普及。20 世纪 80 年代以来,电子技术特别是计算机技术的飞速发展和应用,使围术期心脏功能监护更加简便易行和准确高效。本节重点介绍围手术期心脏功能及相关的血流动力学监护的临床技术和方法。

一、心电图监测

1924 年,荷兰医学家 Willem Einthoven 因创造性地测量和分析心脏电活动而获得诺贝尔奖。但直到二次世界大战以后出现了直接描记心电图机心电图才常规临床应用,现在已经成为麻醉和手术中的标准监测项目。

(一)心脏的传导系统和电生理

心脏的传导系统包括窦房结、房室交界区、房室束(atrioventricular bundle,又称 His 束)和末梢浦肯野纤维网。心脏的电兴奋起始于位于右房和上腔静脉结合部位的窦房结,窦房结主要含有 P 细胞(pacemaker cells)和过渡细胞。P 细胞是自律细胞,位于窦房结的中心部分;过渡细胞位于周边部分,其作用是将 P 细胞产生的兴奋向外传播到心房肌。房室交界是正常情况下兴奋由心房传至心室的惟一通路,它可分为三个功能小区,自上而下分别称为房结区、结区(相当于光学显微镜所见房室结)和结希区,除结区无自律性外均有自

律性。房室束主要含浦肯野细胞,分支形成左束支和右束支。浦肯野纤维网是左右束支的最后分支,在心内膜下交织成网,并垂直向心包脏层侧延伸,再与普通心室肌细胞相连接。电兴奋从窦房结传至房室结约 0.04s,在房室结内传导延迟约 0.1s。房室束及其末梢浦肯野纤维网的作用是将心房传来的兴奋在 0.03s 之内迅速传播到左、右心室。由于房室结的自主节律低于窦房结,所以窦房结控制着心率。

关于是否存在心房传导束的问题一直存在争论。20 世纪 60 年代,James 提出在窦房结和房室结之间有由浦肯野细胞构成的前、中、后三条结间束,其兴奋传导速度快于一般心房肌。但近 20 余年的研究未能证实心房内存在形态结构上不同于心房工作细胞,由特殊传导组织组成的心房传导束。现在认为窦房结的兴奋主要由心房肌细胞传导;在窦房结与房室交界之间有一些排列比较整齐的心房肌,其传导速度较其他心房肌纤维快,从而在功能上构成心房的"优势传导通路"(preferential pathway)。

ECG 反映了上述电活动。P 波代表心房的除极。一旦除极到达房室结,就会出现传导延迟,以便心房收缩和心室充盈,表现为 PR 间期,正常 $0.12 \sim 0.20s$,其延长说明房室结或房室束传导有问题。QRS 波复合反映了两心室的除极,正常 < $0.12s$。QRS 波与 ST 段的交接点称为 J 点。ST 段是心室除极完成后,早期复极过程的电位变化。T 波代表心室复极过程。QT 间期长短依赖于心率快慢。

在成年人及老年前期的健康人群中,女性的

QRS波振幅较同年龄组的男性者稍低,在胸前导联上差别较明显,而在肢体导联上可无明显差别。女性中QRS波的幅度较同年龄组的男性平均低约10%。在男性中,RV_5的电压大于女性者最大可达25%。在女性中,PR间期、QRS间期及QT间期的时限均稍短。QRS向量环的初始前向的向量较小,甚或缺如。心电图上这些男、女性别之间的差别,原因尚不清楚。女性的心脏与人体体重之比似乎较小。其他如胸廓形态的特点,女性皮下脂肪较多、胸前导联的电极板下胸部软组织较多等均有可能对心电图产生影响。妊娠妇女的心电图改变包括良性心律失常、可逆性的ST-T和Q波变化、电轴左偏等。

(二)心电图监测系统

传统的常规体表心电图共包括三个标准导联(Ⅰ、Ⅱ和Ⅲ)、三个加压肢体导联(aVR、aVL和aVF)以及6个胸前导联($V_{1～6}$导联)等12导联的心电图。

1. 3导联系统和5导联系统 将3个电极放置在双上肢和左下肢,可测得标准肢体导联Ⅰ、Ⅱ和Ⅲ。该系统可在任意两个电极上测得心电,而第三电极则为零电极。因此虽然不能同时测定标准肢体导联Ⅰ、Ⅱ和Ⅲ,却可以在3个导联之间任意切换。3电极系统比较简单,能够基本满足心律失常的诊断要求,但因不能观察左室壁变化,用于心肌缺血监测显得不足。

5导联系统是在3导联系统中加上2个电极,即4个肢体电极和1个胸前V_5电极。这样就可以测得Ⅰ、Ⅱ、Ⅲ、aVR、aVL、aVF以及6个胸前导联中的任何一个导联心电图。冠心病病人术中监测心肌缺血时,V_4和V_5的敏感率最高,分别达到61%和75%。同时监测V_4和V_5,敏感率高达90%;而同时监测标Ⅱ和V_5,敏感率为80%。如果同时监测Ⅱ、V_4和V_5,敏感率升至98%。

2. 胸前导联的位置及扩增 胸前导联的连接方法为,负极接中心电站(即连接左、右上肢或左下肢),探查电极分别放置在胸部各个规定位置上,各探查电极的具体位置如下:

V_1在胸骨右缘第4肋间;

V_2在胸骨左缘第4肋间;

V_3在$V_{2～4}$连线的中点;

V_4在左锁骨中线与第5肋间相交处;

V_5在左腋前线上,与V_4同一水平高度;

V_6在腋中线上,与V_4同一水平高度。

在临床工作中,若$V_{1～6}$导联不能满足诊断需要时,可加作$V_{3R～6R}$,V_7、V_8、V_9等导联。其探查电极部位如下:

$V_{3R～6R}$在$V_{3～6}$相应部位的右侧胸部;

V_7在左腋后线与V_4同一水平高度;

V_8在左肩胛下角与V_4同一水平高度;

V_9在脊柱旁与V_4同一水平高度。

在诊断心肌梗死时,偶或需要在常规胸前导联高一肋间或高二肋间安置探查电极,可用$V'_{1～6}$或$V''_{1～6}$表示。

以上是临床上常用的心电图导联,但在日常心电图检查中,只要做Ⅰ、Ⅱ、Ⅲ、aVR、aVL、aVF、V_1、V_3、V_5等九个导联就可做出一般心电图诊断。

肢体导联Ⅰ、Ⅱ、Ⅲ,不能反映其所探查部位的实际电位,aVR导联反映了右心室的电位,aVL导联反映左侧壁及上侧部电位,aVF反映通过横膈面的心脏下壁电位。$V_{1～2}$反映右心室外膜电压,$V_{3～4}$反映左右心室交界处——室间隔电位,V_5反映左室前壁电位,V_6反映左心室侧壁电位,$V_{7～9}$反映左心室后壁电位。

3. Holter监测 Norman J Holter 1957年首先提出动态ECG监测,并于1961年首次报道了临床应用。后经过技术改进,逐渐成为一种切实可行的监测手段。Holter监测仪将通过一个或两个导联记录的ECG信息储存在袖珍磁带上,可连续收集48h的ECG信号。现代Holter监护仪具有ECG分析监督识别功能,能实时提供诸如ST段变化等信息。持续动态心电图监测可以用于判断围手术期心律失常及心肌缺血的严重性和发作次数,尤其对无症状型心肌缺血有诊断意义。

4. 内置的体腔心电图导联 心脏电活动不仅能从体表测到,也可以在靠近心脏的体腔甚至心脏内部测得,不同方法各具优点。

(1)食管心电图(EsECG):食管电极很靠近心房,所以心房除极时P波很明显,食管电极由食管听诊器和常规心电图导线组成。双电极食管ECG是将电极连在左右上肢,选择Ⅰ导进行观察。食管电极对房性心律失常的诊断准确率极高,而且因其靠近左室后壁,对确定后壁缺血也有帮助。食管心电图最适合于不能测定体表 ECG 的特殊病人,还可用于食管调搏。为防止食管灼伤,在食管导联和 ECG 导线之间加入射频滤过层。

(2)心腔内心电图(intracardiac electrocardiography):早期曾经将长的中心静脉导管充满盐水用于测量心腔内心电图,后来用改良气囊漂浮导管测量心腔内心电图。多用途肺动脉导管具有标准肺动脉导管的全部特征,内置 3 个心房电极和 2 个心室电极。通过这些电极可以记录腔内心电图 ECGs,诊断房性、室性和房室结性心律失常及传导阻滞,还能行心房或房室起搏以及 IABP 触发。其他的肺动脉导管都有心房和心室通路,可放入起搏导线用于诊断和治疗。

(3)气管内心电图(endotracheal electrocardiography):使用置入 2 个电极的气管导管测定 ECG,对小儿房性心律失常的诊断最有效。可用于不能测量体表 ECG 的全麻插管病人。

(三)心律失常的诊断及治疗

见有关章节。

二、体循环压力监护

血压和心率一样是最基本的心血管生命体征,它反映了机体组织器官的灌注压力,是确定左室后负荷和心脏做功最重要的指标。因此,血压监测成为危重病人围手术期监护的关键内容之一。

1. 动脉压力测定的影响因素 身体的不同部位血压并不一样,由于地心引力的作用,心脏水平以上逐渐降低,心脏水平以下逐渐升高,站立时最明显。所以,任何体位测定血压的位置标准都是心脏水平。从胸主动脉向远端外周动脉,收缩压是逐渐升高的。临床最有意义的压力监测是中央动脉压力,因为主动脉根部的压力决定着脑循环和冠脉循环的灌注压力。而外周动脉的有创或无创测压均不能代表真正的主动脉根部的收缩压和舒张压,临床可行的选择就是测定平均动脉压。有些情况下也可通过主动脉内球囊导管测量中央动脉压力。MAP 通常根据公式算出,即 1/3 收缩压+2/3 舒张压。但这一公式是假定心率为 60/min,此时舒张期占整个心动周期的 2/3。事实

上,人的心率是不固定的,某些危重病人的心率常在 100/min 以上,此时舒张期甚至短于心动周期的 1/2,用这个公式计算误差就很大。好在电子测压系统计算 MAP 是根据压力曲线下的面积,它随着心率的变化而变化,所以更能准确反映 MAP。另外,无创测压与直接动脉测压相比,无创测压的收缩压低于直接测压的收缩压,差值可达 20mmHg 以上,而无创测压的舒张压通常高于直接测压的舒张压。

2. 无创动脉压监测

(1)原理:脉动血流通过通畅的大血管时是一条流线,听诊器不能听到血流的声音。但是,脉动血流通过外部加压的动脉时,会产生震动和低频声音(Korotkoff 音),这个声音可以用听诊器听到。也就是说,无创测压的原理是通过足够的脉动血流造成血管震动,产生人可以听到的声音。

(2)手动测压法:袖带充气应超出肢体远端脉搏消失后 30mmHg。放气应缓慢,约每秒钟 3mmHg。在心率缓慢者,放气速度应更缓慢些。在放气过程中第一音和消失音分别为收缩压和舒张压。在高动力循环状态(高每搏量和低外周阻力)时,变弱的 Korotkoff 音在很低的压力水平还能听到。这种现象在小儿、妊娠妇女、甲亢、健康青年人、外周动静脉分流病人(如肝硬化)、严重贫血、重度主动脉瓣反流等病人均可见到。对于此类病人,Korotkoff 音突然变弱时的血压可能更代表真正的舒张压,因为有的病人在袖带完全放松后仍能听到 Korotkoff 音,而舒张压不可能为零。

(3)自动无创测压:自动测压无须听诊器和袖带手动充放气,由监护仪按照设定的时间间隔自动测定收缩压、舒张压和平均动脉压。其准确测定依赖于足够强的脉动血流,在有些病人其准确性会受影响。如血压心率剧烈变化、因体位导致腋动脉受压、钙化性血管病、大动脉炎、低血压和低脉压、病人活动(寒战、抽搐、躁动)等。

自动无创测压原理包括振动测定法、超声法和动脉张力测定法。目前采用的主要是振动测定法(oscillometric detection)。测压时将袖带充气至血管振动消失,第一次充气通常是 160mmHg 或者高出上一次收缩压 30mmHg,如果病人的收缩压超出袖带压力,则立即袖带充压至

200mmHg 左右,若袖带压力仍低于收缩压,监护仪则仅测平均动脉压。然后袖带完全放气,恢复肢体循环,再充气至 250mmHg。袖带与监护仪的压力感受器相连,袖带放气是计算机控制。每一次动脉血管振动都引起袖带膨胀。在整个放气过程中,血管的振动和相应的袖带压力通过计算机分析得出收缩压、舒张压和平均动脉压。正常情况下一个测定过程需 20～45s。就振动测定法来讲,MAP 较收缩压和舒张压容易测得因为后两者更易受低血压和血压波动的影响,甚至在休克病人,收缩压和舒张压均不能显示时,MAP 依然能够可靠显示。

3. 直接动脉压监测　血管内压力经压力传感器转化电信号,再经放大持续显示为波形和数值,是连续实时监测收缩压、舒张压和平均动脉压的最可靠方法。

(1)适应证和禁忌证:见表 75-1。

表 75-1　直接动脉测压的适应证和禁忌证

适应证

1. 需要实时观察血压可能快速变化的危重病人和接受大手术的病人

　　a. 心脏手术病人

　　b. 大血管手术,胸、腹或神经外科大手术

　　c. 血流动力学不稳定的病人

　　d. 接受升压药或降压药治疗的病人

　　e. 使用主动脉内球囊反搏(IABP)支持的病人

　　f. 颅内压监测的病人

　　g. 高血压危象病人

2. 连续血气监测的危重病人

　　a. 呼吸衰竭病人

　　b. 呼吸支持或准备撤离呼吸机的病人

　　c. 严重酸碱平衡紊乱病人

　　d. 任何原因需要频繁采集动脉血标本的病人

相对禁忌证

1. 有外周血管疾病病人

2. 凝血功能异常病人

3. 动脉穿刺区域有皮肤感染、拟穿刺的动脉接受过血管手术或人造血管移植术的病人

(2)动脉压波形的生理意义:左室射血,血流进入动脉系统,产生压力波形。压力向外周动脉的传导比血流快,压力传播速率为 10m/s,而血流

速率为 0.5m/s。正确评价动脉压波形需要了解正常波形的构成、与心动周期的关系以及身体不同部位动脉压波形的差异。

在 ECG 的 R 波之后,可见心室收缩期左室快速射血,血压迅速升高,形成动脉压波形的上升支、峰值和下降支的前部。位于重搏切迹后面的下降部分,直到最低点是心室舒张期的动脉压波形,跟随在 ECG 的 T 波之后。重搏切迹反映了主动脉瓣关闭。在主动脉内的血液向外周动脉移动的过程中,也可以产生第二波峰,它因测压部位不同而变化,在桡动脉压力波形中常能看到位于第一波峰后的第二波峰,而股动脉压力波通常只显示一个压力波峰。桡动脉压力波的上升支出现较 ECG 的 R 波慢 120～180ms,这段时间代表了心室肌除极、左室等容收缩、主动脉压力向桡动脉传导以及动脉导管压力向压力传感器传导的过程。上升支的斜度、上升速度和高度与血流加速度相关,反映左室的收缩功能。上升支斜度和高度降低见于缺血性疾病、心肌病、血容量不足和某些药物作用。相反,在高动力循环病人,上升支的斜度和高度会增加,如贫血、甲亢和主动脉瓣反流等。

从主动脉到外周动脉,压力波形的上升支斜度和峰值逐渐增加,重波切迹也变的滞后和平滑。而舒张波更加显著,舒张末压降低,所以脉压增宽。但主动脉 MAP 仅略高于桡动脉,桡动脉压力波的上升支较主动脉滞后约 60ms。

随着年龄增长,正常动脉压力波形会发生变化,一般是脉压逐渐增大,收缩波峰推迟,舒张波平滑。

(3)动脉穿刺置管:动脉穿刺部位的选择包括桡动脉、肱动脉、股动脉、腋动脉和足背动脉。桡动脉穿刺置管最常选用,穿刺前应做 Allen 试验,即由检查者压迫桡动脉和尺动脉,令病人紧握拳使手掌苍白,然后开放尺动脉,通常数秒钟之内手掌变红,如果超过 10s 表明尺动脉血流严重不足。应该注意的是 Allen 试验预测缺血并发症并不绝对可靠,有 Allen 试验正常而发生严重缺血的报道,也有虽然 Allen 试验异常,但桡动脉置管无缺血并发症的报道。

(4)直接动脉测压的并发症:直接动脉测压已经广泛用于手术病人和 ICU 病人。有报道桡动

脉置管拔除后桡动脉血流减少发生率高达25%，而且与穿刺部位血肿、女性、体外循环相关。绝大部分桡动脉置管引起的桡动脉血流减少或栓塞，在数天或数周后会再通，所以远期并发症的发生率极低，桡动脉置管所致的远端缺血发生率低于0.1%。动脉血栓的形成与留管时间长、导管较粗以及导管材料有关。

4. 中心静脉压(central venous pressure, CVP)监测 中心静脉压是腔静脉与右心房连接部位的血压。临床上用于评价血管内容量、右心前负荷和右室功能状况。围手术期影响CVP的最主要的人为因素是正压通气。机械正压通气导致胸腔压力升高，并部分传递到右房，使右房压升高，但右房的灌注压或右心前负荷是降低的，其结果就是CVP升高而心排血量减少。所以机械通气时潮气量太大对维持心排血量是不利的。

(1)中心静脉置管的适应证和相对禁忌证：见表75-2。

表75-2 中心静脉置管的适应证和相对禁忌证

适应证

补液

药物治疗

监测中心静脉压

使用肺动脉导管

胃肠外营养

置入心脏起搏器

输血和血液成分

外周静脉穿刺不能，如：创伤、瘢痕、静脉血栓、石膏固定、局部炎症等

相对禁忌证

凝血功能异常

溶栓治疗

穿刺部位感染

相关血管有严重血管疾病

血管解剖异常

腔静脉损伤

不能配合的病人

(2)CVP波形的生理意义：CVP近似反映右心房内压力的变化。a波：反映右房收缩功能。c波：右心室收缩，三尖瓣关闭。x波：右房舒张早期。v波：右房舒张期快速充盈。y波：三尖瓣开放。

(3)中心静脉置管：CVP监测置管部位很多，但最常用的是右侧颈内静脉和锁骨下静脉，其次是股静脉、左侧颈内静脉和颈外静脉。

①右侧颈内静脉：穿刺技术有多种，一般多采用所谓"中间入路"。在这里将笔者通常采用的颈动脉触诊法和中间入路结合进行介绍。解剖标志包括颈静脉切迹、锁骨和胸锁乳突肌，将病人头部稍转向左侧，小儿因头颅较大颈项较细，宜将肩部垫高。消毒铺单后在甲状软骨和环状软骨水平，触诊颈动脉走行，在触及颈动脉搏动最明显处，靠颈动脉外侧穿刺，穿刺针指向同侧乳头方向。此法可有效避开颈动脉，使误穿颈动脉概率很小。另外，穿刺点可以更靠近头侧，减少刺破胸膜的可能性。在行心脏手术的病人，笔者经常在相距1cm的位置放置两根双腔中心静脉导管。如果病人因低血压等原因颈动脉触诊不清楚或颈动脉搏动弥散时，可根据胸锁乳突肌胸骨头和锁骨头所夹的颈三角顶点位置确定穿刺点。穿刺针前进过程中，经常是压扁静脉后，将静脉前后壁一并刺透，见不到回抽血，而缓慢退针过程中方见回抽血，此时即可置入导丝。所以穿刺针应接有负压针管，而且退针一定要慢。

②锁骨下静脉：穿刺方法有锁骨下入路和锁骨上入路，前者应用更普遍。锁骨下入路：病人去枕仰卧稍头低位，头部稍向对侧。在锁骨中点或中、内1/3交接处下方1～2cm处穿刺，穿刺点距锁骨下缘要有足够距离，以免穿刺针靠锁骨背面前行时折弯，进针朝向颈静脉切迹，进针3～5cm即可刺入静脉。如果第一次没能刺中锁骨下静脉，退针再穿时，进针方向向头侧偏移。但穿刺针要始终靠紧锁骨背面。锁骨上入路：病人仰卧，头部转向对侧，肩部垫高。在胸锁乳突肌锁骨头外侧，锁骨上方1cm处穿刺，进针与锁骨成45°，针干保持水平或向前偏15°指向胸锁关节，进针1.5～2cm即可进入静脉。

③股静脉：穿刺点位于腹股沟韧带的下方，股动脉内侧。穿刺针与皮肤成45°，针尖指向头侧偏内，一般进针2～4cm即可刺入股静脉。

④左侧颈内静脉：穿刺置管与右侧颈内静脉相似，但左侧胸膜顶较高，发生气胸的几率较右侧

大。由于胸导管在左侧颈内静脉和锁骨下静脉结合处汇入静脉,穿刺时有伤及胸导管的可能。而且头部转向右侧时,左侧颈内静脉与颈动脉重叠较多。左侧置管要经过左侧无名静脉,导丝或导管触及上腔静脉右侧壁,增加血管损伤的机会。

(4)并发症:实施CVP监测的并发症与多种因素有关,如静脉穿刺的路径和方法、操作者的技术熟练程度以及病人的身体状况等,所以并发症的发生率各家报道不一,相差比较悬殊。误穿动脉是最常见的并发症,发生率为3%~9%,处理比较简单,拔出导管压迫至少5min,避免血肿形成。气胸也是报道发生率较高的并发症,以锁骨下静脉置管发生最多,发生率为3.7%,胸腔闭式引流是行之有效的治疗措施。但要注意,围术期病人很多是接受正压通气的病人,要警惕张力性气胸的可能及其对血流动力学的影响。最常见的远期并发症是感染,与留置导管相关的细菌或真菌血症发生率大约为5%,对于易感者最好选择锁骨下静脉置管,因为颈内静脉和股静脉置管的感染风险更大,多腔导管发生概率大于单腔导管。近来导管表面具抗菌作用的产品已经投入使用。还有许多相关并发症,参见肺动脉导管置入的并发症。

三、肺动脉置管(PAC)监测心脏功能

1970年Swan和Ganz首先成功的使用气囊漂浮导管行右心插管测量肺动脉嵌入压,之后气囊漂浮导管的应用日益广泛,功能也愈加复杂。现在已经常规用于监测右房压、右室压、肺动脉压、肺毛细血管楔压(PCWP)、热稀释法心排血量、血管内温度、混合静脉血氧饱和度和持续心排血量。依据这些参数并结合血压、心率等还可进一步计算出左、右心室做功(LVW、RVW)、外周循环阻力(SVR)、肺循环阻力(PVR)、每搏量(SV)和射血分数(EF)等一系列循环生理参数。此外,还用于药物输注、心脏造影、心腔内心电图、房室起搏。

成人7F Swan-Ganz气囊漂浮导管全长110cm,每10cm有一刻度,气囊距导管顶端约1mm,可用0.5~1.5ml的空气或二氧化碳充胀,导管尾部经一开关连接1.5ml的注射器,用以充放气囊。导管顶端有一腔开口,可做肺动脉压力

监测,此为双腔心导管。三腔管是在距导管顶部约30cm处,有另一腔开口,可做右心房压力监测。如在距顶部4~6cm处加一热敏电阻探头,就可做心排血量的测定,即为完整的四腔气囊漂浮导管。有5F、6F、7F和8F四种型号。

1. 肺动脉导管置入 可经颈内静脉、锁骨下静脉、肘前静脉、股静脉穿刺置管,导管经上或下腔静脉进入右心房、右心室到肺动脉。

临床上多采用右颈内静脉或锁骨下静脉置管。经此静脉插入导管比较通顺,置入长度几乎是远端静脉置管的一半,污染机会少,易于临床监测及护理。颈内及锁骨下静脉置管为35~45cm。在导管置入过程中要连续监视压力波形的变化,以判断导管行进位置。

A:全过程中的压力变化。B:导管到达右心房。C:导管到达右心室。D:导管到达肺动脉。E:导管气囊嵌住肺动脉。

2. 提高肺动脉导管的安全性

(1)掌握肺动脉导管的使用指征,权衡利弊。

(2)在连续监测肺动脉压时,气囊充气要慢。

(3)肺动脉压力波形转变为PCWP波形时,要立即停止气囊充气。

(4)如发现过分嵌楔时,立即放开气囊后,退出导管1~2cm。然后缓慢充气,可见PCWP波形。

(5)尽量缩短PCWP测定的时间。

(6)如果气囊充气量少于1.5ml,应将导管至少后退1~2ml。

(7)要持续监测肺动脉压,以防导管自行嵌住。一旦导管自行嵌住,则将导管后退1~2cm,直到出现正常的肺动脉压。

(8)在老年、抗凝或肺动脉高压病人,减少PCWP测量次数。

(9)如果肺动脉舒张压<18mmHg,则用肺动脉舒张压,而非PCWP,作为左室充盈压的指标。

3. 判断正确的导管位置

导管顶端位置或气囊充气不当,就会影响PCWP测定的准确性。可以采用以下方法判断正确的导管位置。

(1)导管顶端进入肺动脉后出现典型的肺动脉压力波形,导管继续进入,嵌住时波形突然变低平,显示类似CVP波形的PCWP波形,此时放开

气囊,波形应再转为肺动脉压波形。缓慢给气囊注入给定体积的气体,又见 PCWP 波形出现。否则应调整导管位置。

（2）平均 PCWP 应低于平均肺动脉压或肺动脉舒张压,除非病人有急性二尖瓣反流,平均左房压及 PCWP 会高于肺动脉舒张压。否则应调整导管位置。

（3）气囊嵌住时导管远端抽出的血应该是类似动脉血的高氧合血。先将气囊充气,从导管远端抽出 5ml 血后,再用第二个注射器抽出 2ml 血送验血气,放开气囊冲洗管腔。此法一般情况下无必要采用。

4. 压力监测　从理论上讲,正常心脏情况下,当肺动脉导管的气囊嵌住时,PCWP 平衡于肺静脉压→平衡于左房压→平衡于左室舒张末压（LVEDP）。而且,在正常心脏 LVEDP 与左室舒张末容积呈线性关系,这样就可以通过 PCWP 来评估左室功能。PCWP 与左房压在很大的压力范围内具有相关性,这样 PCWP 可以评价左室前负荷,进而关系到左室舒张末容积和舒张末心肌纤维长度。所有这些压力的测定,无论是自主呼吸还是机械呼吸,都应该是呼气末测定的压力。

在正常人群,肺动脉舒张压（PADP）可用于代替 PCWP 和 LVEDP,通常 PADP 与 PCWP 相差 1～4mmHg,使用 PADP 可避免反复测定 PC-WP 潜在的并发症,特别是肺动脉损伤。

然而,上述压力之间的关系在临床上显得过于理论化。有研究发现,接受体外循环冠脉搭桥手术的病人,急性呼衰病人以及肺动脉高压病人,PCWP 和 LVEDP 之间相关性很差。就像 CVP 一样,肺动脉导管测得的某个压力,其临床意义有限,而 PCWP 的变化趋势则更能够反映左室前负荷的状况。PCWP 波形还可以反映左心室缺血改变,即出现 V 波,但也不是所有心室缺血都出现新的 V 波,所以对诊断心肌缺血的帮助不是太大。

5. 心排血量（cardias output,CO）监测　肺动脉导管的重要用途之一就是测定心排血量。测定心排血量的技术有多种,包括 Fick's 法、染料稀释法、热稀释法、多普勒超声和生物阻抗法。前三者均以 Fick 原理为基础,需要放置肺动脉导管,在此进行介绍。

Fick's 法测定 CO 的公式如下:

$$CO = \frac{XO_2}{C(a\text{-}v)O_2}$$

CO:心排血量。VO_2:分钟氧耗量。

$C(a\text{-}v)O_2$:动静脉氧含量差。

该方法前提是假定肺循环血流和体循环血流完全相等。但是由于支气管静脉和冠状静脉分流的存在,不可能完全准确,但仍然是临床上可靠的方法。在稳态条件下,假定恒定的氧耗量、血红蛋白浓度和温度,混合静脉血氧饱和度与 CO 的变化成比例。Fick's 法在低心排时最准确,因为这时组织氧摄取增加,使动静脉氧含量差增大。手术中病人的氧耗量、血红蛋白浓度和温度波动会比较大,而且术中测定氧耗也不现实。再有术中吸入高浓度氧,动静脉氧含量差缩小,都影响 Fick's 法的准确性。

染料稀释法是 Fick 原理的演变方法,通常使用吲哚花青绿,经肺动脉单次注入后,经过肺循环混合,进入动脉系统,在动脉（如桡动脉）连续采样,测定染料浓度,得出浓度-时间曲线,用微积分方法算出 CO。在有严重瓣膜反流和严重低心排状态,浓度-时间曲线延长和"首过"之前的染料再循环,会导致结果误差。加之复杂的运算过程,所以术中极少采用。但在高心排状态,此方法最准确。

热稀释法是染料稀释法的演变。经肺动脉导管的右房开口注入冷盐水,距导管顶端 4cm 的温度感受器探测到肺动脉血的温度变化,由计算机建立时间-温度曲线,通过 Stewart-Hamilton 方程算出 CO。

$$CO = \frac{V_1(T_B - T_I)K_1K_2}{T_B(t)dt}$$

注射器经单向阀抽取冷盐水,经流出口注入肺动脉导管近端注射口。注入盐水的容积通常为 2.5、5 或 10ml,盐水温度可以为零至室温范围内的温度。体外试验表明,用冷盐水或室温盐水的准确性和可重复性没有差别,而且注入 10ml 冷盐水可引起短暂心动过缓,所以,现在多采用室温盐水注射,但需要较大的注射容积和较高的温度感受器敏感性。热稀释法在低心排血量病人准确性较差,而在高心排血量病人最为准确。最终的测定结果是以数字形式显示在监护仪上,CO 数值是根据最近 3 次相差不超过 10% 的测定值算出的平均数值。

连续心排血量（CCO）监测是利用特殊的肺动脉导管，每间隔 30～60s 就测得一次 CO 值。该导管装有一个低能加热器，通过循环式开关间断向右心室血液中释放 7.5W 热量，距导管顶端 4cm 的快反应温度感受器测得肺动脉血的温度变化，电脑根据热稀释原理算出连续结果的平均值。CCO 可用于血容量输注和血管活性药输注的监测，能早期发现心功能的改变。在 ICU 病人 CCO 测定与传统热稀释法测定结果的相关性极高，相关系数为 0.94。近来有报道发现 CCO 临床监测有结果延迟现象。

6. 混合静脉血氧饱和度（SvO_2）监测　机体各器官因代谢差异，其静脉血氧饱和度不同。如肾脏 SvO_2 为 90%，心肌 SvO_2 为 30%，皮肤 SvO_2 为 90%，肺动脉 SvO_2 是全身静脉血在右心室完全混合后的平均 SvO_2。连续 SvO_2 监测的原理是通过采用光导纤维技术的肺动脉导管，将光学模件发出的光束传输到导管顶端，经血红蛋白反射后再经光导纤维传回至光电探测器，反射的光信号转换为电信号，经电脑换算为 SvO_2。

在假定血氧含量和氧耗不变的前提下，混合静脉血氧饱和度能直接反映心排血量的变化，代表足够的组织血液灌注或心室功能与全身氧需要量之间的关系。正常混合静脉血氧分压为 40mmHg，对应的 SvO_2 为 70%。在心脏由左向右分流、脓毒血症、长时间用硝普钠发生氰化物中毒的病人，SvO_2 增加；降低 SvO_2 的因素包括缺氧、贫血、高代谢造成的组织氧需要增加（发热和内分泌疾病）等。在一氧化碳中毒和高铁血红蛋白血症病人，SvO_2 测定会有明显误差。

7. 应用肺动脉导管的并发症　肺动脉导管并发症有很多（表 75-3），由于临床报道多为小样本和个案报道，所以各种并发症的发生率不明确。1993 年美国麻醉医师协会专门的肺动脉导管工作组浏览了 860 个医学出版物，发现所报道的肺动脉导管并发症的发生率很不一致，其中有些是数千例的大样本。工作组研究后认为，使用肺动脉导管监测的手术病人，与肺动脉导管相关的严重并发症为 0.1%～0.5%。

（1）心律失常：多发生在插管过程中，由于导管尖端接触心肌壁或心瓣膜所致，可出现室性期前收缩、室上性心动过速等心电图改变，将导管退出后，室性期前收缩很快消失。如出现严重心律失常，如室性心动过速、室性颤动时应立即拔除心导管，给予药物治疗及急救处理。

（2）导管气囊破裂：常见于反复使用的导管，气囊弹性丧失所致。气囊破裂后致使肺动脉嵌入压指征消失，且可能由于再次给气囊充气造成气栓。

表 75-3　肺动脉导管并发症

穿刺置管
心律失常
室上性心律失常、房颤
室性心律失常、室速、室颤
右束支传导阻滞
完全性心脏传导阻滞
导管置入位置错误
气体栓塞
留置导管
机械问题
导管卡住
导管打折、打结
导管前端移位
气囊破裂
导管鞘出问题
血栓形成、肺栓塞
肺梗死
感染、心内膜炎
损伤
心内膜、三尖瓣、肺动脉瓣
肺动脉
破裂、假性动脉瘤

（3）感染及血栓性静脉炎：由于置管术中无菌操作不严格，导管维护中的污染而致直接的血行污染，临床中可见病人出现高热、寒战，甚至败血症。血栓性静脉炎多发生于经外周静脉置管的病人。与留管时间有密切关系，时间越长，其发生率越高。

（4）肺栓塞：由于导管头端充胀的气囊长时间嵌入肺动脉或插管时导管在肺动脉中多次移动所致。

（5）导管堵塞或肺动脉血栓形成：多见于有栓塞史及血液高凝状态的病人。应予预防性抗凝治疗，心导管各腔以每小时 1 次的肝素盐水冲洗，并注意心内压力图形改变,保持导管通畅。

(6)肺动脉破裂:见于肺动脉高压、血管壁变性的病人,由于导管在肺动脉内反复移动、气囊过度充气所致。

(7)导管在心腔内扭曲、打结:因导管质软、易弯曲、插入导管长度过长时发生。应注意导管置入长度,从右心房进入肺动脉一般不应超过15cm。

8.要控制肺动脉导管应用指征 虽然肺动脉导管监测技术一直在发展,但针对肺动脉导管应用问题也一直有很多争议。最主要的原因在于,作为一项比较昂贵而且应用比较广泛的有创监测方法,没有充分的证据证明其有助于改善病人的医治结果,很多研究报道对该技术既有支持又有反对。最有争议的应该是1996年发表的一项研究,Connors等调查了接受加强监护的第一个24h使用肺动脉导管与生存率之间的关系。这是一个前瞻性联合研究,包括了5家教学医院的整体超过9 000例病人中的5 735例病人,而且都是很危重的病人,预计半年病死率超过50%。经过分析处理得出的结果令人不安,PAC监测的病人病死率、住院时间和费用均增加。所以要解决PAC监测的功效问题,需要再进行随机临床对照研究,同时要丰富PAC监测的知识和提高PAC监测的技术水平。

四、经食管超声心动图

1976年,美国学者Frazin等报道M型经食管超声心动图(TEE)获得初步成功。但由于M型TEE未能提供太多信息,临床应用意义不大。后来将电子相控阵探头安装在胃镜顶端,能够得到二维TEE,开始受到麻醉医生的青睐,但是由于TEE带有有创性质,没有吸引大多数心脏医生的注目。29世纪80年代中期,两项技术上的改进从根本上改变了TEE在心脏领域的形象。一是高清晰度探头的应用,64压电晶体使影像更加鲜明,另外就是1987年彩色多普勒与高分辨率的食管探头结合,从而使TEE广泛、迅速用于临床。这样TEE不仅能提供心脏结构和功能的高清晰度影像,而且能够实时显示心内血流的方向、流速和性质。手术中放置TEE探头比放置肺动脉导管更为安全快捷,能够获得更全面的心脏方面的

信息,能及时评价心脏手术的效果(表75-4)。目前TEE探头具备了M型、二维、脉冲和连续多普勒、彩色多普勒等功能;且其他新的技术也都能在TEE探头上显示,包括变频技术、二次谐波技术等。同时,TEE探头也由单平面、双平面发展到今天的多平面探头,使其在技术上日趋成熟,已经成为围手术期重要的监测技术。

表75-4 经食管超声心动图的优点、适应证、应用和禁忌证

优点
　无创、比较安全
　影像清晰
　对手术视野无影响
　稳定、持续监测
适应证
　心脏瓣膜修复或置换
　心功能差或瓣膜功能异常
　手术中有心肌缺血的风险
应用
　心脏功能整体评价
　局部心脏功能评价
　　心肌缺血早期监测
　诊断心脏解剖异常
　　钙化性和感染性瓣膜异常
　　心脏黏液瘤
　　附壁血栓
　检查心内气栓
禁忌证
　食管病理改变
　　狭窄、静脉曲张等

1.TEE探头的种类 最简单的探头是单平面探头,是一个含64压电晶体的相控阵换能器。换能器长40mm,宽13mm,厚11mm,产生频率为5或7.5MHz的超声波,探头安装在直径9mm的胃镜头上,可产生心脏的横切面影像。像胃镜一样,有两个旋钮控制镜头向前后左右的活动。再有就是双平面探头,在第一个探头的近端加装第二个探头,增加一个纵切面影像。双平面探头比单平面探头顶端长,且不能弯曲,但在麻醉下极少有食管内放置困难的情况。最复杂的是多平面探头,将单一的64压电晶体装在一旋转装置上,能使探头在其轴上做0°～180°的旋转,多平面探头

比单平面探头稍宽大。由于心脏的结构和血流并不都排列在横切面或纵切面上,多平面探头可以全方位观测心脏情况。另外,还有专门用于婴幼儿的单平面和双平面换能器,直径为 6～7mm。

2.TEE 探头的插入方法　清醒病人要用 1‰丁卡因行口腔咽喉部表面麻醉,然后再插入食管探头。手术中应用 TEE,通常是在麻醉之后,气管插管条件下插入探头。探头插入前先行表面润滑,探头插入时使病人头部后仰,调整探头前端的弯曲角度,插入动作要轻柔,可以用手指引导插入。全麻病人可以用直接喉镜直视下插入探头。探头进退时要保持中间位置,以免损伤食管。

3.TEE 检查的基本切面　一般情况下,术中 TEE 是由麻醉医生进行,而且限于手术当中的特点,操作用时和诊断目的要比专科医生做检查时简短。但即使是单平面探头也至少有 4 个基本横切面要进行检查才不至于发生遗漏或错误诊断(表 75-5)。如果是使用双平面探头或多平面探头,还能够观察 5 个基本纵切面。

表 75-5　TEE 检查的 4 个基本横切面

切面名称	插入深度(cm)	解剖水平	主要应用
心底短轴切面	28～32	主动脉瓣	主动脉狭窄
五腔长轴切面	29～33	二尖瓣	二尖瓣狭窄或反流、主动脉异常
四腔长轴切面	29～33	二尖瓣	右室功能异常
左室短轴切面	38～42	中乳头肌	左室充盈和功能

(1)心底短轴切面:将探头插入食管距门齿 28～32cm,调整插入深度,使探头恰好位于主动脉瓣后方,也就是相当于心底部。该切面能够观察到主动脉瓣的解剖和功能异常。

(2)五腔长轴切面:在心底短轴切面的位置上再进入几毫米,转动探头方向,即可看到"五腔"影像:左房、左室、右房、右室和左室流出道。在这个切面用彩色多普勒很好确定二尖瓣和主动脉瓣的狭窄或反流。

(3)四腔长轴切面:探头再进入 0.5～1cm,就是四腔长轴切面。在这个位置最利于观察左室和右室的大小和功能,以及用彩色多普勒测定三尖瓣的反流情况。右室影像正常情况下比左室小,腔内面积约为左室的 2/3,因为右室呈月牙形且部分包绕着左室。

(4)左室短轴切面:探头继续进入 2～7cm,相当于中乳头肌水平,即可看到左室短轴切面。此时,探头往往进入胃内,是观察左室充盈和射血情况的理想位置。在此切面能够看到大的冠状动脉,所以中乳头肌水平的短轴切面是诊断心肌缺血的最佳位置。另外,前负荷变化引起的短轴径改变比长轴径明显,所以此切面易于观察左室充盈改变。这个切面,乳头肌的伸展活动也最清楚。

(5)纵切面影像:用双平面探头或多平面探头,观察的 5 个基本纵切面有 3 个在主动脉瓣水平,另外两个在二尖瓣和左室水平。将纵切面影像和横切面影像结合起来,需要建立良好的三维立体概念。再通过转动探头和变换角度,将心脏的立体解剖结构和功能异常诊断明确。在上面 4 个横切面的基础上还可以看到主动脉的异常、肺动脉、上腔静脉、左右心室流出道、心室壁、房室间隔缺损类型等等。当然,还有许多特殊情况需要做一些其他切面影像。

4.用于测定心排血量、心脏前后负荷、心室充盈压、心室收缩功能和射血分数等。

(1)前负荷:TEE 能够像传统的胸前超声心动图一样准确反映左室充盈和射血表现。血容量不足与左室舒张末期容积减少呈线性关联。在心室顺应性下降的情况下(心衰),TEE 能够准确评估前负荷的变化。TEE 直接定量地反映左室前负荷和射血,明显优于肺动脉导管。此外,还可以采用自动分析系统连续追踪左室腔边缘和计算切面上左室腔面积,通过左室舒张末期和收缩末期的面积得出射血分数。

(2)心肌收缩力:左室射血分数反映了左室收缩功能,通过乳头肌水平的左室短轴切面影像上的左室收缩和舒张末期面积计算出的射血分数最接近实际的左室射血分数。

实际 EF＝(左室舒张末期容积－收缩末期容积)/左室舒张末期容积

左室射血分数与左室后负荷相关,是反映左室整体功能的指标。已经广泛用于心功能不全病人术前评估,特别是成为严重冠心病的预测性指标。

(3)左室充盈压:肺静脉血流进入左房的收缩指数与左房压呈负相关。TEE 探头靠近肺静脉能够清晰记录到肺静脉的二相血流(收缩的和舒张的),当左房压＞15mmHg 时,最特异敏感的指标就是肺静脉血流收缩指数＜55％。当收缩期肺血流最大速率高于舒张期时,左房压正常或偏低;否则,说明左房压高。但是,明显的二尖瓣反流、非窦性节律和左室收缩功能明显异常也会影响到肺静脉血流。

(4)左室后负荷:TEE 是手术中评价左室后负荷和舒张末期室壁张力(与左室收缩尺度、压力和厚度有关)的理想监测手段。后负荷增加导致左室膨胀和室壁变薄,进而反映心肌氧耗增加,增大心肌缺血的可能性。所以术中 TEE 监测室壁张力与心肌缺血有关。

(5)心排血量:虽然 TEE 监测左室充盈压和射血可以反映心排血量的情况,但 TEE 实际上是通过测定瓣口或大血管的面积和血流经过的速率来确定 CO。如果没有三尖瓣反流,TEE 测定 CO 与热稀释法相关性和一致性很好。

5.TEE 用于监测心肌缺血 心肌缺血的早期表现之一是心室舒张功能障碍。冠脉阻断后,左室舒张功能障碍是最早出现的异常改变,且常先于收缩功能异常。急性心肌缺血时,心室早期和晚期充盈功能均可异常。

另一个最早出现的表现是心肌收缩功能改变,心肌缺血会引起节段性室壁运动异常(SWMAs),SWMAs 是心肌缺血和心肌梗死的特异性敏感指标。在急性心肌缺血时,SWMAs 出现比 ECG 表现早,或者是根本没有 ECG 表现。术中出现 SWMAs 的病人,发生心肌梗死的可能性增高。SWMAs 的 TEE 特征为收缩期室壁运动幅度减弱、运动消失或反向运动;收缩期室壁增厚异常,即增厚程度减低、消失和变薄。

检查心肌缺血以乳头肌水平的左室短轴切面为佳。给 50 例接受冠状动脉或大血管手术的病人,监测 TEE 和 7 导联 ECG(3 个肢导＋3 个加压肢导＋V_5),术中 6 例 ST 段诊断心肌缺血,24 例出现新的 SWMAs 诊断心肌缺血,没有早于 SWMAs 的 ST 段变化。有 3 例发生术中心肌梗死,在相应的心肌区域均出现 SWMAs,且持续到手术后,其中仅 1 例有心肌缺血的 ST 段改变。

五、妊娠妇女的心血管系统变化

妇女怀孕后,特别是到了后期,心血管系统会发生明显变化(表 75-6)。在 X 线影像上看到,膈

表 76-6 妊娠期心血管系统变化

参数	变化趋势	平均数值
血容量	↑	＋35％
血浆容量	↑	＋45％
红细胞容积	↑	＋20％
心排血量	↑	＋40％
每搏量	↑	＋30％
心率	↑	＋15％
股静脉压	↑	＋15mmHg
外周血管阻力	↓	－15％
平均动脉压	↓	－15mmHg
收缩压	↓	0～15mmHg
舒张压	↓	－10～20mmHg
中心静脉压	—	无变化

肌上移,心脏左偏和心影扩大。超声心动图显示,与非妊娠妇女相比,妊娠 38 周的妇女左室舒张末内径增大(48.6 vs 46.7mm),左室壁增厚(20.1 vs 16.9mm)。孕期母体血容量逐渐增加,血容量从 40ml/kg 增加到 70ml/kg,血细胞比容从 25ml/kg 增至 30ml/kg,血容量增加了 35％～40％,相当于 1 000～1 500ml。而产后 7～14d 血容量才能恢复到非妊娠水平。

在怀孕最初 3 个月,孕妇心排血量增加 30％～40％,随后 3 个月也稍有增加,再往后则逐渐减少到非妊娠水平。在进入产程以后,每一次宫缩,由于心率和每搏量增加,都会导致心排血量增加 10％～25％,分娩后即刻增加最多,可达 80％。

正常妊娠妇女血压不会升高,因为其体循环和肺循环血管阻力分别减少了 21％和 34％。但

产程中,每一次宫缩,血压都会升高 5%~20%。另外,在妊娠后期体位对循环影响很大,主要是仰卧时子宫压迫下腔静脉,导致下腔静脉梗阻,回心血量减少造成血压下降;而子宫压迫腹主动脉,也引起下肢动脉和子宫动脉低血压,从而进一步减少子宫血流,造成胎儿窒息和窘迫。

(王　刚)

参 考 文 献

1　张　晶,李立环. 经食管超声心动图在心外手术心脏辅助中的应用. 中华麻醉学杂志,2006,26(2):189—191

2　郑奇军,蔡振杰,俞世强,等. 心脏移植术后早期血流动力学的研究. 中华器官移植杂志,2005,26(9):558—560

3　Binanay C, Califf RM, Hasselblad V, et al. Evaluation study of congestive heart failure and pulmonary artery catheterization effectiveness: the ESCAPE trial. JAMA, 2005, 294(13):1625—1633

4　Cahalan MK, Foster E. Transesophageal echocardiography//Youngberg JA. Cardiac, vascular, and thoracic anesthesia. New York: Churchill Livingstone, 2000, 272—306

5　Cheek TG, Gutsche BB. Maternal physiologic alterations during pregnancy // Shnider SM, Levinson G. Anesthesia for obstetrics. 3nd ed. Baltimore: Williams & Wilkins, 1993, 1—18

6　Darovic GO, Kumar A. Monitoring central venous pressure // Darovic GO. Hemodynamic monitoring-invasive and noninvasive clinical application. 3nd ed. Philadelphin: W. B. Saunders, 2002, 177—190

7　London MJ, Moritz TE, Henderson WG, et al. Standard versus fiberoptic pulmonary artery catheterization for cardiac surgery in the Department of Veterans Affairs: a prospective, observational, multicenter analysis. Anesthesiology, 2002, 96(4):860—870

8　Mark JB, Slaughter TF, Reves JG. Cardiovascular monitor // Miller RD. Anesthesia. 5th ed. Philadelphia: Churchill Livingstone, 2000, 1117—1206

9　Memtsoudis SG, Rosenberger P, Loffler M, et al. The usefulness of transesophageal echocardiography during intraoperative cardiac arrest in noncardiac surgery. Anesth Analg, 2006, 102(6):1653—1657

10　Michard F, Alaya S, Zarka V, et al. Global end-diastolic volume as an indicator of cardiac preload in patients with septic shock. Chest, 2003, 124(5):1900—1908

11　Sakr Y, Vincent JL, Reinhart K, et al. Use of the pulmonary artery catheter is not associated with worse outcome in the ICU. Chest, 2005, 128(4):2722—2731

12　Simpson KR. Critical illness during pregnancy: considerations for evaluation and treatment of the fetus as the second patient. Crit Care Nurs Q, 2006, 29(1):20—31

13　Sliwa K, Fett J, Elkayam U. Peripartum cardiomyopathy. Lancet, 2006, 368(9536):687—693

中医中药

第76章 妇女冠心病的中医治疗

Chapter 76

一、中医学对冠心病的认识

1. **病名的由来** 中医学虽然没有冠状动脉粥样硬化性心脏病这个病名,但从历代医书记载来看,历代医家对其证候、病因、病机以及防治措施等早有论述,主要见于"心痛"、"胸痹"、"心痹"、"怔忡"等门类中。首见于《黄帝内经》,《素问·脏气法时论》说:"心痛者,胸中痛,胁支满,胁下痛,膺背肩胛间痛,两臂内痛。"《灵枢·厥病篇》说:"厥心痛……心间痛,动作痛益甚"并指出痛的性质是"痛如锥针刺其心。""真心痛,手足青至节,心痛甚,旦发夕死,夕发旦死。"张仲景在《金匮要略·胸痹心痛短气病脉证治》中指出:"胸痹,不得卧,心痛彻背"等。上述有关心痛、胸痹等症的描述与冠心病心绞痛、心肌梗死的主要症状很相似,故现在普遍将冠心病归之心痛、胸痹、厥心痛等病证的范畴内。

2. **历史沿革** 中医在2000多年以前就已经对心血管系统的解剖、生理、病理等做了较为深刻的描述,认为心位于胸腔,有心包络卫护其外,心主神明,为君主之官,心主血脉,脉为血府,心的功能和疾病可以通过脉得以反映。早在《内经》时期,中医学就已经有了血液循环的概念,同时还认为心、血、脉三者在生理上相互联系,在病理上又相互影响,其中任何一方有异,就可能出现心血管系统疾病。

心痛之名首见于《内经》,如《素问·标本病传论》有"心病先心痛"之谓,《素问·缪刺论》又有"卒心痛"、"厥心痛"之称,《灵枢·厥病篇》云:"厥心病,病如以锥针刺其心,心痛甚者。""真心痛,手

足青至节,心痛甚,旦发夕死,夕发旦死。"将严重的心痛并迅速造成死亡者称为"真心痛",其中特别对系统的性质和部位特点进行了较详细的描述。又如《素问·脏气法时论》云:"心病者,胸中痛,胁支满,胁下痛,膺背肩胛间痛,两臂内痛"。即是对心痛部位特点的描述。

东汉张仲景《金匮要略》称本病为胸痹,认为"痹"包含有痛的性质,而不完全是痛的感觉,含有闭塞不通、痞闷胀满的意思,相当于西医学所谓"压榨感、憋闷疼痛"等。症状描述比《内经》更为具体明确,可见到胸背痛、心痛彻背、背痛彻心、喘息咳唾、短气不足以息、胸满、气塞、不得卧、胁下逆抢心等症,并指出"胸痹缓急",即胸痛有时缓和、有时急剧的发病特点。张仲景将本病的病因病机归纳为"阳微阴弦",即上焦阳气不足,下焦阴寒气盛,乃本虚标实之证。在治疗上,根据不同证候,提出了宣痹通阳、豁痰开结、温阳化饮、理气行痹、补虚行痹、温阳逐寒等行之有效的治法和方药,制定了瓜蒌薤白白酒汤、栝蒌薤白半夏汤等九首方剂,奠定了胸痹心痛辨证论治的基础。

隋·巢元方在其《诸病源候论》中对本病的认识又有了进一步的发展,记载日臻完善。巢元方认为"心病"可有心痛证候,心痛中又有虚实两大类,治法当异,并指出临床上有"久心痛"证候,伤于正经者病重难治。该书载:"心痛者,风冷邪气乘于心也,其痛发有死者,又不死者,有久成疹者。"《久心痛候》称:"心为诸脏主,其正经不可伤,伤之而痛之,则朝发夕死,夕发朝死,不暇诊治。其久心痛者,是心之支别络,为风邪冷热所乘痛也,故成疹,不死,发作有时,经久不瘥也。"还指出

有的胸痹心痛可有"不得俯仰"、"胸中畐畐而满，咽塞不利，习习如痒"、"胸前皮皆痛，手不能犯"等表现，观察颇为细致。此外，在《胸痹候》中指出"因邪迫于阳气，不得宣畅，壅瘀生热"的病机转归，在病机的阐发上，较张仲景有所提高。

唐·孙思邈在其《千金要方》和《千金翼方》中也列举了心痛胸痹证候的表现特点和治法，指出："心痛暴绞急欲绝，灸神府百壮……"，"心痛如锥刀刺气结，灸膈俞七壮"，"心痛如锥针刺，然谷、太溪主治"，"心痛短气不足以息，刺手太阴"，"胸痹引背时寒，间使主之；胸痹心痛，天井主之"等，在针灸治疗心痛方面，总结了许多有效的经验。另外，《千金翼方》中也有用"大乌头丸"治疗"虚寒胸痹"的记载。

宋代《太平圣惠方》、《圣济总录》、《太平惠民和剂局方》等书籍，更详尽的收集了宋以前历代治疗胸痹、心痛的方剂，对胸壁、心痛的证候与病机转归也多有记述。《圣济总录·心痛总论》继续阐发了《内经》中关于心痛的脏腑分类特点，并指出此证疼痛的发生与"从于外风，中脏既虚，邪气客之，痞而不散，宣通而塞"有关，认为心包络痛的病机是因体虚"复因风寒暑湿客忤邪恶之气，乘虚入于人体，流注经络，伏留脏腑，毒击心包，时发疼痛。"这里指出心包络痛是外邪流注经络脏腑，毒邪攻击心包所致。另外在《胸痹门》中，还有"胸膺两乳间刺痛，甚则引背胛"的症状记载。《太平圣惠方》在"治卒心痛诸方"、"治久心痛诸方"、"治心背彻痛诸方"、"治胸痹诸方"、"治胸痹心背痛诸方"、"治心痹诸方"等篇中，收集治疗本病的方剂甚丰，观其制方，具有温通理气、活血通窍的显著特点；观其所论，多将本证的病因病机归之为脏腑虚弱，风邪冷热之气所客，正气不足，邪气胜盛，特别是在"治心痹诸方"中指出："夫思虑烦多则损心，心虚故邪乘之，邪积不去，则时害饮食，心中畐畐而满，蕴蕴而痛，是谓之心痹"，是很有见地的。又《太平惠民和剂局方》所载的"苏合香丸"，主治卒心痛等病症，直到今天仍广泛应用于临床治疗冠心病。《类证活人书》说："包络之痛，痛于两乳之中，鸠尾之间，即膻中也"。对心痛的部位做了较详细的描述。杨士瀛《仁斋直指附遗·方论》指出真心痛也可由"气血痰水所犯"而引起。陈无择《三因极一病证方论·九痛叙论》中统论各种心痛的三类病因，其所论的内因与本证关系较为密切，强调"皆脏气不平，喜怒忧郁所致"，使本证的病因在认识方面又有所发展。金·刘完素《素问病机气宜保命集·心痛论》中，根据临床表现不同，将本证分为"热厥心痛"、"大实心中痛"、"寒厥心痛"三种不同类型，并分别运用"汗、散、利、温"等法及有关方药治疗，并提出："久痛无寒而暴痛非热"之说，对本证的辨证论治具有一定指导意义。

到明清时期，对本病的辨证更为细腻，治法上亦逐渐完善。如《玉机微义·心痛》中特别提出本证之属于虚者："然亦有病久气血虚损及素作劳羸弱之人患心痛者，皆虚痛也。"补前人之未备。尤为突出的是，明清时期对心痛与胃脘痛、厥心痛、真心痛等做了较为明确的鉴别。明代以前的医家多将心痛与胃脘痛混为一谈，如《丹溪心法·心脾痛》说："心痛，即胃脘痛。"而明清诸多医家均指出二者需加以区别。如清·李用粹《证治汇补》谓："心痛在岐骨陷处，胸痛则横满胸间，胃脘痛在心之下。"又云："有心痛者，卒然大痛，如有刀割，汗出不休，舌强难言，手足青至节，且发夕死，夕发旦死。"说明心痛与胃脘痛在部位上有明确区别，并详细记述了心痛重症的性质和特点。再如《证治准绳·心痛胃脘痛》云："或问：丹溪言心痛即胃脘痛然乎？曰：心与胃各一脏，其病形不同。因胃脘痛处于心下，故有当心而痛之名，岂胃脘痛即心痛者哉？"然而，又指出："胃脘之受邪，非止其自病者多；然为胃脘逼近于心，移其邪上攻于心，为心痛者亦多"，指出心痛与胃脘痛既有区别，又有联系。《临证指南医案·心痛》徐灵胎评注亦谓："心痛、胃脘痛确是二病，然心痛绝少，而胃痛极多，亦有因胃痛及心痛者，故此二证，古人不分两项，医者细心求之，自能辨其轻重也。"关于厥心痛与真心痛的区别，明·王肯堂《证治准绳》谓："真心痛者，心脏自病而痛，故旦发夕死，夕发旦死，无治也。厥心痛者，他脏病，干之而痛，皆有治也"。明·李梴《医学入门·心痛》称："真心痛，因内外邪犯心君，一日即死；厥心痛，因内外邪犯心之包络，或他脏邪犯心之支络。"对于厥心痛的性质，清·李用粹《证治汇补》谓："谓之厥者，诸痛皆是逆上冲，又痛极而发厥。"对于厥心痛的病因，继《难经·五十六难》"其五脏相干，名厥心痛"及《圣济总录·卷第五十五》"阳虚而阴厥,致令心痛,是为厥心痛"之说以后,明清医家也多有所论,如《医学入门·心痛》主以七情,曰:"厥心痛……或因七情者,始终是火";清·潘楫《医灯续焰·心腹脉证》则认为是由寒邪乘虚内袭,荣脉凝泣而致;《医学法律·卷二》则强调"寒逆心包"等。真心痛的病因,明代以前有因于寒,因于气、血、痰、水之论,而明·虞抟《医学正传》又指出与"污血冲心"(即瘀血)有关;清·陈无择《辨证录·心痛门》则补充"火邪犯心"这一病因。明代以前,医家多宗《内经》真心痛"旦发夕死,夕发旦死"之说,认为真心痛不可救治,而明清时代不少医家,如方隅在《医林绳墨》中通过临床观察认识到"真心痛,手脚青不至节,或冷未至厥,此病未深,犹有可救。"《奇效良方》为治疗"真心痛"立了"术附汤"等治法,并建议用大辛大温之剂以温通经脉,回阳救逆,为后世治疗真心痛确立了一定的方法。清·王清任治心血管疾病立补气活血法和逐瘀活血法,特别是补气活血法颇具特色,其重用黄芪加化瘀而不用破气药,确有独到之处。这些论述都为本病的药物治疗奠定了基础。

综上所述,《内经》、《难经》对心血管的生理、病理和本病的临床表现有了一定的记述和认识,《伤寒杂病论》在《内经》学术的基础上对本病的病因、病机和药物治疗做了一定的探讨,为后世本证治理论体系的发展奠定了基础。

3.病因病机　中医学对胸痹心痛病因病机的认识,经历了一个由浅入深,逐步完善的过程。隋唐以前多以外邪发病说为主,如《灵枢·五邪》曰:"邪在心,则病心痛",《素问·至真要大论》认为风寒湿燥热诸淫所胜,皆能病心痛,尤其是"太阳司天,寒淫所胜,则病气发至……民病厥心痛……心澹澹大动。"《素问·举痛论》曰:"经脉流行不止,环周不休,寒气入经而稽迟,泣而不行,客于脉外则血少,客于脉中则气不通,故猝然而痛。"《金匮要略》认为所以"胸痹心痛"者系"阳微阴弦"之故,阳微者上焦阳虚,阴弦者邪之侵袭矣。隋唐以后,则重内虚发病论,多数医家均强调"胸痹心痛"的病机关键在于先有内虚,然后受寒气所主的外邪所客而发病。如《济生方》曰:"体虚之人,寒气客之,气结在胸,郁而不散,故为胸痹。"《圣济总录》曰:"卒心痛者,本于脏腑虚弱,寒气卒然客

之。"明《景岳全书》称:"然必以积劳积损及忧思不遂者,乃有此病。"时至明清两代,除更进一步补充风寒湿热以及瘀血等邪引发心病机制外,对痰饮在心病中的作用开始重视,如清《杂病源流犀烛》:"然则痰饮积于心包,其自病心。"

中医学认为,胸痹心痛属本虚标实,病在心肺,但与五脏相关。其发生发展主要是由于外邪侵袭、内伤七情、饮食不节、年老体衰等引起,然必先有脏腑虚损、阴阳失调、气血不足,继则痰浊、水饮、瘀血等邪乘之,或致经脉失荣,或致经脉阻滞,若有厚味饱餐、情欲不制、疲惫劳作、寒温失调等诱发刺激,则自病心。

(1)外邪侵袭:外邪主要指风、寒、暑、湿、燥、火六淫致病因素。春夏秋冬,寒热交替,平人当自行调节适应,若气候反常或长期生活于寒冷、潮湿、燥热环境中,则易致六淫侵袭而发病,其中风寒之邪尤为常见。《素问·举痛论》曰:"寒气客于背俞之脉,则脉泣……其俞注于心,故相引而痛。"但若阳虚体弱,则邪更易袭,故《灵枢·百病始生篇》谓:"夫百病之始生也,皆生于风雨寒暑,清湿喜怒。"而"风雨寒热,不得虚,邪不能独伤人。"说明外邪对机体的影响以及外因通过内因而发生作用的道理。因此,巢元方《诸病源候论》明确指出:"寒气客于五脏六腑,因虚而发,上冲胸间,则胸痹。"王肯堂《证治准绳》则说:"心虚则邪干之,故手心主包络受其邪而痛也。"

(2)七情内伤:七情即喜、怒、忧、思、悲、恐、惊七种情志变化,属人们精神活动的范围。中医学一向强调并重视突然的、持续的长期不良情志刺激可使人体阴阳失衡,脏腑功能紊乱,气血运行失常,从而导致疾病的发生或发展,即"七情内伤"。《景岳全书》言:"凡情志之属,为心所统。"故情志与胸痹心痛的发病关系尤为密切。若情志过极,气郁不畅,气滞血瘀,心脉痹阻或心血亏耗则作痛、作悸、作喘甚则厥脱。《素问·经脉别论》说:"有所惊恐,喘出于肺,淫伤于心。"秦景明《症因脉治》谓:"心痹之因,或焦思劳心,心气受伤。"《杂病源流犀烛》言:"心痛之不同如此,总之七情之由作心痛。"

(3)饮食不节:心胃关系十分密切。《素问·经脉别论》有:"食气入胃,浊气归心,淫精于脉。"若过食肥甘或酗酒而损伤脾胃,则酿湿生痰,阻滞

脉络,或致浊阴不化,脂液浸淫脉道,血行不利而发胸闷气短、心痛等症,故《素问·生气通天论》说:"味过于咸……心气抑,味过于甘,心气喘满。"

(4)劳逸失度:适当的劳作能使百脉通利,湿浊不侵,正如《华佗神医秘传》所谓:"动摇则谷气得消,血脉流通,病不得生。"《素问·举痛论》指出"劳则气耗",故过劳则耗气伤阴,过逸则气血凝滞,终致络脉失养或阻滞而发心痛,至于以妄为常,醉以入房之竭精耗真房劳,则更易伤身致衰,诱发本病。

(5)年老体衰:人至中老年以后,脏腑阴阳俱虚,《素问·阴阳应象大论》谓:"年四十而阴气自半也。"孙思邈《千金要方》言:"人年五十以上,阳气日衰,损与日增,心力渐退。"五脏虚损中以脾胃两脏为著。"肾为先天之本","脾为后天之本",脾肾阳虚,则心阳无以鼓动,不能化精生血,而心阴消损不补,以致营卫不足,脉道不充,血行不畅,心脉瘀阻。若水谷不化生精微而反生痰浊,肝之阴亏阳亢而脉细急,则脉道愈不利,心血愈亏乏,心脉愈阻滞。故而年老体衰、脏腑虚损是胸痹心痛的主要病因。脾、肝、肾、胃肺等脏腑病变在一定条件下均可累及心而引发"胸痹心痛"。古籍中常有脾心痛、肝心痛、胃心痛等记载。

中医学对冠心病基本病因病机的认识已经逐步趋于一致,即本虚标实为其基本病机。本虚为其发病基础,本虚可有阳虚、气虚、阴虚、血虚,且又多阴损及阳,阳损及阴,而见气阴不足、气血两亏、阴阳两虚,甚或阳微阴竭、心阳外越;标实有痰、饮、气滞、血瘀之不同,同时又有兼寒兼热的区别。而痰浊可以引起或加重气滞、血瘀,痰瘀可以互结;阴虚与痰热常常互见,痰热易于伤阴;阴虚与寒痰、寒饮常常互见,寒痰、寒饮又易损伤阳气等。其病机复杂多变,临床必须根据证候变化,详查细辨。

二、妇女冠心病的特点

1. 妇女的生理特点　人体脏腑经络气血的活动,男女基本相同。但妇女由于有生育子女的特点,在解剖上有胞宫(子宫),在生理上有月经、孕胎、产育和哺乳等,因此妇女的脏腑经络气血的活动和男子又有所不同。

关于女性的生理特点,在《黄帝内经》中已有

具体的描述。《素问·上古天真论》曰:"女子七岁,肾气盛,齿更发长;二七而天癸至,任脉通,太冲脉盛,月事以时下,故有子;三七肾气平均,故真牙生而长极;四七筋骨坚,发长极,身体盛壮;五七阳明脉衰,面始焦,发始堕;六七三阳脉衰于上,面皆焦,发始白;七七任脉虚,太冲脉衰少,天癸竭,地道不通,故形坏而无子也。"由此可见,早在2 000多年前,古人对女性生殖功能的发育、成熟与衰退的过程,已有颇为详细的观察和研究,对年龄阶段的划分相当准确,并推论了其内在的机制。女性的主要生殖脏器是子宫,子宫又称女子胞、胞宫,属奇恒之府,主月经与孕育,它不同于脏腑中脏之"藏精气而不泻",也有异于腑之"传化物而不藏",具有亦藏亦泻、定期藏泻的功能。其含义包括现代解剖学中的子宫和附件,在功能上又通过胞脉、胞络及冲任二脉与其他脏腑相联系,在脏腑、经络、天癸、气血的协调下,产生月经、带下,并能完成妊娠、分娩等生理功能。通过这段经文可以看出,主管生殖生理活动全过程的主要脏腑是"肾"(先天),起主要辅助作用的脏腑是"胃与脾"(后天),起具体反应作用的是"胞宫"(子宫),起联系及调节脏腑与胞宫的通道是经络中的"冲任"二脉,促进胞宫之所以能反映出有月经与孕育功能的主要物质是"天癸"。

在女性一生当中,"肾"与"胃"的盛衰,"冲任"的通、盛、衰、少,"天癸"的至与竭,使女性在不同的年龄阶段发生相应的生理变化。肾气包涵肾阴和肾阳两个方面。肾阴是肾阳的物质基础,肾阳是肾阴的功能表现,是人体生命活动的基本动力。《内经》中所言"女子七岁肾气盛",就逐渐由幼女向青春期转化,而这种转化的基本动力是由先天之肾的精气与后天储藏在肾的精气相互作用的结果,二者缺一不可,而以先天之肾的精气为主要,二者相互支持,相互转化。与脏腑关系中,肾为先天之本,元气之根,主藏精气(肾气),是人体生长发育和生殖的根本。女子发育成熟后,肾气旺盛,肾中的真阴开始成熟,由此而天癸至,任脉通,冲脉盛,而月经来潮。肝为藏血之脏,全身各部化生的血,除营养周身外,均藏于肝,有余部分下注血海为月经。脾可生血和统血,主运化水谷,输送精微,上注心肺,化赤为血,故为血的生化之源,月经之本。薛立斋说:"血者水谷之精气也,和调于五

脏,洒陈于六腑,妇人则上为乳汁,下为月经。"胃为水谷之海,主受纳腐熟水谷,为多气多血之脏。胃阳明之脉下行,与冲脉会于气街,故有"冲脉隶属阳明"之说。所以胃中水谷之气盛,冲脉也盛,血海常满,月经才能正常来潮。

2. 妇女的病理特点

（1）病因方面：引起妇女疾病的原因,虽然与内科无大差异,但从其病理反应来看,则是有特殊之处的。如外感六淫之邪,主要以寒、热、湿邪发病为多见。寒邪多从皮肤肌表入侵,若妇女正值经行期,产褥期、血室正开,遇气候骤冷,衣着单薄,冒雨涉水等,因女子以血为主,血得寒则凝,寒盛则血瘀滞不通,一方面寒邪自肌表而入,一方面寒邪由阴部上客,影响冲任,阻滞胞脉,就容易出现月经后期、月经过少、痛经、闭经等病。外感火热之邪,入侵血室,损伤胞络,则引起产褥感染,出现高热、流注下焦,影响冲任带脉。血得热则行,故热盛易近血妄行,可引起月经先期、月经过多、功能性子宫出血等症。感受湿毒之邪,浸淫肌体,或湿邪与寒、热之邪相并,形成温热、寒湿、湿阻气机,影响脾的运化,痰湿充注于冲任及胞宫,形成以带下为主的病证。另外,七情过度可引起相应的脏腑受损,如喜伤心,怒伤肝,忧思伤脾,悲伤肺,恐惊伤肾。女性以血为本,内伤七情首先损伤脏腑的气机,气机失调进而影响血的循行及生化而导致发生多种妇科病。内伤七情,尤以忧、怒、悲、恐的过度刺激而影响肝、脾、胃、肺的功能失调最为常见。其中忧思伤脾,脾主气血生化,统摄血液的运行,脾气有升提之功。脾虚,可以导致月经不调,血虚闭经,漏下不止,缺乳,阴挺等。怒伤肝,肝主疏泄及藏血,调节血的分布。肝郁气滞,则血液运行不畅,肝郁化热,血热易动,可引起月经先后不定期,月经过多,经行吐衄,少腹及胞脉瘀血堆积等。悲伤肺,肺主一身之气,悲则气伤,气病及血,可见月经不调,闭经,月经淋漓不净。恐惊伤肾,肾藏先天之精,主生殖发育,冲、任及胞脉皆系于肾,肾主宰天癸的生成及衰竭。肾伤引起月经不调,闭经,不孕,早产,带下病,产后诸病。

（2）病理方面：妇女经带胎产及其他疾病的病理,总的说来不外气血失调或脏腑功能失常,以致冲任二脉受损而发病。在气血失调方面,气滞、气逆、气虚、血瘀、失血、血虚是妇科疾病中经常见到

的病理表现。脏腑功能失调以肝、脾、肾为最多见,这是因为肝主藏血,脾为后天之本,肾为先天之本的缘故。冲任二脉失调是构成妇科疾病的主要病理,因冲为血海,任主胞胎。无论气血失调或脏腑功能失常,多是在影响到冲任二脉之后,即产生妇科疾患。

3. 妇女冠心病的证治特点

现代流行病学研究表明,男性心血管疾病的高危年龄一般是在40岁左右,而女性通常高发于绝经期以后,即60岁左右。随着年龄的增长,动脉粥样硬化及高血压性心脏病的患病率增加,中年时以男性患者为多,50岁后则女性患病率上升,至60～70岁时,男女之间已无差别。绝经前女性冠心病发病率低于同年龄段男性和绝经后女性已成为共识,绝经后妇女冠心病的患病率及病死率比绝经后上升了4倍。大量研究证实雌激素水平下降是绝经后女性发生冠心病的重要原因。雌激素改善脂质代谢、扩张冠状动脉,直接或间接延缓动脉粥样硬化斑块发展,对女性心血管系统有保护作用,可预防冠心病的发生。卵巢功能减退和由此引起的内源性雌激素缺乏对绝经后女性冠心病发生有促进作用。雌激素替代疗法能降低绝经后女性冠心病临床事件发生率和病死率。

目前普遍认为,中医学中的"肾"的功能与西医中的雌激素作用是相互对应的,故从上述结论中可总结出肾在女性生理、病理中所起到的重要作用。早期补肾治疗将有助于减少妇女冠心病的患病率和发病程度,这与西医的雌激素替代疗法可引起较多的副作用相比,具有明显的优势。中医学最重视整体观和辩证施治,根据妇女以血为本的生理特点,在预防和治疗妇女冠心病中,应将补肾与疏肝健脾和胃相结合作为总的原则。当然,这与冠心病本身的以"痰、瘀"为主的病理特点不相矛盾。根据每个妇女冠心病的特点、所处的不同的年龄阶段、不同的病理特点,可细化出不同的治疗原则,相应也能取得较好的临床疗效。

在补肾治疗中,应注意阴中求阳、阳中求阴,从肾阴、肾阳和肾气的相互化生中,来调整其偏盛偏衰。肾为阴阳之脏,水火之宅,"无阴则阳无以化,无阳则阴无以生。"同时,"肾为元气之根"、"肾以气为主",肾气有赖于肾阴肾阳的化生,而肾气又可促进肾阴肾阳的充盛和协调。临床用药时,

当肾阳偏衰,则以温补肾阳为主,同时补肾气、滋肾阴以助肾阳所化;当肾阴偏衰,则以滋补肾阴为主,同时补肾气、温肾阳以助肾阴所生;当肾气虚衰,则以补肾气为主,同时温肾阳、滋肾阴以助肾气的化生。临床常用的温肾阳药物有附子、肉桂、补骨脂等,滋肾阴的药物有熟地黄、何首乌、枸杞子等,补肾气的药物有人参、黄芪、甘草等。但是,因冠心病属"本虚标实",补肾固本、疏肝健脾同时,不应忽视治标,应针对脏腑兼症及标症适当进行药物加减,如此则能达到标本兼治,以通为补的作用。

三、冠心病的中医证候特点

胸痹心痛是指心脏本身虚损所致的一种病症,是因正气内虚,外邪入侵,或是饮食不节,情绪过激,劳逸失度等病因导致心脉痹阻不畅,心脏阴阳气血失调,以两乳之中,鸠尾之间,即膻中部位呈现发作性或持续性的痞塞、憋闷、疼痛为主要临床表现。多由心脏阴阳气血失调以及寒凝、热结、痰阻、气滞、血瘀等因素而引起。所表现的症状可因病情轻重而各异,轻者可仅有短暂轻微的胸部沉闷感或隐痛,或伴有气短、心悸;重者可见胸闷如窒,疼痛如绞,多伴有气短、心悸和呼吸不畅;更甚者可出现膻中及左胸部的压榨样绞痛,并放射至左肩壁或左上肢内侧(手少阴经所过),伴有面色苍白、惊恐不安、冷汗自出等症,持续时间较长。

1. 辨证要点

(1)辨部位

①心痛局限于心膺部者,多为气滞或血瘀。

②心痛放射至肩臂、咽喉、脘腹,甚至臂臑手指者,多为虚损已显,邪阻已著。

③心痛彻背,背痛彻心者,多为寒凝心脉或阳气暴脱。

(2)辨性质

①闷痛:胸闷心痛兼见胸胁胀满、善太息,属气滞为患;心膺痛、胸闷如窒,多唾痰涎,体胖、苔腻者,属痰浊壅阻;心隐痛而闷,伴气短、乏力者,多为心气虚损。

②隐痛:心痛时作时止,缠绵不休,心悸气短,脉细数者,多属心气虚弱或气阴两虚。

③灼痛:心膺部灼热而痛,若伴心烦易怒、胁肋胀满,为肝郁化火犯心;灼痛兼有心悸、眩晕、五心烦热、口干、盗汗、舌红、脉细数者,属心阴不足,心火内炽之证。

④刺痛:心痛日久,痛有定处,舌质紫暗者,为瘀血阻滞心脉。

⑤绞痛:猝然心痛,疼痛剧烈如绞,遇寒易发,得冷加剧,畏寒肢冷,面色青紫,属寒凝心脉,心脉挛缩所致;夜半卧床而发,站立活动减轻,为阳虚阴寒、心脉凝涩之证。另外,劳累过度、情志刺激、吸烟、饮酒等因素亦可诱发绞痛,非独寒邪所为。

⑥胸闷、憋气:心痛不显,以胸闷、憋气为主要表现,相当于现代医学所谓"压迫感或紧迫感"。辨证属于实证的多为肺气不降,或为痰阻气滞;属于虚证的,多属宗气衰沉。

⑦心悸:临证以心悸、气短,甚至昏厥,脉律不整为主要表现。若伴脉缓而有歇止者,多为心肾阳虚之证;心悸、气短、烦躁易怒、脉止无定数,多属肝郁痰阻之证。

(3)辨程度

①持续时间:瞬息即逝者多轻,持续不止者多重。若心痛持续数小时甚至数天不休者常为本病的重症或危候。

②发作次数:一般发作次数的多少与病情的程度成正比,但临床上亦有发作次数并不多或偶有发作者病情却比较严重的情况。

③缓解方式:遇劳发作,休息缓解者或服药能缓解者,则为顺证,药后难以缓解者常为危候。

④心痛发作部位固定与否:疼痛部位固定,病情较深、较重;不固定者,病情较浅、较轻。

⑤心痛证候的虚实:证候属实者较轻,证候属虚者较重。

⑥病程长短:一般来说,初发者较轻,病情迁延日久者较重。

2. 类证鉴别

(1)与胃脘痛的鉴别:胃脘痛的疼痛部位主要在胃脘部,常见呕吐,吞酸,纳呆,便秘或腹泻,面黄,倦怠等脾胃失运之证,且疼痛程度较轻。而心痛则少有此类症状,多兼见胸闷、气短、心悸等症。

(2)与胁痛的鉴别:胁痛部位主要在两胁部,且少有引及后背者,其疼痛特点或刺痛不移,或胀痛不休,或隐痛悠悠,鲜有短暂即逝者。其疼痛诱因常由情绪激动,而缘于劳累者多属气血亏损,病久体弱者,常兼见胁满不舒,善太息,善嗳气,纳呆腹胀或口苦、咽干、目赤等肝胆经症状及肝气郁结乘脾之症状，这些都是心痛少见的伴随症状。妇女胸痹患者中多易夹杂肝郁胁痛等证候，临证时需仔细辨别。

（3）与胸痛的鉴别：胸痛主要指胸部或一侧胸部的疼痛，可有心肺两脏的病变所引起。胸痛之因于肺者，其疼痛特点多呈持续不解，常与咳嗽或呼吸有关，多伴有咳嗽、咳痰、发热等症状。心痛的范围较为局限，且短气、心悸同时出现，心痛缓解，则短气、心悸等症状亦随之而减。

（4）与肩背痛的鉴别：肩背痛主要指背部、肩部的疼痛。肩背痛之病因系外感风寒湿之邪，痹阻不通或劳伤跌打，气血凝滞。肩背系足太阳经所循，又是肺之分野，故病在膀胱和肺两经。其疼痛特点多表现为滞涩钝痛，且可见寒邪客于腰、腿所引起的腰酸如折、腿膝酸痛等兼证。另外，肩背痛常在活动后可减轻，胸痹心痛多在活动后加重。

（5）与结胸的鉴别：《伤寒论·辨太阳病脉证并治》：“病有结胸，有藏结，其状如何，按之痛，寸脉浮，名曰结胸。”指邪气结于胸中，胸胁部有触痛，颈项强硬，大便秘结或从心窝到少腹硬满而痛。发病原因多有太阳病攻下太早，以致表热内陷，与胸中原有水饮互结而成。结胸虽有痛，但其特点为触痛，或痛拒按，与心痛有别，且其伴随症状亦与心痛有异。

（6）与胸痞的鉴别：《杂病源流犀烛·胸膈背乳病源流》：“至于胸痞与结胸有别……大约胸满不痛者为痞。”指胸中满闷而不痛。多由湿浊上壅，痰凝气滞，胸阳不展所致。心痛亦有胸闷，但因胸痞无痛，故易于鉴别。

四、常用治则治法

1. 治疗原则　针对本病病机表现为本虚标实，虚实夹杂，发作期以标实为主，缓解期以本虚为主的特点，其治则应补其不足，泻其有余。本虚宜补，权衡心脏气血阴阳之不足，有无兼见肝、脾、肾脏之亏虚，调阴阳补气血，调整脏腑之偏衰，尤应重视补益心气之不足；标实当泻，针对气滞、血瘀、寒凝、痰阻而理气、活血、温通、化痰，尤重活血通络治法。由于本病多为虚实夹杂，在发作期虽以标实为主，但常潜藏着本虚；在缓解期虽以本虚为主，但亦可兼见邪实，故治疗上当予补中有通，

通中有补，通补兼施，不可滥补、猛攻，当以补正而不碍邪，祛邪而不伤正为原则，至于补泻之多少，当根据临床具体情况而定，诚如张璐《张氏医通·诸血门》中所云：“但证有虚中夹实，始有补中寓泻。从少从多之治法，贵于临床处裁。”同时，在胸痹心痛的治疗中，尤其在真心痛的治疗时，在发病的前三四天内，警惕并预估脱证的发生，对减少病死率、提高治愈率更为重要。必须辨清证候之顺逆，一旦发现脱证之先兆，如疼痛剧烈，持续不解，四肢厥冷，自汗淋漓，神萎或烦躁，气短喘促，脉或速或迟或结或代或脉微欲绝等，必须尽早投之益气固脱之品。

2. 常用治法

（1）活血化瘀法：冠心病的一个重要临床特点是胸骨后或心前区固定作痛，中医辨证的一个突出的标证是血瘀，活血化瘀法便是针对这一中医辨证特点而设。因心痛之疾，以痛为其主症，其痛或发于左胸前、或发于两乳间。痛处不移，且常反复发作，并见舌质紫暗或有瘀斑，唇暗紫，脉涩或结代。故此法用以祛除瘀阻，疏通脉道，以达“通则不痛”的目的。临床活血化瘀法的代表方剂和制剂为冠心二号方（丹参、赤芍、川芎、红花、降香）、丹参饮（丹参、檀香、砂仁）、复方丹参注射液（丹参、降香）、川芎嗪注射液、普乐林注射液（葛根）等。经过近年来的临床和实验研究证实，活血化瘀药物有以下作用：扩张冠状动脉；改善外周循环，降低血黏度；增强纤维蛋白溶解、抗血小板凝聚；减少心肌耗氧量，改善心肌缺血。这些作用为活血化瘀、疏通脉道的机制提供了现代科学的实验依据。

（2）益气活血法：胸痹心痛的基本病机为本虚标实，其本虚以心气虚为主，而血瘀则为标实中最常见、突出的标证之一。因气者血之帅、气行则血行，心主血脉，全身血脉之所以循环不休，皆赖心气之推动。若心气虚则血行不畅，血行迟滞易发胸痹心痛之疾。共临床表现多见：气短乏力、心胸疼痛，劳则痛甚，舌体胖大，质淡暗，脉沉等症。现代药理实验证实，益气活血药具有以下作用：改善左心室功能，增加心肌收缩力；保护缺糖、缺氧的心肌细胞，降低心肌耗氧量；扩张冠状动脉，增加心肌血流量；改善微循环，改善血流变特性，抑制血小板聚集；增加机体耐缺氧能力，提高机体免疫

功能。

（3）理气活血法：多用于中老年妇女之胸痹心痛患者。缘肝为藏血之脏、体阴而用阳。妇人经、胎、产、乳依赖于血，故其体血常不足，气偏有余。血不足、肝失柔养，故其气易郁易滞。血随气滞而发心痛胸痹之症。临床表现必兼胸胁胀痛、心烦易怒，善太息，脉弦涩等肝郁气滞之症。常予丹栀逍遥散加减治疗。

（4）芳香温通法：中医理论认为"寒则凝，温则行"，所以芳香温通是中医治疗冠心病的又一常用治则，用于心阳不振、寒凝血瘀之胸痹心痛之证。此法盖因气味芳香性温味辛。性温味辛之品，大多善于走窜；芳香开窍之品，又多入手少阴心经，对心痛彻背、背痛彻心、四肢厥冷、舌质淡暗或有瘀点、瘀斑者为宜。芳香温通药的一个显著特点是见效迅速，故常用于冠心病的急性发作之时。此类制剂多为气雾剂或舌下含服制剂，代表制剂为速效救心丸、冠心苏合丸、宽胸丸、宽胸气雾剂、复方细辛气雾剂等。实验研究表明：芳香温通药物大都含有挥发油，加冰片制成含化剂和气雾剂后通过口腔黏膜及呼吸道黏膜迅速吸收，具有扩张冠状动脉、解除血管痉挛作用，能保护急性缺血的心肌、改善心肌供血，从而能迅速缓解心绞痛。

（5）升补宗气法：宗气亦即"胸中之大气"，能走息道以行呼吸，贯心脉而行气血，喻昌《医学法律》云："五脏六腑，大小经络，昼夜循环不息，必赖胸中大气，斡旋其间。"宗气充盛，则肺之呼吸、血之运行、脉之搏动正常。升补宗气法的代表方剂为升陷汤合生脉散并酌加宣肺调气之品。经过临床观察和实验研究证实，升补宗气的药物可通过以下几个环节而发挥治疗作用：增加冠脉血流，保护缺血的心肌；改善血液流变学；改善心功能；调整血小板功能。

（6）宣痹通阳法：张仲景认为胸痹心痛的病机为"阳微阴弦"，创立了宣痹通阳法。常用于胸阳不振、阴乘阳位，以致气机闭塞引起之胸痛笃重、肢冷畏寒、食欲不振、舌苔白腻之心痛之证。若心痛而兼痰饮者，甚者可见咳喘不得卧，瓜蒌白半夏汤主之；若偏于气滞，症兼胸胁满闷、脘腹痞满者，宜枳实薤白桂枝汤加减；如寒邪内闭，心痛难忍，或痛无休止，背凉肢冷、脉沉者，可用乌头赤石脂

丸。现代药理研究证实：瓜蒌具有明显增加冠脉血流量、增加心肌收缩力、保护缺血心肌的作用；薤白具有抑制血小板聚集、抗心肌缺血、降低血脂作用。

（7）祛湿化痰法：此法用于因痰浊腑盛，与血搏结，阻痹脉络，心失所养或导致心脉不整之症。临床表现有胸闷痞满、心痛屡发、心悸不宁、泛恶纳呆或口淡乏味、苔白滑或白腻、脉结代。药选瓜蒌、薤白、姜半夏、陈皮、胆南星、泽泻、郁金、川芎、枳壳、龙骨、牡蛎等治之。

（8）平肝育阴法：适于平素肝肾阴虚、肝阳上亢，又发胸痹心痛者，临床症见：胸闷心痛、头痛目眩、耳如蝉鸣、足跟痛、舌质暗红、苔少、脉沉细弦等。药用育阴通脉之品：何首乌、女贞子、墨旱莲、桑椹、丹参、赤芍、龙骨牡蛎等。

（9）养阴清热法：此法适于阴虚内热证之心脉不和者。其临床表现主要为：咽干口渴、五心烦热或午后潮热、头晕目涩、心悸怔忡、腰膝酸软、盗汗、舌质嫩红、少苔或无苔、脉细数兼促，或结代。药用滋阴清热宁心之品：生地黄、北沙参、玉竹、党参或太子参、丹参、苦参、柏子仁、甘草、珍珠母、远志等。

（10）补肾温阳法：近年来的临床研究认为肾虚亦为冠心病的重要发病因素之一。冠心病的本虚，以心为主，以肾为本，肾虚"不荣则痛"是心绞痛的重要病机。常用补肾方剂为六味地黄丸、金匮肾气丸、左归饮、右归饮、济生肾气丸等，常用药物为熟地黄、何首乌、枸杞子、肉桂、补骨脂、附子、鹿角胶、黄芪等。现代实验研究证实补肾药物有以下作用：提高机体细胞的免疫功能，调节机体免疫失调现象；调节男性患者的性激素水平，降低男性肾虚患者 E_2/T 的比值；改善心肌缺血及心功能。

（11）益气养阴、宁心复脉法：用于气阴两虚、心失所养引起之心脉失常者。症见：心悸气短、口干乏力，失眠多梦、舌质淡红、苔薄白而润、面色不华、脉细弱兼促或结代。药用益气养阴、宁心复脉之品：党参、丹参、当归、麦冬、生地黄、柏子仁、郁金、龙骨、牡蛎等。

（12）益气敛阴、固脱复脉法：用于真心痛证属气虚阳脱之早期者。患者多表现为：心痛难忍、面色苍白、汗出肢冷、皮肤潮湿或冷汗不止、脉沉细

无力或结代等,常遣红参、麦冬、五味子、当归、黄芪、川芎等益气敛阴、固脱复脉。并可合用生脉散注射液或参麦注射液静脉点滴。

(13)温阳救逆、敛阴固脱法:对内闭外脱、心脉阻痹之真心痛之重症、脉微欲绝者宜用此法,临床表现可见:心痛剧烈、神志不清、面色晦暗、冷汗如油、四肢逆冷青紫、少尿、舌卷、脉沉伏难觅。药用回阳救逆之品,如红参、黄精、五味子、山药、附子、肉桂、干姜、细辛等,口服或鼻饲急救之。亦可配之以苏合香丸。

(14)温阳利水、活血复脉法:本法适用于阳气虚衰、水湿内停、心阳受遏所引起之心慌气短、面目肢体浮肿、四末不温、胸腹胀闷或便溏、舌体胖大质暗、苔白而涩、脉促结代之症。常用真武汤合苓桂术甘汤加减主之,药用党参、白术、桂枝、附子、茯苓、丹参、香加皮、当归等,痰湿盛者可加用半夏、石菖蒲之类。

五、常用药物治疗

1. 急性发作期的常用中成药

(1)速效救心丸:主要成分为川芎、冰片等,急性发作时予以5~15粒含服,具有辛散温通、行气活血之功效,目前为中医急诊必备药。

(2)人工麝香含化片:每片含人工麝香30g,舌下含服,每次1片,必要时可酌情加量。

(3)心痛丸:由沉香、檀香、乳香、荜茇、冰片等药物组成,以芳香温通血脉,心绞痛发作时可嚼服3~6g。

(4)冠心苏合丸:每丸3g,每日一丸,每日2次,嚼服。

(5)宽胸丸:由良姜、延胡索、檀香、细辛、荜茇、冰片组成,具有解除平滑肌及冠状动脉痉挛作用。心绞痛发作时嚼服。

(6)苏心丸:由人参、麝香、牛黄、冰片、肉桂、蟾酥、苏合香组成,痛时每服2丸,即刻止痛率达81%。

(7)苏冰滴丸:由苏合香、冰片组成,具有芳香开窍、理气止痛作用,心绞痛发作时服用2~4丸。

(8)心痛气雾剂:寒证组方为肉桂、香附、川芎;热证组方为牡丹皮、冰片、川芎。心绞痛发作时对准舌下,每次喷雾1~2下。其缓解作用与硝酸甘油相近。

(9)宽胸气雾剂:其主要成分为细辛、檀香、荜茇、良姜之挥发油以及冰片、乙醇等,其疗效与硝酸甘油相近。

(10)复方细辛气雾剂:由细辛挥发油、冰片组成,具有理气止痛作用。心绞痛发作时对口喷雾2~5下。疗效与硝酸甘油相近。

(11)复方丹参滴丸:主要成分为丹参、三七、冰片,具有活血化瘀、理气止痛作用。口服或舌下含服,每次10粒。

2. 常用中药针剂

(1)生脉注射液:由人参、麦冬、五味子组成。功能益气固脱、养阴生津。可改善心肌缺血、降低心肌耗氧量,改善心肌代谢,提高心功能。每次静脉点滴30~60ml,总有效率达90%。

(2)黄芪注射液:每毫升含生药黄芪4g。功能补气升阳,益卫固表。具有直接保护缺糖、缺氧的心肌细胞,改善心功能及血流动力学等作用。每次静滴20~40ml,总有效率达92%。

(3)川芎嗪注射液:功能行气活血、祛风止痛。具有扩张冠状动脉、改善心肌缺血、降低纤维蛋白原等作用,每次静滴80~160mg,总有效率达83.4%。

(4)复方丹参注射液:主要成分为丹参、降香,功能活血化瘀、理气止痛。每次静脉点滴20~40ml,总有效率达82.2%。

(5)脉络宁注射液:主要成分为玄参、牛膝,功能养阴清热、活血化瘀。具有扩张冠状动脉、改善微循环、增加血流量、抑制血小板聚集等作用。每次静脉点滴10~20ml。

(6)普乐林注射液:主要成分为葛根,功能解肌退热、升阳止泻、生津止渴。对冠状动脉和脑血管有扩张作用,能够降低心肌耗氧,改善微循环,适用于各型心绞痛。每次静脉点滴300~500mg。

(7)清开灵注射液:主要成分为牛黄、水牛角、黄芩、金银花、栀子等,功能清热解毒、化痰通络、醒神开窍。每次静脉点滴20~40ml,用于邪热炽盛、扰乱神明所致的高热神昏、抽搐惊厥、心烦胸痛等症。

(8)参附注射液:主要成分为红参、附子,功能回阳救逆、益气固脱,用于治疗各种休克及阳虚所致的惊悸、怔忡、痹证等。每次静脉点滴20~

100ml。

3.辨证分型论治

中医学认为冠心病是虚实夹杂的本虚标实证。临床表现随个体不同而有很大差别,论治时视病情变化而定。急则治其标,缓则治其本,或标本同治,使心胸之阳舒展,血脉运行畅通。治本采用温阳益气、滋阴养血之法;治标则以祛寒、豁痰、活血等法。总之,要辨虚实、明标本进行补虚或泻实,或标本兼顾,进行辨证分型治疗,才能取得良好的效果。

(1)急性期

①心血瘀阻

证候:心胸发作性疼痛,多为刺痛、绞痛、痛处固定,或痛引肩背,胸闷气短,心悸、舌暗紫,有瘀点或瘀斑,脉细涩或结代。

治则:理气活血,化瘀通络。

方药:血府逐瘀汤加减。药用桃仁、红花、川芎、当归、赤芍、柴胡、枳壳、牛膝、桔梗、甘草、生地黄、香附、延胡索、丹参、蒲黄、五灵脂等。

②心阴虚

证候:胸闷痛,心烦易怒,头晕耳鸣,口干咽燥,目眩,夜寐不安,或有潮热盗汗,舌质红,舌苔少,脉细数,或沉细而数。

治则:滋阴潜阳,活血通络。

方药:养阴通脉汤化裁。药用生地黄、麦冬、牡丹皮、钩藤、石决明、红花、丹参、川芎、夏枯草、瓜蒌等。

③心阳虚

证候:心前区痛,或心痛彻背不易缓解,心悸、气短、自汗,动则加重,畏寒肢冷,舌胖嫩、暗淡,脉沉细或沉迟。

治则:温通心阳。

方药:瓜蒌薤白半夏汤合四逆汤化裁。药用瓜蒌、薤白、半夏、人参、甘草、桂枝、龙骨、牡蛎等。

附:心阳暴脱

证候:在心阳虚基础上,突然发作心前区压榨样、窒息样疼痛,持久不缓解,恐惧,面色苍白,大汗淋漓,四肢厥冷,口唇青紫,呼吸微弱,甚至昏迷,脉微欲绝,或促、结、代。

治则:本证因素有胸阳不振,复感寒邪、劳累、五志失常致心阳暴脱,宗气大泄则出现心阳暴脱之危症,治应回阳救逆固脱,或中西医结合救治。

方药:四逆汤、独参汤、参附汤,药用人参、附子、肉桂、干姜、五味子等。心阳暴脱为冠心病之危重症,除用中药治疗外,要结合心电图、实验室检查结果予以积极地救治,首先应加强住院前的就地抢救,治疗原则是:保护和维持心脏功能,改善心肌血液供应,挽救濒死心肌,缩小心肌缺血范围,及时处理并发症,防止猝死。

(2)缓解期

①标实证

A.肝郁气滞

证候:心痛阵作,胸闷胁胀,时欲太息,遇情志不舒则诱发或加重,平素性情急躁易怒,舌质偏红,苔薄白,脉弦。

治则:疏肝理气。

方药:柴胡疏肝散加减。药用柴胡、白芍、甘草、枳壳、香附、川芎、陈皮、郁金等,若胸闷心痛较甚,口唇紫暗者,为气滞血瘀之象,可合丹参饮、失笑散以加强活血化瘀、通络止痛之功;肝木克脾土,脾气虚弱,纳呆、腹胀、便溏者,可予以逍遥散合丹参饮,以疏肝理气、理脾和血;肝郁日久化火,见口苦咽干,心烦易怒者,加栀子、黄芩、龙胆草以清肝泄热;兼见嗳气呃逆者,加旋覆花、赭石以降逆止呃。妇女胸痹患者中此证型尤为多见。

B.血脉瘀阻

证候:心痛如刺如绞,痛有定处,胸闷,口唇紫暗,舌质暗红有瘀点或瘀斑,苔白或腻,脉细涩或结代。

治则:活血化瘀,通络止痛。

方药:血府逐瘀汤加减。药用桃仁、红花、川芎、当归、赤芍、柴胡、枳壳、牛膝、桔梗、甘草、生地黄等。如疼痛较剧烈,并见腹中癥瘕痞块者,加乳香、没药、三棱、莪术、延胡索等以破血止痛,软坚散结;若血瘀之证并发于阴寒凝滞,心脉不痛者,可加熟附子、肉桂、细辛以温经通络;若气虚血瘀者,可加党参、黄芪以益气活血。

C.痰浊阻遏

证候:胸闷憋气,脘腹痞满,口黏无味,心悸、倦怠乏力,咳唾痰涎,恶心腹胀,舌苔白腻或白滑,脉滑。

治则:化痰通络,宣痹通阳。

方药:瓜蒌薤白半夏汤加减。药用瓜蒌、薤白、半夏、陈皮、茯苓、丹参等,痰阻甚者,可加枳实、厚朴行气破痰；痰浊化热者，可用黄连温胆汤加郁金，可清热而解痰瘀血滞。此外，因痰性黏腻，阻于心胸，易于窒阳气、滞血运，甚至痰瘀互结，故于祛痰的同时，宜适当配合应用活血通络之品，如丹参、赤芍、桃仁、红花、益母草等。

D. 寒凝心脉

证候：心痛遇寒即发，形寒肢冷，或天时寒冷，或迎寒风，卒然心痛如绞，心痛彻背，背痛彻心，甚则手足逆冷，冷汗出，脉弦紧或迟。

治则：温阳散寒通脉。

方药：当归四逆汤加减。药用当归、桂枝、赤芍、细辛、炙甘草、白芍等，若疼痛发作较剧而彻背者，加附子、干姜、乌头以温阳逐寒通络；若寒剧而见四肢不温、冷汗出者，可即刻含化苏合香丸以芳香化浊、温开通窍，每能获瞬即止痛之效；若兼痰湿内盛，胸痛伴有咳吐痰涎，可加法半夏、竹茹、茯苓以健脾化痰止呕。

E. 火邪犯心

证候：心胸部灼热而痛，口干，烦躁，气粗，舌红苔黄，脉数。

治则：清热泻火、活血散结。

方药：小陷胸汤加减。药用黄连、半夏、瓜蒌、牡丹皮、栀子、黄芩、连翘等，若大便秘结者，可合小承气汤以泻火通热结；若热伤津液，大便不通者，可加生地黄、玄参、麦冬以增液清热。

②本虚证

A. 心气不足

证候：心胸阵阵隐痛，胸闷气短，动辄喘息，心悸且慌，倦怠乏力，或懒言，面色苍白，或易汗出，舌质淡红，舌体胖有齿痕，苔薄，脉虚细缓或结代。

治则：补益心气、振奋心阳。

方药：五味子汤合保元汤加减。药用五味子、人参、黄芪、桂枝、丹参、甘草等，若胸闷明显而伴心痛者，可加旋覆花、桔梗、红花，以宽胸活血；若以心悸、脉结代为主，可用炙甘草汤益气滋阴复脉；心神不安者，加酸枣仁、茯神以养心安神；凡心气不足，兼有气滞、血瘀、痰浊者，应选择平和轻补之品，而活血理气化痰不应伤及心气，破气、破血、涤痰之品应慎用或不用。

B. 心阴不足

证候：心胸疼痛时作，或灼痛，或兼胸闷、心悸怔忡，心烦不寐，头晕，口干盗汗，舌红少津，苔薄

或有剥脱，脉细数，或结代。

治则：滋阴养心、活血清热。

方药：天王补心丹加减。药用生地黄、玄参、麦冬、天冬、党参、丹参、茯神、远志、当归、酸枣仁、桔梗等，如见头晕、目眩、耳鸣、腰酸、肢体麻木等症为肝肾阴虚，可加山茱萸、枸杞子、白芍滋补肝肾、养阴柔肝；若兼见虚火上炎，症见面赤眩晕、耳鸣、口舌生疮等，可用黄连阿胶汤加减；若心阴不足，兼见乏力、神疲自汗者，可用生脉散加味以益气养阴；若有痰火、痰热者，可加用清热化痰或泻火逐痰之品；心阴不足夹有气滞者，理气要忌温燥，可选用玫瑰花、合欢花、郁金、延胡索等。

C. 心阳亏虚

证候：心悸动而痛，胸闷，神倦怯寒，遇冷则心痛加剧，气短，动则更甚，四肢不温，自汗，舌体淡胖，舌苔白或腻，脉虚细迟或结代。

治则：补益心气、温振心阳。

方药：人参汤或参附汤加减。药用人参、干姜、附子、黄芪、桂枝、甘草、丹参等，若见身寒肢冷，夜尿频数等肾阳虚证，加仙茅、淫羊藿、补骨脂以温补肾阳，或合用金匮肾气丸以温补心肾；若心肾阳虚而兼水饮上凌心肺，喘促水肿者，可合用真武汤以温补心肾而化寒饮；阳虚寒凝心脉，心痛较明显者，可选择加入鹿角、花椒、吴茱萸、荜茇、良姜、细辛等品；若见身寒肢冷、腹胀、食少、便溏者，为脾阳不足，可合用理中丸以健脾温中；如心肾阳虚而见虚阳欲脱的厥逆之候时，亟当回阳救逆，可用参附龙牡汤或四逆人参汤，并可配合应用生脉注射液、参附注射液等以提高疗效；对于元气虚脱，大汗不止者，人参用量宜大于附子；而对于厥脱为主，四肢不温者，宜重用附子，加肉桂、干姜以助回阳救逆之功。

D. 宗气虚衰

证候：心胸隐痛阵作，胸闷，气短不足以息，或努力呼吸似喘，头晕，神疲乏力，心悸，舌质淡红，苔薄白，脉细弱而迟或小数，或结代。

治则：升补宗气、和血通脉。

方药：升陷汤加减。药用黄芪、党参、柴胡、葛根、升麻、前胡、桔梗、川芎、丹参等，若兼有痰浊阻滞者，可加瓜蒌、半夏以化痰通痹；兼有气滞征象者，可加枳壳、陈皮、佛手以理气化滞；兼有瘀血者，加当归、三七，慎用破血之品；若纳呆、便溏、脘

腹胀满而有脾胃虚弱者,合用补中益气汤以补益脾胃。

E. 气阴两虚

证候:胸闷气短,心痛时作,心悸乏力,头晕目眩,心烦不寐,或自汗或盗汗,耳鸣、腰膝酸软,舌质偏红或紫暗或有齿痕,苔薄或剥,脉细数或细弱或强代。

治则:益气养阴、通脉宁神。

方药:炙甘草汤合左归饮加减。药用炙甘草、党参、生地黄、桂枝、阿胶、山茱萸、枸杞子、茯苓、山药等,阴虚偏重者可酌加远志、五味子、当归、白芍、女贞子、麦冬、玉竹。气虚偏重者可酌加黄芪、白术等。若兼有血瘀者可酌加丹参、益母草、三七、赤芍等。

F. 肾阳虚衰

证候:胸闷心痛,甚则胸痛彻背,气短心悸,畏寒肢冷,腰酸,舌质淡或紫暗,脉沉细或结代。

治则:益气温阳、活血通脉。

方药:右归饮加减。药用附子、熟地黄、山药、山茱萸、杜仲、肉桂、枸杞子、党参等,可酌加茯苓、白术、黄芪、鹿角霜、荜茇、良姜、干姜、薤白、桃仁、红花、丹参等。

一般说来,胸痹属于本虚标实之证,临床治疗应分清主次。标实有血瘀、阴寒、痰浊之不同,本虚又有气血阴阳之区别。心绞痛发作期多以治标为主,缓解期多以治本为主或标本同治。妇女患者,临证多有气郁、肾虚,故应注意加强疏肝理气、滋补肾精的治疗。

4. 临床常用中药

(1)人参:味甘微苦性微温,功能大补元气,安神益智,补脾益肺,生津止渴,益气生血,强心延年。常用于亡阳、虚脱、心悸、失眠、消渴、咳喘等证,用治冠心病重症之体虚欲脱、脉微欲绝之证。常与附子配伍以回阳救逆,与麦冬、五味子合用以益气生津、养阴固脱。

(2)黄芪:味甘微温,功能补气升阳,益卫固表,托毒生肌,利水消肿。常用于治疗心悸、失眠、自汗、乏力、浮肿、痈疽、脱肛、崩漏等证。常与人参、附子、当归、麦冬、桂枝等配合用药。

(3)麝香:味辛性温,功能开窍辟秽,活血散结,常用于热病神昏、中风痰厥、惊痫、心腹暴痛、跌打疮疡等病证。动物实验表明:本品能改善急性心肌缺血,增加心肌营养性血流量,降低全血及血浆黏度,改善血小板聚集率,提高心功能,是一种安全有效的治疗冠心病药物。临床常用制剂有:麝香酮含片、麝香酮气雾剂及一些复方制剂等。临证主要用于缓解心绞痛的急性发作,对因冠脉功能不全及供血不足造成的气短、胸闷疗效较好。

(4)冰片:又名龙脑、梅片等,味辛苦性微寒,功能清热通窍、消肿止痛,常用于神志昏迷、咽喉肿痛、目赤、疮疡等证。药理研究证实冰片具有对中枢神经系统的兴奋作用。临床上多与其他药物配合用药,常用中成药有:速效救心丸、苏合香丸、苏冰滴丸等,取其"通诸窍、散郁火"之效。用治冠心病心绞痛急性发作疗效迅速、可靠。

(5)丹参:味苦性微寒,功能活血祛瘀、消肿止痛、安神宁心,常用于各种瘀血为患或血行不畅诸症,如心胸疼痛、痛经闭经、跌打损伤、癥瘕积聚等证。药理实验证实丹参对心血管系统有多方面的作用。丹参能改善垂体后叶素引起的实验动物急性心肌缺血或其他心电图异常;复方丹参注射液能减轻急性心肌缺血的损伤程度,并加速心肌缺血或损伤的恢复;丹参对微循环及血液流变学亦有较为显著的作用,有抗凝血及促纤溶作用;丹参注射液可使部分患者的胆固醇下降,对动脉粥样硬化家兔,可降低三酰甘油,抑制冠脉粥样斑块的形成。丹参的常用制剂有:冠心二号方、丹参饮、复方丹参片、复方丹参注射液、丹参注射液等,在临床上用以治疗冠心病应用最为广泛。

(6)红花:味辛性温,功能活血化瘀、通经消肿,常用血滞瘀阻、痛经闭经、产后诸症、跌打损伤等。药理实验证实红花具有强心作用,能缩小心肌梗死范围、降低心肌耗氧量、抑制血小板聚集等。主要制剂有冠心二号方、冠心片、红金片、红花散、红花注射液等。

(7)三七:味甘微苦性温,功能止血散瘀、消肿定痛,常用于各种血证及跌打损伤、痈肿疼痛等。药理实验证实三七能扩张冠状动脉、显著增加冠脉血流量、降低心肌耗氧量;促进实验性梗死区心肌侧支循环的形成,改善心肌内微循环;三七总苷能显著抑制实验性冠状动脉硬化兔主动脉内膜斑块的形成;对实验性心肌缺血再灌注损伤具有保护作用。各种三七制剂广泛应用于临床治疗冠心

（8）葛根：味甘辛性凉，功能解肌退热、升阳止泻、生津止渴，常用于治疗感冒、消渴、热病烦渴、腹泻等病症。药理实验证明葛根能扩张冠状动脉，降低血压，具有抗心绞痛作用。常用葛根制剂有葛根片、普乐林注射液等。

（9）银杏叶：味甘性平，功能活血止痛、敛肺平喘，常用于治疗胸闷心痛、心悸怔忡、咳喘等证。药理实验表明，银杏叶所含的黄酮类化合物能够扩张冠状动脉、降低心肌耗氧量。临床上多种银杏叶制剂用于治疗冠心病。

（10）五灵脂：味甘性温，功能止痛、止血、散瘀，常用于治疗妇科痛经闭经、产后瘀滞疼痛、胃肠疼痛等病症。动物实验证实，由五灵脂、蒲黄组成的失笑散对垂体后叶素引起的急性心肌缺血具有对抗作用，能提高机体对于缺氧的耐受力，且具有明显的镇静、降血压作用。

（11）苏合香：味辛甘性温，功能开窍祛痰，常用于治疗中风痰厥、惊厥等证。药理研究表明苏合香有兴奋中枢神经作用，冠心苏合丸能延长耐缺氧时间。代表制剂有苏合香丸、苏冰滴丸，临床主要用于冠心病心绞痛的治疗。

（12）川芎：味辛性温，功能活血行气、祛风止痛，常用于血瘀气滞、月经不调、中风头痛、风湿痹痛等病症。药理研究表明川芎对心血管系统有多种作用：扩张冠状动脉、增加冠脉流量、降低心肌耗氧量；减少实验性心肌梗死的范围，对抗垂体后叶素引起的缺血性心肌损伤；降低纤维蛋白原、血液黏稠度、抑制血小板聚集。主要代表制剂有：冠心二号方、川芎浸膏片、川芎嗪注射液等。

（13）当归：味甘辛性温，功能补血活血、调经止痛、润肠通便。用于治疗心痛、心悸、失眠、健忘、月经不调、痹痛麻木、跌打损伤、痈疽溃疡、便秘等证。常与人参、黄芪、酸枣仁、川芎、桂枝等配合用药。现代亦有单用本品或配伍其他药物制成注射液，用于治疗高血压、冠心病、脑血栓、脑动脉硬化等疾病。

（14）附子：味辛性热，功能回阳救逆、补火助阳、散寒止痛。用于治疗亡阳证、各种阳虚证、寒湿痹痛等。与人参、桂枝、黄芪等配合治疗心阳不振所致的心悸胸闷、气短、胸痹心痛等症，与干姜、甘草配合治疗四肢厥逆、手足逆冷、脉微欲绝的亡阳证。

（15）桂枝：味辛甘性温，功能发汗解表、温经通阳。用于治疗外感风寒、风寒湿痹、水湿内停、胸痹心悸等证。常与瓜蒌、薤白、红花等配合用药治疗心阳不振而致的胸痹心痛，与人参、白术、茯苓等配合用药治疗水饮凌心引起的心悸、怔忡、水肿等症。

5. 常用中成药及其选择

目前用于治疗冠心病的中成药品种繁多，主要以扶正宁心、芳香温通、活血化瘀为原则。其中重在扶正宁心者，主要有心元胶囊、养心片、补心气与滋心阴口服液、参麦液等；重在芳香温通者，主要有冠心苏合丸、麝香保心丸、心宝等；重在活血化瘀者，主要有复方丹参片及滴丸、速效救心丸、心可舒片、步长脑心通、山海丹、金泽冠心胶囊等。除以上三类药物外，还有一些从中草药中提取的有效成分制剂，如银杏天宝、心达康、地奥心血康等。选择适合的药物，要注意以下几点。

（1）注意分清患者年龄、性别及体质因素，如性情急躁者，多以胸痛为主，可选用活血化瘀为主的药品，如心可舒、山海丹等。体质虚弱者，多用扶正宁心类药物，如心元胶囊等。

（2）根据地形气候差异，适当选药。如北方偏寒，心宝（含鹿茸、附子、肉桂等温燥之品）比较适宜用；而南方偏于温湿之地，心元胶囊、参麦液比较适宜用。

（3）根据四季气候特点，结合人体与药性的差异选药，如夏季心绞痛发作，宜用通脉的药物、速效救心丸等，而金泽冠心胶囊则四季可应用。

（4）当冠心病常合并有其他疾病时，要尽量选用"一专多能"的药品，如合并高血压、中风时，可选用脑心通及银杏天宝等。

（5）注重辨证与辨病结合，病分证型，证有差异，可在医生指导下，按证选药，如气阴两虚型，宜用滋心阴及补气口服液等。

（6）要选择疗效确切、无毒副作用，而且剂型适宜的。如遇急重症时，选用针剂或速效制剂，如参麦针、复方丹参滴丸等。

还需要注意以下几方面：不要随意间断用药，尤其是隐性冠心病者，即使无症状，也要坚持服药。在心绞痛发作期，以治"标"为主，在无痛期，应以治"本"为主，切忌久服活血通脉作用较强的药物。调节情绪,合理饮食,不宜服食某些对药物疗效有影响的食物,如服含有人参者,忌食茶叶、萝卜等,以免影响疗效。需注意中西药合用的禁忌,如阿司匹林不能与鹿茸、甘草及其制剂同时服用。用药切忌重复、杂乱,同类型的药只选用一至两种,不可"大包围",否则有害无利。

六、转归及预后

胸痹心痛临床可分为虚、实两端,但实证可转化为虚证,虚证可兼有邪实,以致虚实夹杂,变化多端。尽管如此,只要临床辨证论治准确、及时,克服一方一药治心痛的倾向,同时患者善于调护、重视预防,一般都能得到控制或缓解。若患者因各种因素导致心胸剧痛,持续不解,或喘促、出冷汗或大汗淋漓,手足逆冷,神色萎靡,或出现脉象散大等,则属于阳虚阴竭之证,为逆证、危候,若及时发现、及时救治,或可转危为安。若心肾阳衰,饮邪内停,水饮凌心射肺,出现水肿、尿少、心悸、喘促等症,为胸痹心痛的重症合并症,应警惕发生猝死。近几十年来,国内做了许多中医药治疗胸痹心痛、真心痛的研究,使治疗方法日臻完善,中药制剂显效更加迅速、使用更加方便,临床疗效大大提高,病死率明显下降。但上述危候,临床诊治必须仔细、果断、及时、准确,稍有疏忽,则易于贻误生命。

七、预防与护理

情志异常可导致脏腑功能紊乱而发病,尤其与心病关系较为密切,《灵枢·口问篇》云:"悲哀愁忧则心动,心动则五脏六腑皆摇",后世进而认为"七情之由作心痛",故防治本病必须高度重视精神调摄,避免过于激动或喜怒忧思无度,保持心情平静愉快。气候的寒暑晴雨变化对本病的发病亦有明显影响,《诸病源候论·心痛病诸候》记载:"心痛者,风凉邪气乘于心也",故本病不宜感受寒冷,居处除必须保持安静、通风,还要注意寒温适宜。饮食调摄方面,不宜过食肥甘,应戒烟,少饮酒,低盐饮食,多吃水果及富含纤维食物,保持大便通畅,饮食宜清淡,食勿过饱,多食菜油、花生油、玉米油有助于降低血中胆固醇。平素生活要有规律,适当的体育锻炼不但能预防肥胖、改善心肺功能、增强应变能力,还能减少高脂血症、糖尿病、高血压、高黏血症和血栓形成的发生。洗澡水宜温不宜热,不宜洗盆浴。避免精神过度紧张和情绪激动。发作期患者应立即卧床休息,缓解期要注意适当休息,坚持力所能及的活动,如太极拳、散步、气功等,做到动中有静,并保证充足的睡眠。对于已患冠心病者,应心胸开阔,定期检查,注意病情变化。如心绞痛急性发作,应就地休息,服药治疗,如冠心苏合丸、麝香保心丸、速效救心丸;或含化硝酸异山梨酯、硝苯地平、硝酸甘油片;也可针刺合谷、内关、膻中;耳针取心、神门、皮质下等穴位。护理方面,发病时还应加强巡视,观察舌脉、体温、呼吸、血压及精神情态变化,做好各种抢救设备及药物准备,必要时给予吸氧、心电监护及保持静脉通道。心绞痛经处理仍持续不缓解者,且有心前区憋闷、窒息感、大汗不止者,应描记心电图及超声心动图,若证实是急性心肌梗死者,应立即采取中西医结合急救,防止室颤、心源性休克的发生。

(杨明会 呼 健 窦永起)

参 考 文 献

1 丰 雷,卫培峰. 冠心通脉胶囊对冠心病心绞痛患者疗效与生活质量的影响. 第四军医大学学报,2006,27(6):533—535

2 高希言. 中医心脑病学. 北京:中国医药科技出版社,2000

3 李 静,张继东,刘同涛. 冠心病中医证型与冠脉病变的相关性,山东中医药大学学报,2006,30(2):124—126

4 李 跃. 加味柴胡疏肝散治41例临床观察. 北京中医,2006,25(1):27—29

5 刘永家. 心可舒片治疗冠心病心绞痛(胸痹). 心血瘀阻证的临床疗效观察. 中医药学刊,2006,24(2):375—376

6 沈绍功,王承德,韩学杰. 中医心病治法大全. 北京:中国中医药出版社,2005

7 殷惠军. 中医教您防治冠心病. 北京:人民军医出版社,2005

8 尤昭玲,袁家麟. 中医妇科学. 北京:中国中医药出

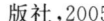

版社,2005

9 张华山.中医学新说.北京:科学出版社,2005

10 张丽娜,郑雅芳,杨 旭.中西医理论结合探讨心痹

心痛的证治方药.中医药学报,2006,34(1):2—3

11 朱明军,王永霞.冠心病中医辨证研究进展.上海中医药大学学报,2006,20(1):72—75

第77章 妇女高血压性心脏病的中医治疗

Chapter 77

高血压性心脏病,即由于持续性高血压引起神经内分泌学、血流动力学、心肌生化代谢异常等因素,因心脏负担过大,引起左室代偿性肥厚及扩张,心脏增大,甚至心脏代偿功能失调时,则发生心功能不全即心力衰竭。高血压性心脏病是原发性高血压中最常见的并发症,随着原发性高血压的患病率不断上升,高血压性心脏病的患病率也呈上升趋势。

中医学既无高血压之名,亦无心脏病之称,所以并无高血压性心脏病之说。但中医在2 000多年以前就已经对心血管系统的解剖、生理、病理等做了描述,认为心为君主之官,主血脉,脉为血府。早在《内经》时期中医学就已经有了血液循环的概念,同时还认为,心、血、脉三者,在生理上相互联系,在病理上又相互影响,其中任何一方面有异,就会引起其他方面的疾病。除此之外,中医学认为与血液循环有关的脏腑还有肺、肝、脾等。原发性高血压与全身各重要脏器,特别是心、脑、肾等都有密切关系,并且可引起这些脏器的器质性及功能性病变。中医学认识到该病在发生发展过程中存在脏腑阴阳失调、气血运行失和、水液代谢障碍等病理机转,导致脾肾阳虚、肝肾阴虚、心肾阳虚及气血瘀滞、痰浊内生等病症。

根据历代文献及现代临床及实验研究,高血压性心脏病属于中医学"胸痹"、"喘证"、"水肿"范畴,也可据其主要症状按"眩晕"、"头痛"、"心悸"、"水肿"、"饮证"等来考虑。根据中医学理论,该病病变以心、肝、肾为中心,又关乎肺脾,属本虚标实之证。虚者以气血阴阳虚损、失调为主,实则以气血瘀滞、痰饮湿浊、阳旺火热为主。

一、病因病机

高血压性心脏病是原发性高血压发展的结果,因此该病的病因首先与原发性高血压的发生发展有直接关系。概括起来有如下几个方面。

1. 七情内伤　七情即喜、怒、忧、思、悲、恐、惊七种情志变化,属人们精神活动的范围。中医学一向强调并重视突然的、持续的不良情志刺激导致人体阴阳失衡,脏腑功能紊乱,气血运行失常,从而导致疾病的发生或发展,即所谓"七情内伤"。情志与高血压的发病关系甚为密切。若情志过极,肝郁不畅,肝阳亢旺,阴阳失和,气血失调,则发头晕、头痛,甚则心悸;久则气滞血瘀,心脉痹阻,水液代谢障碍,痰湿内蕴。

2. 饮食不节　心胃关系十分密切。《素问·经脉别论》有:"食气入胃,浊气归心,淫精于脉。"若过食肥甘或酗酒而损伤脾胃,则酿湿生痰,阻滞脉络,或致浊阴不化,脂液浸淫脉道,血行不利而头晕胸闷等症;脾虚不能运化,水饮停留,可导致水肿;由脾及肾,命火受损,心脾肾三阳俱损,可出现水气凌心之证,表现为心悸、畏寒、水肿等症。

3. 劳逸失度　适当的运动能使百脉通利,邪浊不侵,正如《华佗神医秘传》所谓:"动摇则谷气得消,血脉流通,痰不得生。"《素问·举痛论》指出"劳则气耗",故过劳则耗气伤阴,过逸则气血凝滞,终致心脉失养或阻滞而发心慌胸闷,或致水液停留。

4. 年老体衰　人至中老年以后,脏腑阴阳俱虚,《素问·阴阳应象大论》谓:"年四十而阴气自半也。"孙思邈《千金要方》言:"人年五十以上,阳气日衰,损与日增,心力渐退。"五脏虚损中以脾肾两脏为著。"肾为先天之本"、"脾为后天之本"。脾肾阳虚,元气亏虚,则心阳无以鼓动,则心脉不畅,而出现心慌胸闷,动则气喘等;血行瘀滞,水液停留。

该病病机复杂,初期多病在肝,中期多以心肝二脏为主,后期五脏俱受其累。具体如下几个方面。

肝阳上亢:素有肝肾阴亏,肝木失其涵养,而致肝阳上亢;或因长期抑郁,气急恼怒,乃致肝火偏亢,使风阳升动。

痰浊内蕴:平素嗜酒,饥饱无常,或贪凉饮冷,脾胃被伤,饮食水液失于健运,聚湿生痰,困阻阳气,使清阳不升,浊阴不降。

阳虚水停:病久伤阳,脾肾阳虚,终伤心阳,阳不化阴,水液内停,血行瘀滞,肺气失于宣肃,病症丛生。

二、妇女高血压性心脏病的特点

1. 妇女的生理特点　人体脏俯经络气血的活动,男女基本相同。但男属阳,以阳气为盛;女属阴,以阴血为本。且妇女由于有经、带、胎、产的特点,因此妇女的脏腑、阴阳、气血的功能活动又有其特殊性。关于女性的生理特点,在《黄帝内经》中已有具体的描述。《素问·上古天真论》曰:"女子七岁,肾气盛,齿更发长;二七而天癸至,任脉通,太冲脉盛,月事以时下,故有子;三七肾气平均,故真牙生而长极;四七筋骨坚,发长极,身体盛壮;五七阳明脉衰,面始焦,发始堕;六七三阳脉衰于上,面皆焦,发始白;七七任脉虚,太冲脉衰少,天癸竭,地道不通,故形坏而无子也。"

女子以肝为先天,体阴用阳。肝为藏血之脏,血液运行于经脉之中,营养周身,并归藏于肝,下注血海,充注冲任,以为经、带,并发挥孕育之功。正如薛立斋所说:"血者水谷之精气也,和调于五脏,洒陈于六腑,妇人则上为乳汁,下为月经。"正是由于女子有经带胎产之生理现象,因此也就存在阴血盈亏之周期性变化。

2. 妇女的病理特点　妇女的病理特点是以其生理特点为基础的。女子以肝为先天,以阴血为本,情感变化尤为丰富;而肝主疏泄,性喜条达而恶抑郁,故女性因情志因素致病者尤为常见。

内伤七情,尤以忧思、悲奋过度而影响肝的疏泄、脾胃的升降而导致各种病症为多。怒则气逆,思则气结,悲则气消。怒则气逆,肝气乖张,气机不调,气血上逆,则头晕头痛,血压升高,必然加重心脏负担;抑郁不舒,肝失条达,气机郁结,则脾胃升降失和,气血运行不畅,水液运行受阻,心脉瘀滞,水饮停留;肝郁气滞,郁而化热,相火偏亢,阴阳失调,肝火扰心则心神不宁,心悸必作。忧思气结,气结伤脾,脾虚气结,升降失司,水液失运,则水液内停、痰浊内生,变证由此而生。特别是脾胃为气血生化之源,脾胃气虚,气血不足,会引起心、肺、肝、肾诸脏的虚衰,以致引起心脾两虚、脾肾两虚、心脾肾三脏俱虚等证,这是高血压性心脏病后期的常见病症。

除了情志因素的影响之外,在高血压性心脏病的发生发展过程中的各种病理机转,如阴阳失调、气血瘀滞、脏腑失和、水液停留等,也与女性以肝为先天、以阴血为本这一生理特点有密切关系,这是在诊治妇女高血压性心脏病所必须考虑的。

3. 妇女高血压性心脏病的证候特点　由于女性以肝为先天、以阴血为本这一生理特点,女性高血压性心脏病的病因病机就与肝有着密切关系。如肝气郁滞、肝血亏虚、肝阳偏亢、肝脾不和等病证较为多见,因此治疗中应注意养肝调肝。但肾的作用也不可忽视。

现代流行病学研究表明,男性心血管疾病的高危年龄一般是在 40 岁左右,而女性通常高发于绝经期以后,即 60 岁左右。一般情况下,女性的血压值和高血压的罹患率均低于男性,但闭经后高血压患病率是闭经前的 2 倍以上,实质系因雌激素缺乏所致。雌激素能改善脂质代谢,直接或间接延缓动脉粥样硬化斑块发展,对女性心血管系统有保护作用,卵巢功能减退和由此引起的内源性雌激素缺乏对绝经后女性冠心病和高血压的发生有促进作用。除了雌激素的直接作用之外,雌激素对血管紧张素转换酶的产生有抑制作用,而血管紧张素系统不仅与血压的调节有密切关系,对于高血压性脏器障碍,也表现出重要作用。闭经后由于雌激素对血管紧张素转换酶的抑制作用下降导致血压上升,加重高血压导致的脏器障碍,这与妇女高血压性心脏病的发展过程中有重要关系。中医学中的"肾"的功能与现代医学中的雌激素作用有密切关系。从中医学理论来说,肾为先天之本,藏精主水,内寓元阳,为一身阴阳之根本。原发性高血压在发病过程中表现出的阴阳失调,以及在高血压性心脏病的发生发展过程中,肾的阴阳失调及功能障碍都有着重要作用。肾属水,与肝同源,肾阴不足则水不涵木,肝阳偏亢,是高血压发病及病情变化的重要因素之一。而肾阳不足,一方面因火不制水,而水液停留;另一方面脾失温养则运化失职,水湿内停,这都是高血压性心脏病心功能不全出现浮肿的重要原因。而且,元阳衰弱,则心阳不振,无力推动气血运行,更是心功能衰竭的重要原因。

三、妇女高血压性心脏病的辨证论治

1. 辨证要点　高血压性心脏病是原发性高血压的并发症,高血压发展到高血压性心脏病,往往虚实夹杂。虚者,有气血阴阳之不同,又有心肝脾肺肾之偏重;实者有瘀血,有气滞,有痰饮,有水液停留,还有肝火、肝旺。因此,高血压性心脏病辨证要点在于一辨虚实、二辨阴阳、三辨脏腑。

在高血压性心脏病早期,常以实证为主,虚证为次;实证为标,虚证为本。实证主要表现为血压高、头晕头痛、心烦气急、眠差多梦、大便干燥,或有轻微水肿,唇舌紫暗,以肝旺、肝阳偏亢、心火、肠燥、气滞血瘀、痰湿内停为常见。虚证则表现为心慌、眠差、纳呆、气短、乏力等,可有阴虚、气虚之不同,也有心、肝、脾之不同,需要仔细辨别。随着病情的发展,元气的耗损以及阴阳气血的转化、脏腑之间的相互影响,逐渐发展至气虚、阳虚,心脾两虚、心肾两虚、脾肾两虚或心脾肾俱虚,也可出现阴阳两虚之证,表现为心慌心悸、气短乏力、畏寒肢冷、水肿尿少,或小便清长,大便稀溏等,以虚为主、实为次。

2. 治疗原则　根据女性以肝为先天、以阴血为本这一生理特点和高血压性心脏病多虚实夹杂这一病理特点,以及心、脾、肾三脏在该病发生发展过程中的作用和地位,根据一辨虚实、二辨阴阳、三辨脏腑这一要求,在治疗妇女高血压性心脏病中,比较重视补肾养肝、调肝理气、滋阴平肝和温补脾肾、温补心阳等法则的运用。

由于肝为女子之先天,肝的病症在高血压性心脏病的发生发展过程中在一定程度上起着诱导

和促进作用。由于女性更易受情志变化的影响,肝气郁滞和肝郁化火的证候较为多见,因此要适当应用疏肝理气和行气解郁之法,并兼用补脾和胃之法以实脾;而肝藏血,体阴用阳,肝气能正常发挥疏泄之职,需赖阴血的滋养,况且阴血之不足,尚可因阴不制阳而致肝阳上亢,更易加重高血压及高血压性心脏病的病情,加速其进展,故应视临床需要给予滋阴养血、补肾平肝之法。

脾、肾之虚,在高血压阶段就有一定影响,既可是其发展过程中受损的结果,又可作为引发或加重高血压的原因,在高血压性心脏病阶段此种关系就更为突出。在脾,早期可出现脾气虚,因气血生化不足而导致心气亏虚,后期因气及阳,出现脾阳虚,则可因水液运化失职而导致水饮内停,更伤心阳,从而加重病情。在肾,早期可表现为肾阴虚,因水不涵木而使肝气郁滞或肝阳上亢,加生高血压,或因肾水不交心火,而使心火独亢,心神失宁;后期则由阴及阳,表现为肾阳虚,元阳衰惫,命火虚衰,则心阳失根,火不制水,则水液内停,水气凌心,于此则高血压性心脏病已步入危重。至于心气虚和心阳虚,前者是高血压性心脏病的早期结果,后者是高血压性心脏病的后期发展。因此,高血压性心脏病虽病位不离心,但与脾、肾密不可分,故温补脾肾、温补心阳等法也是重要法则。

针对本病本虚标实、虚实夹杂的病症特点,治疗必当补其不足,泻其有余。本虚宜补,以补益心气为着眼点,又当兼顾肝、脾、肾,区分阴阳之所偏,如上所述。但由于气滞、肝火、肝阳、血瘀、痰湿、水饮等实证的存在,往往加重或促进疾病的进程,因此治疗上还当注意补中有通,通中有补,通补兼施。

3. 常用治法

(1)平肝潜阳法:适于平素肝肾阴虚、肝阳上亢,血压偏高,临床病见:头痛目眩、耳如蝉鸣、心烦不宁、时感心悸,眠差多梦,舌质暗红、苔少、脉沉细弦等。药用育阴潜阳之品:生地黄、女贞子、墨旱莲、天冬、麦冬、白芍、蒺藜、龙骨牡蛎等。

(2)益气活血法:高血压性心脏病的基本病机是心气不足,血行瘀滞。其临床表现可见:气短乏力、心慌胸闷,活动后气短或心慌加重,舌体胖大、质淡暗,脉沉等。治疗当以补益心气为主,兼以活血化瘀。现代药理实验证实,益气活血药具有以

下作用:改善左心室功能,增加心肌收缩力;保护缺糖、缺氧的心肌细胞,降低心肌耗氧量;扩张冠状动脉,增加心肌血流量;改善微循环,改善血流变特性,抑制血小板聚集;增加机体耐缺氧能力,提高机体免疫功能。

(3)理气活血法:女子以肝为先天,肝为藏血之脏、体阴而用阳,故常苦其阴血不足。血不足、肝失柔养,疏泄失职,故其气易郁易滞,气郁则化火,肝阳偏亢则加重高血压;肝火扰心,心神不宁,则临床常表现胸胁胀痛、心烦易怒、善太息、眠差不安,脉弦涩等症。常用丹栀逍遥散加减治疗。

(4)祛湿化痰法:此法用于因肝郁脾虚,痰湿内蕴,阻痹脉络,导致血压升高,心神不宁之证。临床表现有:胸闷痞满、心悸不宁、泛恶纳呆,或口淡乏味,苔白滑、或白腻,脉结代。药选姜半夏、陈皮、白术、茯苓、泽泻、瓜蒌等治之。

(5)补益心脾法:用于心脾两虚,气血不足,心神失养,水湿内停之证,常见气短乏力、心慌不安、眠差纳呆、大便稀溏,舌淡胖苔白,脉细弱。可用归脾汤加减。

(6)温补脾肾法:此法用于脾肾两虚,阳气不足,水饮内停之证。常见心慌气短、乏力神疲、畏寒肢冷、下肢浮肿,大便稀溏,舌淡胖苔白滑,脉沉细。可用附子理中汤加减。

(7)温补心肾法:在高血压性心脏病的后期,往往出现肾阳虚衰、心阳不足的病证,表现为心慌气短、动则喘甚、畏寒肢冷、胸胁满闷、夜卧不安、不能平躺等症,法当补益元阳,温补心肾,可用四逆汤加金匮肾气丸加减。

(8)温补脾肾,益火通脉法:高血压性心脏病心功能衰竭,出现心慌气短,甚至惊悸怔忡,胸闷喘憋、动则气喘、畏寒肢冷、下肢浮肿、纳呆食少、大便溏薄、唇舌青紫,舌紫暗苔薄白或白滑,脉沉细无力,此为心脾肾三脏俱虚,元阳衰惫,阳不胜阴,水液泛滥,水气凌心,心气衰微,无力运血,血行瘀滞之证,病属危重。治疗当大补元阳,温肾健脾,补益心火,通阳复脉。可用参附汤合真武汤、苓桂术甘汤加减。

4. 辨证论治

(1)肝阳上亢

证候:头部胀痛,头晕目眩,心烦易怒,面红目赤,口干口苦,心悸胸闷,舌红胖苔薄白或薄黄,脉弦滑数。

治法:平抑肝阳,镇潜安神。

方药:天麻钩藤饮合镇肝熄风汤加减。天麻10g,钩藤15g,生地黄10g,天冬15g,麦冬15g,白芍15g,菊花15g,蒺藜15g,杜仲15g,栀子10g,黄芩15g,川牛膝15g,龙骨15g,牡蛎15g,太子参15g,五味子6g。

用法:每日1剂,水煎饮服。

(2)痰浊内阻

证候:头晕目眩,头部昏沉,心悸胸闷,腹胀纳呆,或伴恶心,舌苔白腻,脉弦滑。

治法:化痰除湿,健脾平肝。

方药:半夏白术天麻汤合四君子汤加减。半夏10g,陈皮10g,茯苓15g,白术15g,天麻10g,竹茹10g,泽泻15g,党参10g,蒺藜15g,菊花15g。

用法:每日1剂,水煎饮服。

(3)气血瘀滞

证候:头晕头痛,胸闷胸痛,唇舌暗紫,舌有瘀点或瘀斑,脉弦涩。

治法:活血化瘀,兼以理气平肝。

方药:血府逐瘀汤加减。桃仁10g,红花10g,川芎15g,当归15g,赤芍15g,丹参15g,川牛膝15g,益母草15g,柴胡10g,枳实10g,青皮10g,瓜蒌15g。

用法:每日1剂,水煎饮服。

(4)水湿停留

证候:下肢水肿,按之如泥,头面肿胀,头晕目眩,气短气喘,心悸不安,睡眠不实,不能平卧,纳呆食少,腹胀便溏,舌苔白滑,脉沉细。

治法:健脾利水,温通心阳。

方药:五苓散合防己黄芪汤加减。茯苓15g,猪苓15g,白术15g,泽泻15g,桂枝10g,黄芪15g,防己15g,葶苈子10g,紫苏子10g,桑白皮10g,益母草15g。

用法:每日1剂,水煎饮服。

(5)阳虚水停

证候:神疲倦怠,心悸气短,畏寒肢冷,面目虚浮,面色㿠白,尿少腿肿,头晕目眩,夜不能眠,舌淡胖或紫暗,苔白滑,脉沉迟。

治法:温补心肾,利水通脉。

方药:真武汤合桃红四物汤加减。人参6g,

附子 10g,茯苓 15g,白术 15g,生姜 3 片,白芍 15g,桂枝 10g,泽泻 15g,桃仁 15g,红花 10g,泽兰 15g,丹参 15g,冬瓜皮 15g。

用法:每日 1 剂,水煎饮服。

四、常用药物治疗

1. 治疗女性高血压性心脏病的常用中成药

目前并无专门治疗高血压性心脏病的中成药,可从控制高血压、改善心脏功能和减轻临床症状、提高生活质量的角度,根据患者具体病情和女性生理、病理特点,在辨证论治的原则下选择应用。

(1)杞菊地黄丸:主要成分为枸杞子、菊花、熟地黄、山茱萸、山药、茯苓、泽泻、牡丹皮。功能补益肝肾、育阴潜阳,可降低血压,减轻头晕、耳鸣之证。

(2)牛黄降压丸:由羚羊角(代)、珍珠、水牛角浓缩粉、牛黄、冰片、雄黄、决明子、党参、黄芪、白芍、川芎、黄芩等组成,具有清心化痰、镇静降压作用,用于肝阳上亢、头目眩晕、痰火壅盛及原发性高血压。

(3)降压丸:由珍珠母、槐花、夏枯草、熟地黄、牛膝组成,具有滋阴降火,平肝潜阳降血压作用。可用于原发性高血压,头痛眩晕,耳鸣目胀。每次 6g,每日 2 次。孕妇慎服。

(4)脑立清丸:由磁石、赭石、珍珠母、清半夏、牛膝、冰片、猪胆汁等组成。具有平肝潜阳、醒脑安神作用,用于肝阳上亢引起的头晕目眩,耳鸣,口苦,心烦难眠及高血压等。每次 10 粒,每日 2 次。孕妇及体弱虚寒者忌服。

(5)加味逍遥丸:由牡丹皮、栀子、柴胡、白芍、当归、茯苓、白术等组成,具有舒肝解郁、清热调经作用。用于肝郁化火,胸胁胀痛,烦闷急躁,颊赤口干,食欲不振,或有潮热,及月经先期,经行不畅,月经不调,乳房胀痛等。每次 6g,每日 2 次。忌食生冷辛辣。

(6)人参归脾丸:由人参、薏苡仁、酸枣仁、黄芪、白术、当归、木香、茯苓、远志等药组成。具有益气健脾,养血安神作用。用于心脾两虚,气短心悸,贫血失眠,头昏头晕,肢倦乏力,食欲不振,崩漏便血等。大蜜丸每次 1 丸,每日 2 次。

(7)安神补心丸:由丹参、五味子、石菖蒲、安神膏等组成,具有养血滋阴、安神镇静作用,用于高血压、头晕、耳鸣、目眩、舌红脉细数,属于阴血不足、肝阳上亢者。每次 2g,每日 2 次。

(8)天王补心丸:由丹参、当归、石菖蒲、党参、茯苓、麦冬、天冬、五味子、熟地黄、远志、酸枣仁、柏子仁、朱砂等组成,具有滋阴养血、补心安神的作用,用于心阴不足,心悸不安,失眠多梦,大便干燥,口舌生疮。大蜜丸每次 1 丸,每日 2 次,水蜜丸每次 6g,每日 2 次。阳虚寒盛、湿热内蕴者忌用。服药时忌食胡荽、大蒜、萝卜、鱼腥草、烧酒等。

(9)定心丹:由貂心、朱砂、琥珀、茯苓、熟地黄、牡丹皮、天冬等组成,具有宁心镇静,养心利水作用,还有降压、减慢心率、改善心功能作用。用于高血压性心脏病血压高、心功能下降者。

(10)附子理中丸:由附子、党参、白术、干姜、甘草组成,具有温中健脾作用,可用于脾胃虚寒,脘腹冷痛,呕吐泄泻,手足不温。每次 1 丸,每日 2 次。孕妇慎用。

(11)金匮肾气丸:由附子、肉桂、熟地黄、山茱萸、牡丹皮、山药、茯苓、泽泻组成,具有温补肾阳作用,用于肾阳不足,腰膝酸冷、肢体水肿、小便不得或反多,痰饮喘咳。又用于少腹拘急,腰腿酸软,下半身常有冷感而属于肾虚阳微者。每次服 1 丸,每日 2 次。阴虚有火、阳亢者禁用。

2. 常用中药针剂

(1)生脉注射液:由人参、麦冬、五味子组成。功能益气固脱、养阴生津。可改善心肌缺血、降低心肌耗氧量,改善心肌代谢,提高心功能。每次静脉点滴 30～60ml。

(2)黄芪注射液:每毫升含生药黄芪 4g。功能补气升阳,益卫固表。具有直接保护缺糖、缺氧的心肌细胞,改善心功能及血流动力学等作用。每次静脉点滴 20～40ml。

(3)复方丹参注射液:主要成分为丹参、降香,功能活血化瘀、理气止痛。每次静脉点滴 20～40ml。

(4)脉络宁注射液:主要成分为玄参、牛膝,功能养阴清热、活血化瘀。具有扩张冠状动脉、改善微循环、增加血流量、抑制血小板聚集等作用。每次静脉点滴 10～20ml。

(5)参附注射液:主要成分为红参、附子,功能回阳救逆、益气固脱,用于治疗心力衰竭所致心源性休克或惊悸、怔忡之症等。每次静脉点滴20～100ml。

五、转归及预后

高血压性心脏病是原发性高血压发展的结果,这是一个缓慢发展的过程,在某些因素的影响下可突然加重。早期如果能较好地控制高血压以及可能引起高血压的各种因素,特别是与女性关系更为密切的精神因素、生理因素,还有可能影响心脏功能的劳累、感染、外伤、手术等因素,高血压性心脏病可以维持在一个较轻的程度,病人甚至可以没有明显的临床症状。但如果上述因素控制不好,病情就会逐渐发展,以至于心脏功能失代偿而发生心力衰竭。在心脏功能失代偿的情况下,情绪激动、高度紧张、急性感染、剧烈活动等某些突发因素可以诱发急性左心衰,甚至危及生命。

六、预防与护理

高血压性心脏病是原发性高血压的发展结果之一,高血压性心脏病的发展转归与血压的控制情况直接相关。因此,控制好血压以及可能引起高血压的各种因素,特别是与女性关系更为密切的精神因素、生理因素,对控制女性高血压性心脏病的发展非常关键。此外,劳累、感染、外伤、手术等因素也可加重心脏负担,促进高血压性心脏病的发展,因此也是需要避免的。

情志异常在女性高血压性心脏病的发展过程中有一定作用,故防治本病必须高度重视精神调摄,避免过于激动,保持心情平静愉快。感冒是常见的呼吸道感染,一年四季皆可发,由于发热等原因而对高血压性心脏病的病情产生影响,同时又常可诱发其他感染或非感染性疾病,如风湿类疾病、急慢性肾炎等,因此也是高血压性心脏病患者需特别注意预防的。这就要求患者居处要保持安静、通风,还要注意适应季节气候的变化,特别是在女性月经期、妊娠期、产褥期和哺乳期,由于抵抗力下降,感染发生率增高,且自身负担较重,更容易增加心脏失代偿的可能,是女性患者尤当注意的时期。饮食方面,饮食宜清淡,食勿过饱,不宜食肥腻或过咸食物,应戒烟,少饮酒,多吃水果及富含纤维食物,保持大便通畅。平时生活要有规律,注意适当休息,坚持力所能及的活动,如太极拳、散步、气功等,做到动中有静,并保证充足的睡眠。适当的体育锻炼能预防肥胖、改善心肺功能、增强应激能力,对调整血压和血黏度,防止血栓形成有益,但不可活动过度,以免心脏负担过重。

（窦永起）

参 考 文 献

1　高希言. 中医心脑病学. 北京:中国医药科技出版社,2000

2　沈绍功,王承德,韩学杰. 中医心病治法大全. 北京:中国中医药出版社,2005

3　张玉珍. 新编中医妇科学. 北京:人民军医出版社,2001

4　黄雪萍. 辨证治疗原发性高血压51例述要. 实用中医药杂志,2006,22(2):68－69

5　文志南. 平肝清晕汤治疗高血压病脑动脉硬化132例总结. 中医药导报,[出版日期不详],12(3):16－17

6　王子宽,程志清,齐　昕,等. 浙江省高血压肥胖影响因素与中医证型相关性流行病学调查. 浙江中医药大学学报,2006,30(2):203－206

7　赵家勇. 中医治疗高血压病的思考. 医学信息,2005,18(11):1572－1573

8　张　臣,邢之华,刘卫平,等. 高血压病中医证型与血浆内皮素及血压的相关性研究. 辽宁中医杂志,2005,32(1):6－7

9　章赛月,程志清. 老年高血压病影响因素与中医证型相关性研究. 实用中医药杂志,2003,19(12):625

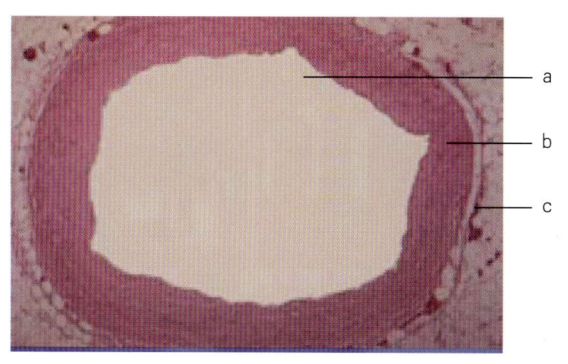

彩图10-1　冠状动脉壁结构
a:内膜;b:中膜;c:外膜

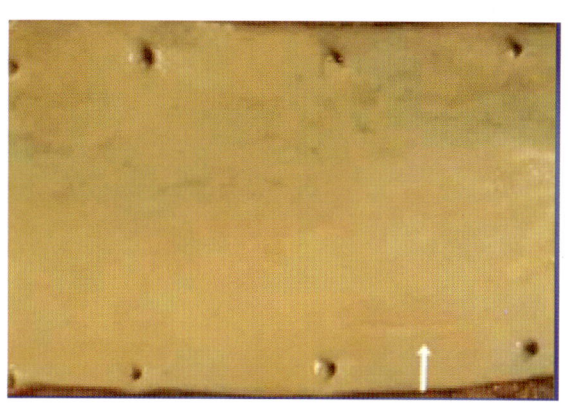

彩图11-1　动脉内膜脂纹沉积
白色箭头所指为脂纹

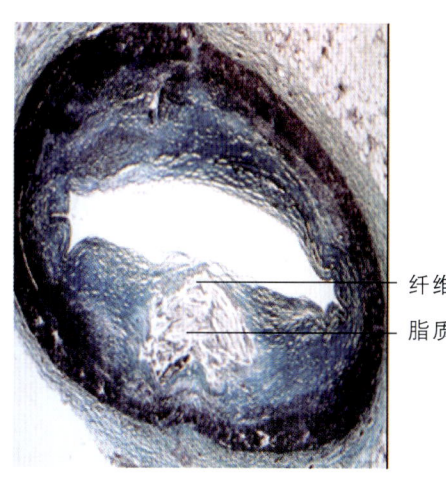

纤维帽
脂质池

彩图11-2　纤维粥样斑块（不稳定）

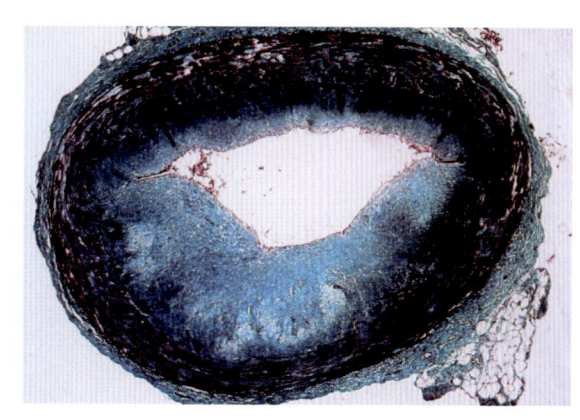

彩11-3　稳定斑块导致的冠状动脉狭窄

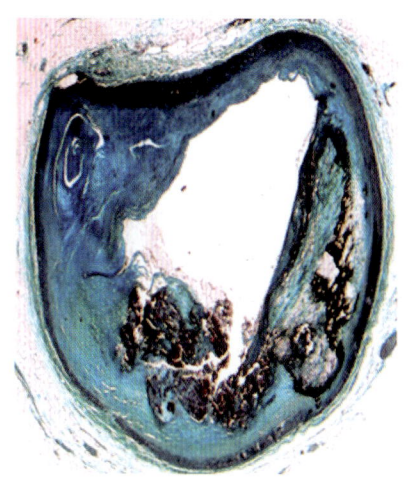

彩图11-4　斑块破裂

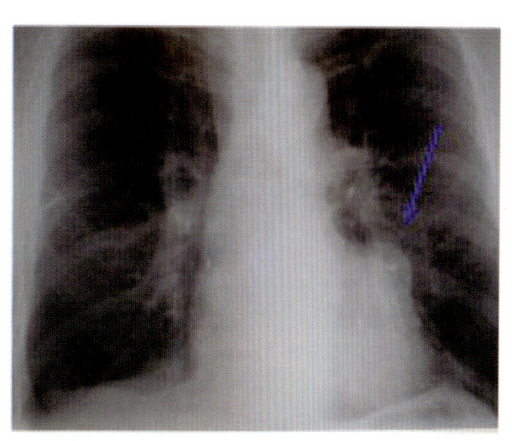

彩图11-5　左室室壁瘤
67岁，男性，心肌梗死后6年

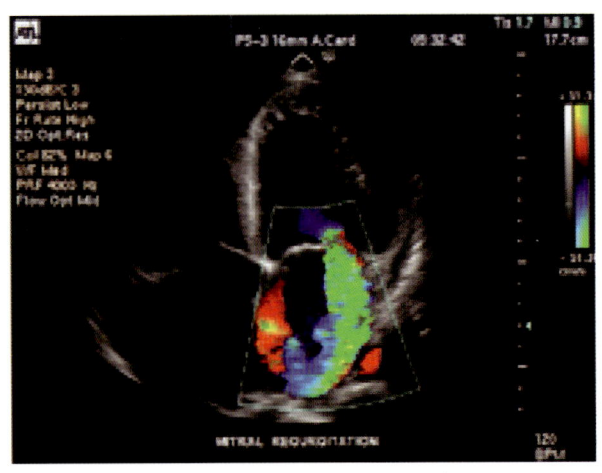

彩图 26-9　彩色多普勒血流显像示二尖瓣反流

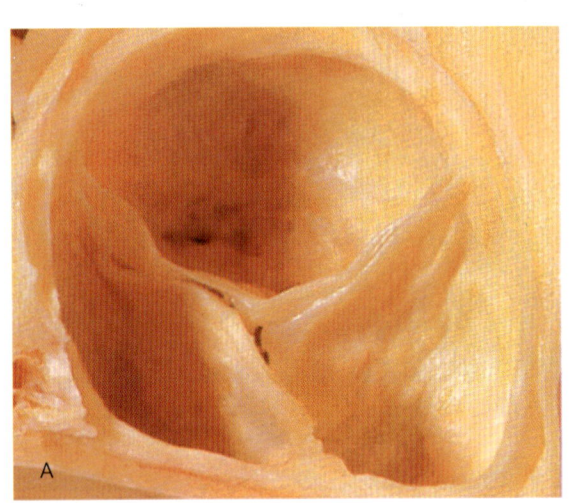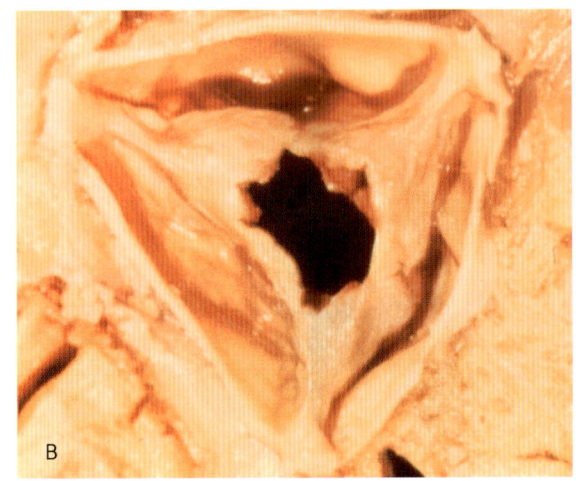

彩图 27-1　正常和异常主动脉瓣

A：正常主动脉瓣；B：风湿性主动脉瓣狭窄可见瓣叶融合，在中央部形成固定的小孔

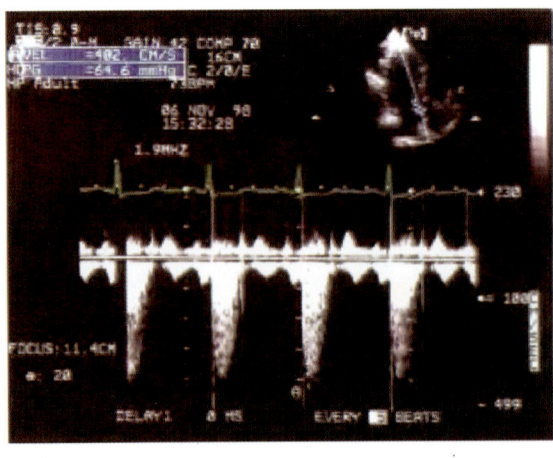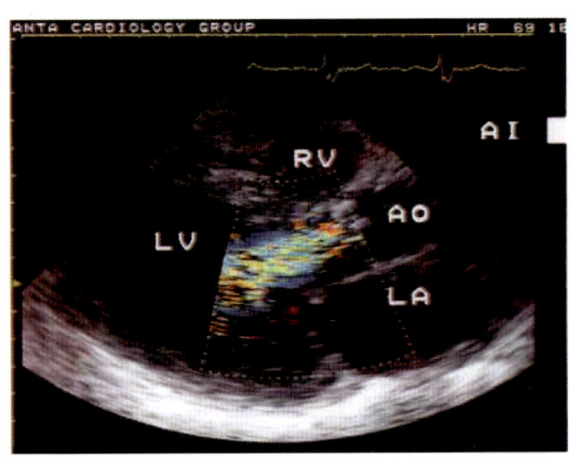

彩图 27-5　重度主动脉狭窄的连续多普勒血流频谱　　　彩图 27-7　彩色多普勒血流显像示主动脉瓣反流

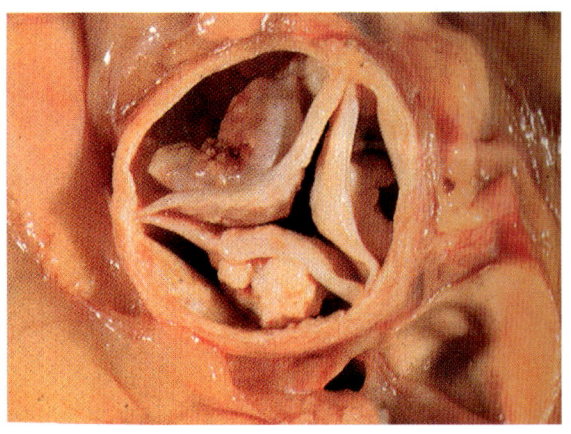

彩图30-1 老年性退行性钙化性三瓣叶主动脉瓣膜狭窄,可见钙化结节位于瓣叶基底部,瓣叶尖端未受累,瓣膜交界处无粘连

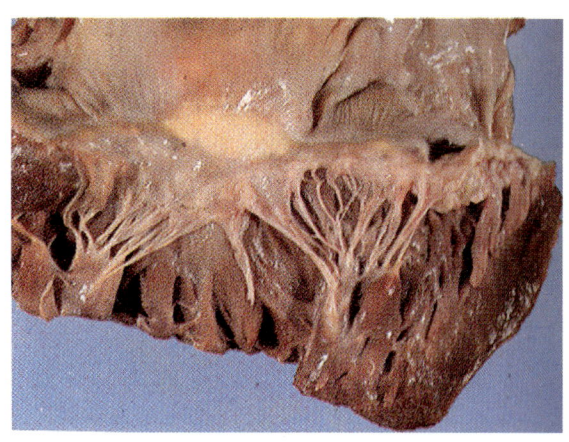

彩图30-2 二尖瓣瓣环处可见广泛钙化,该病变常导致二尖瓣关闭不全,钙化往往累及心脏传导系统

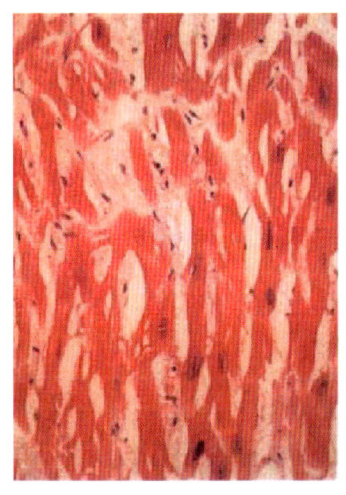

彩图38-1 肥厚型心肌病组织学检查显示心肌细胞排列紊乱

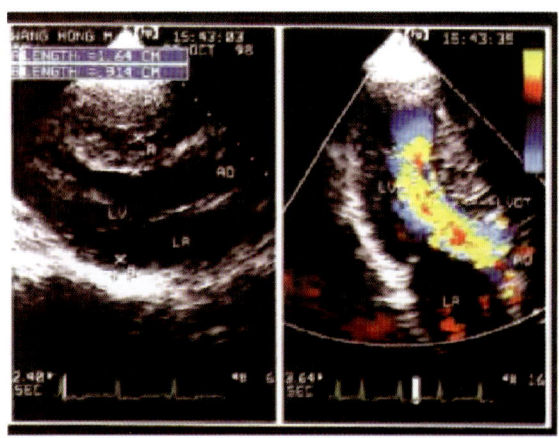

彩图38-4 左图:左心室长轴切面示室间隔增厚,左室游离壁不厚;右图:彩色多普勒血流显像示收缩期左心室流出道内五彩缤纷血流束

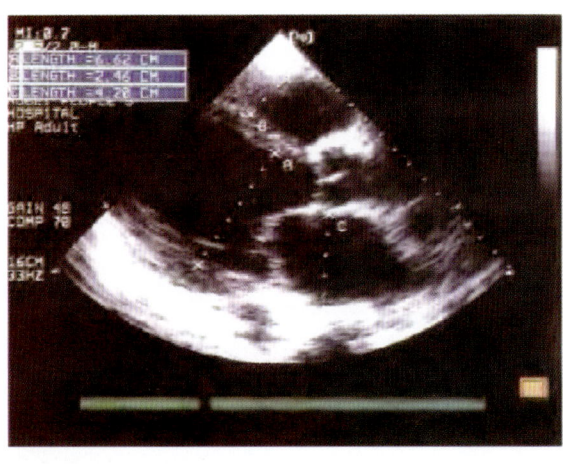

彩图39-2 左心室长轴切面示扩张型心肌病患者左心房、左心室、右心室扩大

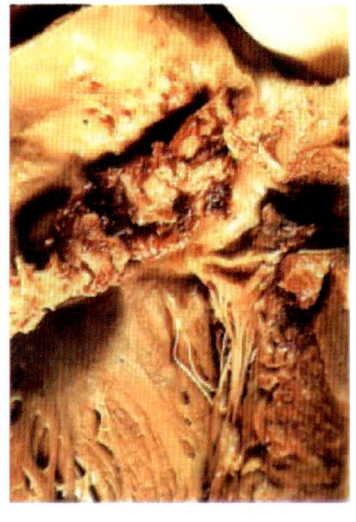

彩图41-1 感染性心内膜炎病理改变示主动脉瓣上存在弥漫性赘生物

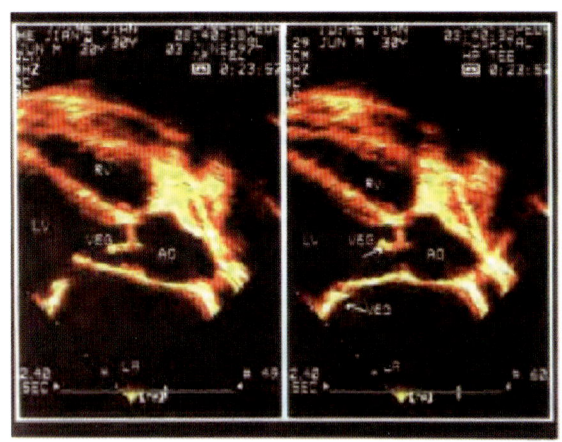

彩图41-2 经食管超声心动图显示感染性心内膜炎赘生物附着于主动脉右冠瓣，随心动周期来回摆动（箭头所指）

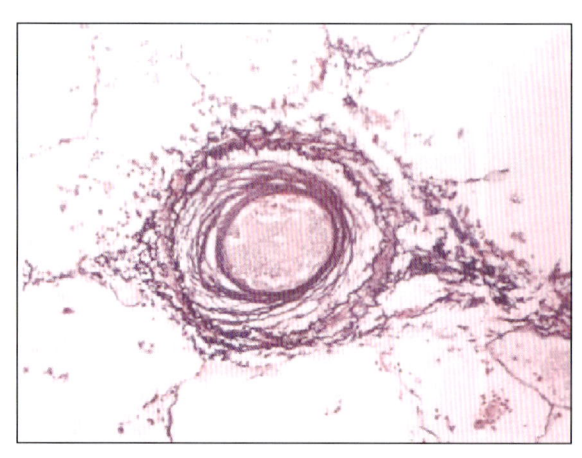

彩图46-1 肺活检显示肺小动脉向心性增厚